# 간호사
## 전과목 통합본
간호학 이론 + 전과목 630제

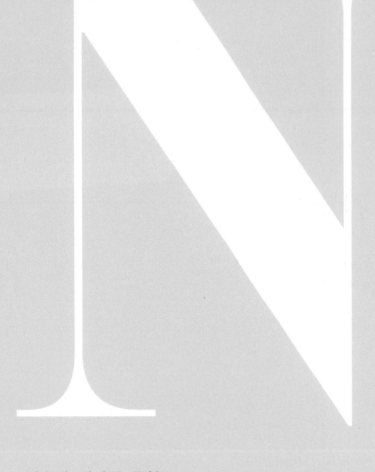

# 간호사 전과목 통합본

간호학 이론 + 전과목 630제

초판발행 | 2023년 01월 02일
편 저 자 | 유근희, 주수현, 간호시험연구소
발 행 처 | (주)서원각
등록번호 | 1999-1A-107호
주    소 | 경기도 고양시 일산서구 덕산로 88-45(가좌동)
대표번호 | 031-923-2051 / 070-4233-2507
팩    스 | 02-324-2057
교재문의 | 카카오톡 플러스 친구 [서원각]
영상문의 | 070-4233-2505
홈페이지 | www.goseowon.com
책임편집 | 정현정, 성지현
디 자 인 | 정현정, 김한울

# 편저자의 말

같은 곳을 향해 꿈을 꾸며 살아가는 선배로서 먼저 경험한 그 길을 비추어 볼 때 후배들의 길은 어렵지 않고 그 길의 선택이 항상 밝기만을 바라는 마음을 가득 담아 책을 만들었습니다.

그동안의 노력과 앞으로의 노력에 빛을 더해 줄 모든 것을 담았습니다. 꼼꼼하고 침착하게 공부한다면 절대 어렵지 않게 통과하리라 믿습니다.

지금 이 시기가 감히 힘들게 느껴질지라도 실망할 필요는 없습니다. 간호를 꿈꾸는 우리에게는 희망이 있고 희망을 꿈꾸는 우리는 희망의 간호사가 될 것입니다.

처음 다짐을 잃지 말고 끝까지 파이팅하시기 바랍니다!

– 유근희

생명을 다루며 결코 쉽지 않은, 그러나 누군가는 해야 되는 사명감 가득한 직업을 꿈꾸는 이들을 생각하며 한 글자, 한 글자 집필했습니다.

쉬운 과정은 아니었으나 후배들에게 족보를 전한다는 마음가짐으로 임했습니다. 참고 자료들이 너덜너덜해질 정도로 신경 썼습니다. 이 책을 보는 학생 분들에게 힘과 도움이 되는 발판이 된다면 제가 쏟은 노력은 충분히 보상받은 것이라 생각합니다.

누구보다도 값지고 보람찬 간호사의 길을 택한 모두에게 힘이 되길 바라며, 이 책을 보는 모든 이에게 감사드립니다!

– 주수현

많은 과목과 전문적인 내용을 공부할 때에는 당혹감과 두려움이 앞서기 마련입니다. 서원각에서는 수험생 여러분이 가는 길에 도움이 될 수 있도록 최선의 교재를 만들기 위해서 노력합니다. 본서에서는 간호사 국가고시 전과목 이론을 요점만 정리하여 수록하였습니다. 또한 챕터별 예상문제를 수록하여 국가고시 시험은 물론이고 국·공립 병원 채용 필기시험에 대비할 수 있도록 하였습니다.

## 이해를 돕는 그림 자료

설명만으로는 이해하기 어려운 이론, 그림 자료로 이해를 더해보세요!

- ☑ 핵심 이론을 그림으로 확인해보세요!
- ☑ 설명만으로는 헷갈릴 수 있는 이론들을 그림 자료로 머릿속에 확실하게 각인시켜보세요!

## 단원평가 630제

매 Chapter마다 구성된 단원평가로 실력을 점검해보세요!

- ☑ 이론을 제대로 이해했는지 마지막 단원평가 문제로 확인해보세요!
- ☑ 정답과 오답을 설명해주는 친절한 해설과 이해를 돕는 Plus Tip까지!

**11** 치매환자 인지기능 향상과 환자

① 잃어버린 기억을 하나하나 지적
② 자주 사용하는 물건은 항상 같은
③ 환자 내원 시 새로운 간호사가
④ 대상자에게 언어적 의사소통으
⑤ 집안 가구 배치를 자주 바꾸

※ 치매 환자 간호중재
㉠ 대상자가 최고의 신체기능을
㉡ 알츠하이머 진행을 호전
하다.

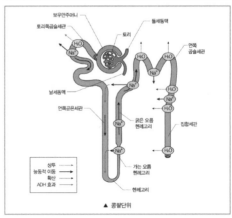

▲ 콩팥의 종단면

▲ 콩팥단위

### ① 구조

㉠ 콩팥은 후복강 내 척주의 양측에 위치한다. 고정되어 있지 않아 위치는 자세에 따라 달라진다.

㉡ 우측 상복부의 간의 위치로 인하여 오른쪽 콩팥이 왼쪽 콩팥보다 약간 아래에 위치한다.

**TIP & MEMO**

▌후복강 내 척주
Vertebral Column

② **심장주기**: 이완기와 수축기가 있으며, 맥박 1회와 심장주기 1회가 동일하다.

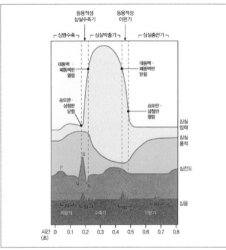

ⓐ **이완기**
- **등용적 심실 이완기**: 폐동맥판막과 대동맥 판막이 닫히면서 시작된다.
- **심방수축기**: 전기적 탈분극이 심방을 통해 방실결절에 도달하여 0.07초 동안 머문 후 심방수축이 일어난다.
- **심실충만기**: 심실 압력이 빠르게 낮아지면서 심방 안에 많은 양의 혈액이 모인다. 심방 압력이 상대적으로 심실 압력보다 높아지고 방실 판막이 열린다. 이때 심실로 혈액이 빠르게 흘러 들어간다.
- **심실충만기**: 심실 압력이 증가하면서 심실충만 속도가 느려진다.

ⓑ **수축기**
- **등용적 심실 수축기**: 좌심실 수축이 시작되고 방실 판막이 닫히는 시기이다.
- **최대 심실박출기**: 심실 압력이 대동맥 압력 보다 높아 대동맥 판막이 [열리고] 심실박출이 최대로 일어난다.
- **감소된 심실박출기**: 심실박출이 감소해서 심실 및 대동맥 압력이 감[소한다]

**TIP & MEMO**

**심장의 주요 전도계**
방실결절(AV node), 굴심방결절(동방결절, SA node), 히스속(Bundle of His)과 각(Bundle Branches)로 형성된다.

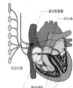

**심장수축주기에 따른 혈액량**

**01** 총[론]

**학습목표**
- 체액-전해질 균형 및 산-염기 균형에[...]
- 쇼크간호의 단계, 증상, 간호중재에 대[...]
- 응급간호 심폐소생술과 우선순위에 대[...]
- 수술주기 간호에 대해 설명할 수 있[...]
- 노인의 신체변화 및 노인복지제[...]

---

### Chapter별 학습목표 확인!

본격적인 학습에 들어가기 전 매 Chapter별 제시되어 있는 학습목표를 확인하고 공부계획을 세워보세요!

☑ 각 Chapter와 관련된 학습 목표를 확인해보세요!

☑ 해당 Chapter의 중점 내용을 확인하고 이에 맞는 공부계획을 세워보세요!

### Tip으로 보충 자료 확인!

그림 자료, 표 등 이론에 대한 Tip으로 심화 학습을 해보세요.

☑ 의학용어(약어)도 확실하게 짚고 넘어가세요!

☑ Tip을 통해 개념을 완성시켜보세요!

☑ 추가 내용도 잊지 말고 Check, Check!

# PART 01

# 성인간호학

# 총론

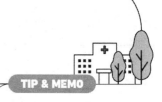

## 학습목표

• 체액 – 전해질 균형 및 산 – 염기 균형에 대해 설명할 수 있다.

• 쇼크간호의 단계, 증상, 간호중재에 대해 설명할 수 있다.

• 응급간호 심폐소생술과 우선순위에 대해 설명할 수 있다.

• 수술주기 간호에 대해 설명할 수 있다.

• 노인의 신체변화 및 노인복지제도, 관련 간호에 대해 설명할 수 있다.

## 1 항상성 유지

### (1) 체액과 전해질

① 체액과 전해질은 생명 유지에 기본적인 요소이다.

② 수분은 체액 내 가장 많은 구성 요소로 성인은 약 50 ~ 60%이고 영아는 체중의 약 70% 이상을 차지한다.

### (2) 체액 – 전해질 균형

① 정의 : 체액 – 전해질 균형은 체내 항상성 유지를 위한 주요 요소이다. 질병이나 신체 평형이 깨진 상태에서는 체액 – 전해질 균형이 위협을 받는다.

② 체액과 전해질 생리

　㉠ 체액 : 체액의 비율은 성별, 나이, 체지방의 양에 따라 변하며 신생아의 경우 3/4를 차지한다. 체액은 세포 내 액$^+$과 세포 외 액$^+$으로 구분된다.

　㉡ 전해질 : 체액에 녹아있는 염·광물질 입자로 전기를 띠는 이온이다. 체액은 양이온과 음이온 모두를 갖는다. 양·음이온은 화학적으로 균형을 이루지만 전해질은 체액 구간에 따라 농도와 구성 성분이 다르며 입자의 수, 삼투활동이나 화학적 활동에 따라 측정할 수 있다. 측정 단위는 물질의 화학적 결합 능력을 나타내는 mEg/L이다.

　㉢ 체액과 전해질의 이동 기전 : 수분과 전해질의 이동 기전으로는 확산, 여과, 능동적 이동, 삼투, 모세혈관 역동이 있다.

③ 체액 – 전해질 균형을 위한 신체의 조절 : 시상하부 – 뇌하수체, 부신 겉질, 위장, 콩팥, 시장, 감지할 수 없는 수분 소실 등에 의해 조절된다.

➕ 세포 내 액
(ICF, Intracellular Fluids)

세포 내 존재하며 총 체액의 2/3, 체중의 40%를 차지한다. 세포의 화학적 기능을 가능하게 한다.

➕ 세포 외 액
(ECF, Extracelluar Fluids)

체액의 나머지 1/3, 체중의 20%를 차지한다. 혈량 유지 및 순환계를 통한 혈액의 이동과 세포와 모세혈관 사이 수분 이동을 도와 신체 운송체계 기능을 한다.

**(3) 체액 - 전해질 불균형**

① 정의 : 신체에 수분이 과도하게 정체 또는 부족할 경우 체액 불균형을 초래한다. 이에 따라 수분 내에 용해되어 있던 물질들의 부조화로 인하여 전해질 불균형이 발생한다.

② 삼투성 불균형 : 삼투질 농도의 문제이다. 체액 구간의 사분 분포가 불균형적인 상태이다. 고삼투성·저삼투성 불균형이 있다.

③ 세포 외 액 불균형 : 세포 외 액 구간인 혈장과 간질액 사이에 수분과 나트륨이 이동하면서 세포 외 액 불균형이 발생한다. 세포 외 액 감소(혈액량 감소)와 세포 외 액 과다(혈액량 증가)가 있다.

④ 나트륨 : 세포 외 액의 삼투질 농도를 유지시키는 주요 양이온으로 산 - 염기 균형조절과 수분정체 정도에 중요하다. 나트륨량에 영향을 미치는 요인으로는 나트륨 섭취 및 배설과 항이뇨 호르몬(ADH), 알도스테론 - 레닌 - 안지오텐신 체계, 심방 나트륨 이뇨펩타이드 등이 있다.

⑤ 칼륨 : 세포 내 액의 주요 양이온으로, 단백질 합성의 조절, 포도당 사용과 저장의 조절, 심근기능 촉진과 세포막에서 활동 전위 유지를 하는 기능을 한다.

⑥ 칼슘 : 음식물 섭취를 통해 몸에 흡수된다. 인체 내 칼슘의 99%는 뼈와 치아이고 나머지 1%는 조직과 혈액 속에 있다. 칼슘은 효소의 반응과 활동 강화, 심장근 수축, 신경흥분전달 조절, 뼈대근육(골격근) 수축, 혈액응고 등의 기능을 한다.

⑦ 인 : 탄수화물, 지질, 단백질 대사와 신경 및 근육 기능에 필수적인 요소이다. 55%는 칼슘·콜라겐과 함께 치아와 뼈의 구조적 기반을 구성하며 나머지는 세포와 혈액에 존재한다.

⑧ 마그네슘 : 세포 내 양이온 중 두 번째로 많으며 약 70%는 칼슘·인과 함께 뼈에 저장되어 있다. 뼈대근육(골격근) 수축 자극과 탄수화물대사 관여, 단백질 합성 강화 등의 기능을 한다.

**(4) 산 - 염기**

① 체액 내 수소 이온($H^+$) 농도의 항상성에 의해 좌우된다.

② 산성 용액은 pH 7.0 이하이다.

③ 염기 및 알칼리 용액은 pH 7.0 이상이다.

**(5) 산 - 염기 균형**

① 산 - 염기화학

㉠ 산 : 물에 용해되었을 때 수소 이온을 방출한다.

㉡ 염기 : 용액 중 유리 수소 이온과 결합한다.

㉢ 인체 : 산 - 염기 균형을 조절하는 완충제에 의해 세포 외 액의 pH를 정상 범위 내로 유지한다.

② 산 – 염기 조절 기전

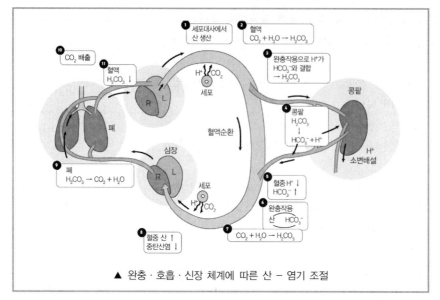

▲ 완충 · 호흡 · 신장 체계에 따른 산 – 염기 조절

ⓐ 산 – 염기 조절 기전은 완충 체계, 콩팥 체계, 호흡 체계가 있다.

ⓑ **완충 체계** : 즉각적이다.

ⓒ **호흡 체계** : 수분 내 시작하여 시간 내 최대 반응을 보인다.

ⓓ 각 조절 기전은 서로 다른 속도로 반응을 보인다.

### (6) 산 – 염기 불균형

① 정의

ⓐ 탄산 · 중탄산염이 부족하거나 과다하면 산 – 염기의 불균형을 나타낸다.

ⓑ 수소 이온 농도가 증가하면 산증, 감소하면 알칼리증이다.

② 산 – 염기 균형 사정

| 구분 | 내용 |
|---|---|
| 호흡산증 | • pH는 낮고, $PaCO_2$는 높다.<br>• 저환기로 인하여 이산화탄소가 누적된다.<br>• 혈액 내 탄산이 증가하여 나타난다. |
| 호흡알칼리증 | • pH는 높고, $PaCO_2$가 낮다.<br>• 과환기 시 발생한다. |
| 대사산증 | • 산의 증가나 염기의 감소로 인해 발생한다.<br>• 1 : 20의 산 : 염기 비율이 감소한다.<br>• pH가 7.35 이하로 떨어진다. |
| 대사알칼리증 | • 수소 이온이 소실되거나 중탄산이온의 과다로 인해 발생한다.<br>• 보통 구토와 위 흡인으로 인해 수소 및 염소 이온이 소실되었을 때 발생한다. |

▎산 – 염기 균형

동맥혈가스분석(ABGA, Arterial Blood Gas Analysis) 검사를 통해 구체적인 정보와 초기 중재의 결정적인 단서를 확인할 수 있다.

## 2 쇼크 간호

### (1) 정의

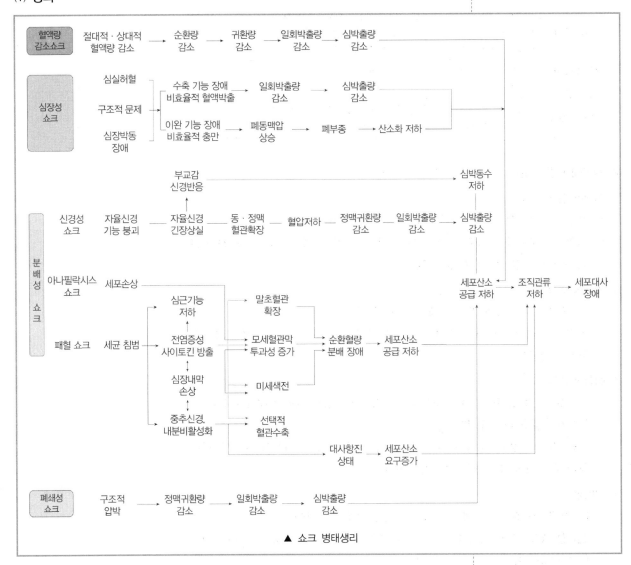

▲ 쇼크 병태생리

① 쇼크

ㄱ 부적절한 순환으로 인하여 신체 내 세포와 조직대사에 필요한 산소 공급이
되질 않는 것이다.

ㄴ 기능 장애를 초래하여 심하면 생명을 위협하는 응급 상황이 될 수 있는 상태
이다.

② **병태생리** : 쇼크 종류에 따라 세포 손상, 신경호르몬성 반응, 대사성 반응의 병태생리가 나타난다.

| 구분 | 내용 |
|---|---|
| 세포 손상 | • 신체 조직으로 가는 모세혈관이 수축하여 세포관류가 저하된다.<br>• 세포에 산소와 영양분이 도달하지 못하는 상태가 된다.<br>• 혐기성대사가 진행되면서 세포 손상을 입는다. |
| 신경호르몬성 반응 | 극도의 정신적·생리적 스트레스로 인해 신경 내분비계 반응이 일어나, 교감신경계가 활성화 되어 호르몬이 분비된다. |
| 대사성 반응 | 쇼크가 발생하면 카테콜아민, 글루코코르티코이드를 분비한다. 이로 인해 탄수화물과 지방대사가 비정상적으로 바뀌는 대사성 반응이 일어난다. |

## (2) 원인에 따른 구분

① **혈액량 감소 쇼크**

　㉠ 절대적·상대적으로 혈액이나 체액 손실이 발생한다.

　㉡ 출혈 및 구토와 설사로 인한 수분 상실, 요붕증, 고혈당증과 이뇨작용으로 인한 절대적 혈액량 감소 등이 있다.

② **폐쇄성 쇼크**

　㉠ 심장압전이나 기흉과 같은 문제로 인해 발생한다.

　㉡ 압력이 우심실의 이완기 혈액 충만을 제한하여 심박출량이 감소하는 혈류의 물리적 차단이다.

③ **심장성 쇼크**

　㉠ 심장수축력의 장애로 인해 심박출량이 감소하여 정상적 대사 요구에 충족이 이루어지지 않을 때 발생한다.

　㉡ 심근 수축력 장애, 심장 이완 능력 장애, 심장 박동 장애(부정맥), 판막협착증과 같은 구조적 문제로 인해 발생한다.

④ **분배성 쇼크**

　㉠ **아나필락시스 쇼크** : 제1형의 즉시형 과민성 알레르기 반응이다.

　㉡ **신경성 쇼크** : 제5가슴신경($T_5$) 이상의 상위 척수신경손상으로 나타나는 혈역학적 현상이다.

　㉢ **패혈 쇼크** : 감염에 대한 전신성 염증 반응이다.

(3) **단계**

① 정의

㉠ 순차적 단계가 아닌 지속적이고 복합적으로 변화한다.

㉡ 모든 쇼크는 원인과는 관계없이 초기, 보상, 진행, 불응 및 비가역적 단계로 진행된다.

② 초기 단계

㉠ 저관류 상태가 저산소증을 유발한다.

㉡ 세포의 미토콘드리아가 ATP를 생산할 수 없는 단계이다.

㉢ 초기 단계의 객관적인 증상과 징후는 호흡수 및 맥박수와 이완기 혈압이 정상 범위 보다 약간 높게 나타난다.

③ 보상 단계

㉠ 쇼크 상태에서 정상으로 환원하기 위해 신경과 내분비, 생화학적 기전을 포함하여 신체의 생리적 기전이 모두 작동하는 단계이다.

㉡ 쇼크 원인을 신속하게 교정하면 상태가 안정된다.

㉢ 보상 기전이 있는 동안 치료하면 영구적 손상 없이 쇼크는 멈추고 부작용 또한 발생하지 않는다.

④ 진행 단계

㉠ 쇼크의 보상 기전이 실패하여 도달하는 단계이다.

㉡ 의식 상태의 변화가 중요한 소견으로 작용한다.

㉢ 신체의 여러 기관에 기능 부전을 초래한다.

㉣ 주요 기관들이 쇼크로 인한 변화에 견딜 수 있는 시간이 매우 짧으므로 쇼크의 진행 단계는 생명을 위협하는 응급 상태로 즉각적인 중재가 필요하다.

⑤ 불응·비가역적 단계

㉠ 심각한 저혈압과 저산소증이 나타나 뇌·간·폐 등의 주요 기관이 손상된다.

㉡ 하나의 장기 부전이 다른 장기에 영향을 주는 다기관 기능 부전 증후군이 나타난다.

㉢ 한번 손상이 시작되면 더 많은 세포가 파괴되고 더 많은 독성 물질이 분비되는 악순환이 반복된다.

(4) **임상 증상**

① 일반 증상

㉠ 대부분 주요 기관에 적절한 혈류를 유지하기 위한 보상 기전의 진행 양상으로 인해 나타난다.

㉡ 쇼크 종류에 관계없이 심혈관계 증상, 호흡기계 증상, 신경·내분비계 증상, 요로계 증상, 근골격계 증상, 피부계 증상, 위장 관계 증상이 일반적인 증상으로 나타난다.

② 혈액량 감소 쇼크

   ⊙ 체내 혈액량이 소실되어 초기엔 빠른 호흡이 이내 느려진다.

   ⓒ 뇌관류 저하에 따라 불안, 혼돈을 느낀다.

③ 심장성 쇼크

   ⊙ 부정맥 등의 심장 질환으로 인한 쇼크이다.

   ⓒ 청색증과 장음 감소가 나타나고 피부가 창백해진다.

④ 아나필라시스 쇼크

   ⊙ 가려움증, 혈관부종과 같은 피부 외적인 반응이 나타난다.

   ⓒ 구토, 설사와 같은 위장반응이 나타난다.

⑤ 신경성 쇼크

   ⊙ 혈관 확장을 일으키는 신경 계통 작용에 의한 쇼크이다.

   ⓒ 손상 수준에 따라 호흡기와 신경계 장애가 다르게 나타난다.

⑥ 패혈 쇼크

   ⊙ 아주 심한 감염에 의해 패혈증을 동반한다.

   ⓒ 감염에 따른 고열과 혼수상태, 심부전 등의 증상이 나타난다.

⑦ 폐쇄성 쇼크

   ⊙ 혈류의 기계적 폐쇄로 인해 심장의 충만과 박출을 방해하여 부적절한 조직관류가 발생한다.

   ⓒ 창백, 의식 소실, 소변량 감소와 같은 증상이 나타난다.

## (5) 진단 검사

① 혐기성 대사 및 세포대사의 증가와 보상 기전으로, ABGA 시 대부분 $PaCO_2$는 상승하고 pH, $PaO_2$는 감소한다.

② 쇼크 종류에 따라 다른 검사치의 변화는 각각 다르다.

## (6) 간호와 치료

① 간호사정 : 의식 상태 · 활력징후 · 소변량 · 피부 변화에 대한 지속적 사정이 중요하다. 증상과 검사 결과의 변화를 의사에게 보고하여 치료적 의사결정을 돕는다.

② 간호진단 · 계획 · 중재

   ⊙ 구체적 치료 및 간호는 쇼크의 원인과 손상 조직에 따라 달라진다.

   ⓒ 체액 과다 · 부족, 심박출량 감소, 영양 불균형은 일반 간호진단에 따라 심박출량과 체액 및 조직관류를 유지한다.

   ⓒ 통증 관리와 정서적 지지, 안위 등 간호중재를 진행한다.

③ 합병증 예방 : 면역력이 약화되어 있거나 사고로 외상이 있는 고위험 환자를 파악하고 예방 계획을 세운다.

## 3 응급 간호

### (1) 응급 간호개론

① 응급 간호 수행 범위

　㉠ 통합적인 사고과정을 통해 손상 및 질병의 범위를 결정한다.

　㉡ 생명에 위협을 주는 정도에 따라 치료의 우선순위를 정한다.

② 우리나라 응급 간호사의 자격 : 지정 교육기관에서 석사학위 과정을 이수 한 후 「의료법」 제56조에 의해 한국간호교육평가원에서 시행하는 자격시험을 본 후 보건복지부 장관의 자격인정을 받은 자를 말한다.

③ 응급 간호의 원칙

　㉠ 의식이 없고 호흡이 부적절하거나 없을 때, 맥박이 촉지가 되지 않을 때 시행한다.

　㉡ 오상 및 골절이 의심될 경우 상처 소독 및 부목을 한다.

　㉢ 활력징후, 섭취량과 배설량, 상태 변화기록과 같은 활동이 있다.

④ 대상자 분류

　㉠ 대상자가 응급실에 도착하면 부상이나 질병 정도를 파악한 후 치료의 우선순위를 결정한다.

　㉡ 신속히 의학적 중재를 받아야 하는 위중한 사람을 구분하기 위해 한국형 중증도 분류체계를 이용한다.

⑤ 자료 수집 : 대상자나 직접 또는 응급실에 함께 온 사람으로부터 증상이 발생한 시기 · 병력 · 입원경력 · 알레르기 여부 등의 자료를 수집한다.

⑥ 응급실 환경과 안전 : 대상자의 안전을 위해 정확한 신원파악이 필요하다. 응급 간호사는 피해자와 가해자 양쪽을 돌보는 입장이므로 안전한 환경 유지 및 폭력의 가능성을 정확하게 파악하여 대비한다.

⑦ 응급 대상자와 가족의 심리적 간호

　㉠ 예상치 못한 사고 또는 질병으로 인해 불안 및 공포를 느끼는 대상자를 따뜻하고 편안한 태도로 대한다.

　㉡ 필요한 사항을 이해하기 쉽게 설명한다.

　㉢ 응급 대상자의 가족에게는 어려움을 표현하도록 격려하고 빠르게 현실을 직면 할 수 있도록 도와준다.

⑧ 응급 간호의 법적문제 : 응급 간호사는 응급실에서 이루어지는 모든 치료 과정에 대해 대상자와 가족들로부터 **법적 동의**[+]를 받는다.

**대상자 분류**

중등도 분류를 교육받은 간호사가 분류한다.

**➕ 응급 간호 시 법적 동의서**

• 검사와 약물 및 치료에 대한 허용동의서

• 특별한 치료 또는 검사가 필요할 경우 그 위험성과 합병증에 대한 사전동의서

• 의식이 없는 대상자의 경우 대상자가 의식이 있었을 경우 치료에 동의했었을 것이라는 추측하에 치료를 허락하는 묵시적 동의

### (2) 심폐소생술

① **기본 심폐소생술** : 주변 환경의 안전을 확인한다. 응급의료체계(119)에 신고 후 응급장비 및 자동제세동기를 이용하여 대상자에게 심폐소생술을 실시한다.

② **전문 심폐소생술** : 심정지 예방과 치료를 목적이다. 심정지 대상자의 기도 관리, 호흡환기 보조, 서맥성 · 빈맥성 부정맥의 치료를 포함한다.

③ **심정지 후 통합 치료** : 심정지에서 자발순환이 회복된 후 여러 장기의 기능 장애가 발생 될 수 있다. 신경학적으로 회복시키기 위한 통합 치료를 진행한다. 통합 치료에는 기도 확보, 체액 보충, 체온 조절 등이 포함된다.

### (3) 응급 관리의 우선순위

① 1차 조사와 소생술

    ㉠ 1차 조사에서 중재의 우선순위를 위해 기도 유지 · 호흡 · 순환에 중점을 둔다.

    ㉡ 외상 환자일 경우엔 장애와 노출을 확인한다.

② 2차 조사

    ㉠ 모든 손상을 체계적으로 확인하기 위한 과정으로, 혈압 · 맥박수 체크와 같은 활력징후 측정을 진행한다.

    ㉡ 응급실 간호사는 대상자와 자주 접촉하여 환경을 조절하며 안위를 도모하고 신뢰 관계를 구축한다.

    ㉢ 병력 청취와 신체 뒷면을 포함한 전신 사정을 진행한다.

### (4) 응급 상황 관리

① **상처** : 상처 치료의 목적은 손상된 조직의 기능 회복 및 감염과 반흔 조직이 없도록 치유하는 것이다.

② **외상** : 40세 미만의 젊은 층이 사망하는 가장 흔한 원인인 교통사고, 화상, 중독, 질식 등의 상해가 포함된다.

③ 환경적 응급 상황

    ㉠ **열과 관련된 질환** : 고열이나 습도와 같은 환경적 요인 · 나이 · 현재 건강 상태(피로, 수면 부족 등)등 신체적 요인과 관련이 있다. 대표적인 열 질환으로는 열성피로와 열사병이 있다.

    ㉡ **냉손상** : 저체온증, 동상과 같은 추운 날씨로 인해 발생하는 응급 상황이다.

    ㉢ **익사 직전 상태** : 물에 빠져 질식한 후 24시간 내 소생하는 것을 말한다. 어린이, 청소년, 남성이 많은 편이다.

④ **과민 반응** : 급성 · 전신적인 면역 반응이다. 이물질이나 곤충에 노출되고 빠르게 발발한다.

⑤ **중독** : 사고나 쾌락, 고의로 어떤 물질을 섭취하거나 흡입 · 흡수 · 피부도포로 신체에 화학 작용을 일으켜 신체적 손상을 초래하는 것이다. 독물을 섭취하거나 흡입성 중독(일산화탄소 중독), 식중독이 있다.

⑥ **폭력**

    ㉠ **성폭행** : 자신의 의사와 관계없이 강제로 성행위를 당하는 상태로 대상자 내원 시 바로 위기중재를 시작한다.

    ㉡ **가정 폭력** : 일반인과 전문인 모두 잘못된 인식으로 폭행의 문제를 숨길 수 있다. 응급 간호사는 정확한 사정을 진행하여 사실 그대로 기록한다. 사건조사 가 끝날 때까지 가족과 격리시키며 신체검진 자료를 수집한다.

    ㉢ **외상 후 스트레스 장애** : 강간, 전쟁, 교통사고, 죽음 등의 충격적인 사건을 경험한 후 강한 정신적 충격으로 일상 생활에 지장이 초래되는 상태이다.

## 4 수술 간호

### (1) 수술 전 간호

① **간호사정**

    ㉠ **주관적 자료** : 수술과 마취에 대한 심리적 · 생리적 반응으로 혈압과 심장 박동의 상승으로 스트레스 반응을 일으킨다.

    ㉡ **객관적 자료** : 수술 전 대상자의 신체검진을 통해 현재 건강 문제, 마취 · 수술로 인한 합병증 가능성을 확인한다. 필요에 따라 임상 검사와 CT나 MRI검사를 진행하도록 한다.

② **간호계획과 수행**

    ㉠ **생리적 준비** : 수술 전 위험 요인을 최소화하기 위해 준비한다. 조직의 기능 장애와 당뇨병 상태 조절한다. 금연 및 기관지 분비물 제거하고 금식을 통해 수술의 위험 요소를 제거한다.

    ㉡ **심리적 준비** : 간호사는 대상자와 가족에게 진행 과정 및 후유증과 같은 수술에 대한 필요한 정보를 제공한다. 필요시 진통제 투여 및 가족과 친구들이 방문 할 수 있도록 해준다.

**▌ 수술 전 간호사 역할**

• 간호사는 수술 전 대상자의 위험 요인(연령 · 질병력 · 과거 수술 이력)을 사정하여 잠재적 합병증을 파악한다.

• 대상자에게 수술 진행에 대한 정보를 제공하여 불안을 감소시킨다.

## (2) 수술 중 간호

① 정의

  ㉠ 수술실 입실부터 수술이 끝나고 회복실로 이송하기까지 간호이다.

  ㉡ 수술 간호사는 다른 팀원과 함께 협력하면서 수술실을 준비하고, 수술 과정 중 환자의 정신적·신체적 간호를 제공한다.

  ㉢ 수술 간호사는 소독 간호사와 순환 간호사 역할로 구분할 수 있다.

② 마취 : 수술 전, 마취과 의사 혹은 마취 전문 간호사는 대상자를 방문하여 과거력을 파악하고 신체사정을 해야 한다. 마취는 전신 마취와 국소 또는 부위마취로 진행한다.

③ 수술 중 처치

  ㉠ 피부 준비와 방포 : 시술 부위의 오염·피지·미생물 제거한다. 수술 후 절개 부위 감염을 막기 위한 목적으로 항균제로 수술 주위를 닦는다.

  ㉡ 수술 체위 : 수술에 따라 적절한 체위를 취해 수술 진행을 도와 위험을 예방한다. 체위 선정 시 불필요한 노출을 피해 환자의 존엄성을 유지해야 한다.

  ㉢ 외과적 기술 : 기본수술 기술로는 절개·지혈·봉합이 있다. 특수 수술 기술엔 저체온술, 의도성 저혈압술이 있다.

  ㉣ 기타 수술방법 : 수술용 현미경, 레이저, 냉각술, 사이버 나이프 등을 사용하여 수술의 좋은 예후 및 수술에 따르는 부정적인 변화를 줄인다.

  ㉤ 수술의 기술적 진보 : 의료 및 과학기술의 발달로 복강경·내시경 수술, 의료용 로봇기술, 자가 수혈, 무혈수술을 통해 수술 절개 부위를 최소화한다. 빠른 회복과 수술 시 발생할 수 있는 출혈·감염의 위험을 줄일 수 있다.

④ 간호사정 : 대상자의 생리적·심리 사회적·잠재적인 문제를 확인 후 수술이 안전하게 진행될 수 있도록 준비한다. 수술 직전 등록번호, 이름, 신분 팔찌로 대상자 확인을 진행하고 의료 장비를 확인한다.

⑤ 간호계획과 수행 : 수술 중 간호는 수술 시작부터 회복실로 갈 때까지이다. 수술이 안전하게 진행될 수 있도록 수술실 준비하고 환자의 안위를 도모한다.

## (3) 수술 후 간호

① 정의 : 수술 후 대상자의 모든 신체 기능을 적정 수준으로 회복시키는 것이 목적이다. 크게 회복실 간호와 병동 간호가 있다.

② 수술 직후 간호(회복실 간호) : 수술 후 마취에서부터 회복되는 처음 몇 시간 동안의 간호이다. 대상자의 회복과정을 주기적으로 관찰하고 출혈 징후가 없어질 때까지 회복실에서 간호를 진행한다.

③ 수술 후 병동 간호 : 외과병실이나 중환자실에서 이루어진다. 대상자에게 적절한 퇴원 교육을 실시하고 회복의 마지막 단계는 가정에서 할 수 있도록 돕는다.

# 5 노인 간호

## (1) 노인

① 우리나라 노인복지법(1981)에서 노인 : 65세 이상으로 규정한다.

㉠ 건기 노인(Young Old) : 65 ~ 74세

㉡ 중기 노인(Middle Old) : 75 ~ 84세

㉢ 후기 노인(Oldest Old) : 85세 이상

② 노인 간호 필요성 : 노인 인구 증가는 세계적인 추세이다. 노인 문제를 해결하기 위한 새로운 의료서비스 접근방법과 노인 간호가 보다 체계화·점수화되어야 할 필요성이 대두되고 있다.

## (2) 노화 이론

① 생물학적 이론 : 유전자 이론, 노화 프로그램 이론, 체세포변이 이론, 활성 산소 이론, 신경 내분비 조절 이론 총 5가지로 구분된다.

② 심리·사회적 이론 : 활동 이론, 사회유리 이론, 지속 이론, 사회교환 이론으로 구분된다.

③ 성공적인 노화 이론 : 질병 및 장애 예방, 신체적·인지적 활동, 적극적인 사회활동 참여가 성공적인 노화이다. 이 세 가지 요소들은 상호 밀접한 관련성을 가진다.

## (3) 노년기의 발달 과업

① 스웨덴의 노년학자 랄스 토르스탐(Lars Tornstam)가 제시한 노년적 초월[+]은 총 9단계이다.

② 노년기에 접어든 개인이 인생의 전반적인 시각을 물질주의적이고 합리적인 것에서 우주적이고 초월적인 것으로 변화시키는 것이다.

③ 노화를 긍정적으로 해석하고 일정 기준을 충족하게 되면 성공적인 노화로 인식하는 것과는 달리 모든 상황에 따라 노년적 초월 현상이 나타나는 것으로 본다.

## (4) 노인의 건강사정

① 신체사정 : 외모, 활력징후, 위장 관계, 근골격계의 신체 전반적인 부분을 사정한 후 결과를 기록한다.

② 심리 및 인지 기능 사정 : 대상자와 면담 시 외모, 옷차림, 자세, 움직임, 사고 내용, 통찰, 판단력에 관한 정보를 수집한다. 단축형 노인 우울 척도와 간이 정신 상태 검사를 사정도구로 사용한다.

③ 기능사정 : 기본적 일상 생활 활동(ADL), 장애, 도구적 일상 생활 활동(IADL)을 사정 한다.

TIP & MEMO

❚ 장애

Disability

❚ 도구적 일상 생활 활동

Instrumental ADL

➕ 노년적 초월

노년적 초월은 노인들이 세상과 자신을 바라보는 시선이 변화하는 것을 말한다. 즉 노화에 대해 부정적인 생각에서 긍정적인 관점으로 변화하는 것이다. 기존 Erikson의 인간발달 8단계에서 9단계로 수정·확대되었는데, 노년기에는 지금까지 경험한 인생발달 8단계를 한 번 더 경험한 후 9단계로 접어들며, 생활 만족도에 의한다고 정의한다. 노년적 초월은 다음의 세 가지 차원으로 구분하고 있다.

| 구분 | 내용 |
| --- | --- |
| 우주적 초월 | • 시간과 공간 개념에 대한 재해석<br>• 이전 세대와의 교감<br>• 삶과 죽음에 대한 새로운 이해<br>• 인생의 신비로움<br>• 사소한 일에도 환희 |
| 내면적 일관성 | • 스스로를 직시<br>• 자아중심성 감소<br>• 신체활동을 관리하지만 얽매이지는 않음<br>• 이타적으로 변화<br>• 자아통합 |
| 고독의 필요성 | • 혼자만의 시간을 선호<br>• 새로운 역할에 직면하고 이해하려 함<br>• 필요 이상의 재물을 허용하지 않음<br>• 옳고 그름에 대한 분명한 인식과 조언 |

### (5) 노인의 건강증진

① 정의 : 노인의 질병과 건강 문제를 줄이고 건강 증진 활동 참여를 권장한다. 건강 위험을 줄이는 것에 중점을 둔다.

② 영양

    ㉠ 노인의 영양 상태는 생리적 기능이 감소하고 질병이나 경제적·심리적 상태에 의해 불량해지기 쉬우므로 적절한 식이 관리가 필요하다.

    ㉡ 성장발달 시기의 영양 상태는 노년기 건강과 질병에 많은 영향을 끼친다.

    ㉢ 식사 섭취량이 줄어들어 영양 불량이 되기 쉬우므로 낮은 칼로리의 영양밀도가 높은 식사한다. 소량씩 자주 먹고 수분 섭취와 함께 과일이나 채소 등의 섬유질을 챙긴다.

③ 수면

    ㉠ 수면 도중 깨어있는 시간(취침 중 총 각성시간)이 증가한다. 여성보다 남성에게 많이 나타난다.

    ㉡ 흔히 발생하는 수면문제로는 수면 무호흡증, 하지 불안 증후군, 불면증 등이 있다.

④ 운동

    ㉠ 신체와 심폐의 기능을 향상한다.

    ㉡ 질병의 위험 인자 감소 효과가 있다.

    ㉢ 긍정적 자아 개념 형성과 사회화 증진에 도움을 줄 수 있으므로 규칙적인 운동을 할 수 있도록 격려한다.

    ㉣ 쉽게 피로해질 수 있으므로 적절한 휴식과 수분 섭취가 필요하다.

### (5) 노인의 신체 변화와 간호

① 주의사항 : 노인 간호 시 신체적·정신적 상태를 고려할 때 우선적으로 안전을 고려한다.

② 심혈관계

    ㉠ 노인의 주요 사망 원인 중 하나가 순환기계 질환이다.

    ㉡ 고혈압은 모든 연령층에서 심장 질환을 일으키는 주요 위험 요인이다.

    ㉢ 규칙적인 운동과 체중을 조절하고 스트레스 완화를 통해 질환 발생을 줄인다.

③ 호흡기계

    ㉠ 늑골과 갈비연골의 석회화가 나타난다.

    ㉡ 폐의 간질성 증가한다.

    ㉢ 호흡 근육의 효율성과 폐포의 표면적이 감소한다.

    ㉣ 폐렴, 폐결핵, 만성 폐쇄성 폐 질환, 폐암 등이 유발될 가능성이 증가한다.

④ 피부계

    ㉠ 표피와 진피가 얇아지고 콜라겐이 굳어진다.

    ㉡ 사지의 피하지방 감소 및 피부 내 모세혈관 소실로 인한 혈액 공급이 감소한다.

    ㉢ 피부의 탄력성은 떨어지며, 주름과 흰머리와 노인성 반점이 나타난다.

⑤ 생식계

    ⊙ 여성은 완경 후 자궁과 난소의 퇴화 및 회음근육이 약화한다.

    ⓒ 남성은 음경과 고환이 줄어들고 성욕 및 성행위가 감소한다.

    ⓒ 노화로 인한 생리적 변화는 정서적 요인과 상호작용하여 노인의 성기능에 영향을 미친다.

⑥ 비뇨기계

    ⊙ 콩팥 기능은 감소하고 여성은 약해진 회음근으로 실금과 요절박이 나타난다.

    ⓒ 남성은 양성전립샘 비대로 잦은 배뇨와 실금이 유발된다.

⑦ 위장 관계

    ⊙ 위장관 기능 감소와 치아 소실 및 타액 분비가 감소하여 전반적인 소화기능이 떨어진다.

    ⓒ 변비와 복부 불편을 자주 느끼게 된다.

⑧ 근골격계

    ⊙ 뼈의 밀도가 소실됨에 따라 뼈엉성증(골다공증)이 나타난다.

    ⓒ 활동이 감소됨에 따라 근력과 유연성 및 지구력이 감소하여 요통이 발생한다.

⑨ 신경계

    ⊙ 신경세포 내 지방 갈색소가 축적된다.

    ⓒ 신경전도가 느려져 자극에 반응하는 시간이 지연되어 사고나 손상의 위험도가 높아지게 된다.

⑩ 감각계

    ⊙ 감각이 저하되거나 상실되면 맛을 구별하는 것이나 타인과의 대화를 통한 상호 작용이 어려워진다.

    ⓒ 시력 및 청력이 떨어지면서 안경과 보청기 사용이 필요해진다.

    ⓒ 감각 결손으로 인해 노인은 권태감과 혼란, 불안감, 방향 감각 상실이 생길 수 있다.

### (7) 노인의 정신적 변화와 간호

① 기능적 장애

    ⊙ 타인에게 의존하여 자아 개념이 변하면서 사회적 지지가 부족할 경우 우울증을 겪는다.

    ⓒ 항우울제, 상담, 가족과의 집단 치료로 우울증을 치료할 수 있다.

② 기질적 뇌 증후군

    ⊙ **정의** : 기질적 정신 장애에서 나타나는 일련의 정신증상을 말한다.

    ⓒ **주요 증상** : 기억 상실, 판단 상실, 방향 감각 상실, 정서 장애, 지능 상실이 있다.

    ⓒ **대표적 기질적 뇌 증후군** : 치매와 섬망이 있다.

⑻ **약물 요법**

① 약물 역학

   ㉠ 젊은이보다 약물에 민감하게 반응하여 2 ~ 3배가량 더 높은 약물 부작용이 나타난다.

   ㉡ 간호사는 약물의 흡수와 분포, 대사와 배설에 대한 이해가 필요하다.

② 투약 간호

   ㉠ 노인은 기억력 감퇴로 인해 약물 복용 사실을 잊거나 지나치게 약물에 의존한다. 투약 목적과 처방 약물의 이해도가 떨어지면서 투약 문제가 발생할 수 있다.

   ㉡ 약물을 오남용할 경우 사고 장애, 낙상, 실금 등의 부작용이 나타난다.

⑼ **노인 간호의 법적 · 윤리적 문제**

① 노인을 돌볼 때 사전연명의료 의향서, 재정적 권리행사, 부당대우 · 학대, 연명의료에서 법적 · 윤리적 문제를 고려한다.

② 노인 학대 : 학대와 착취, 방임, 유기의 결과를 기술하는 폭넓은 용어이다. 노인을 돌보는 이가 노인에게 심각한 손상의 위험이나 손상을 일으키는 의도적 누락 및 위임활동을 의미한다.

③ 노인 학대의 종류 : 가정 학대, 자기방임, 시설 학대 등이 있다.

⑽ **노인복지제도**

① 정의

   ㉠ 노인이 인간답게 살도록 돕는 사회의 노력이다.

   ㉡ **노인복지를 위한 원칙**(1991년 UN채택) : 독립의 원칙, 참여의 원칙, 보호의 원칙, 존엄의 원칙, 자아실현의 원칙으로 구성된다. 각국 정부가 노인복지사업에 반영하고 있다.

   ㉢ 초고령사회에 대비한 중 · 장기 계획에 근거하여 지속적인 노인복지를 확충해 나가고 있다.

② 우리나라 노인복지 현황

   ㉠ 1981년 노인복지를 법제화되었다.

   ㉡ 2005년 저출산 · 고령사회 기본법이 제정되면서 노인복지 전반에 관한 종합대책 수립이 의무화되었다.

   ㉢ 2008년 노인장기요양보험 제도를 시행했다.

   ㉣ 현재 보건복지부에서 추진하고 있는 노인 복지사업으로는 노인의 소득지원과 고용촉진(연금제도 및 취업알선 등), 노인의 건강보장(건강보험, 노인장기요양보험), 교육 및 문화여가 확대, 고령친화산업 활성화가 있다.

## ⑾ 노인 간호의 혁신

① 가정의 팀기반 일차간호

⊙ 집 전화를 이용하여 만성질환이 있는 노인 케어의 접근성과 질 향상에 미치는 효과를 검증하는 것이다.

ⓛ 24시간 어느 때든지 가정에서 케어를 제공하는 개별적 의사 원격 진료 시스템을 활용한다.

② 노인 포괄케어 프로그램

⊙ 프로그램을 등록한 노인들에게 예방·일차·급성 장기 서비스를 제공한다.

ⓛ 간호에 초점을 두고 등록자의 건강, 심리사회적, 정신적 요구를 관리한다.

③ 그린하우스 프로젝트

⊙ 새로운 이미지의 요양원을 만드는 시도이다.

ⓛ 거주자와 직원이 10개의 집을 구성하여 가정과 비슷한 환경의 공동체를 만든다.

ⓒ 노인에게 인도적인 차원의 간호를 제공하려는 운동의 일환이다.

④ 코하우징 공동체

⊙ 입주자들이 공용 공간에서 공동체 생활을 하는 협동 주거형태이다.

ⓛ 사생활을 누릴 수 있으며 '자신의 집에서 보내는 노후'를 목적으로 설계되었다.

⑤ 치매마을공동체

⊙ 치매 노인을 중심으로 모든 시스템이 운영된다.

ⓛ 내부에는 슈퍼, 식당, 문화센터, 극장, 미용실 등 일상 생활에 필요한 모든 편의시설과 진료시설이 있다.

⑥ 노인을 위한 과학기술의 개혁

⊙ 발전된 과학기술을 적절하게 활용한다.

ⓛ 노년기에 자신의 집에 거주하길 원하는 노인들에게 성공적인 노후생활을 제공할 수 있다.

# 총론

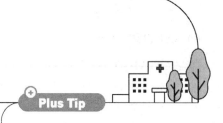

Plus Tip

**1** 50세 성인의 발달 과업에 대한 설명으로 옳은 것은?

① 삶을 통합하는 시기이다.
② 빈둥지 증후군을 경험한다.
③ 체력 감소에 대해 적응한다.
④ 동년배 집단 애착을 가진다.
⑤ 신체 기능의 변화를 경험한다.

※ **성인의 단계와 발달 과업**

| 청년기(18 ~ 22세) | 성인전기(23 ~ 29세) |
|---|---|
| • 자율성<br>• 성 역할 확립<br>• 직업선택<br>• 도덕성 내면화 | • 직업 확립<br>• 결혼과 출산<br>• 삶의 형태 수립 |
| 중년기(40 ~ 64세) | 노년기(65세 이후) |
| • 자녀 독립<br>• 노부모 부양<br>• 성취에 대한 만족<br>• 생리적 변화에 대한 적응<br>• 여가 활동 개발 | • 동년배 집단 애착 형성<br>• 체력 감소에 대한 적응<br>• 죽음에 대한 준비<br>• 삶의 통합 |

**1**

② 중년기에 자녀가 하나둘 떠나가면서 가정이 마치 빈둥지와 같이 묘사되는 현상인 빈둥지 증후군을 경험한다.
①③④⑤ 노년기 발달 과업에 대한 설명이다.

**2** 노인의 신체 변화로 오는 노화현상에 대한 설명으로 옳은 것은?

① 심실중격 두께 증가
② 근육지방 축적 감소
③ 쓴맛 감지 기능 둔화
④ 대사율 저하로 인한 체온 증가
⑤ 여성의 경우 질벽이 두꺼워지고 탄력성 상실

**2**

① 심실중격, 왼심실벽 두께가 증가한다.
② 근육에 지방 축적이 증가한다.
③ 쓴맛 감지 기능은 예민해지고 단맛 감지 기능이 둔화된다.
④ 대사율 저하로 인해 체온이 감소한다.
⑤ 질벽이 얇아지고 탄력성은 상실된다.

**답** 1.② 2.①

**3** 노인의 수면 양상에 대한 설명으로 옳은 것은?

① 밤 수면의 증가를 보인다.
② REM 수면이 감소한다.
③ 저속 수면 파동이 증가한다.
④ NREM 수면 3, 4단계가 증가한다.
⑤ 수면 중 깨어나는 횟수는 줄어든다.

※ 수면 단계 및 노인 수면 양상
㉠ 수면의 단계
• NREM 수면 1단계 : 가벼운 정도의 수면
• NREM 수면 2단계 : 가벼운 수면
• NREM 수면 3단계 : 깊은 수면
• NREM 수면 4단계 : 가장 깊은 수면
• REM 수면 : 꿈수면, 뇌파활동 활발
㉡ 노인 수면 양상
• REM 수면 감소
• NREM 수면 거의 없음
• 숙면의 어려움
• 낮 수면 증가
• 수면 중 깨는 횟수 증가

**4** 노인의 약물 반응 변화 요인으로 부작용을 증가시키는 생리적 원인은?

① 위산 증가　　　② 체지방 증가
③ 간 기능 증가　　④ 신장 기능 증가
⑤ 사구체 여과율 감소

**5** 노화 이론 중 혈관이 굳고, 피부 탄력 상실을 설명하는 이론으로 옳은 것은?

① 소모 이론　　　② 축적 이론
③ 유전자 이론　　④ 교차연결 이론
⑤ 자가면역 이론

**Plus Tip**

**3**
① 낮 수면의 증가를 보인다.
③ 깊은 숙면을 취하면 저속 수면 파동이 감소한다.
④ NREM 수면 3, 4단계가 감소한다.
⑤ 수면 중 깨어나는 횟수가 증가한다.

**4**
노인의 약물 반응 변화 요인
㉠ 사구체 여과율 감소로 인해 약물이 배설되지 않고 축적된다.
㉡ 위산 감소로 산이 매개하는 약물 흡수가 저하된다.
㉢ 간 기능 감소로 약물대사가 원활하지 않고 작용 시간이 길어진다.
㉣ 체지방 감소로 약물이 지방에 저장되지 못하고 작용 시간이 증가한다.

**5**
④ 교차연결 이론 : 세포 재생의 핵심인 DNA 이중나선에 교차연결이 생겨 세포 분열이 불가능해, 세포가 죽게 됨을 설명하는 이론으로, 혈관이 경화되고 피부가 탄력을 상실하게 된다는 이론이다.
① 소모 이론 : 오랜 사용으로 인한 마모와 고장으로 한계에 이르게 된다는 이론이다.
② 축적 이론 : 세포에 노폐물이 축적되어 세포 기능 저하로 죽게 된다는 이론이다.
③ 유전자 이론 : 유전자 내 예정된 프로그램으로 노화와 수명이 이미 계획되어 있다는 이론이다.
⑤ 자가면역 이론 : 면역 장애와 관련된 이론이다.

**답** 3.② 4.⑤ 5.④

**6** 낙상 예방을 위한 노인 간호 중재로 옳은 것은?

① 억제대를 사용한다.
② 걸을 때 방해가 되지 않도록 가급적 맨 바닥을 유지한다.
③ 야간 침대 옆 휴대용 침상 변기를 둔다.
④ 이동 시 불편함 방지를 위해 수면 시 난간을 올린다.
⑤ 주관적 사정 척도를 이용한 낙상 고위험군 사정을 한다.

**7** 장기간 부동 환자에게서 무긴장성 근육 반사가 보일 때 환자에게 나타나는 전해질 이상 반응은?

① 저칼슘혈증　　　　② 고칼슘혈증
③ 저칼륨혈증　　　　④ 고칼륨혈증
⑤ 고나트륨혈증

**8** 감염에 의한 조직 손상 시 나타나는 생체 반응으로 옳은 것은?

① 종창　　　　② 발한
③ 무통증　　　　④ 호흡 저하
⑤ 체중 증가

**9** 면역 현상 중 세포매개성 반응으로 이루어진 것은?

① 수혈 반응　　　　② 세균 감염
③ 이식 거부 반응　　④ 아토피성 질환
⑤ 아나필락시스 쇼크

**※ 특이적 면역**
㉠ 체액성 면역 : 항원에 대한 항체 생성으로 항원을 무력하게 하는 반응이다.
㉡ 세포매개성 면역 : T세포 자체가 기능하여 항원을 처리하거나 면역 반응을 조절하고 대부분 이물질이 세포성 면역 반응에 의해 처리된다.

**Plus Tip**

**6**
① 억제대 자체가 낙상 예방이 되지 않고 억제대 사용으로 인한 심한 손상을 초래한다.
② 만약의 상황을 대비하여 두꺼운 카펫을 움직이지 않도록 고정하여 깔아둔다.
④ 침상에 있는 동안은 항상 침상 난간을 올린다.
⑤ 객관적 사정 척도를 사용하여 낙상 고위험군 사정을 한다.

**7**
② 고칼슘혈증 : 피로감, 전신 근육 허약, 반사 감소, 뼈의 통증, 골다공증, 병리적 골절을 초래한다.
① 저칼슘혈증 : 강축증, 코, 귀, 손가락, 발가락 무감각, 얼얼함을 호소한다.
③ 저칼륨혈증 : 심부건 반사 감소나 소실, 전신 허약감, 다리 경련, 마비성 장폐색이 나타난다.
④ 고칼륨혈증 : 지각이상, 경련, 통증, 위장관 산통, 설사 증상이 나타난다.
⑤ 고나트륨혈증 : 불안정, 근긴장도 증가, 심부건 반사 항진, 섬망, 경련, 혀와 입의 건조가 나타난다.

**8**
염증 증상
㉠ 5대 증상(국소적 반응) : 발열, 발적, 종창, 통증, 기능 장애
㉡ 전신 증상 : 맥박 상승, 호흡 증가, 백혈구 증가, 오한, 통증, 전신허약, 피로, 체중 감소 등

**9**
①②④⑤ 체액성 면역 반응

**답** 6.③ 7.② 8.① 9.③

**10** 아나필락시스 반응에 관여하는 면역체는?

① IgA
② IgE
③ IgG
④ IgM
⑤ 항원항체 복합체

**11** 수술 전 환자에게 Atropine을 투여하는 이유로 옳은 것은?

① 통증 조절
② 발한 감소
③ 기관지 확장
④ 호흡기 분비물 억제
⑤ 괄약근 긴장력 증가

**12** 척추 마취 수술을 한 환자에게 나타날 수 있는 부작용은?

① 저혈압
② 과호흡
③ 심계항진
④ 뇌압 상승
⑤ 체온상승

**13** 수술실 환경의 멸균 상황에 대한 설명으로 옳은 것은?

① 손 소독 후 찢어진 장갑은 무방하다.
② 소독 간호사는 멸균 상황이며 순환 간호사는 멸균 상황이 아니다.
③ 수술 시 사용하지 않은 소독포는 멸균포에 다시 싸서 사용한다.
④ 멸균 뚜껑은 안쪽 면이 위를 향하게 들고, 아래를 향하게 놓는다.
⑤ 손 소독 후 손은 아래로 내려 물이 팔꿈치에서 손가락으로 흐르게 한다.

**14** 마취 단계 중 전신 마취 3단계에 속하는 것은?

① 졸음과 현기증이 나타난다.

② 의식 상실 단계로 사지를 움직일 수 있다.

③ 안검 반사와 청각이 소실되고 턱이 이완된다.

④ 호흡, 맥박이 불규칙해지면서 자극에 예민해진다.

⑤ 호흡이 멈추고 심박동과 맥박이 거의 없어지거나 없다.

※ 마취의 4단계

㉠ 제1단계 : 가스나 약물 투여에서부터 의식 상실까지의 단계로, 졸리고 현기증이 나타난다.

㉡ 제2단계 : 의식 상실에서 이완 전까지의 단계로, 외부자극에 극히 민감해지고 호흡은 불규칙하며 팔다리와 몸을 움직인다.

㉢ 제3단계 : 이완에서 제반사 상실, 활력기능 억제 전까지의 단계이다. 정상적 호흡과 동공수축, 턱 이완, 안검 반사와 청각의 소실이 나타난다.

㉣ 제4단계 : 활력기능 억제에서 갑작스런 심정지가 나타나는 단계로, 호흡이 멈추고 심박동이 거의 없거나 없어진다.

**15** 수술 후 반드시 기침을 격려해야 하는 환자는?

① 눈 수술 환자      ② 뇌 수술 환자

③ 척추 수술 환자      ④ 탈장 수술 환자

⑤ 흉곽 수술 환자

**16** 수술 후 상처 치유 촉진을 위해 섭취해야 하는 영양소로 옳은 것은?

① Vit.B와 지방

② Vit.D와 무기질

③ Vit.C와 단백질

④ Vit.A와 탄수화물

⑤ Vit.E와 탄수화물

※ 수술 후 섭취 권장 영양소

㉠ Vit.B1 : 탄수화물 산화 및 위장 관계 기능을 유지한다.

㉡ Vit.C : 상처 치유 및 콜라겐을 합성한다.

㉢ Vit.K : 혈액응고 및 프로트롬빈을 생산한다.

㉣ 단백질 : 조직 재생에 필수적이다.

**14**

① 1단계에 해당한다.

②⑤ 2단계에 해당한다.

④ 4단계에 해당한다.

**15**

⑤ 호흡기 순환 상태 유지와 부적절한 폐환기로 인한 변화 방지를 위해 수술 후 기침, 심호흡, 조기이상을 격려한다.

① 눈 수술 시 안압 상승을 방지해야 한다.

② 뇌 수술 시 뇌압 상승을 방지해야 한다.

③ 척추 수술 시 수술 부위 충격을 방지해야 한다.

④ 탈장 수술 환자의 수술 부위 긴장을 금지한다.

**16**

③ Vit.C는 상처 치유 및 콜라겐을 합성하고 단백질은 조직 재생에 필수 영양소이다.

답 14.③ 15.⑤ 16.③

**17** 수술 후 회복실에 온 환자에게 체위 변경 및 자극을 주는 이유로
옳은 것은?

① 신경계 사정      ② 근무력증 방지

③ 소화 장애 예방      ④ 신체 마비 방지

⑤ 의식 회복 및 관찰

**17**

⑤ 신체 반응 정도와 의식 회복을 관찰하고 호흡기 합병증 예방, 활력징후, 피부색과 상태 등을 관찰할 수 있다.

**18** 쇼크 환자 간호중재 시 옳은 것은?

① 다리를 하강시킨다.

② 순환 혈액량을 제한한다.

③ 체온은 정상보다 높게 유지한다.

④ 소변 배설량이 시간당 100ml 이상 유지되도록 한다.

⑤ 산소를 최대 흡입할 수 있도록 하고 기도를 확보한다.

**18**

① 다리를 상승시킨다.
② 순환 혈액량을 보충한다.
③ 체온은 정상 범위로 유지한다.
④ 소변 배설량 정상 수치 시간당 50 ~ 60ml가 유지되도록 한다.

**19** 심폐소생술(CRP) 상황에서 가장 먼저 해야 할 행동은?

① 압박      ② 기도 확보

③ 의식 확인      ④ 구조 요청

⑤ 인공호흡

**19**

③ 의식 확인→구조 요청→압박→기도 확보→인공호흡의 순서로 CPR을 시행한다.

**20** 화학적 화상을 입은 화자에게 우선적으로 시행해야 하는 간호중재는?

① 바로 병원으로 이송한다.

② 우유 섭취로 구토를 유발한다.

③ 화상 부분의 옷을 잘라내고 벗긴다.

④ 흐르는 물로 화상 부위를 세척한다.

⑤ 찬물을 이용하여 화상 부위 온도를 낮춘다.

※ 화학적 화상
㉠ 화학물질 접촉으로 인해 생기는 화상이다.
㉡ 원인물질 제거가 되지 않으면 이송이나 치료 과정에서 피부 부식이나 손상이 일어난다.
㉢ 발생 즉시 흐르는 물을 이용하여 화상 부위 세척과 화학물질 제거를 해야 한다.

**20**

④ 화상 부위를 흐르는 물로 세척하여 화학물질이 제거되도록 해야 한다.

답 18.⑤ 19.③ 20.④

**21** 심정지 발생 후 5분 이내 치료를 시작해야 손상 예방을 할 수 있는 조직은?

① 뇌
② 폐
③ 신장
④ 심장
⑤ 비장

① 중추신경계 뇌조직의 손상을 예방하기 위해서 4 ~ 6분 이내 정확한 소생술로 치료하여야 한다.

**22** 공사장 낙상 사고로 다발성 손상을 입은 환자의 응급 처치와 이송 전 사정 순서로 옳은 것은?

① 호흡 → 출혈 → 의식 → 쇼크 증후 → 골절 → 후송
② 의식 → 호흡 → 출혈 → 쇼크 증후 → 골절 → 후송
③ 호흡 → 의식 → 쇼크 증후 → 출혈 → 골절 → 후송
④ 쇼크 증후 → 의식 → 호흡 → 출혈 → 골절 → 후송
⑤ 출혈 → 쇼크 증후 → 의식 → 호흡 → 골절 → 후송

② 다발성 손상 환자 응급 간호는 '의식 상태 사정 → 기도 개방 유지 → 호흡, 출혈, 쇼크 증상 사정 → 정맥 확보 및 수액 주입 → 후송 중 심전도 및 환부 고정상태 관찰' 순으로 시행한다.

**23** 응급환자의 응급 처치 요령으로 옳은 것은?

① 기도 확보는 우선순위가 아니다.
② 출혈 처치는 마지막에 시행한다.
③ 신속함을 위해 업거나 끌어올린다.
④ 쿨링백 제공으로 체온 상승을 막는다.
⑤ 쇼크 예상 시 머리와 가슴을 다리보다 낮춘다.

⑤ 쇼크 환자는 체순환 혈액량 저하로 우선적으로 앙와위를 유지하되, 뇌혈류량 증가를 위해 다리를 심장보다 높게 올린다.

**답** 21.① 22.② 23.⑤

**24** 실수로 강산성 물질을 섭취한 환자 응급 처치로 옳은 것은?

① 해독제를 마신다.
② 즉시 구토하게 한다.
③ 식초 탄 물을 마신다.
④ 소다를 물에 타서 먹인다.
⑤ 물을 마셔 희석시키게 한다.

**25** 목발 보행을 하는 환자에게 Crutch paralysis가 오는 원인은?

① 너무 긴 목발을 사용해서
② 팔을 너무 많이 사용해서
③ 팔이 과신전 되기 때문에
④ 액와에 패드를 대지 않아서
⑤ 걸을 때 손목에 과한 힘이 들어가서

**Plus Tip**

**24**

⑤ 물을 마셔 희석시킨 후 신속하게 응급실을 내원하여 위 세척 및 흡인이 시행되어야 한다.
①②③④ 다시 구토하거나 소다, 식초 등의 섭취는 초가 손상을 입힐 가능성이 있다.

**25**

① 목발의 길이가 길 경우 상완신경총 압박으로 Paralysis를 초래한다.

**답** 24.⑤ 25.①

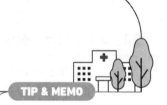

# CHAPTER 02 순환기계

| 학습목표 | • 순환계의 구조와 기능에 대해 설명할 수 있다.<br>• 순환계 사정단계에 대해 설명할 수 있다.<br>• 순환계 장애 대상자의 간호에 대해 설명할 수 있다.<br>• 심장 수술의 특징 및 과정에 대해 설명할 수 있다. |

## 1 구조와 기능

### (1) 구조

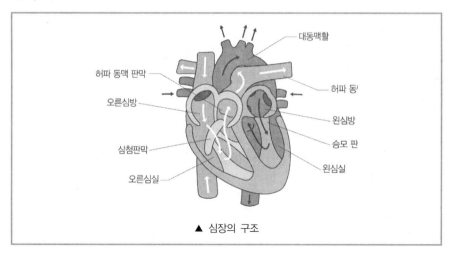

▲ 심장의 구조

① **심장**: 사이막(중격, Septum)으로 왼심장과 오른심장으로 구분되고, 심방과 심실로 나뉜다.

② **판막**

　㉠ 방실 판막과 반달판막(반월형 판막)으로 구분되고 심장(관상) 동맥, 심장(관상) 정맥으로 구성된다.

　㉡ 우심방으로 들어와 삼천판막이 열릴 때 정맥혈이 우심실로 흘러 들어간다.

　㉢ 우심실에서 폐동맥을 지나 폐로 들어간 후 산소화된 혈액이 좌심방을 지나 승모 판막이 열릴 때 좌심실로 들어간다.

　㉣ 대동맥을 통해 말초 조직으로 공급된다.

**판막의 모양**

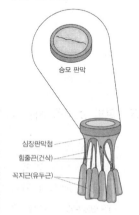

**심장 동맥**

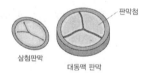

**심장 정맥**

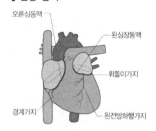

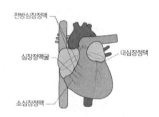

## (2) 기능

① **심근의 전기생리적 특성** : 심박수와 리듬을 조절하는 것이다.

  ㉠ **흥분성** : 심근 세포가 반응해, 탈분극(수축)하는 능력이다.

  ㉡ **율동성·자발성** : 심장 박동을 자발적으로 시작하도록 하는 능력이다.

  ㉢ **전도성** : 세포막을 따라 전기적 자극을 전파시키는 능력이다.

  ㉣ **불응성** : 먼저 온 자극에 대해서 탈분극이 진행되는 동안 새로운 자극에 반응하지 않는 특성이다.

  ㉤ **수축** : 자극에 대해서 수축하는 반응이다.

  ㉥ **전기적 활동**

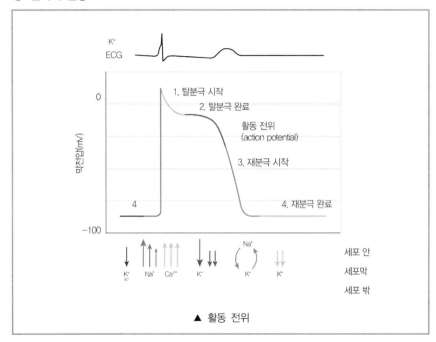

▲ 활동 전위

• 심근 세포 내·외에 분포되어 있는 전해질 활동이다.

• 심근은 전기적으로 자극을 받아 끊임없이 활동한다.

• 심근 세포가 전기적 활동을 활발히 하는 상태는 활동 전위이고, 탈분극과 재분극으로 단계가 구성된다.

• 탈분극을 시작으로 심장 박동이 일어나고 재분극은 세포가 안정막전위로 되돌아가는 과정이다.

• 심전도는 심장의 각 부위가 탈분극과 재분극으로 인해 생기는 전기적인 변화를 그래프로 나타낸 것이다.

② 심장주기 : 이완기와 수축기가 있으며, 맥박 1회와 심장주기 1회가 동일하다.

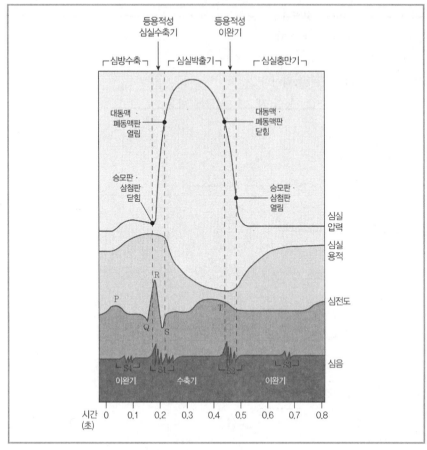

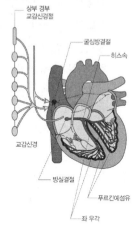

**TIP & MEMO**

**▎심장의 주요 전도계**

방실결절(AV node), 굴심방결절(동방결절, SA node), 히스속(Bundle of His)와 각(Bundle Branches)로 형성된다.

**▎심장수축주기에 따른 혈액량**

• EDV : end diastolic volume
• SV : stroke vot
• ESV : end systolic volume

㉠ 이완기
• **등용적 심실 이완기** : 폐동맥판만과 대동맥 판막이 닫히면서 시작된다.
• **심방수축** : 전기적 탈분극이 심방을 통해 방실결절에 도달하여 0.07초 동안 머문 후 심방수축이 일어난다.
• **심실충만기** : 심실 압력이 빠르게 낮아지면서 심방 안에 많은 양의 혈액이 모인다. 심방 압력이 상대적으로 심실 압력보다 높아지고 방실 판막이 열린다. 이때 심실로 혈액이 빠르게 흘러 들어간다.
• **심실충만기** : 심실 압력이 증가하면서 심실충만 속도가 느려진다.
㉡ 수축기
• **등용적 심실 수축기** : 좌심실 수축이 시작되고 방실 판막이 닫히는 시기이다.
• **최대 심실박출기** : 심실 압력이 대동맥 압력 보다 높아 대동맥 판막이 열리며 심실박출이 최대로 일어난다.
• **감소된 심실박출기** : 심실박출이 감소해서 심실 및 대동맥 압력이 감소한다.

③ 기계적 특성

　ⓐ 심근의 탈분극은 기계적 활동을 일으키는데, 심실 수축기에 혈액이 심실에서 발출되고 심실이완기에서는 심실로 혈액이 들어온다.

　ⓑ 건강한 사람의 심장의 경우 심근의 수축력이 증가할수록, 동맥 혈관이 확장될수록 심박출량이 증가한다.

　ⓒ 심박출량(CO, Cardiac Output) : 좌심실에서 대동맥으로 내보내는 분당 혈액량이다.

　ⓓ 심박출량 산출 방법 : 박동량(SV) × 심박동수(HR)

　ⓔ 박동량에 영향을 주는 요인
　　• 영향을 주는 요인 : 전부하, 후부하, 심근 수축력이 있다.
　　• 전부하 : 용적부하로 심실 수축 전에 심근이 늘어난 정도이다.
　　• 후부하 : 좌심실이 펌프하는 것에 대해서 대항하는 말초저항이다.
　　• 심근 수축력 : 진부하와 관계없는 심장 수축의 힘이나 심근 섬유의 길이로서 근육수축력이다.

　ⓕ 혈압의 유지와 조절
　　• 일차적으로 콩팥(신장)과 자율신경계, 압수용체, 화학수용체, 내분비계, 기타 외부요인들이 일정한 혈압을 유지에 관여한다.
　　• 콩팥의 압력과 혈류량이 줄면 레닌 – 안지오텐신 – 알도스테론 기전이 활성화되면서 수분과 나트륨 정체가 일어나 혈압을 올라간다. 혈류량은 항이뇨호르몬에 의해 조절된다.

## **2** 자료 수집

### (1) 주관적 자료

① 심장 질환의 사정 단계 중 대상자로부터 심장과 관련된 건강력을 확인하는 것이 가장 중요한 단계이다.

② 대상자의 심장 질환의 주요 증상이 포함된 주호소와 인구학적 특성 · 가족력 · 사회력 · 위험 요인을 수집한다.

③ 심장 질환은 흉통, 실신, 호흡곤란, 피로, 두근거림(심계항진), 기침이 주요 증상으로 나타난다.

④ 초기에는 심한 활동을 할 때에만 나타날 수 있다.

**TIP & MEMO**

▌박동량
Strokevolume

▌심박동수
Heart Rate

⑤ 흉통 사정

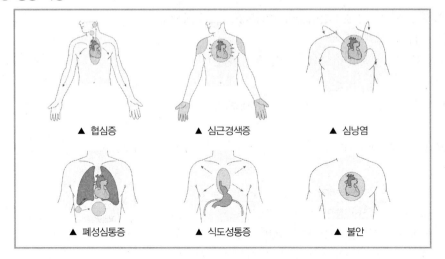

▲ 협심증    ▲ 심근경색증    ▲ 심낭염

▲ 폐성심통증    ▲ 식도성통증    ▲ 불안

## (2) 객관적 자료

① 신체검진 시에 대상자의 프라이버시를 존중하며 불빛이 적당한지 확인한다.

② 심음을 청진할 땐 조용한 환경을 유지한다.

③ 검진은 혈압, 맥박, 손, 머리와 목, 심장, 폐, 복부 다음 발과 다리 순으로 시행한다.

④ 전반적으로 피부와 사지, 맥박과 맥압, 기립 저혈압, 발목과 팔의 혈압과 시진과 촉진, 목정 맥압, 청진을 시행한다.

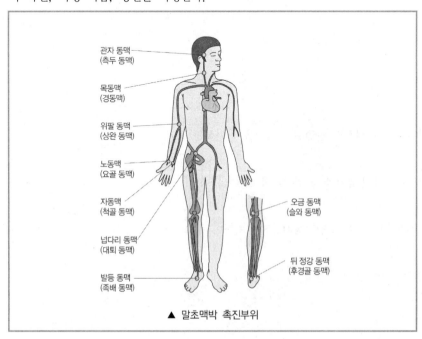

관자 동맥
(측두 동맥)

목동맥
(경동맥)

위팔 동맥
(상완 동맥)

노동맥
(요골 동맥)

자동맥
(척골 동맥)

넙다리 동맥
(대퇴 동맥)

발등 동맥
(족배 동맥)

오금 동맥
(슬와 동맥)

뒤 정강 동맥
(후경골 동맥)

▲ 말초맥박 촉진부위

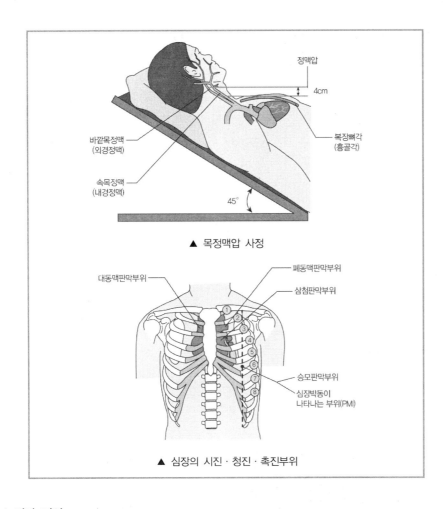

▲ 목정맥압 사정

▲ 심장의 시진 · 청진 · 촉진부위

## (3) 진단 검사

① **혈액 · 소변 검사** : 혈청심장효소, 응고 검사, 전혈구 검사, 혈당 검사, 소변 분석 검사, B형 나트륨 이뇨펩타이드, 호모시스테인, 혈청 전해질 검사를 한다.

② **방사선 검사** : 심장 형광투시경 검사, 흉부 X − 선 검사이다.

③ **심장 도관술**(심도자술) : 좌심도관술, 우심도관술, 심장 동맥 조영술을 시행한다.

④ **심전도** : 심장의 전기적 활동을 파형이다. 심전도로 심장 근육의 전도를 평가한다.

⑤ **전기생리검사**

　㉠ 심장 내 전기적 활동을 기록하는 침습적인 검사 방법이다.

　㉡ 치명적인 심장 박동 장애의 진단과 관리를 위한 것이다.

　㉢ 목 정맥이나 넙다리 정맥을 통해 우심장으로 여러 개의 전극이 달린 도관을 삽입한다.

⑥ **초음파검사** : 스트레스 초음파, 초음파 촬영술, 약물 부하 심 초음파 촬영술이다.

**▌휴대용 심전도**

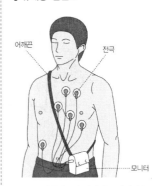

- P파 : 심방이 흥분하면 나타나는 파형이다.
- QRS파 : 심실이 흥분하면 나타나는 파형이다.
- T파 : 심실의 흥분하는 탈분극에서 회복하는 재분극 사이에 나타나는 파형이다.
- U파 : 회복하는 재분극이 끝나면 나타나는 파형이다.

⑦ 방사성 동위 원소를 이용한 검사 : 전자빔 전산화단층촬영, 자기공명영상, 자기공명조영술, 혈액역동검사, 임피던스 심장검사를 시행한다.

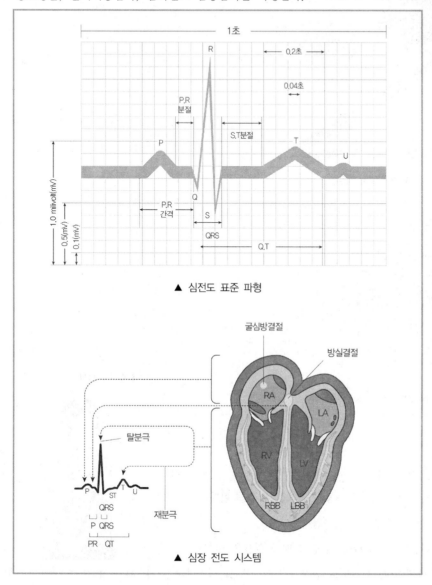

▲ 심전도 표준 파형

▲ 심장 전도 시스템

▌ RBB
우측속가지

▌ LBB
좌측속가지

▌ SAnode
굴심방결절

▌ AVnode
방실결절

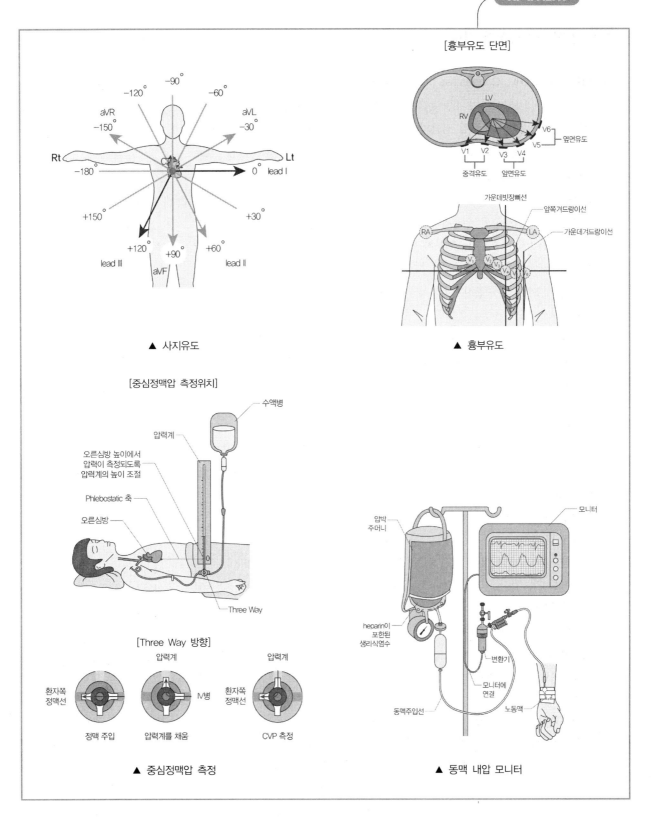

[흉부유도 단면]

▲ 사지유도

▲ 흉부유도

[중심정맥압 측정위치]

▲ 중심정맥압 측정

▲ 동맥 내압 모니터

## 3 심장 장애 대상자 간호

### (1) 울혈성 심부전(CHF, Congestive heart failure)

① 정의 : 심부전(심장 기능 장애)은 인체가 운동을 하거나 휴식을 취할 때 필요한 대사 요구를 심장이 충족시킬 만큼의 충분한 혈액을 펌프하지 못한 상태이다.

② 심장의 펌프 능력 부전 : 혈류량이 정상인데도 심장 구조의 이상, 심장 질환, 혈류량의 급격한 감소·증가로 발생한다.

③ 병태생리
　　㉠ 심장의 기능은 심근의 수축력과 섬근섬유의 길이에 의존한다.
　　㉡ 정상적인 심장은 후부하, 전부하, 심박동수, 심근 수축력이 관여하여 심박출량을 유지하기 위해서 자동으로 반응한다.

④ 원인 : 심박출량 저하 → 전신정맥·폐정맥 울혈 → 신체조직의 산소부족으로 발생

⑤ 보상 기전
　　㉠ 심장이 예비능력을 사용하여 대사 요구를 충족시키는 것을 의미한다.
　　㉡ 심박출량이 신체 요구량에 필요한 만큼 유지되지 못할 경우 심박출량을 증가시키기 위해 교감 신경계가 반응하고 심실이 확대·비대해진다.
　　㉢ 레닌 - 안지오텐신 - 알도스테론체계 활성화와 다른 신경호르몬의 반응으로 보상 기전이 발생한다.
　　㉣ 후방 심부전 - 전방 심부전, 좌심부전 - 우심부전, 급성 심부전 - 만성 심부전, 저박출심부전 - 고박출심부전, 수축기부전 - 확장기 부전으로 구분된다.

⑥ 증상과 진단 검사
　　㉠ 심부전의 손상된 심실 부위·종류·기저 원인에 따라 좌심부전의 증상이 다르게 나타난다.
　　㉡ 우심부전이 발생할 경우 전신 울혈 증상이 나타나고 체중이 증가한다.
　　㉢ 갑상샘 기능 검사, CBC, 리피드 패널, 페리틴 등을 통해서 원인과 동반 질병을 발견한다.
　　㉣ BNP, 간 기능 검사, 콩팥 기능 검사로 질병의 심각성을 확인한다.

⑦ 치료 및 간호
　　㉠ **치료목표** : 증상의 치료와 질병의 진행 속도를 늦추고 심장 기능을 보존하는 것이다.
　　㉡ 식이요법과 정맥확장제, 이뇨제를 통해 전부하를 줄인다.
　　㉢ 좌심실 저항(후부하)를 줄이고 심박출량을 늘리기 위해 동맥확장제를 사용한다.
　　㉣ 지속적인 양압 요법과 심장재동기화 치료, 대동맥 내 풍선 펌프[+], 유전자 요법인 비수술 요법이 있다. 약물 치료와 함께 시행한다.

■ 리피드 패널

Lipid Panel

■ 페리틴

Ferritin

✚ 대동맥 내 풍선 펌프(IABP)

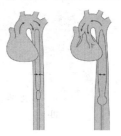

ⓜ 심장 이식 수술 요법
- 말기 심부전의 최종 치료법이다.
- 심장 이식을 기다리거나 할 수 없을 경우에 심박출량을 늘리기 위해 우심실·좌심실보조기구[+], 심실 내부원형첨포술, 부분적 좌심절제술, Acorn 심장 지지장치[+]와 같은 새로운 수술 요법을 사용한다.
ⓗ 체액과다, 불안, 심박출량 감소, 비효과적 뇌조직관류의 위험, 비효과적 콩팥관류 위험을 간호 진단한다.

## (2) 급성 폐부종(Acute Pulmonary Edema)

① 정의 : 폐울혈로 폐의 폐포 내 체액이나 간질조직이 비정상적으로 축적된 상태이다.

② 증상
ㄱ 심장 질환과 관련된 폐부종인 급성 심근경색증이 나타난다.
ㄴ 심장 근육이 손상되거나 판막성 심 질환, 고혈압성 질환, 죽상경화성 심 질환 및 심근병증으로 심부전이 진행되었을 때 발생한다.
ㄷ 폐 모세혈관의 혈류량이 과도하게 울혈 → 체액이 주위 폐포 내로 들어감 → 세기관지랑 기관지로 누출된 액체로 인해 호흡 시 거품 소리 → 객담을 동반한 기침을 유발 → 안정 시에도 호흡곤란이 심해지고 저산소증을 초래
ㄹ 흔히 밤에 잠자리에 들고 몇 시간 후 증상이 심해진다.

③ 치료 및 간호
ㄱ 치료목표 : 순환 혈류량을 감소시키고 호흡을 증진시키는 것이다.
ㄴ 산소 요법과 이뇨제, 디기탈리스, 모르핀 황산염(Morphine Sulfate), 혈관확장제, 아미노필린(Aminophylline)을 사용한 약물 요법으로 치료한다.
ㄷ 증상이 호전되지 않을 경우 인공호흡기나 기관내삽관을 사용한다.
ㄹ 체위·사정·심리적지지·활동계획을 진행하고 예방을 통해 간호한다.

## (3) 심장 동맥성 질환(CAD, Coronaty Artery Disease)

① 정의
ㄱ 심근에 영양분과 산소를 공급하는 심장(관상) 동맥이 심근이 요구하는 산소를 충분히 공급하지 못해 심근에 국소 빈혈을 발생시키는 질환이다.
ㄴ 안정형 협심증과 불안정형 협심증과 같은 협심증과 심근경색증이 포함된다.

② 원인
ㄱ 심장 동맥 내에 죽상경화성 병변이 10 ~ 30년간 천천히 진행되어 폐쇄되거나 좁아지면서 발생한다.
ㄴ 저혈압, 빈혈, 심장 동맥 질환, 흡연 등이 산소 공급을 감소시킨다. 운동, 고혈압, 과식, 성관계, 운동이 산소 요구를 증가시키는 요인이다.

✚ 우심실·좌심실보조기구

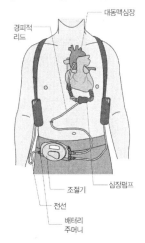

경피적 리드 / 대동맥심장 / 조절기 / 심장펌프 / 전선 / 배터리 주머니

✚ Acorn 심장 지지장치

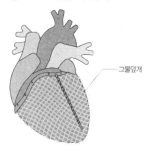

그물덮개

▎심장 동맥 질환을 초래하는 위험 요인
- 조절 불가능한 요인 : 가족력과 유전적 소인, 연령, 성별이 있다.
- 조절 가능한 요인 : 고혈압, 고지혈증, 흡연, 운동부족, 당뇨병, 스트레스, 호르몬 대체요법이 있다.

③ 병태생리와 증상

   ㉠ 심장 동맥 질환은 심장 근육에 영양과 산소를 공급하는 혈류를 감소시킨다. 동맥경화증, 죽상경화, 심장 동맥 동맥염과 같은 비정상적인 상태를 포함한다.

   ㉡ 죽상경화로 인해 발생하며 지방층, 섬유판 융기, 병소의 복합적인 변화, 곁순환(측부순환), 염증 반응, 심근손상의 병태생리와 괴사로 진행된다.

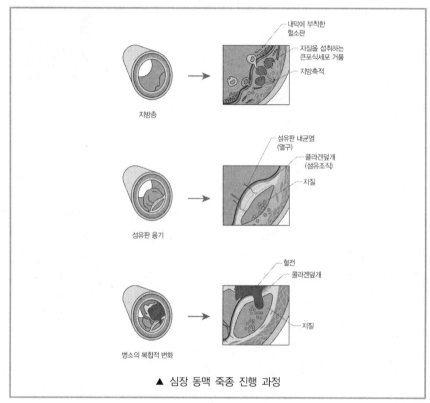

▲ 심장 동맥 죽종 진행 과정

   ㉢ **협심통** : 흉통이 가장 주요하다. 통증은 상복부, 가슴, 등, 턱, 팔 등으로 방사될 수 있다.

   ㉣ 심근경색 후 첫 몇 시간 내에 조기심실 수축(PVD)을 동반한 동빈맥이 흔히 일어난다.

   ㉤ 심근경색이나 불안정형 협심증이 발생 시 심박출량 감소하여 피부가 차고 축축해진다. 맥박이 감소하거나 없어지고 공포·불안·분노와 같은 심리사회적 반응이 나타난다.

▌심장 동맥

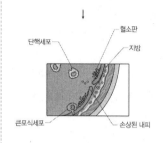

▌협심통 위치

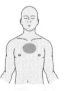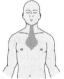

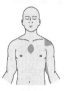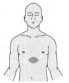

④ 심장 동맥 질환(CAD)의 종류

　　㉠ 변이형 협심증, 안정형 협심증, 급성 심장 동맥 증후군이 있다.

　　㉡ 급성 심장 동맥 증후군에는 심근경색증과 불안정형 협심증이 있다.

⑤ 진단 검사

　　㉠ **심근경색증** : 심장 동맥이 완전히 차단되어 심근 조직이 비가역적으로 손상되어 괴사나 경색이 발생하는 것이다.

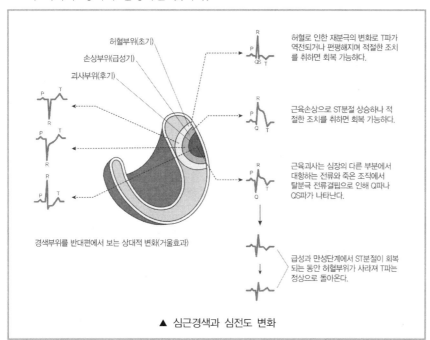

허혈부위(초기)
손상부위(급성기)
괴사부위(후기)

허혈로 인한 재분극의 변화로 T파가 역전되거나 편평해지며 적절한 조치를 취하면 회복 가능하다.

근육손상으로 ST분절 상승하나 적절한 조치를 취하면 회복 가능하다.

근육괴사는 심장의 다른 부분에서 대항하는 전류와 죽은 조직에서 탈분극 전류결핍으로 인해 Q파나 QS파가 나타난다.

경색부위를 반대편에서 보는 상대적 변화(거울효과)

급성과 만성단계에서 ST분절이 회복되는 동안 허혈부위가 사라져 T파는 정상으로 돌아온다.

▲ 심근경색과 심전도 변화

　　㉡ **협심증** : 심장 동맥이 부분적으로 차단되어 심근의 요구에 대해 혈액을 충분히 공급하지 못하는 것이다.

　　㉢ 심근 세포 손상의 양과 경색의 크기에 따라 심근 세포 내 효소들이 방출되는 정도가 다르므로 혈청 Troponin T & I, 미오글로빈(Myoglobin), 크레아틴 카이네이즈(CK – MB, Creatinine Kinase – MB)가 진단에 중요한 지표이다.

　　㉣ 심전도, 심근관류영상, 스트레스 검사, 자기공명영상, 심장 동맥 조영술을 이용한다.

⑥ 합병증

　　㉠ 심근 혈류가 20 ~ 40분 이상 차단되면 세포는 여러 시간에 걸쳐 죽는다.

　　㉡ 카테콜아민의 자극으로 심근 산소 소비량이 상승하여 세포의 괴사가 계속되고 죽음 및 세포 붕괴가 발생한다.

　　㉢ 협심증 재발, 부정맥, 심실 기능 상실 같은 합병증을 일으키고 후기에는 좌심실 기능 부전과 심장성 쇼크가 나타난다.

**TIP & MEMO**

┃ **심장 박동 장애 용어**

• **빈맥** : 심박수가 분당 100회 이상의 빠른맥이다.

• **서맥** : 분당 60회 미만의 심박수인 느린 맥이다.

• **조기수축** : 굴심방결절 외의 다른 심장세포가 다음 주기의 SA node 흥분이 발생하기 전에 미리 흥분하여 심장을 수축시키는 것이다. 조기수축으로 심장리듬이 불규칙해진다.

• **이단현상** : 정상수축과 조기수축이 짝을 지어 반복되는 현상이다.

• **보상휴지기** : 조기수축과 바로 뒤의 정상수축에 소요되는 시간이 두 번의 정상수축에 소요되는 시간과 동일한 것이다.

• **삼단현상** : 두 개의 정상수축 후에 한 개의 조기수축이 따르는 현상이다.

• **사단현상** : 세 개의 정상수축 다음에 한 개의 조기수축이 따르는 현상이 반복된다.

• **보충 박동·보충 리듬** : 동성 흥분이 방실결절의 차단으로 인해 심실이 탈분극을 못하거나, 굴심방결절에서 자극을 내보내지 못할 때 발생한다. 휴지기 후에 나타나고 이차적 심장 박동조율이다.

⑦ 내과적 치료 및 간호

  ㉠ 불안정형 협심증 대상자 : 심장 혈액 지표, 심전도, 심장 초음파, 스트레스 검사, 관류 검사로 입원을 결정한다.

  ㉡ 급성 심근경색증 대상자

    • 전문적인 응급 소생술과 지속적으로 모니터링을 받을 수 있도록 준비를 한다. 간호사는 비효과적 대처, 흉통 같은 급성 통증, 심장조직관류 감소의 위험, 활동 지속성 장애, 성문제 호소에 대해 간호진단을 시행한다.

    • 대동맥 내 풍선 펌프와 지속적 콩팥 대체 요법, 피부 경유 심폐 순환 보조를 통해 급성기의 침습적 치료를 시행한다.

  ㉢ 통증 관리와 모르핀 황산염이나 니트로글리세린, 안지오텐신II수용체 차단제(ARB) 약물 요법으로 통증을 조절한다.

  ㉣ 조직관류(심폐)증진, 대처강화, 활동 지속성 증진, 심부전 위험성 예방, 부정맥 위험성 예방을 한다.

⑧ 치료적 중재와 간호

  ㉠ 흉곽 절개를 통한 심장 동맥 우회술과 경피적 관상 동맥 확장술이 있다.

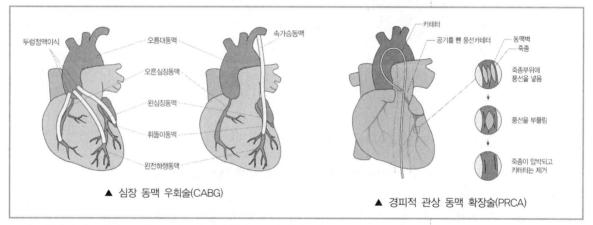

▲ 심장 동맥 우회술(CABG)          ▲ 경피적 관상 동맥 확장술(PRCA)

  ㉡ 금연, 혈당관리, 식이 조절, 보완요법, 신체활동, 성생활, 흉통 관리를 교육한다. 의학적 치료가 필요한 경우 의사에게 알린다.

**(4) 부정맥**

① 정의

  ㉠ 심박동수가 비정상적이거나 심장의 리듬이 불규칙한 상태로 심장 박동 장애라고도 한다.

  ㉡ 심근이 충분히 혈액을 공급받지 못하는 허혈상태와 심근의 전기적 전도와 흥분전달 장애로 인해 발생한다.

② 원인과 사정 및 진단

 ㉠ 전해질 불균형, 약물 남용, 심장의 선천성 기형, 스트레스, 약물 부작용 등으로 인해 심장의 전기적 자극전도의 변화가 일어난다.

 ㉡ 자율신경계 문제, 판막 문제, 갑상샘 문제, 심근허혈, 심장 내막염이 원인으로 작용한다.

 ㉢ 건강력, 심전도 및 심장모니터, 심혈관계 검사를 통해 진단한다. 가장 중요한 것은 심전도이다.

③ 치료

 ㉠ 부정맥은 질환이 시작된 심장 부위에 따라서 구분된다. 심장의 어느 부위에서든지 유발할 수 있다.

 ㉡ 심방·방실결절·굴심방결절 발생 부정맥 : 리듬상으로 구별하기 어렵고 치료법이 유사하여 심실상부 부정맥이라 부른다. 부정맥이 심실에서 발생했을 때는 심실 부정맥이라 부른다.

 ㉢ 부정맥은 Class I; II; III; IV 항부정맥제, 아데노신(Adenosine), 기타 항부정맥 약물을 사용한다.

 ㉣ 바소프레신(Vasopressin), 탄산수소나트륨(Sodium Bicarbonate), 칼슘(Calcium), 이소프로테레놀(Isoproterenol) 등의 응급 약물도 사용한다.

 ㉤ 목 동맥 마사지나 발살바 수기로 미주신경자극 방법을 사용한다.

 ㉥ 인공심박동기[+]와 같은 전기적 관리, 심폐소생술(CPR)을 실시한다.

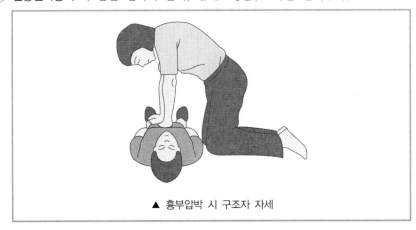

▲ 흉부압박 시 구조자 자세

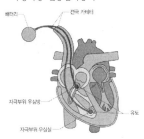
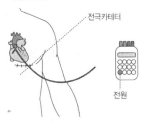
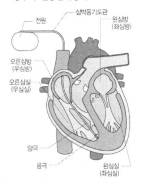
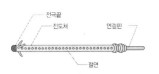
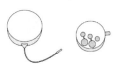

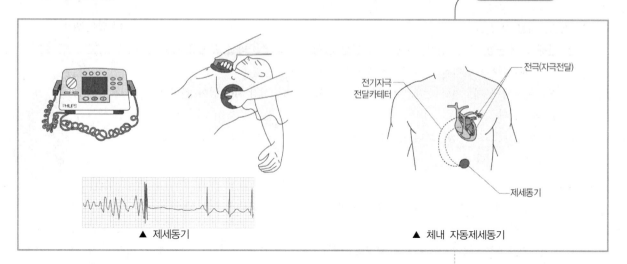

▲ 제세동기　　　　　　　　　　　　▲ 체내 자동제세동기

TIP & MEMO

### (5) 염증성 심장 질환

① 심장 감염

　㉠ 주로 전신 감염 후에 발생한다.

　㉡ 다른 심장 문제를 쉽게 일으킬 수 있으며 오랜 회복기가 필요하다.

　㉢ 심장의 구조에 따라 심근염, 심내막염, 심낭염, 류마티스 심질환으로 구분된다.

② 감염성 심내막염[+]

　㉠ 원인

　　• 곰팡이나 세균 혹은 다른 미생물이 사람의 혈류로 유입되어 생긴다.

　　• 심내막염은 인공판막대치술, 선천성 심 질환, 약물 중독, 판막 질환 등의 대상자에게 발생할 가능성이 크다.

　㉡ 증상

　　• 비특이적이다. 많은 장기를 침범할 가능성이 있어서 종종 감별 진단이 어렵다.

　　• 사망률이 높아 조기에 발견하는 것이 중요하다.

　　• 판막 손상으로 인한 증상으로 심부전이 발생하거나 체중 증가, 말초 부종, 식욕 부진 등이 나타난다.

　　• 염증 반응으로 인한 전신 증상으로 피로, 식욕 부진, 두통, 야간발작 등이 나타난다.

　　• 세균증식물의 색전으로 인한 증상으로는 빠른맥, 호흡곤란, 빠른 호흡, 늑막 통증이 나타난다.

❙ 바이러스 수

Viral Titer

✚ 감염성 심내막염

• 심장판이나 심장 가장 안쪽으로 싸는 막인 심장내막에 생긴 염증이다.

• 경과에 따라서는 아급성(Subacute)와 급성(Acute)로 구분된다.

ⓒ 진단 검사

- 심내막 조직검사, 혈액배양 검사의 양성 반응, 혈청 내 자가면역지표, 바이러스 수 상승으로 진단한다.
- 류마티스인자의 양성과 단백뇨가 나타나기도 한다.
- 세균성 또는 진균성 심내막염은 식도경유 심장 초음파, 심장 초음파로 진단을 확정한다.

ⓔ 치료

- 심부전에 대한 대증요법이나 항생제 치료와 안전을 주로 시행한다.
- 내과적 치료가 잘 될 경우 수술은 필요하지 않다.
- 일차적으로 가능하면 빠른 시간 내에 감염을 일으킨 세균을 사멸하는 것이 심내막염의 치료목표로 항생제 투여가 중요하다.

ⓜ 간호 : 심근의 부담과 산소 요구량을 감소시키는 것이 간호 목표이다.

③ 심근염

ⓖ 원인

- 일차적으로 약물에 대한 과민 반응, 감염 혹은 독소로부터 생기며 심낭염이나 심내막염으로 인해서 발생한다.
- 방사선, 감염성 물질, 납 같은 화학물질의 독성, 대사성질환, 약물(코카인)에 대한 과민 반응으로 나타난다.

ⓛ 증상

- 감염의 형태, 심근의 회복 능력, 심근의 손상 정도에 따라 증상의 차이가 있다.
- 경증인 심근염은 증상이 나타나지 않거나 경하지 않을 수 있다.
- 호흡곤란, 피로감, 발열, 두근거림, 전흉부의 불편감, 흉통, 심장 박동 장애, 심전도에 T파와 ST분절의 변화가 나타난다.

ⓒ 치료

- 원인을 규명한 후 시행한다.
- 합병증 발생의 가능성을 감소시킨다.
- 자가면역 장애에 의한 경우 심장 손상을 예방하기 위해서 스테로이드 같은 면역 억제제를 사용한다. 세균 감염은 항균제를 사용한다.

TIP & MEMO

▌ 모르핀 황산염

Morphine Sulfate

▌ 데메롤

Demero

▌ 심근염 구분

습성과 만성으로 구분되며 증상이 뚜렷해질 때까지는 진단이 어렵다.

④ 심낭염

　㉠ 원인

- 심낭 내의 삼출물이 심장을 압박하면서 심박출량을 감소시켜 심부전이 발생한다.
- 진균과 결핵에 의한 감염

　㉡ 증상

- 특징적으로 심낭마찰음과 흉통이 나타난다.
- 12유도 심전도에서 ST분절 상승이 확인된다.
- 대상자마다 특성이나 흉통의 정도가 다르고 심근경색증과 증상이 비슷하여 구별이 어렵다.
- 심낭염의 약 15%가 급성 심장눌림증으로 합병증이 발생한다.

　㉢ 치료

- 급성의 대상자의 경우 입원하여 충분한 휴식을 가지고 심장눌림증 합병증을 관찰하며 치료한다. 통증이 나타날 경우 아스피린으로 불편감을 감소시킨다.
- 심한 통증인 경우 모르핀 황산염이나 데메롤과 같은 진통제의 스테로이드제를 사용해 염증을 조절한다.
- 만성 수축성 심낭염은 겉질박리술과 같은 외과적 방법으로 심낭에 형성된 석회화나 섬유화 물질을 제거하여 심장의 수축과 확장을 회복시킨다.

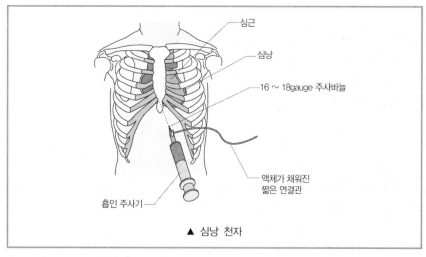

　심근
　심낭
　16 ~ 18gauge 주사바늘
　액체가 채워진 짧은 연결관
흡인 주사기

▲ 심낭 천자

　㉣ 염증성 심장 질환 대상자 간호

- 염증성 심장 질환 대상자는 안위를 도모하며 감염으로 심장의 구조가 손상되어 역동적으로 불안정하지 않게 한다.
- 신체검진을 통해 합병증을 조기에 발견해 예방하는 데 간호의 목적이 있다.
- 불안 완화, 통증 조절, 심박출량 증진을 주요 간호로 시행한다.

⑤ 류마티스 심질환

   ㉠ 원인

     • 류마티스열의 합병증이다.

     • 과민성 반응으로 A군 베타 용혈성사슬알균에 의한 인후감염 후에 일어난다.

     • 약 3% 정도의 대상자는 인후염을 치료하지 않아 류마티스열로 발전한다.

     • 류마티스 심질환은 일차 감염원에 대한 비정상적인 자가면역 반응으로 인해 초래하지만 정확한 기전은 불분명하다.

   ㉡ 증상

     • 인후의 사슬알균 감염 1 ~ 6주 후에 전형적으로 증상이 있다. 증상이 미약하여 인식을 못하는 경우도 있다.

     • 임상 증상과 임상 검사에 근거하여 류마티스 심질환과 류마티스열을 진단한다.

     • 급성 류마티스열 : 모서리 홍반, 백혈구 수치 상승, 열, 두통, 불쾌감, 허약감과 짧은 호흡이 나타난다.

     • 류마티스 심질환 : 빠른맥의 부정맥, 심낭마찰음, 흉통, 심 비대, 현재 존재하는 심 잡음이 변하거나 새로운 심 잡음 발생, 심전도 변화, 승모 판막 · 대동맥 판막 협착이 나타난다.

### (6) 판막 질환

① 심장 판막

   ㉠ 심방에서 심실로, 심실에서 대혈관 쪽으로 혈액이 흐르는 것이 정상이다.

   ㉡ 판막이 손상될 경우 심장이 확대되고, 혈액이 역류하며, 심장 기능 장애를 초래한다.

   ㉢ 발생 빈도 : 승모판막 협착증, 승모판막 폐쇄 부전증, 승모판막 탈출증, 대동맥 판막 협착증, 대동맥 판막 폐쇄 부전증 순으로 발생한다.

   ㉣ 증상 : 부정맥, 두근거림, 심잡음, 협심증, 의식 장애가 있다.

② 승모판막 협착증

   ㉠ 원인 : 류마티스열이 주요 원인이다.

   ㉡ 증상

     • 류마티스 심내막염은 승모 판막이 섬유화되면서 두꺼워지거나 석회화된다. 승모판구가 좁아지면서 혈류 장애를 일으킨다.

     • 류마티스 심질환 대상의 40% 정도가 승모 판막협착증이 발생한다.

     • 여성이 남성보다 발생 빈도가 더 높다.

     • 폐혈관압과 심박출량에 따라 증상이 서서히 나타난다.

**협착증 판막**

• 개방된 정상판막
혈액이 이동하기 용이하도록 넓게 열려 있다.

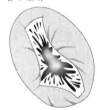

• 협착증의 개방판막
심장 판막첨의 유합으로 판막의 일부만 열려서 혈류의 흐름이 줄어든다. 협착증된 판막은 상흔조직으로 두꺼워지면서 입구도 좁아진다.

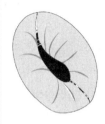

③ 승모판막 폐쇄 부전증(승모판막 역류증)

   ⊙ 원인

- 승모 판막을 구성하는 힘줄끈(건삭) 및 꼭지근(유두근)과 판막 이상으로 심실 수축 시 좌심실에서 좌심방 쪽으로 혈액이 역류한다.
- 승모판막 협착증보다 발생 빈도가 낮으며 류마티스 심질환으로 인해 주로 발생한다.

   ⓛ 증상 : 승모판막 협착증과 임상 증상이 비슷하며 심박출량이 감소될 때까지는 특별하게 증상이 나타나지 않다가 심박출량이 저하되면서 증상이 점차 심해진다.

④ 승모판막 탈출증

   ⊙ 원인

- 판막의 소엽이 커지면서 수축기 동안 승모판막의 전·후엽이 좌심방으로 빠져 들어가는 상태이다. 승모판막 역류증의 원인이다.
- 선천적 요인, 가족력, 말판 증후군 등 다양하다.

   ⓛ 증상 : 대부분은 나타나지 않지만 두근거림, 흉통, 실신, 현기증, 심장 박동 장애, 수축기 잡음이 있다.

⑤ 대동맥 판막 협착증

   ⊙ 대동맥 판막 : 대동맥과 좌심실 사이에 위치하여 좌심실로 대동맥의 혈액이 역류를 방지하는 것을 담당한다.

   ⓛ 대동맥 판막 협착증

- 대동맥 판막 소엽이 석회화되거나 융합되어 단단해져 심실 수축기에 좌심실에서 대동맥으로 혈액을 분출하기가 어려운 질환이다.
- 과거 류마티스열이 주요 원인으로 작용하였지만 최근 전반적인 위생 상태가 좋아져 현저히 감소하고 있다.
- 선천성 기형(단일판막, 이첨판막)이나 류마티스열의 후유증, 노인에게 흔한 퇴행성 병변(죽경화), 원인불명의 판막 석회로 인해 발생된다.

   ⓒ 증상 : 협착증이 진행될 때까지 증상이 특별히 나타나지 않으나 협착이 진행되면 좌심부전이 발생하고, 폐울혈과 함께 운동성 호흡곤란이 발생한다.

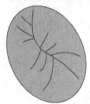

⑥ 대동맥판막 폐쇄 부전증(대동맥판막 역류증)

　㉠ 특징

　　• 염증 과정 또는 선천적으로 대동맥 판막 고리가 늘어나면서 판막이 완전히 닫히지 않는 상태이다.

　　• 심장 이완기 동안 대동맥에서 좌심실로 혈액이 역류되어 좌심실이 확장되고 심실이 비대해지기 때문에 좌심부전이 있을 때까지는 초기에 증상이 없다.

　　• 50% 이상 정도의 혈액이 역류하면 증상이 나타나기 시작한다.

　㉡ 원인 : 감염성 심내막염, 고혈압, 심내막염, 마르팡 증후군, 선천성 대동맥 판막기형이 원인으로 작용한다.

　㉢ 증상

　　• 75%가 남성에게서 발병한다.

　　• 점진적으로 질병이 진행한다. 심실 벽의 힘과 두꺼워진 좌심실에서 분출하는 혈액량이 증가하여 목동맥 박동과 심장 박동이 강하게 일어나 머리가 앞뒤로 흔들리게 된다.

⑦ 삼첨판막 협착증

　㉠ 특징 : 매우 드물다. 승모 판막 협착증이나 삼첨판막 폐쇄부전이 함께 발생한다.

　㉡ 원인 : 우심방 종양, 전신홍반루푸스, 선천성 기형이다.

　㉢ 증상

　　• 비교적 여성에게 더 많이 발병한다.

　　• 피로가 증상으로 나타난다.

　　• 우심부전의 경우 복수, 하지부종, 청색증 등이 나타난다.

　　• 우심방이 울혈되면 혈액이 전신정맥계에서 심장으로 되돌아가는 데 방해를 받는다. 정맥계가 울혈이 되고 말초 부종이 나타난다.

⑧ 삼첨판막 폐쇄 부전증

　㉠ 원인 : 폐동맥 고혈압이나 좌심부전에 따른 우심실과 우심부전의 확장으로 인해 삼첨판막륜이 늘어나 생긴다.

　㉡ 증상 : 간 비대, 목청맥 울혈, 말초 부종, 황달 등이 증상과 좌측 복장뼈 삼첨판막 부위의 수축기 잡음, 심방세동이 나타난다.

▌심장 판막 기능이상

• 대동맥 판막 협착증

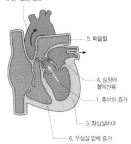

• 대동맥 판막 폐쇄 부전증

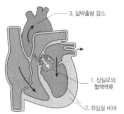

• 승모판막 협착증

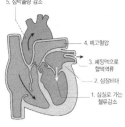

• 승모판막 폐쇄 부전증

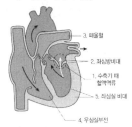

• 대동맥 승모판막 탈출증

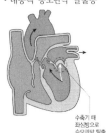

수축기 때 좌심방으로 승모판막 탈출

⑨ 폐동맥 판막 질환

   ㉠ 특징

     • 선천적으로 발생한다.

     • 만성 폐쇄질환, 폐색전, 승모 판막협착증, 폐 고혈압으로 폐동맥 판막이 확장하여 폐쇄부전이 발생할 수 있다.

     • 역류증과 협착증 모두 심박출량이 감소하고 역류할 경우 호흡곤란과 피로가 나타난다.

   ㉡ 진단 검사 : 청진을 첫 번째로 진행해 심잡음을 확인하고, 심초음파, 흉부 X - 선검사, 심전도검사, 심장 도관술을 진행한다.

   ㉢ 내과적 치료

     • 침범된 판막의 종류와 침범 정도에 따라 중재가 다르며, 치료는 원인을 확인한 후 시작한다.

     • 내과적 중재는 활동 제한, 심박출량 유지, 합병증 예방에 중점을 두고 약물치료와 휴식에 치료의 초점을 둔다.

     • 임상 증상의 정도와 질병의 진행 정도에 따라 약물 요법이 처방한다.

     • 좌심실 기능 장애(좌심부전)이 동반한 경우 디곡신(Digoxin), ACE 억제제, 수분과 염분 제한 식이, 이뇨제가 처방되고 대상자가 심내막염이나 치과 치료 및 침습적 처치를 받기 전에 항생제를 예방적으로 투여한다.

   ㉣ 외과적 치료

     • 내과적 치료를 시행했음에도 호흡곤란, 피로, 앉아서 숨쉬기, 협심통, 두근거림이 나타나면 수술을 진행한다.

     • 판막수술은 판막 손상의 심각 정도와 종류에 따라 판막치환술과 판막교정술 중 선택 한다.

     • 판막교정술 : 판막섬유고리성형술[+], 판막연합절개술, 풍선 판막 성형술[+] 등이 있으며, 수술을 통해 판막의 기능을 개선하여 심박출량을 증가시키는 방법이다.

     • 판막대치술(판막치환술) : 판막의 손상이 심할 경우 판막을 잘라내고 인공판막을 이용해 시행한다.

○ 판막섬유고리 성형술

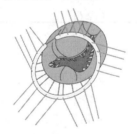

○ 풍선 판막 성형술

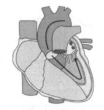
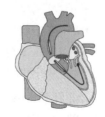
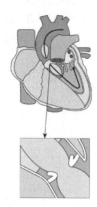

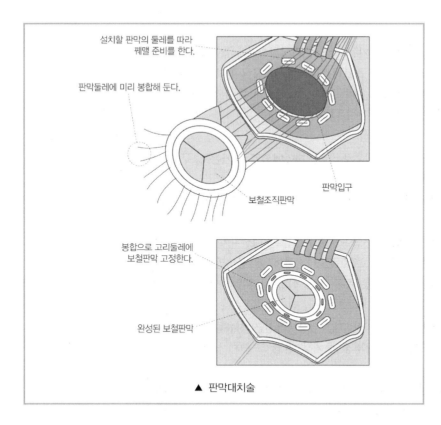

▲ 판막대치술

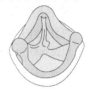

설치할 판막의 둘레를 따라 꿰맬 준비를 한다.

판막둘레에 미리 봉합해 둔다.

보철조직판막

판막입구

봉합으로 고리둘레에 보철판막 고정한다.

완성된 보철판막

**(7) 심근병증**

① 정의

　㉠ 대부분 원인이 불분명하고 심장 근육의 구조와 기능에 영향을 미치는 만성 혹은 아급성질환이다.

　㉡ 비대심근육증, 확장심근병증, 제한심근병증으로 구분한다.

② 종류

| 구분 | 정상 | 확장 | 비대 | 제한 |
|---|---|---|---|---|
| 수축기 | | | | |
| 이완기 | | | | |

▌판막의 종류

• 인공 판막(보철 판막)

• 생물학적 판막(조직 판막)

㉠ 확장심근병증

- **원인** : 심근 섬유손상이 발생해 수축기능 장애와 좌심실확장을 유발한다.
- **증상** : 심부전이다. 지속적인 심근의 스트레스로 인하여 심실이 확대되어 발생한다. 피로와 허약감이 흔하게 나타나며 중년의 남성에게 많이 발병한다. 허혈심 질환이 있는 대상자의 경우 흉통이 나타나기도 한다.

㉡ 비대심근병증

- **특징** : 심실사이막(중격)과 심실벽 비후로 인해 대동맥으로 나가는 출구의 폐쇄와 용적감소이다.
- **원인** : 불분명하지만 부갑상샘 기능 저하증, 유전적 요소와 고혈압이 원인으로 작용한다.
- **증상** : 사춘기 후와 청년기로 임상 증상이 나뉜다. 많은 대상자가 증상이 없지만 갑자기 사망하는 경우가 있다. 호흡곤란이 흔하며 폐 동맥압이 상승되어 심근이 비대해지거나 피로감, 협심통, 두근거림, 심실 부정맥이 있다.

㉢ 제한심근병증

- **특징** : 아밀로이드증, 혈색소침착증, 심비대, 심장내막심근 섬유증에 동반되는 질환으로 확장 기능 장애이다. 심근병증 중에서 가장 드물며 심실벽이 과도하게 단단한 것이 특징이다.
- **증상** : 심장 근육이 병적인 침윤과정을 거치면서 두꺼워지고 섬유화가 진행된다. 초기에는 운동 시 심실의 혈액량이 한정되어 심박출량의 요구가 증가하여 발생한다. 호흡곤란, 피로감, 운동 장애, 실신이 있다.
- **치료 및 간호** : 확장심근병증, 비대심근병증, 제한심근병증 같은 내과적 관리가 필요하다. 심근병증의 종류에 따라 역동적심근성형술, 비후된 심실중격 절제, 심장 이식술, 인공 심장 이식술을 시행한다.

## ⑻ 심장 수술의 특징과 수술 과정

① 특징

㉠ 수술하는 동안은 심장의 기능을 대신하는 심폐순환이 필요하다.

㉡ 심장이 정지된 상태일 경우 수술을 가능하게 하고 심근을 보호하게 하는 인위적인 심정지가 필요하다.

㉢ 저온술, 혈액희석법, 항응고요법을 병행하여 혈액역동의 변화와 관련된 합병증을 예방한다.

② **심폐순환**(CPB, Cardiopulmonary Bypass)

㉠ 체외순환(ECC)이라고도 한다. 심장 수술 시 혈액을 심장과 폐를 대신하여 심장으로 받아들여 순환시키는 방법이다.

㉡ 체외순환기(또는 심폐기)를 통해서 이루어진다.

■ 체외순환

Exter Xorporeal Circulation

ⓒ 심폐기는 심장 역할을 하는 펌프기, 여과기 및 열 교환기, 폐 역할을 하는 산소화기로 구성되어 있고 수술 중 심장 내부 혈액을 제거해 수술 시에 명확하게 해준다.

ⓔ 혈액을 냉각, 여과, 가온시키며, 심장이 정지된 상태에서 수술이 가능하다.

ⓜ 심폐기를 사용하기 위해서는 저온요법, 혈액희석법, 항응고법, 합병증을 관찰해야 한다.

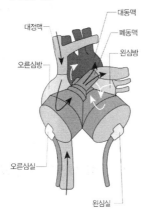

■ 인공 심장

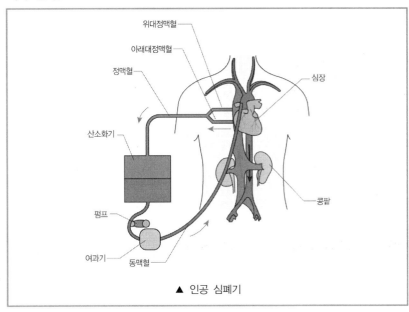

▲ 인공 심폐기

③ 인위적 심정지

ⓐ 심폐기를 사용하는 동안에 심장을 인위적으로 정지시켜 수술한다.

ⓑ 심장 수술 하는 동안 심근을 보호하는 것이 가장 중요하다.

ⓒ 허혈심장 질환으로 수술을 받는 경우에는 각별히 신경쓴다.

④ 수술 과정

ⓐ 심장 수술 시 바르게 눕는 자세를 취한다.

ⓑ 우측심방의 정맥혈을 체외순환기로 쉽게 보내기 위해 수술대를 높인다.

ⓒ 중앙복장뼈선 피부를 절개하고 전기톱으로 복장뼈 중앙을 절개한다.

ⓓ 전기소작을 이용하여 출혈을 조절하며 절개된 뼈의 가장자리에 본왁스(Bone Wax)의 지혈제를 발라준다.

ⓔ 심낭 절개 후 심장을 노출시킨 후 튜브를 상·하 대정맥에 삽입해 심폐기와 연결한다.

ⓕ 수술이 끝날 즈음에 체온을 서서히 올리면서 심폐기를 제거한다.

ⓖ 심장은 스스로 수축을 시작해야 하기 때문에 수술 중 가장 위험하다.

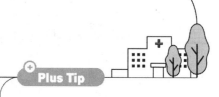

Plus Tip

**1** 심박출량에 영향을 미치는 것은?

① 혈압, 심장 수축력
② 정맥귀환량, 심장 수축력
③ 심박동수, 심장 수축력
④ 판막활동량, 심장 수축력
⑤ 심장 잔여 혈량, 판막활동량

※ 심박출량
㉠ 심박출량 = 1회 박동량 × 심박동수
㉡ 심박출량은 심방동수, 심장수축력, 정맥환류량에 영향을 받는다.

**2** 환자에게 부정맥이 나타났을 때 Lidocaine을 투여하여 효과를 볼 수 있는 것은?

① 동성빈맥
② 방실차단
③ 조기심방수축
④ 조기심실 수축
⑤ Bundle Branch Block

**3** 환자 EKG상 심실세동이 나타났을 때 가장 먼저 해야 할 간호수행으로 옳은 것은?

① 제세동기를 사용한다.
② 리도카인을 정맥주사한다.
③ 24시간 심전도를 관찰한다.
④ 심실세동 예방에 대해 교육한다.
⑤ 15분마다 활력징후를 측정한다.

※ 심실세동 환자 간호
㉠ 5분 이내 치료하지 않을 시 심각한 뇌손상을 초래한다.
㉡ 발견 즉시 심폐소생술 실시한다.
㉢ 제세동(Defibrillation)을 실시한다.
㉣ 에피네프린을 투여한다.

---

**1**

③ 심박출량 = 1회 박동량 × 심박동수

**2**

④ 조기심실 수축(Premature Ventricular Contraction)은 P파가 없고, QRS군은 0.2초 이상 지연되는 이상한 모양을 나타내는 것으로, 심근 진정 효과와 심실세동 방지를 위해 Lidocaine(리도카인)을 정맥으로 사용할 수 있다.

**3**

① 환자 사정 즉시 제세동(Defibrillation)을 실시하여 뇌손상을 방지한다.

**답** 1.③ 2.④ 3.①

**4** Nitroglycerin을 복용 중인 환자에게 간호 교육 시 주의사항으로 옳은 것은?

① 주기적 복용을 원칙으로 한다.
② 1회 복용 후 10분 간격 1회 더 투여한다.
③ 투명 유리병에 약을 보관하며 잘 보이게 한다.
④ 복용 시 약이 녹을 때까지 침을 삼키지 않는다.
⑤ 혀 밑에 투여 시 화끈거리는 느낌이 나면 약을 중단한다.

**5** 급성 심근경색 환자가 나타내는 증상으로 옳은 것은?

① SGOT 수치가 상승한다.
② 휴식 시 통증이 완화된다.
③ 백혈구 수치의 변화가 없다.
④ 30분 정도 후 통증은 완화된다.
⑤ Nitroglycerin 투여 시 통증이 완화된다.

**6** 심부전 환자에게 디곡신(Digoxin) 투여 후 환자에게 나타나는 증상으로 옳지 않은 것은?

① 심박출량 증가
② 심박동수 상승
③ 심근 수축력 강화
④ 교감 신경 긴장도 증가
⑤ 미주신경 흥분도 증가

※ Digitalis 작용
㉠ 심근 수축력 강화
㉡ 심박출량 증가
㉢ 심박동수 감소
㉣ 교감 신경 긴장도 증가
㉤ 미주신경 흥분도 증가

**Plus Tip**

**4**
① 흉통이 있을 경우 복용한다.
② 1회 복용 후 5분 간격 2회 더 투여 후 통증 제거 양상을 확인한다.
③ 햇빛 차단을 위해 갈색 유리병에 약을 보관한다.
⑤ 혀 밑에 약을 넣을 시 화끈거리는 느낌이 나는 것이 정상이다.

**5**
① SGOT, SGPT 수치가 상승한다.
②⑤ 휴식을 취하거나 Nitroglycerin(니트로글리세린) 투여에도 통증이 지속된다.
③ WBC 수치가 증가한다.
④ 30분 이상 지속되는 통증이 있다.

**6**
② 심박동수는 감소한다.

**답** 4.④ 5.① 6.②

**7** 울혈성 심부전 환자에게 처방 된 Digoxin과 Lasix를 투여 시 부작용 예방을 위한 간호중재로 옳은 것은?

① 빈맥을 관찰한다.
② 출혈 위험을 사정한다.
③ 저칼륨혈증을 관찰한다.
④ 저마그네슘혈증을 관찰한다.
⑤ 오렌지나 건포도 등의 섭취를 금한다.

※ 디기탈리스(Digitalis) 부작용
㉠ 심근 세포 내 칼륨 통과 방해로 인한 심장 기능 장애를 초래한다.
㉡ 이뇨제 병용 시 저칼륨혈증, 저나트륨혈증 초래 가능성이 있다.

**7**

③ 디기탈리스(Digitalis)제와 함께 이뇨제를 사용 할 때 나타나는 부작용인 저칼륨혈증을 살핀다.

**8** 울혈성 심부전 환자에게 급성 폐수종이 생겼을 때의 간호중재로 옳은 것은?

① 흉식호흡을 교육한다.
② 강심제 복용을 중단한다.
③ 앙와위로 안정을 취한다.
④ 기관지 확장제를 투여한다.
⑤ 염분과 수분을 충분히 공급한다.

8

① 복식 호흡을 교육한다.
② 울혈성 심부전 초기 맥압증가치료에 강심제를 사용한다.
③ 반좌위를 취해 호흡곤란을 예방한다.
⑤ 염분과 수분 섭취를 제한한다.

**9** 통증을 호소하는 급성 심낭염 환자의 통증완화를 위한 간호중재로 옳은 것은?

① 심호흡을 격려한다.
② 똑바로 누운 자세를 유지한다.
③ 기침을 계속 할 수 있게 한다.
④ 바로 누워 몸을 좌우로 회전한다.
⑤ 상체를 앞으로 굽혀 앉아서 기대게 한다.

※ 급성 심낭염 통증완화를 위한 간호중재
㉠ 적절한 휴식과 활동을 취한다.
㉡ 통증 조절과 항염증 치료를 한다.
㉢ 상체를 앞으로 굽힌 좌위를 한다.

9

⑤ 통증 완화를 위해 상체를 앞으로 굽혀 앉는다.

**답** 7.③  8.④  9.⑤

**10** 흉막강 내 1,500cc 삼출액이 찬 환자가 호소하는 증상으로 옳은 것은?

① 서맥

② 혈압 상승

③ 맥압 증가

④ 종격동 변위

⑤ 경정맥 축소

※ Cardiac Tamponade Symptom(심장눌림증)

㉠ 압박 증상으로 인한 기침과 삼킴이 곤란하다.

㉡ 호흡곤란, 협심증이 나타나고 불안감을 호소한다.

㉢ 경정맥 확장, 간비대, 복수, 부종으로 울혈 증상이 나타난다.

㉣ 저혈압, 정맥압 상승, 심음 미약의 백스 트라이어드(Beck's triad)의 증상이 나타난다.

㉤ 흡기 시 수축 기압이 10mmHg 이상 감소하는 기이맥이 나타나며, 빈맥과 종격동 변위가 발생한다.

**11** 심장 질환 환자에게 발생한 확장성 심근증의 설명으로 옳은 것은?

① 심실중격의 비대로 심박출량이 증가한다.

② 저하된 혈액 귀환으로 폐울혈이 발생한다.

③ 심박출량의 변화로 대동맥압이 증가한다.

④ 정맥압 상승으로 인해 경정맥이 확장된다.

⑤ 심실 수축 저하로 인한 울혈성 심부전이 발생한다.

**12** 승모판 폐쇄 부전증 환자의 증상으로 옳지 않은 것은?

① 심계항진                    ② 심실세동

③ 수축기 잡음                ④ 피로, 허약감

⑤ 발작성 야간 호흡곤란

※ 승모판 폐쇄 부전증 증상

㉠ 두근거림과 발작성 야간 호흡곤란이 나타난다.

㉡ 심방 잔떨림인 심방세동이 나타난다.

㉢ 고음의 수축기 잡음이 발생한다.

㉣ 피로와 허약감을 호소한다.

**Plus Tip**

**10**

① 빈맥

② 혈압 저하

③ 맥압 감소

⑤ 경정맥 확장

**11**

⑤ 심근 섬유가 지나치게 늘어남으로써 수축력이 저하되고 울혈성 심부전이 유발된다.

**12**

② 심방세동이 나타난다.

**답** 10.④ 11.⑤ 12.②

**13** 이완기 잡음으로 역류성 잡음이 들리는 판막 질환은? ***

① 삼첨판 협착증
② 대동맥 판막 협착증
③ 승모판막 폐쇄 부전증
④ 삼천판막 폐쇄 부전증
⑤ 대동맥 판막 폐쇄 부전증

**14** 간호사는 판막 수술을 한 환자의 말초맥박을 사정하고 있다. 간호사가 환자의 말초맥박을 사정하는 이유는? **

① 출혈
② 색전증
③ 심방세동
④ 세균성 감염
⑤ 심인성 쇼크

※ **판막 수술 후 간호**
㉠ 수술 후 전신 색전증 위험이 증가한다.
㉡ 말초맥박을 사정하여 색전증 생성 여부를 관찰한다.
㉢ 색전증 감소를 위한 항응고요법을 적용한다.
㉣ 항응고 요법으로 와파린(Wafarin)을 투여한다.

**15** 승모판 협착 환자에게 문맥압 상승과 간비대, 요흔성 부종이 나타나는 이유로 옳은 것은? **

① 부정맥
② 좌심부전
③ 우심부전
④ 심근경색
⑤ 폐동맥 협착

※ **승모판 협착증**
㉠ **병태생리** : 판막 직경 감소 → 왼심방에서 왼심실로의 혈류 이동 장애 → 심박출량 감소 → 폐울혈 → 우심실 과부담 → 우심실부전
㉡ 초기 증상은 없으나 운동 시 숨이 차기 시작한다.
㉢ 폐울혈로 인한 호흡기 증상이 발생한다.
㉣ 우심부전의 증상으로 경정맥 확대, 요흔성부종, 간비대가 나타난다.

**13**
⑤ 대동맥 판막 폐쇄 부전증 : 확장기 잡음 중 역류성 잡음이 나타난다.
① 삼첨판 협착증 : 확장기 잡음 중 심실 충만 잡음이 나타난다.
② 대동맥 판막 협착증 : 대동맥으로의 혈액 흐름 방해로 좌심실 수축 시 좌심실 압력이 증가한다.
③ 승모판막 폐쇄 부전증 : 고음의 수축기 잡음이 나타난다.
④ 삼천판막 폐쇄 부전증 : 흡기 시 흉골하부에서 증가하는 수축기 잡음이 들린다.

**14**
② 판막수술 후 증가하는 전신 색전증의 위험을 관찰한다.

**15**
③ 승모판 협착 시 발생하는 우심부전으로 문맥압 상승, 간비대, 요흔성 부종 등의 증상이 나타난다.

**답** 13.⑤ 14.② 15.③

**16** 본태성 고혈압 환자가 이뇨제를 처방받았다. 환자에게 혈압 강하제로 이뇨제를 투여하는 이유로 옳은 것은?

① 부종 예방
② 혈관 이완
③ 신부전 예방
④ 심부전 보상작용
⑤ 나트륨과 수분 배출

※ **본태성 고혈압(일차성 고혈압)**

㉠ 중년기, 노년기, 고체중, 스트레스, 가족력, 흡연, 알코올, 고염분 식이로 질병을 초래한다.
㉡ 대부분 증상이 없다.
㉢ 질병 진행 시 현기증, 흉통, 두통, 흐릿한 시야, 비 출혈 등이 발생한다.
㉣ 3개월 이상의 지속적인 생활습관 수정으로도 변화가 없을 시 약물 요법을 시행한다.
㉤ 이뇨제를 사용하여 세뇨관에서의 나트륨 재흡수를 억제한다.
㉥ 수분과 나트륨 배설로 인한 순환 혈류량 감소로 혈압 하강 효과를 나타낸다.

**17** 고혈압을 진단받은 환자의 약물 요법으로 옳은 것은?

① 1단계에 이뇨제와 혈관확장제를 복용한다.
② 1단계에 이뇨제와 교감 신경 억제제를 복용한다.
③ 2단계에 이뇨제와 교감 신경 차단제를 복용한다.
④ 3단계에 교감 신경 차단제와 혈관확장제를 복용한다.
⑤ 4단계에 교감 신경 차단제와 혈관확장제, 교감 신경 억제제를 복용한다.

※ **고혈압 약물 요법**

㉠ 1단계 : 이뇨제
㉡ 2단계 : 이뇨제 + $\beta$ 차단제
㉢ 3단계 : 이뇨제 + $\beta$ 차단제 + 혈관확장제
㉣ 4단계 : 이뇨제 + $\beta$ 차단제 + 혈관확장제 + 교감 신경 억제제

**Plus Tip**

**16**
⑤ 나트륨과 수분의 배출로 혈압을 감소시킨다.

**17**
①② 1단계에 이뇨제를 복용한다.
④ 3단계에 이뇨제와 교감 신경 차단제, 혈관확장제를 복용한다.
⑤ 4단계에 이뇨제와 교감 신경 차단제, 혈관확장제, 교감 신경 억제제를 복용한다.

답 16.⑤ 17.③

**18** 폐쇄성 동맥 질환 증상으로 옳은 것은?

① 휴식 시 다리를 올린다.

② 운동 시 통증이 증가한다.

③ 다리를 내리면 창백해진다.

④ 발을 내리면 통증이 증가한다.

⑤ 피부 냉감이 있으며 부종이 있다.

※ 폐쇄성 동맥 질환 증상

㉠ 간헐적 파행 : 운동 시 통증이 나타나고 휴식 시 증상이 완화된다.

㉡ 손상 부위의 냉감이 있다.

㉢ 감각이상, 마비, 창백, 맥박 소실의 증상이 나타난다.

**19** 말초혈관 질환자의 순환 증가를 위한 간호중재로 옳은 것은?

① 꼭 금연할 필요는 없다.

② Burger Allen 운동을 삼간다.

③ 교감 신경차단제를 사용한다.

④ 시원하고 서늘한 환경을 유지한다.

⑤ 혈관 압박을 위해 꽉 쪼이는 양말이나 벨트를 사용한다.

※ 혈액순환 증진 간호

㉠ 혈관 수축 예방 : 금연이나 추위, 스트레스를 관리한다.

㉡ Burger Allen(버거알렌) 운동 : 폐쇄성 동맥 혈전 맥관염 완화를 위한 운동을 시행한다.

㉢ 보온 : 동맥 혈류 증진을 위해 보온을 유지한다.

㉣ 혈관 압박 방지 : 몸에 꽉 쪼이는 양말이나 벨트 등은 피한다.

㉤ 약물 요법 : 혈관확장제, 교감 신경 차단제를 투여한다.

**18**
①③ 다리를 올리면 창백해진다.
④ 발을 내리면 통증이 감소한다.
⑤ 피부 냉감이 있으며 부종은 없다.

**19**
① 혈관 수축 예방을 위해 금연한다.
② 폐쇄성 동맥 혈전 맥관염 완화를 위해 Burger Allen(버거알렌) 운동을 한다.
④ 동맥 혈류 증진을 위해 보온을 유지한다.
⑤ 혈관 압박 방지를 위해 꽉 쪼이는 양말이나 벨트를 사용을 피한다.

**답** 18.② 19.③

**20** *** Warfarin을 복용하는 심부 정맥 혈전증 환자의 간호중재로 옳지 않은 것은?

① 치료 동안 안정을 취한다.
② 치료 동안 임신을 금지한다.
③ 비타민K 섭취를 권장한다.
④ Aspirin을 함께 사용하지 않는다.
⑤ 투여 전 Prothrombin Time을 측정한다.

※ Warfarin(와파린) 투여 시 간호중재
㉠ 출혈과 관련하여 환자의 혈액응고 기능을 평가하는 Prothrombin Time(프로트롬 타임)을 매일 측정한다.
㉡ 출혈위험성을 증가시키므로 Warfarin(와파린)과 Aspirin(아스피린)은 함께 사용하지 않는다.
㉢ 비타민K는 혈액응고 작용으로 Warfarin(와파린) 해독제로 사용한다.
㉣ Warfarin(와파린)은 태아기형 초래 위험성이 높아 치료 동안 임신을 금지한다.
㉤ 임신 시 Warfarin(와파린) 대신 Heparin(헤파린)을 사용한다.
㉥ 치료효과를 높이기 위해 치료하는 동안 안정을 취할 수 있게 한다.

**20**

③ 비타민K는 혈액응고 작용을 하여 와파린(Warfarin) 해독제로 사용한다.

답 20.③

# 신경계

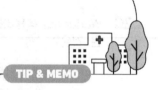

TIP & MEMO

- 신경계의 구조와 기능에 대해 설명할 수 있다.
- 중추 · 말초신경계 간호대상자의 원인, 증상, 간호에 대해 설명할 수 있다.
- 신경계 간호대상자의 원인, 증상, 간호에 대해 설명할 수 있다.
- 감염성 질환 간호대상자의 원인, 증상, 간호에 대해 설명할 수 있다.

## 1 구조와 기능

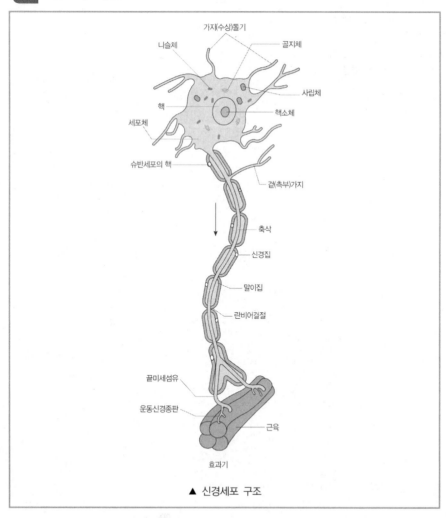

▲ 신경세포 구조

## (1) 신경계

① **정의** : 생각, 기억, 판단, 감각, 운동, 언어, 행동, 인격, 인지를 관장하는 중추이다.

② **기능** : 환경의 변화를 수용 및 해석하고 적절하게 반응함으로써 여러 계통의 신체 기능에 직접적 영향을 미친다.

## (2) 신경계의 기본구조

① 신경세포
  ㉠ **기능** : 다양한 형태와 크기가 있으며 정보를 받아들여 다른 세포에 전달한다.
  ㉡ **구성** : 각 신경세포는 가지(수상)돌기, 축삭, 세포체로 구성되며 5 ~ 7개의 수상돌기와 1개의 긴 섬유성 축삭을 갖는다.
  ㉢ **특징**
    • 신경계의 가장 기본적 단위이다.
    • 산소에 매우 민감해 뇌세포의 경우 4 ~ 6분 이상 산소 결핍이 생기면 생존할 수 없다.

② 신경세포와 연접
  ㉠ 신경섬유로 연결된 회로이다.
  ㉡ **연접(Synapse)** : 한 신경세포에서 다른 신경세포로 정보가 이동하는 것이다.
  ㉢ **연접의 구성** : 신경세포 – 신경세포 간의 연접, 신경세포 – 근육 또는 샘으로 가는 연접이 있다.

③ 신경아교세포
  ㉠ **기능** : 신경세포와 달리 유사분열을 한다.
  ㉡ **구성** : 중추신경계와 말초신경계에 다양한 크기와 모양으로 분포되어있다.
  ㉢ **특징** : 별아교(성상교), 뇌살막(상의)세포, 미세아교(미소교)세포, 희소돌기아교세포 총 4가지가 있다.

④ 신경
  ㉠ **감각 신경** : 체내 · 외의 변화를 인지한다.
  ㉡ **운동 신경** : 효과기(근육, 샘)로 흥분을 전달한다.
  ㉢ **연합 신경** : 운동 신경과 감각 신경 사이에 위치한 신경의 기능이다.

## (3) 중추신경계 – 뇌(CSN, Central Nervous System)

① 대뇌 겉질(Cerebral Cortex)
  ㉠ **대뇌의 구성** : 바깥의 겉질과 안의 속질로 구성된다. 표면은 복잡하게 주름진 회백질(회색질)로 이랑을 형성한다.
  ㉡ **이랑** : 얕은 함몰인 고랑와 깊은 함몰인 틈새로 구성된다.
  ㉢ **엽** : 주름에 의해 엽이 나뉜다. 엽의 종류에는 이마엽(전두엽), 두정엽, 관자엽(측두엽), 뒤통수엽(후두엽), 가장자리엽(변연계)이 있다.

**▮ 신경계의 구조**
• 중추신경계(CNS, Central Nervonus System) : 뇌와 척수로 구성된다.
• 말초신경계(PNS, Peripheral Nervonous System) : 뇌신경, 자율신경계, 척수신경으로 구성된다.

**▮ 신경세포(신경원)**
신경원, Neurons, Nerve Cells

**▮ 가지(수상)돌기**
Dendrite

**▮ 축삭**
Axon

**▮ 세포체**
Cell Ody, Soma

**▮ 샘**
Gland

**▮ 신경아교세포**
Neuroglial Cell

**▮ 유사분열**
Mitosis

**▮ 신경**
Nerve

**▮ 이랑(회)**
Gyrus, Convolution

**▮ 고랑(구)**
Sulcus

**▮ 틈새(열구)**
Fissure

② 사이뇌(간뇌, Diencephalon)

  ㉠ 위치 : 대뇌 겉질 아래에 위치한다.

  ㉡ 구성 : 시상과 시상하부로 구성된다.

  ㉢ 기능 : 시상은 대뇌와 척수를 연결하는 센터로 냄새를 제외한 모든 감각(통증, 촉각, 온도)를 담당한다. 시상하부는 자율신경계의 활동과 호르몬 활동을 담당한다.

③ 뇌하수체(Hypophysis, Pituitary Gland) : 나비 뼈의 터키 안장 안에 위치한 뇌하수체는 시상하부의 통제하에 호르몬을 순환계로 방출 및 다양한 호르몬 기능을 통제하는 곳이다. 주 분비샘이라고 한다.

④ 뇌줄기(뇌간, Braind Steam)

  ㉠ 위치 : 사이뇌와 척수 사이에 위치한다.

  ㉡ 구성 : 다리뇌, 중간뇌, 숨뇌로 구성된다.

⑤ 가장자리계(변연계, Limbic System)

  ㉠ 위치 : 대뇌 겉질과 시상하부 사이의 경계부위에 위치한 구조이다.

  ㉡ 기능 : 기억 및 감정, 행동, 욕망 등의 조절에 관여한다.

⑥ 바닥핵(기저핵, Basal Ganglia)

  ㉠ 위치 : 대뇌반구의 시상 가장자리 쪽에 위치한 회백질과 추체외로계의 시발점이다.

  ㉡ 기능 : 근육활동을 조절 및 통합하는 역할을 한다.

⑦ 속섬유막(내포, Internal Capsule)

  ㉠ 구성 : 꼬리핵(미상핵), 시상, 렌즈핵을 둘러싼 백질 부분이다. 뇌출혈 발생이 쉬운 부분이다.

  ㉡ 특징 : 적은 손상이나 출혈에도 장애의 정도가 크게 나타날 수 있다.

⑧ 뇌실계(Ventricles) : 뇌척수액의 생성과 순환을 담당하는 부위이다.

⑨ 소뇌(Cerebellum)

  ㉠ 위치 : 대뇌와 척수사이에 있다.

  ㉡ 기능 : 근육과 건, 관절의 상태에 대한 정보를 즉각적·지속적으로 받아들인다. 골격근의 활동을 조절하고 자세와 평형 및 근육의 긴장을 유지하는 역할을 한다.

⑩ 뇌척수액(CSF, Cerebrospinal Fluid)

  ㉠ 기능

    • 충격을 흡수하여 뇌와 척수를 보호하고 신경세포에 노폐물 제거와 영양분을 공급한다.

    • 뇌하수체 호르몬에 대한 작용 및 신경전달물질 역할 등을 한다.

  ㉡ 특징 : 무색투명한 액체이다.

⑪ 뇌의 혈액순환(Cerebral Circulation)

  ㉠ 앞뇌순환(Anterior Circulation) : 순환은 크게 양측 목동맥(경동맥)에서 시작한다.

  ㉡ 두뇌순환(Posterior Circulation) : 양측 척추동맥에서 시작한다.

▌시상
Thalamus

▌시상하부
Hypothalamus

▌주 분비샘
Master Gland

▌다리뇌(뇌교)
Pons

▌중간뇌(중뇌)
Midbrain

▌숨뇌(연수)
Medulla Ob longate

▌목동맥(경동맥)
Carotid Artery

▌척추동맥
Vertebral Artery

⑫ 척수(CNS, Central nervous system)

　㉠ 구성

　　• 상행로(감각전도로) : 척수에서 시작 ~ 뇌에서 종결된다. 피부와 내장의 신경
　　　흥분을 척수뒤뿔(후각)을 통해 중추신경으로 전달한다. 척수시상로, 척수소뇌
　　　로, 후방백주로 총 세 가지가 있다.

　　• 하행로(운동전도로) : 대뇌 겉질·소뇌·뇌줄기의 운동정보를 앞뿔(전각)로 전
　　　달한다. 주요 하행로는 피라밋, 피라밋외로 등이 있으며 신경계 문제를 이
　　　해하는 데 중요한 역할을 한다.

　　• 척수순환(Spinal Circulation) : 한 개의 앞척수동맥과 두 개의 뒤척수동맥로
　　　구성되어 있으며 내림(하행)대동맥가지에서 부가적인 순환이 이루어진다.

　㉡ 특징 : 길이 약 40 ~ 45cm이고 지름 약 1cm의 원주상의 연한 백색장기형태
　　　이다. 뇌 줄기와 연결되고 큰구멍(대공)에서 시작해 척주관을 통해 $L_2$ ~ $L_3$까
　　　지 뻗어있다.

## (4) 말초신경계 (PNS, Peripheral Nerve System)

① 뇌신경(Cranial Nervers)

　㉠ 구성 : 관자엽에서 Ⅰ뇌신경, 뒤통수엽에서 Ⅱ뇌신경, Ⅲ ~ ⅩⅡ 뇌신경은 뇌줄기
　　　(뇌간)에서 나온다.

　㉡ 특징 : 총 12쌍으로 이루어진다.

② 척수신경(Spinal Nerve)의 구성 : 척수 양쪽에서 나오는 31쌍의 신경으로 이루어진다.

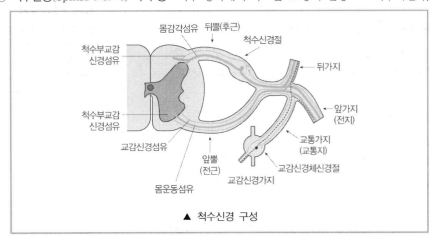

▲ 척수신경 구성

③ 자율신경계(Autonomic Nervous System)

　㉠ 구성 : 자율신경계는 무의식적인 작용을 하며 에너지 사용 여부에 따라 교감
　　　신경과 부교감 신경으로 분류된다.

　㉡ 특징 : 내장, 혈관 샘에 분포되어 대뇌 겉질을 통해 부분적인 지배를 받는다.
　　　뇌·시상하부·가장자리계·척수 등에 있는 중추자극을 받는다.

▮ 척수뒤뿔(후각)

Postrior Horn


▮ 앞뿔

Anterior Horn


▮ 앞척수동맥

Anterior Spinal Artery


▮ 뒤척수동맥

Posterior Spinal Srtery


▮ 내림(하행)대동맥

Desending Aorta


▮ 큰구멍(대공)

Foramen Magnum


▮ 척주관

Vertebral Canal


▮ 척수 부위에 따른 구분

• 8쌍의 목신경(경신경, Cervical Nerves)

• 12쌍의 가슴신경(흉신경, Thoracicnerves)

• 5쌍의 엉치신경(천골신경, Sacral Nerves)

• 5쌍의 허리신경(요신경, Lumbar Nerves)

• 1쌍의 꼬리신경(미신경, Coccygeal Nerve)

### (5) 신경계의 보호와 유지

① 신경계는 머리뼈(두개골)와 척주에 의해 보호된다.

② 머리카락 · 두피 등으로 완충작용 및 혈관의 복잡한 분포도 신경계 보호의 역할을 한다.

## 2 자료 수집

### (1) 주관적 자료

① 대상자가 안전하고 편안한 상태에서 면담이 진행된다.

② 대상자의 의식이 불분명할 경우 가족의 설명으로 보충한다.

③ 사정 방법으로 현재 및 과거의 병력과 사회경제적 상태와 환경을 확인한다.

### (2) 객관적 자료

① 대상자의 증상이나 진단에 초점을 둔 신체사정을 한다.

② 의식 상태, 동공 반응, 운동 기능, 반사, 감각 기능 검사 등이 있다.

## 3 신경계 장애 환자 간호

### (1) 두개 내압 상승(IICP, Increased Intra – Cranial Pressure)

① **정의** : 압박에 민감한 두개강 내 구조물이 다양한 이유로 압박을 받으면서 괴사가 진행되는 것이다. 중추신경계 문제로 경험하는 증상으로, 영구적 뇌손상과 사망으로 이어질 수 있다.

② **특징** : 두개 내압이 20mmHg 이상 상승하는 ICP 상승과 뇌부종이 있다.

③ **원인**

　ⓐ 뇌 용적 증가로 뇌부종, 뇌종양, 뇌수종 등이 있다.

　ⓑ 뇌출혈의 혈액 용적 증가와 뇌척수액의 흡수장애 또는 과잉 생산으로 인해 상승하게 된다.

④ **증상** : 초기 증상으로는 불안정, 호흡의 어려움, 두통, 의식저하 등이 나타난다. 이후 동공반사의 변화, 구토, 경련 등의 증상이 나타난다.

⑤ **진단 검사** : 두개 내압의 상승 유무 및 유발 원인 확인을 위해 시행된다.

　ⓐ 전형적인 검사 방법으로는 컴퓨터 단층촬영(CT)이다. CT촬영으로 진단과 질병의 진행 과정을 확인 할 수 있다.

　ⓑ 자기공명영상(MRI)와 양전자 방출 단층촬영을 이용할 수 있다.

⑥ **두개 내압 감시**(intracranial Pressure Monitoring) : 두개 내의 압력을 기록하는 감시장치를 통해 지속적으로 두개 내 상태를 확인할 수 있다. 뇌실 내 도관, 경막상 장치, 광섬유 변환장치 등의 감시방법이 있다.

⑦ **뇌산소포화도 측정** : 뇌의 허혈성 손상으로 인한 이차 손상을 예방하기 위한 목정맥산소포화도(SjvO$_2$), 근적외선 뇌산소포화도로 뇌의 산소포화도를 모니터한다.

⑧ **치료**
　㉠ 대상자의 증상에 따라 치료 방법은 달라진다.
　㉡ ICP 상승 조절을 위한 치료법으로는 수술, 고탄산증 · 저산소증 예방, 치료적 저체온법, 약물 요법이 있다

⑨ **간호** : 정상 뇌관류를 유지하기 위해 두개 내압을 감소시키고 체액 균형 및 정상 호흡을 유지하는 등의 목표를 가진다. 지속적인 ICP 상승을 모니터하고 신경계 증상을 파악한다.

## (2) 무의식(Unconsciousness)

① **정의** : 잠깐의 실신에서부터 혼수상태에 이르기까지 자신이나 환경을 인식 못하는 상태를 말한다.

② **특징**
　㉠ 의식명료 상태는 신경계의 다양한 상호 작용에 의하여 유지된다.
　㉡ 의식 내용은 논리와 사고능력, 자극에 대한 의식적인 반응으로 고위 중추인 대뇌반구에서 활동을 중재한다.

③ **원인** : 외상, 대사장애, 감염, 종양와 같은 다양한 병태생리 과정에 의해 야기된다.

④ **증상** : 가장 먼저 기도의 개방성과 심장 기능에 주의를 기울여 검사한다. 이외에 순환, 호흡, 수분 및 전해질 균형 등 신체 기능을 체계적으로 검사한다.

⑤ **간호**
　㉠ 대상자의 보호반사가 손상되어 있으므로 제공되는 간호의 질은 삶과 죽음에 영향을 준다.
　㉡ 대상자의 기본반사(기침, 연하, 눈 깜박임 등)가 돌아오고 의식을 찾아 지남력을 가질 때까지, 간호사는 대상자를 보호한다.
　㉢ 기도 유지 · 환기, 수분과 영양균형 유지, 피부통합성 유지, 분변 막힘, 설사 등의 증상이 없는 상태를 유지하는 것이 간호의 목표이다.

## (3) 두통

① 여러 통각구조 또는 통각기전과 관련이 있는 흔한 증상 중 하나이다.

② 일반적인 편두통이나 두통은 생명에 위협이 되는 증상이 아니지만 거미막밑(지주막하) 출혈 등에 의한 두통은 치명적이므로 주의 깊은 관찰이 필요하다.

③ 편두통, 군집성두통, 긴장성두통이 있다.

**TIP & MEMO**

▎**양전자 방출 단층촬영**

PET Scan,
Positron Emission Tomography

▎**목정맥산소포화도**

Jugular Venous Oxygen Saturation

▎**근적외선 뇌산소포화도**

Nearinfrared spectroscopy

## 4  중추신경계 장애 환자 간호

### (1) 뇌졸중(Stroke)

① 정의 : 뇌기능에 부분 혹은 전체적으로 발생한 장애가 지속되는 것을 말한다.

② 특징

    ㉠ 갑자기 발병하는 응급 질환 중 하나이다.

    ㉡ 신경계 결손 및 영구적 장애 예방을 위해 즉각적 치료가 필요하다.

    ㉢ 충분한 운동, 비만예방, 금연, 과도한 알코올 섭취금지 등은 뇌혈관 질환을 감소시키는 데 도움을 준다.

③ 병태생리

    ㉠ 뇌세포는 산소와 당을 저장할 수 없다. 지속적인 혈류 공급을 통해 필요한 영양 공급을 하고, $CO_2$와 젖산과 같은 대사산물을 제거한다.

    ㉡ 뇌의 혈류가 감소하면 수분 내로 뇌 조직이 영구적으로 손상을 입는다.

    ㉢ 뇌는 자동 조절 기능이 있어 뇌의 혈류를 분당 1,000cc 정도로 일정하게 유지한다.

④ 종류와 원인

    ㉠ 허혈성(폐쇄성) 뇌졸중

      • 혈전이나 색전으로 뇌동맥이 폐색되어 발생되는 뇌졸중이다.

      • 전체 뇌졸중의 80%를 차지한다.

      • 혈전성 뇌졸중과 색전성 뇌졸중, 일과성 허혈발작과 가역성 허혈성 신경 결손이 있다.

    ㉡ 출혈성 뇌졸중

      • 고혈압 같은 원인으로 인하여 뇌 조직 안이나 뇌를 싸고 있는 공간(뇌실 거미막밑, 경질막밑)의 출혈로 발생한다.

      • 뇌동맥류 파열, 동정맥기형, 뇌내출혈로 인해 발생할 수 도 있다.

⑤ 증상

    ㉠ 허혈 및 동맥의 침범 부위와 범위에 따라 뇌졸중의 증상과 징후는 다르게 나타난다.

    ㉡ 뇌혈관성장애가 발생하기 수시간 또는 수일 전 국소적 경고 증상이 나타나지만 인식하기 어렵다.

    ㉢ 뇌졸중이 발생한 뒤 의식수준의 변화 및 다양한 인지 장애가 나타나게 되고 운동 장애, 감각 지각 장애, 뇌신경 손상, 의사소통 장애, 배뇨 장애 등의 장애 증상이 나타난다.

⑥ 진단 검사 : 대표적인 진단 검사로는 혈관조영술, 컴퓨터단층촬영(CT), 뇌척수액 검사, 혈액검사, 자기공명영상(MRI)이 있다.

▌ 허혈성(폐쇄성) 뇌졸중

Lschemic Stroke

▌ 출혈성 뇌졸중

Hemorrhagic Stroke

⑦ 치료 및 간호

    ㉠ 뇌졸중이 의심되는 상황에서 가장 우선시되어야 할 것은 기도 개방 유지이다.

    ㉡ 응급구조요원이 도착하기 전까지 대상자를 이동시키지 않고 머리를 약간 올려 두개 내압을 내리고 산소를 충분히 공급한다.

    ㉢ 병원 이송 후 치료 방법으로 약물을 사용하는 비수술 요법과 직접적인 뇌졸중 원인을 제거하는 수술적 요법이 있다.

    ㉣ 치료 이후 간호는 일차적으로 뇌졸중에 동반될 수 있는 신경계 변화를 모니터하고 합병증을 예방한다. 뇌졸중 발생 후 72시간 동안 뇌부종 진행으로 인해 두개 내압이 상승할 위험이 크다.

    ㉤ 간호사는 신경계 사정도구를 이용해 적어도 4시간마다 진행하고 필요에 따라선 자주 사정할 수 있도록 한다.

⑧ 가정과 지역사회 간호

    ㉠ 뇌졸중 대상자에게 합병증이 없을 경우 장애 정도와 가족이나 간호제공자의 지지 정도를 고려한다.

    ㉡ 집이나 장기 요양 시설 또는 재활센터로 퇴원을 한다.

    ㉢ 퇴원한 대상자는 지속적인 지지와 감독 및 언어치료, 물리치료와 같은 재활 치료을 통해 대상자의 능력을 최대화 한다.

## (2) 외상성 뇌손상

① 정의 : 외상으로 인해 뇌가 손상된 상태를 말한다.

② 원인

    ㉠ 스포츠 관련 사고나 폭행 및 낙상 등의 사고로 인해 외상성 뇌손상이 발생한다.

    ㉡ 얼굴, 폐, 목뼈, 복부 외 중요 장기의 손상을 동반하는 경우가 많다.

    ㉢ 일반적으로 교통사고가 가장 큰 원인이다.

③ 분류 : 외상성 뇌손상은 손상 부위와 손상 형태에 따라서 두피열상, 두개골절, 폐쇄성 두부손상, 두개저골절, 외상성 두개강 내 혈종으로 분류된다.

④ 진단 검사

    ㉠ 신경학적 검사 : 의식, 뇌줄기 반사 및 안구운동, 동공 검사를 통해 뇌손상 정도를 확인하는 것이다. 대뇌 및 뇌 줄기 손상 정도에 따라 의식 장애가 달라지므로 의식 상태 검사는 중요하다.

    ㉡ 방사선 검사 : 뇌손상의 정도와 범위 규명을 위해 CT촬영을 진행하며, 이를 통해 수술적 중재가 필요한지 파악한다.

    ㉢ 혈액검사 : 일차적 뇌손상이 아닌 이차적 뇌손상을 예방·진단을 위해 사용된다.

    ㉣ 기타 진단 검사 : 대상자의 상태가 안정되면 뇌파검사, 경두개 도플러검사, 유발전위검사를 통해 감각 기능을 평가하고 뇌손상 정도를 파악한다. 혈관촬영술로 대뇌혈관의 통합성을 확인한다. MRI는 축삭 손상의 진단에 유용하지만 모니터 장치를 달고 있는 경우 시행하지 않는다.

⑤ 증상 : 사고 발생 장소와 특성 및 대상자의 의식 유무와 변화상태, 약물이나 알코올 섭취 유무를 신속하게 사정한다. 약이나 조영제의 알레르기 유무를 파악하여 간호한다.

⑥ 치료 및 간호
 ㉠ 외상성 내손상의 5 ~ 20%가 경추 손상을 동반한다.
 ㉡ 방사선 검사로 손상유무를 확인하기 전까지 목뼈를 보호하며 치료한다.
 ㉢ 치료는 약물, 혼수, 체액 및 전해질 관리로 진행되는 비수술 요법과 수술 요법으로 나뉜다.
 ㉣ 치료 후 간호는 뇌졸중 대상자 간호와 유사하게 진행된다.

### (3) 뇌종양(Brain Tumor)

① 정의 : 대부분 10세 이하 소아와 30 ~ 50세 사이의 성인에게 발병한다. 중추신경계에 발생될 경우 전이 현상은 드물지만 중추신경계의 기능을 손상하거나 두개 내압 상승을 일으킨다.

② 원인 : 규명되어 있지 않지만, 다른 종양처럼 유전자의 비정상적인 변화가 원인으로 알려져 있다.

③ 분류 : 뇌종양은 뇌의 모든 곳에 발생하며 양성과 악성으로 구분된다. 종양의 위치에 따라서 축내 종양, 축외 종양, 전이성 종양으로 분류된다.

④ 증상
 ㉠ 뇌종양의 위치에 따라 증상은 각각 다르다.
 ㉡ 양성과 악성에 따라 성장속도도 다르다. 악성일 경우 종양의 빠른 성장으로 인해 증상이 갑작스럽게 나타난다.

⑤ 진단 검사 : 신체 검진을 통해 두개 내 종양이 의심되면 비침습적 검사(CT, MRI, PET scan, X - 선 촬영)로 뇌종양 유무를 확인하고 생검을 통해 종양을 확진한다.

⑥ 치료 및 간호
 ㉠ 신경계 결손(마비, 실명)을 최소화하여 완전한 종양 제거로 삶의 질을 높이고 생명을 연장하는 것이 치료의 목적이다.
 ㉡ 종양의 크기와 위치, 대상자의 전반적 상태와 재발 여부 등을 고려하여 약물 요법, 항암화학 요법, 수술 요법, 정위적 방사선 치료를 사용하여 치료를 진행한다.
 ㉢ 수술 후 합병증 및 두개 내압 상승을 예방하고 최소화 하는 데 초점을 두어 간호를 한다.
 ㉣ 수술 후 뇌부종, 두개 내압 상승, 혈종 등의 합병증이 발생할 수 있다. 발생 징후가 있다면 즉시 보고하여 적절한 응급조치를 실시한다.

### (4) 발작

① 정의 : 뇌의 신경원에서 전기에너지가 갑자기 불수의적 · 비정상적으로 과다 방전되는 현상이다.

▎뇌전증(Epilepsy)
• 발작이 반복적으로 일어나는 만성 장애로 운동, 감각, 행동, 의식에 변화를 일으킨다.
• 자연발생적으로 반복하는 발작을 특징으로 한다.

② **유발 인자** : 신체활동 증가와 심한 피로, 알코올 및 카페인 남용 등이 있다.

③ **병태생리** : 몇 초 또는 몇 분 동안 지속되며 뇌파(EEG)로 비저상적인 전기적 활동을 포착할 수 있다.

④ **발작의 종류**

    ㉠ **전신발작** : 양쪽 대뇌반구를 침범하여 뇌 전체에 영향을 끼친다.

    ㉡ **부분발작** : 일명 국소 발작이라고도 불리며 한쪽 대뇌반구에서 시작된다.

    ㉢ **비분류성 발작** : 전신발작과 부분발작을 제외한 경우이다. 모든 발작의 절반 정도를 차지한다.

⑤ **진단** : 뇌전증의 진단은 EEG와 MRI를 통해 확진한다. 전해질의 불균형이 발작을 초래할 수 있으므로 전해질 검사도 시행한다.

⑥ **치료 및 간호**

    ㉠ 발작의 원인을 확인하면 원인을 조절하거나 제거하는 것을 목표로 치료를 진행한다.

    ㉡ 대표적인 치료 방법으로는 약물 요법, 수술 요법, 미주신경 자극법이 있다.

    ㉢ 간호는 손상을 최소화 하는 것을 목적이다. 발작 전의 전조 증상 파악을 하며 발작을 관찰하고 사정결과를 기록하여 발작을 관리한다.

    ㉣ 수술 후엔 수술 전과 같이 지속적으로 뇌파검사를 세밀하게 관찰한다.

## (5) 감염성 질환

① **정의** : 세균, 바이러스, 곰팡이, 화학물질에 의해 뇌와 척수에 염증이 발생되어 수막염, 뇌염 및 뇌농양 같은 염증성 질환이 발생한다.

② **수막염**

    ㉠ **정의** : 뇌와 척수를 덮고 있는 뇌 수막에 바이러스, 박테리아, 곰팡이 등의 감염원을 통해 염증이 발생한 것이다.

    ㉡ **특징** : 가을, 겨울, 초봄에 발생 빈도가 높다. 호흡기 바이러스 감염 후 쉽게 잘 발생한다.

    ㉢ **종류** : 세균수막염, 바이러스수막염, 진균수막염이 있다.

    ㉣ **진단 검사** : 뇌척수액 분석검사를 통해 진단한다.

③ **뇌염**

    ㉠ **정의** : 모기나 진드기를 통한 바이러스를 주원인으로 뇌 실질에 발생하는 염증이다.

    ㉡ **증상** : 대뇌, 뇌 줄기, 소뇌에 영향을 준다. 발열, 구역, 두통, 구토 등의 기본 증상이 있으나 바이러스의 종류에 따라 증상이 다르다.

    ㉢ **진단 검사** : 임상 증상의 사정과 함께 뇌척수액 분석과 혈청검사를 통해 확인한다.

    ㉣ **치료** : 수막염 간호와 유사하게 두개 내압 관리, 영양 보조, 호흡 보존 등으로 진행한다.

④ 뇌농양
  ㉠ 정의 : 국소감염이나 전신 감염에 의해 뇌 조직 내 농이 축적되는 화농성질환이다.
  ㉡ 특징 : 세균, 진균, 원충류 등이 원인이며 주로 이마엽과 관자엽, 뒤통수엽에서 발생된다.
  ㉢ 증상 : 농양 부위와 크기, 원인균의 독성, 감염에 대한 숙주 반응 등에 따라 증상이 다르다. 전반적으로 수막염이나 뇌염과 유사하다.
  ㉣ 진단 및 치료 : CT로 뇌농양의 유무를 진단하며 약물 및 수술 요법으로 치료 한다.

## 5 중추신경계의 퇴행성질환 환자 간호

### (1) 파킨슨병(Parkinson's Disease)
① 정의
  ㉠ 대표적인 신경퇴행성 질환으로 진행성 장애를 초래한다.
  ㉡ 잠행적인 시작으로부터 점차적으로 진행되며 진행 과정이 길다.
② 병태생리 : 중간뇌의 흑색질 부위에서 도파민 세포사멸로 인해 선조체에 신경전달 물질인 도파민의 공급이 감소하여 발병한다.
③ 원인 : 정확하게 규정되어 있지 않으나, 네 번째 염색체의 유전적 결함과 관련이 있는 것으로 알려졌다. 그 외에 노화과정, 뇌종양, 뇌수종, 약물 사용이 관련이 있다.
④ 증상
  ㉠ 운동능력에 영향을 준다.
  ㉡ 대표적인 증상으로는 강직, 운동완만, 자세불안정, 안정 시 떨림 있다.
⑤ 진단 검사 : 임상 증상(떨림, 운동완만, 강직 등)의 소견과 항파킨스병 약물에 대한 양성 반응으로 진단한다.
⑥ 치료 및 간호
  ㉠ 약물 및 물리 요법과 정서적 지지로 치료를 진행한다.
  ㉡ 약물 요법으로 증상이 조절되지 않거나 운동합병증이 심할 경우 심층 뇌자극법, 태아조직이식술 절제수술을 진행한다.
  ㉢ 파킨스병의 간호는 대상자의 일상 생활이 오랫동안 지속될 수 있도록 약물 및 물리 요법과 함께 완화적 수술로 진행된다.

▌뇌농양
Brain Abscess

▌흑색질
Substantia Nigra

▌선조체
Striatum

▌도파민
Dopamine

▌강직
Rigidity

▌운동완만
Bradykinesia

▌자세불안정
Postural Instability

▌안정 시 떨림
Resting Tremor

▌텐실론
Tensilon

**(2) 중증 근무력증(MG, Myasthenia Gravis)**

① 정의 : 항아세틸콜린 수용체 항체가 신경근육 접합부에 있는 아세틸콜린 수용체를 공격하여 그 수가 20% 정도 감소되는 자가면역질환이다.

② 원인 : 정확하게 규명되지 않았다. 자가면역질환으로 추정되고 진행 속도는 느리지만 감염, 임신, 마취에 의해 갑자기 발병될 수 있다.

③ 증상

  ㉠ 가장 기본적 증상으로 근육 약화와 피로가 나타난다.

  ㉡ 안근육을 침범하는 가벼운 상태에서 긴급하게 호흡부전이 진행되어 사망까지 초래하는 상태까지 다양하게 나타난다.

  ㉢ 호흡, 배뇨, 배분조절 등에 필요한 근육까지 약해지므로 규칙적인 사정이 필요하다.

  ㉣ 통증이 뚜렷하지 않지만 건반사도 반드시 확인해야 한다.

④ 진단 검사

  ㉠ 텐실론 검사 : 약화된 근육의 근력을 텐실론 투약으로 근력 향상여부를 측정한다. 근력향상이 확인되면 근무력증을 양성으로 진단한다. 작용 시작이 빠르고 짧아(30초 ~ 5분) 보편적으로 많이 사용하는 약물이다.

  ㉡ 전기진단 검사 : 근력약화가 있는 근육이나 근위부 근육에 시행하여 활동 전위 진폭이 10 ~ 20%이상 빠르게 감소할 경우 중증 근무력증으로 진단한다.

  ㉢ 아세틸콜린 수용체 항체검사 : 아세틸콜린 수용체의 항체를 측정하는 방법으로 중증 근무력증의 80%가 검출된다.

  ㉣ 기타 검사 : 방사선촬영 및 CT촬영을 통해 흉샘에서 아세틸콜린 수용체 항체를 검사하거나 갑상샘 기능 검사로 감상샘기능항진 여부를 확인한다.

⑤ 치료 및 간호

  ㉠ 중증 근무력증은 적절한 치료가 이루어지면 예후가 좋아 정상 생활을 지속할 수 있다.

  ㉡ 혈장분리반출술, 흉샘절제술, 약물 요법 등의 치료를 시행한다.

  ㉢ 대상자의 호흡 기능 및 눈과 영양 관리, 활동보조 및 의사소통증진 등의 간호를 시행한다.

**(3) 다발성 경화증(MS, Multiple Sclerosis)**

① 정의 : 만성진행성퇴행성 신경계 질환으로 중추신경계의 수초변성과 수초탈락으로 뇌와 척수의 전기화학적 전도에 장애를 초래한다.

② 원인 : 정확한 원인은 규명되지 않았다. 면역, 바이러스, 유전 및 환경적 원인이 관련된 것으로 알려졌다.

③ 유형 : 유형과 경과에 따라 재발 – 완화형, 일차 진행형, 이차 진행형, 진행성 – 재발성으로 나뉜다. 가장 일반적인 형태로는 재발 – 완화형으로 증상의 악화와 완화가 반복되는 형태이다.

▮ 텐실론
Tensilon

▮ 전기진단 검사
Electromyogram

④ 증상

㉠ 모든 증상은 수초 탈락으로 인한 신경흥분 전도 장애이다.

㉡ 중추신경계 전반에 확산 및 다양한 증상을 나타내며 악화와 호전을 반복한다.

㉢ 운동, 시각, 뇌 줄기, 감각, 정신 증상으로 분류한다.

⑤ 진단 검사 : 다양한 병소로 인하여 다발성 경화증을 진단하는 특수한 검사 방법은 없다. 증상의 정도와 퇴척수액 검사 결과, 신경계 검사를 통해 진단한다.

⑥ 치료 및 간호 : 치료 방법은 면역 억제제, 스테로이드제 등을 사용하는 약물 요법이 있다. 인지 기능 증진과 배뇨 및 배변관리, 시각 장애 관리와 같은 부분에서 간호를 한다.

**(4) 근위축성 측색경화증(ALS, Amyotropic Lateral Sclerosis)**

① 정의 : 흔히 루게릭 병으로 알려져 있다. 운동 신경세포만 선택적으로 파괴하는 치명적이고 점진적 진행이 특징인 퇴행성 질환이다.

② 병태생리 : 대뇌 겉질의 상부운동 신경원과 뇌 줄기와 척수의 하위 운동 신경세포에서 퇴행성 변화가 나타난다. 명확한 원인은 규명되지 않았지만 전체 환자의 5 ~ 10%의 가족에게서 21번 염색체에서 원인 유전자의 돌연변이가 확인된다. 특수 바이러스와 독소 작용이 원인으로 제기되지만 직접적인 증거는 없다.

③ 증상

㉠ 위 운동 신경세포의 파괴로 인해 겉질숨뇌로(피질연수로)와 겉질척수로(피질척수로)가 손상된다.

㉡ 뇌줄기부터 사지에 이르는 위운동 신경세포 손상 증상과 징후가 나타난다.

㉢ 대표적인 증상으로는 근 소모, 강직, 경련, 근 쇠약, 언어장애, 호흡·삼킴 곤란 등이 있다.

④ 진단

㉠ 임상 증상에 근거하여 진단 후 신경전도검사 및 근전도 검사로 병을 확진한다.

㉡ 유사 증상의 질병의 가능성 배재를 위해 MRI와 근육 생검을 시행한다.

⑤ 치료 및 간호

㉠ 뚜렷한 치료 방법은 아직 없다.

㉡ 내과적으로는 질병의 진행을 억제하기 위해 리루졸, 벤조티아졸을 투여하여 병의 진행을 조절하는 수준의 치료가 진행된다.

㉢ 간호는 증상의 완화와 대상자의 안위 및 존엄성을 유지하는 것을 목표로 호흡관리, 운동재활관리, 언어치료 등에서 시행한다.

▌리루졸
Riluzole

▌벤조티아졸
Benzothiazole

**(5) 헌팅톤병(HD, Huntington's Disease)**

① 정의 : 근육 간 조정능력 상실 및 인지 능력 저하와 정신적인 문제를 동반하는 신경계 퇴행성질병으로, 4번 염색체의 우성 유전 질환이다.

② 증상

　㉠ 초기엔 작업 수행 시 미세동작이 어려워지며 보행 시 중심을 잡지 못한다.

　㉡ 넘어지고 악력이 떨어지면서 물건을 잘 놓치거나 글씨체가 바뀌는 증상이 나타난다.

　㉢ 감정이나 성격에 변화가 먼저 나타나 불안증세와 우울증을 보이며 기억력 상실, 인격 장애, 치매 등이 나타난다.

　㉣ 호흡부전, 심부전, 극심한 전신피로, 충동적 자살 등의 합병증이 있다.

③ 진단 검사 : 병의 전형적인 증상과 가족력을 통해 진단을 내리며, 유전자 검사를 통해서도 진단이 가능하다.

④ 치료 및 간호

　㉠ 일부 증상은 약물을 통해 관리가 가능하지만 치료는 어렵다.

　㉡ 발병 후 15년 이내에 상태가 악화되어 합병증으로 사망하는 경우가 대부분이므로 대증적인 치료 방법을 사용한다.

　㉢ 예방·보호·지지간호가 중요하다.

**(6) 알츠하이머병(AD, Alzheimer's Disease)**

① 정의 : 만성 진행성 비가역적인 뇌질환으로 치매의 60%를 차지한다. 기억과 인지의 쇠퇴가 특징인 뇌기능 장애이다.

② 병태생리 : 기억을 담당하는 해마와 관련된 뇌 부위에서 신경원 섬유덩어리와 아밀로이드판의 과잉이 관찰된다. 일반적인 노화증상보다 빠른 속도로 생성된다.

③ 원인 : 파킨슨병, 뇌종양, 무산소성 뇌병증, 헌팅톤 무도병, 감염성 질환 등이 있다.

④ 증상

　㉠ 증상 발현 기간과 정도는 개인차가 있지만 퇴행이 있는 부위의 뇌기능과 연관이 있다.

　㉡ 주로 단기기억을 담당하는 부위에서 인지·판단·신체활동을 조절하는 부위로 퍼져나가는 양상을 보인다.

　㉢ 병의 진행에 따라서 발현 전 단계, 경증 알츠하이머, 중등도 알츠하이머, 중증 알츠하이머의 4단계로 나뉜다.

⑤ 진단 검사

　㉠ 대상자의 병력 및 신체검진, 신경계 사정, 기억 상실의 진행 과정과 그 기간에 대한 자료 수집과 함께 가족 및 주변인의 면담 사정자료와 검사 결과를 중요한 진단적 도구로 사용한다.

　㉡ 인지상태를 확인하기 위해 MMSE을 사용해 측정한다.

**| MMSE**

Mini Mental State Examination

⑥ 치료 및 간호

　　㉠ 주로 약물 요법으로 치료를 진행한다. 일시적으로 인지와 기능상실 진행을 늦추는 방법이다. 병이 진행됨에 따라 비약물적 및 이상행동 관리의 방향으로 치료가 진행된다.

　　㉡ 간호는 질환의 전 과정에 걸쳐 포괄적으로 진행한다. 대상자 및 보호자에게 일상 생활에서 지지를 제공하는 것은 간호의 가장 우선시되는 부분이다.

　　㉢ 대상자는 환경적 요인 및 다른 질환으로 병이 더 악화될 수 있으므로 간호사는 이러한 요인을 파악하고 관리한다.

⑦ 가족간호

　　㉠ 알츠하이머병 말기에는 모든 지남력을 상실하여 간호를 의존한다.

　　㉡ 사회적 고립과 활동의 감소로 가족의 역할이 증가한다. 가족의 사회활동이 감소하게 되므로 간호사는 가족에게 적절한 교육지침과 단기 요양시설의 정보를 제공하는 등의 가족간호를 진행한다.

## 6　중추신경계(척수) 장애 환자 간호

### (1) 척수 손상

① 정의 : 외상·종양·감염으로 척수에 손상을 입는 것이다. 원인이 무엇이든 간에 운동과 감각 기능에 손상을 입는다.

■ 척수 손상
SCI, spinal Cord Injury

② 손상기전

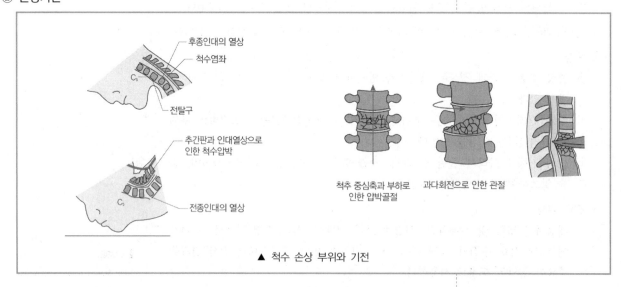

▲ 척수 손상 부위와 기전

ㄱ 척수의 손상기전으로는 과다굴곡, 과다신전 및 회전, 중심축 과부하, 척수의 관통상이 있다.

ㄴ 척수 손상에 따른 이차적 손상은 출혈, 신경성 쇼크, 허혈을 포함한다. 일차적 손상을 더 악화시키고 사망의 위험이 높아진다.

③ 손상의 분류

ㄱ 완전 척수 손상 : 손상 부위 이하의 모든 신경기능이 상실된다.

ㄴ 불완전 척수 손상 : 손상 받은 부위 아래의 감각, 반사기능, 운동 등의 결손 정도가 다양하게 나타난다.

ㄷ 불완전 척수 손상의 분류 : 중심 척수 증후군, 측방 척수 증후군, 전방 척수 증후군, 후방 척수 증후군으로 분류된다.

ㅁ 요추 · 척수 손상 : 마미총과 척수원추증후군이 나타난다.

④ 진단 검사

ㄱ 외상으로 인한 혈뇨 사정을 위해 요검사와 호흡상태 평가를 위한 동맥혈가스 분석검사를 한다.

ㄴ 신체검사와 반사검사를 통해 진단을 한다.

ㄷ CT와 MRI는 척수 손상의 범위와 정도를 평가한다.

ㄹ 진행된 검사에서 충분한 정보를 제공받지 못했을 경우엔 척수조영술을 시행한다.

⑤ 증상

ㄱ 신경성 쇼크라고 불리는 척수 쇼크가 나타난다.

ㄴ 척수 쇼크 후 나타나는 자율신경과다반사, 호흡장애, 출혈, 의식수준 저하, 운동 · 감각 · 위장 관계 장애 증상이 나타난다.

⑥ 치료 및 간호

ㄱ 대상자의 생명보호 및 척수의 추가 손상 방지와 손상 부분 복구를 목표로 치료가 진행한다.

ㄴ 손상 부위 고정 및 약물 요법 등의 비수술 요법과 수술 요법이 있다.

ㄷ 대상자의 척수 손상으로 움직임이 제한되어 간호사는 호흡 및 활력징후을 자주 관찰한다.

ㄹ 약물을 통한 통증 관리 및 방광과 장기능을 사정한다.

▌척수조영술
Myelogram

▌신경성 쇼크
Neurogenic Shock

▌자율신경과다반사
Autonomic Dysreflexia

## (2) 척수 종양(Spinal Cord Tumors)

① **정의** : 흉수에 가장 많이 발생하는 종양이다. 종양의 위치와 성장속도와 척수 압박 정도에 따라 증상과 징후가 다르다.

② **특징** : 조직형태와 경질막 및 척수와의 관계 및 발생 부위별로 경막외종양, 경막내 – 척수내종양, 경막내 – 척수외종양으로 나뉜다.

③ **증상** : 부위·침범 정도·조직학적 특성에 따라 다양하게 나타난다. 가장 흔한 증상은 통증이다. 경수의 척수압박이 심해질수록 사지마비가 초래되며 흉수나 요수의 척수압박은 하지마비를 일으킨다.

④ **진단 검사**
- ㉠ X – 선 촬영·단층촬영으로 척추 뼈의 파괴정도나 석회화 유무 및 척추관의 협착부위를 확인한다.
- ㉡ 척추 공간이 완전 폐색되지 않았다면 척수 조영술을 사용할 수 있다.
- ㉢ MRI나 CT는 척수조영술보다 병리적 상태에 대한 정보를 더 자세하게 제공할 수 있다.

⑤ **치료 및 간호**
- ㉠ 일차적 치료법은 가능하면 수술로 모든 종양을 제거하는 것을 목표로 한다.
- ㉡ 수술이 불가능할 경우 방사선 치료를 시행한다.
- ㉢ 수술 전엔 쇠약감, 경련, 감각이상 등의 문제 유무를 사정한다.
- ㉣ 수술 이후 뇌척수액 유출 관찰, 호흡 기능 증진, 체위 유지 등을 간호한다.

## (3) 척수염(Myelitis)

① **정의** : 척수를 침범한 모든 감염성 및 비감염성 염증이다.

② **특징** : 크게 바이러스성 척수염, 뇌막염으로 인한 이차적 척수염, 원인불명의 척수염으로 세 가지 형태로 나뉜다.

③ **진단 검사** : 뇌척수액 분석검사를 통해 림프구 증가를 확인·진단하며 대증적 치료를 진행하지만 거의 도움이 되지 않는다.

**┃ 척수 종양**

• 경막외종양

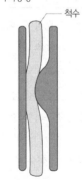
척수

• 경막내 – 척수외종양

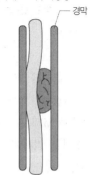
경막

• 경막내 – 척수내종양

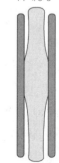

• 전이종양

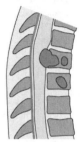

## 7 말초신경계 장애 환자 간호

### (1) 추간판 탈출증과 요통(HNP · Back Pain, Herniation Of The Nucleus Pulposus)

① 정의 : 수핵이 섬유륜을 뚫고 탈출해 신경근을 압박 및 통증을 유발하는 수핵탈출증을 말한다.

② 병태생리

　㉠ 무거운 물체를 들어 올리는 행동으로 척추원반이 파열되면서 인접한 신경근을 압박하여 통증을 유발한다.

　㉡ 신체는 척추원반에서 누출된 단백질을 이물질로 인식하여 통증과 염증 반응을 유발한다.

③ 원인

　㉠ 대개 사고나 무거운 물체 이동으로 외상을 입어 급성 요통이 나타난다.

　㉡ 노인의 경우 노화에 따른 퇴행성 관절 질환으로 나타난다.

　㉢ 비만이나 흡연 또는 운동 부족과 높은 구두 착용에 의해 요통이 발생된다.

④ 증상

　㉠ 신경의 압박으로 인해 지속적으로 날카롭고 찌르는 듯한 통증이 유발된다.

　㉡ 목뼈(경추) 손상일 경우에는 한쪽 팔로 통증이 방사된다.

　㉢ 허리 · 엉치뼈 장애일 경우 엉덩이, 다리 뒤쪽, 무릎, 발가락 쪽으로 통증이 방사된다.

　㉣ 통증 부위에 따라 경추통증, 요 · 천추 통증으로 나뉜다.

⑤ 진단 검사

　㉠ 병력 및 신체검사를 통해 진단한다.

　㉡ 뻗은발 올림검사(하지직거상검사)는 요통 확인을 위한 검사로 보편적으로 사용된다.

　㉢ CT, MRI, X − 선 촬영, 척수조영술을 통해 추간판의 탈출 위치와 압력 부위 진단에 사용한다.

⑥ 치료 및 간호

　㉠ 요통의 정도 및 만성화 정도에 따라서 약물 및 물리 요법을 사용하는 비수술 요법, 추간판 절제, 척추융합술과 같은 수술적 요법이 사용된다.

　㉡ 급성 요통의 경우 대부분 단기치료로 회복이 가능하다. 비수술 요법을 사용 후 효과가 없을 경우 수술적 치료를 진행한다.

　㉢ 수술 전 간호사는 대상자의 통증, 지각이상, 근육 경련을 기록하고 수술전후 비교한다.

　㉣ 수술 이후엔 첫 24 ~ 48시간 안에 발생할 수 있는 합병증과 예방 사정에 중점을 두어 간호를 한다.

▎뻗은발 올림검사(하지직거상검사)
Straight Leg Raising Test

**(2) 길렝 – 바레 증후군(GBS, Guillain – Barre Syndrome)**

① **정의** : 염증이 말초신경과 뇌신경을 침범하여 발병되는 급성 염증성 질환으로, 운동쇠약 및 마비가 특징이다.

② **병태생리**

    ㉠ 면역계의 장애가 특징적으로 나타난다.

    ㉡ 랑비에결절 사이의 수초에 부분적 탈락이 일어나 신경흥분이 전도비약[+]이 되지 않는다.

    ㉢ 질병의 진행됨에 따라 신경전도가 분산되고 전도속도 지연 및 소실되어 점차 사행성 마비가 나타난다.

    ㉣ 많은 영향을 받은 감각기관으로 저림, 벌레가 기어가는 느낌, 통증을 느낀다.

③ **원인** : 정확하게 확인된 원인은 없고 자가면역 장애로 보고 있다. 유발 요인으로는 급성 질병, 바이러스, 예방접종, 약물이 있다.

④ **증상**

    ㉠ 갑자기 다리가 움직이지 않는 근 쇠약이나 통증 등의 증상이 나타난다.

    ㉡ 의식수준, 동공반사, 대뇌기능 등에는 영향이 없어서 증상이 나타나지 않는다.

    ㉢ 진행 정도에 따라 **상행성 · 하행성 · 운동성** 세 가지로 **분류**한다.

⑤ **진단 검사**

    ㉠ 뇌척수액 검사에서 단백질이 특징적으로 증가한다.

    ㉡ 대상자의 1/3이 혈액검사에서 간 기능 수치가 상승한다.

    ㉢ 전기생리검사에서는 수초탈락성 신경병증을 확인 할 수 있다.

⑥ **치료 및 간호**

    ㉠ 치료는 면역글로불린 정맥주사, 혈장 분리 반출술과 같은 약물 요법으로 진행한다.

    ㉡ 가스 교환 장애, 신체기동성장애, 통증 · 불안 완화, 자가 간호 증진의 부분에서 간호를 진행한다.

**(3) 말초신경 손상**

① **특징**

    ㉠ 스포츠, 물리적 사고, 특정 약물주사, 폭행, 전쟁과 관련된다. 부분 · 완전 절단, 신장, 압박, 수축이 신경 신전(늘어남)을 야기한다.

    ㉡ 신경 중 노신경(요골 신경)과 다리의 넙다리(대퇴) 신경, 자신경(척골 신경) 종아리(비골), 궁둥(좌골)신경 및 정중신경의 손상이 가장 많다.

② **병태생리와 증상**

    ㉠ 신경이 전달될 경우 손상된 신경의 원위부는 24시간 내에 퇴축된다.

    ㉡ 손상 부위에서 이하의 운동 · 감각 기능이 손상되면 신경섬유가 퇴화하여 전기적 흥분성을 상실한다.

    ㉢ 쇠약, 이완성 마비, 촉각 · 환경자극으로 인한 통증, 손상 부위 이하의 작열감 등의 증상이 나타난다.

---

**▌ 랑비에결절**

Nodes Of Ranvier

**✚ 전도비약**
**(Saltatory Conduction)**

신경축삭의 란비어결절에서 결절로 뛰어넘는 자극전달이다.

**▌ 진행 정도에 따른 분류**

• **상행성** : 가장 흔한 GBS이다. 하지부터 시작된 쇠약과 감각이상이 점차 위로 올라와 뇌신경을 침범하는 진행양상을 보인다.

• **하행성** : 얼굴 또는 턱 근육에서 시작된 이상증상이 점차 하지로 진행된다.

• **운동성** : 감각증상이 없는 것을 제외하면 상행성과 동일한 양상을 보인다.

③ **치료 및 간호** : 손상의 정도·위치·형태에 따라 중재가 다르다. 신경 손상이 일차 병변에서 기인했다면 원인을 먼저 치료한다. 수술은 손상된 신경의 기능을 회복이 목적이다.

### (4) 하지 불안 증후군

① **정의** : 감각 – 운동 장애를 말하며 인구의 15% 정도가 발생하고 남성보다 여성에게 더 많이 발생한다. 다리를 움직이고 싶은 충동을 억제할 수 없다.

② **원인** : 아직 불분명하지만 유전적 요소가 관련이 있을 것으로 추정한다.

### (5) 삼차신경통

① **정의** : 안면통증증후군으로 드물게 발생한다.

② **병태생리 및 증상** : 제5뇌신경인 삼차신경을 침범하는 신경통으로 삼차신경의 하나나 그 이상의 분지를 따라 극심하고 참을 수 없는 통증발작이 나타난다.

③ **진단 검사**
  ㉠ 병력과 주요 증상에 기초하여 신경에 영향을 주는 소뇌교각부종양을 배제하기 위해 관련 검사한다.
  ㉡ 확진하는 검사는 없고 관찰할 수 있는 병적 변화도 없다.

④ **치료 및 간호**
  ㉠ 경험하는 통증 양상에 따라 관리를 결정하지만 대부분 먼저 비수술적 관리를 시도한다.
  ㉡ 카르바마제핀(Carvamazepine), 페니토인(Phenytoin) 등이 대표 약물이다.
  ㉢ 통증 완화나 자가 간호 증진, 수술 요법, 정서적 지지를 시행한다.
  ㉣ 수술 요법에는 삼차 신경 근절단술, 경피적 고주파 삼차 신경 근절단술, 글리세롤 삼차 신경 근절단술 등이 있다.

### (5) 안면신경 마비

① **정의** : 제7뇌신경을 침범하여 안면신경이 주관하는 근육이 갑자기 마비를 초래하거나 약화하는 신경 장애이다. 얼굴 한쪽이 마비가 되는 벨마비가 특징이다.

② **증상** : 며칠이나 혹은 그 이상 동안 갑작스럽게 얼굴 근육의 부분·전체적인 마비, 감각 저하가 나타난다.

③ **진단** : 전형적인 증상과 병력에 기초하여 진단한다.

④ **치료 및 간호**
  ㉠ 온습법, 전기 신경자극, 약물 요법, 마사지 등을 시행한다.
  ㉡ 근력을 유지하고 근 위축을 예방하는 데에 목적을 둔다.
  ㉢ 약물로는 코르티코스테로이드, 특히 프레드니손은 매일 투여한다.

▌**안면신경 마비**

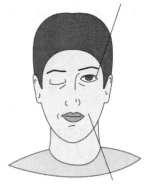

눈이 감기지 않고 눈동자가 위로 올라간다.

코와 입술의 주름이 퍼진다.

이마주름을 잡을 수 없고, 눈썹을 치켜서 올리지 못한다.

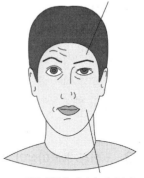

얼굴 하부에 마비가 나타난다.

▌**코르티코스테로이드**

Corticosteroid

▌**프레드니손**

Prednisone

# 신경계

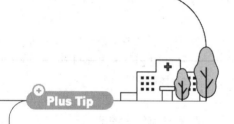

***

**1** 운동성 실어증 환자에 대한 설명으로 옳은 것은?

① 쓰거나 읽을 수 있다.

② 자발적 발화가 가능하다.

③ 무의미한 언어를 생성한다.

④ 상대방의 언어를 이해할 수 없다.

⑤ 베르니케 영역(Wernike' area) 손상으로 나타난다.

※ 운동성 실어증(Motor Aphasia)

㉠ 브로카 영역(Broca's area) 병변으로 인해 발생한다.

㉡ 상대방 이야기를 이해할 수 있고 자신이 말하고자 하는 단어를 알며 쓰거나 읽을 수도 있지만 발음할 수 는 없다.

*

**2** 환자가 깊은 수면 중에 있으며 강한 자극과 통증을 피하려고 하는 의식 수준 단계는?

① 각성 　　　　　　② 기면

③ 혼미 　　　　　　④ 혼수

⑤ 반혼수

*

**3** 신경계에 이상이 있는 환자의 SMC 사정 중 정상 C 반응은?

① 창백한 피부 　　　　② 냉감이 느껴지는 피부

③ 청색이 나타나는 피부 　　④ 족배동맥의 강한 맥박

⑤ 손톱 밑 자극 시 4초 후 다시 붉어짐

※ SMC(Sensory, Motor, Circulation)

㉠ Sensory(감각 신경) : 무감각이나 화끈거림, 촉진에 대한 감각반응을 사정한다.

㉡ Motor(운동 신경) : 능동적 운동을 사정한다.

㉢ Circulation(순환신경) : 피부색이나 온도, 모세혈관 혈액 충만 시간, 동맥 측정 등 순환 정도를 측정한다.

**1**

②③ 말하고자 하는 단어를 알아 쓰고 읽을 수 있다.

④ 상대방의 언어를 이해할 수 있다.

⑤ 브로카 영역(Broca's area) 병변으로 인해 나타난다.

**2**

⑤ 반혼수 : 깊은 졸음 상태로 고통스러운 자극을 주면 어느 정도 피하려는 반응을 보인다.

① 각성 : 정상적인 의식 상태이다.

② 기면 : 졸음이 오는 상태로, 자극에 대한 반응이 느리고 불완전하다.

③ 혼미 : 계속되는 강력한 자극에 반응한다.

④ 혼수 : 모든 자극에 반응이 없다.

**3**

①②③⑤ 비정상반응

**답** 1.① 2.⑤ 3.④

**4** 두개 내압 상승 시 증상으로 옳지 않은 것은?

① 복시
② 고체온증
③ 투사성 구토
④ 아침에 심한 두통
⑤ 동공 축소와 비대칭적 변화

**※ 두개 내압 상승 시 증상**
㉠ 가장 초기 증상으로 의식수준의 변화가 나타난다.
㉡ 수면 중 혈중 이산화탄소 증가로 뇌혈관이 확장되고 뇌부종이 발생한다.
㉢ 아침에 심한 두통을 호소한다.
㉣ 투사성 구토를 한다.
㉤ 체온 조절 실패로 인한 고체온증이 나타난다.
㉥ 동공이 고정되고 확대되며, 반응은 느리고 비대칭적이다.
㉦ 유두부종, 복시, 광선공포증이 나타난다.
㉧ 쿠싱 3대 증상으로 맥압 증가와 불규칙 호흡, 서맥이 나타난다.

**5** 개두술 시행 환자의 간호중재로 옳은 것은?

① 두뇌 활동을 최소화 한다.
② 목의 심한 신전을 피한다.
③ 심호흡과 기침을 격려한다.
④ 통증 시 마약성 진통제를 투여한다.
⑤ 머리를 하강시키는 자세를 유지한다.

**※ 머리 수술 환자 간호**
㉠ 두개 내압 하강 증진
• 침상머리를 30° 상승시킨다.
• 두뇌 활동을 최소화하고 정상 체온을 유지한다.
• 기침과 구토를 예방한다.
㉡ 기도 유지
• 목의 심한 굴곡을 피한다.
• 분비물 흡인을 방지한다.
• 측위를 취해준다.
㉢ 안위 증진
• 조기이상을 격려한다.
• 두통 호소 시 얼음주머니를 적용한다.
• 비마약성 진통제를 사용한다.
㉣ 신경학적 상태 사정 : 운동능력, 의식수준, 지남력, 동공을 사정한다.

**Plus Tip**

**4**
⑤ 반응이 느리며 비대칭적이고 고정되고 확대된 동공 변화 증상을 확인할 수 있다.

**5**
① 측위는 분비물 배액 촉진이 용이하여 기도 흡입 예방이 가능하다.

**답** 4.⑤ 5.①

**6** 무의식 환자의 기도 흡인 예방을 위한 자세로 옳은 것은?

① 측위      ② 앙와위

③ 쇄석위      ④ 파울러씨 체위

⑤ 트렌델렌버그 체위

※ **무의식 환자 간호**

㉠ 2시간마다 체위 변경을 실시하여 분비물 배액을 촉진한다.

㉡ 기도흡인을 예방하고 개방성을 유지한다.

㉢ 1 ~ 2시간마다 호흡음을 사정하고 산소포화도를 측정한다.

㉣ 장기적 무의식 상태 시 기관절개술을 적용한다.

**7** 뇌경색으로 병원을 찾은 환자에게 우선적으로 사용하는 약물은?

① t − PA      ② aspirin

③ warfarin      ④ diazepam

⑤ haloperidol

※ **혈전용해제**

㉠ 급성허혈성 뇌경색에 사용한다.

㉡ t − PA는 혈전용해제로 발병 3시간 이내 투여 시 효과가 있다.

**8** 뇌졸중으로 쓰러진 환자에게 취할 수 있는 체위로 옳은 것은?

① 측위로 눕힘      ② 복위로 유지함

③ 머리를 낮게 유지      ④ 환측 반대편으로 눕힘

⑤ 등을 대고 앉은 자세 유지

**9** 지주막하 출혈 환자의 재출혈 방지를 위한 간호중재로 옳은 것은?

① 배변 완화를 위해 관장을 한다.

② 안정을 위해 과소환기를 시킨다.

③ 재출혈 방지를 위해 아스피린(Aspirin)을 투여한다.

④ 두개 내압 방지를 위해 침상머리를 낮춘다.

⑤ 절대 침상 안정하고 조용한 환경을 유지한다.

---

**Plus Tip**

**6**

② 목의 심한 굴곡을 피한다.

③ 기침으로 인한 두개 내압을 상승을 예방한다.

④ 통증 시 비마약성 진통제를 투여한다.

⑤ 머리를 30° 상승시키는 자세를 유지한다.

**7**

① t − PA(조직플라스미노겐활성제) : 혈전용해제

② Aspirin(아스피린) : 항염증제

③ Warfarin(와파린) : 항응고제

④ Diazepam(디아제) : 항정신병약물

⑤ Haloperidol(헬로페리돌) : 진정제

**8**

①②④⑤ 손상된 쪽이 아래를 향하도록 측위로 눕혀 기도 개방을 유지한다.

③ 목이 굴곡 되지 않도록 하고 머리를 상승시킨다.

**9**

⑤ 외적자극을 피해 긴장을 완화하고 조용한 환경을 유지한다.

① 배변 완화제로 배변을 조절하고 관장은 금기한다.

② 적절한 산소공급으로 저산소성 뇌조직 장애와 뇌부종을 예방한다.

③ 출혈위험성이 있는 아스피린(Aspirin) 투여는 하지 않는다.

④ 두개 내압 방지를 위해 침상머리는 30° 정도 상승시킨다.

**답** 6.① 7.① 8.① 9.⑤

**10** 뇌막염 환자 간호중재로 옳은 것은?

① 두통 조절　　　　　② 해열제 금기

③ 뇌관류 감소　　　　④ 수분 섭취 제한

⑤ 밝은 환경 유지

**10**

① 통증 감소를 위해 두통을 조절한다.

② 체온 조절을 위해 해열제를 투여한다.

③ 수분 균형 유지를 하고 뇌관류를 증진 시킨다.

④ 수분 균형을 유지하기 위해 적절한 수분 섭취를 격려한다.

⑤ 광선공포증일 경우 방을 최대한 어둡게 유지한다.

**11** 파킨슨 환자에게 레보도파(Levodopa)를 투여할 때 주의해야 할 사항으로 옳은 것은?

① 알코올을 제한한다.

② 고단백 식이를 제공한다.

③ 비타민B6와 함께 투여한다.

④ 금식 중 투약하지 않도록 주의한다.

⑤ 안정제를 투여하여 경련을 예방한다.

**11**

① 알코올은 레보도파(Levodopa) 효과에 길항작용을 한다.

② 단백질은 레보도파(Levodopa) 흡수를 억제한다.

③⑤ 비타민B6나 안정제는 레보도파(Levodopa) 효과를 감소시킨다.

④ 금식 중에도 소량의 물과 함께 복용한다.

**12** 척추 손상으로 인한 자율신경 반사 이상이 나타날 때의 손상 부위는?

① L1 ~ 2　　　　　② T9 ~ 10

③ T7 이상　　　　　④ L3 이상

⑤ S2 이하

**12**

자율신경 반사이상

㉠ 교감 신경계에 의해 조정되는 심맥관 반응 보상이 이루어지지 않은 것이다

㉡ T7 이상 손상을 받은 85% 이상에서 관찰된다.

㉢ 척수 쇼크 해결 후 일어난다.

**13** 환자가 병실에서 뇌전증을 일으키는 경우 적절한 간호중재로 옳은 것은?

① 침대로 옮긴다.　　　　② 산소를 공급한다.

③ 억제대를 적용한다.　　④ 설압자로 입안을 벌린다.

⑤ 고개를 옆으로 돌려준다.

※ 뇌전증 환자 간호

㉠ 기도 유지와 손상예방이 중요하다.

㉡ 경련하는 동안 억제대로 환자를 묶지 않는다.

㉢ 의복을 느슨하게 풀고 측위를 취해 분비물 흡인을 막는다.

㉣ 이미 경련이 시작된 이후에는 입을 억지로 벌리지 않는다.

㉤ 주변의 위험한 물건을 치운다.

**13**

⑤ 기도 확보를 위해 측위를 취하거나 고개를 옆으로 돌려준다.

**답** 10.①　11.①　12.③　13.⑤

**14** 척추손상 환자의 간호계획으로 옳은 것은?

① Stryker Frame을 적용한다.
② 재활치료는 퇴원 후 계획한다.
③ 부종 감소를 위해 Lasix를 사용한다.
④ 운동 간호 목표는 손상 부위 이하 운동성 회복이다.
⑤ 이송 시 환자의 무릎은 구부린 상태로 측위를 유지한다.

※ **척수 손상 환자 간호**
㉠ 응급 상황 시 환자를 함부로 움직이면 영구 손상을 초래할 수 있다. 따라서 척추가 움직이지 않도록 부목이나 널빤지 위에 환자를 반듯하게 눕히고 이동해야 한다.
㉡ 운동 목표는 환자 능력을 최대화 시키고 잔존능력으로 일상 생활 동작을 스스로 수행하게 하는 것이다.
㉢ 입원 중 물리치료와 재활치료를 시작하여 합병증을 최소화하고 신경학적 기능의 최대 수준을 유지한다.
㉣ 방광 팽만과 요정체로 인한 발생 예방을 위해 섭취량과 배설량을 체크하고 필요시 도뇨를 시행한다.

**15** 상행성 마비가 진행되고 있는 Guilain – Barre 증후군 환자의 간호중재로 옳은 것은?

① 변비 예방　　　　② 배설량 측정
③ 자가간호 수행　　④ 호흡 기능 유지
⑤ 의사소통 증진

※ **Guilain – Barre(길랭 – 바레) 증후군**
㉠ 바이러스 감염에 의한 자가면역 반응의 염증성 다발성 신경병이다.
㉡ 하지에서 상부로의 운동마비를 초래한다.
㉢ 얼굴신경 마비, 말더듬증, 삼킴장애, 호흡근 장애를 초래하며 호흡마비를 일으킨다.
㉣ 폐활량 및 1회 호흡량을 관찰하며 호흡을 유지시킬 수 있도록 한다.

**16** 삼차신경통 수술을 받은 환자의 간호중재로 옳은 것은?

① 양쪽으로 음식을 씹도록 한다.
② 뜨거운 음식을 섭취하도록 한다.
③ 1년마다 정기적 충치검사를 한다.
④ 수술 후 일주일 정도 구강 간호를 한다.
⑤ 수술 직후 턱과 안면 근육운동을 실시한다.

**14**
① Stryker Frame(스트라이커 프레임)은 척수 손상 환자에게 사용하는 기구로, 환자 체위를 앙와위에서 복위로 변경 가능하다.
② 재활치료나 물리치료는 입원 중에 시작한다.
③ 방광팽만이나 요정체로 인한 합병증 예방을 위해 필요시 도뇨를 시행한다.
④ 운동 간호 목표는 환자의 손상 부위 이상의 운동성 회복이다.
⑤ 척추가 움직이지 않도록 환자를 반듯하게 눕히고 이동한다.

**15**
④ 기관절개술이나 기도내관 삽관을 통해 호흡 기능을 유지한다.

**16**
삼차신경통 수술 후 간호중재
㉠ 수술 직후 턱과 안면근육 운동을 자제한다.
㉡ 수술 후 일주일 정도 구강 간호를 한다.
㉢ 구강 화상 방지를 위해 너무 뜨거운 음식의 섭취를 피한다.
㉣ 구강 점막 손상 방지를 위해 건강한 쪽으로 음식을 씹도록 교육한다.
㉤ 6개월마다 정기적으로 치과 방문을 하여 충치를 예방한다.

**답** 14.① 15.④ 16.④

**17** 간호사가 뇌종양 환자의 상체를 상승시켜 주었다. 환자의 상체를 상승해 주는 이유는?

① 역류 방지　　　　　　② 소화 증진
③ 흡인 방지　　　　　　④ 호흡곤란 완화
⑤ 뇌척수액 순환 증진

※ 뇌종양 간호
㉠ 두개 내 공간에 종양이 점유하여 두개 내압 상승을 일으킨다.
㉡ 뇌내압 감소를 위해 상체를 상승시켜 뇌내압 감소와 정맥 귀환 혈류량 증가로 정맥 배액을 촉진한다.

**18** 중증 근무력증 환자 증상에 대한 설명으로 옳은 것은?

① 마비는 없고 감각상실이 있다.
② 활동 후 심한 근육 쇠약을 호소한다.
③ 아침에 증상이 더 심하게 나타난다.
④ 휴식을 취해도 근력이 회복되지 않는다.
⑤ 후두 신경 손상으로 인한 호흡기 합병증이 있다.

**19** 두부외상으로 응급실에 온 의식 손실 환자에게 가장 먼저 취해야 할 간호는?

① 흡인　　　　　　　　② 재세동
③ 산소 공급　　　　　　④ 기도 개방
⑤ 체위 변경

**20** Seizure의 종류와 설명으로 옳은 것은?

① 국소발작은 어린아이에게 많이 발생한다.
② 근육의 수축과 이완이 교대로 일어나는 것은 긴장발작이다.
③ 강직성 간대성 발작은 국소발작 없이 전신발작으로 2 ~ 5분간 지속된다.
④ 행동 변화가 있으나 무슨 일이 일어났는지 알지 못하는 것은 부재성 발작이다.
⑤ 복합형 발작은 신체 일부분에서 시작되어 전신 강직성 간대성 발작으로 진행가능하다.

**Plus Tip**

**17**
⑤ 침상머리를 5 ~ 20° 정도 상승시켜 뇌척수액 순환을 증진시킨다.

**18**
① 감각상실은 없고 부전마비와 침범 부위 통증이 있다.
③ 아침에 근력이 가장 강하다.
④ 휴식을 취하면 근력은 회복된다.
⑤ 감각 손실이나 신경학적 장애는 없다.

**19**
④ 두부손상으로 인해 의식 손실된 환자의 기도 개방을 가장 먼저 취해야 한다.

**20**
① 어린아이에게 많이 발생하는 것은 부재성 발작이다.
② 근육의 수축과 이완이 교대로 일어나는 것은 발작의 단계 중 간대기에 해당한다.
④ 행동 변화가 있으나 무슨 일이 일어났는지 알지 못하는 것은 복잡형 발작이다.
⑤ 신체 일부분에서 시작되어 전신 강직성 간대성 발작으로 진행하는 것은 국소 발작이다.

**답** 17.⑤　18.②　19.④　20.③

# CHAPTER

## 04 호흡기계

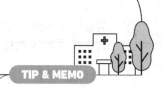

<table>
<tr><td>학<br>습<br>목<br>표</td><td>• 호흡기계 구조와 기능에 대해 설명할 수 있다.<br>• 호흡기계 사정단계의 자료수집에 대해 설명할 수 있다.<br>• 상부호흡 간호대상자의 원인, 증상, 간호에 대해 설명할 수 있다.<br>• 하부호흡 간호대상자의 원인, 증상, 간호에 대해 설명할 수 있다.</td></tr>
</table>

**▌상부기도의 구성**

코, 부비동, 후두, 인두 구성되어 있다.

## 1 구조와 기능

### (1) 상부기도

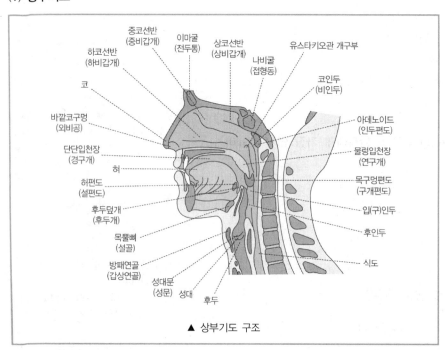

▲ 상부기도 구조

① 코 안(비강)
　㉠ 코 안은 비중격에 의해 좌우로 나뉜다.
　㉡ 비강상부에는 후가신경(제1뇌신경)이 분포되어 있어 냄새를 맡는 역할을 한다.

**▌구인두**

Oroprhynx

**▌코인두**

Nasopharynx

**▌후인두**

Laryngopharynx

**▌목구멍편도**

Palatine Tonsil

② 코곁굴(부비동)

　㉠ 비강을 둘러싼 뼛속의 빈 공간이다.

　㉡ 공기가 차 있기 때문에 발성할 때 공명을 하고 머리뼈(두개골)의 무게를 가볍게 해준다.

③ 인두

　㉠ 비강과 구강 뒤쪽에 있다. 구인두, 코인두, 후인두로 나뉜다.

　㉡ 음식이 통과하고 목구멍편도(구개편도)가 있다. 후인두는 혀 기저부에서 식도까지 있다.

④ 후두

　㉠ 기관과 인두 사이에 위치한다.

　㉡ 상·하 후두동맥에서 혈액을 공급받고 미주신경의 지배를 받는다.

　㉢ 후두덮개는 음식물을 삼킬 때 성대 문을 덮어 음식물이 기도로 들어가지 못하게 한다.

■ 복뼈각(흉골각)
Sternal Angle

## (2) 하부기도

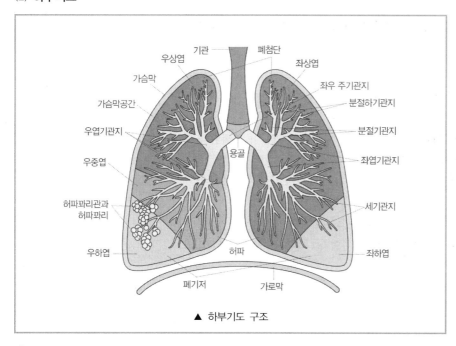

▲ 하부기도 구조

① 기관

　㉠ 식도 앞에 위치한다.

　㉡ 후두의 반지연골(윤상연골)하부에서 시작한다.

　㉢ 가슴 앞쪽은 복뼈각(흉골각)에서 뒤쪽은 제4 ～ 5등뼈(흉추)에서 좌우 기관지로 갈라진다.

② 허파(폐)

   ㉠ 흉곽에서 가장 큰 기관이다.

   ㉡ 스펀지 모양의 가벼운 탄력성 있는 원추형 기관이다.

   ㉢ 허파 아래에 있는 가로막(횡격막)은 흉곽과 복강을 분리하고 갈비 사이근(늑
간근)과 호흡근을 담당한다.

### (3) 호흡기계 기능

① **호흡보조근** : 호흡할 때 가로막의 수축과 이완으로 흉강 내 압력과 크기가 변화한다.

② **가슴막강 내압** : 가슴막강(흉막강)내압은 안정상태에서 대기압 3 ~ 5mmHg보다
낮은 음압 755 ~ 757mmHg을 형성한다.

③ 허파순환

   ㉠ 허파는 기관지 순환 및 허파순환과 관련있다.

   ㉡ 기관지동맥은 폐조직에 혈액을 공급해서 대사 요구를 충족한다.

   ㉢ 허파꽈리를 둘러싼 모세혈관은 치밀한 혈관망을 형성해서 효율적으로 산소와
이산화탄소를 교환한다.

④ **가스 교환** : 허파꽈리벽의 모세혈관과 허파꽈리 내 공기 사이에서 확산의 원리로
이루어진다.

⑤ 환기

   ㉠ 대기와 허파꽈리 사이의 공기교환을 의미한다.

   ㉡ **호흡조절기전**

    • 중추신경계의 숨뇌(연수)와 다리뇌(뇌교)로 인해서 허파의 기능이 조절된다.

    • 신경성반사에 의해서 환기가 조절된다.

    • 화학적 물질의 중요한 수용체는 말초성 화학수용체와 중추성 화학수용체다.

   ㉢ **호흡기계 방어기전**

    • 먼지, 독성가스, 미생물의 흡입으로부터 허파를 보호한다.

    • 방어기전으로는 **점액섬모체계**[+], 기침반사, 공기여과, 기관지수축, 허파꽈리의
큰포식세포(대식세포)가 있다.

**TIP & MEMO**

➕ 점액섬모체계

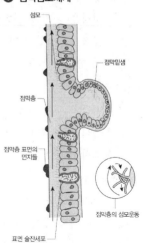

섬모

점막밑샘

점막층

점막층 표면의
먼지들

점막층의 섬모운동

표면 술잔세포

## 2 자료 수집

### (1) 주관적 자료

① 호흡기 문제를 파악하는 데 가장 중요한 것은 대상자의 정확한 정보를 얻는 것이다.

② 사정 정보

  ㉠ 호흡곤란, 객담, 기침, 흉통, 삼킴 곤란 등 현병력

  ㉡ 음주력, 흡연력 등 건강력

  ㉢ 알레르기, 입원경험, 지병력 등 과거병력

  ㉣ 거주지, 여행력, 직업 등 사회력

  ㉤ 가족건강력

### (2) 객관적 자료

① 호흡기문제는 진단 검사와 신체사정 결과로 파악한다.

② 신체사정 : 시진, 타진, 촉진, 청진 등으로 파악한다.

③ 진단 검사

  ㉠ 혈액검사 : 전혈구 검사, 동맥혈가스분석 등

  ㉡ 가래검사 : 도말검사, 세포 검사, 배양 · 민감도검사 등

  ㉢ 방사선 검사 : 코곁굴(부비동)촬영, 기관지조영술, CT 등

  ㉣ 기타 : 폐기능 검사, 최대유량계, 맥박산소측정기, 운동부하검사, 피부반응 검사, 초음파검사, MRI, 내시경 검사, 양전자방출단층촬영, 생검, 흉강천자 등

## 3 간호

### (1) 기도 개방 증진

① 정의 : 기관내삽관과 기계적 환기가 필요할 수도 있지만 기본적인 것은 코 기관 흡인과 물리 요법이다. 간호중재는 다양하다.

② 심호흡과 효과적인 기침 : 효과적인 기침과 심호흡으로 분비물과 객담을 쉽게 배출할 수 있다.

③ 입술 오므린 호흡[+] : 입술을 오므리고 호기를 길게 하면서 폐 안의 공기와 이산화탄소를 배출시킨다.

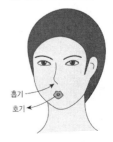

○ 입술 오므린 호흡

흡기
호기

④ **복식 호흡[+]** : 가로막을 최대한 사용하는 호흡을 복식 호흡이다. 흉부수술이나 만성 폐쇄 폐 질환에 도움이 된다.

⑤ **체위 배액** : 중력이 가해지는 체위를 이용한다. 세기관지의 분비물을 기관과 기관지로 이동시켜 흡인과 기침을 제거한다.

⑥ **두드리기와 진동[+]** : 흉부 두드리기와 진동은 기침으로 뱉어내기 어려운 진한 분비물을 제거한다.

⑦ **코기관 흡인** : 가장 중요한 것은 흡인 시에 무의식이라도 불안을 완화시킨다. 협조를 얻기 위해 목적과 절차를 설명한다.

## (2) 호흡 양상 개선

① 인공기도

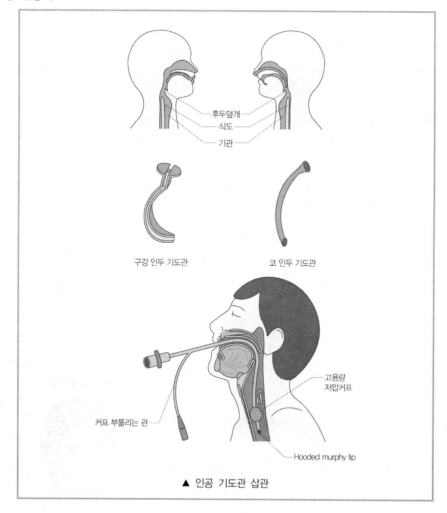

구강 인두 기도관                코 인두 기도관

후두덮개
식도
기관

고용량 저압커프

커프 부풀리는 관

Hooded murphy tip

▲ 인공 기도관 삽관

○ **복식 호흡**

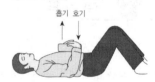

흡기 호기

○ **두드리기와 진동**

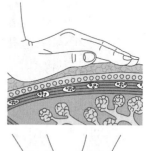

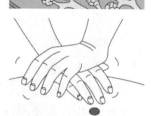

㉠ 인공기도는 의식 소실, 과다한 분비물, 구강외상, 호흡부전, 기계적 환기가 필요할 때 적용한다.

㉡ 인공기도의 가장 간단한 형태인 구강 인두 기도관이 있다.

㉢ 콧구멍에 꼭 맞는 속이 빈 부드러운 고무관인 코 인두 기도관이 있다.

㉣ 코나 입을 통하여 성대하부의 기관 내로 삽입하는 관인 기관내관·기관절개관을 적용한다.

② 기관절개술

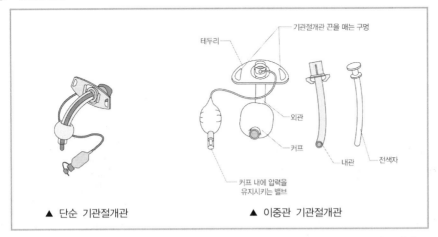

▲ 단순 기관절개관          ▲ 이중관 기관절개관

㉠ 기도확보를 위해 영구적 또는 일시적으로 기관을 절개해서 개방하는 시술이다.

㉡ 인공기도가 인공호흡기 이탈에 실패했거나, 인공기도가 장기적으로 필요하거나, 상기도가 폐쇄된 대상자에게 적용한다.

③ 흉관 삽입

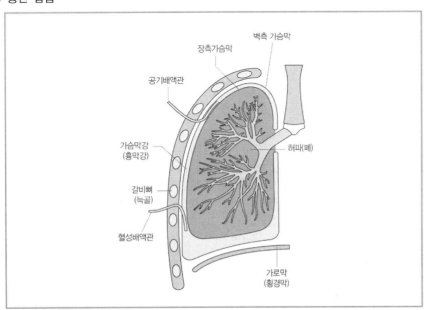

㉠ 허파가 다시 팽창할 수 있도록 가슴막강 내 공기와 액체를 제거한다.

　　㉡ 가슴막강 내압을 정상적으로 회복하는 데에 목적이 있다.

④ **흉부 배액⁺** : 흉부 배액 체계에서는 밀봉 배액 병1개, 2개, 3개를 많이 사용한다.

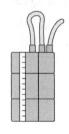
ꗛ 흉부 배액

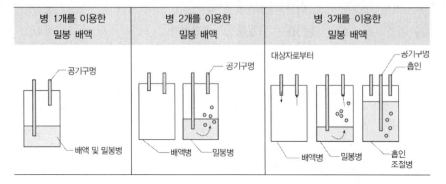

| 병 1개를 이용한 밀봉 배액 | 병 2개를 이용한 밀봉 배액 | 병 3개를 이용한 밀봉 배액 |
|---|---|---|

### (3) 가스 교환 증진

① **정의** : 산소 요법, 소형 분무 요법, 인공호흡기, 호흡운동보조기, 간헐적 양압호흡, 비침습적 양압환기, **유발폐활량계⁺**를 이용한 호흡운동에 사용한다.

② **산소 요법**

　　㉠ 부작용 없이 가장 낮은 $FiO_2$⁺ FH 최적의 산소화가 목표이다.

　　㉡ 화재, 산소독성, 산소 유도성 환기 저하, 흡수 무기폐, 감염, 점막의 건조 등이 산소 요법의 위험과 합병증을 유발한다.

③ **산소 요법 장비**

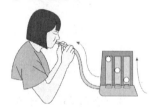
ꗛ 유발폐활량계

ꗛ $FiO_2$
흡입 공기 중의 산소 비율이다.

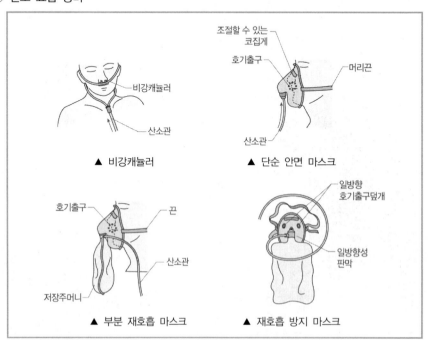

▲ 비강캐뉼러　　　　▲ 단순 안면 마스크

▲ 부분 재호흡 마스크　　　▲ 재호흡 방지 마스크

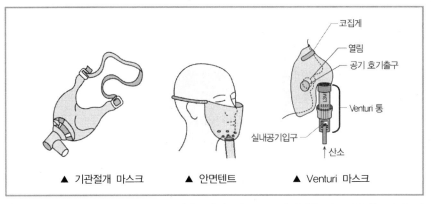

▲ 기관절개 마스크          ▲ 안면텐트          ▲ Venturi 마스크

코집게
열림
공기 호기출구
Venturi 통
실내공기입구
↑ 산소

　　㉠ 저유량 산소 요법 공급 장비 : 단순 안면 마스크, 비강캐뉼러, 재호흡 방지 마스크, 부분 재호흡 마스크가 있다.

　　㉡ 고유량 산소 요법 공급 장비 : 벤츄리(Venturi) 마스크와 분무 마스크가 있다.

④ 기계환기 관리

　　㉠ 정상 자발호흡 : 갈비 사이근과 가로막의 수축으로 만들어지는 흉강 내 음압으로 흡기를 한다.

　　㉡ 기계환기 : 기계로 허파에 공기를 넣어준다.

　　㉢ 대상자 : 만성 진행성 신경근육 질환, 저산소혈증, 호흡산증, 진행성 허파꽈리 전환기, 진단이나 치료적 중재로 전신 마취하거나 외과수술 후 호흡지지가 필요한 대상자, 깊게 진정시킬 대상자에게 적용한다.

## 4 상부 호흡 장애 대상자 간호

### (1) 감염성 질환

① 상기도 감염 : 코, 코인두, 코곁굴(부비동), 유스타키오관, 가운데귀(중이), 후두, 인두 등의 감염이다.

② 인플루엔자

　　㉠ 정의 : 전염력이 높은 유행성 급성 바이러스성 호흡기 감염으로, 모든 연령에서 발생한다.

　　㉡ 증상 : 보통 초기 일주일 이상 인후통, 콧물, 기침 등의 증상이 있다. 심한 두통, 근육통, 오한, 발열 등의 급성 증상 이후에 피로감을 느낀다.

　　㉢ 치료 및 간호 : 바이러스 감염은 항생제에 반응하지 않는다. 인플루엔자의 확산을 예방하기 위해 예방접종(근육주사, 비강스프레이 등)을 실시한다.

③ 비염

    ㉠ **정의** : 비강점막에 염증이 발생한 것으로 코곁굴(부비동)과 목에 염증을 동반하기도 한다.

    ㉡ **원인** : 세균 감염 또는 바이럿, 알레르기원에 노출되거나 약물로 인해 발생한다. 알레르기 비염과 같은 증상이 일어나기도 한다.

    ㉢ **증상** : 빈번하지 않지만 전신 증상으로 인후통, 미열, 건조함을 호소하기도 한다.

    ㉣ **치료 및 간호** : 증상을 완화시키고 전파를 예방하기 위해 중이염이나 코곁굴(부비동) 같은 세균성 합병증의 위험을 감소시킨다. 약물로는 점막 충혈제거제와 항히스타민제가 처방된다.

④ 굴염(부비동염)

    ㉠ **정의** : 부비동(코곁굴)점막에 염증성 변화가 발생한 것이다.

    ㉡ **증상** : 환오성·점액성 콧물이 주요 증상이다. 흔히 비염을 앓은 후에 발생한다.

    ㉢ **치료** : 급성 굴염(급성 부비동염)은 적절한 항생제 투여, 유발 요인의 제거, 배액과 환기 유지가 치료 원칙이다.

    ㉣ **간호** : 내시경을 코곁굴(부비동)에 넣어 만성이나 재발된 부비동 질환을 치료하는 방법인 내시경 부비동 수술 실시하거나 **영상유도 부비동 수술⁺**로 합병증을 최소화한다.

⑤ 인두염

    ㉠ **정의** : 인두 점막이 붓고 허는 병이다.

    ㉡ **원인** : 급성은 보통 세균이나 바이러스, 진균감염으로 발생하며 만성의 경우 원인은 불분명하지만 급성인두염을 적절하게 치료하지 못했을 시에 발생한다.

    ㉢ **증상** : 인후통, 삼킴 통증, 건조감, 삼킴(연하)곤란, 발열 등이 나타난다.

    ㉣ **구분** : 원인에 따라서 세균성 인두염, 만성 인두염, 바이러스 인두염으로 구분된다.

    ㉤ **치료 및 간호** : 휴식, 따듯한 생리식염수로 구강 함수, 수분 섭취, 인후세척이나 가벼운 마취제가 들어있는 인후함당정제을 이용하여 치료한다.

⑥ 편도염(아데노이드염)

    ㉠ **정의** : 백혈구, 세균, 죽은 세포가 음와에 축적되어 편도조직이 염증과 비대된 것을 의미한다.

    ㉡ **증상** : 급성은 발열, 심한 인후통, 오한, 근육통 등으로 7 ~ 10일간 지속되기도 한다. 만성은 인후통이 가장 일반적인 증상이다. 미각 둔화, 피로, 전신권태의 증상이 나타난다.

    ㉢ **진단 검사** : 사슬알균에 의한 편도염은 전혈구 검사(CBC), 흉부 방사선촬영, 편도 분비물의 배양과 민감도 검사 등을 한다.

    ㉣ **치료 및 간호** : 급성은 7 ~ 10일간 에리트로마이신이나 페니실린을 투여한다. 만성은 편도절제술을 시행한다.

➕ **영상유도 부비동 수술**

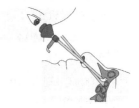

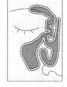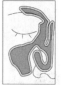

▌**편도선**

인두점막 속에 발달한 림프세포인 여포의 집합체이다.

▌**에리트로마이신**

Erythromycin

▌**페니실린**

Penicillin

⑦ 편도주위 농양

　　㉠ 특징 : 급성 편도염의 합병증으로 발생한다. 편도선의 감염으로 인해 주위 조직으로 퍼져 농양을 형성한다.

　　㉡ 증상 : 인후통이 며칠간 지속되고 입벌림 장애와 턱 근육 경련이 동반된다.

　　㉢ 치료 및 간호

　　　• 농양이 형성되기 전에는 항생제와 적절한 수액 요법을 사용한다.

　　　• 농양이 형성된 후에는 전신 또는 국소마취상태에서 절개 및 배농을 한다.

　　　• 감염치료 후에 재발방지를 위해서 편도선 절제술을 시행하기도 한다.

⑧ 후두염

　　㉠ 정의 : 후두점막의 염증이다. 호흡 기능과 발성에 영향을 미친다.

　　㉡ 급성 : 성대의 혹사, 상기도 감염, 뜨거운 가스나 부식물질의 흡입으로 발생할 수 있다.

　　㉢ 만성 : 뜨거운 가스나 부식성 물질의 흡입, 성대의 혹사, 위액의 역류가 원인이다.

## (2) 두경부 암

① 정의 : 코, 부비동, 구강, 안면, 후두 등에 발생한 악성 종양을 말한다.

② 특징 : 음식 섭취 곤란, 의사소통장애, 호흡곤란, 얼굴모양과 신체상의 변화를 한다. 조기에 치료하면 치유될 수 있지만 그렇지 않을 경우 진단 후 2년 이내에 사망하는 것이 대부분이다.

③ 병태생리 및 원인 : 편평상피세포암이 수년에 걸쳐 진행되어 침윤과 함께 악성궤양이 나타난다. 담배(특히 궐련), 구강 청결제, 과음, 의치의 자극, 단순포진 바이러스가 위험 요인이다.

④ 증상 및 진단 검사

　　㉠ 초기 증상과 징후는 종양의 위치에 따라 다양하다.

　　㉡ 입인두 · 인두하부 · 성대문상부 후두암은 거의 대부분인 상피세포암이다.

　　㉢ 초기 증상이 없어서 보통은 후기에 진단된다.

　　㉣ 구강암의 경우 좀처럼 낫지 않는 궤양이 생겨 초기에는 통증이 없지만 후기에는 음식을 먹을 때 통증이 심해진다.

⑤ 치료 : 방사선 요법이나 종양의 크기와 위치에 따라 일시적 · 영구적인 기관절개술, 후두 절제술[+], 성대절제술을 실시한다.

⑥ 합병증과 대상자교육

　　㉠ 머리와 목의 수술 후에는 출혈, 목동맥 파열, 안면부종, 신경손상의 합병증이 나타날 수 있다.

　　㉡ 수술 전 병원에서부터 금연, 개구부 관리, 기도청결법을 대상자와 가족에게 교육한다.

✚ 후두 절제술

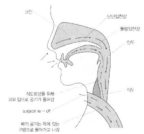

**(3) 여러 요인에 의한 장애**

① **코출혈** : 비강 내에 모세혈관이 많이 위치하여 코피가 자주 발생한다. 외상, 악성 혈액 질환, 습도 감소, 염증으로 출혈이 발생하기도 한다.

② **코폴립(비용종)** : 결체조직과 비강점막에 생긴 덩어리로 코곁굴(부비동)이나 알레르기, 감염이 원인이다.

③ **비강 내 이물질**
  ㉠ **원인** : 코 안에 돌이나 콩 등 작은 물체가 삽입된 것이다. 흡기 시에 곤충이 들어가는 경우도 있다.
  ㉡ **증상** : 비강폐색, 코점막 부종, 코 분비물의 정체로 이물질 주위에 형성된 비강결석이 증상으로 나타난다.

④ **폐쇄 수면 무호흡**
  ㉠ **정의** : 수면 무호흡은 수면 도중 1시간 동안 20 ~ 30회 이상, 적어도 1회에 10초 이상 호흡이 정지된 상태이다.
  ㉡ **증상** : 물렁입천장(연구개)나 혀에 의한 상기도 폐색이 원인이다.

⑤ **후두의 비감염성 장애**
  ㉠ **원인** : 목과 흉부의 외상 또는 감염, 암, 목동맥 수술, 신경학적 질환, 경추수술, 두개저수술, 흉곽수술을 하는 동안 미주신경 혹은 되돌이(회귀)후두신경이 손상되면서 발생한다.
  ㉡ **증상** : 목소리의 변화가 주요 증상이다.

⑥ **안면 외상**
  ㉠ **원인** : 뼈, 연조직, 연골의 광범위한 손상으로 아래턱 골절이 얼굴 골절의 대부분이다. 안면 외상은 많은 출혈이 발생하여 대상자의 기도를 사정하는 것이 우선이다.
  ㉡ **증상** : 상기도폐색은 호흡곤란, 저산소증, 안절부절못함, 외식상실 등이 증상으로 나타난다.

## 5 하부 호흡 장애 대상자 간호

### (1) 감염성 질환

① **정의** : 미생물이 침입하여 염증을 일으킨 상태로, 흔히 발생한다. 간호사는 호흡기계감염의 사정·예방·치료를 잘 이해하고 파악해야 한다.

② **급성 기관지염**

ㄱ) **특징** : 기관지에 생긴 급성 감염성 질환이다. 노인과 어린이에게 자주 호발하고 겨울에 발생률이 높다.

ㄴ) **원인** : 아데노바이러스, 플루엔자, 리노바이러스 등 바이러스가 주원인이다. 그 외에도 폐렴, 인플루엔자, 연쇄상구균, 마이코플라스마 등의 세균곰팡이, 호모균 등이 원인으로 작용한다.

ㄷ) **증상** : 기도 염증으로 인해 객담 생산이 많아지고 복장뼈(흉골) 아래 화끈함(작열감), 기침 등의 증상이 나타난다.

ㄹ) **치료 및 간호**

- 대부분 자연 치유되기 때문에, 항생제가 따로 필요하지 않으면 증상을 완화시키는 대증요법을 주로 사용한다.
- 대상자의 비효율적인 가스 교환 장애, 기도청결 활동 지속성 장애를 해결하기 위해 간호를 제공한다.

③ **폐렴**

ㄱ) **정의** : 허파꽈리와 세기관지와 같은 폐 실질조직에 부종을 발생시키는 염증 과정을 말한다. 허파꽈리 내로 수분을 이동시켜 저산소혈증을 유발한다.

ㄴ) **원인** : 연쇄상구균, 레지오넬라 폐렴구균, 헤모필루스, 그람음성균 등 병원과 지역사회에서 감염을 일으키는 균이 원인균이다.

ㄷ) **특징** : 기관지 주위에 널리 반점이 퍼지는 기관지 폐렴과 허파 폐렴 또는 허파의 분절에서 경화가 발생하는 대엽성 폐렴으로 구분된다. 염증은 허파꽈리, 간질강과 세기관지에서 발생한다.

ㄹ) **위험 요인** : 면역 저하 상태, 기관내삽관, 기관절개술, 인공호흡기 치료, 고령, 장기간 부동, 밀집된 군중과 있거나 요양시설 거주, 면역 억제 상태 등이 있다.

ㅁ) **증상** : 증상과 징후로는 오한과 거품 소리(악설음), 발열, 녹슨 쇳빛의 객담, 비정상적인 방사선 검사 소견이 있다.

ㅂ) **진단 검사** : 흉부 X - 선 검사, 소변 검사, 전혈구 검사, 흉강천자, 간 기능검사, 기관 흡인, 기관지 허파꽈리 세척을 겸한 기관지경 검사 등이 있다.

ㅅ) **치료 및 간호** : 세균의 특성에 따라 최소 5일부터 21일까지 걸릴 수 있으며 객담배양 및 항생제 민감성, 혈액 결과에 따라 항생제를 선택 투여한다.

ㅇ) **교육** : 대상자에게 상부 호흡기계 감염과 바이러스 감염을 피하는 것에 대한 교육이 가장 중요한데, 만성 호흡문제가 있을 경우 가정에 호흡 치료기구가 있는 확인하고 적절한 사용법을 교육한다.

▌**아데노바이러스**
Adenovirus

▌**플루엔자**
Fluenza A·B

▌**리노바이러스**
Rhinovirus

▌**폐렴**
Pneumoniae

▌**인플루엔자**
Influenza

▌**연쇄상구균**
Streptococcus

▌**마이코플라스마**
Mycoplasma

▌**레지오넬라 폐렴구균**
Legionella Pneumo aphilia

▌**헤모필루스**
Haemophilus

④ 폐결핵

　　㉠ 정의 : 허파에서 가장 잘 침범하지만 후두, 부신, 뇌막, 콩팥, 뼈 등 인체 어느 기관에나 전파될 수 있는 감염성 높은 질환이다. 우리나라 폐결핵 환자는 2014년에 인구 10만 명당 86명이다. OECD 국가 중에서 발병률 1위이다.

　　㉡ 병태생리 : 결핵에 감염된 대상자의 재채기 · 기침 · 객담으로 결핵균이 공기 중에 떠다니다가 공기전파로 타인에게 옮겨진다.

　　㉢ 원인 및 위험 요인 : 결핵균이 원인으로 항상성의 특징으로 황산균(AFB)라고 한다. 결핵균은 공기매개감염을 통해 전염되며 호기성과 비이동성을 띠고 천천히 증식한다.

　　㉣ 증상 : 일반적으로 기침할 때 화농성이나 점액성 객담, 흉통, 객혈, 가슴압박, 식욕감퇴, 객혈, 미열이 나타난다.

　　㉤ 진단 검사 : 객담 검사와 방사선 검사를 통해 진단한다.

　　㉥ 합병증 : 좁쌀결핵, 농흉, 뼈와 관절조직의 결핵, 흉막삼출이 합병증으로 발생한다.

　　㉦ 치료 : 1차 약제⁺와 2차 약제⁺로 폐결핵을 치료하고 전파를 예방하는 데에 가장 효과적인 방법이다. 활동성 폐결핵은 세균이 민감하게 반응하는 약물을 혼합하여 치료한다.

　　㉧ 간호 : 비효과적인 호흡 양상, 지식 부족, 영양 불균형의 간호진단을 한다. 적절한 영양과 철분, 비타민C, 단백질이 풍부한 음식을 권장한다.

⑤ 폐농양

　　㉠ 정의 : 폐실질을 괴사시켜 국소적으로 폐조직을 파괴하는 화농성세균에 의한 감염이다.

　　㉡ 원인 : 중증폐렴 병력, 이물질이나 종양으로 인한 구강 인두의 폐쇄, 이물질이 흡인으로 발병한다. 의식 상실을 유발하는 알코올 의존증, 다른 신경계 결함, 뇌전증, 삼킴곤란으로 인해 발병한다.

　　㉢ 증상 : 악취가 나는 객담이나 악성 질환의 병력과 기침, 폐렴, 인플루엔자 감염의 증상이 나타난다.

　　㉣ 진단 검사 : 원인균을 규명하기 위한 객담배양 검사를 실시한다. 흉부 X – 선 검사를 하고 공동형성이 의심스러울 경우에는 CT를 시행한다. 가슴막액(흉막액)과 혈액배양 검사를 하기도 한다.

　　㉤ 치료 및 간호

　　　• 증상이 완화될 때까지 항생제를 정맥으로 투여하며, 원인균의 종류로 구분하여 진행한다.

　　　• 구강으로 장기간 약물을 투여해서 재발을 방지한다.

　　　• 대상자에게 약물의 중요성을 설명하고 용법과 부작용에 대해서 교육한다.

▌폐결핵 1차 · 2차 약제

• 1차 약제 : 아이소나이아지드[Isoniazid(NH)], 리파펜틴[Rifapentine(Priftin)], 에탐부톨[Ethambutol(Myambutol)]

• 2차 약제 : 에치온아미드[Ethionalmide(Trecator)], 아미카신[(Amikacin), 카나마이신[Kanamycin(Kantrex)]

▌황산균

Acid Fast Bcillus

▌폐색전

뒤되돌이동맥
전동맥
전줄기
혈전
중엽동맥

## (2) 폐혈관 질환

### ① 폐색전증

ⓞ **정의** : 종양세포, 공기, 혈전, 지방 등이 전신순환에 유입되어서 폐혈관을 폐쇄하는 질환이다. 크기에 따라 치명적인 상태가 될 수도 있다.

ⓛ **병태생리** : 심부정맥 혈전증(DVT)의 핏덩이가 하지 · 골반에서 오른심방 · 대정맥을 거쳐 폐동맥의 작은 혈관을 폐쇄한다.

ⓒ **원인** : 심부정맥 혈전증의 합병증으로 치료하지 않은 심부정맥 혈전증의 30% 정도가 폐색전증으로 발생한다. 정맥계로 공기, 양수, 지방, 이물질, 농이 들어가면서 발생한다.

ⓔ **증상** : 호흡곤란, 흉통과 객혈 증상이 나타나며 폐동맥 폐쇄 정도, 혈관크기, 위치에 따라 달라진다.

ⓜ **특징** : 폐색전증은 노인 여성보다 노인 남성에게 흔하게 발병되며 55세 이하는 여성의 발병 빈도가 높다.

ⓗ **치료 및 간호**
- 항응고요법의 항응고제, 혈전용해요법과 같은 약물 요법으로 치료한다.
- 산소 요법을 포함한 비수술 요법으로 치료한다.
- 필요시 하대정맥중절술, 색전제거술을 진행한다.

### ② 폐고혈압

ⓞ **정의** : 통상적으로 폐고혈압은 폐동맥 고혈압이다. 폐정맥 고혈압과 폐동맥 고혈압으로 구분할 수 있으며 원발성과 이차성으로 두 가지 유형이 있다.

ⓛ **원인**
- **원발성 폐고혈압** : 아직 알 수가 없지만 가족적 소인(유전적)으로 추정한다.
- **이차성 폐고혈압** : 원발성보다 더 흔하고 노인에게 많이 발생한다. 폐 질환, 만성 심장 질환, 폐색전증과 같은 질환으로 발생한다.

ⓒ **병태생리** : 폐동맥이 혈관내피세포의 과다증식으로 혈관이 딱딱해지면서 좁아져 수축된다. 수축된 폐혈관 저항이 증가, 폐동맥압이 상승하면서 우심부전이 발생하고 폐성심이 발생한다.

ⓔ **증상** : 빠르게 치료하지 않으면 2년 이내에 사망한다. 점진적으로 진행되어 진단을 받기까지가 오래 걸리며, 운동 시 호흡곤란이 가장 흔하다.

ⓜ **치료 및 간호**
- 우선 산소 요법을 실시하면 심장이 비대해지고 심박출량이 감소한다.
- 우심부전 증상을 완화하기 위해서 디곡신과 이뇨제를 투여한다.
- 원발성 폐고혈압은 심폐이식술이 근본적인 치료이며 이차성의 경우 원인 질병부터 치료해야 한다.

▌**심부정맥 혈전증**

Deep Veinthrombosis

▌**디곡신**

Digoxin

③ 폐성심

    ㉠ 정의 : 폐고혈압에 의해 우심실의 구조와 기능에 변화가 오는 것이다.

    ㉡ 원인 : 호흡기계가 원인으로 작용한다.

    ㉢ 병태생리 : 두 가지 유형으로 구분이 된다. 어떤 원인이든 허파의 세동맥 압력이 증가하여 오른심실의 압력이 증가하게 된다.

    ㉣ 급성 폐성심 : 보통 광범위한 성인 호흡 부전증이나 폐색전 시 기계환기로 인한 손상에서 비롯된다.

    ㉤ 만성 폐성심 : COPD가 흔한 원인이다.

    ㉥ 증상 및 진단 검사 : 대개 기저폐 질환의 증상이 나타나서 임상 증상과 진단 검사를 기초로 진단이 내려진다. 심전도, CT, 흉부 X - 선, 폐기능 검사를 이용한다.

    ㉦ 치료 및 간호

      • 내과적 치료로는 저산소성 폐동맥 수축을 완화시키는 산소 요법과 혈관확장제, 이뇨제, 항응고제의 약물 요법을 사용한다.

      • 산소 요법을 통해 호흡곤란을 완화시키고 우심실 비대와 폐고혈압을 치료하기 위해 약물을 투여한다.

### (3) 가슴막(흉막) 질환

① 가슴막(흉막) 삼출

    ㉠ 정의 : 흉막강 내에 유체가 비정상적으로 축적되는 것이다.

    ㉡ 원인 : 일반적으로는 결핵, 폐감염, 심부전, 폐렴, 진균성 폐감염에 의해서 이차적으로 발생한다.

    ㉢ 증상 : 호흡곤란과 가슴막성 흉통이 흔한 증상이다. 기관지 자극으로 인한 기침반사가 일어나 객담 없는 마른기침이 발생하기도 한다.

    ㉣ 진단 검사 : X - 선 검사, 흉강천자, 화학적 검사, 적혈구와 백혈구 검사, 세균학적 배양 검사를 통해 진단한다.

    ㉤ 치료 및 간호

      • 원인을 찾아 재발을 막고 호흡곤란과 불편함을 해결하는 것이 우선이다. 울혈 심부전과 간경화증이 원인으로 발견됐다면 원인을 먼저 치료한다.

      • 결핵이나 폐렴과 같은 감염성질환이라면 약물 치료와 흉관삽입술로 액체를 제거하고 호흡곤란을 완화한다.

      • 규칙적으로 산소포화도와 호흡음을 확인한다. 흉강천자일 경우, 대상자의 자세를 취해주고 지지해준다.

**▎성인 호흡 부전증**

ARDS, Acute Repiratory Distress Syndrome

② 농흉

　　㉠ 정의 : 농이 흉막강 내에 축적되는 상태이다.

　　㉡ 원인 : 폐렴, 가슴막 삼출액의 감염, 폐농양, 외상이 원인이다. 폐농양이나 폐
　　　렴이 가슴막으로 전파되거나 가슴막강 내로 림프절 폐쇄로 인해 감염된 림프
　　　의 유입으로 발생한다.

　　㉢ 증상 : 야간발한, 오한, 세로칸(종격동)의 변위 등이 나타날 수 있다.

　　㉣ 진단 검사 : 폐렴을 포함한 흉통, 열성질환, 기침, 외상의 최근 병력을 사정하
　　　고 객담 양상 기록하고 흉벽의 움직임이 감소되었는지 확인한다. 흉강천자술
　　　과 흉부 측와위 촬영을 이용하여 진단한다.

　　㉤ 치료 및 간호 : 적절한 항생제 요법과 조기배농으로 허파를 다시 팽창시켜 감
　　　염을 치료한다. 질병이 있는 쪽으로 눕게 해서 통증을 완화하고 감염되지 않
　　　는 부위로 감염이 퍼지는 것을 예방한다.

## (4) 호흡부전

① 급성 호흡부전

　　㉠ 정의 : 폐모세혈관과 허파꽈리(폐포) 사이에 이산화탄소와 산소의 교환 장애가
　　　급성으로 발생한 상태이다.

　　㉡ 원인 : 고탄산혈성 호흡부전, 저산소혈성 호흡부전, 신경계(호흡중추)장애로
　　　인한 호흡부전이 원인이다.

　　㉢ 증상 : 불안, 혼돈, 무기폐, 빠른 호흡, 기침이 증상이 나타난다.

　　㉣ 치료 및 간호
　　　• 호흡산증과 저산소혈증을 교정하고 원인 질환의 확인이 목적이다.
　　　• 산소 요법으로 동맥혈 산소분압을 유지시키고 적정 수준을 유지하지 못하면
　　　　기계적 환기를 실시한다.

② 급성 호흡곤란 증후군

　　㉠ 정의 : 허파꽈리모세혈관의 손상과 염증에 따른 호흡부전의 형태이다. ARDS
　　　고위험 대상자의 조기발견으로 예방할 수 있다.

　　㉡ 원인 : 폐혈증, 흡인성 폐렴, 다발성 외상이 주요 원인이다.

　　㉢ 증상 : 저산소혈증이 증가하면서 빠른 호흡, 호흡곤란, 보조호흡 근육 사용과
　　　같은 증상이 나타난다.

　　㉣ 진단 검사 : 조기 흉부 X − 선에서 허파는 정상으로 나타난다. 빠른 호흡만이
　　　임상적으로 유일한 징후이다.

　　㉤ 치료 및 간호 : 가스 교환 장애, 영양 불균형, 불안, 감염의 위험, 신체손상 위
　　　험에 대해 간호진단을 하고 영양요법, 기계적 환기, 약물과 수액 요법을 사
　　　용한다.

❚ 호흡부전
• 산소화부전 : 흉곽압은 정상이나 허
파의 공기유입(폐 환기)은 정상적
이거나 허파순환이 적절하지 못해
가스 교환이 불충분한 상태이다.
• 환기부전 : 흉벽이나 허파의 구조장
애, 호흡근이 기능 장애, 뇌의 호
흡조절중추 결함 등으로 인해 공
기가 폐로 들어가고 나가도록 하
는 흉과 내압이 적절하게 변화하
지 못할 때 발생한다.
• 산소화부전의 혼합 : 환기와 산소화
가 모두 저하된 것으로, 저산소혈
증이 심하다.

❚ 급성 호흡곤란 증후군
ATDS,
Acute Respiratory Distrss Syndrome

### (5) 폐쇄 폐 질환

① **정의** : 만성적으로 기도가 좁아지거나 폐쇄되어 기도의 공기유통이 폐쇄되는 폐 질환이다. 천식, 낭성섬유증, 기관지확장증 등이 이에 포함된다.

② **만성 폐쇄 폐 질환**

　㉠ **정의** : 만성 염증에 의한 폐실질과 기도 손상에 의한 폐 질환으로 비가역적인 기류 제한이 특징이다.

　㉡ **병태생리** : 허파꽈리벽이 파괴되고 허파의 탄력성이 상실되어 종말세기관지 말단부위 허파꽈리가 영구적으로 확장된다. 폐기종과 감염성 자극과 담배연기와 같은 비감염성 자극에 지속적으로 노출되어 발병하는 만성기관지염, 세기관지 병변이 있다.

　㉢ **원인 및 증상** : 대기오염, 흡연, 유전, 노화, 감염 등이 원인이다. 호흡이나 외모의 변화가 나타난다.

　㉣ **진단 검사** : 방사선 검사, 혈액검사, 폐기능 검사(PET), 폐용적·확산검사 복합점수, 운동 검사를 이용한다.

　㉤ **합병증** : 저산소혈증, 산증, 심부전, 소화성 궤양과 위 – 식도 역류 질환, 호흡기 감염, 급성 호흡부전이 합병증으로 발생할 수 있다.

　㉥ **치료 및 간호** : 기도 개방 유지불능, 불안, 영양 불균형, 가스 교환 장애 등을 간호진단을 한다. 가스 교환 증진, 영양 섭취, 호흡 기능 향상, 불안 해소, 기도 개방 유지, 호흡기 감염 예방, 활동 지속성 유지, 대상자 교육을 진행한다.

③ **기관지 천식**

　㉠ **정의** : 공기 유통에 장애가 있는 것이다. 만성적 기도 염증과 기도과민증, 가역적인 기도 폐쇄가 나타난다.

　㉡ **병태생리 및 원인** : 천식은 기도 염증, 기관지 과민 반응 가역적인 기도폐색의 병태생리가 수반된다. 염증 기전은 급성, 아급성, 만성이다. 내·외적 자극의 반응으로 인해 기도부종과 점액분비로 기관지 수축과 기도폐색이 발생한다.

　㉢ **증상** : 급성발작 동안은 쌕쌕거림(천명음), 기침, 호흡곤란이 가장 흔하다. 천식의 경우 기침, 가슴 답답함, 다량의 점액을 분비가 증상으로 나타난다.

　㉣ **진단 검사** : 동맥혈가스분석 검사와 폐기능 검사를 이용한다.

　㉤ **치료 및 간호**

　　• 천식은 증상완화, 가능한 정상 폐 기능 유지, 발작예방이 치료 목적이다.

　　• 대상자의 교육·운동·약물 요법을 포함한 생활 관리가 필요하다.

　　• 약물 요법에는 천식의 정도에 따라서 스테로이드·비스테로이드성 약물, 기관지 확장제, 류코트리엔의 유리나 작용을 방해하는 약물을 사용한다.

▌ **만성 폐쇄 폐 질환**
COPD,
Chronic Ovstructive Pulminary Disease

④ 기관지 확장증

  ㉠ 정의 : 하나 이상의 큰 기관지가 영구적이고 비정상적으로 확장되어 정상 방어기전이 파괴된 염증상태이다.

  ㉡ 원인 : 선천적이나 후천적으로 기관지벽에 문제가 생기는 것이다. 유년기에 백일해, 홍역, 유행성 감기 등의 호흡기 감염을 앓은 후 발생한다.

  ㉢ 증상 : 질병의 범위, 위치, 정도, 합병증에 따라 증상과 징후가 다르다. 가래가 나오는 지속적인 만성 기침이 기관지 확장증의 초기 임상적인 특징이다.

  ㉣ 치료 및 간호
    • 치료가 어려워 폐기능 감소 예방에 중점을 둔다.
    • 대상자와 가족에게 담배연기, 대기오염 등의 자극이나 감염을 피한다.
    • 심호흡, 기침 방법, 기관지 확장증이 악화될 때 즉각적으로 항생제를 치료를 받을 것을 교육한다.

⑤ 낭성섬유증

  ㉠ 정의 : 외분비샘이 분비되지 않고 폐쇄된 상염색체 열성 유전 질환이다. 소화기(특히 췌장), 호흡기, 생식기에 영향을 준다.

  ㉡ 원인 : 세포막의 염소(Cl) 이동의 차단으로 발생한다. 기관지 안에 있는 점액 분비선에 영향을 주어 비정상적으로 끈끈하고 진한 점액을 분비한다. 7번 염색체에 있는 낭포성섬유증 막관통 조절인자(CFTR)인 유전인자에서 발생한 돌연변이가 원인이다.

  ㉢ 증상 : 점액으로 인한 폐쇄, 만성 염증과 감염이 가장 흔하다.

  ㉣ 진단 검사 : 어렸을 때 진단된다. 필로카르핀 이온삼투 요법에 의한 땀의 염소 분석법이 주요한 진단 검사이다.

  ㉤ 치료 및 간호
    • 조기 발견과 치료가 중요하다.
    • 치료는 2차적인 후유증과 장기손상의 진행을 지연시키는 것에 중점을 둔다.
    • 기도의 청결, 호흡기 감염 예방, 말기 치료, 심리적 간호 등의 비수술 요법이나 폐 이식술이나 췌장이식술과 같은 수술 요법을 시행한다.

TIP & MEMO

❙ 낭포성섬유증 막관통 조절인자

Cystic Fibrosis Transmembrane
Somductive Regulator

### (6) 폐암

① **정의** : 폐에 암이 발생하는 것으로 우리나라에서 남녀를 합해 전체 암 중 11.1%로 4위를 차지한다.

② **원인** : 모든 원발성 폐암의 90% 이상이 기관지 상피조직에서 발생한다. 염증 유발 물질의 흡입에 반복 노출되거나 만성적 자극과 흡연이 주요 위험 요인이다. 흡연이 주요 원인인 만큼 폐암의 1차 예방은 금연이다.

③ **증상** : 폐암의 종류, 전이 여부, 발생 부위에 따라 증상과 징후가 다르다. 보통 발열, 기침, 지속적인 오한, 폐렴이나 기관지염과 관련이 있고 기관지 폐쇄를 동반한다.

④ **전이** : 종양세포의 형태와 해부학적 위치에 따라 전이의 양상이 다르다. 혈액을 통하거나 림프절을 침범하여 전이된다. 암 단계는 생존율과 관련이 있다.

⑤ **암의 단계** : 폐암의 크기와 정도를 결정하기 위해 단계를 나눈다. 비소세포암은 TNM법(1 ~ 4기)으로 나누며 소세포암은 급속히 성장하기 때문에 조기에 전이되는 경향이 있어 제한병기와 확장병기로 구분한다.

⑥ **특징** : 초기에 증상이 거의 없기 때문에 조기발견이 어렵고 전이가 없는 5년 동안 생존율은 50% 정도이다.

⑦ **치료 및 간호**
　㉠ 질병을 치료하고 생존기간을 연장하고 완화요법을 통한 삶의 질 향상이 치료 목적이다.
　㉡ 종양세포의 유형에 따라 방사선 요법, 항암화학 요법 등으로 치료를 진행한다.
　㉢ 수술은 암의 진행 단계와 대상자의 건강과 기능상태에 따라 개흉술 내시경개흉술(비디오 흉강경법), 폐전절제술, 폐절제술, 폐엽절제술, 쐐기절제술, 폐분절절제술로 선택한다.

### (7) 외상

① **정의** : 외상으로 인한 사망의 약 25%가 흉부외상이다. 50% 이상은 의료기관에 도착하기 전에 사망한다. 흉부외상은 천공외상과 비천공 외상으로 구분된다.

② **천공외상** : 칼과 같이 날카롭고 찔리기 쉬운 물체나 총상에 의해 개방성 상처를 입어 흉곽내압에 변화가 일어나는 외상이다.

③ **비천공외상** : 교통사고, 폭발, 추락 등에 의해 흉벽에 손상 없이 흉강 내의 장기가 손상되는 흉부회상의 가장 흔한 형태이다.

④ **폐좌상**
　㉠ **특징** : 가장 흔히 발생하는 치명적인 흉부외상이다. 폐실질 조직의 손상으로 인해 허파의 부종과 허파꽈리 내 혈액이 유출되어 정상적인 폐기능이 상실된다.

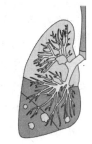

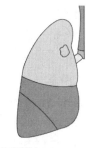

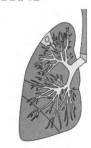

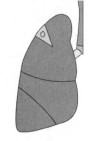

▍폐암 수술
• 폐전절제술

• 폐엽절제술

• 폐분절절제술

• 쐐기절제술

▨ 외과적으로 제거된 조직부위

ⓒ **증상**: 초기에는 증상이 나타나지 않다가 점차 객혈, 거품 소리(악설음), 호흡음 감소, 쌕쌕거림(천명음)이나 호흡부전이 발생한다.

ⓒ **치료 및 간호**

• 환기와 산소화 유지가 치료목표이다.

• 간호진단은 손상범위에 따라 다르다.

• 중심정맥압(CVP)을 확인하여 수분 섭취를 조절한다. 호흡억제가 있는 대상자는 허파를 팽창시키고 압력을 유지하기 위해 호기말양압(PEEP)를 사용한다.

⑤ **갈비뼈 골절**

ⓐ **특징**: 갈비뼈에 직접적인 타격이나 강한 압력에 의해 발생하는데, 대부분 자동차 사고로 인해 발생한다.

ⓑ **증상**: 합병증이 없는 단순 갈비뼈 골절의 경우 촉진과 호기 시 골절 부위에 국소적 통증과 압통이 유발되며 심호흡, 기침이나 움직일 시에 더 심해진다.

ⓒ **치료 및 간호**: X − 선으로 진단한다. 병증이 없다면 자연적으로 치유가 되어 보통 3 ~ 6주에 자연적으로 치유된다.

⑥ **연가양흉곽(동요가슴)**

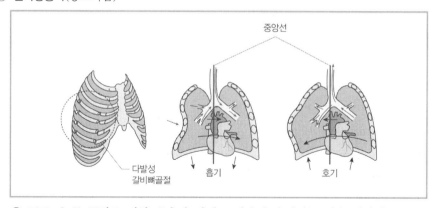

ⓐ **정의**: 늑골 골절로 정상 호흡과 반대로 가슴이 움직이는 것을 말한다.

ⓑ **특징**: 둔한 흉부외상에 따른 복합적인 갈비뼈 골절에 의하며 보통 폐 손상의 크기와 정도에 따라 임상적인 결과가 달라진다.

ⓒ **증상**: 초기에는 흡기와 호기 동안 생기는 흉곽의 모순운동이 나타나고 기흉, 혈기흉, 혈흉을 동반한다.

ⓓ **치료 및 간호**

• 응급 처치 시 동요가슴의 분절을 손바닥으로 지지한다. 손상된 쪽에 모래주머니나 압박드레싱을 하고 손상된 쪽으로 눕혀 일시적으로 처치한다.

• 호흡 기능 장애의 정도에 따라 치료가 다르다.

• 혈액량 감소 쇼크가 발생하면 간호사는 즉시 치료하고 대상자의 활력징후, 수분과 전해질 균형을 주의 깊게 사정한다.

⑦ **기흉**(공기가슴증)

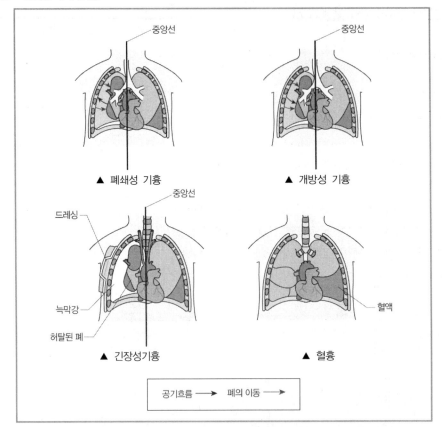

▲ 폐쇄성 기흉 　　　　▲ 개방성 기흉

▲ 긴장성기흉 　　　　▲ 혈흉

공기흐름 ⟶ 폐의 이동 ⟶

㉠ **정의** : 허파의 허탈 정도에 따라 폐활량이 감소하는 현상이다.

㉡ **병태생리** : 벽측 가슴막(흉막)이나 장측의 손상으로 폐와 흉벽 사이의 가슴막 강(흉막강) 안에 공기가 축적된다. 축적된 공기로 흉막 내압이 상승하고, 허파의 허탈 정도에 따라 폐활량이 감소한다.

㉢ **자연기흉** : 가장 흔한 형태로, 외상 없이 공기가 가슴막강에 축적된 상태이다.

㉣ **개방성 기흉** : 외상으로 인해 가로막(횡경막)이나 흉벽에 구멍이 생긴다. 구멍을 통해 공기가 가슴막강 내로 들어가고 가슴막의 내압이 증가하면서 허파의 일부분 혹은 전체가 허탈된 상태이다.

㉤ **긴장성 기흉** : 폐쇄성 기흉이나 개방성 기흉의 합병증으로 발생한다.

㉥ **치료 및 간호**

• 즉시 상처에 바셀린거즈로 드레싱한다.

• 배출구를 막고 흉관을 삽입해 흉막강 내 공기를 배출시켜 압력을 감소시킨다.

• 호흡과 심장상태에 주의 깊게 사정하고 긴장성 기흉의 증상과 징후를 관찰하며 간호한다.

⑧ **혈흉**

　㉠ **정의** : 혈액이 가슴막강 내에 축적되는 상태이다.

　㉡ **원인** : 흉부외상 후에 발생하는 흔한 문제로, 큰 혈관, 심장, 갈비 사이(늑간) 동맥과 같은 중요한 혈관이 파열되면서 발생한다. 항응고치료의 합병증, 폐암, 폐색전증, 가슴막 유착 분리증 등에서도 발생한다.

　㉢ **증상**

　　• 원인과 축적된 혈액량에 따라 증상과 징후가 다르다.

　　• 호흡부전, 심장애, 다량의 혈액이 손실로 혈액량 감소 쇼크를 초래한다.

　　• 작은 혈흉은 증상이 없지만 심하면 혈액이 가슴막강 내에 축적되어 폐 허탈이 일어나고 호흡이 억제 되는 증상이 나타난다.

　㉣ **치료 및 간호** : 흉부 X − 선 촬영을 통해 혈액 축적에 의한 폐 허탈 부위와 크기 확인이 가능하다. 혈흉이 작을 경우 가슴막에 흡수되기 때문에 치료가 필요하지 않다.

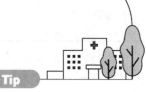

Plus Tip

**1** 폐포 내 가스 교환이 가장 효과적으로 일어나는 환기와 관류량의
비율은?

① 0.2        ② 0.4

③ 0.6        ④ 0.8

⑤ 1.0

※ 환기(V)와 관류(T)의 비율

㉠ 환기(Ventilation) : 호기와 흡기에 의해 폐포에서 공기가 들어가고 나가는 것

㉡ 관류(Tissue Permission) : 폐포 혈액 공급에 의한 산소($O_2$)와 이산화탄소($CO_2$)
의 교환

㉢ 폐첨에서의 환기 : 관류 = 1 : 1

㉣ 기저부에서의 환기 : 관류 = 0.8 : 1

**1**

④ 가장 효과적인 가스 교환의 환기량. 관
류량 비율은 4 : 5 즉 0.8 : 1이다.

**2** 만성 기관지염 환자의 동맥혈 가스 분석 검사 시행 후 pH 7.25,
$PaO_2$ 65mmHg, $PaCO_2$ 60mmHg, $HCO_3^-$ 26mEq/L의 결과가 측정
되었다. 환자의 간호중재로 옳은 것은?

① 특별한 문제 없다.

② 수분 섭취를 제한한다.

③ 복식 호흡을 제한한다.

④ Pursed Lip Breathing을 한다.

⑤ 비강캐뉼라로 100% 산소를 투여한다.

※ 동맥혈가스분석 결과 정상치

㉠ pH : 7.35 ~ 7.45

㉡ PaO2 : 80 ~ 100mmHg

㉢ PaCO2 : 35 ~ 45mmHg

㉣ HCO3− : 22 ~ 26mmHg

**2**

④ 7.35보다 낮은 pH, 정상치보다 높은
$PaCO_2$, 정상 범위의 $HCO_3^-$로 호흡성
산독증이다. 호흡성 산독증 환자 간호
중재 시 환자에게 입술을 오므린 호흡
을 교육하여 호흡조절 하도록 한다.

② 수분 섭취를 증가시킨다.

③ 복식 호흡을 통해 가로막 사용을 회복
할 수 있도록 한다.

⑤ 비강캐뉼라를 통해 낮은 농도의 산소를
공급한다.

답 1.④ 2.④

**3** 호흡곤란을 호소하는 환자의 과대환기에 대한 설명으로 옳은 것은?

① $PaO_2$는 증가한다.
② $PaCO_2$는 정상이다
③ 빠른 호흡을 유도한다.
④ 호흡성산증이 나타난다.
⑤ 비닐주머니를 대고 숨을 쉬게 한다.

**Plus Tip**

3
① $PaO_2$는 정상이다.
② $PaCO_2$는 감소한다
③ 느린 호흡을 유도한다.
④ 호흡성 알칼로시스 증상이 나타난다.

**4** 체위 배액에 관한 설명으로 옳은 것은?

① 식사 직후는 피하도록 한다
② 폐암 환자에게 체위 배액은 도움이 된다.
③ 체위 배액 중 기침을 하지 않도록 주의한다.
④ 환자가 불편감을 호소하더라도 자세를 유지한다.
⑤ 정확한 자세를 취할 경우 30분 정도 그대로 둔다.

4
① 식전 2시간, 식후 즉시에는 시행하지 않는다.
② 폐암, 골절, 전이성 질환 환자는 금한다.
③ 체위 배액 중 기침을 하게 하여 객담 배출을 돕는다.
④⑤ 불편감을 호소하지 않는다면 정확한 자세를 취한 후 5분간 자세를 유지한다.

**5** 흉곽 배액을 유지하고 있는 환자의 밀봉 배액병에서 물의 파동이 없어졌을 때 이유로 옳은 것은?

① 관이 막혀서
② 밀봉 유지가 안됨
③ 호흡곤란으로 인해
④ 환자의 정상 호흡 유지
⑤ 압력이 유지 되지 않음

5
① 밀봉 배액병의 파동이 사라짐은 혈괴나 튜브의 꼬임으로 관이 막힘을 의미한다.

※ **흉곽 밀봉 배액**
㉠ 흉막강 내로부터 공기와 삼출물을 제거하고 음압을 유지시켜 폐를 재팽창시킨다.
㉡ 늑막강 내 공기 유입 방지를 위해 밀봉 배액병 관 끝은 물속에 잠겨있어야 한다.
㉢ 흡기 시 배액관 물기둥이 올라가고 호기 시 내려간다.
㉣ 기포 생성 시 공기가 새는 것이므로 즉각적인 조치가 필요하다.

**답** 3.⑤ 4.① 5.①

**6** 흉곽 수술을 받은 환자가 환측 팔 운동을 시작할 수 있는 시기는?

① 1주 후      ② 2주 후
③ 한달 후      ④ 되도록 빠른 시일 내
⑤ 봉합 부위 완전 치유 후

※ 흉곽 수술 후 운동
㉠ 수술 직후 운동은 금기사항이 아니며 마취에서 깬 후부터 환측 팔과 어깨의 수동적 ROM 운동을 시작한다.
㉡ 수술 후 처음 24시간 동안은 4 ~ 6시간 마다 2회 운동, 점차적으로 늘려 2시간 마다 10 ~ 20회씩 운동을 시행한다.

**7** 만성 부비동염 수술 후 환자의 간호중재로 옳은 것은?

① 수분 제한      ② 온습포 적용
③ 45° 상체 올리기      ④ 심호흡, 기침 격려
⑤ 아침에 분비물 배액하기

**8** 알레르기성 비염 환자가 항히스타민제를 투여 받고 나타내는 부작용으로 옳은 것은?

① 빈맥, 발한      ② 땀 증가, 설사
③ 구강 건조, 졸음      ④ 저혈압, 식욕 부진
⑤ 땀 분비 감소, 어지럼증

**9** 폐렴 환자의 간호중재로 옳은 것은?

① 앙와위 유지      ② 수분 섭취 증가
③ 항생제 투여 제한      ④ 기침, 심호흡 방지
⑤ 저탄수화물, 고단백 식사

※ 폐렴 환자 간호중재
㉠ 산소를 공급한다.
㉡ 적절한 수분 섭취를 한다.
㉢ 고탄수, 고단백 식이를 제공한다.
㉣ 열 조절을 하고 항생제를 투여한다.
㉤ 호흡 증진을 위한 반좌위를 취한다.
㉥ 산소 요구량과 호흡곤란을 감소시키기 위해 휴식을 권장한다.
㉦ 통증 조절을 위해 진통제를 투여한다.
㉧ Nebulizer(네뷸라이저)를 적용하고 기관지 확장제를 투여한다.
㉨ 폐색전과 무기폐 방지를 위해 체위 변경을 한다.

**Plus Tip**

**6**
④ 마취에서 깨어나면 환측 팔과 어깨의 ROM(Range Of Motion, 관절 가동 범위)운동이 가능하다.

**7**
③ 부종 감소와 배액 촉진 위한 반좌위를 취해준다.
① 수분 섭취를 격려한다.
② 냉찜질을 적용한다.
④ 기침이나 코를 푸는 행위로 수술 부위 압력을 증가시키지 않도록 한다.
⑤ 분비물은 뱉어내게 하며 코는 가볍게 닦아낸다.

**8**
⑤ 항히스타민제 부작용으로 땀 분비 감소, 어지럼증, 졸림, 변비 등이 나타난다.

**9**
① 호흡 증진을 위한 반좌위를 취한다.
③ 항생제를 투여한다.
④ 기침, 심호흡 격려한다.
⑤ 고탄수화물, 고단백 식이를 제공한다.

**답** 6.④ 7.③ 8.⑤ 9.②

**10** 폐농양 환자의 임상 증상으로 옳지 않은 것은?

① 발열        ② 흉통

③ 빈혈        ④ 체중 증가

⑤ 혈액 섞인 객담

※ 폐농양 증상
㉠ 발열        ㉡ 기침
㉢ 혈액 섞인 객담 배출        ㉣ 흉통
㉤ 빈혈        ㉥ 체중 감소
㉦ X – ray상 농으로 채워진 공동

**11** 폐결핵균의 특성에 대한 설명으로 옳은 것은?

① 직사광선에 강하다.

② 완치될 때까지 격리한다.

③ 내성이 생기는 것을 방지하기 위해 단독 투여한다.

④ 화학 치료 2 ～ 4주 이상 지나면 격리하지 않아도 된다.

⑤ Tuberculin(투베르쿨린) 반응 검사 팽진 5mm 이상 시 BCG 접종을 한다.

**12** 만성 기관지염 환자의 증상으로 옳은 것은?

① 천명음        ② 고산소증

③ 적은 객담        ④ 저탄산혈증

⑤ 간헐적 기침

**13** 고농도 산소를 투여 중인 COPD 환자에게 나타나는 문제점은?

① 고환기        ② 호흡중추 자극

③ 이산화탄소 중독        ④ 대사성 산증 악화

⑤ 대사성 보상 기전 방해

※ COPD(만성 폐쇄성 폐 질환) 환자 산소공급
㉠ 만성적 고탄산혈증 적응 상태
㉡ 산소요구도에 따른 호흡 자극
㉢ 비강캐뉼라를 통한 1 ～ 2L/min 저농도 산소 투여
㉣ 고농도 산소 투여 시 호흡성 보상 기전 억제 → 이산화탄소 중독 → 저환기 → 혼수나 사망 초래

➕ **Plus Tip**

**10**
④ 체중 감소가 나타난다.

**11**
① 직사광선, 자외선, 열에 의해 파괴된다.
② 약물 치료 시작 후 2 ～ 4주 이상 지나면 활동을 제한하지 않는다.
③ 내성 예방을 위해 결핵약을 병용하여 사용한다.
⑤ Tuberculin(투베르쿨린) 반응 검사 시 음성인 경우 BCG 접종을 한다.

**12**
② 저산소증
③ 많은 객담
④ 과탄산혈증
⑤ 지속되는 기침

**13**
① 저환기
②⑤ 호흡성 보상 기전 억제
④ 고탄산혈증

**답** 10.④ 11.④ 12.① 13.③

**14** 급성 천식 환자를 위한 간호중재로 옳은 것은?

① 기관지 수축제를 투여한다.
② 충분한 수분 섭취를 격려한다.
③ 차고 건조한 습도를 유지한다.
④ 안정을 위한 많은 대화를 나눈다.
⑤ 복위를 취해 가스 교환을 개선한다.

**14**
① 기관지 확장제를 투여한다.
③ 차고 건조한 공기에서 천식 발작이 호발한다.
④ 과도한 대화를 자제한다.
⑤ 호흡 양상과 가스 교환 개선을 위해 반좌위를 취해준다.

**15** 폐종양 환자가 보이는 임상적 증상은?

① 결절　　　　　　　　② 기관지 경련
③ 화농성 객담　　　　　④ 늑막 마찰음
⑤ 객담 내 충란

**15**
폐종양 임상 증상
㉠ 기침, 객혈, 화농성 객담
㉡ 흉통, 호흡곤란, 천명음, 폐렴, 기관지염
㉢ 식욕 저하, 체중 감소, 발열, 악액질

**16** 목에 이물질이 있는 것 같고 삼킴이 힘들다고 호소하는 후두암 환자에게 가장 우선적으로 시행해야 하는 간호중재로 옳은 것은?

① NPO 한다.　　　　　② 기관절개를 준비한다.
③ 수분 섭취를 제한한다.　④ 종이와 펜을 준비한다.
⑤ 후두경을 통해 흡인해준다.

**16**
⑤ 후두 흡인을 통한 이물질 제거로 기도 개방을 유지하고 확보한다.

**17** 긴장성 기흉이 발생한 환자의 임상 증상으로 옳은 것은?

① 늑막압 감소　　　　　② 이환 부위 폐 허탈
③ 환측 흉부운동 증가　　④ 심장 정맥 혈류량 증가
⑤ 손상받지 않은 폐의 환기량 증가

**17**
① 늑막압 증가
③ 환측 흉부운동 저하
④ 심장 정맥 혈류량 감소
⑤ 손상받지 않은 폐의 환기 감소

※ 긴장성 기흉
㉠ 흡기 시 들어온 늑막강 내 공기가 나가지 못해 지속적 흉부 내압이 증가한다.
㉡ 심한 호흡곤란이 일으키고 환측 가슴의 운동과 호흡음이 사라진다.
㉢ 이환 부위 늑막 내압 상승으로 폐 허탈이 일어난다.
㉣ 손상받지 않은 부위로 압력을 받을 종격동이 이동되어 손상되지 않은 폐의 압박으로 환기를 감소시킨다.
㉤ 대정맥 압박으로 심장으로의 정맥귀환이 방해되어 심박출량이 감소한다.

답 14.② 15.③ 16.⑤ 17.②

**18** 사고로 인한 흉곽 좌상으로 수술을 받은지 1일 째 된 환자에게 해줄 수 있는 간호중재로 옳은 것은?

① 얕은 호흡을 유지한다.
② 앙와위로 절대안정을 취한다.
③ 수술 후 특이 합병증이 없음을 교육한다.
④ 흉곽 밀봉 배액을 유지하며 기침을 격려한다.
⑤ 퇴원 후 최대 이상 운동으로 기흉을 예방한다.

**19** 폐포 내 관류 저하가 나타나는 것으로 옳은 것은?

① 폐렴
② 무기폐
③ 폐색전
④ 폐기종
⑤ 기관지 확장증

**20** 성인 호흡 부전증 무호흡 환자에게 우선적으로 취해야 할 간호사항은?

① 반좌위를 취해준다.
② 이뇨제를 투여한다.
③ Corticosteroid를 투여한다.
④ 구강으로의 섭취를 권장한다.
⑤ 기관 내 삽관을 통해 인공호흡기를 적용한다.

※ **성인 호흡 부전증(ARDS)**
㉠ 본래 폐 질환이 없는 상태에서 미만성 폐 손상 후 고탄산혈증 없이 급성 저산소성 호흡부전 증후군이 나타난다.
㉡ 양쪽 폐의 간질세포와 폐포에 침윤이 나타난다.
㉢ 동맥혈가스분석 검사 시 $PaO_2$는 감소하고 $PaCO_2$는 증가한다.
㉣ 무호흡 환자의 경우 환기 불가능으로 인해 기관 내 삽관을 시행하여 인공호흡기 적용으로 환기를 증진한다.

**Plus Tip**

**18**
① 호흡 증진을 위한 심호흡을 격려한다.
② 기도 유지와 가스 교환 증진을 위해 반좌위를 취해준다.
③ 수술 후 출혈이나 피하 기종 등의 합병증을 관찰하고 예방한다.
⑤ 퇴원 후 활동 가능한 범위 정도로만 활동하고 휴식을 취하도록 한다.

**19**
③ 혈관, 혈액의 정체로 폐포 내 관류 저하가 발생하는데, 폐색전의 경우 색전으로 인해 혈액 관류가 저하된다.

**20**
⑤ 제일 먼저 기관 내 삽관, PEEP, CPAP 같은 기계적 환기가 필요하다.

답 18.④ 19.③ 20.⑤

# 소화기계

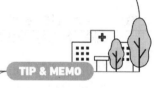

| 학습목표 | • 소화기계 구조와 기능에 대해 설명할 수 있다.<br>• 위장관 삽관과 영양관리에 대해 설명할 수 있다.<br>• 위장장애의 정의와 간호에 대해 설명할 수 있다.<br>• 소·대장 장애, 곧창자와 항문 장애의 원인, 증상, 간호를 설명할 수 있다. |
| --- | --- |

## 1 위장기계(GI, Tract, Alimentary Canal)

### (1) 구조 및 기능

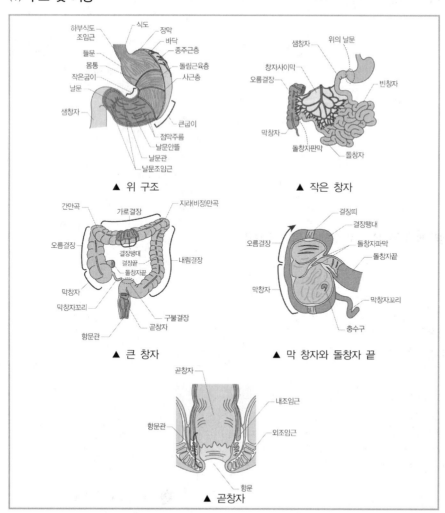

▲ 위 구조

▲ 작은 창자

▲ 큰 창자

▲ 막 창자와 돌창자 끝

▲ 곧창자

① **위장기계** : 구강, 식도, 큰 창자, 작은 창자, 항문, 곧창자로 구성된다.

② **부속기** : 간, 이자(췌장), 소화액을 분비하는 침샘과 연결되어 있다.

③ **위장** : 부속기관과 함께 음식을 소화하고 흡수 및 대사하며 노폐물을 배설한다.

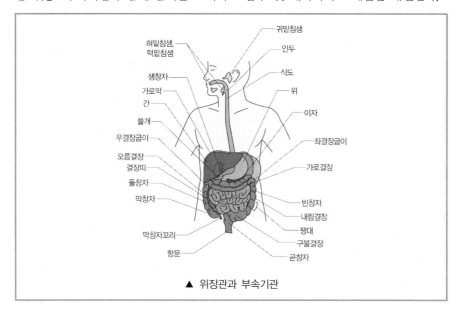

▲ 위장관과 부속기관

④ **구강** : 음식물을 섭취한다. 구강으로 들어온 음식물은 위로 이동하는 통로인 식도를 지나 근육으로 된 둥근 주머니인 위로 들어간다.

⑤ **작은 창자** : 빈창자(공장), 샘창자(십이지장), 돌창자(회장)로 구분된다.

⑥ **큰 창자** : 막창자(맹장), 잘룩창자(결장), 곧창자(직장)으로 구분된다. 식물성 섬유의 소화와 수분을 흡수하여 대변을 만든다.

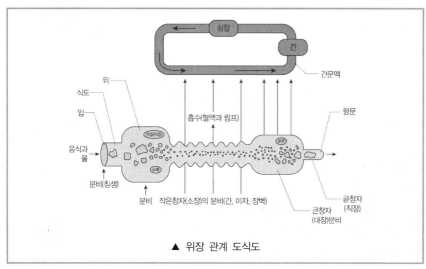

▲ 위장 관계 도식도

**▮ 빈창자**
Jejunum

**▮ 샘창자**
Duodenum

**▮ 돌창자**
Ileum

**▮ 막창자**
Cecum

**▮ 잘룩창자**
Colon

**▮ 곧창자**
Rectum

## 2 자료 수집

### (1) 주관적 수집 자료

① 가족력, 유전적 소인, 인구학적 자료

② 개인력, 식이력

③ 사회경제적 · 정신사회적 상태를 중심으로 수집

### (2) 객관적 자료

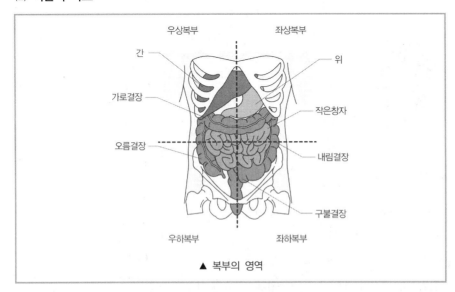

▲ 복부의 영역

① **신체사정** : 씹기 능력, 침 분비, 삼킴 능력을 통한 구강 · 혀의 상태, 꼬리뼈(미골) · 항문의 가려움증, 항문틈새(항문 열구)의 곧창자(직장)에 압통이나 덩어리, 복부근육의 경련이나 강직, 장기 비대 등으로 복부를 사정한다.

② **진단 검사**

　㉠ 위장관 질환의 임상 검사, 내시경 검사, 방사선 검사로 객관적인 사정을 한다.

　㉡ **임상 검사** : D − 자일로스(D − Xylose) 흡수 검사, 태아암항원(CEA)와 CA19 − 9검사, 전혈구 검사, 혈청알부민과 카로틴검사, 전해질 검사, 대변검사, 소변 케톤검사를 시행한다.

　㉢ **방사선 검사** : 하부위장관조영술(바륨관장), 복부 단순촬영, 상부 위장관 촬영술, 소장촬영술, 자기공명영상, 컴퓨터단층촬영을 시행한다.

　㉣ **내시경 검사** : 대장내시경 검사, 상부 위장관 내시경 검사, 직장구불결장검사가 있다.

　㉤ **기타 검사** : 생검, 초음파검사, 대장 − 항문 기능검사, 식도 운동기능검사, 보행성 24시간 pH 측정검사, **캡슐 내시경 검사**[+], 빈스테인(Bernstein) 검사, 위액 분석검사가 있다.

---

**TIP & MEMO**

**▌내시경 검사**

• 위 내시경 검사

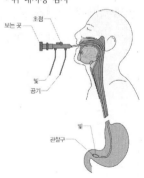

• 대장 내시경 검사

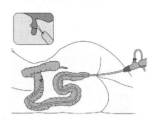

**✚ 캡슐 내시경 검사**

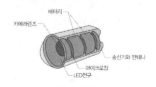

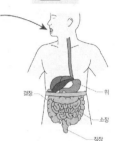

## 3  위장관 삽관과 영양 관리

### (1) 코위관

① 정의 : 유연한 플라스틱이나 고무로 만들어진 위장관 튜브이다. 비강이나 구강을 통해 길이가 짧은 관으로 장이나 위까지 삽입한다.

② 레빈관 : 상부 위장관의 가스나 수분을 제거할 때, 약물·음식물 투여, 위의 내용물 수집할 때 사용한다.

▎레빈관
Levin Tube

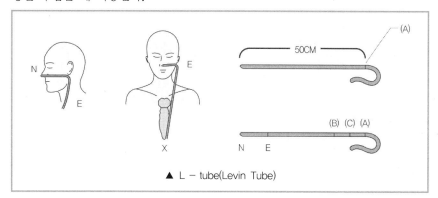

▲ L − tube(Levin Tube)

③ 위 섬프 튜브 : 삽입 방법은 Levin Tube와 같다. 위의 압력을 감소시키고 위를 비우기 위해 사용한다.

▎위 섬프 튜브
Gastric Sump Tube

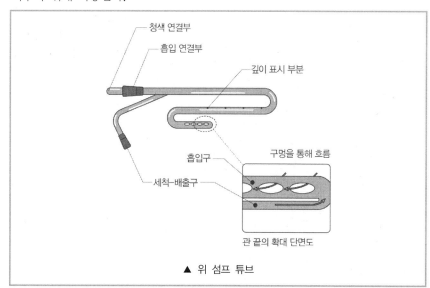

▲ 위 섬프 튜브

④ **모스튜브** : 내관이 3개로 감압 카테터이다. 위 세척뿐 아니라 위와 식도를 흡인 한다. 세 번째 구멍은 샘창자로 영양을 공급한다.

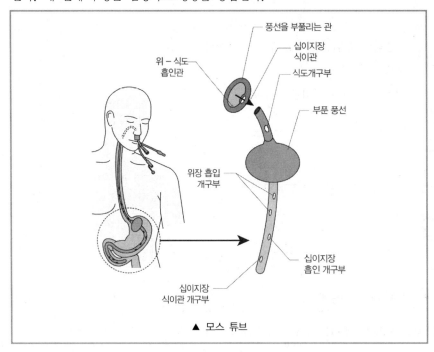

| 풍선을 부풀리는 관 |
| 십이지장 식이관 |
| 위 – 식도 흡인관 |
| 식도개구부 |
| 부푼 풍선 |
| 위장 흡입 개구부 |
| 십이지장 흡인 개구부 |
| 십이지장 식이관 개구부 |

▲ 모스 튜브

## (2) 코위관과 코장관 삽입

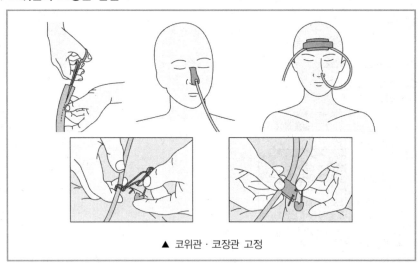

▲ 코위관 · 코장관 고정

**TIP & MEMO**

**│ 모스튜브**

Moss Tube

**│ 감압**

수분이나 가스로 장이 팽창되지 않도록 장 내용물을 흡입하는 과 정이다.

**│ 코장관**

• 감압 또는 흡인을 위해 사용한다.

• 식도, 코, 위를 통해 장에 삽입한다.

① 튜브 삽입

⊙ 폴리우레탄 튜브는 유연해지도록 따뜻하게 한다.

ⓒ 수용성 윤활제를 사용한다.

ⓒ 고개를 뒤로 젖힌 상태에서 튜브가 통과할 때까지는 침을 삼키도록 한다.

ⓔ 피부에 복합 벤조인 팅크를 바르고 튜브가 떨어지지 않도록 알레르기 방지 테이프로 이마나 코와 뺨에 고정한다.

ⓜ 튜브가 도달했는지 확인하고 테이프로 고정한다.

② **코위관 위치 확인** : 안전을 위해 코위관의 정확한 위치를 확인하는 것은 매우 중요하다. 처음에는 X - 선으로 확인하며 액체를 입하기 전에 한 번 다시 확인한다.

③ **코장관 삽입 진행 과정** : 관이 유문 괄약근을 통과하면 매 시간마다 조금씩 장으로 들어간다. 꿈틀 운동이나 중력에 의해 관이 들어갈 수 있도록 대상자를 2시간마다 좌 · 우 · 정면으로 자세를 바꿔 눕게 한다.

④ **합병증** : 피부 · 점막건조, 졸음증(기면), 소변량 감소로 체액결핍 · 폐합병증, 튜브로 인한 자극이 합병증을 발생시킬 수 있다.

⑤ **튜브 제거** : 풍선의 바람을 빼 튜브의 끝이 식도에 이를 때까지 10분씩 간격을 두고 15 ~ 20cm씩 천천히 부드럽게 당긴다. 끝이 비강에 이르면 신속하게 제거한다.

### (3) 코위 · 장관을 통한 영양 공급

① 영양 공급

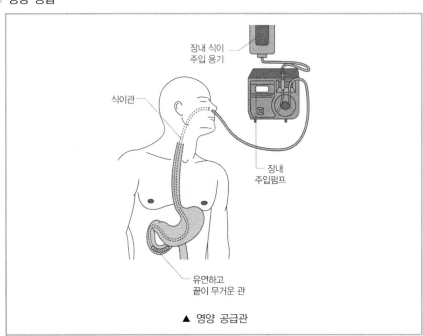

▲ 영양 공급관

**TIP & MEMO**

▌**복합 벤조인 팅크**

Benzoin Tincture

ⓘ **구강 섭취가 어려운 경우** : 영양 공급은 소화기능을 이용하는 장관영양과 정맥으로 공급하는 완전정맥영양이 있다. 위장관 질환이 있다면 모두 병행한다.

ⓛ **영양 상태 평가** : 상박둘레, 혈청 알부민 수치, 체중과 신장, 총 림프구 수, 피부반응 검사, CHI, 트렌스페린 수치를 파악한다.

ⓒ **영양 상태를 사정한 이후** : 위장관이 안전하다 판단되면 장관영양(위장관으로 영양 공급)을 실시한다.

ⓔ **구강 섭취가 불가능한 상태에선** 경관급식을 한다.

ⓜ **경구섭취가 가능한 경우,** 구강으로 섭취한다.

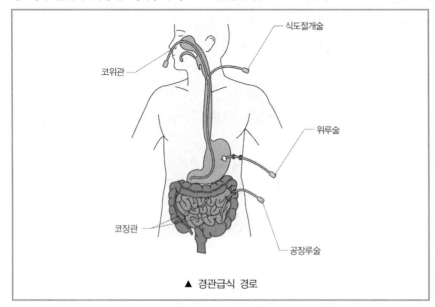

▲ 경관급식 경로

② **경관 영양 유동식 농도** : 체내 수분 균형을 유지시키기 위해 삼투질 농도와 삼투를 적절하게 주입한다. 삼투압은 날문(유문)을 통해 영양을 공급받을 때 중요하다. 삼투압이 높은 진한 용액을 많이 주입하면 덤핑 증후군이 발생할 수 있다.

③ **경관 영양 대상자 간호** : 경관 영양 주입 과정을 안전하게 진행한다. 배변양상 조절, 적절한 체액 유지, 기도간호, 대응능력 증진, 대상자 교육을 한다.

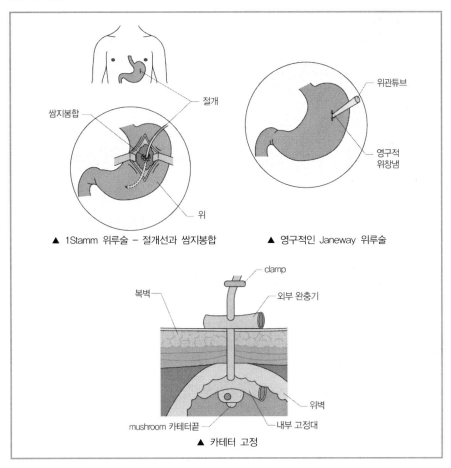

## (4) 위루술

▲ 1Stamm 위루술 – 절개선과 쌈지봉합          ▲ 영구적인 Janeway 위루술

▲ 카테터 고정

① **정의** : 위에 구멍을 만들어 음식물과 수분을 주입하는 수술이다. 대상자가 허약하거나 노인인 경우 위루를 통해 장기간 영양을 공급한다.

② **영양 공급**

　㉠ 수술 후에 바로 관을 통해 공급한다.

　㉡ 처음에는 물과 10%의 포도당을 사용하여 1회 30 ~ 60mL를 주입하다가 양을 점차 늘린다.

　㉢ 2일차에 영양주입으로 인한 증상이 없다면 양을 조금 더 늘려 주입한다.

　㉣ 식이는 유동식에서 반유동 식이나 일반식이로 변경한다.

③ **신체상에 대한 적응** : 심한 신체상 손상으로 정상적인 식사가 불가능하다. 대상자에게 식사 방법과 위루술의 목적에 대해 상의하는 것이 상황극복에 도움이 된다.

④ **대상자 교육** : 대상자의 관심·지식수준·정보를 파악하여 적용능력을 사정한다. 대상자의 상태에 맞는 관을 통한 영양법과 식이를 준비하는 방법을 교육하고 시범을 보인다.

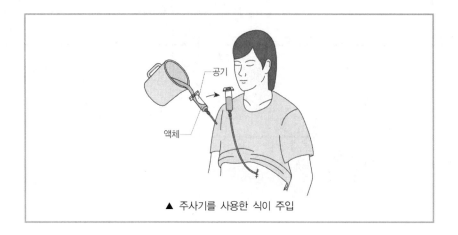

▲ 주사기를 사용한 식이 주입

### (5) 완전 정맥 영양법(TPN, Total parenteral nutrition)

① 정의 : 대정맥이나 말초혈관을 통해 영상소를 공급할 때 인체에 필요한 영양소의 일부나 전체를 위장관을 거치지 않는 방법이다. 말초정맥영양법과 중심정맥 영양법이 있다.

② 적응증

  ㉠ 소장 질환, 만성설사, 소장절제술 등 : 입으로 음식을 먹을 수 없거나 먹어도 흡수되지 않는 경우

  ㉡ 급성췌장염, 궤양성 대장염 등 : 치료목적으로 장관이나 이자(췌장)를 쉬게하는 경우

  ㉢ 항화학 요법, 심한 화상, 방사선 치료 : 영양분을 공급해도 영양불량이 예상되는 경우

  ㉣ 극심한 영양 결핍증 : 위장관이 거의 작용할 수 없는 경우

③ 성분과 종류 : TPN영양은 포도당과 질소균형 촉진을 위한 아미노산의 혼합물이다. 지질은 개별적으로 공급한다.

④ 주입 방법 : 혈액보다 5 ~ 6배 정도 많이 농축되어서 말초정맥의 내벽에 손상을 줄 위험이 있다. 다른 혈관 합병증이나 정맥염의 예방을 위해 큰 구멍의 바늘이나 카테터로 주입한다.

⑤ 완전 정맥영양 대상자 간호 : 완전 정맥 영양법을 서서히 중단시켜 신체가 포도당의 농도 변화에 적응한다. 감염 예방, 최적의 영양 상태 유지, 최적의 활동수준 유지, 수분 균형유지, 대상자 교육과 가정교육이 필요하다.

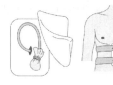

## 4  구강과 식도장애

### (1) 구강 장애

① 구내염

    ㉠ 정의 : 감염이나 전신허약으로 발생하는 구강 점막의 염증이다.

    ㉡ 원인 : 항암치료, 물리적 손상, 부적절한 치아에 따른 화학적 손상, 효모균, 구강 내 상주 바이러스·세균에 따른 염증, 영양 결핍이 주된 원인이다.

    ㉢ 종류 : 구강과 입술에 홍반을 기반으로 한 궤양인 아프타 구내염, 단순 헤르페스, 칸디다증, 외상성 구강궤양이 있다. 화학적 요인이나 영양 결핍으로 발생한다.

② **침샘 장애** : 침샘 안에 결석이 형성된 침돌증(타석증), 이뇨제와 같은 특정 약물, 장기간의 코위관 삽입, 구강 섭취 부족으로 인한 침샘의 분비 감소가 원인인 침샘염, 양성 침샘 종양이 있다.

③ 구강 내 종양

    ㉠ **양성 종양** : 섬유종, 신경섬유종, 지방종, 혈관종이다. 발생 부위 압박을 초래하기 때문에 미용 효과를 위해 제거하거나 절제를 한다.

    ㉡ **악성 종양** : 흡연을 자주하는 40 ~ 50세 남성에게 흔하고 5% 미만이 구강 내에 발생한다.

    ㉢ **입술 암** : 완치가 가장 잘되지만 혀의 편형상피암은 광범위한 림프관과 혈관으로 예후가 가장 나쁘다.

    ㉣ 종양의 단계와 위치에 따라서 화학 요법, 방사선 치료, 수술을 한다.

④ **외상성 장애** : 구강의 상처는 열상, 괴상, 천자상처로 발생한다. 부종, 통증, 홍반, 출혈이 나타난다.

⑤ **치료 및 간호** : 구강 청결을 자주 하거나 수용성 윤활제를 발라주며 구강 간호를 한다. 영양 보충과 신체상 증진, 진통제를 사용으로 통증 완화를 시행한다.

**▍근치경부 절제술**

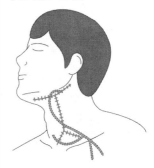

## (2) 식도장애

### ① 식도이완 불능증

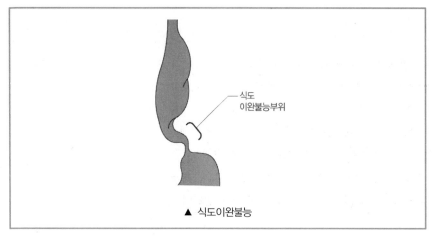

▲ 식도이완불능

ⓐ **정의** : 식도의 하부 평활근 절반 이상의 연동운동이 소실되어 하부식도 조임근(괄약근) 이완에 장애가 발생하는 식도운동질환이다.

ⓑ **원인** : 신경전달 장애로 초래되며 하부식도 운동 장애이다. 정확한 원인은 불분명하다.

ⓒ **증상**: 식도하부에 음식이 축적되어 만성적·점진적으로 역류, 가슴앓이, 삼킴곤란이 생기고 차가운 액체를 마시기 힘들다.

ⓓ **진단 검사** : 정확한 진단은 바륨연하 검사를 통해 가능하다. 식도 내압 측정검사를 통해 하부식도의 압력 증가와 조임근의 불완전한 이완을 진단한다.

ⓔ **치료** : 외래에서 내과적 치료를 시작한다. 증상이 악화될 경우 수술을 시행한다. 보툴리누스독소나 공기풍선확장술, 식도근절개술을 이용한다.

### ② 역류 식도염·위 – 식도 역류 질환

ⓐ **정의** : 위 내용물이 식도로 역류되어 염증이 생긴 상태이다.

ⓑ **원인** : 하부식도 조임근(LES) 기능이 저하된 것이 가장 큰 원인이다. 장기간의 구토, 십이지장 궤양, 식도나 위 수술로 발생할 수 있다.

ⓒ **증상** : 역류의 빈도, 점액 분비물·타액의 중화 능력, 역류 내용물, 위 내용물이 비워지는 정도에 따라 가슴앓이, 삼킴통, 위산 역류 등의 다양한 증상이 나타난다.

ⓓ **진단 검사** : 종합적인 증상과 질병 위험 요인을 통해 결정된다. 생활습관 개선 4주 이후 증상이 지속되면 식도를 직접 관찰하고 조직표본을 채취하기 위해서 상부 위장관 내시경 검사를 진행한다.

ⓔ **치료 및 간호**
  • 위 – 식도 역류를 감소시키고 역류물을 중화한다.
  • 식도청소율을 향상시켜 식도점막을 보호하는 것이 치료의 목적이다.

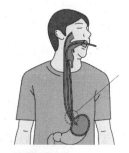
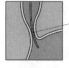
좁아진 끝부분으로 카테터를 통과시킴
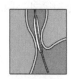
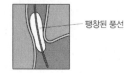
팽창된 풍선

- 식이와 생활습관을 개선한다.
- 제산제나 양성자 펌프억제제, 히스타민 수용체 길항제 등 약물 요법을 시행한다.
- 스트레타 시술, 엔터릭스 시술 같은 내시경 치료, 복강경 **위바닥 주름 성형술**[+]과 **항역류 보철술**[+]같은 외과적 관리를 시행한다.

③ 식도헤르니아(식도열공탈장)

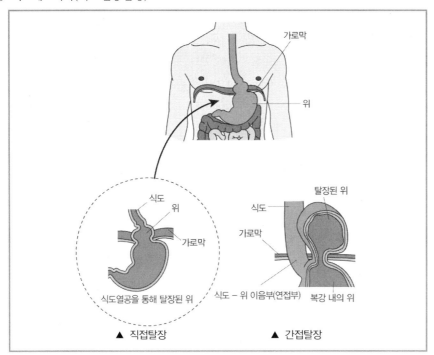

▲ 직접탈장　　　　▲ 간접탈장

㉠ **정의** : 가로막(횡경막) 내에 식도구멍으로 위와 다른 복부장기들이 탈장된 것을 말한다.
㉡ **원인** : 가로막의 식도와 미주신경이 지나가는 지점이 취약하여 발생한다.
㉢ **증상** : 위산의 역류가 없다면 대부분 뚜렷한 증상이 나타나지 않는다. 누워있을 때 증상이 더욱 심해진다.
㉣ **치료** : 양성자펌프 억제제와 $H_2$ 길항제를 처방하여 위 − 식도 역류를 감소시킨다. 상부 위장관 내시경 검사와 바륨연하 검사로 진단하고 탈장이 꼬이거나 증상이 심해지면 복강경 위바닥 주름 성형술을 시행한다.

④ 식도암
㉠ **특징** : 조직학적으로는 선암과 편평상피암으로 구분된다. 편평상피암이 95%로 대부분이다. 주로 남성에게 높은 발병률을 보이며 주로 50대 이후에 발생한다.
㉡ **원인** : 오랜 흡연과 음주가 발생 위험과 밀접하다. 부식성식도협착, 식도이완불능증이 있는 경우에도 발생 위험이 증가한다.

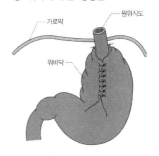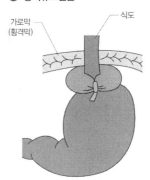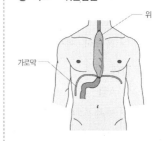

ⓒ 증상 : 초기에는 대부분 무증상이다. 쉰 목소리, 철분결핍성 빈혈, 구토, 만성 기침, 가슴앓이, 삼킴 통증이 증상으로 나타난다.

ⓔ 진단 검사 : 내시경 검사, 식도조영술, 바륨연하 검사, 세포 검사, CT을 시행하여 진단한다.

ⓜ 치료 : 초기에 발견하면 완치가 가능하다. 후기에 발견되면 식사가 가능할 정도의 일시적인 치료만 가능하다. 종양의 크기, 위치, 전이여부에 따라 치료가 달라진다.

ⓗ 간호 : 종양의 크기와 성장을 감소시키기 위해 방사선 치료, 시스플라틴(Cisplatin) · 5 – 플루오로우라실(5 – Fluorouracil)같은 약물 치료, **내시경 점막 절제술**⁺, **식도의 결장삽입술**⁺, 고주파열 치료, 식도대치술을 시행한다.

⑤ 외상성 장애 : 흉부나 복부 손상과 동반되는 경우가 흔하다. 화상, 이물질 흡입이 주로 있고 화학물질에 의한 화상이 자주 발생한다.

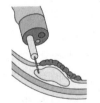
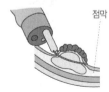
## 5 위장 장애 위염

### (1) 위염

① 정의 : 위점막의 염증 변화로 인해 급성과 만성으로 구분된다. 식이나 약물 복용이나 환경적 요인, 병원체에 의해 발생한다.

② 급성 위염

ⓐ 원인 : 술이나 강한 양념, 프레드니손, 인도메타신과 같은 약물로 인한 화학적 자극이나 전신 감염, 식중독이 원인으로 작용한다.

ⓑ 병태생리 : 점막의 방어기전이 자극성 물질이나 세균으로 파괴되어 발생한다.

ⓒ 증상 : 구역과 구토, 식욕 부진, 상복부 통증, 복부경련이나 설사 등이 흔히 나타난다.

ⓓ 치료 및 간호
• 위 점막은 빠르게 재생이 되기 때문에 자극인자를 제거하면 치유된다.
• 먼저 원인요소를 제거하고 점막이 스스로 다 치유가 될 때까지 위를 보호한다.
• 점막이 재생되는 동안 금식하고 정맥으로 영양을 공급한다.

③ 만성 위염

ⓐ A형
• 벽세포의 양성자펌프와 으뜸세포(주세포)의 펩시노겐에 대한 자가항체로 발생하는 자가면역성 위염이다.
• 병태생리 : 벽세포에서 위산분비가 감소되어 벽세포의 기능이 감소하면 악성빈혈이 발생한다.

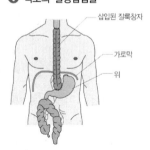
▌프레드니손
Prednisone

▌인도메타신
Indomethacin

TIP & MEMO

ⓛ B형

- 위안뜰부(위전정부)를 침범하는 헬리코박터 파일로리 감염으로 발생하며 만성 위염의 대부분이다.
- **병태생리** : 산 분비의 감소가 적지만 가스트린 수치와 비타민B12 흡수는 대부분 정상이다. 진행되면서 점막이 점차적으로 위축되고 산 분비가 감소한다.

ⓒ **증상** : 조직검사는 내시경을 통해 확진한다. 급성 감염 이후에도 증상이 없고 증상이 있는 경우에는 전반적으로 소화불량을 호소한다.

ⓔ **치료 및 간호**

- A형은 기존의 전신질환을 치료하는 것이 치료 방법이고 B형의 경우 치료 방법이 불분명하다.
- 대부분 헬리코박터 파일로리 감염으로 발생하지만, 심한 증상이나 궤양이 없을 경우에는 따로 감염치료를 하지 않는다.
- 처방된 약물을 제대로 복용하지 않는 경우 간호사는 처방된 약물의 복용법과 부작용을 교육해야 한다.
- 재발이 흔하므로 강조하여 교육한다.

▌**헬리코박터 파일로리**

H, Pylori

▌**가스트린**

Gastrin

## (2) 소화성 궤양

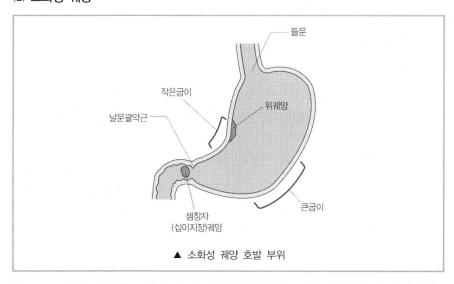

▲ 소화성 궤양 호발 부위

① **정의** : 상부 위장관 표면에 생긴 궤양을 총칭한다. 샘창자(십이지장)와 위궤양을 포함한다.

② **원인**

ⓞ 위에 서식하는 헬리코박터 파일로리와 비스테로이드소염제 사용이 만성 위염과 소화성 궤양을 유발한다.

ⓛ 혈액형 O형에서 주로 호발한다.

ⓒ 유전적 소인, 흡연, 알코올, 스트레스와 식이 요인으로 발생한다.

▌**궤양(Ulcer)**

방어막인 점막의 파괴를 나타내는 용어로, 점막아래 조직이 위 분비물에 소화되어 노출된 것을 말한다.

③ **병태생리**

　㉠ 악화시키는 요인이 방어기전을 능가할 경우 균형이 유지되지 않아 궤양이 발생한다.

　㉡ **점막방어인자** : 점액, 알칼리 분비, 점막혈류, 세포 재생이 있다.

　㉢ **점막공격인자** : 헬리코박터, 염산(HCl), 펩신, 담배나 카페인, 알코올과 같은 점막 손상물질이 있다.

④ **임상 증상** : 등이나 상복부 중앙에서 둔하고 갉는 것 같은 통증과 가슴앓이를 호소한다. 변비와 출혈을 구역과 구토도 나타난다.

⑤ **진단 검사** : 내시경 검사가 가장 정확하다.

⑥ **합병증** : 모든 합병증은 생명에 위협이 될 수 있지만 조기 진단으로 치료할 수 있다.

　㉠ 흔하게 출혈, 천공, 날문폐색(유문폐색)이 발생할 수 있다.

　㉡ 출혈의 경우 24시간 이내에 내시경 검사를 통해 진단 및 방사선 치료나 외과적 수술의 필요성을 결정한다. **정맥류 결찰술⁺**, 레이저, 주사경화요법, 풍선탐포네이드 방법을 시행한다.

　㉢ 천공은 수시간이 지나면 화학성 복막염이 발생하고 세균성 복막염으로 진행되기 때문에 가능하면 빨리 수술한다.

⑦ **치료**

　㉠ 헬리코박터 파일로리(H. Pylori) 감염 제거, 증상완화, 천공이나 출혈, 폐색과 같은 합병증 예방이 목표이다.

　㉡ 질환이 의심될 경우 초기에는 약물 치료를 시행한다. 한 달 후에 효과를 평가하여 결과에 따라 추가 진단 검사를 시행한다.

　㉢ 약물 요법에는 제산제나 양성자펌프억제제, H2수용체 길항제, 항콜린제와 같은 위산분비억제제, 점막 보호제, 헬리코박터 파일로리(H. Pylori) 감염에 대한 항생제를 사용한다.

　㉣ 내과적 치료의 실패로 인해 합병증이 발생한 경우에는 날문성형술, 미주신경절제술, Billroth I(위 − 십이지장문합술), Billroth II(위 − 공장문합술)같은 수술을 시행한다.

⑧ **간호** : 합병증이 없을 경우에는 가정에서 약물로 치료한다. 통증완화나 불안완화에 대해 간호하고 대상자 교육을 진행한다.

**➕ 정맥류 결찰술**

• 고무밴드로 출혈이 생긴 부위를 묶은 밴드결찰술이다.

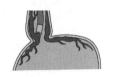
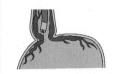

## (3) 위암

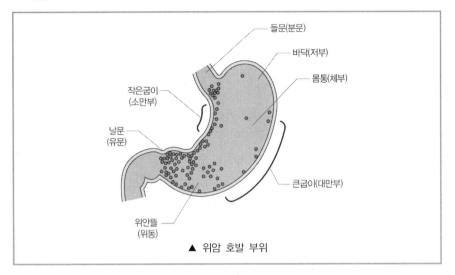

작은굽이
(소만부)

날문
(유문)

들문(분문)

바닥(저부)

몸통(체부)

큰굽이(대만부)

위안뜰
(위동)

▲ 위암 호발 부위

① **특징** : 우리나라에서 남녀 모두 통틀어 위암이 가장 많이 발생한다(통계청, 2014). 암으로 인한 사망률은 위암이 3위이고 선암이 90%, 나머지 10%는 림프종이다.

② **원인** : 흡연, 헬리코박터 파일로리(H. Pylori)균의 감염, 유전적 요인, 염산 결핍, 위 수술 등이 원인으로 작용한다.

③ **증상**

　㉠ 위암 : 인접 기관으로 전이하기 전에는 증상이 없다. 불분명하고 지속적인 위 불편감, 식욕감퇴, 구역, 위창자내 공기참(고창), 피로, 지속적인 빈혈 등을 호소한다.

　㉡ 날문부 종양일 땐, 구역과 구토가 들문부 종양일 땐, 삼킴 곤란이 주로 나타난다.

④ **진단 검사** : 위암은 내시경이나 건강력, 신체검진을 통해 진단한다.

⑤ **합병증** : 초기에는 샘창자 봉합 부위의 누출, 후기에는 빈혈·덤핑 증후군·지방 흡수 불량이 합병증으로 발생한다.

⑥ **치료**

　㉠ **약물 치료** : 독소루비신, 5 - 플루오로우라실, 에토포시드 등을 병용한다.

　㉡ **수술** : 방사선 치료, 내시경 점막 절제술(EMR), 내시경 점막하 박리술(ESD)의 조기 위암 내시경적 시술, 전체 위 절제술, 부분 위 절제술을 시행한다.

⑦ **간호**

　㉠ **수술 전** : 영양을 보충하고 호흡운동 방법을 교육한다.

　㉡ **수술 후** : 호흡기 간호나 음식과 수액의 공급, 위배액 등 처치를 설명한다.

TIP & MEMO

▮ **독소루비신**

Doxorubicin

▮ **5 - 플루오로우라실**

5 - Fluorouracil(5 - FU)

▮ **에토포시드**

Etoposide

▮ **내시경 점막 절제술**

Endoscopic Mucosal Resection

## 6 작은 창자와 큰 창자 장애

### (1) 여러 요인에 따른 장애

① 탈장

　ㄱ 정의 : 장의 일부가 돌출된 상태이다.

　ㄴ 형태 : 위치나 정도에 따라 넙다리(대퇴)탈장, 간접 및 직접 샅굴(서혜부)탈장, 절개 탈장, 배꼽 탈장으로 다양하게 구분된다.

　ㄷ 원인 : 복벽의 약화와 복압의 증가로 탈장이 발생한다.

　ㄹ 증상

　　• 신체검진 시에 샅굴부위 또는 복부가 돌출되며 덩이리를 촉진할 때 유연하고 아프다.

　　• 긴장하거나 힘을 주면 압통을 호소한다.

　　• 누운 자세에서는 복압이 감소되어 덩이리가 작아져서 촉진되지 않는다.

　　• 조임(염전)과 감금이 합병증으로 주로 발생한다.

　ㅁ 치료 및 간호

　　• 복압을 증가시키는 활동을 모두 피한다.

　　• 배변 완화제와 고섬유 식이를 섭취하여 변비와 배변 시에 긴장을 예방하는 내과적 치료를 진행한다.

　　• 진전이 없거나 예방할 수 없는 때는 복강경 혹은 개복술을 이용해서 외과적으로 복구하는 탈장봉합술을 진행한다.

② 과민대장증후군

　ㄱ 정의 : 장의 운동성 장애로 가장 흔하게 발생한다. 명칭으로는 기능적 설사, 자극성 결장, 경련 결장염, 점액 결장염으로 다양하게 칭한다.

　ㄴ 원인 : 기질적 원인은 확인할 수가 없다. 만성적이고 스트레스로 악화되어 유발된다.

　ㄷ 증상 : 장이 민감하여 대변의 점액 양이 증가하면서 아침에 설사를 한다. 대변 검사에서는 농지방 과다, 혈액, 충란이 음성으로 나타난다.

　ㄹ 진단 검사 : 점액성 변이나 배변 횟수, 복부팽창, 배변양상의 변화, 복통과 복부불편감 등 기준을 통해 진단한다.

　ㅁ 치료 및 간호

　　• 기질적 원인을 알 수 없어서 증상에 영향을 주는 요인을 조절하는 것이 중요하다.

　　• 대상자의 식이 요인과 심리적 요인을 확인하고 조절하고 배변을 규칙적으로 하는 것이 목표이다.

　　• 식이 조절, 스트레스 관리, 적당한 휴식, 건강 증진, 항경련제 · 지사제 · 배변 완화제의 투약으로 치료 및 간호를 진행한다.

③ 하부 위장관 출혈

    ㉠ **정의** : 돌창자(회장), 빈창자(공장), 잘룩창자(결장), 곧창자(직장)에서 출혈이 발생한 상태이다. 만성적 증상으로 인해 생명에 위협을 받기도 한다.

    ㉡ **원인** : 대장암, 치질·지열, 폴립, 염증 장 질환, 장게실 질환, 외상, 방사선으로 인한 장 합병증으로 인해 발생한다.

    ㉢ **증상** : 혈변 발생이 특징이다. 폐색이나 변비가 있을 경우에는 흑색변이 나타난다.

    ㉣ **치료**
- 출혈의 원인을 파악하고 쇼크와 지혈을 예방하는 것이 치료의 목표이다.
- 심한 출혈을 멈추기 위해서 혈관조영술을 통해 색전술을 시행하거나 바소프레신을 주입한다.

④ 변비

    ㉠ **정의** : 항문 직장 부위가 막힌 느낌, 배변 시에 힘을 많이 주는 경우, 완전히 배설되지 않는 느낌이 있는 경우, 단단한 덩어리 변을 보는 경우의 상태이다.

    ㉡ **원인**
- 신체활동이 부족하거나 식이 섬유와 수분 부족일 경우에 발생한다.
- 대변을 참는 습관이 변의 민감도를 하락시켜 변비가 발생한다.
- 신경계이상(파킨슨병, 다발성 경화증 등), 내분비이상(당뇨병, 갑상샘 기능 저하증 등), 근육이상(전신경화증, 피부근염 등)이나 혈관 질환도 원인으로 작용한다.

    ㉢ **증상** : 대변이 딱딱해지고 배변이 어렵고 건조해진다. 복부팽만감, 곧창자의 압력 증가, 부글거림, 급성복통, 지속적인 복부 불편감과 같은 다양한 증상이 나타난다.

    ㉣ **진단 검사** : 배변을 어렵게 하는 원인을 파악한다. 대장내시경, 복부 X − 선, 구불 결장경, 바륨관장, 항문압 측정을 통해 진단한다.

    ㉤ **치료 및 간호** : 수분 섭취와 식이 섬유 증가와 운동으로 예방이 가능하고 급성의 경우 관장과 배변 완화제를 사용해 치료를 한다.

**▌바소프레신**
Vasopressin

**(2) 염증 · 감염성 장애**

① 감염 위장관염

    ㉠ 원인

- 수인성 위장관염 : 흔히 노워크 바이러스로 인해 발생한다.
- 세균 감염 : 흔히 대장균과 오염된 물 · 음식, 기타 세균 전달 물질로 발생한다.

    ㉡ 증상 : 자연 치유되는 상태부터 생명을 위협하는 상태까지 다양한 증상이 있고 대표적으로 다량의 물설사가 있다.

    ㉢ 치료 및 간호

- 증상이 심할 경우 구토가 멈출 때까지 금식을 해서 위장 관계에 휴식을 취하고 체액을 보충한다.
- 소량의 미음부터 24시간 후 차츰 음식을 제공하며 0.45% NaCl(저장액)을 주입한다.
- 필요할 때에는 칼륨을 보충한다. 체액과 전해질 균형을 유지하고 설사 완화를 위해 교육한다.

② 충수염

    ㉠ 정의 : 맹장 끝 충수돌기에 염증이 생긴 것을 말한다.

    ㉡ 원인 : 주로 20 ~ 30대에 많이 발생한다. 원발성 염증에 따른 충수돌기의 부종 · 폐색, 대변이 굳어진 대변돌로 인한 막힘, 기생충, 이물질, 감염으로 인한 림프조직의 비대 등이 있다.

    ㉢ 증상 : 미열, 구토, 통증, 백혈구 증가, 구역 등이 나타나지만 대부분은 증상이 나타나지 않아 진단이 어렵다.

    ㉣ 치료 및 간호

- 확진 후에는 진통제를 사용한다.
- 금식을 통해 장의 휴식을 주며 정맥 내로 수액을 공급한다.
- 천공, 고름집(농양), 복막염이 합병증으로 발생한다. 천공이 발생해서 복막염으로 진행되면서 충수염이 되면 충수절제술을 고려한다.
- 통증 완화와 불안감소, 체액 균형 유지, 적절한 영양 공급이 간호의 목적이다.

**▌대변돌(분석)**

Feacliths

③ 복막염

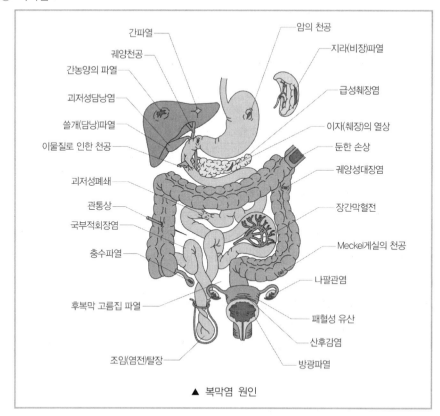

간파열 · 암의 천공 · 궤양천공 · 지라(비장)파열 · 간농양의 파열 · 급성췌장염 · 괴저성담낭염 · 이자(췌장)의 열상 · 쓸개(담낭)파열 · 둔한 손상 · 이물질로 인한 천공 · 궤양성대장염 · 괴저성폐쇄 · 장간막혈전 · 관통상 · Meckel계실의 천공 · 국부적회장염 · 나팔관염 · 충수파열 · 패혈성 유산 · 후복막 고름집 파열 · 산후감염 · 조임(염전)탈장 · 방광파열

▲ 복막염 원인

㉠ 정의 : 복부 장기질환의 위험한 합병증인 복막의 염증으로 사망률과 이환률이 높으며 복부 수술 후 생기는 가장 흔한 사망 원인이다.

㉡ 원인 : 천공이나 파열로 인해 복강 내로 장기 내부 물질이 흘러나와 염증을 일으킨 상태이다. 일반적으로는 급성으로 시작하지만 점진적인 경우도 있다.

㉢ 증상
• 감염에 대항하여 충혈되고 연동운동이 감소되며 분비물이 증가한다.
• 액체와 공기가 장관 내에 정체되면 강직, 구역, 구토, 복부팽만, 통증 등이 발생한다.

㉣ 치료 및 간호
• 생명을 위협하는 질환이기 때문에 즉각적으로 치료한다.
• 파열된 장기 복구가 필요한 상황의 경우 전신 상태를 고려하여 위절제술이나 충수절제술을 시행한다.
• 증상이 지속되는데도 불구하고 원인을 찾지 못하면 시험적 개복술을 한다.

④ 염증성 질환

　㉠ **원인** : 만성적인 소화관에서 염증을 일으키는 면역성 질환으로 원인은 불분명하다.

　㉡ **특징** : 악화와 완화가 반복적으로 나타난다. 크론병과 궤양성 대장염 두 가지 형태로 구분된다.

⑤ 크론병과 궤양성 대장염

　㉠ **궤양성 대장염** : 곧창자(직장)과 잘룩창자의 점막과 점막 아래층을 침범하는 만성 염증성 질환이다. 관절염 발생률이 40% 이상이다. 대부분 곧창자에서 시작해서 근위부로 진행하고 직장구불결장과 내림결장에 발생한다.

　㉡ **크론병** : 궤양성 대장염과는 달리 입에서 항문까지의 모든 소화기관에서 발생할 수 있다. 돌창자(회장)의 원위부와 오름결장 근위부에 호발한다. 모든 층에서 생길 수 있다. 점막 아래에서 시작되어 점막과 장막으로 퍼져나간다.

　㉢ **원인** : 궤양성 대장염과 크론병 모두 면역 반응에 의한 것으로 추정된다. 염증성장 질환의 병태생리에 대해서는 계속 연구 중에 있다.

　㉣ **증상** : 장점막 내벽에 염증 반응이 일어나기 때문에 부종, 장의 궤양, 출혈 및 수분 – 전해질 손실이 발생한다. 궤양성 대장염은 혈변이 나타난다. 크론병은 체중 감소가 흔하며, 대부분 유사한 임상징후가 보인다. 진단이 내려지기 전 수년간 지속 된다.

　㉤ **진단 검사**

　　• 병력과 증상을 기반으로 진단하지만 증상이 없으면 진단이 어렵다.

　　• 확진을 위해서는 구불결장검사, 대장내시경, 점막조직검사, 대변검사, 바륨관장을 시행한다.

　　• 장내 염증을 없애고 재발 가능성을 감소시키는 것이 치료의 목적이다.

　㉥ **치료 및 간호**

　　• 염증성 장 질환의 경우 증상의 정도와 발생 빈도에 따라 치료가 다르다.

　　• 염증 조절, 영양실조 교정, 장의 휴식, 스트레스 완화, 증상 완화와 삶의 질 증진이 치료의 목적이다.

　　• 크론병은 약물보다는 영양요법을 고려하고 수술 전이나 상태가 나쁜 대상자에게 TPN을 실시했을 때 증상이 개선되었다는 보고가 있다.

　　• 염증성 장 질환은 식이변화나 약물, 스트레스 조절을 우선으로 하며 수술은 마지막으로 시행한다.

## (3) 폐색성 장애

TIP & MEMO

▌날문

Pylorus

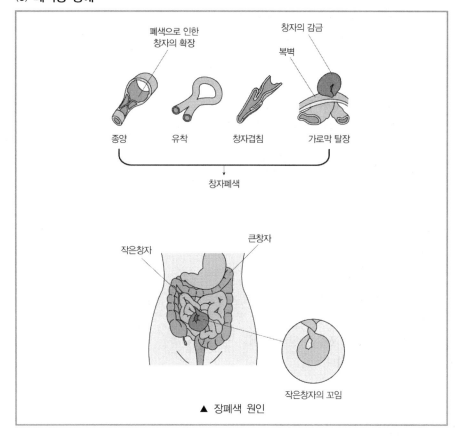

▲ 장폐색 원인

① 장폐색

ⓐ 정의
- 장 또는 소장이 막혀 장 내용물이 통과하지 못한다. 날문에서 곧창자까지 완전히 또는 부분적으로 어느 부위에서나 발생한다.
- 약 15% 정도만이 큰 창자에서 발생하며 대부분은 작은 창자에서 발생한다.
- 기계적 장폐색과 기능적 장폐색으로 구분할 수 있다.

ⓑ 기계적 장폐색
- 기계적 장폐색은 어떤 원인에 의해 아래로 장내용물이 이동을 못해서 발생한다.
- 유착, 종양, 장중첩, 꼬임(염전), 감금(감돈)탈장, 장내 기생충과 담석이 원인이다.
- 수술, 복부외상으로 발생하는 복부유착으로 반흔조직의 섬유성 띠가 장의 일부를 대치하면서 발생한다.

ⓒ 기능적 장폐색
- 혈관성 또는 신경근 질환으로 인해 연동운동이 소실된 상태이다.
- 저칼륨혈증이나 복부 수술 후 감염의 결과로 나타나는 마비성장폐색이 가장 흔하다.

②

ⓔ 진단 검사

- 건강력과 신체검진으로 진단하고, 복부 X – 선검사와 CT를 통해 확진한다.
- 대장내경과 구불 결장경과는 큰 창자 내 폐색 부위를 직접 관찰하기 위해 시행한다.

ⓜ 치료 및 간호

- 폐색을 완화하고 천공의 위험을 제거하기 위해 압력을 낮춘다.
- 장관튜브나 코위관을 이용하여 감압하는 것이 부분적 작은 창자 폐색에 효과적이다.
- 대상자의 상태를 자세히 살피고 전해질과 수분의 보충, 코장관이나 코위관을 통한 장내 감압, 추후 진행 과정을 기록에 초점을 둔다.

② 폴립(용종)

ⓐ 정의 : 장기의 관내에서 점막 표면이 돌출된 상태이다. 곧창자나 결장을 포함해 신체의 여러 부위에서 발생한다.

ⓑ 구분

- 목의 유무에 따라서 유경성 용종과 편평한 형태의 무경성 용종으로 구분된다.
- 형태에 따라 과형성 용종과 선종성 용종으로 나뉜다.
- 과형성 용종은 악성으로 변하지 않지만 선종성 용종은 발병할 때는 양성이더라도 악성으로 변할 수 있어서 발견 즉시 제거한다.

ⓒ 용종 절제술과 간호

- 내시경을 폴립 부위까지 삽입한다.
- 내시경의 관내로 절제기구를 삽입해 조직검사로 악성 여부를 평가한다.
- 가족성 선종성 용종은 예방목적으로 대장절제술을 실시한다.
- 용종은 추가 발생이 생길 수 있기 때문에 주기적으로 대장내시경 검사를 받는다.

■ 목
Stalk

③ 대장암

    ㉠ **정의** : 결장과 직장에 발생하는 악성 종양이다.

    ㉡ **구분** : 발생 위치에 따라 결장암과 직장암으로 구분한다.

    ㉢ **특징** : 대장에서 발생하는 원발성 암으로 조기진단이 가장 중요하다. 조기에 발견할 경우 예방 및 치료가 가능한 암 중의 하나이다.

    ㉣ **원인**

- 원인은 불분명하며 보통 창자조직이 치유 및 교체되는 과정에서 자연적인 돌연변이에 의해서 발생된다.
- 가공육을 과다 섭취, 오랜 흡연, 채소와 과일 섭취의 부족은 발병률을 높이는 요인이다.

    ㉤ **진단 검사**

- 대상자의 가족력과 병력을 면밀히 확인하고 조기 대장암인 경우에는 증상이 없으므로 주기적으로 정기 검진을 한다.
- 대장암은 CT, 직장수지 검사, 구불결장경, 대장이중조영검사, 대장내시경으로 진단한다.

    ㉥ **치료 및 간호**

- 대장암의 병리학적 병기의 가장 중요한 점은 치료 방법을 결정하고 예후를 예측하는 것이다.
- 병기는 TNM 병기를 사용한다.
- 대장암을 치료하는 일반적인 방법은 수술이며 전반적인 건강 상태, 병기, 종양의 크기에 따라 직장절제술, 결장절제술 등으로 구분하여 시행한다.
- 고위험의 경우 수술 후 항암화학 요법을 실시하며 3기는 수술과 항암화학 요법을 시행한다.
- 수술 전 조양의 크기를 줄이기 위해서 미세전이를 조절하기 위해 방사선 치료를 시행한다.

**TIP & MEMO**

▮ 대장암
CRC, Colorectal Cancer

**7** 곧창자와 항문장애

**(1) 치핵**

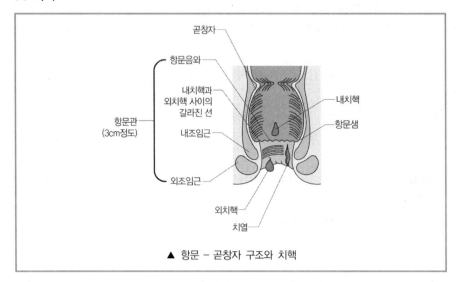

곧창자

항문음와

내치핵과
외치핵 사이의
갈라진 선

항문관
(3cm정도)

내조임근

외조임근

내치핵

항문샘

외치핵

치열

▲ 항문 - 곧창자 구조와 치핵

① 정의
  ㉠ **정의** : 항문 부위의 정맥이 지나치게 확장된 정맥류이다.
  ㉡ **내치핵** : 점막으로 둘러싸여있는 상부의 내조임근 위쪽에 위치한다.
  ㉢ **외치핵** : 항문 주위에 있고 치상선 하부의 외조임근 바깥쪽에 있다.

② 원인
  ㉠ 흔히 정맥압의 상승으로 발생한다.
  ㉡ 변비, 임신, 오랫동안 앉아있거나, 비만으로 발생한다.

③ **증상** : 가려움증이나 국소통증이 가장 흔하게 나타난다.

④ **진단검사** : 항문경이나 직장경검사, 직장수지검사을 통해 확인한다.

⑤ **치료 및 간호**
  ㉠ 회음부의 압력을 감소하고 통증을 완화가 치료의 목적이다.
  ㉡ 배변 시에 긴장하지 않고 규칙적인 배변을 하도록 하고 수분 섭취와 고섬유
     식을 권장한다.
  ㉢ 팽창설사제(하제), 배변 완화제를 처방한다.
  ㉣ 외과적으로 경화요법, 치핵절제술, 고무밴드결찰수 등을 시행한다.
  ㉤ 수술 후 배변촉진, 안위증진, 합병증 등 간호를 한다.

## (2) 항문 – 직장농양

① 정의

　⊙ 모낭의 만성 염증, 혈전이 형성된 치질, 치열의 오염 등에 의해 유발되는 항문선의 폐쇄로 감염과 농양이 발생하는 곧창자주위 조직의 국소감염이다.

　ⓛ 일차적으로 나타나는 통증은 배변 시 심하다.

② 수술 요법 : 감염의 정도에 따라 누공절개술, 절개와 배농, 누공절제술, 조임근절개술, 치열절제술을 선택한다.

③ 치료 및 간호

　⊙ 항생제를 투여하고 절개와 배농을 시행한다.

　ⓛ 진통제를 통해 증상완화를 하거나 좌욕으로 위생적인 생활을 교육한다.

　ⓒ 감염된 외상성 치열이나 항문성이 급성 농양을 발발한다. 샛길(누공)을 형성하면 수술을 시행해야 한다.

## (3) 항문암

① 정의 : 항문에 발생하는 암으로 발생률은 높지 않다. 항문암의 80%로 대부분은 사람유두종바이러스와 관련이 있다.

② 원인 : 흡연, 항문 성교로 인한 감염, 다수의 성 파트너, HIV 감염, 생식기 사마귀가 위험 요인이다.

③ 증상 : 항문출혈이 가장 흔하지만 대부분 증상이 없어서 진단과 치료가 늦어지는 경우가 많다.

④ 치료

　⊙ 성교 시 콘돔을 사용과 HPV 백신으로 HPV의 전파를 예방한다.

　ⓛ 종양의 크기와 침범된 깊이에 따라서 치료가 달라질 수 있다.

　ⓒ 방사선 치료, 수술, 항암화학 요법을 시행한다.

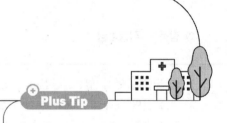

**1** 간 생검에 대한 간호중재로 옳은 것은?

① 검사 시 전신 마취 한다.
② 검사 직전 유동 식이를 준다.
③ 간 생검 후 좌측위를 취한다.
④ 흡기 시 생검 바늘을 삽입한다.
⑤ 검사 후 활력징후는 4시간에 한 번씩 측정한다.

**2** 한 달 사이 체중이 5kg 감소하고 상복부에서 덩어리가 만져지며 소화불량, 식욕 부진이 있음을 호소하고 있다. 또한 잠혈과 어지럼증도 있다고 한다. 환자의 진단을 위한 적절한 방법은?

① 바륨 검사
② 결장경 검사
③ 위내시경 검사
④ Bernstein 검사
⑤ D － xylose 흡수 검사

**3** 간염 혈청 검사를 실시한 환자의 검사 결과에서 HBsAg(－), Anti －HBe(－) 소견이 나왔을 때 확인 할 수 있는 것은?

① 예방접종이 필요하다.
② B형 간염 보균상태이다.
③ 비활동성 B형 간염이다.
④ B형 간염 항체가 생성되었다.
⑤ 예방접종이 완료된 상태이다.

**1**

② 검사 전 적어도 6시간 이상 금식한다.
③ 간 생검 후 우측위를 취한다.
④ 호기 시 5 ~ 10초 동안 숨을 멈추 후 생검 바늘을 삽입한다.
⑤ 검사 후 활력징후는 2시간 동안 15분 마다, 다음 2시간 동안 30분마다, 다음 4시간 동안 1시간마다 측정한다.

**2**

③ 위내시경 검사 : 상부 위장관 검사
① 바륨검사 : 하부위장관 조영술
② 결장경 검사 : 하부위장관의 결장검사
④ Bernstein(번스테인) 검사 : 흉통의 원인이 식도점막의 산역류에 의한 것인지 확인하는 검사
⑤ D － xylose(D － 자일로스) 흡수 검사 : 작은 창자 검사

**3**

B형 간염 항원 － 항체 검사
㉠ HBsAg(+) : 전에 B형 간염에 걸렸거나 회복되는 상태
㉡ HBsAg(－), HBsAb(－) : 예방접종이 필요한 상태
㉢ HBeAg(+) : 감염력이 강함
㉣ HBeAb(+) : 감염력 없음

**답** 1.① 2.③ 3.③

**4** 식도 게실 환자에게 시행하면 안되는 검사는? ***

① 바륨검사
② 위내시경 검사
③ 흉부 X-선 검사
④ 자기공명영상 검사
⑤ 전신화 단층촬영술

**5** 위 - 식도 역류 질환 환자가 호소하는 통증의 특성은? ***

① 운동 시 악화된다.
② 한 부분에 통증 부위가 국한된다
③ 식사 직후나 앙와위에서 주로 발생한다.
④ 수분 섭취나 제산제 섭취 시 증가한다.
⑤ 니트로글리세린 복용 시 통증이 완화된다.

**6** 만성 간 질환 환자가 피로를 호소하는 이유는? **

① 체액량 부족으로
② 알부민이 부족해서
③ 백혈구가 감소해서
④ BUN 수치가 높아서
⑤ 대사작용에 필요한 에너지가 많이 소모돼서

※ 간의 작용
㉠ 혈액 저장 및 감염 방어
㉡ 쓸개즙 생성, 빌리루빈(Bilirubin) 배설 작용
㉢ 탄수화물, 지방, 단백대사, 작용
㉣ 비타민, 무기질 저장

**7** 십이지장 궤양의 증상으로 옳은 것은? ***

① 위액 분비가 감소한다.
② 식사 직후 통증이 증가한다.
③ LUQ 부위에 통증이 나타난다.
④ 제산제와 음식으로 통증이 완화된다.
⑤ 정상인보다 음식 배출 속도가 느리다.

**Plus Tip**

**4**
② 위내시경 검사는 눈으로 직접 볼 수 있기 때문에 다른 방사선 검사보다 정확하지만 상부위장관 출혈 환자나 식도게실 환자는 천공의 위험이 있기 때문에 금기이다.
① 바륨을 삼켜 게실의 위치를 확인하고 진단한다.
③ 흉부 X-선 검사를 통해 종양이나 폐색, 가스 축적 및 협착을 진단한다.
④ 자기장을 이용한 자기공명영상 검사를 통해 횡단적 영상을 만들어 비정상 조직을 진단한다.
⑤ 전신화 단층촬영의 조직 밀도차를 이용하여 낭종이나 염증성 병소를 구분한다.

**5**
위 - 식도 역류 질환
㉠ 가슴앓이 : 타는듯한 감각, 견갑골 사이, 목과 턱으로 방사된다.
㉡ 역류 : 쓴맛, 신맛을 인두에서 느낀다.
㉢ 연하통 : 식사 직후나 앙와위 시 발생한다. 제산제, 수분 섭취로 완화된다.

**6**
⑤ 간 손상 시 대사작용에 드는 에너지가 많이 소모되어 환자가 피로감을 호소할 수 있다.

**7**
① 위산 분비가 증가한다.
② 공복상태와 밤에 통증이 심하다.
③ 우측 상복부(RUQ)(: Right) 부위에 통증이 나타난다.
⑤ 정상인보다 음식 배출 속도가 빠르다.

**답** 4.② 5.③ 6.⑤ 7.④

**8** 소화성 궤양 환자에게 천공이 발생했을 때의 증상으로 옳은 것은?

① 장폐색　　　　　　② 무통성

③ 느린맥　　　　　　④ 혈압 상승

⑤ 깊은 호흡

※ **천공 증상**

㉠ 상복부 중간 오른쪽 1/4부위의 갑작스런 통증이 오른쪽 어깨, 견갑골 부위로 방사된다.

㉡ 장 연동운동 감소로 마비성 장폐색이 나타난다.

㉢ 빈맥, 빈호흡, 발한, 호흡곤란, 불안, 혈압 하강 등의 증상이 나타난다.

㉣ 반동 압통이 발생한다.

**8**

② 심하고 날카로운 통증이 있다.

③④⑤ 빈맥, 혈압 하강, 얕은 호흡이 나타난다.

**9** 헬리코박터 파일로리균과 관계있는 것은?

① 설사　　　　　　　② 위궤양

③ 가스트린　　　　　④ 지방 식이

⑤ 히스타민 복용

※ **헬리코박터 파일로리균(H.pylori)**

㉠ 십이지장 궤양 환자의 90%, 위궤양 환자의 70%에서 헬리코박터 파일로리균이 감염되었다.

㉡ 헬리코박터 파일로리균 감염 환자 20명 중 1 ~ 2명이 궤양으로 발전된다.

**9**

② 십이지장 궤양 환자 90% 이상 헬리코박터 파일로리균에 감염되었다.

**10** 소화불량으로 중탄산소다를 과다 섭취하였을 때 초래되는 불균형은?

① 대사선 산증

② 고칼슘 혈증

③ 고칼륨 혈증

④ 대사성 알칼리증

⑤ 호흡성 알칼라증

※ **중탄산소다(Sodium Bicarbonate)**

㉠ 산증, 위액의 산도, 십이지장에 처방하는 제제로 제산제로 이용된다.

㉡ 과다 섭취 시 위산의 산을 과도하게 중화해 대사성 알칼리증을 발생시킨다.

㉢ 저칼륨혈증, 고나트륨혈증, 위팽만감이 나타난다.

**10**

④ 위산의 산을 과도하게 중화시켜 대사성 알칼리증을 발생시킨다.

**답** 8.① 9.② 10.④

**11** 급성 위염 유발 요인으로 옳은 것은?

① 50 ~ 60대 여성
② 복막투석 후 감염
③ H.pylori균의 증식
④ E.coli균의 복막강 내 감염
⑤ 비장 등의 복강 내 장기 파열

※ 급성 위염 유발 요인

㉠ 50 ~ 60대 남성에게 흔하다.
㉡ 흡연, 음주자, 자극성 음식 섭취, 비스레로이드 항염증제(NSAIDs)에 의한 위 점막 자극으로 유발된다.
㉢ H.pylori(헬리코박터 파일로리균), 심한 외상, 심한 스트레스 등으로 유발된다.

**12** Dumping Syndrome 예방을 위한 간호중재로 옳은 것은?

① 저지방 식이를 한다.
② 식사 시 또는 식중 물을 섭취한다.
③ 다량씩 자주 섭취한다.
④ 저탄수화물 식이를 한다.
⑤ 식사 후 소화를 위해 걷는다.

※ Dumping Syndrome(덤핑 증후군)

㉠ 고삼투성 음식이 빈 창자 내로 급하게 들어가 삼투작용으로 인한 수분이 혈류 내에서 빈 창자 내로 급속히 이동하게 되고, 그 결과 순환혈액량이 급감하여 나타난다.
㉡ 창백, 발한, 심계항진, 설사, 빈맥, 오심이 나타난다.
㉢ 식사 중 수분 섭취를 제한한다.
㉣ 저탄수화물, 고단백, 고지방 식이를 섭취한다.
㉤ 항콜린제제, 세로토닌 길항제를 복용한다.
㉥ 소량씩 자주 섭취한다.

**13** 부분적 위절제술을 받은 환자에게 삽입된 비위관을 제거하는 시기는?

① 설사가 심할 때
② 인후점막 염증이 생겼을 때
③ 장운동이 정상으로 회복될 때
④ 정상적으로 식사를 하지 못할 때
⑤ 위액에 담즙이 섞여 있지 않을 때

**Plus Tip**

**11**
① 50 ~ 60대 남성
②④⑤ 복막염 유발 요인이다.

**12**
①④ 고단백, 고지방, 저탄수화물 식이를 한다.
② 식사 시 또는 식후 2시간까지 수분 섭취를 제한한다.
③ 소량씩 자주 섭취한다.
⑤ 식후 20 ~ 30분간 바로 누움 또는 측위를 취해준다.

**13**
위절제술 비위관 삽입
㉠ 위 내용물을 제거하고 봉합선의 압력을 감소하여 위문부 경련을 감소한다.
㉡ 수술 후 연동운동 감소로 인해 가스와 체액이 축적되어 생기는 압력을 완화하기 위해 삽입한다.
㉢ 장운동이 정상적으로 회복될 때 제거한다.

**답** 11.③ 12.④ 13.③

**14** 환자 위관 영양 시 간호중재로 옳은 것은?

① 음식을 빨리 주입한다.

② 차고 시원한 음식을 먹는다.

③ 매 급식 때마다 관을 바꾼다.

④ 음식 주입 전후에 물을 30 ~ 60cm 주입한다.

⑤ 주입이 끝나면 관을 열어두고 공기가 배출되게 한다.

**15** 장폐색 환자에게 비위관을 삽입하였다. 그 이유로 옳은 것은?

① 장의 개통을 위해서　　② 장관 감압을 위해서

③ 약물 주입을 위하여　　④ 수분 주입을 위하여

⑤ 장내 영양 공급을 위해

**16** 생선구이를 먹고 동공 확대와 지속적인 구토를 호소하는 환자에게 알맞은 진단은?

① 대장균　　　　　　　　② 보톨리누스

③ HIV바이러스　　　　　④ 비오리오 장염

⑤ 살모넬라 장염

※ 장염 비브리오균

㉠ 그람 음성균이다.

㉡ 어패류에 의해 식중독 균을 퍼트린다.

㉢ 세포독성, 심장독성, 설사원성 독소를 생산한다.

㉣ 설사, 복통, 구토 등의 증상이 나타난다.

**17** 급성 충수돌기염으로 응급실을 내원한 환자의 증상으로 옳은 것은?

① 미열이 있다.

② 백혈구가 감소되었다.

③ Rovsing Sign은 음성이다.

④ 호흡의 수가 감소되었다.

⑤ McBurney's Point에서 복부 중앙으로 방사되는 통증이 있다.

**18** 세균성 이질 감염을 예방하기 위한 방법으로 옳은 것은?

① 환기를 시킨다.
② 살균된 우유를 먹는다.
③ 예방접종을 한다.
④ 과일을 껍질째 먹는다.
⑤ 찌개와 같은 음식은 가족들끼리만 같이 먹는다.

**19** 병원에 내원한 환자가 30분 전부터 복통을 호소해 복막염을 의심하고 있다. 환자에게 확인해야 할 신체증상은?

① 복부 강직
② 장운동 증가
③ 심호흡 증가
④ 복부 결절 촉진
⑤ 복부 대동맥 청진

※ **복막염 증상**
㉠ 반동압통과 근육강직
㉡ 배부분 팽만과 마비성 장폐색
㉢ 미열, 구역, 구토
㉣ 창자소리(−)

**20** 치질의 원인으로 옳은 것은?

① 음와염
② 항문 성교
③ 반복되는 변비
④ 복부 내압 감소
⑤ 직장조직의 과도한 신장

※ **치질의 원인**
㉠ 복부 내압, 항문의 정맥압 상승
㉡ 변비, 설사, 울혈성 심부전, 비만, 임신, 문맥성 고혈압, 오래 서있는 직업 등

⊕ **Plus Tip**

**18**
세균성 이질
㉠ 시겔라 균에 의한 장관계 감염으로 혈성 설사를 동반한다.
㉡ 환자나 보호자에 의한 직·간접적인 대변 전파 경로를 차단한다.
㉢ 경구 전파를 차단하기 위해 오염된 식수, 우유, 바퀴, 파리 등을 차단한다.
㉣ 예방접종은 효과가 없고 예방적 항생제 복용도 의미가 없다.

**19**
① 복막염일 경우 병변 부위 반동 압통이 심하고 근육이 강직된다.

**20**
①④ 치열의 원인
②⑤ 항문 − 직장 농양의 원인이다.

답 18.② 19.① 20.③

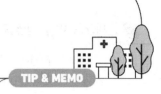

# 혈액계

<table>
<tr><td>학<br>습<br>목<br>표</td><td>• 혈액계 구조와 기능에 대해 설명할 수 있다.<br>• 혈액계 사정단계인 자료수집에 대해 설명할 수 있다.<br>• 적혈구 질환의 개념과 간호에 대해 설명할 수 있다.<br>• 백혈구 질환의 개념과 간호에 대해 설명할 수 있다.<br>• 응고장애의 개념과 간호에 대해 설명할 수 있다.</td></tr>
</table>

## 1 구조와 기능

### (1) 골수(Bone Marrow)

① 구조 : 골수는 체중의 4 ~ 5%를 차지하며 혈구를 생산하는 적골수, 지방으로 차있으며 혈구생성에 관여하지 않는 황골수로 구분된다.

② 기능 : 조혈기관으로서 적혈구, 백혈구, 혈소판 등 혈구세포를 생산을 담당한다.

### (2) 적혈구(RBC, Red Blood Cell)

① 구조 : 적혈구의 수는 성별, 건강상태, 연령에 따라 다양하다. 혈액의 40%로 가장 높은 비율이다.

② 기능

    ㉠ 적혈구의 수명은 보통 120일이다.

    ㉡ 산소 운반과 산의 완충작용을 담당하고 있다.

    ㉢ 폐에서 조직으로 산소를 운반한다. 적혈구 속에 있는 고농도의 혈색소가 담당한다.

③ 생성

    ㉠ 적혈구는 혈중에 그물적혈구라는 미성숙한 형태로 골수에서 형성되어 방출된다.

    ㉡ 그물적혈구는 순환하는 약 1%이고 내형질성 망상질을 포함한다.

    ㉢ 망상질은 골수에서 성숙하는 동안 혈색소를 형성하는 데 사용된다.

④ 철분저장 및 대사작용

    ㉠ 철분 : 헤모글로빈 헴(Heme)의 부분을 구성하는 가장 중요한 부분이다.

    ㉡ 정상 적혈구 : 헤모글로빈 분자를 포함하고 있다.

    ㉢ 헵시딘(Hepcidin)[+] : 간에서 생산하는 철분 흡수를 조절하는 중요한 호르몬이다.

---

▌ 적골수
Red Marrow

▌ 황골수
Yellow Marrow

▌ 그물적혈구(망상적혈구)
Reticulocyte

▌ 혈액(Blood)

• 구조 : 혈액은 체중의 약 7% 정도이며, 혈장(55%)과 혈구(45%)로 이루어져 있다.

• 기능 : 혈구는 적혈구·혈소판·백혈구로 이루어져 있으며, 구조와 성숙 부위 및 기능은 각기 다르다.

✚ 헵시딘(Hepcidin)

• 체내에 철분이 부족할 경우 골수에 저장된 철분이 빠르게 고갈된다.

• 혈색소 합성이 저하된다.

• 골수에서 생성하는 적혈구가 감소한다.

• 적혈구 내의 혈색소 수준도 낮아진다.

⑤ 비타민B12와 엽산의 대사작용

　　㉠ 엽산과 비타민B12는 DNA 합성에 필요하다.

　　㉡ 하나라도 부족할 경우 비정상적인 거대적혈구를 생산된다.

　　㉢ 엽산과 비타민B12는 음식을 통해서 흡수가 가능하다.

### (3) 백혈구(WBC, White Blood Cell)

① 백혈구의 생성 과정

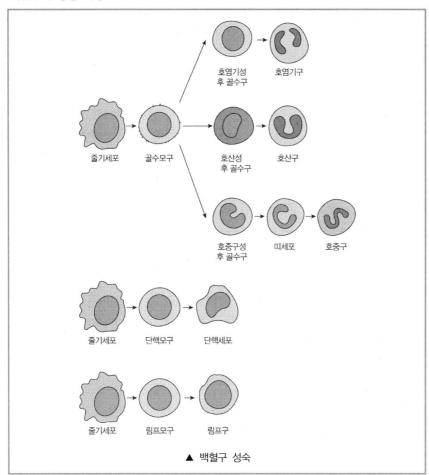

▲ 백혈구 성숙

② **구조** : 백혈구는 염색이 되며 핵이 있고 그 크기는 크다.

③ **기능** : 백혈구는 세균이나 이물질의 침입으로부터 신체를 보호한다.

④ 과립구

    ㉠ **구조** : 성숙한 과립구의 핵은 2 ~ 4개의 엽으로 이루어진다. 다형핵(PMN)이다. 단엽의 난형핵을 가져 띠세포라고도 한다. 혈중에 순환하는 띠세포는 적지만 다형핵의 백혈구가 증가할 때 증가한다.

    ㉡ **구분** : 호산구, 호중구, 호염기구로 구분된다. 세포질 내의 과립이 염색되는 형태에 따라 구분된다.

⑤ 무과립구

    ㉠ **구조** : 단핵세포와 림프구는 과립이 없다. 단엽핵이고 백색이다.

    ㉡ **림프구** : 백혈구의 30%이고 림프절이나 흉샘의 림프성 조직, 작은창자와 지라(비장)의 림프조직에서 생성한다.

⑥ 호중구

    ㉠ **구조** : 백혈구의 55 ~ 65%를 차지한다.

    ㉡ **기능** : 수명이 비교적 짧고 이물질이 침범할 때 가장 먼저 도착하여 포직작용(식균작용, Phagocy − Tosis)을 한다.

⑦ 호염기구

    ㉠ **구조** : 백혈구의 0.3 ~ 0.5%를 차지한다.

    ㉡ **기능** : 염증 매개 물질, 비만세포, 파린, 히스타민을 혈중으로 방출한다. 단백분해효소와 강한 항산화제를 가지고 세균을 파괴해서 알레르기 반응에 중요하다.

⑧ 호산구

    ㉠ **구조** : 백혈구의 1 ~ 3% 차지한다.

    ㉡ **기능** : 알레르기 반응에서 히스타민(Histamin), 헤파린(Heparin), 세로토닌(Serotonin)을 유리시키고 염증 반응을 활성화시킨다. 효소와 화학적 매개물질을 방출하여 알레르기 반응과 관련된 물질을 해독한다.

⑨ 단핵세포

    ㉠ 장시간 지속된다.

    ㉡ 감염 반응 후기에 유입되어 세균이나 세포 부스러기들을 처리하는 포식작용을 한다.

    ㉢ 성숙 후에는 큰 포식세포가 되어 세포막이 항원에 접촉하면 활성화된다.

    ㉣ 침입한 항원을 포식하고 소화 효소와 독성 물질을 분비하여 제거한다.

⑩ 림프구

    ㉠ **기능** : 1차적으로 이물질의 침입을 막는 물질을 생성한다.

    ㉡ **구성** : 자연살해세포와 T − 림프구, B − 림프구가 있다.

    ㉢ **자연살해세포** : 주로 종양세포나 바이러스에 감염된 세포를 파괴한다.

    ㉣ **T − 림프구** : 림프구의 60 ~ 70%이다. 출생 전에 골수에서 흉샘으로 이동하여 저장된다. 정상 신체 조직과 이물질을 구별하는 세포성 면역에 관여한다. 이물질에 부착된 뒤에 세포 독성 물질을 분비하여 파괴한다.

▌ **다형핵**
Polymorphonuclerar

▌ **띠세포**
Band Cell

▌ **호산구**
Eosinophil

▌ **호중구**
Neu − Trophil

▌ **호염기구**
Basphil

▌ **림프성 조직**
Lymphoid Tissue

ⓜ B – 림프구 : 출생 전에 골수에서 나오며 림프구의 10 ~ 20%이다. 정확한 저장장소나 기전은 아직 밝혀지지 않았다. 항원 반응이 일어나면 항체를 생산하여 체액성 면역에 관여한다.

⑪ 혈소판

ㄱ 혈소판은 골수에서 다능성 줄기세포에서부터 거대핵세포로 분화된 다음 혈소판으로 성숙되어 혈류에 나오게 된다.

ㄴ 간과 콩팥에서 생산하는 호르몬인 혈소판 생성 인자는 거대핵세포를 자극하면서 생산된다.

ㄷ 혈소판은 혈액 응고 기전에 중요한 역할을 하는데, 혈소판이 없으면 혈액이 누출되어 피부에 점출혈을 일으킨다.

⑫ 지혈 · 혈액 응고 단계

ㄱ 혈관의 내피세포 : 트롬빈과 아데노신이인산을 비활성화하고 조직플라스미노겐 활성제를 분비한다.

ㄴ 조직플라스미노겐 활성제(Tissue Plasminogen Activator) : 혈전의 형성을 막으나 혈관이 손상되면 이러한 기전이 깨져서 지혈이 발생한다.

ㄷ 혈액 응고 기전 : 혈소판의 핏덩이 형성에 의해 촉발되고 간에서 생산되는 많은 응고 인자가 관여한다.

ㄹ 1차 지혈 : 혈관 내피가 손상되면서 일어나는데, 혈관의 수축, 부드러운 마개, 혈소판 응집이 형성된다. 혈관이 수축하는 것은 혈관의 손상으로 인해 혈액이 손실되는 것을 최소화하거나 멈추려는 방어기전이다.

ㅁ 2차 지혈 : 혈소판 마개가 형성되어 응고단계가 활성화 되면서 시작되는데, 혈액 내에서 비활성형이었던 응고 인자들이 내인성 경로와 외인성 경로에 의해 차례대로 활성화된다.

## (4) 지라(비장, Spleen)

① 구조 : 림프계 중에서 가장 큰 기관이며, 혈관이 많이 분포되어 있다.

② 기능

ㄱ 이물질을 포착하고 세균과 바이러스를 파괴하여 혈액을 정화시키는 혈액의 여과기관을 담당한다.

ㄴ 적혈구의 저장소 역할을 하고 있다.

ㄷ 파괴된 적혈구에서 유리된 헤모글로빈을 포획하여 철분의 대사작용을 돕는다.

❚ 거대핵세포
Megakayocyte

❚ 아데노신이인산
ADP, Adenosin Diphosphate

## 2 자료수집

### (1) 주관적 자료

① 건강력

　⊙ 인구학적 특성의 경우 골수와 면역 기능은 여성은 남성보다 적다. 여성은 월 경기에 혈구수가 적어지며 연령이 증가함에 따라 감소한다.

　ⓛ 개인과 가족의 건강력은 특정한 혈액계 장애는 유전되기 때문에 간 기능 부 전, 적혈구 장애, 빈혈, 황달, 겸상세포 질환, 응고 장애 등에 대한 가족력을 파악한다.

② 식이력 : 평상시 먹는 음식을 조사하는 것이다. 혈액 질환의 원인을 파악할 수 있는 중요한 단서가 된다.

③ 주관적 증상

　⊙ 출혈 : 좌상, 점출혈, 코출혈, 잇몸 출혈, 월경 과다, 흑색변, 토혈이 포함된다.

　ⓛ 통증 : 겸상세포빈혈에서는 관절, 뼈, 복부 통증 그리고 안구 통증이 가장 흔하 다. 혈우병에서는 혈관절증으로 인한 관절 통증이 발생한다.

　ⓒ 신경계 변화 : 두통, 감각 장애, 시력 장애, 신경계 독성 반응, 깊은 힘줄반사 현기증, 지남력 상실과 의식수준의 저하가 포함된다.

　ⓔ 기타 증상 : 그 외에 발열, 피로와 권태감, 피부계, 위장관계 변화, 약물 사용, 화학물질·방사선 노출이 있다.

### (2) 객관적 자료

① 신체사정 : 주로 시진, 촉진, 타진으로 수집하며, 피부, 눈, 코와 입, 호흡 심맥관 계, 림프절, 요로계, 근골격계, 복부, 신경계를 관찰한다.

② 진단검사 : 혈액계 장애를 진단하기 위한 검사이다.

　⊙ 전혈구 검사(CBC, Complete Blood Count) : 헤마토크리트의 수치, 적혈구 지표(평균 적혈구 용적, 평균 적혈구 혈색소량, 평균 적혈구 혈색소 농도), 적혈구, 혈색소와 적혈구 염색검사(도말검사나 말초 혈액표본검사), 백혈구 수와 다양한 유형의 백혈구세포를 확인가능하다.

　ⓛ 적혈구 침강속도(ESR, Erthrocyte Sedimentation Rate) : 적혈구 침강속도 가 증가하면 활성 염증 질환이 진행되고 있음을 의미한다. 침강속도는 응고 되지 않은 혈액의 적혈구가 시험관 바닥으로 가라앉는 속도이다.

　ⓒ 그물(망상)적혈구수 : 빈혈에 대한 골수의 기능을 측정하는 지표로 빈혈을 평가 에 유용하다.

▌좌상
Bruise

▌점출혈
Petechia

▌월경 과다
Menorrhagia

▌흑색변
Melena

▌토혈
Hematemesis

▌혈관절증
Hemarthrosis

▌힘줄반사(심부건반사)
DTR, Deep Tendon Reglex

**TIP & MEMO**

▐ 백혈구 알칼리 인산 분해 효소

LAP, Leukocyte Alkaline Phosphatase

▐ 총철분결합능력

TIBC, Total Iron Binding Capacity

▐ 실링검사

Schilling Test

▐ 농축 적혈구

P - RBC, Packed Red Cells

ⓔ 혈청 Ferritin 수치 : 혈장 내 유리 철분(Free Iron)의 양을 측정하는 검사이다. 혈청 내 철분량은 세포 내 철분량에 비례한다. 신체 총 철분 저장량의 1%를 의미한다.

ⓜ 기타 검사 : 쿰스 검사, 백혈구 알칼리 인산 분해 효소, 총철분결합능력, 혈색소 전기영동, 골수천자와 생검, 실링검사, 림프관 조영술 등의 다양한 검사가 있다.

## 3 적혈구 질환

### (1) 실혈 빈혈

① 정의 : 다량의 혈액이 출혈되어 상실된 상태이다. 실혈로 인한 빈혈은 실혈의 원인, 실혈량, 속도를 파악하는 것이 중요하다.

② 급성 출혈(Acute Hemorrhage)

ⓐ 원인 : 출혈이다.

ⓑ 증상 : 초기에 허약, 차고 축축한 피부, 두근거림, 저혈압이 있다. 후기에는 헤모글로빈, 헤마토크리트(Hb, Hct)가 감소한다.

③ 만성 출혈(Chronic Hemorrhage)

ⓐ 원인 : 위장관이나 다른 장기의 종양, 치질, 월경 과다, 출혈성 궤양이다.

ⓑ 증상 : 적혈구(RBC), 평균적혈구용적(MCV), 평균적혈구 색소농도(MCHC) 감소는 피로감을 느끼게 한다. 만성적인 혈액 손실의 원인을 발견하지 못하면, 골수가 계속해서 혈액 손실을 보충할 수 없을 때에 빈혈이 생긴다.

④ 진단검사 : 적혈구수, 헤마토크리트 수치, 색소농도(MCHC), 헤모글로빈 수치, 평균적혈구용적(MCV)을 검사한다.

⑤ 치료

ⓐ 즉시 원인을 확인하고 저산소증과 심혈관계 허탈을 예방하기 위해 적절한 치료를 시작한다.

ⓑ 수혈이나 철분제의 보충이 필요하다.

ⓒ 급성 출혈 시에는 전혈을 수혈하지만 다른 빈혈에서는 전혈보다 농축 적혈구를 사용한다.

ⓓ 혈액 성분이나 혈액을 투여하는 것은 적혈구를 공급하고 응고 인자나 부족한 혈소판을 보충하는 목적이다.

⑥ 간호

　　㉠ **수혈** : 간호사는 출혈의 위험성이 높은 대상자(근골격계 외상, 수술 후, 혈소판 기능이상)의 출혈 징후를 세심하게 관찰하고 처방에 따라 안전하게 수혈한다.

　　㉡ **혈액군과 혈액형** : 인간의 적혈구는 얇은 막 표변에 당단백질 또는 당지질성 물질인 여러 항원이 있다. ABO와 Rh(Rhesus)는 주요 적합성 검사 대상이다.

　　㉢ **공혈자 사정** : 공혈자는 본인과 수혈자의 건강과 안전을 위해 혈액 제공 전에 정밀검사를 받는다.

　　㉣ **혈액 또는 혈액 성분의 주입**

　　　• 간호사는 수혈 전에 혈액형, 수혈량, 혈액제제의 종류, 수혈 날짜, 주입 속도, 이전에 수혈 부작용을 확인한다.

　　　• 수혈 전에 수혈 받을 대상자의 성명, 등록번호, 혈액형과 Rh인자, 혈액산물의 매독반응 검사 결과와 유효날짜, 혈액단위 번호를 확인한다.

　　　• 수술 전 혈액예치, 수술 중 혈액회수, 수술 중 급성 동량성 혈액희석, 수술 후 혈액회수으로 네 가지로 분류한다.

　　㉤ 수혈 부작용을 확인하고 간염, 말라리아, 후천성 면역결핍증, 거대세포 바이러스증, 이식편대숙주 질환, 철분과다증, 대량수혈반응과 같은 수혈에 의한 질병에 유의해야 한다.

## (2) 영양 장애 빈혈

① **철분 결핍성 빈혈**

　　㉠ **정의** : 체내의 철분함량이 정상 이하인 상태이다.

　　㉡ **원인** : 섭취부족으로 인해 철분결핍 식이, 부분 위절제술, 만성 알코올 중독이 원인이다.

　　㉢ **증상** : 창백함과 피로감이 보이다가 점차 심해지면 빠른 맥, 운동 시 호흡곤란 등을 호소한다. 중증일 경우 삼킴곤란(연하곤란), 구순염, 위축성설염 등을 호소할 수 있다.

　　㉣ **간호** : 대변 잠혈 반응을 확인하고 균형적인 식이를 권장하여 식이요법을 조절해야 한다.

② **비타민B12 결핍성 빈혈**

　　㉠ **정의** : 체내의 비타민B12 함량이 정상 이하인 상태이다.

　　㉡ **원인** : 비타민B12결핍 식이, 소실, 부분 위절제술과 악성빈혈로 인한 흡수 장애가 원인이다.

　　㉢ **증상** : 거대세포증, 신경학적 증상, 설염, 거대적 아구성 빈혈 증상 등이 나타난다.

　　㉣ **간호** : 흡수가 불가능하거나 악성빈혈이 있는 경우, 평생 동안 비타민B12를 규칙적으로 투여해야만 한다. 비타민B12는 신경계 증상과 징후가 나타나기 전에 투여하는 것이 이상적이다.

**TIP & MEMO**

▌메토트렉세이트

MTX, Methotrexate

▌거대세포증

Macrocytes

▌설염

Glossitis

③ 엽산 결핍성 빈혈

    ㉠ 정의 : 체내의 엽산이 부족하거나 결여된 상태이다.

    ㉡ 원인 : 흡수 장애, 엽산 결핍 식이, 피임제, 항경련제, 메토트렉세이트(MTX)가 원인이다.

    ㉢ 증상 : 악성빈혈과 증상이 유사하여 혀의 통증과 거대적 아구성 빈혈이 나타난다.

    ㉣ 간호 : 매일 엽산 1mg을 4개월간 경구 투여하고 그 후 원인이 해결될 때까지 복합비타민을 0.4mg씩 매일 복용하면 회복이 가능하다.

## (3) 생산 장애 2차적 빈혈

① 원인 : 재생 불량성 빈혈로 약품, 벤젠, 방사선, 화학물질, 화학 요법인 유해한 환경에 노출되거나 엡스타인 – 바 바이러스, 거대세포바이러스, B형 간염바이러스 등 바이러스성 감염, 선천적 자가 면역 기전이 원인이다.

② 증상 : 백혈구 감소증, 출혈 경향, 감염, 창백한 피부와 점막, 운동성 호흡곤란, 피로, 두근거림 등의 증상이 나타난다. 원인을 규명하고 면역 억제제나 지라(비장)절제술, 수혈 조혈모세포이식 등으로 치료가 가능하다.

## (4) 용혈성 빈혈

① 지중해성 빈혈

    ㉠ 정의 : 적혈구 내 헤모글로빈 기능에 장애를 일으키는 질환이다.

    ㉡ 원인 : 유전성으로 인한 혈색소의 글로빈 합성의 감소가 원인이다.

    ㉢ 증상 : 소적혈구증, 사춘기의 성장 감소, 심장 기능 상실(심부전), 저혈색소성 적혈구 등 증상이 나타난다.

    ㉣ 치료 : 중증일 경우에 수혈로 혈색소를 10g/dL 정도 유지한다. 간호사는 심혈관계 증상을 관찰하고 처방에 따라 안전하게 수혈 요법을 수행한다.

② 겸상 적혈구성 빈혈

    ㉠ 정의 : 적혈구의 모양이 낫 모양으로 변형되는 유전적인 질환이다.

    ㉡ 원인 : 유전적 혈색소의 병변이 원인이다.

    ㉢ 증상 : 만성 족부 궤양, 만성적인 콩팥과 눈의 문제, 혈관폐색 위기 등 통증이 나타나고 위기가 반복되면 지라, 콩팥, 뇌에 영향을 미친다.

    ㉣ 치료 : 혈관폐색으로 통증이 심할 경우에는 진통제를 투여하고 생리식염수를 정맥으로 주입한다.

③ 유전성 구상적혈구증

    ㉠ 정의 : 혈액 속에 둥근 적혈구가 많이 생기는 유전 질환이다.

    ㉡ 원인 : 염색체 우성형질로 인한 유전성이 원인이다.

    ㉢ 증상 : 혈관폐색 위기, 만성적인 콩팥과 눈의 문제, 만성 족부 궤양 등 통증이 나타난다.

    ㉣ 치료 : 순환하는 구상적혈구를 지라에서 파괴되지 않도록 담석증 발생이 가장 높은 지라(비장)과 쓸개(담낭)를 같이 절제한다.

▌엽산

Folvite

▌엡스타인 – 바 바이러스

Epstein – Barr Virus

▌거대세포바이러스

Cytomegalo Virus

④ G$_6$PD 결핍빈혈

　　㉠ 정의 : 체내에서 G$_6$PD효소를 충분히 생산하지 못하는 상태이다.

　　㉡ 원인 : 유전성으로 인한 글루코스 − 6 − 인산탈수소효소의 결핍이 원인이다.

　　㉢ 증상 : 빈혈이 가장 흔하게 나타나며 용혈이 심하면 복통, 황달, 요통 등이 나타나고 소변이 진해지고 검게 변한다.

　　㉣ 치료 : 대부분의 경우 중재가 필요하지는 않지만 진통제, 비타민C를 포함한 약물, 누에콩을 섭취하지 않도록 한다.

⑤ 후천성 용혈성 빈혈

　　㉠ 정의 : 전염성 요인이나 물리적 요인에 의해 발생하는 빈혈이다.

　　㉡ 원인 : 흔히 면역 반응 및 자가 면역 장애나 약물로 발생하며 그 외로는 감염성질환, 전신 질환, 방사선 노출에 의해 발생한다.

　　㉢ 치료 : 쿰스 검사로 적혈구 항체를 확인한다. 용혈로 인한 콩팥의 손상을 감소시키기 위해서 충분한 수액을 공급하여 전해질 균형을 유지시키도록 한다.

### (5) 적혈구 증가증

① 정의 : 적혈구가 증가하는 것으로, 원발성과 속발성으로 나뉜다.

② 특징 : 주요 사망 원인은 뇌경색인데 혈액이 점성과 혈구성분이 증가하면서 혈관이 확장되고 혈액의 흐름이 느려지면서 혈전 발생 위험성이 높아진다.

③ 증상 : 초기의 무증상부터 말기의 심한 증상까지 범골수증, 고요산혈증, 기초대사율 증가, 피부변화 등 다양한 증상이 나타난다.

④ 치료 : 정맥절개술, 방사성 동위 원소요법, 인터페론 투여 등이 있으며 간호는 혈액의 점성과 혈량, 골수의 기능을 감소시키는 데 중점을 둔다.

## 4　백혈구 질환

### (1) 과립구 감소증

① 정의 : 백혈구 중 과립구의 수가 급격히 감소하는 것으로 호중구 감소증이라고도 한다. 호중구가 감소하면 감염률은 증가하며 무과립 세포증은 과립구 감소증보다 더 심각한 상태를 의미한다.

② 원인 : 이뇨제, 항균제와 같은 약물 또는 악성빈혈 골수이형성 증후군, 백혈병 등 혈액계 질환 자가 면역 장애, 바이러스나 세균성 감염 등이 있다.

③ 진단검사

　　㉠ 과거에 유발 약물을 복용한 적이 있거나 백혈구 수치가 $500 \sim 3,000/mm^3$ 로 감소할 경우 진단한다.

　　㉡ 혈액이나 소변, 구강궤양 부위 분비물 등의 배양검사에서 세균이 검출된다.

④ 치료 및 간호

　　㉠ 원인을 제거 하고 감염이 의심될 경우 균 배양검사를 통해 광범위 항생제를 투여하고, 민감도에 따라 항진균제를 투여한다.

　　㉡ 정맥주사나 집락 자극인자 등 약물 요법을 사용한다.

　　㉢ 감염 예방을 위해 대상자를 격리하여 방문객을 제한하고 대상자교육을 하는 등 간호를 한다.

### (2) 골수이형성 증후군(MDS, Myelodtsplstic Syndrome)

① 정의 : 골수에서 비정상적인 형태로 혈구세포르 생산하고, 범혈구 감소증이 나타나는 질환을 총칭한다.

② 특징 : 비효율적인 조혈로 골수의 세포충실도와 말초 혈액의 세포감소증의 변화가 특징이다.

③ 원인 : MDS는 벤젠과 같은 유해한 화학물질에 노출되거나 항암화학 요법을 받을 때 호발한다. 정확한 원인은 아직 알려지지 않았다.

④ 증상 : 혈소판 · 적혈구 · 호중구의 수가 부족하여 기능이 저하되고 빈혈 · 감염 · 출혈 증상이 나타난다.

⑤ 진단검사 : 골수천자나 생검을 통하여 골수의 변화를 확인한다. 전혈구 검사상 말초 혈액의 혈구 감소가 나타난다.

⑥ 치료 및 간호 : 질환의 경과에 따라서 결정된다.

### (3) 백혈병

① 정의 : 골수 속 백혈구의 한 종류가 비정상적으로 축적되고 증식되는 악성 질환을 말한다. 초기에는 백혈병 세포가 골수에 제한되어 있지만 점차 말초 혈액뿐만 아니라 다른 기관과 조직을 침범하기 시작한다.

② 증상 : 조혈 장애의 정도에 따라 다르며 비정상적인 백혈병 세포가 증가하고 적혈구와 혈소판이 감소한다. 빈혈, 출혈, 감염, 간, 지라비대, 고요산혈증, 중추신경계 침범 증상, 심리적 문제 등의 증상이 나타난다.

③ 진단검사

　　㉠ 전혈구 검사로 백혈병 세포수치를 검사하며, 골수흡인과 골수 생검으로 백혈병을 확진하고 유형을 진단하는데도 돕는다.

　　㉡ 혈액 응고 검사, 골수세포의 염색체 분석, 방사선 검사, 심리사회적 상태 등의 검사가 있다.

④ 종류

| 종류 | 특징 |
|---|---|
| 급성 림프성 백혈병 | • 악성 질환으로 소아기의 사망 원인 중 2위를 차지한다.<br>• 2 ~ 10세 사이에서 가장 흔히 발생한다.<br>• 림프모구와 비슷한 백혈병 림프구나 B - 세포에서 유래된 미성숙한 림프구가 골수에 축적된다.<br>• 림프절병증, 복통, 두통, 구내염 증상이 나타난다. 두개강 내압 증가와 같은 중추신경계 증상이 가장 심각한 문제이다.<br>• 완전 관해는 80 ~ 90%, 완치는 30 ~ 40%, 어린이 완치율은 60 ~ 85%이다. |
| 만성 림프성 백혈병 | • CLL은 건강검진에서 우연히 발견되거나 잠행성으로 발병한다.<br>• 서구의 50 ~ 70세 남성 노인에게서 호발한다.<br>• 백혈병 세포는 망상 내피계(간과 지라)와 골수를 침범하고 혈액에 축적된다. 피부뿐만 아니라 호흡기와 위장관계에도 침범한다.<br>• 골수는 비정상적인 림프구로 대치되고 정상 조혈기능이 저하된다.<br>• 피로, 식욕부진, 잦은 감염 등 증상이 나타난다.<br>• 진단 시 질병의 중증도가 생존 결정을 하며 질병 과정을 예측할 수 없다. |
| 급성 골수성 백혈병 | • 7세 이하와 55세 이후에 호발하고 미성숙한 과립구가 비정상적으로 증식하여 골수에 축적한다.<br>• 성인의 급성 백혈병의 80%를 차지한다.<br>• 쇠약, 두통, 구내염 등의 증상이 나타난다.<br>• 70세 이상은 관해치료가 불가능하다.<br>• 백혈구수가 $100,000/mm^3$ 초과 시에는 치료 첫 주에 사망률이 증가한다. |
| 만성 골수성 백혈병 | • 성숙한 과립구가 혈액, 골수 간이나 지라에 비정상적으로 과다 축적되는 악성 질환으로 55세 이후에 호발한다.<br>• 90 ~ 95%의 환자에게서 염색체 이상과 관련이 있다.<br>• 만성기는 3 ~ 4년 정도 지속되며 급성기가 되면 6개월 미만이다.<br>• 대상자의 85%가 급성기에 출혈과 감염으로 사망한다.<br>• 만성기 이후 가속기 단계에서는 급성 골수성 백혈병과 같은 치료 방법을 사용해야 한다.<br>• 피로, 쇠약, 발열, 복장뼈(흉골) 압박감 등 증상이 나타난다. |

⑤ 치료

　　㉠ 백혈병 치료의 가장 우선적인 목표는 관해를 유도하는 것이다. 치료계획은 예후나 질병의 진행, 백혈병의 유형에 따라 결정되며, 골수의 기능을 정상적으로 회복시켜 증상을 완화하고 감염을 예방하는 것이 치료의 목적이다.

　　㉡ 항암화학 요법 : 골수의 악성 종양을 없애기 위한 관해 유도 요법으로 유지 요법의 단계에 따라 약물을 선택한다.

▌급성 림프성 백혈병

ALL, Acute Lymphocytic Leukemia

▌만성 림프성 백혈병

CLL, Chronic Lymphocytic Leukemia

▌급성 골수성 백혈병

AML, Acute Myelogenous Leukemia

▌만성 골수성 백혈병

CML, Chronic Myelogenous Leukemia

ⓒ **중추신경계 치료** : 중추신경계는 백혈병의 세포가 흔히 침범하는 곳이다. 경로는 정확히 알려진 바가 없다. 전통적인 항암화학 요법은 뇌혈관장벽을 통과하지 못하기 때문에 수막 공간 내 경로를 이용하게 된다. 중추신경계 백혈병이 발생하면 머리 부분에 방사선을 조사한다.

ⓒ **방사선 치료** : 전신방사선 조사는 간, 지라, 다른 장기에 국한하여 방사선을 조사한다. **조혈모세포이식**⁺을 준비할 때 실시한다.

⑥ **간호**

ⓐ 대상자의 기능을 최대화하고 치료 과정이나 재발했을 때 희망을 가질 수 있도록 한다.

ⓑ 합병증이나 부작용을 최소화하는 데 목표를 가지고 있다.

ⓒ 백혈병 대상자에게 감염은 치명적이다. 그람음성균이 흔한 원인으로 관해 유도기에는 세균 감염과 진균 감염이 가장 흔하고 사망률도 그만큼 높다.

ⓓ 감염을 예방하는 것이 간호의 중요한 목표이다.

### (4) 다발성 골수종(Multiple Myeloma)

① **정의** : 골수 내 비정상적인 혈장세포가 증식하는 악성장애이다. 혈장세포 골수종이라고도 한다. 혈액암 중에 10%를 차지하고 있다.

② **원인**

ⓐ 비정상적 면역글로불린인 단일클론 단백질이 과다하게 생산되고 정상적인 혈장세포는 감소되면서 정상적인 면역글로불린 기능은 저하되어 골수, 뼈, 콩팥, 간, 심근, 지라, 림프절에 영향을 받는다.

ⓑ 악성 혈장세포는 뼈 안으로 침투하여 척추, 골반, 두개골 등을 파괴하고 전신으로 확산한다.

③ **증상** : 5 ~ 20년 정도 전구기를 통해 천천히 진행된다. 폐렴 증상이 흔하며 초기에는 골반이나 늑골 부위의 통증을 호소한다. 뼈의 통증, 골수억제 증상, 전신증상, 신부전이 나타난다.

④ **진단검사** : 혈액 검사, MRI, CT, PET, X - 선검사, 골수 생검을 시행하며 병력을 조사한다.

⑤ **치료**

ⓐ 완전한 치료법이 없기에 증상의 완화와 관해를 유도하여 생명 연장이 치료의 목적이다.

ⓑ 병리적 골절을 예방과 통증 조절이 중요하다.

ⓒ 환자의 상태를 관찰하고 코르티코스테로이드와 항암화학 요법제 중에 1 ~ 2개를 선택하여 투여한다.

ⓓ 최근에는 고용량 항암화학 요법 후 자가 조혈모세포이식이 표준 치료가 되고 있다.

⑥ **간호** : 뼈의 파괴와 용해로 인한 통증 조절, 골절 예방, 적절한 콩팥 기능의 유지 및 감염 예방이 간호의 목적이다.

---

🔅 **조혈모세포이식**

• 환자의 백혈병 세포와 조혈모세포를 완전히 제거한 후 사람백혈구항원(HLA, Human Leukocyte Antigen) 적합한 형제나 타인의 조혈모세포로 대체하는 방법이 있다.

• 자신의 조혈모세포를 채집한 후 집중적인 치료를 실행하고 다시 이식하는 방법이 있다.

• HSCT는 공여자의 줄기세포를 재취하여 정맥을 통해 대상자에게 주입하는 방법이다.

• 주된 목적은 악성세포를 제거할 수 있는 강력한 방사선 치료나 항암화학 요법을 실시한 후 골수 기능이 억압된 대상자에게 건강한 조혈모세포를 다시 생착시키는 것이다.

▮ **단일클론 단백질**

Monoclonal Protein

▮ **코르티코스테로이드**

Corticosteroids

## (5) 악성 림프종(Malignanat Lymphoma)

① 정의 : 림프구의 비정상적인 과다증식으로, 림프싱 백혈병에 비해 림프종은 전신에 퍼져 있는 림프절과 지라에서 증식한다.

② 호지킨 림프종

  ㉠ 특징 : 치유 비율이 높으며 비교적 드물다. 여성보다 남성에게 2배 정도 호발하며, 유해한 직업 환경이나 화학물질 노출도 원인 중에 하나이다.

  ㉡ 증상
  • 목에 한쪽 림프절이 통증 없이 비대해져 크기가 커진다.
  • 목, 빗장뼈, 상부, 세로칸에 침범한다. 결절은 단단하고 분리되어 있으며 종창은 있지만 통증은 거의 없다.
  • 후복막 림프절이 비대해지면 신경을 압박하고 신경통을 유발한다.
  • 치료하지 않으면 체중 감소, 감염, 빈혈, 심한 전신 부종이 나타나고 혈압이 하강하여 1 ~ 3년 안에 사망한다.

  ㉢ 진단검사 : 호지킨병은 조직의 병리적 검사로 정확하게 진단할 수 있다. 확진을 위해 림프절 생검으로 리드 - 스테르베르그 세포의 유무를 검사한다. 흉곽 X - 선 검사와 컴퓨터 단층촬영으로 종괴를 찾는다.

  ㉣ 질병 단계 : 질병 단계는 4단계로 나뉜다. 조기는 20년 생존율이 80%, 재발 후 구제요법을 받은 경우는 80 ~ 95%이다.

  ㉤ 치료 : 질병 단계와 병소의 위치에 따라 치료 방법을 정한다. 1기, 2기는 방사선 치료와 항암화학 요법을 병행한다.

③ 비호지킨림프종(NHL, Non Hodgkin lymphoma)

  ㉠ 정의 : 리드 - 스테르베르그 세포 세포를 갖지 않아서 모든 악성 림프종을 의미하며 사망률 5위이다. 기원이 되는 세포, 세포의 증식률, 세포의 분화 정도에 따라 분류된다.

  ㉡ 저급 림프종 : 악성 B림프구에서 대부분 일어난다. 생존기간은 길지만 치료에 잘 반응하지 않고 치유가 잘 되지 않는다.

  ㉢ 고급 림프종 : 성장이 빠르고 세포의 유형이 혼합형이며 항암화학 요법에 반응한다. 50 ~ 70세, 여성보다 남성에게 호발한다.

  ㉣ 증상 : 초기 증상은 거의 없다. 고급 림프종은 림프절병증과 B - 증상(발열, 야간 발한, 체중 감소)을 보일 수 있다.

  ㉤ 치료 및 간호
  • 임상단계, 연령, 골수 기능, 조직의 유형에 따라 치료가 다르다.
  • 병소가 진행되어 확산된 경우는 방사선 치료와 항암화학 요법을 병행한다.
  • 공격적인 림프종은 치료에 보다 반응을 잘하고 잘 치유가 된다.
  • 저급 림프종은 효과적으로 치료하기 어렵고 진행 경과가 길다.

■ 리드 - 스테르베르그 세포
Reed - Sternberg

## 5 응고 장애

**(1) 자가 면역성 혈소판 감소성 자반증(특발성 혈소판 자반증, Autoimmune Thrombo cytopenic Purpura)**

① 정의 : 혈소판 수가 정상 수치에서 감소된 상태이다.

② 원인

　　㉠ 자신의 혈소판에 대한 항체로 인하여 혈소판이 조기에 파괴된다.

　　㉡ 과거에는 원인이 밝혀지지 않아 원발성 혈소판 감소성 자색반증이라고 했다.

③ 증상

　　㉠ 원인에 관계없이 순환하는 혈소판수의 감소, 출혈 경향, 혈소판 수명의 단축이 나타난다.

　　㉡ 지라에서 파괴되는 혈소판수가 생성되는 수보다 많을 경우, 순환하는 혈소판의 수는 감소하고 혈액 응고가 느려진다.

④ 특징

　　㉠ 순환하는 혈소판은 정상적으로 8 ~ 12일 정도 생존하지만 자가 면역성 혈소판 감소성 자색반색이라면 수명이 1 ~ 3일 이하로 짧아질 가능성이 있다.

　　㉡ 루푸스 HIV, 과다수혈 류마티스관절염, 헤파린 등 같은 약제를 복용할 때 관찰이 가능하다.

⑤ 증상

　　㉠ 혈소판 감소증으로 피부와 점막에 점출혈·자색반·얼룩(반상) 출혈이 나타난다.

　　㉡ 혈뇨(요로계 출혈), 흑변(장관 출혈), 잇몸 출혈, 토혈(위장출혈), 코피가 나타난다.

　　㉢ 여성의 경우 월경 과다가 나타날 수 있다.

　　㉣ 점출혈이 너무 많아 얼룩출혈 형태를 보일 수 있고 신체 전반에서 외상이 없는 점 출혈을 발견할 수 있다.

　　㉤ 외상을 입었을 경우 출혈로 인한 통증을 동반하는 혈종, 혈관절증이 나타난다.

　　㉥ 심한 출혈로 인한 빈혈 상태가 되면 창백해지고 피곤하며 활동 능력이 감소된다. 활동 시에는 호흡곤란이 나타난다.

⑥ 치료

　　㉠ 급성 : 자가 면역성 혈소판 감소성 자색반증은 자연적으로 회복되고 대부분은 재발하지 않는다.

　　㉡ 만성 : 저절로 완화되지만 증상이 지속되면 스테로이드요법, 혈소판 수혈, 면역글로불린, 지라절제술을 실시한다.

⑦ 간호

　　㉠ 출혈을 예방하고 질병 과정을 교육하는 것이 간호의 목적이다.

　　㉡ 심한 혈액 손실로 빈혈을 보이면 고단백식이를 소량씩 자주 공급해야 한다.

**TIP & MEMO**

**▌원발성 혈소판 감소성 자색반증**
ITP
Idiopa thic Thrombocytopenic Purpura

**▌점출혈**
Petechia

**▌자색반**
Purpura

**▌얼룩 출혈**
Ecchy Mosis

**▌잇몸 출혈**
Gingivaloosing

**▌응고 장애**
• 정상적인 지혈은 혈관, 정상 응고 인자, 혈소판의 정상 기능과 수치 등에 의존하는 복잡한 구조를 가지고 있다.
• 독립적으로 균형을 이루고 조절해야 과도한 출혈이나 혈전 형성을 막을 수 있다.
• 1차 지혈은 손상된 혈관 내벽에 혈소판마개(Plug)가 생겨 이루어진다.
• 2차 지혈은 혈소판마개 위에 섬유소(Fibrin)가 형성되면서 일련의 응고 인자가 활성화되는 것이다.

**▌혈소판 감소성 자색반증**
　**(Thrombocytopenic Purpura)**
• 1차성 : 바이러스나 약물 또는 세균 감염에 노출되지 않았음에도 혈소판 표면단백질에 대한 항체를 만든다.
• 2차성 : 혈소판을 파괴시키는 유해한 약물이나 병원균에 대항하여 정상적인 항체를 만드는 것이다.
• 지라비대의 경우 2차성에서만 관찰할 수 있다.

(2) **2차 혈소판 감소성 자반증(Secomdary Thrombocytopeic Purpura)**

① 정의 : 특정한 질병이나 헤파린 등의 약물로 2차적으로 혈소판 수가 감소되는 상태이다.

② 원인

    ㉠ 유발 질환 : 파종혈관 내응고증, 전신 홍반 루푸스, 림프종, 바이러스감염, 전염성 단핵구증이 있다.

    ㉡ 유발 약물 : 퀴닌, 설파메톡사졸, 퀴니딘, 페닐부타존, 클로로티아지드계 등 약물이 있다.

    ㉢ 약물이나 질환에 의해 혈관 내피세포가 손상되고 모세혈관이 취약해져 쉽게 출혈이 발생한다.

③ 증상 : 자가 면역성 혈소판 감소성 자색반증과 같다.

④ 치료

    ㉠ 먼저 원인을 규명하고 제거한다.

    ㉡ 출혈과 혈소판 수 감소가 심하면 코르티코스테로이드를 투여하고 혈소판을 주입한다.

    ㉢ 약물에 의한 경우 약물을 중단하면 혈소판 수가 일주일 내에 정상으로 회복한다.

(3) **혈우병(Hemopgilia)**

① 정의 : 혈우병은 유전성 응고 장애로 피가 멎지 않는 질환이다. VIII, IX, XI 응고 인자가 결핍으로 출혈 경향이 증가한다.

② 구분 : 혈우병 A(VIII인자 결핍), 혈우병 B(IX인자 결핍), 혈우병 C(XI인자 결핍)로 구분된다.

③ 특징

    ㉠ 발병률은 혈우병 A, B, C 순서이며 C는 드물게 발병된다.

    ㉡ 혈우병 A와 B는 반성 열성형질로 어머니에서 아들로 유전된다. 딸은 혈우병 보인자가 된다.

    ㉢ 어머니는 보인자가 되고 아버지가 혈우병인 경우에 드물게 딸에게도 유전될 수가 있다.

④ 증상

    ㉠ 외상으로 응고 인자가 부족해진다. 출혈 부위에 형성된 혈소판마개에 섬유소가 응집되지 못해 출혈이 지속된다. 출혈 정도는 응고 인자의 부족 정도에 좌우되고 형태에 관계없이 모두 유사한 증상을 보인다.

    ㉡ 경증 혈우병은 발치 후 출혈 정도이고 청소년기나 학령기까지 발견되지 않을 수 있다.

**퀴닌**
Quinine

**설파메톡사졸**
Sulfonamides

**퀴니딘**
Quinidine

**페닐부타존**
Phenylbutazone

**클로로티아지드**
Chlorothiazide

**코르티코스테로이드**
Corticosteroid

ⓒ 무릎의 혈관절증이 가장 흔한 증상이며 가벼운 외상에도 고관절, 발목, 팔꿈치, 어깨, 손목 등의 관절이 아프고 부어오르며 강직되고 약해진다.

ⓔ 가벼운 외상만으로도 혈종이 형성되고 코피, 혈뇨, 국소 빈혈 등 기타 출혈 증상이 나타나며 생명을 위협하는 두개강 내 출혈 합병증이 나타난다.

⑤ 진단검사
ⓐ 혈청검사를 통해 진단되는데 VIII인자, 응고 인자 분석에 대한 항체검사, 프로트롬빈 시간, 혈청 칼슘, 혈소판 수치를 검사한다.

ⓑ 항혈우인자 투여[+], 약물[+], 통증 조절, 수술, 관절운동, 출혈 조절로 치료 및 간호를 한다.

ⓒ 농축제의 주사, 냉찜질, 출혈 예방을 대상자와 가족에게 교육한다.

⑥ 치료 및 간호 : 가능한 빨리 출혈을 멈추는 것이 혈우병 치료 및 간호의 목적이다.

## (4) 비타민K 결핍증

① 특징
ⓐ 장내 세균에 의해 합성되는 지용성 비타민K는 음식물에 의해 체내에 흡수되기 때문에 II, VII, IX, X 응고 인자 합성에 필요한 물질이다.

ⓑ 비타민K의 요구량 중 50%는 정상 식이에서 섭취하고 나머지는 장내 세균이 합성한다.

② 증상
ⓐ 기존 증상과 프로트롬빈 결핍 증상이 같이 나타나며 증상은 점막과 조직 내 출혈이 있다.

ⓑ 수술 후 출혈 경향이 있는 것처럼 다른 응고 장애와 유사하다.

ⓒ 심한 경우에는 다량의 위장관 출혈이 있을 수 있다.

③ 치료
ⓐ 원인이 되는 약물을 중지하고 기존 질환을 치료한다.

ⓑ 가벼운 경우에는 수용성 비타민K를 비경구 또는 경구를 통해 투여하고, 심한 경우 지용성 비타민K를 투여한다.

ⓒ 신선동결혈장(FFP)을 투여하면 효과가 즉시 나타나며 합병증을 피할 수 있다.

## (5) 저프로트롬빈혈증(Hypoprothrombinemia)

① 원인 : 담도폐쇄로 인한 위장관 내의 담즙결핍(담즙은 지용성 비타민K 흡수에 필요), 설사, 소장점막의 손상, 간 질환의 결과, 소장의 외과적 광범위 절제 등으로 생길 수 있다.

② 특징

ㄱ 프로트롬빈은 응고과정에서 필수적인 단백질로 간에서 합성되며 비타민K를 필요로 한다.

ㄴ 위장관계에서 비타민K를 적절히 흡수하고 간 기능이 정상이어야 프로트롬빈이 정상으로 유지된다.

③ 증상

ㄱ 질병이나 외상에 의해 혈관이 손상된 경우에는 출혈 시간이 지연되고 점출혈, 위장관계 출혈, 혈뇨, 수술 후 출혈 등이 나타나기도 한다.

ㄴ 쿠마린(COUMARIN)제 중독

• 쿠마린제는 간에서 비타민K의 활동을 방해하는 작용으로 프로트롬빈의 활동을 부분적으로 억제한다. 항응고효과를 얻기 위해 쿠마린제를 사용한다.

• 프로트롬빈대사를 방해하는 다른 약물을 동시에 복용하거나 용량을 과도하게 복용하게 되면 심한 출혈과 혈소판 감소증이 일어날 수 있다.

ㄷ 간 질환

• 간은 I, II, V, VII, VIII, IX, X번 응고 인자를 생산하므로 심한 간 질환이 있으면 응고 인자 결핍이 생긴다.

• 비타민K 결핍이 없는 상황에 트로트롬빈 시간이 지연될 경우 간 손상이 심한 것으로 의심한다.

**┃트로트롬빈 시간**

PT, Prothrombin Time

(6) **파종혈관 내 응고증(DIC, Disseminated Intravascular Coagulation)**

① **정의**: 파종혈관 내 응고증은 응고 기전이 갑작스럽게 비정상적으로 자극되는 내과적 응급상황이다.

② **병태생리**

ㄱ 외상과 패혈증은 응고를 촉진하는 사이토카인이나 세포 내 화학신호를 방출함으로써 DIC를 유발한다.

ㄴ 바이러스나 그람양성균, 그람음성균으로 인한 전신감염이 있으면 사이토카인을 방출한다.

ㄷ 광범위한 화상이나 이식 후 거부 반응, 외상, 뱀독, 폐색전증, 급성저산소증, 전격성 감염의 경우도 사이토카인을 방출하여 내피의 손상과 광범위한 용혈을 포함하는 DIC를 유발한다.

ㄹ 악성 종양은 조직인자(외인성 경로)와 응고를 촉진하는 화학물질을 방출하여 혈전을 만들고, 산과적인 응급상황에서는 응고 기전이 촉진된다.

ㅁ 이 같은 기전들은 내피층 손상을 일으켜서 조직인자를 다량 방출하여 응고 기전을 활성화시키고 트롬빈 생산을 증가시킨다.

ㅂ DIC의 경우 정상적인 응고 기전과 달리 응괴의 형성과 분해의 균형이 깨진다.

ⓐ 비정상적인 응고가 폭발적으로 일어나면 미세혈전은 광범위하게 형성 및 확산되며, 응고 인자, 섬유소원, 혈소판이 모두 고갈된다.

ⓞ 과도한 혈전 형성은 섬유소 용해 과정을 활성화함으로써 심한 출혈을 야기한다. 파종혈관 내 응고증은 단독으로 나타나지 않고 세포를 손상시키는 다양한 급성 질환과 함께 나타난다.

③ 증상

㉠ 혈소판과 응고 인자가 소모된다.

㉡ 국소 빈혈과 출혈로 인한 적혈구 손상, 용혈로 인한 쇼크, 조직의 손상 등 증상이 나타난다.

④ 진단검사

㉠ 혈액 검사와 임상 증상으로 진단한다.

㉡ 혈소판 수는 감소하고 부분 트롬보플라스틴 시간(PTT), 트로트롬빈 시간(PT), 국제표준화 시간은 지연된다.

㉢ V, VIII, X, XIII, 섬유소원 수치와 응고 인자는 감소하고 디 다이머와 섬유소 분해산물(FDP)은 증가한다.

⑤ 치료 및 간호

㉠ DIC의 유발원인을 제거하고 출혈을 조절하는 것이 치료의 목적이다.

㉡ 원인 질환의 치료, 항응고 요법, 응고 물질의 투여, 출혈과 혈전 증상 관찰, 약물 요법, 심리적 간호 등을 실시한다.

㉢ 원인 질환의 치료 : 악성 종양, 패혈증, 태반조기박리 등의 유발질환을 치료하면 증상이 호전된다.

㉣ 항응고 요법 : 항응고제를 투여하여 새로운 혈전을 예방하는데, 저용량으로 사용하여 출혈이 생기거나 악화되지 않도록 주의 깊게 모니터한다.

㉤ 응고 물질의 투여 : 응고 인자들이 포함되어 있는 신선냉동혈장, 동결침전제제, 혈소판 농축액을 투여한다.

㉥ 약물 요법 : 출혈을 조절할 수 없을 때 아미노카프로익 산을 투여한다.

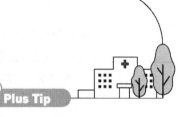

**1** 성인 남성 환자의 혈액 검사 결과, 정상 수치로 옳은 것은?

① Hb 11g/dl

② PLT 100,000/mm³

③ Cr 1.0mg/dl

④ K⁺ 8.0ml/dl

⑤ WBC 15,500/ mm³

**1**
③ Cr 0.4 ~ 1.2mg/dl
① Hb 14 ~ 18g/dl
② PLT 15 ~ 40만/mm³
④ K⁺ 3.5 ~ 5.5ml/dl
⑤ WBC 5,000 ~ 10,000/mm³

**2** 용혈성 빈혈 환자에게 나타날 수 있는 증상으로 옳은 것은?

① 출혈

② 성장 장애

③ 범혈구 감소증

④ Schilling Test 양성

⑤ 높은 빌리루빈 수치

**2**
①③ 출혈과 범혈구 감소증은 재생 불량
성 빈혈의 증상이다.
② 성장 장애는 겸상 적혈구성 빈혈의 증
상이다.
④ Schilling Test 양성 반응은 거대적 아
구성 빈혈의 특징이다.

※ 빈혈(Anemia) 특징

| 용혈성 빈혈 | 철분 결핍성 빈혈 |
|---|---|
| • 적혈구의 조기 파괴로 나타난다.<br>• 정상적혈구성, 정상혈색소성 빈혈이다.<br>• 발열, 황달, 간 – 비장 비대, 급성 신부전이 발생한다. | • 헤모글로빈 수치와 적혈구 감소가 특징이다.<br>• 어지럼증, 얕은 호흡, 창백, 고상지두, 이식증의 증상이 나타난다. |
| 재생 불량성 빈혈 | 겸상 적혈구성 빈혈 |
| • 골수에 적혈수 전구체 부족으로 생기는 빈혈이다.<br>• 정상적혈구성, 정상혈색소성 빈혈이다.<br>• 허약하고 창백하며 출혈 경향, 감염 증상이 나타나고, 예후가 매우 나쁘다. | • 낫 모양 적혈구로 인해 국소 조직 저산소증이 나타난다.<br>• 유전적, 비정상 혈색소성 빈혈이다.<br>• 성장 장애와 감염의 증가, 저산소증, 만성 과빌리루빈 혈증이 발생한다. |
| 거대적 아구성 빈혈 | |
| • 적혈구 전구체 형태 이상으로 완전히 성숙하지 못하여 빈혈이 발생한다.<br>• 적혈구가 크고 비정상이다.<br>• 골수에서 혈액으로 가는 혈구의 양이 적은 범혈구 감소증이 나타난다.<br>• Schilling Test(실링검사)에서 양성 반응 나타난다. | |

답 1.③ 2.⑤

**3** 철분제를 복용하는 환자의 간호교육 내용으로 옳은 것은?

① 복용 후 변 색깔이 흰색으로 변할 수 있다.

② 액체형 철분제는 희석해서 컵으로 복용한다.

③ 흡수에 도움이 되는 비타민B와 함께 복용한다.

④ 철분제 흡수 증진을 위해 식사 중에 복용한다.

⑤ 변비를 유발할 수 있으므로 고섬유 식이를 하도록 한다.

**4** 환자에게 철분제제 투여 시 간호중재로 옳은 것은?

① 피하주사한다.

② 주사 후 침상안정 한다.

③ Z – Tract 방법은 금기한다.

④ 주사 부위를 충분히 마사지한다.

⑤ 주사기에 0.5cc 공기와 함께 주사한다.

**5** 다혈구증 환자에게 나타날 수 있는 합병증으로 옳은 것은?

① 혈전증                    ② 신경염

③ 담석증                    ④ 저산소증

⑤ 십이지장 궤양

※ 다혈구증(다혈구혈증)

㉠ 적혈구가 증가하는 골수 질환이다.

㉡ 백혈구 증가증, 혈소판 증가증을 동반한다.

㉢ 혈액점도 상승과 혈소판 장애로 혈전, 색전이 생성된다.

**6** 진성 적혈구증 환자에게 간호사는 물 섭취를 권장하였다. 이유는 무엇인가?

① 출혈 예방을 위해서

② 감염 예방을 위해서

③ 골수 기능 억제를 위해서

④ 혈액 점도를 낮추기 위해서

⑤ 세포 외 액을 증가시키기 위해서

**7** 백혈병 환아의 감염 예방을 위해 격리중일 때 환아의 혈액 검사
상 감소되어 있는 것은?

① 호산구　　　　　　　　② 호중구

③ 혈소판　　　　　　　　④ 림프구

⑤ 호염기구

※ 호중구 감소증
㉠ 백혈구의 분류를 보면 호중구, 호산구, 호염기구, 림프구 등으로 나뉘어져 있
　 으며 그중 세균과 싸우는 호중구는 골수에서 만들어 지며 백혈구의 60 ~ 70
　 를 차지한다.
㉡ 호중구 감소증 : 말초 혈액 백혈구 중 호중구는 1,500개/㎕ 이하이다.
㉢ 무과립구증 : 말초 혈액 백혈구 중 호중구는 500개/㎕ 이하이다.
㉣ 호중구 500개/㎕ 이하이면 중증 감염 빈도가 높아진다.

**8** 항암 요법을 받고 있는 백혈병 환자의 감염 예방을 위한 간호중
재로 옳은 것은?

① 직장 체온을 측정한다.

② 유치 도뇨관을 삽입한다.

③ 신선한 야채와 과일을 섭취한다.

④ 철저한 손 씻기에 대해 교육한다.

⑤ 심리적 지지를 위해 방문객 제한을 하지 않는다.

**9** 호지킨 림프종 환자에게만 나타나는 특징적 증상은?

① 부종　　　　　　　　　② 무기력

③ 체온 상승　　　　　　　④ 체중 감소

⑤ 무통성 림프종 종대

※ 호지킨 병(Hodgkin's Disease)
㉠ 종양 세포가 B & T세포를 모두 갖고 있다.
㉡ 호지킨 세포(Hodgkin Cell)이 특징적으로 나타난다.
㉢ 무통성 림프절 통증, 발열, 체중 감소, 야간 식은땀, 소양감 등의 임상 증상이
　 나타난다.

**10** 장기 이식 환자의 이식 조직적합성 검사를 시행하고자 한다. 검사
항목으로 옳은 것은?

① 전혈 검사　　　　　　　② ANA 검사

③ HLA 검사　　　　　　　④ 혈청단백 검사

⑤ 면역글로불린 검사

**Plus Tip**

**7**
② 호중구 확인 후 절대호중구수를 계산하
　 여 면역상태를 평가한다.

**8**
①② 출혈 예방을 위해 도뇨관 삽입이나 관
　 장, 직장 체온 측정 등을 하지 않는다.
③ 멸균된 음식을 섭취하도록 한다.
⑤ 감염 예방을 위해 방문객을 제한한다.

**9**
⑤ 호지킨 림프종의 가장 특징적 증상으로
　 통증 없이 림프절이 붓고 만졌을 때
　 자유롭게 움직이는 것이다.
①②③④ 호지킨 림프종만의 특징적 증상
　 으로 보기 어렵다.

**10**
③ HLA 검사 : 조직 적합 항원 검사로 면
　 역 반응의 표적으로 이식 거부 반응
　 발생의 주요 요인이다.
① 전혈 검사 : 혈액 속 세포들의 관찰을
　 통해 감염상태, 빈혈, 혈액 응고 등을
　 알아보기 위한 검사이다.
② ANA 검사 : 항핵항체 검사로 자가 면역
　 질환 검사이다.
④ 혈청단백 검사 : 혈청에 포함된 단백질
　 양을 검사한다.
⑤ 면역글로불린 검사 : 면역글로불린 A,
　 M, G의 양을 검사한다.

**답** 7.② 8.④ 9.⑤ 10.③

**11** 다발성 골수종 환자의 신장 손상을 의심하며 검사를 시행하기로 하
였을 때 검사상 나타날 수 있는 소견은?

① 칼슘 저하　　　　　　② 요산 증가

③ 혈소판 증가　　　　　④ 적혈구 증가

⑤ 요비중 증가

※ 다발성 골수종

㉠ 면역글로불린(Immunoglobulin)을 생성하여 뼈를 파괴하고 침착하는 종양이다.

㉡ 40세 이상 남성에게서 흔히 발생한다.

㉢ 증상으로는 요통, 신경병증, 뇌신경이상, 반복적 감염, 체중 감소, 추위에 민감
한 증상 등이 나타난다.

㉣ 콩팥 기능 상실로 만성 신부전이 나타나고 그로 인해 요산 증가, 요배설 감소,
요비중 감소 등의 증상이 나타난다.

**12** 30대 여성이 멍이 쉽게 들고 생리를 시작하면 잘 멈추지 않는다
며 병원에 내원하였다. 검진상 황달은 없고 창백한 결막과 하지
점 출혈이 나타났으며 간비대나 림프절 종대는 발견되지 않았다.
혈액 검사 결과상 혈소판 수치의 감소를 보였으며 백혈구 및 적
혈구 수는 정상이었다. 환자의 증상이나 검사를 통해 의심할 수
있는 질환은?

① 비호지킨 병　　　　　② 철분 결핍성 빈혈

③ 림프구성 백혈병　　　④ 산내성 혈관 내 응고증

⑤ 특발성 혈소판 감소성 자반증

**13** 혈우병의 치료 방법으로 옳은 것은?

① 격렬한 운동　　　　　② 단단한 칫솔 사용

③ 섬유소 용해효소 억제제　④ 관절 출혈 시 환측 다리 사용

⑤ 통증 완화를 위한 아스피린 투여

※ 혈우병

㉠ 성염색체(X)로 유전되는 열성 유전 질환이다.

㉡ 혈액 응고 인자 결핍이 원인이다.

㉢ 혈소판 기능과 수는 정상이지만 응고시간의 연장이 나타난다.

㉣ 응고 인자 Ⅷ, Ⅸ인자가 위치하는 X염색체 말단 부위 자리바꿈에 의해 발생한다.

㉤ 신체 어디서나 출혈이 가능하지만 점상출혈과 자반증은 나타나지 않는다.

㉥ 치료를 위해 부족한 응고 인자를 수혈하여 일시적으로 교정할 수 있다.

㉦ 안정을 취하며 출혈을 예방하고 출혈에 대한 대처 방법과 교육을 시행한다.

㉧ 관절기형이나 근위축 방지를 위해 관절 출혈 시 반대측 다리를 사용한다.

Plus Tip

**11**

② 만성 신부전 발생으로 인해 요산 증가,
요비중 감소 등이 나타난다.

**12**

특발성 혈소판 감소성 자반증(ITP, Idio
pathic Thrombocytopenic Purpura)

㉠ 항혈소판 자가항체 형성으로 혈소판 파
괴와 수명이 단축되는 자가 면역 질환
이다.

㉡ 어린이나 젊은 여성에게 흔히 발
병한다.

㉢ 백혈구와 적혈구 수는 정상이고, 혈소
판은 감소한다.

㉣ 응고시간은 정상이며 출혈 시간이 연장
된다.

**13**

① 안정을 취하며 통증 조절을 한다.

② 부드러운 칫솔을 사용한다.

④ 관절 출혈 시 관절기형이나 근위축 방
지를 위해 환측 다리 사용을 삼간다.

⑤ 출혈에 주의하고 예방한다.

**답** 11.② 12.⑤ 13.③

**14** DIC 환자의 임상 증상에 대한 설명으로 옳은 것은?

① 응고 인자가 증가한다.

② 섬유소원이 증가한다.

③ 혈소판 수가 증가한다.

④ PT, aPTT 지연이 나타난다.

⑤ 혈중 피브리노겐이 증가한다.

※ 산재성 혈관 내 응고증(DIC, Disseminat ed Intravascular Coagulation)

㉠ 혈액 내로 손상된 조직이 순환하면서 작은 혈관들에 혈액 응고가 생겨 응고 인자와 혈소판을 많이 소비해 생기는 질병이다.

㉡ PT(트롬보플라스틴 시간), aPTT(활성화 부분 트롬보플라스틴 시간) 지연, 피 브리노겐 저하, 혈소판 감소가 나타난다.

㉢ 섬유소 응고 물질이 신장 혈관을 차단하여 신부전이 발생한다.

**15** 혈우병 환자에게서 중점적으로 관찰해야 하는 문제로 옳은 것은?

① 변비      ② 감염

③ 체액 부족      ④ 혈관절증

⑤ 배뇨장애

※ 혈우병 증상과 치료

㉠ 피하, 근육 내 출혈과 반상 출혈, 반복되는 관절 내 출혈 등 신체 각 부위에서 의 출혈이 나타난다.

㉡ 혈액응고시간, PTT 지연이 나타난다.

㉢ 출혈 예방을 하고 부족한 응고 인자를 수혈한다.

㉣ 관절기형이나 근위축 방지를 위해 관절 출혈 시 환측 다리로 걷는 것을 삼간다.

㉤ 출혈 혈액 흡인으로 인한 기도폐색이나 뇌출혈에 대한 조기 발견 및 치료를 한다.

**16** 와파린을 투여하는 환자에게서 주의해서 봐야 할 사항으로 옳은 것은?

① PT      ② aPTT

③ 뇌압 상승      ④ 체액량 과다

⑤ 체중 감소

**Plus Tip**

**14**

①② 응고, 섬유소원은 감소한다.

③ 혈소판 수가 감소한다.

⑤ 혈중 피브리노겐이 저하된다.

**15**

④ 혈우병 환자는 관절에 출혈이 발생한 혈관절증으로 인한 절름발이 기형을 예방해야 한다.

**16**

① 항응고제로 PT(프로트롬빈 시간)을 모 니터링한다.

**답** 14.④ 15.④ 16.①

**17** 환자에게 수혈 시 주의해야 할 간호중재 사항으로 옳은 것은?

① 수혈은 특별한 부작용이 없다.
② 수혈세트와 24G 바늘을 사용한다.
③ 환자 혈액형과 Rh인자를 확인한다.
④ 부작용 의심 시 다른 부위에 수혈한다.
⑤ 수혈 교환 시 혈액을 전부 다 사용 후 교환한다.

**18** 심부정맥 혈전증으로 와파린을 투여하고 있는 환자의 간호중재로 옳은 것은?

① 비타민K를 투여한다.
② 섬유소 섭취를 제한한다.
③ 아스피린과 함께 복용한다.
④ 월경량이 많으면 출혈을 의심한다.
⑤ 코를 심하게 푸는 행위를 하지 않는다.

**19** 환자에게 수혈하기 전 부작용 방지를 위해 검사를 시행할 때 검사 항목으로 옳은 것은?

① 적혈구 수
② 백혈구 수
③ 항체선별 검사
④ 섬유소원 측정
⑤ 조직 적합성 항원 검사

**20** 수혈을 하던 환자가 창백해지고 발열 증상과 함께 호흡곤란을 호소할 때 가장 먼저 취해야 할 간호중재는?

① 수액을 연결한다.
② 의사에게 보고한다.
③ 활력징후를 측정한다.
④ 즉시 수혈을 중지한다.
⑤ 바늘을 바로 제거한다.

※ 수혈 부작용 시 간호
㉠ 혈액 주입을 중단한다.
㉡ 의사에게 보고한다.
㉢ 0.9% N/S(생리식염수)을 주입한다.
㉣ 5분마다 V/S Check(바이탈 사인) 한다.

**Plus Tip**

**17**
① 수혈 시 오심, 구토, 저혈압 등 수혈 부작용을 사정한다.
② 수혈세트와 16G 바늘을 사용한다.
④ 부작용 의심 시 수혈 중단 후 의사에게 알린다.
⑤ 수혈 교환 시 혈액이 조금 남아있을 때 교환하여 공기 색전증을 예방한다.

**18**
①③ 항응고제는 출혈 경향을 증가시키기 때문에 사용을 제한한다.
② 변비 예방을 위해 섬유소 섭취를 격려하고 필요시 대변 완화제를 투여한다.
⑤ 코를 심하게 푸는 행위나 심한 기침, 점막 자극이나 장 운동 과잉을 촉진할 수 있는 행위는 하지 않도록 한다.

**19**
③ 안전한 수혈을 위한 적합성 검사로 ABO, Rh 혈액형 검사, 항체선별검사, 교차시험검사를 시행한다.

**20**
④ 수혈 부작용이 나타날 경우 가장 먼저 혈액 주입을 중단한다.

**답** 17.③ 18.④ 19.③ 20.④

# 내분비계

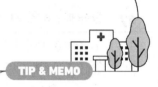

<table>
<tr><td>학<br>습<br>목<br>표</td><td>• 내분비계의 조절기전에 대해 설명할 수 있다.<br>• 뇌하수체 기능장애 대상자의 원인, 증상, 간호에 대해 설명할 수 있다.<br>• 당질대사장애 대상자의 원인, 증상, 간호에 대해 설명할 수 있다.<br>• 갑상샘, 부갑상샘 기능장애 대상자의 원인, 증상, 간호에 대해 설명할 수 있다.<br>• 부신 기능장애 대상자의 원인, 증상, 간호에 대해 설명할 수 있다.</td></tr>
</table>

▋ 상호전달체계

Communication System

▋ 효소

Enzyme

▋ 샘

Gland

## 1 내분비계의 조절기전

### (1) 정의

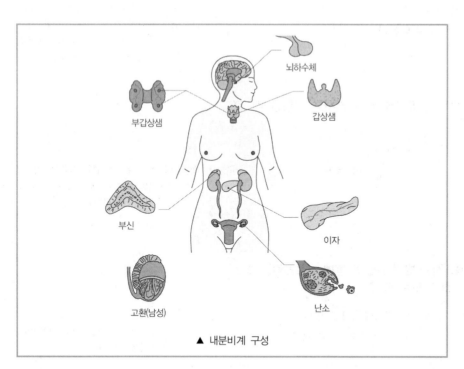

▲ 내분비계 구성

① **내분비계(Endocrine System)** : 모든 신체계통과 연관되어 생리적인 측면에 영향을 주는 상호전달체계이다.

② **외분비샘** : 관을 통하거나 직접장관이나 피부에 효소나 분비물을 내보낸다.

③ 내분비샘 : 호르몬을 직접 혈류로 분비하는 체계이다. 해부학적으로 연결되는 것이 아니라 기능적으로 상호연결된 샘의 혼합구조이다.

③ 호르몬 : 내분비샘에서 분비하는 호르몬은 표적기관에 작용하는 화학적 정보로서 기관의 기능을 자극하거나 억제한다. 호르몬은 혈류 따라 이동하며 표적세포의 수용체와 결합한다.

④ 기능

   ⊙ 내분비계와 신경계 작용을 통해 성장과 발달, 향상성 유지, 외부환경의 변화 대한 적응, 세포복제가 일어난다.

   ⓛ 내분비계는 신경계와 함께 총체적인 생리작용을 일정하게 조절한다.

   ⓒ 환경의 변화에 대응하여 정상적인 향상성을 유지하기 위해서 내분비계는 신체의 다른 체계와 상호작용을 한다.

## (2) 호르몬

① 정의 : 신체의 생리적 조절을 위해 순환하는 화학적 전달물질이다.

② 특징 : 단독으로 작용하거나 다른 호르몬과 함께 작용하여 합성, 대사, 다른 호르몬의 운반 등에 영향을 준다.

③ 구분

   ⊙ 전신호르몬 : 다른 신체 부위로 이동하여 생리적 효과를 나타낸다. 코르티솔이 대표적이다.

   ⓛ 국소호르몬 : 특정 국소부위에 작용한다. 콜레시스토키닌 – 판크레오자이민, 세크레틴과 같은 위장관 호르몬이다.

④ 작용기전

   ⊙ 호르몬은 혈류를 통해 신체의 모든 부위로 운반되지만 표적세포의 특정한 수용체에 반응한다.

   ⓛ 호르몬의 작용기전은 호르몬 – 표적세포 특이성, 호르몬 – 수용체 결합이라고 한다.

⑤ 호르몬 – 수용체 종류

   ⊙ 단백질호르몬 – 수용체 : 반응은 빠르지만 작용시간은 짧다. 카테콜아민, 펩타이드 호르몬이 해당된다.

   ⓛ 스테로이드 호르몬 – 수용체 : 반응이 느리고 작용시간이 길다. 스테로이드, 갑상샘 호르몬이 해당된다.

## (3) 내분비계 질환

① 1차성 : 장기 자체의 질환으로 발생한다.

② 2차성 : 뇌하수체 – 호르몬의 문제로 발생한다.

③ 3차성 : 시상하부 문제로 발생한다.

▌향상성

Homeostasis

▌코르티솔

Cortisol

▌콜레시스토키닌 – 판크레오자이민

CCK – PZ
Chole – Cystokinin – Pancreozymin

▌세크레틴

Secretin

▌수용체

Receptor

▌호르몬 – 수용체 결합

Lock And Key 방식

## 2  뇌하수체 기능 장애

### (1) 뇌하수체의 구조와 기능

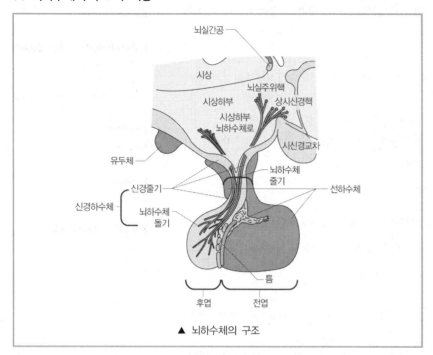

▲ 뇌하수체의 구조

① 제3뇌실 근처에 위치하며 신경조직으로 구성된다.

② 분비와 억제는 세로토닌(Serotonin), 아세틸콜린(Acetylcholine), 노르에피네프린 (Norepinephrine), 도파민(Dopamine)과 같은 신경전달물질에 의해 조절된다.

### (2) 뇌하수체항진증

① 고프로락틴 혈증

　㉠ 정의 : 혈중 프로락틴이 증가하여 나타나는 질환이다.

　㉡ 증상 : 에스트로겐과 테스토스테론 감소로 불임과 유즙 분비를 일으킨다.

　㉢ 치료 및 간호

　　• 나비뼈 통과 뇌하수체 절제술(경접형동종양절제술), 브로모크립틴 약물을 투여한다.

　　• 임신 시에는 즉시 약물을 중단한다.

　　• 기립성저혈압, 위장 자극, 오심, 두통, 복부 경련, 변비와 같은 부작용에 유의한다.

② 성장호르몬 과잉 분비 : 주된 원인으로는 뇌하수체샘종이 있으며 증상으로는 거인 증, 말단 비대증이 있다.

③ 거인증(Giantism)

    ⊙ 원인 : 골단(긴뼈의 뼈끝) 융합 전의 어린이의 성장호르몬의 과다로 일어난다. 성인의 키 2m이상, 아동 성장곡선의 표준편차 3 이상을 의미한다.

    ⓒ 증상 : 신체 장기의 비대, 대사율 증가, 당뇨, 기타 뇌하수체 전엽 호르몬 분비 과다 전신적 쇠약, 시야 장애(반맹증), 뇌졸증(두개 내압 상승), 경련이 있다.

④ 말단비대증(Acromagaly)

    ⊙ 원인 : 골단 융합 후(사춘기 이후)의 성인에서 성장호르몬의 과다로 발생한다. 주된 원인으로는 뇌하수체 전엽 종양이다.

    ⓒ 진단 : 혈청 IGF − 1, 경구 당부하 검사를 시행한다.

    ⓒ 증상 : 두통, 시력상실, 복시, 두개 내압 증가, 코 − 입술 − 귀 − 혀의 비대, 손발 비대, 연조직 비대, 간 − 심비대, 당뇨, 성욕장애 등이 있다.

    ⓔ 치료 : 수술(뇌하수체 절제술), 방사선 요법, 약물 요법[+]이 있다.

### (3) 뇌하수체 기능 저하증

① 범뇌하수체 기능 저하증

    ⊙ 정의 : 뇌하수체 전엽에서 분비되는 모든 호르몬이 부족한 상태이다.

    ⓒ 원인 : 혈관 이상, 시상하부 기능 저하, 뇌하수체 샘종, 시한 증후군 등이 원인이다.

    ⓒ 증상

      • 성장호르몬(GH), 여포자극호르몬(FSH), 갑상샘 자극 호르몬(TSH), 부신피질 자극 호르몬(ACTH)·항이뇨 호르몬(ADH) 결핍과 관련있다.

      • 혈장 콜레스테롤 수치 상승 및 혈장 코르티솔 감소, 체중 증가 등이 있다.

    ⓔ 진단검사 : 호르몬 분석 검사, 두개골 X − 선 검사, CT, MRI 등으로 진단한다.

    ⓜ 치료 및 간호 : 호르몬 대치 요법이 필요하며 종양인 경우에는 수술이나 방사선으로 치료, 표적샘 호르몬을 투여한다.

② 난쟁이증(왜소증)

    ⊙ 정의 : 유년기(2 ~ 4세) 성장 지연이다. 작은 키가 특징이고 남아가 여아보다 2배 더 호발된다.

    ⓒ 원인 : 성장호르몬 방출인자(GH Releasing Factor) 부족, 성장호르몬 억제인자인 소마토스타인(Somatostatin) 과잉 분비가 원인이다.

    ⓒ 증상 : 저혈당과 요붕증, 다른 뇌하수체호르몬의 부족으로 나타난다. 키는 평균치보다 3 ~ 4 표준편차 정도 작고 지능은 정상이다. 얼굴과 신체 비율은 유아의 비율과 유사하며 얼굴은 크고 인형 같다. 피부에는 미세한 주름이 있다.

    ⓔ 치료 및 간호 : 유년기부터 성장호르몬을 계속적으로 투여하며 치료 및 간호를 진행한다.

TIP & MEMO

▌성장호르몬
Growth Hormone

▌여포자극호르몬
Follicle Stimulating Hormone

▌갑상샘 자극 호르몬
Thyroid Stimulating Hormone

▌부신피질 자극 호르몬
Adrenocorticotropic Hormone

▌항이뇨 호르몬
Antidiuretic Hormone

✚ 약물 요법
• 도파민(Dopamine)
• 브로모크립틴(Bromocriptine)
• 퍼골리드(Pergolide)
• 카버락틴(Cabergoline)

## (4) 뇌하수체 후엽 기능 장애

### ① 요붕증

ㄱ 정의 : ADH 결핍에 의한 신장의 수분 재흡수 장애이다.

ㄴ 원인 : 중추신경계통이나 신경의 문제, 약물, 뇌하수체 이상으로 ADH 분비되지 않을 경우 발생한다.

ㄷ 신경성·중추성 : 뇌하수체 종양, 뇌손상, 뇌염, 뇌막염이 있다.

ㄹ 콩팥성 : 콩팥뇨세관이 ADH에 반응하지 않아서 발생하는 것, 임신성, 일차성 또는 목마른(구갈성) 등이 있다.

ㅁ 병태생리 : ADH분비 결핍으로 희석된 소변이 다량 분비되어 수분 손실이 일어난다. 혈장 삼투압 증가하여 다량의 수분 섭취로 이어지게 된다.

ㅂ 증상 : 지속적인 다뇨(4 ~ 10L/day), 심한 갈증, 요 비중 저하(1.001 - 1.005), 탈수, 전해질 불균형, 쇼크, 두통, 식욕부진이 있다.

ㅅ 치료 및 간호 : 호르몬 대치요법으로 바소프레신을 투여하여 신세뇨관에서 수분 재흡수를 증가시킨다.

### ② 항이뇨 호르몬 부적절분비증후군

ㄱ 원인 : 장삼투압이 낮은 상태에서 항이뇨 호르몬이 과잉 분비된 결과이다. 수분과 전해질 불균형이 초래되면 슈워츠 - 바터증후군, 약 80%가 폐의 귀리세포 암, 췌장암도 원인이 된다.

ㄴ 병태생리 : Feedback의 이상으로 ADH 분비가 억제되지 않아 수분 정체가 이루어져 혈청 소듐 농도가 저하되며 저나트륨혈증(110 ~ 115mEq/L 이하 : 기면, 착란, 혼수, 사망)으로 세포 외 액량(혈액 량) 증가가 일어난다.

ㄷ 증상 : 식욕부진, 오심, 구토, 의식상태 변화, 체중 증가, 저나트륨혈증으로 인한 무기력, 소변량 감소가 있다.

ㄹ 진단검사 : 혈청과 소변 내의 소듐, 염소 농도, 삼투압을 측정한다.

ㅁ 치료 및 간호 : 수분 섭취 1일 500 ~ 600 ml로 제한(얼음)하고 이뇨제를 투여한다. I/O를 확인하고 지남력을 확인하고, 안전 환경 유지, 고장성용액을 투여하고 데메클로사이클린을 투여한다.

## (5) 기능 검사

### ① 뇌하수체 전엽 기능검사

ㄱ 성장호르몬 자극검사

• 인슐린 내인검사로서 성장호르몬, 프로락틴 결핍, 시상하부 - 뇌하수체 전엽 - 부신관계부전에 시행된다.

• 심근경색증, 허혈성 심질환, 뇌혈관 질환, 뇌전증 시에는 금기된다.

• 인슐린 투여 후 혈당 하락으로 성장호르몬이 분비되어 코티솔이 증가하면서

**TIP & MEMO**

▌바소프레신
Vasopressin

▌슈워츠 - 바터증후군
Schwartz - Bartter

▌귀리세포
Oat Cell

▌데메클로사이클린
Demeclocycline

결과적으로 프로락틴이 상승한다. 변화가 없다면 시상하부, 뇌하수체 전엽 − 부신부전증을 의미한다.
- 검사 전날 자정부터 금식하여야 하며 30분간 안정을 취하고 채혈하며 마지막 채혈 후에는 즉시 아침식사를 제공한다. 저혈당 증상 시 긴급하게 투여할 50% 포도당 주사액을 준비한다.

ⓒ 성장호르몬 억제검사
- 성장호르몬, 유즙 분비호르몬의 과잉을 측정하는 검사이다.
- 포도당을 투여하여 혈당 상승으로 인한 성장호르몬 감소를 관찰한다. 수치변화가 없는 경우는 말단비대증, 거인증을 의미한다.
- 검사 전날 자정부터 금식하며 침상안정 후 채혈을 실시하고 구강으로 포도당을 투여하여 측정한다.

② 뇌하수체 후엽 기능검사
ⓐ 소변 삼투압 검사 : 아침 첫 소변으로 실시하며 소변농축과 희석능력, 항이뇨호르몬 및 혈청 삼투압에 대한 정보를 제공한다.
ⓑ 수분 제한 검사 : 정상은 수분 섭취를 제한하면 항이뇨 호르몬(ADH) 분비를 촉진하게 되는데, 이는 요붕증 진단에 활용된다.

## 3 당질 대사 장애

### (1) 구조와 기능
① 인슐린
ⓐ 췌장의 랑게르한스섬 $\beta$ 세포에서 분비되는 단백질이다.
ⓑ 탄수화물, 지방, 단백질, 핵산 합성 및 저장 기능을 하고 모든 세포에서 포도당 사용을 강화시켜 혈당을 저하시키는 작용을 한다.
ⓒ 주로 탄수화물 대사, 지방, 단백질 대사에 작용하고 간에서는 혈당 상승 시 포도당을 간이나 근육에 글리코겐으로 저장한다.
ⓓ 혈당 저하 시 간에서 글리코겐, 지질, 단백질을 포도당으로 분해하는 작용을 하고 수분과 전해질 균형의 작용으로 인슐린은 포타슘, 마그네슘, 인을 세포 내로 이동하는 역할을 하게 된다.

② 글루카곤

　　㉠ 췌장 랑게르한스섬의 $\alpha$ 세포에서 분비되는 단백질 호르몬이다.

　　㉡ 주로 간에서 작용하는데 포도당신생, 지방, 단백질과 같은 비탄수화물계 물질로 포도당으로 합성하게 된다.

　　㉢ 지방분해, 당원분해 촉진으로 혈당을 상승시키고 카테콜아민의 방출자극으로 혈중농도의 상승을 이룬다.

③ **성장억제호르몬** : 성장호르몬과 갑상샘 자극 호르몬 방출인자(TRF)의 분비를 억제하며, 인슐린, 글루카곤을 억제하기도 하고 과도 분비 시 비만 고혈당을 초래한다.

## (2) **당뇨병**

① **정의** : 만성 고혈당 상태를 말한다.

② **증상** : 당뇨, 다뇨, 야뇨, 삼투성 이뇨, 저혈압, 빠른 맥, 다갈, 다식, 체중 감소, 피로가 주된 증상이다.

③ **병태생리** : 인슐린이 40 ~ 50단위/일 분비되어 탄수화물, 지방, 단백질 대사를 조절한다. 인슐린 부족과 분비 장애, 인슐린의 작용의 결함으로 발생한다.

④ **분류**

| 당뇨병 분류 | 내용 |
|---|---|
| 제1형 당뇨병 | • 인슐린 의존형 당뇨병(IDDM)이다.<br>• 소아형 당뇨로 췌장 $\beta$ 세포를 파괴GKSEK.<br>• 원인으로는 유전(HLA), 면역, 환경요인, 자가 면역 반응 등이 있다. |
| 제2형 당뇨병 | • 인슐린 비의존형 당뇨병(NIDDM)이다.<br>• 성인형 당뇨로 췌장의 $\beta$ 세포에서 인슐린 분비장애나 수용체의 인슐린 저항으로 발생한다.<br>• 비만형, 비 비만형, 유전적 결함에 의한다. 원인으로는 유전, 비만, 노령, 가족력, 고혈압, 고지혈증 등이 있다. |
| 2차성 당뇨병 | 췌장 질환(알콜성 만성췌장염), 호르몬 이상, 약물, 화학물질, 인슐린 수용체 이상, 특정 유전질환, 기타에 의해 발생한다. |
| 임신성 당뇨병 | • 임신에 의한 당뇨이다.<br>• 제2형 당뇨 발현의 가능성이 있다. |

⑤ **진단검사**

| 진단검사 | 내용 |
|---|---|
| 공복 시 혈당검사 (FBS) | • 신체의 포도당 사용 정도를 평가하는 것이다.<br>• 검사 전 8시간 금식 후 정맥 채혈을 시행한다.<br>• 정상은 100mg/dl 이하이다.<br>• 당뇨병 진단 기준은 126mg/dl 이상을 말한다. |

| 식후 2시간 혈당검사 | • 신체의 당 이용 및 배설 상태를 평가하는 것이다.<br>• 정상은 140mg/dl이다.<br>• 진단 기준으로는 140mg/dl 이상을 말한다. |
|---|---|
| 당화 혈색소 (HbA1c) | • 2 ~ 3개월간의 평균 혈당치를 반영한다.<br>• 정상은 전체 Hb의 4 ~ 6%이다.<br>• 6.5% 이상일 때 진단 기준으로 삼는다. |
| C - 펩타이드 | • 췌장 $\beta$ 세포의 인슐린 분비량을 반영한다.<br>• 정상치는 1.3 ~ 1.5ng/ml이다.<br>• 진단 기준은 정상보다 증가를 말한다. |
| 당부하 검사 (GTT) | • 당뇨 진단에 가장 민감한 검사이다.<br>• 공복 시 혈액 채취 후 75g의 포도당 마신 후 3분 간격으로 2시간 동안 혈액을 채취한다.<br>• 정상치는 140mg/dl 이하이다.<br>• 진단 기준은 200mg/dl 이상이다. |

⑥ 치료 및 간호

| 치료요법 | 내용 |
|---|---|
| 식이요법 | • 알맞은 열량 섭취, 총열량의 조절, 규칙적인 식사습관, 교육을 통한 식이요법 이해, 다른 치료 방법과의 조화(운동, 경구 혈당 강하제, 인슐린 주사 등), 개인별 식이 계획표 작성(나이, 성별, 체중, 혈당 수치, 생활양식 등에 따라)이 이루어져야 한다.<br>• 탄수화물 : 복합 탄수화물 권장, 단당류와 이당류(과일, 설탕)를 제한한다.<br>• 단백질 : 식물성 단백질 섭취를 권장하고 지방의 경우 총 열량의 30% 이내, 포화지방, 콜레스테롤을 제한한다.<br>• 섬유질 : 혈중 총 콜레스테롤, LDL, 혈당 등을 낮추어 인슐린 요구량 감소하므로 섭취한다. |
| 운동요법 | • 혈당농도가 최고조에 이르는 시간에 규칙적으로 시행한다.<br>• 운동 후 저혈당증 예방을 위해 운동 직후 간식 섭취를 한다.<br>• 운동전에 식사하고 간식 섭취를 행한다.<br>• 장시간 운동 시에는 전·중·후 혈당을 체크하며 강도가 낮은 장시간 운동을 권장한다. |
| 약물 요법 | • 인슐린 분비 촉진 : 설폰계의 아마릴<br>• 조직의 당 이용 증가 : 비구나이드 계의 다이아맥스, 글루파정,<br>• 인슐린 민감성 증가 : 액토스, 아벤디아<br>• 탄수화물 흡수 억제 : DPP - 4억제제 |
| 인슐린 요법 | • 초속효형, 속효형, 중간형, 혼합형으로 구분된다. 주로 속효형, 중간형을 사용한다.<br>• 속효형 Regular(RI) : 작용시간 30분으로, 최대효과는 2 ~ 3시간 소요된다.<br>• 중간형 NPH(Neutral Protamine Hagedorn) : 작용시작 시간은 1 ~ 3시간, 최대효과는 5 ~ 8시간정도 소요된다.<br>• 주사 부위 : 복부, 팔 상단 측면 또는 후방부위, 허벅지 상단 바깥부위, 둔부 상단이다. 주로 통증에 덜 민감한 부위로 선정한다.<br>• 주사방법 : 투여 시 실내 온도로 하여 인슐린 잘 섞이도록 양 손바닥 사이에서 굴리기를 실시한다. 피하주사로 적용하고 주사 후 비비지 말고 눌러준다. 주사부위 변경하여 적용하며 지방조직의 국소변형을 예방한다. 또 2 ~ 3주 동안 같은 곳에 한 번 이상 주사하지 않도록 주의한다. |

⑦ 합병증

| 진단검사 | 내용 |
|---|---|
| 급성<br>합병증 | • 혈당치 50 ~ 60mg/dL 이하로 하락하는 저혈당이다.<br>• 제1형 당뇨병에서 나타나는 당뇨성 케톤산증(DKA)이다.<br>• 나이 많은 제2형 당뇨병에서 나타나는 고혈당성 고삼투성 비케톤성 증후군이<br> 있다. |
| 만성<br>합병증 | • 미세혈관합병증으로 당뇨병성 망막병증, 당뇨병성 신장병증이 있다.<br>• 신장병증은 다발성 신경병증(말초신경병증), 자율신경병증, 만성통증으로 나타난다.<br>• 대혈관 합병증으로 죽상경화증으로 관상동맥 질환, 뇌혈관, 말초혈관에서 호발<br> 되고 발과 다리의 합병증으로 당뇨성 발궤양이 나타난다. |

▌카테콜아민

Catecholamine

## 4  갑상샘 기능 장애

### (1) 구조와 기능

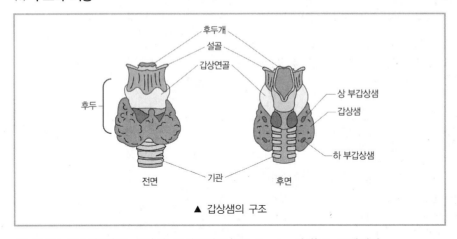

▲ 갑상샘의 구조

① **구성** : 여포세포(T3, T4)와 부여포세포(Calcitonin 생산)로 구성된다.

② **위치** : 후두 바로 아래, 기관지 위쪽, 목의 전면 중앙의 윤상연골 바로 아래에 위치한다.

③ **기능**

　㉠ 단백질 합성 · 분해 · 촉진, 탄수화물 대사, 체내 열 생산 증가, 지방대사로 T4 지방분해 · 합성, 이동에 영향을 준다.

　㉡ 비타민의 흡수와 반응에 관여한다.

　㉢ 호르몬 작용으로 카테콜아민 심근 작용을 촉진하고 세포의 대사율을 조절한다.

　㉣ 적혈구 생산, 유즙 생산, 성장 호르몬 분비 유지, 골격의 성숙에 관여한다.

## (2) 진단검사

① **혈청학적 검사** : 여포세포(T3, T4), 갑상샘 호르몬(Free T4), 갑상샘 자극 호르몬을 측정한다.

② **영상 검사** : 갑상샘 초음파, CT, MRI, Scan을 한다.

③ **핵의학 검사** : TSH 자극검사를 한다.

④ **조직 검사** : 침생검을 행한다.

## (3) 갑상샘 기능 항진증

① **정의** : 갑상샘 호르몬 과다 분비 질환이다.

② **원인** : 갑상샘의 과잉기능 등으로 발생한다.

③ **특징**

    ㉠ T3나 T4 두 가지 호르몬이 증가한다.

    ㉡ 여성이 남성에 비해 4배 정도 호발하며 20 ~ 40대에 주로 발생한다.

    ㉢ 인종이나 요오드 섭취량과 무관한 것이 특징이다.

④ **증상**

    ㉠ 갑상샘종으로 갑상샘 비대가 일어나고 눈돌출증이 나타난다.

    ㉡ 피부병증으로 오렌지 껍질성의 피부, 전신소양증, 점액수종이 나타난다.

    ㉢ 대사율 증가로 인한 식욕 증진, 더위를 견디지 못하는 증상, 체중 감소, 피로, 빈맥, 심계항진, 흉통, 부정맥, 배변 횟수 증가, 신경의 예민성, 과잉 흥분, 월경불순, 저칼륨혈증, 조산이 나타난다.

    ㉣ 뚜렷한 외모의 변화가 나타난다. 튀어나온 목, 튀어나온 눈, 불안한 표정이 보이며 불안, 안절부절못함, 체중 감소, 더위에 민감, 발한 증가, 손 떨림 증상이 있다.

⑤ **진단검사**

    ㉠ 심질환의 증거 없이 안정 시 맥박수가 90회/분 이상이면 갑상샘 기능 항진증을 의심한다. 수면 중 맥박 수가 80회/분 이상일 때 진단적 가치가 높다.

    ㉡ EKG상 심방세동과 P파와 T파의 변화 등이 있다.

⑥ **치료 및 간호**

    ㉠ 항갑상샘 약물인 프로필티오우라실(PTU), 메티마졸이 갑상샘 호르몬 합성차단제가 사용된다.

    ㉡ 교감 신경 차단약물인 프로프라놀롤, 요오드로가 투여된다.

    ㉢ 방사선 요오드 치료, 안위 유지, 눈의 보호, 영양공급, 정서적 지지, 수분공급 등을 행한다.

    ㉣ 외과적 시술로 갑상샘 절제술을 시행한다.

**TIP & MEMO**

❙ **갑상샘 자극 호르몬**
TSH, Thyroid Stimulating Hormone

❙ **프로필티오우라실**
Propyl Thiouracil

❙ **메티마졸**
Methimazole

❙ **프로프리놀롤**
Propranolol

❙ **요오드로**
SSKI, Lugol 용액

⑦ 합병증 : 후두신경 손상, 출혈, 저칼슘혈증성 테타니, 호흡부전, 통증, 영양사태 등을 관찰한다.

### (4) 갑상샘 기능 저하증

① 정의 : 갑상샘 호르몬 결핍으로 인한 질환이다.

② 원인

   ⊙ 일차성 갑상샘 저하증 : 갑상샘 조직의 감소로 갑상샘 절제술 후 발생하는 만성 갑상샘염, 갑상샘암, 갑상샘 호르몬 합성의 장애, 항갑상샘 치료약물, 갑상샘종 유발식품 사용이 원인이다.

   ⓒ 이차성 갑상샘 저하증 : 시상하부 − 뇌하수 체계의 장애로 갑상샘 호르몬 불응증이 있다.

③ 증상

   ⊙ 푸석한 외모, 창백하고 누런 피부, 건조하고 거친 피부, 눈썹 빠짐 등이 있다.

   ⓒ 심장이 비대해지고 맥박이 감소하고 관상동맥질환이 증가한다. 체중 증가, 무배란, 불임, 월경 과다, 저체온, 추위에 민감, 빈혈, 기초대사율 감소가 나타나 점액부종이 나타난다.

④ 치료 및 간호

   ⊙ 갑상샘 호르몬인 레보티록신를 소량에서 시작하여 점차 양을 늘리게 되고 이른 아침 공복에 투여한다.

   ⓒ 식이는 저칼로리, 고단백, 고섬유소 식이를 행하고 식욕부진 시 소량씩 자주 제공하도록 한다.

   ⓒ 체위 변경을 시행하며 압박 감소 침요를 사용하고 압박 지점 발적, 조직 손상을 관찰한다.

### (5) 갑상샘암

① 정의 : 악성 갑상선 결절을 말한다.

② 원인 : 갑상샘 자극호르몬이 갑상샘을 과도하게 자극하여 초래된다.

③ 위험 요인 : 방사선 노출, 갑상샘 결절 발생, 유전적 요인이 있다. 여성이 남성보다 2배 정도 호발하며 유두성암, 여포성암, 수질암, 퇴화성암으로 구분된다.

④ 증상 : 초기에는 무통성, 딱딱한, 고전된 불규칙한 결절이 촉진된다. 종양진전으로 목이 쉬거나 호흡곤란, 성대마비, 드물게 뼈·폐·림프계로 전이가 일어난다.

⑤ 진단검사 : 갑상샘 스캔, 침생검이 행해진다.

⑥ 치료 : 방사선 요법, 수술, 항암화학 요법으로 치료한다.

## 5 부갑상샘 기능 장애

### (1) 구조와 기능

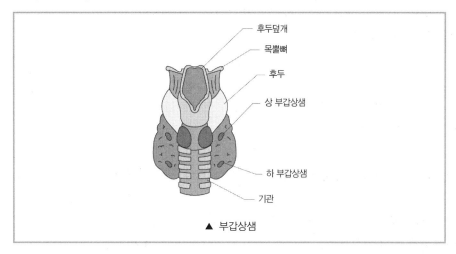

후두덮개
목뿔뼈
후두
상 부갑상샘
하 부갑상샘
기관

▲ 부갑상샘

① **구조** : 갑상샘의 뒤쪽 표면에 위치하며, 아래와 위로 2쌍씩 총 4개로 구성된다.

② **기능** : 혈청 칼슘 농도에 반응하며 부갑상샘 호르몬(PTH)를 분비한다. 혈청 칼슘과 인을 조절한다. PTH를 작용하기 위해 식이를 통한 비타민D의 흡수가 필요하다. 작용부위는 콩팥 · 뼈 · 위장관으로 구성된다.

### (2) 진단검사

① **혈청 칼슘 검사** : 정상치는 성인 기준 8.8 ~ 10.5mg/dl이며 일차성 부갑상샘 항진증, 부갑상샘 저하증, 구루병, 뼈 연화증을 알 수 있다.

② **혈청 PTH** : 부갑상샘선종과 저하증을 알 수 있다.

③ 혈청 인, 정상적 요칼슘, 정량적 요칼슘의 기능검사가 있다.

### (3) 부갑상샘 기능 항진증

① **원발성**

　㉠ 부갑상샘 호르몬 과다 분비로 일어난다.

　㉡ 혈청 칼슘의 상승을 초래한다.

　㉢ 신장의 사구체에서 칼슘 재흡수로 중탄산염의 배설 증가, 비타민D를 활성화하여 위장관을 통한 칼슘 흡수를 증가시킨다.

② 속발성

    ㉠ 저칼슘혈증에 대한 보상반응으로 나타난다.

    ㉡ 낮은 칼슘 농도는 부갑상샘 만성적으로 자극하여 부갑상샘이 과다증식한다.

    ㉢ 부갑상샘 호르몬이 과다 생산되면서 칼슘을 정상으로 유지, 골격은 골연화증, 골경화증, 낭종성 섬유성 골염의 변화를 초래한다.

③ 증상

    ㉠ 대부분 무증상이다.

    ㉡ 무력감, 피로, 뼈의 칼슘 소실, 병리적 골절, 골다공증이 나타난다.

④ **진단검사** : 혈중 칼슘이 증가하고 인은 감소한다.

⑤ **치료**

    ㉠ **약물 치료** : 칼슘배설을 촉진하는 **골다공증약[+]**을 투여하고, 인, 칼시토닌을 투여한다.

    ㉡ **식이** : 수분 섭취를 격려하며 칼슘 섭취를 제한하고 산성 식품을 제공한다.

    ㉢ 골절 예방을 위해 침대높이를 낮추고 억제대 사용을 피한다.

    ㉣ **치료적 수술** : 부갑상선 절제술을 시행하며 이때, 저칼슘혈증 증상을 관찰하여야 한다.

### (4) 부갑상샘 기능 저하증

① **원인**

    ㉠ 갑상샘절제, 방사선 치료로 인한 부작용, 부갑상샘 절제술, 선천적 이상으로 발생한다.

    ㉡ 부갑상샘 호르몬의 분비 부족으로 혈청 칼슘 농도 저하와 인 농도의 상승이 일어난다.

② **증상** : 대표적으로 저칼슘혈증, 저칼슘성 테타니가 일어난다.

③ **치료**

    ㉠ **약물 치료** : 글루콘산칼슘를 투여하여 대사성 산증을 유도한다. 경구용 칼슘제를 보충, 비타민D, 부갑상샘 호르몬 투여, 마그네슘 보충을 행한다.

    ㉡ 고칼슘, 고비타민, 저인산 식이를 제공한다.

    ㉢ 테타니 발생 시 기도유지, 필요시 기관 내 삽관, 기관절개술을 행한다.

**✚ 골다공증약**

• Bisphosphonates
• 포사맥스(Fosamax)

**┃ 칼시토닌**

Calcitonin

**┃ 글루콘산칼슘**

Calcium Gluconate

## 6 부신 기능 장애

### (1) 구조와 기능

① 구조 : 좌우로 한 쌍 신장의 상부에 피라미드 모양으로 위치한다.

② 기능 : 스트레스가 몸에 발생을 몸의 항상성 유지를 위해 스테로이드와 카테콜아민을 분비하게 된다.

③ 부신겉질

    ㉠ 염류, 수분, 당질, 지질대사 조절작용, 생명을 유지하는 데 작용한다.

    ㉡ 당류 피질 호르몬 : 코르티솔이 95%를 차지한다. 단백질, 포도당, 지방의 대사, 혈압유지, 조혈기능, 스트레스 대응, 부신피질 자극 호르몬(ACTH) 회환기전에 작용한다.

    ㉢ 염류피질 호르몬 : 알도스테론이 가장 강력히 작용한다. 신세뇨관과 위장관 상피에서 포타슘, 수소이온, 소듐의 흡수 배설에 관여한다.

    ㉣ 성호르몬으로써 테스토스테론, 에스트로겐을 생산한다.

④ 부신속질

    ㉠ 에피네프린, 노르에피네프린으로 유리지방산 분비를 촉진한다.

    ㉡ 기초대사율증가, 혈당 상승, 혈압 상승, 심장 박동 증가, 혈관 수축을 가져온다.

### (2) 진단검사

① 부신겉질 기능검사

    ㉠ 혈청코르티솔(Cortisol) 검사 : 부신기능 정확히 평가 불가하여 검사 시 채혈시간 기록이 필요하다.

    ㉡ 혈청알도스테론 : 1일 리듬이 아침에 최고치로 기록된다. 소변 내 17 – 히드록시코르티코스테로이드, 유리코르티솔, 알도스테론 농도로 간접적 측정이 가능하다.

    ㉢ 덱사메타손(Dexamethasone) 억제검사 : 뇌하수체, 부신 간의 음성화환기전을 이용한 검사, 방사선 검사로 CT가 행해진다.

② 부신속질 기능검사

    ㉠ 혈장 카테콜아민으로 다양한 요인의 영향을 받는다.

    ㉡ 일회 측정으로는 진단이 어려우며 소변 바닐릴 만델산, 호모바닐린산, 카테콜아민으로 간접치를 측정할 수 있다.

▌코르티솔
Cortisol

▌부신피질 자극 호르몬
Adrenocorticotropic Hormone

▌알도스테론
Aldosteron

▌에스트로겐
Estrogen

▌에피네프린
Epinephrine

▌노르에피네프린
Norepinephrine

▌17 – 히드록시코르티코스테로이드
17 – Hydroxycorticosteroid

▌바닐릴 만델산
Vanillylmandelic Acid

▌호모바닐린산
Homovanillic Aicd

▌카테콜아민
Catecholamine

## (3) 쿠싱 증후군

① 원인 : 부신겉질 항진으로 당질코르티코이드의 과잉 분비로 발생한다.

② 증상

    ㉠ 단백질대사의 근허약, 반상출혈, 골다공증, 병리적 골절, 압박골절, 키가 작아지는 것이 있다.

    ㉡ 지방대사로 만월형 얼굴, 경부비만, 가는 사지, 몸통비만, 탄수화물 대사로 고혈당, 당뇨병이 나타난다.

    ㉢ 저칼슘혈증, 부정맥, 체중 증가, 고혈압, 부종, 우울, 안면홍조, 다모증, 여성의 남성화, 여드름, 색소침착 등이 나타나게 된다.

③ 진단검사 : 덱사메타손억제검사, 24시간 소변 유리 코르티솔 농도검사 등을 시행한다.

④ 치료 및 간호

    ㉠ 약물 요법 : 부신피질 자극 호르몬(ACTH), 부신호르몬 합성 방해 약물이 투여된다.

    ㉡ 외과적 치료 : 종양제거, 부신절제술, 뇌하수체 절제술을 행한다.

    ㉢ 저칼로리, 저탄수화물, 고단백, 저염, 고칼륨 식이를 권장한다.

    ㉣ 수술 후 부신위기를 주의하고 코르티코스테로이드 용량을 증가시켜 수액, 전해질을 투여한다.

## (4) 일차성 알도스테론증

① 정의 : 알도스테론의 분비 증가로 수분과 전해질 대사 이상을 말한다.

② 원인 : 부신선종(종양)에 의한 부신겉질에서 알도스테론 과잉 분비가 주된 원인이다.

③ 증상 : 고혈압, 소변을 통한 과도 포타슘 상실, 소듐 정체가 나타난다.

④ 진단검사 : 혈중 알도스테론/레닌 비율(ARR)를 진단하며, 식염수 주입 검사, 이뇨제 검사, 캡토프릴 검사 등을 통해 확진을 내린다.

⑤ 치료 및 간호

    ㉠ 고혈압 완화, 저칼륨혈증 교정, 신장손상 예방에 중점을 두며 수술로는 부신절제술을 행한다.

    ㉡ 약물 치료 : 알도스테론 길항제를 투여하며 대표 약물로 스피로노락톤이 있다.

    ㉢ 고단백, 저소듐, 고포타슘 식이를 제공한다.

**▌부신겉질 기능장애**
• 쿠싱 증후군
• 일차성 알도스테론증
• 에디슨병

**▌당질코르티코이드**
Glucocorticoid

**▌덱사메타손**
Dexamethasone

**▌코르티코스테로이드**
Corticosteroid

**▌스피로노락톤**
Spironolactone(adlactone)

(5) 에디슨병(Addison's Disease)

① 원인

  ㉠ 일차성 : 자가 면역 질환이다. AIDS, 결핵, 전이성 암, 부신절제술이 있다.

  ㉡ 이차성 : 뇌하수체 · 시상하부 종양, 뇌하수체 기능 저하증, 외인성 스테로이드 (Steroid) 장기 투여가 있다.

② 증상

  ㉠ 코르티솔 감소, 부신피질 자극 호르몬(ACTH), 멜라닌세포자극호르몬(MSH)증가, 알도스테론 감소, 안드로겐 감소가 나타난다.

  ㉡ 탈모, 구토, 발열, 설사, 식욕부진, 저혈압, 탈수 등의 증상이 나타난다.

③ 치료 및 간호

  ㉠ 호르몬 대체요법을 행한다.

  ㉡ 히드로코르티손, 프리드니손, 메틸프레드니손, 덱사메타손 등을 투여한다.

  ㉢ 고단백, 고칼로리 식이가 규칙적으로 주어져야 하며 금식은 부신위기를 진전시키므로 행하지 않는다.

(6) 갈색세포종

① 정의 : 카테콜아민을 분비하는 부신속질의 종양이다.

② 원인 : 정확한 기전을 밝혀지지 않았으나 스트레스, 유전, 임신으로 악화된다. 부신 양성 종양이 대부분이고 40 ~ 60대에 호발한다.

③ 증상

  ㉠ 고혈압으로 심한 두통, 빈맥, 심한 발한을 동반한다.

  ㉡ 교감 신경계의 과다활동으로 발한, 불안, 심계항진, 오심, 구토가 일어나고 카테콜아민이 인슐린을 억제하여 혈당상승이 나타난다.

④ 진단검사 : 병력, 신체 검진, 카테콜아민 농도, 대사산물, 방사선 검사 등으로 진단한다.

⑤ 치료 및 간호

  ㉠ 부신절제술이 주된 치료법이다.

  ㉡ 수술 전에는 혈압 조절을 위해 알파, 베타 교감 신경 수용체를 차단한다.

  ㉢ 안정이 가장 중요하며 어두운 독방을 제공하고 심한 두통의 경우 움직임을 제한한다.

  ㉣ 목욕을 자주 시행한다.

  ㉤ 비타민, 미네랄, 칼로리 충분한 식이를 제공하며 커피, 홍차, 탄산음료를 제한한다.

| 코르티솔
Cortisol

| 멜라닌세포자극호르몬
Melanocyte Stimulating Hormone

| 알도스테론
Aldosteron

| 안드로겐
Androgen

| 히드로코르티손
Hydrocortisone

| 프리드니손
Prednisone

| 메틸프레드니손
Methylprednisone

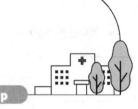

**1** 뇌하수체 전엽에서 분비되는 호르몬으로 옳은 것은?

① 인슐린      ② 옥시토신

③ 에피네프린      ④ 항이뇨 호르몬

⑤ 부신피질 자극 호르몬

**1**

① 인슐린은 췌장(이자)의 랑게르한스섬 베타세포에서 분비된다.

②④ 옥시토신, 항이뇨 호르몬은 뇌하수체 후엽 호르몬이다.

③ 에피네프린은 부신수질에서 분비된다.

**2** 호르몬과 그 기능의 설명으로 옳은 것은?

① T3 : 대사활동 감소

② 글루카곤 : 혈당 증가

③ 프로락틴 : 유즙 생성과 분비

④ 에피네프린 : 부교감 신경 자극

⑤ 파라토르몬 : 혈액 내 칼슘과 인의 양 조절, 증가하면 혈중 칼슘 농도가 낮아진다.

**2**

① T3 : 대사활동 증가

③ 프로락틴 : 유즙 생성, 옥시토신이 유즙 분비를 담당

④ 에피네프린 : 교감 신경 자극

⑤ 파라토르몬 : 혈액 내 칼슘과 인의 양 조절, 증가하면 혈중 칼슘 농도가 높아진다.

**3** 항이뇨 호르몬 부적절 분비증후군(SIADH) 환자의 특징적 증상으로 옳은 것은?

① 부종      ② 고삼투증

③ GFR 감소      ④ 장 운동 항진

⑤ 저나트륨혈증

**※ 항이뇨 호르몬 부적절 분비증후군(SIADH)**

㉠ 항이뇨 호르몬 과다 분비로 인한 수분 정체로 수분중독이 나타난 상태이다.

㉡ 혈청 Na이 120mEq/L 이상인 경우 특별한 증상이 없지만 그 이하로 감소 시 저나트륨혈증이 나타난다.

㉢ 위장관계 증상으로 장 운동 감소, 식욕부진, 구역, 구토가 나타난다.

㉣ 신경계 증상으로 지남력 변화, 의식상태 변화가 나타난다.

㉤ GFR(사구체 여과율) 증가와 나트륨 재흡수 감소로 소변으로의 나트륨 배출이 증가되므로 부종이 없는 것이 특징적이다.

**3**

⑤ 혈청 Na(혈청 나트륨)이 120mEq/L 이하로 감소 시 저나트륨혈증이 나타난다.

**답** 1.⑤ 2.② 3.⑤

**4** 뇌하수체 절제술을 실시한 환자가 코 뒤로 무언가 넘어가는 느낌이 있다고 할 때 우선적으로 해야 할 간호중재로 옳은 것은?

① 흡인을 시행한다.
② 침상 머리를 낮춰준다.
③ 지혈솜으로 코를 막는다.
④ 액체의 질과 양상을 확인한다.
⑤ 정상적인 현상임을 알리고 지지한다.

**※ 뇌하수체 절제술 수술 후 간호**
㉠ 비강심지는 2~3일 후 제거한다.
㉡ 두개 내압 상승 징후와 신경학적 상태를 관찰한다.
㉢ 일시적 요붕증 등 수술 후 합병증을 관찰한다.
㉣ 절개부위 압력증가와 뇌척수액 누출 예방을 위해 기침은 금하고 심호흡을 격려한다.
㉤ 영구적으로 Cortisol을 투여해야 함을 교육한다.

**5** 갑상선 절제술 예정 환자의 수술 전 간호중재로 옳은 것은?

① Lugol's 용액 투여 시 빨대를 사용한다.
② 수술 전 3일간 Lugol's 용액을 투여한다.
③ 수술 일주일 전부터 항갑상샘제를 투여한다.
④ 수술 후 부갑상샘 기능 저하증이 영구적으로 나타난다.
⑤ Lugol's 용액을 우유나 주스에 희석하지 않도록 주의한다.

**※ 갑상선 절제술 수술 전 간호**
㉠ 수술 2달 전부터 항갑상샘제를 사용하여 갑상샘 기능을 정상으로 유지한다.
㉡ 수술 후 갑상샘 위기 예방을 위해 수술 전 7 ~ 10일간 Lugol's(루골) 용액을 투여한다.
㉢ Lugol's(루골) 용액
• 갑상샘 호르몬 분비를 억제하여 수술 전 갑상샘 크기 감소를 위해 사용한다.
• 치아 착색이 되므로 빨대를 사용하여 투여한다.
• 우유나 주스에 희석하여 식후 투여한다.

**Plus Tip**

**4**
④ 콧물이 흐르면 뇌척수액(CSF)와 구분하기 위해 생화학 검사 실시 후 당이 검출되는지 확인한다.

**5**
① 치아 착색 예방을 위해 빨대를 사용한다.
② 수술 전 7 ~ 10일간 Lugol's(루골) 용액을 투여한다.
③ 수술 두 달 전부터 항갑상샘제를 투여한다.
④ 수술 후 영구적 부갑상샘 기능 저하증은 1% 미만에서 나타난다.
⑤ Lugol's(루골) 용액을 우유나 주스에 희석해서 복용한다.

**답** 4.④ 5.①

**6** 갑상샘 기능 저하증 환자에게 Synthyroid를 투여하기 전 간호교육 내용으로 옳은 것은?

① 3 ~ 5년 투약하면 정상이 된다.
② 간 기능 검사를 반드시 해야 한다.
③ 자각 증상이 없을 시 투약을 그만둔다.
④ 고지혈증 예방을 위해 단백질 섭취를 줄인다.
⑤ 투약 효과를 높이기 위해 일정 시간에 투여한다.

※ 갑상샘 기능 저하증 약물 요법 간호
㉠ 환자가 자신의 질병에 대해 알게 하고 평생 호르몬제를 복용해야 함을 교육한다.
㉡ 갑상샘 호르몬제는 매일 같은 시간에 복용하도록 한다.
㉢ 약 복용 중 발열, 권태감, 간 기능 장애 등의 문제가 나타나면 간 기능 검사를 하여 약 용량을 조절할 수 있다.
㉣ 매일 호르몬제만 잘 복용하면 점액수종의 증상은 경험하지 않는다.

**Plus Tip**

**6**
①③ 자신의 질병에 관해 인식하고 남은 생 동안 매일 호르몬제를 섭취한다는 것을 알린다.
② 약 복용 중 이상으로 약 용량 조절을 위해 간 기능 검사를 시행 할 수는 있지만 반드시 해야 하는 것은 아니다.
④ 고지혈증 예방을 위해 지방 섭취를 줄이고 저칼로리, 고단백, 고섬유 식이를 한다.

**7** 중증 점액수종 혼수 환자에게 우선적인 간호진단으로 옳은 것은?

① 과다 행동과 관련된 피로
② 발한과 관련된 피부 손상
③ 대사항진으로 인한 영양 부족
④ 대사율 저하와 관련된 저체온
⑤ 수분 과다 섭취로 인한 전해질 불균형

※ 점액수종 혼수
㉠ 갑상샘 기능 저하증의 가장 심각한 형태이다.
㉡ 심혈관계 및 폐 질환과 연관성이 높다.
㉢ 겨울에 발병하기 쉽고 사망률도 매우 높다.
㉣ 심장 질환 위험 관리를 위해 식이와 체중조절을 하고 운동과 금연은 필수이다.
㉤ 흉통이나 호흡곤란이 있으면 즉시 병원을 방문하도록 교육한다.
㉥ 갑상샘 기능 저하 증상, 호흡부전, 심한 저체온증, 저혈압 등이 나타난다.

**7**
④ 갑상샘 기능 저하 증상과 심한 저체온증, 저혈압이 나타날 수 있으므로 그와 관련된 간호진단을 내린다.

답 6.⑤ 7.④

**8** 일차성 갑상샘 기능 저하증 환자에게서 나타날 수 있는 혈액 검사 수치로 옳은 것은?

① T3 상승　　　　　　② T4 상승

③ 칼슘 증가　　　　　④ 유리 T4 상승

⑤ 갑상샘 자극 호르몬 증가

※ **갑상샘 기능 저하증**

㉠ 원발성

• 선천적 갑상샘 호르몬 결핍 환자

• 갑상샘 절제술을 받은 환자, 자가 면역성 갑상샘염 환자, 항갑상샘약 복용중인 환자

㉡ 이차성

• TSH(갑상샘 자극 호르몬)가 충분히 갑상샘을 자극하지 못하는 환자

• 뇌하수체 종양 환자, 뇌하수체 부전 환자, 산후 뇌하수체 괴사 발생 환자

㉢ **삼차성** : 시상하부가 갑상샘 자극 호르몬을 생성하지 못하는 환자

**9** 부갑상샘 기능 저하증 환자의 간호중재로 옳은 것은?

① 칼슘 보충제를 투여한다.

② 비타민D 섭취를 제한한다.

③ 치즈나 유제품 섭취를 권장한다.

④ 칼슘과 인이 적은 식이를 섭취한다.

⑤ 경련을 예방하기 위해 수면제를 투여한다.

※ **부갑상샘 기능 저하증 환자 간호**

㉠ 혈중 칼슘 농도 증가를 위해 10% 글루코산칼슘(Calcium Gluconate) 용액을 정맥으로 투여한다.

㉡ 경련 예방을 위해 항경련제를 투여한다.

㉢ 후두강직 조절로 호흡기 폐쇄를 예방한다.

㉣ 칼슘이 많고 인이 적은 음식을 섭취한다.

㉤ 테타니(Tetany) 시 후두강직과 호흡기 폐쇄가 일어날 가능성이 높으므로 기관 내관을 환자 가까이 준비해둔다.

**10** 뼈 조직의 칼슘 소실로 병리적 골절 초래 위험이 높은 질환은?

① 당뇨병　　　　　　② 갑상샘 기능 항진증

③ 부갑상샘 기능 저하증　④ 부갑상샘 기능 항진증

⑤ 부갑피질 기능 저하증

**Plus Tip**

**8**

⑤ 일차성 갑상샘 기능 저하증은 갑상샘 호르몬(TH)의 감소와 갑상샘 자극 호르몬(TSH)의 상승이 나타난다.

**9**

② 비타민D 섭취에 따라 칼슘 흡수율이 다르므로 반드시 처방받아 투여할 수 있게 한다.

③ 치즈나 유제품은 칼슘 뿐 아니라 인의 함량도 높기 때문에 섭취를 하지 않도록 한다.

④ 칼슘이 많고 인은 적은 식이를 섭취한다.

⑤ 경련을 예방하기 위해 항경련제를 투여한다.

**10**

④ **부갑상샘 기능 항진증** : 부갑상샘 호르몬 과다 분비로 파골세포의 성장과 활동이 증가되고 뼈에서 혈장 내 칼슘 유리 또한 증가되어 뼈의 탈무기질화로 인한 병리적 골절이 초래된다.

① **당뇨병** : 다갈, 다뇨, 다식, 피로감, 무력감, 상처치유 장애 등이 나타난다.

② **갑상샘 기능 항진증** : 안절부절, 안구돌출증, 반사 증가, 빈맥, 피로, 홍조, 체중 감소 등이 나타난다.

③ **부갑상샘 기능 저하증** : 저칼슘혈증, 근육경련(테타니), 후두강직과 경련, 저림, 우울, 정서불안, 시력상실, 피부건조 소화불량, 탈모 등이 나타난다.

⑤ **부신피질 기능 저하증** : 당신생 저하, 면역저하, 카테콜아민 작용 소실, 저혈압, 빈맥, 스트레스 대처 능력 저하 등이 나타난다.

**답** 8.⑤　9.①　10.④

**11** **부갑상샘 기능 항진증 환자에게 나타나는 특징으로 옳은 것은?**

① 저혈압  ② 체중 증가
③ 고칼슘혈증  ④ 고인산혈증
⑤ Chvostek's Sign 양성

**12** **부신피질 기능 저하증 환자의 간호중재로 옳은 것은?**

① 수액 금지
② 수분 섭취 제한
③ 신체활동량 증가
④ 감염원 노출 방지
⑤ Corticosteroid 금기

※ **부신피질 기능 저하증**

㉠ 에디슨 병(Addison Crisis)
• 부신피질 기능이 저하 시 나타나는 질병
• 면역 억제, 당신생 저하, 카테콜아민 작용 소실, 빈맥, 탈모, 불안, 우울, 탈수 체온 감소 등의 증상이 나타난다.
㉡ 정기적으로 활력징후, 섭취량, 배설량, 체중을 측정한다.
㉢ 휴식을 취하며 스트레스 환경 노출을 감소시키고 감염 노출을 예방한다.
㉣ 수액을 공급하고 Corticosteroid(코르티코스테로이드)를 투여한다.

**13** **양측 부신절제술 후 Cortisol을 투여 받는 환자의 간호교육 내용으로 옳은 것은?**

① 식사 중에 복용한다.
② 매일 잠자기 전 추가로 복용한다.
③ 수술 후 1년 동안 꾸준히 복용한다.
④ 증상이 완화된 후에는 약의 복용을 중단한다.
⑤ 스트레스 상황이 있을 경우 복용을 잠시 중단한다.

※ **부신절제술 후 약물 복용 주의사항**

㉠ 약의 복용을 임의로 중단하지 않도록 한다.
㉡ 복용 중단 시 부신피질 기능 저하증이 나타난다.
㉢ 일 2회 식사와 함께 복용한다.
㉣ 스트레스 상황에 있을 경우 약의 용량을 증가한다.

● **Plus Tip**

**11**
①②④ 저혈압, 체중 감소, 고인산혈증은 부갑상샘 기능 저하증 환자의 증상이다.
⑤ Chvostek's Sign(크보스테크 징후)은 안면신경부위를 가볍게 쳤을 때 안면 근육의 경련이 나타나는 것으로 부갑상샘 기능 저하증의 대표 증상인 저칼슘혈증일 때 양성 반응으로 나타난다.

**12**
①②⑤ 수액을 공급하고 Corticosteroid (코르티코스테로이드)를 투여한다.
③ 스트레스 환경 대처능력이 떨어지므로 활동량 증가보다 휴식을 취하는 것이 중요하다.

**13**
①② 하루 2회 식사 중에 복용한다.
③④ 수술 후 Cortisol(코르티솔)은 평생 복용한다.
⑤ 스트레스 상황이 있을 경우 복용량을 증가한다.

**답** 11.③  12.④  13.①

**14** 쿠싱 증후군 환자 간호중재 사항으로 옳은 것은?

① 탈수 예방
② 감염 예방
③ 저혈압 예방
④ 저혈당 예방
⑤ 스테로이드 투여

※ **쿠싱 증후군(Cushing's Syndrome)**

㉠ 부신피질호르몬 중 당질 코르티코이드(글루코코르티코이드)의 과잉 분비로 인한 질환이다.

㉡ 코르티솔은 부신피질에서 분비되고 그 분비조절은 뇌하수체 전엽에서 분비되는 ACTH에 의해 이루어진다.

㉢ 부신피질 자극 호르몬(ACTH)의 과잉 분비가 코르티솔의 과잉 분비를 일으키는 원인(속발성)이 되기도 하고, 부신피질 자체가 자율적으로 코르티솔의 과잉 분비를 일으키는 경우(원발성)도 있다.

㉣ 증상
• 비만
• 당뇨병
• 적색피부선조, 근력 저하
• 출혈성 소인, 부종
• 고혈압
• 골다공증
• 정신 장애
• 감염성 증가
• 생식샘 기능의 저하
• 들소형 육봉

**15** 췌장의 $\beta$ - cell 기능을 알아보기 위한 검사는?

① 당화혈색소
② C - Peptide
③ 경구 당부하 검사
④ 공복 시 혈당 검사
⑤ 식후 2시간 혈당 검사

※ **C - Peptide(C - 펩타이드)**

㉠ 췌장 $\beta$ - cell(베타세포)에서 생산되는 프로인슐린이 효소에 의해 분해 될 시 인슐린과 C - Peptide로 분해된다.

㉡ C - Peptide와 인슐린은 동일한 양으로 생성된다.

㉢ C - Peptide의 농도는 인슐린 생성의 양을 반영하며, 이는 췌장의 $\beta$ - cell 기능 수준 또한 반영한다.

㉣ C - Peptide는 혈중 분해되지 않기 때문에 췌장의 인슐린 분비 기능의 지표로 사용된다.

**16** 신체 인슐린 요구량이 증가하는 경우는?

① 저혈당
② 영양실조
③ 과도한 운동
④ 급성 상기도 감염
⑤ 경구 혈당 강하제 투여

**17** 자가 인슐린 투여를 하는 당뇨병 환자가 인슐린 투여 후 갑자기 의식을 잃고 쓰러졌다. 환자가 쓰러진 이유로 옳은 것은?

① 탈수
② 인슐린 내성
③ 저혈당 쇼크
④ 비케톤성 혼수
⑤ 당뇨성 케톤산증

※ 인슐린 저혈당증
㉠ 공복 시 인슐린 투여, 인슐린 과다 투여 등 부적절한 인슐린 투여로 나타난다.
㉡ 빈맥, 발한, 창백, 입주변 무감각, 혼돈 증상이 나타나며, 악화 시 의식을 상실하게 된다.

**18** 의식이 없는 저혈당 환자 처치 시 간호수행으로 옳은 것은?

① 수분을 공급한다.
② 인슐린을 투여한다.
③ 단백질 투여는 의미가 없다.
④ 지속형 탄수화물을 제공한다.
⑤ 글루카곤을 정맥으로 주입한다.

**Plus Tip**

**16**
④ 감염이나 외상, 발열, 정신적 – 신체적 스트레스는 인슐린 요구량 증가에 영향을 미치는 요인이다.

**17**
③ 인슐린 저혈당증으로 인한 저혈당 쇼크로 인슐린 과다 투여 등 부적절 인슐린 투여로 나타날 수 있다.

**18**
① 의식이 없는 환자에게 물을 공급할 수 없다.
② 인슐린 투여 시 환자의 혈당은 더욱 감소한다.
③ 재발 방지를 위해 글루카곤 주입 시 복합 탄수화물, 포도당과 함께 단백질도 투여한다.
④ 속효형 탄수화물을 제공한다.

**답** 16.④ 17.③ 18.⑤

**19** ***  당뇨병 산증에서 발생하는 케톤체 축적의 직접적 원인으로 옳은 것은?

① 아세톤 부족

② 인슐린 부족

③ 지방의 불완전 산화

④ 단백질의 불완전 산화

⑤ 탄수화물의 불완전 산화

※ 당뇨성 케톤산증

㉠ 지방조직, 골격근, 간에서 인슐린 부족으로 나타나는 현상이다.

㉡ 지방세포가 분해되어 생긴 지방산이 간에서 케톤체로 합성되어 과도한 케톤이 생성된다.

㉢ 구역, 구토, 호흡 시 아세톤 냄새, 호흡수 증가, 쿠스마울(Kussmaul) 호흡이 나타난다.

**20** ** 당뇨 환자의 발 관리에 대한 간호교육 내용으로 옳은 것은?

① 정기적으로 각질 제거를 시행한다.

② 약한 비누로 씻고 로션을 바른다.

③ 맨발로 걸으며 순환을 촉진시킨다.

④ 발톱을 자를 때는 발가락 끝에 맞춰 깨끗하게 자른다.

⑤ 티눈이나 사마귀가 생기면 대상자가 조기에 제거한다.

**Plus Tip**

**19**

③ 간에서 지방산의 케톤체 합성으로 과도한 케톤이 생성된다.

**20**

② 미온수와 약한 비누를 이용해 씻고 순한 로션을 바르되 발가락 사이는 바르지 않는다.

① 불필요한 자극으로 손상을 줄 수 있으므로 되도록 하지 않는다.

③ 맨발로 다니지 않도록 하고 발에 잘 맞는 신발을 신는다.

④ 발톱을 자를 때는 직선으로 자른다.

⑤ 티눈이나 사마귀는 병원에 방문하여 제거하도록 한다.

**답** 19.③  20.②

# 비뇨기계

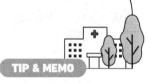

학
습
목
표

- 비뇨기계 구조와 기능에 대해 설명할 수 있다.
- 비뇨기계 사정단계인 자료수집에 대해 설명할 수 있다.
- 콩팥기능상실장애의 원인, 증상, 간호에 대해 설명할 수 있다.
- 요로계 장애의 원인, 증상, 간호에 대해 설명할 수 있다.

## 1 구조와 기능

### (1) 요로계

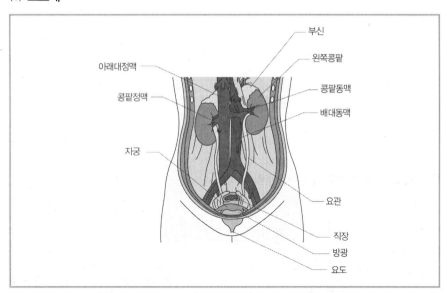

① **상부요로**: 콩팥은 소변 생성 과정을 통해 체내 노폐물을 제거하고 산·염기 및 수분 - 전해질을 조절하여 체내 항상성을 유지한다.
② **하부요로**: 요관·요도는 소변을 운반하고, 방광은 소변을 저장하고 배출한다.

## (2) 콩팥(Kidney)

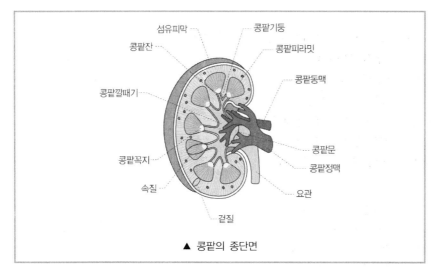

▲ 콩팥의 종단면

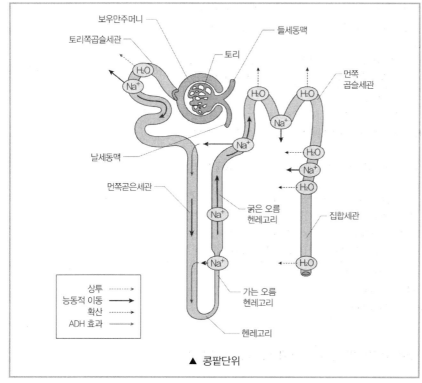

▲ 콩팥단위

① 구조

ㄱ 콩팥은 후복강 내 척주의 양측에 위치한다. 고정되어 있지 않아 위치는 자세에 따라 달라진다.

ㄴ 우측 상복부의 간의 위치로 인하여 오른쪽 콩팥이 왼쪽 콩팥보다 약간 아래에 위치한다.

▌후복강 내 척주

Vertebral Column

② 기능

㉠ 소변 생성
- 콩팥은 토리(사구체)의 거르기(여과, Filtration), 요세관의 분비과정과 재흡수를 거쳐 하루에 약 1,500mL 정도 소변을 생성한다.
- 체내 체액량, 산도, 전해질을 조절하고 노폐물을 배설한다.
- 소변 생성, 수분과 전해질 조절, 산 – 염기 균형으로 인한 체내 향상성 유지와 레닌 – 안지오텐신 – 알도스테론체계, 항이뇨 호르몬을 통해 혈압 조절을 한다.
- 대사성 노폐물, 독소, 약물 배설, 적혈구 생산 자극, 칼슘 – 인 대사 조절, 프로스타글란딘 합성, 인슐린 분해 등 기타 대사 역할을 한다.

㉡ 소변 생성 과정

| 과정 | 내용 |
|---|---|
| 토리<br>여과<br>(사구체<br>여과) | • 토리여과는 소변을 생성하는 첫 번째 과정이다.<br>• 토리를 형성하는 모세혈관은 반투막이므로 수분과 전해질은 자유롭게 통과하지만 분자량이 큰 물질인 알부민과 적혈구는 통과할 수가 없다.<br>• 토리에서 여과된 수액을 토리여과액(Hlomerular Filtrate Fluid)라고 한다.<br>• 1분 동안 토리에서 걸러진 양을 토리여과율(사구체여과율, GFR, Hlomerular Filtration Rate)이라고 한다.<br>• 콩팥의 혈류는 들세동맥과 날세동맥의 수축·이완을 통해 자동 조절해서 토리모세혈관압을 유지하여 토리여과율이 일정하게 유지되는 데 필수적이다. |
| 요세관<br>재흡수 | • 소변 생성에 관여하는 두 번째 과정이다.<br>• 요세관은 여과액의 99%를 체내로 재흡수한다. 요세관 재흡수는 요세관 전체에서 발생하는 반면에 토리쪽 곧은세관(근위직세관)에서 총여과액의 65%를 재흡수한다.<br>• 토리에서 여과되어 요세관으로 들어온 여과액의 수분과 전해질은 요세관 주변 모세혈관 내로 재흡수된다.<br>• 수분은 먼저 토리쪽 곱슬 세관에서 그리고 헨레고리 가는내림세관, 먼 쪽 곱슬 세관(원위곱요세관)과 집합세관에서 재흡수된다.<br>• 혈장삼투압이 조금만 변화하여도 뇌하수체 후엽에서 항이뇨 호르몬(ADH)을 분비하여 집합세관의 투과력을 변화시켜 필요한 만큼의 수분을 흡수한다. |
| 요세관<br>분비 | • 요세관 분비는 소변 형성의 세 번째 과정이다.<br>• 혈액 내 물질이 요세관광 내로 분비된다.<br>• 과정을 거쳐서 소변을 요관으로 밀어낸다. |

㉢ 체내 향상성 유지
- 수분과 전해질의 조절 : 콩팥혈류량이 적절하면 콩팥단위(네프론)의 희석과 농축기전으로 체액량이 조절된다.
- 산 – 염기 균형[+] : 인산, 요산, 케톤산, 황산 등의 대사성 산이 콩팥에서 배설되어 체내 산도를 정상으로 조절한다. 콩팥은 산 – 염기 균형을 유지하기 위해 수소이온($H^+$)을 소변으로 배출하고 중탄산이온($HCO_3^-$)를 혈액으로 재흡수하여 균형을 유지시킨다.

➕ 산 – 염기 균형 계산식

$CO_2 + H2O + H_2CO_3$
$\rightarrow H^+ + HCO_3^-$

ⓔ 혈압 조절

- 콩팥은 혈액량과 혈관 긴장도를 조절해서 혈압을 조절한다.
- 콩팥에서 레닌을 분비하여 체액량을 유지시키고 혈관 수축 반응을 강력하게 자극해서 혈압을 조절한다.
- 혈장량은 소변을 농축 또는 희석하는 콩팥의 능력에 의해 조절한다. 콩팥의 소변 농축능력은 혈장삼투질 농도에 따라 달라진다.
- 레닌 – 안지오텐신 – 알도스테론체계 : 레닌 – 안지오텐신 – 알도스테론체계는 콩팥에서 조절되는 호르몬기전으로 혈액량과 혈압 상승을 증가시키는 두 가지의 주요 기능을 한다.
- 기타 대사기능으로 활성 비타민D 합성, 적혈구조혈인자 생성, 프로스타글란딘 합성, 인슐린 분해를 한다.

### (3) 요관(Ureter)

① 기능 : 연동파를 분당 1 ~ 5회 발생하여 소변을 신우(콩팥깔때기)에서 방광으로 이동시킨다.

② 특징

ⓐ 수축의 방향은 콩팥에서 방광으로 향한다.

ⓑ 요관방광이음부는 배뇨 중이거나 방광의 과도팽만할 때 소변이 콩팥으로 역류하는 것을 예방한다.

### (4) 방광(Bladder) 및 요도

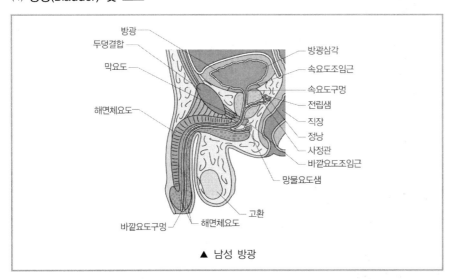

▲ 남성 방광

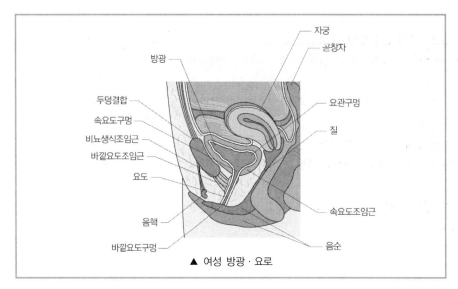

▲ 여성 방광 · 요로

① 방광 기능

　㉠ 방광은 주머니 모양의 근육기관으로 소변을 저장하고 배출하는 역할을 한다.

　㉡ 방광 충만 시 배뇨를 저장했다가 부교감 신경을 자극하여 요도조임근을 먼저
　　이완시키고 수초 내에 배뇨근을 수축하여 배뇨가 이루어진다.

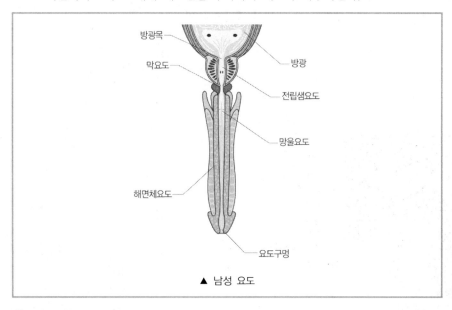

▲ 남성 요도

② 요도 기능

　㉠ 요도는 소변을 체외로 운반하는 근육성 관이다.

　㉡ 배뇨근에 비해 얇은 근육층으로 구성되어 있다.

## 2 자료수집

### (1) 주관적 자료

① **배뇨양상의 변화** : 면담 시 대상자의 배뇨 횟수와 배뇨량, 소변색의 변화, 통증 등 배뇨양상과 관련된 모든 사항에 대해 질문한다.

② **병력 청취** : 과거 또는 현재 앓고 있는 질환에 대해 수술력, 가족력, 투약력, 기타 건강력을 질문한다.

③ **사회적 요인** : 직업의 종류와 작업환경 콩팥독성 화학물질에 노출되는지 확인한다.

④ **심리적 요인** : 불안과 공포, 우울 등을 확인한다.

### (2) 객관적 자료

① **신체사정**

　㉠ 복부를 시진하여 수술이나 외상의 흔적, 요루, 피부의 누공 등이 있는지에 대한 시진, 복부를 시작으로 청진한다.

　㉡ 타진(타진법), 대상자가 심호흡할 때 오른쪽 콩팥의 아랫부분을 촉진하는 등을 통하여 질환을 확인한다.

② **진단검사**

　㉠ 혈액 검사 : 혈액요소질소(BUN), 혈청크레아티닌, 나트륨 분획배설률(FENa), 요산, 전해질, 기타 등등을 검사한다.

　㉡ 소변 검사

　　• 요로계 검사 중 중요한 기본적인 검사이다.

　　• 일반 요분석검사로 색, 산도, 요비중, 단백질, 케톤, 포도당, 적혈구, 빌리루빈, 백혈구, 상피세포, 원주체, 결정체, 세균을 검사한다.

　　• 청소율 검사, 소변배양검사. 소변 전해질 검사, 삼투질 농도검사, 세포학적 검사를 실시한다.

　㉢ 방사선 검사 : 컴퓨터단층촬영(CT), 배설성요로조영술, 역방향 요로조영술(RGU), 배뇨방광요도조영술(VCUG), 신장동맥조영술, 자기공명영상(MRI)이 포함된다.

　㉣ 내시경 : 방광내시경, 요관내시경과 콩팥내시경을 통해 검사한다.

　㉤ 기타 검사 : 초음파 검사, 콩팥스캔, 요역동학검사(요류 및 잔뇨량 검사, 방광 내압 측정, 요도 내압측정, 압력흐름검사), 근전도 검사, 콩팥생검을 한다.

**TIP & MEMO**

▌**혈액요소질소**
Boold Urea Nitrogen

▌**혈청크레아티닌**
Seru, Creacinine

▌**나트륨 분획배설률**
Fractional Excreation of Sodium

## 3 신부전(콩팥 기능 상실 장애)

### (1) 신부전(콩팥 기능 상실)

① 급성 신부전(ARF, Acute Renal Failure)

　㉠ 정의 : 유발 원인과 질소성 노폐물의 추적과 관련되어 갑작스럽게 신장 기능이 떨어진 상태이다.

　㉡ 원인

　　• 신전성(Prerenal) : 저혈량, 허혈, 심장 기능 저하로 인한 콩팥혈류의 감소로 나타난다.

　　• 신성(Intrarenal, Intrinsic) : 콩팥독성 물질 노출, 급성 요세관 괴사, 급성 토리콩팥염, 급성 사이질 콩팥염 등의 콩팥의 병변으로 나타난다.

　　• 신후성(Post - Renal) : 요로계 폐색이 원인이다.

　㉢ 특징

　　• 급성 신부전은 갑작스럽게 발병한다.

　　• 콩팥단위(네프론)의 토리(사구체)여과율이 급격히 저하되며 회복 가능성이 있다는 것이다.

　　• 콩팥 기능이 빠르게 감소한다. 혈청 BUN(혈중요소질소)과 칼륨이 높아지고 소변 감소증(핍뇨), 대사산증, 저나트륨혈증이 나타난다.

　㉣ 증상

　　• 소변 감소가 대표적인 증상이다.

　　• 오심·구토, 고혈압, 울혈성 심부전, 폐부종, 경련 등이 나타난다.

　　• 신후성은 소변에 고름, 결정체, 혈구가 섞여 있을 수 있으며 배뇨 시작이 어렵거나 소변 흐름에 변화가 있을 수 있다.

　㉤ 병태생리

　　• 신전성(Prerenal) : 체액 손실이나 출혈로 인한 순환혈액량 감소하고 심박출량이 저하된다. 콩팥으로 유입되는 혈관의 협착이나 폐쇄로 콩팥으로 가는 혈액량이 감소하여 토리 여과율이 저하된 상태이다. 콩팥 자체에는 장애가 없기 때문에 분비나 재흡수 등의 기능은 유지된다.

　　• 신성(Intrarenal, Intrinsic) : 콩팥독성 물질이나 콩팥 질환에 의해서 콩팥 실질조직이 파괴되어 초래된다. 급성 신부전의 25 ~ 40%를 차지하고 있다. 급성 요세관괴사가 급성 신부전의 주요 원인이다.

　　• 신후성(Post - Renal) : 요로협착, 돌, 종양으로 인해 요로계의 어느 부위가 폐쇄되어 초래하는 것으로 급성 신부전의 약 5%를 차지하고 있다.

　㉥ 단계 : 소변 감소기, 이뇨기, 회복기로 나눈다.

Ⓢ **진단검사**
- **병력청취** : 원인을 진단하기 위해서는 과거의 병력이 중요하기 때문에 신전성 요인과 콩팥의 병변, 신후성 요인을 파악해야 하며, 급성 질병을 앓았는지 질문하고 소변색의 변화를 확인한다.
- **혈액 검사** : 혈중질소 노폐물 수치는 중요한 단서가 되는데, 지속적인 증가는 콩팥 기능의 저하를 의미한다.
- **소변 검사** : 소변의 나트륨, 삼투압, 비중을 통해 상실의 원인을 구별할 수 있다.
- **영상 검사** : 콩팥 초음파 검사, 역방향신우조영술, CT와 MRI 그리고 콩팥생검을 통해 검사한다.

ⓞ **예후**
- 고령(60세 이상은 예후 불량)이나 혈청 $K^+$ 수치가 높으면 예후가 좋지 않다.
- 원인 질환을 조기에 제거할 경우 회복이 가능하지만 치료가 늦어져 콩팥 실질에 장애가 발생하면 예후가 좋지 않다. 합병증이 발생한다면 치사율이 매우 높다.

ⓩ **치료**
- 치유가 가능한 질환으로, 원인을 제거하여 콩팥 기능을 완전히 회복하고 나서 영양상태 개선, 감염 예방, 불안·피로감소, 수분 – 전해질 균형 유지가 치료의 일차적 목표이다.
- 영양상태 개선(식이요법), 혈청전해질 조절, 혈액 투석(HD), 지속적 콩팥 기능대체요법(CRRT) 등을 통한 콩팥 기능대체 요법을 이용한다.
- **약물 치료** : 수액보충과 이뇨제, 도파민(Dopamine), 항생제를 통해 치료한다.

ⓩ **간호**
- 세심한 신체사정으로 수분 상태를 평가하고 섭취량과 배설량을 기록하며 체중을 측정, 수분 균형상태를 확인하는 것으로 간호한다.
- 회복되어도 추후 관리로 영구적인 콩팥손상을 남길 경우 장기투석이나 콩팥이식이 필요할 수 있다.

② **만성 신부전(CRF, Chronic Renal Failure)**
- ㉠ **정의** : 노폐물을 제거하는 신기능이 감소하여 회복될 수 없는 상태를 말한다.
- ㉡ **원인**
  - 원인은 복잡하며 콩팥 기능의 점진적인 손실을 가져오는 질병이 다양하다.
  - 2017년 대한신장학회의 조사에 따르면 콩팥 기능대체요법이 필요한 발병 원인에 당뇨병이 절반 이상을 차지해 당뇨병이 차지하는 비율이 계속 증가하고 있다.
- ㉢ **특징** : 수개월에서 수년에 걸쳐 서서히 발병하며, 생존을 위해 투석이나 콩팥이식을 해야 한다.

ⓔ 증상

- 다양한 증상[+]이 있으나 일반적으로 감각 및 운동장애, 피로, 의식 장애, 혼수가 나타난다.
- 식욕부진, 구토, 빈혈, 소양증, 출혈, 면역 저하, 부갑상샘 기능 항진증 등이 발생한다.

ⓜ 병태생리

- 콩팥의 70 ~ 80%가 기능을 하지 못하더라도 효과적인 GFR을 유지한다. 손상 받은 콩팥단위(네프론)가 기능을 하지 못하지만 남은 정상 콩팥단위가 이를 보상하기 때문이다.
- 상태가 오래 지속될 경우 보상기전이 파괴로 콩팥 기능 부전상태가 된다.
- 토리여과율이 감소하여 소변생성과 수분배설에 이상으로 전해질 불균형이 발생하는 결과가 나타난다.
- 혈청질소 노폐물의 축적이나 탄수화물 대사장애, 중성지방의 상승 등 대사장애가 나타난다.
- 칼륨, 나트륨 칼슘과 인, 마그네슘 대사산증 등 전해질과 산 – 염기 균형장애, 고혈압, 울혈성심부전, 요독성심낭염 등 심혈관계 변화가 발생한다.
- 위장계, 호흡기계, 신경계, 근골격계, 피부계, 생식기계, 내분비계, 심리적 변화가 나타난다.

ⓗ 단계 : 1단계는 토리여과율(mL/min/$1.73m^2$)이 90≥이다. 2단계는 60 ~ 89, 3단계는 30 ~ 59, 4단계는 15 ~ 29이며 5단계는 < 15(투석 또는 이식 필요)이다.

ⓢ 진단검사 : 급성 신부전과 마찬가지로 소변검사, 혈액검사, 영상 검사를 통해 진단한다.

ⓞ 치료

- 약물 요법 : 콩팥 기능의 감소로 약물의 배설이 감소하기 때문에 항생제나 마약제, 이뇨제, 헤파린, 항고혈압제, 인슐린 등을 투약할 때 주의가 필요하다. 이뇨제, 혈압 조절약물, 강심제, 적혈구 조혈인자, 전해질균형을 위한 약물 등을 이용한다.
- 영양 요법 : 충분한 열량을 공급하지 못하면 에너지를 얻기 위해 조직의 단백질을 이용하게 되어 질소균형이 깨져 심한 영양불량 상태를 초래한다. 단백질 제한, 인 제한, 나트륨 제한, 칼륨 제한, 비타민 보충제를 적절히 활용한다.

ⓩ 간호

- 수분섭취와 배설량, 활력징후, 요단백, 혈뇨, 요당 등을 검사한다.
- 피부색, 부종, 멍 등을 포함한 전반적인 외모를 사정한다.
- 체액과다, 심박출량 감소, 신체손상의 위험, 감염의 위험, 영양불균형을 주로 사정한다.

ⓞ 다양한 증상

- 만성 신부전은 대부분의 신체 장기에 다양한 증상을 나타낸다.
- 심리적 증상 : 불안, 우울
- 심맥관계 : 고혈압, 심장 기능 상실, 심장동맥질환, 심낭염, 말초동맥질환
- 위장관계 : 식욕부진, 구역, 구토, 요독성 입냄새, 위장관 출혈, 위염
- 내분비 · 생식기계 : 부갑상샘 기능 항진증, 갑상샘 장애, 월경불순, 발기 부전
- 대사 : 탄수화물 못견딤증, 고지혈증
- 혈액 : 빈혈, 출혈, 감염
- 신경계 : 피로, 무기력, 무감각, 집중력 저하, 두통, 수면장애, 뇌병증
- 눈 : 고혈압성 망막병
- 폐 : 쿠스말 호흡, 폐부종, 요독성 흉막염, 폐렴
- 피부 : 노란회색 피부, 가려움증, 얼룩출혈, 건조하고 인설
- 근골격계 : 콩팥뼈 형성장애, 혈관 · 연조직 석회화, 뼈 연화증, 섬유뼈염
- 말초 신경병증 : 감각 이상, 다리 불안정 증후군

▌ 마약제

Opioids

## (4) 투석(Dialysis)

① 만성 신부전이 말기 신부전으로 진행되면 콩팥 기능대체요법인 투석을 통해 수분과 전해질 불균형을 교정한다. 과도한 약물 축적을 치료하거나 노폐물을 제거하기 위해서 활용된다.

② 투석은 반투막을 통해 대상자의 혈액과 투석액 사이의 물질과 물이 이동하는 것이며 혈액 투석과 복막 투석으로 구분할 수 있다.

③ 혈액 투석(HD, Hemodialysis)

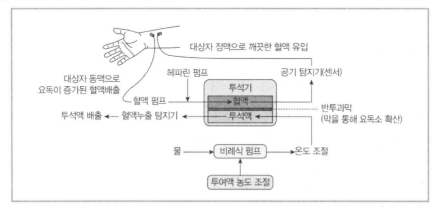

㉠ 혈액을 체외 혈액 투석기로 순환시켜 노폐물과 수분을 제거하고 체내로 되돌리는 과정이다.

㉡ 혈액이 셀룰로오스나 합성제제로 만든 인공반투막에 통과하는 동안 노폐물이 여과되어 배설한다.

㉢ 이뇨제의 효과가 체액과다, 조절되지 않는 고혈압 등의 증상이 나타날 때 즉시 투석을 한다.

㉣ 투석을 위한 준비를 위해서 혈액 투석을 실시하기 위해서는 혈관통로가 필요하다. 굵은 혈관을 이용하거나 수술을 통해 혈관통로를 만들어준다.

④ 복막 투석(PD, Peritoneal Dialysis)

㉠ 대상자의 복막을 반투막으로 활용하여 복강 내에서 이루어지기 때문에 혈액 투석보다 투석효과가 느리다. 같은 효과를 얻기 위해서는 더 많은 시간이 필요하다.

㉡ 전신 항응고 요법을 할 수 없는 대상자거나 혈액 역동이 불안정, 혈관상태가 부적절하여 혈관 통로를 만들 수 없는 경우에 복막 투석을 실시한다.

㉢ 복막 투석은 반투막성 복막과 복막에 풍부하게 분포한 모세혈관에서 확산, 삼투작용으로 진행되며 수분은 저삼투성 혈액에서 고삼투 투석액으로 이동(삼투)하고, 용질은 고농도 혈액에서 저농도 투석액으로 이동(확산)한다.

**TIP & MEMO**

▌복막 투석의 종류

• 지속보행 복막 투석(CAPD)
매일 2L의 투석액을 하루에 네 번 복강에 주입하고, 투석액을 4~8시간 동안 저류시킨 후에 배액하는 자가 투석이다.

• 자동화 복막 투석(APD)
시간과 용량을 설정해 놓고 기계가 자동으로 투석액을 주입, 저류 배액 과정을 반복하는 것이다.

▌확산
Diffusion

▌삼투
Osmosis

▌용질
Solute

### (3) 콩팥이식술

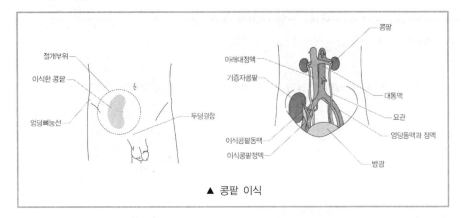

▲ 콩팥 이식

① 말기 콩팥 질환이 있는 환자가 생체나 사체의 콩팥을 이식받는 수술이다.

② 말기 콩팥 질환자가 투석에 의존하지 않고 생명 유지가 가능한 유일한 방법이다.

③ 수혜자를 선정한 후 조직적합성 검사를 하고 기증자를 분별하여 수술을 통해 기증을 진행한다.

④ 거부 반응, 감염, 악성 종양, 심혈관 질환, 기존 콩팥 질환 재발이나 부신피질호르몬 합병증 같은 합병증을 유의해야 한다.

**| 요로 감염**

요관, 콩팥, 방광, 요도 및 전립샘 등 요로계에 미생물이 침입하여 염증 반응을 일으킨 것을 말한다.

---

## 4 감염성 장애 대상자 간호

### (1) 방광염(Cystitis)

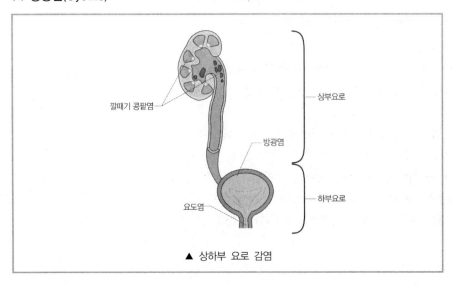

▲ 상하부 요로 감염

**| 요절박**

Urgency

**| 빈뇨**

Frequency

① 정의 : 세균 감염으로 인해 염증이 방광 내에 나타나는 질환이다.

② 원인

　⊙ 대장균이 절반 이상으로, 가장 흔한 원인균이다.

　ⓛ 포도알균, 폐렴막대균, 녹농균 등이 있다.

　ⓒ 세균 이외의 다른 미생물도 방광염을 일으킬 수 있다.

③ 증상

　⊙ 요절박, 빈뇨, 잔뇨감, 배뇨 시 통증이 가장 흔하다.

　ⓛ 하복부 또는 두덩뼈(치골) 상부 통증을 호소하는 경우도 있다.

④ 진단검사 : 소변 검사, 혈액 검사를 통해 진단한다.

⑤ 치료 및 간호

　⊙ 원인균에 적합한 항생제를 투여한다.

　ⓛ 대부분의 원인균은 대장균이기 때문에 국내에서 내성률이 낮은 퀴놀론계 항생제 투여를 권장하고 있다.

　ⓒ 가장 흔한 유발 요인은 유치도뇨관이다. 유치도뇨관을 관리하고 요로 감염 발생 위험에 관한 대상자교육을 실시한다.

## (2) 요도염(Urethritis)

① 정의 : 성교에 의해 전파되는 요도의 염증성 질환을 말한다. 원인균에 따라 임균성과 비임균성으로 분류하며 급성과 만성으로 분류한다.

② 원인 : 클라미디아 트라코마티스, 유레아 플라즈마, 임질과 같은 그람음성 세균 등에 의해 발생한다.

③ 증상

　⊙ 잠복기는 감염 후 약 일주일에서 3주 정도이다.

　ⓛ 배뇨 시 작열감과 배뇨곤란, 가려움증 등 세균성 방광염 증상과 비슷하다.

　ⓒ 남성의 경우 요도구에서 분비물이 나오며 여성의 경우 방광염과 함께 발생하는 경우가 많다.

④ 진단검사 : 소변 검사를 통해 확인한다.

⑤ 치료 및 간호 : 항생제 요법(페나조피리딘, 메트로니다졸 등)으로 치료한다.

## (3) 신우신염(Pyelonephritis)

① 정의 : 콩팥잔과 신우(콩팥깔때기)의 염증이다. 가장 흔한 원인균은 대장균이다.

② 원인과 병태생리

　⊙ 보통 요도와 방광을 통해 역방향으로 감염된다.

　ⓛ 요로폐쇄와 결석, 요로의 해부학적 구조 이상 등으로 인한 소변의 역류와 요정체가 주요 원인이다.

　ⓒ 반복되는 염증과 반흔조직으로 인해서 콩팥 조직이 영구적으로 파괴되고 서서히 위축되어 결국 신부전을 초래한다.

▌대장균

E. coli, Esherichia Coli

▌포도알균

Staphylococcus

▌폐렴막대균

Klebsiella Pneumoniae

▌녹농균

Pseudomonas

▌클라미디아 트라코마티스

Chlamydia trachomatis

▌유레아 플라즈마

Ureaplasma urealyticum

③ 증상 : 오한, 두통, 갈비뼈 척추각 통증, 악취나는 탁한 소변, 요통, 발열, 구토 등이 나타난다.

④ 치료

  ㉠ 소변배양검사에 따라서 원인균에 적합한 항생제를 선택하여 일정 기간 계속 투여하여 재발을 방지한다.

  ㉡ 불완전하거나 원인 질환이 교정되지 않아 반복적 감염이 발생한다면 만성으로 이어질 수 있다.

⑤ 간호 : 충분한 안정과 수분 섭취를 권장하며 적절한 영양과 함께 처방된 약물을 복용한다.

### (4) 콩팥농양

① 정의 : 콩팥농양은 콩팥 내 세균성 고름주머니가 생긴 상태이다. 신우신염, 만성 요로폐쇄, 요로결석 등과 병합되어 나타난다.

② 원인

  ㉠ 엔테로박터(Enrterobacter)가 흔하다.

  ㉡ 사슬알균 피부 감염이 콩팥 실질조직까지 퍼져 농양을 일으킬 가능성이 있다.

  ㉢ 주요 원인균은 대장균과 녹농균이다.

③ 증상 : 발열, 옆구리 통증 같은 방광염 증상이 나타날 수 있다.

④ 치료 및 간호

  ㉠ 적절한 항생제를 선택하는 것이 콩팥농양 치료에서 무엇보다 중요하다.

  ㉡ 체온을 포함한 활력징후를 세심하게 관찰하고 수분의 섭취량과 배설량, 체중을 매일 측정하도록 한다.

### (5) 콩팥 결핵

① 정의 : 결핵균이 콩팥에 침투하는 질환이다. 흔히 폐에서부터 혈액을 따라 생식기나 요로에 전파된다.

② 증상 : 무증상인 경우가 많으며 오후의 미열, 체중 감소, 식욕부진 등이 경하게 나타날 수 있다.

③ 진단검사 : 연속 3 ～ 5일간 아침 첫 소변으로 시행하여 결핵균을 확인하는 요배양 검사를 실시한다.

④ 치료 및 간호

  ㉠ 약물 요법 : 2개월간 아이소나이아지드, 리팜피신, 리파진아미드를 사용하고 리팜피신과 아이소나이아지드를 4개월간 투여하는 약물 요법을 실시한다.

  ㉡ 통증 조절과 투약에 대한 대상자 교육, 투약을 포함한 간호를 한다.

**▌콩팥 주위 농양**

콩팥농양이 콩팥 주위로 파열되거나 콩팥감염이 콩팥 주위의 지방조직으로 전파되어 농양을 형성하는 것을 말한다.

**▌결핵균**

Mycobacterium Tuberculosis

**▌아이소나이아지드**

Isomiazid

**▌리팜피신**

Rifampicin

**▌리파진아미드**

Pyrazinamide

## 5 면역 장애

### (1) 급성 사구체신염

① 정의
  ㉠ 면역 기능이상으로 사구체에 급성 염증 반응이 일어났을 때 발생하는 질환을 말한다.
  ㉡ 감염 후 사구체신염과 감염성 사구체신염으로 분류할 수 있으며, 감염 후 급성 사구체신염이 흔하다.

② 원인 : 항원 – 항체 복합체가 토리에 침착하여 염증 반응을 일으켜 토리 손상이 발생하고, 단백뇨와 혈뇨 등 콩팥 기능이 감소한다.

③ 증상
  ㉠ 혈뇨, 고혈압, 단백뇨, 부종이 주요 증상이다.
  ㉡ 발열, 오한, 식욕부진, 기면을 보인다.

④ 진단검사 : 소변 검사, 배양 검사, 혈액 검사, 콩팥생검을 진행한다.

⑤ 치료 및 간호
  ㉠ 조기 진단을 통해 치료하는 것이 중요하다.
  ㉡ 대상자를 사정하고 체액 균형을 유지하며 감염을 예방해야 한다.
  ㉢ 상태에 따라 단백질, 염분을 제한한 식이와 영양 공급을 철저히 한다.

### (2) 급속 진행성 사구체신염

① 정의 : 단기간 내에 만성 신부전으로 이르게 하는 급성 사구체신염이다.

② 원인 : 몇 주에서 몇 개월 사이에 콩팥 기능이 상실된다. 사슬알균 감염 후 토리콩팥염, 감염성 심내막염 등의 감염, 전신홍반루프스가 원인이다.

③ 증상 : 급성 사구체신염과 증상이 유사하지만 정도가 더 심하고 점점 악화되는 경과를 보인다.

④ 치료 및 간호 : 사슬 알균 감염 후 단순한 대증 요법만으로는 충분하지 않다. 스테로이드(Steroid), 항응고제, 혈소판 응집억제제, 면역 억제제, 섬유소용해제, 혈장분리반출법 등의 약물을 투여한다.

### (3) 만성 사구체신염

① 정의 : 만성 사구체신염은 토리염증 질환을 반영하는 증후군이다.

② 원인 : 급속 진행성 사구체신염과 신증후군의 대부분이 만성 사구체신염으로 진행되어 결국에는 신부전으로 진행된다.

**▎면역 장애**

면역복합체 침착은 보체를 활성화시키고 백혈구를 사구체로 이동시켜 염증 매개물질을 분비한다. 이 과정이 진행되면 조직의 괴사와 섬유화가 초래되며 말기 신부전으로 악화된다.

③ 증상

    ㉠ 질병이 심하면 오랫동안 증상이 없는 경우도 있다.

    ㉡ 콩팥 기능 감소로 인하여 요독증이 느리게 진행된다.

    ㉢ 간헐·지속적인 혈뇨와 단백뇨가 나타난다.

    ㉣ 만성 피로, 소변량 감소 등을 보인다.

④ 치료 및 간호

    ㉠ 이뇨제, 항고혈압제, 면역 억제제나 항응고제 같은 약물 요법, 투석 등을 증상에 따라 치료 방법을 결정한다.

    ㉡ 안정을 돕고 식이요법과 감염 예방을 관리하며 대상자 교육을 한다.

### (4) 신증후군

① 정의 : 토리기저막의 단백 투과성이 증가하여 혈장단백이 토리막을 통해 빠져나가는 것을 말한다.

② 원인 : 급성·만성의 토리콩팥염, 전신홍반루프스, 당뇨병 전신 질환, 페니실라민, 리튬 등과 같은 알레르기 반응이 원인이다.

③ 증상 : 심한 단백뇨, 전신부종, 저알부민혈증, 고지혈증이 특징적인 4대 임상 증상이다.

④ 진단검사 : 소변 검사와 혈액 검사, 콩팥생검을 실시한다.

⑤ 치료 및 간호

    ㉠ 단백뇨 감소와 건강증진, 부종 조절에 치료조점을 두고 이뇨제나 면역 억제제를 사용하여 치료한다.

    ㉡ 피부 간호, 감염 예방, 안정과 운동, 영양 공급 그리고 대상자 교육을 실시한다.

## 6 신생물

### (1) 신장암(콩팥암)

① 정의 : 신장에 생기는 악성 종양으로 우리나라 10대 암에 해당된다.

② 원인

    ㉠ 정확한 원인은 불명확하지만 가장 중요한 위험 요인은 흡연이다.

    ㉡ 비만, 석면 등이 물질 노출과 가공하는 직업 요인이 암 발생과 관련이 있어 또 다른 위험 요인으로 간주된다.

**▍IgA 콩팥병증**

• 원인 및 병태생리 : IgA 콩팥병증은 사구체에 IgA가 주성분인 침착물이 나타나는 원발성 토리콩팥염이며 항원과 항체가 결합한 면역 복합체가 토리에 침착하여 생기는 면역 질환을 말한다.

• 임상 증상 : 혈뇨나 단백뇨가 나타나고 옆구리에 통증이 있다.

• 치료 및 간호 : 다른 토리콩팥염의 치료와 유사하다. 저단백식이, 스테로이드(Steroid) 투여, 혈압 조절을 한다.

**▍페니실라민**

Penicillamine

**▍리튬**

Lithium

③ **증상** : 특징적인 조기증상이 없어서 발견이 쉽지 않지만 육안으로 보이는 혈뇨, 복부 덩어리, 둔한 옆구리 통증이 전형적인 3대 증상이다.

④ **진단검사** : 소변 검사에서 적혈구가 검출될 가능성이 있으며 조영제를 사용한 CT나 MRI를 통해 종양의 형태와 크기 그리고 주변 구조의 윤곽을 더 자세히 볼 수 있다.

⑤ **치료 및 간호**

ㄱ 방사선 치료나 항암화학 요법에 잘 반응하지 않으므로 콩팥절제술이 일차적인 치료 방법이다.

ㄴ 침범 정도에 따라서 부분이나 근치절제술을 시행한다.

## (2) 방광암

① **정의**

ㄱ 방광에 생기는 악성 종양이다.

ㄴ 60 ~ 70세에게서 호발하며 요로계 종양의 73%를 차지한다.

② **원인** : 흡연이 가장 큰 위험 요인이고, 작업장의 발암물질이 유발 요인이 된다.

③ **증상** : 무통성 혈뇨가 방광암의 가장 흔한 증상이다.

④ **진단검사** : 방광내시경, 정맥요로조영술, 소변세포분석검사, MRI, CT, 방광초음파 등을 시행한다.

⑤ **치료 및 간호**

ㄱ 점막을 넘어 확산된 종양에는 방광 내 항암화학 요법 혹은 면역요법을 적용하고 수술을 시행한다.

ㄴ 수술에는 경요도방광종양제거술, 근치방광적출술, 부분방광적출술, **요로 전환술⁺**, 자제성 요로 전환술이 있다.

## 7 폐쇄성 장애

### (1) 요로결석

① **정의** : 요로계에 돌이 형성되는 상태로 콩팥결석, 방광결석과 요관결석으로 구분할 수 있다.

② **원인**

ㄱ 요로결석증의 원인은 아직까지 불분명하지만 결석을 지닌 대상자 중에는 적어도 90%가 대사장애 요인이 있다.

ㄴ 결석질환의 발병률은 대부분 20 ~ 55세 성인이 상대적으로 높으며 지리적 위치, 가족력 인종 등에 따라 모두 다르다.

**TIP & MEMO**

✚ **요로 전환술**

• 요관회장도관

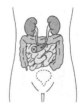

• 요관대장도관

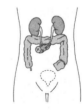

• 자제성 방광루

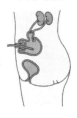

• 인조방광

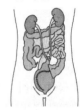

③ 증상

ㄱ 급경련통과 혈뇨가 주로 나타난다.

ㄴ 결석이 하부요로를 지나가기 전일 경우에는 증상이 나타나지 않을 수 있다.

ㄷ 콩팥잔결석은 증상이 없는 경우가 많으며 요관결석(상부)의 경우 옆구리 통증 과 구토를 동반하는 경우가 있다.

ㄹ 요관결석(하부)은 옆구리통증과 함께 남성의 경우 샅굴(서혜관)을 따라 퍼져 음낭에 미치고 여성은 음순까지 영향을 주는 경우가 많다.

ㅁ 신우 결석은 신우요관 이행부가 막히면서 옆구리에 둔한 통증이 나타난다.

④ **진단검사** : 소변 검사, 혈액 검사, 방사선 검사, 초음파 검사를 시행한다.

⑤ **치료 및 간호**

ㄱ 통증 조절이나 감염 치료 등의 대중적인 치료와 약물, 식이요법으로 내과적 치료를 한다.

ㄴ 체외 충격파 쇄석술, 경피적 신우·요관결석제거술, 개복수술을 시행한다.

## (2) 수신증(수뇨관증)

① **정의** : 신우에 소변이 정체되어 있는 확장된 상태를 말한다.

② **원인** : 결석, 종양, 혈괴, 염증, 협착, 선천성 요로기형 등이 원인이다.

③ **증상**

ㄱ 초기에는 증상이 뚜렷하게 나타나지 않는다.

ㄴ 복부 종괴, 옆구리 통증이 느껴지며 급성인 경우 구토, 빈뇨, 발열 증상이 나타난다.

④ **진단검사** : 정맥 깔때기 조영술을 통해 폐색 부위나 협착 여부를 확인하고 콩팥 초음파로 수신증을 진단한다.

⑤ **치료 및 간호**

ㄱ 소변을 배출시키고 원인 규명하여 교정하여 치료한다.

ㄴ 반복적인 감염 발생 시 감염의 징후가 나타나면 즉시 병원 방문하도록 교육한다.

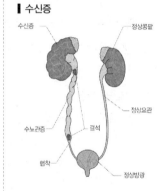

▌수신증

## 8 외상성 장애

### (1) 신장외상

① **정의**

ㄱ 외부 자극에 의해 신장이 손상된 상태로, 혈관이 많이 분포되어 있어 출혈이 외상에 의한 주된 문제이다.

ㄴ 비교적 가벼운 외상으로 콩팥타박상, 콩팥피막하 혈종, 콩팥겉질에 국한된 단 순열상 등으로 분류한다.

② **증상** : 혈뇨가 가장 흔한 증상이다. 옆구리 혹은 복부 통증과 무뇨, 소변량 감소 가 동반되며 복막염의 증상이 나타날 가능성이 있다.

③ **치료 및 간호**

　ㄱ 생명을 유지하고 합병증을 최소화하며 생존 가능한 콩팥 조직을 최대한 보존 하는 것이 치료목표이다.

　ㄴ 심한 소변누출이 지속되거나 합병증이 발생한 경우 콩팥절제술, 콩팥부분절 제술 단순배액 등 수술을 진행한다.

### (2) 방광 외상

① **정의** : 방광에 소변이 정체되어 있거나 교통사고 등 외부의 큰 자극이 가해져 방 광이 손상된 상태다.

② **임상 증상**

　ㄱ 방광 외상이 발생할 경우 혈뇨가 나타나거나 배뇨가 불가능하다.

　ㄴ 두덩뼈 상부에 통증과 압통이 생기고 음낭 주위와 회음부에는 소변이 누출되 어 부종이 생길 가능성이 있다.

③ **치료 및 간호**

　ㄱ 경미한 방광 외상은 대상자를 안정시키고 유치카테터나 두덩뼈상부 카테터를 이용하여 지속적으로 배뇨할 수 있도록 한다.

　ㄴ 경과를 관찰하고 심한 방광 외상이나 관통상이 있으면 즉시 개복술을 시행한다.

### 9　퇴행성 장애

### (1) 신장경화증

① **정의** : 콩팥의 소동맥과 세동맥이 경화되어 콩팥 혈류가 감소하는 질환이다. 콩 팥 실질 조직의 혈류감소는 허혈성괴사, 섬유화를 초래한다.

② **임상 증상** : 고혈압, 빈혈, 배뇨 장애 등이 나타난다.

③ **치료** : 높은 혈압 조절, 콩팥 기능을 보호하는 것이 치료 목적이다.

**(2) 신장 동맥 협착증**

① 정의 : 신장 동맥이 좁아지는 상태를 말한다.

② 원인 : 한쪽, 양쪽 신장동맥이나 소동맥의 부분적인 폐색으로 발생하며, 동맥류, 혈전, 색전 등이 주된 원인이다. 위험 요인으로는 당뇨, 흡연, 운동 부족 등이 있다.

③ 특징 : 신장동맥의 지름이 좁아지거나, 혈류가 감소하며 레닌이 방출되고 레닌 − 안지오텐신 체계가 자극되어 고혈압이 초래된다. 30대 이전에서 50대 이후에 고혈압이 발병하는 것이 특징이다.

④ 증상 : 고혈압, 폐부종 등이 발생한다.

⑤ 치료 및 간호
　　㉠ 약물 요법 : 이뇨제, 안지오텐신 전환효소 억제제 등을 사용한다.
　　㉡ 수술 요법 : 신장혈관성형술 및 스텐트 삽입술 등이 있다.

**(3) 당뇨 콩팥병증**

① 정의 : 당뇨에 의한 혈관 합병증이다.

② 원인 : 말기 콩팥 질환을 일으키는 가장 흔한 원인은 당뇨병이다. 당뇨 콩팥증의 가장 중요한 발생인자는 고혈당이며 진행억제로 위해 혈당조절이 중요하다.

③ 증상 : 지속적인 단백뇨, 고혈압이 발생한다.

## 10 방광 기능 장애

**(1) 요실금**

① 정의
　　㉠ 의지와 상관없이 소변이 나오는 증상이다. 나이가 증가할수록 발생률이 높아진다.
　　㉡ 보각요실금, 절박요실금, 복합요실금, 체위요실금, 지속요실금, 불감요실금, 야뇨증, 성교요실금이 있다.

② 병태생리
　　㉠ 중추 신경 장애(뇌색전, 뇌출혈, 뇌종양 등)로 인해 대뇌신경계에 전달통로의 문제로 절박요실금이 나타난다.
　　㉡ 척수손상, 말초 신경 장애로 방광기능 장애가 일어나면서 요실금. 요정체가 발생한다.
　　㉢ 심리적 장애로 기능 장애가 발생할 수 있다.

③ 진단검사 : 소변 검사, 배드검사, 요역동학검사, 방광경검사, 경정맥 요로 조영술 등이 있다.

④ 치료 및 간호

　㉠ 행동치료 : 대상자교육, 생활습관개선, 방광훈련, 골반저근운동이 있다.

　㉡ 약물 치료

　　• 저장을 도와주는 약물 : 항콜린제, B − 교감 신경 작용제, 삼환계 항우울제, 알파차단제, PDE 억제제가 있다.

　　• 요도 내압 상승 : 세로토닌 재흡수억제제제가 있다.

　　• 배출 증진 : 콜린제, a − 교감 신경차단제 등이 있다. 요로 감염의 의한 절박 요실금은 일시적, 항생제 투여 완화를 보이는 특징이 있다.

　㉢ 수술 : 요도주위 콜라겐 주입, 중부요도 슬링수술, 인공요도조임근이 있다.

　㉣ 간호 : 요실금관리, 신체청결유지와 안위, 자긍심 증진이 있다.

## (2) 요정체

① 정의 : 콩팥에서 만든 소변을 방광이 완전히 비우지 못하는 상태이다.

② 원인

　㉠ 방광 출구가 막히는 경우이다. 전립샘 비대 종양, 결석 등으로 발생한다.

　㉡ 여성의 경우 골반장기탈출증이 원인이 되기도 한다.

　㉢ 요정체는 방광 내압 상승으로 콩팥 기능 장애를 유발하고 방광 내압 상승은 방광의 탄력성의 저하를 일으킨다.

　㉣ 방광의 탄력성이 저하된 상태가 지속되면 기능 상실, 수신증으로 진행될 위험이 있다.

③ 증상

　㉠ 두덩뼈 상부에 불편감, 팽만감, 발한, 범람요실금 위험이 있고, 만성 요정체 일 경우 무증상일 수 있다.

　㉡ 요로 감염의 동반은 배뇨 시 작열감, 빈뇨, 급뇨, 열 등이 나타난다.

④ 진단검사 : 방광스캔, 방광내시경을 시행하여 진단한다.

⑤ 치료 및 간호

　㉠ 도뇨관 삽입으로 청결 간헐적 도뇨, 유치도뇨관이 있다.

　㉡ 약물 요법 : 요정체의 원인에 따라 달라지는데 콜린성 약물은 폐쇄가 의심되면 사용하지 않는다.

　㉢ 전립샘 비대증, 요도협착, 심한 골반장기탈출증 등은 수술적 치료가 적용된다.

CHAPTER

08

단원평가

# 비뇨기계

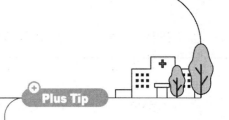

Plus Tip

**1** ***경피적 신장 생검 환자의 간호중재로 옳은 것은?***

① 생검 후 기침과 심호흡을 격려한다.

② 생검 후 24시간 동안 수분을 제한한다.

③ 생검 후 12시간 동안 좌위를 유지한다.

④ 생검을 하는 동안 척추를 고정하고 엎드린다.

⑤ 생검 후 12시간 후 조기이상 하도록 격려한다.

※ **경피적 신장 생검**

㉠ 피부를 통해 신장으로 생검 침을 삽입한다.

㉡ 검사 중에는 베개나 모래주머니를 이용하여 배 밑에 대고 복위를 취한다.

㉢ 검사 후 침 삽입 부위는 모래주머니를 사용하고 멸균 압박 드레싱 한다.

㉣ 활력징후를 자주 측정한다.

㉤ 2주간 힘든 운동은 금지한다.

㉥ 응고 형성과 소변 정체 예방을 위해 수분 섭취를 격려한다.

**1**

① 생검 후 기침은 금기이다.

② 생검 후 2,500 ~ 3,000ml의 수분 섭취를 권장한다.

③⑤ 생검 후 4시간 동안 앙와위를 유지하고 24시간은 침상안정을 취한다.

**2** ***소변 검사 시 나타난 정상뇨에 대한 설명으로 옳은 것은?***

① 적혈구가 미량 나타난다.

② 당과 단백이 소량 검출된다.

③ 하루 배설량은 2L 이상이다.

④ 색은 미색이거나 혼탁한 호박색이다.

⑤ 크레아티닌 청소율은 130 ~ 150mL/min이 정상이다.

※ **정상뇨 특징**

㉠ 산도 : 4.6

㉡ 비중 : 1.005 ~ 1.025

㉢ 당, 케톤, 단백질, 빌리루빈, 세균 : 미검출

㉣ 적혈구 : 0 ~ 3

㉤ 백혈구 : 0 ~ 4

㉥ 1회 배설량 : 400ml

**2**

② 당과 단백은 미검출 된다.

③ 하루 배설량은 1.2 ~ 1.8L 이다.

④ 색은 미색이거나 호박색이며 투명하다.

⑤ 크레아티닌 청소율은 60 ~ 120mL /min이 정상이다.

**답** 1.④ 2.①

**3** 방광경 검사 환자에게 검사 후 간호교육 사항으로 옳은 것은?

① 온수 좌욕을 금한다

② 수분 섭취를 제한한다.

③ 분홍색 소변이 나올 수 있음을 알린다.

④ 검사 직후 일어서서 혼자 나올 수 있음을 교육한다.

⑤ 하복부 통증 시 하복부 마사지는 금지사항이다.

**4** 요양원에서 생활 중인 여성의 요로 감염 예방을 위하 간호중재로 옳은 것은?

① 수분 섭취를 권장한다.

② 통목욕을 하도록 한다.

③ 비타민K를 섭취하도록 한다.

④ 속옷은 꽉 조이는 것이 좋다.

⑤ 침상안정으로 감염 기회를 줄인다.

**5** 3일 전부터 발생한 구토와 고열로 내원한 여성 환자가 왼쪽 갈비뼈 척추각 압통을 호소하며 일주일 전부터 악취나는 탁한 소변을 보았다고 한다. 환자에게 나타난 증상으로 의심할 수 있는 진단은?

① 요도염      ② 방광염

③ 요석증      ④ 신우신염

⑤ 급성 신손상

**6** 요로 감염 환자에게 다량의 수분 섭취와 소변을 자주 보도록 권장하는 이유로 옳은 것은?

① 염증성 산물이 정체가 나타난다.

② 방광 내 소변을 외부로 배설시킨다.

③ 소변 정체로 세균 감염의 전파를 줄인다.

④ 혈뇨나 단백뇨 발생을 촉진할 수 있다.

⑤ 세균의 하행성 움직임을 제한할 수 있다.

**Plus Tip**

**3**

③ 분홍색 소변이나 요통, 배뇨 시 작열감이 있을 수 있음을 교육한다.

① 요도부종으로 인한 소변 정체가 생길 수 있으므로 온수 좌욕을 적용하고 근육이완제를 투여한다.

② 감염 위험성 감소를 위해 충분한 수분을 섭취하도록 한다.

④ 검사 직후 일어서거나 혼자 걷지 않도록 한다.

⑤ 하복부 통증 시 하복부 마사지를 시행하고 필요시 진통제를 투여한다.

**4**

② 통목욕보다 샤워를 권장한다.

③ 비타민C 섭취를 증가시킨다.

④ 조이는 속옷은 회음부위를 습하게 하므로 피한다.

⑤ 침상안정을 한다고 감염 위험이 줄어드는 것은 아니다.

**5**

신우신염

㉠ 갈비뼈 척추각 압통과 옆구리 통증 (Flank Pain)이 발생한다.

㉡ 발열, 추위, 심한 쇠약감을 호소한다.

㉢ 악취나는 탁한 소변과 배뇨통, 빈뇨, 긴급뇨, 야간뇨의 증상이 있다.

㉣ 오심, 구토, 설사 등 소화기계 증상이 나타난다.

**6**

① 염증성 산물이 신속한 제거를 한다.

③ 소변 희석과 배설로 세균정체 및 성장을 최소화한다.

④ 혈뇨나 단백뇨 발생을 예방한다.

⑤ 세균의 상행성 움직임을 제한할 수 있다.

**답** 3.③ 4.① 5.④ 6.②

**7** 만성 신우신염 환자의 간호중재로 옳은 것은?

① 통목욕을 시행한다.

② 하루 2L 물을 섭취한다.

③ 고혈압 조절은 의미가 없다.

④ 항문과 질의 청결을 유지한다.

⑤ 증상이 완화될 때까지 항생제를 투여한다.

**8** 신장 이식 후 면역 억제제를 투여 중인 환자에게 나타날 수 있는 요로 감염 증상으로 옳은 것은?

① 빈뇨, 혈압 하강      ② 다뇨, 체온 하강

③ 핍뇨, 혈압 상승      ④ 혼탁뇨, 체온 상승

⑤ 단백뇨, 맥박 수 저하

**9** 신장 절제술을 시행한 환자가 호흡과 기침을 하는 데 어려움을 호소하고 있다. 그 이유로 옳은 것은?

① 신장과 횡격막이 위치상 가까이 있다.

② 신장을 절제한 빈자리로 폐가 탈출한다.

③ 신장 여과 기능 감소로 인해 체액량 또한 감소한다.

④ 호흡과 기침을 하기 위해서는 신장 기능이 필요하다.

⑤ 신장에서 분비되는 안지오텐신이 호흡에 영향을 미친다.

**10** 신 결석 재발 방지를 위한 간호 교육 내용으로 옳은 것은?

① 수분 섭취를 제한한다.

② 퓨린 섭취를 권장한다.

③ 장기간 부동을 주의한다.

④ 하루 1L 이하 수분 섭취를 한다.

⑤ 비타민D와 인산이 함유된 음식물을 섭취한다.

※ 신장 결석 시 간호

㉠ 수분 섭취를 증진한다.

㉡ 퓨린, 비타민D, 인산, 염분 섭취를 제한한다.

㉢ 정상적 배뇨를 유지한다.

㉣ 결석 여부 확인을 위해 배뇨 시 거즈로 소변을 거른다.

**7**

① 통목욕보다 샤워를 권장한다.

② 하루 3L 이상 충분한 수분을 공급한다.

③ 신 손상으로 인한 고혈압을 조절한다.

⑤ 증상이 완화되어도 추후 관리가 필요하기 때문에 이후에도 적절한 항생제가 투여되어야 한다.

**8**

④ 빈뇨, 절박뇨, 배뇨통, 하복부 통증, 냄새 나는 혼탁뇨, 체온 상승의 증상이 있다.

**9**

① 신장은 횡격막과 가까이 위치해 있어 신장 절제술 시 가로막에 아주 근접한 부분을 절개하게 된다. 따라서 호흡기계 합병증 발생 가능성이 높다.

**10**

③ 혈중 칼슘 농도 증가로 인한 결석 발생 가능성이 커지므로 장기간 부동환자는 주의한다.

①④ 하루 3 ~ 4L 이상 수분 섭취를 증진시킨다.

② 요로결석 예방을 위해 퓨린 섭취를 제한한다.

⑤ 칼슘결석 예방을 위해 비타민D와 인산 섭취를 제한한다.

**답** 7.④ 8.④ 9.① 10.③

**11** 신 결석 치료를 위해 체외 충격파 쇄석술을 받은 환자에게 나타 날 수 있는 합병증은?

① 핍뇨

② 혈뇨

③ 당뇨

④ 두통

⑤ 고혈압

**12** 신장 결석으로 수술을 받고 퇴원하는 환자에게 식이 관련 간호교육 을 시행 할 때 교육내용으로 옳은 것은?

① 칼슘 섭취를 권장한다.

② 고염분 식이를 권장한다.

③ 비타민D를 충분히 섭취하도록 한다.

④ 결석발생 방지를 위해 수분 섭취를 제한한다.

⑤ 오렌지주스와 같은 산성 음료를 섭취하도록 한다.

**13** 사구체 신염 특징에 대한 설명으로 옳은 것은?

① 네프론에는 영향이 없다.

② 노년기에서 많이 호발한다.

③ 가장 흔한 원인균은 포도상 구균이다.

④ 호흡기 및 피부 감염 시 빠르게 치료한다.

⑤ 사구체 신염이 나타나면 혈압이 감소한다.

※ 사구체 신염

㉠ 가장 흔한 원인은 편도, 피부, 인후 등의 용혈성 연쇄상 구균 감염이다.

㉡ 용혈성 연쇄상 구균 감염으로 항체가 형성되고 형성된 항체와 일부 세균의 결 합으로 형성된 복합체가 사구체에 침범하여 염증 반응을 일으킨다.

㉢ 학령기 아동이나 20세 이하에서 흔히 발생한다.

㉣ 혈뇨, 단백뇨, 핍뇨, 부종, 고혈압 증상이 나타난다.

11

체외 충격파 쇄석술

㉠ 비침습적 방법으로 결석 부위에 집중적 으로 충격을 주어 결석을 제거한다.

㉡ 시술 후 소변으로 결석이 배출되므로 충분한 수분 섭취를 격려한다.

㉢ 결석 파편이 지나갈 때 신산통이 발생 하며 혈뇨가 나타날 수 있다.

12

⑤ 산성 식이는 결석 형성을 방지한다.

①②③ 칼슘과 인의 섭취를 제한하고 저 염분 식이를 권장한다.

④ 하루 3L 이상의 수분 섭취를 격려하고 일 소변량이 2L 이상이어야 한다.

13

④ 편도나 피부의 용혈성 연쇄상 구균 감 염으로 사구체 염증이 발생하게 된다.

**답** 11.② 12.⑤ 13.④

**14** ★★★ 급성 사구체 신염 환자의 간호중재로 옳은 것은?

① 항고혈압제 투여

② 활동 증진

③ 고칼륨 식이

④ 수분 섭취 증진

⑤ 저탄수화물 식이

※ 급성 사구체 신염 환자 간호
㉠ 얼음조각이나 사탕으로 갈증을 완화하며 수분을 제한한다.
㉡ 저칼륨 식이, 저염 식이로 부종 형성을 최소화한다.
㉢ 항생제, 항고혈압제, 스테로이드제, 면역 억제제를 투여한다.
㉣ 면역 억제제로 인한 감염 위험에 주의해야 한다.
㉤ 혈압 안정 시 까지 침상안정을 취한다.
㉥ 필요시 투석을 진행한다.

**14**
② 부종이나 혈압 상승 예방을 위해 침상 안정을 취한다.
③⑤ 저칼륨, 고탄수화물, 저염, 보통 정도의 단백질을 섭취한다.
④ 수분 섭취를 제한한다.

**15** ★★ 신장 이식 환자에게 나타날 수 있는 초급성 거부 반응의 증상으로 옳은 것은?

① 설사

② 무뇨

③ 케톤뇨

④ 체온 하강

⑤ 급격한 체중 감소

※ 이식 후 초급성 거부 반응
㉠ 세포독성항체로 수술 후 48시간 내 언제든지 발생 가능하다.
㉡ 무뇨, 고열, 통증, 급격한 체중 증가가 나타날 수 있다.
㉢ 이식한 신장은 즉시 제거한다.

**15**
② 무뇨, 고열, 통증, 급격한 체중 증가가 나타날 수 있다.

**16** ★ 복막 투석을 시행하기 위한 환자의 투석 가능한 복강의 특성으로 옳은 것은?

① 흡착성

② 인지질막

③ 반투과성

④ 이중막 구조

⑤ 삼투압 조절

※ 복막 투석
㉠ 고장액을 복막강으로 순환시켜 반투막 역할을 하는 복막을 통해 노폐물과 잉여 체액을 제거한다.
㉡ 복막을 통한 투석액 주입이 이루어지므로 복강 감염이 없이 정상이어야 한다.
㉢ 환자가 손으로 쉽게 조작이 가능하다.
㉣ 식이 제한이 비교적 적고, 헤파린 사용이 불필요하다.
㉤ 혈역동적으로 불안정 상태일 때 사용할 수 있다.

**16**
③ 반투막 역할의 복막을 이용하여 복막 투석을 시행한다.

**답** 14.① 15.② 16.③

**17** <sup>**</sup> 복막 투석 환자의 간호중재로 옳은 것은?

① 저장액을 사용한다.

② 투석 시행 전 신장을 측정한다.

③ 체온 정도로 데워진 따뜻한 투석액을 이용한다.

④ 투입 후 출혈 방지를 위해 자세를 고정시킨다.

⑤ 복막 투석을 위한 도관 삽입 직후 투석이 가능하다.

**18** <sup>**</sup> 만성 신부전 환자의 신기능 악화가 발생하였을 때 간호중재로 옳은 것은?

① 설사 예방             ② 고인산 식이

③ 저칼슘 식이           ④ 고혈압 조절

⑤ 청결함 유지를 위해 비누 사용

**19** <sup>***</sup> 신부전 환자의 Renin – Angiotensin 기전에 의한 효과로 옳은 것은?

① 혈압 감소             ② 부종 감소

③ 소변량 증가           ④ 나트륨 배설 증가

⑤ 순환혈액량 증가

※ Renin – Angiotensin(레닌 – 안지오텐신) 기전

신장 허혈 발생→Renin – Angiotensin계 활동→염분, 수분 재흡수→소변량과 나트륨 배설 감소→혈관 수축 증진과 염분, 수분 정체로 인한 부종→혈압, 혈액량 증가

**20** <sup>**</sup> 요로 전환 수술 후 환자에게 나타나는 정상적인 증상은?

① 수술 부위는 거무스레하다.

② 소변 배설량이 수분 섭취량보다 많다.

③ 수술 후 일주일간 부종이 있다.

④ 8주에 걸쳐 장루 크기가 증가한다.

⑤ 수술 후 혈액이 지속적으로 나타난다.

※ 요로 전환 수술 후 간호

㉠ 수술 직후 수술 부위는 밝은 분홍색을 띠며, 부종이 있다.

㉡ 수술 부위 청색증이 나타나고 거무스름할 경우 혈액 공급 부족으로 인한 괴사 위험이 증가한다.

㉢ 배뇨 흐름과 양상을 확인하며 수술 후 나타난 혈액이 점차 감소한다.

㉣ 위장관계 합병증이나 감염, 출혈 여부를 사정한다.

㉤ 수술 후 결장에 의한 전해질 재흡수로 소변 배설량이 수분 섭취량보다 적을 수 있다.

⊕ **Plus Tip**

**17**

① 고장액을 사용한다.

② 투석 시행 전 체중을 측정한다.

④ 투석액 투입 중에는 반좌위를 유지하고, 투입 후는 좌우로 돌려 눕힌다.

⑤ 복막 투석을 위한 도관 삽입 시 상처 치유를 위해 5 ~ 7일 이후 사용 가능하다.

**18**

① 변비를 예방한다.

②③ 저인산 식이와 고칼슘 식이로 영양을 관리한다.

⑤ 피부 손상 예방을 위해 비누 사용을 줄이고 보습성 오일을 권장한다.

**19**

① 혈압 증가

② 부종 발생

③ 소변량 감소

④ 나트륨 배설 감소

**20**

① 수술 부위가 거무스름하고 청색증을 보이면 응급처치를 요한다.

② 소변 배설량이 수분 섭취량보다 적다.

④ 6 ~ 8주에 걸쳐 장루 크기가 감소한다.

⑤ 수술 후 나타나는 혈액이 점차 사라진다.

**답** 17.③ 18.④ 19.⑤ 20.③

# CHAPTER 09 생식기계

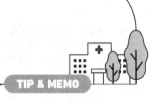

<table>
<tr><td>학<br>습<br>목<br>표</td><td>• 남성의 생식기계 구조와 기능에 대해 설명할 수 있다.<br>• 여성의 생식기계 구조와 기능에 대해 설명할 수 있다.<br>• 생식기계 장애에 대한 간호에 대해 설명할 수 있다.<br>• 유방장애 대상자의 진단검사, 간호에 대해 설명할 수 있다.</td></tr>
</table>

**■ 망울요도샘**

Bulbourethal, Cowper's Gland

## 1 남성 생식기계

**■ 남성 생식기계의 구조**

• 고환(Testis), 정낭·정자를 운반하는 생식관의 첫 번째 부위인 부고환(Accessory), 사정관, 정관, 망울요도샘(구요도샘), 전립샘과 요도가 통과하는 음경(Penis) 등으로 구성된다.

• 남성의 회음은 음낭(Scrotum)과 항문 사이를 말한다.

• 내부생식기 : 고환, 생식관, 부속샘

• 외부생식기 : 음경, 음낭

### (1) 양성 전립샘 비대증(BPH, Benign Prostatic Hypertrophy)

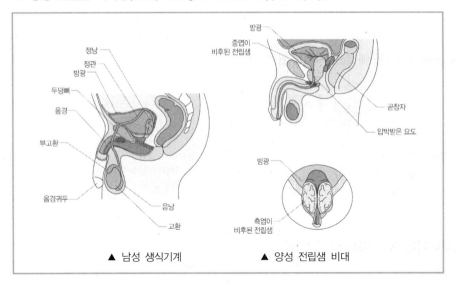

▲ 남성 생식기계          ▲ 양성 전립샘 비대

① 정의

ㄱ 전립선 조직의 비악성의 결절이 커지면서 요도가 압박 또는 폐쇄되어 배뇨장애 등의 하부 요로 증상(LUTS, Lower Urinary Tract Symptom)이 나타나는 것을 말한다.

ㄴ 85세 이상의 남성에게 90% 정도 발생한다.

② 원인

ㄱ 정확한 원인은 아직 알 수 없고 노화와 함께 에스트로겐과 테스토스테론 수치의 변화와 관계가 있다고 본다.

ㄴ 배아기에 발생하는 전립샘의 유도 과정이 다시 시작되기 때문으로 추정한다.

③ 병태생리

    ㉠ 요도를 따라 전립선의 가장 안쪽에 형성된 결절은 호르몬의 변화에 반응한다.

    ㉡ 폐색이 길어지면 수신증과 같은 합병증이 발생한다.

④ **증상** : 일부 환자는 급성 요정체(AUR, Acute Urinary Retention)이나 방광 하부 막힘 증상이 진행되지는 않지만, 자극이나 폐쇄 증상으로 삶의 질이 저하된다.

⑤ 양성 전립샘 비대 합병증

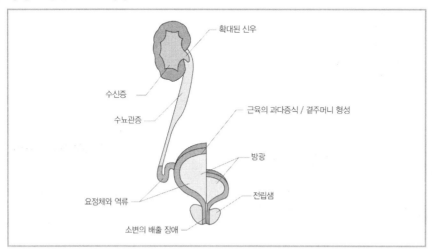

⑥ 진단검사

    ㉠ BPH의 진단을 위해서는 급성 요정체의 증상을 확인하고, 병력을 수집하며, 직장(곧창자)수지 검사 및 신체검진을 시행한다.

    ㉡ 혈청 BUN과 크레아티닌(Creatinine), 요 검사, 요 흐름 검사, 배뇨 후 잔뇨량을 측정한다.

    ㉢ 전립선 초음파 검사[+]를 시행한다.

⑦ 치료 및 간호

    ㉠ 환자의 삶의 질과 심장병이나 당뇨병의 동반 여부, 비뇨기계 문제의 심각성에 따라 대증요법, 약물 요법, 보완요법 등으로 치료를 한다.

    ㉡ 수술 요법

      • 비수술치료에는 $\alpha$ - 교감 신경차단제와 같은 약물 치료가 있다.

      • 수술에는 **요도경유 전립샘 절제술(TURP)[+]**, **치골상부 전립샘 절제술(Suprapubic Prostatectomy)[+]**, **치골하부 전립샘 절제술(Retropubic Prostatectomy)[+]**와 요도경유 초단파 열요법(TUMT), 레이저 전립샘술, 알코올 주사, 요도경유 증발법(TUVP), 홀렙 수술, 플라즈마 투리스, 기화절제술, **유로리프트[+]** 등 최소 침습 치료가 있다.

    ㉢ 금기가 아닐 경우 하루 2,000mL 이상 수분 섭취를 권장한다.

➕ 전립선 초음파 검사

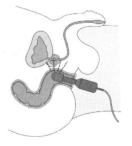

➕ 요도경유 전립샘 절제술

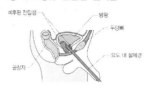

➕ 유로리프트

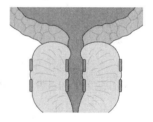

## (2) 전립선 암(Prostatic cancer)

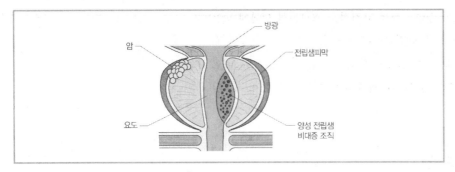

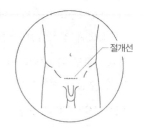
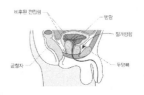
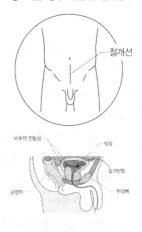
① 정의 : 전립샘에 생기는 악성 종양이다. 우리나라 남성 암 중 5위이며, 70대가 43.3%로 가장 높은 비율을 차지한다.

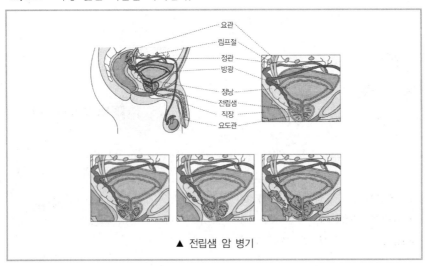

▲ 전립샘 암 병기

② 특징

   ㉠ 전립샘 암은 샘암(Adenocarcinoma)이 95%를 차지하고 있다.

   ㉡ 샘암은 전립선의 상피세포에서 발생하고 후엽이나 전립샘의 가장자리에서 흔히 발생한다.

③ 원인

   ㉠ 원인은 불분명하지만 약 10 ~ 15% 정도는 유방암 유전자(BRCA2, Mutated Breast Cancer Genes)로부터 야기된다.

   ㉡ 호르몬 변화나 고지방 식이, 직업·환경적 요인도 위험 요인으로 작용한다.

④ 증상

   ㉠ 초기에 거의 없다.

   ㉡ 종양이 커지면 요로폐쇄, 요로 감염 증상과 유사하다.

   ㉢ 요통, 직장 압박 등이 발생한다.

⑤ 진단검사

    ㉠ 50세 이상은 매년 PSA검사(Prostate Specific Antigen)를 받는다.

    ㉡ 가족력이 있는 고위험 남성일 경우 40 ~ 45세부터 검사를 권장한다.

    ㉢ **직장(곧창자)수지 검사(DRE)**[+], 임상 검사, 조직생검, 방사선 검사 등을 실시한다.

⑥ 치료 및 간호

    ㉠ 질병의 단계와 환자의 증상 및 연령에 따라서 약물 요법이나 방사선 치료, 수술로 치료한다.

    ㉡ 수술은 확진을 위한 종양의 제거, 조직 검사, 전이의 예방과 증상 완화를 위해 시행한다.

    ㉢ **근치 · 회음부 전립선 절제술**[+], 양측 고환절제술, 항암화학 요법 등으로 진행한다.

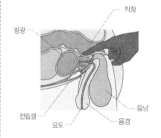
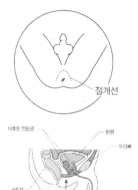
## (3) 전립선 염(Prostatits)

① **정의** : 전립선에 염증이 발생하는 질환으로, 가장 흔히 발병하는 비뇨기과 질환 중 하나이며, 12%의 남성이 경험을 한다.

② 특징

    ㉠ **급성 세균성 전립선 염** : 전립샘염은 하부비뇨기계 감염이나 요도염과 함께 나타난다. 균이 혈행이나 요도를 통해 전립샘에 도달하게 된다.

    ㉡ **만성 세균성 전립선 염** : 만성 전립선 염의 증상은 급성보다 비교적 가볍다. 하부요통, 근육통, 긴장감 증상이 나타난다.

    ㉢ **만성 전립선 염, 만성골반통증증후군** : 만성 세균성 전립선 염과 유사한 증상이 나타나지만 보통 증상이 가벼운 편이다.

    ㉣ **비세균성 전립선 염** : 성병(젊은 남성에게 특히)이나 바이러스감염과 관련이 있으며 세균성 전립선 염과 유사한 증상이 나타난다.

    ㉤ **무증상 전립선 염** : 원인과 과정이 불분명하며 실제 증상은 없지만 전립선 염증 반응이 있다. 비뇨생식기계 검사를 하다 발견되는 경우가 많다.

③ **치료 및 간호** : 조기에 전립샘염을 진단하고 전립샘분비물과 소변의 배양과 민감도의 결과에 따라 항생제를 선택하여 투여한다.

## (4) 발기 부전(ED, Erectile Dysfunction)

① **정의** : 성관계를 위한 발기가 충분히 유지되지 못하는 상태이다. 발기가 되려면 신경계와 내분비계 및 혈관계가 정상적 기능을 해야 하고 심리적으로도 건강해야 한다.

② 원인

    ㉠ **기능적 발기 부전** : 대부분 정신적인 문제로 증상이 갑자기 나타나고, 증상이 나타나기 전에 스트레스가 높았던 경험이 흔하다.

    ㉡ **기질적 발기 부전** : 골반골절, 약물, 흡연과 음주, 요천추 손상이 원인이다.

③ 진단검사

    ⊙ 환자의 성적 병력이나 사회적 병력을 파악하고 신체검진을 수행한다.

    ⓛ 구체적인 원인에 초점을 두고 진단검사를 실시한다.

    ⓒ 국제 발기 부전 설문지를 이용하여 5개 주요 영역을 조사하고 도플러 초음파 검사이나 호르몬검사를 이용한다.

④ **치료 및 간호**

    ⊙ 흡인기구, 주사, 요도 내 좌약, 자급형·팽창형·굴곡형 보철기, 인공발기 유발기구 삽입술을 이용해 치료를 진행한다.

    ⓛ **약물 요법** : 남성 호르몬의 결핍으로 인한 발기 부전의 경우 보통 테스토스테론을 12주마다 1회씩 주사하는 남성 호르몬 보충요법을 통해 치료한다.

    ⓒ 전립샘 보철기

■ 테스토스테론

Testosterone

■ 지속발기증

혈관성, 신경성 및 약물성(발기유발제) 그리고 비정사적인 신경반사, 항우울제, 정신성 약물, 항고혈압제 등에 의해 발생한다.

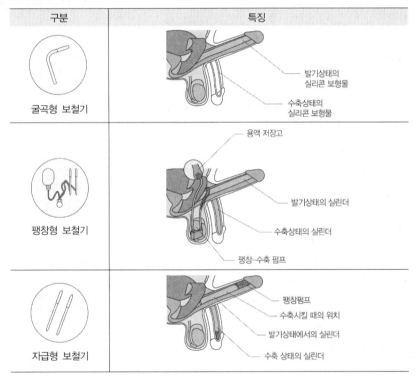

| 구분 | 특징 |
|---|---|
| 굴곡형 보철기 | 발기상태의 실리콘 보형물 / 수축상태의 실리콘 보형물 |
| 팽창형 보철기 | 용액 저장고 / 발기상태의 실린더 / 수축상태의 실린더 / 팽창-수축 펌프 |
| 자급형 보철기 | 팽창펌프 / 수축시킬 때의 위치 / 발기상태에서의 실린더 / 수축 상태의 실린더 |

(5) **고환암(Testicular Cnacer)**

① **정의** : 고환에 발생하는 악성 종양으로, 모든 암 중 남성에게 발생하는 암의 1% 이내로 흔치 않지만 15 ~ 35세 사이의 젊은 남성에게 호발한다.

② **특징** : 일차성 고환암의 경우 고환의 다른 구조에서 발생한 비생식 세포 종양과 정자를 생성하는 생식세포에서 발생한 생식 세포 종양으로 구분된다.

③ **원인** : 정확한 원인은 알 수 없으나 가족력, 잠복 고환이 위험 요인으로 작용한다.

④ 증상

　　㉠ 초기에는 매끈하고 통증이 없는 덩이(Mass)가 만져지는 증상이 나타난다. 음
　　　낭벽에 붙어 있지 않아 음낭의 모양은 원래대로 유지가 된다.

　　㉡ 진행 시 복통과 서혜부 통증이 느껴지며 전이될 때 대소변 장애, 체중 감소,
　　　식욕 부진 등이 발생한다.

⑤ 진단검사

　　㉠ 방사성 면역학적 검사에서 고환암 혈청표식자인 알파페토프로테인과 HCG의
　　　수치가 증가한다.

　　㉡ 혈액 검사 결과에서 알칼린 인산분해 효소가 증가하면 흉부 X - 선, 뼈의 검
　　　사, CT와 함께 림프관 조영술을 시행한다.

⑥ 치료 및 간호

　　㉠ 항암화학 요법, 조혈모세포이식, 방사선 치료와 고환절제술과 같은 4종류의
　　　치료를 진행 단계에 따라 다양하게 병합하여 치료한다.

　　㉡ 특히 조기 발견과 치료가 매우 중요하기 때문에 사춘기 이상의 남성이라면
　　　매달 자가검진(TSE, Testicular Self - Examination)을 해야 한다.

**TIP & MEMO**

▌**알파페토프로테인**

α - Fetoprotein

▌**알칼린 인산분해 효소**

Alkaline Phosphatase

▌**고환암**

종양

▌**고환조임**

## (6) 기타 고환 및 부속기 질환

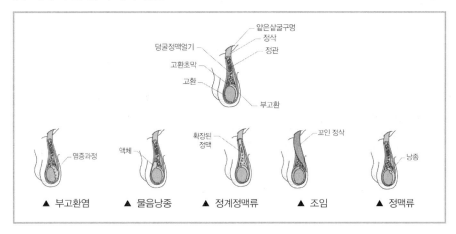

얕은샅굴구멍 / 정삭 / 정관 / 덩굴정맥얼기 / 고환초막 / 고환 / 부고환

▲ 부고환염　염증과정　　▲ 물음낭종　액체　　▲ 정계정맥류　확장된 정맥　　▲ 조임　꼬인 정삭　　▲ 정맥류　낭종

① **물음낭종**(음낭수종) : 고환초막 안에 액체가 고인 상태로, 선천적 샅굴 탈장과 관
　련된 이상이 있거나 음낭의 손상이나 방사선 치료 후에 발생한다. 40대 이후에
　흔히 발생되며 정확한 원인은 불분명하다.

② **정맥류** : 부고환이나 고환의 낭종으로 죽은 정자를 포함한다. 무증상인 경우가 많
　고 큰 낭종인 경우 물음낭종으로 오진할 수도 있다.

③ **정계정맥류** : 고환 상부의 정맥이 비정상적으로 확장된 상태로 대부분 생식능력이
　있는 젊은 남성의 좌측에서 90% 이상이 발생한다.

④ **고환의 조임** : 급성으로 정관이 꼬이게 되면서 고환의 혈액 순환이 손상된 것이다.

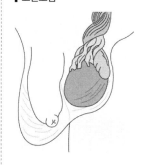

⑤ **잠복고환증** : 선척적 장애로 고환이 음낭 내로 하강하지 못하고 샅굴강이나 후복막강 내 또는 두덩뼈(치골) 음낭 구멍 내에 잠복하는 것이다.

⑥ **음경암** : 우리나라 남성 암 중 1.05%로, 60 ~ 70대(27.1%)에게 가장 많이 발생하며 부분음경절제술이나 완전음경절제술을 실시한다.

⑦ **포경과 꼬임(감돈 포경)**

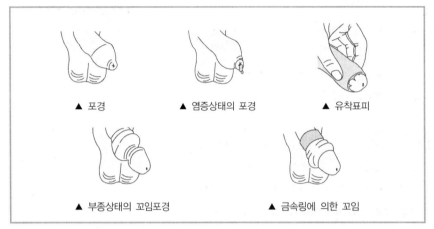

▲ 포경　　　　▲ 염증상태의 포경　　　　▲ 유착표피

▲ 부종상태의 꼬임포경　　　　▲ 금속링에 의한 꼬임

ㄱ **포경** : 음경꺼풀이 작거나 귀두와 유착되어 음경꺼풀의 반전이 불가능한 것이다.

ㄴ **꼬임포경** : 음경꺼풀(포피)이 귀두 뒤로 무리하게 당겨져서 귀두의 혈류를 압박하는 상태다.

⑧ **부고환염** : 비뇨기계 감염의 합병증 또는 성 접촉에 의한 임균, 대장균, 트라코마 클라미디아 감염으로 발병하게 된다.

⑨ **고환염** : 보통 귀밑샘염(이하선염)의 약 18% 정도 합병증으로 나타나기도 하지만 임질, 폐렴과 결핵, 매독 등의 전신성 감염이나 외상으로 인해 나타난다.

⑩ **페이로니병** : 음경의 해면체 중막과 해면체 부분에서 발생하며 특징은 조직의 섬유화가 일어난다는 것이다.

⑪ **성 전파질환(STDs)** : 성적 접촉으로 인해서 발병되는 것으로 임질, AIDS, 매독, 샅굴(서혜부)림프육종과 연성하감 등이 포함된다.

❙ **임균**
Gonococcus

❙ **트라코마 클라미디아**
Chlamydia Trachomatis

## 3 유방장애

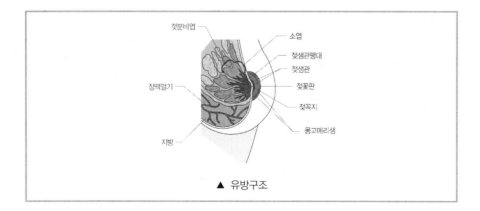

▲ 유방구조

### (1) 양성 유방 질환

① 섬유선종

- ㉠ 유방에서 발생하는 가장 흔한 양성 종양이며 젊은 여성에게 호발한다.
- ㉡ 정확한 원인은 불분명하지만 호르몬 불균형으로 인해 섬유질의 이상증식으로 추정된다.
- ㉢ 에스트로겐이 섬유선종의 성장에 영향을 미친다.

② 섬유낭성 변화

- ㉠ 유관의 상피가 과다증식하고 섬유성 조직이 과도하게 발달하며 낭포를 형성한다.
- ㉡ 결합조직의 부종이 신경자극이나 압박을 하여 통증이 나타난다.

③ 유관 내 유두종

- ㉠ 혈액성·장액성 유두 분비물이 보이고 초음파 검사 소견상 확장된 유관 내에 덩이가 관찰된다.
- ㉡ 병변이 있는 관을 찾아 국소적으로 절제하는 방법으로 치료를 한다.

### ▌유방장애 진단검사

- 방사선 검사인 유방 촬영술, 초음파 검사가 있다.
- 장기장을 이용하여 조직 횡단면의 영상을 만드는 자기공명영상, CT, 비절제생검·절개생검·절제생검을 통해 검사한다.

## (2) 유방암

① **정의** : 유선엽(유즙을 생산하는 샘)과 유관(유즙의 통로로 유선엽에서 젖꼭지까지 연결)에서 발생하는 암이다. 전 세계적으로 여성암의 전체 25.2%를 차지해 발생률이 가장 높다.

② **위험 요인** : 가족력과 개인 병력이 있는데, 가족 중 완경 전 양측성 유방암 혹은 난소암이 있거나 직계가족 여자 중 유방암이 있으면 BRCA − 1의 돌연변이를 검사해야 한다.

③ **병태생리** : 조직학적 특성과 성장 양상에 따라 유형이 다양하다. 보통 유선엽이나 유관의 상피에서 발생한다. 유관에서 발생하는 침윤성 암이 가장 많이 발생한다.

④ **증상**
   ㉠ 정기검진 시 덩이가 발견되거나 무통성의 덩이가 만져지는 경우가 많으며 유방에 있는 종양의 약 70%는 양성이다.
   ㉡ 유방의 모양이 변형되거나 비대칭적으로 한쪽만 커지면 유방의 피부가 함몰되는 것은 유방암의 위험신호라고 볼 수 있다.

⑤ **특징**
   ㉠ 미국암연합회에서 제시한 국소 림프절을 통해 퍼져나간 범위, 전이 유무, 원발병소의 크기 등에 기초한 종양병기분류체계에 따라 4단계로 분류된다.
   ㉡ 재발과 전이가 주요 합병증이다. 재발이나 전이가 원거리(뼈, 폐, 척수, 뇌, 골수, 간)이거나 국소적(피부나 내유방림프절 근처의 연부조직, 겨드랑이)에서 일어난다. 전이는 림프계를 통해 일차적으로 발생한다.

⑥ **진단검사**
   ㉠ 혈액에서 검사되는 암표지자는 CEA, TPA, CA 15 − 3 등이 있다.
   ㉡ 초음파 검사, 유방 촬영술, CT등의 검사로 진단한다.
   ㉢ 조직 검사가 가장 정확한 방법이다.

⑦ **수술** : 유방보존술(유방부분절제술), 유방재건술(성형술), 유방전절제술 등 수술의 종류는 대상자 선호나 암의 진행 단계에 따라 결정한다.

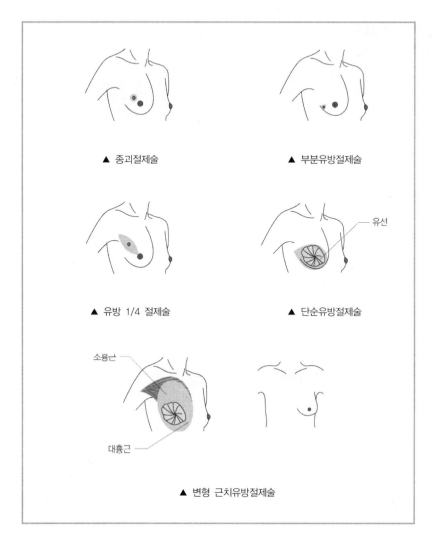

▲ 종괴절제술

▲ 부분유방절제술

▲ 유방 1/4 절제술

▲ 단순유방절제술

유선

소흉근

대흉근

▲ 변형 근치유방절제술

**TIP & MEMO**

▌미국암연합회

AJCC
American Joint Committee
On Cancer

▌종양병기분류체계

TNM system

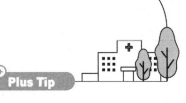

Plus Tip

**1** **외음부 소양증 환자의 간호중재로 옳은 것은?**

① 자극성 비누를 사용한다.

② 따뜻한 인산 용액으로 습포를 적용한다.

③ 조이는 의복으로 회음부의 습함을 방지한다.

④ 완경으로 인한 점막 건조에는 옥시토신을 투여한다.

⑤ 알레르기로 인한 소양증에는 항히스타민제를 투여한다.

※ **외음부 소양증 환자 간호**

㉠ 항문과 질의` 청결을 유지한다.

㉡ 서늘한 붕산수로 습포를 적용한다.

㉢ 완경으로 인한 점막 건조에는 에스트로겐을, 알레르기로 인한 소양증에는 항히스타민제를 투여한다.

㉣ 저자극성 비누를 사용한다.

㉤ 조이는 의복은 착용하지 않는다.

**2** **고환 자가검진에 대한 설명으로 옳은 것은?**

① 목욕 전에 시행한다.

② 고환의 신장성을 확인한다.

③ 부고환은 따로 검사하지 않는다.

④ 정상 정삭은 딱딱한 관상 구조를 이룬다.

⑤ 정상 고환은 달걀형 대칭적 구조를 이룬다.

**3** **근치 유방절제술을 한 환자에게 나타날 수 있는 합병증은?**

① 한쪽 어깨가 올라간다.

② 수술 쪽 팔이 내전된다.

③ 양쪽 팔 길이가 달라진다.

④ 수술한 곳 반대편으로 몸이 기운다.

⑤ 수술한 쪽 팔 근육에 굴곡 구축이 생긴다.

**1**

① 저자극성 비누를 사용한다.

② 서늘한 붕산수로 습포를 적용한다.

③ 조이는 의복 착용을 금한다.

④ 완경으로 인한 점막 건조에는 에스트로겐을 투여한다.

**2**

⑤ 정상 고환은 덩어리가 없는 달걀형 대칭적 구조이다.

① 목욕 직후 몸이 따뜻할 때 시행한다.

② 고환의 탄력성을 촉진한다.

③ 부고환도 부드럽게 촉진해보며 검진한다.

④ 정삭 촉진 시 튼튼하고 부드러운 관상 구조를 이룬다.

**3**

근치 유방절제술

㉠ 유방조직, 림프절, 흉근 모두 제거하는 수술이다.

㉡ 수술 후 팔을 사용하지 않을 경우 환측 팔이 몸에 붙고 환측으로 머리가 기울어지는 기형적 체위가 된다.

**답** 1.⑤ 2.⑤ 3.⑤

**4** 유방절제술 후 환측 팔에 부종이 잘 생기는 이유로 옳은 것은?

① 혈전증      ② 종양 재발

③ 림프선 종창      ④ 압박 드레싱

⑤ 수술 후 부종

**5** 유방암 자가 검진을 위한 간호교육을 시행할 때 그 내용으로 옳은 것은?

① 유방을 꼭 쥐고 촉진한다.

② 유방 하외측 부분을 유의해 촉진한다.

③ 유방 내측부터 겨드랑이쪽으로 밀면서 만진다.

④ 앉은 자세로 액와를 촉진하여 림프절 결절 유무를 확인한다.

⑤ 유두와 유륜 하부를 주의 깊게 촉진하며 유두를 짜보아 분비물이 나오는지 확인한다.

**6** 유방암 위험 요인으로 옳은 것은?

① 가족력      ② 저지방 식이 섭취

③ 초경 연령이 늦은 사람      ④ 완경 연령이 이른 사람

⑤ 임신 경험이 있는 사람

※ 유방암 위험 요인

㉠ 유전

㉡ 50세 이상

㉢ 빠른 초경, 늦은 완경

㉣ 30세 이후 초산

㉤ 임신 경험이 없는 사람, 수유 경험이 없는 사람

㉥ 고지방 식이 섭취, 비만

㉦ 완경기 호르몬 요법 등

**7** 유방 촉진 시 악성 종양 의심 징후는?

① 압통이 없는 0.2cm 림프절

② 부드럽지만 통증이 있는 결절

③ 피부가 함몰되고 딱딱한 결절

④ 탄력적이고 경계가 명확한 결절

⑤ 윤곽이 규칙적이고 움직이는 결절

**Plus Tip**

**4**

③ 유방절제술 시 액와부 림프선 절제로 림프계 수송 능력이 감소하게 되고 이로 인해 환측 팔과 상부 몸통의 림프선 부종이 발생한다.

**5**

①③ 유방을 흉벽을 향해 압박하듯 밀며 유방 외측부터 시계방향으로 유두를 향해 촉진한다.

②④ 유방 상외측 사분원에 유의하고 누운 자세로 액와를 촉진하여 림프절 결절 유무를 확인한다.

**6**

② 고지방 식이 섭취

③ 초경 연령이 이른 사람

④ 완경 연령이 늦은 사람

⑤ 임신 경험이 없는 사람

**7**

유방 악성 종양 의심 징후

㉠ 오렌지 껍질 피부

㉡ 유두 함몰, 위축, 피부 인설, 가슴벽 고정

㉢ 유방 비대칭

㉣ 무통성 딱딱한 덩어리

**답** 4.③ 5.⑤ 6.① 7.③

**8** 유방암 환자의 호르몬 치료제로 적합한 것은?

① Taxol  ② Tamoxifen

③ Methergine  ④ Methotrexate

⑤ Cyclophosphamide

**9** 근치 유방절제술을 시행한 환자의 간호교육 내용으로 옳은 것은?

① 수술 당일부터 팔 운동을 실시한다.

② 어깨에서 손 방향으로 마사지한다.

③ 환측 팔 쪽으로 혈압 측정이 가능하다.

④ 무거운 물건을 사용한 운동을 실시한다.

⑤ 환측을 하강시켜 정맥, 림프절 순환을 증진한다.

※ 유방절제술 후 간호중재

㉠ 환측을 상승시켜 정맥과 림프 순환을 증진하고 부종을 완화한다.

㉡ 환측으로 혈압을 측정하거나 정맥주사를 놓지 않는다.

㉢ 혈액 순환 증진과 근육강화, 관절 강직 예방을 위해 운동을 시행한다.

㉣ 운동을 하지 않을 경우 환측팔이 몸에 붙고 머리가 기울어지는 기형적인 체위가 된다.

㉤ 무거운 물건을 들지 않는다.

㉥ 배액관을 관찰하고 개방성을 유지한다.

㉦ 수술 부위는 건조하게 유지하고 태양광선을 피한다.

**10** 고환암으로 방사선 치료를 받고 있는 환자의 피부 간호에 대한 설명으로 옳은 것은?

① 세척 시 중성비누를 사용한다.

② 파우더를 이용해 피부를 보호한다.

③ 치료 부위가 건조하지 않게 유지한다.

④ 피부에 표시된 그림을 지우지 않는다.

⑤ 벌레에 물렸을 때는 빠른 치유를 위해 연고를 사용한다.

※ 방사선 치료 환자 피부 간호

㉠ 치료 부위는 건조하게 유지한다.

㉡ 처방되지 않은 연고, 파우더, 로션을 임의로 사용하지 않는다.

㉢ 치료 부위는 물로만 세척하고 비누사용은 하지 않으며, 건조 시 문지르지 않고 가볍게 두드린다.

㉣ 치료 부위에 직접적인 햇빛이나 찬바람의 노출은 피한다.

㉤ 피부에 자극이 없는 부드러운 면직물 의류를 입는다.

㉥ 피부에 표시된 그림은 지우지 않도록 주의한다.

**11** ★★★

전립선 비대증 증상으로 옳은 것은?

① 전립선이 축소한다.

② 소변 흐름이 빨라진다.

③ 배뇨 후 방울방울 떨어진다.

④ 결절 조직은 감소한다.

⑤ 혈뇨나 야뇨 증상은 나타나지 않는다.

**12** ★★

경요도 전립선 절제술을 받는 남성 환자에게 간호교육을 시 행할 때 그 내용으로 옳은 것은?

① 발기 부전 등의 성기능 장애는 발생하지 않는다.

② 정상적인 정액 형성이 가능하다.

③ 수술 후 24시간 내에 소변줄을 제거할 수 있다.

④ 수술 후 괄약근에 힘을 주지 않도록 한다.

⑤ 외요도 괄약근의 기능을 상실한 경우 바로 수술이 가능하다.

**13** ★★

정관수술을 시행한 환자의 특징으로 옳은 것은?

① 정자 생성이 감소한다.

② 성욕 감퇴가 나타난다.

③ 수술 후 정관이 막힌다.

④ 호르몬 분비가 줄어든다.

⑤ 1년간 정액이 배출되지 않는다.

**14** ★

양성 전립선 비대증이 의심되는 환자에게 일차적으로 시행하는 검사는?

① PSA 검사　　　　② X – 선 검사

③ ABGA 검사　　　④ 전해질 검사

⑤ 직장수지 검사

**Plus Tip**

**11**

①④ 전립선의 비대와 결절 조직이 증가한다.

② 배뇨시작이 지연되고 감소된 소변 흐름이 나타난다.

⑤ 혈뇨, 야뇨, 배뇨곤란, 긴급뇨 증상이 나타난다.

**12**

① 성욕과 성기능은 고환에서 분비되는 남성호르몬으로 성기능 장애는 발생하지 않는다.

② 정액의 30% 이상을 생성하는 전립선이 제거되면 정상적인 정액 형성이 어렵다.

③ 수술 후 3 ~ 4일 동안에는 방광에 삽입한 소변줄을 유지해야 한다.

④ 수술 후 괄약근 운동을 꾸준히 하여 역사정 증상을 완화시킨다.

⑤ 심장 질환이나 신경학적 이상이 있는 경우, 외요도 괄약근 기능을 상실한 경우에는 수술을 진행할 수 없다.

**13**

①⑤ 수술 후 정자 생성은 정상적으로 유지되지만 정관이 막혀 배출이 되지 않는다.

② 수술 후 성욕, 성감에는 아무런 변화가 없다.

④ 수술 후 남성 호르몬 분비 기능은 정상적으로 유지된다.

**14**

⑤ 비대된 전립샘을 촉지하여 확인하기 위해 직장(곧창자)수지 검사를 일차적으로 시행한다.

**답** 11.③ 12.① 13.③ 14.⑤

**15** 경요도절제술 후 방광세척을 하고 있는 환자의 소변 배출량이 주입량보다 적을 경우 시행해야 하는 간호중재는?

① 치골상부를 압박한다.
② 주입량을 증가시킨다.
③ 수분 섭취를 제한한다.
④ 요도카테터를 제거한다.
⑤ 요도카테터 개방성을 확인한다.

⑤ 방광세척을 시행하는 동안 섭취량과 배설량을 정확히 측정하고 배설량이 수분 섭취량보다 적을 경우 요도 카테터의 개방성을 확인하도록 한다.

**16** 경요도 전립선 절제술을 받는 남성 환자에게 간호교육을 시 행할 때 그 내용으로 옳은 것은?

① 발기 부전 등의 성기능 장애는 발생하지 않는다.
② 정상적인 정액 형성이 가능하다.
③ 수술 후 24시간 내에 소변줄을 제거할 수 있다.
④ 수술 후 괄약근에 힘을 주지 않도록 한다.
⑤ 외요도 괄약근의 기능을 상실한 경우 바로 수술이 가능하다.

① 성욕과 성기능은 고환에서 분비되는 남성호르몬으로 성기능 장애는 발생하지 않는다.
② 정액의 30% 이상을 생성하는 전립선이 제거되면 정상적인 정액 형성이 어렵다.
③ 수술 후 3~4일 동안에는 방광에 삽입한 소변줄을 유지해야 한다.
④ 수술 후 괄약근 운동을 꾸준히 하여 역사정 증상을 완화시킨다.
⑤ 심장 질환이나 신경학적 이상이 있는 경우, 외요도 괄약근 기능을 상실한 경우에는 수술을 진행할 수 없다.

**17** 양성 전립선 비대증과 관련된 설명으로 옳지 않은 것은?

① 충분한 수분 섭취가 필요하다.
② 야뇨 및 혈뇨 증상이 발생한다.
③ 50세 이하 젊은 나이에 호발한다.
④ 힘든 운동이나 운전은 피하도록 한다.
⑤ 따뜻한 물로 좌욕하며 마사지를 한다.

※ 양성 전립선 비대증
㉠ 전립선 조직의 증식으로 요도가 압박되어 배뇨장애가 발생한다.
㉡ 호르몬 변화와 노화로 인해 노인에게 호발한다.
㉢ 전립선이 만성염증이나 동맥경화증으로 인해 발생하기도 한다.
㉣ 전립선이 비대하고 결절 조직이 증가한다.
㉤ 배뇨긴장, 비뇨시작 지연, 소변흐름 감소, 배뇨곤란, 야뇨, 혈뇨, 긴급뇨 등의 증상이 나타난다.
㉥ 일상생활을 유지하며 혈액 응고 형성을 방지하기 위해 충분한 수분을 섭취하도록 한다.
㉦ 자극적인 음식이나 알코올 섭취를 제한한다.
㉧ 감염 예방을 위해 방광세척이나 항생제를 복용한다.
㉨ 힘든 운동이나 장시간 운전을 피한다.
㉩ T 바인더로 지지한다.
㉪ 따뜻한 물로 좌욕하며 전립선을 마사지한다.

③ 노화와 호르몬 변화로 인해 노인에게 호발한다.

**답** 15.⑤ 16.① 17.③

**18** 임질에 관한 설명으로 옳은 것은?

① 성접촉으로 인한 감염은 아니다.
② Neisseria Gonorrhea에 의해 발생한다.
③ 임질균은 항생제 내성이 없어 쉽게 치료된다.
④ 여성은 급성기 초기 증상이 두드러지게 나타난다.
⑤ 약의 강한 독성으로 충분한 기간을 두고 천천히 치료한다.

※ 임질(Gonorrheae)

| 구분 | 내용 |
|------|------|
| 원인균 | Neisseria Gonorrheae(임균) |
| 증상 | • 대개 3 ~ 8일 잠복기를 가진다.<br>• 여성의 초기 증상은 드물며, 가벼운 화농성 질 분비물, 통증, 배뇨 시 작열감, 복부 불편감, 빈뇨, 절박뇨의 증상이 나타난다.<br>• 남성의 경우 심한 배뇨곤란, 요도염, 요도의 화농성 분비물, 음경 귀두염, 음경 종창의 증상이 나타난다. |
| 치료 및 간호 | • 감염자는 조기 발견하고 조기치료 한다.<br>• 항생제 치료를 하지만 항생제 내성을 지녀 잘 치료가 되지 않는다.<br>• 성교 시 콘돔을 사용한다.<br>• 성 파트너도 치료하고 배양검사 음성이 나올 때까지 성교를 자제한다.<br>• 여성 환자에게 감염과 불임의 위험성을 이해시킨다. |

**19** 감염균 중 신경절에 살며 평생 재발과 잠복을 반복하는 성전파 질환은?

① 임질      ② 매독
③ 트라코마      ④ 단순포진
⑤ 클라미디아

**20** 임질 진단을 받은 환자가 호소하는 주요 증상으로 옳은 것은?

① 당뇨      ② 저혈압
③ 고혈압      ④ 골다공증
⑤ 임균성 인후염

**Plus Tip**

**18**
② Neisseria Gonorrheae(임균)에 의해 발생한다.
① 성접촉 시 감염되므로 콘돔을 사용하도록 한다.
③ 임질균은 항생제 내성을 지니고 있어 잘 치료되지 않는다.
④ 여성의 초기 증상은 드물다.
⑤ 감염자는 조기 발견하고 조기치료 한다.

**19**
④ 단순포진 : 후근신경절에 잠재해 있다가 외상, 피로, 스트레스 등에 의해 재발하며 수포를 형성하고 서혜부 림프절 종창이 발생한다.
① 임질 : 임균에 의해 발생하는 성병으로, 성기 점막에 감염되어 화농성 염증을 일으킨다.
② 매독 : 매독균에 의한 신체 전반에 걸친 감염 증상이 나타나는 염증성 질환이다.
③ 트라코마 : 클라미디아로 일어나는 결막의 접촉 감염병이다.
⑤ 클라미디아 : 클라미디아 트라코마티스 세균에 감염되어 발생하는 성매개성 질환으로 여성은 자궁경부염의 형태로 나타나고 남성에서는 비임균성 요도염으로 나타난다.

**20**
⑤ 임질의 주요 증상으로 임균성 인후염, 요도 장액성 분비물, 작열감, 빈뇨, 배뇨곤란이 나타난다.

답 18.② 19.④ 20.⑤

# 근골격계

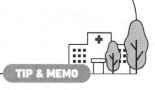

| 학습목표 |
|---|
| • 근골격계의 구조와 기능에 대해 설명할 수 있다. |
| • 뼈장애 대상자의 원인, 증상, 간호에 대해 설명할 수 있다. |
| • 관절장애 대상자의 원인, 증상, 간호에 대해 설명할 수 있다. |
| • 근육, 지지구조장애 대상자의 원인, 증상, 간호에 대해 설명할 수 있다. |
| • 결체조직장애 대상자의 원인, 증상, 간호에 대해 설명할 수 있다. |

## 1 구조와 기능

### (1) 뼈

① 구성

　㉠ 유기조직, 콜라겐, 프로테오글리칸, 무기질(칼슘, 인)으로 구성된다.

　㉡ 형태 : 대퇴골, 상완골이 속하는 장골과 수근골, 족근골이 속하는 단골 그리고 두개골, 견갑골, 늑골, 흉골이 속하는 편평골, 척추골, 관골이 속하는 불규칙한 골로 구성된다.

② 구조

　㉠ 골막 : 뼈의 몸통을 감싸며 힘줄, 인대에 부착되고 골막 내층은 혈관, 신경, 골아세포로 구성된다.

　㉡ 뼈 겉질 : 치밀골로 구성되며 밀도가 높고 조밀한 조직이다. 치밀골의 구조적 단위 하버스계는 뼈와 열공에 영양, 산소 공급, 노폐물 제거에 관여한다.

　㉢ 뼈 속질 : 해변골로 구성되며 밀도가 낮고 틈새가 많은 것이 특징이다. 골수강이 존재해 뼈 중심에서 빈공간을 이루며 적골수(조혈), 황골수(지방세포)를 생성한다.

③ 기능 : 주된 기능으로 자발적 움직임, 내부 장기 지지, 보호, 신체의 형태와 모양 유지, 혈액세포 생성, 무기질 저장을 행한다.

**■ 콜라겐**
Collagen

**■ 프로테오글리칸**
Proteoglycan

**■ 장골**
Long Bone

**■ 단골**
Short Bone

**■ 편평골**
Flat Bone

**■ 불규칙한 골**
Irregular Bone

**■ 골막**
Bone Membrane

**■ 치밀골**
Compact Bone

**■ 하버스계**
Haversian System

**■ 해변골**
Spongy Bone

④ 성장과 대사

ㄱ 골화라고 한다. 골단선에서 연골세포의 증식, 골세포로 대치되는 현상이 20 ~ 25세까지 지속되며 재구성은 뼈 조직 주위에 골아세포가 침전하여 새로운 뼈의 층을 만들어 두꺼워지는 것이다. 전환은 흡수 - 침전을 통한 골조직 대치를 말한다.

ㄴ 뼈의 형성, 재구성은 적절한 자극에 의해서 일어나며 뼈질량 유지, 골다공증 예방을 위해 체중 부하운동을 실시하며 장기간 침상안정 시 뼈에 가해지는 힘이 적절치 않아 형성, 재구성이 잘 이루어지지 않는다.

ㄷ 성장과 전환의 영향요인으로는 칼슘, 인, 칼시토닌, 비타민D, 부갑상샘 호르몬, 성장호르몬, 당뇨지질호르몬, 에스트로겐, 안드로겐, 인슐린 등이 있다.

## (2) 근육

① 구조

ㄱ 근섬유 : 굵은 근육 미세섬유, 가는 근육 미세섬유로 구성된다.

ㄴ 결합조직 : 근육속막, 근다발막, 근외막으로 구성된다.

② 특징

ㄱ 내장근(평활근) : 민무늬이며 자율신경계의 지배를 받는 근육이며 불수의 운동, 연동운동을 행한다.

ㄴ 골격근(횡문근) : 뇌척수계의 신경섬유의 지배를 받으며 수의운동, 신체운동을 담당한다.

ㄷ 심근 : 심장근육층 구성으로 횡문근에 해당하며 심장 전도체계와 자율신경계에 의해 조절되며 불수의 운동을 이룬다.

③ 기능

ㄱ 운동 : 근육의 수축, 이완으로 이루어지며 이는 칼슘을 통해 가능하며 수축 시 에너지를 사용하게 된다.

ㄴ 자세 유지 : 근육의 긴장으로 이루어진다.

ㄷ 열 생산 : 근육의 활동으로 발생한다. 과도한 열의 경우 혈관 이완, 땀으로 방출로 이루어지며 체온 저하는 근육의 작고 빠른 수축으로 열 생산을 이룬다.

ㄹ 근 수축 : 자세 유지에 필요한 지속적, 부분적 수축이 일어나는 강직성, 근육 길이는 짧아지지만 근육 긴장은 그대로인 등장성, 근육길이는 그대로지만 긴장만 커지는 등척성, 단일자극에 대한 반사적 반응인 연축으로 구성된다.

| 골화 |
| Ossification |

| 연골세포 |
| Chondrocyte |

| 골세포 |
| Osteocyte |

| 재구성 |
| Remodeling |

**(3) 관절**

① 구조

    ㉠ **섬유성 관절** : 섬유결합조직에 의해 결합되는 관절이며 운동성에 제한이 있고 부동성관절이다.

    ㉡ **연골성 관절** : 두 뼈 사이가 연골로 연결되며 약간의 운동성이 있다.

    ㉢ **활액성 관절** : 활액성 관절 전체를 덮는 주머니를 형성하여 충격을 흡수하고 활막으로 혈장으로부터 윤활액을 생성한다.

② 기능

    ㉠ 신체의 운동, 유연성을 제공하며 가동관절의 관절낭은 탈구를 방지하고 연골은 관절의 쿠션역할, 마찰감소 역할을 한다.

    ㉡ 활액은 관절의 윤활, 연골에 영양을 공급하고 활막은 항체 분비로 관절을 보호한다.

    ㉢ 가동범위에 따라 신체 부위의 각도가 감소할 때 굴곡, 신체 부위의 각도가 증가할 때 신전, 관절각이 180° 이상으로 신전된 사태를 과신전, 기준 축에서 멀어지는 운동을 외전, 기준 축에 가까워지는 운동을 내전이라 한다.

**(4) 지지구조**

① **연골** : 단백질로 구성되며 혈관, 신경, 칼슘 침착이 없고 관절에서 뼈의 충격완충, 흡수를 담당하며 건은 뼈와 근육을 연결하고 근육 수축 시 뼈가 움직이도록 한다.

② **인대** : 뼈와 뼈를 연결하며 뼈를 안정시키는 역할을 하고 유연성, 탄력성에 관여한다. 표재근막, 심부근막으로 구성되는 근막은 결체조직으로 근육신경, 혈관의 초형성에 관여한다.

③ **활액낭** : 피부와 뼈, 근육과 뼈, 건과 뼈, 인대와 뼈, 근육사이에 위치하며 서로 스치며 움직이는 동작을 용이하게 하고 마찰을 감소시키며 완충작용을 한다.

## 2 자료수집

### (1) 관절가동범위(ROM, Range of Motion)

관절각도기 고니오미터(Goniometer)를 이용하며, 평가 동안 대상자가 능동적 운동하도록 하고 급성 염증성 관절 시 압통을 유발하므로 ROM을 금지한다. 노인의 경우 ROM이 감소한다.

### (2) 신경, 혈관상태(CME, Circulation, Motion, Sensation)

① 혈관 확인
  ㉠ 손상받은 측 검진 후 양쪽 사지를 비교한다. 순환은 요골동맥, 족배동맥에서 측정하며 말초모세혈관 재충만 검사 시 모세혈관 혈액충만(Blanching Test) 정상은 3 ~ 5초 이내 회복한다.
  ㉡ 색깔은 붉은색이 정상이며 온도는 혈액 순환 감소할 경우 온도가 낮아진다.

② 움직임 확인 : 손상 부위 아래쪽 근육군의 능동적인 운동(굴곡, 신전, 내전, 외전 등)을 검사하고 감각의 경우 예리한 물체로 피부면을 찔러서 평가한다.

③ 감각 이상 확인
  ㉠ 둔감, 저린감, 화끈거림, 둔한 통증, 무감각을 측정하는데, 이는 신경흥분 전달 능력 저하를 말한다.
  ㉡ 사정빈도는 첫 24 ~ 48시간 이내에는 매 1시간마다, 손상이 없다면 매 4시간마다 측정하며 수술, 석고붕대, 견인 시작 전, 후를 비교하여야 한다.

### (3) 진단검사

① 영상 검사
  ㉠ X – 선, CT, MRI, 관절촬영술, 척수조영술이 실시되며 조영제 사용여부에 따라 알레르기 검사가 시행되어야 한다.
  ㉡ MRI 촬영시에는 금속류를 제거해야 한다.
  ㉢ 관절촬영술의 경우 검사 후 12 ~ 24시간 동안 심한 운동은 피해야 한다.

② 핵의학 검사 : 골조사, 골밀도검사가 시행된다.

③ 내시경 검사 : 관절경검사가 있다.

④ 기타 : 관절천자, 초음파 검사, 조직생검, 근전도검사로 행해진다.

TIP & MEMO

▌자료 수집

주로 주호소 증상을 수집한다. 증상 기간, 악화, 완화 요인, 일상생활에 미치는 영향, 통증부위, 기간, 강도, 방사유무, 진통제 사용유무, 비정상 감각, 지각 이상 등을 사정한다. 염증과 종창의 경우 사지의 크기, 온감 발적을 확인하며 염증성 삼출물을 사정한다.

## 3 뼈장애

### (1) 외상성 장애

① 골절

ㄱ 정의 : 골조직의 연속성이 파괴된 상태를 말한다.

ㄴ 원인 : 외상성으로 대부분 골절을 차지하며 낙상, 자동차 사고, 뒤틀림 등 외부의 과도한 힘에 의하며 병리적 변화로는 종양, 골다공증 등이 해당된다.

ㄷ 특징

| 종류 | 특징 |
|---|---|
| 폐쇄골절 | 단순골절로 골절 부위 피부 손상이 없는 상태를 말한다. |
| 개방골절 | 복합골절로 뼈가 피부 밖으로 돌출하여 외부에 노출된 상태를 말한다. |
| 선상골절 | 골절 부위가 골절선에 맞붙어 있는 횡선이나 사선 등의 골절선을 가지는 경우이다. |
| 전위골절 | 골절평이 골절선에서 분리되어 정상위치에서 이탈된 경우를 말한다. |
| 분쇄골절(복합) | 골절된 뼈가 산산이 부서진 상태이다. |
| 매복골절 | 골절 부위 한쪽 종단면이 다른 쪽 종단면에 박히는 경우이다. |
| 압박골절 | 뼈의 종축에 체중과 같은 무리한 하중이 가해졌을 때 발생한다. |
| 유연골절 | 불완전 골절이며 생나무골절로도 불리는데, 뼈의 부분적 골절이 생기는 경우로 어린이에게 호발한다. |

ㄹ 치유 과정

| 종류 | 특징 |
|---|---|
| 혈종 및 육아조직 형성단계 | • 첫 번째로 골절 부위 출혈과 삼출물이 발생한다.<br>• 골막과 근접 조직이 손상 부위를 에워싸며 혈종을 생성하며 24시간 내에 혈종 내 혈액이 엉겨붙어 섬유소 그물망을 형성한다.<br>• 손상 2 ~ 3일 내에 육아조직을 형성하고 활발한 대식작용에 의해 괴사된 조직들이 흡수된다. |
| 가골형성 (애벌뼈) 형성 단계 | • 손상 후 2주경에 해당하며 새로운 골기질이 골양에 축적되어 정상보다 느슨한 가골을 형성한다.<br>• 골화 과정인 뼈되기 과정을 거쳐 골절 후 3 ~ 6주간의 칼슘과 무기질이 침착하여 단단한 진성 가골로 변화한다. |
| 골강화 및 재형성 단계 | • 골화 과정을 거치며 골편 간 거리가 좁아지고 메워진다.<br>• 단단해지는 데 불필요하고 과형성된 가골은 점차 흡수되게 된다. |

ㅁ 증상

- 부종으로 인한 주위 신경 압박, 연조직, 근육 손상, 불수의적 근육경련으로 통증과 압통이 발생한다.
- 순환장애와 신경 손상 유발 가능한 부종과 종창, 뼈의 모형이나 위치가 변하여 각이 생길 수 있다.

- 회전, 단축, 뼈 외양의 변화, 눌림 등의 변형, 손상 부위 반상출혈 및 타박상 통증, 근육경직, 뼈나 관절 손상으로 수의적 운동 제한등의 기능 상실 방어적 반응으로 골절부 근육의 불수의적 수축으로 인한 근경련, 골절편이 서로 부딪쳐 나는 소리로 염발음(비빔소리, Crepitus), 감각변화, 쇼크 등이 있다.

ⓑ 진단검사

- 방사선촬영 : X − 선, CT, MRI로 뼈의 파괴, 부정배열, 변형을 할 수 있다.
- 임상 검사 : CBC(출혈로 인한 Hb, Hct 저하), ESR(연조직 손상 시 상승), $Ca^{2+}$, $P^{2-}$ 상승 등을 확인할 수 있다.

## (2) 외상성 장애의 치료

① 비수술 요법

㉠ 석고붕대

- 손상 부위 고정, 보호를 위해 행한다. 관절염, 척추측만의 기형예방과 교정, 조기 체중 부하를 위함이다.
- 석고붕대 후 베개 위에 올려놓고 건조(24 ~ 72시간 소요)하며 석고붕대의 종류와 두께, 주위환경의 습도, 기온, 환기 상태 등에 따라 다르게 행한다.
- 건조 시에는 실내 온도가 적당하며 드라이기, 히터 등 사용 금지한다.
- 석고붕대는 속까지 완전히 말라야 하며 골고루 일정한 속도로 건조되어야 하고 안쪽이 마를 때까지 다른 것으로 덮지 않는다.
- 석고붕대를 하지 않은 부분을 담요로 덮어 보온 유지하도록 한다.
- 제거 시에는 치유 후 전기 석고 절단기로 절개를 시행하며 미지근한 물과 약알칼리성 비누로 부드럽게 세척하고 운동을 서서히 시행한다.

㉡ 간호중재

- 신경혈관계 손상 예방을 실시하여 신경혈관계상태 사정으로 창구 또는 말단 부위에서 CMS사정, 모세혈관 혈액충만(Blanching Test)를 시행한다.
- 부종 감소를 위해 손상 부위 상승, 냉요법을 시행하고 석고붕대 말단 사지에 5P⁺ 시 석고붕대 제거하도록 한다.
- 꽉 조이는 석고붕대는 자르거나 반원통으로 잘라 개방하도록 한다. 피부 통합성유지를 위해 매일 깨끗이 씻고 건조, 모서리를 다듬으며 가려움증으로 긁지않도록 하며 부위에 얼음을 대거나 진통제를 투여하도록 하고 땀띠가루, 녹말가루를 사용하지 않느다. 2 ~ 3시간마다 체위 변경을 실시하며 회음부 간호를 행하고 석고붕대 부위를 베개로 받쳐놓는다.

🟠 5P

통증(Pain), 창백 · 청색증(Pallor), 맥박 소실(Pulselessness), 감각 이상(Paraesthesia), 마비(Paralysis)

▌정복

골절면을 해부학적 위치로 재정립하는 것을 말한다.

ⓒ 견인장치

- 골절을 정복하여 고정될 수 있도록 신체에 당기는 힘을 적용하는 것이다.
- 근육 경련 감소 및 예방, 관절과 신체 부위의 고정, 골절 또는 변위 예방, 특정 체위로 사지를 고정하여 손상 예방, 척추 압박 요인 제거에 이용된다.
- **피부 견인** : 피부, 피하조직, 근막을 통해 뼈에 힘을 전달하는 것으로, 응급 시 단기간(3 ~ 4주), 가벼운 무게(2 ~ 3kg)으로 적용한다. 개방성 상처 시에는 견인 테이프 사용을 금지한다.

| 종류 | 특징 |
|---|---|
| Buck's 견인<br>(벅스 견인) | • 손상된 하지를 신전시킨 상태로 견인한다.<br>• 수평 유지가 이루어지며 고관절, 대퇴골절 수술 전 고관절 탈구, 굴곡 구축방지에 적용한다. |
| Russell's<br>견인<br>(럿셀 견인) | • 벅스 신전견인과 유사하나 무릎 아래에 끈을 대고 다리를 들어 올린다.<br>• 고관절, 대퇴 말단의 골절에 적용한다. |
| 골반띠 견인 | • 골반의 장골능 주변에 띠를 부착하고 줄을 연결하여 침상 발치에서 추를 달아 견인한다.<br>• 요부의 통증, 염좌, 좌상, 근경련에 적용한다. |
| 골반걸대<br>견인 | • 넓은 띠를 골반에 두르고 골반이 침대에서 들리도록 줄을 침대 위의 바에 걸어 둔다.<br>• 골반골절, 기타 골반의 손상에 적용한다. |
| 경부 견인 | • 턱 밑에 띠를 부착한다.<br>• 경추근육경련, 염좌, 좌상, 관절염에 적용한다. |

- **뼈대 견인** : 뼈에 직접 고정장치를 설치하여 실시한다. 핀 삽입 부위 피부의 감염 확인이 중요하며 골절 손상이 심할 경우 장기간, 무거운 무게사용(10 ~ 16kg)으로 적용한다. 애벌뼈(가골) 형성 확인(X - 선) 후 견인(핀) 제거 하고 부목을 적용한다.

| 종류 | 특징 |
|---|---|
| 현수 견인 | • 하지 전체를 지지하고 철사를 이용하여 경골을 대퇴장축에 일치되도록 당긴다.<br>• 대퇴, 골반의 다발성 골절에 적용한다. |
| 두부골격<br>견인 | 경추골절, 흉추 상부 손상 시 두부를 고정한다. |

ㄹ 간호 중재

| 구분 | 내용 |
|---|---|
| 피부 견인 | • 피부 자극, 말초신경 압박 가능성이 높으므로 압박 부위 패드와 주기적으로 압박 붕대를 풀고 피부를 사정한다.<br>• 벅스 신전견인은 8시간마다 풀고 다시 감는다.<br>• 뼈 돌출 부위 보호대를 적용하고 마사지를 자주 시행한다.<br>• 욕창 관찰과 가능한 범위 내 체위 변경, 운동, 앉아위 견인 시 두 시간마다 등(Back)을 사정한다.<br>• 침요 주름이나 부스러기 정돈을 행하고 공기 침요를 사용하며 고정 부위를 상승시켜 부종을 예방한다.<br>• 신경혈관계 손상 예방을 위해 두 시간마다 견인 부위 CMS를 사정하며 호만 징후 사정으로 손상된 발 배굴 시 통증 유발은 비골신경 마비를 의미한다.<br>• 감각의 약화나 상실을 발견 할 시에는 탄력 붕대를 느슨하게 다시 감도록 하고 감염 예방을 위해 골격 견인 시 핀 삽입 부위를 멸균 드레싱으로 1 ~ 2회/일 시행한다.<br>• 신체 선열을 유지하고 하수족을 예방하기 위한 지지대를 사용한다.<br>• 내·외번 방지를 위한 쿠션지지, 삼각손잡이를 사용하여 올바른 견인력을 유지한다. |
| 뼈대 견인 | • 추, 연인 줄, 도르래의 움직임, 안정적 고정, 추 함부로 만지지 않기, 추 바닥에 닿지 않게 주의해야 한다.<br>• 운동을 통해 근력을 유지하고 혈전성 정맥염을 예방하기 위해 혈액 순환을 증진시켜야 한다.<br>• 견인의 제한 범위 내에서 운동을 실시하고 움직이지 못하는 경우 등척성 운동을 실시하여 관절 구축을 예방한다. |

③ 수술 요법

㉠ 내부고정술(Internal Fixation)

- 골절 부위를 나사, 핀, 판, 강선(Wire), 정(Nail) 등으로 고정하는 것이다.
- 대퇴경부의 골절, 슬개골의 횡선골절, 불유합의 경향이 있을 경우 사용된다.
- 견인보다 조기이상이 빨라 부동의 위험성이 감소하는 것이 특징이다.

㉡ 외부고정술(External Fixation)

- 골절편이 아닌 골절 부위의 위아래 뼈에 핀을 삽입하여 외부의 집게나 철 막대 등을 연결하여 손상 부위에 고정하는 것이다.
- 석고붕대, 견인, 내부고정술이 어려운 경우에 시행된다.
- 핀 삽입 부위는 무균적으로 소독하게 되며 관절범위 운동은 가능한 빨리 시작하도록 하고 부종 완화를 위해 고정부위를 상승시켜 놓는다.

**(3) 외상성 장애의 간호중재**

① 간호중재

    ㉠ 신경혈관계의 손상예방을 위해 조기 발견이 중요하다.

    ㉡ 석고붕대, 견인, 수술 전후로 CMS 사정을 실시하며 순환계는 피부색, 체온, 부종, 맥박, 말초혈관의 순환여부를 사정한다.

    ㉢ 신경계는 감각, 움직임, 무감각, 얼얼한 느낌, 통증과 마비를 사정하며 손상 예방으로 신속하고 정확한 응급간호가 필요하다.

    ㉣ 상처 부위의 꽉 끼는 옷은 가위로 잘라서 벗기고 활력징후, 의식상태 등 확인이 필요하며 편안하고 따뜻한 상태를 유지하고 개방골절 시 무균포로 덮어 주거나 깨끗한 포를 이용하도록 한다.

    ㉤ 환부 고정 시 부목을 적용하며 손상 부위를 상승시켜 부종 감소, 지혈을 도모하도록 한다. 대상자를 눕히고 다른 부위 움직이지 않도록 교육한다.

    ㉥ 두부 손상 동반 시 가능한 즉시 진통제를 투여하고 석고붕대로 인한 압박 시 작열통이 발생하는데, 이때 창을 만들어 준다.

    ㉦ 신경혈관장애나 구획증후군으로 인한 허혈성 통증은 석고붕대를 반원으로 잘라서 압력 완화를 하며 비약물적인 통증 간호로는 이완, 전환 요법이 사용된다.

    ㉧ 죽은 조직 제거, 말초 부위 CMS 사정, 상처 부위 거상을 행하고 상처 부위의 균배양을 통한 항생제를 처방하고 파상풍 예방주사를 투여하도록 한다.

**(4) 외상성 장애의 합병증**

① 초기 합병증

    ㉠ 쇼크(Shock)

      • 대퇴, 골반 골절 시 다량의 혈액 소실로 인해 발생 위험성이 있다.

      • **증상** : 창백함, 빠르고 약한 맥박으로 혈압저하가 일어난다.

      • **치료 및 간호** : 혈액 보충, 통증 경감, 적절한 부목을 제공을 행한다.

    ㉡ 지방색전증(Fat Embolism)

      • 손상된 골격의 황골수에서 유리된 지방조직이 혈액 속으로 유입되어 발생하는 것으로 장골, 골반부 골절, 다발성골절, 분쇄성 골절일 때 흔하게 발생한다.

      • **증상** : 손상 후 48시간 이내에 발생하며 뇌에는 어지러움, 혼란, 섬망, 흥분, 혼수를 동반하고 폐에는 저산소증, 빈맥, 청색증, 호흡곤란, 흉통을 유발하고 점상출혈, 지방뇨로 색전증 증상과 거의 비슷하게 나타난다.

      • **치료** : 골절 부위 부동화(ABR), 골절된 뼈의 적절한 지지, 호흡보조, 부신피질호르몬 투여, 마약성 진통제 투여, 헤파린의 투여 등이 있다.

ⓒ **구획증후군(Compartment Syndrome)**

- 출혈, 부종, 석고붕대, 붕대로 구획 내 압력이 증가하여 구획 내 혈관을 압박하여 허혈로 이어진다. 히스타민 분비로 혈관확장을 이루고 부종이 악화되어 허혈의 악순환이 가중되는 것을 말한다.
- 보통 화상 시 가피, 지나친 견인, 손상된 근막이 닫히는 경우 발생하며 외부 압력으로는 체위, 억제성 드레싱, 조이는 석고붕대, 부목, 외과적 지혈대 등이 있다.
- **증상**: 진통제로 조절되지 않는 극심한, 터질듯한 통증으로 신전 시 심하게 나타난다. 부종, 긴장, 압통, 감각소실, 심하면 후기에 말초 맥박 소실, 손상된 사지 냉감, 국소 빈혈이 발생 후 6시간 경과 시 근육과 신경에 치명적 손상이 시작된다. 24 ~ 48시간 후에는 회복이 불가능하다. 허혈성 근육조직이 섬유성 조직으로 대체된다.

ⓓ **볼크만씨 허혈성 구축**

- 팔과 손이 갈고리 모양의 기형으로 변형된 영구적 마비형태를 말한다.
- **치료**: 광범위 피부 근막 절개술로 외과적 감압으로 시행되며 예방을 위해 손상된 사지 심장 높이로 상승시키고 규칙적으로 CMS 사정, 환자 증상 호소 경청, 간헐적 냉요법, 조이는 석고붕대, 드레싱 즉시 제거, 충분한 수분 섭취 권장, 수액공급으로 동맥압 유지 등이 있다.

ⓔ **신경 손상**

- 날카로운 골편, 부종, 압박(붕대, 견인 등) 등으로 신경이 손상되는 것을 말한다.
- **증상**: 피부색 변화, 피부온도 저하, 저림, 얼얼함, 통증, 움직임 변화 등으로 나타나고 심각할 경우 즉시 수술이 행해진다.

② **후기 합병증**

ⓐ **지연유합**: 염증, 부적합한 정복이나 고정, 뼈로 향한 부적절한 혈액 순환, 단백질과 비타민의 부족, 대사성 불균형으로 발생한다.

ⓑ **불유합**: 골절 부위의 골편이 붙지 않고 골유합이 견고하게 되지 않은 경우에 발생한다. 이는 절대부동, 전기자극요법을 행하여 치료한다.

ⓒ **부정유합**: 부적절한 체위, 정복 및 고정으로 해부학적 위치와 다르게 유합된 경우를 말하며 기형, 기능 장애이고 뼈의 재조작이나 수술로 치료한다.

ⓓ **무혈관 골괴사(무균골괴사, Avascular Necrosis of Bone)**

- 골절이나 탈구 시 혈관 손상되어 골부분의 혈액 공급 장애, 뼈조직의 괴사로 나타난다. 대퇴경부에 호발한다.
- **증상**: 통증, 기능적 제한이 있다.
- **치료**: 체중 부하 금지, 목발, 보조기 착용, 골 이식술, 관절고정술, 인공관절 치환술이 행해진다.

ⓜ 석고붕대 증후군(Cast Syndrome)
- 꽉 조이는 체간 석고붕대가 인해 간막동맥이 십이지장을 압박하여 폐쇄되는 후유증이다.
- 위장관폐색으로 인한 위장관 괴사, 동맥폐색으로 인한 위장관 출혈로 나타난다.
- **증상**: 복부팽만감, 오심, 구토, 모호한 복통이 있다.
- **치료**: 석고붕대 창 만들어주기, 양 밸브를 행하고 비위관 삽입, 금식, 정맥을 통한 수액을 공급한다.
- 혈전성 정맥염의 경우 호만 징후가 나타난다. 표재성 정맥이 굳어져 딱딱하게 느껴지고 경우에 따라 발열, 영향을 받은 부분이 붉어지고 통증이 있으며 누르면 통증이 심해지는 증상이 나타난다.
- 펌프작용을 위해 발목운동을 시행한다.
- 탄력스타킹을 사용하고 다리를 심장부위보다 높게 상승하고 아스피린, 소량의 헤파린을 사용한다.

■ 창 만들어주기
Windowing

■ 양 밸브
Bivalving

■ 호만 징후
Homans 징후

## (5) 신체 부위별 골절

① 쇄골 골절(Clavicle Fracture)
  ㉠ 쇄골의 중앙부분이나 안쪽 2/3선에서 발생한다.
  ㉡ 쇄골 띠, 8자형 붕대를 적용하며 석고붕대로는 6주간 고정이 적용된다.

② 늑골 골절(Rib Tracture) : 얕은 호흡, 기침 억제, 폐렴, 무기폐 발생을 예방하여야 한다.

③ 윗팔뼈(상완골)골절(Humerus Fracture) : 윗팔뼈(상완골경부)골절은 벨포 붕대와 팔걸이 지지를 행하고 조기관절운동, 6 ～ 8주간 고정을 행한다.

④ 상박간부 골절
  ㉠ 청년기와 중년기 성인에게 호발한다.
  ㉡ 합병증으로는 요골신경 손상, 손목하수가 있으며 상박 현수석고를 적용한다. U자형 부목, Plaster Spica Cast, 어깨운동, 등척성 운동을 행한다.

⑤ 손목 골절(Colle's Fracture)
  ㉠ 요골 원위부의 골절로 성인 골절 중 가장 흔하게 나타난다.
  ㉡ 팔과 손을 밖으로 뻗은 상태로 넘어질 때 발생하는 포크형 기형이다.
  ㉢ 폐쇄정복 후 석고붕대로 고정하게 되는데 단상지 석고붕대를 적용한다.

■ 쇄골 띠
Clavicular Strap

■ 밸포 붕대
Velpeau 붕대

■ 상박현수석고
Hanging Arm Cast

⑥ 척추골절(Spinal Fracture)

    ㉠ 부종, 근육경련, 통증, 운동·감각기능 상실, 하지마비, 사지마비의 위험이 있다.

    ㉡ 응급처치로 골절정복, 척수신경 압박요인 제거, 부목을 적용하고 침상안정, 목뼈 골절 시 경추보호대/고정보조기를 착용한다.

    ㉢ 골절의 안정성 유지를 위해 체위 변경 시 통나무 굴리기, 신체선열 유지를 행하고 기동 전 부목을 적용하도록 한다.

⑦ 골반골절

    ㉠ 혈관손상으로 인한 혈액량 감소 쇼크 발생 위험이 있다.

    ㉡ 내장출혈 의심 시에는 소변과 대변의 혈액 검사 시행, 복부 종창 및 강직을 관찰한다.

    ㉢ 비체중 부하골절(치골, 장골)에는 단단한 침요에서 침상안정, 진통제, 배변완하제를 투여하고 체중 부하골절(골반둘레, 관골구, 다발성 골절)에는 수술에 의한 고정을 행한다.

## (6) 뼈 종양

① 양성 뼈 종양

    ㉠ 증상 : 통증, 국소적 종창, 관절가동운동장애 등이 나타나며, 뼈, 연골, 섬유조직 등에 호발한다.

    ㉡ 진단검사 : 일반 방사선 검사, CT, 골조사, MRI, 골생검을 시행한다.

    ㉢ 치료 및 간호 : 냉온요법, 진통제 투여, 소파술, 골이식 등을 시행한다.

② 악성 뼈 종양

    ㉠ 종류

      • 골육종 : 일차성 악성 골 종양의 가장 흔한 형태로 원위 대퇴골(50%)에서, 근위경골, 상완골에 호발한다.

      • 연골육종 : 오랜 기간 동안 묵직한 통증·종창이 발생하며 골반과 근위부 대퇴골 골간 근처에서 호발한다. 중년층 및 노년층, 남성에서 약간 높다.

      • 유잉육종 : 흔하지 않지만 가장 악성으로 통증·종창, 약한 미열 및 백혈구 증가가 나타나고 골반, 하지에서 호발한다.

    ㉡ 증상 : 통증, 국소부종, 압통, 빈혈로 인한 피로감, 창백함 등이 나타난다.

    ㉢ 진단검사 : ALP 상승, 백혈구증가증, 적혈구 침강속도 상승, 혈청 칼슘치 상승, 방사선 검사, CT, MRI, 뼈 스캔, 골생검 등으로 확인 할 수 있다.

TIP & MEMO

▌경추보호대/고정보조기
Cervical Collar/Halo Vest

▌골육종
Osteosarcoma

▌연골육종
Chondrosarcoma

▌유잉육종
Ewing's Sarcoma

▌ALP
Alkaline Phosphatase Level

▌적혈구 침강속도
ESR,
Erythrocyte Sedimentation Rate

▌뼈 스캔
Bone Scan

ㄹ 치료

- 비수술 요법 : 항암화학 요법, 방사선 요법이 있으며 수술관리로는 종양조직 제거, 국소절제·절단·관절제거가 있다.
- 사지보존술 : 병변부위만 절제 절제한 부분 사지는 골수강 내 막대형 보철물 삽입하여 지지한다. 절단술로 종양의 침범 부위가 광범위한 경우에 실시된다.

ㅁ 합병증 : 혈종, 감염, 상처괴사, 환상지통, 관절구축(경축), 피부 손상이 발생할 수 있다.

ㅂ 간호

- 신체상 증진과 급만성 통증 관리, 환지통간호로 약물 요법, 보안 대체요법이 시행된다.
- 운동기능증진을 위해 근력강화운동(대퇴사두근), ROM이 시행되며 골이식 대상자는 뼈가 완전히 결합할 때까지 체중 부하운동은 금지된다.
- 신체손상 위험 감소를 위해 골절 예방으로 환측부위 지지, 보조기구, 부목을 사용한다.
- 수술 전 간호로는 가능한 하루 수차례 운동하여 근력을 증진하며 하지절단 예정 시 절단 부위 힘 증진 위해 대퇴골절 신전, 대퇴사두근 근육운동, 목발 사용을 위해 삼두박근 강화운동이 필요하다.

(7) 대사성장애

① 골다공증(뼈 엉성증)

ㄱ 정의 : 뼈에서 무기질이 빠져나가 골밀도가 감소하고 병리적 골절이 생기는 대사성 질환이다. 50세 이상의 여성에게 호발하며 65세 이상 여성 노인의 약 50%가 골다공증을 가지고 있다.

ㄴ 원인

- 원발성 골다공증 : 연령, 완경기 여성, 저체중, 칼슘결핍, 지속적인 부동이 영향을 준다.
- 이차성 골다공증 : 스테로이드, 헤파린, 제산제, 완화제, 항경련제, 갑상샘 호르몬, 이뇨제가 있다. 그밖에 갑상샘 기능 항진증, 부갑상샘 기능 항진증, 쿠싱 증후군, 신질환 등이 영향을 준다.

ㄷ 증상 : 증상 없이 오래 진행된 초기에는 불안정한 걸음걸이, 경직과 식욕부진, 흉추·요추 하부의 통증 등이 있다. 다발성 압박골절이 나타나며 신장 감소, 낙상 시 골절이 호발된다.

ㄹ 진단검사 : 혈중·요중 칼슘 농도 검사, 혈중 인 농도 검사, 골밀도 검사, CT 등을 시행한다.

ⓜ 치료
- 약물 치료 : 비스포스포네이트의 사용으로 골파괴를 억제하며 알렌드론산, 에티드론산 사용으로 식도염 유발위험성이 있으므로 아침에 다량의 물과 복용, 1시간 이상 앉아 있도록 한다. 라록시펜, 타목시펜은 선택적 에스트로겐 수용체조절제이며 구강으로 소량의 에스트로겐 투여하여 골밀도 감소, 골파괴 저하를 가져온다. 또 칼시토닌의 투여로 골파괴 억제, 고칼슘혈증 시 사용하며 칼슘, 비타민D를 투여한다.
- 비약물 요법 : 척추성형술, 경피적 풍선척추성형술을 시행한다.

ⓗ 간호
- 적당량의 단백질, 마그네슘·칼슘, 비타민D 섭취, 저염 식이를 권장한다.
- 칼슘을 방해하는 요소인 알루미늄이 포함된 제산제, 스테로이드, 카페인, 술, 테트라싸이클린을 주의한다.
- 낙상 예방을 위해 빙판길을 조심하며 규칙적인 운동으로 체중 부하 운동(걷기)을 30분씩 주 3회 이상 행하며 근력 강화 운동을 병행하고 야외 활동 권장한다.
- 안전(낙상)사고 주의를 행한다.
- 자세 교정 기구 착용, 국소적으로 열적 용, 진통제를 적용하고 자세교정기구를 이용하여 통증을 관리한다.

② 뼈연화증
㉠ 정의 : 칼슘과 인이 골 기질에 축적되지 않아 뼈의 무기질화에 이상이 있는 가역적 대사성 질환으로 골의 실질량은 정상이지만 무기질화가 지연 또는 부적절한 상태를 말한다.

㉡ 증상
- 초기에는 특별한 증상이 없으나 동요성 보행, 불안정한 보행으로 낙상 후 골절이 나타난다.
- 광범위한 뼈조직의 탈칼슘화 현상과 연화가 일어난다.
- 척추 측만증, 후만증, 골반의 변형, 근육 쇠약이 나타나고 저인산혈증, 저칼슘혈증(근육경련, 허약감), 혈중 알카리 인산분해 효소 증가가 나타난다.

㉢ 치료 및 간호
- 비타민D 투여, 태양광선 및 인공 일광 요법을 시행한다.
- 단단한 침요와 보조기, 코르셋, 골절 위험성을 감소시키기 위해 안전한 자세로 운동, 근력과 걸음걸이, 근육경련, 뼈의 통증 등을 사정하도록 한다.

TIP & MEMO

▌비스포스포네이트
BPs, Bisphosphonate

▌알렌드론산
Alendronate - 대표 약물 : Fosamax

▌에티드론산
Etidronate - 대표 약물 : Didronel

▌라록시펜
Raloxifene - 대표 약물 : evista

▌타목시펜
Tamoxifen

▌칼시토닌
Calcitonin

▌테트라싸이클린
Tetracycline

▌혈중 알카리 인산분해 효소
Alkaline Phosphatase

③ 파제트병(Paget's Disease)

　㉠ 정의

　　• 변형성 골염으로 뼈의 재형성과정에서 생기는 대사성 장애를 말한다.

　　• 과도한 골의 재흡수 후 혈관과 섬유성 결체조직이 정상 골수를 대치하는 근골격계 이상이다.

　　• 골조직이 약해지고 이로 인해 뼈 통증, 기형, 골절 및 관절염이 야기된다. 침범 부위의 뼈보다 새로운 뼈가 더 빨리 생성되는 질병이다.

　㉡ 진행 단계

　　• 혈관단계 : 파괴된 골세포 공간에 새로운 뼈 대신 혈관과 섬유조직으로 채워지는 단계이다. 종창과 기형 발생하고 긴뼈는 두꺼워지고 굽어진다.

　　• 경화단계 : 혈관섬유조직이 딱딱해지고 모양은 정상과 비슷하지만 약해져 병리적 골절이 발생한다.

　㉢ 증상 및 진단검사 : 초기에는 무증상이며 진단검사에는 방사선 검사, 골조사, 골수 생검, 소변 검사를 행한다.

　㉣ 치료 및 간호

　　• 비스포스포네이트, 칼시토닌, 비스테로이드항염증제(NSAIDs)가 적용된다.

　　• 수술로는 부분 또는 전체 관절치환술이 적용된다.

　　• 뼈의 기형을 관찰하고 통증 완화를 위해 단단한 침요 제공(등 지지, 통증 완화)하고 물리 치료 및 운동(근력 증가), 보조기구 사용하도록 한다.

　　• 비타민D와 단백질 섭취, 낙상 예방을 교육한다.

▌비스포스포네이트

BPs, Bisphosphonate

▌칼시토닌

Calcitonin

## (8) 염증성 장애(골수염)

① 정의 : 뼈, 골수, 주변 연조직의 중증 화농성 세균 감염을 말한다. 외상에 의한 직접감염, 주위 조직으로부터의 감염으로 일어난다.

② 분류

　㉠ 급성 골수염 : 4주 이내를 말하며 혈행성 감염은 소아에게 호발한다. 직접 감염은 개방성 상처, 이식, 정형보철물 등에 의한다.

　㉡ 만성 골수염 : 급성 골수염 치료가 부적절 할 경우 발생하며 다른 신체 부위 감염, 외상에 의한 직접감염, 주위조직으로의 전염으로 발생한다. 또 다른 원인으로는 정맥주사약 사용자, 당뇨병, 면역 부전, 혈액감염, 수술, 골격견인 등이 있다.

③ 증상

　㉠ 급성 골수염 : 대퇴골, 경골, 상완골, 요골의 순서, 주로 장골(특히, 골간단부위)에 침범하거나 또는 혈관이 많이 분포된 골부위에도 흔히 침범한다.

　　• 전신 증상으로 권태, 전신 허약감, 오한, 초조 야간 발한, 발열(38℃ 이상)이 나타난다.

　　• 국소 증상으로 휴식으로 완화되지 않는 극심한 통증, 부종, 압통, 움직임이 제한된다.

　㉡ 만성 골수염

　　• 염증이 1개월 이상 지속, 초기 항생제 치료에 반응이 없는 골수염이다.

　　• 국소 증상이 일반적인데, 주로 지속되는 뼈 통증, 부종, 압통, 온감, 발열, 손상 부위 삼출, 피부궤양, 공동선이 나타난다.

④ 진단검사 : 혈액 검사로 백혈구 증가, 적혈구 침강속도 증가를 확인하며, 세균 배양 검사, X - 선 검사, MRI 등이 시행된다.

⑤ 치료 : 항생제 투여, 절개 배농, 변연절제술, 고압 산소요법으로 조직관류 증가, 심한 통증 시 침상안정, 진통제 투여, 환측 거상, 석고붕대, 부목 적용 그리고 만성 골수염의 경우 수술, 항생제 장기간 병행하도록 한다.

⑥ 간호

　㉠ 통증의 경우 침범된 부위를 조심스럽게 다루고, 급성기에는 평평한 침대에서 휴식 취하고 단단한 침요를 사용하도록 한다.

　㉡ 올바른 신체선열을 유지하고 환측 관절을 적절히 지지하고 골절 예방을 위해 체중 부하를 피하도록 한다.

　㉢ 감염 예방을 위해 무균술을 적용하고 석고붕대를 건조하게 유지하며 적절한 수분을 공급해야 한다.

　㉣ 고단백, 고열량 식이, 무기질 함유(비타민C) 식이를 시행한다.

▌공동선

Sinus Tract

▌적혈구 침강속도

ESR, Erythrocyte Sedimentation Rate

▌변연절제술

Debridement

## 4 관절 장애

### (1) 뼈 관절염(OA, Osteoarthritis)

① 정의

    ㉠ 비염증성 관절 질환으로, 활막관절에 있는 관절연골이 퇴행하고 소실되는 경우이며 이차적으로 염증을 초래한다.

    ㉡ 활막관절의 구조적, 기능적 상실을 초래하는 다양한 질병들의 임상적, 병리학적 결과이며 관절조직의 파괴와 복구의 균형이 깨어질 때 발생한다.

② 원인

    ㉠ 일차성 골관절염

      • 원인이 불명하다. 전신적인 요인으로는 나이(노화), 호르몬, 유전 요소, 골밀도, 영양, 비만 등이 있으며 국소적인 요인으로는 비만, 근육약화, 반복적인 관절의 과사용 등이 있다.

      • 고위험군은 여성 노인, 비만, 체중 부하가 많은 직업, 운동선수 등이 있으며 하지의 무릎관절, 고관절, 척추, 발목, 상지의 손가락 근위지관절, 손목, 팔꿈치에 호발한다.

    ㉡ 이차성 골관절염 : 관절상해, 해부학적 기형, 감염, 신경증, 연골의 대사변화, 골단 연골의 변화로 나타난다.

③ 증상

    ㉠ 비대칭적 증상으로 관절부위 국소적 통증이 야기되며 관절 강직이 아침, 휴식 후, 오래 앉아있다 일어설 때 나타나고 15분 내 호전된다.

    ㉡ 뼈의 마찰음, 관절 비대, 관절운동 제한, 헤베르덴 결절, 부샤르 결절이 나타난다.

④ 치료 및 간호

    ㉠ 휴식과 관절 보호를 위해 급성 염증 기간 동안 휴식, 필요시 보조기구 사용하도록 하고 관절에 무리를 주는 동작 피하도록 한다.

    ㉡ 온·냉요법을 시행하여 통증과 강직을 감소시키고, 이때 급성 염증 시에만 냉요법을 적용하도록 한다.

    ㉢ 강직 시에는 열요법을 적용하며 식이요법으로는 정상체중 유지, 항산화 영양소 섭취하도록 하며 운동은 관절 주변 근육의 저항운동, 관절가동운동을 시행한다.

    ㉣ 약물 요법 : 비스테로이드항염증제(NSAIDs), 아세트아미노펜을 투여하며 관절 내 삼출액을 흡인하고 관절 내 주사(스테로이드)로 염증 증상이 심할 때, 6개월 이상 간격을 두고 투약하도록 한다.

    ㉤ 수술 요법 : 활막절제술, 관절고정술, 전관절치환술을 시행한다. 대표적으로 무릎관절치환술의 경우 인공 구조물을 슬관절에 부착시키는 치환술의 형태이며, 보존적 치료나 수술로 통증 조절에 실패한 경우 적용한다.

▌ 헤베르덴 결절
Heberden 결절

▌ 부샤르결절
Bouchards's 결절

▌ 아세트아미노펜
Acetaminophen

▌ 무릎관절치환술
TKR, Total Knee Replacement

## (2) 류마티스 관절염

① **정의** : 활막 관절 내의 결합조직의 만성 염증성 변화이다. 자가 면역 질환으로 여러가지 관절 외의 증상 동반하는 특징이 있다.

② **원인** : 원인불명이며 20 ~ 40대, 여성에게 호발한다. 위험 요인으로는 바이러스, 세균, 스트레스, 흡연, 카페인 등이 있다.

③ **증상**

  ㉠ 대칭적 증상이 나타나며 주로 상지 관절 침범한다. 발적, 열감, 강직, 부종, 촉진 시 압통이 나타난다.

  ㉡ 아침에 강직증상(조조강직)이 1시간 이상 지속되며 손목, 손 변형으로 거위목 변형, 단추구멍 변형이 나타나고 류마티스결절, 건초의 염증이 나타난다.

  ㉢ 안구건조로 쇼그렌 증후군이 발생한다.

④ **치료**

  ㉠ **약물 요법** : NSAIDs, 아스피린, 진통제을 투여하고 항류마티스제, 항말라리아제, 스테로이드, 면역 억제제 등이 적용된다.

  ㉡ **수술 요법** : 활막 절제술, 관절낭 절제술, 관절이식, 관절고정술, 인공관절 대치술이 적용되고 대체요법으로 침술, 명상치료, 음악 치료 등이 적용된다.

## (3) 통풍성 관절염

① **정의** : 요산 과다로 관절에 염증이 생긴 상태를 말한다.

② **원인**

  ㉠ 퓨린의 대사장애로 혈청요산이 높아져 고요산혈증이 되어 형성된 요산경정체가 관절의 윤활막, 연골, 연골하골 및 피하조직 등에 침착되어 염증을 일으킨다.

  ㉡ 고위험군으로는 가족력, 남성, 중년이 있다.

  ㉢ 알코올이나 기름진 음식으로 인해 요산이 축적되며 당뇨나 고혈압과 같은 성인병이 있는 경우 발병한다.

③ **증상** : 통풍결절, 침범된 발가락에 종창, 충혈, 열감, 통증에 민감하다. 엄지발가락(90%), 족근관절, 발목관절, 무릎관절에도 흔히 발생하고 만성진행 시 조조강직이 나타난다. 낮보다 밤에 통증이 심하다.

④ **진단검사** : 혈중요산 수치 증가(7.0mg/Dl 이상), 요중요산 수치 증가(600mg 이상), BUN, 혈청 크레아티닌 검사, 관절천자(바늘모양의 결정체 확인), 콜키신에 대한 반응(12 ~ 24시간 내 통증 완화)이 나타난다.

**TIP & MEMO**

▮ **거위목 변**
Swan - Neck 변형

▮ **단추구멍 변형**
Boutonniere 변형

▮ **항류마티스제**
Methotrexate, Sulfasalazine

▮ **퓨린**
Purin

▮ **혈청요산**
Serum Uric Acid

▮ **티아지드**
Thiazide

▮ **통풍결절**
Tophus

⑤ 치료 및 간호
  ㉠ 급성 발작으로 3 ~ 5일 내 증상이 완화되며 심한 통증 유발하는 경우 절대적 안정, 부목 고정, 크래들 사용, 냉 습포, 마사지를 적용한다.
  ㉡ 약물 치료 : 콜치신, NSAIDs, 알로푸리놀, 프로베네시드, 코르티코스테로이드 등이 있으며 아스피린은 요산배설촉진을 불활성화시켜 요산이 축적되므로 금지한다.

### (4) 감염성 관절염

① 정의 : 활막과 활액에 통증을 일으키는 관절의 염증 반응이다. 관절이 파괴된 경우, 약물이나 만성 질환으로 면역이 억제된 경우, 당뇨병 환자, 스테로이드 장기 복용자, 노인에게 호발한다.
② 원인 : 황색포도당구균, 용혈성 연쇄상 구균, 임질균이 있다.
③ 증상 : 오한, 발열, 관절통이 발생한다.
④ 치료 및 간호
  ㉠ 항생제 사용, 항균요법, 휴식, 아스피린, NSAIDs 투여, 임균성관절염의 경우 페니실린을 투여한다.
  ㉡ 급성기에는 휴식, 능동, 수동, ROM 운동을 행하고 아픈 관절의 경우 더운물 찜질, 관절의 배액상태 사정, 무균적 드레싱, 열이 있는 경우에는 찬물 찜질, 충분한 수액공급, 저체온법(저온담요)을 적용한다.

## 5 근육, 지지 구조 장애

### (1) 염좌와 좌상

① 염좌
  ㉠ 정의 : 인대손상을 말한다.
  ㉡ 원인 : 낙상, 운동 시 뒤틀린 동작으로 발생하거나 관절이 정상 ROM 범위를 벗어나는 경우 발생한다.
  ㉢ 증상 : 발목, 경추에 호발하며 통증, 종창, 국소출혈, 근경련, 불구 야기 등을 동반한다.

TIP & MEMO

▌콜치신
Colchicine

▌알로푸리놀
Allopurinol

▌프로베네시드
Probenecid

▌코르티코스테로이드
Corticosteroid

② 좌상

    ㉠ 정의 : 근육이나 건 손상을 말한다.

    ㉡ 원인 : 무리하게 물건을 들어올리거나, 갑작스러운 운동, 낙상 등에 기인하며 근육의 지나친 신전으로 발생한다.

    ㉢ 증상 : 허리, 허벅지에 호발하며 통증, 종창, 근경련, 근육 내 출혈, 허약감을 동반한다.

③ 치료 및 간호 : '4O 요법(RICE)'으로 안정, 얼음, 압박, 올림을 시행한다. 첫 24 ~ 48시간 동안 냉요법 적용, 그후 간헐적 온습포 적용(혈액 순환, 치유 증진)하고 탄력붕대를 적용한다. 심하면 석고붕대, 부목을 적용하며 완치 후 치료운동 (근력강화, 신전운동)을 시행한다.

## (2) 회전근개손상, 무릎인대손상, 반달연골손상

① 회전근개손상(Rotator Cuff Injury)

    ㉠ 성인은 낙상 및 공을 던지거나 무거운 것을 들어올릴 때 발생하며 노인의 경우 노화, 반복적 움직임, 낙상, 작은 열상으로 발생한다.

    ㉡ 어깨통증, 팔 외전 유지 불가능이 나타나며 치료 및 간호로는 NSAIDs, 물리치료, 결대 지지, 냉온 적용, 수술이 있다.

② 무릎인대손상

    ㉠ 십자 · 측부인대 손상으로 전십자인대(ACL)가 가장 흔하다.

    ㉡ 무릎이 뚝 부러지는 듯한 느낌, 무릎이 붓고 뻣뻣해짐, 심한 통증이 동반한다.

    ㉢ 방사선 검사 X – 선, MRI, 라크만 검사가 적용되며 치료 및 간호로는 운동, 보조기 착용 및 활동제한이 있다. 복수술, 재건술이 적용된다.

③ 반달연골손상

    ㉠ 농구, 럭비, 축구 등의 운동으로 손상 당시 찢어지는 듯한 느낌, 무릎 주위 부종, 통증, 앉았다가 일어나기, 계단 오르내리기, 무릎 회전시키는 동작 등에서 걸리거나 어긋나는 느낌을 받는다.

    ㉡ 맥머리 검사가 시행되며 휴식, 거상, 얼음 찜질, 진통제 사용, 부종이 없으면 대퇴사두근운동, 수술 등을 적용한다.

▌리크만 검사

Lachman 검사

▌맥머리 검사

McMurray 검사

## 6 손, 발 장애

### (1) 수근터널증후군(CTS, Carpal Tunnel Syndrome)

① 정의 : 활액막이 붓거나 두꺼워져 수근터널의 공간이 감소되고, 정중신경을 압박하여 지연성 정중신경 마비를 일으킨다.

② 원인 : 건초염, 외상, 류마티스관절염, 통풍, 말단비대증, 비만 등이 있다. 고위험군으로는 손목을 많이 사용하는 사람(건축공, 공장노동자, 음악가, 컴퓨터사용자 등), 여성, 40 ~ 50대가 해당된다.

③ 증상

    ㉠ 손의 통증과 감각 무뎌짐, 손의 힘 약해짐, 밤에 통증 심해지며, 팔, 어깨, 목, 가슴으로 방사, 엄지, 검지, 중지, 약지의 인접 부분까지 감각, 운동 변화, 섬세한 움직임이 어려워진다.

    ㉡ 팔렌 징후 검사 시 손목을 90° 구부린 상태에서 양손등을 마주한 채 60초 정도 유지하면 그 부위가 무감각해지고 저린감 나타난다.

    ㉢ 티넬 징후 검사 시 정중신경부위를 가볍게 두드릴 때 3개 반 정도의 손가락에 작열감, 저림 현상이 나타난다.

④ 치료 및 간호

    ㉠ 약물 : 아스피린, 비스테로이드성 소염제 투여, 스테로이드 주사를 행한다.

    ㉡ 손목 부목으로 굴곡을 방지하고 야간에도 착용하도록 한다.

    ㉢ 수근터널해리술을 시행한다.

### (2) 결절종(Ganglion)

① 정의 : 손에서 발병하는 가장 흔한 종양이다. 새어나온 관절액이나 활액이 고여서 형성하는 것이다.

② 특징 : 손목의 후방, 총 수지신근의 요골에서 호발하며 자연소실, 재발한다.

### (3) 무지외반증(Hallux Valgus)

① 정의 : 가장 흔한 발 기형이다. 엄지발가락이 신체 정중선에서 벗어나 다른 발가락 쪽으로 각이 형성된 것을 말한다.

② 원인 : 선천적, 관절염, 맞지 않는 신발 등이 있으며 치료로 건막류절제술이 적용된다.

▌팔렌 징후 검사

Phalen 징후 검사

▌티넬 징후

Tinel 징후

▌수근터널해리술

Carpal Tunnel Release

(4) **족저근막염(Plantar Fasciitis)**

① **정의** : 발 근육의 굴곡진 부분인 발바닥 근막에 생긴 염증을 말한다.

② **원인** : 중년과 노인, 육상선수 등이 있으며 위험 요인으로는 비만이 있다.

③ **증상** : 바닥에 발을 디딜 때, 체중 부하 시 통증이 유발된다.

④ **치료 및 간호** : 휴식, 얼음찜질, 신전운동, 구형을 유지하기 위해 발을 묶는 것, 지지가 잘 되는 신발을 신는 것, NSAIDs와 스테로이드 사용이 있으며 내시경 수술이 적용된다.

**절골술**
Osteotomy

## 7 척추 장애 대상자 간호

(1) **척추측만증(Coliosis)**

① **정의** : 척추가 옆으로 만곡된 상태이다. 흔히 흉추가 오른쪽으로 볼록해지고 경추와 요추가 왼쪽으로 볼록해진다.

② **원인**

　㉠ 뚜렷한 원인 없이 일어나는 특발성이 대부분이며, 청소년기에 나타나 성인기까지 지속된다.

　㉡ **기능적 요인** : 불량한 자세, 그로 인한 다리 길이의 차이 등이 있다.

　㉢ **구조적 요인** : 선천적 기형, 척추체의 변형, 마비 등이 있다.

③ **증상** : 만곡이 40° 이하인 경우에는 일반적인 증상이 없으며 흉추 50° 이상의 만곡 시 호흡곤란, 피로, 요통을 수반한다.

④ **진단검사** : 척추구조의 변화, 방사선 촬영(10° 이상의 만곡)으로 확인할 수 있다.

⑤ **치료 및 간호** : 손상된 척추 사이에 기구 삽입하여 고정하며 50° 이내 만곡 시에는 보존적 요법(운동, 체중 감소, 보조기, 석고붕대 적용)하고 50° 이상 만곡 시에는 외과적 융합 시행(수술)하도록 한다.

## (2) 강직성 척추염

① **정의 및 원인** : 고관절과 척추를 침범하는 만성 염증성 질환이며 원인으로는 유전적 소인이 적용된다.

② **증상** : 요통, 강직이 휴식 후에 심하게 나타나고 운동으로 완화된다. 근육경련, 하지 저림, 허약감, 피로, 체중 저하, 발기부전, 요실금이 나타나며 신경 손상은 없고 질병이 진행되면 척추만곡증, 흉부 확장 감소(호흡곤란)이 나타난다.

③ **진단검사** : ESR 상승, HLA − B27(+), RA인자(−), 방사선 검사상 대나무 모양의 척추이 나타난다.

④ **치료 및 간호** : 통증 완화를 위해 비스테로이드성 소염제, 열적용, 적절한 체위 유지, 낮 동안 자주 휴식, 물리 치료로 척추골 들어올리기, 흔들의자 운동, 흉부확장 운동, 열 냉요법, 심한 기형 시 수술로 절골술, 인공관절 대치술이 적용된다.

## 8 결체 조직 장애

### (1) 전신성 홍반 루푸스(Lupus Erythematosus)

① **정의** : 결체조직을 침범하는 만성 염증성 자가 면역 질환으로 일생동안 병의 증상 악화와 완화 불규칙적 반복된다. 젊은 여성(20 ~ 40대)에게 호발한다.

② **원인** : 원인불명이나, 유전적 소인, 면역학적 이상, 바이러스 감염 등의 요인을 꼽을 수 있다.

③ **증상** : 얼굴에 나비모양 발진(햇빛에 노출되었을 때 뚜렷함), 관절염, 혈뇨, 단백뇨, 소변량 감소, 심폐증상으로 심내막염, 심근염, 심낭염 등, 레이노현상, 신체상 변화, 사회적 위축, 두려움, 불안 유발 등이 있다.

④ **진단검사** : 혈청 내 자가항체, 항DNA항체, 항핵항체의 존재 확인, 백혈구감소증, ESR의 증가, 면역글로불린의 증가, 보체 감소, 혈청에 면역 복합체의 존재여부 등이 있다.

⑤ **치료 및 간호**
　㉠ 스테로이드제제, 비스테로이드성 항염제, 혈청교환방법 등이 적용된다.
　㉡ 수중 운동을 금한다.

**레이노**
Raynaud

**항DNA항체**
Anti − DNA

**항핵항체**
ANA, Antinuclear Antibody

**혈청교환방법**
Plasmapheresis

**(2) 진행성 전신경화증**

① **정의** : 전신 진행성 자가 면역 질환으로 피부가 장기 기능에 장애를 일으키는 질환이다.

② **원인** : 피부와 혈관에 콜라겐의 과도한 축적으로 발생한다. 피부와 주요 장기에 염증, 섬유화, 경화증 등 유발한다. 피부침범, 염증조직은 계속 섬유화되어 딱딱해지고 신장 침범 시 치명적이다.

③ **예후** : CREST가 적용된다. C는 칼슘 침착, R은 현상, E는 식도장애운동, S는 손가락 피부경화증, T는 혈관확장증을 나타낸다.

④ **증상** : 관절통과 강직, 피부경화, 부종(손, 발, 얼굴), 관절구축, 위장관 침범, 심맥관계 침범, Raynaud's phenomenon, 심근의 섬유화 · 신장 침범)으로 나타난다.

⑤ **진단검사** : 혈액 검사, 항체검사를 시행한다.

**(3) 쇼그렌증후군(Sjogen's Syndrome)**

① **정의** : 안구 건조와 구강 건조를 동반하는 자가 면역 질환이다. 여성이 남성보다 발생률이 높으며 특히 30 ~ 50대 중년 여성에게 호발한다.

② **원인** : 명확하지 않으나, 유전적인 원인이나 바이러스, 호르몬 이상 등에 의해 타액선, 눈물샘에 만성 염증이 발생하여 안구 건조, 구강 건조 및 질 건조를 초래한다.

③ **증상**

  ㉠ 안구, 구강, 질, 피부가 건조해진다.

  ㉡ 쉽게 지치고 피로감을 느끼며 근력 약화, 혼돈, 감각 장애, 부종 등이 발생할 수 있다.

④ **치료 및 간호** : 증상 완화를 위해 인공눈물을 점안하며 구강 위생을 확보한다. 염증 등을 조절하기 위해 스테로이드제제와 비스테로이드성 소염제를 사용한다.

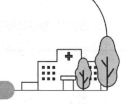
**1** 관절 흡인의 목적으로 옳은 것은?

① 관절 파괴
② 관절 감염 규명
③ 관절 직접 관찰
④ 관절강 압력 증진
⑤ 관절강 내 삼출액 확인

**1**

② 염증성 관절 상태의 관절 감염 규명을 위해 실시한다.
① 관절 파괴나 직접적인 원인 제거를 위해 실시하지는 않는다.
③ 관절을 직접 관찰하기는 어렵다.
④⑤ 삼출액 제거로 관절강 내 압력을 완화 시킨다.

**2** 관절경 검사를 시행한 환자에게 나타날 수 있는 합병증으로 옳은 것은?

① 골다공증
② 골 관절염
③ 움직임 증가
④ 혈전성 정맥염
⑤ 류마티스 관절염

**2**

④ 활액낭의 파편 생성으로 혈전성 정맥염이 발생할 수 있다.
①②⑤ 검사로 인한 관절 손상 위험성은 증가하지만 직접적으로 질환을 유발하진 않는다.
③ 움직임이 감소한다.

**3** 우리 몸의 뼈 길이 성장을 담당하는 성장판이 포함되어 있는 부위는?

① 골막
② 골단
③ 골간
④ 골수강
⑤ 골단판

**3**

⑤ 골단판 : 뼈 성장을 담당하며 뼈 성장이 멈추면 골단판은 뼈로 대치된다.
① 골막 : 건과 인대가 부착되는 장소이다.
② 골단 : 원형으로 된 뼈의 끝부분을 말한다.
③ 골간 : 장골의 중앙을 차지하는 부분으로 내부에 골수가 있다.
④ 골수강 : 뼈 구조물의 일부분으로 치밀골 내부의 속이 빈 부분이다.

**답** 1.② 2.④ 3.⑤

**4** 환자의 하지 근력 검사 시 1(Trace)이 의미하는 것은?

① 아무런 반응이 없다.

② 근 수축만 가능하다.

③ 중력에 대항한 능동적 관절운동이 가능하다.

④ 중력 제거 상태에서 능동적 정상 관절운동이 가능하다.

⑤ 중력과 약간의 저항에 대한 능동적 관절운동이 가능하다.

※ 하지 근력 검사

㉠ 0점(Zero) : 근 수축력을 볼 수 없고 만질수 없다.

㉡ 1점(Trace) : 근 수축력은 가능하지만 능동적 관절운동은 볼 수 없다.

㉢ 2점(Poor) : 중력이 제거된 상태에서 능동적 정상 관절운동이 가능하다.

㉣ 3점(Fair) : 중력에 대항한 능동적 관절운동이 가능하다.

㉤ 4점(Good) : 중력과 약간의 저항에 대항한 능동적 관절운동이 가능하다.

㉥ 5점(Normal) : 중력과 충분한 저항에 대항한 능동적 관절운동이 가능하다.

**5** 골절 시 치유가 되는 과정으로 옳은 것은?

① 혈종형성 → 골아세포의 침투 → 섬유소 그물 형성 → 가골 형성 → 재형성

② 혈종형성 → 섬유소 그물 형성 → 골아세포의 침투 → 가골 형성 → 재형성

③ 혈종형성 → 골아세포의 침투 → 섬유소 그물 형성 → 재형성 → 가골 형성

④ 섬유소 그물 형성 → 혈종형성 → 가골 형성 → 골아세포의 침투 → 재형성

⑤ 골아세포의 침투 → 섬유소 그물 형성 → 혈종형성 → 가골 형성 → 재형성

**6** 요통을 예방하기 위한 간호중재로 옳은 것은?

① 복위로 눕는다.

② 복근 강화 운동을 한다.

③ 푹신한 침구를 사용한다.

④ 물건을 들 경우 허리를 구부린다.

⑤ 서서 일할 때는 양쪽 다리를 발판에 올린다.

**Plus Tip**

**4**

① 아무런 반응이 없는 것은 0점(Zero)이다.

③ 중력에 대항한 능동적 관절운동이 가능한 것은 3점(Fair)이다.

④ 중력 제거 상태에서 능동적 정상 관절운동이 가능한 것은 2점(Poor)이다.

⑤ 중력과 약간의 저항에 대한 능동적 관절운동이 가능한 것은 4점(Good)이다.

**5**

② 혈종형성 → 섬유소 그물 형성 → 골아세포의 침투 → 가골 형성 → 재형성의 단계를 거쳐 골절 치유가 진행된다.

**6**

① 누울 때는 앙와위나 측위를 취하고 슬관절과 고관절을 약간 굴곡시킨다.

③ 푹신한 침구보다 단단한 침구를 사용한다.

④ 물건을 들 경우 고관절과 무릎을 굽히고 몸체 가까이 물건을 대고 들어올린다.

⑤ 서서 일할 때는 한쪽 다리를 발판에 올린다.

**답** 4.② 5.② 6.②

**7** 장기 침상안정 환자의 칼슘 유리 방지를 위한 예방법으로 옳은 것은?

***

① 조기이상  ② 칼륨 투여

③ 비타민D 투여  ④ 단백질 섭취

⑤ 유제품, 우유 제한

**8** 하지 석고붕대를 하고 있는 환자가 석고붕대 부위 부종과 냉감을 호소하며 청색증이 나타날 때 해주어야 하는 간호 중재는?

**

① 반좌위를 취해준다.

② 석고붕대 부위를 높여준다.

③ 누출 부위에 온습포를 적용한다.

④ 신경혈관계 상태를 지속적으로 사정한다.

⑤ 의사에게 보고하고 석고붕대 절개를 준비 한다.

※ 석고붕대 적용 5대 합병증

㉠ 통증(Pain)

㉡ 창백(Pallor)

㉢ 마비(Paralysis)

㉣ 무맥(Pulselessness)

㉤ 감각 이상(Paresthesia)

**9** 석고붕대를 6시간가량 적용 중인 환자가 종아리에 조이는 통증을 호소할 때 확인하는 것은?

***

① Tinel Sign  ② Allen Sign

③ Phalen Test  ④ Homan's Sign

⑤ Blanching Test

**10** 견인환자의 신경혈관계 손상 예방을 위한 간호중재로 옳지 않은 것은?

*

① SMC를 사정한다.

② Buck's 견인은 매 8시간마다 풀고 다시 감는다.

③ 발에 부종이 나타나면 강한 조임이 있는지 확인한다.

④ 비골신경 마비가 관찰되면 손상된 발의 배굴을 확인한다.

⑤ 감각의 약화나 상실이 발견되면 압력을 조금 더 주어 다시 감는다.

**Plus Tip**

**7**
① 장기간의 부동은 혈청 내 칼슘 수치를 상승시킨다. 이는 조기이상으로 예방할 수 있다.

**8**
⑤ 석고붕대 적용 중 합병증이 나타나면 즉시 의사에게 보고하고 석고붕대를 절개할 수 있도록 한다.

**9**
⑤ Blanching Test(블렌칭 테스트) : 석고붕대를 적용 중인 사지의 손톱이나 발톱을 손으로 누른 후 떼면 소실되었던 색깔이 금방 정상으로 돌아오는 지 확인하는 검사로, 혈액 순환이 잘 되고 있는지 사정할 수 있다.

① Tinel Sign(티넬 징후) : 손목터널증후군(수근관 증후군)의 징후로 손목부위 정중신경을 가볍게 두드리면 3개 반 정도의 손가락에 저림감이 유발된다.

② Allen Sign(일렌 징후) : ABGA 시행 전 상지 혈류 흐름을 측정하는 검사로 요골동맥이 막혔을 때 척골동맥 순환이 적절한지 알아본다.

③ Phalen Test(팔렌 테스트) : 손목터널증후군(수근관 증후군) 진단검사로 손목을 90° 구부린 상태에서 양 손등을 마주하면 1분 정도 후 무감각이나 통증이 발생한다.

④ Homan's Sign(호만 징후) : 혈전성 정맥염의 징후로 누워서 다리를 들고 발을 배굴했을 때 장딴지 근육에 통증이 발생한다.

**10**
⑤ 감각의 약화나 상실이 발견되면 느슨하게 다시 감아준다.

**답** 7.① 8.⑤ 9.⑤ 10.⑤

**11** ★★★ 골절 종류에 대한 설명으로 옳은 것은?

① 완전 골절은 뼈의 일부분만 부러진 것이다.

② 폐쇄 골절의 골절 부위 피부는 정상으로 나타난다.

③ 개방 골절은 압착 부상으로 뼈가 여러 조각으로 부서진 것이다.

④ 분쇄 골절은 완전골절로 골절편의 위치가 골절선에서 분리된 상태이다.

⑤ 불완전 골절은 골절선이 완전히 뼈를 관통하여 골막, 뼈가 양면으로 분리된 것이다.

※ 골절의 종류

㉠ 완전 골절 : 골절선이 완전히 뼈를 관통하여 골막, 뼈가 양면으로 분리된 것이다.

㉡ 불완전 골절 : 뼈의 일부분만 부러진 것이다.

㉢ 폐쇄 골절 : 골절 부위 피부는 정상으로 나타난다.

㉣ 분쇄 골절 : 압착 부상으로 뼈가 여러 조각으로 부서진 것이다.

㉤ 개방 골절 : 외부의 상처와 골절 부위가 연결된 상태로 골절된 뼈가 노출되어 있다.

㉥ 매복 골절 : 골절된 뼈의 한부분이 다른 부분에 박힌 상태이다.

㉦ 전위성 골절 : 완전골절로 골절편의 위치가 골절선에서 분리된 상태이다.

**12** ★★★ 무릎 아래 절단을 시행 3일 후 환자의 체위로 옳은 것은?

① 좌위를 자주 취해준다.

② 하루 2 ~ 3회 복위를 취해준다.

③ 취침 시 절단부 아래 베개를 받쳐 준다.

④ 휴식 시 절단부를 목발 손잡이에 기대준다.

⑤ 다리 중간에 베개를 끼워 외전 상태를 유지한다.

**13** ★ 자가 면역성 질환으로 신체 여러 기관을 침범하며 관절염, 단백뇨, 얼굴 나비모양 발진, 심내막염, 혈뇨 등의 증상을 나타내는 질환은?

① 골수염

② 척추 결핵

③ 강직성 척추염

④ 류마티스성 관절염

⑤ 전신성 홍반성 루푸스

**11**

① 뼈의 일부분만 부러진 것은 불완전 골절이다.

③ 압착 부상으로 뼈가 여러 조각으로 부서진 것은 분쇄 골절이다.

④ 완전 골절로 골절편의 위치가 골절선에서 분리된 상태는 전위성 골절이다.

⑤ 골절선이 완전히 뼈를 관통하여 골막, 뼈가 양면으로 분리된 것은 완전 골절이다.

**12**

① 절단부를 내려 놓은 채 의자에 앉지 않는다.

③ 둔부나 무릎아래 베개를 놓지 않는다.

④ 목발 손잡이나 침대에 절단부를 걸쳐 놓지 않는다.

⑤ 대퇴 사이에 베개를 놓거나 절단부를 외전시키지 않는다.

**13**

⑤ 전신성 홍반성 루푸스 : 주요 신체 기관과 전신에 장애를 가져오는 만성적 진행성 염증성 자가 면역 질환이다.

① 골수염 : 화농성 세균에 의해 뼈, 골수, 연조직의 감염이 나타나는 질환이다.

② 척추 결핵 : 결핵균의 척추 감염으로 인해 발생하는 감염성 질환이다.

③ 강직성 척추염 : 척추와 고관절을 침범하는 만성 염증성 질환이다.

④ 류마티스성 관절염 : 감염 과정에 의한 자가 면역 기전으로 인해 관절 염증이 나타나는 질환이다.

답 11.② 12.② 13.⑤

**14** 골수염 환자의 감염 예방을 위한 간호중재로 옳은 것은?

① 부드러운 침요를 사용한다.

② 환측 피부를 건조하게 유지한다.

③ 저단백, 저열량 식이를 섭취한다.

④ 관절경축 예방을 위해 치료적 운동을 시행한다.

⑤ 석고붕대는 습하게 유지하고 무균술을 적용한다.

※ 골수염 환자 간호중재

㉠ 배농 수술 및 항생제 치료를 한다.

㉡ 배액된 분비물을 관찰하고 환측 피부는 건조하게 유지한다.

㉢ 올바른 신체선열을 유지하고 침요는 단단한 것을 사용한다.

㉣ 환부 안정을 위하여 석고붕대나 압박붕대를 적용한다.

㉤ 석고붕대 부위는 건조하게 유지하고 개방상처는 무균적으로 드레싱하고 관리한다.

㉥ 고단백, 고열량식이와 비타민C 섭취를 격려한다.

㉦ 염증이나 임상 증상이 완전히 사라질 때까지 체중 부하 운동이나 능동적 운동을 금지한다.

**15** 통풍성 관절염 환자에게 제공하는 저퓨린 식이로 옳은 것은?

① 콩                    ② 호두

③ 생선                  ④ 시금치

⑤ 쇠고기

**16** 류마티스성 관절염 환자의 무릎 관절강 내 스테로이드 주사를 투여하는 이유로 옳은 것은?

① 통증 완화              ② 염증 제거

③ 관절 강직 예방          ④ 관절 운동성 상승

⑤ 심리적 안정 도모

**17** 고관절 탈구 환자의 증상 및 간호중재로 옳은 것은?

① 온찜질                ② 고혈압

③ 사지 부동화           ④ 통증 없는 출혈 동반

⑤ 사지 ROM운동 적용

**Plus Tip**

**14**

① 단단한 침요를 사용한다.

③ 고단백, 고열량 식이를 섭취한다.

④ 염증인 임상 증상이 사라질 때까지 체중 부하 운동과 능동적 운동을 금지한다.

⑤ 석고붕대는 건조하게 유지하고 멸균술을 적용한다.

**15**

② 호두, 곡류, 야채, 과일, 우유, 치즈, 계란에 퓨린이 적게 들어있다.

**16**

② 류마티스 관절염의 약물 요법 중 스테로이드 투여는 염증 제거의 목적을 가진다. NSAIDs는 통증을 경감시킨다.

**17**

⑤ 더 이상의 손상 방지를 위해 팔, 다리 부동화를 유지한다.

① 부종 감소를 위한 냉찜질을 적용한다.

② 저혈압 증상이 나타난다.

④ 극심한 통증과 출혈이 동반될 수 있다.

답 14.② 15.② 16.② 17.③

**18** ***
경피레이저 요추간판감압술을 시행 한 환자의 당일 금기사항은?

① 병동 걷기
② 화장실 가기
③ 앙와위 유지
④ 침대에 누워서 책 읽기
⑤ 의자에 앉아서 TV 보기

**Plus Tip**

**18**

⑤ 요추간판감압술 후에 요추에 힘을 가하지 않도록 주의해야 한다. 따라서 힘과 중력이 가해지는 좌위는 피하도록 교육한다.

**19** *
뼈 엉성증 치료에 사용하는 약물은?

① Estrogen
② Colchicine
③ Allopurinol
④ Probenecid
⑤ Phenlybutazone

**19**

②③④⑤ 통풍 치료에 사용하는 약물이다.

**20**

① 서있을 때 통증이 발생한다.
③④ 굴곡, 구부린 자세, 좌위에서 증상이 개선한다.
⑤ 걸을 때 다리의 무거움 증상이 증가한다.

**20** ***
척추 협착증 환자의 증상으로 옳은 것은?

① 좌위 시 통증
② 다리의 지각 이상
③ 신전 자세에서 증상 개선
④ 구부린 자세 유지 시 통증
⑤ 걸을 때 다리의 무거움 증상이 줄어듦

**※ 척추협착층 임상 증상**
㉠ 척추관이 좁아지면서 추골의 탈출로 신경근을 압박한다.
㉡ 서있을 때 통증이 발생한다.
㉢ 굴곡, 구부린 자세, 좌위에서 증상이 개선된다.
㉣ 걸을 때 다리 지각 이상과 무거움 증상이 증가한다.

**답** 18.⑤ 19.① 20.②

# 감각계

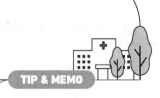

| 학습목표 | • 눈과 귀의 구조와 기능에 대해 설명할 수 있다.<br>• 눈과 귀 질환 간호에 대해 설명할 수 있다.<br>• 피부질환의 간호에 대해 설명할 수 있다.<br>• 화상의 종류와 분류에 대해 설명할 수 있다.<br>• 화상대상자 간호에 대해 설명할 수 있다. |
|---|---|

## 1  눈의 구조와 기능

### (1) 눈의 구조

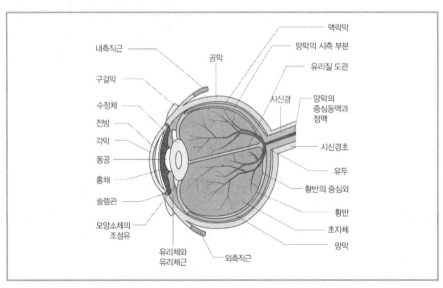

① **안구(Eyeball)의 구조**

ㄱ 공 모양의 안구는 지름 2.3cm, 길이 2.5cm, 무게 6 ~ 8g이다.

ㄴ 두개골의 일부인 눈확(안와)으로 둘러싸여 있으며 눈에 붙어있는 신경, 혈관, 눈물샘, 근육을 둘러싸서 보호하는 뼈로 구성되어 있다.

② **안구의 구성**

ㄱ **섬유층** : 각막과 흰자위막(공막)으로 구성되어 있는 층으로 각막은 투명한 막으로, 흰자위막은 흰색의 불투명한 콜라겐 섬유로 되어 있다. 각막은 흰자위막으로 이어져있고, 흰자위막은 안구를 보호하는 형태를 유지한다.

ⓒ **포도막**

- **맥락막** : 흰자위막과 망막 사이의 흑갈색 막을 말하며 망막에 영양을 공급하는 혈관이 위치한다.
- **홍채** : 눈의 색을 나타내는 부분으로 중앙에 까맣게 보이는 동공이 있다.
- **섬모체** : 맥락막과 홍채를 연결하여 방수를 분비한다.

ⓒ **망막** : 시신경에 자극을 전달하고 감각세포와 섬유가 분포되어있는 얇은 막으로 섬세한 구조이다. 막대세포와 원뿔세포의 두 가지 형태인 광수용기와 함께 혈관을 포함하고 있다.

③ **굴절 구조 및 매체**

ⓐ **빛** : 망막에 도달하기까지 각막, 방수, 수정체, 유리체(초자체)를 통과한다.

ⓑ **각막·수정체** : 빛을 굴절시켜 망막중심와에 빛을 집중시키며 수정체의 두께를 섬모체근의 수축으로 조절하여 보고자 하는 거리를 조절한다.

ⓒ **유리체** : 유리체방(수정체와 망막사이의 공간)의 젤라틴 형태의 물질을 통해 빛을 전달 및 눈의 형태를 유지한다.

④ **외부 구조**

ⓐ **눈꺼풀** : 얇은 피부로 되어있으며 외부로부터 보호한다. 안각은 눈의 끝에서 두 눈꺼풀이 만나는 지점을 말한다.

ⓑ **결막** : 상피세포와 점막으로 된 결막은 눈꺼풀 결막(안검 결막)과 안구 결막으로 구분된다.

ⓒ **눈물샘** : 눈확의 바깥쪽에 위치한 눈물샘(누선)에서 눈물이 생산되어 눈의 전면에서 코를 향해 내안각쪽으로 흐른다.

⑤ **근육**

ⓐ 눈의 움직임을 조절하는 바깥눈근육(외안근)은 4개의 곧은근(직근)과 2개의 빗근(사근)으로 구성되어 있다.

ⓑ 외안근을 통해 두 눈의 망막에 하나의 상을 동시에 맺어 하나의 이미지로 보일 수 있게 안근의 운동을 통합하는 기능을 한다.

⑥ **신경**

ⓐ **시신경(Ⅱ)** : 시신경유두에서 뇌로 연결된다.

ⓑ **눈돌림신경(동안신경, Ⅲ)** : 위·아래·안쪽 곧은근과 아래빗근을 지배한다.

ⓒ **도르래신경(활차신경, Ⅳ)** : 윗빗근(상사근)을 지배한다.

ⓓ **갓돌림신경(외전신경, Ⅵ)** : 바깥곧은근을 지배하고 눈신경 가지는 삼차신경(Ⅴ)의 한부분으로 각막이 자극을 받았을 때 감각신경으로써 각막반사와 눈깜박반사를 일으킨다.

ⓔ **얼굴신경(안면신경, Ⅷ)** : 눈물샘을 지배하여 눈꺼풀 감는 근육을 조절한다.

⑦ 혈관

    ㉠ **눈동맥**(Ophthalmic Artery) : 눈확구조와 망막에 있다.

    ㉡ **섬모체동맥**(모양동맥, Ciliary Artery) : 흰자위막, 맥락막, 섬모체, 홍채에 혈액을 공급한다.

    ㉢ **정맥 배액** : 2개의 눈정맥을 통하여 이뤄진다.

## (2) 눈의 기능

① 굴절(Refraction)

    ㉠ **정시**(Emmetropia) : 눈의 정상 굴절 상태를 말하는 것으로 6m 이상 떨어져 있는 물체에서 나오는 평행광선(수정체의 수축이 없는 상태)이 망막에 정확한 상을 맺게 된다.

    ㉡ 망막에 맺힌 상은 상하좌우가 반대로 바뀌어 나타난다.

② 굴절 이상

    ㉠ **정의** : 망막 위의 상이 초점을 맺지 못하는 상태이다. 수정체의 움직임이 없는 상태에서 판단할 수 있다. 대부분 안구의 길이에 의해 발생한다. 근시, 원시, 난시로 나뉜다.

    ㉡ **근시**(Myopia) : 먼 곳을 볼 때 빛이 안구의 길이에 비해 과도하게 굴절되어 망막 앞에 상이 맺히는 상태로 원거리 시력이 좋지 않아 오목렌즈로 교정한다.

    ㉢ **원시**(Hyperopia) : 먼 곳을 볼 때 빛이 안구의 길에 비해 충분히 굴절되지 않아 망막 뒤에 상을 맺게 되어 근거리 시력이 좋지 않다. 교정은 볼록렌즈로 한다.

    ㉣ **난시**(Astigmatism) : 각막의 수평과 수직만곡도(곡률)의 차이가 생겨 한 점에서 초점을 맺지 못해 물체가 찌그러지거나 흔들려 보이는 굴절 이상으로 원주렌즈로 교정한다.

③ **동공 수축** : 동공의 크기는 눈에 들어오는 빛의 양에 의해 조절된다. 빛의 양이 증가하면 동공이 수축된다. 동공 수축을 축동, 확대를 산동이라고 하며 약물로 변화가 가능하다.

④ **조절** : 먼 곳을 보다가 가까운 곳을 볼 때 상이 망막에 정확하게 맺히는 과정이다. 수정체에 의해 조절력이 결정된다.

⑤ **노안** : 40세 이상에서는 조절력이 떨어지고 근거리 시력에 영향을 받게 되는 것이다. 떨어진 조절력은 돋보기로 교정하며 노안의 정도에 따라서 도수를 결정한다.

⑥ 시각 경로

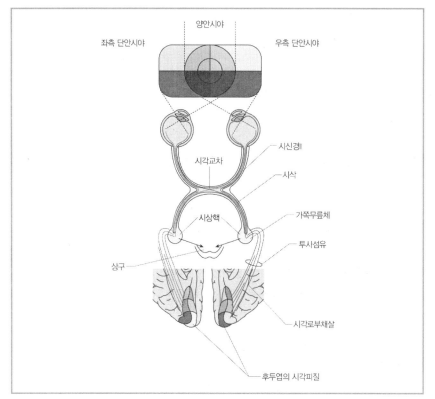

좌측 단안시야 　　　　양안시야 　　　　우측 단안시야

시신경

시각교차

사삭

시상핵

가쪽무릎체

투사섬유

상구

시각로부채살

후두엽의 시각피질

㉠ 외부의 물체는 눈을 통해 망막에 상을 맺고 망막에서 시각세포 등을 통해 빛
에너지가 전기에너지로 변화되고 시신경을 통해 눈에서 빠져나가 두개강 내
에서 서로 만나 시각교차가 이뤄진다.

㉡ 일부는 같은 쪽, 일부는 반대 쪽 시각로를 거쳐 가쪽 무릎체에 이르러 시각
로 부챗살을 거쳐 뇌의 뒤통수엽(후두엽) 내면에서 부챗살같이 퍼져 끝난다.

## 2 눈 관련 질환

### (1) 눈꺼풀 질환

① 눈꺼풀염(Blepharitis)

   ㉠ **원인** : 세균의 성장을 억제하는 눈물이 부족하게 되어 감염된다.

   ㉡ **특징** : 안구건조증과 관련이 있으며, 노인에게 호발하는 질환이다.

   ㉢ **증상** : 눈의 가려움, 작열감등의 증상을 보인다.

   ㉣ **치료 및 간호** : 희석된 유아용 샴푸로 속눈썹을 부드럽게 문지르고 온습포로 관리하며 항생제 연고를 소량 점적해서 치료한다.

② 눈꺼풀속말림(안검내반)

   ㉠ **원인** : 아래 눈꺼풀이 안쪽으로 말리게 되어 속눈썹이 각막과 결막을 찔러 발생한다.

   ㉡ **증상** : 눈물이 나면서 이물감과 통증 및 염증과 각막 찰과상 등의 증상을 보인다.

   ㉢ **치료 및 간호** : 눈꺼풀 교정술이나 눈둘레근을 강화하여 눈꺼풀 위치를 교정한 후 안약점안을 통해 관리한다.

③ 눈꺼풀겉말림(안검외반)

   ㉠ **원인** : 눈꺼풀이 바깥쪽으로 처지고 젖혀진 상태로 노화와 관련된다.

   ㉡ **임상 증상** : 젖혀진 눈꺼풀로 인해 안구 표면에 적절한 습도 유지가 되지 않아 각막건조와 궤양, 지속적인 눈물고임 증상이 유발된다.

   ㉢ **치료 및 간호** : 수술을 통해 적절한 안검배열을 회복하며, 눈꺼풀속말림과 동일하게 관리한다.

④ 다래끼(맥립종)

   ㉠ **원인** : 눈꺼풀 땀샘의 염증으로 원인균 포도알균(포도상구균)에 의한다. 속눈썹 표면에 발생하는 겉다래끼와 눈꺼풀 피지선의 감염으로 발생하는 안다래끼가 있다.

   ㉡ **증상** : 눈꺼풀 피부면이나 속눈썹 경계면의 결막에 부어오르며 발적, 종창, 압통 등의 증상을 보인다.

   ㉢ **치료 및 간호** : 1일 4회 더운물 찜질과 항생제 연고 사용을 하여 치료한다.

⑤ 콩다래끼(산립종)

   ㉠ **원인** : 눈꺼풀 피지선의 무균성 염증으로 원인은 분명하지 않다.

   ㉡ **증상** : 다래끼와 비슷하게 염증과 압통으로 시작되어 점진적으로 무통성 종창이 나타나 완전진행이 되면 염증 증상이 없어진다. 눈의 피로와 눈부심, 눈물과잉 분비(유루증)등의 증상을 보인다.

   ㉢ **치료** : 1일 4회, 1회 15분 동안 더운 물찜질과 안연고 점적으로 통해 치료하며 경우에 따라 절개하여 치료한다.

**(2) 눈물기관 질환**

① 눈물기관 : 눈물을 생산하여 눈의 표면을 촉촉하게 적신 후 코를 통해 배출하는 과정에 기여하는 기관을 말한다.

② 건조 각막 결막염(keratoconjunctivitis Sicca)

　　㉠ 정의 : 눈물이 부족해서 눈에 자극을 유발하는 질환이다. 흔한 눈물기관 질환 중에 하나이다.

　　㉡ 원인 : 눈물샘 기능 부전 또는 눈물의 성분과 분포의 변화로 발생한다.

　　㉢ 관련 질환 : 류마티스관절염, 다발성경화증, 유육종증 등이 있다.

　　㉣ 증상 : 눈의 이물감, 작열감, 눈부심, 가려움증 등의 증상이 있다.

　　㉤ 치료 및 간호 : 증상의 정도에 따라 처방된 인공눈물이나 윤활연고를 사용하고 심하면 눈물점 폐쇄술을 시행한다.

**(3) 결막 질환**

① 결막하 출혈

　　㉠ 정의 및 원인 : 재채기, 기침 또는 구토 등 압력 증가로 인해 결막하 혈관이 파열되는 것이다. 고혈압, 외상, 혈액 질환 등에서 흔히 발생한다.

　　㉡ 특징 : 출혈에 따른 통증이나 시각 장애는 없으며 별도의 치료 없이 10 ~ 14일 이내 점차적으로 흡수된다.

② 바이러스 결막염

　　㉠ 정의 : 결막조직이 바이러스균에 의해 염증이 발생한 상태이다. 염증이 각막과 결막을 모두 침범했을 경우엔 유행성 각결막염이다.

　　㉡ 원인 : 단순포진바이러스, 대상포진바이러스, 인플루엔자 등에 의해 유발하며 주 원인은 아데노바이러스이다.

　　㉢ 증상 : 한쪽 눈의 염증에서 시작되어 양쪽으로 번지며 일주일 정도의 잠복기 이후 점액성 분비물, 눈물과잉 분비, 여포(결막의 작고 흰 돌기), 충혈, 눈부심, 이물감 등의 증상을 보인다.

　　㉣ 치료 및 간호
　　　• 전염성이 매우 높기 때문에 치료 기간 동안엔 외부 활동을 삼가야 한다.
　　　• 7 ~ 10일간 인공눈물, 항생제 안약, 스테로이드 안약, 충혈완화 안약을 투여해 치료한다.
　　　• 냉찜질을 통해 눈의 불편감과 치료 기간을 줄인다.

③ 세균 결막염

　　㉠ 정의 : 세균 감염에 의해 염증이 발생한 상태이다. 바이러스결막염과 달리 분비물이 점차 화농성으로 진해진다.

　　㉡ 원인 : 연쇄상 구균, 녹농균, 헤모필루스 인플루엔자에 의해 발생한다.

　　㉢ 증상 : 혈관 확대, 눈물, 분비물 등의 증상이 있다.

　　㉣ 치료 및 간호 : 적절한 항생제를 점안하여 치료한다.

④ 알레르기 결막염

　　㉠ 정의 : 알레르기 유발 항원에 의해 결막에 과민반응이 발생한 상태이다.

　　㉡ 증상 : 가려움증, 결막부종, 혈관충혈, 눈물 과잉 분비 등의 증상이 나타난다.

　　㉢ 치료 및 간호 : 전염성은 없으며 항히스타민제, 안약과 혈관 수축제를 통해 치료한다.

⑤ 트라코마

　　㉠ 정의 : 실명의 주 원인으로 트라코마 클라미디아에 의해 결막에 양측성 반흔을 형성하는 만성 질환이다.

　　㉡ 원인 : 기후가 따뜻하고 습하면서 위생 환경이 좋지 않은 곳에서 주로 발생한다.

　　㉢ 증상 : 5 ~ 14일의 잠복기 이후 초기엔 세균 결막염과 비슷한 증상을 보이다 점차 눈꺼풀 반흔과 내반이 생기면서 발생되면서 속눈썹이 각막에 손상을 일으킨다.

　　㉣ 치료 및 간호 : 경구 테트라싸이클린을 4주간 투여하면서 치료한다.

## (4) 각막 질환

① 원인 : 시각 장애의 주요 원인으로, 각막의 변성, 물질침전, 자극이나 감염 등에 의한 염증 또는 각막 표면의 궤양에 의해 발생한다.

② 증상 : 통증, 시력감소, 눈의 분비물, 눈부심 등이 있으며, 혼탁하거나 농성의 분비물이 눈꺼풀이나 속눈썹에 나타난다.

③ 진단검사

　　㉠ 플루오레세인 염색법을 통해 각막에 손상이 있으면 밝은 녹색으로 나타나는 것으로 사정한다.

　　㉡ 궤양부위와 궤양 가장자리에서 찰과표본을 채취 및 배양하여 원인균을 확인한다.

TIP & MEMO

▌연쇄상 구균
Streptococcus

▌녹농균
Pseudomonas aeruginosa

▌헤모필루스 인플루엔자
Hemophilus Influenzae

▌트라코마 클라미디아
Chlamydia Trachomatis

▌테트라싸이클린
Tetracycline

▌플루오레세인
Fluorescein

▌찰과표본
Scraping

④ 치료 및 간호

   ⊙ 증상감소, 각막 투명도 회복 및 남아있는 시력 강화를 목표로 치료를 진행한다.

   ⓛ 약물 요법 : 항생제와 항균제, 항바이러스제를 원인에 따라 처방한다. 배양결과가 나오기 전에 광범위 항생제 치료를 하다가 결과 확인 후 약물을 교체하며 눈의 염증 반응을 줄이기 위해 부신피질호르몬제를 함께 투여한다.

   ⓒ 시력 강화 : 간접조명과 선글라스를 이용해 눈부심을 완화한다. 안경이나 콘택트렌즈를 이용하여 보조장치에 관한 정보를 제공한다.

   ⓔ 각막이식술 : 질병이 있는 각막을 제거 후 공여자의 각막으로 대체하는 방법이다. 국소 마취로 진행하며 수술 후 정맥으로 항생제 주입과 안약을 점안한다.

## (5) 안구 내 질환(수정체 질환)

① 백내장

   ⊙ 정의 및 원인 : 수정체의 혼탁으로 인해 망막에 선명한 상을 맺지 못하는 상태로, 흔히 노화에 의해 발생한다.

   ⓛ 증상 : 시야가 뿌옇게 보이고 색 인식 감소가 되는 증상을 보이지만 통증이나 발적은 없다.

   ⓒ 치료 및 간호 : 혼탁한 수정체를 적출하는 방법으로 진행되며 낭내 및 낭외 적출술이 있다. 수술 후 안압상승이나 출혈과 같은 합병증이 나타날 수 있으므로 활동제한에 관해 교육한다.

② 녹내장

   ⊙ 정의

     • 조직의 내성보다 안압이 높을 때 시신경의 손상과 시야 장애가 초래되는 질환이다. 증상이 진행될 경우 실명할 위험이 있다.

     • 주로 노인에게 발생하는 질환이지만 20 ~ 30대 젊은 환자가 늘어나는 추세이다.

     • 녹내장은 가장 흔히 발생하는 원발성 개방각 녹내장과, 증상 없이 갑자기 발생하는 원발성 폐쇄각 녹내장이 있다. 원발성 폐쇄각 녹내장의 경우엔 응급 치료가 필요하다.

   ⓛ 원인 : 안압을 상승시키는 약물(스테로이드 등)이나 안구 질환으로 발생할 수 있다.

   ⓒ 치료 및 간호 : 약물 치료, 레이저요법 등이 있다. 녹내장은 만성 질환이므로 안과의사의 치료지시를 잘 따를 수 있도록 교육하며 투약의 중요성을 강조한다.

▮ 각막 이식 단계

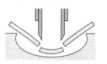

공여자의 각막 준비

↓

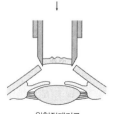

원형절제기로
수혜자의 혼탁된 각막 제거

↓

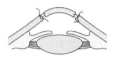

공여자의 각막을
눈에 끼우고 봉합

▌ 망막염
Retinitis

▌ 맥락망막염
Chorioretinitis

▌ 모양근마비제
Cycloplegicagent

### (6) 포도막질환

① 전포도막염(Anterior Uveitis)

　㉠ 정의 : 홍채염, 모양체염을 말한다.

　㉡ 원인 : 홍채와 섬모체의 염증. 알레르기원에 노출, 외상이나 전신 질환, 감염원과 관련이 있고 원인은 다양하다.

　㉢ 증상 : 눈물, 흐릿한 시력, 눈부심, 귀 주위 통증의 증상을 보인다.

② 후포도막염(Posterior Uveitis)

　㉠ 정의 : 망막염과 맥락망막염을 말한다.

　㉡ 원인 : 결핵, 매독, 톡소플라스마와 관련이 있다. 시작이 느리고 잠행성인 특징을 띤다.

　㉢ 증상 : 동공이 작고 반응이 없고 불규칙적인 모양을 띄는 증상을 보인다.

③ 치료 및 간호

　㉠ 모양근마비제를 사용하여 동공을 확대시키고 홍채와 수정체 사이의 유착을 예방한다.

　㉡ 부신피질호르몬제를 시간마다 점안하여 눈의 염증을 감소시키고 각막과 수정체로 홍채가 유착되는 것을 예방한다.

　㉢ 차거나 따뜻한 습포를 사용해 통증을 낮추고 방울 어둡게 하거나 선글라스를 사용해 눈부심을 막는다.

### (7) 망막 질환

① 유리체 출현

　㉠ 정의 : 망막 질환의 결과 유리체가 망막에서 분리되고 혈관이 찢어지면서 유리체 출혈이 발생한다.

　㉡ 원인 : 노화, 전신 질환, 외상 및 자연적으로 발생이 있다.

　㉢ 증상 : 시력감소가 일차적인 증상이 있고 출혈정도에 따라 증상은 다양하다.

　㉣ 치료 : 별도의 치료 없이 천천히 흡수되며 지속적인 출혈이 있을 경우엔 유리체 절제술이 필요하다.

② 고혈압 망막병증

　㉠ 정의 : 동·정맥 교차 부위 혈관에 협착이 나타나는 질환이다.

　㉡ 원인 : 혈압이 상승하면서 망막세동맥이 좁아지고 구리선모양이 나타난다.

　㉢ 증상 : 약간의 출혈과 두통, 어지러움 증상을 보인다.

　㉣ 치료 : 고혈압관리를 1차 치료 방법으로 중점을 둔다.

③ 당뇨 망막병증

　　㉠ 정의 : 당뇨병으로 인한 망막혈관의 합병증이다.

　　㉡ 증상 : 장기 당뇨병환자에게 빈도가 높고 망막변증이 심하다.

　　㉢ 치료 및 간호 : 비증식성과 증식성으로 분류되며 혈당조절을 통해 망막병증의 악화를 지연한다.

④ 황반변성

　　㉠ 정의 : 황반부 변화로 시력 장애가 발생하는 질환이다. 노인에게 자주 호발한다. 황반변성은 위축성(건조)과 삼출성(습함) 두 종류가 있는데 주로 위축성 황반변성이 나타난다.

　　㉡ 원인 : 눈에 빛이 들어오게 되면 시세포의 활성화 과정의 생리적인 현상으로 노폐물이 쌓이게 된다. 망막화안부에 노폐물이 쌓이면서 변성이 생기게 되고 새로운 혈관이 만들어진다. 새로운 혈관은 약해서 잘 터지고 혈액과 삼출액으로 인해 황반이 부으며 실명에 이르게 된다.

　　㉢ 증상 : 변형 시, 중심암점 등이 있다.

　　㉣ 치료 및 간호 : 위축성은 별다른 치료 방법이 없어 남아있는 시력을 최대한 유지하는 방법으로 치료를 돕는다. 삼출성은 레이저 광응고술, 유리체강 내 스테로이드 주사와 유리체 절제술 등을 통해 치료를 진행한다.

⑤ 망막박리

　　㉠ 정의

　　　• 외상이나 노화 등으로 인해 망막 바깥쪽의 색소상피세포층과 안쪽의 감각층 사이가 분리되는 것이다.

　　　• 발생 특성에 따라 열공 망막박리와 견인성 망막박리, 삼출성 망박박리로 나눠진다.

　　㉡ 증상 : 통증섬유가 분포되지 않아 통증 없이 갑자기 시작되며 눈앞이 번쩍거리는 광시와 함께 시야에 검은 점이 떠다니는 증상을 보인다.

　　㉢ 치료

　　　• 교정방법으로는 흰자위막돌융술이 있다. 냉동요법, 광응고술, 투열요법 등을 이용해 염증 반응을 일으켜 열공 주위에 망막과 맥락막을 유착시키는 방법을 사용한다.

　　　• 수술 전엔 동공 수축을 억제하기 위해 산동제를 점안한다.

　　　• 수술 후엔 안대와 눈가리개를 하고 통증 완화를 위해 진통제를 투여한다.

⑥ 망막색소변성

　　㉠ 정의 : 망막신경세포가 변성됨에 따라 망막색소세포가 망막의 감각영역으로 변화하는 유전질환을 말한다.

　　㉡ 증상 : 초기엔 야맹증증상을 보이며 검안경검사에서 망막에 검은색소가 격자 모양으로 나타나고 실명에 이르게 된다.

■ 흰자위막돌융술
Scleral Buckling

■ 야맹증
Night Blindness

ⓒ **치료 및 간호** : 특별한 치료법은 없으며 밝은 빛에 망막노출을 줄이고 비타민 A섭취를 권장한다.

⑦ **안구흑색종**

   ⓐ **정의** : 주로 30 ~ 40대 성인의 포도막에서 흔하게 발생되는 안구 내 악성 종양 이다. 풍부한 혈액 공급으로 인해 안구 내 다른 구조나 뇌로 쉽게 전이가 된다.

   ⓑ **증상** : 정기건강검진에서 발견되는 경우가 많으며 황반부분을 침범하게 되면 시력이 흐려지고 슐렘관 침범으로 인해 방수의 흐름이 막혀 안압이 상승한 다. 홍채를 침범하게 되면 홍채 변색이 나타난다.

   ⓒ **치료 및 간호** : 종양의 크기, 성장 속도, 눈의 상태에 따라서 치료 방법을 결 정하는데, 안구적출술 또는 방사선 치료를 통한다.

## ⑻ 굴절 이상

① **원인** : 안구의 길이나 각막 굴절력의 변화로 굴절 이상이 나타난다.

② **증상** : 근시, 난시, 원시가 있다.

③ **진단검사** : 여러 강도의 렌즈를 착용한 상태에서 어떤 렌즈가 잘 보이는지 확인한다.

④ **치료**

   ⓐ **비수술 요법** : 안경, 콘택트렌즈가 있다.

   ⓑ **수술 요법** : 굴절교정 레이저 각막절제술, 레이저 각막절삭 가공성형술, 안내 렌즈삽입술이 있다.

## ⑼ 외상성 질환

① **전방출혈**

   ⓐ **정의** : 전방 내 출혈이 발생하는 것이다.

   ⓑ **증상** : 동공폐쇄와 시력저하, 눈부심, 통증 등의 증상이 있다. 용혈된 혈액이 섬유주를 막게 되면 안압이 상승한다.

   ⓒ **치료 및 간호** : 모양근마비제를 점안하여 눈을 쉬게 하고, 안대와 눈가리개로 눈을 보호하면 5 ~ 7일 후에 흡수된다.

② **타박상**

   ⓐ **정의 및 원인** : 둔탁한 물체로 인한 외부 외상의 충격으로 눈을 눈확의 뒤쪽으 로 밀게 됨에 따라, 안구가 압력을 받게 되고 눈의 연조직에 긴장이 발생 및 손상이 되어 안구가 파열된다.

   ⓑ **증상** : 시력에 영향은 없고 눈꺼풀·각막의 부종과 전방출혈, 결막하 출혈 등 의 증상이 나타난다.

   ⓒ **치료 및 간호** : 손상 즉시 냉습포로 붓기를 관리한다.

③ 이물질

    ㉠ **정의** : 결막하 및 각막에 속눈썹, 먼지, 공기미립자 등의 접촉되어 표면을 자극하고 벗겨지게 한다.

    ㉡ **증상** : 눈에 이물감과 흐릿한 시력의 증상을 보인다. 각막 상피세포가 손상될 경우 통증과 눈물이 흐르며 눈이 부실 수 있다.

    ㉢ **치료 및 간호** : 형광염색으로 각막찰과상을 확인하고 0.9% 생리식염수로 눈안각의 안쪽에서 바깥쪽으로 흐르게 하여 이물질을 제거하고 안대를 착용한다.

④ 열상

    ㉠ **정의** : 날카롭거나 뾰족한 물체로 인해 눈꺼풀, 각막, 결막, 흰자위막 밖에 외상을 입히는 것이다. 눈의 내용물이 열상을 통해 탈출하므로 응급치료를 요한다.

    ㉡ **치료 및 간호**

        • 눈을 감고 출혈감소를 위한 얼음주머니를 대주며 눈꺼풀을 세척 후 열상의 범위가 넓거나 고르지 못하게 찢어졌다면 수술이 필요하다.

        • 항생제를 투여해 감염 위험을 낮추고 치료 후 시력에 변화가 오면 각막이식을 하고 손상이 심각할 경우엔 안구적출술을 한다.

⑤ 관통상

    ㉠ **정의** : 유리, 금속, 나무조각, 탄환 등의 입자가 눈꺼풀, 흰자위막이나 각막을 통해 눈에 들어가거나 안구 속이나 뒤에 박힌 상태이다. 시력을 유지하기 어려운 경우가 많다.

    ㉡ **치료 및 간호** : 이물질을 제거하기 위한 수술을 진행하며 항생제와 파상풍 예방 약물을 투여해 감염 위험을 낮춘다.

⑽ **시력저하**

① 특징

    ㉠ 교정시력이 20/200 이하 또는 시야 범위의 가장 넓은 지름이 20° 이하일 경우 맹인으로 분류되며 한쪽이나 양쪽 눈에 발생한다.

    ㉡ 한쪽 눈만 손상됐을 경우 시야의 범위가 좁아지고 심부지각(보는 대상에 대한 인식의 깊이)이 떨어지게 된다.

② **치료 및 간호** : 간호사는 시력저하 환자가 현재 시력을 보다 잘 활용할 수 있도록 의사소통증진, 안전교육, 지지를 제공한다.

## 3 귀의 구조와 기능

### (1) 귀의 구조

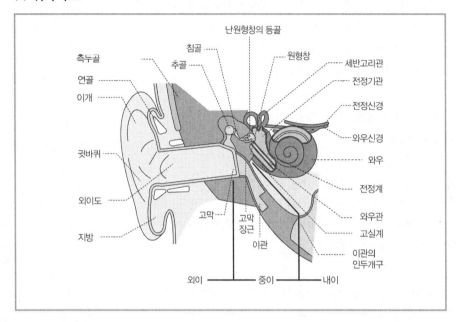

① **바깥귀(외이)**

　㉠ 귓바퀴(이개), 바깥귀길(외이도), 꼭지돌기(유양돌기)로 구성된 육안으로 볼
　　수 있는 구조이다.

　㉡ 가운데귀(중이)로 소리를 전달하는 역할을 한다.

② **가운데귀(중이)**

　㉠ 고막, 귀인두관, 안뜰창(난원창), 귓속뼈(이소골), 달팽이창(정원창)으로 구분되
　　며 공기로 가득 채워진 고실이 고막으로부터 내측에 위치한 공동부분에 있다.

　㉡ 고막의 안쪽에서 시작해 귀인두관(이관)까지 이어져 음파를 속귀(내이)로 전
　　달하는 기관이다.

③ **속귀(내이)**

　㉠ **뼈미로(Osseous Labyrinth)** : 달팽이(와우), 안뜰(전정), 반고리뼈관(반규관)
　　으로 구성되어 외부로부터 안전하게 보호해준다.

　㉡ **막미로(Membranous Labyrinth)** : 뼈미로 내의 주머니들과 관들을 총칭하는
　　것으로 달팽이관, 안뜰미로, 반고리뼈관으로 구성되어 있으며 내부는 속림프
　　로 채워져 있다. 속귀는 평형감각과 청각을 감지하는 역할을 담당한다.

④ 혈액 공급과 신경지배
　㉠ 바깥·속 목동맥의 분지와 위턱동맥(상악동맥), 뒤통수(후두)동맥, 관자동맥 (측두동맥)을 통해 혈액을 공급한다.
　㉡ 안뜰신경과 속귀신경(제8뇌신경), 삼차신경(제5뇌신경), 얼굴신경(제7뇌신경), 미주신경(제10뇌신경), 혀인두신경(설인신경,제9뇌신경)의 지배를 받는다.

## (2) 귀의 기능

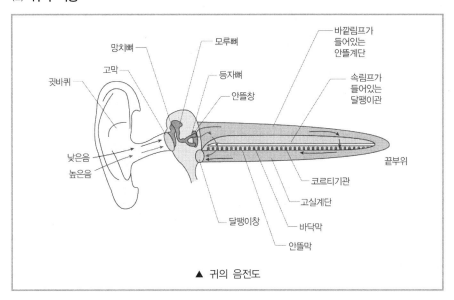

▲ 귀의 음전도

**뼈전도**
Bone Conduction

**공기전도**
Air Conduction

① 청각 기능
　㉠ 머리뼈(두개골)를 통해 소리를 속귀로 전달하는 뼈전도와 소리가 바깥귀를 통해 들어와 가운데 귀까지 전달되는 공기전도의 두 가지 기전으로 소리를 들을 수 있다.
　㉡ 음파가 가운데귀로 들어와 망치뼈(추골), 모루뼈(침골), 등자뼈(등골)를 통해 속귀로 전도되어 속귀신경을 통해 뇌로 가서 해석된다.
② 평형기능
　㉠ 인체는 체위감각과 평형을 유지하기 위해 눈, 관절, 근육, 뇌, 미로의 상호작용으로 함께 작용하며 이중 하나라도 변화하면 균형감각의 장애가 발생한다.
　㉡ 수평방향의 움직임은 속귀의 타원주머니(난형낭)이, 수직방향의 움직임은 둥근주머니(구형낭)이 감지한다.
　㉢ 몸의 회전감각은 반고리뼈관의 림프액의 흐름으로 감지하고 머리를 기울이거나 몸의 움직임에 안뜰(전정) 속의 귀돌(이석)이 기우는 무게로 타원주머니와 둥근주머니의 털세포를 자극하여 소뇌가 위치감각을 느낀다.
　㉣ 감지된 자극은 소뇌, 연수, 대뇌에 전달되어 지각된다.

**4** **귀 관련 질환**

## (1) 바깥귀의 문제

① 외이도염

ㄱ 정의

- 세균성 감염에 의한 질환이다.
- 가장 흔하게 세균과 진균 감염으로 일어나며 특히 물놀이 후 자주 발생되기 때문에 Swimmer's Ear라고 불린다.

ㄴ 원인 : 물에 장시간 노출됨에 따라 바깥귀길의 산도가 희석되어 감염에 취약해지고 귀에서 세균이나 오염된 물속의 곰팡이가 성장하여 발적이나 부종이 생긴다. 대표적인 균으로는 녹농균, 포도알균, 사슬알균, 아스페루길루스가 있다.

ㄷ 증상 : 바깥귀 피부가 빨갛게 붓고 통증을 동반하며 바깥귀가 부종으로 폐쇄되어 청력이 손상된다.

ㄹ 치료

- 1회에 20분씩 하루 3번 따뜻한 수건이나 더운물 주머니로 온열요법을 실시한다.
- 항생제와 스테로이드를 점적하여 국소 감염과 통증을 완화시킨다.
- 면봉은 염증으로 약해진 귀에 상처를 내거나 재감염 위험으로 사용하지 않는다.
- 간호사는 치료 시 손을 청결히 하여 다른 쪽 귀 감염을 주의한다.

② 종기증(절종)

ㄱ 정의 : 바깥귀길 연골부위 모낭에 국한되어 발생되는 바깥귀길염이다.

ㄴ 원인 : 포도알균에 의해 오염된 손톱이나 물건에 긁혀 발생한다.

ㄷ 증상 : 지속적인 가려움증과 함께 잡아당길 때 심한 통증이 발생한다. 미열과 홍반성 부종이 보이며 황백색의 악취가 나는 삼출물이 나온다.

ㄹ 치료

- 자연배농으로 치유되는 경우가 많으므로 이도 안으로 거즈 심지를 넣어 항생제 연고가 스며들게 하고 24시간마다 심지를 교체한다.
- 종기가 뾰족해지면 주사침으로 터뜨려 배농하고 항생제를 투여한다.
- 간호사는 귀지의 방어작용에 대해 교육하고 귀지 제거를 위해 바깥귀길에 기구를 삽입하지 않도록 한다.

③ 외상

    ㉠ 정의 : 레슬링이나 싸움, 권투와 같이 외부 충격에 의해 멍이 드는 손상 이후 피부와 연골에 혈종이 생기게 되는 외부 손상을 말한다.

    ㉡ 증상 : 귓바퀴가 멍이 들고 붓게 되며 연골주위 혈종이 치료되지 않으면 꽃양 배추 모양 귀라고 불리는 증식성 상처가 발생될 수 있다.

    ㉢ 치료

      • 헬멧과 모자, 귀마개 등을 사용하여 귀를 외부 충격으로부터 보호한다.

      • 무거운 귀걸이는 귓불이 찢어질 수 있으니 피하도록 한다.

      • 발생된 혈종은 절개하여 배액하고 드레싱을 한다.

④ 진주종

    ㉠ 정의 : 10대에게 흔히 나타나는 바깥귀 종양의 하나로 가운데귀 상고실 안에서 바깥귀길 표피가 형성되는 종양이다.

    ㉡ 증상

      • 초기에는 별다른 증상이 없으나 차츰 이환된 귀에 전도성 난청이 나타난다.

      • 무통증이며 2차 감염이 있을 경우엔 악취 나는 귓물(이루)이 생긴다.

      • 상태가 악화됨에 따라 안면마비와 어지럼증이 나타난다.

    ㉢ 치료 및 간호 : 종양제거술로 진행되며 수술 후 새로운 종양 성장이 있는지 관찰한다.

### (2) 가운데귀(중이)문제

① 중이염

    ㉠ 정의 : 귀인두관, 가운데귀 공간, 꼭지돌기에서 발생되는 염증이다. 중이염은 염증 지속기간에 따라 급성과 만성중이염으로 나뉜다.

    ㉡ 원인

      • 가운데귀의 점막은 비강, 부비동, 기관지 후두등과 연결되어 있어 호흡기계 감염이 감염을 유발한다.

      • 염증이 지속되어 화농이 계속 될 경우 청력손실 및 뇌수막외 농양, 수막염, 뇌농양 등을 유발할 수 있다.

    ㉢ 치료

      • **약물 치료** : 증상의 정도에 따라 항히스타민제, 항생제 등을 사용한다.

      • **수술 요법** : 고막절개술을 이용한다.

■ 가운데귀 상고실
Middle Ear Attic

② 꼭지염

　　㉠ 정의 : 중이염을 치료하지 않거나 적절한 치료가 이뤄지지 않았을 경우 생기
　　　　게 되는 2차적 감염으로 급성 및 만성의 상태를 보인다.

　　㉡ 증상

　　　• 귓바퀴나 머리를 조금만 움직여도 심한 통증을 느낀다.

　　　• 고막절개술로 통증 완화가 어렵고 꼭지돌기의 연조직염(봉와직염)까지 초래되
　　　　는 증상을 보인다.

　　　• 고막은 붉고 두꺼워지며 천공이 되기도 하고 귀 뒤의 림프절이 커짐에 따라
　　　　압통과 미열, 권태감, 식욕부진을 보인다.

　　㉢ 치료

　　　• 항생제를 정맥투여하여 감염의 확산을 막는다.

　　　• 항생제 치료에 반응이 없을 경우엔 단순 또는 변형꼭지돌기제거술 후 고실성
　　　　형술을 하는 수술 요법을 실시한다.

　　　• 수술 후 휘파람을 불게 하거나 이마에 주름을 잡아보는 등의 방법으로 안면신
　　　　경 손상을 확인한다.

　　　• 신경 손상이 확인된다면 24시간 내에 재수술을 하며 통증 완화를 위한 처방약
　　　　과 감염 예방을 위한 항생제 투여를 진행한다.

③ 소음성 외상

　　㉠ 정의 : 85dB 이상의 환경이나 산업장 소음에 노출되어 발생되는 소음성 외상
　　　　이다. 감각신경성 난청이라고 한다.

　　㉡ 증상 : 난청, 귀울림 등의 증상이 나타나며 강도 높은 소음은 고막천공과 귓속
　　　　뼈의 변위, 골절을 일으킬 수 있다.

　　㉢ 치료

　　　• 소음성 외상으로 인한 난청을 회복시킬 수 있는 내·외과적 치료 방법은 없
　　　　으므로 예방이 중요하다.

　　　• 소음에 노출 되었을 경우 적절한 휴식과 귀의 재활을 고려한다.

　　　• 간호사는 소음예방을 위한 귀마개와 같은 보호장치를 권장하고 소음의 영향
　　　　과 위험을 교육한다.

④ 고막 외상

　　㉠ 정의 : 외부 충격에 의해 고막이 손상된 상태이다.

　　㉡ 원인 : 사고, 다이빙, 구타, 날카로운 물체로 귀 후비기, 산업용 재해(폭발) 등
　　　　으로 발생되며 전도성 난청 발생과 장액성 삼출물이 나오게 된다.

　　㉢ 치료 및 간호 : 대부분의 고막손상은 자연적으로 치유되지만 난청이 심하면 고
　　　　실성형술이나 고막성형술을 실시한다.

▌고실성형술
Tympanoplasty

▌고막성형술
Myringoplasty

## (3) 속귀의 문제

① 귀울림(이명)

    ㉠ **정의** : 귀에서 계속적인 울림과 소음이 인지되는 것이다. 약한 울림에서부터 집중력에 방해되는 큰 소음까지 다양하다.

    ㉡ **원인** : 노인성 난청, 메니에르병, 약물, 장시간 큰소음 노출 등이 있다.

    ㉢ **치료 및 간호** : 원인을 제거하는 것으로 치료를 진행한다. 치료가 어려울 경우엔 수면 중 다른 소음을 이용하여 귀울림을 덜 느끼게 하는 방법을 사용한다.

② 현훈

    ㉠ **정의** : 어지럼증의 증상이다.

    ㉡ **원인** : 메니에르병, 미로염, 알코올, 속귀신경종 등의 원인으로 인해 신체 평형감각을 담당하는 시각계, 안뜰계, 고유감각계에 장애를 초래한다.

    ㉢ **증상** : 현기증은 공간이 도는 듯한 느낌이다. 어지럼은 공간에서 자신이 빙빙 도는 느낌이다. 어지럼은 구토, 난청, 낙하감, 귀울림을 동반한다.

    ㉣ **치료** : 항현훈성 약물인 디멘히드리네이트, 디아제팜, 스코폴라민을 투여하여 치료하며 머리운동을 제한하고 평형유지를 위해 지팡이나 보행 보조기 등을 사용한다.

③ 안뜰신경세포염

    ㉠ **정의** : 말초안뜰계인 안뜰계와 반고리뼈관에 분포된 안뜰신경에 염증이 생겨 어지럼, 구역, 구토를 유발하는 질환이다.

    ㉡ **원인** : 감기증상을 동반하는 경우가 많아 바이러스를 원인으로 추정하고 있다.

    ㉢ **증상** : 1일에서 2 ~ 3개월간 지속되는 어지럼증이 대표적인 증상이며 귀 울림, 청력 장애는 거의 나타나지 않는다.

    ㉣ **치료** : 특별한 치료 방법은 없고 증상에 따라서 신경안정제, 진통제, 항어지럼제, 항히스타민제 등을 사용하며 적극적인 운동을 통해 평형기능 회복을 돕는다.

④ 이석증

    ㉠ **정의** : 어지럼증이 수초 ~ 1분 정도 지속되는 질환이다. 50대 이상의 장년층 및 여성에서 주로 나타난다.

    ㉡ **원인** : 양성 돌발성체위성어지럼(Benign Paroxysmal Position Vertigo)이라고도 하는 속귀의 안뜰기관 속에 아주 작은 돌이 반고리뼈관으로 잘못 들어가서 발생되는 어지럼증이다.

    ㉢ **증상** : 아침에 일어날 때 어지럼증이 심한 것이 특징으로 머리를 회전시킬 때 특히 어지럼증이 심하다가 가만히 있으면 회복되기도 한다. 경미한 정도부터 심한 경우엔 구토를 동반할 수 있다.

    ㉣ **치료** : 이석정복술로 이석을 제자리로 돌려놓는 치료를 진행하는데, 효과는 좋은 반면에 재발이 잦은 단점이 있다.

▌ 디멘히드리네이트

Dimenhydrinate
• 대표 약물 : Dramamine

▌ 디아제팜

Diazepam
• 대표 약물 : Valium

▌ 스코폴라민

Scopolamine
• 대표 약물 : Transderm Scop

⑤ 미로염

　　㉠ **정의** : 홍역, 인플루엔자균, 풍진 등의 세균이나 바이러스에 의해 속귀가 감염되는 것이다.

　　㉡ **원인** : 대부분 중이염이 합병증으로 발생한다.

　　㉢ **증상** : 갑작스러운 어지럼증이나 구역, 구토, 청력손상과 귀 울림 등의 증상을 보인다.

　　㉣ **치료**

　　　　• 세균성일 경우엔 정맥용 항생제나 진통제 투여한다.

　　　　• 바이러스 성일 경우엔 진통제인 클로르프로마진 염산염, 항어지럼제 디멘히드리네이트로 치료를 진행한다.

　　　　• 염증으로 인해 발생된 난청은 치료 후에도 계속될 수 있으나 균형감각은 보행훈련 및 물리 치료로 호전될 수 있다.

⑥ 메니에르병

　　㉠ **정의** : 어지럼증, 귀 울림 등이 갑작스럽고 반복적으로 발생하는 속귀 기능 이상 질환이다.

　　㉡ **원인** : 막미로의 확장과 속림프액의 양의 증가로 인해 발생되는 속귀의 장애로 남성이 여성보다 유병률이 높으며 대부분 한쪽 귀에서 시작되지만 양쪽 귀로 진행될 수도 있다.

　　㉢ **증상**

　　　　• 구역과 구토를 동반한 심한 어지럼증과 귀울림, 감각신경성 난청 증상을 보인다.

　　　　• 급성일 경우 눈떨림(안구진탕)과 조화운동못함증(운동실조)가 나타난다.

　　㉣ **치료 및 간호**

　　　　• **약물 요법** : 항히스타민제, 진정제, 이뇨제, 항어지럼제 등을 사용해 어지중증 완화와 청력증진 및 안정을 시킨다.

　　　　• 저염 식이와 화학조미료 및 알코올 섭취를 제한한다.

　　　　• 약물 치료에도 질환이 지속된다면 보존적 수술 및 침습적 수술을 통해 치료한다.

　　　　• 침습적 수술은 미로신경절제 또는 완전제거로 이루어져 청력이 완전히 손상될 수 있다.

　　　　• 수술 후에는 평형감각을 완전히 회복하는 데 시간이 필요하며 청력이 완전 손상됐을 경우엔 대상자의 지지가 필요하다.

⑦ 속귀신경집종

　　㉠ **정의** : 청각과 안면의 운동 및 감각손상이 발생되는 것이다.

　　㉡ **원인** : 제8뇌신경(속귀신경)의 양성 종양 발생이 원인이다.

　　㉢ **증상** : 일측성 감각신경선 난청, 귀울림, 중간 정도의 어지럼증이 나타나며 종양이 커질 경우 뇌신경에도 영향을 미친다.

　　㉣ **치료 및 간호** : 머리뼈절개술(개두술)을 통한 외과적 제거를 통해 치료를 진행하며 침범 부위에는 영구적 난청이 남게 된다.

**▌클로르프로마진 염산염**

Chlorpromazine Hydrochloride
• 대표 약물 :
Novo − Cholorpromazine, Thorazine

**▌디멘히드리네이트**

Dimenhydrinate
• 대표 약물 : Dramamine, Gravol

**(4) 난청**

① **분류**

　㉠ **전도성 난청** : 귀지나 감염, 이물질 등과 같이 바깥귀를 차단하는 요인과 고막의 비후, 수축, 반흔, 천공 등의 가운데귀에 영향을 미치는 병태생리적 변화요인으로 인해 바깥귀길, 고막, 가운데귀를 통한 음의 전도과정에 장애가 발생되는 것을 말한다.

　㉡ **감각신경성 난청** : 감염성 질환(홍역, 수막염), 동맥경화증, 속귀신경집종, 머리나 귀의 외상 또는 노인성 난청이 원인이 되어 속귀나 신경구조, 뇌간으로 향하는 신경전도상의 질병이나 외상에 의해 발생되는 난청을 말한다.

　㉢ **노인성 난청** : 유전이나 식이, 흡연, 소음, 동맥경화증, 고혈압, 메니에르병, 당뇨병 등 많은 요인과 관련되어 노화 과정에 따라 발생되는 난청이다.

　㉣ **중추성 난청** : 종양이나 뇌혈관의 장애로 유발되어 중추신경이 청각자극을 해석하지 못하는 난청으로 청각 기능은 정상이지만 무슨 말인지 이해하지 못하여 난청이 된다.

　㉤ **기능성 난청** : 기질적 장애는 없지만 심리적 요인으로 인한 청력 장애이다.

　㉥ **혼합성 난청** : 선천적 또는 후천적으로 발생되는 전도성 난청과 감각신경성 난청이 동시에 존재하는 청력손상이다.

　㉦ **소음성 난청** : 장시간 85 ~ 90dB의 소음에 노출되거나 갑자기 90dB의 소음에 노출되어 발생되는 난청이다. 소음을 차단하고 휴식을 통해 청력 기능을 보존하며 귀 보호장치를 사용해 소음으로부터 청력을 보호한다.

② **진단검사** : 신체사정, 심리사회정 사정, 임상 검사, 방사선 검사 등을 통해 난청의 원인과 진행사항 및 양상 등을 사정한다.

③ **예방 및 의사소통**

　㉠ 소음으로 발생된 난청은 귀의 감각세포를 지속적으로 손상하게 하고 이는 수술로도 회복할 수 없으므로 소음으로부터 청력을 보호하는 예방이 가장 중요하다.

　㉡ 난청 대상자와의 의사소통은 얼굴을 마주보고 입모양을 보면서 대화를 하며 간단 명확하고 자연스럽게 대화한다.

　㉢ 필요하다면 필기구를 이용해 필담을 하고 이해하기 쉽도록 쉬운 단어를 반복하여 사용한다.

④ **치료 및 간호**

　㉠ 진통제, 항생제, 항히스타민제 등을 사용하는 약물 치료와 청력이 부분 또는 완전 소실되었을 경우엔 전화증폭기, 도우미견 등 청력보조기구를 사용한다.

　㉡ 보청기나 달팽이(와우)이식과 고실성형술, 등자뼈절제술(등골절제술) 등을 통해 청력을 개선한다.

　㉢ 간호사는 작업장에서의 소음차단장치를 사용하도록 권고하며 청력 및 평형장애가 남았을 경우 수화나 보청기 사용방법 교육을 통해 의사소통 증진에 도움을 준다.

## 5 피부 구조와 기능

### (1) 피부 구조

① 표피

  ㉠ 피부의 가장 바깥층으로 0.05 ~ 0.1mm의 편평상피로 되어있다.

  ㉡ 5%의 멜라닌세포와 90%의 각질형성세포 그리고 랑게르한스섬 세포, 메르켈 세포 등으로 구성되어 있다.

  ㉢ 가장 얇은 표피는 안검이고 가장 두꺼운 곳은 손바닥과 발바닥이다.

  ㉣ 자체적인 혈액 공급은 없고 진피층의 많은 혈관의 확산작용을 통해 영양분을 전달한다.

② 진피

  ㉠ 표피의 바로 아래에 위치해 있으며 혈관, 림프관, 근육, 신경 및 표피부속기 등을 포함한 결체조직과 기질로 구성되어 있다.

  ㉡ 1 ~ 4mm의 두께로 표피 바로 밑이 유두진피층, 그 밑이 망상진피층으로 구분한다.

  ㉢ 진피에는 풍부한 혈관이 있어 체온과 혈압 조절에 도움을 주며 촉각, 온각, 통각, 압각, 가려움증을 전달하는 감각신경과 림프관도 분포되어 있다.

③ 피부밑조직(피하조직)

  ㉠ 피부의 일부는 아니지만 진피 아래의 근육과 뼈 위에 있다.

  ㉡ 신체의 열 저장소 역할과 충격 흡수를 통해 기계적인 손상을 예방한다.

  ㉢ 많은 혈관들이 지방층을 관통하여 진피층으로 올라가며 모세혈관망을 형성하면서 영양분 공급과 노폐물 제거가 이뤄진다.

  ㉣ 가장 두꺼운 곳은 둔부와 등이고 눈꺼풀(안검), 고환, 정강뼈(경골)앞부분, 젖꽃판(유륜)에는 피하지방층이 없다.

④ 피부 부속선

  ㉠ 피부샘 : 땀샘과 기름샘(피지선)이 있다.

  ㉡ 땀샘 : 피부의 모든 영역에 분포되어있는 에크린땀샘(소한선)과 털집(모낭)에 직접 연결되어 있다. 겨드랑이, 젖꽃판, 배꼽주위, 회음부, 항문 및 생식기 등에 위치한 아포크린땀샘(대한선)이 있다.

  ㉢ 에크린 땀샘 : 교감 신경과 체온 조절중추의 지배를 받아 체온을 조절한다.

  ㉣ 아포크린 땀샘 : 정서적 자극에 의해 알칼리성 땀을 분비하게 되어 세균이 이를 분해하게 되면 암내가 나게 된다.

  ㉤ 기름샘 : 기름샘의 발달과 피지형성은 안드로겐(Androgen)에 의해 항진되며 생성된 피지는 피부보호, 유화작용, 항진균 작용을 한다. 분비된 지방산은 피부의 pH를 4.2 ~ 5.6의 약산성으로 유지하여 세균과 진균의 증식을 억제한다.

■ 랑게르한스섬 세포
Langerhans 세포

■ 메르켈 세포
Merkel 세포

■ 유두진피층
papillary dermis

■ 망상진피층
reticular dermis

⑤ 털집(모낭)과 털(모발)

    ㉠ 털집 : 진피에 위치해 표피로 뻗어나와서 기름샘과 함께 분포된다. 두피에 가장 많이 있으며 손바닥과 발바닥엔 없다.

    ㉡ 털 : 색은 멜라닌색소와 비율에 따라 유전적으로 결정된다. 사춘기에 현저한 변화가 나타나며 남성 호르몬에 의해 촉진된다.

⑥ 손톱과 발톱

    ㉠ 손가락과 발가락을 보호하는 역할을 하는 각질화 된 피부 부속기이다. 정상 상태에서 손발톱판(조판)은 평생 성장한다.

    ㉡ 반투명하고 모세혈관에 의해 분홍색을 띠며 털과 마찬가지로 표피층의 케라틴 생산에 의해 성장한다.

    ㉢ 손발톱바탕질(조기질) : 손톱뿌리(조근)의 아래층으로 손발톱의 성장과 재생을 주관하며 상하지만 않으면 손발톱이 빠지더라도 재생이 가능하다.

### (2) 피부 기능

① 기능

    ㉠ 인체에 가장 큰 기관으로 유해한 미생물 침입에 대한 방어기능과 화학적 손상 및 외상, 과다한 자외선 노출에 대한 보호를 한다.

    ㉡ 체온 및 체액 손실 저지, 체온 조절, 비타민D 합성 기능을 한다.

② 방어

    ㉠ 외부 환경에 대항하는 첫 번째 방어선으로 감염성 미생물, 기생충, 화학물질 등으로부터 신체를 보호한다.

    ㉡ 물리적 힘과 기계적 압박으로 인한 외상에 대응하여 완충역할을 할 수 있는 내구성, 유연성, 적응력이 있다.

    ㉢ 방수성을 갖고 있어 과도한 수분흡수 및 비정상적인 체액 손실을 방지한다.

③ 체온 조절

    ㉠ 많은 혈관 분포로 인해 체온 상승과 저하에 빠르게 적응할 수 있다.

    ㉡ 자율신경계를 통한 피부혈류 조절로 열을 통제한다.

    ㉢ 시상하부를 통한 혈관확장과 땀샘 활성 및 혈관 수축으로 체온을 조절한다.

④ 감각 : 통증, 압력, 온도, 접촉 등을 받아들이는 여러 형태의 감각 수용체를 통해 감각기능을 담당한다.

⑤ 신진대사

    ㉠ 물과 소량의 염분을 땀샘을 통해 배출하여 혈액과 전해질의 조절을 돕는다.

    ㉡ 간과 콩팥이 적절한 기능을 하지 못하면 피부에서 질소성 노폐물과 대사산물을 배출하여 그 기능을 대신한다.

    ㉢ 햇빛이나 자외선을 흡수하여 칼슘 흡수에 필요한 비타민D를 합성한다.

⑥ 체내 수분 조절 및 면역

   ㉠ 피부의 각질층을 통해 체내 수분과 전해질의 과도 상실을 막고 피하 밑 조직 내 수분을 유지한다.

   ㉡ 랑게르한스섬 세포와 각질형성세포가 면역계에서 중요한 역할을 한다.

▌랑게르한스섬 세포

Langerhans 세포

## 6 피부 관련 질환과 간호

### (1) 일반적 피부문제

① 건조증

   ㉠ 원인 : 건조한 날씨, 난방기 사용으로 인한 습도 감소, 잦은 비누목욕, 더운물 사용 등으로 인해 피부 표피가 건조해지고 가려움증을 초래한다.

   ㉡ 임상 증상 : 만성 가려움증이 발생될 경우 2차 피부 병소(줄까짐, 태선화)가 발생하게 되며 피부를 긁거나 마찰을 하게 되어 감염이 발생한다.

   ㉢ 치료 및 간호 : 피부의 보습을 유지하고 가려움증을 감소시키는 것을 간호 목표로 하며 크림이나 로션을 사용하여 피부의 보습력을 높이고 각질층을 부드럽게 한다.

② 가려움(소양증)

   ㉠ 원인 : 진피와 표피 접합점에 있는 자극신경섬유가 물리적 · 화학적 자극 요인으로 인해 나타나는 것이다. 악화 요인으로, 땀, 체온, 스트레스, 불안, 공포 등이 있으며 가려움으로 긁게 되면 가려움을 악화시켜 심하게 긁게 되는 가려움 - 긁음 - 가려움주기가 나타난다.

   ㉡ 증상 : 피부건조로 인해 발생되며 아토피성 피부염, 접촉성 피부염, 건선, 약물에 의한 두드러기를 유발하기도 한다. 통증과 유사한 주관적인 감각으로 대상자에 따라 부위나 심각성이 다양하며 원인과 관계없이 밤에 심한 가려움증을 호소한다.

   ㉢ 치료 및 간호 : 가려움의 원인을 제거하는 것을 치료 방법이다. 적절한 목욕과 피부윤활제를 사용하고 수면 시 손모아 장갑 등을 사용하여 무의식으로 긁는 것을 막는다.

▌가려움 - 긁음 - 가려움 주기

Itchscratch Itch Cycle

③ 일괄화상

    ⊙ 정의 : 가장 흔한 피부 손상의 하나로 피부의 1도 화상이다.

    ⓛ 원인 : 자외선 과다노출로 진피 표면이 손상을 입고 모세혈관이 확장되면서 발적, 압통, 부종과 수포가 형성된다.

    ⓒ 증상 : 부위가 광범위할 경우 두통, 구역, 발열 등의 전신 증상을 동반하기도 한다.

    ⓔ 치료 : 증상 완화를 위해 시원한 목욕과 진정크림 및 보습 로션을 바르고 항생제연고는 수포가 이차감염을 일으킬 때 사용한다.

## (2) 감염성 피부 질환

① 세균 감염

    ⊙ 종류 : 정상피부에는 포도알균, 코리네박테리아, 사슬알균 등의 세균이 존재한다.

    ⓛ 특징 : 세균이 모낭에서 피하조직까지 깊숙이 침투했을 때 따뜻하고 습기 찬 환경이나 대상자의 저항력이 낮아졌을 경우 전신감염을 초래할 수 있다.

    ⓒ 농가진

      • 강한 전염성과 작은 물집을 동반한다.

      • 무피로신 도포나 경구용 항생제를 사용하며 전염 예방에 주의한다.

    ⓔ 모낭염

      • 털집(모낭)에 발생되는 염증이다.

      • 항균연고인 박트로반 도포와 전신 항생제를 사용한다.

    ⓜ 절종

      • 모낭염의 악화된 형태로 피지선이 폐색되었을 때 나타난다.

      • 환부에 생긴 농을 절개해 배농하고 박트로반 항생제 연고와 디클록사실린 등의 전신 항생제를 이용한다.

② 바이러스 감염

    ⊙ 정의 : 피부 각질층 아래에서 발생되며 숙주 세포에 적응하는 바이러스의 능력에 따라 단순 헤르페스 대상포진이 있다.

    ⓛ 단순 헤르페스

      • 제1유형은 입술헤르페스와 제2유형 생식기 헤르페스이다.

      • 1차 감염 후 체내 신경절에 바이러스가 잠복해 있다가 면역력이 저하되면 피부의 감각신경 경로를 따라 옮겨 다니며 발병하게 된다.

      • 항바이러스약물인 아사이클로비르를 구강 투여하거나 5% 아사이클로비르 연고를 국소 도포하며 활동성일 때엔 성교와 키스같은 직접 접촉을 피해 감염을 감소한다.

❚ 무피로신
Mupirocin

❚ 박트로반
Bactroban

❚ 디클록사실린
Dicloxacillin

❚ 아사이클로비르
Acyclovir

ⓒ 대상포진

- 수포성발진과 통증을 동반하는 바이러스 감염 질환이다.
- 잠복성 수두 – 대상포진바이러스나 수두바이러스의 재활성화로 발생한다.
- 수포성 붉은발진, 통증, 압통, 가려움증을 동반한다.
- 경우에 따라 무통증이지만 타는 듯 하거나 찌르는 듯한 강한 통증이 나타난다.
- 신경통의 발병과 경과 기간을 단축시키기 위해 스테로이드제를 투여한다.
- 아사이클로비르 연고를 국소 포진하여 피부 표면의 바이러스수를 감소시킨다.

③ 진균 감염

ⓐ 원인 : 표피의 죽은 각질화 된 세포에 있는 진균류로 인해 발생되는 감염 증상이다.

ⓑ 백선증 : 타는 듯 하거나 얼얼한 통증, 가려움증을 동반하며 2% 미코나졸 크림을 국소 도포하거나 전신적 그리세오풀빈, 이트라코나졸 등을 사용한다. 감염률이 높으니 개인 물품을 따로 사용하게 한다.

ⓒ 칸디다증 : 구강점막, 겨드랑, 둔부 등에 호발된다. 특히 질의 칸디다증은 심한 가려움증과 점액성 분비물을 배출한다. 국소적인 항진균성 파우더나 크림을 사용하여 치료한다.

④ 기생충 감염

ⓐ 원인 : 원충, 절지동물, 기생충 등에 의한 것으로 개인위생 불량, 비위생적인 환경 등에 의해 옴, 이, 진드기가 원인이다.

ⓑ 옴 : 모충박멸제인 5% 퍼메트린 이나 린단 크림을 도포하여 치료한다.

ⓒ 이 : 5% 퍼메트린 크림과 가려움증 완화를 위한 스테로이드 로션·크림, 항히스타민제를 사용한다.

ⓓ 진드기 : 피부에서 진드기를 직접 떼거나 클로로폼, 가솔린을 몇 방울 떨어뜨려 저절로 떨어지게 유도한다.

▮ 아사이클로비르
Acyclovir

▮ 미코나졸
Miconazole

▮ 그리세오풀빈
Griseofulvin

▮ 이트라코나졸
Itraconazole

▮ 퍼메트린
Permethrin

▮ 린단
Lindane

▮ 클로로폼
Chloroform

▮ 가솔린
Gasoline

### (3) 낙설성 피부 질환

① 아토피 피부염

　㉠ 정의 : 면역결핍에 기인한 알레르기성 유전경향이 있는 사람에게 만성으로 재발하는 흔한 소양성 피부 염증 질환이다.

　㉡ 원인 : 개인에 따라 흡입물, 동물의 털, 화장품, 식품 등 다양한 알러지 원이 있으며 스트레스, 불안, 좌절 등 감정적인 요인도 재발인자로 작용한다.

　㉢ 증상 : 피부 건조, 손발 습진 등이 있다.

　㉣ 치료 및 간호

　　• 가려움을 감소시키는 것을 치료 목적으로 긁음 – 건조 – 갈라짐을 유발하는 염증성 주기를 단절한다.

　　• 알러지 원에 노출을 최소화 하고 식이관리와 비투과성 피부연화제와 국소 스테로이드제를 이용해 아토피 피부염을 조절한다.

② 건선

　㉠ 정의 : 완치가 불가능한 만성 비감염성 염증성피부 질환으로 적절한 치료 방법을 통해 증상을 조절한다.

　㉡ 원인 : 낙설(인설, Scaling)과 함께 나타나며 정확한 원인은 밝혀지지 않았지만 염증과정을 자극하는 항원으로 인해 T – 세포가 활성화 되어 나타나는 면역 반응이다.

　㉢ 증상 : 대칭성으로 발생하며 초기에는 좁쌀 크기의 붉은색 발진이 생긴다. 점차 커지며 흰 비늘 같은 인설이 쌓인다.

　㉣ 치료 및 간호 : 보통건선(진)과 탈락성건선으로 나눠지며 국소 스테로이드, 안트랄린, 자외선을 이용하여 치료한다. 간호사는 대상자가 피부상해를 피하도록 교육한다.

③ 지루피부염

　㉠ 정의 : 중년기와 노년기에 흔히 발생되는 양성표피성 병소이다.

　㉡ 원인 : 정확한 원인은 없으며 햇빛에 노출되어 발생되며 의복이나 장신구에 의해 병소가 자극될 수 있고 날씨가 추워지면 악화된다.

　㉢ 증상 : 만성 염증성 질환으로 피지선이 발달된 두피, 몸통, 눈썹, 겨드랑, 서혜부 등에 비늘과 발진이 특징적으로 나타난다.

　㉣ 치료 : 만성 질환으로 장기간 치료가 필요하며 발생 부위에 따라 약물 치료 및 식이와 운동을 병행한다.

⑷ 습윤성 또는 딱지성(가피성) 피부 질환

① 간찰진

　　㉠ 정의 : 피부가 접히는 부위에 마찰로 인해 적절한 환기를 방해하여 나타나는 표피의 염증성 질환으로 피부스침증이다.

　　㉡ 원인 : 비만, 땀 분비, 습기 등에 의해 피부가 변화되고 자극되어 발생한다.

　　㉢ 증상 : 홍반, 가려움증, 화끈감의 증상이 나타나며 이차성으로 세균 감염, 간디다증이 발생될 수 있다.

　　㉣ 치료 : 피부주름 사이를 환기시키고 꽉 조이는 옷을 피하며 땀이 나는 활동은 자제한다. 국소 스테로이드요법을 사용하지만 장기간 사용은 피한다.

② 접촉성피부염

　　㉠ 정의 : 자극성물질과의 접촉 또는 알레르기성 반응에 의해 표피와 진피층의 급성, 아급성, 만성형태의 피부 질환이다.

　　㉡ 원인 : 급성 접촉성피부염은 발적의 강도가 크고 대수포가 생성되며 부식과 궤양이 발생될 수 있다.

　　㉢ 증상 : 홍반, 부종을 동반한 습진을 보인다.

　　㉣ 치료 : 정확한 원인에 따라 약물 요법을 사용한다.

⑸ 수포성 질환(천포창)

① 정의 : 피부와 점막을 파괴시키는 자가 면역 질환의 하나이다.

② 원인 : 미상이나, 매우 심각하고 치명적인 질환이다.

③ 증상 : 두피, 얼굴, 겨드랑, 배꼽 등에 나타나 대수포가 생기면서, 물집(수포)가 터질 시 가피가 생기고 심한 가려움증과 악취가 난다.

④ 치료 및 간호

　　㉠ 수포 형성을 유발하는 면역 반응을 억제하는 것으로 치료를 진행한다.

　　㉡ 가려움증 완화와 환부진정을 위해 과망간산칼륨용액으로 습윤드레싱과 다량 손실된 단백질 보충을 위한 고단백 · 고칼로리 식단을 한다.

　　㉢ 간호는 심한 화상 환자의 간호원칙을 적용한다.

## (6) 농포성 피부 질환

### ① 여드름

ㄱ 정의 : 피지샘에 생긴 붉은 농포성발진으로 가장 흔한 만성 염증성 질환이다.

ㄴ 원인 : 피지선 분비 등 복합적인 이유로 발생한다.

ㄷ 증상 : 사춘기에 많이 생기고 남성이 여성보다 심하다. 주로 얼굴에 발생되며 목, 상지 등에도 나타난다.

ㄹ 치료 : 염증유무와 개인차에 따라서 치료 방법을 결정하며 레티노이드가 효과적이다.

### ② 자임여드름(딸기코, 적창)

ㄱ 정의 : 얼굴의 기름샘을 침범하는 만성 피부증이다.

ㄴ 원인 : 정확한 원인은 미상이며 정서적 긴장이나 내분비 장애 등과 관련이 있다.

ㄷ 증상 : 얼굴에 홍반, 모세혈관확장증 등이 생긴다. 여드름 형태이고 여성이 남성보다 3배 정도 많이 발생한다.

ㄹ 치료 : 0.75% 메트로니다졸 국소제 도포와 고름 물집엔 항생제를 도포한다. 재발이 흔한 편이지만 몇 년 후 자연 치유된다.

## (7) 홍반성 피부 질환

### ① 두드러기(담마진)

ㄱ 약물, 음식물, 흡입제, 물리적인자(한랭자연, 햇빛), 자가 면역 질환 등과 같은 원인에 의해 발생하는 진피와 피부밑조직에 깊숙이 침투하여 팽진을 특징으로 하는 혈관부종이다.

ㄴ 심한 가려움증과 발적이 주로 나타나며 원인을 제거하는 것을 목적으로 항히스타민제가 효과적이다.

### ② 단독

ㄱ 피하조직을 침범한 황색포도알균이나 $\beta$ - 용혈성사슬알균에 의한 급성염증성감염으로 주로 얼굴에 발생하고 림프조직을 침범하기도 한다.

ㄴ 반점과 오한, 발열, 두통 등의 증상이 나타나며 비경구용항생제 투입과 습한 드레싱, 휴식으로 치료를 진행한다.

### ③ 연조직염(봉와직염)

ㄱ 진피와 피하조직에 $\beta$ - 용혈성사슬알균, 포도알균에 의한 광범위한 감염에 의해 나타나며 주로 다리에 집중된다.

ㄴ 작은 홍반으로 시작해 부종과 통증, 오한, 발열 등의 증상이 나타난다. 경구 또는 정맥용 항생제를 통해 치료를 진행한다.

TIP & MEMO

▌레티노이드

Retinoidaxid

▌메트로니다졸

Metronidazole

▌팽진

Wheal

(8) 기타 피부 질환

① 편평태선

    ㉠ 정의 : 가려움증을 동반한 피부장애로 납작한 자주색의 구진으로 나타난다.

    ㉡ 원인 : 불명, 바이러스 감염, 스트레스와 연관된다.

    ㉢ 증상

      • 구강병소와 피부병소, 점막병소로 나타나며 점막병소는 뺨 안쪽에 흰 레이스 형태의 점막변화가 생겨 아구창과 혼동되기도 한다.

      • 만성적이거나 자연회복 되는 질병 과정이 나타난다.

    ㉣ 치료 : 약물을 이용한 대증요법을 사용한다.

② 독성 표피괴사용해증(TEN, Toxic Epidermal Necrolysis)

    ㉠ 특징 : 보기 드문 급성 약물반응으로 인해 발생되어 홍반의 확산과 물집형성이 특징적으로 나타난다.

    ㉡ 치료 : 원인을 제거하면 광범위한 표피박리와 함께 2 ~ 3주 후에 점진적으로 치유된다. 독성 반응을 일으킨 약물 사용을 중단하는 것으로 치료를 한다.

③ 동상

    ㉠ 정의 : 추위로 인해 혈관이 수축해 조직산화가 부적절해져 세포가 파괴되고 혈관괴사와 괴저가 급박하게 일어나는 형상이다.

    ㉡ 원인 : 외부온도, 추위노출 시간, 노출 시 조직의 저산소증 등에 의해 동상의 정도가 좌우된다.

    ㉢ 증상 : 피부가 붉어지고, 통증, 저림 증상이 나타난다.

    ㉣ 치료 및 간호 : 급성 동상인 경우 더운 욕조에서 지속적으로 빠르게 조직을 재보온시켜 치료한다.

    ㉤ 합병증 : 절단, 흉터, 피부탈색 등이 있다.

④ 나병

    ㉠ 정의 : 공기, 곤충 직접 접촉 등을 통해 신경계를 침범한 감염균이 만성 전염성 전신감염을 일으키는 것이다. 숙주의 면역상태에 따라 점진적 또는 자기제한적으로 나타난다.

    ㉡ 치료 : 박테리아 증식을 조절하고 신체결손 최소화를 치료목표로 한다.

⑤ 전신피부경화증

ㄱ 정의 : 면역학적 원인에 의해 결체조직에 발생되는 질환으로 신체에 섬유성 변화와 전신에 피부경화가 나타난다.

ㄴ 임상 증상 : CREST로 석회증, 레이노현상, 식도기능 부전, 손발가락 경화증, 모세혈관확장증이 있다.

ㄷ 치료 : 대증요법과 지지요법을 사용한다.

⑥ 색소 장애

ㄱ 정의 : 멜라닌 형성 양에 따라서 기미와 백반증으로 분류된다.

ㄴ 증상

• 멜라닌 형성이 증가되면 기미가 발생된다.

• 멜라닌 형성세포가 파괴되어 영구 혹은 일시적으로 피부가 탈색되면 백반증이 나타나게 된다.

ㄷ 치료 : 기미는 일반적으로 치료할 필요는 없지만, 백반증은 약물 치료를 하며 외모변화가 초래되어 심리사회적으로 지지가 필요하다.

⑦ 모발 장애

ㄱ 탈모증 : 유전, 호르몬 불균형, 약물, 심리적요인 등으로 인해 전체적 또는 부분적으로 모발이 부족한 것으로 원인을 규명해 약물 및 심리적 치료를 진행한다.

ㄴ 남성형 털과다증(다모증) : 탈모증과 반대로 과다하게 털이 많은 상태로 주요 원인으로는 호르몬 변화에 있다.

ㄷ 치료 : 안드로겐의 생산을 억제하고 탈모제나 전기분해를 통해 털을 제거한다.

⑧ 손발톱장애(조갑장애)

ㄱ 내향성 발톱 : 손발톱판(조판) 가장자리가 발가락의 부드러운 피부 속으로 파고들어 통증과 국소 감염을 일으키게 되는 것으로 발톱을 똑바르게 자르거나 수술을 통해 발톱을 교정한다.

ㄴ 급성 손발톱 주위염 : 손발톱 주위 상처로 인해 감염되는 것으로 국소치료로 뜨거운 찜질과 항생제 투여로 배농한다.

TIP & MEMO

❚ 석회증
Calcinosis

❚ 레이노현상
Raynaud's Phenomenon

❚ 식도기능 부전
Esophageal Dysfunction)

❚ 손발가락 경화증
Sclerodactyly

❚ 모세혈관확장증
Telangiectasia

❚ 안드로겐
Androgen

**(9) 피부 양성 종양**

① 낭종

ㄱ 일반적 낭종은 표피로 쌓인 형태로 증상이 없고 자연적으로 신체 어느 부위에서나 발생한다.

ㄴ 국소 마취 후 재발 방지를 위해 낭종의 뿌리까지 모두 제거한다.

② 지루각화증

ㄱ 지루각화증은 각질형성세포와 멜라닌세포의 양성 피부증식으로 나타나는 질환으로 상염색체의 우성유전이다.

ㄴ 표면이 거칠거나 사마귀 같이 되며 증식하게 된다.

ㄷ 간단한 수술로 쉽게 제거할 수 있으나 2차 반흔을 초래한다.

③ 광선(자외선)각화증

ㄱ 장기간 피부가 햇빛에 손상된 대상자에게 주로 나타난다.

ㄴ 표피세포를 침범하는 암 전구병소로 치료를 하지 않을 경우 편평상피암으로 진행될 수 있다.

④ 켈로이드

ㄱ 상처치유 과정에서 동화작용과 이화작용 간의 불균형으로 나타나는 외상 또는 절개 부위에서 섬유조직이 과대증식하는 양성 종양이다.

ㄴ 켈로이드 경향이 있는 경우 외상이나 절개를 피하는 것으로 예방한다.

ㄷ 냉각절제술, 스테로이드 주사, 절제술 등으로 치료한다.

⑤ 사마귀

ㄱ 인간유두종바이러스에 의한 양성 피부종양이다.

ㄴ 거칠고 선명하거나 회색으로 국소 피부증식 및 각질화를 나타내는 구진이다.

ㄷ 바이러스가 포함된 피부병소를 없애기 위해 레이저절제, 전기건조법 등을 사용하지만 재발이 흔하다.

⑥ 지방종

ㄱ 지방성 조직으로 이뤄진 피낭으로 싸인 양성 종양으로 피하층에 발생한다.

ㄴ 절제술을 사용해 치료한다.

⑦ 신경 섬유종증

ㄱ 자연적으로도 발생되는 말초신경 경로를 따라 증식하는 종양이다.

ㄴ 색소침착에 의해 커피 색깔을 띄는 카페오레(Cafe Au Lait) 반점이 특징이다.

ㄷ 병소가 국소화가 되거나 문제를 일으킬 때 절제술을 시행한다.

■ 인간유두종바이러스
Human Papilomavirus

⑧ 혈관종

　　㉠ 출생 또는 신생아 때부터 나타나는 선천성 병변으로 출생반점으로 성장하면서 크기가 커진다.

　　㉡ 모양에 따라 불꽃모반, 혈관종모반, 해면혈관종, 버찌혈관종으로 나뉜다.

　　㉢ 혈관종모반과 해면혈관종은 자연 소멸되지만 불꽃모반은 전기건조술, 피부박리술 등으로 병소를 치료한다.

⑨ 색소가 침착된 모반세포 종양

　　㉠ 흔히 점을 의미한다.

　　㉡ 색소를 생산하는 멜라닌세포가 증식해 생기는 것이다.

　　㉢ 예방차원에서 절제술로 제거한다.

⑩ **피부 악성 종양**

① 자외선 과다노출은 피부암의 주요 원인이다. 그 외에도 비정상 모반, 유전소인, 만성 자극 등의 다양한 요인이 관련 있다.

② 가장 흔한 피부암으로는 편평상피암, 기저세포암, 악성흑생종 카포시 육종 등이 있다. 주로 백인에게 많이 발생한다.

③ 가장 효과적인 예방은 햇빛노출을 피하거나 줄이는 것이며 악성이 의심될 경우 생검을 통해 분별한다.

# 7 화상 환자

## (1) 종류

① 열화상

　　㉠ 원인 : 화재, 폭발, 뜨거운 물건과의 접촉 등으로 발생한다.

　　㉡ 특징 : 불꽃과 폭발에 의한 건열화상과, 뜨거운 액체로 인한 습열화상, 뜨거운 금속이나 기름에 의한 접촉화상 등이 있다.

② 화학화상

　　㉠ 원인 : 화학물질과의 접촉으로 발생한다.

　　㉡ 특징 : 손상의 심각성은 접촉시간, 화학물질의 농도, 조직 노출 정도에 따라 다르게 나타난다.

③ 전기화상

　　㉠ 원인 : 체내로 전기가 흘러들어와 심부조직과 기관에 손상을 주는 것이다.

　　㉡ 특징

　　　• 사지의 일부 또는 전체 손상을 입힐 수 있어 매우 심각하다.

　　　• 전기 유입부분은 원형으로 나타나고 전기 유출 부위는 폭발성으로 까맣게 탄 부분으로 둘러싸인다.

④ 방사선화상

　　㉠ 원인 : 질병으로 인한 방사선 치료 시에 흔히 발생한다.

　　㉡ 특징 : 손상 정도는 크지 않고 방사선을 사용하는 산업현장에서의 노출은 심각한 화상을 일으킨다.

⑤ 흡입화상

　　㉠ 원인 : 뜨거운 공기를 흡입함으로 발생되는 화상이다. 손상의 전체 범위를 진단하는 데 어려움이 있다.

　　㉡ 특징

　　　• 손상 후 24 ~ 48시간 동안 호흡기도의 부종이 심하다.

　　　• 기도폐쇄를 확인하기 위한 호흡기 억압 징후를 지속적으로 사정해야 한다.

## (2) 분류

① 깊이

　　㉠ 70℃ 이상의 열에선 짧은 시간 노출되어도 피하조직을 포함한 피부가 빠르게 파괴되며 신체 부위에 따른 피부의 두께가 화상의 깊이에 영향을 미친다.

　　㉡ 1도 화상(표재성)

　　　• 직사광선에 오랜 시간 노출되거나 순간적으로 고도의 발열에 접촉할 경우 발생한다.

　　　• 48시간 후에는 통증, 따가움 증상이 없어진다.

　　㉢ 2도 화상(부분층)

　　　• 주로 열탕화상이나 가벼운 화염화상에 의해 수포를 형성한다.

　　　• 피하조직의 부종을 동반하고 김한 통증을 느낀다.

　　　• 2주가량이 지나면 완전 치유가 가능하지만 싶은 2도 화상인 경우 한 달가량 치료가 필요하며 흉터가 남는다.

　　㉣ 3도 화상(전층)

　　　• 피하 지방층까지 손상된 상태이다.

　　　• 죽은 조직으로 감각이 없다.

　　　• 가피절제술이나 피부 이식 수술을 필요로 한다.

　　㉤ 4도 화상(심부전층)

　　　• 가장 심한 경우로, 피부의 근육과 뼈 등의 심부조직까지 손상된 상태이다.

　　　• 절단술, 피부 이식 수술을 필요로 하며, 심각한 장애를 초래할 수 있다.

**TIP & MEMO**

▌총체표면적
Total Gody Surface Area

▌깊이에 따른 화상
• 1도 화상
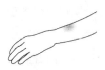
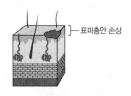
표피층만 손상

• 2도 화상
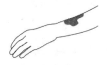
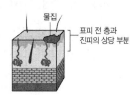
물집
표피 전 층과 진피의 상당 부분

• 3도 화상
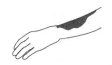
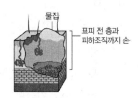
물집
표피 전 층과 피하조직까지 손

② 범위

    ㉠ 변연절제술(Debridement) 후에 화상범위를 평가하는 것이 가장 정확하다.

    ㉡ 1도 화상을 제외한 화상범위는 총체표면적(TBSA)에 화상면적 비율로 계산한다.

③ 병태생리

    ㉠ 화상을 입어 벗겨진 피부는 정상피부의 4배가량 증발이 발생한다.

    ㉡ 손상된 세포 내에서 칼륨이 빠져나와 고칼륨혈증 발생하고 이에 스트레스 반
응으로 저나트륨혈증과 대사산증이 초래된다.

    ㉢ 혈관 내 체액 손실은 저혈압과 저혈량증이 되고 조직이 혈장으로 이동하면서
혈액농축으로 인한 헤마토크리트가 증가한다.

    ㉣ 혈액점성은 혈액 순환을 방해해 조직의 저산소증을 초래하고 노폐물증가로
인해 신부전 위험도 증가한다.

## (3) 화상 대상자 관리

① 응급기

    ㉠ 화상으로 나타나는 문제를 즉시 해결하는 기간이다.

    ㉡ 화상의 전신반응과 손상 및 화상 상처관리를 중점으로 대상자를 관리한다.

    ㉢ 화상으로 인한 증상의 진단과 치료 뿐만 아니라 화상으로 인한 합병증을 치
료 및 간호한다.

② 급성기

    ㉠ 응급기 말기부터 혈류역동상태가 안정되고 화상 상처가 봉합될 때까지의 기
간을 말한다.

    ㉡ 부분층 화상(Partial Thickness Burn)인 경우엔 10 ~ 20일 정도이고 화상
의 면적이 광범위하다. 피부 전층에 상해를 입어 피부 이식이 필요할 경우
수개월이 소요되기도 한다.

    ㉢ 화상 부위의 관리와 피유증진, 조기 발견과 치료 및 합병증 예방을 이 시기
의 간호목표로 한다.

    ㉣ 감염성 질환인 패혈증과 폐렴, 콩팥 질환과 심장 기능상일(심부전)등이 나타
날 수 있다.

③ 재활기

    ㉠ 입원 당시부터 고려되지만, 실제 재활기는 화상 부위가 총체표면적의 20%
이하로 감소하고 자가간호를 수행 할 수 있는 시기를 말한다.

    ㉡ 화상으로 손상된 외모와 기능이 회복되어 의미 있는 사회생활로의 복귀를 간
호목표로 한다.

    ㉢ 신체적·정서적인 최적의 적응을 위해 최소 2 ~ 5년이라는 기간이 소요됨으
로 퇴원 후 재활을 고려하여 간호를 진행한다.

▍화상 범위별 비율

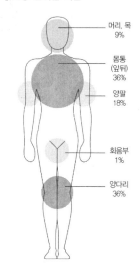

머리, 목
9%

몸통
(앞뒤)
36%

양팔
18%

회음부
1%

양다리
36%

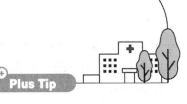

Plus Tip

**1** <sup>★★</sup> 어지럼증을 호소하는 대상자의 전정기관 기능을 사정하고자 할 때 적절한 검사는?

① Rinne Test

② Weber Test

③ Caloric Test

④ Whisper Test

⑤ Transillumination Test

**2** <sup>★★★</sup> 눈을 사정할 때 수행하는 검사와 설명으로 옳은 것은

① 안저 검사는 밝은 공간에서 눈 속을 관찰하는 것이다.

② 주변시야 검사는 환자 스스로 검사가 가능한 사시 검사이다.

③ 대광반사는 동공의 이완상태를 관찰하는 4번 뇌신경 평가 검사이다.

④ 시야 검사는 한점을 응시하고 있을 때 눈이 바라볼 수 있는 범위를 측정하는 것이다.

⑤ 안압 검사는 안압계를 사용하여 눈 내부 압력을 검사하는 것으로 백내장 필수 검사이다.

**3** <sup>★</sup> 성인 환자의 귀 검사 시 귀를 잡는 방향으로 옳은 것은?

① 후방

② 전상방

③ 전하방

④ 후상방

⑤ 후하방

**1**

③ Caloric Test(온도 안진 검사) : 전정기능 검사로 외이도에 찬물이나 체온보다 따뜻한 물을 주입하면 내림프에 생긴 유동으로 촉발되는 온도 안진 정도에 따라 전정의 기능을 확인하는 검사이다.

① Rinne Test(린네 검사) : 청력 검사를 말한다.

② Weber Test(웨버 검사) : 청력 검사를 말한다.

④ Whisper Test(위스퍼 검사) : 청력 검사를 말한다.

⑤ Transillumination Test(투과 조영법) : 불을 끄고 병변에 빛을 쏘아 투과되는지 확인하는 검사를 말한다.

**2**

① 안저 검사는 어두운 곳에서 검안경으로 눈 속을 관찰하는 것이다.

② 주변시야 검사는 눈이 한 점을 주시할 때 그 눈이 볼 수 있는 범위를 측정하는 검사로, 녹내장 검사이다.

③ 대광반사는 동공의 수축상태를 관찰하는 3번 뇌신경 평가 검사이다.

⑤ 안압 검사는 안압계를 사용하여 눈 내부 압력을 검사하는 것으로 녹내장 필수 검사이다.

**3**

④ 성인은 외이도가 전하방으로 굽어있기 때문에 후상방으로 귀를 잡고 검사한다.

**답** 1.③ 2.④ 3.④

**4** 얇고 투명한 점막으로 안검의 점액선부터 공막 전면까지 덮고 있으며 혈관과 함께 무혈관성 각막에 영양분과 항체 백혈구를 공급하는 부위는? ***

① 각막                    ② 결막
③ 홍채                    ④ 맥락막
⑤ 수정체

**5** 안질환 환자의 간호중재로 옳은 것은? *

① 분비물은 외안각에서 내안각 방향으로 닦아낸다.
② 안압이 15mmHg 이상이면 안압 상승을 의미한다.
③ 한쪽 눈에만 질환이 있어도 약은 양쪽으로 투약한다.
④ 감염의 우려로 눈은 손으로 마사지하지 않도록 한다.
⑤ 안약을 점안할 때는 결막을 노출하고 시선을 위로 향한다.

**6** 눈의 질환으로 수술을 하는 환자에게 필로카핀을 사용하는 이유는? **

① 축동 작용                ② 수렴 작용
③ 통증 완화                ④ 산동 작용
⑤ 혈관 수축

**7** 눈에 화학물질이 들어가 응급실을 내원한 환자의 응급처치로 옳은 것은? **

① 연고 도포                ② 산동제 투여
③ 중화제 투여              ④ 축동제 투여
⑤ 20분 이상 안 세척

**8** 환자의 안구점적 시 간호중재로 옳은 것은? **

① 머리를 앞으로 숙인다.
② 눈은 아래를 보게 한다.
③ 점적 후 외안각을 눌러준다.
④ 약물은 대상자 별로 준비한다.
⑤ 점적 약물은 신장으로 흘러나가도록 해야 한다.

**Plus Tip**

**4**
① 각막 : 무혈관 조직으로 안구를 보호하고 있으며 들어오는 광선은 굴절된다.
③ 홍채 : 동공의 크기를 조절하며 조리개 역할을 한다.
④ 맥락막 : 망막과 공막 사이에 위치하며 공막을 통해 들어오는 광선을 차단한다.
⑤ 수정체 : 눈의 굴절 기능을 하며 초점을 조절한다.

**5**
① 분비물은 내안각에서 외안각 방향으로 닦아낸다.
② 안압 10 ~ 21mmHg은 정상이다.
③ 안약은 질환이 있는 쪽에만 투약한다.
④ 저녁마다 안구 운동을 위해 눈을 손으로 마사지 하는 것은 좋다.

**6**
① 필로카핀은 부교감 신경흥분제로 홍채를 이완하고 모양체를 수축시켜 동공이 작아지게 만든다.

**7**
⑤ 화학물질로 인한 눈 손상 시 바로 안 세척을 실시하고 pH가 6 ~ 7이 될 때까지 세척하도록 한다.

**8**
①② 머리를 뒤로 하고 눈은 위를 보게 한다.
③⑤ 점적 후에는 내안각을 눌러주며 약물이 신장으로 흘러나가지 않고 안구에 머물 수 있도록 한다.

**답** 4.② 5.⑤ 6.① 7.⑤ 8.④

**9** 보청기 사용으로 효과를 볼 수 있는 난청은?

① 전도성 난청      ② 중추성 난청

③ 소음성 난청      ④ 혼합성 난청

⑤ 감각신경성 난청

**9**

① 전도성 난청은 외이나 중이의 기계적 전달 장애로 보청기 사용에 효과적이다.

②⑤ 신경계 손상에 의한 난청

③ 청신경세포의 점진적 장애

④ 전도와 신경계 모두 장애

**10** 난청으로 보청기를 착용하는 환자에게 보청기 사용법을 설명하고자 할 때 옳은 것은?

① 배터리는 1년에 한 번 교환한다.

② 배터리는 절대 빼지 않도록 한다.

③ 한 달에 한 번씩 귀마개 부위를 세척한다.

④ 고온고습하거나 직사광선을 피해 보관한다.

⑤ 헤어스프레이 사용 시 보청기 착용 후 사용한다.

**10**

④ 고온고습하고 직사광선을 피해 건조한 곳에 보관한다.

① 배터리는 2 ~ 4주마다 교환한다.

② 배터리는 사용하지 않을 시 보관함에 보관하여 수명을 연장할 수 있게 한다.

③ 귀마개 부위는 매일 세척한다.

⑤ 보청기를 착용한 채 헤어스프레이를 사용하지 않는다.

**11** 귀 수술을 하는 환자의 수술 전 간호중재로 옳은 것은?

① 목욕      ② 머리감기

③ 구강 간호      ④ 하제 투여

⑤ 항생제 투여

**11**

⑤ 감염 치료를 위해 항생제를 투여할 수 있도록 한다.

**12** 선천적 백내장의 원인으로 옳은 것은?

① 노화      ② 외상

③ 당뇨      ④ 태아 감염

⑤ 스테로이드

※ 백내장 원인

㉠ 선천적 원인
  • 유전
  • 임신 1기 풍진
㉡ 후천적 원인
  • 노화
  • 당뇨
  • 외상이나 염증
  • 안과수술이나 악성 종양
  • 장기간 스테로이드 사용

**12**

①②③⑤ 후천적 원인

답 9.① 10.④ 11.⑤ 12.④

**13** 간호사는 백내장 수술 환자에게 수술 후 식이로 미음이 나오게 하였다. 그 이유로 옳은 것은? **

① 소화 용이　　　　　② 흡인 예방
③ 변비 예방　　　　　④ 구강 간호 용이
⑤ 안구 긴장 감소

**14** 중이염 환자의 감염이 내이염으로 진행되었다. 환자의 증상으로 옳은 것은? **

① 비루　　　　　　　② 이루
③ 코막힘　　　　　　④ 비출혈
⑤ 평형 이상

**15** 대상포진 환자를 간호할 때 간호사가 알아야 할 사항은? **

① 대칭적으로 병변이 발생한다.
② 항히스타민제의 복용을 금한다.
③ 진통제나 해열제의 복용은 금지한다.
④ 통증이 나타나지 않는 것이 특징이다.
⑤ Varicella Zoster Virus에 의한 질환이다.

**16** 피부 이식을 받은 환자에 대한 설명으로 옳은 것은? ***

① 이식 부위 협착 예방을 위해 자주 움직여 준다.
② 자가이식의 경우 피부 채취 부위 소독은 금한다.
③ 이식 후 감염 예방을 위해 드레싱 부위를 관찰한다.
④ 동종이식의 경우 사체 사망 48시간 이내에 이식한다.
⑤ 피부 이식편 시 부분층 피부 이식은 하지 않고 전층 피부 이식만 가능하다.

**Plus Tip**

**13**

⑤ 수술 저작으로 인한 안구 긴장을 줄이기 위해 24시간 동안 미음과 같은 부드러운 음식을 섭취할 수 있게 한다.

**14**

내이염
㉠ 내이의 와우와 전정의 감염이다.
㉡ 평형 장애, 난청, 이명, 어지럼증, 구토 등의 증상이 발현한다.

**15**

⑤ Varicella Zoster Virus(수두 대상 포진 바이러스)에 의한 질환이다.
① 병변은 비대칭적으로 발생한다.
②③ 항히스타민제, 진통제, 해열제를 복용한다.
④ 권태감, 소양감, 열감과 함께 통증이 나타난다.

**16**

① 이식 부위는 가능한 움직이지 않는다.
② 자가이식의 경우 피부 채취 부위에 소독을 해야 한다.
④ 동종이식을 하는 경우 사체 사망 24시간 이내에 이식한다.
⑤ 피부 이식편 시 피부 두께에 따른 부분층 피부 이식이나 전층 피부 이식을 할 수 있다.

**답** 13.⑤　14.⑤　15.⑤　16.③

**17** <sup>**</sup> 아토피성 피부염 환자에 대한 설명으로 옳은 것은?

① 성인기에 호발 한다.
② 제2형 과민반응이다.
③ 면역결핍에 의한 것이다.
④ 한 번 치료 시 재발하지 않는다.
⑤ 병소는 사지에서 광범위하게 나타난다.

**17**
①④ 유아기, 소아기에 호발 하는 만성 재발성 피부 질환으로 알레르기성 비염이나 천식을 동반할 수 있다.
②③ 제1형 과민반응이다.

**18** <sup>***</sup> 3도 화상 환자 상처에 대한 설명으로 옳은 것은?

① 심한 통증
② 지방조직 노출
③ 피부 수포 형성
④ 2 ~ 3주 이내 회복
⑤ 표피와 진피의 부분적 손상

※ 화상 분류
㉠ 1도 화상
• 표면의 부분적 화상
• 조직이나 신경의 손상 없음
• 통증, 발적
㉡ 2도 화상
• 표피와 진피의 상단부분 화상
• 2 ~ 3주 이내 회복
• 통증, 발적, 부종, 수포형성
㉢ 3도 화상
• 표피, 진피, 신경, 지방조직, 건, 근육, 뼈 모두 손상
• 피부 전층 화상
• 하얗거나 발적 또는 검은색 피부
• 지방조직 노출, 반흔 형성
• 상피형성 불가능
• 피부 이식 필요
• 건조, 부종, 조직괴사
㉣ 4도 화상
• 근육, 뼈 등 까지 심부조직 손상
• 심각한 장애 초래
• 절단술, 피부 이식술 필요

**18**
① 3도 화상은 신경말단 손상으로 통증이 없다.
③ 수포가 형성된 것은 2도 화상이다.
④ 2 ~ 3주 이내 회복 가능한 것은 2도 화상이다.
⑤ 표피와 진피까지의 손상은 2도 화상이다.

**답** 17.⑤ 18.②

**19** ***

화상 환자 간호중재에 대한 설명으로 옳은 것은?

① 손상 부위를 얼음에 대어준다.
② 물집은 터뜨려 소독을 해준다.
③ 넓은 화상 부위는 찬물에 담근다.
④ 화상 부위는 생리식염수로만 세척한다.
⑤ 열 손실을 막기 위해 거즈 위 건조한 담요를 덮어준다.

**20** ***

화상 후 첫 48시간 이내의 수분과 전해질 변화로 옳은 것은?

① 소변 배설량이 증가한다.
② 혈액 내 칼륨이 감소한다.
③ 혈액 내 나트륨이 증가한다.
④ 외상으로 인한 신혈류량이 증가한다.
⑤ 모세혈관 투과성 증가로 저단백혈증이 나타난다.

**Plus Tip**

**19**
⑤ 생리식염수 적신 거즈를 댄 상처에 열 손실을 막기 위해 건조한 담요를 덮어 준다.
① 손상 부위를 얼음에 대면 동상을 일으킬 수 있어 시행하지 않는다.
② 외부자극의 노출을 막기 위해 물집을 터뜨리지 않는다.
③ 넓은 화상 부위를 찬물에 담그면 과도한 열 손실을 야기하므로 권장하지 않는다.
④ 화상 부위는 생리식염수로나 수돗물로 세척 가능하다.

**20**
⑤ 모세혈관 투과성 증가로 단백질이 조직으로 이동하여 저단백혈증이 나타난다.
① 신혈류량 감소로 핍뇨가 나타난다.
② 세포 손상으로 칼륨이 유리되고 콩팥 기능 감소로 배출이 감소되어 혈중 칼륨이 증가한다.
③ 나트륨이 콩팥에서 재흡수 되지만 삼출액으로 소실되어 저나트륨혈증이 나타난다.
④ 외상으로 인해 스트레스가 발생하여 신혈류량이 감소한다.

답 19.⑤  20.⑤

# 암

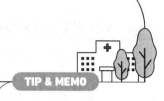

---

학
습
목
표

- 암의 병태생리, 위험요인에 대해 설명할 수 있다.
- 암의 증상과 진단검사에 대해 설명할 수 있다.
- 암의 예방, 간호에 대해 설명할 수 있다.
- 암 생존자 관리와 응급상황간호에 대해 설명할 수 있다.

---

## 1 병태생리

### (1) 세포 증식과 암세포

① 인체 내 세포는 성장과 분열·소멸을 통해 세포 수의 균형을 유지 및 조절한다. 어떤 이유로 정상세포가 손상을 받게 되면 대부분 회복되어 본래의 역할을 하지만 회복하지 못하면 소멸한다.

② 세포의 크기가 커지는 것을 비대, 숫자가 증가되어 조직이 커지는 것을 과형성이라 한다.

■ 비대

Hypertrophy

■ 과형성

Hyperplasia

### (2) 세포의 특성

① 정상세포

　㉠ 정상세포의 세포 분열은 정상조직생성 및 손상조직 대체 시 진행된다. 한 세포가 다른 세포 표면에 직접 접촉 시엔 세포 분열이 되지 않는다.

　㉡ 정상세포의 수명은 정해져 있고 각 기관이 기능을 한다. 필요한 적정세포 유지를 위해 세포의 수명은 프로그램화 되어 있다.

　㉢ 최소 한 가지 특정 기능을 가져 인체의 균형을 유지하며 각각의 세포는 모양과 크기가 다르다.

　㉣ 세포핵이 차지하는 공간은 적으며 세포 표면에 분비된 단백질이 세포를 단단히 밀착시키고 견고하게 묶어주어 다른 조직으로 이동되지 않는다.

② 양성 종양 세포의 특성

　㉠ 정상세포가 잘못된 부위, 시간, 속도로 성장하면 양성 종양 세포로 변형된다.

　㉡ 대표적으로 유두종과 사마귀 등이 있다.

　㉢ 정상세포의 동일한 형태와 낮은 핵 – 세포질 비율을 갖고 있다.

　㉣ 분화기능, 조직 간에 이동 불가, 정배수체도 정상세포와 동일하다.

　㉤ 세포 성장률은 정상이나 정상세포의 성장 형태로 과형성한다. 섬유결합소를 분비해 양성 종양 세포끼리 단단히 밀착해서 주위가 섬유성 결체조직막으로 둘러싸이는 것이 특징이다.

③ 암(악성 종양)세포의 특성

　㉠ 비정상적인 세포로 신체조직에 해로운 영향을 끼친다.

　㉡ 유사 분열이 완성되어도 휴지기 없는 세포 분열이 지속되며 세포자연사 신호에 무반응 한다.

　㉢ 세포막에 종양특수항원이라는 특수단백을 함유해 미분화 형태로 세포가 존재한다. 정상세포에 비해 큰 핵을 가지고 있어 핵의 비율이 높다.

　㉣ 정상세포의 모양과 분화기능을 상실한 상태로 섬유결합소가 적게 생성되어 세포 간 연결이 느슨해지고 효소 등의 영향으로 근거리 및 원거리의 혈관이나 다른 조직에 침습과 전이가 쉽다.

　㉤ 종양의 가장자리에서 분비된 단백분해효소인 히알루론산분해효소로 인해 주변 정상조직의 가장자리를 분해시키고 퍼져나간다.

▌유두종
Papilloma

▌사마귀
Wart

▌섬유결합소
Fibronectin

## (3) 발암 현상

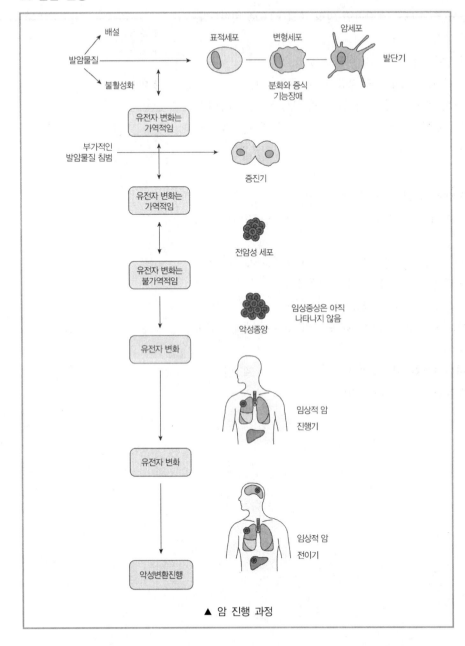

유전자 변화는
기억적임

부가적인
발암물질 침범

증진기

유전자 변화는
기억적임

전암성 세포

유전자 변화는
불가역적임

악성종양

임상증상은 아직
나타나지 않음

유전자 변화

임상적 암
진행기

유전자 변화

임상적 암
전이기

악성변환진행

배설

발암물질

불활성화

표적세포    변형세포    암세포

발단기

분화와 증식
기능장애

▲ 암 진행 과정

① 발단기

    ㉠ 정의 : 화학물질이나 생물학적·물리적인자와 같은 발암물질이 세포 내 핵으로 들어오면서 디옥시리보핵산의 분자구조를 변형시켜 정상세포를 암세포로 변이를 시키는 단계이다.

    ㉡ 개시자(Initiator) : 세포유전자의 돌연변이를 일으키는 순수 발암물질이다.

② 증진기

    ㉠ 정의 : 발암물질로 인해 정상세포가 암세포의 특성을 갖게 되는 단계로 성장이 빨라짐에 따라 종양을 형성하게 된다.

    ㉡ 촉진자(Promoter) : 발단이 된 세포의 성장이 촉진시키는 물질이다. 약물, 화학물질, 호르몬 등이 있다.

③ 진행기

    ㉠ 정의 : 암이 1cm(세포 10억 개)로 자라, 건강문제를 유발하는 단계이다.

    ㉡ 특징 : 확산만으로 중앙부위까지 혈액 공급이 되지 않아 자체 혈액 공급체계를 갖추고 조양혈관 신생요소를 만들어 혈액을 공급한다.

    ㉢ 원발성 종양(Primary Tumor) : 정상세포에서 변형되어 만들어진 종양이다. 원발성 종양이 확산되어 다른 부위로 전이될 수 있다.

**▌디옥시리보핵산**
Deoxyribonucleic Acid(DNA)

**▌조양혈관 신생요소**
TAF, Tumor Angiogenesis Factor

## 2 위험 요인

### (1) 개체 내 요인

① 연령

    ㉠ 암 발생률은 39세 이전까지는 1 ~ 2%이지만 40 ~60세 사이에서는 8 ~ 9%이다. 나이가 많아질수록 발생 위험이 증가한다.

    ㉡ 원인

      • 수많은 발암물질에 반복적인 노출로 인해 암 발생 기회가 증가한다.

      • 노화된 세포가 암 발생을 유발하는 유전적인 비정상 상태를 감당하지 못하거나 손상된 세포가 회복하지 못하기 때문이다.

      • 노화로 인한 면역체가 정상적·효율적 기능을 하지 못해 비정상세포의 성장을 막지 못해서이다.

② 유전적 소인

ㄱ 암은 유전에 의해 발생할 수 있다. 유방암, 대장·직장암, 리프라우메니증후군, 내분비종양증후군, 망막아세포종 등이 대표적인 암이다.

ㄴ 가족력은 유전과 구분되는 개념으로 동일한 생활환경 공유로 동일 암 유발 인자에 노출된다. 가족 내 암 환자가 있다면 다른 가족도 암 발생 위험도가 높아진다.

③ 면역 기능

ㄱ 일종의 감시체계인 면역체계는 종양관련 항원에 반응 기능을 갖아서 암으로 변이될 세포의 증식을 조절한다.

ㄴ 악성세포의 항원에 대한 면역계의 반응은 면역학적 감시이다. 지속적으로 림프구를 통해 세포 표면항원을 점검하여 악성세포를 발견·파괴한다.

ㄷ 면역체계가 만성 질환, 영양 부족, 스트레스, 노화 등으로 약화·결함이 발생되면 암 발생률이 높아진다.

(2) **환경적 유발 요인**

① **화학적 발암물질**: 무기·유기 공업화합물, 약제 및 기타 화학물질 등은 암 유발 물질로 작용하며 대부분의 암과 연관이 있다.

② **방사선**

ㄱ **전리방사선**: 마이크로파, 적외선, 자외선 등이 속한다.

ㄴ **비전리방사선**: $\alpha$, $\beta$, $\Upsilon$ – 선이 속한다.

ㄷ 방사선 에너지가 커질수록 DNA손상을 일으켜 돌연변이를 생성하고, 유전자 결함이나 암 발생률이 증가한다.

③ **감염**: 세균 및 바이러스와 기생충 감염 등을 통해 DNA가 손상되고 면역체계를 교란시켜 암 발생을 촉진시킨다.

④ **영양과 신체활동**

ㄱ 암 대상자의 30%는 영양 및 신체활동과 관련이 있다.

ㄴ 암 예방을 위해선 맵고 짜거나 뜨거운 음식과 곰팡이가 피거나 부패한 음식을 줄이고 충분한 채소와 과일 섭취 및 균형 잡힌 식사를 권고한다.

ㄷ 비만은 이자(췌장), 유방, 자궁, 간, 전립선, 콩팥 등 여러 기관에 발생되는 악성 종양과 관련이 있으므로 주의한다.

⑤ **성생활**

ㄱ 어린 나이부터의 성생활, 다수의 성 대상자 및 고위험 대상자가 있다면 인유두종 바이러스에 감염되어 자궁경부암 발생 확률이 높다.

ㄴ 항문성교와 같은 위험 성행위는 간염바이러스를 유발하기도 한다.

ㄷ 콘돔 사용과 HPV예방백신 접종과 건강한 성 생활을 통해 암 발생 위험을 낮춘다.

⑥ **심리사회적 요인**: 생활의 변화, 성격, 사랑하는 사람의 죽음 등 심리사회적 요인이 암 발생과 관련이 있다고는 하나 정확한 상관관계는 밝혀지지 않았다.

■ 리프라우메니증후군

LiFraumeni syndrome

■ 인유두종 바이러스

HPV, Human Papilloma Virus

## 3 증상

### (1) 국소 증상

① 인접조직의 압박, 인접조직 괴사, 폐색 총 3가지가 있다.

② 압박은 부위에 따라 초기 또는 암 진행 후에 나타날 수 있다. 성장된 암 세포으로 주변 인접조직의 괴사가 초래된다.

③ 암 덩어리가 식도, 장관 등에 발생되면 기계적 폐쇄를 유발한다.

### (2) 전신 증상

① 빈혈, 감염, 악액질(Cachexia), 통증, 사회심리적 변화 등이 있다.

② 빈혈은 암 자체 증상 또는 치료 중 발생되거나 출혈, 감염 등의 이유로도 발생될 수 있다.

③ 면역체계의 불균형은 감염을 초래한다.

④ 암 말기엔 부적절한 영양섭취와 암세포의 대사요구 증가로 악액질이 나타난다. 통증과 함께 불안, 우울 등으로 사회심리적 변화가 생긴다.

## 4 분류와 병기

### (1) 종양의 분류

① 양성 종양의 표기는 접두어로 발생부위를 사용하고 'oma'를 결합하여 사용한다.

② 발생 위치에 따라 크게 상피표면의 유두종 점막의 용종로 분류한다.

③ 발생 조직에 따라서 암종, 육종, 신경세포 종양, 근육종양으로 분류한다.

④ 육종은 뼈, 혈관, 연골, 지방 및 신경조직 등의 결체조직에서 발생되며 주로 혈액을 통해 전이된다.

⑤ 편평상피암은 상피조직 표면에서 발생한다.

⑥ 선암은 실질조직이나 선조직에서 발생한다.

⑦ 편평상피암과 선암은 림프조직을 통해 전이되어 후에 혈액과 혈관을 통해 퍼진다.

**TIP & MEMO**

**│ 진단검사**

• 혈액 검사, 조직 검사, 방사선 검사, 내시경검사, 세포검사, 방사성 동위원소검사, 초음파 검사

• 양전자방출단층촬영(PET), 자기공명영상(MRI)

**│ 종양표지자 검사 종류**

| 구분 | 내용 |
|---|---|
| CA 125 | 난소암 사정 |
| CA 15-3 | 유방암의 재발과 전이 사정 |
| CA19-9 | 췌장암, 위암, 대장암 사정 |
| PSA | 전립선암 사정 |
| AFP | 간암 사정 |
| CEA | 소화기계의 악성 종양 사정 |

**│ 종양 등급**

• 0등급 : 정상세포

• 1 ~ 2등급 : 세포가 잘 분화되어 있고, 정상세포에서 최소한의 범위로 이탈한 상태를 말한다.

• 3 ~ 4등급 : 분화가 좋지 않고, 정상세포와 비교했을 때 매우 비정상적인 상태를 말한다.

**│ 유두종**

papilloma

**│ 용종**

polyp

**│ 암종**

carcinoma

**│ 육종**

sarcoma

**│ 편평상피암**

squamous cell carcinoma

**│ 선암**

adenocarcinoma

## (2) 암의 진행 단계(병기)

① 암의 진행은 현미경을 통해 종양조직 검사로 진행되고 정도를 등급으로 분류한다.

② 1기는 가장 낮은 등급으로 종양 크기가 작고 좀 더 분화된 최소한의 암이다.

③ 4기는 가장 높은 등급으로 전이 정도가 가장 심한 암이다.

④ 암 확진의 첫 단계로 병기를 정해 예후를 평가하고 적절한 치료 방법을 선택한다.

⑤ 미국 암협회의 TNM 분류 체계를 사용한다.

| 구분 | 내용 |
|---|---|
| T<br>(원발성 종양) | • Tx : 종양이 발견되지 않은 상태<br>• T0 : 종양의 증거가 없는 상태<br>• Tis : 상피내암<br>• T1 : 종양이 점막하층까지 침범한 상태<br>• T2 : 종양이 근육층 또는 장막하층까지 침범한 상태<br>• T3 : 종양이 장막층까지 침범했으나 주위 장기의 침범이 없는 경우<br>• T4 : 종양이 타 장기나 주변 장기까지 침범한 경우 |
| N<br>(국소림프절) | • Nx : 국소림프절이 발견되지 않은 상태<br>• N0 : 주변 림프절 전이가 없는 상태<br>• N1 : 1 ~ 2개까지 림프절 전이가 있는 상태<br>• N2 : 3 ~ 6개까지 림프절 전이가 있는 상태<br>• N3 : 7개 이상의 림프절 전이가 있는 상태 |
| M<br>(원격전이) | • Mx : 원격 전이를 사정할 수 없는 상태<br>• M0 : 원격 전이가가 없는 상태<br>• M1 : 원격 전이가 있는 상태 |

**TIP & MEMO**

**▌TNM 분류 체계**

• T(Tumor) : 원발성 종양의 크기 및 침윤 정도를 나타낸다.

• N(Lymph Node) : 국소림프절의 침범 정도를 나타낸다.

• M(Metastasis) : 다른 장기로의 원격전이 유무를 나타낸다.

## 5 예방

### (1) 1차 예방

① 건강한 시기에 암에 대한 이해를 통해 암 발생 위험 요인 예방행위 및 건강생활을 하는 것을 말한다.

② 흡연, 만성감염, 식이 등을 관리하여 암 발생 위험도를 낮추며 종양 발생 과정을 멈출 수 있는 합성화학물질, 식물성분, 자연영양물 등을 투여하는 화학적 암 예방 방법을 사용하는 것도 1차 예방에 속한다.

### (2) 2차 예방

① 암 발생 고위험 집단을 대상으로 조기 암 발견에 대한 중요성의 인식과 적극적인 암 진단 참여해서 암 조기 발견과 치료하는 것이다.

② 가장 효과적인 암 예방 방법으로 전이되지 않은 국소암을 조기진단으로 발견하면 완치율이 높다.

③ 고위험 대상자는 정기점진을 통해 암을 예방하도록 한다.

### (3) 3차 예방

① 이미 암 진단을 받은 대상자를 대상으로 하는 것이다.

② 치료가 가능한 대상자일 경우 효과적이고 지속적인 치료 및 자가 관리 방법을 교육한다.

③ 치료 불가능한 대상자인 말기 암 환자에게는 통증 관리와 삶의 질 향상에 대한 교육을 진행한다.

## 6 치료 및 간호

### (1) 수술 요법

① 수술은 다양한 목적으로 시행된다. 완치, 진단, 예방, 완화, 성형을 위한 수술이 있다.

② 간호사는 수술 전 암 대상자의 신체 및 정서 상태를 사정하여 수술을 견디고 회복할 수 있는지 평가한다.

③ 수술 후엔 감염, 출혈, 상처파열 등과 같은 합병증 발생을 관찰하고 안위를 제공한다.

④ 활동, 영양, 투약 등에 대한 교육도 함께 진행한다.

### (2) 항암화학 요법

① 암 치료를 위해 세포독성 약물을 체계적으로 투여하는 것으로, 약물을 통한 암 세포의 증식을 막아 완치, 전이예방, 고통 완화에 목적이 있다.

② 약물은 크게 특정 주기의 세포에만 작용하는 세포주기 특이성 약물과 세포주기 내 모든 세포에 작용하는 세포주기 비특이성 약물이 있다.

③ 암 세포의 분열속도가 빠를수록, 종양 세포가 어릴수록, 암 세포 수가 적을수록(작을수록), 전체 암 세포의 증식비율이 높을수록, 항암화학 요법의 반응효과가 좋다.

④ 약물은 투약계획표에 따라 규칙적으로 투여하고 구강, 동·정맥, 사지관류 등 다양한 경로로 투약한다.

⑤ 성인의 경우 체표면적에 근거해 용량을 정하고 만성 폐쇄성 질환이나 심장 기능 상실(심부전) 등의 질환이 있을 경우 투여 용량을 조절한다.

⑥ 정상세포에도 약물이 영향을 미치므로 지속적 관찰을 통해 부작용을 관리한다.

▌세포주기 특이성 약물

CCS, Cell Cycle Specific Drug

▌세포주기 비특이성 약물

CCNS, Cell Cycle Non Specific Drug

### (3) 방사선 요법

① 이온화된 방사선을 암세포 내외부로 투여하는 국소적인 치료법이다.

② 단독 치료 또는 수술 요법이나 항암화학 요법과 병용된다.

③ 암의 치유·전이 통제, 특정 원발암과 연관된 미세질환 예방 및 증상 완화로 삶의 질 개선에 목적이 있다.

④ 방사선은 $\alpha$, $\beta$, $\Upsilon$ − 선이 있다.

    ㉠ $\alpha$ : 침투 능력이 약해 거의 사용하지 않는다.

    ㉡ $\beta$ : 내적 방사선 치료에 사용된다.

    ㉢ $\Upsilon$ : 체내 깊은 부분에 사용된다.

⑤ 방사선 사용 시엔 정상조직에 불필요한 노출이 되지 않도록 한다.

⑥ 한꺼번에 많은 양보다는 분할 투여로 적은 양을 여러 번 투여하여 정상조직의 손상을 최소화하며 암세포를 파괴한다.

⑦ 피로, 식욕부진, 골수 기능 저하, 피부 반응 등의 부작용이 발생될 수 있다.

### (4) 광역학 요법

① 폐암과 식도암에 보편적으로 사용되는 요법이다.

② 종양조직에 광감각제가 잘 축적되는 성질을 이용해 광감각제를 투여 후 레이저를 조사한다. 산소 유리기를 형성시켜 세포의 DNA, 세포막, 세포질을 변화시켜 세포를 손상 또는 사멸시킨다.

③ 광선이나 햇빛으로 인해 피부 손상이 되지 않도록 대상자 및 가족에게 주의시키고 광민감성 교육을 한다.

### (5) 생물 요법

① 종양과 대상자 간의 면역학적 관계를 변화시키는 것이 목적이다.

② 생물학적 반응에 영향을 줘 치료하거나 생물학적 자원에서 나온 물질로 치료하는 방법이다.

③ 사이토카인이 많이 사용되는데 면역체계의 효과를 증진시켜 암세포를 인식하고 파괴하도록 자극하는 생물 요법이다.

④ 항암화학 요법제와 작용과 독성 양상은 다르지만 부작용은 동일하다.

### (6) 호르몬요법

호르몬을 통해 종양의 성장과 분열을 조절한다.

**(7) 조혈모세포이식**

① 골수를 고용량 항암화학 요법 및 전신 방사선조사로 파괴 후 본인 또는 조직형이 맞는 타인에게서 조혈모세포를 채취 후 생착을 하는 것이다.

② 주로 백혈병이나 심각한 면역결핍증 등을 치료하기 위한 치료 방법으로 쓰이며 혈액 질환의 장기 생존에 기여한다.

**(8) 응급상황**

① 말기 암 환자 또는 치료중인 암 대상자에게 합병증은 응급상태에 빠질 수 있으므로 조기 발견하여 관리하는 것이 매우 중요하다.

② 대사장애로 인한 문제와 폐쇄로 인한 문제로 구분된다.

③ 대사장애에는 고칼슘혈증, 패혈증, 과민반응 등이 있다.

④ 폐쇄로 인한 문제엔 척추압박, 심장눌림증(압전), 두개강 내압 증가 등이 있다.

⑤ 증상에 따라 약물 치료 및 수술치료를 진행한다.

## 7 암 생존자 관리

**(1) 영양**

① 암의 대사과정 및 치료와 정서 상태에 따라 식욕부진, 근육지방조직 소모, 체중 감소 대사성 불균형 등이 나타난다.

② 암 대상자의 80%는 악액질로 사망하므로 악액질의 조기사정 및 중재가 중요하다.

③ 간호사는 신체기능상태, 신체검사 및 임상검진, 음식섭취 등을 평가하여 경구·비경구로 영양을 공급한다.

**(2) 피로**

① 암 또는 항암치료로 인해 유발된 피로는 암 대상자에게 가장 흔하게 나타나는 증상이다.

② 피로를 감소시키기 위해 적절한 휴식과 활동을 하고 질병과 회복 및 진단결과의 의미를 탐색하는 심리적 관리를 한다.

**(3) 통증**

① 신체·심리적 요인의 영향을 받는 통증은 병의 진행이나 치료 과정에서 유발된다.

② 암의 전이 및 진행으로 인한 통증의 강도는 심해진다.

③ 간호사는 효과적인 통증 관리를 위해 지속적으로 대상자의 통증 재평가를 하고 약물을 사용하여 관리한다.

# 암

**1** 악성 종양의 특징으로 옳은 것은?

① 피막이 있다.

② 증식 속도가 느리다.

③ 병변의 경계가 분명하다.

④ 핵이 세포 크기에 비해 크다.

⑤ 근치적 절제술을 시행하지 않는다.

**※ 악성 종양**

㉠ 대부분 미분화된 세포이다.

㉡ 빠른 세포 분열로 성장 속도가 빠르다.

㉢ 충분하지 못한 세포질 성장으로 핵이 비교적 크다.

㉣ 피막은 거의 존재하지 않으며 주위 조직으로의 침윤이나 전이가 쉽게 일어난다.

㉤ 정확한 암 부위의 절제 어려움으로 근치적 절제술을 시행한다.

**1**

① 피막이 거의 존재하지 않는다.

② 증식 속도가 빠르다.

③ 병변의 경계가 불분명하다.

⑤ 근치적 절제술을 시행한다.

**2** 암 진단 시 TNM분류에서 N이 의미하는 것으로 옳은 것은?

① 암의 분류

② 종양의 크기

③ 암의 전이 여부

④ 림프절 전이 정도

⑤ 종양의 침투 정도

**※ TNM 분류**

㉠ T(Tumor) : 종양의 크기와 침윤 정도

㉡ N(Lymph Node) : 국소 림프절 전이 정도

㉢ M(Metastasis) : 암의 전이 여부

**2**

④ Lymph Node를 의미하는 것으로 주위 림프절 전이 정도를 나타낸다.

**답** 1.④  2.④

**3** 양성 종양의 특징으로 옳지 않은 것은?

① 성장 속도가 빠르다.

② 역행위축 세포는 없다.

③ 숙주에 해가 거의 없다.

④ 성장 범위가 한정되어 있다.

⑤ 섬유소 막 속에 피막이 국한 되어 있다.

※ 양성 종양

㉠ 성장 속도가 느리다.

㉡ 종양이 확대, 팽창하며 그 범위가 한정되어 있다.

㉢ 피막은 섬유소 막 속에 국한한다.

㉣ 세포는 대부분 잘 분화되고 역행위축 세포는 없다.

㉤ 전이나 재발이 거의 없다.

㉥ 숙주에 해가 거의 없고 예후가 좋다.

**4** 암 환자의 진단 시 T1N0M0 분류를 하였을 때 그 내용으로 옳은 것은?

① 국소 림프절 사정 불가능

② 종양 증거 없음

③ 원위부로 전이 됨

④ 2cm 이하의 종양 크기

⑤ 국소림프절에서 질병 확인

※ TNM Staging

㉠ T(Tumor)

• T0 : 종양의 증거 없음

• T1 : 종양의 최대 직경 2cm 이하

• T2 : 종양의 최대 직경 2 ~ 5cm이하

• T3 : 종양의 최대 직경 5cm 초과

㉡ N(Lymph Node)

• N0 : 림프절 침범 없음

• N1, N2 : 국소림프절 질병 확인, 전이 의심 없음

• N2, N2, N3 : 국소림프절 질병 확인, 전이 의심

• Nx : 국소림프절 사정 불가능

㉢ M(Metastasis)

• M : 전이 사정 불가능

• M0 : 원위부 전이 없음

• M1 : 원위부 전이 됨

**3**

① 성장이 천천히 일어난다.

**4**

④ T1은 종양의 최대 직경이 2cm 이하, N0는 림프절 침범 없음, M0는 원위부 전이 없음을 뜻한다.

**답** 3.① 4.④

**5** 종양 등급에 따른 분류의 설명으로 옳지 <u>않은</u> 것은?

① 0 grade는 정상 세포를 뜻한다.

② 2 grade는 정상 세포와 다른 구조를 보인다.

③ 4 grade는 원래 조직과 완전히 다른 구조이다.

④ 3 grade는 중간 정도의 분화로 광범위한 구조적 변화가 있다.

⑤ 1 grade는 잘 분화되어 원래 조직에서 최소한의 이탈을 보인다.

※ 종양 Grade
㉠ 0 grade : 정상 세포
㉡ 1 grade : 잘 분화되었으며, 원래 조직에서 최소한으로 이탈됨
㉢ 2 grade : 중간 정도 분화, 정상 세포와 다른 구조
㉣ 3 grade : 분화가 잘되지 않았으며, 광범위 구조적 변화
㉤ 4 grade : 매우 퇴화, 원래 세포와 완전히 다른 구조


**6** 암 예방을 위한 간호중재로 옳은 것은?

① 매일 일광욕을 시행한다.

② 체중은 평균 미달을 유지한다.

③ 완경기 여성은 1년에 한 번 유방 촬영을 실시한다.

④ 40세 이상 남자는 3년에 한 번 위내시경을 시행한다.

⑤ 간염 대상자는 6개월에 한 번 복부 초음파를 시행한다.

※ 암 예방과 조기 발견
㉠ 건강한 식습관과 적당한 운동, 스트레스 관리로 건강한 생활양식을 수정한다.
㉡ 정기적 진단검사를 실시한다.


**7** 항암제 투여 시 나타날 수 있는 부작용에 대한 간호대처 방안으로 옳은 것은?

① 즉시 바늘을 제거한다.

② 스테로이드를 투여한다.

③ 다른 항암제를 투여한다.

④ 항응고제나 생리식염수로 해독한다.

⑤ 정맥염이 나타나면 손으로 마사지한다.

**5**
④ 3 grade는 분화가 잘 되어 있지 않고 광범위한 구조적 변화를 보인다.

**6**
① 자외선 노출을 제한한다.
② 평균 체중을 유지한다.
③ 완경기 여성은 6개월에 한 번 유방조영술을 실시한다.
④ 40세 이상 남자는 2년에 한 번 위내시경을 시행한다.

**7**
① 항암제 누출 시 빨리 바늘을 제거해 항암제가 더 이상 피부로 들어가는 것을 막는다.
⑤ 정맥염 발생 시 마사지 하지 않고 냉찜질을 적용해준다.

**답** 5.④ 6.⑤ 7.①

**8** 암을 예방하는 식이 습관으로 옳은 것은?

① 고지방 식이로 섭취한다.
② 알코올의 제한은 필요하지 않다.
③ 적당량의 비타민A, C, E를 섭취한다.
④ 뜨겁거나 찬 음식의 교대 섭취가 중요하다.
⑤ 직접 불에 가열하지 않은 훈제요리를 주로 먹도록 한다.

**9** 암 발생의 경고 증상으로 옳은 것은?

① 찔려서 난 상처
② 식사 전, 후 졸림
③ 운동 시 맥박 증가
④ 정상적 출혈과 분비물
⑤ 지속적 기침이나 쉰 목소리

**10** 약물 투여 시 주의사항으로 옳은 것은?

① 약물이 튀면 마를 때까지 기다린다.
② 장갑, 마스크, 보호 안경을 착용한다.
③ 약물 변성을 막기 위해 라벨링은 하지 않는다.
④ 약물 사용 시 사용한 주사기와 바늘만 폐기한다.
⑤ 약물 보호를 위해 환기를 막고 깨끗한 곳에 보관한다.

**11** 항암제를 투여 받는 환자의 구내염 예방을 위한 간호중재로 옳은 것은?

① 알코올이 첨가된 구강액을 사용한다.
② Nystatin 구강 현탁액 사용을 금한다.
③ 증상이 나타나면 구강 간호를 최소화한다.
④ 통증이 심하면 과산화수소수로 구강을 헹군다.
⑤ 구강 위생 유지를 위해 칫솔모가 단단한 것을 사용한다.

**Plus Tip**

**8**
① 저지방 식이로 섭취한다.
② 알코올을 자주 마시는 것은 좋지 않다.
④ 너무 뜨겁거나 매운 음식, 짠 음식은 피한다.
⑤ 불에 태우거나 훈제요리는 피한다.

**9**
암 발생 경고 증상
㉠ 치료되지 않는 상처
㉡ 배변, 배뇨 습관의 변화
㉢ 비정상적 출혈이나 분비물
㉣ 유방이나 기타 조직의 멍울이나 두꺼워짐
㉤ 소화불량이나 연하곤란
㉥ 점이나 사마귀의 명백한 변화
㉦ 지속적인 기침이나 쉰 목소리

**10**
② 신체방어를 위한 장갑, 마스크, 보호 안경, 방어복을 착용한다.
① 약물이 묻은 부위의 안전한 처리를 한다.
③ 모든 주입 용액에 라벨링 한다.
④ 약물 사용 시 사용한 기구와 약은 모두 처분한다.
⑤ 약물은 통풍과 환기가 잘되는 깨끗한 곳에 보관한다.

**11**
① 알코올이 없는 구강액을 사용한다.
② 곰팡이 감염 조절을 위해 Nystatin(니스타틴) 구강 현탁액을 사용한다.
③ 증상이 나타나면 구강 간호를 자주 시행한다.
⑤ 부드러운 칫솔을 사용한다.

**답** 8.③ 9.⑤ 10.② 11.④

**12** 방사선 치료를 받는 환자에게 시행할 간호교육 내용으로 옳은 것은?

① 피부는 건조하게 유지한다.
② 피부에 표시된 그림은 지운다.
③ 피부 건조 시 로션을 자주 바른다.
④ 치료 부위는 물과 비누로 깨끗이 씻는다.
⑤ 치료 부위를 자주 태양광에 노출시켜 준다.

**13** 암 환자의 화학 요법에 대한 설명으로 옳은 것은?

① 암 수술 후 화학 요법을 적용한다.
② 세포의 DNA와 RNA 합성을 억제한다.
③ 감염 증상이 있더라도 화학 요법은 진행한다.
④ 화학 요법 시 나타나는 부작용은 영구적이다.
⑤ 항암제 사용 시 복합 요법보다 단일 요법이 효과적이다.

**14** 후두염 환자에게 5 – Fu, Cytoxin을 투여할 때 대표적으로 나타나는 부작용은?

① 당뇨 　　　　② 고혈압
③ 오심, 구토 　　④ 혈소판 증가
⑤ 백혈구 증가

**Plus Tip**

**12**
② 피부에 표시된 그림은 지워지지 않도록 주의한다.
③ 처방되지 않은 로션이나 파우더 등을 사용하지 않는다.
④ 치료 부위는 물로만 닦고 비누는 사용하지 않는다.
⑤ 치료 부위에 직접적으로 햇빛에 노출시키거나 찬바람을 쐬지 않도록 한다.

**13**
① 수술이나 방사선과 같은 다른 항암치료 보조로 이용할 수 있고 반드시 수술 후에 사용되는 것은 아니다.
③ 감염 증상을 유심히 관찰하며 진행해야 한다.
④ 화학 요법 시 나타나는 부작용을 조절하며 투여하고 영구적이지는 않다.
⑤ 항암제 사용 시 단일 요법보다 복합 요법이 효과적이다.

**14**
③ 오심, 구토, 탈모, 빈혈, 구내염, 불임, 백혈구 감소증, 혈소판 감소증 등의 항암제 부작용이 나타날 수 있다.

**답** 12.① 13.② 14.③

**15** ** 체외 방사선 치료를 받는 환자에게 해야 하는 교육내용으로 옳은 것은?

① 절대안정을 취한다
② 치료실에 혼자 있는다.
③ 잔여 방사능이 남게 된다.
④ 치료 후 격리가 필요하다.
⑤ 치료 동안 통증이 나타난다.

**16** *** 종양표지자 검사에 대한 설명으로 옳은 것은?

① CEA는 전립선암이 의심될 때 수치가 상승한다.
② CA125의 수치가 상승되면 전이나 재발성 유방암을 의심한다.
③ PSA의 수치 상승은 유방암이나 직장, 결장, 폐암을 의미한다.
④ CA19 – 9는 췌장, 위, 대장, 직장, 담도 질환 시 수치가 상승한다.
⑤ CA15 – 3은 난소암이나 비악성 질환이 의심될 때 수치가 상승한다.

**Plus Tip**

**15**
② 환자 혼자 들어가게 됨을 사전에 설명하고 불편사항 등이 있을 경우 의사소통이 당연히 가능하다는 것을 알려준다.
① 치료 후 1 ~ 2일 정도 안정을 취하나 절대안정을 할 필요는 없이 활동이 가능하다.
③ 잔여 방사능이 남지 않는다.
④ 치료 후 격리는 불필요하다.
⑤ 치료를 받는 동안 아무런 통증이 없다.

**16**
① CEA는 유방암이나 직장, 결장, 폐암이 의심될 때 수치가 상승한다.
② CA125의 수치가 상승되면 난소암이나 비악성 질환을 의심한다.
③ PSA의 수치 상승은 전립선암을 의심한다.
⑤ CA15 – 3은 전이나 재발성 유방암이 의심될 때 수치가 상승한다.

답 15.② 16.④

# PART

# 02

# 모성(여성)간호학

# 여성건강 및 질환

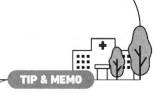

TIP & MEMO

- 여성건강간호의 실태 및 정의, 목적, 방법에 대해 설명할 수 있다.
- 성 건강의 개념, 성교육의 필요성, 목적에 대해 설명할 수 있다.
- 생식기 구조와 기능에 대해 설명할 수 있다.
- 월경문제 간호, 완경 후 간호, 난임 간호를 설명할 수 있다.
- 생식기 종양간호에 대해 설명할 수 있다.

## 1 여성건강의 이해

### (1) 관점 변화

① **전통적 관점** : 여성에 대하여 임신과 출산을 중심으로 한 임부, 산모의 신체적 측면과 건강관리 수준이었다.

② **최근 관점**

　㉠ 광범위한 의학치료를 초점으로 월경, 임신, 완경이 모두가 포함되었다.

　㉡ 의사에게 의존적이고 건강관리에 대한 주요 정보는 대상자에게 전해지지 않는다는 총체적 견해가 받아들여졌다.

　㉢ 질병중심에서 벗어나서 최적의 안녕감을 중시하고 여성의 실질적 경험에 초점을 맞춘다. 자신의 건강문제에 대해 스스로 결정하고 신체를 이해하며 의존적이지 않고 스스로 돌보는 것으로 관점이 변화하고 있다.

### (2) 여성건강간호학의 변화 과정

① 산부인과 간호학에서는 의학적 모델로서 간호학 개념을 구축하였고 여성 생식기에 관련한 질병은 전통적 관점과 유사하였다.

② 모아간호학에서는 산부인과와 소아과를 한 단위로 인식하였고 질병중심에서 인간중심 간호학으로 발전하였다.

③ 모성간호학과 여성건강간호학에 이르러서는 사춘기에서부터 완경기 이후의 여성 건강문제가 대상이 되었다. 학문의 범위가 넓어지고 구체화를 이루면서 아동간호학이 분리되었다.

■ **여성건강간호학 정의**

여성의 전(全) 일생을 통틀어 여성의 건강관리에 대해 구체화하였다. 가임기 여성뿐만 아니라 여성을 둘러싼 가족 전체를 대상으로 하고 가족중심 간호와 여성중심의 간호를 이룬다.

■ **여성건강간호학 목적**

간호사는 여성의 건강유지, 질병예방, 효과적 건강문제 해결에서 나아가 건강유지를 목표로 한다. 최적의 안녕상태를 유지하도록 하며 여성건강간호의 기본개념인 여성, 건강, 환경, 간호 네 가지를 바탕으로 한다.

■ **여성간호에 대한 전제**

- 출산은 산부 혼자의 경험이 아니며 더 많은 사람이 연관되어 있다.
- 모든 개인은 건강한 탄생의 권리와 그것을 보장받을 권리가 있으며 산모와 태아는 모두 질적 건강간호를 받을 권리가 있다.
- 출산은 정상적인 생리학적 과정의 하나이며 관련된 개인들에게 신체와 정서적 보람을 주는 것이다.
- 출산 경험을 통해 발전을 경험할 수 있으며, 가족에 속한 구성원들은 모두 겪게 되며 결속의 계기가 되기도 한다.

### (3) 여성간호학의 범위 및 배경

① 범위 : 여성에게 질병을 일으키는 원인과 그 질병 그리고 남성보다는 여성에게 호발되는 질병, 생식기 건강, 여성에 대한 폭력, 여성에게 위험한 위험 요인 등이 해당된다.

② 배경 : 실존주의, 여성주의 포스트모더니즘이 있다.

### (4) 여성간호학의 접근 방법

① 가족중심 간호 접근방법 : WHO에서 제시한 가족주기(Family Cycle)모형을 중심으로 여성의 건강 증진, 유지뿐만 아니라 여성을 둘러싼 가족의 정신, 사회적 요구 충족까지 더불어 안녕을 도모하여 질적인 간호를 제공하는 것을 말한다. 여성의 일로 여겨졌던 임신, 분만, 육아를 가족전체의 과업으로 바라보는 것이다.

② 여성중심 간호 : 과거 의존적으로 행해졌던 여성간호에서 벗어나 여성 스스로 힘과 자기를 돌볼 의지, 환경과의 상호작용을 통해 스스로 조정·결정하는 힘 있는 존재로서 인식하는 것이다.

③ 근거기반 접근 : 과학적 근거를 바탕으로 간호 계획 및 수행하면서 간호문제를 해결한다. 간호제공에 있어서 수준 차이를 줄이고 간호의 질을 높이는 간호 접근법을 말한다.

### (5) 여성건강 분야 전문간호사

① 간호조산사 : 모성간호사의 확대된 역할을 말하며 간호 면허를 가지고 1년간 조산수습과정과 조산사 국가고시에 합격한 자를 말한다. 조산·임산부·산욕부·신생아의 보건과 양호를 교육하고 지도한다. 정상 분만을 개조하지만 고위험군은 책임 밖이다.

② 주산기 간호전문가 : 법적 제정 전이지만 모성간호사들의 보수교육을 담당하고 자문역할을 하며 특수하고 복합적 상황의 간호계획을 돕는다.

③ 모성전문간호사 : 산전간호를 제공하는 역할이다. 의사와 협의 안에서 이루어지며 산전관리, 임신과정 평가, 가벼운 신체적 문제 관리와 임신, 출산 관련 정보제공 등의 역할을 수행한다.

④ 가족전문간호사 : 임부의 산전관리와 모성간호전문가의 기능 그리고 출산 후 자녀 성장에 따른 가족의 간호 요구에 대한 간호를 제공한다.

⑤ 여성건강전문간호사 : 미국 여성건강전문간호사를 말하며 석사학위과정에서 해당 분야의 전문간호사 과정을 이수하고 자격증을 습득하게 된다. 여자 청소년기와 성인, 노인기의 대상자에게 일차 의료까지 제공할 수 있으며 생식기 관련 건강 문제 여성의 진단치료를 맡는다.

⑥ 국제인증수유상담가(IBCLC) : 모유수유에 특화된 전문기술, 지식을 가진 간호사를 말한다. 임신 전부터 수유 기간을 포함하여 수유지지와 관리를 맡게 된다. 이 밖에도 모유수유 여성의 대변인 역할과 관행, 모자관리, 영아식이정책 등의 개발에 참여한다.

▌여성건강간호사

• 역할 : 간호제공자, 옹호자, 교육자, 상담자, 연구자, 역할모델, 정치사회적 역할로 이루어진다.

• 옹호자 역할 : 간호대상자에게 대안을 제공하고 여러 가지 선택권을 준다. 자신에게 적합한 선택을 하되 강제적이지 않고 스스로 택하게 지지하며 필요에 따른 교육을 통하여 여성의 건강을 유지하고 증진하는 것을 옹호하는 역할을 말한다.

• 자질 : 지적인 기술과 기계적 기술, 의사소통, 협력, 문화 그리고 경제적인 부분까지 포함하며 직관력의 발달도 포함한다.

▌IBCLC

International Board
Certified Lactation Consultants

## 2 여성건강의 실태

### (1) 출생 관련 생정통계

① **조출생률**(Cude birth rate) : 연앙인구[+] 1,000명당 1년간 총 출생수이다.

② **출산율**(Frtility rate) : 가임여성(15 ~ 49세) 1,000명당 1년간 총 출산수이다.

③ **합계출산율**(Total fertility rate) : 가임여성(15 ~ 49세) 한명이 평생 낳을 것으로 예상되는 평균 출생아 수이다.

④ **모아비**(CWR, Cild-woman ration) : 가임여성(15 ~ 49세) 1,000명당 0 ~ 4세의 영유아 수의 비이다.

### (2) 사망 관련 생정통계

① **조사망률**(Crude death rate) : 연앙인구 1,000명당 1년간 총 사망수이다.

② **인구자연 증가율** : 연앙인구 1,000명당 총출생수에서 총 사망 수를 제한 것이다.

③ **태아 사망률**(Fetal death) : 모체로부터 완전한 만출과 적출되기 전의 생명징표가 없는 사망이다. 임신 16주 이상으로 산출된다.

④ **신생아 사망률**(Neonatal mortality rate) : 연간 출생아 1,000명당 생후 28일 이내의 사망 수이다.

⑤ **영아 사망률**(Infant mortality rate) : 연간 출생아 1,000명당 생후 1년 미만의 사망수를 나타낸 것이다.

⑥ **출생전후기(주산기)사망률**(Perinatal mortality rate) : 연간 출생전후기 사망자수를 해당 연도의 총 출생아 수로 나눈 수치를 1,000분비로 표시한다.

⑦ **모성 사망률**(Maternal death) : 임신기간 또는 부위와 관계없이 우연, 우발적인 원인으로 인하지 않고, 임신이나 그 관리에 관련하여 악하된 원인으로 인해 임신 중 또는 분만 후 42일 이내 사망을 말한다.

### (3) 결혼 및 질병 관련 생정통계

① **조혼인률**(Crude marriage rate) : 연앙인구 1,000명당 1년간 혼인한 수이다.

② **이환율** : $\dfrac{환자 수}{전체 인구} \times 1,000$

③ **유병률** : $\dfrac{기간 내 유병자 수}{조사대상인구} \times 1,000$

④ **수진율** : $\dfrac{의료보험을 통해서 수진한 사람 수}{의료보험의 가입 건 수}$

**TIP & MEMO**

➕ **연앙인구**(Myear populuration)

그해의 중앙일 7월 1일의 인구를 이용한다.

▌**조출생률 계산법**

$\dfrac{1년간 총 출생 수}{연앙인구} \times 1,000$

▌**출생률 계산법**

$\dfrac{1년간 총 출생아 수}{특정기간의 15 ~ 49세 가임여성 연앙인구} \times 1,000$

▌**모아비 계산법**

$\dfrac{0 ~ 4세 인구}{15 ~ 49세 가임여성} \times 1,000$

▌**조사망률 계산법**

$\dfrac{1년간 총 사망 수}{연앙인구} \times 1,000$

▌**인구자연증가율 계산법**

$\dfrac{연간 총 출생 수 - 총 사망 수}{연앙인구} \times 1,000$

▌**태아사망률 계산법**

$\dfrac{연간 태아사망자 수}{연간 총 출생아 수} \times 1,000$

▌**신생아 사망률 계산법**

$\dfrac{생후 28일 이내의 사망 수}{연간 출생 수} \times 1,000$

▌**영아 사망률 계산법**

$\dfrac{생후 1년 미만의 사망 수}{연간 출생 수} \times 1,000$

## (4) 여성건강 관련 실태 및 간호전략

① 인구학적 특성 : 전체 인구 중 여성의 비율은 49.9% 정도를 차지한다. 여성의 질환적인 특성으로 기대수명은 85.7년 정도로 남성보다 길다.

② 임신 관련 특성 : 산전관리는 잘 이루어지나 제왕절개 비율이 42.3% 정도로 나타나며 낮은 완전 모유 수유율을 보인다.

③ 생식기 관련 건강문제

ㄱ 자궁절제술, 인공 임신 중절 수술, 10대 임신, 미혼모의 저연령화 추세, 가정폭력, 성폭력, 이혼 등의 사회문화적 문제가 있다.

ㄴ 낮은 주관적 건강인지율과 체중 조절, 갱년기 문제, 낮은 삶의 질 등의 문제점도 나타나고 있다.

④ 여성건강을 위한 건강증진 : 모유수유 권장, 산후 관리, 생식기 건강교육, 사회문화적 약자배려, 올바른 신체활동 장려, 갱년기 관리, 산전 관리 증대 등이 있다.

## (5) 여성의 권리

① 보건의료서비스 자기결정권

ㄱ 여성의 대표적인 권리이다. 자신의 몸에 대해 절대적인 권리, 타인에게 넘겨 줄 수 없는 권리, 타인의 간섭과 강요를 받지 않고 스스로 선택할 권리를 말한다.

ㄴ 이를 위해 간호사는 여성이 받게 되는 의료행위에 대하여 정보를 이해하기 쉽게 충분히 제공하여야 한다.

ㄷ 진단이나 치료로 생활, 심리, 신체적 여파에 대하여 자세하고 정확한 정보를 제공해야 하며 질문의 기회를 제공하여야 한다.

② 평등한 보건의료서비스를 받을 권리

ㄱ 우리사회의 경우 남성에 비해 여성은 의료서비스 받음에 있어서 불평등한 경우가 많고 가족 내 불평등이 존재하는 경우도 많다.

ㄴ 낙태 관련 하여서도 합법적 범위가 너무 좁은 나머지, 불법 낙태로 제대로 된 의료서비스를 받지 못하는 경우가 많다.

ㄷ 올바른 정기검진, 문화적 특성을 고려한 적합한 교육방법을 통하여 여성의 증진을 이루는 것이 보건의료 서비스에 대한 권리를 증진하는 길이다.

③ 프라이버시에 대한 권리 : 개인의 의료정보나 개인정보의 경우 절대 타인 앞에서 공개할 수 없으며 안전하게 관리되어야 한다.

**TIP & MEMO**

▌주산기 사망률 계산법

$$\frac{연간\ 출생전후기\ 사망자\ 수}{연간\ 총\ 출생아\ 수} \times 1,000$$

▌모성 사망비(출생아10만명 당) 계산법

$$\frac{모성\ 사망자\ 수}{출생아\ 수} \times 100,000$$

▌모성 사망비
(Maternal mortality ratio)

임신관련 원인으로 임신이나 분만 후 42일 이내 발생한 여성 사망자 수를 해당 연도 출생아 수로 나눈 수치를 말하며 100,000분비로 표시된다.

▌모성 사망률(가임기 여성 10만명당) 계산법

$$\frac{모성\ 사망자\ 수}{가임기(15\sim49세)\ 여성의\ 수} \times 100,000$$

▌조혼인률 계산법

$$\frac{1년간\ 총\ 사망\ 수}{연앙인구} \times 1,000$$

## (6) 성 건강

### ① 성의 범위

ㄱ 성별의 구분, 성관계, 성행위 등의 모두 성과 관계된 것을 지칭하는 광범위한 의미로 사용한다.

ㄴ 생물학적 성(Sex) : 본질적인 성을 말한다. 성적욕망은 자연적 내재본능이고 남녀 성기의 결합을 말하며 신체에 한정된 개념이다.

ㄷ 젠더(Gender) : 후천적 성을 말하며 사회·문화·심리적 환경이 학습을 통해 투영된다.

ㄹ 성(Sexuality) : 프로이드의 정의로 시작되었다. 성적인 욕망, 성정체성, 성적 실천, 성적 감정, 정체성 등을 포괄한다.

### ② 성교육

ㄱ 정의
- 남녀의 성적 특징·역할을 포함하여 성에 관한 과학적인 지식을 올바르게 지도하는 교육을 말한다.
- 생리적·의학적인 지식전달을 통하여 성과 관련된 지식·시각·의식·사고·감정·태도 등을 충족하게 하는 교육적 활동을 의미한다.

ㄴ 원리
- 신체·도덕·사회·정신·감정에서 포괄적으로 다뤄져야 한다.
- 스스로 자긍심을 갖도록 해야 한다.
- 자녀들의 가장 좋은 성교육자는 부모로서 가치를 공유하고 대중 속의 성에 관한 가치와 믿음을 존중하며 받아들여야 한다.
- 자녀는 성장하는 과정에서 성에 대한 가치관과 책임·의무 정립과 성적 성숙의 과정에서 성을 발달 시켜야 한다.

ㄷ 목적
- 건전한 성 의식 함양으로, 생물·생리·의학·인간관계·사회과학·가치론적 등의 전반적인 측면에서 바람직한 성행동이 표출될 수 있도록 건강과 행복한 삶을 추구한다.
- 성의 본질에 대한 과학적 인식과 올바른 성행동능력 함양, 인간의 평등성 인식, 이성에 대한 애정과 존경의 감정 배양, 성문화의 이해, 가족의 건전한 형성과정 이해와 생명존중정신 함양 등을 지향한다.

ㄹ 우리나라 교육부 성교육 총괄 목표
- 남녀의 신체적·심리적 특성을 이해함으로써 긍정적 자아개념 형성과 남녀의 사회적 역할을 이해한다.
- 원만한 사회생활 영위와 양성평등한 성 역할을 이해하여 책임 있는 성행동을 할 수 있도록 하는 것이다.

TIP & MEMO

**국제가족계획연맹(IPPF)에서 제시하는 성교육의 필요성**

- 성 문제와 관련해서 자녀와 부모 자신을 위한 충분한 정보 습득이 필요하다.
- 성 지식이 학교 정규수업 과정으로 부족하지만 성 관련 정보를 갖고 싶다는 욕구가 높다.
- 개인·사회·국가가 전체적으로 가족계획 필요성의 이해가 부족하다.
- 여성의 사회적 지위를 보장할 수 있는 개인의 선택의 자유가 제한적이다.
- 성 문제 관한 적절한 조언 부족과 성적 불만, 무책임한 성행동 예방 능력의 부족 등이 있다.

**IPPF**

International Planned
Parenthood Federation

## 3 여성 생식기

### (1) 외생식기 구조

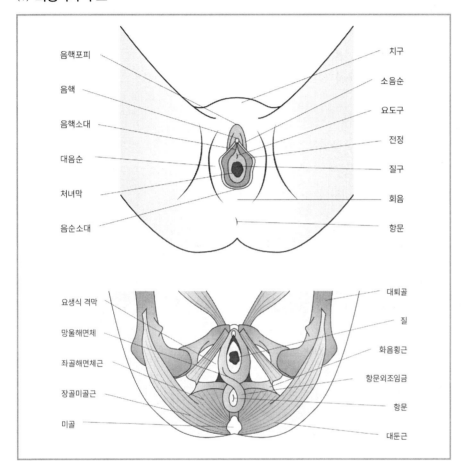

음핵포피 — 치구
음핵 — 소음순
음핵소대 — 요도구
대음순 — 전정
처녀막 — 질구
음순소대 — 회음
— 항문

요생식 격막 — 대퇴골
망울해면체 — 질
좌골해면체근 — 회음횡근
장골미골근 — 항문외조임근
미골 — 항문
— 대둔근

### (2) 외생식기 기능

① 불두덩(치구, Mons pubis)
　㉠ 치모와 지방조직이 발달되었다.
　㉡ 아래쪽은 부드럽고 기름샘과 땀샘이 있어서 습한 상태를 유지한다.
　㉢ 지방조직의 기능은 분만 중 손상을 대비하여 풍부한 혈액 공급을 받는다.

② 대음순(Labia majora)
　㉠ 남성의 음낭에 해당한다. 소음순, 요도구, 질구를 보호한다.
　㉡ 치구에서 회음부까지 양측 앞뒤로 길게 뻗은 두꺼운 피부주름이다.
　㉢ 지방조직이 많고 결합조직으로 되어있다. 외면에는 음모가 분포된다.

▌치모
pubic hair

▌지방조직
Fatty tissue

③ 소음순(Labia minora)

    ㉠ 대음순 안쪽에 위치하며 지방조직과 점막으로 덮여있다.

    ㉡ 수많은 신경과 혈관이 포함된다. 모낭이 없으며 성적으로 흥분하면 붉어진다.

    ㉢ 상단부에는 음핵포피로 둘러싸여 있다.

④ 음핵(Clitoris)

    ㉠ 작은 발기성 조직으로 자극에 민감하다. 남성의 음경에 해당한다.

    ㉡ 보통 대음순에 덮여 잘 보이지 않으나 혈관분포가 많아서 흥분하면 2 ~ 3㎝로 발기하는 특징이 있다.

⑤ 전정(질어귀, Vestibule) : 좌우 소음순 사이의 함몰 부위이다. 전정 내에는 질구, 요도구, 두 개의 스킨샘, 두 개의 바르톨린샘이 포함되어 있다.

⑥ 음핵포피(Prepuce of clitoris, 음핵꺼풀) : 음핵 전방에 음핵을 둘러싼 피부이다.

⑦ 요도구(Urethra orifice) : 방광에서 내려오는 요도입구이다. 요도의 길이가 4 ~ 5㎝, 남성은 15㎝ 정도 된다.

⑧ 질구(Vaginal orifice) : 요도구 밑에 있는 구멍으로 입구는 처녀막(질주름)이 덮여있다.

⑨ 처녀막(질주름, Hymen)

    ㉠ 여성 생식기의 내·외부를 구별하는 기준점이다. 질구에 위치하며, 얇은 점막의 지방질로 이루어져있다.

    ㉡ 가벼운 운동, 일상 생활, 성교 등에 의해 파열된다. 분만으로 거의 없어진다.

    ㉢ 원형이나 초승달 모양이다.

    ㉣ 구멍의 크기는 1 ~ 2개의 손가락을 쉽게 넣을 수 있을 정도로 개인에 따라 다양하다.

    ㉤ 처녀막이 막히면 무공 처녀막이다. 이 경우에는 처녀막 절제술을 실시한다.

⑩ 바르톨린샘(Bartholin's gland)

    ㉠ 질구의 4시에서 8시 방향으로 위치한 두 개의 분비기관이다.

    ㉡ 성적 자극 시 배출되는 다량의 액체 물질이다. 윤활제 작용과 남성의 쿠퍼샘과 같은 작용을 한다.

    ㉢ 임질 감염 시 화농의 온상이 되기도 한다.

⑪ 스킨샘(Skene's gland) : 2시에서 10시 방향에 위치하며 외요도구 외측에 있는 두 개의 작은 분비샘이다.

⑫ 회음(Perineum)

    ㉠ 음순 후연합부에서 항문까지의 삼각 근육체로 항문거근과 근막으로 이루어져 있다.

    ㉡ 직장, 요도, 질을 뚫고 지나가는 근육으로 치골미골근, 장골미골근, 치골항문근으로 구성된다.

**■ 무공 처녀막**
Imperforate hymen

**■ 처녀막 절제술**
Hymenectomy

**■ 치골미골근**
Pubococcygeal muscle

**■ 장골미골근**
Iliococcygeal muscle

**■ 치골항문근**
Puborectalis muscle

⑬ 회음체(Perineal body)

  ㉠ 회음구조의 기본적인 틀로 골반 구조를 지지한다. 요도·항문·질의 수축을
     도우며 태아 만출 시 늘어나면서 납작해진다. 분만 시 손상을 잘 받는다.
  ㉡ 골반저근강화운동을 통해 강화할 수 있다.
  ㉢ 망울해면체근, 회음표면횡근, 항문외조임근으로 구성된다.
  ㉣ 내음부동맥로부터 혈액 공급을 받으며 음부신경이 분포되어있다.

## (3) 내생식기 구조

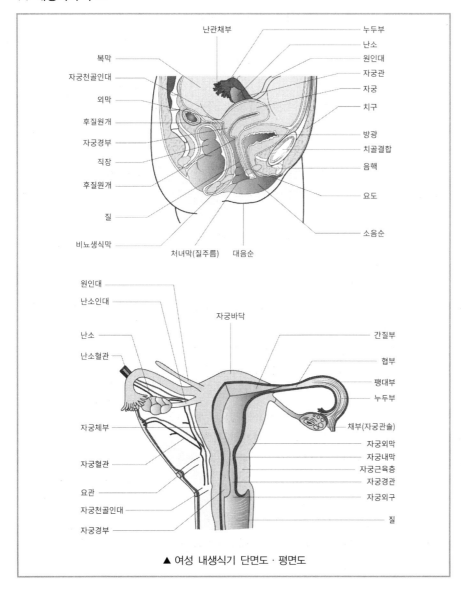

▲ 여성 내생식기 단면도·평면도

▎골반저근강화운동

Kegel's exercise

▎망울해면체근(구해면체근)

Bulbocavernosus

▎회음표면횡근(회음가로근)

Superior transverse perineal muscle

▎항문외조임근(외항문괄약근)

External sphincter ani muscle

▎내음부동맥

Internal pudendal artery

▎음부신경

Pudendal nerve

**(4) 내생식기 기능**

① 질(Vagina)
- ㉠ 외음에서 자궁까지의 한 개의 근육관으로, 전방은 요도와 방광에 위치하며 후방은 직장에 위치한다.
- ㉡ 질의 상단은 자궁경부에 연결되며 하단은 처녀막까지이다.
- ㉢ 8 ~ 10cm정도이며 전벽까지는 6 ~ 8cm, 후벽까지는 7 ~ 10cm 정도이다.
- ㉣ 질 원개(Fornix) : 자궁경부가 질 상부에 삽입된 부분에 만들어진 공간이다. 전질원개와 후질 원개로 나뉜다. 후질 원개가 전질 원개보다 깊다.
- ㉤ 내생식기 촉진 시, 암세포 검사 시, 맹낭 천자와 맹낭경 검사 부위로 이용된다. 진단 시 중요하게 이용한다.
- ㉥ 배설관(자궁의 분비물과 월경 배설), 성교기관, 분만 시 태아 통과하는 산도로 이용된다.
- ㉦ 질벽 구성 : 점막층(내층), 결합조직(중간층), 근육층(외층)이다. 옆으로 주름 잡힌 질점막주름(추벽)은 중층편평 상피세포구 구성되어 있다.
- ㉧ 질 점막 : 강한 산성(ph 4 ~ 5)으로 세균의 자궁 내부 침입을 막는다.
- ㉨ 데데를라인균(Doderlein bacillus) : 정상 질강 세균으로 질 상피 세포로부터 나오는 글리코겐을 분해한다. 유산을 만들어 질 분비물을 산성으로 유지한다.

② 자궁(Uterus)
- ㉠ 속이 빈 두꺼운 근육기관으로 불수의근이고 팽창이 가능하다. 수정란 성장·발육·배출이 가능하며 임신과 분만에 관여한다.
- ㉡ 방광과 직장의 사이에 있다. 안이 빈 서양 배 모양이다.
- ㉢ 60g(만삭 시 1100g), 길이 7.5 ~ 8cm, 너비 5cm, 두께 2.5cm이다. 전경(Anteversion), 전굴(Anteflexion)인 상태로 질과 직각을 이룬다.
- ㉣ 유년기 자궁 크기는 체부 1/3, 경부 2/3이고 성숙기는 체부 2/3, 경부 1/3이다. 연령이 높아짐에 따라 자궁에서 체부가 차지하는 비율이 커지게 된다.
- ㉤ 자궁경부(Cervix) : 자궁내구, 자궁외구, 자궁경관으로 구성되어 있다.
- ㉥ 편평원주접합점(Squamo columnar junction) : 이행대와 변형대가 있다. 편평상피세포와 원주상피세포가 만나는 부위이자 종양성 세포 변화가 가장 잘 되는 곳으로 질세포진(Pap smear)검사가 실시되는 부위이다.
- ㉦ 자궁체부(Corpus)
  - 자궁외막(Perimetrium) : 장막층 또는 복막조직층으로 이루어져 있다.
  - 자궁근층[+](Myometrium) : 자궁 두께 중 7/8을 차지한다.
  - 자궁내막[+](Endometrium) : 점막으로 되어 있으며 혈관이 많다. 월경주기에 따라 1 ~ 5mm의 두께차이가 난다.

◎ 인대

- 주인대 : 자궁경부 높이에서 양측 질원개를 지나 골반의 양측에 붙어 있다. 자궁동맥, 자궁정맥이 지나가며 요관과 가까이 있다. 자궁의 탈출(Prolapse)을 방지한다.

- 광인대 : 자궁체의 전후 양면과 경부 전체를 모두 덮고 있는 넓고 단단한 인대이다. 자궁, 난관, 난소를 정상 위치에 놓이게 한다.

- 원인대 : 자궁저부에서 대음순까지 연결되어 있다. 자궁의 전경 유지시키며, 임신 시 비대해지고 힘을 가장 많이 받는 부위이다.

- 자궁천골인대 : 자궁경부의 후외측에서 천골을 덮고 있는 근막으로 연결되어 있다. 자궁탈출 방지하며 자궁을 견인시켜 제 위치에 놓이게 한다.

ⓩ 두 개의 자궁동맥과 두 개의 난소동맥에 의해 혈액공급이 이루어진다.

ⓩ 교감신경이 주로 지배하며 부분적으로는 뇌척수, 부교감신경계의 지배를 받는다.

③ 난관(Fallopian tube)

㉠ 해부학적으로 자궁의 근층에 포함되는 간질부, 직경 2 ~ 3mm의 가장 좁은 부위인 협부, 직경 5 ~ 8mm인 가장 두꺼운 부분, 수정 장소로 팽대부, 깔대기 모양 부위인 누두부, 손가락처럼 벌려져 있는 누두부의 채부가 있다.

㉡ 복강 내에서 자유롭게 운동한다. 가장 긴 채부 1개는 난소를 향해 뻗어있고 배란된 난자를 난관 속으로 끌어들인다.

㉢ 근육으로 된 관자궁의 간질부(Cornua)에서 양쪽으로 난소까지 뻗어 있다.

㉣ 난소의 배설관 역할로 난자를 자궁강으로 운반하는 역할을 한다.

㉤ 원통 모양이며 길이는 보통 8 ~ 14㎝ 정도된다. 내층은 윤상근, 외층은 종근, 겉은 복막으로 덮여 있다.

㉥ 속은 점막으로 이루어져있고 섬모운동, 연동운동, 호르몬의 영향으로 난관의 수축운동에 의해 난자를 자궁으로 운반한다.

④ 난소(Ovary)

㉠ 자궁 후면의 광인대 상부 양쪽에 1개씩 구성되며 난관 뒤쪽 위치한다.

㉡ 난소간막, 난소인대, 난소지지인대의 부착에 의해 지지된다.

㉢ 아몬드 모양으로 길이 2.5 ~ 5㎝, 너비1.5 ~ 3㎝, 두께 0.6 ~ 1.5㎝정도 된다. 완경 후에는 크기가 현저히 작아진다.

㉣ 배란과 내분비기능으로 성장발달에 필요한 성호르몬을 생성하고 분비한다.

㉤ 피질과 수질로 구분된다.

- 피질(Cortex) : 난소의 외피, 원시난포, 성숙난포, 난자, 황체, 백체 회백색(백막)으로 주요 기능을 한다.

- 수질(Medulla) : 난소 내부 층의 느슨한 결합조직 많은 혈관과 비횡문근으로 구성된다.

TIP & MEMO

▌주인대
Cardinal ligament

▌광인대
Broad ligament

▌원인대
Round ligament

▌자궁천골인대
Uterosacral ligament

▌간질부
Interstitial portion or cornua

▌협부
Isthmus

▌팽대부
Ampulla

▌누두부
Infundibulum

▌채부
Fimbriae

▌난소간막
Mesovarium

▌난소인대
Ovarian ligament

▌난소지지인대
Suspensory ligament

▌비횡문근
Nonstriated muscle

## (5) 난소의 주기

① 난포의 발달

    ㉠ 투명대(Zona pellucida) : 미성숙난포의 난자를 감싸고 있는 교질성 점막이다.

    ㉡ 내협막(Theca interna) : 원시난포의 성숙으로 간질세포 주위가 커지면서 여성호르몬 에스트로겐 형성의 주된 역할을 한다.

② 성숙난포 : 그라피안 난포이다. 성숙한 그라피안 난포는 결합조직이 감싸며 내협막, 외협막, 과립막, 난자, 난포액으로 구성된다.

③ 배란(Ovulation)

    ㉠ 난포액이 생성되고 내압의 형성으로 혈액순환 장애가 발생한다. 괴사변성이 일어나고 조직이 가장 얇아지면서 투명해진다. 난자가 난포액에 싸여 복강 내로 배출된다.

    ㉡ 시기 : 월경 주기의 28일형에서 14일에 이루어진다. 28일형이 아닐 경우 다음 월경 예정일의 14일 전에 시작된다.

④ 배란 유무 확인

    ㉠ 배란통(Mittelschmerz) : 배란 시 소량의 출혈로 인한 복막자극이다.

    ㉡ 기초 체온 곡선 : 증식기에서 저온이고 배란기는 저온에서 고온으로 변할 때이다. 배란 후 분비기는 황체기로 고온으로 $0.25 \sim 0.5℃$, $0.6 \sim 0.8℉$ 정도 체온이 상승한다.

    ㉢ 호르몬 검사 : 소변에서의 성선자극 호르몬, 프레그난디올, 에스트로겐의 함량이 상승한다.

    ㉣ 자궁내막검사 : 자궁내막 생검을 하여 황체호르몬 변화를 확인한다.

    ㉤ 자궁경관 점액검사 : 배란기에는 맑고 깨끗한 점액이다. 양도 많아지고 늘여도 끊어지지 않을 정도의 탄력 있는 견사성, 분지나 양치엽상의 특징이 있다.

    ㉥ 초음파 검사 : 질식 초음파로 난포발달과정, 크기, 배란 유무를 확인할 수 있다.

⑤ 배란 후 난소 변화

    ㉠ 황체는 배란이 되면 난자, 난포액 및 과립막의 일부가 떨어진다. 그 빈자리는 쭈글쭈글해지고 혈액이 고여 황체가 된다. 황체가 완전히 성숙하면 $1 \sim 3$ cm 정도로 밝은 황색으로 착색된다.

    ㉡ 월경이 시작되면 퇴화하고 황체호르몬인 프로게스테론의 분비가 감소한다.

    ㉢ 임신이 되면 황체는 수정란의 착상을 돕고, 프로게스테론은 임신을 계속 유지시킨다.

    ㉣ 백체는 퇴화된 황체로, 회백색의 오래된 흠집처럼 보인다.

TIP & MEMO

▌교질성 점막
Mucoid membrane

▌그라피안
Graafian

▌증식기(난포기)
Follicular phase

▌황체기
Luteal phase

▌성선자극 호르몬
Gonadotrophine

▌프레그난디올
Pregnandiol

▌견사성
Spinnbarkeit

▌양치엽상
Ferning

▌백체
Corpus albicans

⑥ 뇌하수체 성선자극호르몬

　㉠ 뇌하수체 전엽에서 분비된다.

　㉡ 난포자극호르몬(FSH ; Follicle stimulating hormone)

　　• 8 ~ 9세부터 여아의 혈액과 소변에 분비된다.

　　• 사춘기에 최고조에 달하고 난소에 있는 원시난포의 성숙을 유도한다. 성숙난포로 성장시키고 난포세포 자극하여 에스트로겐 분비를 촉진한다.

　　• 남성의 경우 세정관 발육과 세르톨리 세포를 자극하는 역할을 하여 정자에 발육과 성숙을 촉진시킨다.

⑦ 황체화호르몬(LH ; Luteinizing hormone)

　㉠ 에스트로겐의 자극에 의해 분비되며 난포성숙의 마지막 완숙 과정과 배란을 유도한다.

　㉡ 배란 후 황체 형성을 유발한다.

　㉢ 황체에서 에스트로겐, 프로게스테론 분비를 촉진하고 비임신일 경우 황체는 퇴화된다.

　㉣ 혈중 프로게스테론(Progesterone), 에스트로겐(Estrogen) 감소는 FSH 합성, 분비 증가로 난소주기 시작(negative feedback 기전)을 일으킨다.

　㉤ 남성의 경우 간질세포자극호르몬(Interstitial cell stimulating hormone)으로서 간질세포(Leydig cell)를 자극하여 테스토스테론의 분비 증진으로 정자의 완전성숙에 관여한다.

⑧ 난소호르몬

　㉠ 난포호르몬(에스트로겐, Estrogen)[+]

　　• 난포, 황체, 부신피질(소량), 임신 시 태반에서 분비되는 호로몬이다.

| 구분 | 내용 |
|---|---|
| 에스트론(E1, Estrone) | 완경기 여성의 난포 |
| 에스트라디올(E2, Estradiol) | 생산기 여성의 에스트로겐(태반) |
| 에스트리올(E3, Estriol) | 임신기 여성의 에스트로겐(태반) |

　　• 임부의 경우 태반에서, 남성의 경우는 고환에서 분비된다.

　　• 정상적인 월경주기인 경우 증식기의 소변에서 검출된다. 가장 많이 분비되는 시기는 월경주기의 13일째이고 가장 낮을 때는 3일째이다.

　　• 자궁 크기 성장에 관여한다.

　　• 사춘기 이전 자궁 : 경관 = 1 : 2, 사춘기 후에는 2 : 1이다.

TIP & MEMO

▍세르톨리 세포

Sertoli cell

✚ 에스트로겐 작용 변화

• 자궁에서 자궁내막을 비후시키고 자궁 근육의 증대를 가져온다.

• 혈액 공급 증가와 경관의 점액 분비하고 pH 증가시켜 정자가 통과하기 좋은 상태를 만든다.

• 점액 점도가 묽어진다. 견사성이 증가하고 양치엽상의 결정체 형성을 이룬다.

• 질강의 경우 질강상피 각질화를 통해 백대하(Leukorrhea)가 형성된다.

• 난관의 경우 난관 성장 자극과 난관근육 운동 촉진(난자 운반)된다.

• 유방은 유선 자극, 유선엽 폐포(lobule alveolar) 발달과 비후시킨다.

• 골격은 뼈의 성장촉진 및 뼈끝(epiphysis) 완성(성장판 닫힘)을 한다. 부족하면 골다공증, 칼슘혈증을 일으킬 수 있다.

• 다른 내분비기의 경우 FSH 분비 억제한다. LH 생성 촉진이 일어나며 난소는 원시난포 발달 촉진과 난포를 난소의 피질까지 이동을 이룬다.

• 간질세포와 내협막에 콜레스테롤 축적(프로게스테론의 전구물질)을 이루며 혈액 내 단백질 양, 응고인자(혈전색전증), 섬유소원 등 증가가 나타난다.

        ⓛ 황체호르몬(프로게스테론, Progesterone)

- 배란 후 황체에서 분비하고 태아 착상과 임신 유지를 위한 모성호르몬이다.
- 월경주기의 20일 또는 21일째(배란 후 7 ~ 8일) 가장 많이 분비되며 월경 전 2일간은 완전히 저하된다.
- 임신 시 황체호르몬의 양은 증가한다. 자궁내막은 수정란 착상과 임신 유지를 위한 준비를 하고 혈액공급과 선 분비 증가가 일어난다.
- 임신 지속은 자궁내막에 글리코겐 축적으로 수정란 착상 위한 영양상태를 만들고 난자를 보호하는 작용이 일어난다.
- 자궁의 운동성은 옥시토신 분비를 억제해서 자궁근층을 이완한다.
- 난관의 연동운동은 난포기에 가장 폭 넓게 나타난다.
- 황체기에 분비되어 자궁강 내로 수정란을 운반한다.
- 월경 전기에 자궁경관의 점액의 점성은 증가하고 양은 감소한다.
- 백혈구가 증가하고 양치엽상 결정체 형성하지 않으면서 견사성은 줄어든다.
- 배란은 배란 후에 황체에서 분비되므로 배란에는 영향을 주지 않는다.
- 유방의 경우 황체기에 젖을 준비하는 선방세포와 젖샘소엽이 발달한다.
- 체온을 약간 상승시킨다.
- 다른 내분비계통으로는 간질세포자극호르몬(ICSH)을 억제하며 FSH 분비를 억제한다.

        ⓒ 릴락신

- 자궁근육을 이완한다.
- 조산 예방, 임신 유지, 성공적인 분만에 중요한 역할을 한다.

        ⓔ 프로락틴

- 뇌하수체 전엽에서 분비한다.
- 유즙 생산에 관여한다.
- 임신 기간 동안 분비가 증가하지만 에스트로겐과 프로게스테론에 의해 억압되어 기능 발휘를 못한다.

        ⓜ 옥시토신

- 뇌하수체 후엽에서 분비된다.
- 자궁근육 수축, 젖샘의 근상피세포 수축으로 젖 사출에 관여한다.

        ⓗ 프로스타글라딘

- 자궁내막을 비롯한 신체 여러 기관에서 분비되는 호르몬이다.
- 월경주기와 분만의 시작과 유지에 영향을 미친다.

▌배란 후 황체
Corpus luteum

▌선방세포
Acini cell

▌젖샘소엽
Lobules

▌옥시토신
Oxytocin

▌릴락신
Relaxin

▌프로락틴
Prolactin

▌프로스타글라딘
Prostaglandin

## ⑹ 월경주기

① 난소주기[+]

  ㉠ 난포기는 배란전기로 에스트로겐의 양이 점차 많아진다.

  ㉡ 배란기를 지나고 나서 황체기인 배란 후기가 되면 에스트로겐과 프로게스테론을 분비한다.

  ㉢ 월경 전기에는 황체 퇴화로 두 호르몬의 양이 적어지면서 월경을 한다.

② 자궁내막주기

  ㉠ 월경기(Menstrual phase)[+]

   • 낮은 에스트로겐과 프로게스테론으로 자궁내막 유지가 어렵다.

   • 나선동맥 파열되며 시작되고 나선동맥의 수축되면서 끝난다.

   • 기능층(해면층, 조밀층)이 분해되고 탈락된 조직들이 혈액과 배출되어 기저층만 남는다.

  ㉡ 증식기(Proliferative phase)[+]

   • 난소의 난포성장이 활발하며 에스트로겐, 물과 같은 분비물이 증가한다.

   • 월경기 끝나고 배란기까지 기능층이 빠르게 성장한다.

   • 혈관 내피 세포, 기질 세포 등이 증식하고 자궁내막은 점차 두꺼워진다.

  ㉢ 분비기(Secretory phase)[+]

   • 자궁내막을 유지하는 시기이다. 두께는 6mm 정도이고 프로게스테론의 영향을 받는다.

   • 혈관이 많이 분포하고 수분과 글리코겐이 풍부한 자궁내막은 태아가 착상하기 적합한 상태를 유지한다.

   • 자궁내막의 두께에 비해 소동맥의 빠른 성장으로 선(Gland)과 혈관이 꼬불꼬불해진다.

  ㉣ 월경 전기(Ischemic phase)[+]

   • 황체 퇴행으로 에스트로겐과 프로게스테론 분비가 감소한다.

   • 분비선과 소동맥관의 위축되며 자궁내막의 허혈성 괴사가 시작된다.

   • 기능층(해면층, 조밀층)의 빈혈 상태가 되면서 기능층이 박리되고 월경 시작과 함께 자궁내막의 다음 주기가 시작된다.

### TIP & MEMO

❙ 월경주기

난소의 재생산주기를 의미한다. 난소주기와 자궁내막주기의 두 가지가 주기적으로 동시에 관여한다. 보통 1주기는 평균 26 ~ 28일 정도 해당한다.

➕ 난소주기

난소주기는 난소 입장에서 월경주기를 설명한 것을 말한다.

❙ 자궁내막주기

자궁내막 입장에서 월경주기를 설명한 것이다.

➕ 월경기

월경주기 첫 5일이다.

➕ 증식기

월경 5일 ~ 14일까지(월경 끝 ~ 배란까지)이다.

➕ 분비기

월경주기 14 ~ 25일(배란 이후 ~ 황체활동기)이다.

➕ 월경 전기

월경주기 25 ~ 28일(월경 전 마지막 3일)이다.

### (7) 월경의 임상적 양상

① 월경 : 자궁내막에서 주기적으로 흐르는 생리적 출혈로 배란으로 인한 호르몬 변화에 따라 일어나는 현상이다.

② 대부분 28일(25 ~ 32일) 간격이지만, 개인차가 크게 나타나고 간격이 일정 하지 않다. 기간은 대개 3 ~ 5일이며 상태에 따라 다르다.

③ 월경량

    ㉠ 보통 30mL로 10대에는 비교적 양이 적고, 30대 빈혈인 경우 양이 많다.

    ㉡ 월경 1회에 소실되는 철분량은 1.4mg, 하루 평균 $20\mu\mu$ g/kg 정도이다.

④ 주증상

    ㉠ 둔부의 무거운 느낌, 빈뇨, 경미한 신경 불안정이 있다.

    ㉡ 월경 중 통증은 비정상으로 간주한다.

    ㉢ 배란 후에 기초체온 곡선이 $0.2 \sim 0.5℃(0.5 \sim 1℉)$ 정도 상승하고 황체기에는 고온이 유지된다.

⑤ 특성

    ㉠ 정맥혈과 같이 검붉은색이지만 월경량이 많은 날에는 붉은색을 띤다.

    ㉡ 혈구의 분해 작용과 음부의 기름샘에서 증가된 분비물로 냄새 난다.

    ㉢ 혈구, 경관의 점액, 자궁내막의 괴사된 조직, 질 점액, 수많은 세균이 혼합되어 있다.

    ㉣ 자궁강 내에서 섬유용해성 효소에 의해 용해되기 때문에 혈이 응고가 되지 않는다.

### (8) 유방(젖샘, Mammary gland)

① 흉부 전면 좌우에 1개씩 불룩하게 나와 있는 원추 모양으로 피부융기이다.

② 2번과 6번 늑골 사이에 위치한다.

③ 수유 기능이 있고 성인기에 성적 흥분을 자극한다.

④ 피부는 젖샘의 주위에서부터 젖무리까지이다. 젖무리(유륜)는 몽고메리선이 존재하고 유두는 예민한 발기성 조직으로 15 ~ 20개의 젖샘관(유관)이 개구하고 있다.

⑤ 실질은 샘조직이다. 기질은 지지조직, 지방층, 섬유성 결체조직이다.

⑥ 선조직 : 15 ~ 20개의 젖샘엽(유엽)으로 구성된다.

⑦ 선방세포(Acini cell)

    ㉠ 모세혈관이 풍부하게 공급된다. 삼투압(osmosis)에 의해 유즙 생산에 필요한 물질들을 혈액으로부터 여과하여 유즙을 분비한다.

    ㉡ 젖샘조직과 관은 지방층에 의해 보호되고 섬유성 쿠퍼씨 인대에 의해 지지되면서 손상 받으면 유방이 아래로 늘어지게 된다.

    ㉢ 전체적인 외형은 매끄럽고 견축이나 함몰되거나 종양이 만져지지 않아야 한다.

**월경량 측정법**
- 젖은 패드 수로 계산한다.
- 월경 전후의 헤모글로빈을 조사하여 비교한다.

**젖무리**
Areola

**몽고메리선**
Montgomery's glands

**유두**
Nipple

**발기성 조직**
Erectile tissue

**실질**
Parenchyma

**샘조직**
Gland tissue

**기질**
Stroma

**쿠퍼씨 인대**
Cooper's ligament

## (9) 생식 관련 골반장기

① 방광(Bladder)

　　㉠ 자궁의 전방과 치골의 후면 사이에 위치한다.

　　㉡ 생식에 중요한 이유로는 방광 후벽과 자궁 전벽과 함께 부착되어 있어 생식에 중요하다.

　　㉢ 분만 중에 방광이 팽만되면서 골반강이 좁아지고 분만의 진행을 방해한다. 분만 후에는 팽만이 된 방광이 자궁수축 방해하여 산후출혈 유발하기도 한다.

　　㉣ 임신 중에 커진 자궁이 방광을 압박하여 빈뇨가 발생할 수 있다. 분만 중에 아두 하강이 되면 방광벽이 압박된다. 분만 후에는 일시적인 소변 정체나 잔뇨증이 발생 할 수 있다.

　　㉤ 자궁 수술, 방사선치료 시 손상의 위험성이 존재한다.

② 요도(Urethra)

　　㉠ 방광과 외요도구 사이에 있다.

　　㉡ 분만 시 태아 하강과 함께 자궁경관이 개대되며 질벽과 요도관이 같이 올라간다. 요도의 길이가 4 ~ 5cm에서 더 길어진다.

　　㉢ 분만 중에는 아두 하강 시의 압박으로 소변 배설이 평상시보다 불편하다.

③ 직장(Rectum)

　　㉠ 자궁의 후벽에 인접해 있다.

　　㉡ 분만 중 직장에 변이 차 있으면 분만 진행에 영향을 준다. 분만 초기에 관장으로 장을 비워 분만 진행을 촉진한다. 분만 시에 난산으로 골반저가 파열되면 직장류가 생길 수도 있다.

　　㉢ 임신 중에는 커진 자궁이 장을 압박하고, 호르몬의 영향으로 장벽을 이완한다. 변비의 원인으로 변비 악화와 복압의 증가로 치질 초래할 수 있다.

**▍소변 정체**
Urinary retention

**▍잔뇨증**
Residual urine

**▍골반저**
Pelvic floor

**▍직장류**
Rectocele

# 4 남성 생식기

## (1) 남성 생식기 구조

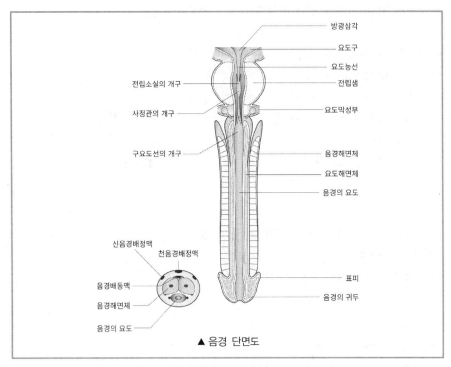

방광삼각
요도구
요도능선
전립샘
요도막성부

전립소실의 개구
사정관의 개구

음경해면체
요도해면체
음경의 요도

구요도선의 개구

신음경배정맥
천음경배정맥
음경배동맥
음경해면체
음경의 요도

표피
음경의 귀두

▲ 음경 단면도

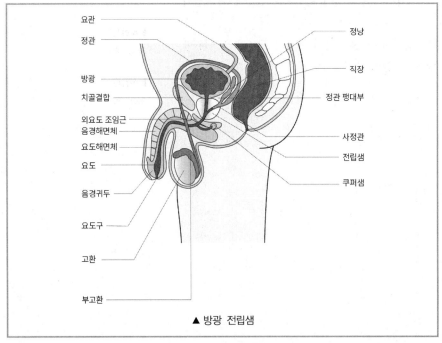

요관
정관
방광
치골결합
외요도 조임근
음경해면체
요도해면체
요도
음경귀두
요도구
고환
부고환

정낭
직장
정관 팽대부
사정관
전립샘
쿠퍼샘

▲ 방광 전립샘

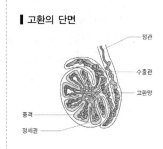

정관
수출관
고환망
중격
정세관

## (2) 외생식기의 기능

① 불두덩(치구, Mons pubis) : 치모가 있다.

② 음경(Penis)

    ㉠ 체부는 해면조직으로 된 3개의 원주로 구성된다. 음낭과 같이 피하지방이 없다.

    ㉡ 2개의 음경해면체, 1개의 요도해면체로 되어 있는 발기성 조직이다.

    ㉢ 귀두는 음경 끝부분이 확대된 것이며 부드럽고 민감하며 여성의 음핵에 해당한다.

③ 음낭(Scrotum)

    ㉠ 주름진 주머니 같은 구조로 근육과 근막으로 된 중격에 의해 분리된다. 각각 하나의 고환, 부고환, 정관이 있다.

    ㉡ 왼쪽 음낭이 1cm 정도 낮으며 피부에는 피지선, 땀샘 등이 풍부, 성긴 음모로 덮여있다.

    ㉢ 피부 아래에 고환거근막, 얇은 평활근층이 있다. 평활근이 수축과 이완하면서 외부의 손상과 추위로부터 고환을 견인·보호한다.

    ㉣ 고환이 최적의 온도를 유지하여 정자의 생성과 정자의 활력 유지하도록 한다.

## (3) 내생식기의 기능

① 고환(Testis)

    ㉠ 튼튼한 백색막 내에 약 250개의 소엽으로 구성된다.

    ㉡ 소엽은 1 ~ 4개의 나선상의 세정관이 있다.

    ㉢ 세정관의 길이는 약 60cm로 기저막, 버팀세포(세르톨리세포), 정자발생세포로 구성된다. 세정관과 세정관 사이는 간질세포(라이디히세포)가 있다.

    ㉣ 복강 내 온도보다 1.8 ~ 2.2℃(2 ~ 3℃) 낮고 고환의 조정 작용을 한다.

    ㉤ 내분비 기능 : 시상하부, 뇌하수체, 고환으로 이루어진다. 간질세포(라이디히세포)에서 남성호르몬인 테스토스테론을 분비하고 세르톨리 세포에서 인히빈 분비, 정자의 성숙을 증진시킨다. 환류기전으로 평형을 유지한다.

    ㉥ 정자 생성 기능 : 조정기능으로 고환 내의 정자발생세포에서 뇌하수체의 FSH와 국소적 고농도의 테스토스테론의 작용으로 정자를 만든다. 정자 발생에 필요한 전체 기간은 약 74 ±4일 정도이다.

② 부고환(Epididymis)

    ㉠ 고환 후측부에 몇 개의 수출관으로 연결되고 정관과 연결되어 있다.

    ㉡ 두부, 체부 및 미부로 나뉜다. 길이는 약 6cm이다.

    ㉢ 고환에서 생산된 정자는 부고환을 통과할 때 정자의 형태, 화학성, 운동성, 수정 능력, 투과력, 표면 특성, 항원성 및 비중 등이 변화한다.

    ㉣ 두부와 체부는 정자의 성숙에 관여한다. 미부는 정자 저장기능을 한다.

**TIP & MEMO**

▎외생식기의 구성
- 불두덩(Mons pubis)
- 음경(Penis)
- 음낭(Scrotum)

▎음경근위단의 해면체
- 구해면체근(bulbocavernous muscle) : 요도구를 덮고 있다. 수축하면서 요도에서 소변이나 정액을 배출한다.
- 좌골해면체근(ischiocavernous muscle) : 음경해면체를 덮고 있다. 음경해면체 내에 차 있는 혈액이 정맥으로 유출되는 것을 막고 음경을 계속적으로 발기시킨다.

▎백색막

Tunica albuginea

▎세정관

Seminiferous tubule

▎세르톨리 세포

Sertoli cell

▎환류기전

Negative feedback mechanism

③ 전립샘(Prostate)

   ㉠ 위치 : 방광 바로 아래에서 요도를 감싸고 있다.

   ㉡ 전립샘에서 분비된 우윳빛 알칼리성 액체는 다른 부위에서 분비되는 약알칼리성인 분비물과 합해지는 과정이다. 정액을 알칼리성(pH 7.5)으로 만들고 여성의 질내 산성분비물을 중화한다.

   ㉢ 전립샘액근 : 1회 사정된 전체 정액의 30% 정도이고 항세균 효과가 있다.

④ 정낭(Seminal vesicle)

   ㉠ 방광 바로 뒤에 위치한 두 개의 막으로 이루어진 주머니이다.

   ㉡ 정액의 약 60%는 정낭에서 분비한다. 반고형의 정낭액은 전립샘액에 의해 20분 내에 액화된다.

   ㉢ 많은 과당과 여러 종류의 프로스타글란딘을 함유하고 있다.

⑤ 구요도샘(망울요도샘, Bulbourethral) · 쿠퍼샘

   ㉠ 전립샘 아래 요도 양쪽에 위치한다.

   ㉡ 성적 자극으로 점조도 높은 알칼리성 액체를 분비해서 요도 안을 중화하고 윤활제 역할을 한다.

⑥ 정로(배출관, Seminal tract)

   ㉠ 생산된 정자가 체외로 배출될 때까지 거쳐 나가는 관이다.

   ㉡ 세정관, 부고환, 정관, 사정관, 요도로 구성되며 약 6 ~ 8m 정도의 길이이다.

   ㉢ 정자가 고환에서 생산 후 완전한 운동성이 생겨 부고환 미부에 저장되기까지 소요 시간은 약 12일 정도 걸린다.

## 5 월경 질환

### (1) 무월경(Amenorrhea)

① 원발성 무월경(Primary Amenorrhea)

   ㉠ 이차성징 발현이 없으며 13세까지 초경이 없거나 이차성징은 있어도 15세까지 초경이 없는 것을 말한다.

   ㉡ 원인

   • 선천적인 요인이 대부분이다.

   • 시상하부 기능 부전 : 칼만 증후군, 사춘기 극심한 체중 감소, 심리적 스트레스, 종양 등

   • 생식관 기형 : 태생기의 뮐러관 발육부전에서 오는 순수 생식샘발생부전, 뮐러관의 발달이상에 의한 기형

▍정자의 특징

pH가 6.0 ~ 6.5의 환경에서 활발히 활동한다.

▍과당

Fructose

▍프로스타글란딘

Prostaglandin

▍원발성 무월경의 질병 원인

• GnRH농도가 상승한 난소부전증(Hypergonadotropic ovarian failure)

• 흔저생식샘(Streak gonad)이면서 염색체 핵형 45XO

• 모자이시즘이나 난포자극호르몬(Follicle stimulating hormone, FSH)수용체 결여에서 오는 불감성 난소증후군(Insensitive ovary syndrome)

• 왜소신장과 같은 증후군인 터너증후군

▍미국생식의학회 분류법

해부학적 이상, 일차생식샘기능 저하증, 시상하부이상, 뇌하수체이상, 다낭성 난소증후군에 의한다.

▍생식샘발생부전

Pure Gonadal Dysgenesis

- 난소부전증 : 흔적생식샘이면서 염색체형 45XO, 모자이시즘이나 난포자극 호르몬(FSH) 수용체 결여에서 오는 불감성 난소증후군, 왜소 신장 등의 증후군을 가지는 터너증후군

② **속발성 무월경(Secondary Amenorrhea)**

ㄱ 과거 월경이 있었던 여성이 6개월 이상 무월경이거나, 이전의 월경주기 3배 이상 월경이 없는 것을 말한다.

ㄴ 원인
- 시상하부 – 뇌하수체 단위의 결함, 조기 완경, 만성 무배란 증후군 등
- 기능성 무배란성 무월경 : 영양실조, 스트레스, 식욕부진 등
- 내분비 · 대사장애 : 갑상샘 질환, 부신질환, 프로락틴 또는 성장호르몬 과다 등
- 외상에 의한 자궁경부협착, 자궁내막 손상으로 인한 자궁강 내 유착 등

## (2) 비정상 자궁 출혈

① **과다 월경**

ㄱ 월경이 7 ~ 8일 정도 지속되며 80 ~ 100mL 이상의 다량 실혈이 일어나는 것이다. 건강여성에게 15 ~ 20% 정도 발발한다.

ㄴ 자궁내막에 대한 호르몬의 부적절한 자극이나 기질적 병소 때문에 발생한다. 비만은 일차적으로 무배란 이차적으로 과다 월경을 발생시킨다. 항암화학요법제, 항응고제, 스테로이드제 등의 자극을 받는다.

ㄷ 보통 젊은 여성의 경우 지나친 혈액 소실이 없을 경우 경과를 지켜보지만 갱년기의 경우 다른 병적 형태, 암 등을 나타낼 수 있으므로 빠른 치료가 필요하다.

ㄹ 가임 연령층인 젊은 여성은 철분, 비타민, 단백질 칼슘 복용과 우유, 치즈 섭취를 권장한다.

ㅁ 출혈이 지속되고 심한 경우에는 자궁 수축제를 투여하며 자궁 내 장치가 원인일 때 원인을 제거한다.

ㅂ 소파수술이 필요할 경우 반복 시행하도록 한다.

ㅅ 갱년기 여성의 경우 자궁내막암 여부를 위해 자궁내막 생검으로 진단하기도 한다.

② **과소 월경**

ㄱ 월경 기간이 1 ~ 2일 정도로 짧거나 양이 적은 경우이다. 월경주기가 17 ~ 20일 정도로 짧으면 무배란을 의미한다.

ㄴ 내분비 기능장애 시 발생한다. 경구피임약 복용, 자궁경부 협착, 심한 체중감소, 단백질 결핍 등과 관련 있다.

ㄷ 골반검사와 배란검사로 진단한다.

ㄹ 원인에 따라 경구피임약 중단, 경관 확대, 영양개선을 행한다.

TIP & MEMO

**▌경구피임약 · 자궁 내 장치(IUD)**

자궁내막을 자극한다. 기질적 병소로 골반감염, 자궁근종, 폴립, 자궁내막염, 자궁경관염 등이 과다 월경의 발생위험을 높인다.

**▌젊은 여성의 과소 월경**

30세 이하의 여성에게 과소 월경이 나타나면 난임과 자궁내막암의 위험이 증가한다.

③ 부정 자궁 출혈
  ㉠ 월경 기간이 아님에도 점상이나 다량의 비정상적 자궁 출혈이 일어나는 것을 뜻하며 여성의 25% 정도 보고된다.
  ㉡ 생식기의 기질적 병소, 혈중 에스트로겐 농도의 저하, 만성 경관염으로 자궁 경부의 미란이 있을 때 발생한다.
  ㉢ 자궁 외 임신, 분만 후 태반조각의 잔여 등이 원인이 되기도 한다.
  ㉣ 혈중에스트로겐 저하로 인한 점상 출혈은 에스트로겐의 투여로 예방할 수 있다.

④ 기능성 자궁 출혈
  ㉠ 자궁의 기질적 병변과 관계없이 내분비장애로 인해 자궁내막주기 변화가 발생하는 비정상 자궁출혈이다.
  ㉡ 주로 시상사부 – 뇌하수체 – 난소축의 장애, 내인성 · 외인성 스테로이드 호르몬 영향을 받는다.
  ㉢ 간기능 장애, 다낭성 난소증후군, 갑상샘기능저하증, 생식기병소, 자궁내막 위축성 출현, 각종 만성질환, 대사성 질환, 영양장애, 스트레스 등의 요인들로 발생한다.
  ㉣ 무배란성 자궁출혈의 90%를 차지한다. 초경 직후, 완경전기에 발생하며 출혈은 과다 월경, 과소 월경, 부정 자궁출혈 등으로 나타난다.

(3) **월경 전 증후군(PMS, Premenstrual syndrome)**
① 정의 : 월경 관련 정서장애이다. 일상생활에 지장을 주며 신체적 · 정서적 · 행동적으로 복합된 증후군이 월경 2 ~ 10일 전에 나타났다가 월경 시작 직전, 직후에 소실된다.
② 반복적이고 주기적이다. 월경 전 긴장증, 월경 전 긴장증후군으로도 부른다.
③ 정확하지 않지만 내분비설, 체액저류설, 내재성엔도르핀설, 영양소 결핍설로 구분된다.
④ 신체적 증상 : 유방팽만감, 통증, 골반통, 체중 증가, 배변장애, 가스팽만 등이 있다.
⑤ 정서적 증상 : 집중력장애, 불안, 우울, 기면, 정서적불안정, 식욕변화, 성욕감퇴 등이 나타난다.

(4) **월경곤란증(Dysmenorrhea)**
① 정의 : 통증 동반 월경으로 기질적 병변이 동반하면 속발성 월경곤란증, 골반의 기질적 병변이 없으면 원발성 월경곤란증이다.

▌월경 전 긴장증
Premenstrual tension

▌월경 전 긴장증후군
Premenstrual tension syndrome

▌속발성 월경곤란증
Secondary dysmenorrhea

▌원발성 월경곤란증
Primary dysmenorrhea

② 구분

| 구분 | 원발성 월경 곤란증 | 속발성 월경곤란증 |
|---|---|---|
| 발생 | • 배란주기에 발생<br>• 초경 시작하고 6 ~ 12개월 이내 발생 | 무배란성 월경주기 여성이<br>초경을 시작하고 2년 후에 발생 |
| 특징 | • 월경이 시작하기 전 수 시간 내에 통증 발생<br>• 1 ~ 2일의 지속기간을 가지고 72시간 내에 사라짐 | |
| 원인 | 월경 전 프로게스테론 감소→자궁내막 아리키돈산 분비→사이클로옥시나아제 활성 증가→자궁내막 프로스타글란딘 생성 증가→자궁근 수축·혈류량 감소→허혈성 월경통 | 선천성기형, 경관협착, 기질적 골반 내 질환, 자궁근종, 자궁내막용종, 자궁내막증, 자궁선근종, 만성골반염증성 질환 등의 골반 내 울혈 |
| 증상 | • 속발성 월경통보다 이른 나이에 시작되며 길게는 40대까지 지속됨<br>• 치골 위나 아랫배에 주로 통증 발생<br>• 날카롭고, 경련, 움켜쥐는 듯한, 둔하게 나타남 | • 초경 이후 수년이 지난 뒤 나타남<br>• 다양한 연령대<br>• 월경 시작 1 ~ 2주 전에 발생<br>• 월경이 끝나고 며칠 동안 통증 지속 |

## (5) 완경 후 간호

① 완경의 이행과정

　㉠ 정의 : 난소 기능 쇠퇴로 인하여 뇌하수체-난소-자궁내막주기 변화와 월경이 사라지기까지의 과정이다. 여성의 생식노화는 7단계로 구분된다.

　㉠ 완경전기

　　• 완경 약 10년 전부터 난소 크기·무게가 감소하고 난포 수가 적어지면서 에스트로겐과 인히빈 분비가 감소하고 FSH의 혈중농도가 증가한다.

　　• 난포기가 짧아지고 월경주기가 23 ~ 25일로 단축된다.

　　• 에스트로겐의 경우 혈중농도는 월경 중·후기에는 낮지만 황체기능은 유지하므로 LH농도는 변화가 없다.

　㉡ 주완경기

　　• 완경 기점으로 몇 년 동안의 난소기능저하, 에스트로겐 결핍으로 인한 월경불순과 기타 완경 증상 동반을 의미한다.

　　• 난포기에 FSH농도가 24mIU/mL이상 증가하고 21일 이하 짧은 월경주기나 45일 이상 긴 월경주기가 나타난다.

　　• 배란이 중단되거나 불규칙해지며 무배란성 월경이 생기고, 안면홍조와 유방통이 나타난다.

　　• 난포기가 연장되고 불규칙한 생식생리로 임신 가능성이 있다.

　㉢ 완경후기 : 배란 중단과 LH분비 증가가 나타나고 최종 월경 후 1년 동안 월경이 없으면 완경으로 본다.

**TIP & MEMO**

▌ 갱년기(climacteric)

완경을 전후로 하여 40 ~ 60세 사이를 의미한다.

▌ 완경

난소의 기능 상실로 에스트로겐 분비가 없으며 임신을 못하는 상태이다. 노년기로 가는 과도기이다. 생리적 완경은 50세 전후에 발생하고 완경기, 갱년기, 중년기 등을 동의어로 사용하게 된다.

▌ 완경이행기

여성 40세 전후로 난소기능의 쇠퇴의 시작을 말한다.

▌ 부신

완경 여성 성호르몬 분비의 영향을 주는 주요기관이다. 부신에서 안드로스테네디온을 분비하면 지방, 근육, 골기질 세포 등의 말초조직에서 에스트론으로 전환된다.

② 완경 후 성호르몬 분비
　　㉠ 에스트로겐 : 혈중농도가 완경 전 $50 \sim 300pg/mL$에서 $10 \sim 20pg/mL$가 줄어든 수치가 나타난다.
　　㉡ 에스트론 : 완경 후에는 혈중농도는 $30 \sim 70pg/mL$으로 에스트라디올의 $2 \sim 4$배 정도의 수치이다.
　　㉢ 안드로스테네디온 생성과 에스트론이 전환되는 정도에 영향으로 에스트로겐 효과가 나타나게 된다.
　　㉣ 에스트론 전환율 : 비만 여성, 완경 여성이 더 높게 나타나며 저체중 여성의 경우 악성 암 발현 빈도가 낮다.
③ 신체적 변화
　　㉠ 혈관운동증상(Vasomotor symptoms) : 완경 후 $1 \sim 2$년 지속된다. 주완경기 여성의 75% 정도 해당한다.
　　㉡ 말초혈관 : 갑작스런 확장·수축되는 자율신경계 부조화로 홍조, 발한, 야간 발한증, 무딘 감각, 얼얼하게 쑤심, 수족냉증, 심계항진, 두통, 현기증, 졸도 등이 나타난다. 에스트로겐요법이 가장 효과적인 간호중재이다.
　　㉢ 칼슘 : 에스트로겐 결핍 → 골 형성이 억제 → 골흡수 촉진 → 골 소실 → 혈중칼슘 농도 감소와 칼슘 유출에 영향을 준다.
　　㉣ 관절 : 연골세포 감소 및 분해 증가 → 연골손상 증가 → 활성비타민 $D_3$의 생합성 저조 → 장 내 수준이 감소 → 칼슘 흡수 장애 요인으로 골 취약성 발생 → 골절의 위험 → 골 허약증이나 골다공증의 발생위험 증가
　　㉤ 심혈관계 : 에스트로겐 결핍 → 혈중지질과 지질단에 변화 → 지질단백-콜레스테롤(HDL-C) 저하 → 저밀도 지질단백-콜레스테롤(LDL-C)은 증가 → 심혈관성 고혈압과 동맥경화성 질환의 위험 증가
　　㉥ 질염·요도염 : 골반 내 혈류량 감소 → 골반 내 장기 허혈 → 요도 말단, 질, 자궁의 위축 → 질상부 1/3 좁아짐 → 회음부 위축 → 질추벽이 사라짐 → 질점막, 외음, 요도 점막의 쇠퇴 → 혈관분포 감소 → 점막상피 두께 $3 \sim 4$세포층 얇아짐 → 질벽이 얇아짐 → 글리코겐분비 감소 → 데들라인간균 수 감소 → 질염과 요도염의 발생률 증가
　　㉦ 요로생식계 : 위축성 질염[+], 성교통, 외음소양증, 배뇨 시 작열감, 위축성 요도염, 잔뇨량 증가가 나타난다.
　　㉧ 피부 : 대사활동 감소로 진피, 표피가 위축되고 얇아진다. 땀 분비도 감소하며 탈모, 피부감각 둔화, 면역기능 저하를 동반한다. 건조하고 주름진다.
　　㉨ 유방 : 호르몬 불균형으로 유방통이 나타난다. 유두가 작아지면서 유선위축, 근 탄력성·긴장도 저하가 발생한다.
④ 사회심리적 변화 : 침체된 기분, 의욕 없음, 무기력, 신경과민 등이 있지만 월경의 불편함과 임신 우려에서 벗어나 성적만족을 느낄 수 있다.

TIP & MEMO

■ 완경 후 신체변화
에스트로겐의 분비가 감소하면서 혈관·요로·골 관절·심맥관·피부 등에서 변화가 나타난다.

■ 골 취약성
Bone fragility

■ 골허약증
Osteopenia

■ 골다공증
Osteoporosis

■ 에스트로겐의 작용
관상동맥을 비롯하여 심장보호, 항동맥경화작용, 혈관확장작용으로 보호하고 동맥벽에 작용하여 항동맥경화작용, 혈관확장작용을 하게 된다.

➕ 위축성 질염
질상피가 얇아지면서 궤양, 출혈성 반점, 염증이 발생한다. 질벽이 얇아지고 질이 좁아지면서 질이 건조해져서 성교 시 통증이 있다. 완경 여성의 성교통, 성교 후 출혈은 질 위축을 의미한다.

⑤ 성 기능의 변화 : 성생활의 경우 오히려 완경 이후 상승한다. 에스트로겐 결핍으로 인해 질의 윤활·탄력성·긴장도 감소한다. 질 주위 지지가 저하하고 질팽창 저하하는 등의 변화는 성 반응에 영향을 준다.

## 6 난임 간호

### (1) 난임(Infertility) 원인

① 남성

 ㉠ 고환에서 정자생산이 되지 않는 무정자증부터 정자희소증, 생산 정자의 성숙 부전, 정액성분이상, 정자운송로 폐쇄, 성교 불능, 과다음주, 흡연, 비정상 성생활, 중금속과 고열 장기간 노출 등이 있다.

 ㉡ 잠복고환, 정관결손, 선천성기형, 고환염, 당뇨병과 같은 질환 등의 원인적 요인도 존재한다.

② 여성

 ㉠ 내분비계 이상, 난관폐쇄, 난소부전, 난소발육이상, 정자와 수정란 운송장애, 자궁결여 등으로 발생한다.

 ㉡ 배란장애요인, 난관 및 복강, 자궁경관요인, 면역학적 요인, 감염 등이 요인으로 작용한다.

### (2) 난임 특징

① 난임의 원인규명과 치료에는 많은 시간이 소요되며 비용도 요구된다.

② 남성 먼저 검사하는 것이 시간·경제적으로 절약된다.

③ 난임검사는 일정 계획과 한 달 간격으로 진행된다. 원인을 찾는 데 정액검사, 여성호르몬검사, 배란검사, 자궁초음파, 난관검사의 5가지 기본 검사가 체계적으로 행해진다.

### (3) 난임 사정

① 남성 난임 사정

 ㉠ 초기평가로 생식기 건강력 사정과 정액분석이 이루어진다.

 ㉡ 정액검사는 대개 2 ~ 4주 간격을 두고 2회 실시한다.

 ㉢ 남성 난임검사는 중요도가 높으며 최초로 시행한다.

▌무정자증

Azoospermia

▌정자희소증

Oligospermia

▌잠복고환

Cryptorchidism

▌난임검사

검사 후에는 90%는 한 가지 또는 그 이상의 원인이 밝혀진다. 검사로 원인을 밝힐 수 없다면 과배란제를 통해 임신 시도를 해볼 수 있다.

▌정액검사

Semen analysis

▌임신을 위해 필요한 정자 특성

• 성숙한 정자

• 난자로 침투하여 수정할 수 있는 정자

• 적절한 수의 정자

② 남성 난임의 원인적 치료

    ㉠ 체질개선과 일반적 개인위생이 중요하다.

    ㉡ 담배와 술은 제한하고 식사를 개선한다.

    ㉢ 정신적인 긴장과 스트레스를 피한다.

    ㉣ 원인적 요인, 만성질환, 신진대사 장애를 치료한다.

③ 여성 난임 사정

    ㉠ 초기에는 배란과 골반장기 관련하여 건강력 사정한다.

    ㉡ 배란사정에는 배란을 예측할 수 있는 검사를 한다.

    ㉢ 월경주기에 따라 월경력과 기초체온측정, 프로게스테론·황체형성호르몬의 측정, 초음파 검사, 혈중 에스트로겐 검사 등을 한다.

    ㉣ 임신율을 높이기 위한 과배란제 약물로는 클로미펜이 있다.

    ㉤ 난관사정 시 자궁난관조영술을 가장 많이 사용한다.

    ㉥ 진단복강경검사로 난관과 복강과 관련된 난임의 확실한 원인을 파악한다.

    ㉦ 자궁내막사정 시 자궁내막생검사와 자궁경검사를 행한다.

④ 여성 난임의 원인적 치료

    ㉠ 배란장애 치료로 원인에 따라 시행한다.

    ㉡ 프롤락틴이 증가하면 브로모크립틴 투여를 시행한다.

    ㉢ 갑상샘기능항진 시에는 갑상샘기능억제제를 투여한다. 저하 시에는 갑상샘호르몬을 투여한다.

    ㉣ 특별한 원인이 없거나 시상하부 – 뇌하수체 – 난소 측의 장애일 경우에는 클로미펜과 성선자극 호르몬(hMG)으로 배란을 유도한다.

    ㉤ 경구 과배란제의 경우 시상하부 – 뇌하수체 작용으로 GnRH(성선자극호르몬의 분비 호르몬) 분비를 촉진하여 난포 발달과 성숙을 이룬다.

    ㉥ 난관폐쇄의 치료는 난관 유착·폐쇄가 되면 외과적으로 난관 성형술을 시행한다. 불가할 경우 체외수정을 시행한다.

    ㉦ 자궁내막 이상과 황체기 결함치료는 근종절제술, 항생제 치료, 유착박리술 등이 이용한다.

    ㉧ 황체기 결함은 프로게스테론을 투여한다.

⑤ 난임 치료방법

    ㉠ 인공수정, 보조생식술(ART)이 있다.

    ㉡ 보조생식술은 난임 환자에게 최종적으로 사용되는 방법이다.

    ㉢ 체외수정 – 배아이식, 난자공여, 대리모, 미세수정술 등이 있다.

**여성 기본 난임검사**

자궁초음파, 여성호르몬검사, 난관검사, 배란검사가 포함된다.

**클로미펜**

Clomiphene

**자궁난관조영술**

Hysterosalpingography

**자궁내막생검**

Endometrial biopsy

**자궁경검사**

Hysteroscopy

**브로모크립틴**

Bromocriptine

**루빈 검사(Rubin Test)**

난관의 개방 여부 확인을 위해 실시하는 검사다. 루빈 캐뉼라를 통해 자궁경관으로 이산화탄소 가스를 주입하여 가스가 자궁난관, 복강으로 통하는지 확인한다. 이때 견갑통을 호소한다면 한 쪽 난관이 개방되어 있다는 증거로, 일시적인 반응이다.

**보조생식술**

Assisted reproductive technology

## 7 외음의 종양(양성 종양)

### (1) 낭종성 종양

① 바르톨린샘에 발생하는 바르톨린관 낭종

② 기름샘의 염증성 폐쇄로 생기는 피지

③ 봉입낭종

④ 요도부근이나 소음순 내측에 나타나는 점액성 낭종

⑤ 울프관 낭종, 눅크관 낭종

### (2) 고형 종양

① 섬유종 및 지방종은 음순의 지방조직에 드물게 나타난다. 다양한 크기가 있고 속도가 느리다.

② 바이러스 감염과 성적 접촉이 원인이고 다양한 크기의 사마귀 모양으로 증식한다.

③ 작은 병소는 벤조인팅크와 20% 포도필린을 국소 도포한다. 큰 병소는 전기 소작이나 외과적 절제가 필요하다.

④ 종류

ㄱ 혈관종 : 드물게 발생한다. 선천성은 주로 기저귀나 대소변 자극에 의하여 발생한다.

ㄴ 땀샘종 : 희귀하며 선암으로 오진될 수 있다. 외음 땀샘에서의 발생한다. 대음순의 내면 상부, 소음순, 인접외음부에 주로 발생한다.

ㄷ 과립세포근아세포종 : 흔치 않다. 신경의 수초에서 발생하며 상피암으로 오진할 가능성이 있다.

ㄹ 모반 : 악성 흑색종의 3 ~ 4% 정도의 발생지인 외음부에서 접합활동으로 인한 암 발생에 기여한다.

TIP & MEMO

▌울프관 낭종
Wolffian duct cyst

▌눅크관 낭종
Nuck hydrocele

▌첨형콘딜로마
외음유두종의 흔한 형태이다. 2차 매독성 병소인 편평콘딜로마(Condyloma latum)와 감별을 요하는 병증이다.

▌벤조인팅크
Benzoin tincture

▌포도필린
Podophylin

▌선암
Adenocarcinoma

▌신경의 수초
Myelin sheath

## (3) 외음 전암 병변

① 파제트 병(Paget's disease of the vulva)

  ㉠ 정의 : 완경 전후에 주로 발생되며 소양증을 동반하는 다소성 병변으로 상피
    내 종양의 일종이다.

  ㉡ 증상 : 가려움증, 외음부궤양을 호소한다. 육안으로 구별 가능하며 습진과 비
    슷한 양상이다. 악성 암을 동반할 수 있다.

  ㉢ 치료 : 광범위한 국소절제술로 치료하는데, 외음 침윤암을 동반하는 경우 외음
    근치절제를 실시한다.

② 내음 상피내 종양

  ㉠ 완경 후의 50 ~ 60대 젊은 여성에게 발발한다. 면역력 저하나 노년여성에게
    외음암 위험이 있다. 인유두종 바이러스(HPV)의 고위험군이며 다른 성매개
    질환과도 연관이 있다.

  ㉡ 다소성으로 융기되어 있고 백색, 갈색으로 보인다.

  ㉢ 침윤암 의심 시 조직생검을 실시하게 되며 병변을 광범위하게 국소적 절제를
    실시하여 치료를 실시한다.

③ 외음상피내암

  ㉠ 자궁경부 상피내암에 비해서 낮은 편이다.

  ㉡ 상피층의 핵분열활동 증가와 극상세포형이면서 분화된 세포를 보인다.

  ㉢ 거의 나타나지 않은 경우가 많으며 소양증을 호소하는 경우가 많다.

  ㉣ 톨루이딘블루법를 이용한 생검으로 진행한다.

  ㉤ 광범위 국소적 절제술을 이용한 치료법을 이용한다.

## (4) 외음암

① 여성 생식기관의 원발성 악성종양 3 ~ 4% 정도를 차지하며 60대 발생률이 높다.

② 대음순에 주로 발생하며 광범위하다. 음순의 외측 면에 발생한다.

③ 종괴, 통증성 궤양, 분비물, 외음 자극감, 배뇨장애, 출혈 등이 나타나며 소양
  증, 통증 증가 등이 암의 진행 양상에 따라 지속된다.

④ 조직생검으로 진단하며 치료보다는 예방을 더욱 중시한다.

⑤ 전구 증상이 발발한 후 발생하기 때문에 전구증상 치료로 예방을 시행하게 된
  다. 초기의 경우 외음절제술, 양측성 림프절 절제술이 시행되고 국소암은 표면림
  프절제, 외음절제술을 이용한다.

**다소성 병변**
Multifocal lesion

**외음근치절제**
Radical vulvectomy

**인유두종 바이러스**
Human papiloma virus

**극상세포형**
spindle cell type

**톨루이딘블루법**
Toluidine blue dye test,
Collins test

**외음암**
Vulvar Cancer

## 8 질의 종양(양성)

### (1) 상피봉입체 · 가트너관 낭종

① 상피봉입체 낭종은 질의 하부 끝부분과 후면에 발생한다.

② 회음부를 외과적 봉합과정 중에 점막층이나 상피층의 일부가 질 내막 측으로 이식이나 봉입되는 경우에 발생한다.

③ 작은 크기의 낭종을 형성한다. 감염 전에는 증상이 없으며 간단한 절제술로 제거한다.

### (2) 고형종양

① 외음부 첨형 콘딜로마와 함께 호발한다. 심하면 제왕절개가 고려된다.

② 질 내에 첨형 콘딜로마는 자궁내막증과 같은 동반질환과 함께 치료한다.

③ 제거된 조직은 조직검사를 통한 악성여부 판단을 필수적으로 실시한다.

④ 평활근종, 섬유성근종 등이 있다.

### (3) 질샘증

① 태아 비뇨생식관 형성 시기에 임부의 에스트로겐 투여로 발생한다.

② 절제술, 레이저요법, 냉동요법 등을 시행한다.

**▎질샘증**
Vaginal adenosis

### (4) 질암

① **발생**: 원발성 암은 드물게 나타나며 태아성횡문근 육종은 유아기에 발생한다. 특별 증상이 없어서 초기 발견이 어렵다.

② **증상**: 완경기 출혈이다. 과다한 질 분비물, 골반통을 동반하기도 한다.

③ **치료**: 경증 또는 중증의 경우 냉동수술요법을 사용한다. 국소적으로 단일한 중증 이형증은 질절제술을 실시한다.

**▎질암**
Vaginal cancer

## 9 자궁의 종양

### (1) 양성 종양

① 자궁근종(Uterine myoma)

㉠ 평활근세포에 발생되어 근종이나 평활근종으로 부르고, 자궁 종양 중에 가장 흔하다.

㉡ 에스트로겐 증가와 관련이 있는 유전설이 있다. 호르몬설로는 경구피임제 사용으로 에스트로겐이 증가할 때 발생하며 완경 후에 크기가 줄거나 자연적으로 소실되는 특징이 있다.

㉢ 30 ~ 45세에 주로 호발한다. 특히 35세 이상 20 ~ 40% 미산부에게 발생한다.

㉣ 종류

• 점막하근종(Submucosal myoma) : 자궁내막 바로 아래 발생되는 경우이다.
• 근층내근종(Intramural myoma) : 자궁근종 대부분을 일컫는다.
• 장막하근종(Subserosal myoma) : 복막 바로 아래에 발생하는 경우이다. 임신 동반 시 혈관이 터져 다량 복강 출혈이 발생 할 수 있다.

㉤ 증상

• 하복부에서 덩어리 촉지와 하복부 팽만감이 발생한다.
• 이상자궁출혈로 과다 월경, 부정 자궁출혈, 부정 과다출혈(빈혈초래)이 발생하며 만성 골반통을 동반한다.
• 하복부 중압감, 월경곤란증, 성교통이 발생하고 압박감으로 빈뇨, 배뇨곤란, 변비 배변통, 하지부종, 정맥류, 통증이 생긴다.

㉥ 과다 월경, 월경통, 월경기간이 길어진다. 급성 통증이 발생할 수 있는데 근종의 육경이 비틀렸거나 경색·변성 시 발생한다.

㉦ 근종과 임신과의 관계

| 구분 | 내용 |
|---|---|
| 임신 1기 | 불임 유발(착상 방해), 유산의 위험이 있다. |
| 임신 2기 | 근종의 적색변성으로 통증, 유산, 조산 위험, 태아 위치 이상이 발생한다. |
| 임신 3기 | 태반유착, 분만 시 출혈, 자궁근무력증, 산도폐쇄, 산후출혈이 발생한다. |
| 점막하근종 | 착상을 방해하고 조기유산이 나타나고 근종의 크기가 크다면 자궁내성장지연(IUGR)[+]을 의심한다. |
| 완경 후 | 완경 이후에는 크기 감소는 에스트로겐 수치의 감소가 원인이다. |

㉧ 진단 : 환자의 하복부 팽만감 증상 시 양손 진찰하면 덩어리가 촉진된다. 자궁근종은 난소의 기능이 활발할 때 잘 자란다. 항문을 압박하여 변비 증상이 발생한다.

    ⓩ **검사**

      • 초음파, X선 단순복부촬영, 자궁경검사, 복강경 검사, 세포진검사, 자궁내막 검사로 악성종양, 자궁내막증, 평활근종 유무를 확인한다.

      • 비뇨기계 증상 있다면 신우조영술, 방광조영술을 시행한다.

      • 수술 후 조직검사로 확진한다.

    ⓩ 근종의 성장평가는 크기 작고 증상 없으면 6개월마다 1회씩 평가한다.

    ⓚ **간호중재**

      • 빈혈치료 : 철분 보충제로 근종의 크기 줄이고 수술 전후 출혈 감소를가 목적 으로 한다.

      • GnRH 활성제 : 뇌하수체성선자극 호르몬 분비와 난소의 기능을 억제하고 에 스트로겐 수치를 낮춰 준다.

| **GnRH 활성제**
GnRh agonist

    ⓔ **수술**

      • 완경 무렵 무증상인 근종은 수술을 서두르지 않는다. 근종이 작고 무증상이 라면 수술은 필요하지 않다.

      • 외과적 수술로는 복부 근종절제술, 질식 근종절제술, 자궁절제술, 자궁근종 색전술, 근종용해술, HIFU, 방사선치료 등을 사용한다.

| **근종용해술**
Myolysis

② **자궁내막폴립**(Endometrial polyp)

    ㉠ **정의** : 자궁내막 조직의 과증식으로 형성된다. 자궁근종, 암, 육종 및 태반의 잔재조직으로 구성된다.

    ㉡ **발생시기** : 30 ~ 59세 사이나 50세 이후에 많이 호발한다.

    ㉢ **증상** : 무증상 또는 월경 간 출혈이 발생한다. 큰 폴립의 경우 혈액차단으로 괴사, 출혈, 불쾌한 냄새의 분비물이 발생한다.

    ㉣ **자궁내막 폴립의 전암 가능성** : 10 ~ 15%는 완경기나 완경 후에 악성암과 동 반할 수 있다.

    ㉤ **치료** : 자궁내막 소파술을 진행하거나, 재발되는 비정형적 폴립이거나 완경기 여성은 자궁적출술을 시행한다.

| **HIFU**
HIgh intensity focused ultrasound

| **방사선치료**
radiotherapy

③ **자궁경부상피내종양**(CIN, cervical intraepithelial neoplasia)

    ㉠ 침윤성 자궁경부암의 전구질환을 말하며 비정상적 세포 증식이 상피세포에 국한된다.

    ㉡ 20 ~ 30대 호발하며 성교를 통해 전파되며 인유두종바이러스(HPV)와 관련 이 있다.

    ㉢ 상피 내 국한된 변화이기 때문에 특징적 증상·징후는 없다.

ⓔ 진행 단계

- CIN Ⅰ : 경증 이형증이다. 상피층하부 1/3이 유사핵분열과 미성숙 세포로 변형된 경우이다.
- CIN Ⅱ : 중등도 이형증이다. 상피의 2/3까지 변형된다.
- CIN Ⅲ : 중증 이형증이다. 상피내암을 포함한다. 상피층의 상부 1/3 이상 또는 상피세포 전체가 변형되었으나 표면에는 성숙세포가 존재한다.

ⓜ CIS(Carcinoma in situ) : 암과 형태학적으로 구별할 수 없는 미분화된 이상세포가 상피세포 전체에 대체되었으나 기저막을 통한 기질이나 임파선 침윤이 없는 경우를 말한다.

ⓗ 치료

- 경증이면서 임신을 원할 경우 질 세포진 검사와 질 확대경 검사를 6개월마다 2회 실시한다.
- 경증 또는 중등도의 이형증은 국소파괴요법, 냉동요법, 전기소작법, 루프환상투열절제법(LLETZ), $CO_2$ 레이저요법을 실시한다.
- 중증 이형증과 상피내암에 적용하는 원추절제술, 자궁절제술이 있다.
- 침윤암의 경우 병기에 따른 치료를 실시한다.

④ 자궁경부상피내종양의 진단검사

ⓐ 세포진검사

- 18세 이상 여성은 검진을 시작한다. 성 접촉을 시작한 여성은 매년 1회 이상 실시한다. 위험요인이 있는 여성은 6개월마다 검사한다.
- 검사 전 24시간 전에는 질 세척과 성관계를 금하고 생리 중에는 검사를 할 수 없다. 검사 전 일주일 동안은 질내 약물 투여나 다른 처치 금지한다.
- 경부[+]에서 검사물 채취하며 확진율 90%를 차지한다.
- Pap smear 검사결과 체계

| Pap system | | 병리학 | WHO체계 | 베데스다분류 |
|---|---|---|---|---|
| Class Ⅰ | 이상세포 없음 | Normal | Normal | 정상범위 내 |
| Class Ⅱ | 염증으로 인한 이상세포 출현 | | HPV 비정형증 | 양성세포변화 또는 이형성상피세포(ASCUS) |
| Class Ⅲ | 비정상 유핵세포 | CIN Ⅰ | 경도 이형증 | 저등급 편평상피 내 병소(LSIL) |
| Class Ⅲ | | CIN Ⅱ | 중등도 이형증 | 고등급 편평상피 내 병소(HSIL) |
| Class Ⅲ | | CIN Ⅲ | 중증 이형증 | 고등급 편평상피 내 병소(HSIL) |
| Class Ⅳ | 암 의심 세포 | CIN Ⅲ | 상피내암(CIS) | 고등급 편평상피 내 병소(HSIL) |
| Class Ⅴ | 침윤암 시사세포 | 편평상피세포암 | 편평상피세포암 | 편평상피세포암(SCCA) |

TIP & MEMO

▌원추절제술

중증 이형증과 상피내암의 수술요법으로 진단과 치료가 목적이다.

▌자궁절제술

Hysterectomy

▌세포진검사(Pap도말검사)

Pap도말검사,
Papanicolaou smear test

✚ 경부

- 편평원주상피 접합부
- 후질원개
- 경관내부

▌Pap smear 검사체계 용어

- CIN : cervical intraepithelial neoplasia(자궁경부 상피내 종양)
- ASCUS : atypical squamous cells of undetemined significance(비정형세포 상피내종양)
- LSIL : low grade squamous intrae -qithelial lesion(저등급 편평상피내 병소)
- HSIL : high grade squamous intrae -qithelial lesion(고등급 편평상피내 병소)
- CIS : Carcinoma in situ(상피내암)
- SCCA : squamous cell carcinoma (편평상피세포암)

ⓛ **자궁경부액상세포검사**(Thin prep) : 액상 세포진 검사이다.

ⓒ **쉴러검사**(Shiller test)[+]

- 세포진 검사에서 양성으로 조직 생검이 필요할 때, 암이 의심되는 병소 부위 결정할 때, 질 확대경을 이용할 수 없을 때, 자궁절제술 후 보조진단 시 이용한다.
- 요오드용액을 도포하면 정상세포는 글리코겐으로 인해 적갈색이고 이형상피증이나 암세포는 겨자 빛 노란색을 띤다.

ⓔ **질확대경 검사**(Colposcopy)

- 세포진 검사에서 비정상일 때, 접촉성 출혈의 과거력이 있을 때, 외음·질에서 의심스런 병소가 발견될 때, HPV감염 진단에 사용한다.
- 3 ~ 5% 초산 도포하여 흰색을 띠면 비정상이다.

ⓤ **질확대 현미경 검사**(Colpomicroscopy)

- 자궁경부암 조기진단의 필수적 검사이다.
- 자궁경 조직 변화를 확인하여 이상소견의 종류·정도·범위를 파악한다. 질확대경 조준하에 비정상 병소를 생검한다.

ⓗ **자궁경부확대촬영술**(cervicography) : 3 ~ 5% 초산 도포 후 사진 촬영한다.

ⓢ **조직생검**

- 비정상 질확대경 소견 시 최종 진단 내리기 위하여 조직의 일부를 떼어낸다.
- 펀치생검, 루프환상투열절제술(LLETZ), 자궁경관내 소파술, 원추생검법이 있다.

## (2) 악성 종양

① **자궁경부암**(Cervical cancer)

ⓐ 30 ~ 50세에 호발하며 이후 급격히 감소한다. 40대 발생률 가장 높다.

ⓑ **원인**

- 기혼, 다산부, 첫 성교의 나이가 어린 경우, 성 파트너가 다수인 경우, 상대방의 포경 유무와 음경의 위생 상태가 영향을 미친다.
- 성 전파성 감염[+]의 항체 소지 여성의 경우 발병률이 높다. 인유두종 바이러스(HPV16, 18, 31) 역시 유력한 요인이다.
- CIN, 외음의 상피내 종양의 병력 있을 때, 만성자극, 낮은 경제적 상태, 교육수준이 영향이 있다.
- 정자의 DNA이상, 흡연도 영향을 미친다.

ⓒ 편평상피암(자궁경부암의 90%), 원주상피암, 선편평암으로 나뉜다.

ⓓ 편평원주상피접합부, 즉 외자궁경부의 변형대에 호발한다.

**TIP & MEMO**

➕ **쉴러검사**

조직생검 전 병소를 정확히 확인하며 요오드 용액 도포한다. 정상세포는 적갈색으로 정상세포에 글리코겐 함유하여 요오드와 반응하는 것이다. 암세포는 글리코겐이 없거나 적어서 반응이 없으므로 노란색이다.

❚ **펀치생검**

Punch biopsy

❚ **루프환상투열절제술**

Large loop electrosurgical excision of the transformation zone

➕ **성 전파성 감염**

매독, 임질, 트리코모나스, 클라미디아, 콘딜로마, 단순포진바이러스 2형 등이 있다.

❚ **선편평암**

Adenosquamous or adenoepidermoid carcinoma

❚ **외자궁경부의 변형대**

Squamo - columnar junction

ⓜ 증상
- 초기에는 경미한 출혈, 월경 사이의 출혈, 성교 후 접촉 출현이 있다. 출혈 전에 담홍색이나 핏빛의 비정상적인 질 분비물이 발생한다.
- 암이 상당 진행된 후 통증과 경부의 궤양과 과다 월경이 나타난다.
- 전신증상으로는 식욕부진, 체중 감소, 빈혈, 변비, 직장 이급후증, 직장출혈, 하지부종, 하부요통서혜부 · 하지 통증이 있다.
- 말기에는 지속적인 요추천골통, 편측성 임파샘 부종, 요관폐쇄증이 나타난다.
ⓗ 초기 침윤암 신체검진 소견 : 외자궁경 표면이 과립상이거나 융기 발생 → 접촉성 출혈이 발생 → 진행되면서 외자궁경 표면에 양배추 모양 발생 → 내장궁경인 경결(Induration) → 증상이 심해지면 괴사, 출혈, 질강의 커다란 양배추 모양, 비뇨생식 · 직장누공 골반임파절 · 대동맥 · 원거리 임파절 · 폐 · 간 · 뼈 · 뇌까지 전이
ⓢ 진단검사
- 세포진검사인 도말검사와 쉴러검사를 실시한다.
- 쉴러검사는 최종진단에 이용되는 조직생검이다. 보완적 검사로 초음파, CT이다.
- CT : 주위조직으로 확산, 임파절 전이 구분, 종양의 크기 및 파급정도, 점상전이의 발견, 항암요법 및 방사선 요법 위한 종양의 크기를 측정한다.
- MRI : 자궁주위조직으로의 전이 판별에 CT보다 더 우수하다.
- 재발성 자궁경부암 환자의 종양표지물질 : TA−4와 SCCA항원, CEA 등의 혈중농도로 추적관찰 시 연속적 측정으로 재발하고 잔류를 조기진단 할 수 있다.
ⓞ 치료

| 구분 | 내용 |
|---|---|
| 상피내암 | 임신을 원하면 보존적 요법을 시행하거나 단순전자궁절제술을 시행한다. |
| 침윤암 | • Stage IA : 전자궁 절제술을 시행한다. 골반림프절 전이가 없다면 IB기와 같은 치료과정을 거친다.<br>• Stage IB : 골반 림프절 전이가 발생한다. ⅡA기와 같이 광범위근치자궁절제술, 양측골반 림프절 제거술, 방사선요법을 실시한다.<br>• Stage ⅡB ~ Ⅳ : 국소적 치료법인 수술, 방사선요법, 전신적 요법인 항암화학요법, 면역요법이 사용된다. |

**TIP & MEMO**

▌요독증

자궁경부암의 가장 흔한 사망 원인이다.

▌종양표지물질

Tumor marker

▌TA−4

Tumor antigen−4

▌CEA

Carcinoembryonic antigen

▌광범위근치자궁절제술

Radical hysterectomy

▌양측골반 림프절 제거술

Pelvic lymphadenectomy

▌자궁경부암 예방 접종

만 12세 여성청소년 무료접종으로 6개월 간격 2회접종한다. 만20세 여성 자궁경부세포검사 무료이다. 가다실(0.2.6)이나 서바릭스(0.1.6)를 IM(근육주사)을 실시한다. 9세나 26세 사이의 여성과, 성생활 시작 전에 접종하는 것이 효과가 좋다. 이미 감염된 바이러스에 대한 방어는 되지 않는다.

③ 자궁육종(Sarcoma)

　　㉠ 특징

- 자궁 악성 종양 중 5%를 차지하는 희귀암이다.
- 치명적이며 자궁의 근육 또는 결합 조직에 발생하며 체부가 경부보다 발생 위험이 높다.
- 혈류성 전이 일으켜 폐나 간 등으로 전이된다. 따라서 흉부 X선 촬영 반드시 필요하다.
- 완경 후에 호발하며 발병 평균연령 58세 정도이다.

　　㉡ 불규칙한 자궁 출혈, 하복부 통증, 복부 종괴의 촉지, 전신 증상 등이 나타난다. 출혈이나 근종성 종양의 급속한 크기 증가하면 육종 가능성 높은 것으로 판단한다.

　　㉢ **치료** : 전자궁절제술과 양쪽 난관난소절제술을 시행하며 수술보조요법으로는 방사선치료, 항암화학요법을 사용하는데, 원격전이나 예후 불량할 경우에 적용한다.

④ 융모상피암(Chorionic carcimoma)

　　㉠ 특징

- 임신 수태산물에서 발생할 수 있는 영양배엽의 악성 질환이다. 동맥혈관을 침범하여 혈류 통해 급속한 전이된다.
- 심한 조직괴사, 심한 출혈로 인한 갑작스런 사망 가능성이 있다.
- 유발위험이 높은 선행임신은 포상기태(50%), 자연유산(25%), 정산분만(22.5%), 자궁 외 임신(2.5%)이다.

　　㉡ 폐(80%)로 전이가 잘된다. 질벽, 골반강 내, 뇌(말기), 간(말기, 출혈 없음, 간기능 정상), 위장관, 신장 및 방광 등에 전이된다.

　　㉢ 고위험군

- 치료 전 b – HCG 40,000mIU/mL 이상
- 선행 임신과 융모상피암 진단 간격 4개월 이상
- 과거 화학요법이 실패했을 때
- 만삭 임신 다음에 발병되었을 때
- 간 혹은 뇌에 전이가 있을 때

　　㉣ 치료

- 항암화학요법 : 병기와 예후 요인에 따른다.
- 저위험군 : 메토트렉세이트 악티노마이신 – D 단독요법을 사용한다.
- 중등도 위험군 : MA 병용요법, MAC(시클로포스파미드 포함)요법을 사용한다.
- 고위험군 : MAC, CHAMOCHA(MAC+하이드루레아, 빈크리스틴황산염, 폴리닌산, 아드리아마이신)을 사용한다.

**▌ 융모상피암**

- 비전이성 융모질환
- 전이성 융모질환(저 · 고위험군)

**▌ 메토트렉세이트**

Methotrexate

**▌ 악티노마이신 – D**

Actinomycin – D

- 독성·내성 환자 : EMA – CO(MAC+에토포시드, 폴리닌산, 빈크리스틴황산염)을 사용하게 된다.
- 수술 요법 : 보조적 자궁적출술의 적응증으로 질병이 자궁에 국한되거나 약물 내성이 있는 경우, 나이가 많은 다산부, 질 출혈, 자궁천공, 감염 시, 질병이 국한되었을 때 적용한다.

⑩ 간호
- 매주 B – hCG을 하고, 2주마다 흉부 X선 검사를 시행한다.
- B – hCG 연속 4회 이상 음성, 종괴와 장기 전이 병변 소멸을 기준으로 경과 사정을 본다.
- 완쾌 후 추적검사는 1개월 간격 1년, 6개월 간격 5년으로 시행한다.

## 10 상피성 난소종양

### (1) 비종양성(기능성)종양

① 난포낭종

   ○ 성숙 난포와 퇴화 난포의 유동액이 정상이상으로 고이면서 정체되어 발생한다. 크기는 대부분 5㎝ 이하이다.

   ○ 월경이상, 중압감, 둔통을 호소한다. 난소염전과 자연파열 등으로 인한 복강 내 출혈로 난관임신파열과 유사 증상을 보인다.

   ○ 촉진과 초음파 진단한다.

   ○ 작은 낭종의 경우 바늘로 뽑아내거나 절제한다. 다소 크기가 큰 낭종은 낭종만 제거한다.

**난포낭종**
Follicular cyst

② 난포막 황체낭

   ○ 난소의 과다 hCG 자극으로 난소 주위의 기질이 황체화 현상을 보인다. 포상기태, 융모상피암이 있을 경우 동반된다.

   ○ 다른 낭종과 유사하며, 난소염전과 자연파열이 발생할 가능성이 있다.

**난포막 황체낭**
Theca lutein cyst

③ 황체낭종

   ○ 배란 후 황체의 비정상적인 성장과 강내로의 출혈이 낭성으로 변화된 것이다.

   ○ 황색이나 회색을 띤다. 혈액이 차가워지면 암적색이나 자주색 낭종이 난소표면에 돌출된다.

   ○ 호르몬 생산이 지속되면서 무월경, 불규칙 자궁출혈이 나타난다. 갑작스러운 출혈이 낭종 내에 발생하면 골반통이 나타난다.

   ○ 대부분 자연소멸되나, 복강 내 출혈이나 크기가 비대하면 낭종절제를 시행한다.

**황체낭종**
Corpus luteum cyst

④ 다낭성 난소낭종

    ㉠ 표적기관 호르몬 과잉 → 뇌하수체 자극 호르몬 분비기능이 과민 → 남성호르몬 안드로젠 증가 → 난소의 난포가 진주 목걸이 같은 모양 발생

    ㉡ 무배란으로 인한 불임증과 무월경, 다모증 등이 나타난다. 비만증과 불규칙 무통성 자궁출혈은 양측성 다낭성 난소낭종을 동반한다.

    ㉢ 난소표면은 정상의 2.8배가 되고, 초음파상 미성숙 난포가 20 ~ 100개 정도 측정된다.

    ㉣ 인슐린 반응이 떨어지면서 인슐린의 분비가 증가하고 고혈당이 된다. 선천성 부신증식증이 있다면 코티손 투여와 난소 쐐기모양절제를 실시한다.

    ㉤ 혈당하강제인 메트포민을 투여하기도 한다. 불임증 치료는 클로미펜, 고프로락틴혈증 치료는 브로모크립틴을 투여한다.

⑤ 배상피봉입종 : 별다른 증상이 없다. 가임기 말기에 발생하며 상피암종양 전구질환으로 보는 경향이 있다.

⑥ 자궁내막성 낭종 : 자궁내막 조직이 난소 내에 존재하여, 종괴로 분류할 만큼 커져 유동액이 차있는 경우이다.

## (2) 양성 종양

① 장액성 낭선종

    ㉠ 양성난소종양의 15 ~ 25%를 차지한다. 20 ~ 50세 사이, 주로 30 ~ 40대에 호발한다.

    ㉡ 발생빈도 : 대부분은 양성이나 35% 정도는 악성으로 변하고 양측성은 12 ~ 50% 정도이다.

    ㉢ 다방성이고 표면은 매끈하고 회색이다. 맑고 노란 유동액을 포함한다. 크기는 5 ~ 15㎝ 정도이다.

    ㉣ 아기를 원하지 않으면 자궁절제술이나 양측 부속기 절제술을 시행한다.

② 점액성 낭선종

    ㉠ 양성난소종양의 16 ~ 30%를 차지하며 30 ~ 50대에 호발한다.

    ㉡ 육안으로 봤을 때 장액성보다 크며 가장 큰 종양에 속한다.

    ㉢ 표면은 매끈하고 분홍빛 회식이다. 유두상 증식은 없고 끈적한 점액성 물질이 채우고 있다.

    ㉣ 아기를 원하지 않거나, 나이가 많으면 자궁절제술이나 양측 부속기 절제술을 시행한다.

③ 복막가점액종

    ㉠ 장내기관의 점액성 종양으로, 2차적 점액복수로 인해 발생한다.

    ㉡ 난소 · 충수돌기 · 담관 · 장 등의 1차적 점액성암을 동반한다. 난소경계성 종양, 고분화 점액성난소암, 충수돌기 점액류 등에 의해 발생하기도 한다.

④ 낭성 섬유종
    ㉠ 점액성 낭선종의 변형이며 빈도수는 드물다.
    ㉡ 대개 양성이며 일측성이다.
    ㉢ 표면은 회색이나 백색이다.
    ㉣ 다방성 낭종 부분과 분엽화된 충실성 부분으로 구분한다.

## (3) 악성 종양

① 상피세포성 악성 종양
    ㉠ 난소암 90%는 상피성이다. 자궁암 다음으로 발생 빈도가 높고 점점 증가하는 추세이다. 완경기 이후 발견하는 경구가 80% 정도 차지하고 평균 발병 연령은 64세이다.
    ㉡ 대부분 진행성암으로 발견되므로 외과 수술 제거는 부족하다. 난소암의 경우 수술이나 보조적인 치료개선에도 5년간 생존율이 낮다. 여성 생식이 악성종양 중 가장 예후가 좋지 않다.
    ㉢ 난소의 납작한 중피세포의 표면상피와 주위 기질이 원인이다. 상피세포의 형태나 기질의 상대적 분포, 악성화정도, 상피세포 표면증식 양상에 따라 4가지로 구분한다.
    ㉣ 출산력이 적고 배란횟수가 많으면 독신여성 일수록 위험도가 높다. 석면, 활석, 난소피질의 표면상피 손상 등도 위험요인이다.
    ㉤ 무배란 기간이 난소암의 보호기간으로 작용하므로 모유 수유기간이 길수록, 임신횟수가 많을수록, 경구피임을 장기 복용했을 경우, 초경 늦을수록, 완경 빠를수록 위험도가 감소한다.

② 종류
    ㉠ 장액성 난소암
      • 난소암의 40 ～ 50% 정도를 차지하고 50% ～ 70%는 양성이다. 연령이 높아질수록 악성화 경향도 증가하며 40대 이후의 장액성 종양은 1/3이 악성이다.
      • 육안으로는 암세포의 유두양 돌기모양을 확인할 수 있으며 낭포 내 증식한다. 현미경적으로는 암세포 침윤성 증식, 유두양 돌기형성, 사종체 형성 등을 확인할 수 있다.
    ㉡ 점액성 난소암
      • 난소암의 5 ～ 15% 정도를 차지하며 점액성 난소종양의 60%가 경계성 종양이다. 30 ～ 60대에서 호발한다.
      • 육안적 소견으로는 표면이 매끈하고 다낭성으로 회백색을 띈다.
    ㉢ 자궁내막양 난소암
      • 장액성 및 점액성과는 달리 대부분 악성으로, 소상피암의 20 ～ 30%를 차지하고 40 ～ 50대에 호발한다.
      • 육안적 소견으로는 거대한 종양이 조직학적으로 자궁내막선암과 유사하거나 견고한 부위가 뒤섞여 있다. 크기는 10 ～ 25cm이고 약 30%가 양측성으로 나타난다. 환자의 약 20%는 자궁내막선암을 동반한다.

▌난소암
Ovarian cancer

▌난소암 분류
• 난관 내 상피와 비슷한 세포 분화로 시작되는 장액성 암
• 자궁경부내피나 장내막상의 점액세포로 구성되는 점액성암
• 세포형태가 자궁내막 구조와 비슷한 자궁내막양 난소암
• 이밖에 다양한 세포의 혼합형태의 미분화세포암

▌장액성 난소암
Serous carcinoma

▌점액성 난소암
Mucinous carcinoma

▌자궁내막양 난소암
Endometroid carcinoma

ⓔ 투명세포암

- 난소암의 5%를 차지하며 대부분이 악성이다. 호발연령은 50 ～ 55세에 호발한다. 양측성은 약 30%이다. 보통 낭종형이고 다낭성이다.
- 중앙에 위치한 작은 핵은 다각형 상피세포인 투명세포와 원주세포로 구성된 상피세포가 낭종으로 증식한다. 증식형은 견고형, 튜브형. 유두양 및 혼합형이 있다. 또한 투명세포는 풍부한 글리코겐을 가지고 있다.

ⓜ 브레너종양

- 조밀한 섬유성 기질의 증식 속에 이행 상피의 증식이 다발적으로 섬모양 분포로 증식하는 형태이다. 육안으로는 섬유종과 비슷하여 매끈하고 소엽을 형성한다. 황색, 연회색을 띈다.
- 완경 후 여성에게 호발한다. 난소의 실질 부위에 단독으로 존재하나 점액성 난소종양, 난소 기형종을 동반한다.

ⓑ 미분화 세포암

- 커다란 군집과 덩어리 모양의 미분화 세포가 산성직, 기질침윤을 나타낸다.
- 악성변화와 세포분열이 심하게 나타난다.
- 상피성 난소암 중 예후가 가장 나쁜 병증이다.

ⓢ **미분류 난소암** : 상피세포 난소암이 두 가지 세포유형 중 중간의 상태로 특별 분류가 불가능한 것을 말한다.

③ 증상

ⓐ 초기 증상은 없으나 70%가 3기 이상 진행된 후에 발견된다.

ⓑ **위장 장애** : 복부 불쾌감, 고장증, 가벼운 식욕감퇴, 소화장애 등의 잠행성으로 나타난다. 40세 이상의 여성에게 나타날 경우 난소암검사를 권한다.

ⓒ **내분비계 장애** : 심한 유방 팽창을 동반한 과다 월경, 기능성 자궁출혈, 월경 전 긴장증 등이 나타난다. 습관성 유산, 난임, 조기 완경의 경우 난소암 위험이 더 증가한다.

④ 치료

ⓐ 악성 종양의 경우 시험적 개복술을 통한 수술적 병기를 정하는 것이 중요하다. 절개 후 파파니콜라우검사, 생검을 실시하며 세포진을 분석한다.

ⓑ 난관난소 절제술

- 시험적 개복술의 결과를 시행한 후
- 제1기 난소암 : 양측 난관난소 절제술, 예방적 대망절제술을 실시한다.
- 제2기 난소암 : 제1기 수술과 모든 암 조직 제거를 실시한다.

ⓒ 이차추시개복술

- 잔류 종양의 제거와 향후 치료방침 결정, 현재종양의 파급 정도, 조직학적검사, 선행치료 효과 판정 때문에 실시한다.
- 항암화학요법 실시 후 6 ～ 24개월 사이에 실시한다.

② 방사선요법 : 보조요법으로 초기 난소암의 수술 후에 사용하며 진행성의 경우 고식요법으로 사용한다.
⑩ 화학요법 : 수술 후 단일제제, 병용화학요법을 적용한다. 질병상태 경감으로 생존율을 높이는 방법이다.
⑪ 대표 약물 : Hexa－cmF$^+$, A-C가 있다.

## 11  생식세포성 난소종양

### (1) 생식세포성 난소 종양의 원인
① 태생기 성선의 원시생식세포로부터 발생한다.
② 난소 발생 원발성 종양의 15 ~ 20%를 차지한다.
③ 젊은 여성에게 호발한다.
④ 생물 · 임상 · 병리학적 소견이 다양하게 나타난다.

### (2) 양성 종양 유피낭종(dermoid cyst)
① 내배엽, 중배엽, 외배엽의 성숙된 조직을 가진 양성기형종이다. 낭종 내에 털, 피부모낭, 피지선, 땀 분비선 등의 유래된 조직이 보인다.
② 특징 : 다낭성이며 피지물질과 머리카락으로 차있다.
③ 증상 : 치아 · 연골 · 뼈 등이나 신경조직 · 호흡기계 등에서 낭종이 피막외부로 전이되는 경우, 예후가 나쁘고 복통, 종괴 촉지, 비정상적 자궁출혈이 발생할 수 있다.
④ 합병증 : 육경의 염전으로 괴사를 초래할 위험이 있다.

### (3) 악성 종양
① 미분화 배세포종
  ㉠ 미분화상태의 순수한 생식세포종양으로 악성이다.
  ㉡ 악성 생식세포종양 중 가장 흔하며 50% 정도를 차지하고 있다. 10 ~ 30세, 특히 젊은 여성과 어린이에게 호발한다.
  ㉢ 하복부증대, 통증이 발생하고 무월경 증상이 나타난다.
  ㉣ 예후는 가장 좋은 편이며, 난소난관의 절제로 완쾌가 가능하다.

TIP & MEMO

▍전이성 난소암
전이성 난소암은 위장관, 자궁내막, 유방의 발생 암이 난소로 전이한 것이다. 다른 원인도 존재하기 때문에 원발 부위 병변의 종류, 진행 정도를 규명하여야한다. 대부분 복수가 차기 때문에 수술요법 이후 시스플라틴(cisplatin)을 위주로 항암화학요법을 실시하게 된다.

✚ Hexa－cmF
헥사메틸멜라민, 시클로포스파미드, 메토트렉세이트, 5－Fu

▍A-C
아드리아마이신, 시클로포스파미드

② 내배엽동 종양
  ㉠ 알파페토프로테인을 생산한다.
  ㉡ 22%로 빈도수가 두 번째로 높다. 한쪽 난소에 호발하며 연령은 생후 14개월
    ~ 45세에 발생한다.
  ㉢ 복부, 골반 내의 종괴 촉지, 하복통으로 나타난다.
③ 미성숙 기형종
  ㉠ 배엽층 유래된 조직으로, 미성숙와 배아 구조로 구성된다.
  ㉡ 어린이나 젊은 여성에게서 나타나며 복부, 골반 내 종괴가 촉지된다.
  ㉢ 하복통, 종양파열로 인한 급성복통이 나타난다. 한쪽 난소에 호발하며 세포분
    화에 미성숙 요소가 있다면 예후는 나쁘다.
④ 태생암
  ㉠ 배아기 큰 원시세포가 다양하게 관찰된다. 심한 악성암 중 하나이다.
  ㉡ 보통 4 ~ 28세에 나타나며 초기에는 복통과 복부나 골반 내 종괴 촉지가 나
    타난다. 무월경, 불임증, 다모증, 사춘기 조발성 등의 호르몬 이상으로 나타
    나며 수술과 항암화학요법이 치료로 쓰인다.
⑤ 다배아종 : 희귀한 악성 생식세포종양이다. 배아체로 구성되어 있다.
⑥ 융모상피암 : 임신성 영양막성 질환에서 전이되는 경우가 많다. 순수 원발성 난소
  융모상피암은 희귀하다
⑦ 혼합생식세포종 : 미분화세포종, 내배엽동 종양, 기형종, 융모상피종, 태생암 등이
  포함된 종양이다.
⑧ 생식아세포종 : 이형성 생식선에 발생하는 특징적 종양이다. 무월경, 남성화 증상
  이 나타나고 잠복고환증, 요도 하열 등이 나타난다.

### (4) 간질성 · 특이성 난소 양성종양

① 섬유종 – 난포막종 : 난소의 난포막에서 발생된 양성 종양이다.
② 섬유종
  ㉠ 난소내면과 표면에 작은 결절형성이다. 크게는 복강 전체를 차지하기도 한다.
    종양은 백색이나 황백색을 띤다. 현미경으로 볼 경우 섬유종조직이 다양한
    형태이다.
  ㉡ 경성이 보통이며 낭종성 변이로 큰 종양에서는 공동이 생긴다.
  ㉢ 정맥폐쇄로 복수가 찬다. 큰 종양은 복통, 중압감, 월경통이 발생한다.
  ㉣ 섬유종은 물가슴증이 동반되는 메이그스 증후군이다.
③ 난포막종 : 결합조직이 포함된 단단한 섬유질성 종양이다. 반대편 난소가 간질세
  포의 심한 과증식을 보이며 양성종양이다.

┃ 알파페토프로테인

α - fetoprotein
태아단백

┃ 물가슴증

Hydrothorax

┃ 메이그스 증후군

Meigs syndrome

④ 과립막세포종

   ⊙ 잠재적 악성이다. 과립막 성장은 에스트로겐 분비를 초래한다. 가장 흔한 여성화종양이며 충실성 악성 난소종양의 10% 정도를 차지한다.

   ⓛ 자궁내막의 주기적 출혈이 생긴다. 사춘기전의 발생은 주기적 자궁출혈, 유방증대, 액와모·음모 성장 등을 포함한 성적 조숙현상이 발생하나 배란이 없기 때문에 임신은 어렵다.

⑤ **난포막 세포종** : 조직학적으로 많은 섬유결합조직이 세포에 흩어져 보이고 과립막세포종이 공존한다.

⑥ **황체종**

   ⊙ 난포막세포종과 과립막 세포종의 근원이 되는 원시간엽에서 발생한다. 자궁내막에 분비기를 초래한다.

   ⓛ 지방성분으로 황색이다. 충실성이며 소엽화된다. 벽속에 소낭포가 형성되어 있다.

⑦ **세르톨리라이디히 세포종**

   ⊙ 남성화를 초래하며 과립막 세포종에 비해 발생 빈도가 낮다.

   ⓛ 태생기의 난소 초기 발달과정 중 여성으로 분화되는 후반기에 남성화 요소가 난소 중심에 남아서 발생한다. 남성호르몬을 분비한다.

   ⓒ 작은 종양을 형성할 때는 충실성이지만 클 경우에는 많은 낭포를 형성하고 악성 정도는 난소암보다 낮지만 재발률은 33%를 차지한다.

   ⓔ 여성성질결여증, 남성화작용, 무월경, 유방위축, 둔부피하지방감소 등의 증상이 발현하고 외과적 절제시술을 통해 치료를 시도한다.

## 12 생식기계 수술

**(1) 자궁절제술(hysterectomy)**

① 정의 : 자궁의 경부, 체부를 제거하는 수술이다.

② 특징

   ⊙ 가장 흔한 여성생식기계 수술로서 악성종양, 자궁선근종, 자궁근종, 만성골반염, 자궁탈수, 심한 자궁출혈 등에 실시한다.

   ⓛ 자궁의 크기, 자궁과 자궁경부의 하강정도, 수술의 적응증, 질의 모양 등을 반영하여 수술 방법을 선택한다.

③ 자궁절제술의 종류

　㉠ 부분자궁절제술 : 자궁경부는 남기고 자궁체부를 제거한다.

　㉡ 전자궁절제술 : 한쪽 혹은 양쪽 난관난소 절제술을 동반한다.

　㉢ 전자궁절제술 : 자궁경부·체부 모두 제거한다.

　㉣ 근치자궁절제술 : 자궁경부암 환자에게 실시한다.

④ 자궁절제술 방법

　㉠ 복강경 보조 질식 자궁절제술(LAVH) : 자궁의 상부인대를 복강경에서 분리한 후 질을 통해 자궁을 적출하는 방법이다.

　㉡ 복식 전자궁 절제술(TAH) : 복부절개를 시행하고 자궁전체를 절제하는 방법이다. 자궁내막증이나 유착문제의 경우 시행한다.

　㉢ 질식전자궁 절제술(TVH) : 질구에서 자궁 전체를 절제하여 질을 통한 제거방법이다. 자궁탈수에 이용한다.

　㉣ 복강경 전자궁 절제술 : 전신마취를 기반으로 배꼽아래와 하복부 양측에 구멍으로 수술을 시행한다.

⑤ 난관수술 방법

　㉠ 난임을 위한 난관절제 및 결찰술 : 어빙법, 포메로이법, 파크랜드법, 매드레너법, 크로너법이 있다.

　㉡ 미세수술 : 결찰부분을 제거하고 남은 부분을 연결하는 난관재문합술이다.

⑥ 난관수술의 종류

　㉠ 난관절제술(Salpingectomy) : 한쪽 혹은 양쪽 난관을 제거하는 수술이다.

　㉡ 난관절제술·난관결찰술 : 영구적 불임술에 해당한다.

　㉢ 미세수술(Microsurgery)·난관복원술(Reconstruction, Reanastomosis) : 난임치료, 난임술 이후에 난관을 복원할 때 시행한다.

　㉣ 난관성형술(Tubopasty) : 난관염, 난관채포경, 난관채 폐쇄 등 다양한 이유로 난관이 막혀 난임인 경우 복원하는 수술이다.

## 13 항암화학요법

### (1) 항암화학요법의 원리

① 세포주기 : 정상세포의 주기는 세포분열단계(M단계)부터 다음 세포분열단계(M단계)까지이다. G0, G1, S, G2, M의 단계를 24시간 동안 거치며 이는 각 세포마다 상이하게 나타날 수 있다.

② 세포주기 단계

　　㉠ G0단계(G0) : 세포분열이 없는 휴지기로, 특정 기능 수행을 위한 세포 계획
　　　시기다.

　　㉡ G1단계(G1) : 외부에서 자극받은 세포가 휴지기에서 G1으로 옮겨오며 DNA
　　　합성에 필요한 효소와 단백질 생산과정이다.

　　㉢ S단계(S phase) : DNA합성 시기로 DNA 함량이 두 배가 된다.

　　㉣ G2단계(G2) : 합성후기이다. DNA합성은 끝나고 M기로 가기 전이다. DNA
　　　복제에 관하여 검증을 하는 시기이다.

　　㉤ M단계(M phase) : 세포분열기이다. 핵분열이 발생하며 딸세포에 각각 복제된
　　　DNA가 분배된다.

## (2) 암세포의 성장

① 정상 세포 증식의 억제기전이 파괴되어 계속적인 세포분열로 결국 사망에 이른다.

② 정상조직과 암세포의 차이는 세포 손실과 증식 사이의 균형조절 장애이며, 암세
포가 더 빨리 성장하는 것은 아니다.

## (3) 항암화학요법제의 종류

① 세포독성항암제

　　㉠ 알킬화제제 : 세포주기 DNA합성단계를 방해하며(G1단계) 효소체계의 방해와
　　　암세포를 죽인다. 대표 약물로는 시스플라틴, 카보플라틴, 이포스파미드, 시
　　　클로포스파미드 등이 있다.

　　㉡ 항암항생제 : 세포주기 DNA합성단계를 방해하고 DNA합성(S단계)의 연결을
　　　막는다. 대표 약물로는 블레오마이신, 닥티노마이신, 독소루비신 등이 있다.

　　㉢ 항대사성 제제 : 효소 불활성화와 효소자체의 연합으로 DNA합성(G1단계)를
　　　막는다. 대표 약물로는 이미다졸, 카복사마이드, 5-플루오로우라실, 메토트
　　　렉세이트(MTX) 등이 있다.

　　㉣ 식물성알카로이드제제 : 방추형성을 방해한다. 중기 초래로 RNA합성(G2단계)
　　　를 막는다. 대표 약물로는 도세탁셀, 빈크리스틴황산염, 파클리탁셀 등이다.

② 포적치료제 : 특정 표적에 작용하며 암세포 성장과 신호전달경로를 막는 치료법이
다. 정상세포의 손상의 최소화가 목적이며 부작용이 적게 일어난다. 대표 약물로
는 베바시주맙, 올라파립이 있다.

③ 면역요법제 : 면역체계 활성화로 암세포 공격이 목적이다. 선택적 암세포 파괴는
자연살해세포, 세포독성 T세포, 수지상세포 등 면역감시기능 관여 세포를 활성
화하여 스스로 제거하게 하는 원리이다. 대표 약물로 면역관문억제제가 있다.

| 세포주기
Cell Cycle

| 세포주기 단계
• G0 : Resting phase
• G1 : Postmitotic phase
• S phase : DNA synthesis
• G2 : Postsynthetic phase
• M phase : Mitosis

| 억제기전
Brake Mechanism

| 중기초래
metaphase

| 베바시주맙
Bevacizumab

| 올라파립
Olaparib

| 면역관문억제제
Ipilimumab, nivolumab

### (4) 항암화학요법의 형태

① 잔류하는 암세포를 없애고 재발을 줄이기 위해 이용한다.

② 치료기간 및 횟수가 달라진다. 암세포의 종류, 항암제의 종류, 치료반응율, 부작용 등에 따라 다르다.

③ 종류

　　㉠ 선행화학요법 : 외과적 처치를 하기 전에 약물을 이용하여 처치하는 요법을 말한다.

　　㉡ 보조화학요법 : 암 종양을 완벽하게 제거한 후에 항암제를 투여하는 치료법이다. 탐지되지 않은 암세포가 존재할 것으로 예상될 때에 사용한다.

　　㉢ 고식적 화학요법 : 생존 기간 연장과 삶의 질을 유지하고 향상할 목적으로 암 환자에게 시행하는 화학 요법이다.

　　㉣ 복합항암화학요법 : 한 가지 이상의 항암제를 동시 혹은 순차적으로 투약하는 방법이다.

### (5) 항암화학요법의 부작용

① 위장계 장애 : 오심, 구토, 식욕부진, 구내염, 변비, 설사 등이 있다.

② 조혈계 장애 : 과립구감소증, 혈소판감소증, 빈혈 등이 나타난다.

③ 피부 : 탈모와 피부괴사, 피부과민반응 등이 있다.

④ 간기능 장애 : 간경화, 간섬유화 등이 일어날 수 있다.

⑤ 폐 · 심장 장애 : 폐섬유증, 폐렴, 급성부정맥 등이 있다.

⑥ 신기능 장애 : 신세뇨관 손상, 출혈성방광염, 급성만성 신부전 등이 발생한다.

⑦ 신경성 장애 : 말초신경장애와 성생식장애로는 무월경이 일어난다. 이차적 악성 병변으로 돌연변이, 기형 등을 유발한다.

## 14 방사선요법

### (1) 방사선요법 원리

① 방사선요법 : 악성 종양 치료 시 사용한다. 종양 조직이 정상조직보다 방사선에 민감하게 반응하여 인접 정상조직과 기관의 구조 · 기능의 손상을 최소화하면서 최대한 파괴를 한다.

② 전자파방사선 : X선과 감마선을 포함한 광자인 고주파를 선형가속기, 베타트론, 관용전압X선 장치단위 등의 기계로 전기적으로 생성한다.

TIP & MEMO

■ 선행화학요법
neoadjuvant chemotherapy

■ 보조화학요법
adjuvant chemotherapy

■ 고식적 화학요법
palliative chemotherapy

■ 복합항암화학요법
complex chemotherapy

■ 방사선요법
Radiation therapy

③ 감마선 : 불안정 원자핵을 안정된 핵으로 변하기 위한 과정에서 분출되는 에너지를 말한다.

④ 입자방사선 : X선과 감마선과 같은 침투력은 없고 질량은 갖는다. 치료 시 특수 입자는 알파, 베타, 양자, 중성자, 전자 등으로 구성되며 선형가속기와 같은 전기적 장치를 사용해 고속 가속할 수 있다.

### (2) 여성생식기의 방사선 요법

① 외부조사

　㉠ 골반 전체에 균일한 조사를 이루며 종양세포를 파괴하는 데 이용된다.

　㉡ 외부조사기법 : 선상가속기, 베타트론, Co60원격방사선요법 등이 사용된다.

　㉢ 외부 조사량 : 1일 170 ~ 200cGy이고 총 4,000 ~ 4,500cGy를 4 ~ 5주일 동안 조사된다.

② 강내조사 : 방사선 물질을 자궁과 질원개에 장치하여 국소조사하며 적은 종괴를 파괴하는 것이다.

③ 후유증 : 오심, 구토, 백혈구감소증, 피부염, 질염, 괴사현상, 항문주위염, 소장폐쇄증, 누공형성, 골괴사 등이 있다.

## 15 자궁내막 질환

### (1) 자궁내막 증식증(Endometrial hyperplasia)

① 정의 : 비정상적 자궁출혈과 비정상적 자궁증식이다. 에스트로겐을 생성하는 난소종양, 호르몬요법과 연관되며, 자궁내막암이 성행하거나 동시 발생할 수 있다.

② 원인 : 에스트로겐 대사 이상 및 성호르몬 결합 글로불린 감소→자궁내막 감수성 증가→에스트로겐 순환 증가

③ 분류

　㉠ 낭성 증식증 : 정상 증식기보다 선이 증가되어 수적증가를 보이거나 자궁내막선 경부가 폐쇄, 좁아지고 기질 내 돌출되는 경우도 있다.

　㉡ 선종성 증식증 : 선관밀집, 선의 증식이 기질보다 상승하여 점점 선관밀집이 구조적으로 비정상화 된다.

▌외부조사
External pelvic irradiation

▌선상가속기
linear accelerator

▌베타트론
betatron

▌Co60원격방사선요법
cobalt teletherapy

▌강내조사
Intracavitary irradiation

④ 특징

　㉠ 가임기 여성 : 무배란성 월경주기가 관여하며 자궁내막이 과다 증식한다.

　㉡ 완경 후 여성 : 에스트로겐 지속 증가는 자궁내막 증식으로 완경기 출혈이 발생한다.

　㉢ 증상 : 과다 월경, 부정 자궁출혈, 월경지연 등이 나타난다.

## (2) 자궁내막암(Endometrial cancer)

① 자궁경부암보다 낮지만 발생빈도는 높다.

　㉠ 에스트로겐 의존성 : 발생 대부분의 원인을 차지한다. 에스트로겐 노출 기왕력을 가지면 자궁내막증식증을 시작으로 악성종양으로 변한다.

　㉡ 에스트로겐 비의존성 : 자연발생적이며 위축성 자궁내막에서 발전한다.

② 분류

　㉠ 자궁내막암의 과반수를 차지하는 자궁내막양선암, 점액성암, 유두상장액성암, 투명세포암, 편평세포암이 있다.

　㉡ 미분화 자궁내막암, 혼합성 자궁내막암, 자궁내막 거대세포암 등이 있다.

③ 특징

　㉠ 가장 흔한 증상인 부정 자궁출혈, 비정상적인 질 분비물, 통증, 기타 체중감소나 전신쇠약 등으로 나타나고 심한 경우 빈혈도 발생한다.

　㉡ 자궁경부암보다 낮지만 발생 빈도는 높다.

⑤ 진단 : 자궁내막 흡인생검, 분사식 세척관류법, 구획 소파술, 질식초음파, 파파니콜라우 검사를 시행한다.

## (3) 자궁내막증(Endometriosis)

① 정의 : 성장·증식·출혈 등의 기능을 하는 자궁내막 조직이 자궁외 부위에 존재하여 증식하는 것이다. 골반장기와 복막에 호발한다.

② 원인

　㉠ 월경혈 역류설 : 월경 당시에 월경혈과 자궁내막 조직이 난관을 통한 이동으로 골반 내에 착상되어 성장하는 것이다.

　㉡ 체강상피 화생설 : 골반 내 복막을 구성하는 세포가 화생성 변환을 일으켜 변형되는 것이다.

　㉢ 혈행성 파종설 : 자궁내막세포가 월경 당시에 자궁혈관과 임파계를 통한 원거리의 장기와 장소로 이동하는 것이다.

　㉣ 유전적 요인, 면역학적 요인, 줄기세포 요인, 내분비학적 호르몬 요인, 신체적 요인 등의 영향을 받는다고 알려졌다.

**┃ 골반 외 자궁내막증**

| 침범 부위 | 증상 |
| --- | --- |
| 폐 | 기흉, 혈흉, 월경 시 각혈 등 |
| 요관 | 요관 폐쇄, 배뇨 장애, 혈뇨 등 |
| 대장 및 직장 | 하복부 통증, 요통, 변비, 장 폐쇄 등 |
| 배꼽 부위 | 통증 및 종괴 촉지 등 |

ⓜ 유도 이론 : 자궁내막 조직이 자궁 이외의 조직에 착상하여 자궁내막을 유발하는 이론과 체강상피 화생설을 조합한 이론으로, 임파성 전이가 자궁내막증을 유발한다는 가설이다.

③ 증상 : 진행성 월경통, 난임, 월경 전 출혈, 성교통, 배변통, 맹낭결절, 자궁천골 인대의 결절 등이 나타난다.

### (4) 자궁선근증(Adenomyosis)

① 정의 : 자궁내막 선과 간질이 자궁근층 내에 위치하는 것이다. 자궁근의 비후를 동반한다. 육안으로는 자궁의 크기가 60% 정도 비대하고 국소 발달과 전체 발달 양상을 보인다.

② 증상

ㄱ 장기간 월경, 과다 월경, 월경곤란, 속발성 월경통, 성교통, 만성 골반통, 무증상 등이 나타난다.

ⓛ 자궁선근증 80%는 자궁내막증식증, 자궁근종, 자궁내막증, 자궁내막암과 함께 동반된다.

## 16 생식기 간호

### (1) 외음부 염증성 질환

① 원인 : 습하고 항문근접성으로 인해 세균 번식이 쉽다. 당뇨병, 피부질환 같은 질병으로도 발생위험이 높다.

② 원인 질환

ㄱ 접촉성피부염 : 외음부에 주로 나타나며 질 분비물, 월경, 소변 등의 자극으로 발생한다.

ⓛ 간찰진 : 두피부 표면이 맞닿는 부위에 발생하는 짓무름으로, 피부 자극으로 인해 발생하는 질환이다. 기름샘과 질의 분비물에 영향을 받는다.

② 증상 : 소양증을 동반하며 부종, 발적, 통증, 작열감 등으로 나타난다.

**▌접촉성피부염**
Contact dermatitis

**▌간찰진**
Intertrigo

③ 치료

    ㉠ 감염 예방을 위해 청결과 건조를 유지한다.

    ㉡ 꽉 끼는 옷을 금지하고 통풍이 잘되는 속옷을 착용한다.

    ㉢ 증상 완화를 위해 좌욕, 냉요법을 시행한다.

    ㉣ 세균 감염 시에는 항생제를 투여한다.

    ㉤ 소양증에는 항히스타민제, 하이드로코티손으로 치료한다.

## (2) 바르톨린샘염(Bartholinitis)

① 원인 : 임균이 가장 흔하며 화농균, 대장균, 질 크리코모나스가 있다.

② 증상 : 바르톨린샘의 비대와 부종이나 압통이 생기며 화농성 삼출액이 나오면서 피부 발적이 발생한다. 대음순 부위에 부종과 만성화로 재발이 반복된다.

③ 치료

    ㉠ 통증 감소를 위해 냉온요법이나 좌욕을 실시한다.

    ㉡ 샘에 농양이 있을 경우는 농양절개술로 배액하면 통증이 감소한다.

    ㉢ 필요시 진통제를 투여한다.

    ㉣ 민감성검사와 균배양의 결과에 따라 항생제 치료를 시행한다.

## (3) 질염

① 트리코모나스 질염

    ㉠ 정의 : 단세포 트리코모나스 원충류에 의한 감염으로 발생하는 여성 질염이다.

    ㉡ 특징 : 흔한 질염으로 성교를 통한 전파가 많다. 남성의 대부분은 증상이 없어 보균자의 역할을 한다. 여성은 질과 스킨샘에 호발한다.

    ㉢ 증상

      • 외음부와 질점막 부종과 홍반이 관찰된다. 녹황색의 기포의 분비물이 발생한다.

      • 악취가 나는 다량의 점액성 농성 분비물이 생긴다. 심한 통증, 작열감, 소양감, 성교통이 발생한다.

    ㉣ 치료 : 1차 약제로는 메트로니다졸이 있다. 1차 약제를 사용하지 못하는 임부는 증상을 완화하기 위해서 약물 클로트리마졸(포비돈요오드)을 사용한다.

② 칸디다성 질염

    ㉠ 정의 : 진균성 질염이나 모닐리아성 질염으로도 부른다. 원인균은 칸디다알비칸스이다.

    ㉡ 촉진요인 : 당뇨병, 임신, 완경기 이후, 스테로이드 요법, 장기간 항생제 사용은 촉진 요인이 된다. 분만 시 신생아 감염 위험이 있고 아구창이 발생할 수 있다.

**❙ 트리코모나스 질염**

Trichomonas vaginitis

**❙ 칸디다성 질염**

Candida vaginitis, monilia vaginitis

**❙ 칸디다알비칸스**

Candida albicans

ⓒ **증상**
- 진한 흰색 크림타입 냉대하증이 생긴다.
- 자궁경부와 질벽에 노란치즈 반점이 달라붙는다.
- 반점을 제거하면 출혈이 발생하기도 한다.
- 외음부 소양증, 발적, 부종, 작열감, 배뇨곤란, 빈뇨, 성교통 등이 나타난다.

ⓓ **치료**
- 항진균제를 이용하며 아졸계를 흔히 사용한다.
- 플루코나졸을 이용하며 질정, 질크림 등을 도포한다.

③ **비특이성 질염**

ⓐ **정의** : 질의 정상세균총의 파괴로 발생하는 질염을 말한다. 정상세균총인 프레보텔, 가드넬라, 모비룬쿠스 등의 증가 혹은 락토바실루스의 감소로 발생할 수 있다.

ⓑ **증상**
- 질 분비물이 증가한다.
- 분비물은 회백색이고 묽으며, 생선비린내의 악취가 난다.
- 샤워, 성교 후, 월경 중에 악취가 특히 발생한다.
- 소양증, 성교통이 있을 수 있고 때때로 무증상으로 나타나기도 한다.

ⓒ **진단 및 치료** : 직접검경법를 통해 확인할 수 있으며 치료의 경우 약물인 메트로니다졸을 투여한다. 광범위 항생제는 장기 사용하지 않는다.

**(4) 자궁경관염(Cervicitis)**

① **정의** : 자궁경관의 양성질환 중 흔한 질환이다.

② **원인** : 임균, 클라미디아, 연쇄상구균으로 인해 발병하며, 원주상피세포부위인 내자궁경부염을 일으킨다.

③ **종류**

ⓐ **급성 경관염** : 임균, 클라미디아균은 대부분 성교에 의한 감염이다. 비임균성의 세균에 의한 자궁경관염의 경우 경로는 다양하다.

ⓑ **만성 경관염** : 가임 연령에게 흔하며 대하증의 원인이 된다.

④ **증상**

ⓐ 농성 분비물 배출이 가장 흔하며, 부종, 발적, 출혈 등이 있다.

ⓑ 자궁경관에 혈관성 미란, 성교 후 점적출혈 등이 있다.

ⓒ 골반림프선염의 위험, 성교통, 하복부 통증이 존재한다.

⑤ **치료** : 냉동치료법, 전기소작법, 원추절제술 등이 시행된다. 또한 환상투열요법, 레이저요법, 전기응고투열요법 등도 사용된다.

| 비특이성 질염 |
| Bacterial vaginosis |

| 프레보텔 |
| Prevotel |

| 가드넬라 |
| Gardverella |

| 모비룬쿠스 |
| Mobiluncus |

| 직접검경법 |
| wet smear |

| 냉동치료법 |
| Cryotherapy |

| 전기소작법 |
| Electrocauterization |

**(5) 골반염증성 질환(PID, pelvic inflammatory disease)**

① 원인

　㉠ 주로 성매개 감염이다.

　㉡ 임균, 클라미디아균, 마이코플라즈마와 그람음성·양성 세균, 혐기성 연쇄상
　　구균과 호기성균 등 화농성균에 의해 야기된다.

　㉢ 성매개의 전파 : 자궁경부에 집락을 이루는 임균·클라미디아균·마이코플라즈마균
　　이 점막을 따라 난소·복막·자궁 주위, 난관 등에 상행성 전파가 이루어진다.

　㉣ 성매개가 아닌 경우 : 화농성균에 의한 자궁경부염, 자궁내막염이 혈관이나 림
　　프관에 의해 이동·발생한다.

② 종류

　㉠ 급성 골반염증성 질환 : 자궁내막염, 난관염, 난소주위염, 골반복막염이 있다.

　㉡ 만성 골반염증성 질환 : 급성 염증이 반복적으로 감염되면서 악화된 상태이다.

③ 증상

　㉠ 급성 골반염증성 질환 : 하복부 통증과 내진 시 경부 움직임으로 인한 통증이
　　있다. 자궁이나 자궁부속기의 압통과 근육경직이 있다. 심한 월경통, 악취나
　　는 농성 분비물, 고열, 오한, 빈맥 등을 동반한다.

　㉡ 만성 골반염증성 질환 : 경한 발열, 백혈구 증가증, 적혈구 침강속도 증가 등이
　　나타난다.

④ 합병증 : 난관폐쇄, 골반농양, 난관 – 난소농양, 난임 등이 있다.


**17　성매개 질환 및 간호**

**(1) 임질(Gonorrhea)**

① 정의 : 성교를 통해 임균에 감염되어 발생하는 생식기 질환이다. 10대와 젊은 성
　인에게 많이 발생한다.

② 특징 : 건조하고 저농도의 살균액, 비눗물에서 짧은 시간 내에 사멸하며 온도 변
　화에 예민하다.

③ 증상

　㉠ 초기에는 증상이 크게 발견되지 않는다.

　㉡ 개인차가 존재한다. 여성의 경우 3 ~ 5일 이후 질에서 많은 양의 황색 혹은
　　황록색의 화농성 질 분비물이 나온다.

　㉢ 요통, 작열감, 빈뇨와 자극, 발적, 부종, 소양증이 나타나게 된다.

　㉣ 임신 중일 때 증상은 없다. 저체중 출생아, 조산, 유산, 조기양막파열, 융모
　　양막염 등과 관련이 있다.

④ 치료 : 세픽심 경구투여, 세프트리악손 근육주사, 시프로플록사신 경구투여 오플
　로사신 경구투여 등의 약물 요법을 시행한다.

## (2) 매독(syphilis)

① 정의 : 스피로헤타균인 트레포네마 팔리둠에 의해 발생하는 성병이다.

② 특징

  ㉠ 성교 시 삼출액에 의해 감염되며 태아는 태반을 통한 감염으로 선천성 매독을 앓는다.
  ㉡ 점염성이 강하며 선천성과 후천성으로 나뉜다.

③ 1기 매독 : 경성하감과 림프선 종창으로, 잠복기는 10 ~ 90일 정도 소요되며 2 ~ 6주 후 자연 소실된다.

④ 2기 매독 : 감염 후 6주 ~ 6개월 후에 나타나며 탈모증, 건성, 약진, 편평콘딜로마 증상이 나타난다.

⑤ 잠복매독 : 임상소견이 없으며 감염 후 기준으로 1년 이내는 조기잠복 매독이다. 1년 이후는 후기잠복 매독이다.

⑥ 3기 매독 : 매독성고무종(육아종성 염증)이 외음에 발생한다 감염 후 10 ~ 20년 후에 과립성 병변이 피부 · 뼈 · 간에 나타난다. 증세는 신경매독으로 중추신경이 퇴화한다.

## (3) 후천면역결핍증(AIDS, acquired immunodeficiency syndrome)

① 원인 : '면역결핍성 바이러스 잠복 → 급속적 복제 → 혈액 중 T4조력림프구를 선택적 공격하여 파괴 → 면역 기능 저하'로 발생한다.

② 감염 경로

  ㉠ 감염자와의 성행위, 오염되거나 소독되지 않은 주사기 · 면도날 · 칫솔 등에 의한 상처감염, 감염된 어머니에게 태어난 신생아에게서 나타난다.
  ㉡ 성행위에서는 항문 성교, 인체 면역결핍바이러스(HIV)에 직접 노출된 사람과의 이성 간 성교로 전파된다.

③ HIV감염검사

  ㉠ 혈액과 혈장 성분에 대해 항체검사법으로 판정한다.
  ㉡ 효소면역분석법(ELISA)는 HIV에 직접적 대항 항체 존재여부를 알려준다.
  ㉢ HIV의 감염된 사람이 적어도 두 가지의 면역결핍증상이나 두 가지 이상의 비정상적인 임상결과를 동반할 때 AIDS로 진단한다.

④ 증상

  ㉠ 급성기 및 무증상기(1단계) : HIV 최초감염으로부터 약 10년간 증상이 없는 무증상기로 임상적 잠복기이다.
  ㉡ 만성단계(2단계) : HIV가 백혈구 안에서 자라난다. 백혈구를 파괴하고 신체 면역기능이 없어지며 쇠약해진다. 체중 감소, 기침, 설사, 발열, 발한, 피곤함 등으로 나타나며 감기만 앓아도 생명이 위태로워진다.
  ㉢ AIDS단계(3단계) : 혈액 내 CD4가 감소하고 HIV-1의 양은 수백 배의 급격한 증가를 보인다. 면역결핍으로 인한 기회감염으로 사망에 이른다.

⑤ 치료 : 역전사효소억제제(Reverse transcriptase inhibiors), 단백분해효소억제제를 사용한다.

▎스피로헤타
Spirocheta

▎트레포네마 팔리둠
Treponema pallidum

▎편평콘딜로마
condyloma lata

▎효소면역분석법
Enzyme-linked immunosorbent assay

▎임상적 잠복기
clinical latency

▎역전사효소억제제의 종류
• 지도부딘(Zidovudine, AZT)
• 디다노신(Didanosine, Videx)
• 잘시타빈(Zalcitabine, Hivid)
• 스타부딘(Stavudine, Zerit)
• 라미부딘(Lamivudine, Epivir)
• 네비라핀(Nevirapine, Viramune)
• 델라비르딘(Delavirdin, Rescriptor)

▎단백분해효소억제제
• 사퀴나비어(Saquinavir, Invirase)
• 리토나비어(Ritonavir, Norvir)
• 인디나비어(Indinavir, Crixivan)
• 넬피나비어(Nelfinavir, Viracept)

## 18 생식기 구조이상 간호

### (1) 외생식기 기형

① 음순유합(Labial adhesions)
- ㉠ 대음순과 소음순이 만나 남선 회음부처럼 중앙봉선처럼 보인다.
- ㉡ 선천성 기형은 아니다.
- ㉢ 완전 유착은 배뇨를 어렵게 한다. 음순분리시술과 바셀린 도포로 유착재발을 막는다.

② 처녀막 폐쇄증(Imperforate hymen)
- ㉠ 질이 출아하는 장소에 관강이 발달하지 못하여 발생한다.
- ㉡ 월경혈의 축적으로 인한 하복통, 분비물 축적으로 인한 질점액류가 나타난다.
- ㉢ 삼각 피부판 절제, 처녀막 단순절개, 항생제 투여 등으로 치료한다.

### (2) 내생식 기형

① 질의 기형 : 질무형성증, 세로질 중격, 가로질 중격이 있다.

② 자궁과 난관의 기형 : 태생기 뮐러관의 무발육, 뮐러관의 수직융합 후 발육이상 등으로 인한 기형이다.

③ 난소의 기형 : 난소의 발육부전, 과잉난소 및 부속난소, 일측 난관결여 및 동측난소결여로 나타난다.

### (3) 자궁의 위치이상

① 자궁의 전방전위
- ㉠ 생식기 발육부전으로, 자궁저부가 방광으로 기울어진 상태이다.
- ㉡ 심한 전굴은 자궁경부축, 자궁체부축과의 관계에서 정상보다 앞으로 더 기울어 진 것이다.
- ㉢ 특이점은 없으나 월경통, 불임증을 유발할 수 있다.

② 자궁의 후방전위
- ㉠ 자궁경부축에서 자궁체부의 장축이 정상보다 뒤쪽에 있는 경우이다.
- ㉡ 기울어진 정도에 따라 후경[+], 후굴[+], 후퇴[+]으로 구분한다.

▌삼각 피부판
Triangular flaps

▌질무형성증
Vaginal agenesis

▌세로질 중격
Logitudinal vaginal septum

▌가로질 중격
Transverse vaginal septum

➕ 후경(retroversion)
자궁이 횡축에서 뒤쪽으로 기울어진 것이다.

➕ 후굴(retroflexion)
자궁경부는 그대로고 체부만 뒤쪽으로 구부러진 것이다.

➕ 후퇴(retrocession)
자궁의 전체가 천골 쪽으로 쳐진 것이다.

## (4) 골반장기 탈출

① **원인** : 골반 기지층의 과다신전 → 근육 이완과 탄력조직 손상 → 골반장기들의 지탱하는 힘약화 → 골반장기 탈출

② **구분** : 선천적으로 약한 경우와 내·외적 손상에 의한 후천적으로 나눠진다. 후천적 원인으로는 분만이 대표적이다.

③ **종류** : 방광류, 요도류, 직장류, 탈장, 자궁탈출증이 있다.

④ **치료** : 전질벽협축술, 후질벽협축술, 후질벽협축 회음봉합술, 질식자궁절제술, 맨체스터 수술, 자공고정술, 질폐쇄술, 질절세술 등의 외과적 치료방법을 시행한다.

## (5) 요실금(urinary incontinence)

① **정의** : 불수의적 소변누출이다.

② **복압성 요실금**(stress incontinence)

　㉠ 배뇨근의 수축 없이 방광내압이 요도폐쇄압보다 더 높을 때 발생하는 것을 말한다.

　㉡ 치골미골근의지지 약화 → 방광경부의 처짐 현상 → 외괄약근의 긴장도 약화 → 요도 방광각 100° 이상 이격 → 증가된 복압으로 요도에 직접 전달 → 복압성 요실금 발생

　㉢ 임신과 분만, 완경, 급·만성 방광염 등으로 인해 발생한다.

　㉣ 심한 기침, 크게 웃기, 흥분할 때, 재채기, 뛰거나 달릴 때, 무거운 물건을 급히 들때 나타난다.

　㉤ 증상 : 복압 증가 시 소변 누출이 발생하게 된다.

③ **절박성 요실금**(urge urinary incontinence)

　㉠ 원방광 배뇨근의 과반사나 과활동, 방광불안정, 요도불안정 등에 발생한다. 노년에게 빈번하다.

　㉡ 많은 소변양의 누출과 요의 후에 갑작스런 소변누출이 발생한다.

④ **혼합성 요실금** : 복압성과 절박성이 동반되어 한 가지로 진단이 어려운 경우이다. 빈뇨, 급박뇨, 야간뇨의 증상이 있다.

⑤ **축뇨성 요실금**

　㉠ 방광 수축근의 긴장 저하 → 다량의 소변이 방광에 축적 → 방광 내압·복압이 요도 내압보다 커짐 → 소변이 조금씩 끊임없이 누출

　㉡ 잔뇨량이 많다. 종양, 당뇨병, 알코올 의존증, 자율신경장애로 나타난다.

⑥ **기능성요실금** : 심리상태, 장기간 누워있는 상태, 손가락 기능이상, 환경 등으로 요실금이 발생하는 경우이다. 주로 노인에게 호발한다.

▌**복압성요실금**
중년여성의 50%가 겪고 있다.

▌**방광불안정**
unstable bladder

▌**요도불안정**
urethral instability

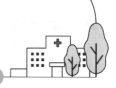
Plus Tip

**1** 성 상담이 필요한 대상자를 위한 방법으로 옳은 것은?

① 상담 시 '나' 전달 표현법을 사용한다.
② 대상자가 성에 관해 잘 알고 있다고 가정한다.
③ 상담자는 재난자를 구조하듯 상담 태도를 유지해야 한다.
④ 상담자는 성과 관련된 자신의 민감한 부분까지 표현한다.
⑤ 상담자는 최대의 반응을 하며 침묵을 사용해서는 안 된다.

**2** 자궁에 대한 설명으로 옳은 것은?

① 주로 부교감신경의 영향을 받는다.
② 외형적으로 매우 매끈한 모양을 하고 있다.
③ 분만 시 자궁근층 내층이 수축하여 지혈작용을 한다.
④ 자궁의 조밀층과 중간층은 월경이나 분만 시 탈락한다.
⑤ 자궁의 기인대는 자궁을 견인시켜 제 위치에 놓이게 한다.

**3** 자궁경부 세포도말 검사상 Class 2가 의미하는 것은?

① 정상 세포이다.
② 염증 세포이다.
③ 암이 자궁경부에 국한되었다.
④ 골반벽까지 암이 전이되었다.
⑤ 암이 의심되지 않는 이형성 세포이다.

※ **세포진 검사(Pap smear)**
자궁경부 세포검사로 악성 종양 진단 시 실시하며, 편평 원주 상피세포 접합부에서 얻은 세포를 검사한다.
㉠ Class 1 : 이상 세포 없음
㉡ Class 2 : 염증으로 인한 이상 세포 출현
㉢ Class 3 : 비정상 유핵세포
㉣ Class 4 : 암을 생각할 수 있는 세포 출현
㉤ Class 5 : 침윤암으로 볼 수 있을 만한 세포 출현

**1**
① 치료적 의사소통을 위해 '나' 전달법이 필요하다.
② 성 상담 시 대상자의 지식을 섣불리 가정하지 않고 질문을 통해 지식 정도를 파악해야 한다.
③ 성 상담 시 구원감정, 양가감정 등 주관적 느낌과 같은 심리적 상태에 당면하는 것을 주의해야 한다.
④ 성 상담자는 자신의 성과 관련하여 민감하고 사적인 내용을 표현할 필요 없다.
⑤ 성 상담자는 최소한의 반응으로 촉진적 침묵을 사용한다.

**2**
② 세포도말 검사 시 Class 2는 염증으로 인한 이상 세포 출현을 의미한다.

**3**
① 자궁은 주로 교감신경의 지배를 받는다.
② 자궁은 서양배 모양으로 매우 쭈글쭈글한 외형을 가지고 있다.
③ 자궁근층의 내층은 윤상근으로 이루어져 있으며 임신중 자궁 내용물을 유지한다.
⑤ 자궁의 광인대는 자궁을 견인시켜 제 위치에 놓이게 한다.

**답** 1.① 2.⑤ 3.②

**4** 불임클리닉에 상담을 받으러 온 부부의 불임 가능성이 높은 경관점액 양상은?

① 견사성이 높다.
② 세균이 거의 없다.
③ 양이 적고 끈끈하다.
④ 양치 모양의 형태이다.
⑤ 물처럼 맑고 투명하다.

※ 배란 시 자궁경부점액 관찰 상태
㉠ 경관점액은 약알카리성을 띤다.
㉡ 슬라이드에 말려 본 점액은 양치모양을 띤다.
㉢ 분비물이 탄력 있게 늘어나는 견사성질이 증가한다.
㉣ 경관점액은 맑고 저하된 점성도 상태로 양이 많다.

**5** 불임검사를 시행하고자 하는 부부에게 간호사가 할 수 있는 설명으로 옳은 것은?

① "배란기에 점액 검사를 시행할 거예요."
② "에스트로겐 수치가 최저일 때 검사를 시행해야 결과가 정확합니다."
③ "정확한 검사를 위해 검사 2시간 전부터 소변을 참아 주세요."
④ "질세척은 검사 12시간 전에 해도 검사에 영향을 미치지 않습니다."
⑤ "복막과 관련된 불임인자 파악을 위해 난관통기성 검사를 실시하겠습니다."

**6** Rubin test를 시행한 환자가 견갑통을 호소한다. 간호사가 해야하는 설명으로 적절한 것은?

① 검사의 부작용임을 설명한다.
② 가스에 의한 일시적 현상임을 설명한다.
③ 원인규명을 위한 재검사 시행을 설명한다.
④ 예민한 사람에게 나타날 수 있는 증상임을 설명한다.
⑤ 불임에 대한 확률이 높을수록 나타나는 증상임을 설명한다.

※ Rubin test(루빈 검사)
㉠ 자궁경관에 루빈캐뉼러를 통해 이산화탄소 가스를 주입하는 것으로 난관 소통 여부를 보는 검사이다.
㉡ 루빈 검사 시 사용한 가스에 의한 일시적 현상으로 환자는 견갑통을 호소할 수 있다.

**Plus Tip**

**4**
③ 경관점액이 맑고 양이 많아야 불임 가능성이 낮아진다.
①②④⑤는 정상 경관점액 상태이다.

**5**
① 점액 생성이 많아 정자 투과성이 증가하는 배란기에 검사를 시행한다.
② 에스트로겐 수치가 최고치에 달하는 배란기에 시행한다.
③ 정확한 검사를 위해 검사 전 방광을 비우도록 한다.
④ 검사 24시간 전 질세척이나 질정제 사용은 세포의 변화를 유발할 수 있으므로 금기한다.
⑤ 난관통기성 검사는 캐뉼러를 통한 가스 주입으로 난관의 소통 여부를 검사하는 것이다.

**6**
② Rubin test 후 견갑통 호소는 난관의 소통을 의미하며 일시적으로 나타날 수 있는 현상이다.

**답** 4.③ 5.① 6.②

**7** 성교통, 질출혈과 분비물, 소양감을 호소하며 내원한 60세 여성을 진찰한 결과, 질 점막이 얇고 입구가 좁으며 소량의 분비물이 있으나 악취는 나지 않았다. 이 여성에게 내릴 수 있는 가장 가능성 높은 진단은?

① 노인성 질염      ② 특이성 질염

③ 위축성 질염      ④ 칸디다성 질염

⑤ 트리코모나스 질염

***

**8** 병원에 입원 중인 여성 환자는 항생제를 장기간 사용 중이며 질이 심하게 가렵고 짙은 하얀색 분비물이 나온다고 호소한다. 이 여성에 대한 설명으로 옳은 것은?

① 원인균은 트리코모나스 원충이다.

② 성교를 통해 전파되므로 남편도 함께 치료한다.

③ 후원개에 딸기모양 출혈반점이 있다.

④ 질벽에 노란 치즈 같은 반점이 보인다.

⑤ 악취 나는 다량의 녹황색 분비물이 있다.

※ 칸디다성 질염

㉠ 칸디다 알비칸스에 의한 염증이다.

㉡ 모닐리아성 질염으로도 불린다.

㉢ 항생제 장기간의 사용, 감염, 당뇨, 임신, 완경으로 인해 발생할 수 있다.

㉣ 크림타입의 냉 대하증과 질벽의 노란 치즈 같은 반점이 특징이다.

㉤ 심한 소양감, 배뇨곤란, 성교통, 빈뇨 등의 증상이 나타난다.

***

**9** 과다 월경으로 내원한 40세 여성이 고도 빈혈이 있고 자궁이 주먹 크기보다 조금 커져 있다. 자궁 왼쪽 부위에서 달걀 크기 덩어리가 딱딱하게 만져질 때 의심되는 질환은?

① 자궁근종      ② 자궁내막증

③ 자궁관협착      ④ 자궁경부암

⑤ 자궁내막증식증

*

**10** 임균의 은신처로 질 주위를 축축하고 윤활하게 하며 질구의 4, 8시 방향에 위치하고 있는 것은?

① 질      ② 스킨샘

③ 요도구      ④ 자궁목

⑤ 바르톨린샘

# CHAPTER

# 02

# 임신 · 분만 · 산욕

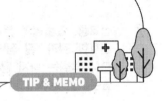

## 학습목표

- 임신 간호에 대해 설명할 수 있다.
- 임신 중 태아건강사정에 대해 설명할 수 있다.
- 분만 간호에 대해 설명할 수 있다.
- 출산 후 간호, 모유수유 간호에 대해 설명할 수 있다.

▌ **임신 주기**

- 임신 1기 : 임신부터 14주
- 임신 2기 : 15 ~ 28주
- 임신 3기 : 29 ~ 40 또는 42주

## 1 임신 준비

### (1) 임신준비의 필요성

① 자신의 건강상태를 파악하고 건강한 아이를 위해 준비 및 대비하는 것을 말한다. 기본 검사를 비롯하여 부인과 검진 등의 신체적 검진, 심리, 정서적 부분까지 아우른다.

▌ **PAPP-A**

Pregnancy associated plasma protein-A

▌ **목덜미 투명대**

nuchal translucency

### (2) 유전질환의 산전 선별검사

① 임신1기 선별검사

　㉠ 진행 시기 : 임신 10 ~ 13주 사이에 진행한다.

　㉡ 검사 : 임부의 혈액검사로 임신성혈청단백질-A(PAPP-A)와 hCG의 수치, 초음파 검사에서 목덜미 투명대 두께를 측정한다.

　㉢ 선별 질환 : 다운증후군, 이수성 질환, 심장 및 복벽이상, 골격계 이상 가능성을 선별할 수 있다.

② 임신 2기 선별검사

　㉠ 진행 시기 : 임신 5 ~ 22주 사이에 진행한다.

　㉡ 검사

　　• 트리플 검사(Triple Test) : AFP, hCG, uE3 세 가지를 묶은 검사이다. AFP 수치가 높은 경우 에드워드 증후군, 신경관 결손 가능성을 진단할 수 있으며 AFP 수치가 낮은 경우 다운증후군(NTDs)의 가능성이 있다.

　　• 쿼드 검사(Quad Test) : AFP, hCG, uE3, 인히빈 A 네 가지를 묶은 검사이다.

　㉢ 선별 질환 : 에드워드 증후군, 신경관결손, 다운증후군 가능성을 선별할 수 있다.

▌ **AFP**

Alpha-fetoprotein

③ 임신 1기·2기 합동 선별검사 : 임신 1기·2기 검사를 종합하여 해석하는 것이다. 2기 검사결과가 나올 때까지 기다려야 한다.

④ 세포유리 태아 DNA 검사(cff DNA, cell-free fetal DNA)

   ㉠ 정의 : 비침습적 산전검사(NIPT)이다. 태반에서 산모혈액으로 퍼져 순환하는 아주 적은 양의 태아 DNA를 바탕으로 실시하는 검사이다.

   ㉡ 특징 : 임신 10주부터 검사할 수 있다. 결과 판독 시 일주일 정도 소요된다. 비용이 비싸며 양성일 경우 양수검사나 융모막융모생검(CVS) 검사가 필요하다.

**▌비침습적 산전검사(NIPT)**

Non-Invasive Prenatal Testing

## (3) 산전 진단검사

① 양수검사

   ㉠ 진행 시기 : 임신 15 ~ 18주 사이에 시행한다. 최근에는 10 ~ 14주때 실시하기도 한다.

   ㉡ 결과 판독 : 양수 속 태아세포를 채취한다. 결과 판독에는 2 ~ 3주가량 소요된다. 16 ~ 20주에 양수 내 AFP 농도 측정으로 태아의 이상을 검사한다. 특히 신경관 결손 진단이 가능하다.

② 융모막융모생검

   ㉠ 진행 시기 : 양수검사 대신 시행할 수 있으며 9 ~ 11주 사이에 시행하는 것이 가장 좋다.

   ㉡ 결과판독 : 2주 정도 소요되며 약 99%의 정확성을 지닌다.

   ㉢ 합병증 : 양수검사에 비해 유산 확률이 높으며 양막파열, 출혈, 자궁 내 감염 등이 발생할 수 있다.

③ 초음파 : 태아의 기형 발견에 중요한 역할을 한다.

**▌융모막융모생검**

CVS, chorionic villi sampling

## (4) 유전 상담과 간호

① 목적

   ㉠ 기형이나 유전성 질환이 발생하면 차후 임신에서의 재발 위험성 예측하고 유전성 질환을 가지고 태어날 위험성 평가로 진단과 치료를 신속히 진행한다.

   ㉡ 중증 유전성 장애를 예방하기 위해 실시한다.

② 유전 상담이 필요한 대상자

   ㉠ 가족 중 유전병·선천성 기형이 있는 경우, 신체행동·정신 발육 지연이 있는 아기가 있는 경우, 35세 이상의 임부와 유전성 질환의 이환율이 높은 경우, 약물 복용이나 기형 유발성·돌연변이성 물질에 장기간 노출된 경우이다.

   ㉡ 조기 신생아 사망, 습관성 유산, 불임증 등이 있을 때도 상담이 필요하다.

③ 유전 상담 및 간호에서 간호사의 역할

    ㉠ 산전관리 초기에 임신에 잠재적으로 영향을 줄 수 있는 요소⁺를 확인한다.

    ㉡ 대상자 부부와 유전 전문가 사이에 일차적인 중간연결자 역할을 수행한다.

    ㉢ 대상자 지식수준을 사정하고 임신에 대한 감정을 사정한다.

    ㉣ 정보제공, 가능성 확인, 치료계획에 유전검사가 시행됨을 교육하고 강조한다.

**TIP & MEMO**

➕ 임신에 잠재적으로 영향을 주는 요소

모체 연령, 민족, 가족력, 산과력, 모체 질환, 환경적 위험 요인이 있다.

## 2 가족의 출산계획 및 피임

### (1) 가족 계획(Family planning)

① 임신 횟수와 터울을 계획적으로 조절하여 적당한 자녀를 낳아 잘 양육하는 것이다.

② 모성의 건강을 보호하고 양육능력에 맞는 건강한 자녀를 출산하고자 하는 것, 난임치료, 혼전지도, 성교육, 임신 분만지도 및 육아지도 포함된다.

③ 임신 계획은 부부가 결정할 문제이기 때문에 적합한 상담 필요로 한다.

④ 출산 간격으로는 3년이 바람직하며 단산의 시기는 30세 이전을 권장한다.

### (2) 정상 임신

① 난할과 착상

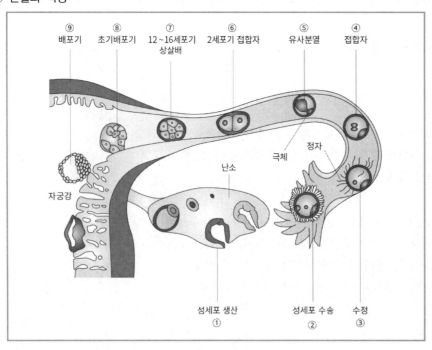

ⓒ 난소에서 성세포가 생산되고 성세포가 수송되면서 정자와 난자는 수정을 한다.
ⓒ 수정 과정에서 접합자가 형성되어 유사분열을 하고 2세포기에 접합자가 생성된다.
ⓒ 난할은 포배기 상태에서 착상되어 수정 후 착상까지 약 일주일 정도 소요된다.

② 임신 과정

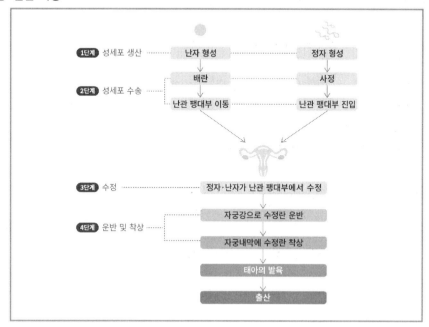

ⓒ 난자와 정자가 결합된 수정란은 3 ~ 4일 후에는 자궁으로 보내진다.
ⓒ 수정 후 5 ~ 7일째 자궁내막에 착상한다.
ⓒ 수정란은 수란관을 따라 자궁으로 이동하며, 수정 후 7 ~ 8일째 자궁 내벽에 착상한다.

### (3) 피임법

① 1단계 : 성세포의 생산과정에서 성세포의 생산을 억제시킨다. 고환과 난소제거가 해당된다.

② 2단계 : 수정 부위까지 성세포를 수송하는 임신 과정에서 배란억제를 시행한다. 여성은 주사, 피하이식법, 난관결찰술, 경구피임약, 난관절제술 등이 있고 남성은 정관절제술 등이 있다.

③ 3단계 : 수정 과정에 수정을 저지한다. 점액관찰법, 월경주기법, 성교중절, 기초체온이용법, 콘돔, 페서리, 캡 등을 이용한다.

④ 4단계 : 수정란의 자궁 내 운반과 착상과정에서 착상저지를 통해 피임을 한다. 자궁내장치, 월경조절법, 인공임신중절법, 응급복합피임약 등이 해당한다.

**피임법의 이상적 조건**
• 피임 효과가 확실한 효과성
• 인체에 무해한 안전성
• 성교 · 성감을 해치지 않는 수용성
• 사용방법이 간단해야 하는 간편성
• 비용이 적게 나가는 경제성
• 성 접촉에 의한 성병과 HIV의 감염 예방
• 효과가 일시적이고 복원이 가능한 복원성

## (4) 일시적 피임방법(일회성)

① 성교중절법 : 성 행위는 해도 질 외에서 사정하는 것이다. 실패율이 높다.

② 질 세척법 : 물 또는 식초산 혼합액(살정효과)으로 성교 후 질 세척하는 것으로 효과가 적다. 질 내 정상 세균총이 변하고 질 점막 손상 등 부작용이 크다.

③ 페서리·다이어프램·캡

  ⊙ 부드러운 고무 컵 모양으로 경관을 덮는 방법이다. 살정제용 젤리나 크림을 함께 사용하면 효과를 높일 수 있다.

  ⊙ 성관계 전 질 내에 깊숙이 넣어 자궁구를 완전히 덮는다. 성교 1시간 전에 삽입하고 성교 후 6 ~ 8시간 동안 빼지 않는다.

  ⊙ 다이어프램 24시간, 캡 48시간 이상 사용하면 세균 성장할 수 있다. 사용 후 씻어 말린 후 파우더를 묻혀 공기가 통하지 않는 통에 보관해야 한다.

④ 살정제

  ⊙ 사정된 정자가 경관으로 들어가는 것을 방해하는 물리적·화학적 차단방법이다.

  ⊙ 거품(foam), 크림(cream), 정제(tablets), 좌약(suppository), 얇은 막(film) 등의 제형이 있다.

  ⊙ 성관계 5 ~ 10분 전에 질 안에 깊이 넣어 사용한다. 콘돔이나 페서리를 겸하면 효과가 높아진다.

  ⊙ 한 시간 전에 삽입하면 질 윤활작용 증가하고 성관계에 방해받지 않는다. 처방이나 검진 없이 저렴하게 구매가 가능하다.

  ⊙ 알레르기 반응 위험성이 존재한다.

  ⊙ 성교 후 6시간 이내의 질 세척을 하지 않는다. 여성은 성교 후 배뇨를 하여 비뇨기 감염을 예방한다.

⑤ 월경 주기법(Rhythm method)

  ⊙ 배란 후 난자의 생존 기간을 피하여 성교(12 ~ 24시간)하는 것으로 피임법 중 가장 자연스러운 방법이다.

  ⊙ 완전한 금욕이 어렵고 수정 기간을 추정하는 것이 완벽하지 않다.

⑥ 월경력법

  ⊙ 월경 전날부터 12 ~ 16일 + 정자의 생존기간 3일 = 8일간(월경 전 12 ~ 19일)으로 계산한다. 1년 동안의 월경주기를 참고하여 계산한다.

  ⊙ 가장 짧은 주기는 18일이고 가장 긴 주기는 11일이다.

⑦ 기초체온법

  ⊙ 증식기(난포기, Follicular phase) : 저온이다. 배란기에 저온에서 고온으로 변한다.

  ⊙ 배란 후 분비기(황체기) : 고온(0.25 ~ 0.5℃, 0.4 ~ 1.0℉ 상승)이다. 프로게스테론에 의해서 체온 상승효과를 가져온다. 아침에 잠이 깨는 즉시 조용히 누워서 측정(화씨 체온계)하고 항상 일정한 상태에 진행한다.

▌성교중절법(질외사정법)

Coitus interruptus

▌살정제

Spermicide

▌월경주기법 종류

월경력법, 기초체온법, 점액관찰법이 있다.

▌월경력법(오기노식 피임법)

Lender rhythm method

⑧ 점액관찰법(Cervical mucus test)

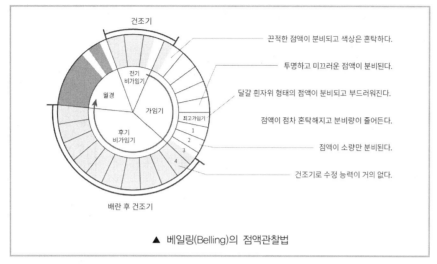

▲ 베일링(Belling)의 점액관찰법

㉠ 월경이 끝난 후 2 ~ 3일인 건조기가 안전하다. 월경 후 3 ~ 4일 이후인 점액 분비기는 위험하다.

㉡ 배란 직전과 배란기에는 맑고 미끄러우며 날달걀 흰자위 같은 점액이 보인다. 에스트로겐 호르몬 영향으로 분비되는 점액은 높은 견사성, 양의 증가, 낮은 점성도, 산도상승으로 알칼리성이다.

㉢ 점액분비가 가장 많은 시점에서 3 ~ 4일이 가장 임신 위험도가 높다.

㉣ 배란 후에는 프로게스테론 호르몬 영향으로 점액의 양이 감소한다. 흰빛, 끈적함, 낮은 견사성, 산도 감소로 산성이 되면 임신 위험으로 안전하다.

⑨ 프로게스테론 단일경구피임제(POPs, POCs, minipills) : 모유수유 여성에게 가장 좋은 경구용 피임약이다. 비수유부 여성도 사용 가능한 경구약이다.

⑩ 프로게스테론 · 에스트로겐 복합피임제

㉠ 에스트로겐의 FSH억제, 황체호르몬의 LH을 억제가 난포성장을 막아 배란을 억제한다.

㉡ 자궁내막증식 감소 → 수정란 착상 방지 → 난관의 운동성 감소 → 자궁경부 점액의 점성도 증가 → 정자의 통과가 어려움

㉢ 복용 도중 경한 질 출혈이나 무월경을 방지하기 위해 프로게스테론과 에스트로겐을 함께 사용한다.

㉣ 월경 첫날부터 3주간 매일 복용하고 1주간 휴약기를 거친다. 매일 1알 일정한 시간(저녁 식사 직후, 취침시간)에 빠짐없이 복용한다. 휴약기간 동안 골반통, 두통, 유방압통, 부종 등 경험할 수 있다.

㉤ 산후 모유수유 여성의 경우 아동에게 악영향이 생길 수 있어 위험하다. 분만 후 1개월간은 복용 시 혈전색전증의 위험이 높다.

TIP & MEMO

**▎프로게스테론 · 에스트로겐 복합피임제**

여성들이 가장 많이 사용하는 경구용 제제이다.

ⓗ 혈전정맥염, 혈전색전증(가족력 포함), 뇌혈관 질환, 관상동맥폐색(심한 간기능 장애), 유방암, 원인불명의 질출혈, 임신이나 임신 의심 시, 흡연여성, 35세 이상, 심한 고지혈증, 고혈압 등이 있다.

ⓢ 혈전증(가장 심각), 오심, 구토, 대하증, 체중 증가, 비정상월경 등의 부작용을 야기한다.

ⓞ **경구용 피임약 복용법**

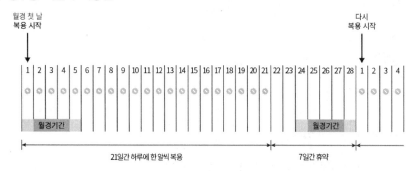

⑪ **임플라논**

㉠ 작은 성냥개비 모양의 임플란트를 상박부 안쪽 피부 밑에 이식한다. 3년간 피임 효과가 나타난다. 제거 후 바로 임신 가능하며 성공률 99% 정도이다. 이식 직후 피임 효과가 있다.

㉡ 합성 프로게스테론 방출→경관점액의 점성도 증가→배란 억제→정자의 통과가 어려움

㉢ 생리 시작 1 ~ 5일 사이에 시술을 시행한다.

㉣ 삽입·제거가 용이, 장기간의 가역적인 피임이 가능하고 에스트로겐이 포함되지 않았다. 소화기계에 부담이 없고 부작용이 거의 없다.

㉤ 무월경, 과다 월경, 불규칙적인 출혈, 두통, 현기증, 체중 증가 등을 야기할 수 있다.

㉥ 활동성 정맥혈전 질환, 프로게스테론 의존성 종양, 간기능 이상, 임신 의심 시, 원인불명의 질 출혈, 과민반응 여성 등은 시술을 금한다.

⑫ **주사형 피임제**

㉠ 프로게스테론 장기지속형 주사형태로 데포프로베라, 데포, 메게스트론이 있다.

㉡ 근육주사로 상박의 삼각근이나 둔부근육 상외측에 체중에 관계없이 150mg을 주사한다.

㉢ 주사 부위를 마사지하면 빨리 흡수된다. 주사 즉시 피임효과가 나타나며 두 번째 주사의 경우 14주 안에 주사하도록 한다.

㉣ 배란정지와 경관점액을 두껍게 하여 정자의 통과를 어렵게 한다.

㉤ 정확하게 투여 시 매우 효과적이다.

**TIP & MEMO**

**▌경구용 피임약 미섭취 해결방법**

| 섭취량 | 해결방법 |
| --- | --- |
| 한 알 잊은 경우 | 즉시 복용한다. |
| 두 알 잊은 경우 | • 2일간 두 알을 복용한다.<br>• 기존 복용 시간대에 추가적으로 한 알씩 복용한다.<br>• 7일간은 보조적인 피임법을 함께 한다.<br>• 상황에 따라 응급피임약을 복용한다. |
| 세 알 이상 잊은 경우 | • 휴약 없이 새로 복용을 시작한다.<br>• 7일간은 보조적인 피임법을 함께 한다.<br>• 상황에 따라서 응급피임약을 복용한다. |

**▌합성 프로게스테론**

Etonogestrel

**▌데포프로베라**

Depo – Provera

**▌메게스트론**

Megestron

ⓑ 3개월간은 피임이 보장되고 성감을 해치지 않는다. 연령과 관계없이 사용 가능하며 수유부도 가능하다. 또한 에스트로겐의 부작용이 없다. 난소암, 자궁외 임신, 자궁 내막암, 자궁근육섬유종 예방과 간질환자의 발작빈도 저하, 겸상적혈구증 위험 빈도 저하의 효과도 있다.

ⓢ 월경혈의 변화가 있다. 과다 월경 1년 이후 무월경을 겪을 수 있다.

ⓞ 수정력을 회복하는 데 약 4개월 정도 소요된다. 성 전파성 질환 예방효과는 없다.

⑬ **패치형 피임제(이브라)**

ⓐ 호르몬제로 전신에 작용하며 효과성 높다.

ⓑ 낮은 단위의 호르몬을 피부를 통해 서서히 체내에 유출한다.

ⓒ 노렐게스트로민과 에치닐에스트라디올이다.

ⓓ 여성의 팔, 흉부, 복부, 엉덩이에 주1회 부착한다. 3주 동안 사용하고 1주간 휴약기를 가진다.

⑭ **피하이식술**

ⓐ 작은 성냥개비 크기의 캡슐 6개를 여성 상박의 피부 밑에 설치한다.

ⓑ 캡슐에서 지속적으로 프로게스테론이 방출된다.

ⓒ 경관점액의 점성도 증가로 정자 통과를 어렵게 한다. 사용 1년 후부터 약 50%가 배란이 정지된다.

ⓓ 삽입 후 24시간 이내 효과 나타나고 제거 즉시 수정력을 회복한다. 출산 6주 후의 모유수유 여성도 가능하고 혈전성 질환 위험 없다. 피임효과 높고 철분결핍성 빈혈 예방에 도움이 된다.

ⓜ 5년간 피임효과가 있으며 사용이 편리하다. 연령제한이 없고, 출산여부에 관계없다.

ⓑ 단월경혈 변화, 약간의 점적출혈, 월경사이 출혈, 무월경 등과 성전파성 질환이 예방되지 않는다.

ⓢ 색전증, 임신, 간질환, 관상동맥이나 뇌혈관질환 유방암, 확진되지 않은 질출혈, 혈전성 정맥염 등에는 시술을 금한다.

ⓞ 제거 후에 새로 이식할 때 동일 절개부위에 삽입하고 다른 방향으로 펼쳐 사용한다.

⑮ **콘돔(condom)**

ⓐ 가장 많이 사용되는 피임법 중 하나이다.

ⓑ 정자가 질 내로 들어가는 것 방지한다.

ⓒ 성병과 HIV/AIDS 예방에 효과적이다. 10대에게 가장 좋은 피임법이다.

ⓓ 콘돔이 파손되면 피임에 실패하므로 주의해야 한다.

ⓜ 발기된 후 착용하고 질에서 **뺄** 때는 발기된 상태에서 음경 주위를 잡고 정액이 흐르지 않게 잡은 뒤 제거한다. 착용할 때는 콘돔 끝의 정액받이를 비틀어 공기 제거하고 착용한다.

▌**피하이식술**

subdermal implant, Norplant

▌**프로게스테론**

levonorgestrel

⑯ 페미돔(femidom)

　㉠ 부드러운 플라스틱 제품, 얇고 투명하다. 성교 전에 질 내에 씌워 사용한다.

　㉡ 콘돔과 비슷하나 여성이 주도적으로 적용한다.

　㉢ 성병, HIV/AIDS 예방에 효과적이고 임신 방지가 가능하다.

　㉣ 콘돔보다 고비용이며 1회용이다. 10대 여성에게 부적합하다.

　㉤ 성교 전 막힌 쪽을 질 내로 깊숙이 넣어서 착용하게 된다.

⑰ 자궁내 장치(intra-uterine device, IUD)

　㉠ 정자와 난자가 만나지 못하게 하여 수정을 방해한다. 자궁내막의 변화로 수정란 착상방지하고 착상하더라도 성장을 방해한다.

　㉡ 미산부, 골반염, 자궁외임신의 병력, 자궁기형, 면역결핍증, 혈액응고질환이 있는 여성에게 금한다.

　㉢ 루프(Copp-er-T)⁺, 미레나(Mirena)⁺가 있다.

⑱ 누바링(NuvaRing)

　㉠ 유연성 있는 부드럽고 투명한 링이다. 한 달에 한번 질 내 깊숙이 삽입(3주간 유지, 1주간 제거)하여 사용한다. 처방전이 필요하고 각 달의 동일한 요일에 링을 삽입·제거가 중요하다.

　㉡ 에스트라디올과 프로게스틴 매일 방출→배란 억제→자궁경부 점액의 점도 증가→정자가 자궁·난관으로 이동하는 것을 억제

　㉢ 월경주기 첫날 삽입한다. 3주 이전에 빠지면 미지근한 물로 헹군 후 즉시 재삽입하도록 한다.

　㉣ 적은 용량으로 효과적이고 위장관의 부담이 없다.

　㉤ 호르몬 작용으로 인한 부작용, 폐색되기 전의 기왕력, 고혈압, 흉통, 합병증이 있는 당뇨질환, 간 기능 이상, 유방암, 자궁암, 질염, 질내 피부자극, 분비물 증가, 두통, 체중 증가, 오심 등이 발생한다.

　㉥ 심질환, 뇌졸중 기왕력, 정맥혈전, 원인불명의 질 출혈, 과민반응 환자에게 사용을 금한다.

## (5) 영구적 피임방법

① 정관절제술(vasectomy)

　㉠ 남자에게 행하는 영구적 피임술이다.

　㉡ 정자가 사정관에 들어가지 못하도록 양쪽 수정관을 절단하는 것이다. 성생활에 지장이 없으며 정액량의 감소도 없다.

　㉢ 국소마취로 외래에서 가능하다. 음낭 중앙절개로 양쪽 수정관을 절단하는 방법과 음낭 양쪽을 약간씩 절개 후 수정관을 자르고 고환에서 먼 쪽으로 매는 것이다.

**TIP & MEMO**

**➕ 루프(Copper-T)**

구리가 감긴 작은 기구로 생리 끝난 직후 시술한다. 6개월 간격으로 위치 확인이 필요하다. 응급 피임에 사용하며 수유 중에도 사용이 가능하다. 그러나 성병으로부터 보호가 되지 않고 삽입직후나 삽입 후에 복통, 출혈, 월경 시 생리통, 월경량이 증가할 수 있다.

**➕ 미레나(Mirena)**

• 특징 : 기존 IUD와 비슷하나 황체호르몬을 매일 자궁 내로 분비한다. 특별한 전신적 부작용 없이 피임효과가 우수하다.

• 기전 : 황체호르몬이 자궁경부점액을 끈끈하게 만들어 수정이 어렵고 자궁과 난관 내에서 정자의 정상적인 운동을 방해한다.

• 효과 : 황체호르몬이 자궁 내에만 작용하므로 자궁내막이 얇아져 착상을 방지하지만 배란은 한다. 생리량 감소, 생리기간 단축, 생리통 경감의 부수적 효과가 있다.

• 증상 : 첫 3~6개월 동안 불규칙적인 약간의 출혈이 있고 이후에는 무월경이 발생한다. 난소는 정상적 기능을 하므로 완경은 아니다.

• 적응증 : 장기간의 확실한 피임을 원하는 여성(5년간), 피임 또는 생리량과 생리기간의 감소를 원하는 여성, 수유중인 여성, 부작용 때문에 기존 IUD가 잘 맞지 않았던 여성, 철 결핍성 빈혈이 있는 여성, 월경 과다 또는 월경통의 치료를 원하는 여성 등이 사용하면 좋다.

• 적용시기 : 생리중·생리시작일로부터 7일 이내, 인공유산 후 즉시, 분만 후 4~6주부터, 피임약 복용 시에 마지막 정제 복용 후, 자궁내장치 제거 직후에 한다.

ⓔ 수술 후 약 2 ~ 3개월간 다른 피임법 사용해야 한다. 정자의 수명 50일에 달하기 때문이다. 적어도 2번 이상 정액검사를 통해 정자가 없음을 확인해야 한다.

　　ⓜ 수술 중 출혈, 음낭부종, 혈종, 통증, 감염, 울혈성 부고환염, 육아종형성 등이 있다.

　　ⓗ 수술 후 1주일 정도 성교 피하고 음낭에 무리가 가는 활동을 삼가야 한다.

② 난관절제술 · 난관결찰술

　　㉠ 여자에게 행하는 영구적 피임술이다.

　　㉡ 정자와 난자가 만나지 못하게 난관절단 또는 결찰수술이다.

　　㉢ 복강경이나 골반경 통해 수술하게 되고 탄산가스($CO_2$)로 복강을 확장한 후 복강경 삽입한다. 난관소작을 시행하거나 'Yoon's ring'을 끼운다.

　　㉣ 즉시 피임 가능하고 성생활에 장애가 없다.

　　㉤ 복원 가능성이 낮고 실패할 경우 자궁 외 임신 가능성이 있다. 드물게 자연적으로 수술 부위 문합으로 임신되기도 한다.

## (6) 성교 후 피임방법

① 목적 : 계획되지 않은 성교, 피임의 실패, 불확실한 피임법 사용, 성폭력 등에 의한 임신 방지를 위한 방법이다.

② 월경 조절법

　　㉠ 이미 착상된 수정란을 초기에 파괴시켜 제거하는 방법이다. 최종 월경일에서 다음 예정 월경일이 지나고 2주 이내에 자궁내막을 진공흡인하는 조기유산술이다.

　　㉡ 시술이 간단하고 안전해서 전신마취나 입원이 필요 없다. 종교적, 윤리적인 부담 적다.

　　㉢ 임신이 아닌 경우 불필요한 시술이 되며 부작용 가능성이 있어 피임의 대용이라고 하기 어렵다.

　　㉣ 현기증, 구토, 자궁경관 외상, 심한 자궁경련, 자궁천공 감염, 자궁출혈, 수태산물의 잔류, 계속임신 등의 위험이 존재한다.

③ 응급복합피임약

　　㉠ 에티닐에스트라디올 0.1mg, 노르게스트렐 1.0mg 복합제를 성교 후 72시간 내에 1회 복용하고 12시간 후에 다시 1회 복용한다. 복용 후 2 ~ 3주 이내에 정상적인 월경하는지 확인한다.

　　㉡ 오심과 구토가 나타난다. 복용 후에 2시간 내에 구토 시 진토제와 함께 다시 같은 용량을 복용해야 한다.

　　㉢ 단기간에 강력하고 폭발적인 호르몬 노출에 의해 배란을 지연 · 억제, 정자나 난자의 난관 통과 방해로 수정 억제, 자궁내막의 변형으로 착상이 억제된다. 임신 성립 후에는 효과가 없다.

| TIP & MEMO |

▎난관절제술

tubal ligation

ⓔ 보통 평균 75%이다. 금기 시 Copper IUD나 황체호르몬 단일제제 피임약을 사용한다.

ⓜ 임신, 최근 편두통, 최근 간세포성 황달, 최근 동맥질환, 겸상적혈구성 질환, 급성 포르피린증, 정맥혈전증의 과거력이 있는 경우 절대적으로 금한다.

④ 응급용 미니필(minipil)

ⓐ 호르몬제인 레보노르게스트렐이다. 성관계 후 3일(72시간) 이내에 복용한다.

ⓛ 황체호르몬만 있어 부작용 적다.

ⓒ 임신 시에는 사용을 금한다.

ⓔ 성교 후 48시간 내에 레보노르게스트렐 0.75mg을 1회 복용한다. 복용 후 12시간이 지나서 같은 용량을 한 번 더 복용한다. 또는 성교 후 12시간 이내에 레보노르게스트렐 1.5mg을 1회 복용한다.

⑤ Copper IUD : 성교 후 5일 이내 또는 배란 예상일로부터 5일 이내 복용한다.

⑥ 다나졸 : 약한 안드로겐 800 ~ 1,200mg/일 5일간 복용한다.

**(7) 피임법의 분류**

① 사용자에 따라

ⓐ 여성 : 자궁 내 장치, 경구피임약, 월경주기법, 다이아프람, 살정제, 난관결찰술

ⓛ 남성 : 콘돔, 성교중절법, 정관수술

② 피임효과의 지속성에 따라

ⓐ 일시적 : 성교중절법, 질세척법, 다이아프램, 살정제, 월경주기법, 경구용피임제, 콘돔

ⓛ 장기적 : 자궁 내 장치, 누바링, 피하이식술, 임플라논, 주사용 피임법

ⓒ 영구적 : 정관절제술, 난관결찰술, 난관절제술

③ 피임 원리에 따라

ⓐ 자연적 피임법 : 월경주기법, 기초체온법, 점액관찰법

ⓛ 물리적 피임법 : 성교중절법, 질세척법, 콘돔, 다이아프램(차단법), 캡, 자궁 내 장치

ⓒ 화학적 피임법 : 살정제

ⓔ 호르몬 피임법 : 경구피임약, 노플란트, 임플라논, 주사제, 패치형

ⓜ 외과적 피임법 : 난관결찰술, 정관결찰술

## 3 임신 시기 신체계통별 변화

### (1) 생식기계

① **자궁(Uterus)의 성장**

　㉠ 에스트로겐과 프로게스테론의 상승으로 혈관이 증식·확대된다.

　㉡ 자궁근 섬유 증식·비대, 탈락막이 발달한다.

　㉢ 자궁비대는 임신 초기의 에스트로겐에 따라 발생하며 임신 3개월 이후 태아 및 부속기관의 확대로 인한 용적이 증가한다.

　㉣ 자궁벽은 임신 초기 증가하다가 말기 자궁근층이 1.5㎝ 이하로 얇아진다.

　㉤ 8주차에는 서양 배 모양이고 12주에는 공 모양이다. 이후 타원형(난원형)을 이룬다.

　㉥ 자궁이 커지면서 자궁은 복부와 맞닿고 장은 옆으로 밀리면서 앙와위 자세에서 하대정맥과 대동맥 압박으로 혈액 순환에 영향을 준다.

　㉦ 임신 말기에 자궁태반혈류의 양이 임부 심박출량의 1/6이 된다.

　㉧ 불규칙 자궁수축인 브래스톤 - 힉스 수축(Braxton - Hick's contraction)이 나타난다. 무통성이며 자궁의 태반 융모간강(intervillous spaces)에 혈액 공급 촉진한다. 약 4개월 정도부터 간헐적으로 나타나다가 점차 강해진다.

　㉨ 초임부의 경우 분만 2주 전, 경산부의 경우 분만 직전에 하강을 이룬다.

② **경관(cervical canal)**

　㉠ 미산부의 경우 핀 포인트, 경산부의 경우 transverse slit(물고기 입모양)이다.

　㉡ **채드윅 징후**(6 ~ 8주) : 자궁혈류와 림프액의 증가로 질경부 점막이 자청색으로 변환한다.

　㉢ **굿델 징후**(6 ~ 8주) : 자궁경부가 부드러워 진다. 경부의 유연성 변화과정에서 임신전은 코 끝 느낌이고 임신초기와 중기에는 귓불을 만지는 느낌이다.

　㉣ 임신 말기에 유연성이 증가한다. **점액마개**(mucus plug)[+]에 점액성 분비물이 채워진다.

③ **난소(Ovary)**

　㉠ 임신 시 배란을 중지하고 임신 12주까지 황체를 유지한다.

　㉡ 에스트로겐과 프로게스테론을 분비하여 임신을 유지한다.

　㉢ HCG(융모성선자극호르몬)가 황체의 기능을 보존하고 임신 12주 이후 태반에서 호르몬을 분비하여 황체는 점차 소실된다.

**■ 비임신·임신 말기의 자궁**

| 구분 | 비임신 자궁 | 임신 40주 자궁 |
|------|------------|----------------|
| 길이 | 6.5cm | 32cm |
| 넓이 | 4cm | 24cm |
| 두께 | 2.5cm | 22cm |
| 무게 | 50g | 1,000g 이상 |
| 용적 | 10ml 이하 | 5,000ml |

**■ 임신주수에 따른 자궁저부 위치**

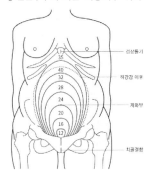

**⊕ 경관 내 점액마개**

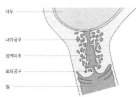

호르몬 영향으로 자궁경부 세포가 비대하여 비후하여 점액성 분비물로 채워져 세균의 침입 방지한다. 분만 초기 혈성이슬(show)와 임신 중 백대하의 원인이 된다.

④ 질(Vagina)
  ㉠ 질 점막이 결합조직과 상피세포의 혈관 증가로 비대해지면서 유연성이 증가한다. 질원개가 길어지면서 분만 시 질 확장에 대비한다.
  ㉡ 질 분비물의 양은 증가하고 하얗고 짙다. 산도 pH 3.5 ~ 6이며 질 상피의 글리코겐이 풍부해진다.
  ㉢ 유산균의 작용으로 질 내에 산성 상태 유지하며 질 내 병원균 증식 억제 작용을 한다.
  ㉣ 글리코겐으로 인한 곰팡이 감염 증가가 모닐리아성 질염을 유발한다.
  ㉤ 8주쯤 질이 푸르스름한 보라색으로 변화하는 채드윅 징후가 나타나고 외음부가 비대해진다.

⑤ 유방(Breast)
  ㉠ 에스트로겐과 프로게스테론의 영향으로 임신 6주경부터 유방이 커지고 예민해지며 압통을 느낀다.
  ㉡ 유륜이 넓어지고 착색되며 유두가 직립된다. 몽고메리 결절이 비대해지는데, 수유 시 유두를 보호하기 위함이다. 유두에서 분비되는 지방성분은 비누로 씻지 않도록 주의해야 한다.
  ㉢ 임신선(striae)이 보라색에서 점차 은빛으로 변화한다. 전초유는 12주경부터 발생하고 유두를 짜면 묽은 초유(colostrum)가 나온다.

## (2) 호흡기계

① 태아 성장으로 자궁, 유방, 심맥관계 등에서 산소 요구량이 증가되어 호흡기계의 변화를 초래한다.

② 자궁 증대로 약 4cm가량 횡경막이 상승하고 흉곽 확장되는데, 이는 출산 후에도 회복되지 않는다.

③ 흉곽 인대가 이완되어 가슴이 확장되며 흉골하 각도 증가하고 이에 따라 흉곽둘레 6cm 정도 증가한다.

④ 임신 6개월 이후 자궁 증대로 인해 복식호흡이 발달하고 폐기능이 변화한다. 깊은 호흡과 폐활량 약간 증가하지만 호흡수는 증가하지는 않는다.

⑤ 호르몬의 영향으로 호흡조절중추의 민감성이 증가하면서 과도호흡이 발생한다. 분당 호흡량 30 ~ 40% 증가한다.

⑥ 기초대사율(BMR)의 증가로 산소소모량 증가(15 ~ 20%)하고 에스트로겐의 영향으로 비점막 혈관의 울혈, 부종으로 비출혈이 발생한다.

▎유방의 압통

유즙분비 위해 유선의 비대·증식하는 과정에서 발생한다.

## (3) 심혈관계

① **심장의 위치변화** : 횡경막 상승으로 좌측 상방으로 전위되며 모체태반 순환으로 인한 심장부담 가중으로 좌심실 비대가 일어난다.

② **심박출량**

ㄱ 혈량 증가와 조직의 산소요구 증가로 임신 초기부터 증가한다.

ㄴ 25 ~ 30주경 30 ~ 50% 최대 증가하고 40주경에는 20%가 증가한다.

ㄷ 좌측 황와위(1,100mL)와 분만 수축 시 증가하며 바로 누울 경우 앙와위성 저혈압증후군(대정맥증후군)의 위험이 있다.

③ **맥박** : 임신 4 ~ 5개월경에 분당 10 ~ 15회 증가한다. 임신 말기까지 지속된다.

④ **혈압**

ㄱ 임신 1기 : 임신 전 수준이거나 약간 감소한다.

ㄴ 임신 2기 : 호르몬 변화로 말초혈관 확장으로 5 ~ 10mmHg 하강 임신 3기에는 임신 전 수준으로 회복된다. 대퇴정맥압 상승과 혈장 알부민 감소로 세포의 부종을 초래하기도 한다.

⑤ **혈액**

ㄱ 혈액량이 약 1,500mL 정도로 증가한다. 비임신 시 대비 40 ~ 50% 증가하는 양이다.

ㄴ 적혈구량에 비해 혈장량(50% 이상)이 과도하게 증가하고 헤마토크리트가 감소하면서 생리적 빈혈(가성 빈혈)이 발생할 수 있다.

ㄷ 백혈구의 경우 임신 중기 이후부터 증가한다.

ㄹ 섬유소원(fibrinogen)과 적혈구침강 속도와 혈액응고요인(Ⅶ,Ⅷ,Ⅸ,Ⅹ)이 증가하면서 응고의 경향이 상승한다.

ㅁ 임신 말기 정맥정체현상으로 정맥혈전증 위험이 증가한다.

## (4) 소화기계

① **입덧(morning sickness)** : 임산부의 식욕(appetite) 중에 하나이다. 탄수화물 대사의 변화와 임신 초기 HCG의 영향으로 오심과 구토를 유발 할 수 있다. 4 ~ 6주쯤에 발생하여 12주까지 진행되는 편이다. 심하면 임신오조증으로 발전할 수 있어 이에 따른 치료를 시행해야 한다.

② **이식증(Pica)** : 이상한 맛에 대한 욕구로 음식이 아닌 것을 섭취하는 것이다.

③ **구강** : 타액분비 과다증(Ptyalism)과 **치은비대⁺**가 발생 할 수 있다.

④ **식도 · 위 · 장** : 프로게스테론의 분비증가와 평활근이 이완으로 가슴앓이가 생긴다. 장운동 감소와 잔류시간 지연으로 가스 · 변비 · 치질의 위험도가 높아진다.

TIP & MEMO

▌**심혈관계**

임신으로 인한 대사요구와 태아성장 발달 요구 충족을 위해 변화한다.

▌**혈액량이 증가하는 이유**

자궁증대에 따른 혈액요구량 만족시키고 태아와 모체조직에 적절한 수분을 공급하며 분만과 산후의 혈액손실 대비하기 위함이다.

➕ **치은비대(치은종, Epulis)**

에스트로겐의 상승으로 잇몸이 붓는다. 출혈경향이며 임신 3개월경 발생하며 출산 후 나아진다.

▌**가슴앓이**

Pyrosis, Heartburn

### (5) 비뇨기계

① **빈뇨** : 임신 1기에는 자궁증대로 인한 압박으로 발생한다. 임신말기에는 선진부 진입으로 발생한다. 프로게스테론으로 인해 요관이 늘어나고 커진 자궁을 압박하는데, 요관이 붓고 늘어나면서 수뇨증과 요정체를 동반, 비뇨기 감염이 증가한다.

② **방광** : 프로게스테론으로 인해 방광의 용적이 증가한다. 커진 자궁이 방광을 압박하면시 점막울혈과 소변정체가 나타나고 감염 가능성이 증가한다. 빈뇨, 핍뇨, 야뇨 등이 발생한다.

③ **신장**

    ㉠ 신장의 무게, 혈류량 증가로 사구체 여과율의 증가하고 재흡수가 줄면서 경미한 당뇨(glucosulria), 단백뇨(proteinuria)가 발생한다.

    ㉡ 신장기능 증가로 소변으로 당·아미노산·비타민 등을 배출한다.

    ㉢ 소변의 박테리아 성장 가능성이 증가, 혈중요소 질소(BUN)가 감소한다.

    ㉣ 혈청 크레아티닌 수치는 임신부의 신장기능 평가를 위한 정확한 지표이다.

    ㉤ 좌측위가 신장 혈류량의 증가에 긍정적 결과를 가져온다.

### (6) 피부·모발

① 피부가 두꺼워지고 피하지방은 증가한다.

② **색소침착** : 주로 8 ~ 16주경에 에스트로겐과 프로게스테론의 영향으로 멜라닌 세포자극호르몬가 분비되어 발생한다.

③ **기미·갈색반(Chloasma)** : 코·이마·뺨에 대칭적인 갈색 착색이다. 임부의 50 ~ 70%가 겪는다.

④ **흑선(Linea nigra)** : 치골결합부터 제와부까지 수직으로 착색된 백선이 발생하고 흑선으로 변화한다.

⑤ **착색** : 유두·유륜·액와·외음부·회음부 검은색으로 착색되나 분만 후에 거의 사라지게 된다.

⑥ **임신선(Striae gravidarum)** : 부신의 스테로이드 영향으로 결합조직 분열로 복부·유방·대퇴부 부위에 발생한다. 붉은색을 띠며 가렵다가 분만 후 은빛을 띠며 흔적을 남긴다.

⑦ **거미상혈관종** : 목·가슴·얼굴·팔 등에 에스트로겐 증가와 피하지방의 혈류 증가로 발생한다.

⑧ **손** : 손·발톱 두께가 얇아진다. 손바닥 홍반·땀샘·피지샘 활동이 증가한다.

⑨ **모발** : 임신 중 모발성장 속도가 느려진다. 머리카락이 가늘어지고 모낭이 줄어들지만 출산 후에는 다시 돌아온다.

**TIP & MEMO**

**▌임신성 고혈압(PIH)**

경미한 당뇨와 단백뇨가 발생하는 것이 의심의 척도이다.

**▌멜라닌 세포자극호르몬**

Melanotropin

### (7) 근골격계

① 호르몬과 커진 자궁의 압력에 의해 변화하고 치골결합이 미세 분리된다.

② 임신말기에 치골결합, 천장골관절, 천미골관절이 이완된다.

③ 척추전만(lordosis) : 자궁의 무게 증가, 커진 유방, 말초신경 압박으로 사지감각 이상이 발생하고 불편감과 요통을 호소하게 된다.

④ 어기적거리는 걸음걸이(waddling gait) : 임신 중 리락신의 분비로 골반관절이 이완된다. 가슴을 뒤로 젖히고 몸의 중심이 골반으로 이동하여 어기적거리는 걸음걸이가 나타난다.

⑤ 복직근 이개(diastasis recti) : 임신 말기 자궁증대는 복직근이 복부의 정중선에서 분리를 만들고 제와의 돌출을 야기하면서 발생한다.

### (8) 신경계

① 주의력, 집중력, 기억력 등이 감소하지만 보통 출산 후 회복된다.

② 다리 경련(cramp) : 임신 말기 커진 자궁의 골반신경 압박으로 인해 발생한다.

③ 손목굴증후군(carpal tunnel syndrome) : 목과 어깨를 구부리는 자세가 손목의 정중신경을 압박하여 부종이 생겨 손목에 통증으로 발생 위험이 높아진다.

④ 긴장성 두통 : 임신으로 인한 불안과 긴장으로 발생한다.

⑤ 각막 비후 : 안압 감소와 수분 정체로 발생하며 보통 산후 6주경에 돌아온다.

### (9) 대사

① 체중 증가 : 자궁, 태아, 태반, 유방, 혈액량 증가로 체중이 증가한다.

② 식사 : 고열량 식단보다는 영양 위주의 식단이 좋다.

③ 전해질 및 수분 : 스테로이드 성호르몬 증가 → 혈청단백질 감소 → 태반이나 양수 등에 약 6.5L의 수분이 축적·정체 → 오후에 함요부종(pitting edema) 발생

④ 단백질
  ㉠ 임신 후반기(마지막 6 ~ 8주)에는 태아의 체중이 약 2배 정도 증가한다.
  ㉡ 모유의 항상성 유지와 태아발육, 태아부속물구성, 모체의 자궁 및 유방 증대에 이용되며, 출혈 및 회복을 위해 단백질 섭취가 필요하다.

⑤ 탄수화물
  ㉠ 혈당 상승이 없는 임부에게서(약 10%) 임신성 당뇨가 간헐적으로 발생한다.
  ㉡ 태반락토겐(HPL)·에스트로겐, 프로게스테론, 코티솔의 증가로 인한 말초조직 인슐린 저항이 원인이다. 2 ~ 3기 동안 탄수화물 요구도가 증가한다.

**임신 중에 체중의 증가**

(단위 : kg)

| 임신 전 BMI(kg/m²)기준 | 단태아 | 쌍태아 |
|---|---|---|
| 저체중 < 18.5 | 12.5 ~18 | 기준 없음 |
| 정상 18.5 ~ 24.9 | 11.5 ~16 | 16.8 ~24.5 |
| 과체중 25 ~ 29.9 | 7 ~11.5 | 14.1 ~22.7 |
| 비만 ≥ 30 | 5 ~ 9 | 11.4 ~19.1 |

• 정상체중에서 11.5 ~ 16kg 증가한다.
• 과체중 : 7 ~ 11.5kg 증가
• 저체중 : 12.5 ~ 18kg 증가
• 임신 1기 : 1.6 ~ 2.3kg 증가
• 임신 2 ~ 3기 : 각 5.5 ~ 6.8kg 증가

⑥ **지방**

　㉠ 혈중지질, 지단백, 콜레스테롤 증가, 배설 감소로 인한 지방의 축적으로 고지혈증의 위험이 있다. 신체중앙부위에 호발한다.

　㉡ 지방 축적이 잘 이루어지며 기아상태에는 지방의 불완전 산화로 인해 케톤혈증이 증가하여 산독증, 아세톤뇨로 이어진다.

⑦ **비타민 · 미네랄**

　㉠ 혈액량 증가, 태아 발육으로 모체조직에서의 수요가 늘어나면서 철분 요구량이 증가한다.

　㉡ 비타민이 부족할 경우 태아 발육장애, 태반괴사, 유산, 조산, 신생아 구루병, 괴혈병의 발생 위험이 있다.

⑧ **칼슘** : 혈장 단백질량 감소를 위해 모체혈장 결합칼슘 농도가 줄어든다. 임신 후기에는 태아의 칼슘 축적을 위해 임부의 뼈에 보존되는 양은 약 30g 정도이다.

### ⑽ 내분비계

① 뇌하수체 호르몬의 경우 성장호르몬의 증가와 성선자극호르몬(FSH, LH)의 억제가 일어난다.

② **프로락틴** : 임신 1기 초에 증가하고 만삭까지 이어지다가 출산 이후에는 감소한다.

③ **옥시토신** : 자궁 수축, 출산 후 유즙 사출을 촉진한다.

④ **바소프레신** : 관수축, 항이뇨 작용, 수분 균형, 혈장 삼투압과 혈액량 변화 조절에 관여한다.

⑤ **갑상선 호르몬** : 갑상선의 중등도가 비대해진다. 티록신결합글로블린, T3, T4와 요오드 요구량이 증가한다.

⑥ **부갑상선 호르몬** : 약간 상승한다.

⑦ **부신피질 호르몬** : 임신 중 알도스테론 분비가 증가한다. 이로 인해 나트륨의 배설이 억제되어 수분 정체와 코티솔 분비도 증가한다.

⑧ **췌장** : 인슐린 요구량이 증가한다. 태반호르몬인 에스트로겐, 프로게스테론, HCG, HPL, 리락신의 분비가 촉진된다.

⑨ **HCG(융모성선자극호르몬)**

　㉠ 임신초기에 태반 영양세포(융모막 조직)에서 분비되고 황체기능을 보존한다.

　㉡ 태반이 충분한 기능이 가능할 때까지 황체의 프로게스테론, 에스트로겐의 분비를 자극한다.

　㉢ 임부의 소변과 혈액에서 검출되어 임신진단에 이용한다.

⑩ HPL(태반락토겐)

　　㉠ 태반의 함포체 영양세포에서 분비한다.

　　㉡ 성장호르몬과 같다. 인슐린의 길항제로 기능이 있어 지방분해 작용을 하고 순환혈액 내에 유리지방산 농도를 증가시킨다.

　　㉢ 모체대사 및 태아 영양 에너지원이 되고 모체의 당 흡수로 포도당과 단백질을 보존시켜 태아 체세포의 성장촉진을 이룬다.

　　㉣ 불균형할 경우 모체의 임신성 당뇨병을 유발한다.

⑪ **에스트로겐 · 프로게스테론**

　　㉠ 에스트로겐 : 자궁발달을 촉진하고 유즙분비 준비로 유방의 샘조직을 증대시킨다. 소변으로 배설되며 태반기능과 태아건강상태의 평가지표가 된다.

　　㉡ 프로게스테론 : 자궁내막을 유지하고 자궁수축 억제로 임신을 유지하는 기능을 한다. 유즙분비 준비로 유방의 소엽과 세엽이 발달한다.

⑫ **리락신** : 자궁수축력 감소, 자궁의 활동억제, 경부연화 촉진의 기능을 한다.

⑬ **프로스타글란딘** : 자궁수축, 긴장도 증가, 난관 – 정자 이동성 증가, 월경통의 원인이 되는 지방질이다. 임신 2기 유산의 원인이 되며, 말기에 분만 유도 시 이용된다.

**TIP & MEMO**

▌ **태반락토겐**

HPL, Human placental lactogen

▌ **에스트로겐 · 프로게스테론**

임신 12주까지는 난소의 황체에서 생산되지만 이후에는 태반에서 생산된다.

## 4 임신 간호

### (1) 임신의 징후와 진단

① 추정적 징후(Presumptive sign)

　　㉠ 주로 임부에 의해 느껴지는 신체적 변화를 의미한다. 주관적 징후에 해당하며, 확진에는 이용하지 않는다.

　　㉡ 임신 초기증상 : 무월경이 나타나고 4 ～ 12주에는 입덧이 있다. 오심과 구토로 인하여 탈수 및 케톤증이 나타날 수 있다.

　　㉢ 6 ～ 8주 : 유방팽만과 민감성이 증가한다.

　　㉣ 6 ～ 12주 : 임신 초기 증대된 자궁이 방광을 압박하고 골반 내에 장기의 순환이 증가하면서 빈뇨가 나타날 수 있다.

　　㉤ 첫 태동(quickening) : 초임부는 18 ～ 20주, 경산부는 16주 초에 자각한다. 권태와 피로가 동반된다.

▌ **입덧의 원인**

HCG 상승과 변화된 탄수화물 대사이다.

② 가정적 징후(Probable sign)

ⓐ 의료진에 의해 관찰되는 변화를 의미한다. 객관적 증상에 해당한다.

ⓑ 기초체온의 상승과 복부증대가 나타난다.

ⓒ 복부 청진으로 자궁잡음, 제대 잡음이 들린다.

ⓓ 유두 유륜주위착색, 임신선, 갈색반, 흑선, 몽고메리결절의 증대 등 피부 증상이 나타난다.

ⓔ 24주 후 복부 촉진에 의한 태아 윤곽이 보인다. 24주에는 부구감을 느끼는데 이는 자가임신검사, 임상임신검사(Urine HCG, Serum HCG)으로도 나타난다.

③ 확정적 징후(positive symptom)

ⓐ 임신을 최종적으로 확인할 수 있다.

ⓑ 태아심음(fetal heart tone, FHT) 청취 : 120 ~ 160회/분 정도로 나타난다. 도플러 초음파를 이용하여 10 ~ 12주경에 청진되고 청진기의 경우 17 ~ 18주에 청진된다.

ⓒ 태아 움직임 촉진 : 검진자에 의한 태아 움직임 촉진이 20주 정도부터 가능하다. 초음파, 방사선을 통한 태아를 확인 할 수 있다. 재태낭의 확인으로 임신 4 ~ 5주 후에 발생한다.

### (4) 임신여성의 산전관리

① 역사

ⓐ 1901년 : 보스턴에서 처음으로 시작되었다.

ⓑ 1915년 : 존스홉킨스 병원의 J.W.윌리엄스가 10,000명의 분만을 조사하여 705건의 주산기 사망 중 40%는 산전관리를 통하여 예방으로 막을 수 있었다는 것을 알아내었다.

ⓒ 1954년 : J.E.니콜라스는 체계화된 산전관리는 다른 어떤 것보다 산모의 안전을 보장할 수 있는 단일 요소라고 주장하였다.

ⓓ 1960년대 이후 : 대학병원 중심의 산전관리가 체계화 · 대중화로 발전하였다.

② 목적

ⓐ 임부와 태아의 건강유지와 증진을 촉진한다.

ⓑ 건강한 출산과 부모 역할에 대한 준비를 한다.

ⓒ 가족 · 부모 · 자녀 간의 상호작용을 촉진 · 증진한다.

▌가정적 징후

• 굿델징후 : 임신 6 ~ 8주의 자궁경부의 연화(부드러움)를 말한다.

• 채드윅징후 : 임신 8주에 경관, 질, 외음점막의 자청색 변화가 나타나는 것을 말한다.

• 헤가징후 : 임신 6 ~ 8주에 자궁협부의 연화를 말한다.

• 라딘징후 : 자궁체부와 경부 접합부 근처의 중앙부 앞면에 부드러운 반점이 나타난다.

• 브라운본 펀발데스 징후 : 임신 15주에 착상부위의 불규칙한 부드러움과 크기의 증가를 말한다.

• 피스카섹 징후 : 종양처럼 보이기도 하는 비대칭성 증대를 말한다.

• 브랙스턴 히코스의 수축 : 16주 ~ 18주경의 무통의 간헐적인 자궁 수축이 임신말기에는 가진통으로 나타난다.

▌부구감

Ballottement

▌재태낭

Gestational sac

▌주산기

perinatal

③ 건강사정

  ㉠ 임신력(gravidity) : 모든 임신을 포함한다.

  ㉡ 출산력(parity) : 임신 20주 이후의 출산만을 포함한다.

  ㉢ 표기 방법

    • 1(임신력)/0(출산력)로 나타난다.

    • 출산 수에서 1회 분만 시 둘 이상의 아기를 출산하여도 한 번으로 계산한다.

    • 임신력에는 현재 임신도 포함되며 입양아는 산과력에서 제외한다.

    • 4-digit 시스템 : T-P-A-L 순서로 표기한다.

    • 5-digit system[+] : G-T-P-A-L 순서로 표기한다.

④ 산전 방문 : 건강력, 신체검진, 검사실에서 시행되는 검사, 태아에 대한 사정으로 임신 여부를 확인한다.

⑤ 건강력 : 임신 상태 확인과 임신에 영향을 미치는 중요한 건강요인을 확인하기 위한 절차를 말한다. 인구학적 정보, 산과력, 현임신력, 생식기 관련 병력, 과거의 병력, 가족력 등이 해당된다.

⑥ 신체검진

  ㉠ 자궁저부높이(Height of Fundus)

    • 자궁의 크기를 사정하는 지표이다. 태아성장과 임신 기간을 확인할 수 있다.

    • 맥도날드술 : 측정값 ±2㎝ 고려하여 측정되며 치골결합 상부 ~ 자궁저부까지 복부모양 그대로 줄자를 사용하여 둥글게 잰다.

    • 앙와위 시 체위성 저혈압이 발생할 수 있다.

    • 검사 전 방광을 비운다. 상체 약간 올리고, 무릎을 구부린 자세를 취하고 측정한다.

  ㉡ 복위

    • 다태임신, 양수과다증의 경우 자궁크기가 비대해진다. 임신 34주 이후 비정상을 구분하기 위해 시행한다.

    • 배꼽을 중심으로 배 둘레를 측정하고 결과 값이 임신 주수보다 2인치 정도 작아야 한다.

    • 100m 이상이면 비정상이나 비만인 여성의 경우 해당하지 않는다.

  ㉢ 레오폴드 촉진법(Leopold maneuver)[+] : 방광 비운 후 똑바로 누워서 무릎 구부린다. 복부를 이완하고 시진 후 촉진을 시행한다. 이때, 간호사는 손을 따뜻하게 하여 두 손바닥 전체를 이용하며 손가락은 꼭 붙이고 부드럽고 깊게 압력을 가하면서 촉진을 한다.

  ㉣ 질검사 : 아두의 천문, 봉합선 확인을 위한 검사이며 분만 도중, 경부가 완전히 확장된 후에 알 수 있다.

  ㉤ 골반검사 : 외·내부 생식기, 골반 형태를 확인하는 검사이며 시진 및 촉진으로 시행하게 된다.

**TIP & MEMO**

➕ GTPAL

• G(gravida) : 현재 임신을 포함하여 출산과 관계없는 총 임신 수

• T(term birth) : 37주 이후 만삭분만의 수

• P(preterm birth) : 20주 ~ 37주 사이의 조산의 수

• A(abortion) : 자연유산·치료적 유산과 관련이 없는 유산의 수

• L(living child) : 현재 생존한 아이의 수

➕ 레오폴드 촉진법 단계

• 1단계 : 자궁저부 촉진하려 태위, 머리와 엉덩이를 확인한다.

• 2단계 : 자궁 좌우 촉진하여 등과 팔다리 구분한다.

• 3단계 : 치골상부 촉진하여 태위, 선진부의 진입여부를 확인한다.

• 4단계 : 신전, 굴곡, 함입, 선진부의 확인을 위해 치골상부 깊숙이 촉진한다.

⑦ 검사실 검사

    ㉠ 소변검사 : 당뇨와 단백뇨를 검사한다. 미량의 당뇨는 정상으로 간주하고 단백뇨의 경우는 임신성 고혈압을 의심한다. 필요시 소변배양검사를 실시한다.

    ㉡ 혈액검사 : Hb, ABO, Rh, 매독(RPR/VDRL), 풍진, B형간염, HIV 등의 항목을 검사한다.

    ㉢ 질분비물 검사 : 자궁경부 세포진 도말 검사, 분비물 검사가 있다.

⑧ 태아사정 : 16 ～ 22주에 첫 태동(Quickening)을 경험하는데 경산부의 경우 더 빨리 경험하게 된다.

⑨ 태아심음(FHS, Fetal heart sound)

    ㉠ 120 ～ 160회/분 정도가 정상이며 임신 12주 전후 도플러 이용 청취할 수 있다.

    ㉡ 임신의 확정적 징후, 태아의 위치파악, 다태임신을 할 수 있다.

    ㉢ 20 ～ 28주는 배꼽 바로 아래, 30주 이후에는 LOA의 경우 LLQ에서, ROA 경우 RLQ에서 측정한다.

    ㉣ 태아가 두위·둔위일 경우 태아의 등에서, 안면위일 경우에는 태아의 흉골 부위에서 측정한다.

    ㉤ 임신 5 ～ 6주에 초음파로 재태낭을 볼 수 있다. 임신 6 ～ 7주에는 심박동을 청진하며 임신 10 ～ 11주에는 태아호흡운동을 볼 수 있다.

    ㉥ 재태연령은 머리 엉덩이길이로 알 수 있다. 임신 20 ～ 30주에는 대횡경선으로 알 수 있다.

## (5) 임신여성의 건강증진 및 유지

① 휴식과 수면

    ㉠ 신체적으로 오전·오후 낮잠 30분 정도 권장한다.

    ㉡ 쉴 때는 다리부종 방지를 위해 상승자세, 심스체위, 측위로 쿠션 받친 자세, 복부를 지지하는 자세를 취한다.

    ㉢ 냄새에 예민하기 때문에 정서적 안정을 위하여 환경관리를 한다.

② 자세와 운동

    ㉠ 임부의 건강상태과 임신기간에 따른 운동을 권장한다.

    ㉡ 운동은 기분 전환, 불안 감소, 수면, 변비에 도움을 준다. 뿐만 아니라 복직근, 복횡근강화, 골반근육의 이완, 대퇴근육의신전, 신체 각 부위의 유연성 높여준다.

    ㉢ 중등도의 운동으로 걷기, 자전거타기, 수영 등도 권장한다. 단, 라켓볼, 등산, 스쿠버다이빙, 승마, 수상스키 등은 피한다. 고위험 상태에도 자제한다.

    ㉣ 무리한 운동은 고온증으로 인한 임신 초기 태아기형 유발, 자궁혈액의 감소 초래 등을 가져올 수 있다.

    ㉤ 가벼운 운동으로 골반 흔들기, 촛불 끄기 호흡, 어깨 돌리기, 나비운동, 흉곽 들어올리기, 종아리 펴기, 골반저근운동 등을 권장한다.

▌ 혈액검사 결과

• 혈색소 : 임신 초기는 Hb 11g/dl, Hct 37% 이하면 빈혈이다. 중기·말기에는 각각 Hb 10.5g/dl, Hct 35%, Hb 10g/dl, Hct 33% 이하면 문제로 간주한다.

• 혈액형 : ABO부적합증·Rh부적합증이면 혈액형 부적합증이나 태아적아구증 발생 위험이 있다.

• B형 간염 : 발견하면 출생 당시에 신생아에게 γ-글로불린을 투여한다.

• 매독 : 발견하면 출생 5개월 전에 치료를 한다.

▌ 머리 엉덩이길이

CRL, crown-to-rump length

▌ 대횡경선

BPD, biparietal diameter

▌ 건강증진 및 유지

자가 건강관리 능력 증진을 요한다.

ⓑ 바른 자세는 등, 목, 머리, 허리통증을 완화시켜주는데, 물건을 들 때는 몸무게 중심을 잡은 상태에서 양발을 조금 벌리고 등을 세우고 앉은 상태에서 물건을 들고 무릎을 세워 천천히 일어나야 한다.

ⓢ 앉은 자세는 등받이에 깊숙이 앉으며 발 받침대 사용한다.

③ 피부간호 : 자주 샤워하고, 감염의 위험이 있으므로 욕조는 피한다. 통목욕은 미끄러움의 위험이 있기 때문에 금지한다.

④ 의복

　ㄱ 실용적이고 넉넉한 옷을 착용한다.

　ㄴ 적당한 복부지지를 위해 너무 퍼지는 옷보다는 잘 맞는 복대, 임부용 거들을 사용한다.

　ㄷ 유방 지지를 위해 잘 맞는 브래지어 착용한다.

　ㄹ 양말대님, 다리압박 밴드는 하지부종과 정맥류의 위험으로 사용하지 않는다.

　ㅁ 굽이 낮은 신발을 착용하여 요통, 피로를 방지하도록 한다.

⑤ 투약

　ㄱ 수정 후 2주 ~ 임신1기(2 ~ 8주, 배아기) 형태학적 손상이 발생할 수 있다.

　ㄴ 태반 통과 약물은 물과 지질의 용해능력, 약물의 분자량, 확산할 수 있는 면적에 따라 좌우된다.

⑥ 임부의 흡연 및 음주

　ㄱ 흡연 : 저체중, 태아돌연사망증후군(SIDS), 선천적기형, 알레르기, 호흡기질환, 성장장애 등을 발생시킨다.

　ㄴ 음주 : 저체중아, 비특이성 기형, 태아알코올증후군(FAS), 세포성장과 분화 방해를 일으킨다.

## (6) 임신기간 동안의 영양관리

① 영양불균형의 영향

　ㄱ 난임, 유산, 사산, 태반이상, 임신성 당뇨, 분만곤란, 저체중아 신생아, 수유곤란 등의 일으킨다.

　ㄴ 임부의 영양 부족은 혈액량 저하를 가져와 부적절한 심박출량 증가, 심박동수 증가, 태반혈액량을 감소시킨다.

　ㄷ 태반크기 저하와 태아에게 영양 전달이 저하되어 태아의 성장 지연이 야기된다.

② 임신 중 칼로리와 영양소

　ㄱ 태아 및 태반 성장, 분만 후 수유, 기초신진대사율 증가, 조직형성, 임부의 몸에 저장, 칼로리 부족 시 열량으로 사용한다. 단백질의 에너지원 사용을 위해 비임신 시보다 300cal 정도 높은 열량이 요구된다.

　ㄴ 식사의 질은 체중 증가의 총량·유형을 토대로 이루어진다.

　ㄷ 저체중 임부는 과체중 임부보다 임신성 고혈압의 위험이 더 높다.

## 5 태아의 발달과 건강

### (1) 임신 중 태아건강사정

① **초음파 검사(ultrasonography)**

    ㉠ 고주파의 음파를 이용하여 장기에 쏘아 되돌아오는 반사파(echo)를 잡음으로써 체내의 정보를 화상화하는 장치이다.

    ㉡ 재태연령 측정, 태아 심장활동, 모체 골반 종양의 유무, 비정상적 해부학적 구조, 질출혈, 태아의 수, 태위, 태아 생존력 확인, 태반의 위치, 태아선진부, 양수의 양 등을 조사한다. 침습적 검사 시행 시 합병증을 줄일 수 있다.

② **질식 초음파**

    ㉠ 방광을 비운 상태에서 시행한다. 탐침(Probe)을 질 속으로 삽입한다. 이때, 쇄석위를 취한다.

    ㉡ 임신 초기에는 태생기 발달사정과 기형 발견 조산의 가능성, 자궁 내 임신, 자궁 외 임신 등을 예측한다.

    ㉢ 비만 여성이나 장에 가스가 차 있는 경우 유용하다.

③ **복부 초음파검사**

    ㉠ 질식 초음파에 비해 해상도는 낮지만 넓은 시야를 확보할 수 있다.

    ㉡ 임신 1기에는 방광은 가득 채우고, 임신 2 ~ 3기에는 양수가 있으므로 방광 채울 필요 없다.

    ㉢ 앙와위를 취하고, 공기면 차단을 위해 초음파 변환기에 수용성 젤을 바른다.

④ **도플러 초음파** : 초음파 음향의 도플러 이동 현상을 이용하여 산모와 태아의 혈류 변동과 혈류의 속도 측정한다.

⑤ **M – mode 초음파 심장 촬영술**

    ㉠ 임신 초기 배아의 심장 박동 확인으로 정상임신 유무를 분별한다.

    ㉡ 심근벽 두께, 심방, 밸브 · 벽의 움직임을 평가할 수 있다.

    ㉢ 태아 부정맥, 선천성 심장 블록, 선천성 심장결함의 진단에 유용하다.

**TIP & MEMO**

▌**초음파 검사의 임상활용**

• 임신 4 ~ 5주 태낭(G – sac)과 난황낭(Y – sac)으로 임신을 확인한다.

• 임신 초기의 태아 사정과 재태 연령 측정이 가능하다.

• 태아 성장에 대한 사정, 선천성 기형발견, 태아를 둘러싼 양수, 태반의 환경 사정, 다태임신 진단, 자궁의 이상 여부 등을 발견 할 수 있다.

## (2) 임부의 생화학적 검사

① 모체 혈청 4중 검사(Maternal Serum Quad test)

- ㉠ **모체 혈청 알파피토프로테인검사(MSAFP)** : 초기 태아의 주된 혈청 단백인 알파피토프로테인($\alpha$-fetoprotein)은 13 ~ 16주에 태아의 간에서 생성된다. 태아 소변을 통해 양수에 섞여 태아막을 통과, 임부의 순환체계에 들어가서 태아의 상태를 간접적으로 평가한다.
- ㉡ **$\beta$-hCG(융모 성선 자극 호르몬, Beta hCG test)** : 영양막이나 태반에서 생산된다. 임신 확인과 태아의 건강상태를 측정할 수 있다. 수정 8일부터 발견되어 임신 후 첫 10일 동안 2일마다 두 배 증가한다. 임신 2 ~ 3기에 상대적으로 낮은 수준으로 내려간다. 임신 초기에는 황체기능유지와 임신여부를 확인할 수 있다.
- ㉢ **비결합 에스트로겐 · 비결합 에스트리올(uE3)** : 12주까지 황체에서 분비하고 그 이후는 태반에서 분비한다. 모체 혈청이나 소변의 에스트리올(E3)을 이용하여 태반 기능과 태아안녕상태 측정한다.
- ㉣ **인히빈A** : 임신 중 황체, 태반에서 생성되며 태아와 태반 발달과 연관이 있다. hCG의 생성 억제와 스테로이드 합성을 억제하며 태반의 병리적 상태와도 연관된다. 다운 증후군 시 2배 가량 높게 나타난다.

② 소변의 프로게스테론

- ㉠ 임신 초기 황체에서 분비되며 임신 8주경부터는 태반 생산을 이룬다.
- ㉡ 낮은 수치는 자연유산이나 자궁외임신을 의심할 수 있다.
- ㉢ 자연유산 과거력이나 임신 초기 질 출혈 시 경구용 혹은 질정제 형태의 프로게스테론을 처방한다.

③ 태아 섬유결합소(fFN, fetal fibronectin) 검사

- ㉠ 영양배층과 태아의 조직에서 생산되는 당단백을 검사한다.
- ㉡ 융모탈락막 경계면의 분열로 혈관 밖으로 흘러나와 자궁경부와 질 분비물로 이동한다. 조기진통이나 조기파막으로 발생되는 조산을 할 수 있다.

### (3) 침습적 검사

① 양수천자

  ㉠ 임신 15 ~ 20주(전반기)에 실시한다.

  ㉡ 유전적 질환과 선천적 결함을 확인을 위해 초음파와 병행하여 시행한다. 임신 후반기인 30 ~ 35주에 태아의 폐 성숙도와 양막염을 진단한다.

  ㉢ 복벽에 국소마취 후 양막낭 내에 주사바늘 삽입하여 양수 흡인하여 시행한다.

  ㉣ 적절한 계면활성제 생산 증가를 확인하고 폐 성숙을 관찰한다. 크레아티닌을 통해 태아의 신장 성숙도와 빌리루빈을 통한 태아의 용혈성 질환을 사정한다.

  ㉤ 알파태아단백질(AFP)는 사중표지물질 검사 결과에서 위험도 높은 경우에 실시한다.

  ㉥ 신경관 결함(이분척추, 무뇌아)을 확인한다.

  ㉦ 태아와 부속물 손상, 태아사망, 장기천자, 양수색전증, 출혈, 감염, 유산, 조산, 양수누출 등의 합병증에 주의해야 한다.

② 융모막융모생검

  ㉠ 유전적 결함 확인 위해 영양막 조직 채취를 위해 실시한다.

  ㉡ 임신 9 ~ 11주에 실시한다.

  ㉢ 융모양막염, 자연파막, 양수과소, 질 출혈의 합병증에 주의해야 한다.

③ 경피적 제대혈액 채취

  ㉠ 임신 2 ~ 3기 태아 순환에 대한 직접적인 사정에 목적이 있다.

  ㉡ 시행 직전 완전한 초음파 검진을 진행한 후 수행하며 채취 부위로는 태반에서 제대가 나가는 부위를 채취한다.

### (4) 태동 사정

① 태아의 운동으로 태아의 중추신경계의 기능을 간접적 평가가 가능하다. 비침습적이고 비용이 효과적인 사정 방법이다.

② 주로 임신 26 ~ 32주에 가장 많이 발생한다. 카디프 방법[+]으로 매일 아침마다 처음 10번의 태동이 있을 때 노트에 기록한다.

③ 태아의 활동 감소는 만성적인 산소 공급 저하가 원인인 경우가 많다. 태동이 평소와 다르게 감소되면 즉시 병원에 보고한다.

▌양수천자
Amniocentesis

▌사중표지물질 검사
Quad test

▌융모막융모생검
CVS, Chorionic villus sampling

▌경피적 제대혈액 채취
Cordocentesis

✚ 카디프 방법(Cardiff count - to - ten method)
매일 아침마다 처음 10번의 태동이 있을 때 노트에 기록한다. 12시간 이내에 태동이 10회 이하이면 비정상으로 간주한다.

## (5) 산전 태아심박동 모니터링

① 태아심음(FHS) 청진

    ㉠ 태아심박수·리듬·변화의 유무를 청진한다.

    ㉡ 120 ~ 160회/분 정도로 측정되어야 정상이다.

    ㉢ 두정위·둔위이면 태아의 등과 안면위에서 가슴 부분에서 청진하며, 두위일 경우 제와부 앞쪽 장골상부 중간에서 청진해야 FHS가 가장 잘 들린다.

② 태아심음(FHS) 감시

    ㉠ 임신 3기 고위험 임신에서 태아건강 상태 평가 위해 실시한다.

    ㉡ 무자극 검사(NST, Non stress test)[+] : 비수축 검사이며 태동에 대한 반응으로 태아심박수가 적절하게 증가하는지 검사하여 태아의 건강상태를 평가한다.

③ 태아청각자극검사(FAST, Fetal acoustic stimulation test)

    ㉠ 진동청각자극검사(VST, Vibro acoustic stimulation test)이다.

    ㉡ 무자극 검사 : 무반응이 나온다면 복벽에 청각자극을 하고 태아심음을 검사한다.

    ㉢ 기본선에 분당 10bpm 이상의 심박동 상승을 보이고 10초 안에 나타나서 5 ~ 10분간 지속되어야 정상으로 본다.

④ 자궁수축검사(CST, contraction stress test)[+] : 태아에게 스트레스를 인위적으로 주어 자궁수축 유발한 후 태아의 심박동을 평가한다. 태아의 호흡기능 평가(가스교환)하고 자궁수축 시 태반 혈류상태 확인할 수 있다.

## (6) 고위험 임신 간호

① 유산(Abortion)[+]

    ㉠ 태아가 생존능력이 생기기 전 자연적·인공적 임신의 종결을 의미한다.

    ㉡ 자연유산 : 임신의 10 ~ 20% 정도 차지한다. 염색체이상, 유전, 내분비이상, 면역학적요인, 감염 등이 원인이다.

    ㉢ 후기유산 : 임부 측 요인에 의한 영향이 크다.

    ㉣ 혈성 질 분비물, 점상출혈을 동반한다.

② 경관무력증(Incompetent cervix)

    ㉠ 선천적이나 외상으로 인한 경관 약화로 태아 성장에 견디지 못한 경관이 열리며 태아가 밑으로 빠져 습관성유산, 조산의 원인을 말한다.

    ㉠ 경부 전후면의 점막 일부를 절개하여 경부를 둘러 묶는 쉬로드카술, 자궁경부 모퉁이에 네 곳을 돌려 묶는 맥도날드술을 시행한다. 만일 맥도날드술이 실패하면 변형 쉬로드카술을 실시한다.

**TIP & MEMO**

**➕ 무자극검사 결과 진단**

• 반응(Reactive) : 20분간 태동과 태아심음이 동시에 기본선에서 15초 동안 15회 이상의 상승이 2회 이상 나타나는 경우이다.

• 무반응(Nonreactive) : 40분간 태아심음이 기준선보다 15회 이상 상승하지 않거나, 15초 이상 지속되지 않는 경우를 말한다.

**➕ 자궁수축검사 결과 진단**

• 10분 동안 3회 수축(40 ~ 60초 지속) : 태아심음의 후기하강이나 의미 있는 가변성 하강이 없는 것을 건강한 상태라고 보며 음성으로 판정한다.

• 10분 동안 3회 수축(40 ~ 60초 지속) : 태아심음의 후기하강이나 의미가 있는 가변성 하강이 나타나는 경우를 양성으로 보며 태아사망, 태아질식 등의 이상 발생을 예상한다.

**▍모성 사망**

• 임신기간 중에 사망하거나, 출산 후 42일 이내에 사망하는 것이다.

• 분만 직후 출혈, 고혈압성 질환, 색전증이 있다.

• 모성사망 위험요인 : 35세 이상의 연령 증가가 영향을 준다. 전신마취, 고혈압성 질환, 제왕절개분만, 심장질환 등의 영향을 받는다.

**➕ 유산의 종류**

• 임신 초기에는 출혈과 통증 동반한 절박유산(Threatened abotion)

• 임신지속이 힘든 불가피유산(Inevitable abotion)

• 태반일부나 전부가 자궁내에 남아 있어 자궁경련과 출혈을 동반하는 불완전유산(Incomplete abortion)

• 수태산물의 모든 배출을 말하는 완전유산(Complete abortion)

• 태아의 사망 후 자궁 내에 머무는 상태를 말하는 계류유산(Missed abotion)

• 연속적으로 3회 이상의 자연유산을 말하는 습관성유산(Habitual abortion)

• 배아의 미발달로 태아는 없고 재태낭만 관측되는 무배아란

③ 인공임신중절(Artificial abortion, induced abortion)
　㉠ 임신 1기 : 진공흡인술과 경관확장소파술(D&C)을 사용한다.
　㉡ 임신 2기(임신 12주 후) : 약물 투여를 통한 인공임신중절, 자궁절개술, 자궁절제술, 경관확장흡인술을 사용하게 된다.

④ 자궁 외 임신(Ectopic pregnancy)
　㉠ 수정란이 자궁강 외 다른 부위에 착상한 것을 말한다. 난관임신과 난관의 팽대부의 착상이 흔하다.
　㉡ 수정란 운반의 지연으로 자궁강 도달 전에 영양막 발달이나 난관 자체에서 조직학적 자궁내막이 탈락막 반응을 이루며 난관임신이 발생한다.
　㉢ 환자의 상태에 따라 메토트렉세이트(MTX)약물을 투여하고 수술로 손상조직을 제거할 수 있다.

⑤ 포상기태(Hydatidiform mole)
　㉠ 융모막융모가 수포성변성으로 작은 낭포 형성을 일으키는 임신성 영양막 질환(GTD)이다.
　㉡ 악화되면 융모상피암(Choriocarcinoma)으로 악화될 수 있다.
　㉢ 자연적 배출이 대부분이지만 흡인소파술을 시행하기도 한다.

(7) 임신 후반기 출혈성 합병증
① 전치태반(Placenta previa)
　㉠ 자궁경부의 내구를 태반이 전체나 부분적으로 덮은 상태이다.
　㉡ 정도에 따라 완전전치태반, 부분전치태반, 변연전치태반, 하부전치태반로 나뉜다.
　㉢ 무통성 질 출혈이 나타난다. 초음파 검사를 통해서 태반 위치를 확인할 수 있다.

② 태반조기박리(abruptio placenta)
　㉠ 정상 착상 태아의 태반이 전체나 일부가 만출 전에 자궁에서 박리된 형상이다. 기저탈락막 부위에 호발한다.
　㉡ 질 출혈, 갑작스런 복통, 자궁압통 등의 증상이 나타나며 정도는 다양하다.
　㉢ 자궁경부상태를 위한 질 검진부터 치료의 시작이다. 태반이 박리된 정도나 출혈 등을 확인하여 치료방법을 결정한다.

### (8) 임신 관련된 질환

① 임신성 고혈압(PIH, Pregnancy induced Hypertension)

    ㉠ 초임부 발생이 증가하고 있다. 유전학적으로 임신중독증 과거력이 있는 경우와 전신홍반성낭창, 35세 이상, 사산 과거력, 만성 신질환, BMI 30이상 비만, 다태임신 등의 과거력을 가진 임부에게 호발한다.

    ㉡ 산전검사를 통한 조기 발견이 가능하다.

    ㉢ 임신중독증(Preclampsia), 자간증(eclampsia), HELP증후군 등의 증상이 있다.

② 임신성 당뇨병(Diabetes mellitus)

    ㉠ 인슐린의 분비 부족으로 단백질, 탄수화물, 지방대사에 이상이 발생하는 병이다. 임신 중기·말기에 당대사 장애로 태아에게 영향을 준다.

    ㉡ 임부 : 칸다다성 외음질염, 세균뇨, 신우신념, 케돈산증, 비만, 산후출혈의 위험이 증가한다.

    ㉢ 태아 : 거구증, 저혈당증, 저칼슘혈증, 호흡장애증후군(RDS), 선천성기형 등이 발생할 수 있다.

③ 임신오조증(hyperemesis gravidarum)

    ㉠ 임신 중 지속적으로 나타나는 오심과 구토이다.

    ㉡ 증상 : 체중감소, 케톤증, 탈수, 염산소실로 인한 알칼리증, 저칼륨증이 위중한 상태가 나타난다.

    ㉢ 명확하지 않으나 hCG의 영향으로 인해 발생된다고 알려졌다.

    ㉣ 적절한 탈수 교정, 전해질의 균형, 적절한 영양의 유지, 통제가 가능한 구토 조절 등으로 치료를 실시한다.

## 6 분만기 여성

### (1) 분만의 5요소

① 태아와 부속물(Passenger)

② 산도(Passage)

③ 만출력(Power)

④ 자세(Position)

⑤ 산부의 심리적 반응(Psychologic response)

**TIP & MEMO**

**➕ 임신성 고혈합 증상의 정의**

• 임신중독증 : 임신 20주 이후에 혈압상승하면서 단백뇨가 발생하는 것이다.

• 자간증 : 전자간증에 발작·경련을 더한 증상이다. 자간증 나타나는 경련의 단계는 침습기, 수축기, 경련기, 혼수기이다.

• HELP증후군 : 36주 이전에 나타나는 증상이다. 저혈소판증, 간 효소 증가, 용혈 등이 있다. 주산기 사망률, 이환기에 영향을 주므로 조기발견과 적절한 대처가 중요하다.

▌호흡장애증후군

Respiratory distress syndrome

▌거구증

Macrosomia

▌분만의 5요소

분만과정의 영향을 주는 요소

▌분만의 3요소

• 태아
• 산도
• 만출력

(2) 태아

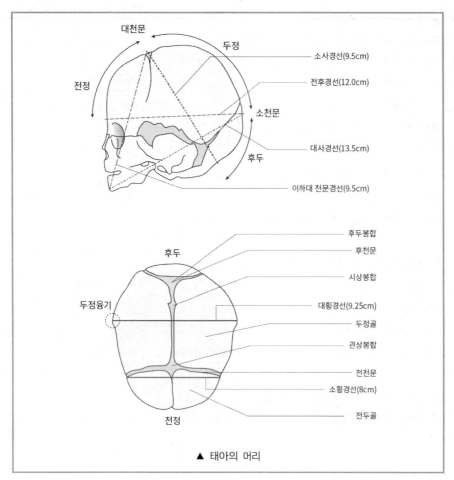

▲ 태아의 머리

① 태아의 머리 : 전후경선으로 소사경선, 전후경선, 이하대천문경선, 대사경선이 있다. 횡경선으로 대횡경선, 소횡경선이 있다.

② 태위(Fetal lie) : 모체의 장축과 태아의 장축 간의 상호관계를 말한다.

　㉠ 종위(Longitudinal lie) : 태아와 모체의 장축이 평행한 것이다. 선진부의 위치에 따라 두위 또는 둔위가 결정된다.

　㉡ 횡위(Transverse lie) : 태아와 모체의 장축이 직각인 것이다. 다산부, 전치태반일 경우 나타난다.

　㉢ 사위(Oblique lie) : 태아와 모체의 장축이 비스듬하게 만나는 경우이다.

**▌다산부**
Multiparity

**▌전치태반**
Placental previa

**▌종위의 태아**

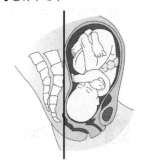

**▌횡위의 태아**

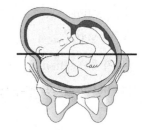

③ 선진부(Fetal presentation)
ⓐ 골반입구(Internal os)에 먼저 진입하는 태아의 신체부위이다.
ⓑ 두위(cephalic presentation) : 96 ～ 97% 정도로 가장 흔하다. 두정위가 가
장 일반적이다. 아두의 굴곡정도에 따라 두정위, 전정위, 전액위, 안면위로
구분된다.

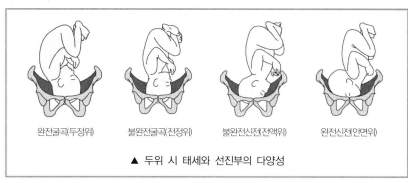

| 완전굴곡(두정위) | 불완전굴곡(전정위) | 불완전신전(전액위) | 완전신전(안면위) |

▲ 두위 시 태세와 선진부의 다양성

ⓒ 둔위 · 골반위(Breech presentation)
• 조산, 다태임신, 둔위분만 과거력이 있는 경우 발생 가능성이 높다.
• 단둔위(슬골반위, Frank breech) : 무릎이 신전되어 양 다리를 머리 쪽으로
뻗고 있는 자세이다.
• 완전둔위(Full breech) : 대퇴가 복부위로 굴곡되고 양 다리는 대퇴로 굴곡이
된 자세이다.
• 족위(Incomplete or foot or footling breech) : 한쪽이나 양다리 또는 무릎
이 둔부 아래로 빠져나온 자세이다.
ⓓ 견갑위(Shooulder presentation) : 횡위로 어깨가 선진부가 되는 경우이다.
다산부, 복근이완, 자궁이나 태아기형, 전치태반, 양수과다증 등의 영향을 받
는다.

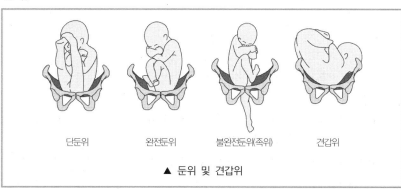

| 단둔위 | 완전둔위 | 불완전둔위(족위) | 견갑위 |

▲ 둔위 및 견갑위

TIP & MEMO

➕ 일반적인 태아의 자세

• 머리는 가슴에 밀착된다.
• 척추는 굴곡된다.
• 대퇴는 복벽에 밀착된다.
• 팔과 다리는 가슴 부위에서 교차
된다.
• 몸 전체의 굴곡 정도에 따라 아두
가 가슴에 밀착된 상태로 완전히
굴곡되어 선진부는 두정위(Vertex
presentation)에 위치한다.

┃ 두정위
Vertex presentation

┃ 전정위
Sinciput presentation

┃ 전액위
Brow presentation

┃ 안면위
Face presentation

┃ 횡위
Transverse lie

④ 태세(Fetal attitude)[+]

   ㉠ 임신후반기 태아가 취하는 자세이다. 태아의 신체 각 부분(몸통, 머리, 사지) 간의 상호관계를 말한다.

   ㉡ 두정위(Complete flexion) : 아두가 가장 작은 경선으로 골반을 통과할 수 있다.

   ㉢ 전정위(Moderate flexion) : 선진부가 전정위(Sinciput position)에 위치한다.

   ㉣ 전액위(Partial extension) : 선진부가 전액위(Brow position)에 위치한다.

   ㉤ 완전신전(Complete extension) : 선진부가 안면위(Face position)에 위치한다.

⑤ 태향(Fetal position)[+]

   ㉠ 태아의 선진부와 모체골반의 전후와 좌·우면과의 관계를 나타낸다. 복부촉진에 레오폴드 촉진법(Leopoid maneuvers)을 이용한다.

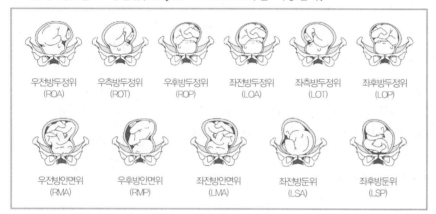

| 우전방두정위 (ROA) | 우측방두정위 (ROT) | 우후방두정위 (ROP) | 좌전방두정위 (LOA) | 좌측방두정위 (LOT) | 좌후방두정위 (LOP) |
| 우전방안면위 (RMA) | 우후방안면위 (RMP) | 좌전방안면위 (LMA) | 좌전방둔위 (LSA) | 좌후방둔위 (LSP) |

   ㉡ 레오폴드 촉진법 단계[+]

   • 1단계 : 자궁저부 촉진하여 태아의 신체부위를 확인하는 단계이다. 태위(종위, 횡위)와 선진부(두위, 둔위)를 확인한다. 임부의 머리 쪽을 바라보는 자세로 자궁저부에 양손을 얹고 손가락을 움직여 촉진한다. 태아의 부분이 둥글고 단단하게 만져지는 경우는 머리이고 불규칙하거나 두드러지게 튀어나온 부분이 있으면 둔부로 본다.

   • 2단계 : 치골결합과 자궁저부 사이, 복부 좌우를 촉진하는 단계이다. 이때, 시술자는 계속 임부의 머리 쪽을 바라보는 상태이다. 복부의 좌우에 손을 얹고 한 쪽에 압력을 가하여 반대쪽으로 태아를 밀어 촉진한다. 단단하고 완만한 덩어리는 등이고 작고 불규칙한 결절은 팔다리로 본다.

   • 3단계 : 치골결합 부위를 촉진하여 선진부 진입 여부를 확인하는 단계이다. 임부의 머리 쪽을 바라보는 자세로 치골결합 상부를 촉진하여 골반진입과 태세 확인한다. 선진부의 골반진입이 되지 않은 경우 움직이는 덩어리로 촉진하며 진입되었을 때 쉽게 움직이지 않는다.

   • 4단계 : 아두의 하강 및 굴곡 정도를 확인하는 단계이다. 임부의 발을 향하는 자세로 서서 두 손을 이용 치골결합을 향해 깊은 촉진을 실시한다. 하강정도와 아두 상태를 측정하고 태아의 돌출부(눈썹 부위)가 태아의 등과 반대에 위치하면 굴곡이 된 두정위로 평가한다.

**TIP & MEMO**

**➕ 태향**

| 모체골반의 좌우면 | 태아 선진부 |
| --- | --- |
| L(Left) | 두정위(Vertex p.) |
| R(Right) | 둔위(Breech p.) |
| | 안면위(Face p.) |
| | 견갑위(Shoulder p.) |

↓

| 지적부위 (기준점) | 골반 내 선진부 위치 |
| --- | --- |
| O(Occiput) | A(Anterior) |
| S(Sacrum) | P(Posterior) |
| M(Mentum) | T(Transverse) |
| Sc(Scapular) | |

**▌골반진입**

Engagement

**➕ 레오폴드 촉진법의 단계**

• 1단계

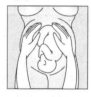

• 2단계

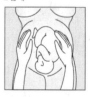

• 3단계

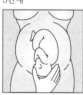

• 4단계

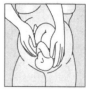

### (3) 산도(passage)

① 골반(pelvis)은 제5요추와 좌우 대퇴 사이 원통모양의 뼈로 질 분만 시의 태아가 지나오는 통로이다.

② 구성 : 4개의 뼈로 구성된다. 2개의 무명골, 천골, 미골이다.

③ 관절 : 4개의 관절로 연결되며 천장골관절, 천미골관절, 치골결합으로 구성된다.

④ 분류 : 분계선를 중심으로 가골반과 진골반으로 구성된다. 개인에 따라 모양이 다양하고 종족과 성별에 의해서 차이가 있다.

### (4) 만출력(power)

① 분만 1기 : 불수의적으로 자궁수축이 이루어진다.

② 분만 2기 : 수의적 힘인 복부근육과 횡경막의 수축이 함께 일어난다. 자궁수축이 함께 나타나면서 불수의적 힘의 증가를 가져온다. 자궁수축이 진행됨에 따라 자궁은 협부에서 상·하로 구분되어 저부는 활동적으로 수축하고 상부의 근육을 짧고 두꺼워지고 하부는 근육이 늘어나고 얇아진다.

③ 자궁내압 : 수축이 시작하면 증가한다. 분만 1기에 30 ~ 50mmHg, 2기는 80 ~ 100mmHg까지 증가한다.

④ 자궁수축 : 만출이 진행되고 자궁저부가 견축되면 자궁경관의 소실과 개대가 진행된다.

### (5) 분만의 전구증상(Premonitory signs of labor)

① 가진통(false labor) : 분만의 시작 전 불규칙적 자궁수축(Contraction)이다. 반복적이고 심히 불편한 감각이다. 자궁수축으로 이슬(Show)이 나타나지 않으면 자궁경관의 개대가 이루어지지 않은 것으로 분만이 진행되지 않는다.

② 이슬(show) : 선진부의 하강으로 자궁경관을 압박하여 파열된 혈액이 점액마개와 섞여 나오는 혈성 점액질이다. 분만 며칠 전이나 몇 시간 전에 비친다.

③ 하강감(Lightening) : 태아의 두위가 골반강 내로 들어가서 복부가 팽만해지고 횡경막 압박이 줄어드는 감각이다. 초반부와 경산부가 차이가 난다.

④ 양막파열(rupture of membrane) : 양수를 싼 막의 파열, 양막 파열 후 보통 24시간 내에 분만이 시작된다. 만삭 임신의 경우 분만이 시작되지 않을 때 유도분만을 실시한다.

⑤ 자궁경부의 변화 : 분만이 다가오며 부드러워지고 늘어나며 팽창하기 위한 준비인 숙화(ripening)가 진행된다.

**TIP & MEMO**

■ 하강감의 증상

초반부는 보통 분만 2 ~ 4주 전부터 있고 경산부는 분만 때까지 일어나지 않을 수 있다.

■ 골반 내 하강

몇 가지 증상을 동반한다. 빈뇨, 질점막 울혈로 질 분비물 증가, 하지부종, 골반압 증가, 신경압박으로 하지 통증과 경련 등이 있다.

■ 분계선

Linea terminalis

■ 가골반

False pelvis

■ 진골반

True pelvis

### (6) 분만의 단계

#### ① 분만 1기(개대기)

- ㉠ **잠재기**(Latent phase) : 규칙적인 자궁수축을 동반한다. 초산부는 8.6시간 ∼ 20시간이며 경산부는 5.3시간 ∼ 14시간 정도 소요된다.
- ㉡ **활동기**(Active phase) : 가속기, 최대경사기, 감속기이다. 임부에게는 통증을 동반한 불안 증가로 이어진다. 자궁경부가 열리며 4 ∼ 7cm가량 개대되고 태아의 하강이 이루어진다.
- ㉢ **이행기** : 자궁경부가 8 ∼ 10㎝ 개대되고 속도는 활동기보다 느려지나 태아 하강은 빨라진다. 경부소실과 경부 개대를 동반하여 양막은 태포를 형성한다. 카테콜라민의 분비로 에너지 소비에 대한 도움을 받는다.

#### ② 분만 2기(태아만출기)

- ㉠ 경부의 완전 개대와 태아 만출이 이루어지는 시기이다.
- ㉡ 초산부는 50분 ∼ 1시간이고 경산부는 15 ∼ 30분을 소요한다.
- ㉢ 자궁이 수축되면서 아두가 보이다 보이지 않는 배림(Appearing)현상이 있다.
- ㉣ 자궁수축 없이도 노출되어있는 발로(Crowning)상태가 보인다. 발로 시에 회음절개술을 실시하고 아두, 어깨, 몸체 순으로 만출이 진행된다.

#### ③ 분만 3기(태반만출기)

- ㉠ 태아 만출 이후 태반의 만출 시기이다. 태반 탈락막의 분리와 기타 부속물 배출시기가 포함된다.
- ㉡ 태반 박리기와 태반 만출기로 나뉜다.
- ㉢ **태반박리기** : 태아 만출 후 자궁수축이 멈췄다가 다시 시작되며 5분 이내에 이루어진다.
- ㉣ **태반만출기** : 박리 후 10분 이내에 이루어지며 슐츠기전과 덩컨기전에 의해 이뤄진다.

#### ④ 분만 4기(회복기) : 태반 만출 후 1 ∼ 4시간이다. 모체가 생리적 재적응의 시기를 갖는 것이다. 자궁은 수축상태로 복부 중앙에 위치하고 자궁저부는 치골결합과 제와부 중간에 위치한다. 이 때 자궁경부는 단단해진다.

### (7) 생리적 변화

#### ① 산부

- ㉠ 심혈관계에 있어서 분만동안의 심박출량, 혈압, 맥박의 증가가 나타난다.
- ㉡ 복부근육, 자궁근육 수축으로 발생한 통증은 카테콜라민 분비에 의해서다.
- ㉢ **혈액** : 분만 시 500mL 미만의 혈액 손실이 발생한다.
- ㉣ **심박출량** : 분만 직후에는 분만 전에 비해서 80% 정도 증가하다가 점차 감소한다.

■ **분만 1기**

프리드먼은 잠재기 · 활동기 · 이행기로 구분했다.

■ **가속기**

Acceleration phase

■ **최대경사기**

Phase of maximum phase

■ **감속기**

Deceleration phase

■ **생리적 견축륜**

분만 2기에 나타나는 자궁의 상 · 하의 경계선을 의미한다.

■ **태반박리 징후**

복부에 자궁저부 위치가 일시적으로 제와부 이상으로 올라가거나, 소량의 혈액이 질에서 나오거나, 제대가 질 밖으로 늘어져 나오면서 자궁이 동그란 공 모양으로 변하는 것으로 태반박리 징후를 알 수 있다.

ⓜ 호흡기계 : 분만 동안 많은 이산화탄소를 배출하게 된다. 자궁 수축 시 호흡의
수와 깊이가 증가한다.

ⓗ 비뇨기계 : 레닌과 안지오텐시노겐의 증가로 자궁태반 간 혈액순환에 영향을
준다. 분만 중에는 다뇨증이 흔해진다. 선진부 압박은 빈뇨, 절박뇨, 절박성
요실금을 발생 시킬 수 있다.

ⓢ 소화기계 : 분만 직전이나 분만 중에 위가 비어지는 시간이 저하되나 유동식은
영향을 받지 않는다. 분만 동안 구강 섭취는 유동식과 소화가 잘되는 식이로
제한한다. 수분 섭취량은 적으나 수분 손실량은 증가한다. 수분 손실을 예방
하기 위한 정맥주입을 실시할 수도 있다.

ⓞ 근골격계 : 난소에서 분비되는 리락신으로 연골이 연화작용을 일으킨다.

② 태아

㉠ 심혈관계 : 태아는 비교적 안정적인 120 ~ 160회/분을 유지한다.

㉡ 호흡 : 거의 활동하지 않는다.

㉢ 머리모양 : 분만 시 압력변화로 봉합이 겹쳐지는 주형(Molding)현상이 있다.

### (8) 진통 중 태아 건강사정

① 태아의 심음(FHS) 청진 : 분만 중 태아의 안녕 여부의 평가를 위해 시행한다.

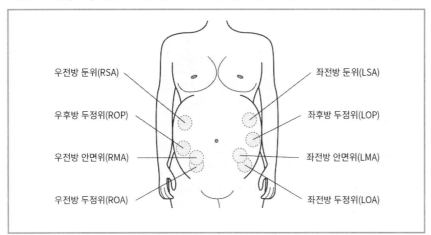

② 출산 전 태아 심음 청진

㉠ 두위 : 제와부와 앞쪽 장골 상부 중간에서 FHS가 가장 잘 들린다. 우전방 두
정위(ROA)의 경우 우측 하복부, 좌전방 두정위(LOA)의 경우 좌측 하복부에
서 잘 들린다.

㉡ 둔위 : 제와부 높이 또는 그 윗부분에서 FHS가 가장 잘 들린다.

③ 출산 시 태아 심음 청진
  ㉠ 분만 1기 초기에는 매 30분 ~ 1시간마다 측정한다. 5㎝ 이상 개대된 분만 1기 후기에는 매 15분마다 측정한다. 매 자궁수축 전과 직후에 이완기를 측정한다. 두정위는 좌·우 하복부, 둔위는 좌·우 배꼽 높이, 약간 위에서 실시한다.
  ㉡ 정상은 120 ~ 160bpm(평균 140bpm)이면 정상이다. 자궁수축 중 100bpm 이하의 심박동, 자궁수축 30초 후 100bpm 이하이거나 160bpm 이상이면 비정상으로 간주한다.

④ 전자태아감시장치(EFM, Electronic fetal monitoring)
  ㉠ 외부전자감시장치 : 태아외부에 전자모니터를 부착한다. 초음파변환기는 태아심음부위에서 하고 자궁수축 측정은 자궁저부 부위에서 한다. 비침습적 방법이지만 산부의 활동이 제한된다. 단기간의 변이성을 발견 못할 수도 있다. 비만 산부는 제대로 측정이 되지 않기 때문에 분만 진행에 따라 부착 위치를 변경한다.
  ㉡ 내부전자감시장치 : 자궁강 내에 압력을 전기적 신호로 전환하여 모니터에 기록한다. 심장박동측정기(태아심박동)를 태아의 두피에 부착하고 자궁 내 압력변환기(자궁수축)를 자궁강 내에 삽입한다. 2cm 이상의 자궁경부 개대와 양막파열이 있어야 시행한다. 이때, 무균술을 실시한다.

⑤ 태아심음 양상
  ㉠ 태아심박동의 기본선(Baseline) : 10분 동안의 태아 심박동수의 평균값이다.
  ㉡ 기본선의 가변성(Variability) : 기본선의 가변성은 태아의 심장과 신경계의 기능이다.
  ㉢ 정현기본선(Sinusoidal baseline/pattern) : 비정상적인 FHR을 말하며 파동성처럼 기본선의 반복적 기복을 말한다.
  ㉣ 불안정한 기본선(Wandering baseline) : 정상 기본선 안에서 완만하고 변이성이 없으며 진행과정이 일정하지 않고 기본선의 불안정 변화를 말한다.
  ㉤ 태아 빈맥(Fetal tachycardia) : 분당 태아심박동수의 기본선이 160회/분 이상을 말하며 이것이 10분 이상 지속될 때를 말한다.
  ㉥ 태아 서맥(Fetal bradycardia) : 분당 110회 미만에 태아심동수의 기저선이 10분 이상 지속될 때를 말한다.

TIP & MEMO

▌출산 시 태아 심음 청진기 종류
일반 청진기(Bell stethoscope), 태아청진기(Fetoscope), 도플러 초음파가 있다.

▌전자태아감시장치
태아심음을 지속적으로 관찰하는 것이다. 태아심박동수의 특성을 관찰하고 평가에 이용한다.

▌외부전자감시장치
External monitoring

▌내부전자감시장치
internal monitoring

▌파동성
Sine wave

⑥ 태아심박동의 주기적 변화

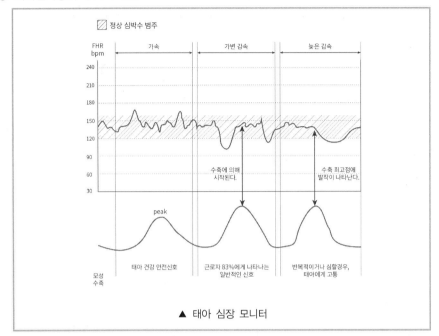

▲ 태아 심장 모니터

㉠ 상승 : 기본선에서 30초 미만 동안의 태아 심박동수의 증가이다. 처음 기본선 상승에서 돌아오는 시기이다.

㉡ 하강 : 기본선에서 태아심박동수의 감소이다. 하강 발생시점, 하강 최저점에 다다르는 시기, 회복기, 하강기간으로 구분한다.

㉢ 조기하강 : 태아 심박동수의 점진적이고 눈에 띄는 하강에서 기본선으로 돌아오는 형태이다.

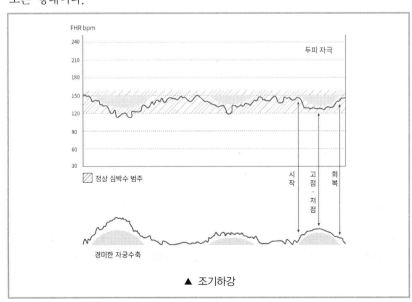

▲ 조기하강

▌상승
Acceleration

▌하강
Deceleration

▌조기하강
Early decelerations

ⓔ **후기하강** : 태아 심박동수 감소되는 시기와 하강 최저점에 이르는 시기까지 30초 정도 시간 소요되는 점진적 하강이다. 회복시간이 길고 모양은 일정하고 반복적이다.

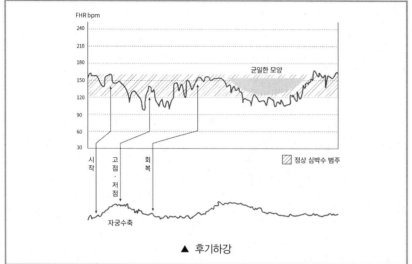

▲ 후기하강

ⓜ **가변성 하강** : 자궁 수축 시점과 관계없이 발생한다. 태아 심박동수 감소 시기에 최저점에 이르는 시간이 30초 미만으로 급작스러운 발생을 말한다.

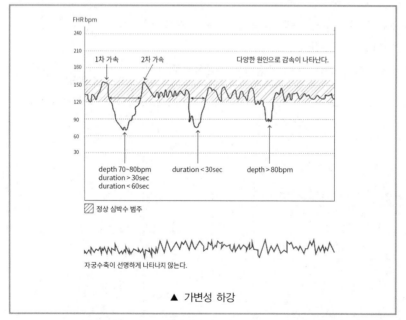

▲ 가변성 하강

ⓑ **지연된 하강** : 기본선의 태아심박동수가 2분 이상 하강이 지속되다 10분 이상 지속되지 못하는 형태이다. 자궁이 과도하게 수축하거나 제대탈출과 태반조기박리 등에 의해서 발생한다.

## (9) 고위험분만 간호

### ① 만출력 이상

⊙ 분만 1기의 자궁수축 강도 약화나 수축, 이완의 협동 부적절로 경관 개대와 소실이 이루어지지 않거나 분만 2기의 자궁수축, 수의적 만출력의 약화로 태아하강과 만출의 어려움을 말한다. 보통 만출력 이상의 난산은 자궁기능 부전으로 지연분만과 급속분만이 나타날 수 있다.

ⓛ 자궁수축의 질(quality of uterine contraction)에 따른 분류 : 저긴장성자궁기능부전, 고긴장성 자궁기능부전, 부조화성 자궁기능부전

ⓒ 자궁기능부전이 발생된 시기(time of onset)에 따른 분류 : 분만이 시작되면서 발생되는 원발성 기능부전, 분만이 진행된 후에 발전되는 속발성 기능부전

ⓔ 분만진행중지 양상과 시기(pattern and timing)에 따른 분류 : 잠재기지연, 활동기 지연, 분만정지

### ② 태향·태세 및 태아발육 이상

⊙ 태아 안면이 치골 쪽을 향하여 분만이 시작된다. 자궁수축이 효과적이지 못하면 횡경정지를 초래하여 제왕절개술을 실시한다.

ⓛ 둔위 : 태아 둔부와 하지가 선진부로 나오게 되는 경우를 말한다. 외회전으로 둔위를 두위로 변경시키기를 실시하는데, 초임부는 32주, 경산부는 34주에 실시한다. 조산, 제대순환장애, 조기 파막, 태반조기박리 등을 주의해야 한다.

ⓒ 안면위 : 태아 목이 완전히 신전되어 후두가 태아 등 쪽에 닿고 안면의 경관 쪽 위치하는 것으로 경산부에게 호발한다.

ⓔ 횡위 : 태아 축이 모체 척추와 직각을 이루는 것이다.

ⓜ 사위 : 태아 축이 모체의 척추와 예각을 이루고 아두와 엉덩이는 모체 장골와를 향하게 된다.

ⓗ 견갑위 : 횡위와 사위로 있다가 분만이 시작되고 어깨가 경관 안에 들어가서 선진부가 되며 발생한다.

### ③ 조산

⊙ 50% 정도 조기 파막을 동반한다. 조기진단과 조기진통관리가 중요하다.

ⓛ 좌측위, 수분 공급으로 안정을 취한다.

ⓒ 태아의 생존력, 질식증세 없음, 임신 지속 문제가 발견되지 않는다는 전제조건하에 리토드린, 황산마그네슘, 아토시반 등을 투여한다.

### ④ 과숙아 분만

⊙ 임신이 42주 이상 지연되는 것이다. 거대아가 될 위험이 존재한다.

ⓛ 분만할 때 유도분만, 흡입만출, 제왕절개술, 기능부전성 자궁수축 등의 빈도가 증가한다.

TIP & MEMO

▌저긴장성자궁기능부전
Hypotonic uterine dysfunction

▌고긴장성 자궁기능부전
Hypertonic uterine dysfunction

▌부조화성 자궁기능부전
Incoordinate uterine dysfunction

▌원발성 기능부전
Primary inertia

▌속발성 기능부전
Secondary inertia

▌잠재기지연
Prolonged latent phase

▌활동기 지연
Protraction disorders

▌분만정지
Arrest disorders

▌조산
Preterm birth

▌과숙아 분만
Post-term baby

⑽ **고위험 분만과 관련된 합병증**

① **만삭 조기파막**(PROM, Premature rupture of membrane)

　㉠ 임신 37주 이후 분만의 시작 전 양막 파열로 조기파막이라 부른다.

　㉡ 원선진부 진입지연, 양수과다증, 다태임신, 경관무력증, 산부의 고연령, 다산
　　 부이거나 융모양막염으로 나타난다.

② **만삭 전 조기파막**(PPROM, Preterm premature rupture of membrane)

　㉠ 임신 37주 미만의 파막이다. 진통은 파막 후 수일에서 수주 후에 발생한다.

　㉡ 만삭 전에 조기파막은 융모양막염과 자궁내막염의 발생 빈도가 높으며 자궁
　　 내 감염 위험이 있다.

③ **제대탈출**(Cord prolapes)

　㉠ 아두 만출 전의 제대가 선진부로 밀려나오는 것이다. 보통 파막 후 중력에
　　 의한 제대탈출이 흔하다.

　㉡ 전치태반, 양수과다증, 길이가 긴 제대, 두정위가 아닌 선진부, 조기파막 등
　　 에 의해 발생한다.

　㉢ 제대탈출이 일어나면 변형된 심스 체위, 슬흉위를 취하고 두정위, 경관개대가 보
　　 이면 즉시 분만을 실시한다. 상태가 좋지 않다면 제왕절개술로 즉시분만 한다.

④ **태반이상** : 전치태반, 태반조기박리, 유착태반 등이 있다.

⑤ **자궁파열**(Rupture of uterus)

　㉠ 자궁 근육의 열상으로 파열되는 것을 말하며 협부와 체부에서 호발한다.

　㉡ 모성사망으로 이어지는 경우가 많다.

　㉢ 옥시토신, 제왕절개의 과거력, 다산부, 자궁저부 압박 등이 원인이다.

　㉣ 완전과 불완전 파열로 구분된다.

⑥ **자궁내번증**(Inversion of uterus)

　㉠ 태아 만출 후에 태반박리 전후의 자궁이 뒤집히는 경우이다.

　㉡ **완전 내번** : 자궁저부의 안쪽이 뒤집혀 질 밖 20 ~ 30cm 돌출된 것이다.

　㉢ **불완전 내번** : 눈으로는 보이지 않지만 경관 촉진 시 부드러운 덩어리가 만져
　　 진다.

⑦ **혈종**(Hematoma)

　㉠ 질과 회음 결합 조직 내에 출혈로 혈관손상으로 발생하는 것이다.

　㉡ 외부의 열상과 회음절개와는 별개의 문제이다.

　㉢ 아두만출 압박, 조직의 확장으로 인한 혈관 파열, 기계분만 등으로 인하여
　　 발생한다.

　㉣ 통증이 심하고 혈종 압박으로 변의를 느낀다.

　㉤ 항문을 진찰하거나 내진 시 촉지되며 배변이 힘들다.

---

**▌조산**

임신 20 ~ 37주 사이의 조기진통은 1/10의 확률로 조산이다.

**▌전치태반**

Pplacenta previa

**▌태반조기박리**

Abruptio placenta

**▌유착태반**

Placenta accreta

⑧ 양수색전증(Amniotic fluid embolism)

　　㉠ 모체 순환계로 솜털·태변·태지 등이 양수를 통해 들어가서 폐순환을 차단한다.

　　㉡ 사망률이 높고 신생아에게도 신경장애를 동반한다.

　　㉢ 옥시토신을 이용한 분만 촉지 시 심한 자궁 수축이 발생하며 급격한 혈관경련 후 심장기능부전과 저산소증을 동반한다.

⑨ 폐색전증(Pulmonary embolism)

　　㉠ 혈전이 심장을 통해 폐동맥으로 넘어가면 발생한다.

　　㉡ 기침, 흉통, 빈맥, 빈호흡, 호흡곤란, 마찰음, 청색증, 객혈, 심 잡음 등이 동반한다.

　　㉢ 항응고제치료를 시행한다.

⑾ **고위험 분만 시 산과적 시술과 간호**

① 유도분만(induction of labor)

　　㉠ 정인위적 자궁수축을 유발하여 분만을 유도하는 것이다. 임신 지속이 산모와 태아에게 악영향을 미칠 때 실시한다.

　　㉡ 옥시토신의 이용

　　　• 성숙아의 분만 시 투여되며 과도투여를 방지하여야 한다.

　　　• 태아 생존력, 아두골반의 균형, 태아의 종위, 선진부 두위, 경부소실의 시작이 있다.

　　　• 먼저 태아의 성숙도와 건강측정검사를 실시한다. 비숍척도를 통한 점수로 측정되며 점수에서 경관개대의 중요성이 높다.

　　㉢ 프로스타글란딘의 이용 : 자궁경관의 성숙에 작용하는 약물이다. 과숙아의 80%가 자궁경관의 숙화 미달로 발생하므로 경관숙성이 필요하다.

　　㉣ 인공양막파막술

　　　• 자궁수축을 자극하여 분만을 촉진시키는 방법이다. 자궁경관의 상태가 양호할 때 시행한다.

　　　• 선진부 진입이 이루어지지 않거나, 횡위·둔위 시에는 금기이다. 양막 파막 후에는 24시간 이내 빠르게 분만을 시행한다.

② 제왕절개분만(Cesarean section)

　　㉠ 복부절개를 이용한 수술로 태아를 만출 시키는 것이다. 질 분만에 비해 모아에게 미치는 위험률은 2배 이상이다.

　　㉡ 불충분한 영양상태, 연령, 일반 건강사태, 수분 전해질 균형, 심리상태, 수술형태 등을 확인한다.

　　㉢ 수술 전에는 검사에서 소변검사, 혈액검사, 혈장전해질, 흉부 X선 검사, EKG, 태아심음, 자궁수축상태 모니터링을 실시한다.

▌유도분만 방법

옥시토신, 프로스타글란딘을 이용한 약물요법과 인공 파막의 물리적 방법이 있다.

▌인공양막파막술

AROM,
artificial rupture of membranes,
amniotomy

▌제왕절개분만 요인

• 모체 : 단순포진 Ⅱ형, 활동성 병소, 중증 심장병, 고혈압성 질환, 당뇨병, 과거 제왕절개분만, 자궁수술 경험, 산도폐쇄 등이 있다.

• 태아 : 태아질식, 횡위, 둔위, 다태아 등이 있다.

• 태반 요인 : 전치태반, 태반조기박리가 있다.

## 7 출산 후 생리적 변화와 적응

### (1) 생식기계

① 자궁

　ⓐ 태반 만출에서부터 단단한 조직으로 변하며 내부 공간의 평평화로 두꺼운 자궁벽이 가깝게 위치한다.

　ⓑ 혈관 직경도 줄어들고 자궁퇴축이 일어난다.

　ⓒ 회복 과정에 자궁근섬유의 수축과 견축, 자궁벽세포의 단백물질 자가분해, 자궁내막재생이 일어난다.

② 오로(lochia)[+]

| 기간 | 오로 색상 | 혈액성분 |
|---|---|---|
| 출산 후 1 ～ 3일 사이 | 적색오로 | 양수, 박테리아, 소량의 점액, 탈락막 등 |
| 출산 후 4 ～ 10일 사이 | 장액성오로, 갈색오로 | 백혈구, 탈락막, 혈청 등 |
| 출산 후 10일 이후 | 백색오로 | 백혈구, 유기체, 점액, 상피세포 등 |

③ 자궁경부 : 출산 직후에는 늘어지고 약간 붓는다. 유연하고 열상이 많아 감염에 취약하다. 수일 내로 좁아지며 퇴축은 6주 이상 소요된다.

④ 질 : 크게 늘어나고 부드러워진다. 직후는 충혈이 되고 부어있다.

⑤ 난관 : 분비 세포 크기와 섬모세포 크기·수가 감소하고 상피세포가 위축한다.

⑥ 인대 : 신전이 되지만 2 ～ 3개월경에 돌아온다.

### (2) 심혈관계

① 혈액량 : 임신 중에는 40% 정도 증가하면서 5 ～ 6L가 된다. 출산 후에는 이뇨현상과 실혈로 감소한다.

② 심박출량 : 임신 중 증가된 1회 심박출량은 48시간까지 유지된다. 혈압은 일시적 상승하지만 출산 후 곧 전의 상태로 돌아온다.

### (3) 내분비계

① 배란 : 출산 후에는 첫 배란을 위해 성선자극호르몬은 낮게 유지한다.

② 호르몬 : 난포자극호르몬은 3주경에 난포기만큼 증가한다. 황체화호르몬은 첫 배란 이후에 증가한다.

③ 에스트로겐 수치 : 비수유모는 출산 후 3주경에 난포기만큼 증가하지만 수유모는 시간이 더 소요된다.

④ 월경 : 출산 후 첫 월경은 무배란이다. 첫 월경 재개 기간이 길면 배란성 월경일 경우가 많다.

▌ 자궁퇴축

uterus involution

✚ 오로

자궁내막의 분비물로 재생되는 회복 과정에서 발생한다.

▌ 출산 후 4 ～ 10일 사이 오로

혈액성분이 줄어든다.

▌ 출산 후 10일 이후 오로

6주까지 지속되기도 하지만 일반적으로 2주 안에 끝난다.

▌ 혈액 손실

정상 분만은 400 ～ 500mL, 제왕절개는 1,000mL를 손실한다. 출산 후 12 ～ 48시간에 30%까지 회복하게 된다.

## 8 출산 후 간호

### (1) 산모 간호

① 질 분만 후 간호로 출산 후 신체적응 증진과 효과적 회복을 위한 것이다.

② 직접간호, 교육, 건강증진 환경조성, 산모지지, 협동적 간호, 가족 적응 능력 등을 행한다.

### (2) 신체적 간호

① 자궁퇴축간호

ㄱ 출산 후 24시간동안 자궁이완을 자궁저부 검진을 통해 파악한다.

ㄴ 견고와 본래 강도의 유지하기 위해 간헐적 자궁마사지를 실시한다.

ㄷ 출혈양은 기록하고 출혈이 지속적으로 나타나면 의사에게 보고해야 한다.

② 산후통 관리

ㄱ 산후 2일경까지 나타난다.

ㄴ 경산모와 자궁의 지나친 이완 산모에게 호발된다.

ㄷ 산모교육으로 산후 3일 후에 완화되는 과정을 설명한다.

ㄹ 자궁저부 마사지, 방광 비우기, 고온팩, 다리 들어올리기 등을 교육한다.

③ 배뇨 · 배변간호

ㄱ 섭취량과 배설량의 기록으로 수액불균형 문제를 사정한다.

ㄴ 배뇨곤란 산모의 경우 자발적 배뇨를 위해 간호를 중재한다.

ㄷ 산후통과 회음부 통증을 심하게 호소할 경우 배뇨 15분 전에 진통제를 제공한다.

④ 회음부 간호(perineal care)

ㄱ 감염의 위험을 방지하고 안위감을 제공한다.

ㄴ 회음 절개술로 인해 냉요법이 효과적이다.

ㄷ 습열요법으로 좌욕을 실시하고 건열요법으로는 열전등을 조사한다.

⑤ 예방접종

ㄱ 산모에 따라 풍진백신, Rho(D) 면역 글로불린 주사(Rhogam) 등의 예방접종 시행한다.

ㄴ 신생아도 필요시 B형간염 면역글로불린 등과 같은 예방접종을 한다.

**TIP & MEMO**

▌산모 BUBBLEE-C 사정 목록

• Breasts(수유여부)

• Uterus(자궁퇴축사정)

• Bladder(방광팽만, 요실금)

• Bowel(치질, 배변)

• Lochia(오로상태)

• Episiotomy(회음부)

• Emotional state & Bonding (산후우울증)

• Circulation(호만스징후 사정)

▌풍진백신

Rubella vaccine

**(3) 산후 자가간호 교육**

① 수유모의 영양상태는 신생아의 건강과 산모의 건강에 큰 영향을 미치므로 중요하다.

② 식이

    ㉠ 수유를 할 때 식사 사이에도 배고픔을 호소하는 것이 보통이다.

    ㉡ 첫 식사는 소화가 잘되는 음식으로 제공하고 식사는 산모 회복에 적합한 영양식과 수유를 위한 영양을 조절하여 제공한다.

③ 운동

    ㉠ 산후운동은 복벽·골반·근육의 수축력을 회복하며 혈액순환을 원활히 한다.

    ㉡ 배변·배뇨 작용과 자궁수축에 도움을 주며 긴장과 피로를 풀어준다.

④ 성관계

    ㉠ 적절한 시기는 출산 후 3개월 이후이다.

    ㉡ 회음절개에 따른 회음부 통증, 수면부족에서 오는 피로, 수유로 인한 질 위축, 유즙사출 등은 성생활에 영향을 미친다.

**(4) 모유 수유**

① 장점

    ㉠ **영양분** : 신생아와 영아에게 가장 적절한 영양소를 가지고 있다. 흡수율이 뛰어나고 초유는 면역성분이다. 첫 수유로 나온 초유는 영아에게 중요하다.

    ㉡ **영아** : 감염에 대한 면역, 알레르기 예방, 질병 예방, 성장발달, 과체중·비만 예방, 모아애착형성에 도움을 준다.

    ㉢ **수유모** : 질병예방, 자궁퇴축, 체중 감소, 모아애착 형성에 도움을 준다.

    ㉣ 수유기구 소독이나 세균감염으로부터 안전하다.

    ㉤ 아이 요구에 따라 수유가 가능하고 인공분유에 비해 경제적 부담이 적다.

② 단점

    ㉠ 피로로 인한 산후 우울감과 외출 시에는 어려움이 있다.

    ㉡ 유두의 상처가 생기고 2시간마다 수유로 인한 수면 부족이 있다.

③ 모유수유에 따른 문제

    ㉠ **함몰유두**(inverted nipple) : 유두 굴리기 운동이나 유두당기기로 개선한다.

    ㉡ **유방울유**(breast engorgement) : 출산 후 3 ~ 5일 사이에 발생해서 12 ~ 24시간 지속된다. 수유를 지속적으로 해주며 양쪽 유방으로 모두 수유를 하고 양쪽이 부드러워질 때까지 실시한다.

▍**모유수유에 영향을 미치는 요인 (대한간호협회)**

여성의 의식구조 변화, 정책적 문제, 아기의 건강상태, 어머니의 건강상태가 있다. 사회구조적요인으로 여성 사회경제활동의 증가, 모유 대체품의 증가, 지지자원 부족, 산전 산후 관리 등이다.

▍**모유수유 문제**

유두관리를 통해 성공적 수유를 진행 할 수 있다.

ⓒ 유두균열(cracked nipple) : 수유 자세가 잘못되거나 아이를 안는 자세가 잘못됐을 때 발생한다. 모닐리아 감염으로 쓰라리고 찌르듯 아프며 번들거리고 분홍색을 띤다.

ⓔ 막힌 유관 : 유방을 충분히 비우지 않거나 수유 시 잘못된 자세로 발생한다. 온찜질을 통해 완화할 수 있으며 유두균열 치료로 유방을 완전히 비운다.

ⓜ 유선염 : 포도상구균에 의해 나타난다. 통증, 발적, 열, 오한, 전신근육통을 동반한다. 항생제 치료가 행해지며 수유 전 온찜질을 행한다.

ⓗ 생리적 황달 : 출생 후 24시간 안에 발생한다. 3일 내에 가장 심하다. 정상적인 증상이고 정상 신생아는 일주일 후에 사라지게 된다.

## (4) 고위험 산모간호

① 조기 산후출혈(Early or primary postpartum hemrrhage)

ⓐ 출산 후 24시간 이내 발생하는 출혈로 이환율이 높고 출혈량이 많다.

ⓑ 자궁이완(Uterine atony) : 산후 출혈에서 가장 흔하게 발생하는 원인이다. 자궁의 과다팽만으로 주로 발생한다. 천천히 발생하기도 하지만 갑작스런 다량의 출혈로도 발생한다.

ⓒ 산도열상(Laceration of the birth canal) : 회음부 · 질 · 자궁경관의 열상을 의미한다. 산후출혈의 빈도가 높은 두 번째 요인이다. 만출 태반의 결손이 없고 자궁수축이 원활한 진행을 보여도 동맥혈성 출혈이 지속되면 산도열상을 의심한다.

ⓔ 잔류태반(Retained placental fragment) : 자궁벽에 남아있는 태반조각이 자궁수축을 방해하여 발생하는 산후 출혈이다. 조각을 제거하여 치료한다.

ⓜ 산후혈종(Hematoma) : 출산 시 외상으로 혈관손상을 입어 발생하고 5cm보다 작을 경우 얼음팩, 진통제로 치료하며 그보다 큰 경우는 외과적으로 치료한다.

ⓗ 혈액응고장애(Coagulopathy) : 확정적 원인은 없으나 산후 출혈은 지속적으로 나타날 때 의심할 수 있으며 본빌레브란트병, 특발성 혈소판 감소성자반증의 경우 혈액종양학자에게 의뢰한다.

② 후기 산후출혈(late or secondary postpartum hemorrhage)

ⓐ 출산 24시간 이후부터 산후 6주까지의 출혈을 말한다.

ⓑ 자궁퇴축부전 : 태반부착부위는 출산 후 나중에 재생되는 자궁 내 부위이다. 자궁내막과 탈락기저막의 재생이 이루어지지 않거나 면역물질의 부족이 원인으로 발생한다. 잔류태반이나 감염으로도 자궁퇴축부전이 생긴다. 오로배출의 지연, 불규칙하거나 과량의 오로, 출혈 등을 동반한다.

ⓒ 태반잔류 : 태반조각이 남게 되며 발생하고 출혈이 지속된다. 골반초음파로 진단하며 다른 치료가 불가능하거나 비효율적이면 소파술을 시행한다.

**TIP & MEMO**

▌자궁이완 주의점
임신중독증 환자의 경우 정상적 과혈량증이 없기 때문에 정상분만 혈액손실도 견디기 힘들 수 있다. 출혈 위험이 존재하는 산모의 경우 수혈준비를 미리 한다.

▌산도열상 구분
• 회음부 열상 : 가장 흔하게 나타나며 정중회음절개는 위험을 증가시킨다.
• 질의 열상 : 자궁경관 · 회음부 열상을 동반하고 출혈이 많으면 봉합한다.
• 경관열상 : 충분한 개대를 하기 전에 힘주기를 시행한 경우이며 얇고 출혈은 적으나 심한 열상의 경우 질 벽에서 자궁하부까지 확장되게 된다.

▌감염으로 인한 자궁퇴축부전
• 증상 : 요통, 백대하, 악취가 나는 오로가 발생한다.
• 치료 : 메틸엘고노빈(Methylergono - vinemaleate, Methergine)을 투약한다.

③ **산후감염**(puerperal infection)
  ㉠ 출산 후에 나타나는 생식기 세균감염이다. 산후패혈증이나 산욕열이라고 한다.
  ㉡ 발열증상은 산후감염의 지표이다. 출산 후 첫 24시간 이후에서 10일 동안 구강으로 1일 4회 측정된 38℃ 이상, 2일 이상 지속되는 체온 상승 시 산후감염으로 진단한다.
  ㉢ 산도의 광범위한 상처부위에 세균이 침입하여 발생한다. 주로 자궁내막에서 일어나며 신체 여러 부위로 퍼져 각종 임상적 양상을 동반한다.

④ **자궁내막염**(endometritis)
  ㉠ 가장 흔한 산후감염으로 개방된 상처의 세균감염으로 발생한다. 자궁 내 오로와 괴사조직이 세균의 배지가 되고 감염부위의 장액성 삼출물이 나타난다. 괴사된 조직과 백혈구는 오로에 섞여 배출된다.
  ㉡ 보통 지연분만, 빈번한 내진, 지연된 조기파막으로 발병한다.
  ㉢ 출산 후 48 ~ 72시간 사이의 38℃ 이상 체온 상승으로 나타난다. 자궁의 민감성, 하복부 통증, 빈맥, 악취가 나는 질 분비물, 백혈구 증가증을 동반한다.
  ㉣ 오로배출을 위한 반좌위, 비경구 항생제, 수액 공급, 고단백·고비타민 식이, 휴식 권장한다.

⑤ **혈전성정맥염**
  ㉠ 산모들은 산후기간의 혈액 응고요인들이 상승하여 위험성이 높아진다.
  ㉡ 대퇴혈전성정맥염(femoral thrombophlebitis) : 흔한 정맥염으로 하지 대퇴정맥, 오금정맥, 복재정맥 등에서 출산 후 10 ~ 20일경에 호발한다.
  ㉢ 골반 혈전성정맥염 : 난소정맥, 자궁정맥, 하복부정맥의 침범으로 나타난다. 산후기간의 혈전은 정맥저류로 인해 발생한다.
  ㉣ 혈전성 정맥염 과거력, 장기간의 침상안정, 비만증, 정맥류, 빈혈, 외상성분만 등의 경우 호발한다.
  ㉤ 혈액순환 장애로 인한 감염으로 장딴지·대퇴부위 부종 및 경직이 있고 피부가 창백해지거나 통증이 있다.
  ㉥ 안정과 함께 침범된 다리를 상승하고 진통제, 항응고제, 항세균성약물 등을 처방한다.

⑥ 유방염(mastitis)

    ㉠ 산후 젖샘조직에서 발생하는 급성감염이다. 산후 · 수유기에 호발한다.

    ㉡ 유두, 유륜의 열상이나 미란을 통하여 감염이 발생한다. 신생아 · 산모의 손 등이 감염원이 되며 염증 부위 통증, 오한, 체온상승, 권태감 등의 증상을 동반한다.

    ㉢ 유두열상을 예방, 방지하며 유두균열을 조기치료하며 라놀린 크림과 유두덮개를 이용한다.

    ㉣ 모유수유는 계속 진행한다. 유두덮개를 통한 수유를 이루고 유두를 햇볕이나 램프에 말린다.

    ㉤ 옥실린, 세팔로스포린, 반코마이신 등의 항생제를 투여한다.

⑦ 비뇨기계 감염

    ㉠ 생리적 특성으로 발생 위험성이 높아진다. 생리적 뇨정체, 요관 이완, 방관, 뇨관 반사 등은 임신 중에 호발되고 출산 후에 몇 개월간 계속된다.

    ㉠ 뇨정체 · 잔뇨증 : 출산 후 6시간 이내 배뇨를 해야 하지만 8시간 내로 자연배뇨가 힘들 경우 인공도뇨를 실시한다. 300mL 이하의 소변이 지속되는 경우 잔뇨를 의심한다. 이때 인공도뇨나 정체도뇨관을 삽입한다.

    ㉡ 방광염 : 빈뇨, 배뇨 시 통증, 미열, 절박뇨, 방광부위에 압통, 불편 등의 증상이 나타난다.

    ㉢ 신우염 : 상행성 감염으로 수뇨관과 신우를 통한 신장조직으로 염증이 퍼지는 것이다. 난산 분만은 방광목의 압박으로 멍이 생겨 세균이 번식한다. 원인균의 대부분은 대장균이며 연쇄상구균, 포도상구균도 있다.

**유방염 원인균**

• 황색포도상구균

• $\beta$ - 용혈성 연쇄상구균

**방광염 치료**

수분의 대량공급과 항생제치료를 병행한다. 2차 감염으로 요도나 신장에 영향을 줄 수 있으며 깨끗한 채뇨를 통한 진단에 이용한다.

**신우신염 증상 및 치료**

고열과 절박뇨, 하복부 통증, 빈뇨, 백혈구 증가를 동반하며 신장부위 통증, 오한 등도 나타난다. 치료는 방광염과 같이 실시된다.

## CHAPTER

# 02

단원평가

# 임신·분만·산욕

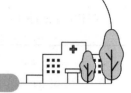
Plus Tip

**1** <sub>\*\*</sub>
난관의 가장 좁은 부위로 자궁 외 임신이 호발하는 부위는?

① 난관체부          ② 난관협부
③ 자궁저부          ④ 난관간질부
⑤ 난관 팽대부

**2** \*\*\*
태아 심박동 변화와 원인으로 옳은 것은?

① brachycardia : 조기 저산소증
② late deceleration : 아두압박
③ variable deceleration : 제대압박
④ early deceleration : 저혈압
⑤ prolonged deceleration : 자궁수축 저하

**3** \*\*\*
NTS 관찰 결과 태아 심음이 기준선 보다 15회/min 이상 상승하여 15초 이상 지속되었다. 이런 반응이 10분 동안 2회 이상 나타날 시 취해야 할 간호로 옳은 것은?

① 정상 반응이다.
② 산소를 공급한다.
③ 좌측위를 취해 준다.
④ 자궁이완제를 투여한다.
⑤ 응급 분만 수술을 사행한다.

**1**

② 난관협부 : 가장 좁은 부위로 자궁 외 임신 가능성이 가장 높은 부위이다.
① 난관체부 : 손가락 모양의 난관채에 둘러싸여 배란 시 난자를 끌어당긴다.
③ 자궁저부 : 자궁을 해부학적으로 저부, 체부, 협부, 경부 네 부위로 나눴을 때 자궁저부는 자궁바닥을 뜻한다.
④ 난관간질부 : 자궁 근층에 포함된다.
⑤ 난관 팽대부 : 난관의 가장 큰 부분을 차지하고 있으며 수정이 이루어지는 곳이다.

**2**

③ variable deceleration : 제대압박으로 인해 나타난다.
① brachycardia : 태아 저산소증의 후기 sign이다.
② late deceleration : 태반부전으로 인한 태아 저산소증으로 인해 나타난다.
④ early deceleration : 아두 압박으로 인해 나타난다.
⑤ prolonged deceleration : 자궁의 과도한 수축으로 인해 나타난다.

**3**

NTS(무자극검사)는 태동에 대한 반응으로 태아 심박수가 적절히 증가하는지 보는 태아 건강사정이다. 태아 심음이 기준선보다 15박동(bpm) 이상을 상승하여 15초 이상 지속하는 것이 10분 동안 2회 이상 나타나는 것이 정상적인 반응이다.

**답** 1.② 2.③ 3.①

**4** 산과력이 1-1-2-2인 32세 여성이 무월경 8주로 산부인과를 내원했다. 여성의 월경주기는 28일로 규칙적이며 마지막 생리일은 2021년 8월 26일 이고 환자 내진상 자궁은 부드러우며 크기가 거위 알 정도로 부속기의 이상소견은 없었다. 이 여성의 분만 예정일은?

① 2022년 4월 3일

② 2022년 5월 2일

③ 2022년 6월 2일

④ 2022년 7월 3일

⑤ 2022년 8월 3일

※ **분만예정일**
LMP(마지막 월경 시작일)로부터 280일째로, LMP 월에 9개월을 더하거나 1년을 추가하여 3개월을 뺀 후 7일을 더한다.

**5** 2회의 유산 후 쌍둥이를 분만한 경험이 있으며 현재 임신 30주인 산모의 산과력으로 옳은 것은?

① gravida 3, para 1

② gravida 3, para 2

③ gravida 4, para 1

④ gravida 4, para 2

⑤ gravida 4, para 3

**6** 임신 3개월인 산모는 태아와 부속물들이 전부 배출되었다며 병원에 왔다. 산모를 사정한 결과 자궁경관을 닫혀있고 출혈도 멈췄으며 통증도 없다고 하였다. 간호사가 알 수 있는 유산 형태로 옳은 것은?

① 완전유산                ② 계류유산

③ 절박유산                ④ 불가피유산

⑤ 불온전유산

**Plus Tip**

**4**

③ 마지막 생리시작 달인 2021년 8월에서 9개월을 더하면 2022년 5월, 마지막 생리시작 일 26일에서 7일을 더하면 1개월+2일이 되므로 2022년 6월 2일이 예정일이다.

**5**

gravida = 임신횟수, para = 출산경력 으로 현재 임신 상태를 포함하여 임신횟수는 4회, 출산횟수는 1회이다.

**6**

① 완전유산 : 태아와 그 부속물은 전부 배출된 상태로 유산 후 출혈이 멈추고 통증이 사라진다. 자궁의 크기가 임신 기간보다 작아지고 자궁경관은 닫혀있다.

② 계류유산 : 자궁경부가 닫힌 상태로 수일에서 수 주 동안 사망한 임신산물이 자궁 내에 남아 있다.

③ 절박유산 : 임신 20주 이전 질 출혈이 있고 유산의 증세가 있으나 안정과 관리를 통한 임신 유지 가능성이 있다.

④ 불가피유산 : 유산을 피할 수 없는 상태로 경관이 이미 개대되었고 심한 출혈이 있다.

⑤ 불완전유산 : 태아는 만출 되었으나 태반 일부나 전부가 자궁 내에 남아 있는 경우이다.

**답** 4.③ 5.③ 6.①

**7** 임신 36주 산모는 무통성 다량의 선홍색 질 출혈 증상으로 응급실에 왔다. 처치로 옳은 것은?

① 산모의 활동량을 늘리도록 격려한다.
② 처방에 따른 자궁수축제를 투여한다.
③ 분만 진행정도 파악을 위해 내진을 한다.
④ 응급상황으로 자연분만을 바로 시도한다.
⑤ 태아전자감시기로 태아의 심박동을 확인한다.

※ **전치태반**
㉠ 태반이 자궁 경부 내구를 전체 또는 부분적으로 덮고 있는 상태이다.
㉡ 임신 7개월 이 후 무통성의 선홍색 질 출혈이 특징이다.
㉢ 저혈량쇼크, 저혈압, 빈혈 등의 증상이 나타난다.
㉣ 전치태반 시 간호중재
  • 초음파로 전치태반 증상을 확인한다.
  • 침상안정을 하여 최대한 임신을 유지시킬 수 있도록 한다.
  • 태아전자감시기로 태아의 심박동을 체크하고, 내진은 금한다.
  • 출혈량을 확인하여 정확한 양을 측정한다.
  • 자궁을 촉지 하여 자궁수축여부를 확인한다.

**8** 중증 임신성 고혈압 산모의 치료와 간호로 옳은 것은?

① 앙와위를 취해준다.
② 이뇨제 사용을 금기한다.
③ 절대 침상 안정을 취하도록 한다.
④ 하루에 한 번 심부건 반사를 사정하도록 한다.
⑤ 경련예방을 위한 calcium gluconate를 투여한다.

※ **임신성 고혈압**
㉠ 조용하고 자극이 적은 환경을 제공하여 침상안정을 취하 수 있게 한다.
㉡ 경련예방을 위해 정맥 내로 항경련제($MgSO_4$)를 투여한다.
㉢ 필요 시 항고혈압제와 이뇨제를 사용할 수 있으나 되도록 사용하지 않는 것이 좋다.
㉣ 항경련제($MgSO_4$) 독성 반응 시 나타날 수 있는 반사감소를 사정하기 위해 심부건반사를 4시간 간격으로 사정한다.

**9** 임신 40주 된 산모가 산통을 호소하며 분만실을 찾아왔다. 사정 결과 산모의 자궁경부가 3cm 열렸고 80% 소실 된 것을 확인하였다. 간호중재로 옳은 것은?

① 경과 관찰한다.
② Nitrazine test를 시행한다.
③ 자궁수축제 투여 후 유도분만한다.
④ 소실의 정도를 확인 후 응급 제왕절개를 시행한다.
⑤ 수의적으로 힘을 주어 경관개대를 효과적으로 한다.

※ 분만 단계
㉠ 개대기(분만 제 1기) : 경관개대, 경부거상, 경부개대
㉡ 태아만출기(분만 제 2기) : 팽륜, 배림·발로
㉢ 태반기(분만 제 3기) : 태반박리
㉣ 회복기(분만 제 4기) : 자궁수축과 견축

---

**10** 산모 내진 시행 시 대각결합선이 13cm 측정되었다. 산과적결합선은 몇 cm인가?

① 10.5 ~ 11
② 11 ~ 11.5
③ 11.5 ~ 12
④ 12 ~ 12.5
⑤ 12.5 ~ 13

※ 산도
㉠ 진결합선
• 치골결합 상연에서 천골갑까지 길이(11cm)이다.
• 골반입구의 가장 짧은 경선으로 태아 선진부가 진골반 내에 진입하는 것을 결정한다.
• 진결합선 = 대각결합선 - 1.5 ~ 2cm
㉡ 대각결합선
• 치골결합 하연에서 천골갑까지 길이(12.5cm 이상)이다.
• 내진에 의해 측정가능하다.
㉢ 산과적결합선
• 치골결합 내면에서 천골갑까지 길이(10cm 이상)이다.
• 분만 시 가장 짧은 경선이다.
• 산과적결합선 = 진결합선 - 0.5cm

**Plus Tip**

**9**
② Nitrazine test는 양막파열 의심 시 시행한다.
③④ 자궁경부가 10cm으로 완전 개대되고 100% 소실하였을 때 분만을 시작한다.
⑤ 분만 1기에 수의적 힘주기는 경부개대에 비효과적이다.

**10**
산과적결합선은 진결합선 −0.5cm, 진결합선은 대각결합선 −1.5 ~ 2cm이다. 산모의 진결합은 11 ~ 11.5cm(13-1.5 ~ 2cm)로 예상됨에 따라 산과적 결합선은 10.5 ~ 11cm 로 볼 수 있다.

**답** 9.① 10.①

**11** 자궁수축의 특징으로 옳은 것은?

① 수의적 수축이다.
② 분만이 진행될수록 간격은 늘어난다.
③ 분만이 진행될수록 기간은 짧아진다.
④ 자궁 수축 시 압력은 20 ~ 75mmHg이다.
⑤ 정상분만의 경우 경부개대가 일어나고 소실은 일어나지 않는다.

**12** 임신 31주로 진통을 호소하는 산모에게 Ritodrine을 투여했다. 간호사가 주의해서 관찰해야 할 증상으로 옳은 것은?

① 질 출혈　　　　　　② 저혈압
③ 혈압증가　　　　　　④ 맥박증가
⑤ 고칼륨혈증

**13** 분만 유도를 위해 옥신토신을 정맥으로 주입중인 산모가 90초 이상 강한 수축이 지속되고 있을 때의 간호중재로 옳은 것은?

① 경과 관찰한다.　　　② 좌측위로 눕혀준다.
③ 즉시주입을 멈춘다.　④ 분만실로 바로 옮긴다.
⑤ 회음절개술을 실시한다.

**14** 제대탈출이 의심되는 산모의 경우 간호사가 우선적으로 취해야 할 간호중재는?

① 분만준비를 한다.
② 슬흉위를 취해준다.
③ 제대를 만져 상태를 파악한다.
④ 내진을 통해 선진부를 밀어준다.
⑤ 과산소 위험으로 산소공급을 제한한다.

※ 제대탈출 시 간호중재
㉠ 제대가 눌리는 것을 방지하기 위해 슬흉위를 취해준다.
㉡ 자궁이 수축되는 동안 제대압박과 관련된 태아 질식 상태를 확인하기 위해 태아 심음을 감시한다.
㉢ 산소를 공급한다.
㉣ 제대가 외부로 노출 시 건조되는 것을 방지하기 위해 소독된 생리 식염수 거즈로 덮어준다.
㉤ 응급 시 제왕절개를 시행한다.

**Plus Tip**

**11**
④ 수축 시 자궁내 압력은 20 ~ 75mmHg 정도이다.
① 자궁외적 신경의 조절을 받으며 불수의적 수축과 이완을 반복한다.
②③ 분만이 진행될수록 강도가 증가되고 간격은 좁아지며 기간은 길어진다.
⑤ 정상 분만 시 자궁저부 수축이 강하고 경부 수축이 약해야만 거상과 개대가 가능하여 이루어진다.

**12**
Ritodrine hydrochloride은 분만억제제로 사용되며 빈맥, 저혈압, 부정맥, 호흡곤란, 저칼륨혈증, 두통, 구역, 진전 등의 부작용이 나타 날 수 있다.

**13**
Oxytocin 사용 시 자궁수축의 duration, interval, 자궁 내 압력을 측정하여 duration 60 ~ 9 초 이상, interval 2분 이상, 자궁 내 압력 75mmHg 이상이면 즉시 투입을 중단한다.

**14**
② 제대가 눌리는 것을 방지하기 위해 골반을 높일 수 있는 슬흉위를 취해준다.
① 응급 시 제왕절개분만을 한다.
③④ 제대가 외부로 노출 시 제대를 압박하거나 질강쪽으로 밀어 넣지 않는다.
⑤ 산소를 공급한다.

**답** 11.④　12.②　13.③　14.②

**15** 산욕기 산모의 비정상 신체적 변화는?

① 밤에 주로 땀을 흘린다.
② 기립성 저혈압이 나타난다.
③ 백혈구 증가 수치가 보인다.
④ 하루 소변량이 3,000ml 정도이다.
⑤ 분만 2일째 38℃ 이상 체온이 2회 나타난다.

※ 산욕기 산모의 신체 변화
㉠ 야간성 땀 : 과다 축적된 수액 배설로 야간에 많이 생기며 점차 호전된다.
㉡ 정상범위 체온 : 체온은 정상범위를 유지하며, 24시간 이후 38℃ 이상 열이 두 번 이상 지속 시 산후 감염을 의심한다.
㉢ 다뇨증 : 조직 내 축적된 수분 배설로 3,000ml/일 5일까지 배뇨할 수 있다.
㉣ leukocytosis : 분만 후 10 ~ 12일 20,000 ~ 30,000/$mm^3$까지 증가한다.
㉤ 기립성 저혈압 : 내장 울혈로 인해 분만 후 48시간 지속될 수 있다.
㉥ 월경 : 비수유부의 경우 7 ~ 9주에 시작한다.
㉦ 자궁의 크기 : 분만 6주 후 쯤 정상으로 복구된다.
㉧ 산후동화작용으로 인한 일시적 단백뇨가 배출되기도 한다.

**16** 출산 후 산모의 자궁 저부 양상과 위치에 대한 설명으로 옳은 것은?

① 치골결합 바로 위에 위치
② 부드럽고 제와부 바로 위에 위치
③ 부드럽고 제와부 2cm 아래 위치
④ 단단하고 제와부 바로 위에 위치
⑤ 단단하고 제와부 2cm 아래 위치

※ 산후 자궁저부 높이
㉠ 분만 직후 : 제와부 아래 2cm(치골결합과 제와부 중간)
㉡ 분만 1시간 후 : 제와부 수준
㉢ 분만 9일 후 : 복부에서 촉지 불가

**15**
⑤ 분만 24시간 이후 38℃ 이상의 열이 두 번 이상 계속될 경우 산후감염을 의심한다.

**16**
⑤ 분만 직후의 자궁저부는 제와부 2cm 아래에서 단단하게 촉지된다.

**답** 15.⑤ 16.⑤

**17** 분만 후 8시간이 지난 산모는 자연배뇨 시도 후 시원하지 않고 남아 있는 느낌이 든다고 호소한다. 간호사의 중재로 옳은 것은?

① 혈압을 측정한다.

② 잔뇨량을 측정한다.

③ 유치도뇨관을 삽입한다.

④ 복부 마사지를 시행한다.

⑤ 회음부 간호를 시행한다.

※ 산후 배뇨 간호중재

㉠ 출산으로 인한 방관벽 이완으로 소변이 정체할 수 있다.

㉡ 산후감염을 예방하고 방광기능을 확인하기 위해 분만 4 ~ 6시간 이내 자연배뇨를 실시하도록 한다.

㉢ 잔뇨감이 있고 소량배뇨 시 잔뇨검사를 실시하고 100cc 이상이면 다음 배뇨를 다시 관찰한다.

㉣ 3번 이상 배뇨 곤란이 사정될 시 유치도뇨관을 삽입한다.

**17**

② 출산 후 4 ~ 6시간 이내 자연배뇨를 실시하되 소량 배뇨 시 잔뇨량 측정으로 방광을 사정한다.

**18** 분만 후 열감이 있으며 악취나는 오로가 배출되는 산후감염이 의심된다. 이때 산모에게 취해줄 수 있는 체위는?

① 복위

② 앙와위

③ 좌측위

④ 우측위

⑤ 반좌위

※ 산후감염 간호

㉠ 산후 오로배출 촉진과 상행성 감염 방지를 위해 Fowler's 또는 Semi Fowler's position을 취한다.

㉡ 3,000 ~ 4,000ml/day 수액을 공급한다.

㉢ 고단백, 고비타민 식이를 제공한다.

㉣ 충분한 휴식을 격려하고 필요시 항생제를 투여한다.

**18**

⑤ 산욕기 감염환자는 좌위 자세를 통해 질 분비물의 배설을 촉진시키고 상행 감염을 예방할 수 있다.

답 17.② 18.⑤

**19** 출산 2일 후 산모의 체온이 39℃이다. 이때 의심할 수 있는 질병은?

① 골반염
② 산후감염
③ 자궁내번증
④ 자궁퇴축부전
⑤ 골반혈전성 정맥염

**Plus Tip**

**19**
분만 후 24시간 동안은 산모의 탈수와 유방 울혈로 인해 체온이 0.5℃ 정도 상승할 수 있지만, 분만 24시간 이후 38℃ 이상 고열이 두 번 이상일 경우는 산후 감염을 의심한다.

**20** 산후 급성 대퇴혈전성 정맥염이 생긴 산모에게 해줄 수 있는 초기 간호 중재로 옳은 것은?

① 침상안정을 한다.
② 조기이상을 격려한다.
③ 통증 완화를 위해 양손으로 비벼준다.
④ 이환된 다리를 침상 아래로 내려준다.
⑤ 부종 완화를 위해 관절범위 운동을 한다.

※ **대퇴혈전성 정맥염**
㉠ 분만 10 ~ 20분 이후 발병한다.
㉡ 대퇴, 슬와, 오금정맥에 침범한다.
㉢ 침범하지의 동통이 있고 부종이 있으며 milk's leg 증상이 나타난다.
㉣ 간호중재
 • 예방을 위해 조기이상을 격려하나 초기 급성기에는 안정을 유지한다.
 • 침범다리를 상승시킨다.
 • 냉 · 온찜질을 적용한다.
 • 항응고제, 항생제, 진통제를 투여한다.
 • 색전의 위험이 있으므로 마사지하거나 문지르지 않는다.

**20**
①② 대퇴혈전성 정맥염 예방을 위해 조기이상을 격려하나 초기 급성기는 안정이 필요하다.
③⑤ 이환된 다리를 비비거나 마사지를 시행하면 혈괴가 떨어져 색전의 위험이 있으므로 금기한다.
④ 이환된 다리를 상승시켜 준다.

**답** 19.② 20.①

# PART

# 03

# 아동간호학

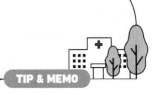

> **학습목표**
>
> • 아동간호의 개념, 대상, 목적, 원리, 변화에 대해 설명할 수 있다.
> • 아동의 권리에 대해 설명할 수 있다.
> • 가족중심의 간호, 가족의 유형에 대해 설명할 수 있다.
> • 아동의 건강증진에 대해 설명할 수 있다.

## 1 아동간호

### (1) 아동간호의 개념 +

① 정의

　㉠ **아동간호의 범위** : 임신부터 시작하여 출생 후 청소년기까지 즉, 태아, 신생아, 영유아, 학령기, 사춘기 아동을 모두 포함하며 매우 포괄적이다. 성장발달은 태내기에서부터 영향을 받고 있기 때문에 광범위하게 다루어진다.

　㉡ **아동성장 발달** : 성인과 달리 신체적인 건강을 벗어나 다양하고 복합적인 발달적인 측면이 단계별로 존재하며 극변하기 때문에 아동의 건강한 성장발달 촉진은 중요하게 여겨진다.

② 간호대상

　㉠ **일차적인 대상** : 아동뿐만이 아닌 아동을 포함한 가족 전체가 해당한다. 아동간호의 실무범위가 임상에서 지역사회로 점진적으로 확장되고 있는 현 시점에서 아동을 둘러싼 환경 중 가장 중요한 요인은 가족이기 때문이다.

　㉡ **가족중심적 간호** : 아동성장발달이 긍정적인 방향으로 나아갈 수 있는 가족중심적 중재를 포함한다. 발생하는 모든 아동기 관련문제를 포괄적으로 다룬다. 아동의 건강과 발달상 최대한의 긍정적 가능성 성취를 추구한다. 가정과 지역 사회 안에서의 건강한 아동의 권위와 존재가치 그리고 성장발달의 특성을 이해하여 이를 바탕으로 간호중재를 행한다.

③ 목적

　㉠ 건강한 신체적 · 인지적 · 사회 · 정서적 성숙을 가정과 지역사회 안에서 촉진시킨다.

　㉡ 미숙한 대상자인 아동을 대상으로 하기에 특수성을 띄며 옹호의 필요성이 강조된다.

---

### ○ 아동간호의 개념(WHO)

WHO에서 규정하는 단순하게 질병이 없는 상태뿐만 아니라 신체적 · 정신적 · 사회적 안녕상태라는 건강의 개념과 함께 아동기의 건강한 성장발달의 촉진개념을 포함한다.

④ 주요 원리

　㉠ 아동의 연령과 발달 수준에 맞춰 간호를 한다. 신체적 · 정서적 아동의 요구를 충족하기 위한 성장발달 원리의 적용으로 성숙의 원리와 생리적 미성숙과 질병반응 이해 등이 요구된다.

　㉡ 건강증진 : 아동간호의 대상이 독립적인 책임감을 갖도록 지도 및 교육한다. 아동의 건강문제에 관련하여 발달수준에 맞는 적절한 정보를 제공한다. 영양, 운동, 백신접종, 상해예방, 놀이, 안전 등으로 아동의 건강증진을 촉진한다.

　㉢ 가족초점 : 가족은 아동간호의 협력자로써 안전 · 사랑 · 지지 · 가치 · 태도 · 신념과 건강행위 간의 친밀관계가 성립하며, 아동간호의 핵심이 된다. 가족의 요구에 맞춰 사정한 후 간호사는 적절한 의사결정과 정보를 제공하고, 가족의 요구와 부합하는 지역사회 내 자원을 의뢰한다.

　㉣ 아동옹호 : 아동의 옹호자로 구체적인 책임을 포함한다. 폭력, 학대, 무시, 영아이환율, 사망률, 건강증진 영역에서 행해진다. 간호사는 윤리 · 법적 책임을 다하게 되므로 신중한 책임감이 요구된다.

　㉤ 의사소통 : 아동 및 가족과 의사소통을 행할 때에는 다양한 기술을 사용한다. 간호사는 원할한 의사소통을 위하여 발달 수준에 맞는 놀이와 언어, 그리고 비언어적 의사소통 기술을 사용한다.

　㉥ 연령집단에 적용한 개념 : 전 연령에 적용되는 아동간호원리의 통합 · 놀이 · 활동 · 영양 · 안전 · 질병 · 가족과 관련된 아동의 요구와 다양한 질환들이 아동의 건강과 상충할 수 있음을 인지한다. 간호의 질 향상을 위해서는 병태생리적 인간발달, 가족이론, 근거중심의 원리를 알아야 한다.

## (2) 아동간호의 역사적 발전과 사회적 변화

① 역사적 발전

　㉠ 과거 사회 · 경제적으로 불안정한 시기에 희생시켜도 되는 대상으로 간주되어 질병 치료 시에도 성인과 동일한 치료를 자행하였다.

　㉡ 아동의 욕구는 이차적인 문제였으며 건강문제 또한 사회의 경제 · 문화적 상태에 의존하였다.

　㉢ 현대에 이르러서 사회 · 경제적 수준의 향상으로 우선적인 보호대상임을 인지하고 변화하였다.

② 현대 아동건강관리의 목표 : 질병의 예방과 건강증진에 중점을 둔다. 질병치료보다 높은 가치를 가진다.

③ 아동 건강사업

    ㉠ 모자보건사업 : 여성과 어린이의 건강증진에 초점을 준 정책이다.

    ㉡ 영유아 사전예방적 건강관리 사업 : 영유아 등록관리, 미숙아·선천성이상아 의료비 지원, 선천성대사이상 검사<sup>+</sup> 및 환아 관리, 선천성 난청검사 및 보청기 지원, 영유아 사망 및 장애 예방 등의 정책이다.

④ 의료정책변화

    ㉠ 출산율 감소로 인해 제1·2차 저출산·고령사회기본계획(새로마지플랜)과 제3차 저출산·고령사회기본계획 '브릿지플랜 2020'을 발표하였다.

    ㉡ 아동건강 관련 과제로는 임신, 출산의료비경감, 난임과 같은 출생에 대한 사회적 책임실현과 맞춤형 돌봄확대 등이 있다. 난청과 선천성 대사이상검사 보험적용, 고위험신생아 지원확대 등 새롭게 계획되고 있다.

    ㉢ 전문성을 갖춘 아동전문간호인력의 확충에 대한 요구가 높아지고 있으며 지역사회 내에서는 '맞춤형 방문건강관리사업'을 통해 건강증진사업을 이루고 있다.

    ㉣ 방문간호사는 일차적 아동건강제공자로, 지역사회에서 영·유아아동의 건강을 가장 밀접하게 접촉할 수 있는 역할로서 체계적이고 지속적인 교육이 필요하다.

## (3) 아동의 권리 <sup>+</sup>

① 아동권리사상 : 아동보호의 개념을 넘어 「아동복지법」 제1조인 아동이 건강하게 출생하여 행복하고 안전하게 자랄 수 있도록 아동의 복지를 보장하는 것을 목적으로 한다. 자신이 속해있는 환경 안에서 자신을 변호하고 결정 할 수 있는 권리를 포함한다.

② UN 아동권리에 대한 국제협약

    ㉠ 아동비차별의 원칙 : 성별, 종교, 사회적 신분, 인종, 국적 그 어떤 조건과 환경에서도 아동은 차별되어서는 안 된다.

    ㉡ 아동 최우선 이익의 원칙 : 아동에 관한 모든 활동에서 아동 최선의 이익이 최우선적으로 고려되어야 한다.

    ㉢ 아동의 생존, 보호, 발달의 원칙 : 모든 아동은 생명에 대한 고유한 권리를 가지며 국가는 아동의 생존과 발달을 보장하기 위해 가능한 최선의 환경을 보장해야 한다.

    ㉣ 아동의 의사존중의 원칙 : 아동이 하는 말에 귀를 기울이며 아동의 견해는 존중되어야 하고 어리다고 무시되어서는 안된다.

✚ 선천성 대사 이상 검사 6종 무료 실시

페닐케톤뇨증, 갑상샘 저하증, 호모시스틴뇨증, 단풍당뇨증, 갈락토오스혈증, 신천부신과다형성

✚ 아동의 권리

18세 미만의 아동 인권을 의미한다.

③ 아동의 4대 권리

| 구분 | 내용 |
|------|------|
| 생존권 | 아동의 생명유지와 최상의 건강 그리고 의료혜택을 받을 권리이다. 적절한 생활수준을 누리며 안전한 주거지에 생활하며 충분한 영양섭취와 기본적인 보건서비스를 받을 권리, 기본적인 삶을 영위하는 권리 등이 포함된다. |
| 보호권 | 아동이 방임, 차별, 폭력, 고문, 징집, 과도 노동, 부당 형사처벌, 약물, 성폭력 등의 모든 형태의 유해한 것들로부터 아동이 보호받을 권리이다. |
| 발달권 | 아동이 잠재력을 발휘하는 데 최대한으로 필요한 권리로 정규적이거나 비정규적인 교육을 모두 포함하여 교육권을 의미한다. 여가를 즐길 권리, 문화생활, 정보를 얻을 권리, 생각과 양심과 종교 등의 자유를 얻을 권리이다. |
| 참여권 | 아동이 나라와 지역사회활동의 참여를 적극적으로 행할 수 있는 권리이다. 자신의 의견표현, 자신에게 영향을 주는 문제에 대한 발언권, 단체가입, 평화집회 참여 등을 하는 권리이다. |

**TIP & MEMO**

➕ **아동기 사망률**
• 1세 미만 아동 사망률 : 주산기질병 (출생 시 가사 및 선천성 기형 등)
• 1세 이상 아동의 사망 원인 : 사고가 가장 빈도 높다.

## (4) 아동 건강 통계

① 사망률

ㄱ 신생아사망률 : 출생아 1,000명에 대한 생후 첫 28일 미만 동안에 사망한 신생아 수이다. 모성의 산전간호와 출생 후 1개월 동안 양질의 건강관리에 영향을 받는다.

ㄴ 영아사망률 : 출생아 1,000명에 대한 생후 첫 1년간 사망한 영아의 수를 의미한다. 산전관리와 출생 시 영아의 건강상태가 주요영향요인으로 사회경제적 수준을 반영하는 국가기본지표이다.

ㄷ 아동기 사망률[+] : 0 ~ 19세까지 아동의 사망률 추이이다.

② 이환율

ㄱ 일정 기간 동안 건강한 사람에 대한 질병이 있는 사람의 비율이다. 인구 1,000명당 질병가진 사람의 숫자로 표기한다.

ㄴ 아동기 이환율 중 가장 높은 원인에는 호흡기계 질병으로 천식과 호흡기계 알레르기 등이 있다. 두 번째로 높은 원인은 충치 질환이다.


## 2 아동의 성장발달

### (1) 가족중심간호

① 건강한 가족 : 아동에게 사랑, 애정, 소속감, 자아존중감을 기르고 임신기간과 자녀 출산 후 부모역할 적응기 동안 가족은 가장 큰 변화를 경험한다.

② 건강한 가족의 특성

㉠ 서로에게 관심과 요구를 개방적으로 의사소통하며 표현한다.

㉡ 변화하는 가족 요구 충족을 위해 가족구성원의 역할을 융통성 있게 변화한다.

㉢ 가족구성원의 성인들은 수면시간과 훈육 등에 의견을 가능한 일치하고 양육의 기본원칙에 동의한다.

㉣ 서로 적응력 있고 삶의 변화를 잘 감당하며 서로 간의 자율성을 촉진한다.

㉤ 상호 공존하는 시간을 자주 갖고 적절한 지지와 자원을 찾는다.

㉥ 도움을 요청받을 때까지 기다리지 않으며 자발적으로 먼저 돕는다.

## (2) 가족의 유형

① 전통가족

| 구분 | 내용 |
|------|------|
| 확대<br>가족 | • 같이 사는 3세대 이상의 가족이다.<br>• 부모는 1명 이상, 자녀는 1명 이상 그리고 부모와 자녀 이외의 구성원이 1명 이상일 때를 뜻한다.<br>• 장성한 자녀와 같이 사는 경우와 부모를 보시고 사는 경우가 이에 해당한다.<br>• 성인이 자녀를 부양할 능력이 없거나 노인인구가 증가함에 따라 현대사회에서 점차 증가하는 추세이다. |
| 핵가족 | • 부모와 아동으로 구성된다.<br>• 자녀양육을 삶의 주요 우선순위로 두는 부부가 주체가 되는 가족이다.<br>• 임신, 출산, 양육에 있어서 학습동기가 높은 편이다. |

② 비전통가족

| 구분 | 내용 |
|------|------|
| 한부모<br>가족 | • 부모 중 1명이 가정을 이끌어가는 구조이다.<br>• 가정살림과 재정적 요구를 책임지는 부양자가 한 명이다.<br>• 이혼이 가장 많은 사유이고 부부가 사별하는 경우도 이에 해당한다. |
| 조손<br>가족 | • 주로 가족해체가 원인이다.<br>• 조부모가 손자녀와 함께 지내며 양육을 전담하는 가정구조이다.<br>• 아동의 낮은 자존감, 불안, 우울, 일탈, 조부모의 건강 악화 등의 문제가 발생할 수 있다. |
| 입양<br>가족 | • 자녀를 입양함으로서 발생하는 구조이다.<br>• 부모와 형제가 갑자기 입양된 자녀를 만남으로서 적응까지 어려움이 발생할 수 있다. |
| 혼합<br>가족 | • 한 부모가족들이 기존 자녀들과 함께 새로운 가족을 형성하는 구조이다.<br>• 적어도 1명 이상 양부모, 의붓형제, 이복형제가 존재한다.<br>• 새어머니나 새아버지에 대한 거부감이 발생할 수 있다. |
| 분리<br>핵가족 | 이혼으로 부부관계는 끝이 났지만 부모역할은 지속되는 경우이다. |

**(3) 건강한 가족과 기능장애 가족**

① 가족 갈등 : 가족구성원들 사이에 불평등한 변화를 인지하거나 한정된 가족 자원
이 불균형하게 사용됐을 때 나타나는 결과이다.

② 갈등 관리

　　㉠ 분열을 야기하는 부정적인 요소로 바라보기보다 갈등을 관리하는 것에 중점
　　을 둔다.

　　㉡ 갈등 관리가 성공적으로 이루어지면 이는 오히려 가족기능의 향상으로 발전
　　한다.

③ 갈등 해결에 필요한 3가지 구성 요소

　　㉠ 개방적인 의사소통

　　㉡ 갈등의 성질과 정도에 대한 정확한 인지

　　㉢ 상대방의 견해를 고려한 대안과 타협하려는 의지(노력)

**(4) 양육**

① 양육 방식[+]

| 구분 | 내용 |
|---|---|
| 독재형 | • 특정 규칙을 가지며 부모는 자녀가 순종하며 규칙에 순응하기를 기대한다. 복종, 존경, 무조건적 수용이 있다. 상호교환은 이루어지지 않는다.<br>• 아이는 자신감 부족, 수줍음, 위축 등을 보인다. 부모가 감정을 드러내는 경우엔 아동은 예민하고 정직하고 의존적인 성향을 갖게 되며 반대로 감정을 드러내지 않는다면 반항적이고 반사회적 성향을 보인다. |
| 권위 있는 양육태도 | • 자녀의 의견을 존중하여 규칙이 존재하더라도 자녀가 이해하지 못하는 경우에는 토론을 허용한다. 타협과 협의가 가능하다.<br>• 아이는 자존감이 높고, 독립적, 탐구적, 자기주장 강함, 상호작용이 높은 성향을 가지게 된다. |
| 허용적 | • 부모가 자녀의 행동을 거의 통제하지 못한다. 규칙은 있어도 일관적이지 않고 훈육이 비일관적이며, 허용의 한계가 없는 것이다. 부모와 아동 간의 역할전이가 일어난다.<br>• 아이는 타인을 존중하지 못한다. 반항적이며 공격적이고 책임감 없이 자란다. 창조적이고 즉흥적인 성향도 지닐 수 있다. |

② 부모역할 이행

　　㉠ 부부 간 불화 : 부부관계에서 긴장감과 불화는 결혼의 일상적인 돌봄을 저해한다.
　　아동행동에 대처하는 능력은 부모가 경험하는 스트레스가 높을수록 저해된다.

　　㉡ 자녀 돌봄 경험 : 부모 역할의 편안함과 성공적인 느낌을 주며 출산 경험이 있는
　　부모는 없는 부모들에 비해 안정적이고 훈육 갈등이 덜한 편이다.

　　㉢ 까다로운 기질의 아동 : 부모의 자신감을 잃게 하고 부모 스스로의 능력에 회
　　의감을 주기도 한다.

➕ 양육방식

자녀에게 특정한 행동지침을 제시하는 양육행동과는 다른 개념이다. 유형에 따라 특성이 있는 양육방식은 문화권에 따라 차이가 있다.

## 3 아동의 간호사정

### (1) 성장 발달

① 정의

  ㉠ 성장 : 신체 일부 또는 전체의 크기나 세포의 수, 크기와 같은 양적증가를 의미하며 정확하고 쉽게 측정가능하다.

  ㉡ 발달 : 기능의 증가 그리고 성장, 성숙, 학습으로 일어나는 복합적 능력 증가로서 성장보다는 좀 더 복잡한 개념으로 활동의 동기, 활동, 행동양상을 유발하는 지속적, 순서적으로 이루어지는 질적 과정을 뜻한다.

② 성장사정

  ㉠ 신체적 안녕의 지표로서 성장의 양상을 볼 수 있으며 규칙적으로 정확히 진행한다.

  ㉡ 적절한 기술, 정확한 도구, 훈련받은 전문가가 아동의 성장(신장, 체중, 두위, 체질량 지수 등)을 측정해야 한다.

  ㉢ 측정 즉시 성장차트에 기록하며 표준화된 성장도표(Growth Chart)를 이용하여 통계적 기준치와 비교한다.

### (2) Denver II 발달선별검사(DDST : Denver Developmental Screening Test)

① 정의

  ㉠ 아동의 발달사정을 위해 가장 널리 사용되고 있는 도구 중 하나다.

  ㉡ 어린 아동의 잠재적인 발달문제와 위험성을 선별하기 위하여 개발된 아동의 발달지연을 검사 도구이다.

  ㉢ 한국형 Denver II의 경우 출생부터 6세에 이르는 건강한 아동을 대상으로 검사항목에 대한 수행 정도를 사정하기 위해 실시한다.

② 목적

  ㉠ 객관적인 검사로서 발달지연 의심을 확증하기 위하여 실시한다.

  ㉡ 발달지연, 문제의 가능성이 있는 아동을 선별할 수 있다.

  ㉢ 주산기에 문제발생으로 인해 고위험군에 속하는 아동의 경우 지속적인 관찰과 기능 측정을 위해 활용하기도 한다.

③ 사정 항목

| 사정 영역 | 문항수 | 내용 |
|---|---|---|
| 전체운동 | 27 | 큰 근육 운동 |
| 언어 | 34 | 듣고 이해하고 사용하는 능력 |
| 미세운동 – 적응 | 27 | 눈과 손의 협응, 물체조작 및 문제 해결능력 |
| 개인 – 사회성 | 2 | 일상생활에 필요한 상호작용 및 자가간호 수행능력 |

**❙ 전체운동**
Gross Motor

**❙ 언어**
Language

**❙ 미세운동 – 적응**
Fine motor – Adaptive

**❙ 개인 – 사회성**
Personal – Socail

④ 검사 전 유의사항

    ㉠ 지능검사가 아니다.

    ㉡ 발달 수준이 정상 이하인 경우 신속하게 찾아낼 수 있도록 실시한다.

    ㉢ 미숙아인 경우는 교정 연령으로 수정된 나이를 이용한다.

    ㉣ 아동의 연령선 왼쪽에 있는 항목에 대해 검진을 실시한다.

    ㉤ 검사도구는 매 검사마다 꺼내놓고 아동이 잡을 수 있는 곳에 두고 연령선을 정확하게 표기하는 것이 중요하다.

    ㉥ 결과해석에 있어서 실패항목 중 지연과 주의의 횟수로 결정하며 검사시간은 15 ~ 20분 안에 실시한다.

⑤ 검사순서

    ㉠ 먼저 부모교육을 실시한다.

    ㉡ 연령계산으로 "검사 연월일 – 아동의 생년월일"로 계산하며 연령선에 줄을 긋고 검사일자를 표기 후 검사를 실시한다.

    ㉢ 검사결과를 기록하고 해석과 부모면담을 실시하도록 한다.

## (3) Denver II 점수 검사표시법

① **지연**(Delay) : 연령선에서 완전히 왼쪽 항목으로 실패를 뜻하며 지연된 항목의 경우 오른쪽을 짙게 칠하여 표시한다.

② **실패**(Fail) : 지침대로의 시행을 아동이 시행하지 못한 경우 F로 표기한다.

③ **기회없음**(No Opportunity) : 아동이 한 번도 시도해본 경험이 없는 경우 NO로 표시한다.

④ **거절**(Refuse) : 아동이 할 수 있음에도 검사시행을 거절하면 R로 표시한다.

⑤ **주의**(Caution) : 연령선 통과 75 ~ 90% 사이에서 실패하거나 거부하는 경우 해당한다.

⑥ **월등**(Advanced) : 연령선 오른쪽 항목을 완벽하게 통과한 경우를 뜻한다.

⑦ **정상**(Normal) : 연령선이 오른쪽 항목 25 ~ 75% 사이에서 있을 때 각 항목을 통과, 실패, 거절한 경우 정상으로 간주한다.

## (4) Denver II 점수 검사결과해석

① **정상**(Normal)발달 : 지연항목이 없으며 주의항목이 최대 한 개를 초과하지 않는 경우를 뜻한다.

② **의심스런**(Questionable)발달 : 한 개의 지연항목이 존재하고 두 개 혹은 두 개 이상의 주의항목이 있을 경우를 뜻한다.

③ **검사불능**(Untestable) : 연령선 완전 왼쪽에 있는 항목에서 한 개 이상의 거부나 75 ~ 90% 사이에 연령선이 지나는 항목에서 두 개 이상의 거부가 있는 경우를 뜻한다.

④ 한국형 Denver II 검사지표

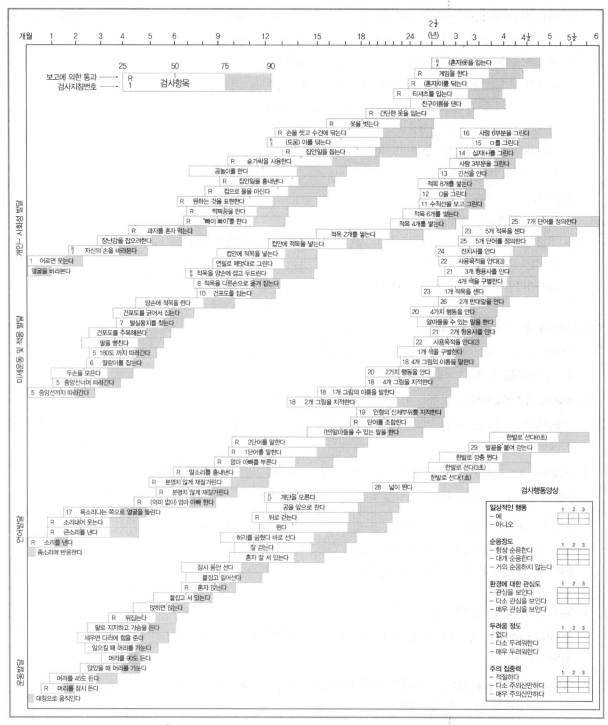

**(3) 아동간호사의 역할**

① 발달사정(면담)

  ㉠ 아동의 능력 중 생각하고 말로 표현하며 소통할 수 있는 능력을 사정하는 방법이다.

  ㉡ 상호작용의 관찰을 통해 인지능력을 측정한다.

  ㉢ 단어, 문장의 수, 유형, 길이, 적절성, 올바른 사용 여부 등을 관찰하고 아동의 정서발달 단계를 여러 방법으로 사정한다.

② 놀이

  ㉠ 아동에게는 자신을 기쁘게 하는 동시에 행동적 · 사회적 · 정신적 · 운동적 보상을 주는 신체활동이다.

  ㉡ 아동은 놀이를 통해 발달과제를 성취하고 환경을 극복한다.

  ㉢ 의미와 목적을 갖고 복잡하게 어우러지며 놀이를 통해 배우고 의사소통한다.

③ 인지발달에 따른 놀이

  ㉠ **기능놀이**(Functional Play) : 영아에게서 주로 보인다. 감각운동으로 자기 몸을 사용하여 반복적인 근육운동과 섬세하고 복잡한 방식을 도입한다.

  ㉡ **상징놀이**(Symbolic Play) : 주제와 관심분야를 표현하기 위해 게임과 상호작용을 한다. 상징놀이의 3요소로 한 가지 이상의 물체, 주제(계획), 역할이 있다. 대표적인 예로는 인형놀이와 병원놀이가 있다.

  ㉢ **게임**(Games) : 한 사람 이상과 함께 하며 법칙이 존재한다. 학령기 아동이 법칙이 있는 게임을 행하고 아동은 게임을 통하여 법칙과 순서를 학습한다.

④ 사회성발달에 따른 놀이

  ㉠ **단독놀이** : 자신의 신체부위 탐색과 모든 것을 입으로 가져가서 탐색하는 모습을 보이는 것이다. 단독으로 장난감을 가지고 놀이를 실행한다. 영아기나 유아기에 주로 보이고 독립적으로 행한다.

  ㉡ **평행놀이** : 유아기에 흔하다. 주위 아동과 비슷한 장난감을 가지고 놀지만 독립적으로 놀고 아동끼리의 상호작용은 전혀 없다.

  ㉢ **연합놀이** : 유아기에서 시작해 학령전기까지 지속되는 놀이로 공동의 목표와 규칙이 없으며 함께 어울려 놀이를 한다.

  ㉣ **행동놀이** : 학령전기 후반에 시작하여 학령기까지 지속되는 놀이로 조직화, 공동목표, 한 명 이상의 리더 아동, 균형감, 협응력, 운동기술 증가 등의 특징이 있다. 대표적인 예로는 축구, 자전거타기, 모형 만들기, 악기연주 등이 있다.

  ㉤ **방관놀이** : 유아기에 흔하며 다른 아동들의 놀이에 끼지는 않고 지켜만 본다.

  ㉥ **모방놀이** : 학령전기에 주로 일어나며 성인을 모방하여 놀이를 실행한다. 대표적인 예로는 소꿉놀이, 역할놀이가 있다.

### (4) 건강증진

① 생백신(약독화 백신)
  ㉠ 정의 : 독성을 인위적으로 약화시킨 것으로 저장기간이 짧다.
  ㉡ 작용 : 체내에 증식은 하지만 질병을 일으키지 못하고 면역체계만 자극해서 항체생성을 유도한다.
  ㉢ 접종 : 1 ~ 2회 접종만으로 평생 면역 효과를 지속하며 질병의 증상이 발현하는 현성감염의 가능성이 있다.
  ㉣ 종류 : BCG, MMR, 수도, 일본뇌염, 경구용 소아마비 등이 있다.

② 사백신(불활성화 백신)
  ㉠ 정의 : 독성을 회복시키거나 질병을 일으키지 않는 백신으로서 면역기간이 짧다.
  ㉡ 접종 : 반복적 추가접종이 요구되며 열이나 화학약품 또는 기타의 방법으로 병원 미생물을 사멸시켜 만든 백신이다.
  ㉢ 종류 : DPT, B형간염, 주사용 소아마비, 뇌수막염(Hib), 인플루엔자, 폐렴백신 등이 있다.

③ 한국 신생아 예방접종표

| 전염병 | 백신 | 0개월 | 1개월 | 2개월 | 4개월 | 6개월 | 12개월 | 15개월 | 18개월 | 24개월 | 36개월 | 만4세 | 만6세 | 만11세 | 만12세 |
|---|---|---|---|---|---|---|---|---|---|---|---|---|---|---|---|
| 결핵 | BCG (피내용) | 1회 | | | | | | | | | | | | | |
| B형 간염 | HepB | 1차 | 2차 | | | 3차 | | | | | | | | | |
| 디프테리아 | DTaP | | | 1차 | 2차 | 3차 | | 추4차 | | | | 추5차 | | | |
| 파상풍 | | | | | | | | | | | | | | 추6차 | |
| 백일해 | Td/Tdap | | | 1차 | 2차 | 3차 | | | | | | 추4차 | | | |
| 폴리오 | IPV | | | 1차 | 2차 | 3차 | | | | | | 추4차 | | | |
| B형 헤모필루스 | PRP－T/H bOC | | | 1차 | 2차 | 3차 | 추4차 | | | | | | | | |
| 인플루엔자 | | | | | | | | | | | | | | | |
| 폐렴 구균 | PCV (단백결합) | | | | | | 추4차 | | | | | | | | |
| | PPSV (다당질) | | | | | 고위험군에 한하여 접종 | | | | | | | | | |

• 신생아 : 출생 ~ 생후4주
• 영아 : 신생아기 ~ 1년
• 유아 : 12개월 ~ 36개월
• 학령전기 : 3세 ~ 5세
• 학령기 : 6세 ~ 12세
• 청소년기 : 11세 ~ 21세

| 구분 | 백신 | | | | | | | | | | | | |
|---|---|---|---|---|---|---|---|---|---|---|---|---|---|
| 홍역 | MMR | | | | | | 1차 | | | | 추2차 | | |
| 유행성이하선염 | | | | | | | 1차 | | | | 추2차 | | |
| 풍진 | | | | | | | 1차 | | | | 추2차 | | |
| 수두 | Var | | | | | | | | | | | | |
| A형간염 | HepA | | | | | | 1～2차 | | | | | | |
| 일본뇌염 | JE (사백신) | | | | | | 1～3차 | | | | | | |
| 일본뇌염 | JE (생백신) | | | | | | 1～2차 | | | | | | |
| 인플루엔자 | flu (사백신) | | | | | 매년접종 | | | | | | | |
| 인플루엔자 | flu (생백신) | | | | | | | 매년접종 | | | | | |
| 결핵 | BCG (경피용) | 1회 | | | | | | | | | | | |
| 로타바이러스 | RV1 (로타릭스) | | 1차 | 2차 | | | | | | | | | |
| 로타바이러스 | RV5 (로타텍) | | 1차 | 2차 | 3차 | | | | | | | | |
| 인유두종바이러스 | HPV4 (가다실) | | | | | | | | | | | 1～3차 | |
| 인유두종바이러스 | HPV2 (서바릭스) | | | | | | | | | | | 1～3차 | |

④ **예방접종 금기증**

㉠ 이전의 예방접종에서 과민반응의 경험이 있는 경우

㉡ 신장·심혈관계·간·신장 등의 질환이 있는 경우

㉢ 악성종양·백혈병·면역결핍성 질환·면역억제제 치료 중인 경우

㉣ 급성 열성질환 및 발진이 있는 경우

⑤ **예방접종 부작용** : 발열, 주사부위 종창 또는 발적, 두통, 오한, 경련 등이 있다. 지속적 고열, 구토, 설사, 발진, 림프절의 부종 발생 시 보고해야 한다.

⑥ 예방접종 간호

| 구분 | 내용 |
|---|---|
| 예방접종 시 | • 예방접종의 부작용은 대부분 24시간 이내에 발생한다.<br>• 오후접종은 유아 수면 시 문제 발생 가능성을 높이므로 가능한 오전에 접종을 실시하도록 교육한다.<br>• 발생 가능한 부작용에 대해 충분한 교육을 행한다.<br>• 예방접종 후 20 ~ 30분 동안 병원에 머무를 것을 권장한다.<br>• 접종 당일과 다음날은 목욕을 시키지 않도록 교육한다.<br>• 열이 날 경우 타이레놀사용을 권장한다.<br>• 라이 증후군과 관련이 있으므로 아스피린 사용을 절대적으로 금한다. |
| 예방접종 후 | • 귀가 후 아동의 상태를 주의 깊게 관찰한다.<br>• 접종 후 최소 3일간은 관찰하며 고열과 경련 등의 이상반응이 나타내면 의사에게 진찰을 받는다.<br>• 취침 시에는 반드시 똑바로 눕혀서 재운다. |

## 4 신생아 건강증진

### (1) Apgar 점수

| 구분 | 점수 | | |
|---|---|---|---|
| 지표 | 0 | 1 | 2 |
| 심박동 | 없음 | 100회/분 미만 | 100회/분 이상 |
| 호흡능력 | 없음 | 느린호흡, 불규칙한 호흡, 얕은 호흡 | 규칙적 호흡, 큰소리로 울음 |
| 반사능력 | 없음 | 찌푸린 얼굴 | 재채기, 기침, 울음 |
| 근육긴장 | 기운이 없거나 축늘어짐 | 사지의 약한 굴곡 | 활발히 움직임, 근력 좋음, 자발적 수축 |
| 피부색 | 청색증, 창백 | 신전에 대한 약한 저항 | 붉은색 |

① 초기 건강사정 방법으로 생후 1분 동안 측정한 점수이다.

② 자궁 외 생활에 최종 적응하는 신생아의 능력을 사정하는 신속한 방법이다.

③ 출생 후 1분과 5분에 5가지 소견을 관찰하여 점수를 매긴다. 생후 1분에 측정 점수는 소생술이 필요한지 여부를 결정하고 생후 5분에 측정하는 점수는 신생아 상태를 재평가해서 신생아가 안정될 때까지 반복된다.

④ 0 ~ 3점 이하는 심한 적응곤란을 뜻하며 소생술이 필요한 응급상황이다. 4 ~ 6점은 중증도의 곤란상황을 뜻하고 7 ~ 10점은 정상을 뜻한다.

## (2) 재태연령측정

① 정의

㉠ 미숙아 사정에서 중요한 방법으로 신생아의 성숙에 대한 지표이다.

㉡ 자궁 내에서 출생 시까지 임신주수로 신체성숙도와 신경학적 성숙도를 측정하여 점수화 한다.

㉢ 주의점 : 출생 후 가능한 빨리 측정하며 신경학적 검사를 하는 동안에는 신생아는 깨어 있어야하고 정상에서 벗어난 결과가 측정될 경우는 24시간 내에 재평가하여야 한다.

② 신체성숙도 : 각 영역에서 미성숙 ~ 성숙까지 1 ~ 5점까지 척도를 측정한다. 피부, 솜털, 발바닥 주름, 유방, 귀와 눈, 생식기 등의 신체적 특성을 측정한다.

| | −1 | 0 | 1 | 2 | 3 | 4 | 5 |
|---|---|---|---|---|---|---|---|
| 피부 | 끈적끈적하고 손상되기 쉬우며 투명함 | 빨갛고 젤리 같으며 반투명함 | 매끄럽고 분홍색이며 정맥이 보임 | 표피가 벗겨지고, 정맥이 약간 보임 | 갈라지고 창백함, 정맥이 드물게 보임 | 벗겨지거나 깊게 갈라짐. 혈관이 보이지 않음 | 축처지고 갈라지고 주름져있음 |
| 솜털 | 없음 | 드문드문 있음 | 많음 | 점차 줄어듦 | 벗겨진 부분이 있음 | 대부분이 없음 | |
| 발바닥 주름 | 뒤꿈치 → 발가락사이의 거리 40 ~ 50㎜ : −1 〈 40㎜ : −2 | 〉 50㎜ 주름없음 | 희미한 붉은색의 주름이 보임 | 전방에만 가로된 주름이 보임 | 전방 2/3주름이 보임 | 발바닥 전체에 주름이 보임 | |
| 유방 | 없음 | 거의 없음 | 유륜이 편평함. 젖꼭지가 없음 | 약간 돌출된 유륜 젖꼭지 1 ~ 2㎜ | 돌출된 유륜젖꼭지 3 ~ 4㎜ | 완전한 유륜 젖꼭지 5 ~ 10㎜ | |
| 눈,귀 | 눈꺼풀이 붙어있음 느슨하게 : −1 단단하게 : −2 | 눈꺼풀이 열려있음 귓바퀴가 편평하고 주름이 잡혀있음 | 귓바퀴에 굴곡이 약간 있으며 부드러움 | 귓바퀴 굴곡이 확실하고 부드러움. 접으면 쉽게 펴짐 | 잘 형성되고 단단하며 접혔다가 즉시 펴짐 | 연골이 두껍고 단단함 | |
| 생식기 (남자) | 음낭이 편평하고 부드러움 | 음낭이 비어있고 주름이 거의 없음 | 고환이 음낭의 상층에 있고, 음낭에 주름이 거의 없음 | 고환이 하강중이며 음낭주름이 약간 있음. | 고환이 음낭안에 있으며 음낭에 주름이 많음 | 고환이 처져있고, 음낭의 주름이 깊고 많음 | |
| 생식기 (여자) | 돌출된 음핵,편평한 소음순 | 돌출된 음핵, 작은 소음순 | 돌출된 음핵, 비대한 소음순 | 소·대음순이 동시에 돌출됨 | 대음순이 크고 소음순이 작음 | 대음순이 음핵과 소음순을 덮고있음 | |

③ 신경근육 성숙도[+]

  ○ 자세 : 신생아를 앙와위로 눕히고 팔과 다리의 굴곡도를 측정한다. 근력과 굴곡의 정도는 성숙도가 높을수록 증가한다. 완전굴곡은 4점으로 측정한다.

  ○ 손목각도 : 손목을 안쪽으로 가능한 굴곡시킨다. 이때 손목을 돌리지 않는다. 엄지손가락의 기저부와 전박내측을 측정하며 완전굴곡은 4점으로 측정한다.

  ○ 팔의 되돌아오기 : 앙와위로 자세를 취하며 팔을 완전 굴곡하고 5초를 버틴 다음 완전 신전시키고 빨리 놓았을 때 정상이라면 팔이 굴곡상태로 빠르게 돌아가야 한다. 완전굴곡상태로 즉시 돌아갔을 경우 4점으로 측정한다.

  ○ 슬와각도 : 앙와위로 반듯하게 유지 후 한쪽 대퇴부를 복부로 굴곡한다. 머리를 향해 저항을 느낄 때까지 다리를 반듯이 펴고 슬와 각도를 측정한다. 90° 미만은 5점으로 측정한다.

  ○ 스카프징후 : 앙와위 자세에서 팔을 가슴 위로 들고 다른 쪽 어깨에 닿게 한다. 팔꿈치의 위치가 흉골 중앙선에 미치지 못할 경우 4점으로 측정된다.

  ○ 발꿈치에서 귀 : 앙와위에서 골반은 평행하게 하며 머리를 향해 당겼을 때 저항이 느껴지면 발꿈치와 귀 사이의 거리를 측정하고 거리에 따라 점수를 측정한다.

## (3) 신생아 신체적사정

① 정의

  ○ 두미방향으로 전체운동에서 미세운동까지 관찰하며 비정상일 때 모두 문제가 있는 것은 아니기 때문에 24시간 내에 재평가를 실시한다.

  ○ 옷을 벗기고 측정하며 안정감을 주기 위해 배 위에 한손을 올리고 측정하기도 하며 검진 시 따뜻하고 밝으며 편안한 환경을 조성하여 신생아에게 안정감을 주며 사정한다.

② 전체적 외모

  ○ 정상적인 자세는 자궁 내처럼 굴곡자세를 취한다.

  ○ 좌우균형을 이루며 얼굴은 옆으로 돌리고 굴곡된 사지를 유지하고 손은 주먹을 쥔 상태이다.

  ○ 사지를 잡아당기는 검사는 굴곡자세로 빠르게 돌아와야 정상으로 측정된다.

③ 호흡

  ○ 정상적인 신생아의 경우 출생 후 즉시 호흡을 시작한다.

  ○ 적어도 출생 후 30초 이내에 첫 호흡을 시작한다.

  ○ 정상 호흡수의 경구 분당 30 ~ 60회이다.

  ○ 호흡을 시작하는 주요인으로 화학적 자극, 온도 자극, 촉각 자극이 있다.

✚ 신경근육 성숙도

미성숙에서 성숙까지 1 ~ 5점으로 척도를 이용하여 신경근육의 성숙도 점수를 계산한다. 합한 점수는 신경근육 성숙도의 지표가 되지만 생후 5일이 지나면 정확도가 떨어진다.

▌손목각도
Square Window

▌팔의 되돌아오기
Arm Recoil

▌슬와각도
Popliteal Angle

▌스카프징후
Scar Sign

▌발꿈치에서 귀
Heel To Ear

④ 순환

　　㉠ 신생아의 정상 심박동수는 깨어있는 상태에서 120 ~ 150회로 측정된다.

　　㉡ 일시적인 청색증은 정상적인 반응으로 손·발·입에 일어날 수 있다.

　　㉢ 출산 시 제대를 묶고 자르면 태반으로부터 혈액을 50 ~ 100mL 공급받는다.

⑤ 피부

　　㉠ 조산과 영양불량의 경우 피하지방층이 결여되지만 정상의 신생아의 경우 피하지방층이 잘 형성된다. 출산 직후에는 붉은색을 띠며 정맥은 거의 보이지 않고 발바닥에 주름이 많은 것이 정상으로 측정된다.

　　㉡ **정상피부** : 말단청색증, 할리퀸 증상(측위 시 피부색), 연어반, 딸기모양 혈관종, 몽고반점, 솜털, 매립종, 태지, 대리석양피부, 중독성 홍반, 일시적 부종

　　㉢ **비정상피부** : 포도주반점, 피부탄력성 부족, 입 주위 청색증, 크거나 다발성 혈관종

⑥ 머리와 목

　　㉠ 신체에 비해 머리 크기가 커 신체에 1/4를 차지하는 신생아는 외형적으로 이마는 튀어나오고 턱은 들어가 있다.

　　㉡ **두위측정** : 눈썹 위와 후두골의 돌출부위를 둘레로 측정하여 두 개발달 사정의 척도로 이용된다. 두위정상은 분만 시 압력으로 인한 손상이 발생할 수 있다. 두개골 변형의 경우 질 분만 시 산도 맞추기 위해 변형된다.

　　㉢ **산류** : 두피와 골막 사이에 넓게 생긴 부종으로 분만 동안 두개에 가해진 압력으로 인해 발생하지만 서서히 흡수되며 수일 내로 사라진다.

　　㉣ **두혈종** : 파열된 혈관으로부터 혈액이 고이며 발생한다. 출생 후 24 ~ 48시간 사이에 발생하며 2 ~ 3주 사이에 흡수되는 것이 정상이다.

　　㉤ **두위 비정상** : 천문이 함몰되는 경우이다. 탈수를 의미하고 천문이 부풀어 오르는 경우나 봉합선이 떨어지는 경우는 두개 내압 상승을 의미하는 비정상이다.

　　㉥ 얼굴의 정상적 측정으로는 얼굴비대칭은 자궁 내에 머무는 동안 형성된 고정된 자세로 발생한다.

　　㉦ **결막하 출혈** : 분만 압력으로 발생하고 울음 시 눈물이 나오지 않는 경우도 1 ~ 3개월까지는 울 때 눈물이 발생하지 않는 것이 정상이다.

　　㉧ 안구진탕이나 사시가 흔히 올 수도 있으며 접촉 시 각막반사, 대상물의 시선 고정도 정상적인 현상이다.

　　㉨ 일몰징후와 인형 눈 현상도 정상소견으로 보통 10일 후에는 사라진다.

　　㉩ 귀의 위치는 외이 꼭대기에서 눈높이에 위치하며 귓바퀴의 맨 위쪽 부분이 외측 눈구석에서 수평으로 만나야한다.

■ **연어반(모세혈관확장 모반)**

Angel's Kiss

ⓒ 비정상적 소견으로는 얼굴비대칭 안면신경마비의 징후일 수 있다. 누관협착으로 인해 누선이 폐쇄되어 누선염을 동반할 수 있고 이는 생후 2개월에 과도한 눈물로 측정될 수 있다.

ⓣ 산모의 풍진 시 선천성 백내장이 발생할 수 있고 계속되는 일몰현상은 수두증을 의심해야 한다.

ⓟ 염색체 이상으로 귀 처짐이 발생할 수 있고 칸디다 감염으로 아구창이 발생할 수 있다.

ⓗ 언어발달장애를 초래하는 설소대의 짧음이나 미숙아나 저산소증으로 유발되는 감소된 근력 등은 비정상적 소견이다.

⑦ 몸통과 사지

ㄱ 정상적 소견으로 첫 대변이 생후 24시간 이내에 나오고, 여아·남아 모두에게 성호르몬의 영향으로 생후 2 ~ 3일경에 유방울혈과 마유가 측정되며 자연 소실되므로 짜지 않고 그대로 놔둔다.

ㄴ 음순울혈, 가성월경, 신생아 여드름은 정상 소견이다.

ㄷ 비정상적인 증상으로는 복강 내 잠복고환이 유지되는 것과 다운증후군의 증상인 손바닥에 가로지르는 주름, 오토라니 징후로 고관절 탈구를 측정할 수 있다.

ㄹ 저혈당증의 증상으로 사지의 가는 떨림이 측정되고 이분척추는 등과 척추의 특정부위의 털로 확인할 수 있다.

⑧ 신경계 검사[+]

ㄱ 포유반사 : 입가의 볼을 살짝 건드리면 입이 그쪽으로 향하며 젖꼭지를 찾아볼 때와 같이 입을 벌리는 것을 뜻한다.

ㄴ 빨기반사 : 신생아의 입술을 건드리거나 무언가를 갖다 댔을 때 일어나는 반사

ㄷ 연하반사 : 혀 하부에 음식이 있을 때 일어나는 것으로 구역질, 기침, 재채기 반사는 기도 청결 유지를 위한 보호기능이다.

ㄹ 잡기반사 : 손바닥을 누르게 되면 손가락을 구부려 잡는 반사가 일어난다.

ㅁ 견인반응 : 똑바로 눕혔을 때 손목을 잡고 앉은 자세로 서서히 일으키면 볼 수 있다.

ㅂ 모로반사 : 중추신경계 상태 측정의 지표이며 큰소리나 아이를 놀라게 했을 때 일어나므로 놀람반사라고도 명명된다.

ㅅ 하품반사, 기지개반사, 딸꾹질반사 : 자연적인 모습이며 산소요구와 가스배출과 관련이 있다.

ㅇ 체간굴곡반사 : 척수기능을 검사하는 방법으로 척추를 따라 한쪽 자극을 줬을 때 등뼈를 구부리는 모습이 측정된다.

ㅈ 발내딛기, 보행반사 : 신생아를 반듯하게 세워 들고 발등을 검사대 모퉁이에 대면 다리를 구부려 발을 검사대 위로 올려놓는 모습을 보인다.

■ 오토라니 징후
Ortolani's Sign

✚ 신경계 검사
흔히 반사반응이라고 부르는데, 신경계 검사는 신경기능상태에 중요한 지표이다. 모든 검사가 단계별로 시행할 필요가 있다.

ⓩ 긴장성 경반사 : 일명 펜싱자세라고 불린다. 머리를 한쪽으로 돌리면 돌린 쪽의 팔과 다리는 신전되고 반대쪽 팔과 다리는 굴곡된다. 보통 6개월경에 사라지게 된다.

㋗ 바빈스키반사 : 발바닥을 뒤꿈치에서 발가락 쪽으로 자극하면 엄지발가락이 등쪽으로 구부려지며 나머지 발가락들은 부채꼴로 펴진다.

⑨ 감각

㉠ 시각 : 양 눈을 같은 곳에 고정시켜 한번에 10초간 볼 수 있다.

㉡ 청각 : 출생 시 이미 존재하는 감각으로 중이 내에 양수로 인해 일시적 방해를 받을 수 있다.

㉢ 미각 : 쓴맛과 단맛을 구별할 수 있다.

㉣ 후각 : 코에서 양수와 점액이 제거되며 살아나게 된다.

㉤ 촉각 : 출생 시 가장 예민하게 발달한다. 그 중 입술과 혀, 이마, 귀가 가장 예민하다.

⑩ 생리적 황달

㉠ 출생 후 2 ~ 3일경에 발생한다.

㉡ 모유의 불충분으로 황달은 조기발생황달로 나타나며 자주 모유수유를 함으로 치유된다.

㉢ 반대로 모유수유 황달로는 모유수유 중단으로 완화될 수 있으며 광선요법을 병행하여 치료한다.

**(4) 건강증진**

① 선천성 대사이상 검사

㉠ 대사에 관여하는 효소나 조효소의 결핍으로 일어나거나 정상대사 중 과정이 방해되었을 경우 일어나는 것이다.

㉡ 대사되지 않은 물질과 비정상 대사산물이 체내에 축적되는 것을 검사하는 것이다.

㉢ 기본 6종 대사이상 검사(페닐케톤뇨증, 단풍당뇨증, 호모시스틴뇨증, 갈락토스혈증, 갑상샘기능저하증, 부신기능항진증)으로 행해진다.

㉣ 요즘은 기술의 발달로 43종 이상의 유전성 대사질환 검사가 이루어지기도 한다.

② 호흡유지

㉠ 출생 후 30초 이내에 첫 호흡을 해야 정상이며 분비물 흡인을 위해 주사기나 카테터를 사용하여(흡인압력 100mmHg 이하) 흡인한다.

㉡ 흡인 후에도 약 4시간 정도는 배출을 용이하게 하기위해 침대 머리 쪽을 낮추어 수평을 유지한다.

③ 체온조절

    ㉠ 열생산과 손실에 의해 유지되는 체온은 특히 열손실이 신생아 간호중재에서 중요하다.

    ㉡ 열손실은 체온조절 기능의 미성숙으로 신생아에게 잘 일어난다. 기초대사율과 비례하여 체표면적의 넓음으로 영향을 받는다. 또한 양수에 젖은 몸 등에 의해 발생한다. 기초대사율과 비례하여 체표면적의 넓음으로 영향을 받는다. 또한 양수에 젖은 몸 등에 의해 발생한다.

    ㉢ 열손실 방지법으로는 증발막기, 전도막기, 대류막기, 복사막기를 실시하여 체온손실을 방지한다.

    ㉣ 탈수열은 생후 2 ~ 3일경에 나타나는 체온상승으로 주위의 온도를 낮추고 우유나 수분의 섭취를 증가시켜 중재한다.

④ 목욕

    ㉠ 피부에 자극을 주고 몸을 점검하며 청결을 유지하는 건강증진이다.

    ㉡ 산도 pH 5(약산성)을 유지하기 위해 알칼리 비누와 오일, 로션 등을 사용금지한다.

    ㉢ 목욕물 온도를 측정 시에는 전박의 내측으로 측정하도록 한다.

⑤ 감염예방

    ㉠ 모체가 HBV양성 시에는 출생 후 12시간 이내에 신생아에게 HBV백신과 함께 HBIG(B형 간염 면역글로불린, Hepatitis B Immune Globulin)를 투여한다.

    ㉡ 예방을 위해서는 생후 2일 이내 HBV 백신 1차 접종을 실시한다.

    ㉢ 결핵예방을 위해 4주 이내에 BCG 예방접종을 실시한다.

⑥ 제대간호

    ㉠ 2주가 지나도 떨어지지 않는 제대나 출혈, 악취, 발적, 분비물 등은 문제현상이며 70% 알코올로 제대를 소독하며 관리한다. 정상의 경우 생후 10일경에는 제대가 자연탈락된다.

    ㉡ 기저귀에는 닿지않아야 한다. 제대가 떨어져 나올때까지 통목욕은 시키지 않으며 습하지 않도록 기저귀는 자주 교환한다.

⑦ 영양[+]

    ㉠ 신생아의 경우 하루에 6 ~ 8회 수유를 실시하며 체중 kg당 100 ~ 120cal 정도를 요구한다.

    ㉡ 수유 후에는 30분에서 1시간 동안 우측위로 엎드려 눕혀 역류나 흡인을 감소시킨다.

    ㉢ 수유방법에 대해서는 강요가 아닌 부모 스스로 선택하게 권유하고 신생아의 흡철반응, 손과 입의 활동, 울음 등으로 배고픔의 정도를 측정할 수 있다.

**TIP & MEMO**

**❙ 모유수유**

• 신생아의 흡철반응과 연하반사가 적당하며 다른 금기증이 없는 경우에만 실시한다.

• 아기가 원할 때마다 수유를 진행하고 분만 직후부터 실시한다.

• 장점으로는 태변의 배설을 도우며 경제적, 간편함, 위생적, 애착강화, 자궁수축 촉진, 면역물질함유(lg A), 불포화지방산 함유, 락토즈 다량함유 등이 있으며 6개월 이전의 신생아에게 모유수유는 가장 완전한 식품이다.

• 비타민D 부족으로 구루병 발생을 예방하기 위해 보충이 필요하다.

• 모유수유아를 하는 영아는 생후 4 ~ 6개월 이후, 조산아는 생후 2개월부터 철분보충이 필요하다.

• 모유수유 보관 시의 주의사항으로는 24시간 동안 냉장고 보관을 하고 냉장실과 별개문이 달린 냉동고에서는 1개월까지 보관한다.

• 냉장고 안에서 녹이거나 흐르는 물에 녹이도록 한다.

• 모유수유 자세는 영아를 안고 수유할 것을 권장한다. 불가능할 경우 앙와위나 우측위를 취하도록 하며, 수유 후 소화촉진을 위해 오른쪽으로 눕힌다.

**➕ 인공영양**

• 전유는 생후 6개월 이전의 아동에게 단백질, 열량지방의 요구량이 적합하지 않아 신생아 영양식으로는 부적합하다.

• 조제분유는 사카자끼균 감염예방을 위해 70도 이상의 물로 조제하고 식힌 후 수유하도록 하며 전자레인지 사용을 금하고 먹이지 않은 우유는 즉시 버리도록 한다.

• 원활한 수유를 위해 우유병을 받쳐놓은 채 먹이지 않도록 한다.

## 5 영아 건강증진

### (1) 신체적 발달

① 체중

- ㉠ 생후 5 ~ 6개월 : 출생 시의 2배가 되며 1년에는 3배, 2년에는 약 4배에 달한다.
- ㉡ 출생 직후 : 체중이 10% 정도 감소하지만 이는 2주 만에 다시 회복된다.
- ㉢ 모유수유한 아이보다는 인공수유한 아이가 체중 증가가 더 많다. 체중은 유아의 영양상태의 유용한 지표로 사용된다.

② 신장

- ㉠ 생후 6개월간 개월당 약 2.5cm정도씩 성장한다.
- ㉡ 다음 6개월간은 개월당 약 1.27cm씩 성장한다.
- ㉢ 1세에 달할 때는 출생 신장의 1.5배인 70cm 정도 성장한다.

③ 두위

- ㉠ 출생 시 두위는 약 33 ~ 35cm 정도로 흉위의 평균 30.5 ~ 33cm보다 크다.
- ㉡ 첫 1년간의 두위성장률은 1개월에 1cm씩 성장하며 생후 1년에는 두위와 흉위가 같고 생후 2년에는 흉위가 두위보다 커진다.
- ㉢ 대천문은 18개월에 폐쇄되고 소천문은 2개월에 폐쇄된다.

④ 신경계

- ㉠ 신경계의 성장이 가장 빠른 시기이며 생후 1년간은 가장 빠른 속도이다.
- ㉡ 영아기 : 신경계는 급격한 발달을 보이며 뇌는 1세가 되면 출생기의 무게보다 약 2배가 된다.

⑤ 호흡기계

- ㉠ 생후 1년 : 폐의 무게는 약 3배 정도 성장하며 부피는 6배로 증가한다.
- ㉡ 영아기 : 기도가 작고 협착이 되어 감염의 위험이 높은 편이다. 유스타키오관이 짧고 수평적이며 이로 인해 중이염 발생률이 다른 시기보다 높다.

⑥ 심혈관계

- ㉠ 태아순환에서 자궁외 순환으로 전이되는 시기로 급격한 변화를 맞이한다.
- ㉡ 심박동수는 느려지고 혈압은 상승하며 심장의 크기와 무게는 2배가 된다.

⑦ 면역계

- ㉠ 태반을 통한 모체의 항체가 취약한 영아의 면역을 3 ~ 4개월 보충한다.
- ㉡ 모유로 인해 lgA을 공급받고 면역글로불린 자체는 부족하기 때문에 감염에 취약한 양상을 보인다.

⑧ 위장관계

　㉠ 위 용적은 약 10 ~ 20mL정도로 생후 1년에 200mL 증가를 한다. 단백질과 유당은 소화가 가능하지만 지방의 소화는 생후 6 ~ 9개월 사이에 발달한다.

　㉡ 아밀라아제는 생후 4개월 이상부터 분비되며 타액샘은 성인수준에 도달하는 기간이 약 2세 말이다.

　㉢ 위의 모양은 수평적이지만 점점 둥글게 변화하여 2세부터 성인처럼 길어지는 모양새를 띠게 된다.

　㉣ 간 기능은 미숙하며 담즙은 성인의 50% 만큼도 분비하지 않는다.

### (2) 운동발달

① 1개월

　㉠ 전체운동 : 머리가 처지며 질식의 위험이 있고 머리만 간신히 들어올린다.

　㉡ 미세운동 : 손에 놓인 물건이 바로 떨어지는 것을 볼 수 있다.

② 2 ~ 3개월

　㉠ 전체운동 : 복위에서 머리를 45 ~ 90° 정도 들어 올릴 수 있다.

　㉡ 미세운동 : 잠시 물건을 쥐는 것이 가능해지고 잡기반사가 소실된다.

③ 4 ~ 5개월

　㉠ 전체운동 : 뒤집기를 시작한다. 양팔로 체중을 견디며 머리와 가슴을 90°로 들 수 있게 되고 누워서 몸을 좌우로 돌리며 설 때 발로 체중을 지지한다. 복부에서 등 방향으로 뒤집는 것이 가능하다.

　㉡ 미세운동 : 엄지발가락을 빨고 손바닥을 문건에 대고 잡는 의식적 잡기가 가능하고 모로반사, 포유반사, 긴장성경 반사가 소실된다.

④ 6 ~ 7개월

　㉠ 전체운동 : 등에서 복부 방향의 뒤집기가 가능하다. 기어다니기 전에 몸을 앞뒤로 흔들며 엎드린 채 양팔로 몸무게를 지탱하며 손을 바닥에 잠시 짚고 앉을 수도 있다.

　㉡ 미세운동 : 손으로 잡고 흔들 수 있는 장난감을 이용할 수 있다. 주먹을 쥘 수도 있고 한 손에서 다른 손으로 물건을 옮기는 것이 가능해진다.

⑤ 8 ~ 9개월

　㉠ 전체운동 : 도움 없이 스스로 앉기가 가능해지며 바닥을 기어다닐 때는 배를 바닥에서 떼고 다닌다.

　㉡ 미세운동 : 손을 흔들며 인사가 가능해지고 집게손가락으로 물건을 잡을 수 있게 된다.

⑥ 10개월

ⓐ 전체운동 : 가구 등을 잡고 서있을 수 있다.

ⓑ 미세운동 : 손가락으로 음식을 잡아서 혼자 먹을 수도 있다.

⑦ 12개월

ⓐ 전체운동 : 가구를 잡고 서있을 뿐만 아니라 이동이 가능해지며 바빈스키반사가 소실된다.

ⓑ 미세운동 : 숟가락, 컵 등 도구를 사용하여 음식섭취가 가능하고 손바닥 치기 놀이 등을 할 수 있다.

**(3) 인지발달**

① 생후 한달 : 감각운동기의 첫 번째인 반사활동기에 해당하여 잡기, 빨기, 응시 등의 반사행위가 일어난다.

② 1~4개월 : 1차 순환 반응기에 해당하며 반사가 조직화되고 새로운 도식을 획득한다. 목적없는 단순한 행동으로 빠는 행위와 같은 행동을 의도적으로 반복하게 된다.

③ 4~8개월 : 2차 순환 반응기에 해당하며 자신의 몸에서 벗어나 환경 내의 사물 변화에 집중하게 된다.

④ 8~12개월 : 2차 도식의 협응기에 해당한다. 대상의 영속성을 이해하게 되며 의도적 행동을 통해 결과를 도출하고 점차 목표지향적 행동을 추구한다.

⑤ 12~18개월 : 3차 순환 반응기에 해당한다. 새로운 가능성을 시도하고 새로운 행동한다.

**(4) 감각발달**

① 시각

ⓐ 원색을 선호하며 친숙한 얼굴 대비가 뚜렷한 것들을 선호한다.

ⓑ 4~6개월 : 눈 움직임의 협응과 눈 주위 근육정렬이 점점 적절한 협응을 할 수 있다. 6개월 이후에도 조정되지 않는다면 추가로 검사와 관찰이 필요하다.

ⓒ 7~9개월 : 깊이에 대한 개념을 자각하면서 영아가 독립적 움직임을 가능하게 한다.

② 청각

ⓐ 출생 시 : 민감하게 반응하는 감각이며 큰소리에 놀람반사를 보이기도 한다. 언어발달에 영향을 주기 때문에 미숙아의 경우 무조건적인 검사가 필요하다.

ⓑ 출생 후 1개월 내 : 청력상실과 관련된 선별검사를 받도록 한다.

ⓒ 4개월 영아 : 정상아 기준 뒤에서 소리가 날 경우 눈과 머리를 돌려야한다.

ⓓ 10개월 영아 : 자기 이름을 불렀을 때 반응을 보여야 한다.

### (5) 언어발달

① 생후 3 ~ 5주 : 사회적 미소는 영아 초기에 발달하며 8 ~ 12주 사이에 사회직미소가 없는 경우는 발달 지연가능성을 의심해야 한다.

② 생후 2 ~ 3개월 : 옹알이를 시작한다.

③ 생후 4 ~ 6개월 : 자음과 모음을 합쳐서 옹알이 한다.

④ 생후 12개월 : 몇 개의 단어를 사용하며 엄마나 아빠를 말할 수 있어야 한다.

⑤ 생후 18개월 : 10개 이상의 단어를 사용한다.

⑥ 2세 : 300개의 단어를 사용한다.

⑦ 3세 : 900개의 단어를 사용할 수 있다. 언어적 풍부한 환경이 조성된다면 다른 동년배의 영아보다 빠른 언어발달을 보이기도 한다.

### (6) 심리 사회적 발달

① 부모 – 영아애착

　㉠ 부모와 영아 사이에서 서로 적응하고 아기의 요구를 채워주며 서로 애착을 형성하면서 서로의 상호소속감과 연결감을 증대시킨다.

　㉡ 정상적 발달과정과 생존에 지대한 영향을 미치며 가족의 규칙적 일상의 반복은 애착형성과 일관성 있는 상호작용을 돕는다.

　㉢ 요구의 충족이 미흡하거나 이뤄지지 않을 때는 영아의 심리가 불안정하고 불만족이 형성되면서 이는 부모의 좌절로 이어지기도 한다.

② 낯가림

　㉠ 6 ~ 7개월의 아이는 인지적 능력이 향상되어 애착이 발전되고 타인과 양육자를 구분한다. 대상의 영속성을 획득으로 낯선 사람을 멀리하며 좋고 싫음을 뚜렷하게 표현한다. 낯선 타인에 대해 울음이나 양육자에게 꼭 붙어있음으로 낯가림을 표현한다.

　㉡ 낯가림은 정상적이고 건강한 애착의 표상이며 부모가 반드시 되돌아오는 것과 돌봄과 사랑으로 분리가 가능하도록 노력한다.

③ 분리불안

　㉠ 1단계 : 저항기에는 부모를 찾으며 크게 울고 매달리는 현상을 보인다.

　㉡ 2단계 : 절망기에는 퇴행행동을 보이며 주변에 무관심하고 아동의 정서에 우울감과 슬픔, 그리고 무력감이 나타난다.

　㉢ 3단계 : 부정기에는 점차 주위환경에 관심을 갖게 되고 낯선 타인과 상호작용을 시작한다.

　㉣ 간호중재 : 분리불안을 겪는 아동에게 좋아하는 장난감이나 담요 등으로 아동에게 심리적 안정감을 준다.

### (7) 건강유지와 증진

① 수유와 영양

　㉠ 모유는 6개월 이전의 영아에게 가장 완전한 식품이다.

　㉡ 초유는 면역성분과 유당을 풍부하게 가지고 있어 소화흡수가 잘되나 비타민D의 부족으로 보충이 필요하다.

　㉢ 정상아는 생후 4 ~ 6개월 이후, 조산아는 생후 2개월부터 철분보충을 시작한다.

　㉣ 모유는 24시간 동안 보관이 가능하고 냉동고에서는 1개월까지 보관가능하다.

　㉤ 조제유의 경우 생우유는 생후 12개월까지 피한다. 조제유는 철분강화제품을 사용하며 전자레인지는 사용하지 않는다. 3 ~ 4시간 간격으로 수유를 실시하고 자주 트림시키도록 한다.

② 이유식과 고형식이

　㉠ 이유식은 밥을 먹기 위한 고체음식 섭취 연습으로 이유식이 주식이 되는 것은 안 된다. 모유나 철분강화 조제유를 주식으로 제공한다.

　㉡ 6개월부터는 체내에 저장된 철분이 소실되어 이유식을 시작한다. 이유식을 시작할 시기에 나타나는 준비행동은 공갈젖꼭지를 씹거나 조제유를 조금만 먹고, 체중이 출생의 2배로 적어도 6kg 이상, 밀어내기반사의 소실과 모유수유를 거부하는 등의 행동을 보인다.

　㉢ 4 ~ 6개월 : 곡물시리얼 등의 쌀미음으로 시작한다.

　㉣ 6 ~ 12개월 : 고형식이의 삶거나 찐 음식을 섭취하며 그 이후 '야채 – 과일 – 고기 – 생선 – 달걀노른자'와 같은 순서로 시작한다.

　㉤ 만 1세 : 만 1세 전에 소금, 설탕, 달걀흰자, 꿀, 푸른 생선 등은 제한한다. 너무 빠른 시작은 음식 알레르기를 유발할 수 있으므로 단계별로 진행한다. 새로운 음식을 시작할 때에는 2 ~ 3일간 한 번에 한 가지 씩 추가하여 과민반응을 확인하도록 한다.

③ 치아관리

　㉠ 치아는 보통 5 ~ 9개월 사이에 나기 시작하나 개인차가 심하다. 하악중절치, 상악중철치, 하악측절치, 첫어금니, 송곳니 순으로 자라고 생후 1년 후 6 ~ 8개의 유치가 나온다.

　㉡ 치아의 수는 '나이(월령) – 6'으로 계산한다.

　㉢ 우유병 충치 증후군은 주로 상악중절치에 많이 발생하므로 우유병을 물고서 자는 일이 없도록 한다. 잠자기 전에 치아를 헹구도록 한다. 유치가 나기 전은 젖은 면 수건으로 닦아주고 유치가 나온 후에는 물에 적신 수건이나 거즈나 아동용 칫솔을 이용한다.

　㉣ 치과방문은 유치가 모두 나면 첫 방문하여 1년에 2회 정도 검진을 한다.

④ 피부관리

　㉠ 기저귀를 착용하는 유아는 기저귀 발진이 일어날 수 있다. 따뜻한 물로 닦고 완전히 말리고 아기용 물티슈를 사용하지 않는다.

　㉡ 여아의 경우 앞쪽에서 뒤쪽으로 닦고 기저귀를 자주 갈아 건조하게 유지한다. 공기 중에 피부를 자주 노출시켜 발진을 방지한다.

⑤ 수면과 휴식

　㉠ 신생아의 경우 하루 기준 17 ~ 20시간 정도의 수면을 취하며 영아의 기준 하루 13 ~ 15시간을 잔다.

　㉡ 평균 하루에 1 ~ 2번의 낮잠을 자며 대부분 REM 수면상태를 유지한다.

　㉢ 적절할 수면을 위해 3 ~ 4개월부터 밤중 수유를 중단하도록 한다.

## (8) 영아 건강문제

① 영아산통

　㉠ 원인 : 생후 3 ~ 4개월에 발생하며 정확한 원인으로 밝혀진 것은 없다.

　㉡ 특징 : 영아의 까다로운 기질과 소화능력 미성숙이나 알레르기 등의 원인으로 발생한다. 발작적인 울음과 보챔을 보인다. 늦은 오후나 저녁에 발생하며 심한 통증이 있는 것처럼 격렬하게 울며 다리를 복부위로 끌어당긴다.

　㉢ 간호중재 : 복부를 부드럽게 마사지하고 잦은 체위변경과 조금씩 자주 수유를 실시한다. 유산균을 복용한다. 더운바닥에 복위로 눕혀 장 내용물의 통과를 용이하게 한다. 부드러운 담요로 영아를 단단히 감싸 복부를 부드럽게 압박하고 외출 등의 환경 변화를 준다.

② 영아돌연사 증후군

　㉠ 정의 : 수면 중에 발생하는 1세 미만에 발생되는 갑작스러운 죽음을 말한다.

　㉡ 예방 : 수면 중 공갈젖꼭지를 물리게 하고 엎드려 재우지 않는다. 무호흡 모니터를 사용하거나 너무 푹신한 이불 사용을 금지한다. 따뜻하지만 덥지 않은 환경제공 등을 행한다.

③ 안전사고 및 관리

　㉠ 뒤집고 기어 다니면서 낙상의 위험이 높아진다.

　㉡ 화상예방을 위해 우유와 목욕물의 온도를 점검하고 식사 후 충분한 트림 유발로 흡입과 질식위험을 방지하며 젖병을 기대먹이지 않도록 한다.

　㉢ 카시트의 경우 차의 뒤쪽을 보도록 장착(후방주시)하여 안전을 도모한다.

## 6 유아기 아동의 건강증진

### (1) 신체적 성장발달

① 신체성장

   ⊙ 신체성장이 느려지며 체중 증가량은 연간 약 2.25kg씩 증가한다.

   ⓒ 2 ~ 3세 : 4배에 달하지만 키는 연간 7.5cm씩 증가하며 유아의 배는 볼록하다. 다리는 약간 휜 것처럼 보이고 토실토실한 모습을 보인다.

   ⓒ 2년 : 흉위가 커지며 두위는 2세에 성인의 90% 정도에 달하게 된다. 뇌는 2세 말경에 75%가 완성되며 비뇨기계의 발달로 배변훈련이 가능하다. 몸통이 길고 팔다리가 짧으며 2세까지 족저지방이 사라지고 발바닥이 평평하게 보인다. 지방조직이 점점 근육으로 변화하는 시기이기도 하다.

② 운동발달

   ⊙ 15개월 : 혼자 걸을 수 있다.

   ⓒ 18개월 : 잘 걷게 된다. 뛰려다가 자주 넘어지는 모습을 보인다.

   ⓒ 24개월 : 잘 뛰어다니며 혼자 층계를 올라갈 수 있다.

   ⓔ 3세 : 한발로 교대로 계단을 걷는 것이 가능해진다.

③ 미세운동 발달

   ⊙ 15개월 : 컵으로 마실 수 있으며 양말과 신발을 벗고 2개 블록 쌓기가 가능하다.

   ⓒ 18개월 : 간단한 옷은 혼자 벗으며 3 ~ 4개의 블록을 쌓는다.

   ⓒ 24개월 : 스스로 병마개를 돌리며 먹고 지퍼를 열 수 있게 된다. 블록은 6 ~ 7개를 쌓을 수 있다.

   ⓔ 30개월 : 8 ~ 10개의 블록을 쌓으면 거의 혼자 옷을 입는 것이 가능해지며 수직 수평을 그릴 수 있다.

### (2) 지적발달

① 인지발달

   ⊙ 3차 순환반응기(12 ~ 18개월) : 시행착오를 통한 학습을 한다.

   ⓒ 각각운동기(18 ~ 24개월) : 대상영속성과 상징과 단어를 사용한다. **가사모방**⁺과 **지연모방**⁺이 보이고 아직 시간개념은 미성숙하다.

   ⓒ 전조작기(전개념기 2 ~ 4세/직관적사고기 4 ~ 7세) : 상징적 사고가 가능하며 상징놀이와 가장놀이가 가능해진다. 자기중심적이어서 자신 이외 다른 사람의 관점을 생각하지 못하고 물활론적 사고로 사물에 생명의 특징을 부여하며 중심화를 이룬다. 마술적 사고가 미성숙하며 논리가 부족하다. 현재 위주로 사고가 구성된다.

**｜ 대소변훈련**

보통 18 ~ 24개월가량인 2세에 해당한다. 순서는 대변에서 소변 순이다. 낮 소변 먼저 그 후 밤 소변 후로 가리게 된다. 방법으로는 아동이 신체적 · 정서적으로 준비가 되었을 때부터 시작한다. 성공 시 칭찬과 격려를 아끼지 않는다. 아동이 스스로 옷을 벗을 수 있어야 하며 1회 10분 정도 변기에 앉아있게 한다. 신체 · 정신적 미숙으로 실패할 수도 있다.

**✚ 가사모방**

양육자의 모습을 따라하는 행동으로 엄마의 화장, 아빠의 면도 등의 행위를 흉내를 낸다.

**✚ 지연모방**

행동을 목격한 후 그대로 모방행동을 보이지 않고 시간이 경과한 후에 행동을 보이는 것을 말한다.

② 언어발달

　　㉠ 18개월 : 10개의 단어

　　㉡ 2세 : 300개의 단어

　　㉢ 3세 : 900개의 단어를 사용하며 3 ~ 4개의 문장을 만들게 된다.

### (3) 에릭슨 사회정서적 발달

① 에릭슨(Erickson)의 자율성 대 수치심 : 자신의 의지를 관철하고 다른 것도 통제할 수 있음을 확인하는 시기이다.

② 대응기전

| 구분 | 내용 |
|---|---|
| 거부증 | • 독립성의 표상인 거부증은 유아기에 특히 발달하는데 아동은 '아니'라는 말을 자주 내뱉는다.<br>• 간호사는 거부증이 의존성에서 벗어나 자율성과 독립성으로 나가는 중요한 발달행동 임을 교육하며 아동이 선택할 수 있는 질문을 던지며 적절한 태도를 취하도록 격려한다. |
| 분노<br>발작 | • 독립성의 형성과 언어 및 사고의 제한으로 인한 상충으로 발생한다.<br>• 시기는 보통 18 ~ 3세 사이에 가장 흔하게 발생한다. 소리 지르기, 물건 던지기, 분노표출 등으로 나타난다.<br>• 적절한 양육자의 대응방법은 아무런 반응을 보이지는 않되 자리를 떠나지 않는 태도이다. |
| 의색<br>행동 | • 일상생활의 반복은 안정감을 느끼며 통제감과 자신감을 고양시킨다.<br>• 친숙한 물건에 집착하고 의식행동이 통제되지 않으면 스트레스와 불안감이 증가한다. |
| 분리<br>불안 | • 독립적 요구로 인해 양육자와 떨어져 있고 싶어하는 동시에 양육자도 자신과 떨어져 있고 싶어할까봐 겁을 낸다.<br>• 일시적인 대체물로 안정감을 주는 것이 효과적이며 아동을 떠나기 전 솔직한 설명이 도움이 된다. |
| 놀이 | • 평행놀이가 주를 이루게 되고 자기중심적이며 극화놀이를 행한다.<br>• 움직임이 많은 장난감을 선호하며 또래아동과 뺏고 대립하는 경우도 발생한다. |

### (4) 건강유지 및 훈육

① 영양

　　㉠ 성장이 점차 둔화되어 가며 식욕이 감소한다. 주간 섭취량에 집중한다.

　　㉡ 소량씩 음식제공을 자주 해주고 유제품 섭취를 권장한다. 단백질, 비타민D, 칼슘, 인의 필요 요구량이 증가한다.

② 치아관리

　　㉠ 유아기의 치아관리는 아동의 전반적 건강과 더불어 영구치의 건강 및 치열관리에 중요하다.

　　㉡ 구강위생의 목적으로 치아에 치태를 제거하는 것이다.

　　㉢ 유아 스스로 양치를 하도록 교육하지만 부모의 도움이 필요한 시기이다.

　　㉣ 식사 후와 취침 전에 시행하도록 한다. 불소치약은 맛 때문에 양치질에 거부감이 생길 수 있기 때문에 권하지 않는다.

| 언어발달

언어표현이 급격하게 발달하는 시기는 2세부터이다. 표현하는 언어보다 상대적으로 이해하는 언어 수준이 더 발달되어 있다.

③ 훈육

    ㉠ 효과적인 훈육을 위해서 엄한 처벌보다는 아동의 자기통제능력 개발을 촉진한다.

    ㉡ 안정감을 위하여 아동은 훈육을 원하고 필요로 한다. 매질과 같은 폭력적인 체벌은 효과가 없으므로 실시하지 않는다. 잘못된 행동이 발생한 직후에 훈육하고 양육자는 아동에게 일관된 태도를 유지한다.

    ㉢ 효과적인 훈육 방법[+]은 타임아웃, 격려행동, 제한된 선택 제공, 주의전환 등을 실시한다.

## 7 학령전기아동의 건강증진

### (1) 신체적 발달

① 특징 : 가장 큰 특징은 느리고 꾸준한 성장이다. 체중은 매년 2.5kg 정도 증가하고 신장은 매년 5 ~ 7.5cm 증가한다.

② 2 ~ 3세경 : 신장은 성인의 키 절반에 달한다.

③ 몸보다는 다리가 빨리 성장하고 볼록한 배가 없어진다. 마르고 민첩해지며 근육의 성장이 빨라진다. 3세경의 흔한 특징으로는 안짱다리가 있다. 무릎관절, 골반관절의 성숙으로 점차 사라진다.

④ 심폐기능은 폐활량이 늘고 호흡수는 줄어들며 폐의 성숙이 이뤄진다. 5 ~ 6세경에는 흉식호흡이 가능하며 심박수가 줄고 혈압이 증가하는 심장의 성숙도 이루어진다.

⑤ 3 ~ 4세경에는 방광을 조절할 수 있으며 4세경에는 배변을 위한 옷을 벗고 입는 과정을 터득하여 배변준비를 한다.

### (2) 운동발달

① 협응력과 근육의 힘의 빠른 증가로 소근육운동과 대근육운동도 능숙해진다.

② 3세 : 혼자 옷을 입고, 수식수평선을 보고 그릴 수 있고 8 ~ 10개의 블록을 쌓을 수 있다.

③ 4세 : 사람을 그릴 수 있으며 난간을 잡지 않고 계단을 오르고, 잘 쓰는 손이 정해지고 앞으로 점프가 가능하다.

④ 5세 : 9 ~ 10개의 블록을 쌓을 수 있다. 삼각형(△)을 그릴 수 있게 되고 공을 던지고 받으며 신발 끈을 맬 수 있다.

⑤ 6세 : 연필이나 간단한 도구들을 능숙하게 사용할 수 있고 사람을 7 ~ 9부분으로 구분하여 그릴 수 있다.



**TIP & MEMO**

○ 효과적인 훈육방법

• 타임아웃(TIme Out) : 1세에 1분씩 주어지며 아동을 문제 환경과 분리하고 벌을 받는 이유를 설명한다.

• 격려행동(Time In) : 적합한 행동을 할 때 자주·짧게·비언어적 신체접촉을 통해 아동에게 긍정적 강화를 일으킨다.

• 제한된 선택제공(Offering Restricted Choices) : 한정된 선택을 제공함으로써 아동에게 제한을 준다.

• 주의전환(Diversion) : 다른 선택지를 제안하여 아동의 주의를 환기시킨다.

### (3) 인지발달

① 전조작기(전 개념기 2 ~ 4세)

  ㉠ 정신적 이미지로 사물과 생각을 표현하는 것이 가능해진다. 가장놀이(흉내내는 놀이)가 가능하다. 변환적 추론으로 구체적인 것에서 구체적인 것을 추론하지만 연역적 · 귀납적 사고는 하지 못한다.

  ㉡ 특정 상황에만 초점을 맞추게 되며 전체 상황고려가 부족하고 서로 관련 없는 상황을 연결하기도 한다.

  ㉢ 흉내내기 등의 상징놀이를 즐겨하며 '장의존성(Field Dependency)'이 발달하여 관계의 이해가 부족하고 전체와 부분이 관련되어있는 것을 알지 못하고 서로 독립적이라 생각한다.

  ㉣ 대상을 전체로 받아들여 숲을 보고 나무를 보지 못한다.

② 전조작기(직관적 사고기 4 ~ 7세)

  ㉠ 중심화와 비가역성, 마술적 사고, 자기중심적, 물활론적 사고 등이 있다. 죄에 대한 벌로써 통증을 인식한다. 학습능력이 매우 향상되며 현상의 원리를 궁금해하고 알고 싶어 한다.

  ㉡ 자기중심 : 타인의 시각을 고려하지 못하고 모든 상황에서 오로지 자신의 관점에서 고려한다.

  ㉢ 물활론 : 사물 감각이 살아있으며, 의지가 있는 생물이라 생각한다.

  ㉣ 비가역성 : 어떠한 일이 발생하였을 때 역순으로 생각하지 못하는데 두 가지 이상의 연속적인 생각을 동시에 하지 못한다.

  ㉤ 마술적 사고 : 병의 원인을 자신이 미워해서 발생하였다고 생각하고 무언가 바라면 이루어진다고 믿고 있다.

  ㉥ 중심화 : 두 개 이상의 측면을 고려하지 못하며 경험의 한 측면만을 고려하고 다른 가능성은 간과한다.

### (4) 언어발달

① 언어능력은 급격히 증가한다.

② 발달의 진행

  ㉠ 3세 : 혼자서 길게 말하며 900개의 단어를 사용하여 간결한 문장을 말한다.

  ㉡ 4세 : 1,500개의 단어를 사용하며 끊임없이 말하고 과장해서 표현한다. 양육자의 관심을 끌기 위해 공격적인 언어를 사용하기도 하지만 무시로 일관하도록 한다.

  ㉢ 5세 : 2,100개의 단어를 사용하여 성인과 비슷하게 길고 완벽한 문장을 구사하며 요일과 계절을 구분한다.

**(5) 심리사회적발달**

① 에릭슨(Erickson)의 솔선감과 죄책감

    ㉠ 스스로 새로운 것을 시도하려 하며 놀이, 작업, 삶에 최대한 참여하여 솔선감을 얻고 새로운 성과에 매우 큰 성취감을 느낀다.

    ㉡ 자신의 능력과 탐구의 한계로 죄책감, 불안, 수치심, 두려움을 느낀다.

    ㉢ 역할모델을 모방하며 동성부모에게 경쟁심을 느낀다.

② 놀이

    ㉠ 발달과업 중 하나로 또래친구를 사귀는 것이 주어진다.

    ㉡ 대인관계의 학습을 위해 필요하다.

    ㉢ 주로 연합놀이와 모방놀이를 행한다.

    ㉣ 학령 전기 초반에는 평행놀이와 연합놀이를 소집단 내에서 공유하고 협동하며 행한다.

③ 심리 성적 발달

    ㉠ 프로이드의 남근기에 해당하는 시기이다.

    ㉡ 동성부모의 행동을 모방하기도 하고 성 정체성과 적절한 역할에 대해 습득한다.

    ㉢ 사실에 근거한 정확한 성교육이 필요하며 오이디푸스, 엘렉트라 콤플렉스가 발생하는 시기이다.

    ㉣ 스트레스를 받았을 때 자위행동이 늘어나며 신체상발달 질문에 대해서는 양육자는 단순·정확·사실적으로 대답해야 한다.

④ 콜버그의 전 인습적 단계

    ㉠ 주요과업 중 하나로 옳고 그름의 차이를 배우게 되는 것이 학령전기의 특징 중 하나인데 콜버그의 전인습적 단계가 여기에 해당된다.

    ㉡ 처벌에 대한 두려움으로 규칙을 엄수하고 착한 행동으로 죄책감을 피하려고 한다.

    ㉢ 양심 발달과 행동에 있어서 결과가 좋으면 그 행동은 옳다고 판단하게 된다. 보상이 주어지는 경우에서만 행동을 취하게 된다.

    ㉣ '눈에는 눈, 이에는 이' 라는 생각이 지배적이다.

**(6) 영적발달**

① 질병, 사고, 입원 등의 고통에 대해 죄에 대한 벌로 생각을 한다.

② 신은 대체로 구체적인 개념이며 종교적 믿음과 의식에 대해 중요하게 생각한다.

③ 긍정적으로 작용하면 아동에게 의미 있는 긍정적 위안이 될 수 있다.

## (7) 영양 및 수면

① **영양** : 성장속도가 느려지고 식욕이 저하됨에 따라 생리적 식욕부진을 겪는다. 주요 문제점으로 비만과 과체중이 있다.

② **수면**

    ㉠ 10 ~ 12시간 수면을 취하며 낮잠과 휴식을 취한다.

    ㉡ 취침 전에는 흥분을 줄여 몸을 이완시키고 일정한 취침시간을 유지한다.

    ㉢ 주요 발생 문제점은 악몽과 야경증이 있다.

③ **악몽**

    ㉠ 무서운 꿈을 꾸는 것으로 완전히 깨어난 후에도 꿈 내용을 기억하고 말을 할 수 있다.

    ㉡ 간호중재 : 인내심을 가지고 안심시키며 익숙한 환경 안에서 취침할 수 있게 한다. 양육자는 아동이 깨어났을 때 안아주고 위로해주며 안정을 가지게 한다.

④ **야경증**

    ㉠ 깊은 잠을 잘 때나 잠을 자면서 눈을 뜨는 경우가 발생한다. 깨어나지 않은 상태에서 흐느끼며 소리지르고 양육자를 알아보지 못한다.

    ㉡ 간호중재 : 아동을 달래거나 깨우지 않은 상태에서 다시 잠들도록 유도하며 잠 잠해질 때까지 지켜본다.

## (8) 발달문제

① **말더듬**

    ㉠ 증상 : 말할 때 유창성, 흐름의 문제 등을 말하며 하고 싶은 말은 많은데도 단어를 적절히 조합하는 것이 어려워 단어나 절을 반복하며 "-어-"라는 말을 대화하는 중간 중간에 많이 넣는다.

    ㉡ 주의점 : 말더듬이에 대응을 하거나 반응을 하면 오히려 악화되는 현상이 있다. 말하는 방법에 주목하지 말고 말하려는 내용에 초점을 맞춰서 대응하도록 한다. 말 자체의 지적은 하지 않으며 비판하거나 교정하는 것보다는 무시하며 말 내용을 유심히 들어준다.

    ㉢ 치료 : 5세 이후도 증상이 지속되면 신경학적 · 심리학적 문제가 의심되므로 전문가에게 의뢰한다.

② **학교 문제**

    ㉠ 학교준비의 토대가 되는 부모와 영아의 상호작용은 자극과 안정감을 동시에 제공하는 환경을 조성하고 나서 진행한다.

    ㉡ 유치원과 어린이집에서 발달기회를 보충하며 안전교육을 강화한다. 보육시설에 보내기 전 양육자는 충분하고 이해하기 쉽게 어떤 생활을 하게 될 것인지 왜 다녀야하는지 설명한다.

    ㉢ 아동의 감정표현에 즉시 대응하며 분리 스트레스를 감소시키기 위해 노력한다.

## 8 학령기 아동의 건강증진

### (1) 신체적발달

① 신체

    ㉠ 신장과 체중 : 점차 천천히 안정적으로 성장해나가며 매년 평균적으로 체중 2.5kg, 신장 5.5cm씩 증가한다.

    ㉡ 체형 : 점점 날씬해지며 균형이 잡힌다. 근육보다는 골격의 성장이 두드러지면서 성장통이 발생하기도 하며 자연 소실된다. 심할 경우 따뜻한 물로 전신목욕을 하거나 근육 스트레칭을 하거나 진통제를 복용하는 방법을 택한다.

    ㉢ 중이염 발생위험 저하 : 얼굴뼈의 성장으로 유스타키오관이 아래쪽으로 향하게 되어 학령 전기보다 중이염의 발생위험이 줄어든다.

    ㉣ 편도선과 아데노이드 : 가장 커지는 시기이다. 이 시기에는 정상이며 이후 청소년기로 넘어가며 줄어든다.

    ㉤ 폐와 폐포의 발달 : 호흡기계 감염도 점차 줄어든다.

    ㉥ 치아 : 20개의 유치가 모두 빠지고 32개의 영구지 중 28개가 난다.

    ㉦ 성별별 차이점 : 초기 학령기에는 남학생이 여학생보다 크고 무거우나 10 ~ 12세에 들어가서는 여학생의 급성장으로 남학생과 비슷해진다.

② 사춘기

    ㉠ 정의 : 프로이드의 잠복기에 해당하며 일ㆍ이차적 성장이 나타나는 시기이다.

    ㉡ 성별별 시기의 차이 : 남학생에 비해 여학생의 사춘기가 1년 반에서 2년 빠르고 평균 12세에 시작한다. 과체중인 여학생은 사춘기, 초경의 시작이 다른 또래보다 빠르다.

    ㉢ 사춘기 시작연령 : 현대에 이르러 점차 빨라지고 있다. 신체변화에 대한 교육은 사춘기 전에 시작하여 책임감 있는 성, 10대 임신, 에이즈, 성병에 대해서도 교육한다.

### (2) 운동발달

① 전체운동기술발달

    ㉠ 10 ~ 12세의 경우 근육의 조절력이 향상된다.

    ㉡ 9세 아동의 경우 물건을 기술적으로 조립 가능하고 두발 자전거, 춤, 뜀뛰기, 줄넘기 등 다양한 스포츠 활동이 가능하다.

    ㉢ 7세 아동은 신발 끈을 묶을 수 있고 다이아몬드를 그릴 수 있으며 오른쪽과 왼쪽을 구별한다.

② 놀이

    ㉠ 협동놀이가 주를 이루고 줄넘기, 축구시합, 수수께끼, 복잡한 퍼즐과 보드게임을 즐긴다.

    ㉡ 피로와 탈수를 예방하기 위해서 잦은 휴식과 수분섭취를 한다.

**(3) 인지발달**

① **직관적 사고단계(6 ~ 7세)** : 자기중심적이며 물환론적 사고와 중심화 사고로 타인의 관점을 이해하지 못하고 가설과 추상적 개념을 이해할 수 없다.

② **구체적 조작기(7 ~ 11세)**

　㉠ **탈중심화** : 자기중심적 사고에서 벗어나는 탈중심화를 이룬다.

　㉡ **가역성** : 사건의 과정을 정신적으로 거꾸로 되짚는 가역성을 획득한다.

　㉢ **문제해결력** : 가설을 세워 문제해결력이 증가하게 되고 사물의 특성은 상황에 따라 변하지 않는다는 보존의 개념을 이해하게 된다.

　㉣ **서열화** : 사물을 특성에 따라 분류하는 서열화가 가능하며 분류와 논리의 개념이 확립된다.

　㉤ **언어와 논리적 사고의 발달** : 유머가 늘어나며 말장난과 수수께끼를 좋아한다. 시계를 읽을 줄 알게 된다.

**(4) 언어의 발달**

① **6세** : 8,000 ~ 14,000개의 단어를 구사하게 되며 욕설이나 저속한 농담을 시행한다.

② 책읽기는 언어발달에 도움을 준다.

**(5) 심리사회적 발달**

① 프로이드 잠복기

　㉠ **개념** : 성적욕구가 억압되는 시기로써 성교육에 가장 적절한 시기이기도 하다.

　㉡ **교육** : 또래집단의 우정형성은 성 정체성 형성을 위해 필수적이며 성에 대한 질문은 사실적이고 솔직한 대답이 필요하다.

② 에릭슨(Erickson)의 근면성과 열등감

| 구분 | 내용 |
|---|---|
| 근면성 | • 가족에게서 분리되어 주체성과 함께 근면성이 발달한다. 타인을 신뢰하는 법을 배우고 자율성과 주체성이 발달해야 이룰 수 있다.<br>• 외적보상 뿐만 아니라 기술 습득 등의 활동을 통해 만족감으로 내적보상을 얻게 되고 새로운 과제를 맡고 완성하는 것을 즐기게 된다. |
| 열등감 | • 활동으로 자신감과 자존감을 채우게 되고 달성목표가 너무 높으면 열등감이 발생할 수 있다.<br>• 목표를 달성할 수 없으면 자신감이 사라지고 무능감이 지배한다. |
| 또래집단 | • 또래집단은 아동에게 중요하다. 동성으로 구성된 집단은 상호작용 시 자신의 한계를 인식하여 자신의 행동을 고치게 한다.<br>• 아동은 또래집단을 통하여 논쟁과 설득, 계약, 협력, 타협을 배우게 한다. 또래집단의 규칙이나 압력에 민감하게 반응한다. |

③ 콜버그의 인습적 도덕기

| 구분 | 내용 |
|---|---|
| 3단계 | • 대인과의 조화 중심의 단계로 7 ~ 10세에 이루어진다.<br>• 착한 아이가 되고 싶어서 규칙을 잘 따른다.<br>• 도덕개념은 타인과의 좋은 관계가 기준이 된다. |
| 4단계 | • 권위지향적 단계로 10 ~ 12세에 해당한다.<br>• 권위를 존중하고 규칙을 준수하며 사회적 질서를 유지하려고 한다.<br>• 가정에서 도덕적 분위기가 중요하며 보상과 처벌의 일관성을 유지하려 한다.<br>• 물건을 훔치면 사회질서를 헤치기 때문에 벌을 받아야 한다는 식의 사고방식을 가지고 있다. |

## (6) 치아관리 및 수면

### ① 치아관리

㉠ 유치가 빠지고 영구치가 나는 시기이므로 치아관리가 매우 중요하다.

㉡ 치아우식증 예방교육을 실시하며 치실 사용과 불소 함유 치약 사용을 권장한다.

㉢ 접촉위험이 있는 운동, 자전거나 인라인 스케이트 등을 탈 때는 구강보호기를 착용하도록 한다.

### ② 수면과 휴식

㉠ 수면시간의 감소 : 성장으로 인해 수면시간이 감소하는데, 12세에는 9 ~ 10시간이 평균 수면시간이다.

㉡ 수면 부족 : 불안, 집중 저하, 성적 저하 등이 나타날 수 있다. 몽유병과 틱 장애가 발생할 수 있다.

## (7) 학교 적응

① 등교거부가 발생한다. 잦은 결석, 학습부진, 자퇴 등의 문제가 발생하면 부모가 억지로 데리고 가면 분노발작이 일어난다.

② 증상 : 어린 아동일수록 복통, 두통, 오심, 구토 등의 신체적인 증상으로 발현한다. 큰 아동의 경우 심박수 증가나 기절할 것 같음을 호소하고 집으로 돌아가게 되면 증상이 완화된다.

③ 양육자의 대처 : 양육자는 학교에서 어떤 일이 발생하였는지 확인한다. 단순한 경우는 돌려보내고 증상이 심할 경우 부분 참석으로 상황에 맞춰 등교하도록 권장한다. 필요 시에는 치료를 병행한다.

TIP & MEMO

**콜버그의 도덕성 발달이론**

• 전인습적 도덕기

| 구분 | 내용 |
|---|---|
| 1단계 | • 벌과 복종에 의한 도덕성이다.<br>• 처벌의 가능성이 판단 기준이 된다.<br>• 권위자에 대한 복종이 필요한 단계이다. |
| 2단계 | • 욕구충족을 위한 수단으로서의 도덕성이다.<br>• 자신이 도덕적 판단의 기준이된다.<br>• 상호적 교환주의가 성립된다. |

• 후인습적 도덕기

| 구분 | 내용 |
|---|---|
| 5단계 | • 사회적 질서를 유지하기 위한 도덕성이다.<br>• 사회정의와 보편적 도덕성의 원리를 지향한다.<br>• 다수를 위한 최대의 행복을 강조한다.<br>• 인권과 사회복지의 도덕성을 지닌다. |
| 6단계 | • 인간존엄성과 평등, 정의 등 보편적 원리에 근거하여 판단한다.<br>• 형식적·조직적 사고가 필요하다. |

**9** **청소년의 건강증진**

## (1) 신체적 발달

① 여아

    ㉠ 10세 전후로 하여 9 ~ 13세 사이에 사춘기가 발생하고 유방 몽우리가 잡히기 시작하며 음모가 보인다.

    ㉡ 초경, 액모, 땀샘발달, 유두돌출 등의 증상으로 나타난다.

    ㉢ 청소년기에 빠른 성장 시기는 여아의 경우 Tanner 2 ~ 3단계에서 나타난다. 여아가 평균 남아보다 2년 정도 빠르다.

② 남아

    ㉠ 12세 전후로 9.5세 ~ 13.5세 사이에 사춘기가 발현한다.

    ㉡ 고환이 커지고 음경, 고환, 음낭이 발달한다.

    ㉢ 목소리가 변하고 땀샘, 여드름, 수염, 몽정 등이 나타나게 된다.

    ㉣ 성장 속도의 경우 남아가 여아에 비해 느리다.

    ㉤ 성장속도는 18 ~ 20세까지도 나타나기도 한다.

    ㉥ 청소년기에 빠른 성장 시기는 남아의 경우 Tanner 3 ~ 4단계에서 나타난다.

③ 신장최대 성장속도(PHV)

    ㉠ 성별 간 차이점

        • 여아는 체지방이 증가함에 따라 체중이 성인체중의 50% 정도 증가한다.

        • 남아의 경우는 근육이 증가함에 따라 체중이 성인체중의 50% 정도 증가한다.

    ㉡ 전체적으로 어깨가 넓어지고 몸통의 성장하며 뼈의 성장은 두 배로 늘어난다.

    ㉢ 체중 증가, 성장통 등을 경험한다.

    ㉣ 장기 기관의 성장속도는 키나 몸무게의 성장보다 느리기 때문에 피로를 쉽게 느끼게 된다.

## (2) Tanner의 성적성숙

### ① 남성

| 그림 | 고환 | 음경 | 음모 |
|---|---|---|---|
| | 변화가 없음 | 사춘기 전 | 없음 |
| | 커지고 음낭이 착색됨 | 약간 커지거나 변경 없음 | 음경 저부에 솜털 |
| | 더 커짐 | 커지고 길어짐 | 숱이 많아지고 곱슬곱슬함 |
| | 더 커지고 검어짐 | 더 커지고 굵어짐 | 성인 정도이고 좁은 털 분포도 |
| | 성인의 크기 | 성인의 크기 | 대퇴내측까지 넓게 분포 |

### ② 여성

| 그림 | 유방 | 음모 |
|---|---|---|
| | 유도만 융기 | 변화 없음 |
| | 유방·유두 불어남 | 음순 주위 길고 곧은 솜털 |
| | 유방·유방이 불어나지만 이중융기는 아님 | 털이 많고 짙어지고 곱슬곱슬해짐 |
| | 유방·유륜이 튀어나오고 이중융기 형성 | 성인정도이나 적은 털 분포도 |
| | 유방은 더 커지고, 유륜은 융기되어 유방과 동일선상으로 후퇴한다. 단일 융기를 형성하고 유두만 돌출된다. | 성인과 동일하고 대퇴내측까지 퍼짐 |

③ 사춘기지연

  ㉠ 남아는 14세까지 고환성장이나 음모발달이 나타나지 않을 때를 말한다.

  ㉡ 여아는 13세까지 유방이나 음모의 발달이 나타나지 않을 때를 말한다.

  ㉢ 원인으로는 만성질환, 운동과잉, 영양결핍, 갑상샘 기능저하 등이 있다.

④ 키와 체중

  ㉠ 여아의 경우 키는 사춘기 초반에 해당하는 성성숙도 3 ~ 4단계에서 성장이 많다. 남아보다 18 ~ 24개월 정도 빠르다.

  ㉡ 남아의 경우 사춘기 후반에 주된 성장을 이루며 성 성숙도 4단계에 해당한다.

  ㉢ 체중의 경우 여아의 경우 키 급증 시기보다 6 ~ 9개월 늦게 시작한다. 남아의 경우 키와 체중의 급증 시기가 일치한다.

**(3) 운동발달**

① 근육량이 증가하며 소근육의 협응력 또한 발달한다.

② 심폐기능이 발달하기 시작하여 청소년 후기에 완성되며 뛰는 속도는 빠르지만 오래 뛰기는 못한다.

③ 골절의 정도는 감소하지만 칼슘화 자체는 미완성이다.

**(4) 인지발달**

① 피아제 형식적 조작기

  ㉠ 구체적 조작기를 벗어나 추상적 사고 초기에는 귀납적·연역적 추리가 가능해지며 별개의 사건을 연결하는 것이 가능하다.

  ㉡ 추상적 사고 후기에는 일어날 결과를 예상할 수 있으며 가설을 세우고 결과를 추론과 가설 검증계획을 설명할 수 있다.

  ㉢ 결과 해결 경험을 통해 미래사건에 적용하는 것이 가능해진다.

② 논리성의 증가

  ㉠ 과학적 추리와 복잡한 개념의 이해가 가능하다.

  ㉡ 분석적 도구를 사용할 수 있다.

**(5) 언어발달**

① 청소년기

  ㉠ 자신의 생각과 감정을 감추려고 하면서 극도로 사생활을 중시한다.

  ㉡ 추상적 개념을 이해하고 복잡한 사고기능으로 자신의 생각을 말로 표현하며 생각의 표현이 가능하지만 사생활 중시로 인해 말을 잘 하지 않으려는 특징이 나타난다.

② 12 ～ 14세

   ⊙ 상대적으로 말수가 적어진다. 양육자는 무비판적으로 수용하고 경청하면서 문제해결, 상호의사결정을 격려한다.

   ⓒ 간호사는 비밀유지에 중점을 두어야하며 청소년의 의견을 존중하되 부모의 잘못을 비판하지 않도록 주의한다.

## (6) 에릭슨(Erickson)의 자아정체감 대 역할혼돈의 시기

① 발달과제 : 정체성 형성은 청소년기의 주요 발달과제이다. 성정체성, 직업정체성, 가족과의 분리 또는 독립 등의 과제가 주어진다.

② 정체성 발달 : 독특한 개인으로서 스스로에 관해 확고한 인식이 생기며 정체성이 발달한다. 사회에서 규정되는 성에 적합한 행동, 태도 및 가치관을 동일시하는 것으로 성역할 정체감을 형성한다. 이성교제와 친밀감 및 상대를 존중하며 심한 기분변화가 나타나는 정서반응이 일어난다.

## (7) 콜버그의 후인습적 도덕기(5단계)

① 구체적 사고를 탈피하지 못하는 청소년은 콜버그의 3단계에 머무르게 된다.

② 5단계의 경우 사회계약에 기초한 단계로서 최대다수의 최대이익을 중시하고 사회계약을 지향하게 된다.

③ 자기 주관에 따라 도덕적 판단을 하게 되며 개인의 가치관과 법이 절대적이지 않은 것을 알게 되는 시기이다.

## (8) 영양 및 관리

① 영양

   ⊙ 간식과 패스트푸드로 영양의 섭취를 도우며 칼슘, 철, 엽산 섭취가 중시된다.

   ⓒ 또래 그룹의 식습관에 영향을 받고 마른체형을 선호하는 신체상은 위험하기 때문에 바람직한 신체상을 적립하기 위하여 노력한다.

   ⓒ 폭식증과 같은 충동적 성향을 방지하기 위해 바람직한 길을 제시해야 한다.

② 운동과 활동

   ⊙ 일주일에 3회 이상의 격렬한 운동을 행하며 20분 이상 땀이 나고 숨이 차는 운동을 한다.

   ⓒ 정신·신체발달 및 건강한 수면습관을 형성해야 하며 운동프로그램은 개인에 맞게 설계해야 한다.

③ 청소년기 안전사고 및 관리 : 주된 문제점으로 자살, 폭력, 약물남용이 있는데, 자살의 경우 특히 15 ～ 19세의 청소년 사망원인 1위로, 자살위험도가 높은 청소년을 선별하여 사회적 고립을 방지한다.

# 아동간호

Plus Tip

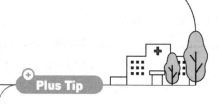

**1** ***
아동간호에 대한 설명으로 옳은 것은?

① 아동 개인에 초점을 맞춘 문제를 다룬다.
② 아동의 성장발달에는 환경이 가장 중요하다.
③ 아동의 발달 과정 중에 발생하는 문제는 다루지 않는다.
④ 아동의 성장발달에 최소한의 가능성을 성취하도록 돕는다.
⑤ 아동 건강 및 발달 문제해결을 위한 과학적이고 체계적 지식을 요구한다.

**1**
① 아동간호는 아동과 그의 가족을 대상으로 한 가족 중심의 간호이다.
② 아동의 성장발달에는 유전과 환경의 복합적인 영향이 미친다.
③ 아동의 발달 과정 중에 발생하는 문제를 다룬다.
④ 아동의 건강 및 발달상 최대한의 가능성을 성취할 수 있게 한다.

**2** **
아동 성장발달의 원리로 옳은 것은?

① 성장과 발달은 독립적이다.
② 말초에서 중심으로 발달한다.
③ 팔다리에서 몸통으로 발달한다.
④ 기관별로 가장 최적의 시기가 있다.
⑤ 발달은 같은 비율과 속도로 진행된다.

**2**
① 성장과 발달은 상호관련되어 점진적 발달을 한다.
② 중심부에서 말초의 방향성으로 발달한다.
③ 몸통에서 팔다리의 방향으로 발달한다.
⑤ 발달은 개인차가 존재하며 일정한 비율이나 속도는 없다.

※ **성장발달의 원리**
㉠ 성장발달은 연속적이며 비가역적으로 일생동안 지속되는 과정이다.
㉡ 발달에는 일정한 방향과 예측이 있으나 발달 속도에 따른 개인차는 발생한다.
㉢ 머리 쪽에서 아래로, 중심부에서 말초부로, 몸통에서 팔다리로 방향으로 발달한다.
㉣ 성장발달은 유전적 요인과 환경적 요소에 영향을 받는다.

답 1.⑤ 2.④

**3** BCG 접종에 관한 내용으로 옳은 것은?

① 근육주사로 접종한다.
② 가능한 오후에 접종한다.
③ 삼각근 부위에 투여한다.
④ 기본접종은 생후 1년 이후에 접종한다.
⑤ 세포면역이 결핍된 아동에게 투여할 수 있다.

**Plus Tip**

**3**
① 삼각근 부위 피내주사로 투여한다.
② 예방접종은 가능한 오전에 접종한다.
④ 기본접종 시 생후 4주 이내에 접종한다.
⑤ 세포면역이 결핍된 경우 예방접종을 할 수 없다.

**4** 태아 혈액순환에 대한 설명으로 옳은 것은?

① 동맥관은 폐동맥과 아래대정맥 사이에 있다.
② 모체혈관과 태아 혈관은 직접 연결된다.
③ 제대혈관은 1개 동맥, 2개 정맥으로 되어 있다.
④ 폐순환 시 동맥관에서 폐동맥으로 혈액이 흐른다.
⑤ 폐동맥 혈액은 동맥관을 통해 대동맥으로 흐른다.

※ 태아 순환
㉠ 모체와 태아의 혈관은 태반을 통해 열결되어 있다.
㉡ 제대혈관은 2개의 동맥과 1개의 정맥으로 되어 있다.
㉢ 태아에게만 존재하는 순환기계
  • 정맥관 : 제대정맥과 아래대정맥 사이에 있다.
  • 난원공 : 오른심방과 왼심방 사이에 있고, 출생 직후에는 기능적으로 폐쇄한다.
  • 동맥관 : 폐동맥과 대동맥 사이에 있고, 4일 이내에 기능적으로 폐쇄한다.
㉣ 태아 폐순환 : 태아 → 제대정맥 → 정맥관 → 아래대정맥 → 오른심방 → 타원구멍 → 왼심방 → 왼심실 → 대동맥 → 팔과머리 → 위대정맥 → 오른심방 → 오른심실 → 폐동맥 → 동맥관 → 대동맥 → 다리와 몸통 → 제대동맥 → 태반

**4**
① 동맥관은 폐동맥과 대동맥 사이에 있다.
② 모체혈관과 태아 혈관은 태반을 통해 연결 되어 있다.
③ 제대혈관은 2개의 동맥과 1개의 정맥으로 되어 있다.
④ 폐순환 시 혈액은 폐동맥에서 동맥관으로 흐른다.

**5**
Apgar Score(아프가 점수)는 신생아의 심박동수, 피부색, 근긴장도, 호흡 노력, 자극에 대한 반응 5가지 항목을 평가한다.

**5** 신생아의 상태 파악을 위해 Apgar Score를 측정하고자 한다. 관찰항목으로 옳지 않은 것은?

① 심박수        ② 피부색
③ 손목 굴곡      ④ 근긴장도
⑤ 호흡 노력

※ Apgar Score
㉠ 신생아 상태 파악을 위한 점수 도구이다.
㉡ 출생 후 1분과 5분에 평가 한다.
㉢ 7~10점은 자궁 외 생활을 적응하는 것에 어려움이 없음, 4~6점은 중정도의 적응곤란, 0~3점은 적응 곤란이 있음을 평가한다.

**답** 3.③ 4.⑤ 5.③

# 아동 질환별 간호

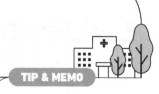

TIP & MEMO

### 학습목표

- 고위험 신생아의 정의, 문제에 대해 설명할 수 있다.
- 아동 근골격계의 특징에 대해 설명할 수 있다.
- 소화기 기능장애 아동의 정의, 발달장애, 운동성장애, 염증감염장애, 흡수장애, 폐색성 장 질환에 대해 설명할 수 있다.
- 호흡기 기능장애 아동의 특징, 감염종류, 만성 및 기타장애에 대해 설명할 수 있다.
- 종양아동간호의 특징, 종류에 대해 설명할 수 있다.

## 1 고위험 신생아

### (1) 고위험 신생아 정의 및 분류

① 정의 : 재태기간이나 출생 시 체중에 관계없이 출생과정이나 자궁 외에서 생활하는 적응 과정에서 발생되는 고위험 상태나 환경으로 인해 이환율과 사망률이 평균보다 높은 신생아를 뜻한다.

② 재태연령에 따른 신생아 분류
- ㉠ 미숙아(Preterm Infants) : 재태연령 37주 미만
- ㉡ 만삭아(Ferm Infants) : 재태연령 37 ~ 42주
- ㉢ 과숙아(Postterm Infants) : 재태연령 42주 이상

③ 체중에 따른 분류
- ㉠ 저체중 출생아 : 출생 시 체중이 2,500g 미만
- ㉡ 극소 저체중 출생아 : 출생 시 체중이 1,500g 미만
- ㉢ 초극소 저체중 출생아 : 출생 시 체중이 1,000g 미만

④ 재태연령 : 체중에 따른 분류
- ㉠ 부당경량아 : 출생 시 체중이 자궁 내 성장곡선상 10백분위수(%) 미만, 재태연령에 비해 체중이 적다.
- ㉡ 적정체중아 : 체중이 자궁 내 성장곡선상 10 ~ 90 백분위수(%) 사이, 재태연령에 체중이 적절하다.
- ㉢ 부당중량아 : 출생 시 체중이 자궁 내 성장곡선상 90백분위수(%) 이상, 재태연령에 비해 체중이 높다.

▌저체중 출생아

LBW Infant, Low Birth Weight

▌극소 저체중 출생아

VLBW Infant,
Very Low Birth Weight

▌초극소 저체중 출생아

ELBW Infant,
Extremely Low Birth Weight

▌부당경량아

SGA, Small For Gestational Age

▌적정체중아

AGA,
Appropriate For Gestational Age

▌부당중량아

LGA, Large For Gestational Age

### (2) 미숙아 원인

① 산모 : 태반·자궁 이상, 산모질환, 미숙아 출산력, 다태임신 등이 있다.

② 태아 : 염색체 이상·선청성 기형, 다태아 등의 원인을 찾을 수 있다. 발생 빈도
는 꾸준히 증가 추세를 보이고 있다.

### (3) 미숙아 생리적 특성

① 외모

　㉠ 재태기간이 짧을수록 신체 비율상 머리가 크다.

　㉡ 피부는 피하지방이 적고 진피 – 표피 사이 결합의 감소로 쭈글쭈글해 보인다.

　㉢ 각질 층이 감소하고 전신에 솜털이 많으며 극소 저체중 출생아의 경우 솜털
　　이 없는 것이 특징이다.

　㉣ 태지는 거의 없으나 손바닥과 발바닥의 주름이 적거나 없다.

　㉤ 머리와 목의 경우 눈은 돌출되며 눈 사이가 가깝고 귀 연골이 미약하며 턱이
　　들어가 있다.

　㉥ 신경계의 경우 신경단위는 미숙하며 자세는 신전되어있다.

② 호흡기계

　㉠ 계면활성제 생산의 부족으로 호흡곤란증후군(초자양막증)이 발생하고 얕은 호
　　흡이 짧게 반복된다.

　㉡ 호기할 때 그르렁거리는 소리가 나는 특징이 있다.

③ 위장관계

　㉠ 하부식도괄약근이 미숙하여 위 – 식도 역류가 발생한다.

　㉡ 34주 이전의 미숙아의 경우 빨기반사와 연하반사가 부족하여 위관영양과 정
　　맥영양이 필요하다.

　㉢ 미숙아의 경우 철분저장이 매우 적다. 호흡곤란증후군이 나타나면 호흡 수
　　증가로 인해서 대사율이 증가하여 높은 칼로리를 요구한다.

④ 간·비뇨기계

　㉠ 간의 미성숙으로 인해 고빌리루 빈혈증을 초래한다.

　㉡ 사구체 여과율 저하로 수분이 정체되며 소변 농축 능력이 없어 탈수가 발생한다.

⑤ 면역계

　㉠ lgG와 lgA의 부족이 일어난다.

　㉡ lgG의 경우 임신 3기에 태반을 통과하므로 미숙아에게 부족하다.

　㉢ lgA의 경우 모유수유가 아닌 경우 공급이 안 되기 때문이다.

## (4) 미숙아의 간호중재

① 호흡유지

　㉠ 폐환기와 산소화를 원활히 하면서 산소농도를 유지하는 데 중점을 둔다.

　㉡ 최적의 가스교환을 위한 자세를 유지한다. 상체를 올린 복위 또는 측위를 취하여 기도 개방에 주의한다. 필요하다면 산소공급과 기계적 호흡을 중재한다.

② 체온유지

　㉠ 체온조절기능이 제한되어 저체온이 일어날 수 있다.

　㉡ 저체온의 주요 원인으로는 상대적으로 큰 체표면적, 갈색지방 부족으로 열생산·피하지방의 부족하여 열복사의 증가, 불충분한 영양공급 폐질환으로 인한 산소공급 부족이 있다.

　㉢ 발한기전이 미숙하면 열을 발산할 수 없으므로 고체온이 발생하기도 한다.

③ 환경관리

　㉠ 미숙아의 열손실을 방지하고 **중성온도 환경**+을 유지하는 것이 중요하다.

　㉡ 간호중재는 최소한의 목욕과 보육기·보온기 주변통풍의 최소화하고, 미숙아의 피부에 직접 닿을 청진기·기저귀·시트 등의 물품을 사전에 따듯하게 유지하는 것이다.

　㉢ 간호 및 처치는 한 번에 모아서 시행하며 개방형보다는 폐쇄형 보육기를 사용하고 고습도의 환경을 유지하여 열소실을 감소시킨다.

④ 수화

　㉠ 신장발달의 미성숙으로 삼투성 이뇨 능력이 제한적이다.

　㉡ 피하지방 부족으로 인해 불감성 수분상실이 증가한다.

　㉢ 보육기 습도를 높임으로 관리할 수 있으며 수화나 탈수의 상태는 체중 측정으로 확인한다.

## (5) 과숙아

① 정의 : 출생 시 체중과 관계없이 임신 42주 이후에 태어난 신생아를 뜻한다.

② 원인 : 부모가 크거나, 다산모이거나 당뇨병의 산모일 경우 영향을 받는다.

③ 증상

　㉠ 아두와 골반의 불균형, 제왕절개, 크기의 증대로 인한 분만 손상도의 빈도가 높다.

　㉡ 태지의 감소와 태반 노화로 인해 영양공급을 받지 못하여 피부가 쭈글쭈글하다.

　㉢ 피부가 창백하고 건조하고 갈라져 있다. 솜털이 없고 피하지방이 적다.

　㉢ 키가 크고 야윈 모습을 보이고 양수과소증, 태변착색이 나타나게 된다.

② 치료적 관리 : 합병증인 저산소 – 허혈성 발작과 태변흡입과 부적절한 영양 체온 불안정을 예방한다. 간호중재는 미숙아와 유사하다.

● 중성온도환경

영아가 최소한의 산소 소모량 및 열량 소비량을 가지고 정상 심부 온도를 유지하도록 하는 환경을 말한다.

### (6) 부당 경량아(SGA)

① 정의 : 자궁 내 발육 지연으로 발생한다. 재태기간에 출생체중이 10백분위수 이하이거나 재태기간에 비해 체중이 적게 나가는 아기를 뜻한다.

② 분류

　㉠ 비대칭적 부당 경량아 : 저영양성 발육지연이다. 체구에 비해 상당히 머리가 큰 비대칭형으로 나타난다. 증상은 마르고 쇠약하며 체중만 비정상이다. 대표적인 원인은 임신 중독증, 고혈압, 당뇨병, 심장, 신장질환이 있다.

　㉡ 대칭형 부당 경량아 : 저형성 발육 지연이다. 머리둘레, 키, 체중이 모든 작은 대칭형을 뜻한다. 증상은 출생 전 체중만 비정상적이며 성장이 멈추고 쇠약하지는 않는다. 호흡곤란은 초자 양막증을 의심해야한다. 원인은 자궁 내 감염, 선천성 기형, 모체의 영양결핍 등이 있다.

③ 치료적 관리

　㉠ 대표적으로 저혈당이 중요 문제이다. 포도당의 공급이 부족하여 중추신경계 손상이 나타난다.

　㉡ 칼슘보유도가 낮은 편이여서 치료 시 일찍 공급하여야 한다.

　㉢ 혈액의 점성이 증대됨에 따라 고빌리루빈혈증의 위험이 높아진다.

### (7) 부당 중량아(LGA)

① 정의 : 재태기간에 비해 큰 아기로 체중이 무겁고 비율상 머리와 키가 크다.

② 원인 : 모체의 당뇨와 비만이 있다.

③ 진단적 사정 : 모체의 당뇨병 여부를 조사한다.

④ 치료적 관리 : 내재된 원인과 나타난 임상문제를 중점적으로 치료한다. 모체가 당뇨병이 있을 경우 신생아에게서 혈당과 칼슘치를 측정한다.

## 2 고위험 신생아의 문제

### (1) 호흡곤란증후군(RDS, Respiratory Distress Syndrome) [+]

① 원인

　㉠ 호흡기계의 미성숙으로 발달로 인해 폐의 계면활성제 양이 부적절 할 때 발생한다.

　㉡ 호흡곤란증후군이 진행되면 호흡부전이 오며 24 ~ 48시간 안에 일어난다. 이후 악화되었다가 생후 3 ~ 5일경부터 점차 호전되게 된다.

➕ 호흡곤란증후군

유리막질막별(초자양막질환)이다.

② 발생 빈도

　　㉠ 미성숙아, 재태연령 감소에 따라 위험도가 높아진다.

　　㉡ 태아의 스트레스를 올리는 모성고혈압, 약물복용, 지연된 양막 파열 등은 폐 성숙을 촉진하여 발생 빈도가 감소한다.

③ 병태생리

　　㉠ 미숙한 흉벽과 폐표면 계면활성제의 부족과 미성숙한 폐 조직이 호흡곤란 증후군을 초래한다.

　　㉡ 태아의 폐 성숙도 평가(양수 내 인지질검사[+])로 측정될 수 있다.

④ 증상

　　㉠ 빈호흡이 흔하다.

　　㉡ 흡기성 견축과 무호흡, 중심성청색증과 흉부함몰이 보인다.

　　㉢ 혈액 내 산소농도가 감소하고 혈액 내 이산화탄소는 증가하면서, 대사성 산증과 호흡성 산증이 발생하기도 한다.

⑤ 간호중재 : 목을 약간 신전시킨다. 반듯한 앙와위 자세는 폐확장을 극대화한다. 기관내관 흡인을 취하고 인공호흡기를 관찰한다.

### (2) 미숙아 무호흡

① 정의 : 20초간 내외로 서맥, 청색증을 동반하며 호흡이 중단되는 것을 말한다. 자발적인 호흡이 없는 상태를 뜻하며 주로 주기변동호흡[+]으로 나타난다.

② 원인 : 구체적으로 알려진 원인은 없으나 탈수증과 과탄산혈증, 위식도역류, 저혈당과 같은 잠재적인 원인만 추정된다.

③ 증상

　　㉠ 호흡이 불규칙해지며 서맥, 청색증, 창백증, 근긴장 저하, 자극에 대한 무반응 등이 나타난다.

　　㉡ 미숙아에게 흔하며 재태기간이 짧을수록 위험도는 증가한다.

　　㉢ 건강한 것처럼 보였던 신생아에게 무호흡, 피부색, 근육긴장도, 기도폐색, 구토 등 갑작스런 변화나 증상이 나타날 때이다.

　　㉣ 재태 기간이 37주 이상의 신생아에게서도 잠잘 때, 수유 중이나 깨어있을 때도 나타나며 치사율 위험을 증가시킨다.

④ 간호중재

　　㉠ 호흡이 없을 경우 부드러운 신체접촉(등 쓰다듬기)을 하며 체위를 변경하거나 부드러운 촉각 자극으로 호흡을 자극한다.

　　㉡ 중성온도 환경을 유지하고 흡인은 자주 실시하지 않으며 100% 산소를 공급한다.

　　㉢ 무호흡이 아니지만 서맥이 발생한다면 영아를 자극한다.

✚ 양수 내 인지질검사

계면활성제의 주요 성분을 검사한다.

✚ 주기변동호흡

규칙적이거나 리듬감 있는 호흡에서 잠깐 동안 무호흡으로 변화되는 것이다. 3초 이상 호흡 정지가 3회 이상 나타나게 된다. 간격은 20초 이하이며 미숙아에게 많이 발생하게 된다.

(3) **일과성빈호흡** (TTN, Transient Tachypnea Of The Neonate)

① 정의 : 일명 '젖은 폐'로 불리우며 태아 폐액 흡수가 느려져서 발생한다.

② 원인 : 내재하고 있는 폐 병리상태는 없으며 제왕절개 출산 아기, 경산부 아기, 둔위분만, 저체중 출생아에게 발생 빈도가 높다.

③ 치료적 관리 : 산소공급과 산소포화도를 측정·관찰하며 산소요법으로 완화될 수 있다.

④ 간호
　ⓐ 증상이 악화될 경우 기계적 호흡이나 약물치료가 요구되며 구강으로는 아무 것도 주지 않는다.
　ⓑ 신생아에서 흔하게 나타나는 호흡기장애 중의 하나로 다른 호흡질환 간호와 같다.

(4) **태변흡인 증후군** (MAS, Meconium Aspiration Syndrome)

① 원인
　ⓐ 자궁 내의 태아 저산소증이 원인으로 태아의 항문이 이완되어 양수로 태변이 배설된 것을 태아가 흡인하였을 때 발생한다.
　ⓑ 분만 전 질식기간 동안 태아곤란증이 발생하고 산증, 저산소혈증, 폐혈관 수축을 일으켜 신생아의 지속성 폐동맥 고혈압증을 발생시킬 수 있다.

② 발생 빈도 : 과숙아에게서 발생 빈도가 높고 부당 경량아나 미숙아의 경우는 경미하다.

③ 간호
　ⓐ 호흡장애와 무호흡을 관찰하며 첫 울음 전 기관 내 튜브를 삽입하여 태변을 제거한다.
　ⓑ 산증이 발생할 경우 중탄산나트륨을 투여하고 호흡장애 증상을 관찰하며 과산소화를 실시한다. 산소공급과 기계적 환기를 병행한다.

(5) **고빌리루빈혈증** (Hyperbilirubinemia)

① 정의
　ⓐ 생후 2~4일경 나타나는데 생후 일주일 정도 지나면 자연 소실되는 일시적 양성 질환이다.
　ⓑ 정상으로 복귀되는지 확인할 때는 정상 빌리루빈 수치인 5mg/dl 미만을 유지한다.

② 증상

    ㉠ 빌리루빈 수치 상승으로 인해 체내조직에 축적되면서 피부 및 공막에 황색착색(황달)이 나타난다.

    ㉡ 높은 빌리루빈 수치는 뇌 – 혈관 장벽을 투과하여 뇌세포 손상을 유발하여 핵황달을 보여주기도 한다.

    ㉢ 만삭아의 경우 빌리루빈 수치가 생후 10일경 감소한다.

    ㉣ 조산아의 경우 빌리루빈 수치가 생후 한 달 경에 점차 정상 빌리루빈 수치에 다다르며 감소한다.

③ 진단 : 진단은 혈청 빌리루빈 수치검사를 통해 이루어진다. 대상자는 임상적 황달[+]이나 고빌리루빈혈증 유발하는 상태를 가진 신생아에게 실시한다.

④ 치료적 관리 : 고빌리루빈혈증의 예방법으로 신생아의 탈수를 방지하고 직접적인 치료로 광선요법을 이용한다.

### (6) 혈액형(ABO 또는 Rh)부적합과 신생아 용혈성 질환

① 원인

    ㉠ ABO혈액형에서 일어난다. 태아순환계에 존재하는 항원에 대한 모체의 항체 반응에 포함된다. 모체의 항체(부적합 항체 lgG)가 태반을 통과하여 태아 순환계로 유입되어 태아 적혈구를 파괴하여 태아빈혈을 초래한다.

    ㉡ 태아빈혈은 신생아 용혈성 질환(HDN)으로 발생하게 된다.

    ㉢ ABO 부적합증은 산모가 O형이고 태아는 A형 또는 B형일 때 발생한다.

    ㉣ Rh부적합은 모체가 Rh음성, 태아가 Rh양성일 때 발생한다.

② 증상(용혈반응의 중증도가 증가하는 순서)

    ㉠ 황달 : 간접 빌리루빈에 의하여 발생한다.

    ㉡ 빈혈 : 혈액형 부적합으로 인한 적혈구 파괴속도 증가로 인하여 발생한다.

    ㉢ 간비종대 : 빈혈과 적혈구의 파괴로 인해 발생한다.

    ㉣ 태아수종 : 태아 부종과 순환 허탈로 인한 증상이다.

③ 치료적 관리 : 적극적인 수액공급과 광선요법을 행하고 드물게 심각한 경우 교환수혈을 행해야 한다.

④ 예방 : Rh양성 적혈구 항체 생성을 제지하는 Rho면역글로불린(RhoGAM 300µg)를 모체에게 매 임신마다 분만 후 72시간 내에 근육주사를 투여한다.

⑤ 간호

    ㉠ 모체 혈액형검사와 제대혈 혈액형검사를 하거나 직접 Coombs test(적혈구 항원에 대한 항체검사)로 적절한 치료를 대응한다.

    ㉡ 교환수혈 시에는 교차시험 결과가 적합한지를 판단하여 순환 항체를 제거하고 적절한 수액공급과 광선요법을 병행한다.

➕ 신생아 황달

신생아에게는 황달이 많이 발생한다. 보통 혈색소의 70%가 상대적으로 수명이 짧은 태아 헤모글로빈으로 이루어진다. 과다한 적혈구 파괴가 이루어지므로 신생아의 관에서 파괴된 적혈구의 산물인 빌리루빈을 제거하는 능력이 저하된다.

▌신생아 용혈성 질환

Hemolytic Disease Of The Newborn

## (7) 신생아 패혈증(Neonatal Sepsis)[+]

① 정의

  ㉠ 조산아의 경우는 태지의 부족으로 인해 면역체계가 부족하여 패혈증의 위험이 증가한다.

  ㉡ 신생아 패혈증은 세균이나 내독소가 혈류를 따라 접근하여 전신적 징후와 증상을 일으키는 것이다.

② 증상

  ㉠ 모호하고 비특이적 호흡기나 위장관의 증상을 보인다.

  ㉡ 다른 임상증상은 체온의 불안정, 기면, 기분 또는 식습관 변화, 비정상적 모로반사, 근긴장도 또는 활동의 변화 수분과 전해질 불균형, 진전, 경련, 자극에 대한 반응감소, 황달 또는 간비대 고혈당증 또는 저혈당증 등이 있다.

③ 원인 : B군 $\beta$ - 용혈성 연쇄상구균, 대장균, 특발성(원인불명) 또는 비특발성 면역결핍, 미숙아에게 흔하다.

④ 치료적 관리

  ㉠ 패혈증 정밀검사와 배양, 혈액검사, 요추천자 등을 행한다.

  ㉡ 징후를 가지고 있는 신생아의 경우는 요추천자를 수행한다. 영아의 건강상태가 안 좋다면 무증상이더라도 요추천자를 행한다.

  ㉢ 사용 가능한 항생제는 암피실린, 아미노클리코시드, 젠타마이신이 있다.

  ㉣ 예방을 위해서 35 ~ 37주 산모의 질과 직장에 B형 연쇄상구균집락화 여부를 검사한다. 양성이 발생하면 분만 중에 페니실린 예방조치를 수행한다.

⑤ 간호중재

  ㉠ 원인균이 밝혀지는 경우 해당하는 항생제를 7 ~ 10일간 투여한다. 아직 밝혀지지 않았다면 항생제를 48 ~ 72시간 투여한다.

  ㉡ 감염을 조기에 발견하는 것이 중요하며 다른 신생아에게 전파되지 않도록 주의한다.

  ㉢ 신생아의 경우에는 41도 이상의 고열이나 열성경련 이외에 해열제 사용을 금지한다.

**◈ 신생아 패혈증**

태지의 부족이 패혈증의 위험증가로 이어지는 이유는 태지는 세균의 성장 방어막 역할을 하기 때문이다.

▌암피실린

Ampicillin

▌아미노클리코시드

Aminoglycoside

▌젠타마이신

Gentamicin

▌페니실린

Penicillin

## (8) 신생아 저혈당증(Neonatal Hypoglycemia)

① 정의 : 포도당 수치가 과다소모 되거나 또는 분비가 감소하였을 때 발생한다. 신생아의 경우 혈장 포도당 농도가 40mg/dL 미만인 상태를 뜻한다.

② 저혈당증 유발 원인 : 저미숙아, 과숙아, 자궁 내 발육부진, 부당 중량아(LGA), 부당 경량아(SGA), 질식, 한랭 스트레스, 출생 시 문제, 당뇨병 산모, 산모의 약물사용 등이 있다.

③ 저혈당증에 가장 걸리기 쉬운 군 : 미숙아나 저체중아이다. 저체중아의 경우 글리코겐 저장 부족, 근육단백질 감소, 지방감소로 인하여 발생한다.

④ 증상 : 특별한 증상은 없으나 신경과민, 수유량 저하, 기면, 경력, 무호흡, 근긴장 저하 등의 증상을 동반한다.

⑤ 치료적 관리
  ㉠ 증상이 없는 저혈당증 신생아의 경우 5%의 포도당, 우유, 모유수유를 취한다.
  ㉡ 기면 상태로 모유수유가 어려운 아동의 경우 위관영양과 정맥영양으로 영양 보충을 해준다.
  ㉢ 혈당수치를 45mg/dl 이상 유지하는 것에 목표치를 둔다.
  ㉣ 조절이 안 되는 경우 스테로이드를 주입하여 당의 신생을 자극한다.
  ㉤ 약물은 디아족사이드를 투여하여 고인슐린혈증의 아동의 인슐린 분비를 낮추도록 한다.

⑥ 간호
  ㉠ 재태연령과 성장에 적절성 여부를 사정하고 혈당수치를 확인하며 모유수유가 어려운 신생아에게는 경장영양과 정맥용액을 주입하도록 한다.
  ㉡ 저체온증 경우에 포도당 요구량을 증가시켜 저혈당의 위험이 증가되므로 중성온도 환경을 제공다.

## (9) 신생아 저칼슘혈증

① 원인
  ㉠ 총 혈청 칼슘농도가 7mg/dl 미만일 경우이다.
  ㉡ 모체의 당뇨병은 신생아의 기능적 부갑상샘 저하증을 일으키므로 가장 흔히 발생하는 경우이다.

② 간호중재
  ㉠ 목표는 혈중 칼슘이온 농도를 7.0 ~ 8.5mg/dL을 유지하는 것이다.
  ㉡ 수유 시 경구적 보충을 시행하거나 구강과 정맥으로 칼슘을 투여한다.
  ㉢ 칼슘과 중탄산염은 섞어 사용하는 것을 금지한다.

■ 질식
Asphyxia

■ 한랭 스트레스
Cold Stress

■ 디아족사이드
Diazoxide

■ 칼슘, 중탄산염 혼합 금지
칼슘과 중탄산염을 섞어 사용할 시에는 정맥투여용액(IV용액)에 침전물을 형성하기 때문에 혼합해서 사용하지 않는다.

⑽ **괴사성 장염(NEC, Necrotizing Enterocolitis)**

① **정의** : 미숙아나 다른 고위험 신생아에게 발생 빈도가 증가하고 있는 소장과 대장의 점막층 또는 전층의 괴사를 특징으로 하는 감염성 질환을 뜻한다.

② **원인** : 정확한 원인은 알 수 없으나 장의 허혈성 변화와 장관영양으로 조기수유(고농도의 수유), 급속한 진행 및 수유량 증가, 장내 세균증식 등으로 보고 있다.

③ **발생 빈도**

　㉠ 가장 많이 발생하는 군은 미숙아와 저체중 출생아에게 빈번하다.

　㉡ 전체적 총 발생률은 1,000명당 1명꼴로 발생한다.

　㉢ 극소 저체중 출생아의 경우 7%에 영향을 미치고 15 ~ 30%에 사망률을 보이고 있다.

④ **증상** : 마비성 장폐색, 담즙성 구토, 복부팽만, 혈변, 위장관계 증상과 감염을 보이고 있다. 다른 질병과 유사한 비특이적 반응을 대부분 보인다.

⑤ **치료적 관리 및 간호**

　㉠ 진단이 되거나 괴사성 장염 의심 시에는 금식과 비위관 감압을 유지하며 정맥영양을 공급한다.

　㉡ 수액요법과 항생제를 투여하고 활생균을 투여하고 가운과 장갑 착용으로 환아를 대한다.

　㉢ 위험요인이 있는 경우 환아를 다른 아동과 분리한다.

　㉣ 내과적 치료에도 지속된다면 수술이 필요하다.

　㉤ 복부팽만[+]을 점검하고 혈변의 유무도 확인한다.

## 3 근골격계 기능장애 아동 간호

### (1) 근골격계 구조

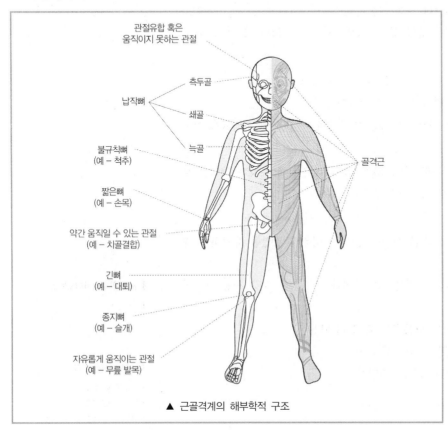

▲ 근골격계의 해부학적 구조

### (2) 아동의 근골격계의 특징

① 태아기의 세밀한 결체조직으로 구성된 뼈는 연골로 변화하는 과정에서 단단해지고 8개월 된 영아의 뼈는 전체의 65%만 화골화되어 큰 아동에 비해 약하다.

② 성인보다 아동의 골막이 더 강하다.

③ 성장기에 생성되는 새로운 뼈 조직은 연령에 따라 성장 속도에 차이를 보인다. 뇌하수체 성장호르몬에 의해 자극을 받으며 긴뼈의 성장은 골단 부위에서 발생한다. 이 부위에 손상을 입을 경우 성장장애가 발생할 수 있다.

④ 성장이 진행되고 있는 뼈는 신속하게 치유된다. 아동의 골절은 내부적 고정은 대부분 필요치 않다. 1세 이하의 영아의 경우 골절은 발생하지 않지만 병태생리적 또는 심한 학대가 발생했을 경우 골절을 초래한다.

⑤ 영아기에는 두개골이 단단하지 않다. 16 ~ 18개월에서 봉합조직이 융합되기 시작하므로 두개 내압은 아동 머리 크기에 큰 영향을 미친다.

⑥ 근육조직의 경우 출생 시 이미 갖춰져 있다. 성장기에 이르면 근육은 숫자가 증가하지 않고 크기가 커진다.

⑦ 영아기와 아동기의 자세변경은 신경학적 조절능력의 발달, 뼈와 근육 및 지방조직의 성장에 의해 가능하다. 자세변경은 근골격계와 신경계의 발달 수준을 보여준다.

⑧ 연조직이 탄력적인 아동기는 성인에 비해 탈구, 염좌가 덜 발생한다.

## (3) 골절 (Fractures)

① 정의 : 뼈의 연속성이 파괴된 것을 의미하며 보통 심한 압력에 의해 발생한다.

② 원인

　㉠ 아동은 발달적 특성인 많은 활동량, 부적절, 미성숙한 운동, 인지능력과 연관이 깊다. 낙상, 교통사고 등의 외상이나 질병의 원인이 되기도 한다.

　㉡ 아동에게 문제되는 골절원인은 손상이다. 쇄골골절의 경우 신생아에게는 상지마비를 일으킬 수 있다.

③ 발생 빈도 : 활동량이 많은 아동은 손상·골절의 위험이 증가한다. 흔한 발생부위로는 손목, 쇄골, 경골, 대퇴골 등이 있다. 아동에게 자주 발생하는 골단골절은 성장장애를 초래하기도 한다.

④ 뼈의 구조

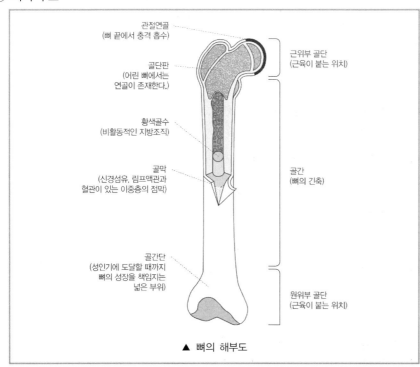

▲ 뼈의 해부도

⑤ 증상 : 손상의 부위·유형·원인에 따라 다양하다. 일반적인 증상으로는 골절부위 통증, 압통, 부동성, 관절범위 제한, 사지 기형, 부종, 발적, 근육경련, 반상출혈 등이 나타난다.

⑥ **진단검사** : 방사선 촬영이 기본이다. 골막의 경우 성인에 비해 두껍고 강해 나타나지 않을 때 MRI, 뼈 스캔을 이용한다.

⑦ **치료적 관리**

    ㉠ 뼈를 정상적 배열로 맞추는 정복과 보조기구를 사용하여 고정시키는 유지가 주가 되어야한다.

    ㉡ **정복** : 개방식과 비개방식으로 나뉜다. 비개방식의 경우 부동상태를 유지하며 뼈 배열을 유지하는 방법이다. 단순·폐쇄골절에 이용된다. 개방식은 내부고정기(철사, 핀)을 삽입하여 고정시키며 석고붕대로 고정한다.

⑧ **간호** : 골절부위 위주로 타박상, 피부열상, 부종 등을 사정한다. 방사선에서 나타나지 않는 성장판의 손상을 위해 골절부위를 사정한다.

⑨ **합병증**

    ㉠ **지방색전** : 저산소증을 유발하므로 골절부위는 고정시키고 움직이지 않는다.

    ㉡ **심부정맥혈전** : 예방하기 위해 손상된 사지를 상승시키고 조기이상을 취해준다.

## (4) 골수염 (Osteomyelitis)

① **정의**

    ㉠ 뼈에 감염이 발생하게 된 것이다.

    ㉡ 1개월 이상 지속되어 일차적 항생제에 반응을 하지 않을 시 만성으로 분류하고 그 전에는 급성으로 분류한다.

② **원인**

    ㉠ **내적요인** : 호흡기 감염, 발치, 중이염 등이다.

    ㉡ **외적요인** : 상처, 수술 등에 의해 박테리아가 뼈로 침투하여 발생한다.

    ㉢ 방지하기 위하여 무균법과 핀이 꽂힌 부위의 관찰이 필요하다.

③ **발생 빈도** : 보통 5세 이하 아동에게 호발한다. 여아보다 남아에게 2배가량 많다.

④ **병태생리**

    ㉠ 주로 대퇴나 경골 등과 같은 긴뼈 골간단에 발생한다.

    ㉡ 모세혈관의 파괴와 더불어 농양이 형성되어 뼈의 피질과 수질로 확산된다.

    ㉢ 혈액공급의 차단은 괴사조직 형성을 일으키고 사골주위에 새로운 뼈가 형성되면 염증과정이 계속된다. 뼈조직의 파괴를 증가시키고 농이 고인다. 형성된 고름주머니는 항생제를 막아 만성화로 진전되게 된다.

⑤ **증상**

    ㉠ 영아의 경우에는 비특이적 반응으로 고열과 안절부절 못함, 수유장애 등이 있다.

    ㉡ 영아보다 큰 아동에게 통증, 열감, 관절운동 범위 제한, 압통과 발적 등이 있다.

    ㉢ 국소적인 통증이 대부분이지만 방사통이 인접부위에 발생하여 패혈성 관절염의 근거가 되기도 한다.

▎**정복**
Reduction

▎**유지**
Retention

⑥ **진단검사** : 방사선 촬영, 뼈 스캔, MRI, 초음파 등을 골수염 진단에 사용한다.

⑦ **치료적 관리**

    ㉠ **정맥 항생제 치료** : 병원균 배양검사에 따라 진행한다. 항생제 투여기간이 길어지므로 혈청 내 항생제 수준을 면밀히 관찰하고 혈액세포검사를 통해 골수기능을 확인한다.

    ㉡ **외과적 시술** : 농양배액과 항생제에 대한 무반응 시 행한다. 대퇴골의 근위부 골수염의 경우에도 고관절 패혈증성 관절염 발생위험이 있으므로 외과적 시술한다. 외과적 무균법으로 이차감염을 예방한다.

⑧ **간호**

    ㉠ **정맥으로 항생제 투약** : 장기간의 항생제 투여가 필요하다. 주사부위 합병증 유무를 확인하고 간과 신장의 기능에 대한 모니터도 필요하다.

    ㉡ **상처간호** : 외과적 무균술을 적용한다. 배액 관련 양, 색깔, 농도 등을 기록한다.

    ㉢ **활동제한 유지** : 침상안정, 체중부하 금지를 유지한다. 활동 재개와 관련해서는 의사의 확인 하에 실행한다.

    ㉣ **영양공급** : 부동으로 인한 식욕저하가 일어날 수 있다. 고단백·고칼로리 식이로 소량씩 자주 섭취한다.

    ㉤ **가정간호 교육** : 부모의 학습과정을 지지하며 느낌을 표현하도록 격려한다. 정맥 항생제 치료가 필요한 경우 시범을 보이며 정맥주사 자료를 제공한다.

    ㉥ **최적의 발달 증진** : 부동으로 인한 치유효과를 설명하며 치료적 놀이를 제공한다. 필요하다면 학업을 지속할 수 있도록 지지해준다.

**(5) 소아관절염 (Juvenile Arthritis)**

① **정의** : 소아성 류마티스성 관절염으로 염증성 자가면역질환이다. 관절부위의 통증·종창·압통으로 운동범위가 제한되고 관절종창의 악화·완화를 반복한다.

② **원인** : 아직 정확한 원인이 밝혀지지 않았지만 유전, 비정상적 면역반응, 감염, 손상 등과 같은 것들이 있다.

③ **발생 빈도** : 해마다 1,000명중 1.4명 정도 발생하고 있다. 보통 16세 이전에 발현하여 6개월 이전 아동에게는 거의 발병하지 않는다.

④ **병태생리**

    ㉠ 류마티스 과정에 관여하는 일차적 구조물은 활액관절로 윤활제 역할과 영양공급 및 활액을 생산하는 혈관이 많은 관절조직이다.

    ㉡ 활액막의 염증으로 정상활액과 다른 묽은 수액을 과량 생산하여 활액막을 붓고 불룩 튀어 나오게 만들어서 관절주위 연골과 뼈를 부식·파괴한다.

⑤ 증상

　ⓐ 6주 이상 관절의 간헐적 통증이 지속적으로 발생한다.

　ⓑ 통증, 뻣뻣함, 종창, 열감, 관절범위 제한 등의 증상을 보이게 된다.

　ⓒ 보통 3가지 형태의 관절염으로 구분된다.

　ⓓ 5개 이상의 관절에서 증상이 발현되면 다수관절형, 4개 이하의 관절은 소수
　　관절형, 39℃ 이상의 고열 발생 시에는 전신형이다.

⑥ 진단검사

　ⓐ 류마티스인자, 항핵항체, ESR 상승, CRP 존재여부는 관절염 유형에 따라 구분된다.

　ⓑ 전신증상, 관절증상의 특징, 빈도, 심각성 정도가 진단의 근거가 된다.

⑦ 치료적 관리

　ⓐ 기형의 최소화와 아동발달에 부정적 영향 감소를 목적으로 한다.

　ⓑ 약물요법 : 아스피린계의 약물은 피하며 비스테로이계 소염제를 사용한다. 심
　　한 경우 제한적이나 항류마티스약물, 스테로이드제제를 사용한다.

　ⓒ 물리치료와 작업치료 : 소아관절염은 근육의 통합성과 관절의 운동성 유지가 매
　　우 중요하다. 재활을 통해 예방하고 휴식, 적절한 자세, 운동프로그램 등 활
　　용한다. 재활진행 시 통증이 발생하면 휴식을 취하며 근육소모, 굴곡기형의
　　발생 위험성도 숙지한다. 통증이 감소되면 바로 등척성운동과 근육긴장성 운
　　동을 시행한다. 온찜질이나 냉찜질 부목은 통증 감소에 사용한다.

　ⓓ 외과적 치료 : 관절경축, 사지의 성장 비대칭 시 고려한다.

# 4 소화기 기능장애 아동

## (1) 소화기계 구조

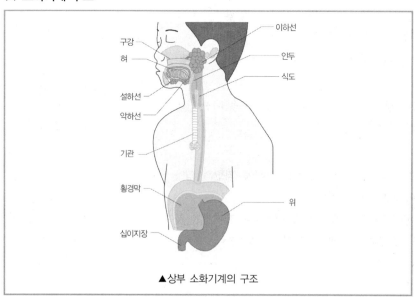

▲상부 소화기계의 구조

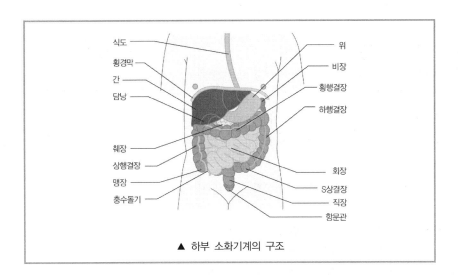

▲ 하부 소화기계의 구조

**TIP & MEMO**

**│ 아동 아스피린계 약물**

아스피린계의 약물을 아동에게 사용할 경우 라이증후군과 연관성으로 인해 사용을 권장하지 않는다.

### (2) 아동의 소화기계 특징

① 영아의 경우 소량의 타액만 가지고 있다.

② 생후 6주까지는 연하작용 수의조절이 어렵다.

③ 영아와 아동의 위 용적은 작다.

④ 대장의 길이는 상대적으로 짧으며 점막상피세포의 수분흡수가 적다. 대변의 점도는 낮고 연동운동은 성인에 비해 더 빠르다.

⑤ 신생아의 간 해독능력은 떨어진다. 연장아보다 비타민, 미네랄 등의 분해되는 능력도 낮다.

⑥ 발열은 배출속도의 증가를 가져온다. 염산의 농도는 학령기까지 낮은 편이다.

⑦ 영아기에는 연동운동 역행으로 역류와 구토가 발생한다. 연동운동 자체는 활발하여 짧은 시간에 내용물을 옮긴다.

⑧ 영아의 경우 위가 횡위로 자리한다. 영유아의 경우 복부모양이 둥글다.

### (3) 구순열(Cleft Lip)과 구개열(Cleft Palate)

① **정의** : 입술과 구강 내에 열구가 일측성 혹은 양측성으로 나타난다. 선천성 두개안면기형이 동반된다.

② **발생 빈도** : 아동의 700 ~ 1,000명당 1명 정도로 발생한다. 단순구개열은 2,000명당 1명 정도로 나타난다. 여아보다는 남아에게서 발생 빈도가 높다. 아시아인과 미국인에게 발병률이 높지만 아프리카계 미국인은 낮다.

③ **발생요인** : 유전적 · 환경적 모든 요인들이 포함된다. 모성 흡연, 가족력과 같은 요인들은 위험증가를 가져온다.

④ 증상

　　㉠ **구순열** : 다양한 크기의 결손과 치아기형을 동반한다.

　　㉡ **구개열** : 비강 염좌, 구개수와 연구개가 길고 경구개로 확장된 중앙 또는 양측성 구개열, 노출된 바강 등을 모두 포함한다.

⑤ **진단검사** : 출생 당시의 확인과 임신 중 초음파검사 등으로 확인이 가능하다. 구강 내 결함을 장갑 낀 손으로 촉지하거나 시진을 통한 방법도 이용된다.

⑥ **치료적 관리**

　　㉠ 결함의 심각도에 따라 수많은 전문가(외과의사, 간호사 ,유전학자, 언어치료사 등)가 함께한다.

　　㉡ 중요한 관리는 적절한 성장에 필요한 수유기술을 교육·시범하는 것이다. 수유 중재를 성공적으로 교육하면 영아에게 영양공급을 원활하게 할 수 있다.

　　㉢ 구순열 교정수술의 경우 생후 3 ~ 6개월에 수행하며 조기수술의 경우 결속 증진과 수유의 원활함을 가져온다.

　　㉣ 구개열 수술의 경우 개인차, 기형 정도, 크기에 따라 다양하게 수행되며 대부분은 1세까지는 교정수술을 하게 된다. 구개열의 아동은 만성 중이염의 위험이 높으므로 청각손실에 주의한다.

## (4) 기관식도루(TEF)를 동반한 식도폐쇄

① **정의**: 식도가 위에 도달 전에 맹낭에서 끝나고 식도 − 기관 사이의 비정상적 연결로 인하여 누공이 형성된 선천성 기형을 말한다.

② **원인** : 잘 알려지지 않았으나 성별차이 없이 출생아 1,000명당 1.2 ~ 4.6명 발생한다. 영아의 식도폐색은 심장, 위장계, 중추신경계와 관련하여 기형이 발생하기도 한다. 미숙이나 저체중은 장기적인 예후에 영향을 준다.

③ **증상** : 구토, 과도한 구강분비물, 기침, 질식, 복부팽만, 출생 시 비위관이나 흡인 카테터 삽입 어려움, 장내 공기가 없는 쑥 들어간 복부 등이다.

④ **병태생리**

　　㉠ 배아기의 기관과 식도가 전장에서 분리되지 못하여 다른 기관과 불완전 융합으로 인해 식도기관 누공이 나타난다.

　　㉡ 임신 4 ~ 5주에 발생하고 누공으로 인한 구강섭취 내용물이 폐로 유입되고 많은 공기가 위로 유입되는 위험성이 발생 할 수 있다.

　　㉢ 질식, 복부팽만, 기침 등이 발생하면서 흡인성 폐렴, 중증의 호흡곤란이 발생하여 외과적 수술이 필요할 수 있다.

　　㉣ 누공이 없는 식도폐쇄는 우유나 타액으로 인한 호흡곤란의 위험성이 존재한다.

▎**태어기 발달장애**

• 구순열 · 구개열

• 기관식도루를 동반한 식도폐쇄

⑤ 진단검사

　　㉠ 태아진단에 가장 중요한 단서는 산모의 양수과다증 과거력으로 출생 전의 기
　　　관식도루 의심은 분만실에서 진단으로 이어질 수 있다.

　　㉡ 비위관의 삽입 어려움이나 식도근위부의 공기팽창, 복부팽만으로 인한 복부
　　　방사선 사진으로 확진할 수 있다.

　　㉢ 비정상 유형의 영아는 심장이나 다른 부위의 기형과 동반되는 경우가 많으므
　　　로 진단검사가 필요하다.

⑥ 치료적 관리

　　㉠ 앙와위 자세를 취한 후 침상머리를 높여 위 분비물이 폐로 흡인되는 것을 방지한다.

　　㉡ 정맥으로 수액을 주입하고 비위관 튜브로 근위식도낭의 분비물을 제거한다.
　　　체온유지, 산소주입을 수행한다.

　　㉢ 치료를 외과적 수술을 수행한다. 누공의 출혈과 심한 협착으로 인한 폐색의
　　　치료(문합술)를 행한다.

　　㉣ 합병증으로 아동이 성장하며 식도 연동운동부전, 위식도역류, 식도협착, 폐
　　　렴, 기관지염이 발생 할 수 있다.

⑦ 간호중재

　　㉠ 출생 직후의 간호에서 복사온열기에 눕히고 가습산소를 투여하여 호흡곤란을
　　　완화하는 것이 중요하다.

　　㉡ 수술예정인 아동은 금식과 정맥수액을 제공한다.

　　㉢ 기침, 수유 시 질식, 청색증을 가르켜 '3Cs' 라 한다. 3Cs가 나타내는 아동은
　　　기관식도루를 의심하고 외과적 응급수술이 필요하다. 예방의 중요한 점은 기
　　　도흡인의 예방에 둔다.

　　㉣ 수술 직후에는 호흡, 수액균형, 영양지지, 체온유지, 통증완화, 감염예방에 중
　　　점을 두고 간호를 시행한다. 흉관이 삽입된 아동의 경우 개방상태를 유지한다.

## (5) 위식도역류(GER, Gastroesophageal Reflux)

① 정의 : 위 내용물이 식도 내로 역류하는 것이다. 자연적인 생리현상이며 성인,
아동 모두 주기적으로 역류를 경험한다.

② 위식도역류질환 : 만성적인 형태이며 생리적인 위식도역류와 병리적 위식도역류질
환으로 구분된다.

③ 원인

　　㉠ 뇌성마비, 다운증후군, 두부손상과 같은 신경학적 장애로 하부식도괄약근의
　　　신경신호전달에 영향을 준다.

　　㉡ 카페인, 복부팽만, 연하기능부전 등은 하부식도괄약근에 영향을 주며 복강 내
　　　압력이 증가하여 발생가능성이 증가한다.

　　㉢ 영아에게 중요한 영향을 주는 요인으로는 자세가 있다.

　　㉣ 비만과 식도열공탈장도 영향을 준다.

▌운동성 장애

위식도역류가 있다.

▌위식도역류질환

GERD,
Gastroesophageal Reflex Disease

④ 발생 빈도

　　㉠ 정상 영아의 경우 50% 정도가 우는 동안 위식도역류를 경험한다.

　　㉡ 생후 4개월경에 발생 빈도가 높으며 이후에는 감소하는 경향을 보인다.

　　㉢ 신경계 이상과 발달문제 아동의 경우 발생하는 빈도수가 더 높다.

⑤ 증상

　　㉠ 위식도역류질환의 가장 큰 증상은 중이염 재발, 식사 후 구토, 뱉어내기, 딸꾹질 등이 있다.

　　㉡ 체중감소, 성장장애, 불안감, 복통, 과민성이 같이 나타난다.

　　㉢ 호흡기질환, 천식질환을 동반하기도 하며 서맥을 경험할 수 있다.

　　㉣ 다양한 질병들과 관련이 있으므로 다른 증상과 같이 진단 후에 확증한다.

⑥ 진단검사 : 바륨연하검사, 식도압력검사, 내시경검사, 이동성 산도(pH)검사 등의 직접적 검사는 아동에게 힘겨울 수 있으므로 영양적 정보를 통해 진단한다.

⑦ 치료적 관리

　　㉠ 증상의 정도에 따라 구분한다. 다양한 요법을 포함하여 진행된다.

　　㉡ 식이 : 소량씩 자주 섭취하고 식후에는 트림을 권장한다. 필요시 농축된 고칼로리 처방유와 비위관 영양공급을 사용한다. 금기되는 음식은 탄산, 지방, 카페인, 산성이 포함되거나 양념이 강한 것이다.

　　㉢ 체위 : 위 식도역류를 완화하는 체위는 영아돌연사증후군을 예방하기 위하여 앙와위를 권장한다. 질식의 위험성보다 위식도역류의 위험도가 높다면 복위를 권장한다.

　　㉣ 약물 : 보통 제산제가 포함되며 양성자펌프억제제, 히스타민 $H_2$ – receptor 길항제를 사용하여 산 분비를 억제하며 Prokinetic 물질로 장 연동운동, 식도개선, 위배출을 증가 시킨다.

　　㉤ 급성출혈치료 : 위식도역류질환과 식도염의 합병증으로 비위관을 통한 위세척을 수행하며 방사선치료나 수술을 병행한다.

### (6) 소화궤양(Petic Ulcer)

① 정의

　　㉠ 펩신과 산에 노출되어 소화기관의 점막, 점막하층, 근육조직의 손상이 일어나는 것을 뜻한다. 위와 십이지장에 원발성 또는 속발성으로 발생한다.

　　㉡ 원발성 또는 특발성궤양 : 내재된 질병이 없으며 만성적이고 보통 십이지장에 발병한다.

　　㉢ 속발성 : 급작스럽게 발현한다. 다른 질병과 동반되며 비스테로이드성 항염제(NSAIDs)를 사용하면 발생율이 증가하고 위에서 발생되는 경향이 있다.

TIP & MEMO

┃ 양성자펌프억제제

Omeprazole, Lansoprazole

┃ 히스타민 $H_2$ – receptor 길항제

Cimetidine, Ranitidine

┃ Prokinetic 물질

Cisapride, Bethanechol, Metoclopramide

② 원인

ⓐ 아스피린, 비스테로이드성 항염증제제(NSAIDs), 인도메타신 등을 흡연·음주와 병행하면 점막에 부정적인 영향을 끼친다.

ⓑ 아동에게 콜라, 차, 초콜릿 등은 산 분비에 영향을 주어 궤양발병의 원인이 될 수 있다.

ⓒ 영아기나 초기아동기의 속발성 궤양의 가장 큰 영향은 생리적 스트레스이다. 중증 질병의 아동에게 발병하는 경향이 있다.

ⓓ 헬리코박터 파일로리는 위 점막이 약화되거나 민감해진 점막에 산과 소화효소가 있을 때 활동하며 주로 십이지장궤양 환아에게 발견된다.

ⓔ 가족성 영향을 받는 십이지장궤양은 유전적 요인과 환경적 요인이 궤양을 촉진시킬 수 있다. 혈액형 O형의 경우 발병률이 높다.

ⓕ 프로스타글란딘의 분비에 장애가 생기면서 중탄산염 점막장애의 원인이 된다.

ⓖ 졸린거 – 엘리슨 증후군 또는 가스트린종, 부갑상샘 기능항진증에 의해 위산 과다분비의 영향을 받는다.

③ 병태생리 : 위와 십이지장 연결부는 중탄산염점막으로 산의 중화지점이다. 궤양의 경우 위나 십이지장 점막표면의 부식이 심화되고 과정의 불균형으로 발생한다.

④ 발생 빈도 : 궤양은 일반적으로 자연치유가 된다. 실제 궤양 증상으로 입원한 아동의 2,500명당 5 ~ 7명만이 진단을 받게 된다. 십이지장궤양의 환아 중 80%는 헬리코박터 파일로리균의 영향을 받았다.

⑤ 증상 : 화끈거림, 위가 비었을 때 경련, 통증, 복부불편감이 나타나며 주로 밤이나 이른 아침에 깨게 되고 6살 미만 아동은 구토증상을 동반한다. 토혈증, 혈변의 경우 영아, 어린아동에게 나타난다.

⑥ 진단검사 : 신생아를 포함한 모든 아동에게 상부 위장관내시경 검사를 시행한다. 초음파 검사의 경우 기계적 장애가 발생하였을 때 시행하고 혈변검사는 위장관계 출혈을 진단할 때 사용한다.

⑦ 치료적 관리

ⓐ 치료의 고려 요인은 약물의 안전성, 증상 완화, 환아와 부모의 규정된 식이요법, 합병증 예방 등이며 카페인이 적고 섬유소, 불포화오일이 많은 음식을 규칙적으로 제공한다.

ⓑ 투약은 첫 단계로 고려되어야 하며 주로 항생제, 양성자펌프억제제, $H_2$수용체차단제, 점막보호제가 사용된다.

ⓒ 헬리코박터 파일로리(H.Pylori) 박멸을 위해 4 ~ 6주 정도 비스무스염과 적절한 항생제, 양성자펌프억제제 병합요법을 사용한다. 또한 출혈 발생시 비위관 삽입으로 혈액을 흡인하며 위를 감압하고 혈액손실을 확인한다.

▌인도메타신

Indomethacin

▌헬리코박터 파일로리

H.Pylori, Helicobacter Pylori

▌프로스타글란딘

프로스타글란딘은 중탄산염의 분비를 증가시켜준다.

▌졸린거 – 엘리슨 증후군

Zollinger – Ellison Syndrome

▌가스트린종

Gastrinoma

### (7) 감염 위장염(Infectious Gastroenteritis)

① 원인

ⓐ 집단바이러스, 박테리아, 기생충이 원인이다.

ⓑ 심한 경우 감염성 설사, 수분과잉, 전해질 소실, 패혈증, 사망의 원인이 된다.

ⓒ 오염된 물·식사, 사람들 사이의 감염은 장기 육아시설 거주아동이나 보육원, 유치원 등에 생활하며 면역력이 약화된 아동이 위험도가 높다.

ⓓ 위장관염의 가장 흔한 바이러스인 로타바이러스는 5세 미만 아동에게 설사를 유발한다. 설사 사망아동의 29%에 해당한다.

② 발생 빈도 : 가장 흔한 외래 감염성질환 중 하나이다.

③ 증상 : 다양한 형태의 설사, 지속적 구토, 복통 등이 나타난다. 뒤무직과 발열을 경험한다. 탈수의 경우 2세 미만 유아들이 겪게 되는 증상이다.

④ 병태생리

ⓐ 병원체가 장 점막에 유착되고 염증반응, 상피세포의 죽음으로 상피침입이 발생하게 된다.

ⓑ 궤양, 위막 형성, 출혈을 일으키고 장 독소로 인해 장이 흡수하는 용량이 증가하여 설사와 탈수를 일으킨다.

ⓒ 세포독소(살모넬라)의 경우는 국소부종, 흡수장애, 탈수를 일으킨다.

ⓓ 일부 병원체의 경우 위장관계 밖 작용하는 신경독소(시겔라)를 생산한다.

⑤ 진단검사

ⓐ 대변으로 병원균을 배양하여 확인으로 확진하게 되는 방법은 비용 부담이 있고 잘못된 음성 결과를 초래할 수 있다.

ⓑ 뒤무직, 복통, 혈변의 아동에게서 정밀검사를 행하고 임상적 결과를 통해 추정진단을 내리게 된다.

ⓒ S상결장검사의 경우 점액의 양을 결정하는데 유용하고 배양을 통하여 신뢰도가 올라간 표본과 진단에 유용하다.

⑥ 치료적 관리

ⓐ 수분보충이 중요하다. 산 - 염기 수분전해질 불균형 상태의 교정을 위해 수액을 정맥, 경구로 보충한다.

ⓑ 설사의 경우 소듐, 칼륨, 중탄산염 함량이 높아 경구수분보충요법을 사용하기도 한다.

ⓒ 시겔라, 지아디아 감염에 사용되는 항균제 치료는 클로스트리듐 디피실리균, 대장균에도 유용하지만 로타바이러스에는 작용하지 못한다.

### (8) 충수염(Appendicitis)

① 정의 : 연충 모양의 충수, 작은림프, 관, 맹장 끝 맹낭의 염증과 감염이다.

② 원인 : 응급수술의 가장 흔한 원인이 된다. 충수 폐색과 충수염의 원인으로는 바이러스성감염, 대변, 이물질, 기생충 등과 관련된 림프부종이다.

③ 발생빈도 : 남녀 발생 빈도가 같고 4세 미만 아동에게는 드물다.

④ 증상

  ㉠ 통증이 주된 증상이다. 우측하복부 맥버니포인트에 통증이 집중되어 강도가 점진적으로 증가된다.

  ㉡ 연관증상은 오심, 구토, 식욕 감퇴, 설사, 변비, 발열, 오한 등이 있다.

  ㉢ 천공되는 경우 초기에는 통증감소의 양상을 보인다.

⑤ 진단검사 : 성인과 마찬가지로 맥버니포인트 촉진으로 진단한다. 반동성 압통, 오심, 구토, 발열의 동반으로 확인할 수 있다. 임상적 결과는 염증을 나타내는 백혈구 수치 $15,000 \sim 20,000/\text{mm}^3$로 확인할 수 있다. 정확한 진단으로는 초음파와 컴퓨터 단층촬영으로 심각성을 예측한다.

⑥ 병태생리 : 충수의 폐색은 팽창의 원인은 충수벽 충혈로 농양과 누공으로 진행될 수 있다. 심화될 경우 천공으로 장 내용물이 배출되면서 장간막층과 복막이 오염되어 복막염과 패혈증의 원인이 된다.

⑦ 치료적 관리 : 충수절제술인 외과적 수술이 시행한다. 천공이 의심되는 환아의 경우 복강경검사나 복부개방으로 접근해야한다.

■ 맥버니포인트

Mcburney Point

### (9) 비후 유문협착증(Pyloric Stenosis)

① 정의 : 유문을 둘러싼 윤상근육의 과잉성장으로 폐색이 발생한 것이다. 초기 영아기에 일반적인 외과적 질환 중 하나이다.

② 원인 : 뚜렷한 원인은 없으나 다른 소화기계 이상과 연관되어 발생한다.

③ 발생 빈도 : 신생아 1,000명당 1 ~ 3명에게 발생한다. 남아의 발생률이 높으며 만삭아에게 발병률이 높은 편이다.

④ 증상

  ㉠ 건강한 영아에게 담즙이 불포함된 진행성 분출성 구토가 주 증상이다. 식도 자극으로 인해 혈액 섞인 구토를 할 수 있다.

  ㉡ 촉진을 할 때 오른쪽 상복부에서 유동적인 단단한 올리브 모양의 덩어리가 만져진다.

  ㉢ 구토 직전에 왼쪽상복부에서 오른쪽 상복부로 위 연동운동이 관찰된다.

  ㉣ 수유 후에도 배고픔이 지속되고 심화되면 대사알칼리증으로 발전된다.

⑤ 진단검사

    ㉠ 유문덩어리의 촉진과 방사선 검사, 초음파 검사로 확인 할 수 있다.

    ㉡ 바륨연하검사는 길고 좁아진 유문관과 위장 비우는 시간이 길어짐을 확인할 수 있다.

    ㉢ 임상결과 구토로 인한 혈청칼륨, 나트륨수치, 염소 수치 감소, pH, 중탄삼염이 증가하면서 알칼리증, 간접빌리루빈 상승을 볼 수 있다.

⑥ 치료적 관리

    ㉠ 초기 진단이 가능하기 때문에 탈수, 영양결핍, 알칼리증과 같이 악화되는 경우는 거의 없다.

    ㉡ 탈수증상이 보이는 아동의 경우 비경구적 수액과 전해질 보충을 해야 하며 비위관 튜브를 이용하여 위감압을 수행한다.

    ㉢ 외과적 시술인 유문근절개술이 확실한 치료방법 중 하나이다. 응급으로 시행되지 않으나 수분 전해질 균형 여부에 따라 지체없이 복강경으로 진행한다.

### ⑽ 장중첩증(Intussusception)

① 정의

    ㉠ 장 일부분의 장 말단 부분 함입으로 장폐색이 초래된 상태를 말한다.

    ㉡ 보통 자주 발생되는 부위는 회장 말단부분으로 상행결장에 끼어 들어가면서 발생한다.

    ㉢ 어린 아동의 경우 원인이 뚜렷하지는 않으나 관련요인은 상기도 감염, 바이러스성 감염 등이 있다.

② 발생 빈도

    ㉠ 80%는 2세 이전에 발생하며 생후 3개월 이전에는 거의 발생하지 않는다.

    ㉡ 출생 시 1,000명당 1 ~ 4명 정도로 발생한다.

    ㉢ 남아와 낭성섬유종을 앓는 아동에게 호발한다.

③ 병태생리

    ㉠ 장의 함입으로 인해 폐색이 발생하고 장간막혈관이 폐색으로 국소빈혈이 생기기도 한다.

    ㉡ 장간막혈관의 허혈은 부종, 질식, 장경색의 원인이 되면서 천공, 복막염, 패혈증, 쇼크, 사망으로 진행한다.

④ 증상

    ㉠ 소화기계에 병력이 없는 건강한 아동에게서 발생하며 발작적 복통이 나타났다가 사라진다.

    ㉡ 지속적이고 심한 통증을 유발하고 구토가 발생할 수 있다.

⑤ 진단검사

ㄱ 일반적 징후는 혈액이 섞인 점액성 변, 설사, 소시지 모양의 복부덩어리이다.

ㄴ 폐색이 12 ~ 24시간 이상일 경우 쇼크, 패혈증의 위험이 높아진다.

ㄷ 초음파 검사로 진단되고 바륨관장, 공기관장검사를 통해 확진된다. 자가치유되는 경우도 있다.

⑥ 치료적 관리

ㄱ 발생한지 24시간 이내에 제자리로 돌리고 기능회복하는 것이 중요하다.

ㄴ 보통 80 ~ 95%의 성공률을 보이는 바륨, 등장성 생리식염수, 공기관장을 실시하여 정상으로 환원을 시도하며 실패한다면 응급수술을 시행한다.

## (11) 젖당 불내성(유당불내증, Lactose Intolerance)

① 정의 : 소장에서 분비되는 젖당소화 필요요소인 락타아제의 부족 · 결핍으로 발생한다.

② 유형

ㄱ 선천성과 발달성(이차성)으로 나뉜다.

ㄴ 선천의 경우 락타아제가 완전히 없는 상태의 출생 시 발생하는 경우는 드물다.

ㄷ 이차성의 경우 아동기 초반에 발생하는 락타아제 결핍증을 뜻한다.

③ 원인 : 대부분의 경우 락타아제의 부족으로 발생한다. 원인은 자세히 알려지지 않았으며 바이러스성 위장염, 위장관 점막질환을 앓는 경우 더욱 악화된다.

④ 발생 빈도 : 우리나라 인구의 0.5 ~ 1% 정도 발생한다. 아시아, 아메리카인디언, 아랍 등의 인종에서 50 ~ 90% 정도 차지한다.

⑤ 증상

ㄱ 다량의 거품과 지방이 없는 설사, 복통, 장내가스, 복부팽만이 있다.

ㄴ 보통 3세 이후 락타아제 활동 감소 시작되거나 다른 소화기질환 중에는 나타나지 않다.

ㄷ 선천성인 경우는 즉시 나타난다.

⑥ 진단검사

ㄱ 젖당 불포함 음식섭취 후 상태가 양호해지는 것으로 진단을 추정할 수 있다.

ㄴ 클리니테스트 대변검사, 락타아제 내성검사를 통해서도 진단할 수 있다.

⑦ 치료적 관리

ㄱ 식이요법으로 젖당 성분이 불포함된 음식을 섭취하는 것이다. 완전한 제외는 불필요하며 적절한 칼슘, 단백질, 칼로리를 위해 적절한 식이변경을 요한다.

ㄴ 모유수유 중인 산모가 있다면 젖당 불포함 식이를 산모에게 제공하여 섭취한다.

▌락타아제
Lactase

▌클리니테스트
Clinitest

**⑾ 글루텐 민감소장병**

① 정의

　㉠ 글루텐을 소화하지 못하여 발병하는 질환이다. 밀, 호밀, 보리에 함유된 단백질을 뜻한다.

　㉡ 만성적 소화장애, 흡수장애의 예방을 위해 식이조절이 필요하다.

② 원인

　㉠ 뚜렷하지 않으나 유전적인 자가면역질환으로 알려져 있다.

　㉡ 글루텐 민감소장병의 아동의 경우 HLA − DQ2 HLA − DQ8의 유전자를 소유하고 있는 것으로 알려졌다.

　㉢ 환경적 요인도 있다.

　㉣ 영아식이나 모유수유 전에 글루텐 첨가를 줄여 질환증상을 늦출 수 있다.

③ 발생 빈도

　㉠ 지역마다 발생 빈도는 다르다.

　㉡ 미국의 경우 출생 1,000명당 약 1명 정도이다. 아시아에서 발병률이 거의 없다.

④ 증상

　㉠ 주요한 증상으로 설사나 성장장애 등이 있다.

　㉡ 성장곡선 25백분위수 미만에 해당한다.

　㉢ 다른 증상은 복부팽만, 구토, 빈혈, 불안정, 식욕부진, 근소모, 부종, 엽산부족 등이 있으며 곡물 섭취 후 발현까지 9 ~ 12개월 정도 소요된다.

⑤ 치료적 관리

　㉠ 식이관리가 주된 치료방법이다.

　㉡ 옥수수와 쌀로 다른 곡물을 대체한다.

　㉢ 비타민 결핍증을 치료하기 위하여 지용성 비타민과 엽산염을 섭취한다.

## 5 호흡기 기능장애 아동

### (1) 호흡기계 구조

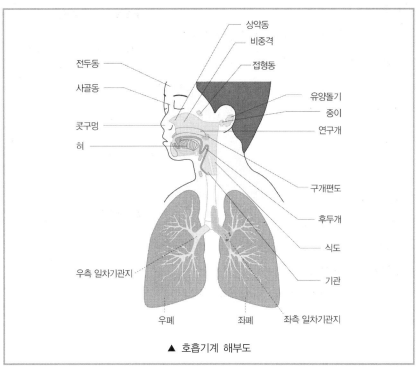

▲ 호흡기계 해부도

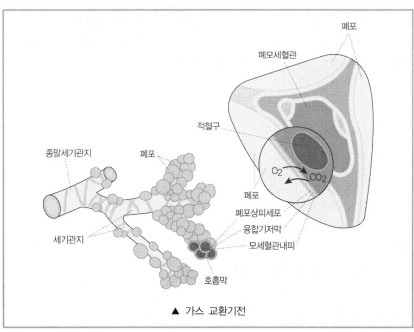

▲ 가스 교환기전

## (2) 아동호흡기계의 특징

① 아동의 경우 정상호흡수는 성인보다 많으며 대사율 증가는 산소요구량을 늘린다.

② 폐표면적의 경우 5 ~ 8세까지 증가한다. 폐 성장은 사춘기까지 이어지고 유스타키오관의 미성숙으로 박테리아 감염이 증가한다.

③ 영아나 아동의 경우 5 ~ 6세까지 호흡 복근을 사용하고 폐 크기는 신장에 비례한다.

④ 비강호흡을 주로 사용하는 영아는 비충혈로 호흡곤란이 발생 할 수 있다.

⑤ 주호흡근은 횡경막으로 늑간근의 미성숙은 흉부견축을 발생시킨다.

⑥ 신생아의 경우 무호흡 증상이 발생하기 쉬우며 불규칙한 호흡양상을 보인다.

## (3) 알레르기 비염(Allergic Rhinitis)

① 정의

　　㉠ 비점막 염증성 질환으로 계절의 영향을 받는다.

　　㉡ 재발률이 높으며 특이 알레르겐에 의해 발생한다.

　　㉢ 일부는 무계절로 연중 내내 증상을 보이기도 한다.

② 원인 : 집 먼지, 진드기, 동물비듬, 나무꽃가루 등이 있으며 가족력이 있다.

③ 발생 빈도 : 아동기에 발견되지만 2세 이전에는 확진은 어렵다. 아동 중 20 ~ 40% 정도 증상을 보이는 것으로 확인된다.

④ 증상

　　㉠ 코, 눈, 귀, 구개 소양감, 묽은 콧물, 발작성 재채기 등이 있다.

　　㉡ 아동의 경우 알레르기 인사, 알레르기 색소침착(Allergic Shinners), 구강건조, 비강폐쇄 등의 증상을 보인다.

　　㉢ 비인두염 환아의 경우 인후통, 발열, 기침, 피로감 등이 있고 감염력이 없는 경우 2주 이내에 회복된다.

⑤ 진단검사

　　㉠ 호산구를 통해 확인할 수 있는 비강 도말검사가 있다.

　　㉡ 알레르기 피부반응검사를 통하여 원인을 알 수 있다.

⑥ 치료적 관리

　　㉠ 해결방안은 알레르기 유발물질을 알고 아동이 생활하는 환경에서 유발 물질을 제거하는 것이다.

　　㉡ 완전제거가 어려울 경우 약물로 증상 완화를 고려한다.

　　㉢ 항히스타민제와 부신피질호르몬제 등을 이용하면 기면상태를 유발할 수 있으니 밤에 주로 투여한다.

　　㉣ 치료방안이 통하지 않는 환아는 면역요법(알레르기주사)을 사용하기도 하며 점진적인 치료방안을 모색한다.

**TIP & MEMO**

▍**알레르기 인사(Allergic Salute)**

콧물로 인해 코를 위로 문지르며 콧잔등에 주름이 남게되는 증상을 말한다.

▍**알레르기 색소침착**

비점막 충혈, 부종 으로 인한 눈 밑 색소침착(Dark Circle)을 뜻한다.

▍**알레르겐**

Allergens

▍**알레르기 인사**

Allergic Salute

### (4) 부비동염(Sinusitis)

① 정의 및 원인 : 부비동에 발생한 염증으로 주로 합병증을 발생하며 유형은 급성과 만성으로 나뉜다.

② 원인

ㄱ 상기도 바이러스 감염에 의해 일어난다.

ㄴ 만성 병력이 있는 아동의 경우 알레르기 비염, 삼출성 중이염이 함께 나타나는 경우가 발생한다.

ㄷ 아데노이드 비대, 비강 내 이물질 폐쇄, 면역결핍으로 발생한다.

ㄹ 낭성섬유증 환아는 점액성 분비물로 발생하기도 한다.

ㅁ 원인균은 폐렴균, 헤모필루스 인플루엔자, 포도상구균 등있다.

③ 증상

ㄱ 비충혈, 구취, 기침, 두통, 압통, 미열, 14일 이상의 감기 등으로 부비동의 답답함을 호소하며 안면부종이 발생하기도 한다.

ㄴ 만성의 경우 만성적 기침과 재발성 두통의 증상을 부가적으로 호소하고 미각 손실, 후각손상, 피로가 올 수 있다.

④ 진단검사 : 방사선 검사로 점막비후, 혼탁, 공기색전증을 확인한다. CT검사는 진단을 확진하는 데 도움을 준다.

⑤ 치료적 관리

ㄱ 급성은 자연 치유가 된다.

ㄴ 약물치료가 요구되는 경우는 아목시실린, 아목시실린 – 클라불란산 칼슘을 처방한다. 그 밖의 진통제, 수액공급, 습도유지 등의 추가적 치료가 이용된다.

ㄷ 외과적 치료는 폐쇄성 기형으로 아데노이드비대나 용종이 해당한다.

### (5) 중이염(Otitis Media)

① 정의 : 중이에서 삼출, 감염, 폐쇄 관련하여 발생되는 염증질환이다. 영아나 아동기에 흔하다.

② 분류

ㄱ 급성 중이염 : 다른 질병과 연관이 있다.

ㄴ 삼출 중이염 : 감염 증상 없이 고막 뒤에 삼출물이 원인이다. 급성과 삼출 중이염은 경과가 같다.

③ 원인

ㄱ 박테리아성 병원균이 원인균으로 작용한다. 폐렴쌍구균, 헤모필루스 인플루엔자, 모락셀라 카타랄리스가 있다.

ㄴ 숙주 방어기전의 변이, 유스타키오관 장애로 귀관염이 발생하고 알레르기도 원인 중에 하나이다.

**▌아목시실린**

Amoxicillin

**▌아목시실린 – 클라불란산 칼슘**

Amoxicillin – Potassium
Clavulanate

**▌폐렴쌍구균**

S.pneumoniae

**▌헤모필루스 인플루엔자**

H.influenzae

**▌모락셀라 카타랄리스**

M.catarrhalis

© 공갈젖꼭지 사용도 귀감염의 위험이 세 배가 증가한다. 간접흡연, 연령(6 ~ 24개월) 등이 원인이 되기도 한다.

② 젖병수유에서 수유자세의 영향을 받는다. 모유수유는 중이염을 방지하는 항체를 얻을 수 있어 예방에 효과적이다.

④ **발생 빈도**

㉠ 보통 6개월 ~ 6세 아동에게서 가장 많이 발생한다.

㉡ 증상은 3세 이하 아동에게 흔하게 나타나게 된다. 초기에는 모체의 항체로 보이지 않다가 항체가 점차 감소하는 6개월 이후 증상이 보인다.

㉢ 3세 말까지 아동의 50 ~ 70%는 한 가지 이상의 급성 중이염 증상을 보인다.

㉣ 남아가 발병률이 높으며 겨울과 봄에 많이 발생한다.

⑤ **증상**

㉠ 급성 중이염의 증상은 이통과 고막에 붉은 빛을 띠면서 팽대하고 혼탁하다.

㉡ 운동저하, 불명확한 대광반사 등이 있다.

㉢ 배액의 경우 화농성이며 연두색의 빛깔을 띠고 냄새가 나기도한다.

⑥ **진단검사** : 이경, 수술 현미경, 내시경 등을 통해서 점막 상태를 검사한다.

⑦ **치료적 관리**

㉠ 자연 치료율이 80% 이상으로 높다. 급성과 삼출성의 구분이 필요하다.

㉡ 항생제의 경우 충분한 관찰을 통해 사용한다.

㉢ 처방이 있을 경우 아목시실린을 사용한다.

㉣ 증상과 관련된 위험요인을 주의하며 급성의 경우 통증완화에 중점을 둔다.

## (6) 인두염(Pharyngitis)과 편도염(Tonsillitis)

① **정의**

㉠ 인두염 : 인두와 주위 림프조직에 일어난 감염으로 원인균은 바이러스, 박테리아가 있다.

㉡ 편도염 : 두 개의 구개편도에 발생한 감염과 염증이다.

㉢ 아데노이드염 : 비인두 후벽의 구개편도 상부에서 발생한 아데노이드의 감염·염증을 말한다.

② **원인**

㉠ 인두염의 원인 바이러스 : 아데노바이러스, 엔터로바이러스, 코로나바이러스 등이 있다.

㉡ 인두염 주요 원인균 : GABHS이다.

㉢ 3세 이전에는 연쇄상구균성에 의한 인두염은 드물게 나타나지만 비말전파의 위험성이 존재한다.

㉣ 편도염 : GABHS가 대표적인 병원체이다.

TIP & MEMO

▌이통
Otalgia

▌아목시실린
Amoxicillin

▌아데노바이러스
Adenovirus

▌엔터로바이러스
Enterovirus

▌코로나바이러스
Coronavirus

▌GABHS
Group A Beta - Hemolytic Streptococcal Bacteria

③ 발생 빈도

ㄱ 아동 연령 4 ~ 7세에 발생률이 가장 높다.

ㄴ GABHS는 겨울에 높고 밀집된 상황에서 전파력이 증가한다.

ㄷ 아동 중기에는 림프조직이 정상적으로 축소하여 편도염 발생위험도가 감소한다.

④ 증상

ㄱ 인두염 : 박테리아성과 바이러스성에 따라 증상이 다르다.

ㄴ 바이러스 인두염 : 점진적으로 발병양상이 보이고 인후통의 경우 발병 2 ~ 3일째 최고조에 달한다. 구개의 수포 또는 궤양, 인후, 편도의 발적, 염증 그리고 발열, 쉰 목소리, 기침, 비염, 경부림프절의 비대, 압통, 3 ~ 4일간의 지속 등을 보인다.

ㄷ 박테리아성 인두염 : 급진적인 발병양상을 보이며 인후통이 심하다. 인후와 편도에 발적, 염증, 복통, 구토, 두통, 경부림프절의 비대, 압통, 발열 등이 있다. 증상들은 3 ~ 5일 정도 지속된다.

ㄹ 편도염 : 구강호흡, 입냄새, 연하곤란, 인후통, 비대된 편도, 흰색 삼출물, 비대된 아데노이드로 인한 청각장애, 중이염, 코골이, 콧소리 등이 나타날 수 있다.

⑤ 진단검사 : 도말법으로 채취한 인후표본의 균배양검사와 급속 연쇄구균 항원 검사를 동시에 실시한다.

⑥ 치료적 관리

ㄱ 급성기의 치료는 통증감소와 안정에 중점을 둔다. 사용하는 약물로는 아세트아미노펜, 이부프로펜이 있다.

ㄴ 시원하고 자극이 적은 음료수를 마시게 한다.

ㄷ 항생제의 사용에 있어서는 항원검출검사나 균배양검사의 양성 결과에 따라 결정한다.

ㄹ 페니실린을 경구복용 함으로써 연쇄상구균성 인두염의 치료를 수행한다.

ㅁ 페니실린 알레르기 아동에게는 대체제로 에리트로마이신, 세팔로스포린을 사용한다.

ㅂ 3세 이하의 아동에게 편도의 외과적 시술인 제거나 절제술은 잔여 편도조직의 비대를 불러일으키기 때문에 금한다.

**균배양검사**

Throat Swab & Culture

**급속 연쇄구균 항원 검사**

Rapid Streptococcal Antigen Test

**아세트아미노펜**

Acetaminophen

**이부프로펜**

Ibuprofen

**에리트로마이신**

Erythromycin

**세팔로스포린**

Cephalosporin

### (7) 크룹 증후군(Croup)

① 정의 : 쇳소리, 컹컹거리는 거친 기침, 쉰 목소리, 흡기성 협착음, 호흡곤란으로 나타나는 증후군이다. 급성발작성과 후두기관 기관지염, 박테리아성 기관염, 후두개염 등의 유형으로 나뉜다.

② 원인

　㉠ 바이러스성 크룹 : 파라인플루엔자 바이러스가 대부분의 원인이다.

　㉡ 급성 발작성 크룹 : 원인불명하다.

　㉢ 후두기관기관지염 : 6개월 ~ 6세 아동의 기도폐쇄의 주요 원인이다. 크룹의 가장 흔한 형태이며 남아가 발병률이 높게 나타나고 겨울에 더 증가한다.

　㉣ 발작성 크룹 : 유전적 소견이 있으며 세균성 기관염의 경우 흔하지 않다.

③ 크룹의 종류별 원인

　㉠ 급성 발작성 후두염 : 바이러스에 의하며 정서적·유전적 소인이 두드러진다.

　㉡ 급성 후두기관기관지염 : 바이러스나 세균성의 영향을 받는다.

　㉢ 급성 후두개염 : 세균성이며 주로 B형 인플루엔자 간균(Hib)이 흔하다.

　㉣ 급성 기관염 : 포도상구균이 흔하다.

④ 증상

　㉠ 밤에 주된 증상을 보인다. 초기 증상으로 상기도 감염의 증상이 보인다.

　㉡ 급성 발작성 후두염 : 갑작스러운 발병으로 거친 기침, 흡기성 천명음, 호흡곤란, 쉰 목소리가 특징이다.

　㉢ 급성 후두기관기관지염 : 서서히 발병하고 밤에 발병한다. 거친 기침, 흡기 시 천명음을 보인다.

　㉣ 급성 후두개염 : 갑작스럽게 발병하여 기도폐쇄가 빠르게 진행된다. 심할 경우 사망하기도 하며 인후통, 호흡곤란, 고열을 동반한다.

　㉤ 급성 기관염 : 상기도 감염으로부터 진행되고 고열, 천명음, 크룹성 기침, 농성 분비물을 보인다.

⑤ 진단검사 : 임상증상을 바탕으로 바이러스성과 세균성을 구분한다. 크룹점수로 호흡부전 중증도를 기술하고 동맥혈가스분석의 수치로 산소분압의 저하를 사정한다.

⑥ 치료적 관리

　㉠ 가장 중점적인 치료는 기도개방의 유지이다.

　㉡ 급성의 경우 가정에서 치료받을 수 있으며 증기 가습기를 권고하고 울음은 기도폐쇄를 유발하므로 안정을 취하도록 한다.

　㉢ 주된 입원 원인이 되는 크룹은 후두기관기관지염이다. 산소요법과 라세믹 에피네프린을 분무투여하며 기관지 경련, 후두부종을 가라앉힌다.

　㉣ 코르티코스테로이드를 경구나 비경구에 사용하게 되면 염증성 부종을 진정시킬 수 있다.

　㉤ 저산소증 증상이 악화되는 경우 기관삽관으로 기도개방을 3 ~ 5일 정도 유지할 수 있다.

▌파라인플루엔자 바이러스

Parainfluenza Virus

▌라세믹 에피네프린

Racemic Epinephrine

▌코르티코스테로이드

Corticosteroid

### (8) 기관지염(Bronchitis)

① 정의 : 상부·하부기도질환과 함께 동반된다. 기침이 주증상이라 천식과 혼동될 수 있고 자연치유될 수 있다.

② 원인
　㉠ 보통 바이러스이다. 리노바이러스의 영향이 크다.
　㉡ 호흡기 세포 융합 바이러스, 인플루엔자 바이러스, 아데노바이러스, 파라인플루엔자 바이러스 등이 원인균이다.
　㉢ 일차적인 바이러스 감염과 이차적 기도문제의 연장선으로 발생하며 이물질 흡인으로도 발생하기도 한다.

③ 발생 빈도 : 여아보다 남아에게 빈번하다. 어린 아동에게서 발병률이 높다.

④ 증상
　㉠ 초기에는 비염증상만 있다가 점차 점액성 분비물을 동반한 기침이 두드러진다.
　㉡ 거칠고 미세한 수포음과 고음의 나음이 특징적이다.
　㉢ 나른함과 미열이 나타나고 화농성 점액이 증가한다.

⑤ 진단검사 : 임상증상을 바탕으로 진단을 내리게 된다.

⑥ 치료적 관리
　㉠ 휴식, 수분 보충, 습도유지 등을 수행한다.
　㉡ 기침억제제의 경우 심하지 않은 경우 사용하지 않으며 항히스타민제 역시 건조하게 하므로 자제한다.
　㉢ 항생제는 세균성 감염일 경우에만 사용한다.

### (9) 폐렴(Pneumonia)

① 정의 : 폐 실질조직에서 발생한 염증이다.

② 원인
　㉠ 유형은 두 가지로 1차성과 2차성으로 구분된다. 환경, 면역체계, 나이는 발병기전과 밀접한 관련이 있으며 바이러스성과 세균성으로 나뉜다.
　㉡ 바이러스성 : 아데노바이러스 인플루엔자 바이러스, RSV로 전체 폐렴의 80 ~ 85%가 해당하며 3세 이하의 영·유아에게 가장 많이 발병한다.
　㉢ 세균성 : 5세 미만의 아동에게 폐렴구균, 포도상구균이 일차적 원인으로 발병한다. 5세 이상의 경우 폐렴구균 감염이 주요형태로 발생한다. 원인균은 헤모필루스인플루엔자, A군 연쇄상구균이 해당된다.

③ 병태생리
　㉠ 바이러스성 : 세포 파편의 탈락으로 종말기관지, 폐포의 관내강 침입이 일어난다. 세포파괴가 진행되고 여러 폐엽에 영향을 미쳐 국소적 침윤을 일으킨다.
　㉡ 세균성 : 전체 폐에의 폐포가 수액과 세포로 채워진다. 세균이 폐 림프관을 통해 혈류로 들어가고 폐활량과 폐의 유순도에 경화가 증가하면서 감소한다.

| 리노바이러스
Rhinovirus

| 호흡기 세포 융합 바이러스
RSV, Respiratory Syncytial Virus

| 인플루엔자 바이러스
Influenza Virus

| 아데노바이러스
Adenovirus

| 파라인플루엔자 바이러스
Parainfluenza Virus

④ 치료적 관리

    ㉠ **바이러스성** : 지지적 치료를 진행한다. 항생제는 처방하지 않는다. 중증의 경우에만 산소요법과 수액요법을 병행하며 입원치료가 권장된다.

    ㉡ **세균성** : 정맥, 구강투여로 항생제를 복용한다. 페니실린, 에리스로마이신, 세팔로스포린 등을 사용한다. 중증은 산소와 수액요법을 병행하며 입원치료가 권장된다. 늑막강의 분비물, 화농액의 가슴관 배액이 때에 따라 처치되기도 한다.

## ⑽ 이물질 흡인(Foreign Body Aspiration)

① 원인

    ㉠ 호발 연령으로는 6개월 ~ 5세에 주로 발생한다. 특정 물건이 흡인 발생률이 높인다.

    ㉡ 아동의 구강욕구와 호기심으로 인해 발생한다. 탐구심으로 입에 넣은 이물질을 삼킴으로 발생한다.

    ㉢ 빈번하게 발생하는 나이의 아동은 2세 이하이며 가정 사망사고의 40%는 이물질 흡인이 주된 원인이다.

② 병태생리

    ㉠ 이물질 흡인은 대부분 기관지에 있다.

    ㉡ 우측 주기관지가 좌측보다 발생률이 높다. 이물질 흡인의 경우 후두에서 부종과 염증을 초래한다.

    ㉢ 기관지 폐쇄를 일으키는 경우 폐쇄성기종, 무기폐, 폐렴 등으로 발생된다.

③ 증상

    ㉠ 갑작스러운 기침, 구역반사, 천명음, 구토, 일시적 무호흡, 청색증 등이 일반적이다.

    ㉡ 후두나 기관폐쇄의 증상은 기도폐쇄, 쉰 목소리, 크룹성 기침, 연하곤란, 협착음, 청색증을 동반한 호흡곤란 등이 발생한다.

④ **진단검사** : 형광투시법, MRI, CT, 흉부방사선검사로 이물질의 여부를 확인할 수 있다. 후두경 검사는 진단과 제거를 위해 이용된다.

⑤ 치료적 관리

    ㉠ 직접적인 후두경 검사, 기관지경 검사를 이용하여 이물질을 제거한다.

    ㉡ 처치 후 후두부종, 호흡장애에 대한 관찰이 필요하다.

    ㉢ 항생제는 감염이 없다면 사용하지 않는다.

    ㉣ 제거된 후 24 ~ 48시간 동안 차가운 증기, 기관지 확장제, 코르티코스테로이드가 처방된다.

## (11) 천식(Asthma)

① 정의

    ㉠ 아동의 입원요인 중 큰 요인이다.

    ㉡ 만성 질환 중 질병부담이 6번째로 큰 질환이다.

    ㉢ 급성과 만성질환의 주요원인이 된다.

② 원인

    ㉠ 유전적인 요인과 환경적 요인이 상호작용하면서 생리적인 변화로 염증반응을 발생시킨다.

    ㉡ 해로운 환경과 심리사회적 자극과 주거 밀집 도시지역에 거주하는 아동에게 발병률이 높다.

    ㉢ 6세 이전에 나타나고 지속적인 천식은 알레르기가 원인이다.

    ㉣ 찬 공기, 담배연기, 알레르기 유발물질, 스트레스, 운동, 바이러스감염 등은 천식발작의 원인이다. 음식 또한 자극 원인이 되기도 한다.

    ㉤ 영유아의 미성숙한 호흡기는 천식 발병률을 높이지만 성장함에 따라 중증도가 감소하기도 한다.

    ㉥ 평생 질환으로 여기며 완화되었다가 재발하는 경우도 생긴다.

③ 발생 빈도 : 1980년대 이후 점진적으로 증가하고 있다

④ 증상

    ㉠ 다양한 증상을 동한다. 마른기침을 하고 천명음, 짧은 호흡, 기침, 호흡곤란 등의 다양한 증상이 동반한다.

    ㉡ 기본 증상은 견축, 비익 확장, 협착음, 빈 호흡, 기좌호흡, 불안정, 걱정, 발한, 피로, 짧은 호흡으로 인한 먹기, 걷기, 말하기, 취침 후 증상 악화 등이 있다.

⑤ 진단검사

    ㉠ 5세 이하의 아동에게는 폐활량계를 이용하여 객관적으로 측정한다.

    ㉡ 분무형 기관지 확장제 투여로 호전된다면 천식임을 의미하는 결과를 암시한다.

    ㉢ 알레르기는 가족력과 병력을 살펴보고 다른 만성기침 유발 원인과 구별한다.

    ㉣ 중증의 천식의 경우 흉부방사선 검사를 수행하며 만성천식의 경우 최대호기 유속검사를 시행한다.

⑥ 치료적 관리

    ㉠ 환경적 유발요인과 공존해야 하는 상태를 제거하거나 불가능할 경우 관리한다.

    ㉡ 정확한 심각성에 대한 사정과 지속적인 확인을 통한 증상조절에 기여한다.

    ㉢ 약물요법과 아동의 건강 제공자들 간의 협력관계를 유지한다.

## 6 심혈관 기능 장애 아동 간호

### (1) 심혈관의 구조

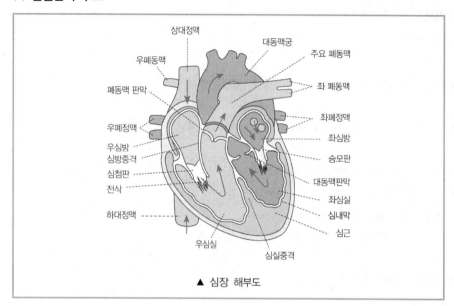

▲ 심장 해부도

### (2) 신생아와 영아 심혈관의 특징

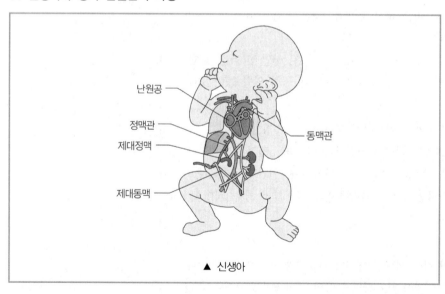

▲ 신생아

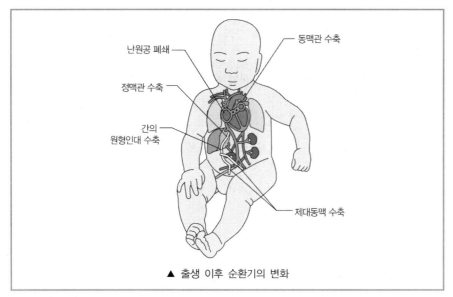

▲ 출생 이후 순환기의 변화

① 영아나 아동의 흉벽은 피하지방, 근육 비율이 상대적으로 적고 얇기 때문에 정상심장 임에도 잡음이 발생 할 수 있다.

② 신생아나 영아의 경우 심근의 미성숙으로 심근세포의 크기는 작고, 수축력도 약하여 일회박출량의 효율적 증가가 어렵다.

③ 신생아의 심장은 적절한 기능을 위해 칼슘, 포도당에 의존하게 되며 저혈압은 대상부전 쇼크의 지표가 된다.

④ 태아의 심장과 대혈관의 발달기간은 재태기간 3 ~ 8주 사이에 이루어지며 심장 기형 발생가능성이 높다.

⑤ 신생아 심음의 경우 성인에 비해 높고 강렬하고 맥박수도 빠르다.

### (3) 울혈성심부전증(CHF, Congestive Heart Failure)

① 정의

　㉠ 신체 요구량에 적절한 심박출량을 유지하지 못하는 심장의 임상적 증후군이다. 심근의 약화, 기능부전으로 심장의 크기가 거대해지며 체순환을 감소시킨다.

　㉡ 전신의 혈관을 수축되면서 심장 부담감이 증가하고 전신과 폐 조직에서 울혈이 발생한다.

② 원인

　㉠ 영아와 아동의 경우 선천 심장병의 원인은 심장의 용적과 압력의 증가이다.

　㉡ 후천 심장병 원인으로 심근병증, 감염, 부정맥 등이 있다.

　㉢ 심장손상의 경우 대사장애나 특정약물로 인해 발생한다. 심부전 징후를 대부분 약물로 치료하고 해부학적 문제는 외과적 수술, 심도자술을 이용한다. 좌우단란이나 좌심폐쇄 등 기능부전이 나타날 수 있다.

　㉣ 부정맥은 심장전도계를 망치게 되며 심박수가 느리거나 빠르거나 불규칙하게 변화시킨다.

**┃ 선천 심장병**

· 선천심장 결손의 경우 영유아나 아동에게 발생률이 높은 선천결손으로 생존아의 0.8% 정도이다.

· 선천 심장병의 임상적 결과로 저산소증과 울혈심부전증이 있다.

③ 증상
  ㉠ 영아의 경우 경한 빈호흡, 포유곤란, 포유시간의 증가, 소모섭취 등의 증상이 있다. 체중이 증가하지 않아 성장장애를 초래한다.
  ㉡ 호흡문제는 호흡곤란과 빈호흡과 같은 증상이 있다. 허약함이 특징이고 발한, 식욕부진, 만성복통, 체중감소로 이어지게 된다.

④ 진단검사
  ㉠ 임상병력, 신체검진, 심전도, 초음파 심장촬영술, 흉부방사선 촬영 등으로 진단한다.
  ㉡ 동맥혈 가스 수치, 혈청전해질 수치, 전혈구수 등을 통해서 심장병 여부를 확인할 수 있다.

⑤ 치료적 관리
  ㉠ 원인이 되는 심장결손을 빠르게 교정하는 것이 치료법이다.
  ㉡ 내과적으로 신경호르몬, 혈역학적반응 등을 조절하여 심장으로 가는 부담을 줄여준다.
  ㉢ 사용되는 약물은 근수축력 증강제, 이뇨제, 안지오텐신전환효소 억제제 등이 있다.
  ㉣ 심전도 자료를 기초로 디곡신을 사용하여 정맥이나 경구로 투여한다.
  ㉤ 이뇨제의 경우 체순환과 폐순환 울혈을 줄이는 용도로 사용한다.

### (4) 폐 고혈압(Pulmonary Hypertension)
① 선천 심장병의 아동은 폐고혈압을 동반한다.
② 좌우단락 심장병 환아의 경우 가역적 폐혈관 수축과 폐혈류량 증가로 폐동맥압력이 증가한다.
③ 좌우단락이 큰 심장병의 경우 출생 후 3 ~ 6개월가량에 수술을 시행한다.
④ 좌우단락이 큰 환아는 높은 폐동맥 혈압과 낮은 폐혈관 저항이 나타나므로 울혈성 심부전증을 치료한다.
⑤ 폐고혈압의 경우 선천성·후천성 원인으로 나뉜다. 선천성은 폐 고혈압 원인으로 혈액과다, 폐혈관수축, 폐혈관 질환이다.

### (5) 청색증
① 중심성청색증(저산소혈증)의 경우 선천 심장병 환아에게 나타난다.
② 정맥계로 불포화된 혈액이 폐를 거치지 않으며 동맥계로 유입된 심장병변에서 발생한다.
③ 폐로 유입되는 혈액량 감소와 불포화 혈액이 전신순환을 할 때 발생한다. 100% 산소공급에도 불구하고 완화되지 않는다.
④ 청색증형 심장병에서 탈수증은 매우 급속히 나타나며 환경적 요인, 고체온, 구토, 설사, 불충분한 경구섭취를 유발할 수 있다.

**(6) 좌우단락 심장병**

① 동맥관개존(PDA, Patent Ductus Arteriousus)

    ⊙ 발생빈도 : 선천 심장병의 5 ~ 10%를 차지한다. 여아의 발생률이 높고, 모체가 임신 초기 풍진에 감염된 경우 발생 가능성이 높다. 조산아의 경우 발생률이 재태기간과 반비례한다. 재태기간 28주 미만에 신생아의 발생빈도는 60% 정도이다.

    ⓒ 증상 : 무증상일 수 있지만 심잡음이 수축되고 확장기에 들린다. 흉골상의 진전, 도약맥이 발생할 수 있다. 빈호흡, 체중증가의 미흡, 수유의 미흡, 빈번한 호흡기 감염, 피곤함, 발한 등의 증상을 볼 수 있다.

② 심방중격결손(ASD, Atrial Septal Defect)

    ⊙ 발생빈도 : 선천 심장병의 5 ~ 10%를 차지하며 여아에게 많이 발생한다.

    ⓒ 형태 : 구멍결손, 구멍결손, 정맥동 결손으로 나타날 수 있다.

    ⓒ 증상 : 무증상이지만 피로함, 호흡곤란, 심계항진, 심방부정맥이 나타난다. 폐혈류량이 증가하였을 때는 호흡기 감염을 초래할 수 있다.

③ 심실중격결손(VSD, Ventricular Septal Defect)

    ⊙ 발생빈도 : 선천 심장병의 15 ~ 20% 정도를 차지한다.

    ⓒ 정의 : 양쪽 심실사이에 비정상적 개구를 의미한다. 원추부결손, 방실관결손, 근성부 결손으로 세 가지 유형으로 구분된다.

    ⓒ 증상 : 무증상일 수 있다. 크고 거친 범수축기 잡음이 들린다. 촉진하여 진전을 알 수 있으며 확장기 잡음, 분마율을 들을 수 있다. 큰 결손을 앓는 환아는 울혈성 심부전증을 동반하기도 한다.

④ 방실중격결손(AVSD, Atrioventricular Septal Defect)

    ⊙ 발생빈도 : 심내막상결손 선천 심장병의 2% 정도를 차지하며 유전적 증후군에 속한다.

    ⓒ 유형 : 부분형·불완전형, 중간형·과도기형, 완전형으로 세 가지로 구분한다.

    ⓒ 증상 : 무증상일 경우가 있지만 수축기에 폐혈류 잡음이 들리고 폐 고혈압이 발생하기도 한다.

**(7) 폐혈류가 감소하는 청색증형 심장병**

① 팔로네징후(TOF, Tetralogy Of Fallot)

    ㉠ 정의 : 선천 심장병 5 ~ 10% 차지하는 가장 흔한 청색증형 병변이다.

    ㉡ 특징 : 태아기 심실중격 정렬이상이다. 네 가지의 특징 중 세 가지가 나타나게
되는데 심실중격 결손, 폐동맥판 협착, 대동맥 기승, 우심실 비대이다.

    ㉢ 증상 : 보통 청색증이 심화되고 전신피로, 과다 청색증 발작, 만성저산소혈증
등이 나타난다.

② 삼천판폐쇄(Tricuspid Atresia)

    ㉠ 정의 : 선천 심장병 1 ~ 3% 정도 해당한다.

    ㉡ 증상 : 심실중격결손, 심방중격 결손, 삼천판의 미성숙이 나타난다. 신생아기
때는 심각한 청색증이 나타날 수 잇으며 심음은 단 하나만을 들을 수 있다.

③ 심실중격결손이 없는 폐동맥 폐쇄(Pulmonary Atresia with Intact Ventricular Septum)

    ㉠ 정의 : 선천 심장병 1% 미만을 차지한다.

    ㉡ 원인 : 폐동맥과 우심실 형성부전으로 폐동맥판막에 발육부전을 가져온다. 우
심실 압력이 높아지고 관상동맥은 비정상이다.

    ㉢ 증상 : 신생아 초기의 청색증과 청진 시 제2심음이 단일음이다.

**(8) 폐혈류가 증가되는 청색증형 심장병**

① 총동맥간증(TA, Truncus Arteriousus)

    ㉠ 정의 : 선천 심장병 1% 정도이며 대혈관이 정상적으로 분리되지 못하였을 경
우를 의미한다.

    ㉡ 증상 : 울혈성 심부전, 청색증을 보이게 되며 폐혈류의 양으로 인해 폐울혈이
발생한다. 폐혈류 제한으로 청색증, 진전, 거친 수축기 잡음이 청진되며 확장
기 잡음 또한 청진될 수 있다.

② 대혈관전위(TGA, Transposition of the Great Arteries)

    ㉠ 발생빈도 : 선천 심장병 5 ~ 7% 정도이다. 심실중격 결손이 동반된다.

    ㉡ 원인 : 태아기의 부적절한 분리와 회전이다.

    ㉢ 증상 : 생후 몇 시간 ~ 3일 이내에 청색증이 나타나고 산소투여와 상관없이
저산소혈증과 울혈성 심부전증이 나타난다.

**(9) 감염심내막염**

① 정의 : 박테리아, 바이러스, 곰팡이균에 의해 심내막과 심장판막의 감염이 일어나
염증이 발생한 것이다.

② 원인

   ㉠ 선천 심장병에 의해 75% 정도 발병한다.

   ㉡ 인공심장판막 시술, 심내막염 병력이 있는 경우, 동맥관 개존, 심실중격 결손, 청색증 심장병, 이엽성 대동맥 판막, 류마티스열 등이 있다.

③ 원인균

   ㉠ 가장 흔한 스트렙토코쿠스비리단스가 가장 많다.

   ㉡ 최근에는 황색포도알균이 원인으로 대두되고 있다.

④ 발병률

   ㉠ 매우 높은 편에 속한다.

   ㉡ 팔로네징후, 심실중격 결손의 환아의 경우 10 ～ 13% 발병률이 높다.

⑤ 심내막염의 사망 주요 원인

   ㉠ 진단단서가 너무 미묘하거나 징후에 대해 늦게 인식하는 경우이다.

   ㉡ 정맥 내 약물사용을 한 경우이다.

   ㉢ 장기간 혈관 내 카테터가 필요한 아동의 위험군이 증가한 경우이다.

   ㉣ 감염균 주의 변화가 나타난 경우이다.

⑥ 증상

   ㉠ 면역반응에 따라 다양하다.

   ㉡ 열, 관절통, 피로, 권태감, 흉통, 오심, 식욕부진, 심부전, 신경계 손상 등이 있다.

⑦ 진단 및 치료

   ㉠ 혈액배양 결과로 일차적 원인균을 알 수 있다.

   ㉡ 예방이 가장 중요하고 구강감염을 막기 위해 구강위생을 실시하고 세균감염에 최대한 조심하도록 한다.

   ㉢ 주로 장기간에 걸쳐 항생제를 대량 투여하는데 보통 2 ～ 8주 정도 투여한다.


⑽ 류마티스열(RF, Rheumatic Fever)

① 정의

   ㉠ 자가면역 이상으로 심장, 관절, 뇌, 혈관, 피하조직에 나타나는 염증질환이다.

   ㉡ 합병증으로 발병하는 류마티스 심장병은 치명적인 질환으로 심장판막에 손상을 남긴다.

② 원인 및 발생 빈도

   ㉠ 상기도 A군 베타 – 용혈성연쇄상구균감염으로 인하여 나타난다.

   ㉡ 5 ～ 15세 아동에게 주로 나타나고 개발도상국의 아동심장병의 주된 질병이다.

❙스트렙토코쿠스비리단스

Streptococcusviridans

❙황색포도알균

Staphylococcus Aureus

③ 증상

    ㉠ **무도병** : 손과 발 및 얼굴의 불수의적 움직임을 볼 수 있고 언어능력에 영향을 끼친다.

    ㉡ **열** : 급성 발열기를 걸게 되고 목이 아픈 증상이 나타난다.

    ㉢ **심염** : 심장의 전체에 걸쳐 대부분에서 나타나는데 특히 승모판에 영향을 끼쳐 염증이 발현한다.

    ㉣ **복부통증** : 때에 따라서 발생하기도 한다.

    ㉤ **유연성홍반** : 몸통에서 시작된 홍반은 말초로 점진적으로 퍼진다.

    ㉥ **피하결절** : 관절마디 부위에 작고 통증이 없는 덩어리가 생기게 된다.

    ㉦ **다발성 관절염** : 예민한 관절부위 통증이 발현한다. 대표적으로 팔꿈치, 무릎, 발목, 손목 등이다. 관절염의 경우 흔하게 발병하게 되지만 심염의 가장 심각한 증상 중 하나이다.

④ 진단검사

    ㉠ Jones의 진단기준을 사용한다. 의심되는 환아는 흉부 X선 사진으로 심장의 비대함을 볼 수 있다

    ㉡ ECG에서도 부정맥, ST − T이상 등을 볼 수 있다.

⑤ 치료적 관리

    ㉠ 우선적으로 연쇄상구균을 치료한다.

    ㉡ 무도병, 관절염, 울혈성 심부전의 증상들을 치료하게 된다.

    ㉢ 사용하게 되는 약물로는 페니실린, 에리트로마이신, 아스피린, 코르티코스테로이드 등이다.

## (11) 가와사키병(Kawasaki Disease)

① 정의

    ㉠ 급성 · 열성 · 발진성으로 나타나는 질환이다.

    ㉡ 후천 심장병 중 가장 발생 빈도가 높다.

    ㉢ 20% 정도의 환아는 관상동맥류가 나타난다.

② 원인 : 보통 원인불명이지만 급성 염증, 세균독소에 의한 면역매개성 혈관염이 원인으로 대두되고 있다.

③ 발생 빈도

    ㉠ 5세 이하 아동에게 호발되며 그 중에서도 18 ~ 24개월의 아동에게 흔하다.

    ㉡ 8세 이상의 아동에게는 잘 나타나지 않는다.

    ㉢ 남아가 발병률이 높고 아시아계 아동에게 호발한다.

▌**무도병**
Chorea

▌**열**
Fever

▌**심염**
Carditis

▌**복부통증**
Abdominal Pain

▌**유연성홍반**
Erythema Marginatum

▌**피하결절**
Subcutaneous Nodules

▌**다발성 관절염**
Polyarthritis

▌**페니실린**
Penicillin

▌**에리트로마이신**
Erythromycin

▌**아스피린**
Aspirin

▌**코르티코스테로이드**
Corticosteroid

④ 증상
- ㉠ 1단계 : 급성에서는 10 ~ 14일 정도 지속되어 열이 지속적이고 항생제도 듣지 않는다. 경부림프절의 비대와 빈맥, 사지불안증도 같이 동반된다.
- ㉡ 2단계 : 아급성 단계에서 15 ~ 25일 정도 지속적이다. 열이 떨어지고 다른 증상들도 완화된다. 그러나 관상동맥류, 관절염, 관절통, 심혈관계 이상, 손가락과 발가락 피부박리, 식욕부진 등의 증상이 나타난다.
- ㉢ 3단계 : 회복단계에서는 26일째부터 시작한다. 적혈구의 침강속도의 회복과 증상들이 모두 사라진다. 보통 손톱에 나타날 수도 있다.

⑤ 진단검사
- ㉠ 임상증상으로 판단한다.
- ㉡ 구강점막 이상, 손·발 발적 후 피부 벗겨짐, 몸통 발적, 목의 림프절 비대증, 양측 비삼출성 결막염 등의 증상이 4가지 이상 나타나거나 5일동안 지속 고열 등이로 가와사키병을 진단한다.

⑥ 치료적 관리
- ㉠ 치명적인 관상동맥의 손상을 막고 치료하는데 중점적으로 진행된다.
- ㉡ 고용량 감마글로불린, 아스피린을 사용한다.
- ㉢ 표준치료에 반응이 없으면 코르티코스테로이드를 처방한다.

## 7 혈액기능 장애 아동 간호

### (1) 소아 혈액계의 특징

① 초기 모든 뼈의 골수에서 적혈구가 생산한다. 5세 이후에는 몸통과 장골에서 생성은 감소하고 성인은 생성이 멈춘다.

② 나이에 따라 적혈구 수가 변한다. 태아의 경우 많은 수의 적혈구가 존재하므로 영아보다 산소운반 용량이 높다.

③ 신생아의 경우 빠른 성장속도로 적혈구 파괴가 비례적으로 증가한다. 적혈구의 수명은 영아나 소아기 때보다 짧다.

④ 골수에서 생성되는 세 가지 중요세포는 적혈구, 백혈구, 혈소판이 있다.

### (2) 철결핍 빈혈(IDA, Iron Deficiency Anemia)

① 원인

　㉠ 주로 철 섭취 부족, 철이나 혈액의 손실, 성장발달 시기 중 급성장 시기이다.

　㉡ 생후 6개월 까지 모체의 철분성분으로 정상수치를 기록하지만 생후 9 ~ 24개월부터 철결핍 빈혈이 발생할 수 있다.

　㉢ 미숙아의 경우 모체로부터 충분한 철을 받지 못하여 생후 초기에 철결핍 빈혈이 생길 수 있다.

　㉣ 철 성분이 부족한 우유를 일찍 섭취하면 발생하기도 한다.

　㉤ 여자 청소년기에 월경으로 인해 혈액 손실로 인해 악화될 가능성이 높다.

② 증상 : 창백함, 도자기 같은 피부, 창백한 점막과 결막, 빈맥, 빈호흡, 기면, 피로, 과민증 등으로 나타난다.

③ 치료적 관리

　㉠ 중점적으로 철의 식이섭취를 늘린다.

　㉡ 철분 보충을 하는 방향으로 치료를 진행하고 음식으로 부족할 시에는 경구용 철제제를 복용한다.

### (3) 겸상적혈구병(낫적혈구병, SCD, Sickle Cell Disease)

① 정의 : 유전장애군에 속하는 질환이다.

② 특징 : 겸상 헤모글로핀 (HbS)의 생산, 만성용혈성 빈혈, 허혈성 조직손상이 특징이다. 동종접합 HbSS병, HbSC병, 겸상베타탈라세미아증후군을 포함하고 있다.

③ 발생빈도 : 유전성질환으로 아프리카계 미국인에게 주로 발병하는 혈색소병증이다. 정상 혈색소가 부분 또는 전부 비정상 혈색소로 치환된다.

④ 증상 : 겸상적혈구의 수명단축으로 적혈구 파괴가 증가하면서 발생하는 증상이다. 생후 4 ~ 6개월까지 나타나지 않다가 만성용혈성 빈혈, 창백, 황달, 피로, 담석증, 성장과 사춘기의 지연, 신부전, 망막병증 등으로 나타난다.

⑤ 진단검사 : 신생아 선별검사로 진단한다. 헤모글로번 전기영동, CBC, 등전압초점 맞추기, 크로마토그래피 등으로 진단을 내리게 된다.

⑥ 치료적 관리

　㉠ 치명적 타격을 입게 되는 비장은 면역저하를 일으켜 감염위험이 높다.

　㉡ 질환이 의심되는 환아 5세까지는 매일 예방적 페니실린으로 치료를 권장하며 폐렴구균백신도 접종을 권장한다.

　㉢ 합병증의 위험을 감소시키기 위해 인플루엔자 백신과 수막구균질환 예방접종을 실행한다.

### (4) 혈우병(Hemophilia)

① 정의

ㄱ 유전성 혈액장애 중 한 질병으로 완치는 되지 않으며 평생 지속되는 질환이다.

ㄴ 혈액응고 단계 중 처음 작용하는 1단계에서 필요한 혈장응고인자 부족으로 혈액응고가 되지 않는 질환으로 출혈성 경향이 있다.

② 원인

ㄱ X – 연관 염색체열성 질환으로 불리며 보인자인 여성이 이환된 남자에게 결손을 물려주게 된다.

ㄴ 가족 중에 혈우병 병력이 있으면 드물게 여아가 유전될 수 있다.

③ 증상

ㄱ 개인차가 나타나는데 중증·중등도의 아동은 조직외상으로 출혈이 일어난다.

ㄴ 중증의 경우 이유 없는 출혈이 나타나기도 한다.

ㄷ 멍이 쉽게 들고 코피, 혈뇨가 발생할 수도 있다.

④ 진단검사 : 진단적 정밀검사는 프로트롬빈 시간, 부분트롬보플라스틴 시간, 출혈 시간, 섬유소원 수치, 혈소판수치 등의 검사가 있다.

⑤ 치료적 관리

ㄱ 질병 중등도에 따라 결정된다.

ㄴ 주된 치료는 출혈을 예방하고 결손과 비효율적인 응고인자로부터 조직손상을 예방하는 것이다.

ㄷ 인자보충요법도 시행하는데 혈액제제 수혈와 동결생산제제 투여 등이 있다.

ㄹ 출혈 자체를 일으키는 활동을 피하는 것으로 예방을 도모할 수 있다.

### (5) 재생불량성빈혈(Aplastic Anemia)

① 정의

ㄱ 골수에서 정상적 세포생산을 멈춰버린 상황이다.

ㄴ 혈액 구성요소가 감소하여 범혈구 감소증을 유발하게 된다.

ㄷ 선천성·후천성으로 나뉜다.

ㄹ 가장 흔한 질환은 판코니 빈혈이 있다.

② 원인 : 후천적 원인으로는 화학물질, 약제, 바이러스, 방사선 등이 있다.

③ 발생빈도 : 매해 미국과 유럽에서 유병률은 100만 명당 2명 정도이고 우리나라의 경우 미국 유럽보다 높게 나타난다.

④ 증상 : 창백, 비출혈, 피로, 빈맥, 오심, 감염, 점상출혈, 반상출혈 등이 있다.

⑤ 진단검사 : 병력과 혈액검사로 진단을 내린다. 확진을 위해서는 골수천자, 생검을 실시한다.

⑥ 치료적 관리
　ⓐ 후천성으로 진단된 재생불량성빈혈은 원인 약물을 중단하고 난 이후 증상을 확인하며 치료를 진행한다.
　ⓑ 혈소판와 적혈구는 수혈을 통한 보충이 가능하며 배양검사를 통해 항생제 투여도 가능하다.

## 8 내분비·대사 기능 장애 아동 간호

### (1) 내분비계 분비 호르몬

① 시상하부와 뇌하수체(Hypothalamus And Pituitary Gland)
　ⓐ 뇌하수체 전엽(Anterior Pituitary) : 부신피질호르몬, 갑상선자극호르몬, 난포자극호르몬, 황체형성호르몬, 유즙분비호르몬
　ⓑ 뇌하수체 후엽(Posterior Pituitary) : 바소프레신, 옥시토신

② 고환(Testes) : 테스토스테론

③ 난소(Ovary) : 에스트로겐, 프로게스테론

④ 부신(Adrenal Gland) : 코르티솔, 알도스테론, 안드로겐, 에피네프린, 노르에피네피린

⑤ 갑상선(Thyroid Gland) : 티록신, 3가 요오드티로닌, 칼시토닌

### (2) 성장호르몬 결핍증(Growth Hormone Deficiency)

① 정의 : 성장호르몬의 생산과 분비가 원활하지 못하여 성장지연으로 작은 체구로 성장하는 것이다. 저혈당증을 동반한다.

② 원인 : 성장호르몬 자체의 단독 문제일수 있으나 뇌하수체 선천성 기형, 뇌하수체기능 저하증, 뇌종양 등의 원인과 연관되어 발병한다.

③ 발생빈도 : 남아의 발생빈도가 높은 미국의 경우 3,500명당 1명의 발생 빈도를 보인다.

④ 증상 : 성장연령에 비해 5백분위수 미만의 성장률과 어려보이는 얼굴, 저혈당증, 근육감소, 사춘기 지연 등이 있다. 남아의 경우 음경의 크기가 작다.

⑤ 진단검사
　ⓐ 장기간에 걸쳐 측정하게 되는 성장치의 기록으로 진단할 수 있다.
　ⓑ 진단의 경우 성별은 공통으로 5세에 진행하고, 여아는 10 ~ 13세에 남아는 12 ~ 16세에 두 번씩 진행된다.
　ⓒ 선별검사는 전해질, BUN, 갑상선기능검사, 혈구검사 등으로 알 수 있다. 정상적 갑상선은 성장에 필수적이므로 갑상선 기능관련 검사 또한 필요하다.

**TIP & MEMO**

▌부신피질호르몬
Adrenocorticotropin

▌갑상선자극호르몬
Thyroid Stimulating Hormone

▌난포자극호르몬
Follicle Stimulating Hormone

▌황체형성호르몬
Luteinizing Hormone

▌유즙분비호르몬
Prolactin

▌바소프레신
Vasopressin

▌옥시토신
Oxytocin

▌테스토스테론
Testosterone

▌에스트로겐
Estrogen

▌프로게스테론
Progesterone

▌코르티솔
Cortisol

▌알도스테론
Aldosterone

▌안드로겐
Androgen

▌에피네프린
Epinephrine

⑥ 치료적 관리

　　㉠ 대체요법을 시행한다.

　　㉡ 구강으로 합성 성장호르몬을 희석하여 복용하거나 피하주사로 투여받는다.

　　㉢ 조기치료를 할수록 성장에 도움을 주므로 성장판이 닫힐 때까지 꾸준히 행한다.


### (3) 요붕증(Diabetes Insipidus)

① 정의 : 소변을 농축할 수 없는 상태이다.

② 원인

　　㉠ 항이뇨호르몬(ADH)인 바소프레신(Vasopressin) 결핍으로 발생한다.

　　㉡ 선천성·후천성, 시상하부의 감염·종양·손상으로 발생한다.

　　㉢ 흔한 발병 유형으로는 시상하부 종양과 두개인두종이다. 뇌막염, 뇌염, 뇌하수체 기형 등이 원인이 되기도 한다.

③ 발생빈도 : 25,000명 중 1명 정도이다.

④ 증상 : 다뇨와 다음이 전형적인 증상이며 야뇨와 탈수도 나타나게 된다.

⑤ 진단검사

　　㉠ 고나트륨혈증으로 다뇨, 고혈당증이 없는 상태의 요비중저하 등으로 알 수 있다.

　　㉡ 고혈당증으로 인한 배뇨량 증감율을 측정하기 위해 소변검사에서 당 여부를 확인하고 수분제한 검사도 실시한다.

⑥ 치료적 관리

　　㉠ 중추성 요붕증 : 수분균형을 유지하고 합성 바소프레신을 투여한다.

　　㉡ 신성 요붕증 : 심한 탈수를 예방하고 필요열량을 공급한다.

　　㉢ 선청성 : 치료가 어려우며 후천성은 원인이 되는 질병을 치료하는 데 중점을 둔다.


### (4) 항이뇨호르몬 과다분비증후군(SIADH, Syndrome Of Inappropriate Antidiuretic Hormone)

① 정의 : 항이뇨호르몬 또는 바소프레신이 과다하게 분비·방출되었을 때 발병하게 되는 질환이다.

② 원인 : 아동기에는 거의 나타나지 않으나 내재된 원인으로 나타나게 된다. 주로 요붕증 치료 시 사용되는 바소프레신의 과다사용으로 인한 발병이다.

③ 증상 : 저나트륨혈증, 요비중 증가, 소변배설량 감소, 수분정체, 체중 증가, 소변 오스몰농도 증가 등이 있다.

④ 진단검사 : 검사를 통해 저나트륨혈증, 저염소혈증, 혈청 오스몰 농도의 감소를 확인한다.

⑤ 치료적 관리 : 내재된 원인을 교정한다. 저나트륨혈증의 경우 수분을 제한하고 염화나트륨을 정맥 투여하는 조치를 취한다.

▌노르에피네프린
Norepinephrine

▌티록신
Thyroxine

▌3가 요오드티로닌
Triiodothyronine

▌칼시토닌
Calcitonin

▌염화나트륨
Sodium Chloride

**(5) 선천성 갑상샘기능 항진증**

① 정의

　㉠ 신체 대사 요구에 맞춰 갑상선호르몬이 분비되지 못하는 상태이다.

　㉡ 출생 시에 발병할 수 있으며 신속한 치료가 진행되지 않으면 지적장애가 나타날 수 있다.

② 원인

　㉠ 갑상선의 문제로 발생한다. 무형성, 위치 이상, 미발달 등이다. 선천성 결손으로 갑상선발생장애라고 명명한다.

　㉡ 드물게는 시상하부, 뇌하수체 장애로 갑상선자극호르몬이 불충분해서 발생하기도 하다.

③ 발생 빈도

　㉠ 출생아의 3,000 ~ 4,000명 중 1명 정도 발생한다.

　㉡ 치료를 하지 않는 경우 지적장애의 위험이 있으므로 선별검사를 필수로 행한다.

　㉢ 자연발생이 대부분이다.

④ 증상

　㉠ 얼룩덜룩한 피부, 크게 확장된 대천문, 저긴장증, 느린 반사, 복부팽만 등이 나타난다.

　㉡ 황달, 기면상태, 수유곤란, 차가운 피부, 쉰 울음소리 등의 증상을 보인다.

　㉢ 모든 아동이 동일 증상을 보이진 않기 때문에 선별검사는 필수적이다.

⑤ 진단검사

　㉠ 신생아 선별검사가 선행되어 생후 2 ~ 6일에 시행된다.

　㉡ 갑상선 스캔으로는 조직의 크기, 기능, 위치를 알 수 있고 검사 중에도 치료가 진행된다.

⑥ 치료적 관리 : 치료약물로는 L-티록신이 있다. 혈청 $T_4$, 유리 $T_4$, TSH 등을 주기적으로 측정하여 결과에 따라서 약물을 투여한다.

**(6) 후천성 갑상샘기능저하증(Acquired Hypothyroidism)**

① 정의 : 신체 대사요구의 충분한 갑상선호르몬이 제공되지 못할 때 발병한다.

② 원인

　㉠ 자가면역기전에 의한 갑상선염의 경우 아동과 청소년기에 나타나는 후천성 갑상샘기능저하증의 주된 원인이 된다.

　㉡ 가족력의 영향으로 여아에게 많이 나타나고 만성 림프구성 갑상선염이 가장 흔하다.

③ 증상 : 갑상선종, 거친 머리카락, 피로, 건조하고 두꺼운 피부, 변비, 체중증가, 신장 성장감소, 눈·손·안면 부종, 불규칙 월경 등이 있다.

■ 갑상선발생장애

Thyroid Dysgenesis

■ L - 티록신

sodium - L - thyroxine

④ **진단검사**

　　㉠ TSH수치가 상승, T₄수치가 감소하면 갑상샘기능저하증으로 진단된다.

　　㉡ TSH 수치 상승은 가장 민감한 지표로서 원발성 갑상샘 기능저하증을 의미한다.

⑤ **치료적 관리** : 갑상선호르몬제인 레보티록신을 투여한다.

## (7) 갑상샘기능항진증(그레이브스병, Graves Disease)

① **정의** : 갑상선의 비대로 갑상선호르몬이 과도 생산되며 발병하는 자가면역질환이다. 소아갑상샘기능항진증의 원인이 된다.

② **발생빈도** : 소아 5,000명당 1명 꼴로 나타난다. 10 ~ 14세의 여아에게 많이 발생한다. 발생위험이 높은 아동은 가족력과 자가면역질환 보유 아동이다.

③ **증상** : 체중감소, 설사, 발한증가, 심박률 증가, 근육허약, 심계항진, 진전, 갑상선종, 안구돌출, 더위 못 참음, 집중력 감소 등이 있다.

④ **진단검사** : 진단은 혈청 T₄의 수치상승, TSH수치 저하로 알 수 있다. 조직의 자가항체는 양성이며 방사성 요오드 섭취율이 증가한다.

⑤ **치료적 관리** : 방사성요오드치료, 외과적 수술, 항갑상선제 요법 등이 있다. 대부분은 약물치료를 진행한다. 대표 약물로는 메티마졸을 사용한다.

## (8) Ⅰ형 당뇨병

① **정의** : 소아당뇨에 대부분이며 췌장에서 인슐린 분비가 원활하지 못하여 생긴다. 내분비질환의 대표적인 질병이다.

② **원인**

　　㉠ 인슐린 분비 섬 세포의 파괴가 일어나는 자가면역 과정에서 발생한다.

　　㉡ 유전적 특성과 환경적 요인이 작용하여 파괴과정을 일으킨다.

③ **촉진요인** : 비만, 화학물질, 식이성독소, 바이러스 감염 등이 있다.

④ **발생 빈도 및 증상** : 학령기 아동 기준 1,000명 당 2명 정도 발생하며 사춘기에 가장 많다.

⑤ **증상**

　　㉠ 전형적으로는 '3P'인 다뇨, 다식, 다음이 나타난다.

　　㉡ 음식 섭취와 상관없이 체중·시력의 감소와 피로 증가가 나타난다.

　　㉢ 심화되는 경우 복통, 호흡 시 아세톤 냄새, 탈수, 기면, 오심, 구토, 쿠스멀(Kussmaul)호흡 등이 나타나고 당뇨병 케톤산증이 발생한다.

　　㉣ 인슐린 치료 시 저혈당증이 발생할 수 있다.

⑥ **진단검사** : 혈당 측정으로 공복 시 혈당수치의 126㎎/dL 이상이거나 임의의 혈당 200㎎/dL 이상이다.

▌레보티록신
Levothyroxine

▌메티마졸
Methimazole

⑦ **치료적 관리** : 인슐린 요법을 실시한다. 케톤산증의 위험이 있으므로 소아 중환자 실에서 관리받기도 한다.

## ⑼ II형 당뇨병(Type II Diabetes Mellitus)

① **특징**
　ㄱ 처음 진단 시에 베타세포 50% 정도만 인슐린을 생산하면서 인슐린 저항과 분비가 감소되는 특징이 있다.
　ㄴ 아동은 비만이거나 과체중이고 케톤뇨가 없는 당뇨가 발생하며 다음, 다뇨, 체중감소가 없다.
　ㄷ 자가면역반응이 아닌 인슐린 분비가 이뤄지지만 양이 충분하지 않으므로 신체활동 부족, 유전 가족력, 인종 등 유발요인으로 뽑힌다.

② **발생빈도**
　ㄱ 과체중이나 사춘기후반 아동에게 자주 호발한다.
　ㄴ 가족력, 인종, 종족의 영향을 받는다.

③ **증상**
　ㄱ 대두되는 것은 과체중이다.
　ㄴ 흑색극세포증이 목, 서혜부, 액와, 배꼽, 무릎, 팔꿈치 안쪽, 손 등에 보이게 된다.
　ㄷ 피로, 진균감염, 흐린 시력, 빈뇨, 고혈압, 트리글리세리드 상승, 다낭성난소 증후군 등이 있다.

④ **진단검사**
　ㄱ 신체검진, 내인성 인슐린 수치 상승, 혈청 자가항제 부재 등을 진단에 이용한다.
　ㄴ 혈당 수치가 공복 시 126㎎/dL 이상, 임의 혈당 200㎎/dL 이상일 경우 당뇨병으로 판단된다.

⑤ **치료적 관리**
　ㄱ 체중감소와 영양요법, 규칙적인 신체운동을 권장한다.
　ㄴ 심한 고혈당, 대사장애, 케톤뇨의 아동의 경우 인슐린 요법이 필요하다.
　ㄷ 일반적으로 경구용 제제로 인슐린의 생산을 증가시킨다.

▌트리글리세리드
Triglyceride

## 9 비뇨생식기 장애 아동 간호

### (1) 비뇨생식기계 구조

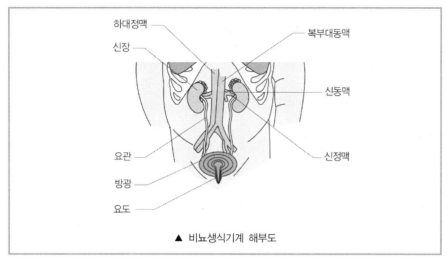

▲ 비뇨생식기계 해부도

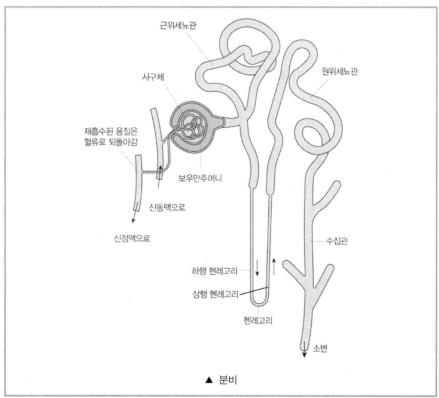

▲ 분비

## (2) 유뇨증(Enuresis)

### ① 정의

㉠ 소변에 대한 통제를 어려워하는 장애를 말한다.

㉡ 수면 중에 발생하면 야간유뇨증, 낮에 발생하면 주간유뇨증이다.

㉢ 일차성 유뇨증의 경우 소변을 가리기 전의 아동이 소변 가리기를 못하는 경우이고, 이차성은 소변 가리기가 가능했던 아동이 못 가리게 되는 것이다.

### ② 원인

㉠ 신체적으로는 비정상적 요로계, 신경계 이상, 폐쇄성 수면무호흡, 방광용적 감소 등이 있다.

㉡ 스트레스와 같은 정서적 요인으로 이차성 유뇨증이 발생한다.

㉢ 성적 학대가 원인이 되기도 한다.

### ③ 발생 빈도

㉠ 5세 아동의 15 ~ 20%에 해당하는 일차적 야간유뇨증은 아동에게 흔히 발생되다가 점차 감소하는 추세이다.

㉡ 남아에게 흔히 발생하게 되고 가족력의 영향을 받는다.

㉢ 대부분 자연치유가 되기도 한다.

### ④ 증상

㉠ 야간 유뇨증 : 과거에 오줌을 계속적으로 싼 경험이 있는 아동의 경우 방광이 찬 걸 느낄 수 없어 소변 배출을 감지하지 못한다. 신체성숙은 아동마다 다르므로 6세 이상이 아닌 이상 크게 문제되지 않는다.

㉡ 주간유뇨증 : 긴박뇨, 빈뇨 등 낮 동안 발생되는 부적절한 소변 배출이다.

### ⑤ 치료적 관리

㉠ 일차성의 경우 아동에게 문제 이해를 위해서 설명한다.

㉡ 잠자리 들기 전 배뇨를 하고 수분제한 등의 교육을 실시한다.

㉢ 이뇨 작용이 있는 음식섭취에 대해 수면 전에는 제한한다.

㉣ 소변이 차는 느낌과 배출시기를 교육한다.

## (3) 요로감염(Urinary Tract Infection)

### ① 정의 : 소변에 세균이 존재하는 것으로 전신적인 증상이 동반한다. 아동에게 특히 흔히 일어나게 된다.

### ② 원인

㉠ 세균이 요도에서 방광으로, 요도에서 상부요로로 올라가면서 발생한다.

㉡ 대변을 통한 오염이 대부분의 원인이 된다.

㉢ 여아의 경우 원인균의 대부분이 대장균이다.

㉣ 기타 원인균으로는 포도상구균종, B군 연쇄상구균, 폐렴간균 등이 있다.

■ 야간유뇨증
Nocturnal Enuresis

■ 주간유뇨증
Diurnal Enuresis

■ 포도상구균종
Staphylococcus Species

■ B군 연쇄상구균
Group B Streptococci

■ 폐렴간균
Klebsiella Pneumoniae

③ 발생빈도
    ㉠ 여아의 경우 이환율이 3 ~ 5% 정도이고 남아는 1% 정도이다.
    ㉡ 여아는 5세 이전에 발병하며 대변훈련 기간 동안 증가한다.
④ **증상** : 다양하다. 2 ~ 24개월의 아동의 경우 전조증상이 없고 38℃ 이상의 열을 나타내는 특징이 있다.
⑤ **진단검사**
    ㉠ 요로감염 진단은 소변 속의 세균으로 확인할 수 있다.
    ㉡ 세균이 없는 경우는 질염, 회음부 염증, 거품목욕제제 등의 자극에 의해 생길 수 있다.
    ㉢ 구조적 비정상일 경우 초음파나 배뇨성 방광요도촬영술 등을 이용한다.
⑥ **치료적 관리**
    ㉠ 전신증상이 없는 요로감염의 경우 경구용 항생제를 3 ~ 5일 정도 복용한다.
    ㉡ 트리메소프림 설파메톡사졸, 니트로푸란토인, 세팔로스포린을 사용한다.

**▌ 트리메소프림 설파메톡사졸**

Trimethoprim Sulfamethoxazole

**▌ 니트로푸란토인**

Nitrofurantoin

**▌ 세팔로스포린**

Cephalosporin

## (4) 잠복고환(Cryptorchidism)

① **정의**
    ㉠ 서혜부를 통해 하강해야 하는 고환이 하강 하지 않는 현상이다.
    ㉡ 비뇨기계의 문제로 미숙아의 경우 정상아에 비해 30% 정도 높은 발생 비율을 보인다.
    ㉢ 생후 6개월경이면 대부분 자연적으로 하강한다.
    ㉣ 최근에 4 ~ 10세의 아동의 잠복고환 양상이 증가하고 있다.
② **증상** : 음낭이 잘 들어가지 않거나 촉진되지 않는다. 이전에 내려왔던 고환이 다시 올라가 있는 경우가 잠복고환에 해당하는 증상으로 불임위험이 증가한다.
③ **진단검사** : 촉진되지 않은 고환은 CT, MRI, 초음파를 이용하여 위치를 확인한다. 복강경을 이용하여 외과적 수술을 시행한다.
④ **치료적 관리** : 생후 6개월 이후 자연하강하지 않고 상태가 지속된다면 고환 고정술로 고환을 제자리에 고정한다.

## (5) 급성 사구체신염(Acute glomerulonephritis)

① **원인**
    ㉠ 사구체에 발생한 염증성 손상의 신장질환이다.
    ㉡ 감염이나 전신성 질환으로 인해 사구체염증이 발생한다.
    ㉢ 급성으로 발병하여 진단이 간단하며 완치율이 높다.
    ㉣ 연쇄상구균 감염 후 나타나는 급성 사구체신염은 안후와 피부에 베타용혈성 연쇄상구균에 감염되면서 면역학적 반응으로 인해 발생한다.
    ㉤ 5 ~ 12세 아동에게 빈번하고 3세 이전에는 드물다.

② 증상 : 혈뇨, 단백뇨, 가벼운 요독증, 체내에 수분과 염분의 저류로 인한 부종이 주요증상이다.

③ 진단검사

  ㉠ 병력과 현 증상, 임상검사 결과로 확진한다.

  ㉡ 소변검사에서는 적혈구 원주체를 가진 혈뇨를 확인하며 사구체 손상을 확인할 수 있다.

  ㉢ 면역학적 검사는 중요 시사점을 가지는데 혈청보체는 낮아질 수 있다.

  ㉣ 항연쇄상구균용해소의 경우 수치가 상승 할 수 있다.

④ 치료적 관리

  ㉠ 특별 치료법은 없으나 10일간 항생제 치료를 진행한다.

  ㉡ 신장의 기능 회복까지 수분과 전해질 균형을 위해 입원을 권장한다.

  ㉢ 항고혈압 치료로 이뇨제와 항고혈압제를 투여하기도 한다.

## (6) 신증후군(Nephrotic Syndrome)

① 정의

  ㉠ 신장질환으로 부종, 단백뇨, 저알부민혈증을 동반한다.

  ㉡ 일차성과 이차성으로 분류된다. 일차성 신증후군(미세변화신증후군)은 사구체 장애에 의해 발생하며 아동에게 다발하는 유형이다.

  ㉣ 아동에게 신증후군을 유발하는 질환으로는 전신홍반성낭창, 중금속 중독, 암, 간염 등이 있다.

② 원인

  ㉠ 사구체신염이나 신장 자체에 이상으로 발생하는 일차성 신증후군이 있다.

  ㉡ 간염, 악성종양, 루푸스 등으로 발생하는 이차성 신증후군이 있다.

③ 발생빈도 : 2 ~ 6세의 아동에게 일차성 신증후군이 가장 흔하고 남아에서 발병률이 더 높다.

④ 증상 : 식욕부진, 피로, 복통, 호흡기 감염, 부종, 체중 증가 등이며 혈압은 정상을 유지한다.

⑤ 진단검사

  ㉠ 아동의 연령, 임상검사, 임상증상 등으로 진단한다.

  ㉡ 소변검사의 경우 단백뇨의 결과로 소변은 진하고 거품이 많다.

  ㉢ 초기에 부종이 일어나면 완화·검사하기 위해 입원을 권장한다.

  ㉣ 결핵과 수두에 대한 사전검사가 진행된다.

▌일차성신증후군(MCNS)

Minimal Change
Nephrotic Syndrome

**(7) 급성 신부전(Acute Renal Failure)**

① 정의

ㄱ 갑작스럽고 정도가 심한 신기능 저하이다.

ㄴ 신장에서의 노폐물 배출이 어렵고 체액 조절을 할 수 없으며 화학적 균형을 유지할 수 없는 상태이다.

ㄷ 유형 : 신장 전, 신장 내, 신장 후로 구분된다.

② 원인

ㄱ **신장 전 원인** : 혈압, 패혈성쇼크, 출혈쇼크, 신동맥폐색, 탈수, 산전질식이 있다.

ㄴ **신장 내 원인** : 신독성물질, 사구체신염, 신우신염, 용혈성 요독증후군 등이 있다.

ㄷ **신장 후 원인** : 요관 방광폐색, 후방의 요도판, 신경성 방광, 결석, 종양, 부종, 요관신우폐색 등이 있다.

③ 증상

ㄱ 체액과 전해질의 불균형이 발생하고 BUN, 혈장 크레아티닌의 수치가 증가한다.

ㄴ 산 – 염기 불균형의 발생 등이 있다.

ㄷ 구토, 기면, 창백, 식욕부진 등을 동반하기도 한다.

④ **진단검사[+]** : 원인 확인을 위해 자료를 수집한다.

⑤ **치료적 관리**

ㄱ **체액불균형** : 탈수가 발생하였을 때 체액의 대체를 공급한다. 반대로 수분 제한은 핍뇨나 무뇨증 아동에게 필요하다.

ㄴ **전해질 불균형** : 환아의 대부분 칼륨수치가 상승하기 때문에 중재가 필요하고 식사와 정맥수액에 칼륨을 제거한다. 나트륨 상승이나 감소가 나타날 수 있기 때문에 수분 제한과 나트륨 투여를 고려한다. 산 – 염기 불균형의 경우 경구, 정맥으로 중탄산염나트륨을 투여할 수 있다.

ㄷ **영양** : 나트륨과 칼륨이 낮은 식사와 최대칼로리 제한된 단백질 식이를 제공한다.

ㄹ **투석** : 배출되지 못한 노폐물과 지나친 체액, 전해질, 무기질을 제거하기 위해 수행된다.

➕ **진단검사 수집자료**

• 병력 : 구토, 설사, 열

• 체액상태 : 탈수여부, 부종, 악설음

• 임상검사 결과(BUN, 혈장 크레아티닌)

• 신체검진 : 고혈압

• 신장초음파 등

## 10 신경·감각 기능 장애 아동 간호

### (1) 중추신경계 구조

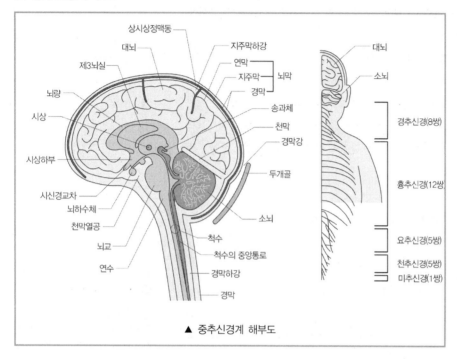

▲ 중추신경계 해부도

### (2) 아동의 중추신경계 특이점

① 만삭아의 뇌는 성인에 비해 2/3 정도 해당한다. 영아의 뇌척수액은 50mL 정도이며 성인은 150mL이다.

② 출생 시에 말초신경은 완전 수초화가 되어 있지 않기 때문에 출생 이후에 미세 근육운동과 협응이 가능하다.

③ 영아기에는 두개 내압의 증가로 두부 팽창이 이루어진다. 천문과 봉합선이 열려 있는 상태로 유두부종은 흔히 발병되지 않는다.

④ 원시반사(원시반사, 잡기반사, 포유반사 등)는 5개월간 서서히 소멸되는데 신경계질환으로 다시 나타나는 경우가 있다.

⑤ 신생아의 뇌는 체중의 12%에 달하며 성인의 경우 체중의 2% 정도의 비율을 차지한다.

❚ CSF(Cerebrospinal Fluid)

뇌척수액

## (2) 두개 내압(Intracranial Pressure) 상승

① 정의
  ⊙ 뇌, 뇌척수액, 혈액과 공간을 차지하는 용액, 덩어리로 인해 압력이 부하된 상태이다.
  ⓛ 자동조절의 균형이 깨지면서 압력이 20mmHg나 5분 이상 지속될 때이다.

② 원인
  ⊙ 공간을 점유하는 병소인 뇌종양, 혈종이 있을 때 발생한다.
  ⓛ 두부손상, 감염, 저산소의 상태에서 부종이 발생할 수 있다.
  ⓒ 액체 과다생성, 교통장애, 흡수부족 등은 CSF의 역동적 기전을 방해하며 급성간부전, 뇌동맥류 또한 ICP를 상승시킨다.

③ 증상 : 아동 발달단계에 따른다.

④ 의식수준
  ⊙ ICP의 상승은 의식수준의 변화를 자주 가져온다.
  ⓛ 표준화된 척도인 글래스고혼수척도를 이용하여 의식수준을 사정한다.

⑤ 행동
  ⊙ 초기징후로 이용되며 정상 행동양상에서 벗어난다.
  ⓛ 혼동, 흥분, 과민 등의 행동양상은 징후로 여겨지는 행동이다.

⑥ 동공평가
  ⊙ 두개 내압 상승은 제3뇌신경을 압박한다.
  ⓛ 동공 이완과 대광반사에서 반응의 느리거나 나타나지 않고 이완된 동공의 고정된 반응은 무의식아동의 전조 증상으로 나타난다.

⑦ 운동기능
  ⊙ 목적 있는 움직임은 줄어드나 비정상적인 자세를 취한다.
  ⓛ 피질제거자세나 굴곡, 상지의 굴곡, 하지의 신전 등의 자세를 취하게 되며 발바닥의 굴곡도 보여준다.
  ⓒ 굴곡에서 신전자세의 진행은 악화되고 있음을 의미하며 즉시 의사에게 알린다.

⑧ 활력징후
  ⊙ 보통 두개 내압의 상승은 체온상승으로 이어지진다.
  ⓛ 쿠싱반응은 수축기혈압 증가, 맥압의 폭 넓어짐을 가져오고 서맥, 호흡 양상, 횟수 변화를 나타내는 것으로 뇌간탈출의 직전, 시점을 나타낸다.

⑨ 진단검사 : 진단검사로는 CT, MRI, 요추천자, 혈청과 전해질, 총혈구수, 뇌파, 방사선 검사 등이 이루어진다.

⑩ 치료적 관리
  ⊙ 근본적 원인을 치료한다. CSF량을 감소시키고 ICP 상승 상황을 배제하여야 한다.
  ⓛ 뇌실내 카테터를 이용하여 뇌척수액배출, 약물투여에 이용한다.

▌ICP(Intracranial Pressure)
두개 내압

▌혈종
Hematoma

▌글래스고혼수척도
GCS, Glasgow Coma Scale

▌피질제거자세
Decorticate Posturing

▌쿠싱반응
Cushing Response

**(3) 이분 척추(Spina Bifida)**

① 정의 : 선천성 신경관 결함으로 태생기에 척추와 신경관 사이의 봉합이 불완전하여 발생하는 질환이다.

② 원인

ㄱ 대부분 알려져 있지 않으나 유전적 소인이 제시되기도 한다.

ㄴ 임산부의 엽산결핍으로 임부에게 임신기간 동안 엽산 섭취를 권한다.

③ 증상 : 병소수준(부위)에 따라 결정된다.

| 구분 | 내용 |
|---|---|
| T12 | 소·대변 실금, 하지강직, 감각기능감소 |
| L1 ~ L3 | 둔부굴곡 |
| L2 ~ L4 | 둔부내전 |
| L3 ~ S2 | 무릎굴곡, 둔부신전, 둔부내전 |
| S3와 그 이하 | 운동손상 없음 |
| Sacral roots | 발바닥굴곡 |

④ 진단검사

ㄱ 재태주수 16 ~ 18주에 시행하며 혈액내 검사로 시행한다.

ㄴ AFP 상승이 나타난 경우 양수천자, 태아초음파가 필요하다.

ㄷ 분만 후에는 CT, 척수방사선검사를 시행한다.

⑤ 치료적 관리

ㄱ 산전봉합수술을 실시한다.

ㄴ 재태기간의 약 19 ~ 25주에 실시되며 출생 후에는 즉각적인 봉합술을 행한다.

**(4) 수두증**

① 정의

ㄱ 뇌척수액(CSF)에 생성과 재흡수의 불균형이 원인으로 발생한다.

ㄴ 뇌척수액(CSF)이 과다할 경우 뇌실에 축적되어 두개골에 밀려 뇌를 압박하게 된다.

ㄷ 봉합선이 닫힌 경우는 두개 내압 상승과 비슷한 증상이 나오게 되며 열려있을 경우에는 두개가 커진다.

② 원인

ㄱ 영아기의 수두증은 선천성이나 미성숙과 관련된다. 큰 아동의 경우에는 종양, 뇌막염에 기인한다.

ㄴ 선천성은 발달결함과 관련되어 선천성 지주막낭종, 선천성종양 등이 원인이다.

ㄷ 자궁 내 감염, 주산기출혈과 관련된다.

③ 발생 빈도 : 영아의 겨우 500명당 1명꼴로 이분척추과 같이 발병하는 수두증은 1,000명당 3 ~ 4명정도이다.

**▌혈액내 검사**

AFP, Alpha – Fetoprotein

**▌척수방사선검사**

Myelography

④ **증상** : 발달단계와 밀접하다.

| 구분 | 내용 |
|------|------|
| 영아 초기 증상 | • 불안정하며 수유곤란을 겪는다.<br>• 두피정맥 이완이 두드러지고 두개봉합선이 벌어진다.<br>• 두위의 급성장과 대천문의 팽창을 겪는다. |
| 영아 말기 증상 | • 혈압이 상승하며 심박수는 감소한다.<br>• 호흡양상에 변화와 고음의 울음소리, 아침에 전두부위 두통, 똑바로 앉거나 구토 후 완화를 볼 수 있다.<br>• 일몰 눈 현상과 전두골증대와 돌기를 관찰할 수 있다. |
| 아동 초기 증상 | • 학업능력, 행동, 성격 변화, 운동실조증을 겪는다.<br>• 유두부종과 동공의 대광반사가 느리거나, 혼돈, 기면상태, 사시, 오심, 구토, 복시 등을 겪게 된다. |
| 아동 말기 증상 | • 심박수가 감소한다.<br>• 호흡양상 변화와 시원반탈출로 인한 실명 위험이 있다.<br>• 제뇌, 강직과 신전된 자세를 보이며 혈압이 상승하고 경련을 겪는다. |

⑤ **진단검사** : 압력변화 측정과 머리둘레 측정, 초음파, 요추천자, MRI, CT 등이 있다.

⑥ **치료적 관리**

ⓐ 중점적으로 고려해야할 부분은 뇌척수액의 축적을 예방하고 장애와 사망률 위험을 감소시키는 것이다.

ⓑ 뇌실 복강션트로 재흡수를 막아 복강 우회로를 만들거나 뇌실문합술로 뇌척 수액의 재순환을 촉진시킨다.

## (5) 뇌성마비(Cerebral Palsy)

① **정의**

ⓐ 만성질환으로 비진행성인 자세와 운동장애이다.

ⓑ 비정상적으로 작용하는 추체외로, 추체운동체계의 근육조절에 어려움을 주는 것이다.

ⓒ 발작뿐만 아니라 인지, 청각, 언어, 시각 부분에 장애를 동시에 보이며 정도 는 다양하게 나타난다.

② **원인** : 운동체계의 손상으로 발생하는데 시기에 따라 산전, 주산기, 산후에 발생 할 수 있다. 만성신경손상중 하나인 뇌성마비는 아동에게 흔하다.

③ **발생빈도**

ⓐ 1,000명당 1.1명의 발생 빈도를 보인다.

ⓑ 뚜렷한 증상의 경우 원시적 반사의 지속과 비정상적인 근육 긴장상태, 대근 육 운동 발달의 지연, 발달지표 상의 성장결여 등으로 나타나게 된다.

④ 진단검사

    ㉠ 검사에는 주로 EEG, CT, MRI, 전반적 신경학적 검진, 대사검사, 전해질 농도 등을 실시한다.

    ㉡ 조기 발견, 아동능력 최대화를 위해 중재하는 것이 최대의 간호가 된다.

    ㉢ 2세 이전에 발견이 어렵고 보통 2세 전 아동에게는 강직성 뇌증으로 판단된다.

## (6) 발작장애(Seizure)

① 정의

    ㉠ 발작적(Parozysmal) 행동을 일컬으며 보통 뉴런의 과도한 비정상적 방출로 발생한다.

    ㉡ 간질(Epilepsy) : 다른 급성질환을 동반하지 않으나 발작행위가 반복적으로 발생하는 것이다.

    ㉢ 유형 : 원인불명, 전신발작, 부분발작으로 세 가지로 나뉜다.

② 원인 : 발작은 중추신경계 신경단위 활동변화의 정도에 따라 나타난다. 유전적, 구조적, 대사이상, 원인불명 등 다양하다.

③ 발생빈도 : 미국의 경우 약 18만 건의 간질환자 중 30%가 아동에 해당된다.

④ 증상 : 발작은 여러 유형과 종류들이 존재한다.

    ㉠ 열성경련 : 아동에게 일반적인 증상으로 급격한 체온상승이 원인이다.

    ㉡ 신생아 경련 : 잠재된 병리적 과정으로 인한 것이다. 저산소성 − 허혈성 뇌병변증을 초래하는 주산기 질식이고 다른 요인은 두개 내에 출혈이다.

⑤ 진단검사 : 초기진단 절차에서 건강력과 가족력이 매우 중요하다. 발작 전 · 중 · 후 아동행동에 대한 기록도 매우 중요한 진단 정보이다.

⑥ 치료적 관리

    ㉠ 기본적으로 아동을 전인적으로 치료하는 것이 목적이다.

    ㉡ 간질의 치료제는 발작을 조절하는 목적으로 사용한다.

    ㉢ 대표 약물로는 미주신경자극이며 발작의 횟수와 강도에 영향을 준다.

    ㉣ 케톤식사를 통해 탄수화물을 줄이고 지방으로 구성한 식사가 아동에게 도움을 줄 수 있다.

## (7) 뇌막염(Meningitis)

① 정의

    ㉠ 염증과정 중 중추신경계에 영향을 주는 병증이다.

    ㉡ 일차적으로 발생하는 뇌막염도 있지만 외상, 전신감염, 귀, 부비동감염, 신경계수술 등으로 합병증이 발생한다.

TIP & MEMO

■ 강직성 뇌증
Encephalopathy

■ 발작적
Parozysmal

■ 간질
Epilepsy

■ 미주신경자극
VNS, Vagus Nerve Stimulation

② 원인

　　㉠ 세균성 뇌막염은 원발성 병원체가 원인으로 나이에 따라 다양하다.

　　㉡ 신생아 뇌막염의 병원체는 대장균, Group B Streptococci가 있다.

　　㉢ 2개월 ~ 12세 아동은 수막구균, 폐렴성 연쇄상구균, 헤모필루스 인플루엔자 Type B, 결핵성 뇌막염, 라임병뇌막염[+] 등이 원인이 된다.

③ 발생빈도 : 1개월 ~ 5개월 아동에게 호발하며 남아에게 많이 발생한다.

④ 증상 : 아동의 연령과 질병의 진행기간에 따라 증상은 다양하다.

　　㉠ 신생아 : 잘 빨지 못하고, 구토, 설사, 근긴장도 감소, 저체온, 고체온, 무호흡, 발작, 파종성혈관내응고(DIC), 패혈증, 기면상태 등으로 나타난다.

　　㉡ 영아와 학령전기 아동 : 발열, 구토, 불안정, 발작, 고음의 울음소리, 식이섭취 불량, 대천문 팽대, 기면상태 등으로 나타난다.

　　㉢ 아동기와 청소년기 : 광선공포증, 발열, 경부강직, 두통, 발열, 의식수준 변화, 구토, 설사, 흥분, 졸음, 식욕감소 등으로 나타난다. 근육, 관절 통증과 자반증을 동반하기도 한다. 케르니그징후, 브루진스키징후가 가끔씩 발생한다.

⑤ 진단검사 : 요추천자에 의한 뇌척수액 검사로 진단한다.

⑥ 치료적 관리

　　㉠ 급성 세균성 뇌막염은 조기인식과 신속하고 적극적인 관리가 필요한 응급상황으로 간주한다.

　　㉡ 항생제 치료를 시작하더라도 최소 24시간 이상 호흡격리를 위해 독립된 방에서 치료한다.

## (8) 길랭 – 바레(Guillain – Barre) 증후군(GBS)

① 정의

　　㉠ 말초신경계의 자가면역 신경장애로 사지허약과 심부건반사 소실이 급격히 진전되는 것을 말한다.

　　㉡ 운동과 뇌신경의 영향을 받아 신경의 탈수초로 증상이 나타난다.

② 원인

　　㉠ 상기도감염, 풍진, 장바이러스, Epstein – Barr바이러스, 거대세포바이러스(CMV), 마이코플라스마, 수두 같은 바이러스 감염으로 유발된다.

　　㉡ 계절성 인플루엔자에 의한 독성으로 나타난다.

　　㉢ 가장 흔한 원인균은 캄필로박터 제주니가 있다.

▌수막구균

Neisseria Meningitidis

▌폐렴성 연쇄상구균

Streptococcus Pneumoniae

▌헤모필루스 인플루엔자 Type B

Hemophilus Influenzae Type B

✚ 라임병뇌막염

뇌막염 중 하나로 진드기를 매개체로 발생한다.

▌케르니그징후

Kernig's sign

▌브루진스키징후

Brudzinski's sign

▌마이코플라스마

Mycoplasma

▌캄필로박터 제주니

Campylobacter Jejuni

③ 증상

　㉠ 신경기능이 손상을 일으키고 호흡기능 장애기 발생한다.

　㉡ 아동의 15 ~ 25% 정도에게 호흡부전이 발생한다.

　㉢ 뇌신경장애로 기침·구역·연하반사의 약화, 안면신경 마비, 연하곤란 등이 나타난다.

　㉣ 자율신경계 불안전성으로 심부정맥, 체위성 저혈압, 요실금, 변실금, 혈압변화가 나타난다.

　㉤ 사지마비와 통증으로 인하여 무감각, 욱신거림을 겪는다.

④ 치료적 관리

　㉠ 마비의 급격한 진행에 정맥투여로 면역글로불린을 며칠간 고용량 투여를 실시한다.

　㉡ 신경계, 호흡기계, 심혈관계 증상을 관찰하며 지지적 치료를 진행하는 간호를 행한다.


## 11 면역 기능 장애 아동 간호

### (1) 면역계 개요

① **편도와 아데노이드** : 호흡기를 통해 들어오는 이물질과 항원을 제거한다.

② **흉선** : T림프구 성숙시키는 세포 함유하고 세포성 면역을 조절한다.

③ **림프절·비장** : 이물질과 항원을 제거하고 T림프구와 접촉한다.

④ **충수돌기** : 위장관계를 통해 들어오는 이물질과 항원 제거한다.

⑤ **골수** : 바이러스, 세균, 기타 항원에 반응하여 B림프구를 성숙한다. 형질세포로 줄기세포 함유하고 체액성 면역을 조절한다.


### (2) 아동 면역체계의 특징

① 면역체계의 주된 성숙기는 영아기, 아동기이다.

　㉠ **흉선** : 사춘기 전에 활동이 최고조이며 이후에는 성인의 크기로 돌아간다. 비장은 성인기에 완전히 성숙한다.

　㉡ **림프조직** : 영아기, 초기 아동기에 크기가 증가하며 생후 6주에는 성인 크기가 된다. 사춘기 전까지 성장하다가 사춘기에 성인 크기로 돌아간다.

　㉢ **페이어 집선** : 청소년기에 성인의 평균치를 초과할 때까지 증가한다.

■ **페이어 집선**
Peyer's Patches

② 영아기와 아동기 초기에는 면역계 미성숙으로 인하여 감염위험이 증가한다.

　㉠ **신생아** : 염증반응이 미숙하고 감염 후 증상이 나타나지 않는다. 비특이적 면역반응이 미숙하여 감염이 빠르게 퍼지고 패혈증을 초래할 수 있다.

　㉡ **만삭 신생아** : 모체로 lgG를 받을수 있으며 6 ~ 8개월까지 유지된다.

　㉢ **미숙아** : 낮은 lgG를 받고 급속도로 감소하면서 감염에 취약하게 만든다.

　㉣ **영아기** : 항체반응의 미숙으로 능동 · 수동 면역을 획득해가며 면역능력의 발달을 이룬다.

　㉤ **절대 림프구수** : 생후 1년에 최고치를 이룬다.

　㉥ 피부과민반응의 신뢰성에 영향을 주는 미숙한 면역세포와 미경험면역세포로 인해 영아기에는 정기적 알레르기 피부검사를 하지 않는다.

　㉦ 정상 출생 시에는 lgM, lgE, lgD 농도는 낮으며 태반통과를 하지 못하는 면역글로불린이다.

③ 아동의 면역체계 장애는 성인과 다른 증상과 반응이 나타난다. 첫 면역결핍증상은 보통 생후 6개월 내에 나타난다.

## (2) HIV(인간면역결핍바이러스, HIV, Human Immunodeficiency Virus) 감염

① **정의** : 후천성 세포성 면역결핍증으로 무증상이거나 중증의 증상을 보인다. 중증으로 악화되는 경우 AIDS(후천성면역결핍증)로 발전한다.

② **원인** : 혈액이나 체액으로 인하여 감염된다. 바늘이나 주사기를 함께 사용, 감염환자와 성행위, 감염혈액 수혈, 모체로부터 태반통과, 모유수유 등의 다양한 원인으로 감염될 수 있다.

③ **증상**

　㉠ 폐포자충 폐렴 (PCP)이나 와포자충증 등 기회감염을 일으키거나 중증 세균감염, 중이염 반복, 부비동염, 호흡기 감염 반복 등이 있다.

　㉡ 아동의 경우 성인과 다르지만 성장장애, 기회감염의 조기시작, 세균감염의 취약, 이하선 비대, 저산소증, 곤봉형 손가락, 림프양간질성 폐렴, 폐포자충폐렴 등이 나타날 수 있다.

　㉢ 5세 이하의 아동의 경우 에이즈로 진전단계가 빠르게 진행된다.

④ **진단검사** : 분만 중에 발생하는 것이 대부분이다. 임부의 조기검사와 교육, 치료하는 것이 중요하다.

⑤ **치료적 관리**

　㉠ 정상적인 성장발달을 촉진하고 면역기능 유지, 약물저항 예방, 바이러스의 부하를 약물독성위험의 가장 낮은 수준으로 줄이기 등을 시행한다.

　㉡ 비효과적인 바이러스 억제는 약물 내성을 높이므로 주의한다.

**▎와포자충증**

Cryptosporidiosis

**(3) 코르티코스테로이드 치료**

① 정의

　　㉠ 부신에서 분비되는 물질인 코르티코스테로이드는 국소감염과 전신감염의 감소를 가져온다. 부신피질 호르몬의 작용은 항염작용, 면역억제작용으로 분류된다.

　　㉡ 항염작용 : 대식작용, 부종, 모세혈관 확장, 백혈구의 이동과 화학매개체작용 억제가 있다.

　　㉢ 면역억제작용 : 단핵구 감소, 대식세포 분화, 림포카인 생산을 차단하여 T세포 생성 억제한다.

■ 림포카인
Lymphokine

② 증상

　　㉠ 과도하게 도포하면 상처치유 지연, 피부위축, 모세혈관 확장증 등이 나타난다.

　　㉡ 과도 흡수는 전신반응으로 성장제한, 고혈압, 근육량 감소, 식욕, 체중증가, 무월경, 췌장염, 부종, 타박상 치유지연, 감염 민감성 증가, 관절통, 골다공증 등이 나타날 수 있다.

③ 진단검사 : 부신피질자극호르몬(ACTH) 주입검사를 통해 코르티코스테로이드과다증을 진단할 수 있다.

④ 치료적 관리

　　㉠ 스테로이드를 장기투약했던 환아는 수술 시에는 양을 늘릴 경우 고용량을 단기간 투여한다.

　　㉡ 장기투약을 해야하는 경우에 이틀간에 1회 투여한다.

　　㉢ 생백신보다 사백신을 접종한다.

**(4) 전신홍반루푸스(SLE, Systemic Lupus Erythematous)**

① 정의 : 자가면역질환이다. 결제조직에 염증이 발생한다.

② 원인 : 뚜렷하지 않으나 유전, 호르몬, 면역, 환경(스트레스, 바이러스, 햇빛, 자외선, 세균, 특정약물 등) 등과 관련이 있다.

③ 증상

　　㉠ 초기에는 관절통, 원인을 알 수 없는 열의 재발, 권태감 등이 나타난다.

　　㉡ 안면에 나타나는 나비모양 발진, 원반형 발진, 광 과민성, 관절염, 흉막염, 심막염, 복막염, 혈액질환(빈혈, 림프종, 저혈소판증), 면역질환, 신장질환(소변에 적혈구, 단백질, 석회질성분 포함), 신경계질환(인격변화, 경련, 정신증, 두통), 구강과 코의 궤양 등이 나타난다.

④ 진단검사 : 증상이 네 가지 이상이거나 동시다발적이고 연속적으로 발현하는지 확인한다.

⑤ 치료적 관리

   ⊙ 증상과 합병증 예방을 위해 장기 대응·전략을 수립하고 약물치료는 최소한으로 행한다.

   ⓒ 전신 스테로이드 치료를 수행하며 효과를 보이지 않을 때는 시클로포스파마이드를 사용한다.

## (5) 아나필락시스(Anaphylaxis)

① 정의 : 전신에 화학물 과도한 방출에 대해 즉각적이고 심각하게 나타나는 초과민 알레르기 반응이다.

② 원인

   ⊙ 일차적으로 식품알레르기로 발생한다.

   ⓒ 기타 원인은 벌레, 예방접종, 알레르기 면역치료(탈감작법), 화학요법제, 항생제, 혈액제제 등이 일으킬 수 있다.

③ 증상

   ⊙ 원인 물질로 인해 발생한다. 노출 후 수 초나 수 분 이내에 증상이 갑작스럽게 발현한다.

   ⓒ 임박하였을 때 나타나는 증상으로는 홍반의 빠른 진행, 죽을 것 같은 느낌과 재채기 입술과 혀의 부종, 피부나 상부의 발적과 두드러기, 가려움증 등이 있다.

   ⓒ 가장 심하게 나타나는 증상으로는 부종, 청색증, 저혈압성 쇼크, 혈관허탈, 심정지, 후두경련 등이 있다.

④ 치료적 관리

   ⊙ 보통 몇 분 후 급작스럽게 쇼크가 발생하므로 빠른 치료에 돌입한다.

   ⓒ 우선적인 약물 투여로 에피네프린을 주사투여하고 디페하이드라민, 히스타민 억제제(시메티딘)을 복용한다.

   ⓒ 응급실인 경우 추가적인 조치로 기도개방을 확인하고 필요시 기관 삽관과 산소투여를 한다. 신체를 따듯하게 해주며 눕히거나 다리를 약간 올린다.

▌시클로포스파마이드
Cyclophosphamide

▌에피네프린
Epinephrine

▌디페하이드라민
Diphenhydramine

▌시메티딘
Cimetidine

## 12 정신기능 장애 아동 간호

### (1) 불안장애

① 정의

　㉠ 불안은 인간의 감정 중 하나로서 변화와 도전에 대한 신체 적응 반응 중 하나이다. 발달지표의 성취하는 시기, 과도기에 나타나는 것으로 예상한다.

　㉡ 유형의 경우 크게 두 가지로 나뉘며 상태와 기질로 구분된다.

　㉢ 기질불안은 일반적이면서 시간이 지나 안정되고 특별한 촉발사건과 관련이 적은 상태를 말한다.

　㉣ 상태불안은 걱정, 우려, 긴장 등 일시적인 감정을 말한다.

　㉤ 불안의 성향은 유전적, 화학물질, 호르몬 불균형, 부모의 대처방식 등의 결합으로 발생한다.

② 사회적 불안장애(사회공포증, Social Anxiety Disorder, Social Phobia)

　㉠ 가장 흔하다. 아동기와 초기청소년기에 호발하는 증상이다.

　㉡ 치료하지 않을 경우 또래관계에서부터 대학까지 광범위하게 영향을 미친다. 사회적 고립까지 야기하는 경우가 발생한다.

　㉢ 치료의 경우 일반화된 또는 구체적 촉발요인에 중점을 두도록 한다.

③ 분리불안(Separation Anxiety)

　㉠ 양육자에게서 분리 되었을 때 발생하는 병적 불안을 뜻한다.

　㉡ 스트레스 상황이나 자연스러운 상황 속에서도 발생할 수 있으며 공황장애나 우울증의 발생 가능성이 내재되어있다.

④ 공황장애(공황발작, Panic Disorder, Panic Attcks)

　㉠ 신체 · 정서 · 인지적 증상의 급격한 발현으로 다른 불안장애와 구별하고 있다.

　㉡ 곧 죽을 것 같은 느낌과 호흡곤란, 빈맥, 흉통 등의 증상을 겪는다.

　㉢ 아동의 기질적 원인을 살펴어 과혈당, 측두엽 간질, 심한 카페인 섭취, 갑상샘기능항진증 등의 여부를 확인한다.

⑤ 외상 후 스트레스 장애(PTSD, Posttraumatic Stress Disorder)

　㉠ 외상 혹은 압도적 경험을 한 후 동반되어 나타나는 심리사회적 장애이다.

　㉡ 특징적으로 무력감, 공포, 극심한 두려움, 지속적 각성상태를 나타난다.

　㉢ 3가지 주요 증상군으로 침투적, 각성적, 회피적 증상을 가지는 것이 특징이다.

⑥ 강박장애(OCD, Obsessive Com Pulsive Disorder)

　㉠ 원치 않는 생각으로 인해 강박에 시달리며 반복하거나 행동이나 충동을 반복하는 것을 뜻한다.

ⓛ 강박적 사고는 반복적으로 발생하는 사고, 감정, 생각을 뜻하며 강박적 행동은 되풀이되며 반복되는 행동과 행위를 뜻한다.

ⓒ 불안, 스트레스의 상황 속에서 강박적 사고와 행동이 일시적으로 나타나며 이런 경우는 진단이 확실하지 않을 수 있다.

## (2) 기분장애(Mood Disorder)

① 정의

　ⓗ 저조한 기분이 계속되거나 저조한 기분과 조증을 왔다 갔다 하는 특징을 보인다.

　ⓛ 증상의 강도, 조증의 유무, 질병의 과정 등을 기반으로 분류된다.

　ⓒ 주요 우울장애, 기분부전장애, 양극성장애, 적응장애로 구분한다.

　ⓔ 기분부전 장애 : 만성적으로 저조한 기분의 지속적인 유지이다.

　ⓜ 주요우울장애 : 우울증 유발요인인 유전적, 가족적, 일상사전, 신체, 심리적 외상 등이 지속적으로 나타난다. 수준의 정도는 개인별 차이가 있다.

　ⓗ 적응장애 : 외상, 스트레스요인에 대한 부정적 반응이다. 특징적으로는 기분장애가 약하게 나타나고 전체적 증상은 적지만 자기제어 과정이 있다.

　ⓢ 양극성 장애 : 초기 성인기, 후기 청소년기에 발생하며 변동이 심한 기분장애를 특징으로 한다.

② 정서장애의 증상 : 신체적 통증, 두려움, 슬픔, 걱정 등을 포함한다. 기분장애, 불안장애를 포괄하여 정서장애의 임상증상에서 나타난다.

③ 치료적 관리 : 우울증과 불안증 관리를 즉각 완화하며 가족환경을 안정화하고 재발 빈도, 강도 완화를 위해 도움이 되는 지원을 계획한다.

## (3) 행동장애(Behavioral Disorder)

① 정의 : 공격성, 적대감, 혼란상태가 장기적으로 지속되며 양육자의 통제에 반응하지 않고 6개월 이상 지속되는 만성적 패턴이다.

② 구분 : 주의집중력(주의력결핍장애), 충동행동·과잉행동(과잉행동장애), 두 증상의 결합(ADHD)로 나뉜다.

③ 원인

　ⓗ 직계가족에서 더 잘 보이며 유전적 성향을 보여준다.

　ⓛ 중추신경계(CNS) 이상, 신경성 장애, 산전요인, 학대 환경 등 다양하게 위험요인으로 보여진다.

　ⓒ ADHD는 자극에 대한 부진, 저반응적 성격을 보이며 뇌의 전전두엽과 대뇌변연계의 연계부분의 신경학적 이상일 가능성이 높다고 알려져 있다.

┃ 주요 우울장애
MDD, Major Depressive Disorder

┃ 기분부전장애
DD, Dysthymic Disorder

┃ 주의력결핍장애
AD, Attention Deficit

┃ 과잉행동장애
HD, Hyperactivity Disorder

④ 증상

　㉠ **주의력결핍행동** : 경청하지 못하거나 과제나 게임에 집중장애를 겪고 부주의하
　　다. 세부사항의 무관심, 조직력의 부재, 집중 필요한 과제 회피, 주의가 쉽게
　　분산되고 건망증 등이 있다.

　㉡ **충동성 · 과잉행동** : 한 자리에 가만히 있지 못한다. 조용한 활동을 하지 못하
　　고 항상 움직이고 말을 과도하게 많이 한다. 질문 · 대답을 불쑥 튀어나오듯
　　하며 자신의 차례를 기다리지 못하는 등의 행동을 보인다.　7세 전에 발생하
　　고 6개월 이상 지속되며 두 가지 장소에서 나타나고 다른 정신 · 발달 장애와
　　관련이 없고 하나 이상의 기능수준을 저해시켜야 진단한다.

⑤ **치료적 관리**

　㉠ 아동의 기질, 환경적 요구, 지지, 기대 등의 균형을 맞춰서 비사회적 행동의
　　빈도, 정도를 감소시키는 것에 중점을 두며 치료를 진행한다.

　㉡ 아동의 능력과 자존감 향상을 목표로 한다.

　㉢ ADHD는 약물치료가 효과적이다. 덱스트로암페타민, 메틸페니데이트, 페몰린과
　　같은 중추신경자극제를 사용한다.

## 13　전염성 감염 아동 간호

### (1) 질병 전파의 개요

① 병원체 : 비말, 타액, 물체에 의해서 직접 전파된다.

② 동물

　㉠ 병원체를 지닌 동물과 접촉한 경우

　㉡ 동물의 분변(배설물)에 접촉한 경우

　㉢ 동물에게 할퀴어진 경우

③ 곤충 : 곤충에게 물린 경우 전파된다.

### (2) 홍역(Rubeola, Measles)

① 원인 : 홍역바이러스이며 잠복기는 8 ~ 12일에 해당한다.

② 전파기간 : 발진이 나타나기 전 3 ~ 5일 정도 해당하며 발진 후 4일까지 지속된다.

③ 전파경로 : 비말의 직접접촉에 의한 전파로 이어진다.

**TIP & MEMO**

▮ **덱스트로암페타민**
Dextroamphetamine(Dexedrine)

▮ **메틸페니데이트**
Methylphenidate(Ritalin)

▮ **페몰린**
Pemoline (Cylert)

▮ **홍역바이러스**
Measles Virus

④ 면역성
  ㉠ 자연질환이나 약독화시킨 생백신으로 획득된다.
  ㉡ 주로 늦겨울과 봄에 유행한다.
  ㉢ 감염 후 천천히 퍼진다.

⑤ 증상
  ㉠ 고열, 콧물, 기침, 결막염이 1 ~ 4일간 지속된다.
  ㉡ 호흡기 관련 증상은 평균 10일 후부터 증상 발현한다.
  ㉢ 발진이 나타나기 2일 전에는 구강 내 병변 코플릭반점이 나타난다.
  ㉣ 전구증상이 절정에 달할 때 붉고 진홍빛의 발진이 나타난다.
  ㉤ 발진의 소실은 나타난 순서대로 7일 내에 소실된다.

⑥ 합병증 : 중이염, 후두기관 기관지염, 기관지 폐렴 등의 2차 세균감염 발생 가능성이 높다.

⑦ 치료
  ㉠ 증상에 대한 대증 요법을 시행한다.
  ㉡ 병원 입원 환아의 경우 호흡기 격리가 필요하다.
  ㉢ 열성기인 아동은 침상안정, 활동제한, 수액요법, 가습, 진해제 등을 사용한다.

### (3) 풍진(Rubella)

① 원인 : 풍진바이러스가 원인이다.

② 잠복기
  ㉠ 14 ~ 21일에 달한다.
  ㉡ 비말감염, 직접접촉, 임산부가 풍진이면 태반을 통한 태아감염으로 나타난다.
  ㉢ 증상이 나타나기 7일 전에 발진이 나타난다. 발진이 나타나고 7일 후가 전파기간에 해당한다.

③ 면역성 : 자연질환이나 약독화 시킨 생백신으로 얻게 된다. 늦겨울과 초봄에 유행한다.

④ 증상
  ㉠ 대부분 가볍고 2/3정도의 감염자들도 증상 없이 넘어간다.
  ㉡ 잠복기인 14 ~ 21일을 지나 가벼운 전구증상을 보인다.
  ㉢ 어린아동은 발진 전까지는 무증상이다.
  ㉣ 연장아는 설사, 권태감, 목 통증, 심한 콧물, 두통, 미열, 눈 통증, 오한, 식욕감퇴, 오심 등이 나타난다.
  ㉤ 발진출혈 1일 전부터 목, 귀 뒤, 후두부위 림프절이 커지고 통증이 동반한다.
  ㉥ 발진은 빠른 속도로 전신에 퍼진다.
  ㉦ 첫날은 홍역, 둘째 날은 성홍열과 비슷하나 셋째 날에는 없어진다.

④ 합병증 : 드물며 자연적으로 회복되기 때문에 대증요법을 이용한다.

바이러스성 발진
• 홍역
• 풍진
• 수두 – 대상포진

코플릭반점
Koplik Spots

풍진바이러스
Rubella Virus

(4) 수두 - 대상포진

① 원인 : 수두 - 대상포진바이러스이다.

② 잠복기 : 10 ~ 21일 정도이다.

③ 전파기간 : 발진발생 1 ~ 2일 전부터 수포가 생기고 건조될 때까지 5 ~ 7일 정도 소요되는 기간이다.

④ 면역성

    ㉠ 직접접촉, 비말, 공기 등으로 전파가 되고 수두의 자연질환, 수두백신으로 면역성을 획득한다.

    ㉡ 늦겨울에서 초봄까지 유행하게 된다.

⑤ 수두(Varicella)

    ㉠ 병소가 나타나기 전 24 ~ 28시간 동안에 권태감, 식욕부진, 약한 체온상승 등이 나타나며 얼룩 발진이 몸통과 두피에 나타난다.

    ㉡ 병소들은 홍반성의 눈물방울 모양의 수포가 농포로 발전하여 딱지가 된다.

⑥ 대상포진(Zoster)

    ㉠ 수두에 일차감염 기간 동안 수두 - 대상포진 바이러스는 신경말단, 후근신경절 속에서 잠복하다가 대상포진을 발생시킨다.

    ㉡ 통증은 불쾌하고 비정상적인 화끈거림, 가려움, 따끔거림, 칼이 쑤시는 느낌, 깊숙한 부위의 통증으로 다양하다.

    ㉢ 위험 요소로는 50세 이상, 면역저하, 과거 수두병력, 스트레스, 손상, 항암치료 등이다.

⑦ 합병증

    ㉠ 가장 흔한 것은 피부병소의 이차 세균감염이다.

    ㉡ 원인균으로는 포도상구균과 A군 베타 - 용혈성 연쇄상구균이다.

⑧ 치료

    ㉠ 대증적 지지요법, 오트밀 목욕, 항히스타민제를 사용한다.

    ㉡ 열 조절에 아스피린보다는 아세트아미노펜을 사용한다.

    ㉢ 병원에 입원하는 경우 엄격히 격리해야 하며 면역이 저하 된 환자와 동시 돌봄을 하지 않는다.

    ㉣ 일차예방을 위해 예방접종을 실시하여야 한다.

### (5) 이하선염

① 원인 : 파라믹소바이러스가 원인균이다.

② 전파기간

    ㉠ 16 ~ 18일의 잠복기를 거치고 붓기 전 7일 ~ 발병 후 9일은 전파기간이다.

    ㉡ 비말 · 타액 · 소변으로 전파된다.

    ㉢ 자연면역과 예방접종으로 면역성을 획득하며 늦겨울에서 봄에 유행한다.

③ 증상

    ㉠ 전구증상으로 고열, 근육통, 두통, 권태감이 있다.

    ㉡ 전구증상 이후에 이하선이 붓고 발열이 나타난다.

④ 합병증

    ㉠ 무균성 뇌막염으로 뇌 척수액에서 바이러스가 검출되는 병증이다.

    ㉡ 합병증이 없는 이하선염의 경우 대증요법을 실시하는데 9일까지 비말감염에 주의한다.

### (6) 감염단핵구증

① 원인 : Epstein – Barr Virus에 의해 감염된다.

② 면역성

    ㉠ 4 ~ 7주의 잠복기를 거치고 무증상 보균자가 흔하다.

    ㉡ 타액 · 접촉 · 혈액으로 전파되며 자연 질병으로 면역성을 획득한다.

    ㉢ 건강한 사람, 연령대가 높은 청소년, 어린 성인에게 발병한다.

③ 증상

    ㉠ 고열, 림프종, 간 · 비장비대, 삼출성 인두염 등 증상이 발현한다.

    ㉡ 아동의 경우 권태감, 피로감, 오심, 복통, 두통 등이 나타난다.

    ㉢ 급성 질병기는 2 ~ 4주 정도이고 서서히 회복한다.

④ 치료 : 일반적으로 자연 치유되며 지지요법으로 관리를 한다. 격렬한 신체활동, 접촉성 스포츠는 피한다.

### (7) 백일해

① 원인

    ㉠ 백일해균이 원인이다.

    ㉡ 6 ~ 20일가량의 잠복기로 카타르단계 (1 ~ 2)에서 4주까지의 전파기간이 있다.

    ㉢ 전파경로는 직접, 기침 시 비말전파가 있다.

| 기타바이러스성 감염
• 이하선염
• 감염단핵구증

| 파라믹소바이러스
Paramyxovirus

| 백일해균
Bordetella Pertussis

② 증상

| 구분 | 기간 및 증상 |
|------|------------|
| 카타르기<br>(Catarrhal) | • 기간 : 1 ~ 2주<br>• 증상 : 상기도감염 증상인 콧물, 가벼운 기침, 미열, 눈물이 나타난다. |
| 발작기<br>(Paroxysmal) | • 기간 : 2 ~ 4주 또는 그 이상이다.<br>• 증상 : 기침이 심해지며 청색증, 혀 내밀음, 그르렁거리는 소리, 흡기 후 뒤따르는 호기 시 반복적 기침, 침 흘림, 경정맥의 팽창, 하품, 재채기, 기침발작, 구토 등이 있다. |
| 회복기<br>(Convalescent) | • 기간 : 1 ~ 2주<br>• 증상 : 백일해(Whooping), 구토의 정도가 감소한다. 기침은 수개월 동안 지속되기도 한다. |

③ 치료적 관리

ㄱ DTaP 백신투여로 일차 예방을 한다.

ㄴ 어릴 때 실시한 11세 ~ 12세 아동의 경우 TdaP를 추가접종을 권고한다.

ㄷ 질병 초기에는 에리트로마이신, 아지트로마이신, 클래리스로마이신을 투여하면 감염성을 감소시킬 수 있다.

ㄹ 영아의 경우 입원하여 지지간호를 받으며 기도확보를 유지한다. 연장자의 경우 보통 가정간호를 받게 되고 비말 감염전파를 주의한다.

(8) 성홍열

① 원인 : A군 베타 - 용혈성 연쇄상구균이다.

② 면역성

ㄱ 1 ~ 7일에서 잠복기를 가지며 치료를 시작한 후 24시간까지가 전파기간이다.

ㄴ 비말과 집접 접촉으로 전파가 이루어지게 된다.

ㄷ 면역성은 없으며 늦가을과 겨울, 봄에 유행한다.

③ 증상

ㄱ 갑작스러운 고열, 인두염, 오한, 구토, 두통, 복통 등이 있다.

ㄴ 발진은 몸통과 사지로 빠르게 퍼져나간다.

ㄷ 연쇄상구균감염이 합병증으로 나타날 수 있다.

ㄹ 바이러스와 A군 연쇄상구균 인두염의 증상이 비슷하므로 인후통이 있는 환아의 경우 인두배양을 통해 감별한다.

④ 치료 : 약물치료는 페니실린을 투여하고 지지적 요법을 사용한다. 24시간 경과 후는 전파력이 없어지므로 학교로 복귀할 수 있다.

**▌에리트로마이신**

Erythromycin

**▌아지트로마이신**

Azithromycin

**▌클래리스로마이신**

Clarithromycin

(9) 메타실린 내성 황색포도상구균(MRSA, Methicillin — Resistant Staphylococcus Aureus)

① 원인

    ㉠ 원인균은 그람양성구균이다. 접촉을 통해 감염된다.

    ㉡ 병원환경에서 지속적으로 감염이 증가하고 있다.

    ㉢ 의료기관에서 획득한 MRSA의 경우 의료기구, 폐렴, 카테터 관련 혈류 감염 등이 원인이다.

    ㉣ 지역사회에서의 감염은 피부 · 연부조직 감염이다. 폐렴 · 패혈증 · 요로의 경우는 드물다.

② 합병증 : 골수염 심내막염, 괴사성 근막염이 있다.

③ 치료적 관리

    ㉠ 의료기관 획득 MRSA는 항생제 내성이 있기 때문에 베타락탐계열, 세팔로스포린계 사용이 어렵다. 괴사조직과 농양을 제거 후 반코마이신, 리네졸리드 정맥투여로 치료한다.

    ㉡ 심각할 경우는 혈액배양을 통해 패혈증의 소멸을 확인하며 반코마이신 정맥투여한다.

    ㉢ 지역사회 MRSA의 경우 경구용 클린다마이신, 설파메톡사졸 — 트라이메토프림, 테트라싸이클린, 리네졸리드로 5 ~ 10일간 치료를 진행한다.

(10) 쯔쯔가무시증(Tsutsugamushi Fever, Scrub Typhus)

① 원인

    ㉠ 들쥐, 진드기가 매개곤충이며 1 ~ 3주의 잠복기를 거치며 진드기의 유충에 의하여 전파된다.

    ㉡ 주로 가을철에 유행하며 동남아시아, 남서태평양 지역에 다수 존재한다.

② 증상

    ㉠ 고열, 오한, 피부, 발진, 두통, 림프절 비대 등이 나타난다.

    ㉡ 혈청학적 검사와 병원체의 분리 등이 다양하게 사용된다.

    ㉢ 백혈구와 혈소판 감소, 비정형 림프구의 증가, CRP양성, ALT · AST · LDH 등이 상승하고 단백뇨가 발생할 수 있다.

③ 치료 : 클로람페니콜, 테트라싸이클린을 사용하여 치료한다. 항생제는 열소실 후 2 ~ 4일간 투여한다.

### ⑾ 보렐리아 감염(Borrelia)인 라임병

① 원인 : Borrelia Burgdorferi(Spirochete)로 인해 발병한다. 매개곤충은 진드기이다.

② 잠복기 : 3 ~ 32일을 거친다.

③ 전파경로 : 감염 진드기에 물리면서 발생하고 4 ~ 10월이 유행 계절이다. 미국에서 가장 빈번한 곤충매개병이다.

④ 증상의 단계

    ㉠ 1단계(Early Localized) : 피부병소가 가장 두드러지는 시기이다.

    ㉡ 2단계(Early Disseminated) : 심장과 신경계에 이상이 발생한다.

    ㉢ 3단계(Late Disseminated) : 주증상으로 관절염이 발생한다.

⑤ 증상

    ㉠ 초기에는 국소반응으로 감기와 비슷하다.

    ㉡ 홍반성 반점과 구진이 3 ~ 30일 안에 발생한다.

    ㉢ 발진은 3주간 지속되다 소멸된다.

    ㉣ 초기 파종단계 (1 ~ 4개월)에서 척수염, 구토, 오심 등의 신경계 증상이 나타나고 라임관절염으로 무릎에 영향을 끼친다.

⑥ 치료

    ㉠ 우선 곤충에 물리지 않는 것이 중요하다.

    ㉡ 조기발견과 항생제 치료는 초기에 효과적이다.

    ㉢ 사용약물은 독시사이클린, 아목시실린, 세프록심악세틸이 사용된다.

### ⑿ 클라미디아 감염(Chlamydial Infection)

① 원인 : 트라코마 클라미디아, C.psittachi, C.pneumonia이다.

② 전파 : 감염된 모체에서 7 ~ 21일 잠복기 이후에 출산하는 동안, 성생활을 통해 감염된다.

③ 특징

    ㉠ 미국에서 가장 흔한 성매개 감염이다.

    ㉡ 26세 이하의 성적활동이 왕성한 젊은 여성 모두에게 선별검사를 권고한다.

    ㉢ 영아는 출산기 동안에 감염 가능성이 높다. 증상은 거의 없어서 합병증 발생 전까지 알기 어렵다.

④ 치료

    ㉠ 결막염이나 폐렴이 있는 영아에게는 14일 동안 에리트로마이신을 투여한다.

    ㉡ 합병증이 없는 생식기 감염에는 아지트로마이신을 8세 이하에게 투여한다.

**▍ 리케치아(Rickettsiae) 감염전파**

작은 기생균으로 인한 감염으로 흡혈하는 절지동물에 의해 전파된다. 쯔쯔가무시증이 이에 속한다.

**▍ 독시사이클린**

Doxycycline

**▍ 아목시실린**

Amoxicillin

**▍ 세프록심악세틸**

Cefuroxime Axetil

**▍ 성매개 감염(STIs, Sexually Transmissible Infections)**

- 클라미디아 감염
- 단순포진 바이러스
- 인유두종 바이러스
- 인두유종 바이러스

**▍ 트라코마 클라미디아**

Chlamydia Trachomatis

**▍ 에리트로마이신**

Erythromycin

**▍ 아지트로마이신**

Azithromycin

⒀ **단순포진 바이러스(HSV, Herpes Simplex Virus)**

① 원인

ㄱ 단순포진 바이러스(Herpes Simplex Virus) 2형이 원인균이다.

ㄴ 생식기 감염이 주된 원인이다.

ㄷ 신생아의 경우 질 분만을 통해 모체로부터 감염될 수 있다.

ㄹ 다발성 질병이 발생할 수 있으므로 주의한다.

② 전파 : 2 ~ 14일 잠복기를 거치며 감염자와 직접적인 성 접촉으로 감염된다.

③ 증상

ㄱ 초기에는 음부, 항문, 회음부 주의에 증상이 발현하면서 통증과 압통이 발생할 수 있다.

ㄴ 1 ~ 7일 이상 수포가 돋고, 파열, 궤양이 생긴다.

ㄷ 2 ~ 3주에 감염력 기간이 있으며 수포성 발진을 동반하기도 한다.

ㄹ 급성기 이후에 잠복하다가 재발한다.

④ 치료

ㄱ 바이러스 배양검사로 진단한다.

ㄴ 아사이클로비르(Zovirax)의 투여로 증상을 감소시키고 발현시기를 줄인다.

▮ 아사이클로비르

Zovirax

⒁ **인유두종바이러스(Human Papilomavirus) · 인두유종바이러스(HPV, Human Papilomavirus)**

① 원인 : 130 이상의 종류의 바이러스가 원인이다. 일반적인 사마귀와 생식기 부위 사마귀가 원인이다.

② 전파 : 4주에서 수개월의 잠복기를 거친다. 직접적인 성 접촉과 출산 전후 접촉으로 전파된다.

③ 특징

ㄱ 아동생식기 주변의 사마귀는 성적 학대를 의심해야 한다.

ㄴ 항문 사마귀의 경우 작은 구진에서 부드럽고 뭉친 병소로 발전하여 대음순, 질, 항문, 직장, 음경귀두, 경관 등에 발생한다.

ㄷ 아동의 경우 일반적인 사마귀는 수년 내에 사라진다.

④ 치료 : 수술, 전기소작, 냉동, 레이저치료를 수행한다.

## 14 종양아동 간호

### (1) 소아암의 특징

① 외적인 징후 : 체중 감소, 창백, 자반, 덩어리, 눈의 백색반사, 재발되거나 지속적 발열, 이른 아침 구토 등이 있다.

② 잠복한 징후 : 두통, 지속되는 림프절종, 균형·걸음걸이 성격의 변화, 피로, 권태 감, 뼈의 통증 등이 있다.

### (2) 백혈병

① 원인 : 미성숙 백혈구가 비정상적으로 증식해 정상혈구의 자리를 빼앗는 것이다.

② 특징 : 치유할 수 있는 최초의 암으로 15세 이하의 아동에게 호발한다.

③ 증상

    ㉠ 골수의 적혈구 생성능력이 억제된다.

    ㉡ 창백, 과도한 타박상, 림프절증, 비정상적 백혈구수, 권태감, 간·비장 비대, 뼈와 관절통증, 빈혈, 혈소판감소자반증 등이 있다.

④ 진단 : 임상증상과 CBC검사결과로 의심하며 골수천자, 조직검사로 확진한다.

⑤ 치료

    ㉠ 병합화학요법은 백혈병 치료 방법이다.

    ㉡ 백혈병의 특별 유형에 맞춰 사용약제, 용량, 경로, 스케줄의 프로토콜을 따른다.

### (3) 뇌종양(Brain Tumor)

① 원인 : 알려져 있지 않으나 유전과 환경의 영향을 받는다.

② 특징 : 고형종양으로 아동에게 나타나는 악성종양 중 세 번째로 많다.

③ 위험요인 : 신경섬유종증, 결절성경화증 등이 있다.

④ 증상

    ㉠ 종양 위치, 환아 나이, 발달상태에 따라 증상은 다르다.

    ㉡ 운동실조증, 상지조정의 서투름, 안구진탕증, 복시, 사시, 머리 기울이는 사 경 등은 천막하부 종양으로 인한 증상이다.

    ㉢ 천막하부 종양은 뇌척수액을 종양덩어리가 막아 두개 내압이 증가하면서 발 생한다. 보통 두통, 구토, 기면상태가 원인이다.

    ㉣ 천막상부 종양의 경우 발작, 국소적 신경결손, 두통 등이 나타난다.

▌미성숙 백혈구

Blasts

⑤ 진단검사 : MRI, CT, PET로 영상촬영으로 진단한다.

⑥ 치료

   ㉠ 외과적 수술로 치료를 하게 된다.

   ㉡ 아동의 신경계 기능이 최상이 되는 것에 목표를 두고 수술을 수행한다.

   ㉢ 완전한 종양제거는 최상의 예후와 관련된다.

### (4) 신경모세포종(Neuroblastoma)

① 원인 : 알려지지 않았으나 가족 내에 환자가 있는 경우 위험도가 높다. 원시 신경능세포에서 유래한 악성종양이다.

② 특징 : 영아기에 흔하며 영아와 아동에게만 발견된다. 대부분이 고형종양이며 종양의 종류는 다양하다.

③ 증상

   ㉠ 질병의 정도와 위치에 따라 다르게 나타난다. 대부분 복부덩어리와 돌출되고 단단한 복부의 증상이 나타난다. 다리 절뚝임, 통증 등을 동반하기도 한다.

   ㉡ 흉부종양의 경우 호흡장애, 기침, 흉부확장의 감소가 발생할 수 있다.

   ㉢ 종양침윤으로 다크 서클이 발생할 수 있으며 눈꺼풀 처짐, 간대성 근경련 등이 발생할 수 있다.

④ 진단검사 : 정밀검사에는 흉부, 복부, 골반 부위의 CT, 결격 섬광조영, 흉부 방사선검사 등을 실시한다.

⑤ 치료

   ㉠ 1기는 국소적 질환을 의미하고 4기의 경우 먼 부위까지 퍼진 확산을 말한다.

   ㉡ 전이가 없는 1기와 2기의 경우 외과적 절제와 추후검사 평가만을 요구되지만 말기의 경우 통증조절을 위해 혹은 조직표본을 얻기 위하거나 종양감량을 위한 외과적 처치가 시행 될 수 있다.

   ㉢ 3기와 4기의 아동의 경우 방사선요법과 체계적 화학요법을 시행한다.

## 14 발달·감각 장애 아동 간호

### (1) 지적장애와 발달장애

① 지적손상

   ㉠ 정의 : 지적능력과 기능적 능력에서의 의미 있는 한계를 나타나며, 손상된 지능(IQ)과 적응행동에서 나타나는 것이다.

   ㉡ 유형 : 지적이거나 인지적 결함 또는 구체적·제한적 감각결함을 구분한다. 정서적과 심리적 장애를 구분한다.

② **정신지체** : 정상인에 비해 전반적인 지적기능이 평균이하인 경우의 사람을 말하는 용어인 정신지체에서 지적손상으로 용어가 변하였다.

③ **자폐 스펙트럼 장애의 전반적 발달장애**

    ㉠ 장애에 있어서 원인, 수준, 유형 등이 매우 광범위하다. 장애의 범위에 있어서 경증 ~ 중증까지 있다. 스펙트럼장애라고 명하기도 한다.

    ㉡ 레트증후군 · 유약 X증후군 · 다운증후군의 경우는 유전성 장애이다. 인식이 가능한 신체적 특징이 있다. 인지 · 신체의 발달이 손상되는 특징이 있다.

④ **지적장애와 전반적 발달장애**

    ㉠ 환경적 · 선천적 요인이다.

    ㉡ 유전적 돌연변이, 모체의 물질남용, 산전환경, 초기아동기의 자극결여 등의 원인이다.

    ㉢ 발달장애 관련 350가지 정도의 원인이 있으나 절반 정도 이상은 정확한 원인에 대해 파악 불가이다.

⑤ **증상**

    ㉠ 기본적인 발달장애의 징후는 발달 상의 성취가 일반 기준에 비해 지연된다.

    ㉡ 특수한 선천성 기형은 임상증상에서도 특수한 결과로 나타난다.

    ㉢ 중증도와 관련하여 문제행동의 유형과 빈도에 영향을 끼친다.

    ㉣ 지적장애 아동의 경우 신체가 건강하더라도 관련 장애로 인하여 질병 발생 위험이 높다.

    ㉤ 지적장애 아동에게 뇌성마비가 있다면 흡인성 폐렴, 위식도 역류 등의 위험이 더 높다.

⑥ **진단검사**

    ㉠ 임신 중, 신생아기, 아동기에 성장발달에 따른 발달 이정표에 성취를 이루지 못하였을 때 진단적 평가를 수행한다.

    ㉡ 조기진단의 경우 치료를 조기에 이룩할 수 있으므로 중요하게 판단된다.

⑦ **치료적 관리**

    ㉠ 일반적으로 지역사회, 학교자원 등 부모와 전문가 모두 강력한 지지로 치료에 임한다.

    ㉡ 환경적인 부분에 있어서 또래 아동에 비해 손상의 위험이 높게 나타나므로 위험에 대한 보호가 필요하다.

**TIP & MEMO**

▌**정신지체**

MR, Mental Retardation

▌**자폐 스펙트럼 장애의 전반적 발달장애**

PDD,
Pervasive Developmental Disorders

▌**스펙트럼장애**

Spectrum Disorder

▌**레트증후군**

Rett Syndrome

▌**유약 X증후군**

Fragile X Syndrome

▌**다운증후군**

Down Syndrome

## (2) 아동의 감각기능 특징

① 시력

　⊙ 연령에 따라 다르다. 생후 1년에는 안와가 출생 직후의 2배이고, 6세 때 다시 두 배가 된다. 10 ~ 12세에 성장이 완료된다.

　ⓒ 출생 직후의 누선 미성숙으로 3개월까지는 울어도 눈물이 보이지 않는다. 두 눈의 초점은 6개월 정도에 맞출 수 있다.

　ⓒ 3개월에는 움직이는 물체에 초점을 맞추며 따라가고 4개월경에는 익숙한 물건을 알아본다.

② 청력

　⊙ 생후 3일에 엄마의 목소리를 알아듣고 1년에는 자주 듣는 소리와 낯선 것을 구분한다.

　ⓒ 귀의 발달은 수정 후 3주부터이다. 임신 3개월에 완성되고 콩팥과 같은 발달 시기를 거친다. 한 쪽의 이상은 다른 계통의 이상을 의미하기도 한다.

③ 언어 : 생후 3 ~ 5개월에 소리를 흉내 내며 6개월에는 대화가 가능하다.

## (3) 눈의 질병

① 색약

**┃ 색약**
Color Blindness, Color Deficiency

　⊙ 발생 빈도는 인구의 8% 정도이며 남성에게 호발한다.

　ⓒ 시신경, 망막, 가족력 등에 이상이 있는 경우 검사를 실시하고 학령 전기 남아에게 중점적으로 실시한다.

　ⓒ 치료가 되지 않는 질환으로 간호의 중점에는 적응 · 지지와 교육에 있다.

② 사시

**┃ 사시**
Strabismus

　⊙ 눈동자의 정렬이상이 외안근의 조절 이상으로 발생하는 것이다.

　ⓒ 6세 미만 아동의 경우 4% 정도 발생한다.

　ⓒ 원인은 외안근 마비, 근육의 불균형 등과 뇌종양, 근무력증, 감염도 있다.

　ⓔ 3개월 이전에는 문제가 되지 않으나 3개월 이후에도 지속된다면 이상을 의미한다.

**┃ 차폐검사**
Cover - Uncover Test

　ⓜ 진단을 위해서는 동시적 색반응검사, 차폐검사, 각막 빛 반사 검사 등가 있다.

　ⓗ 사시로 의심되는 증상인 눈 쏠림, 무엇을 보기위한 머리 기울임, 잦은 두통 등으로 의심해야 한다.

　ⓢ 치료에는 수술, 약물치료, 교정렌즈, 시력치료 등이 있으며 특히 원시로 인한 사시는 시력교정렌즈가 이용된다.

## (4) 청력손실

① **원인** : 귀의 손상과 장애 발생은 청력손실을 일으킬 수 있다. 감각신경성 청력손실 아동의 경우 80% 이상이 상염색체 열성유전으로 발생한다.

② **유형** : 감각신경성, 혼합형, 전도성, 중추성이 있다.

③ **진단검사** : 조기발견과 조기 치료가 중요하므로 생후 1개월 이전에 선별검사를 하고 생후 3개월 전에 청력손실 확인하며 생후 6개월 이전에 중재가 적용되는 것이 권장된다.

④ **검사법** : 유발이음향방사검사, 청각뇌간반응으로 영아 청각장애를 확인할 수 있다.

⑤ **치료**

　㉠ 청력손실이 확인된 영아와 아동의 경우 언어발달의 극대화와 사회적 상호작용면에 있어서 발생할 문제들을 예방하는 데에 치료적 목적을 둔다.

　㉡ 전도성 난청의 경우에는 내·외과적 치료를 병행한다.

　㉢ 감각신경성의 경우 보청기 사용, 달팽이관 이식 등을 사용한다.

▌**감각신경성**
Sensorineural

▌**전도성**
Conductive

▌**유발이음향방사검사**
Evoked Otoacoustic Emissions Test

▌**청각뇌간반응**
Auditory Brainsterm Response

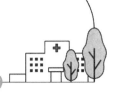
**1** 출생 시 재태기간 37주 이전에 태어난 미숙아의 설명으로 옳은 것은?

① 태지가 많다.

② 귀 연골이 부드럽다.

③ 머리가 몸보다 작다.

④ 몸과 머리에 털이 없다.

⑤ 손바닥과 발바닥 주름이 많다.

※ 미숙아의 신체적 특징

㉠ 태지가 거의 없다.

㉡ 매우 작고 수척해 보인다.

㉢ 귀 연골이 부드럽고 잘 접힌다.

㉣ 피부는 밝은 분홍색으로 빛이 나며 부드럽다.

㉤ 손바닥과 발바닥에 주름이 많이 생기지 않아 부드럽다.

㉥ 남아 음낭 주름이 적으며 고환은 하강하지 않은 상태일 수 있다.

㉦ 여아의 음순과 음핵이 돌출되어 있고 대음순이 덜 발달되어 있다.

㉧ 머리에 가늘고 보들보들한 머리카락이 있고 온몸에 가는 솜털이 나 있다.

㉨ 발달 방향이 머리에서 발로 진행되는 특성으로 머리가 몸에 비해 상대적으로 크다.

**1**

① 태지가 거의 없다.

③ 머리가 몸보다 상대적으로 크다.

④ 몸과 머리에 가늘고 보들보들한 털이 있다.

⑤ 손바닥과 발바닥에 주름이 많이 생기지 않았다.

**2** 임신 30주에 1.3kg로 태어난 미숙아는 호흡곤란증후군으로 일주일 동안 산소요법을 받고 있다. 신생아 산소요법 시 가장 주의 깊게 살펴보아야 하는 사항으로 옳은 것은?

① 산소 공급시간

② 산소 공급방법

③ 산소농도 모니터링

④ 산소 공급 시 맥박 수

⑤ 산소 공급 시 호흡 수

**2**

③ 미숙아는 산소공급 시 고농도 산소요법을 받게 된다. 망막이 충분히 성숙하지 못한 미숙아는 고농도 산소로 인해 미숙아 망막증이 유발한다. 따라서 산소 농도 모니터링을 하면서 산소를 투여한다.

**답** 1.② 2.③

**3** 철봉에서 떨어져 좌측 대퇴 골절을 입은 10대 남자아이가 한쪽은 부러지고, 한쪽은 구부러진 불완전한 골절 상태로 응급실에 방분하였다. 남자아이의 골절은?

① 횡골절      ② 개방 골절

③ 경사 골절      ④ 나선형 골절

⑤ 생나무 골절

**4** 아동 골절이 나타내는 특징으로 옳은 것은?

① 골절이 뼈 끝에 잘 생긴다.

② 주로 개방골절이 나타난다.

③ 단단한 골격으로 치유가 빠르다.

④ 나이가 어릴수록 치유속도가 느리다.

⑤ 골막이 성인보다 얇고 치유에 영향을 미친다.

※ 아동 골절의 특징

㉠ 움직임이 증가하여 쉽게 골절이 발생한다.

㉡ 주로 구부러지거나 뒤틀리는 생목골절이 발생한다.

㉢ 성인보다 두껍고 강한 골막과 유연한 골격을 가지고 있어 골절 융합이 더 빠르게 나타난다.

㉣ 성장판이나 골단 부위에 골절이 잘 생긴다.

**5** 식도폐쇄로 인한 위루술 시행 후 위루영양을 하는 영아에게 공갈 젖꼭지를 물리는 이유로 옳은 것은?

① 역류 예방을 위해

② 위 운동 증진을 위해

③ 흡인을 예방하기 위해

④ 빠는 욕구를 충족시키기 위해

⑤ 소화요소 분비를 증가시키기 위해

※ 위루술 환아 간호중재

㉠ 턱운동과 빠는 욕구 충족을 위해 공갈젖꼭지를 빨도록 한다.

㉡ 공갈젖꼭지를 통해 음식을 넣고 삼키는 방법을 익힐 수 있게 한다.

㉢ 비위관을 통한 구강이나 비강 분비물을 흡인하고 적절한 영양공급을 시행한다.

**3**

⑤ 생나무 골절 : 한쪽은 구부러지고 다른 쪽은 골막과 뼈까지 뚫고 부러진 형태로 아동에게 자주 발생하는 유연골절이다.

① 횡골절 : 직접적인 타격이나 압력으로 인해 골절선이 뼈 장축과 수직을 이루고 날카롭게 생긴다.

② 개방 골절 : 외부의 힘으로부터 피부와 연부조직에 개방성 손상을 일으키고 내부 골절까지 발생한다.

③ 경사 골절 : 골절선은 뼈를 가로질러 비스듬하게 사선으로 생긴다.

④ 나선형 골절 : 골절선이 둥글고 골간 주위로 뒤틀린 형태로 아동학대 시 주로 발생한다.

**4**

① 주로 성장판이나 뼈 끝(골단)부위에 골절이 생긴다.

② 주로 생목골절이 나타난다.

③ 골격이 유연하여 융합이 더 빠르다.

④ 나이가 어릴수록 빠른 치유를 보인다.

⑤ 골막이 성인보다 두껍고 강하다.

**5**

④ 공갈젖꼭지를 통해 빠는 욕구를 충족시켜준다.

**답** 3.⑤   4.①   5.④

**6** 생후 10일된 신생아 산모가 아기가 젖을 먹으면 자주 토를 하는 경우 간호사가 산모에게 설명할 것은?

① "빠른 연동운동으로 인한 증상이다."
② "적은 위 용적으로 인한 증상이다."
③ "소화효소 부족으로 인한 소화장애 증상이다."
④ "분문 조임근 발달이 미숙하기 때문에 나타나는 증상이다."
⑤ "감염에 대한 약한 저항력으로 인해서 나타나는 위장염 증상이다."

**7** 3세 남아가 밤중에 깨서 컹컹하는 기침을 하며 호흡곤란이 나타나서 응급실에 왔다. 환아 사정 시 호흡수 40회/분, 체온 37.0℃, 약간의 흉부함몰이 있었다. 환아에 대한 간호중재로 옳은 것은?

① 격리방법을 적용한다.
② 후두부종 감소를 위해 온찜질을 제공한다.
③ 환아 주변 환경을 건조하게 유지하도록 한다.
④ 기침악화나 통증 시 차가운 습기를 제공한다.
⑤ 분비물이 쉽게 배출될 수 있도록 따뜻한 증기를 제공한다.

**※ 크룹증후군**
㉠ 후두 부종이나 폐쇄로 인해 쉰 목소리, 개 짖는 소리, 쇳소리 같은 기침이 특징이다.
㉡ 흡기 시 협착음이 들리고, 호흡곤란으로 묘사되는 공명성 기침이 나타난다.
㉢ 크룹환아 간호중재
• 후두부종 감소를 위해 크룹텐트를 적용한다.
• 차가운 습기와 높은 습도로 증상이 악화되지 않도록 한다.
• 통증이 심해 입원한 경우 찬 습기와 분무용 에피네프린을 제공한다.

**8** 아스피린을 투여 받은 류마티스열 환아에게 나타날 수 있는 부작용은?

① 오심, 구토, 이명
② 탈모, 발진, 오심
③ 설사, 두통, 부종
④ 구토, 변비, 두통
⑤ 현기증, 피부발진

**Plus Tip**

**6**
④ 생후 초기에는 식도하부조임 성숙이 덜 되었고 위 분문 조임근이 이완된 상태로 장관 미성숙 상태의 연동운동이 일어나기 때문에 구토가 흔하다.

**7**
① 격리는 특별히 필요하지 않다.
② 후두부종을 감소시키기 위해 크룹텐트를 적용한다.
③ 환아 방에 차가운 습기를 제공한다.
⑤ 높은 습도와 찬습기가 환자에게 도움이 된다.

**8**
① 아스피린 부작용으로 오심, 구토, 이명, 발한, 과호흡, 혼수, 경련 등이 나타날 수 있다.

**답** 6.④ 7.④ 8.①

**9** 편도선 절제술을 한 아동에게 제공할 수 있는 간호중재로 옳은 것은?

① 빨대를 사용할 수 있게 한다.
② 머리를 낮춰 질식을 예방한다.
③ 차가운 얼음목도리를 적용한다.
④ 심한 통증 호소 시 아스피린을 사용한다.
⑤ 기침을 격려하여 분비물 배액을 촉진한다.

※ 편도절제술
㉠ 악성이나 폐성심을 초래하는 기도폐쇄 시 구개편도를 제거하는 외과적 방법이다.
㉡ 배액분비 촉진을 위해 아동을 엎드려 눕히거나 옆으로 눕힌다.
㉢ 흡인은 구강인두 손상을 방지하기 위해 조심스럽게 행한다.
㉣ 수술부위를 자극하는 행위인 기침이나 코 풀기 행동을 금한다.
㉤ 인후의 통증이 심하므로 얼음목도리나 진통제를 제공한다.
㉥ 진통제 사용 시 출혈예방을 위해 아스피린 대신 아세트아미노펜을 투여한다.
㉦ 빈맥, 창백, 계속 삼키거나 뱉는 행동으로 출혈징후를 주의 깊게 사정한다.

**10** 류마티스열의 원인으로 옳은 것은?

① 약물 알레르기　　② 덥고 습한 기후
③ 페니실린 투약 부작용　　④ 신체적 · 정신적 스트레스
⑤ 연쇄상구균성 호흡기 감염

**11** 유아 Kawasaki Disease 증상이 아닌 것은?

① 발톱 주변에 상피박리　　② 양쪽 눈의 결막출혈
③ 딸기모양의 혀　　④ 갈라진 입술
⑤ 폐렴

**12** 수두증 환아의 초기증상으로 옳은 것은?

① 경련　　② 혈압 상승
③ 안구돌출　　④ 대천문 팽대
⑤ 두피정맥 확장

**9**
① 빨대사용으로 인해 출혈을 촉진시킬 수 있으므로 빨대 사용을 금한다.
② 수술 후 엎드려 눕히거나 측위로 눕혀 분비물로 인한 질식을 예방한다.
④ 아스피린을 사용 시 출혈 위험이 있기 때문에 아세트아미노펜을 사용한다.
⑤ 수술부위를 자극 예방을 위해 기침이나 코를 푸는 행위를 하지 않도록 교육한다.

**10**
⑤ Rheumatic Fever(류마티스 열)발생 원인은 A군 $\beta$-용혈성 연쇄상구균 감염에 조직 자가면역 반응에 의한 것이다.

**11**
Kawasaki Disease(카와사키 병)
㉠ 80%가 5세 미만 아동에서 발생하는 원인불명의 급성 전신성 혈관염이다.
㉡ 5일 이상의 열과 함께 임상기준 5가지 중 4가지를 동반한다.
• 사지말단 변화 : 손바닥 – 발바닥 홍반, 손톱 – 발톱 주위 상피박리, 급성 말초부종
• 삼출물이 동반되지 않는 양쪽 눈 결막 충혈
• 입술 홍반, 딸기 혀와 같은 구강 점막 변화
• 경부림프선 종창
• 여러 유형 발진

**12**
Hydrocephalus(수두증) 증상
㉠ 얇은 두개골과 두피정맥의 확장
㉡ 부풀어 오르고 박동이 없는 대천문
㉢ Macewen Sign(마퀴인 징후)
㉣ 움푹 들어간 눈
㉤ 느린 동공방사
㉥ 보챔, 기면, 들어 올리거나 흔들면 울고 눕히면 조용

**답** 9.③　10.⑤　11.⑤　12.④

**13** 선천성 갑상샘기능저하증 아동 사정 시 나타나는 증상은?

① 설사
② 수유과다
③ 맥박상승
④ 대천문 조기 폐쇄
⑤ 생리적 황달 지연

**14** 1형 당뇨병과 2형 당뇨병의 차이에 대한 설명으로 옳은 것은?

① 2형은 인슐린 의존성 당뇨이다.
② 2형은 인슐린 투여가 필수적이다.
③ 1형은 인슐린 형성 능력이 정상이다.
④ 1형은 발병증상이 급성으로 나타난다.
⑤ 1, 2형 모두 전형적인 비만에서 발병한다.

※ 1, 2형 당뇨병
㉠ 1형 당뇨병
 • 인슐린을 생산하는 췌장 베타세포 파괴로 인해 인슐린이 부족한 상태이다.
 • 전형적으로 마른 아동에서 발병한다.
㉡ 2형 당뇨병
 • 부적절한 인슐린 사용으로 인슐린 저항이 나타나면서 상대적으로 인슐린이 부족해진 상태이다.
 • 45세 이상 성인에서 나타나며 과체중과 비만한 사람에게 발병한다.

**15** VP shunt 수술을 받은 환아의 수술 후 일반적인 체위로 적합한 것은?

① 측위                    ② 앙위
③ 복위                    ④ 슬흉위
⑤ 반좌위

**Plus Tip**

**13**
선천성갑상샘기능저하증
㉠ 선천적 갑상샘 형성부전으로 인해 기능이 저하되어 있는 상태이다.
㉡ 미숙아는 시상하부와 뇌하수체 미성숙으로 일시적으로 나타나 수 있다.
㉢ 수유저하, 기면, 황달, 호흡곤란, 청색증, 변비, 천문확장, 서맥, 목쉰 울음소리 증상이 나타난다.
㉣ 치료하지 않았을 경우 낮은 콧등, 좁은 이마, 큰 혀, 건조한 머리카락의 증상이 나타나고 골발육의 지연으로 대천문이 열려있게 된다.
㉤ 신경계 발달 지연으로 정신지체를 유발해 지능저하가 유발되기도 한다.
㉥ 조기발견과 치료 시작이 중요하다.
㉦ 갑상선 호르몬을 평생 투여한다.
㉧ 빠른 치료 시작으로 정상적 성장이 가능하고 지능 발달도 정상일 수 있다.

**14**
① 2형은 인슐린 비의존성 당뇨이다.
② 1형은 인슐린 투여가 필수적이다.
③ 1형은 인슐린 형성 능력이 없다.
⑤ 1형은 전형적으로 마른 아동에서 발병하고, 2형은 과체중과 비만한 사람에게서 발병한다.

**15**
② VP shunt(뇌실복막단락술) 후에는 편평하게 눕혀 뇌척수액이 빠른 속도로 감속되는 것을 말한다. 단락부위 압박을 방지하기 위해 수술하지 않은 쪽으로 눕히기도 한다.

**답** 13.⑤ 14.④ 15.②

**16** 영아습진으로 소양감을 호소하는 환아에 대한 간호중재로 옳은 것은?

① 모내의를 입힌다.

② 파우더를 적용한다.

③ 따뜻한 환경을 유지한다.

④ 탄수화물과 지방식이를 제공한다.

⑤ 손가락을 가릴 수 있는 긴팔 소매 옷을 입힌다.

※ 습진 환아 간호중재

㉠ Wet Dressing(습윤밴드)으로 염증을 완화시켜준다.

㉡ 미온수 사용으로 소양증을 완화시킨다.

㉢ 고탄수화물이나 고지방 식이를 제한한다.

㉣ 부드러운 면 의류를 입힌다.

㉤ 긁어서 상처가 나지 않도록 손톱을 짧게 자르고, 장갑이나 긴팔 소매 옷으로 손가락을 가린다.

**16**

① 통풍이 잘되는 면내의를 입힌다.

② 피부를 건조하게 하거나 흡수를 방해하는 파우더 사용을 하지 않는다.

③ 서늘하고 시원한 환경을 유지한다.

④ 고탄수화물, 고지방식이를 제한한다.

**17** 4세 여아는 팔과 다리의 굴곡부 태선화를 보이고 심한 가려움을 호소하며 병원에 왔다. 아동 사정 시 피부감염으로 인한 소수포가 보이고 몇 개월 전부터 호전과 악화가 반복된 증상으로 알 수 있는 질환은?

① 옴                    ② 접촉 피부염

③ 지루성 피부염          ④ 아토피 피부염

⑤ 장바이러스성 피부염

**17**

④ 아토피 피부염 : 발적, 수포, 피부건조, 심한 소양감, 삼출물, 가피, 반흔 등을 특징으로 하는 염증성 피부질환이다.

**18** 귀 밑이 붓고 고열과 통증을 호소하는 유아의 간호중재로 옳은 것은?

① 절대 침상안정한다.

② 해열진통제를 투여한다.

③ 단단한 음식을 제공한다.

④ 신음식을 제공해 입맛을 돌게 한다.

⑤ 산소 공급으로 안정을 취할 수 있게 한다.

※ Mumps(볼거리) 간호

㉠ 종창이 시작된 전후 강한 전염력을 나타내므로 전염기간 동안 격리한다.

㉡ 종창이 가라앉을 때까지 활동을 줄이고 안정을 취한다.

㉢ 통증조절과 열을 내리기 위해 진통제나 해열제를 투여한다.

㉣ 신음식이나 단단한 음식을 통증을 증가시키므로 유동식을 제공한다.

㉤ 목에 온습포나 냉습포를 적용해 편안함을 제공한다.

**18**

② 통증완화를 위한 해열진통제를 투여한다.

① 활동을 줄이고 안정을 취할 수 있게 한다.

③④ 단단하고 신음식은 침샘자극으로 통증을 증가시키므로 제한한다.

⑤ 산소공급은 필요없다.

**답** 16.⑤  17.④  18.②

**19** 수두환아의 전염기간은?

① 불명
② 완치 시까지
③ 증상 발현 후
④ 발진 발현하기 일주일 전
⑤ 발진 1일 전부터 첫 수포 발생 후 6일

**20** 항암화학요법을 받는 아동이 구강점막 손상, 오심, 구토 증상을 보이고 있다. 적절한 간호중재로 옳은 것은?

① 따뜻한 음식을 제공한다.
② 금식하고 비경구영양을 제공한다.
③ 진통을 위해 아스피린을 투여한다.
④ 생리식염수로 입을 자주 헹굴 수 있게 한다.
⑤ 저열량의 단단한 음식으로 허기를 채운다.

**Plus Tip**

**19**
⑤ 발진 1일 전인 전구기부터, 첫 수포발생 후 6일째 가피형성까지 수두의 전염기간이다.

**20**
①②⑤ 자극을 더하는 음식, 뜨겁거나 차가운 음식을 피하고, 고단백, 고열량의 부드러운 음식을 제공한다.
③ 구강점막 손상으로 아스피린을 사용 시 출혈이 나타날 수 있다.

**답** 19.⑤ 20.④

# PART

# 04

# 지역사회간호

# 지역사회간호의 이해

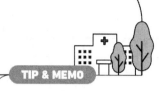

TIP & MEMO

### 학습목표

- 지역사회 간호의 정의, 요소, 특징에 대해 설명할 수 있다.
- 지역사회 보건과 공중보건에 대해 설명할 수 있다.
- 지역사회간호의 역사에 대해 설명할 수 있다.
- 보건사업 기획의 개념, 특성에 대해 설명할 수 있다.
- 지역사회 간호과정에 대해 설명할 수 있다.

## 1 지역사회간호의 이해

### (1) 지역사회간호의 정의

① 간호학·공중보건 학문을 지역주민의 건강유지·증진에 적용하는 것이다.

② 보편성과 포괄성을 갖추어야 한다.

③ 지역주민 전체를 대상으로 간호서비스를 제공한다.

④ 특정 연령층이나 특정 진단을 받은 인구 집단에게만 제공하는 것이 아닌 지역사회 전체를 대상으로 한다.

⑤ 지역주민의 질병예방과 건강유지·증진을 목표로 연속적이고 지속적인 평생건강관리를 실시한다.

⑥ 개인·가족·지역 내 인구 집단을 대상으로 가정·시설 수용자·학교·사업장 등에 간호를 제공하는 것이다.

### (2) 간호현상 구성요소

① 정의

㉠ 지역사회간호를 알기 위해 간호현상에 대한 이해와 구성요소에 대해 알아야 한다.

㉡ 구성요소 : 간호의 대상·목표·행위, 간호대상과 간호목표와 관계, 간호목표와 간호행위와 관계, 간호대상과 간호행위와 관계가 있다.

❚ 지역사회간호의 대상

지역사회를 구성하는 집단·가족·개인이다.

② 지역사회간호의 대상

　㉠ **지역사회** : 지정학적으로 지역사회를 의미하고, 현상학적으로 지역사회의 소속 공동체를 의미한다.

　㉡ **집단** : 조직이나 시설도 포함되며 학교, 사회복지시설, 장애인 시설, 산업장 등을 말한다.

　㉢ **가족** : 지역사회 간호사업의 기본단위이다. 개인은 가족과 집단에 소속된 구성원을 뜻한다.

③ **지역사회간호의 목표**

　㉠ **정의** : 지역사회 스스로가 건강문제를 해결하는 것이다. **적정기능수준**[+] 향상과 자기건강관리를 할 수 있는 것을 뜻한다.

　㉡ **개인** : 건강하고 활력 있는 삶이 될 수 있다.

　㉢ **가족단위** : 독립적이고 건강한 가정이다.

　㉣ **조직과 단체** : 보람 있는 일터와 즐겁고 안전한 학교이다.

　㉤ **지역사회** : 살기 좋은 건강 도시 · 마을이다.

④ **지역사회간호의 행위**[+]

　㉠ **관리** : 간호제공과 보건교육이 잘 이루어지도록 관리하는 것이다.

　㉡ **보건교육** : 건강행위가 긍정적으로 변화하기 위하여 지식을 전달하고 태도 · 행동 변화 도모를 위한 교육이 있다.

　㉢ **간호제공** : 예방접종, 상처 치료, 투약 등이다.

⑤ **관계에서 상호작용**

　㉠ 지역사회 각종 간호수단으로 이루어진다.

　㉡ 지역사회 간호행위와 지역사회 간호목표 간의 상호작용이 있다.

　㉢ 기능연속지표상 의 적정기능수준으로 이동하기 위한 것이다.

　㉣ 지역사회 간호대상과 간호목표의 상호작용과 함께 지역사회 간호과정을 통하여 이루는 것이다.

　㉤ 지역사회 간호대상과 지역사회 간호행위와 상호작용으로 구성된다.

➕ **적정기능수준**
(Optimum level of function)
고려되는 모든 요인에 관하여 최대한 성취할 수 있는 기능을 말한다.

➕ **지역사회간호에서의 행위**
활동이다. 관리, 보건교육, 간호제공 세 가지가 있다.

⑥ 지역사회간호의 간호개념도

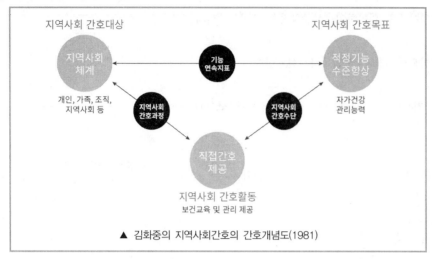

▲ 김화중의 지역사회간호의 간호개념도(1981)

　㉠ 일반체계이론에 입각하여 지역사회를 간호개념도로 설명하는 것이다.

　㉡ 지역사회간호의 개념에 기틀을 확립하였다.

⑦ 지역사회 간호의 특징과 속성

　㉠ 인구 집단중심(Population oriented) : 개인·인구 집단의 건강에 영향을 미치는 요인에 관심을 두었다.

　㉡ 건강지향성(Orientation to health) : 질병의 치료보다 건강증진과 질병예방을 강조한다.

　㉢ 자율성(Autonomy) : 다른 실무영역보다 간호사와 대상자의 의견이 존중된다.

　㉣ 창의성(Creativity) : 건강증진과 건강문제 해결에 혁신적인 접근이 사용된다.

　㉤ 지속성(Continuity) : 일시적·단기적 접근보다는 지속적·포괄적인 접근법을 사용한다.

　㉥ 다양성(Variability) : 다양한 실무영역·수준·문화적 영역을 포함한다.

　㉦ 친밀감(Intimacy) : 간호 실무에 다른 영역보다 대상자의 실제적인 삶과 상황에 밀접한 관련성이 있다.

　㉧ 협력성(Collaboration) : 간호사와 대상자 간의 동등한 협력 관계가 성립한다. 다른 분야와 협력 기회도 많다.

## (2) 지역사회보건와 공중보건

① 지역사회보건

　㉠ 실천적 보건의료 활동이다. 보건 문제를 인식하고 이론지식을 인구 집단에게 있어 효율적으로 전달하는 것이다.

　㉡ 실천하는 과학으로 양질의 보건의료서비스를 보건의료기관과 지역주민의 협동으로 일정 인구 집단에게 효율적으로 제공하는 것이다.

② 공중보건(C.E.A Winslow, 1920)

    ㉠ 지역사회의 노력으로 환경위생관리 · 개인위생 · 전염병 관리에 관한 보건교육, 질병의 조기 발견과 예방적 치료를 할 수 있는 의료 및 간호사업의 체계화이다.

    ㉡ 모든 사람들이 자기의 건강을 유지하는데 적합한 생활수준을 보장한다.

    ㉢ 사회적 제도를 발전시켜 질병 예방과 수명 연장으로 건강을 유지 · 증진하는 과학 · 기술을 말한다.

③ 공중보건의 특성

    ㉠ **효율성** : 지역사회의 보건사업은 제한되지만 일정한 자원을 투입하여 최대 목적을 달성하기 위한 것으로 경제원리가 적용된다.

    ㉡ **지속성** : 개인에게 제공되는 보건의료 서비스는 시간적 · 지리적 관계이므로 적절하게 연결되어야 한다는 것을 의미한다. 의료제도의 확립으로 기관들의 이송과 정보제공의 협력적인 협동이 맺어져야 한다.

    ㉢ **포괄성** : 건강증진과 예방 · 치료 · 재활에서 상호 조정되면서 연속으로 운영한다.

    ㉣ **접근성** : 경제적 · 지리적 · 사회문화적인 문제로 제약을 받으면 안 된다. 보건의료 서비스 이용의 장애는 형평성문제로 발전될 수 있다.

    ㉤ **공공성** : 공공의료 성격으로 국민을 대상으로 예방 중심의 보건사업을 세금을 재원으로서 제공하는 것이다.

④ 보건간호와 지역사회간호의 차이

| 보건간호 | 지역사회간호 |
|---|---|
| • 수동적이고 하향식<br>• 질병관리 사업에 중점<br>• 조세재정자원으로 운영되는 법적의무수행 공공기관의 간호사<br>• 「지역보건법」에 의해 보건소를 관할로 보건간호사업을 수행 | • 능동적 상향식이고 수평식<br>• 일차 보건사업과 건강증진에 초점<br>• 보건소, 학교, 산업현장, 민간기관, 가정 등에서 근무하는 간호사<br>• 지역사회 실무현장을 중심으로 전체 인구집단에게 건강유지 · 증진을 위한 지역사회 간호사업을 수행 |

## (3) 지역사회 간호사의 역할과 기능(Clark, 2008)

① 대상자 중심의 지역사회 간호사의 역할

    ㉠ **직접간호 제공자**(Caregiver) : 지역사회에서의 가장 기본적인 역할이다. 개인을 가족 · 집단의 구성원으로 파악하고 체계의 상호작용을 한다. 전체성의 이해를 기초로 하여 건강문제 파악을 우선으로 한다.

    ㉡ **교육자**(Educator) : 대상자에게 건강문제에 대해 필요 지식을 제공하여 질병에 대한 인식의 변화와 행동의 변화를 유도한다.

ⓒ **상담자**(Counsellor) : 대상자의 건강문제 해결을 위해 실현가능한 방법을 선택하는 과정을 돕는 활동이다. 선택한 해결방법을 대상자가 스스로 실행한다. 간호사는 면접기술과 자료의 분석기술 및 효과적인 의사소통기술을 사용한다.

ⓔ **의뢰자**(Refer agent) : 의뢰는 대상자가 다른 지역 사회자원을 활용하는 과정이다. 간호사는 다양한 자원 탐색으로 적절하며 신속하게 이용한다.

ⓜ **역할모델**(Role model) : 접촉하는 대상자에게 역할모델의 역할이다.

ⓗ **사례관리자**(Case manager) : 많은 대상자의 중심 역할을 함축하고 포괄한다. 대상자의 건강요구 · 사정 · 확인 · 계획 · 수행의 결과를 평가한다.

② **서비스전달 중심의 지역사회 간호사 역할**

ⓖ **조정자**(Coordinator) : 최대의 유효한 방법으로 대상자 요구에 충족하는 서비스를 조직 · 통합하는 과정을 수행하는 역할이다.

ⓛ **협력자**(Collaborator) : 보건의료 인력과 협력적으로 업무 추진을 할 수 있다. 따라서 의사소통과 공동의사결정의 공동모임에 참여하게 된다.

ⓒ **교섭자**(Liaison) : 자원의뢰자 · 옹호자 · 조정자 역할을 포함한다. 대상자에게 설명, 원활한 의사소통 제공, 대상자의 행동을 강화하는 옹호자 역할을 한다.

③ **인구 집단 중심의 지역사회 간호사 역할**

ⓖ **사례발견자**(Case finder) : 전반적인 지역사회 주민의 건강을 분석하고 보호하는 것이다. 간호사정 수행능력에 기반을 둔다.

ⓛ **지도자**(Leader) : 개인 · 가족 · 집단 · 지역사회가 대상이다. 상황과 추종자를 사정하여 적합한 지도력의 유형을 결정하고 수행한다.

ⓒ **변화 촉진자**(Change agent) : 변화의 필요성을 인식하고 대상 집단의 변화 필요성을 인식하여 변화하도록 동기화한다. 건강문제 대처 능력 증진을 도모하는 것이다.

ⓔ **지역사회 동원자**(Community mobilizer) : 지역사회 구성원들이 건강문제에 관심을 갖고 지역사회가 건강 행동을 취하도록 동원자 역할을 수행한다.

ⓜ **정책 옹호자**(Policy advocator) : 건강정책 개발 요구를 파악하여 목표를 설정하고 영향요인을 파악해서 건강증진 정책형성을 이루도록 한다.

ⓗ **사회적 마케터**(Social marketer) : 대상자의 요구를 확인하고 행동변화를 촉진시키면서 방해 요인을 파악 · 분석하여 중재방안을 제시하는 것이다. 이에 따라 바람직한 전략을 개발해야 한다.

ⓢ **연구자**(Researcher) : 건강관리 전문가이다. 사례관리자와 프로그램 개발 등의 중요 역할을 수행한다.

## ⑷ 지역사회와 건강

① **지역사회간호학에서의 정의** : Freshman(1979)에 따르면 '간호대상자에 의한 적정 기능수준'이다. 신체적 · 정신적 · 사회적 기능의 최고수준이라 명한다.

② **건강의 결정요인**

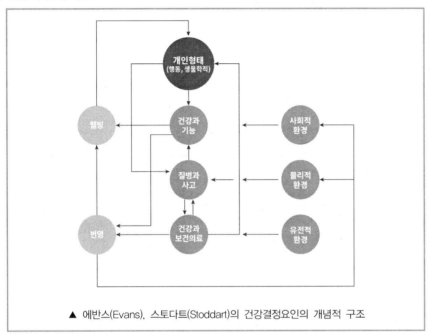

▲ 에반스(Evans), 스토다트(Stoddart)의 건강결정요인의 개념적 구조

ⓐ **생물학적요인(Human biology)** : 조직 · 기관의 활동 결과에서 신체 내부에 발생하게 되는 정신적 · 신체적인 모든 측면이다.

ⓑ **생활습관(Life style)** : 개인 통제력을 가지고 건강에 영향을 주는 의사결정이다.

ⓒ **환경(Environment)** : 개인 통제력이 영향을 주지 못하고 사람의 외부에 존재하게 되는 사회적 · 자연적 요인이다.

ⓓ **보건의료조직(Health care organization)** : 보건의료체계라고 한다. 보건의료 서비스를 제공하는 인력 · 자원의 질 · 양 · 배치 · 관계 등이다.

| 보건의료체계
Health care system

③ 건강의 연속선과 질병예방수준의 관계

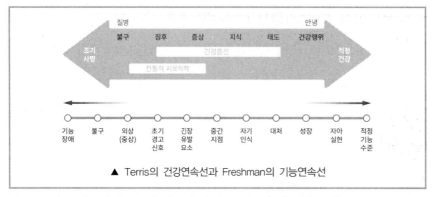

▲ Terris의 건강연속선과 Freshman의 기능연속선

㉠ Terris(1975) : 건강·상병 상태의 절대 차이보다 정도의 차이를 강조하여 연속된 상태이다. 세계보건기구는 건강 정의에 대하여 질병보다는 상병이 타당하다 주장하였다.

㉡ Freshman(1979) : 기능연속지표를 제시하며 기능에서 긍정적 영향을 주는 것과 부정적 영향을 주는 것을 구분하였다. 주어진 시점에서의 건강수준은 적정과 부정적 기능의 기능장애 사이에 놓인다고 설명하였다.

④ 적정 기능수준의 영향요인

㉠ 정치적인 영향 : 합법적인 권한과 권력으로 안정된 지역사회 유지를 돕는 정치적 통제는 지역사회 압력으로 작용한다.

㉡ 습관적인 영향 : 개인의 행동·상황에 대처양상으로 적정기능수준에 영향을 준다.

㉢ 유전적인 영향 : 유전적 형질은 수명, 건강상태, 특정 질환 가능성을 결정한다.

㉣ 보건의료 전달체계의 영향 : 지역사회의 적정기능수준 향상에 영향을 준다.

㉤ 환경적인 영향 : 안전한 물, 깨끗한 공기, 건강에 영향을 주는 작업장과 같은 것은 모두 적정기능수준 향상에 영향을 준다.

㉥ 사회·경제적인 영향 : 수입, 사회적 지위 등으로 건강과 상관관계를 고찰한다. 적정기능수준과 사회·경제적인 차이로 문제해소에 건강 형평성이 강조된다.

⑤ 건강형평성(Health equity) : 개인 간의 병리가 아닌 사회경제적 원인이 건강수준의 차이를 유발하는 것이다. 사회·경제적 건강 불평등을 의미한다.

■ 국제건강형평성학회
(International Society
for Equity in Health)

사회적·경제적·인구학적·지리적으로 구분된 인구 집단이나 인구 집단들 사이에 존재하는 한 가지 이상의 건강증상에서 나타나는 것이다. 체계적이고 잠재적인 교정이 가능한 차이를 의미한다.

## 2 지역사회간호의 역사

### (1) 방문간호시대(구역간호시대, District nursing Era)

① 1900년 이전

  ㉠ 구역으로 나누어 방문 간호를 실시하였다.

  ㉡ 대상자는 가난하고 병든 환자였으며 제공자는 종교인·부자·귀족이다.

  ㉢ 가난한 사람들을 위한 봉사 사업으로 주로 가정방문을 통해 이루어졌다.

② 미국 : 1877년 처음으로 뉴욕 선교회에서 방문간호사 고용하였다.

③ 대표 인물

  ㉠ 푀베(Phobe) : AD 60년경 기독교 교회 여집사다. 신자들을 방문하여 환자를 간호하였다.

  ㉡ 파비올라(Fabiola) : 로마시대에 자신의 궁을 병원으로 개조하여 거지와 행려 병자 등을 위한 기독교계의 첫 자선병원을 설립하여 극빈자 중심의 간호활동 과 제자를 양성하였다.

  ㉢ 윌리엄 라스본(William rathbone) : 1859년 처음으로 영국 리버풀에서 방문 간호기관(Visiting Nursing service)을 설립하였다. 구역을 나누어 방문간 호 활동을 하였다.

  ㉣ 프란시스 루트(Francis Root) : 1885년 방문간호를 위한 구역간호단을 발족하 고 1886년 필라델피아 방문간호사회를 조직하였다.

  ㉤ 릴리안 왈드(Lillian Wald) : 1893년 구역간호사업을 뉴욕에서 시작하였다. 친구인 메리 부르스터(Mary Brewster)와 방문간호사업체인 Henry street settlement[+]를 설립하였다.

### (2) 보건간호시대(Public Health Nursing Era)

① 19세기에 대상자는 일반 대중이며 제공자는 공공조직, 종교단체 등이다.

② 1902년 뉴욕 교육위원회가 학교 간호사를 처음으로 고용하였다.

③ 1920년부터는 좀 더 전문적으로 인정받으면서 미국 대부분의 대도시에 보건소 설치하게 되었다.

④ 1950년에는 비로소 보건간호에 대한 간호기술의 필요성이 강조되며 하나의 간 호전문 분야로서 대두되었다.

⑤ 20세기에 병든 사람과 일반 대중의 건강생활과 복지에 초점을 맞췄다. 보육과 결핵 진료소나 성병진료소와 같은 특수 프로그램이 개발되었다.

**▌ 지역사회간호의 역사**

방문간호시대 → 보건간호시대 → 지역사회 간호시대

**➕ Henry street settlement**

뉴욕 맨해튼에 위치한 비영리 사회서비스 기관이다. 1893년 Nurse's settlement로 설립되었다.

⑥ 릴리안 왈드(Lillian Wald)

    ㉠ 미국 공중보건 간호의 주도적인 인물이다. 처음으로 보건간호라는 용어를 사용하였다.

    ㉡ 1892년에 런던에서 시작한 학교 간호의 개념을 미국에 소개하고 학교 간호 개념을 다른 주와 캐나다에 확산시키고 실행하고 농촌 지역사회 간호사업 발전에 참여하였다.

    ㉢ 1909년 어린이를 위한 첫 번째 백악관 회담에서 미국 아동국을 설립하면서 아동의 건강증진 프로그램이 개발되었다.

    ㉣ 1925년 이후에는 변경지역 간호사업은 미개척지역과 농촌지역 주민에게 제공했다.

⑦ 보건간호의 정의(미국 보건간호단체 간호행정위원회, 1949)

    ㉠ 영리 목적이 아닌 조직화된 지역사회 사업으로서 개인과 가족, 지역사회에 제공되는 것이다.

    ㉡ 불구교정·질병예방·건강유지를 위한 간호학적·위생학적·사회적 방법의 응용이다.

    ㉢ 가정에서 환자간호도 포함된다.

## (3) 지역사회 간호시대(Community Nursing Era)

① 1960년 이후부터 지금까지 이어지고 있다.

② 대상자는 지역사회 전체이고, 제공자는 지역사회 스스로 하는 것으로 공공단체와 종교단체가 해당한다.

③ 전통적인 공중보건간호사(PHN)에 전체 지역사회 봉사에 새로운 인식이 더해졌다.

④ 지역사회 전체가 초점이 되고 포괄적인 보건 의료와 다양한 사업을 수행하였다.

⑤ 노인을 위한 메디케어, 저소득층을 위한 메디케이드가 제정되었다.

⑥ 1965년 미국 콜로라도 대학에서 전문 간호사 제도를 실시하였으며, 1980년대 이후 건강 증진, 질병 예방, 보건교육, 일차 보건의료를 강조하였다.

⑦ 보건간호의 정의(미국보건협회, 1996)

    ㉠ 간호학·사회과학·공중보건학 지식을 사용한다.

    ㉡ 인구의 건강을 증진하고 보호하기 위한 실무이다.

## (4) 우리나라 지역사회간호의 역사

① 방문간호시대

    ㉠ 설치 : 1923년 동대문병원 간호원장으로 미국 감리교회의 파송을 받은 로선복(Rosenberger)이 한신광과 함께 태화여자관에 보건사업부 설치하였다.

    ㉡ 진행사업 : 임부진료와 건강한 아동의 건강진단과 우유·두유의 공급을 하였다. 가정 방문, 자모회, 전염병 예방, 외래산부인과, 치과 등을 실시하였다.

■ 보건간호
Public Health Nursing

■ 미국 아동국
U.S. Children's Bureau

■ 변경지역 간호사업
Frontier Nursing Services

■ 메디케어
Medicare

■ 메디케이드
Medicaid

② 보건간호시대

    ㉠ 정부조직 중심의 보건사업이 이루어졌다.

    ㉡ 1946년 해방 후 미군정하에서 보건후생국이 보건후생부로 개편되었다. 간호
       사업국에 보건간호과 설치되며 제도적으로 가장 확장된 시대를 이루었다.

    ㉢ 1956년 보건소법을 제정하고 공포였다. 가장 문제가 되었던 결핵관리, 모자
       보건 및 가족계획사업 등의 사업을 실시하였다.

③ 지역사회 간호시대

    ㉠ 1980년 12월 농어촌 보건의료를 위한 특별조치법이 공포되고 보건진료원이
       라는 명칭으로 바뀌면서 지역사회 간호사를 파견하였다. 일차 보건의료 요구
       에 부응하는 포괄적인 지역사회 간호사업을 수행하였다.

    ㉡ 1990년에 가정간호사 제도를 제정하고 산업안전보건법을 개정하였다.

    ㉢ 1991년 학교보건법이 개정되었다.

    ㉣ 1995년에는 건강증진법이 제정되었다.

    ㉤ 2004년 전문 간호사제도를 실시하였다.

    ㉥ 2007년은 맞춤형 방문건강관리사업을 진행하였다.

    ㉦ 2008년에는 노인장기요양보험제도가 출범하여 장기요양 입소시설과 재가 장
       기요양 방문간호 서비스 체계가 마련되었다.

## 3 지역사회 간호이론

### (1) 체계이론(System theory)

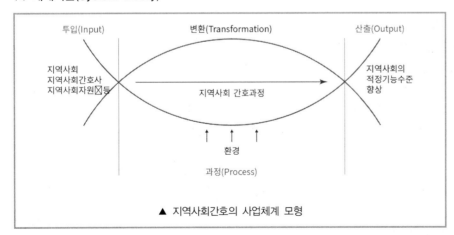

▲ 지역사회간호의 사업체계 모형

① 정의
  ㉠ 2차 세계대전 이후 독일의 생물학자 베르탈란피(Ludwig von Bertalanffy)에 의해 체계이론이 시작되었다.
  ㉡ 모든 유기체는 하나의 체계이며 상호작용하는 다양한 구성요소로 이루어진 하나의 복합물이라는 의미이다.

② 구성
  ㉠ 상호의존적 부분들과 상호작용의 집합이다.
  ㉡ 구성물(Component), 상호작용(Interaction), 자원(Resource), 목표(Goal), 경계(Boundary)로 구성된다.

③ 구분
  ㉠ 개방체계 : 투입 · 변환 · 산출의 과정을 거친다. 체계 구성물과 자원이 외부환경과 경계를 통해 상호교환한다.
  ㉡ 폐쇄체계 : 구성물 · 자원이 외부로 이동하면 체계가 파괴한다.

④ 구조
  ㉠ 경계(Boundary) : 여과기전으로 작용하며 외부체계에서 들어온다. 외부체계로 나가는 에너지의 흐름을 규제되며 체계가 얼마나 개방적인지를 결정한다.
  ㉡ 환경(Environment) : 경계 외부의 세계로서 속성변화가 이뤄지는 요소이다.
  ㉢ 계층(Hierarchy) : 체계의 배열과 관련된다. 체계는 하위체계의 요소들의 계속적인 교환과 활동으로 유지된다.
  ㉣ 속성(Attributes) : 체계의 부분 · 요소들의 특성으로 설명된다.

⑤ 주요개념
  ㉠ 항상성(Homeostasis) : 생성과 파괴에 관계없이 체계는 변화하지 않는다. 요소 간의 균형상태를 유지하는 것으로 체계의 자기조절 능력으로 안정상태를 이루는 것을 말한다.
  ㉡ 물질과 에너지 : 물질과 에너지는 동등하고 서로 변환이 가능하다. 물질은 질량을 갖고 공간에 존재하고, 에너지는 일할 능력을 갖는다.
  ㉢ 균등종국(Equifinality) : 시작 상태에 상관없다. 과정에서의 방해가 있어도 도달하여 종국의 특성을 유지하는 개방체계 속성이다.
  ㉣ 위계적 질서(Hierarchy) : 모든 체계에 존재하는 복잡한 계열과 과정을 통한 상호연결 질서와 양상(Pattern)을 의미한다. 부분과 구성요소 간의 순차적 · 논리적 관계가 존재한다.

⑥ 지역사회에의 적용
  ㉠ 지역사회는 하나의 개방체계로 투입 · 변환 · 산출의 체계과정에서 목표달성을 향해 움직인다.
  ㉡ 투입 : 지역사회 주민, 간호사, 각종자원
  ㉢ 변환 : 지역사회 간호과정
  ㉣ 산출 : 지역사회 간호목표

TIP & MEMO

▌엔트로피 · 네겐트로피
• 엔트로피 : 일로 전환이 불가능한 체계 내의 에너지양을 말하며 '무질서의 에너지'라고도 한다.
• 네겐트로피 : 체계에 의해 운용되는 '자유에너지'로서 일할 수 있는 에너지의 양을 뜻한다.

▌체계의 기능
에너지를 필요하다. 유입되는 과정에는 투입 · 변환 · 산출의 과정을 거치게 되며 완전한 기능을 위해서는 환류의 과정이 포함되어야 한다.

**(2) 기획이론**

① **기획의 정의** : 의도한 미래의 모습으로 현재를 변화시키는 과정이다. 구체적인 단계와 방법을 제시한다. 지역사회 간호과정에서 기획 과정은 지역사회 간호사업을 추진하기 위해 도움을 주는 과정이다.

② **기획의 특성**

  ㉠ **미래지향적**(Future directed) : 미래 사건을 예측한다. 조직에 필요한 활동을 인지·결정하고 불확실성의 위험을 최소화한다.

  ㉡ **목표 지향적**(Purposeful) : 미래를 우리의 의도로 변화시키려는 인간의 바람을 반영한다.

  ㉢ **목표달성을 위한 최적의 수단**(Optimal strategies) : 막연한 제시가 아니라 목표를 달성하기 위한 구체적인 수단을 제공한다.

  ㉣ **행동 지향적** : 가치 함양을 위해 권한을 부여하고 자원을 제공하여 성공적 수행을 도모한다.

  ㉤ **체계적인 일련의 의사결정**(Decision making process) : 일회적·단편적 의사결정이 아니다. 연속적인 과정을 바탕으로 이루어 체계적으로 연결되어 상호영향을 준다.

③ **기획과정**(The Planning process)

  ㉠ **기획팀의 조직과 전제조건 사정**(1단계) : 가장 처음 시작하는 단계이다. 기획 담당자를 지정하여 팀을 조직하는 것이다. 기획을 위한 전제조건 사정과 설정을 한다. 준비단계인 전제조건 사정은 정부의 관심과 정책, 기획담당기구, 행정 능력, 법적 뒷받침 등을 사정한다.

  ㉡ **지역사회 현황분석**(2단계) : 자원 분석, 보건 상태, 간호 상태, 보건문제 등을 분석하여 지역의 건강수준을 평가한다. 지역사회 관심과 장점을 파악하고 지역보건체계를 평가하며 환경변화를 사정한다.

  ㉢ **우선순위의 결정**(3단계) : 우선적으로 수행할 사업과 차후에 진행 예정인 사업을 나눠 우선순위를 설정하는 단계이다. 결정기준, 기획자, 목표에 따라 선택하게 된다.

  ㉣ **목적과 목표의 설정**(4단계) : 보건사업에서 일반적인 기술 목적과 사업의 목적을 달성하여 변화하기 위해 구체적인 기술인 목표를 설정한다. 우선순위가 선정된다면 목적과 목표를 설정한다.

  ㉤ **전략과 세부사업 계획서 작성**(5단계) : 목적과 목표가 수립되었다면 달성을 위해 전략을 마련한다. 전략은 경쟁적 우위를 가지고, 지속적인 목표달성을 위한 활동이다. 구체적인 세부사업으로 나뉘며 인력·자원·방법 등과 관련된 계획서를 작성한다.

  ㉥ **실행**(6단계) : 계획에 따라 사업을 실행한다.

  ㉦ **평가**(7단계) : 기획의 마지막 단계이다. 목적 달성 여부, 효과성, 사업의 개선방안이 있는지를 평가한다. 사업의 결과를 양적·질적으로 측정하고 정해진 기준에 비교한다.

## (3) 교환이론(Exchange theory)

① 정의(Homans)

   ㉠ 인간의 사회적 관계는 비용(Cost)와 보상(Reward)를 기반으로 두는 것이다.

   ㉡ 교환은 서로 상호작용을 뜻한다.

   ㉢ 호만스(Homans)는 개인 간의 관계에 중점을 두었다.

② 호만스(Homans)의 교환이론 기본명제

   ㉠ 성공명제(Success Proposition) : 특정 행동이 성공하면 성공요인이 된 행동을 계속 반복한다.

   ㉡ 자극명제(Stimulus Proposition) : 특정 자극을 포함하여 과거 행동에 대한 보상에서 이전과 동일하고 유사한 활동을 행하게 한다.

   ㉢ 가치명제(Value Proposition) : 특정 행동의 결과의 가치가 행동을 수행 가능성을 높인다.

   ㉣ 박탈-포만 명제(Deprivation – Satiation Proposition) : 특정 보상이 많을수록 보상의 가치는 하락한다.

   ㉤ 욕구불만-공격 명제(Frustration – Aggression Proposition) : 기대 보상을 받지 못하거나 벌을 받을 경우 분노한다.

③ 지역사회간호 적용

   ㉠ 지역사회간호의 수행 중 물질적이거나 비물질적인 교환이 있다.

   ㉡ 성공적인 교환을 위해서는 교환과정과 과정을 위한 조직·기준결과에 대한 회환 등을 확립하여 일방적 교환이 되지 않도록 한다.

   ㉢ 주민들이 서로 주고받는 대등한 위치에서 긍정적 교환을 한다.

## (4) 뉴만(Neuman)의 건강관리 체계이론

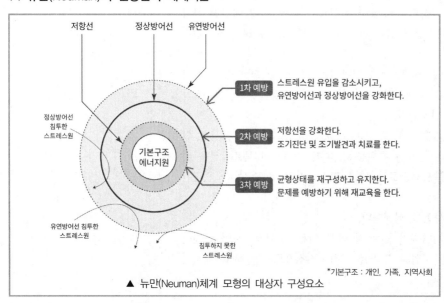

▲ 뉴만(Neuman)체계 모형의 대상자 구성요소

① 정의

ⓐ 간호활동을 예방의 개념에서 설명하였으며 다른 어느 간호이론보다 지역사회 영역에서 많이 활용된다.

ⓑ 개인·집단·사회가 환경 스트레스원의 영향을 받는 현상을 포괄적이고도 역동적인 시각에서 바라본 것이다.

ⓒ 스트레스 원을 대상자 체계의 반응과 회복의 초점에서 바라본 이론이다.

② 뉴만 모델

ⓐ 간호학이 건강하거나 환자를 하나의 완전한 체계로 바라본다.

ⓑ 건강에 미치는 환경의 영향을 중요시한다.

ⓒ 스트레스원과 자원에 대해서 대상자와 간호사의 인지를 강조한다.

ⓓ 대상자는 간호사와 협력을 이루어 목적을 설정하고 적절한 예방법을 찾는다.

ⓔ 간호대상을 총체적 인간으로 접근한다.

ⓕ 구성 : 생리적·심리적·사회문화적·발달적·영적 변수로 구성된 하나의 체계이다. 생존의 필수요소로 구성된 기본구조와 3가지 보호막인 저항선, 정상방어선, 유연방어선이 있다.

③ 대상자 체계(Client system)

ⓐ 기본 구조(Basic structure) : 체계에서 대상자의 중앙에는 핵이 존재한다. 중심을 동심원들이 둘러싼 구조로 이루어진다. 안쪽의 원은 대상자가 가지고 있는 에너지와 기본 생존요인 등을 의미한다. 핵심 구조는 본질적·유전적 특징과 더불어 모든 종의 공통적인 기본 생존요인이다.

ⓑ 저항선(Lines of resistance) : 기본 핵 구조 외부의 둘러싼 몇 개의 점선 원이다. 스스로를 지키는 자원이다. 자원은 대상자의 스트레스원에 저항한다.

ⓒ 정상방어선(Normal line of defense) : 모델 바깥쪽의 실선이다. 개인·체계의 안정상태이다. 장기간에 걸쳐 유지되며 대상자의 건강상태 정도를 평가할 수 있다.

ⓓ 유연방어선(Flexible line of defense) : 모델의 가장 바깥의 점선 원이다. 역동적이고 짧은 시간에 변화한다. 평소의 건강상태를 나타내는 정상방어선의 완충제 같은 역할이고 정상방어선의 파괴를 막는다.

④ 스트레스원(Stressors)

ⓐ 대상체계의 밖에 모든 환경이다. 자극으로 존재하며 체계의 안정성을 교란시킬 수 있다.

ⓑ 스트레스원은 인간내적, 인간외적, 대인적 요인으로 구분된다.

ⓒ 영향력의 경우 스트레스원의 강도·수에 따라 변화하고 대상자의 방어능력에 따라 다르다.

ⓓ 내적 요인 : 개체 내에서 발생하는 요소로 대상체계에 영향을 주는 자극이다.

ⓜ 대인적 요인 : 개체 간에 일어나는 자극요인을 말한다.

ⓗ 외적 요인 : 개체 외부에서 발생되는 요인을 말한다.

⑤ 예방 중재(Prevention as intervention)[+]

ㄱ 일차 예방(Primary prevention) : 대상체계에 증상이나 반응이 없는 상태에서 스트레스원의 존재가 의심되거나 확인될 때 이뤄진다.

ㄴ 이차 예방(Secondary prevention) : 스트레스원이 정상방어선까지 침범하여 증상이 나타난다. 저항선 강화와 반응 감소로 체계의 안정성을 유지한다.

ㄷ 삼차 예방(Tertiary prevention) : 이차 예방과 처치 후에 대상체계의 불균형으로 기본 구조가 무너지면 체계의 균형 상태의 **재구성**[+]을 돕는 중재활동이다.

⑥ 지역사회간호에의 적용

ㄱ 기본구조 : 지역사회를 구성하는 개인과 저항선은 지역사회 정상상태를 보호하고 안정시키는 내적기전이다.

ㄴ 정상 방어선 : 예방접종률, 신생아 사망률, 생활양식과 같이 지역사회가 오랜 기간에 걸쳐 이룩한 건강수준 유지를 위한 생활 자극 대처방법이다.

ㄷ 유연 방어선 : 체계의 경계로 작용하는 법, 정치, 갈등해결 등을 조절한다.

## (5) 오렘(Orem)의 자가간호이론

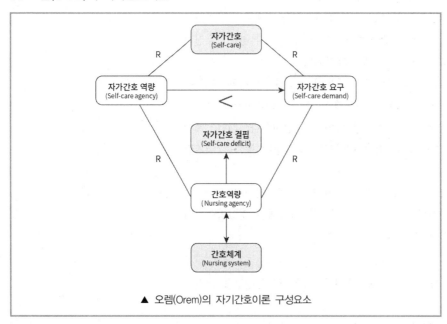

▲ 오렘(Orem)의 자기간호이론 구성요소

① 정의

ㄱ 오렘(Orem)의 일반 이론은 자가간호 결핍간호이론(SCDNT)으로도 부른다.

ㄴ 구성 : 자가간호 이론, 자가간호 결핍이론, 간호체계이론이다.

➕ **예방중재**

대상자가 체계안정성을 유지·획득·지속할 수 있는 활동을 말한다.

➕ **재구성(복구 : reconstitution)**

대상체계가 침투되었을 때 체계의 안정, 정상방어선을 향해 되돌아가는 것을 말하며 이 때의 안전성은 침범 전의 상태보다 높거나 낮아질 수 있다.

▌**유연방어선 일차 예방 간호**

스트레스원에 대비하고 유연방어선의 강도를 높이기 위하여 지역사회 위험요소 규명하고 교육프로그램을 계획하는 것이다.

ⓒ **자가간호 행위자** : 간호 대상자인 인간을 생물학적 · 사회적 · 상징적 기능의 통합된 개체로서 파악한다. 자가간호라는 행동에서 계속적인 자기유지와 자기조절을 수행하는 것이다.

ⓔ **간호** : 자가간호 활동을 수행하는 능력과 자가간호 요구의 차이를 줄이는 것이다.

② **자가간호**(Self-care)

ⓐ 성숙중이거나 성숙된 인간이 일정시간대(Time frame)에서 기능적 · 발달적 측면 요구를 충족한다.

ⓑ 자신의 삶과 기능을 건강하게 유지하고 발달을 지속하여 자신 스스로 주도하고 수행하는 활동이다.

③ **자가간호 요구**(Self-care requisities) : 인간의 기능 · 발달 · 상태조절 · 상황조절을 위하여 요구하거나 또는 가정하여 수행하는 활동이다.

④ **일반적 자가간호 요구**(Universal self-care requisities)

ⓐ 모든 인간의 공통적으로 가진 자가간호 요구를 말하며 8가지로 구성된다.

ⓑ 충분한 공기공급의 유지, 충분한 음식섭취의 유지, 충분한 수분섭취의 유지, 배설과정과 배설물 관련 간호 제공, 활동과 휴식의 균형 유지, 고립과 사회적 상호작용의 균형 유지, 삶과 기능 및 안녕에 위험이 되는 것을 예방, 인간의 잠재력이나 한계 또한 정상적이고 싶은 인간의 욕망과 조화를 이루는 사회 그룹 내의 기능 및 발달 증진을 말한다.

⑤ **발달적 자가간호 요구**(Developmental self-care requisities)

ⓐ 발달 과정 중에 특정 필요한 자가간호 요구이다.

ⓑ 발달촉진의 상황 제공이나 자기발달 관여 · 개입 또는 부정적 영향의 상태나 상황에 대하여 대비 · 극복하는 것으로 구성된다.

⑥ **건강이탈적 자가간호 요구**(Health deviation self-care requisities)

ⓐ 결함, 기능장애, 특정 질병이나 상태의 손상을 입은 사람, 치료를 받는 사람이 갖게 되는 자가간호 요구이다.

ⓑ 건강이탈의 특성은 시간에 영향을 받아 변화한다. 질병상태, 기간에 따라 자가간호 요구가 결정된다.

⑦ **자가간호 역량**(Self-care agency) : 자신의 요구 충족을 수행하는 복합적이며 습득된 능력이다. 자신의 기능 · 발달조절을 위해 의도적이고 목적적인 활동이다.

⑧ **자가간호 결핍**(Self-care deficit)

ⓐ 개인의 자가 간호 요구와 역량 간의 관계를 나타낸다.

ⓑ 역량보다 요구가 클 때 결핍 발생이 일어난다.

⑨ **간호역량**(Nursing agency) : 간호사로서 교육된 자의 발달된 능력을 말한다.

⑩ 간호체계(Nursing systems)

   ㉠ **정의** : 간호사가 수행하는 연속적 실무활동이다. 환자 스스로 자가간호 능력을 사용·발달 시켜주는 활동이다.

   ㉡ **전체적 보상체계** : 신체적으로는 무능력하나 환경에서 사건을 인식 가능한 경우나 정신활동이 효율적으로 기능이 불가능할 때 적용한다. 간호사가 환자 욕구충족을 위한 활동·조력을 말한다.

   ㉢ **부분적 보상체계** : 환자 스스로 자가간호 수행을 간호사가 보조적으로 도와주는 것이다. 간호사와 환자는 함께 수행한다.

   ㉣ **교육지지적 보상체계** : 환자가 대부분 스스로 수행하지만 간호사의 도움 없이 완전한 간호는 어렵기 때문에 자가간호의 교육으로 이뤄질 수 있다.

⑪ **지역사회간호에의 적용**

   ㉠ 인간 개인을 중심으로 하는 오렘(Orem)의 이론 특성상 바로 적용은 어렵다.

   ㉡ 자가간호의 요구나 역량 등의 구체적 개념으로 가족이나 지역사회 전반적 요구에 맞춘다면 지역사회 접근도 가능하다.

## (6) 로이(Roy)의 적응이론

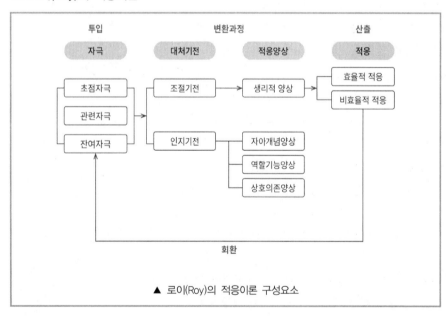

▲ 로이(Roy)의 적응이론 구성요소

① **정의**

   ㉠ 간호의 대상인 인간을 하나의 체계로 바라보며 주위 환경의 투입 자극을 끊임없이 받아들이는 존재로 인식한다.

   ㉡ 인간은 자극에 대하여 대처기전을 활용한 내부과정을 통하여 적응하며 결과로 반응을 일으킨다. 이 과정은 피드백이 되어 또 다른 자극이 된다.

② 자극(Stimuli)

    ㉠ 초점자극(Focal stimuli) : 큰 영향을 미치는 행동유발자극이다. 즉각적·직접적인 상황 변화와 사건을 말한다.

    ㉡ 연관자극(Contextual stimuli) : 초점자극을 제외한 행동유발자극이다. 측정될 수 있는 내·외적에 존재하는 자극이다.

    ㉢ 잔여자극(Residual stimuli) : 간접적으로 영향을 주는 요인이다. 현재 상태와 관련은 없으나 파악하기 어려운 개개인의 특성이다.

③ 대처기전(Coping mechanism)

    ㉠ 조절기전(Regulation) : 자극 투입 시 자율신경계·호르몬계 반응, 정신·신체 반응을 관장하는 기전이다. 자동적·무의식적 반응을 말한다.

    ㉡ 인지기전(Cognator) : 자극 투입 시 인지적 정보처리 과정·학습·판단·정서 과정을 통한 사회 심리적 반응을 담당하는 기전이다.

④ 적응양상(Adaptive model)

    ㉠ 생리적 기능양상(Physiological function mode) : 자극에 대해 신체적으로 반응 방식이다. 신체의 기본 욕구에 반응하는 양상을 말한다.

    ㉡ 자아개념양상(Self-concept mode)[+] : 정신적 통합성 유지의 적응양상이다.

    ㉢ 역할기능양상(Role function mode) : 사회적 통합성에 적응방식을 말하며 유지를 위해 다른 사람과 상호작용과 적합한 행동역할 수행을 말한다.

    ㉣ 상호의존양상 : 양육·애정·사랑에 관련된 욕구 충족을 통해 심리적 통합성 유지이다. 사회적 통합성 중에서 상호작용에 중점을 둔 적응방법이다.

⑤ 반응(Response) : 효율적 적응반응과 비효율적 적응반응 두 가지로 구성된다.

    ㉠ 적응 반응 : 생존, 생식, 성숙, 성장과 같은 인간의 통합성 증진을 일으킬 수 있는 긍정적 반응이다.

    ㉡ 비효율적 반응 : 적응 목적에 도움 주지 못하거나 방해되는 반응이다.

⑥ 지역사회간호에의 적응 : 인간의 통합성의 상태인 적응상태를 유지하는 것이다. 간호활동에서 자극과 적응양상 반응에 중점적으로 맞춰야한다. 개인이 주요 대상이기 때문에 지역사회나 가족 내의 환자를 중심으로 개인접근에 활용한다.

# 4 보건의료체계

## (1) 보건의료체계의 개념

① 우리나라의 경우 보건의료체계와 보건의료제도를 함께 사용한다.

② 보건의료서비스, 보건조직, 보건기획 세 가지 변수를 중심으로 한다.

③ 보건의료체계 : 국가나 사회가 구성하는 구성원에게 건강수준의 전반적인 향상을 위해 마련한 보건의료사업과 관련한 제도와 법률이다.

▌자극

환경대처와 관련하여 개인의 능력에 영향을 주는 자극이다.

➕ 자아개념양상

- 자아개념 : 신념, 느낌의 합성물이며 지각으로 형성되고 자신의 행동을 관리한다. 자아는 신체적, 개인적 자아로 구분된다.

- 신체적 자아 : 자신의 신체에 대한 주관적 생각을 말하고

- 개인적 자아 : 자신의 기대, 성격, 가치에 대한 평가이다. 자아일관성, 자아이상기대, 도덕적, 윤리적 자아를 의미한다.

## (2) 보건의료체계의 구성요소

① 보건의료자원의 개발(Development of health care)
- ㉠ **보건의료인력** : 보건의료 분야에 종사하는 개인으로 비의료인을 포함한 보건 의료 서비스 공급에 관여하는 모든 인력을 의미한다.
- ㉡ **보건의료시설** : 중증환자의 입원치료를 위한 병원 통원치료 시설이나 보건과 관련한 상수도 처리시설 등의 환경 위생시설이다.
- ㉢ **보건의료장비 및 물자** : 매우 다양하다. 의료장비와 수송이나 냉장과 같은 일반 장비도 포함한다. 보조 장구들도 있고 의약품이나 붕대와 같은 물자들도 포함한다.
- ㉣ **보건의료지식** : 과학적 연구에서 유도된 것들이 대부분이다. 생리학·미생물 학·병리학·역학·통계학 등의 학문을 바탕으로 한 연구들이 예방과 치료에 영향을 미친다.

② 자원의 조직적 배치(Organized arrangement of resources)[+]
- ㉠ **국가보건당국** : 주요 정부기관으로 보건의료 활동을 담당하는 것이 있으며 흔히들 보건복지부라 칭한다. 나라마다 차이가 있다. 보건의료자원, 서비스 배치 등이 모두 보건복지부의 책임인 나라있고 일차보건의료에 한해서만 책임을 가지는 국가도 존재한다.
- ㉡ **의료보험 프로그램** : 의료보장 중 하나이다. 의료보험 관련기구는 경제적 지원을 통해 보건의료 제공자의 행위에 영향을 미치는 권한을 소유한다. 의료보험프로 그램의 조직적 배치는 의료서비스에 있어 내용과 질을 결정하는 방법이다.
- ㉢ **기타 정부기관** : 고용노동부의 경우 부차적 기능인 근로자의 건강과 안정을 보호한다. 교육부는 청소년과 학령기 아동을 보호하고 보건복지부와 협조하거나 단독으로 행한다.
- ㉣ **비정부기관** : 정부조직체계 밖에서 관련 역할을 수행하는 단체 또는 기관이다. 특정 질환을 대상으로 하며 보건의료 인력으로 구성된 자발적 보건의료조직도 포함한다.
- ㉤ **독립적 민간부문** : 어디에서 속하지 않고 개별적인 보건의료서비스를 제공하는 기관이다. 개업의원이 여기에 해당한다.

③ 보건의료서비스[+]의 제공(Delivery of health care)
- ㉠ **일차 예방** : 개인과 지역사회의 수행으로 질병예방과 건강증진을 도모한다.
- ㉡ **이차 예방** : 개인이나 인구 집단의 불건강에 대해 조기 발견, 즉각적이고 효율적 대응을 도모한다.
- ㉢ **삼차 예방** : 기능 장애를 예방하거나 줄이며 고통을 완화하고 적응하는 재활 등이 해당한다.

➕ **자원의 조직적 배치**

자원들의 적절한 활용과 수행을 위해서 적절한 유형의 사회적 조직이 필요하고 적절한 배치가 요구된다.

➕ **보건의료서비스**

각 국가마다 다양하다. 건강증진, 예방, 치료, 재활, 심한 장애 등의 사회 의학적 의료로 구분된다. 예방 차원에서 이를 일차·이차·삼차 예방으로 구분한다.

④ 재정지원(Economic support)

㉠ 다양한 요구에 대응하기 위해 경제적 지원이 요구되고 재정 조달은 언제나 필요하다.

㉡ WHO에서 규정하는 재원은 외국의 원조, 개별 가계의료비, 자선단체나 임의 보험 등과 같이 조직화된 민간기관, 보건복지부나 의료보험기구 및 기타 관련 정부기관의 공공재원 등으로 분류한다.

⑤ 관리(Management)+

㉠ 지도력(Leadership) : 최근에는 '참여'를 선호하면서 지도력은 구성원 모두가 의사결정에 참여하는 것에 바탕을 둔다.

㉡ 의사결정(Decision-making) : 의사결정 과정의 범위나 특성 또는 조직들은 자원배치방법, 의사결정 구조 등에 영향을 받게 된다.

㉢ 규제(Regulation) : 문제 발생의 예방차원에서 행해지는 장치를 말하며 의료 체계 운영에 일정 역할을 수행한다.

### (3) 보건의료체계의 유형

① 자유방임형

㉠ 정의 : 개인의 능력이나 자유 등을 최대한으로 보장하며 정부의 개입을 최소화 하는 민간주도 방식이다.

㉡ 장점 : 국민 스스로가 의료에 대한 선택 자유가 최대로 부여되며 질적 수준을 높이게 된다.

㉢ 단점 : 계층과 지역별 불균형이 존재하고 의료비가 상승한다.

② 사회보장형

㉠ 정의 : 정치적으로 자유민주주의를 내세우지만 사회문제, 교육, 의료, 실업 등의 사회보장이 중요한 국가에서 시행하는 방법이다.

㉡ 장점 : 보건 자원의 효율적 활용과 국민 전체에 보건의료서비스를 무료로 제공한다.

㉢ 단점 : 대규모의 구성으로 복잡성하고 의료수준과 열의가 자유방임형에 비해 낮다.

③ 사회주의형

㉠ 장점 : 의료자원과 보건의료서비스 제공에 균등한 분포와 기회가 주어진다.

㉡ 단점 : 의료서비스 포괄성이 높아도 개인의 자유와 서비스 질적 개선은 미비하다.

➕ 관리

각 나라마다 국가보건의료체계의 관리는 다르다. 관리에 필요한 주요 견해는 지도력, 의사결정, 규제이다.

**(4) 진료비 지불보상제도**

① **행위별 수가제**(FFS, Fee for service)
  ㉠ **정의** : 진단, 투약, 치료와 개별행위의 서비스를 총합하여 의료행위가 시행하여 총합하고 보상하는 방식이다. 진료내역을 기준으로 의료비가 결정되고 시행의 용이성과 의료인의 자율성을 보장한다.
  ㉡ **장점** : 양질의 서비스 제공, 의료인의 책임감 증대, 환자와 의료인의 신뢰성 증가를 가져올 수 있다.
  ㉢ **단점** : 제공자의 수입 극대화를 위한 과잉진료 위험이 존재한다.

② **포괄수가제**(Bundled – Payment)
  ㉠ **정의** : 한 가지 치료 행위의 기준이 아닌 어떤 질병과 관련된 치료에 대한 것인지 중점을 둔다. 질병군으로 구분하고 측정된 금액을 기준으로 의료비가 산정된다.
  ㉡ **장점** : 사전 결정 방식으로 과잉진료를 막을 수 있다. 총 진료비의 억제효과와 행정업무절차의 간편화를 가져온다.
  ㉢ **단점** : 과소진료의 위험으로 인하여 치료의 질적 측면의 하락을 가져올 수 있다. 많은 서비스를 이용하게 될 환자를 기피하는 현상이 발생할 수 있다.

③ **인두제**(Capitation)
  ㉠ 정해진 기간 안에 등록된 사람 수에 일정액의 보수를 지불하는 방식이다.
  ㉡ 등록자 1인의 진료비가 지불단위로 책정된다.
  ㉢ 기본적이며 단순한 일차 보건의료에 사용되고 의료전달체계의 확립이 선행되어야 한다.

④ **봉급제**(Salary)
  ㉠ 사회주의 체제의 국가나 국영 의료체계의 병원급 기관이나 근무 의사에게 적용되며 농어촌이나 벽지 등에 거주하는 국민에게 의료서비스 제공을 위한 정책이다.
  ㉡ 진료수준은 낮으며 공공의료혜택의 공정성이 성립되나 제한된 의료시설과 인력으로 부정적 관계(친밀성, 뇌물수수관계)의 영향을 받는다.

⑤ **총액계약제**(Global Budget)
  ㉠ 보험자와 의사단체 간의 국민에게 제공되는 의료서비스의 진료비 총액을 추계하여 협의하고 사전 결정된 총액을 지급하는 방식을 말한다.
  ㉡ 행위별 수가기준에 따라 각 의사에게 진료비를 배분한다. 진료의 가격과 양을 동시 통제와 조정하며 진료비 지출 증가속도를 조절·예측할 수 있으나 제공자의 과소 진료, 불건강 정도가 심한 환자를 기피하는 현상이 발생할 수 있다.

### (5) 사회보장제도

① 정의 및 목적

    ㉠ 정의 : 실업이나 질병 혹은 재해로 인하여 수입이 중단된 경우의 대처, 노령에 의한 퇴직이나 본인 이외의 사망에 의한 부양상실의 대비, 그리고 출생·결혼, 사망 등과 관련된 특별한 지출을 감당하기 위한 소득 보장을 의미한다.

    ㉡ 베버리지(W.Beveridge)의 정의 : 빈곤과 결부시켜 사회보장은 궁핍의 퇴치로 정의하였다.

    ㉢ 목적 : 사회보장은 전체 국민을 대상으로 하고 최저생활이 보장한다. 모든 위험과 사고가 공공의 기관을 통해 보호나 보장이다.

    ㉣ 기능 : 최저생활의 보장, 소득 분배, 경제적·사회적 기능을 실시한다.

② 사회보장의 종류

    ㉠ 사회보험 : 대상자는 국민으로 하며 사망, 질병, 노령, 실업 등의 이유로 활동능력 상실, 소득감소가 발생했을 때 보험방식으로 보장을 지원하는 제도이다.

    ㉡ 공공부조 : 각 국가마다 상이하게 표현되기도 한다. 우리나라의 경우 법률상 공공부조 또는 공적부조(public assistance)이다. 사회보험에서 취급하지 못하는 극빈자의 건강과 문화 최저생활을 보장하기 위함이며 최저수준에 그쳐야 하기 때문에 국가최저·사회최저 원칙이라고도 한다.

    ㉢ 사회복지서비스 : 관련된 법으로는 노인복지법, 아동복지법, 장애인복지법 등이 있다.

### (6) 의료보장제도

① 정의

    ㉠ 국민의 건강권의 보장을 위한 제도이다.

    ㉡ 국가 또는 사회에서 제도적으로 필요한 보건의료서비스를 제공하는 것이다.

② 목적 : 예상하지 못한 의료비 부담으로부터 국민을 보호하며 의료서비스의 균등한 분배로 의료비의 적정수준 유지를 도모하는 것을 말한다.

③ 사회보험방식(NHI, National Health Insurance)

    ㉠ 의료비 마련에 있어서 정부가 아닌 보험자의 보험료로 마련하여 충당하는 방식이다.

    ㉡ 보험원리에 의해서 1차로는 국민의 보험료이고 2차는 지원과 지도기능으로 수행하게 되는 제도이다.

    ㉢ 장점 : 제도를 운영하는 데 효율적이다. 상대적 양질의 의료제공을 한다.

    ㉣ 단점 : 서로 다른 구성원의 단일 보험료 부과기준이 어렵고 의료비가 증가한다.

**「사회보장기본법」 사회보험**

국민에게 발생하는 사회적 위험을 보험방식에 의하여 대처함으로써 국민건강과 소득을 보장하는 제도를 의미한다.

**「사회보장기본법」 공공부조**

국가 및 지방자치단체의 책임 아래 생활유지 능력이 없거나 생활이 어려운 국민의 최저생활을 보장하고 자립을 지원하는 제도를 의미한다.

**「사회보장기본법」 사회복지서비스**

국가와 지방자치단체 및 민간부문의 도움을 필요로 하는 모든 국민에게 상담, 재활, 직업소개 및 지도, 사회복지시설 이용 등을 제공하여 정상적인 사회생활이 가능하도록 지원하는 제도를 의미한다.

④ 국가보건서비스방식(NHS, National Health Service)
　　㉠ 국민의 의료문제는 국가의 책임이라는 관점을 가진다.
　　㉡ 조세로 재원을 마련하여 무상으로 의료서비스를 제공하는 국가의 직접적 의료관장 방식이다.
　　㉢ 장점 : 소득에 상관 없이 포괄적이고 균등한 의료가 보장된다.
　　㉣ 단점 : 상대적으로 의료의 질이 저하되고 과도한 복지비용 부담이 있다

## 5 보건의료정책 및 보건사업 기획

### (1) 보건의료정책

① 정책의 잠정적 개념 : 바람직한 사회상태를 이룩하려는 정책목표와 이를 달성하기 위한 필요 정책수단으로 권위 있는 정부기관이 공식적으로 결정한 기본방침이다.

② 공공정책
　　㉠ 정책 중 공공이익·공공사항을 포함한다. 정부나 지방자치단체와 같은 공공기관에서 실시한다.
　　㉡ 공공기관이 주체가 되기 때문에 정치권력성을 가지고 목표지향적이며 미래성과 방향성을 가진다.
　　㉢ 국민이해관계에 영향을 끼치게 되며 의도적 행위만 아니라 의식적 부작위이며 무의사결정도 포함된다.
　　㉣ 서로 관련된 많은 의사결정과정에서 발생하는 상호작용 결과가 많으며 목표와 실현수단을 핵심으로 한다.

③ 정책과정(Anderson의 정책과정)

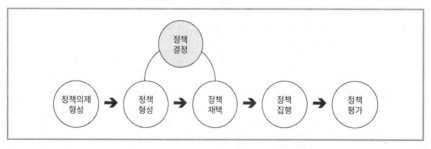

　　㉠ 문제정의와 정책의제 형성(Problem identification and agenda formation) 단계 : 정책당국이 심각성에 따라 해결할 정책문제를 선정하는 단계이다.
　　㉡ 정책형성(Formulation) 단계 : 문제해결에 도움이 되며 실현가능한 대안을 발전시키는 단계이다.

**정책의 개념**
- 정부단위와 환경과 관계로서 정책
- 정부활동 총체로서 정책
- 개인이나 조직의 중요한 선택으로서 정책
- 일련의 활동이나 활동과정으로서 정책
- 구성요소에 의한 정책
- 사회문제해결을 위한 정부의 계획·행동으로서 정책

ⓒ **정책채택**(Implementation) **단계** : 최종안 선택과 지지를 모아 상위의 권위기관에 의결, 합법성 부여 등을 하는 단계이다.

ⓔ **정책집행**(Implementation) **단계** : 행정기구가 정부 결정 정책에 따라 실행하는 단계이다.

ⓜ **정책평가**(Evaluation) **단계** : 정책의 효과나 성공 실패 원인을 찾는 단계이다.

④ **정책결정**

ⓐ 정책 형성과 채택과정을 아울러 말하는 것이다.

ⓑ 의제 형성과정에 따른 정책의제에서 해결책을 강구하는 정책으로 바꾸는 정책의 작성 · 수립 과정이다.

ⓒ 다양한 압력 주체들과 공식 · 비공식 참여자의 상호영향을 확인하는 동태적 과정이다.

ⓔ 정치권력의 영향력을 받는 정치적 과정이다.

⑤ **보건의료정책**

ⓐ **개념** : 건강에 영향을 주고 보건영역에서의 역할을 수행하는 주요 요소를 찾는 공공의 의사결정(public decision that seek primary to affect health or principal actors in their roles in the health arena)이다.

ⓑ **특성** : 전문가의 역할과 보건의료의 가치를 규정하는 것은 어렵다. 보건의료정책에 전문가의 역할과 이해관계가 두드러지는 것과 대안 선택 과정에서 가치체계에 기초한다. 가치선택은 정치적 결정에 중요한 결정임을 나타낸다.

ⓒ **종류** : 보건의료 진료정책, 보건의료 예방정책 및 건강관련 보건의료정책 세 가지로 나뉜다.

ⓔ **보건의료정책 목표** : 국민이 기준이 되어야 한다. 정확한 현황파악과 국민 참여가 전제되어 특정 정책시행에는 필요한 재원의 확보가 필요하다.

## (2) 우리나라 보건정책 변화

① **1945 ~ 1950년대**

ⓐ 전쟁 이후에 복구와 기초법령제정에 기반으로 한다.

ⓑ **사업의 중심** : 급성 전염병 관리, 의료구호사업, 해외원조에 의한 의료시설 재건 등이다.

ⓒ **법규제정** : 국민의료법, 보건소법, 약사법, 마약법, 대한약전 등을 선정하였다.

② **1960 ~ 1970년대**

ⓐ 보건의료 기초 인프라 조성을 위해 인구조절을 국책사업으로 운영했다.

ⓑ 한 가족 계획사업, 모자보건사업, 결핵관리사업을 시행했다.

ⓒ 보건소 예방관리체계를 구축하여 건강보험사업, 의료급여사업의 기반을 조성했다.

③ 1980년대
　㉠ 취약지역 보건의료 인프라 확충에 중점을 두었다.
　㉡ 전국민에게 건강보험취득과 일차 보건의료제도를 도입했다.
　㉢ 농어촌 등 보건의료 특별조치법을 제정하고 공중보건의와 보건진료원을 선정
　　하여 외국차관을 통한 모자보건센터와 취약지 병원건립을 확충하였다.

④ 1990년대
　㉠ 보건인프라 발전을 정책방향으로 설정하였다.
　㉡ 보건소와 의약품 유통을 현대화하고 (현)식품의약품안전처를 설립하였다.
　㉢ 응급의료 법률, 국민건강증진법, 보건의료 기술진흥법, 정신보건법 등의 법률
　　도 제정하였다.

⑤ 2000년대
　㉠ 보건의료의 선진화를 중점에 두었다.
　㉡ 사회안전망을 확충하고 저출산과 고령화사회에 대응하였다.
　㉢ 공공보건정책, 혈액수급 및 안전관리, 장기기증 및 이식 정책 등의 구체적인
　　사업을 추진하고 국민건강증진종합계획을 수립하였다.

⑥ 2010년 이후
　㉠ 보건의료체계의 효율화를 위해 제3차 국민건강증진 종합계획을 수립하였다.
　㉡ 취약계층을 위한 의료안정망을 내실화하고 통합건강증진사업을 출범하여 재
　　난과 안전관리를 강화하였다.
　㉢ 보건정책의 변화는 환경의 변화로서 영향을 받는다.
　㉣ 저출산과 고령화에 따른 인구구조의 변화와 건강에 대한 인식 · 수요의 변화
　　가 나타났다. 의료서비스 산업 · IT기술의 발달과 국민의료비 상승도 영향을
　　주었다.

## (3) 국민건강증진종합계획

① 정의 : 국민건강증진법에 따라서 질병을 사전에 예방하고 건강증진을 위한 중장
기 정책방향을 설정하기 위한 계획이다. 10년 단위로 계획을 수립하고 5년마다
보완계획을 마련한다.

② 목적 : 「국민건강증진법 제4조」 '국민건강증진종합계획의 수립'에 따라, 성과지표
모니터링 및 평가를 통해 국민의 건강수준 및 건강정책의 효과를 평가하고 국가
건강증진전략 도출 및 건강증진정책 개발의 근거 확보하기 위함이다.

TIP & MEMO

❙ 일차보건의료

'알마아타 선언'이 바탕이다. 첫째,
주민이 보건의료의 주체가 되며 둘째,
보건의료 형평성 달성과 셋째, 보건
의료 수용성, 효율성 달성에 있고,
단순한 일차 진료를 넘어 국가보건
체계의 중심적 기능과 개인과 가족
을 넘어서 국가보건체계 중심적 기
능을 담당한다. 개인과 가족 및 지
역사회를 위한 건강증진, 예방, 치
료 및 재활 등 포괄적인 서비스가
통합된 기능을 의미한다.

③ 추진경과

| 1995 | 1997 | 2002 | 2005 | 2011 | 2016 | 2021 |
|------|------|------|------|------|------|------|
| 국민건강<br>증진법 제정 | 국민건강증진<br>기금 조성 | 1차계획<br>국민건강증진<br>종합계획<br>(HP2010,<br>2002~2005) | 2차계획<br>국민건강증진<br>종합계획<br>(HP2010,<br>2006~2010) | 3차계획<br>국민건강증진<br>종합계획<br>(HP2020,<br>2011~2015) | 4차계획<br>국민건강증진<br>종합계획<br>(HP2020,<br>2016~2020) | 5차계획<br>국민건강증진<br>종합계획<br>(HP2030,<br>2021~2030) |

## (4) 보건사업 기획

① 보건기획(Health planning)의 개념(WHO)

ㄱ 국가가 국민들의 보건의료 수요를 충족하기 위해 자원을 활용하여 보건사업을 체계적으로 개발하는 것이다.

ㄴ 국민건강수준 향상을 위해 보건의료자원의 체계적 활용하여 보건의료서비스의 효율적 제공을 결정한다.

ㄷ 주요 요소(WHO, 2006년 기준) : 이해관계자의 참여유도, 구성원 참여, 상황분석과 우선순위 설정, 비전부터 운영까지, 예산계획, 모니터링과 평가를 권장한다.

ㄹ 필요한 이유(WHO, 2006년 기준) : 보건기획은 중요성이 지속적으로 강조되고 있다. 보건사업에 있어서 문제 파악을 위해 필요성이 요구된다. 구체적으로 필요한 이유로 제시되는 곳은 조직의 공동목표 달성을 위한 평가도구와 환경변화에 따른 위험 감소와 대처에 이용된다. 또한 가용자원의 효율적 사용과 업무수행 역량의 강화를 위해 이용된다.

② 보건기획의 특성

ㄱ 미래의 불확실성의 위험을 최소화하여 목표에 맞게 변화시키려는 수단이다.

ㄴ 목표 지향적이고 미래 지향적이며 기획실행에 있어서 계획이 성공적이도록 기획가에게 권한과 자원을 부여하는 행동 지향적 성향과 여러 단계의 위계적 체계의 상호작용이다.

ㄷ 일회성이 아닌 연속적 의사결정의 과정이며 과학적인 연구결과를 근거로 하는 근거기반의 특성을 가진다.

ㄹ 서비스를 요구하는 대상자의 쉽고 편리한 사업 접근성을 목표로 기획한다. 서비스 지속을 위해 지속적 모니터링과 사후관리의 지속성이 요구된다.

## 6 지역사회 간호과정

### (1) 지역사회 간호사정

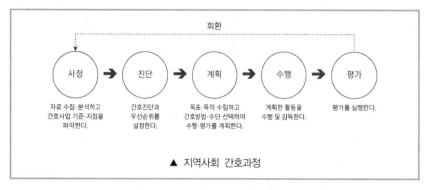

▲ 지역사회 간호과정

① **간호사정의 정의** : 간호과정 중에 첫 번째 단계이다. 간호계획을 세울 때 현재 잠재적 요구와 지역사회 장점을 발견하고자 지역사회 건강관련 정보를 수집하는 과정이다.

② **유형** : 간호사정은 필요 자료의 성격에 따라 포괄적(Comprehensive)사정, 친밀화(Familiarization)사정, 문제중심(Problem-oriented)사정, 지역사회 하위체계(Subsystem)사정으로 구분된다.

③ **사정영역** : 지역사회 그 자체를 하나의 체계로 인식한다. **체계의 5가지 요소**⁺를 바탕으로 설정한다.

④ **내용** : 지역사회 건강수준 사정(Community health status), 지역사회의 관심과 장점 사정(Community concern and strength), 지역보건체계의 사정(Local public health system), 건강문제와 해결능력에 영향을 미치는 환경의 변화(Forces of change) 사정이 있다.

### (2) 자료수집 방법

① **정의** : 간접법이 불가능하거나 기존자료 타당성이 문제되는 경우에 직접법을 사용한다.

② **직접법**(Primary data collection, 직접자료 수집방법)
   ㉠ **설문지를 이용한 지역조사**(Survey) : 대상자를 직접 면담하고 자료를 수집하는 방법이다. 장점은 원하는 자료를 구체적·직접적 수집이 용이하지만 시간과 비용이 많이 드는 단점이 있다. 주의할 점은 명확한 목표와 어떤 집단을 대상으로 할 것인지 접촉방법(면담, 전화, 자기기입식)에 대한 적절한 선택으로 수행하여야 한다.

● 체계의 5가지 요소

구성물, 자원 및 환경, 상호작용, 목표 경계

ⓛ **정보원 면담**(Informant interview) : 공식적 또는 비공식적 지도자와 면담하여 수집하는 방법이며 지역사회 가치, 규범, 신념, 문제해결과정 등의 정보수집에 용이하다. 이때 구조화된 설문지를 이용할 경우 효과적이다.

ⓒ **초점집단 면담**(Focus group interview) : 지역사회 내 공통문제, 관심사를 가진 사람을 대상으로 6 ~ 12명을 대상으로 시행하는 심층적 질적 면접조사방법이다. 짧은 시간에 광범위한 정보 수집이 용이하고 심층적 토의가 가능하다는 장점이 있다.

ⓔ **참여관찰**(Participant observation) : 지역행사나 의식에 직접적으로 참여하여 관찰하는 방법으로 주민들 간의 상호관계나 참여정도 등을 알 수도 있다.

ⓜ **차창 밖 조사**(Windshield survey) : 빠른 걷기, 자전거, 자동차를 이용하여 빠르게 환경, 생활상을 관찰하는 방법을 말하며 거리의 사람, 상가, 교통수단, 가옥 등을 관찰할 때 이용된다.

③ **간접법**(Secondary data collection, 이차 자료 수집방법)
　ⓐ **정의** : 기존자료를 이용하는 방법이다. 집단을 대상으로 하는 지역사회간호에 유용하게 사용된다.

　ⓑ **장점** : 다양한 목적에 활용하여 효율적이다. 신속하고 효율적 건강문제 도출에 용이하고 조사자의 편견이 적게 들어간다.

　ⓒ **단점** : 규모가 커서 분석이 어렵다. 원하는 자료는 누락되기도 하고 자료의 가공을 위한 유연성이 낮다. 자료에 접근이 어려운 경우가 많다. 관심을 갖고 있는 내용이 포함되어 있지 않을 수도 있고 자료의 질적인 차이가 크게 나기도 한다.

　ⓓ **자료** : 공식적 자료, 각종 보건 · 의료기관의 의무기록자료, 연구논문 자료가 해당된다.

④ **자료분석**[+]
　ⓐ **범주화**(Categorize) : 수집한 자료를 범주를 나누고 공통점에 따라 같은 항목을 묶는 것이다.

　ⓑ **요약**(Summarize) : 범주화된 정보를 효율적 이용과 보기 쉽게 정리하기 위하여 요약을 사용한다. 표, 차트, 그림, 백분율 등을 사용한다.

　ⓒ **비교**(Compare) : 요약된 자료는 유사한 데이터와 비교 가능하다. 자료로 조사 대상인 지역사회의 건강수준을 파악할 수 있고 다른 시점에 작성된 지역의 자료와 대조하여 변화를 관찰할 수 있다.

　ⓓ **추론**(Infer) : 모든 과정을 거쳐 논리적 분석을 이끌어내는 것이다. 추론의 결과는 지역사회 간호진단으로 진술 된다.

➕ **분석의 절차**
범주화→요약→비교→추론 혹은
분류→요약→확인→결론

## (3) 지역사회 간호진단(Community diagnosis)

① 간호진단의 정의

    ㉠ 지역사회의 간호진단은 지역사회 간호사정의 분석과정에서 도출된 결론에서 지역이 가진 중요 건강문제와 관련 요인이 연관성을 확인하는 것으로 지역사회의 건강상태를 평가하는 과정이다.

    ㉡ 간호진단은 과정 중에서 중심적인 요소이다. 정확한 간호진단은 성공적인 간호행위를 이끈다.

    ㉢ 지역사회에서 동시에 간호진단이 도출될 수 있다. 동시해결이 힘들기에 우선순위를 선정하고 순차적인 문제해결을 도모한다.

② 특성

    ㉠ 진단명에는 지역사회 건강문제의 진술과 건강요구가 있다.

    ㉡ 간단명료하게 정의하고 반복기술은 하지 않는다.

    ㉢ 요인은 간호중재의 중점적 원인이 되므로 원인이 불분명할 경우에는 가능 원인을 추론한다.

    ㉣ 간호사가 해결 가능한 실제적·잠재적인 문제에 대한 대상자의 반응을 나타내는 것이 간호진단이다.

    ㉤ **구성요소** : 문제·반응·상태의 기술, 문제의 원인적 요인에 대한 규명, 문제의 특징을 나타내는 구체적 사실이다.

    ㉥ **활용** : 사업목표 설정에 이용되고 근거자료나 사업평가지표로 활용이 가능하다.

③ 북미간호진단협회(NANDA)의 간호진단 분류체계

    ㉠ 2000년에 개정된 분류체계Ⅱ를 완성하였다.

    ㉡ Gordon의 기능적 건강양상 틀에 기초하여 최상위 13개 영역을 설정하였다.

    ㉢ 건강증진, 영양, 배설과 교환, 활동·휴식, 자기인식, 자각, 역할관계, 성, 적응·스트레스 저항성, 삶의 원리, 안전·보호, 편안함, 성장·발달로 구분하였다.

    ㉣ 하부에는 47개의 진단분류가 있고 총 246개의 진단으로 구성된다.

④ 오마하 방문간호사협회(Visiting Nurses Association)의 체계(OMAHA System)[+]

    ㉠ 1975년부터 1993년에 걸친 문제와 문제중심 접근방법을 적용한다.

    ㉡ 효과적 접근방법과 정보관리를 위해 오마하체계를 개발했다.

    ㉢ **장점** : 지역사회 간호 실무영역에 가장 효율적으로 적용이 가능하다. 포괄적이고 간단하며 융통성이 있다. 다양한 환경에 적용할 수 있다. 사정, 진단, 중재, 결과 평가의 간호과정을 전 과정을 다룬다.

    ㉣ **구성** : 문제분류체계, 중재체계, 성과에 대한 문제등급척도로 구성된다.

➕ **오마하 체계의 영역구분**
- 환경영역(Environment domain)
- 심리사회영역 (Psychosocial domain)
- 생리적영역 (Physiological domain)
- 건강관련 행위영역 (Health related behaviors domain)

⑤ 지역사회 간호문제의 우선순위 설정

  ⑴ 여러 개의 문제가 한정된 자원에 사용된다.

  ⑵ 효과적이고 효율적인 중재를 위해서 여러 가지 측면을 고려하여 우선순위를 선정한다.

⑥ Stanhope & Lancaster의 우선순위 설정(2004)

  ⑴ 지역사회 건강문제에 대한 지역사회 주민의 인식

  ⑵ 문제를 해결하려는 지역사회 동기의 수준

  ⑶ 해결에 영향을 주는 간호사 능력

  ⑷ 해결에 필요한 전문가 유용성

  ⑸ 해결되지 않을 경우 생긴 결과의 심각성

  ⑹ 해결에 소요 시간으로 우선순위 설정 기준

⑦ Hanlon의 우선순위 설정(1990)

  ⑴ 문제의 크기에 따라 다수의 사람에게 영향을 끼치는지를 우선적으로 본다.

  ⑵ 질병의 심각성으로 사망률과 유병률이 높은 문제와 질병과정을 다룬다.

  ⑶ 예방할 수 있는 과학적 지식과 기술의 존재와 자원의 동원 가능성, 제안된 사업에 대한 대상지역 주민의 수용력을 본다.

⑧ 우선순위 설정 시 유의사항

  ⑴ 실질적인 성과를 성취하기 위해 비교 대상의 건강문제를 선정할 때 주관적인 판단으로 하는 결정을 주의한다.

  ⑵ 우선순위 판단기준에서 전문가 기준만을 사용하는 것보다 현실에 맞는 자체적 판단기준을 결정하는 것이 바람직하다.

  ⑶ 평가기준별 점수 부여에서 절대적 수치에 의해 점수 부여가 어려울 때 상대적 순위를 이용하여 점수를 부여한다.

  ⑷ 의사결정의 공정성과 전문성에서 이해당사자의 폭 넓은 참여를 한다. 전문가는 계량적 판단이 필요한 의사결정에 참여한다.

  ⑸ 투입 가능한 자원을 고려한 사업대상에서 건강문제의 수를 제한한다면, 지지하는 정도를 고려하여 사업대상의 건강문제를 최종적으로 선정한다.

## (3) 지역사회 간호계획

① **간호계획의 정의** : 간호진단에서 확인된 여러가지 문제해결을 위해 전략을 개발하는 단계이다.

② **간호계획의 구성** : 목표설정, 방법·수단 선택, 수행·평가계획으로 구성된다.

③ **목표설정[+]** : 지역사회의 보건문제와 관련요인을 해결하기 위해 목표의 특성을 따른다. 궁극적 목표, 사업적 목표, 구체적 목표로 구분한다.

④ **목표의 구성요소** : 관련성, 실현가능성, 관찰가능성, 측정가능성을 고려한다.

➕ **목표설정 구분**

• **궁극적 목표** : 사업 책임을 지닌 사람들의 가치체계로서 기대조건이다.

• **사업적 목표** : 사업수행을 위한 노력 결과이다. 특정한 상태와 조건을 진술하는 것을 문제를 해결하는 것 위주로 한다.

• **구체적 목표** : 사업목표 설명을 위한 종속적·세부적 목표이다. 관련 요인 해결을 중점적으로 서술한다.

⑤ 간호 방법 · 수단
  ㉠ **간호 방법** : 간호제공과 보건교육, 관리가 있다.
  ㉡ **간호 수단** : 방문활동, 클리닉 활동, 자원 활용 및 의뢰, 상담 및 면접, 지역사회조직, 매체활용이 있다.
  ㉢ **지역사회 간호방법** : 지역사회의 간호수단을 통해 이루어진다. 방법이나 수단을 선택할 때에는 타당성을 고려한다. 타당성은 기술적 타당성, 경제적 타당성, 사회적 타당성, 법률적 타당성으로 구성된다.
⑥ **수행계획** : 목적의 도달 과정을 상세하게 기술하는 것이다. 간호업무를 언제(When), 누가(Who), 어디서(Where), 무엇을(What)으로 할 것인가 정하는 것이다.
⑦ **수행계획의 구성요소**
  ㉠ **인력** : 대상자인 누군가가 업무활동을 할 것인가에 대한 것과 지식 · 기술을 갖춘 인력을 몇 명 투입할 것인가의 계획이다.
  ㉡ **기간⁺** : 언제 활동을 시작할지에 대한 것이다. 시작과 종료 시점을 결정하고 시간표를 작성하는 것이다.
  ㉢ **장소** : 어느 장소에서 업무를 할 것인가에 대하여 지역과 장소를 명확히 기술하는 것이 유용하다.
  ㉣ **도구** : 무엇을 가지고 활동할 것인가에 대해 필요 도구와 예산의 계획이다.
⑧ **수행계획의 사례**
  ㉠ **수행계획** : 사업에 따라 활동 전략, 사업 목표, 사업 기간, 사업 목적, 추진 방법, 세부 일정, 사업 대상, 사업 내용, 필요 인력, 홍보 방법 등 상세한 제시가 실현가능성을 높인다.
  ㉡ **예산계획** : 성공 실현을 위해 필수적인 예산확보대책은 객관적 · 구체적 예산계획을 통하여 정책결정자들의 결정으로 확보된다.
  ㉢ **자원 활용계획** : 병 · 의원 등 의료기관, 학교와 교육지원청 등의 교육기관, 국민건강보험공단, 소방서, 경찰서 등의 공공기관, 사회복지기관, 종교 및 동호회 등의 민간단체의 발굴과 협약으로 협력내용을 명문화 과정이 필요하다.
  ㉣ **주민참여 활성화 방안** : 지역사회주민의 참여도는 지역사회 간호사업의 성패에 결정적이며 따라서 주민참여 정도를 구분하여 유도한다.
⑨ **평가계획** : 수행계획의 달성정도의 평가로 시작하기 전에 평가계획이 수립한다.
⑩ **평가계획의 구성요소**
  ㉠ **평가자** : 누가 평가를 진행하는 것인가 평가자를 선정하는 것이다.
  ㉡ **평가시기** : 언제 평가를 시행할 것인지 평가시기를 정하는 것이다. 일반적 평가, 사업이 끝난 후에 하는 평가, 진행 중에 하는 평가 등을 수시로 한다.
  ㉢ **평가도구** : 무엇을 가지고 평가를 진행하는가에 대한 도구이다. 타당성과 신뢰성이 바탕이 된다. 타당성은 평가 내용을 올바르게 평가함을 말하고 신뢰성은 반복 측정 시 동일결과의 정도를 의미한다.

🔂 **수행계획 기간의 구분**
• **연간계획** : 월별 · 분기별로 균등하게 업무를 구분한다.
• **월간계획** : 해당 월의 업무를 구체적이게 매주 나눠 계획한다.
• **주간계획** : 주 단위 업무를 구체적이며 상세하게 매일 단위로 계획한다.

ⓔ **평가범주** : 평가의 범위 설정으로 사업 성취도, 사업 진행 정도, 적합성, 투입 노력, 효율성 등의 범위로 설정한다.

## (4) 지역사회 간호수행

① **간호수행의 정의** : 계획은 사업수행을 위한 설계로 수행을 위한 지침이 된다.

② **수행단계에서 요구되는 활동**

　ⓐ **조정⁺** : 업무활동의 중복과 결핍을 방지하기 위해 일을 분담하는 것이다. 간호 사는 인력 · 업무활동의 조정에 관한 결정사항을 의사소통한다.

　ⓑ **감시⁺** : 목적 달성을 위해 사업진행여부를 확인하고 업무 수준을 유지하는 것이다.

　ⓒ **감독⁺** : 지역사회 간호사는 감독을 위해 방문 전에 지역사회 도달해야할 목표 량, 요원의 활동, 사업의 진행의 정도, 진행기간 동안 발생한 문제, 요구되는 물품의 종류 등을 알아야 한다.

③ **간호수행을 위한 지역사회 접근방법**

　ⓐ **소집단** : 공식적인 소집단은 반상회 등이 있다. 비공식적 모임에는 전문직종 모임, 부녀회, 조기축구회 등이 있다.

　ⓑ **지도자 활용** : 반장, 동장, 부녀회장, 종교계 지도자 등에게 필요성을 인식시 켜 협조를 얻어야 한다.

　ⓒ **행정기관 · 산업장** : 진행되는 내용에 따라 학교, 의료기관, 동사무소 등의 활 용할 수 있다.

　ⓓ **대중매체** : 신문, TV, 인터넷 등의 대중매체는 신속하며 정보를 줄 수 있는 방법이다.

## (5) 지역사회 간호평가

① **평가 정의** : 일의 양과 가치를 어떤 기준에 성취한 것인가를 비교하는 것이다.

② **평가 목적** : 사업 목적 달성여부를 파악하고 효과성을 판정한다. 개선방안을 찾으 며 책임을 명확하게 하고 건강, 결정요인, 보건사업 등에 새로운 정보를 파악하 는 것을 목표로 한다.

③ **평가 범주**

　ⓐ **투입된 노력에 대한 평가** : 투입된 노력의 정도를 측정하는 것이다.

　ⓑ **사업진행과정에 대한 평가** : 계획 일정에 따른 사업수행을 평가하는 것이다.

　ⓒ **목표달성 정도에 대한 평가** : 계획 목표 수준의 도달정도를 평가하는 것이다. 성취미달 시 이유의 파악 문제여부도 확인한다.

　ⓓ **사업효율성에 대한 평가** : 사업 수행의 투입 노력과 자원을 비용으로 환산한다. 목표량에 대한 투입비용을 산출하여 평가하는 것을 말한다.

　ⓔ **사업적합성에 대한 평가** : 지역사회 요구충족의 정도를 평가하는 것을 말한다.

**TIP & MEMO**

✚ **조정**

• **일정의 조정** : 계획한 목표에 따른 필요 활동에 대하여 검토하며 조 정한다.

• **관계 인력의 기능과 역할조정** : 직원 의 기술수준 · 능력에 맞는 업무분 담을 조정하고 교육과 훈련을 부 여한다. 업무의 중복 · 누락을 점 검하고 업무분담을 조정한다. 직 원들의 행동 · 업무수행 정도에 따 라 포상과 벌칙을 활용한다.

• **자원 조정** : 장소 배정 · 도구 · 장 비 등의 물리적 자원의 공급 · 소 비 · 예산 집행 상황 검토 · 재조정 을 실행한다.

✚ **감시**

• **투입에 대한 감시** : 규정에 따라 기 대되는 기능, 활동, 업무수행여부 와 업무의 적절성, 자원소비와 비 용 진행여부, 필요정보 전달여부 등이 해당된다.

• **과정에 대한 감시** : 규정에 따라 기 대되는 기능, 활동 업무수행여부 와 달성여부, 의사소통, 회의개최 여부 등이 해당된다.

• **결과에 대한 감시** : 결과 달성, 서 비스전달정도, 훈련 성과정도, 의 사결정시기 적절성, 기록 신뢰성, 보고서 정기발간 여부, 갈등해소 여부 등이 해당된다.

✚ **감독활동 수행**

요원들이 기록한 자료의 타당성과 업무활동에 대한 수행여부이다. 또 한 요구와 사업 간의 부합 여부와 발견된 문제점과 개선사항을 토의한 뒤에 다음 방문날짜를 확인한다.

④ 평가절차

  ㉠ **평가내상 및 기준결정** : 무엇을 어떤 기준으로 평가할 것인가를 결정한다.

  ㉡ **평가 자료수집** : 평가하기 위한 정보와 자료의 수집이 이루어진다.

  ㉢ **비교** : 설정된 목표와 이루어진 상태를 비교한다.

  ㉣ **가치판단** : 목표달성 여부와 범위 및 원인을 분석하여 판단한다.

  ㉤ **재계획** : 미래 사업의 진행 방향을 다시 결정하는 것이다.


## 7 지역사회간호 수단과 방법

### (1) 방문활동

① 정의

  ㉠ 지역사회 간호사업에서 가장 오래된 간호수단이다.

  ㉡ 방문하는 곳은 지역사회 간호 대상 모든 곳에 해당된다.

  ㉢ 지정학적 지역사회인 시 · 군 · 읍 · 면과 같은 지역에 있는 산업장 · 교회 · 학교 등의 조직이나 인간집단 공동체를 말한다.

② 원리 : 정확한 업무계획에 따라 시행된다. 개인 · 가족 · 지역사회를 충분히 이해하고 접근하며 구성된 환경의 파악과 객관적 분석을 요구한다. 대상자의 감정과 요구에 민감하고 융통성있게 처리한다.

③ 간호기술 : 과학적인 근거를 통해 전문적이고 숙련성이 있어야 한다. 양적 간호뿐 아니라 질적인 측면의 간호를 모두 제공한다.

④ 방문횟수

  ㉠ 방문 가능한 간호 인력의 수와 예산 및 가용시간을 고려하여 실시한다.

  ㉡ 지역사회 자원을 적절히 활용하며 다른 분야와 연계 · 협력한다.

  ㉢ 대상자 모두가 참여하여 계획 · 평가한다.

⑤ 방문활동 우선순위

  ㉠ 우선순위가 높은 것은 일반적으로 만성질환보다는 급성질환이다.

  ㉡ 비감염성 질환보다는 감염성 질환이다.

  ㉢ 개인보다는 집단이다.

  ㉣ 하루에 여러 대상자를 방문하는 경우에 비감염성 대상자와 면역력이 낮은 대상자를 먼저 방문한다.

⑥ 방문활동 단계

| 구분 | 내용 |
|------|------|
| 방문 전 활동 | • 방문대상자의 문제와 요구 파악하는 것을 중점으로 둔다.<br>• 가족건강기록부와 상담일지를 통해 대상자와 가족을 포함한 대상의 정보를 수집하여 이해한다.<br>• 가정방문 날짜와 시간은 대상자와 협의 후에 결정하고 방문 전에 다시 확인한다.<br>• 방문 시에는 방문 가방을 준비하며 방문장소와 방문목적, 출발시간, 돌아올 예정시간을 다른 요원에게 알린다. |
| 방문 중 활동 | • 대상자에게 이름과 소속 및 방문목적을 알린다.<br>• 방문가방은 편하고 안전한 장소에 둔다.<br>• 신뢰관계 형성을 위하여 관심 표현으로 상호관계를 수립한다.<br>• 관찰 및 적절한 질문과 대답으로 대상자의 요구를 파악한다.<br>• 신체적 · 환경적 · 경제적 등의 문제 모두를 포괄적으로 함양한다.<br>• 대상자가 스스로 결정하도록 지지하고 자신이 문제를 수용하도록 돕는다.<br>• 공동의 활동계획을 작성하고 계획도 수립한다.<br>• 간호에 대해 쉽게 설명하여 이해를 돕고 정확하고 능숙한 간호기술을 제공한다.<br>• 대상자의 만족도를 확인한 뒤에 다음 방문날을 협의하고 결정한다. |
| 방문 후 활동 | • 대상자의 특징과 건강문제 및 향후 계획 등을 기록한다.<br>• 자원연계를 위한 연락과 추후관리카드의 관리를 행하고 방문활동에 대한 평가를 한다. 달성정도, 진행과정, 적합성을 평가한다. |

⑦ 방문가방 사용 원칙

㉠ 물품을 사용하기 전에 반드시 손을 씻는다.

㉡ 가방은 항상 깨끗하게 유지하며 사용하지 않을 때에는 닫아둔다.

㉢ 수시로 사용 물품은 보충하고 준비해 둔다.

㉣ 개인 소지품은 넣지 않도록 한다.

⑧ 방문활동의 장점

㉠ 교통수단을 이용할 수 없는 대상자에게 서비스로 편리함을 제공한다.

㉡ 건강관리실에 비하여 긴장감이 적고 편안한 서비스를 제공할 수 있다.

㉢ 대상자에 대하여 포괄적이고 전체적인 판단이 가능하다.

㉣ 상황에 따른 적절한 교육과 상담을 제공한다.

㉤ 계획을 함께 세우기 용이하고 신뢰관계 형성에 우호적이다.

⑨ 방문활동의 단점

㉠ 비용과 시간의 소요가 증가하여 다른 의료전문가의 서비스를 받는 데 한계가 있다.

㉡ 대상자는 다른 사람들과 의료정보 공유 기회가 줄어든다.

㉢ 교육과 상담 중에 다른 방해물로 인하여 혼란스러울 수 있다.

㉣ 간호사의 방문이 부담스러울 수 있다.

(2) **건강관리실 활동**

① **건강관리실의 유형**

ㄱ **고정 건강관리실(immobile clinic)** : 상시로 운영되는 시설이다. 보건소의 건강증진실, 예방접종실, 모자보건실, 결핵관리실, 지역사회 정신보건센터, 학교의 보건실이 해당된다.

ㄴ **이동 건강관리실(mobile clinic)** : 지역을 이동하며 건강관리를 행하는 시설 및 장소이다. 병원선, 헌혈차, 이동검진버스 등이 해당한다.

② **건강관리실 활동의 장점**

ㄱ 간호사의 시간·비용을 절약한다.

ㄴ 다양한 물품과 기구 활용과 다른 전문가의 도움과 의뢰요청에 용이하다.

ㄷ 불필요한 외부요소와 차단이 쉽고 동일 문제의 다른 대상자와 상호작용이 가능하다.

ㄹ 건강관리실을 방문함으로 스스로 건강문제에 대한 해결능력이 함양된다.

③ **건강관리실 활동의 단점**

ㄱ 거동이 불편한 환자는 내방이 어려워서 대상자의 환경과 상황파악이 어렵다.

ㄴ 대상자의 긴장으로 심리적 방해를 받을 가능성이 있다.

ㄷ 개별상담실 설치가 어려울 경우 비밀보장이 어렵다.

(3) **자원활용**

① **가족 및 지역사회의 자원**

ㄱ **인적자원** : 가족 건강관리, 문제에 도움이 되는 가족구성원, 가사도우미를 의미한다. 이들을 교육하여 가족간호인으로 활용한다.

ㄴ **물리적 자원** : 적절한 시설·도구·자료이다. 기존의 자원을 재조정하고 재구성하여 활용한다.

ㄷ **사회적 자원** : 종교단체·전문직업인 단체·자원봉사센터를 의미한다. 가족과 지역사회의 건강지식과 기술수준을 지식과 기술을 변화시키는 데 활용한다.

ㄹ **경제적 자원** : 대상자·가족·지역사회의 일반적 재정능력이나 사회사업단체가 해당된다. 기존자원과 연결하고 새로운 재원 활용이 가능하지만 가족과 지역사회에서 스스로 해결한다.

② **지역사회 간호사의 자원**

ㄱ **건강평가기술** : 수집한 정보를 토대로 전문가와 협조·분석·평가하여 간호요구를 파악할 수 있다.

ㄴ **간호기술** : 간호요구를 충족하는 전문적이고 숙련된 기술을 말한다.

ㄷ **보건교육기술** : 건강 관련 교육기술을 사용하여 대상자의 지식·태도·습관을 변화시켜 건강유지·증진을 이룬다. 질병예방을 도모가 가능하다.

③ 자원 활용을 위한 준비

　　㉠ 이용 가능한 보건 자원목록⁺을 작성한다.

　　㉡ 각 기관의 사업 목적과 적용 가능한 사업 및 제한점을 파악하여 간편하고 편리한 자원 활용 방법을 결정한다.

## (4) 상담과 면접

① 정의

　　㉠ 상담은 건강 관련 지식 습득, 태도 변화, 환경 조성, 당면 문제해결 능력개발 지원을 위한 의사소통의 전체이다.

　　㉡ 궁극적 목적은 대상자 스스로 문제 해결 방안을 찾아나가는 것을 돕는 것이다.

② 상담을 통해 얻을 수 있는 효과

　　㉠ 전문적인 지원 관계가 간호사와 대상자 간에 성립하며 건강한 방향으로 나가도록 동기를 부여한다.

　　㉡ 건강한 활동 및 관리 방법에 대하여 설명·지도한다.

　　㉢ 대상자 잠재능력 발현으로 스스로 문제를 해결하고 적절한 해결방안을 찾을 수 있다.

　　㉣ 건강관리를 위하여 예측·안내·간호를 제공한다.

③ 상담의 원리

　　㉠ 무비판의 원리 : 대상자의 잘못과 문제에 대해 객관적으로 평가하며 비판적인 반응을 하지 않는다.

　　㉡ 자기결정의 원리 : 대상자가 스스로 자신의 문제해결을 지지한다.

　　㉢ 비밀보장의 원리 : 상담을 통해 알게 된 것은 비밀을 보장한다.

　　㉣ 개별성의 원리 : 편견과 선입관을 배제하고 개성과 개인차를 인정한다.

　　㉤ 의도적 감정표현의 원리 : 긍정·부정의 감정을 자유롭게 표현하도록 한다. 수용적 태도와 온정적 분위기를 조성한다.

　　㉥ 수용의 원리 : 대상자를 있는 그대로 이해하고 존중한다.

④ 상담의 과정

　　㉠ 1단계 : 문제의 제시 및 상담의 필요성 인식

　　㉡ 2단계 : 신뢰관계 형성

　　㉢ 3단계 : 목표설정과 구조화

　　㉣ 4단계 : 문제해결을 위한 노력

　　㉤ 5단계 : 자각과 합리적 사고의 촉진

　　㉥ 6단계 : 실천 행동의 계획

　　㉦ 7단계 : 실천 결과의 평가와 종결

**TIP & MEMO**

➕ **자원 목록 작성 내용**

· 자원의 명칭·주소·연락처

· 자원(개인이나 기관)이 제공하는 사업의 목적과 업무

· 접촉 방법

· 자원을 이용할 수 있는 대상 범위나 조건의 거주 지역·연령·경제상태

· 연계 및 의뢰의 방법·양식·절차

· 기관 이용 가능 시간(요일 및 시간 등)

⑤ 상담 시 주의사항

㉠ 대상자가 신뢰할 수 있도록 말과 행동을 일치시키며 신중한 태도를 가진다.

㉡ 긍정적으로 대하며 공감대를 형성한다.

㉢ 대상자의 자유로운 의사표현을 지지하며 편안한 분위기를 조성한다.

㉣ 여유를 주며 스스로 말할 때까지 기다리고 부정적으로 반응하더라도 충분히 감정을 표현하게 받아들인다.

㉤ 대상자에게 피해야 할 행동으로는 지시·명령·훈계·설득이 있다.

## (5) 매체의 활용

① 매체의 정의 : 동시에 많은 대상자들에게 전달할 수 있는 홍보, 유인물, 기자재 등을 의미한다. 효과적인 의사전달을 위한 보조수단으로 사용한다.

② 인쇄매체

| 구분 | 내용 |
| --- | --- |
| 서신 | • 장점 : 날짜와 장소에 대한 정보전달의 용이함과 경비를 절약할 수 있다.<br>• 단점 : 수신인의 전달여부 확인이 불가능하며 효과는 제한적이다. |
| 유인물 | • 장점 : 전달내용이 조직적·체계적 함양이 가능한 점과 수시로 볼 수 있다.<br>• 단점 : 글을 못 읽는 문맹의 주민에게 적용이 불가하다. |
| 벽보,<br>포스터 | • 장점 : 주민 왕래가 빈번한 곳에 보건교육 관련 자료를 게시하여 홍보가 가능한다. 장시간 동안 많은 사람에게 정보 전달이 가능하다.<br>• 단점 : 흥미와 관심의 유도가 어려울 수 있고, 교육효과가 시간의 경과에 따라 낮아질 수 있다. |

③ 전자매체

| 구분 | 내용 |
| --- | --- |
| 전화 | • 장점 : 가장 광범위한 매체이며 방문대상자를 선별할 때 사용한다. 즉각적이고 쌍방향 의사소통이 가능하고 시간과 비용이 경제적이다.<br>• 단점 : 청각·언어장애는 사용이 어렵고, 비언어적 의사소통의 파악이 어렵다. |
| 방송 | • 장점 : 긴급 건강문제와 관련하여 지역주민에게 급하게 알릴 때 효과적이며 많은 대상자에게 빠른 정보전달이 가능하다.<br>• 단점 : 태도나 행동변화를 위한 설득력을 부족할 수 있다. |
| 인터넷 | • 장점 : 교육이나 홍보내용의 신속전달이 있으며 정보저장과 관리가 편리하다.<br>• 단점 : 개인정보 유출 위험과 컴퓨터의 사용이 미숙한 대상자는 정보전달이 불가능하다. |
| SNS | • 장점 : 젊은 층이 주된 사용자로 신속하게 정보전달을 할 수 있으며 컴퓨터 활용 능력의 부족에도 사용 가능하고 시·공간적 제한이 없다.<br>• 단점 : 잘못된 정보의 파급효과와 정보 판단부재, 정보보호 문제 등이 존재한다. |

## (6) 지역사회 조직의 활용

① 정의

　　㉠ 지역사회 조직의 활용은 지역사회 문제의 발견과 해결을 위한 것이다.

　　㉡ 지역주민을 대상으로 협동과 협력의 실천 과정을 통해 주민 참여와 역량을 강화·발전시키는 것을 목적으로 한다.

　　㉢ 기존 조직을 활용하거나 새로운 조직을 개발하여 활용할 수 있다.

② 기존 조직⁺의 활용 : 새로운 조직 형성의 소요 시간·비용·노력을 감소시킬 수 있으나 업무의 내용에 따라 활용이 불가능할 수도 있다.

③ 새로운 조직의 개발

　　㉠ 지역사회가 준비되어있을 때 시작한다.

　　㉡ 목적 달성을 위한 능력과 자질이 함양된 사람들로 단체를 구성하여 민주주의 원칙에 따라 주민의 자발적 참여를 격려한다.

　　㉢ 지역사회 조직의 정책은 실질적이고 형식을 갖추어 합법적으로 진행한다.

　　㉣ 충분한 이해와 신뢰를 바탕으로 지역사회 주민들의 적극적 참여를 유도한다.

④ 지역사회 조직화 단계

　　㉠ 간호사업의 원활한 운영을 위해서 보건위원회 등의 조직을 구성한다.

　　㉡ 합법성을 확보하고 지역사회와 주민들의 요구사정을 위한 자료를 수집하고 분석한다.

　　㉢ 선정된 문제의 정의, 문제, 주요 인물 등의 인식과 반응을 파악하고 문제를 이슈화 한다.

　　㉣ 지역사회의 실증적 자료, 보건 문제, 정치적 여건을 고려하여 목표를 설정한다.

　　㉤ 목표 달성의 방법을 선택하고 계획한다.

　　㉥ 준비된 계획안을 실행하기 위해 관련기관의 설득과 홍보활동으로 승인을 받는다.

　　㉦ 사업결과를 보기 위해 양적평가와 질적평가의 자료를 구성한다.

**TIP & MEMO**

➕ **기존 조직**

• 공조직 : 통·반 반상회, 학교조직, 공공기관이 있다.

• 사조직 : 부녀회, 동호회, 교회, 시민단체 및 각종 직능단체가 있다.

# 지역사회간호 이해

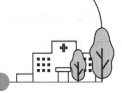

Plus Tip

**1** 지역사회간호 사정 단계에서 참여관찰에 대한 설명으로 옳은 것은?

① 주민의 가정을 방문하여 면담한다.

② 지역사회 행사에 참여하여 관찰한다.

③ 주민을 대상으로 설문지를 활용해 자료 수집을 한다.

④ 지역 지도자와 면담을 통해 자료 수집을 한다.

⑤ 지역사회 환경이나 생활점검을 위해 차창 밖에서 관찰한다.

※ 자료수집 방법

㉠ 기존자료 조사 : 통계자료, 보고서, 논문자료 등을 이용한 간접적 정보수집 방법이다.

㉡ 차창 밖 조사 : 지역사회를 두루 살피기 위해 직접 걷거나 자동차를 이용하는 방법이다.

㉢ 정보원 면담 : 지역사회 지도자와 면담하여 자료를 수집하는 방법이다.

㉣ 참여관찰 : 지역사회 행사나 의식 등에 참여하여 직접 관찰하는 방법이다.

㉤ 설문지 조사 : 지역사회 주민의 가정을 방문하여 면담하거나 질문지를 활용하여 자료를 수집하는 방법이다.

**2** 지역사회 내에서 시행하는 간호사업의 우선순위를 설정하기 위해 BPRS 척도를 사용하기로 하였다. BPRS 척도의 (A+2B)×C에서 C에 해당하는 것은?

① 경제적 효과          ② 사업의 심각도

③ 만성질환 유병률          ④ 급성질환 발병률

⑤ 사업의 추정효과

※ BPRS 척도

㉠ 간호진단의 우선순위 판단을 위한 척도이다

㉡ 척도의 기준은 A(문제의 크기), B(문제의 심각도), C(사업의 추정효과)이다.

㉢ A,B,C를 (A+2B)×C로 점수화하여 크기를 비교한 후 우선순위를 부여한다.

**1**

① 주민의 가정을 방문하여 면담하는 것은 설문 조사 방법이다

③ 주민을 대상으로 설문지를 활용해 자료 수집하는 것은 설문지 조사 방법이다.

④ 지역 지도자와 면담하여 자료를 수집하는 것은 정보원 면담 방법이다.

⑤ 지역사회 환경이나 생활을 보기 위해 자동차 유리차을 통해서 관찰하는 것은 차창 밖 조사 방법이다.

**2**

⑤ '(A + 2B) × C = 문제의 크기 + 2(문제의 심각도) × 사업의 추정효과'를 나타낸다.

답 1.② 2.⑤

**3** <sup>★★</sup> 지역사회에서 금연사업을 진행하며 간호사는 흡연자가 금연할 수 있도록 환경을 조성하고 의사결정을 돕기로 하였다. 지역사회간호사의 역할은?

① 옹호자          ② 교육자
③ 협력자          ④ 변화촉진자
⑤ 자원의뢰자

**4** <sup>★★</sup> 지역사회 간호사의 역할은?

① 조정자로서 지역사회 대표로의 역할을 한다.
② 연구자로서 대상자와 가족구성원과 친밀관계를 형성한다.
③ 상담자로서 대상자에게 건강 관련 지식과 정보를 제공한다.
④ 간호관리자로서 간호를 제공하기 위한 계획, 조직, 조정의 기능을 한다.
⑤ 알선자로서 대상자 건강증진에 도움이 되는 방향으로 의사결정을 돕는다.

**5** <sup>★★★</sup> 지역사회에서 병원으로 환자를 의뢰할 때 지역사회간호사가 주의해야 할 사항은?

① 개인보다 집단으로 의뢰한다.
② 의료진 단독으로 의뢰여부를 결정한다.
③ 의뢰 직전에 대상자의 상태를 다시 확인한다.
④ 의뢰 받은 후에 대상자에게 의료기관에 대해 설명한다.
⑤ 대상자에게 의료기관에 관한 정보를 비밀로 한다.

**※ 의뢰 시 주의사항**
㉠ 의뢰는 가능한 개인을 대상으로 한다.
㉡ 대상자와 먼저 의논 후 동의를 얻은 후 의뢰한다.
㉢ 의뢰 직전에 대상자의 상태를 다시 확인한다.
㉣ 대상자와 관련된 모든 것을 파악한 후 의뢰기관을 접촉한다.
㉤ 대상자에게 의뢰기관에 대해 설명하고 정보를 제공한다.
㉥ 필요 정보를 의뢰서에 작성한 후 대상자와 함께 보낸다.
㉦ 의뢰한 병원의 정확한 위치와 담당자와 약속장소, 시간을 정확히 알려준다.

**Plus Tip**

**3**
④ 변화촉진자 : 변화를 일으켜 솔선하며 시도하는 사람으로 변화의 수행을 돕고 동기부여에 조력한다.
① 옹호자 : 대상자의 요구를 사정하고 적합한 방법을 규명한다.
② 교육자 : 지식을 제공하고 질병에 대한 인식을 돕는다.
③ 협력자 : 다른 보건의료 인력들과 업무를 협력적으로 추진한다.
⑤ 자원의뢰자 : 지역사회에서 다양한 보건 서비스를 적합한 유형으로 연결하는 역할을 한다.

**4**
④ 간호관리자로서 간호를 제공하기 위한 계획, 조직, 조정의 기능을 하고 개인의 건강욕구 충족을 한다.
① 조정자로서 대상자의 요구에 충족되는 최상의 서비스를 조직하고 통합한다.
② 연구자로서 간호 문제를 도출하여 연구를 통해 결과를 실무에 적용하는 역할을 한다.
③ 상담자로서 대상자의 건강증진에 도움이 되는 의사결정을 돕는다.
⑤ 알선자로서 문제 해결을 위한 자원을 찾아 의뢰하는 역할을 한다.

**5**
① 의뢰는 개개인을 대상으로 하며 의뢰 직전 대상자의 상태를 다시 확인한다.
②④⑤ 의뢰 전 반드시 대상자와 의논하고 동의를 구한다.

**답** 3.④  4.④  5.③

**6** 지역주민의 만성질환 사태파악을 위해 조사한 결과 주민 20%는 고혈압을 가지고 있으며, 당뇨와 뇌졸중 이환율도 증가하는 추세라는 결과를 얻었다. 주민들을 위한 2차 예방 간호로 옳은 것은?

① 고혈압 합병증 예방　　　② 건강행위 지도 및 교육

③ 고혈압 관련 포스터 제공　　　④ 고혈압 환자 식습관 관리

⑤ 고혈압 조기검진 사업 시행

※ **질병 예방**

㉠ 일차 예방 : 질병을 막고자 하는 예방활동을 의미한다.

㉡ 이차 예방 : 질병 발생 시 질병을 조기발견하고 초기치료를 하는 것을 의미한다.

㉢ 삼차 예방 : 질병 발병 후 합병증을 최소화하고 장애가 있는 대상자의 사회 기능 훈련과 강화를 위한 노력을 의미한다.

**7** 지역사회 주민의 관심과 목표에 따라 유동적으로 변화하며 동일한 목적달성을 위해 노력하는 공동체는?

① 대면 공동체

② 구조적 지역사회

③ 기능적 지역사회

④ 감정적 지역사회

⑤ 특수흥미 공동체

**8** 감염병 발생을 전 국민에게 빠르게 알리고 감염병 유행 차단을 위해 효과적으로 사용되는 지역사회 간호 매체는?

① 방송

② 편지

③ 벽보

④ 컴퓨터

⑤ 유인물

**9** 우리나라의 건강보험 중 공공부조에 해당하는 것은?

① 산재보험

② 의료급여

③ 국민건강보험

④ 사회복지시설 이용

⑤ 보건소 진료서비스

※ 사회보장 형태
㉠ 사회보험 : 사회적 위험으로부터 국민의 건강과 소득을 보장하는 제도이다.
㉡ 공공부조 : 생활이 어렵고 생활유지 능력이 없는 국민의 최저생활을 보장하고
    지원하는 제도이다.
㉢ 사회복지 서비스 : 모든 국민에게 상담, 재활, 사회복지시설 등을 제공하여 정상
    생활이 가능하도록 지원하는 제도이다.

**10** 자유방임형 보건의료전달체계의 특징으로 옳은 것은?

① 의료비가 저렴하다.

② 의료의 질이 저하된다.

③ 의료인의 재량권이 적게 분비된다.

④ 국가의 통제가 최소화된 형태이다.

⑤ 편차없이 균등한 의료서비스를 제공 받는다.

※ 자유방임형 의료전달체계
㉠ 정부의 간섭과 통제를 최소한 제도이다.
㉡ 국민의 자유와 능력을 최대한 존중한다.
㉢ 의료의 질적 수준이 높다.
㉣ 의료인의 재량권이 많이 부여된다.
㉤ 의료기관의 경쟁이 심화된다.
㉥ 지역이나 계층 간의 심한 편차로 비효율적으로 자원을 이용하게 되고 의료비가
    높다.

**Plus Tip**

**9**
①③ 사회보험
④⑤ 사회복지 서비스

**10**
① 의료비가 저렴하다.
② 의료의 질이 높다
③ 의료인의 재량권이 많이 분비된다.
⑤ 지역이나 계층 간 편차가 심하다.

**답** 9.② 10.④

# 지역사회간호

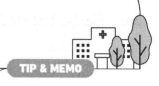

TIP & MEMO

학습목표

- 보건교육의 정의, 필요성, 목적, 역할과 범위, 내용에 대해 설명할 수 있다.
- 건강증진 개념, 건강증진모형에 대해 설명할 수 있다.
- 가족간호, 학교보건간호, 산업간호, 산업재해간호에 대해 설명할 수 있다.
- 영·유아 건강관리, 모자보건사업, 노인보건사업에 대해 설명할 수 있다.
- 역학의 목적, 질병의 자연사, 역학모형에 대해 설명할 수 있다.
- 환경보건의 정의, 정책, 평가에 대해 설명할 수 있다.
- 재난 대응체계, 응급의료체계에 대해 설명할 수 있다.

## 1  보건교육

### (1) 보건교육(health education)의 이해

① 정의

ㄱ 건강을 교육하는 것이다.

ㄴ 인간의 건강과 관련된 잠재적 역량으로 건강을 나은 상태로 발전시키기 위한 것이다. 보건교육은 학습된 경험들을 재구성하며 건강한 삶을 유지·증진한다.

ㄷ 이 과정에서 건강에 대한 태도·지식·행위에 영향을 주는 '계획된 보건교육 활동'을 전개한다.

② 보건교육의 필요성·중요성

ㄱ 생활환경 변화와 질병양상의 변화 : 의료기술과 영양공급의 발달로 평균수명이 연장되었다. 생활환경의 변화와 생활환경 오염의 증가하여 질병양상에도 변화가 있다. 낮아지는 건강 수명과 장기치료의 의료 수요가 증가하고 있다.

ㄴ 건강에 대한 인식 변화 : 인간의 기본권에 포함되는 건강은 단순한 질병 치료에서 벗어나 증진과 관리의 개념이다.

ㄷ 건강에 대한 관심과 건강문제해결에 알 권리 증가 : 건강에 대한 관심이 증가되면서 자신의 건강에 대한 선택에 능동적으로 참여하고 정보를 얻는다. 의료 수준에 대한 스스로 평가를 내려서 부족한 부분을 채우기 위한 정보와 지식을 요구한다.

ㄹ 보건의료 요구·수요 증가에 대처능력 부족 : 현대 의료에서 치료중심은 부족하다. 의료의 전문화가 다양화되면서 필요로 하는 요구와 수요가 증가하였다. 그러나 공급은 충족되지 못하여 의료비 상승이 우려된다.

⑩ 의료비 상승에 대처능력 부족 : 의료비 상승은 대상자의 보건의료 접근성을 감소시켜 대안이 요구된다.

ⓗ 건강관리 역량 함양에 요구 증가 : 개인의 건강 잠재력 발현을 위해 스스로 관리가 가능한 건강관리 역량의 내재는 보건교육으로 가능하다.

③ 보건교육의 목적과 목표

　ⓐ 개인·가족·집단·지역사회의 구성원이 스스로 건강관리 역량을 함양하고 자발적 실천으로 건강 수명의 증대와 삶의 질 향상에 있다.

　ⓑ 건강에 대한 인식 개선 교육과 스스로 건강을 관리할 수 있는 역량 교육 그리고 자발적 건강행위 실천방법 교육을 구체적인 목표로 삼고 있다.

## (2) 보건교육자의 역할과 영역

① 보건교육자의 7가지 책임영역(NCHEC)

　ⓐ 보건교육을 위한 요구와 자산 및 역량 사정(Assess Needs, Assets and Capacity for Health Education)

　ⓑ 보건교육 기획(Plan Health Education)

　ⓒ 보건교육 수행(Implement Health Education)

　ⓓ 보건교육과 관련된 평가와 연구 수행(Conduct Evaluation and Research Related to Health Education)

　ⓔ 보건교육의 관리 및 운영(Administer and Manage Health Education)

　ⓕ 보건교육의 인적자원으로 기능(Serve as a Health Education fResoᴜrce Person)

　ⓖ 건강·보건교육을 위한 의사소통과 옹호(Communicate and Advocate for Health and Health Education)

② 보건교육자의 역할

　ⓐ 자문가(Adviser) : 교육과정 편성에 참여하고 교육목적에 맞게 사업과 교육이 조정되도록 조언하는 역할을 수행한다.

　ⓑ 역할모델(Role Model) : 보건 교육자와 마주하는 사람들의 행위에 긍정적 영향을 주고 표본이 된다.

　ⓒ 관리자(Manager) : 교육에서 감시·감독·계획·조직·조정 등을 관리한다.

　ⓓ 협력자(Collaborator) : 교육 팀과 다른 건강관리요원들과 의사소통 및 결정을 한다. 효과적인 보건교육을 위해 협력하는 것이다.

　ⓔ 연구자(Researcher) : 효과적이고 체계적인 연구, 계획, 수행, 평가, 실무의 적용하는 것이다.

　ⓕ 지도자(Leader) : 보건교육 팀의 건강관리요원가 지역사회에 지도력을 발휘하는 것이다.

ⓧ **일차 의료 제공자(Primary Health Care Giver)** : 개인, 가족, 지역사회에 건강 증진 · 치료 · 재활 · 예방과 관련한 통합 서비스를 제공한다.

ⓞ **평가자(Evaluator)** : 교육을 통해 변화된 학습자의 지식과 태도를 학습결과와 건강수준을 평가 · 반영하는 것이다.

ⓩ **변화 촉진자(Facilitator, Change Agent)** : 학습자에게 작용하는 촉진요인과 방해요인을 확인하여 변화를 촉진하는 동기를 부여하여 긍정적인 방향으로 지지하는 역할이다.

ⓒ **정보 제공자(Informer)** : 건강의 유지 · 증진의 다양한 정보를 제공한다.

ⓚ **자원 의뢰자(Resource Referrer)** : 유용한 자원과 기관의 네트워킹을 통해 인프라 구축하는 것이다. 필요하면 의뢰한다.

ⓣ **조정자(Coordinator)** : 보건교육의 편중이나 부족하지 않도록 문제점을 파악하고 개선하는 역할이다.

ⓟ **상담가(Counselor)** : 스스로 문제인식과 해결방법 모색을 지지한다.

ⓗ **옹호자(Advocator)** : 건강 불평등을 대상자 편에서 두둔하고 지지하여 긍정적 방향으로 유도한다.

### (3) 보건교육 대상과 범위

① **대상자 수에 따른 분류** : 집단 교육으로는 교육 대상 인원은 2명 이상을 말하고 개별 교육은 대상이 1명일 경우를 말한다.

② **대상자 집단 특성에 따른 분류**
  ㉠ **일반집단** : 가장 포괄적이다. 주민 전체와 누구나 참여 가능한 보건교육 대상이다.
  ㉡ **위험집단** : 문제에 직접적 관련이 있는 대상자이다. 보건교육의 개입 필요성이 높은 경우의 집단이다.
  ㉢ **표적집단** : 구체적 교육프로그램 중재가 필요한 대상에서 대상자로 선정된 집단이다.
  ㉣ **대상자 집단** : 실제 참여하게 되는 집단이다. 일반, 위험, 표적 중에서 자발적 · 선택적으로 참여하는 집단이다.
  ㉤ **대상자의 생애주기에 따른 분류** : 생애주기(영 · 유아, 학령전기, 학령기 등)에 따라 보건교육 수행하는 것이다.
  ㉥ **실무현장에 따른 분류⁺** : 지역사회간호 실무현장에 따른 특성 반영하여 보건교육 범위를 설정한다.

③ **보건교육의 내용**
  ㉠ 신체적 · 정서적 · 사회적 · 정신적 · 환경적 · 지적 · 영적 건강 등의 모든 측면을 포괄한다.
  ㉡ 다양한 분야의 접근이 필요한 응용학문으로 내용은 다양하게 구성된다.
  ㉢ 예방 수준별로 보건교육 내용은 일차 · 이차 · 삼차 예방 수준의 보건교육으로 구성된다.
  ㉣ 「국민건강증진법」을 기반으로 보건교육의 내용이 구성된다.

➕ **실무현장에 따른 분류**

• **의료기관에서 보건교육** : 넓은 의미와 좁은 의미로 구분된다. 넓은 의미는 불특정 다수의 일반인 · 환자 · 가족이 대상이다. 소책자나 인터넷 등을 이용한다. 좁은 의미는 급성 · 만성 질환자를 다루는 의료진에게 행하는 교육이다. 질병의 이해와 새로운 지식을 제공한다.

• **가정에서 보건교육** : 방문간호사 · 가정간호사를 통해서 이루어지며 간호수행과 함께 지지된다.

• **학교에서 보건교육** : 교직원이나 학생을 대상으로 진행된다. 정규 · 비정규교육에서 재난 · 안전 · 위생 · 감염의 예방교육 위주로 교육하는 것이 효과적이다.

• **산업현장에서 보건교육** : 근로자, 직원, 가족을 대상으로 한다. 산업보건활동의 기초가 된다.

• **지역사회에서 보건교육** : 공공보건산업기관에서의 보건교육과 기타 보건 관련 단체에서 보건교육이 있다. 보건소나 보건진료소를 통한 건강증진사업을 일환으로 진행된다. 기타 보건 관련 단체는 정부 정책을 보조적 지지하는 차원에서 정규교육을 보충하고 실생활 밀접 내용을 교육한다.

## 2 건강증진(Health promotion)

### (1) 건강증진의 정의

① 건강과 증진의 두 가지 뜻을 모두 가진다. 건강을 좋은 상태로 향상시키는 것이다.

② 그린(Green, 1984) : 건강증진은 건강에 도움이 되는 보건교육과 조직적·환경적·경제적 차원 의지로 정의했다.

③ WHO(1985) : 특정질환의 예방이나 위험군의 발견과 개인이나 지역사회가 건강결정요인들에 대한 통제력을 증진시켜 스스로 건강을 향상시키는 과정이다.

④ 기타 학자들의 정의와 종합하였을 때 건강증진은 높은 수준의 건강과 안녕의 상태에 달성하기 위한 활동과 과정을 의미한다.

⑤ 건강을 좋은 상태로 증진시키기 위해 개인·가족·집단·지역사회가 건강 잠재력을 활성화시키는 것이다.

### (2) 건강증진모형

① 정의 : 건강행위 결정에 영향을 주는 요인과 행위의 과정에 대한 설명이다. 건강증진을 위해 변화 시킬 행동을 규명하고 방법을 확인하는 것을 돕는다.

② 타나힐(Tannahill)의 건강증진 모형
   ㉠ 보건교육, 예방, 건강보호 세 가지의 차원에서 구성된 건강증진은 각각 독립적이나 혹은 중복으로 작용이 가능하다. 여기서 7가지 영역으로 나누어 설명이 가능하다.
   ㉡ 보건교육차원 : 긍정적인 보건교육 제공에 따른 건강증진을 조성하여 스스로 행하는 건강행위를 통한 증진이다.
   ㉢ 예방차원 : 예방 서비스와 법규를 통한 행위실천이다. 불건강, 질병 예방에 초점이 있다.
   ㉣ 건강보호차원 : 정책개발, 법률적, 사회, 재정적 지원을 통해 건강 행위실천에 유익한 환경을 조성한다.
   ㉤ 예방적 보건교육차원 : 불건강, 질병예방에 대한 보건교육으로 다양한 건강정보 제공한다.
   ㉥ 예방적 건강보호차원 : 불건강, 질병예방을 위해 국가적·사회적 예방행위를 제공한다.
   ㉦ 건강보호를 위한 보건교육차원 : 직접적 불건강, 질병의 영향요인을 보건교육으로 정보를 제공하는 것이다.
   ㉧ 예방적인 건강보호를 위한 보건교육차원 : 간접적으로 불건강, 질병 영향요인을 보건교육으로 정보를 제공하는 것이다.

③ 펜더(Pender)의 건강증진모형

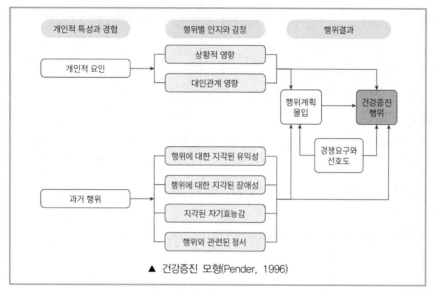

▲ 건강증진 모형(Pender, 1996)

⊙ 사회학습이론과 건강신념모형을 바탕으로 건강행위를 설명하는 모형이다.

⊙ 건강에 대한 자신의 능동적 역할을 강조한다. 개인적 특성과 경험, 행위 관련 인지, 감정 그리고 행위 결과라는 세 영역으로 구분된다.

④ 그린(Green)의 PRECEDE - PROCEED 모형

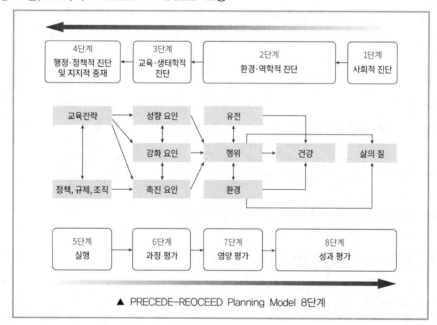

▲ PRECEDE-REOCEED Planning Model 8단계

⊙ 보건교육의 사정, 진단, 계획, 수행, 평가의 전 과정을 포함한다. 보건교육의 연속적으로 진행되는 모든 과정을 제시하여 포괄적 교육이 가능한 모형이다.

ⓛ PRECEDE모형 : 교육적 진단, 평가에서의 성향요인, 강화요인, 촉진요인을 구성하여 모형을 제시한다. 사정과 진단단계에 속한다.

ⓒ PROCEED모형 : 교육과 환경 개발 측면의 정책이나 규제와 조직적 구성을 바탕으로 정책, 규제, 환경, 조직과 같은 새로운 요소를 추가하여 제시한다. 수행과 평가 단계에 해당한다.

### (2) 건강증진 프로그램의 개발

① 건강증진 과정

ⓐ 사정, 계획, 수행, 평가의 과정을 거친다.

ⓑ 보건교육 과정과 동일하게 건강 증진을 위해 개인, 집단, 지역사회 대상자의 건강 유익 행위를 일상생활에 적용하여 습관화를 돕기 위한 건강증진 학습경험을 제공한다.

② 건강증진대상

ⓐ 건강에는 다양한 개인적·사회적 요인들이 복합적으로 영향을 끼친다.

ⓑ 개인의 건강 습관, 조직의 규칙과 문화, 지역사회 물리적·사회적 환경 및 정책이 포함된다.

③ 건강증진형태에 영향을 미치는 사회생태학적 관점(Sallis, 2008)

ⓐ 개인, 가족, 집단, 지역사회 내에서 다양한 요인들이 복합적 영향을 끼친다.

ⓑ 건강증진 행태의 영향 요인들 간에 서로 영향을 주고받는다.

ⓒ 개인·가족·집단·지역사회의 복합적 개입이 건강 증진 행태의 변화를 돕는다.

④ 건강증진의 필요성

ⓐ 평균 수명 연장과 노인 인구 증가, 낮은 건강 수명, 인구노령화, 생활환경 변화에 따른 질병양상 변화, 환경오염 등의 요구로 치료 중심 의료제도의 변화와 보완이 요구된다.

ⓑ 라론드보고서(Lalonde's Report)+와 같은 연구에서 건강결정요인을 통해 생활습관 개선, 다양한 분야의 협조 등을 요구한다.

ⓒ 의료비를 절감하고 건강 수명 연장을 위한 지속적인 건강증진 및 유지가 건강증진사업의 필요성이다.

ⓓ 건강증진사업과 프로그램의 접근전략은 개인이나 개인, 집단, 지역사회를 대상으로 한다. 개인보다는 더 큰 집단이나 지역사회 대상으로 할 때 효과적이다.

ⓔ 집단이나 지역사회 대상 접근의 전략에는 생활터로 접근하거나 대상자 특성군집별 접근이 있다.

⑤ 국민건강진흥사업

ⓐ 정의 : 보건교육, 질병 예방, 영양 개선, 신체활동 장려, 건강관리, 건강생활의 실천을 통해 국민의 건강을 증진시키는 사업이다.

ⓑ 접근방법 : 보건교육이 중점적이다. 다학제적 보건의료전문가가 협력하여 대상자가 프로그램에 참여하여 건강증진에 변화를 수용하는 것을 돕는다.

TIP & MEMO

▌ 건강증진사업

「국민건강증진법」에 근거한다.

➕ 라론드보고서
(Lalonde's Report)

Marc Lalonde는 생의학적 모형에 기초한 의학적 치료와 구분되는 '건강의 장(health field)'이라는 개념이다. 이 보고서는 건강, 질병, 사망을 결정하는 요인을 유전, 물리적 환경, 생활양식, 의료전달체계로 구분한다. 이 중 생활양식은 전체 50% 이상을 점유한다 하였으며, 건강한 개인, 지역사회, 환경의 증진을 위해 건강행위 변화를 주장하였다. 공공보건의 고위험 노출은 지역사회 구성원의 주변을 끌고 집중하는 계기가 되며 건강 전반의 영향을 끼치는 운동, 영양 관리에 대해 필요성을 대두하게 만들었다.

## 3 가족간호

### (1) 가족의 개념

① 사전적 정의 : 전통적 혼인관계로 이루어진 남녀 부부와 이들 사이 출생한 자녀와 양자로 이루어진 혈연관계이다.

② 인류학자 머독(Murdock)의 정의 : 공동의 주거, 경제적 협력, 생식이란 특성을 가진 사회집단을 의미한다. 강조되는 개념은 가족에게 중요한 가족구성원의 구성 요건으로 결혼관계를 뽑았다.

③ 레비스트로스(Levi-Strauss)의 정의(1956) : 가족은 결혼에 의해 출발한다. 이것은 부부와 그들의 결혼에 의해 출생한 자녀로서 구성되지만 핵집단에 다른 근친자가 포함될 수 있다고 정의하였다.

④ 머독과 레비스트로스 정의의 차이점 : 머독(Murdock)은 공동주거를 중요 요소에 두었지만 레비스트로스(Levi-Strauss)는 가족원과 자체의 유대관계 및 결합에 중심을 두었다.

⑤ 간호학의 적용할 때 다양한 학문·견해를 간호학적 지식과 실무적용에 적절하고 유연하게 적용한다.

### (2) 가족의 특성

① 일차 집단(Primary group)
- ㉠ 구성원 간의 관계는 상호 친밀하게 나타난다.
- ㉡ 내부 성격과 태도의 형성에 영향을 주는 기본적인 역할이다. 강한 일체감이 특징이고 대면적으로 결합관계를 형성한다.

② 정서 집단
- ㉠ 가족은 남녀의 결혼관계의 시작으로 구성된다. 정서적이며 비영리적이다.
- ㉡ 비타산적이며 무조건적으로 비합리적 애정의 결합체이다. 상호 애정을 기반으로 외부적 장애에도 분열하지 않는 본질적 관계를 형성한다.

③ 폐쇄 집단(closed group)
- ㉠ 구성원이 되기 위한 자격의 획득이나 구성원에서 벗어나기 위한 포기가 쉽지 않은 집단이다.
- ㉡ 혈연·성 공동체이면서 필연적인 성격을 가진다.

④ 형식적 집단(formal group)
- ㉠ 객관적 조직과 특정 습관적 절차가 있다.
- ㉡ 체계를 가지고 행동을 통제하는 집단이다.
- ㉢ 구성원 내의 지위에 따라 개인의 특성과는 관계없는 역할 행동이 요구된다.
- ㉣ 가족 상호 간에는 어느 사회보다 자유롭고 솔직하고 순수하며 형식이나 예의에 얽매이지 않는 비형식적 자유로운 사회집단이다.

▌이차 집단(secondary group)

간접적 거리를 유지하며 결합관계를 갖는 집단이다. 예로는 사회, 국가, 조합 등이 있다.(↔ 일차 집단)

▌이익 집단

어떠한 결합에도 본질적 분리가 유지되고 사회, 조합, 정당이 있다.(↔ 정서 집단)

▌개방집단(open group)

소속성에서 자유롭고 자격획득이 용이하여 포기도 쉬운 집단이다. (↔ 폐쇄 집단)

### (3) 가족의 기능

① **가족기능**: 가족의 존속·유지와 사회적 임무수행을 위한 대·내외적으로 기능을 한다. 가족이 수행하는 역할과 행위이다.

② **가족행동**: 사회유지, 존속, 욕구충족 등의 기능을 볼 수 있다.

③ **대·내외 기능**: 애정의 기능, 생식의 기능, 경제적 기능, 사회화 기능, 휴식과 보호 기능이 있다.

### (4) 가족의 유형

① 유형분류의 기본적 방법이다. 구성원 범위를 고려하여 대가족, 소가족, 핵가족, 확대가족으로 구분되고 구성원의 수와 혈연이 고려된다.

② **핵가족**

ㄱ 부부, 결혼하지 않은 자녀로 구성된 가족을 말하며 2세대에 한정되어 있다. 현대의 보편적인 형태이다.

ㄴ 가족의 지위로는 남편 – 아버지, 아내 – 어머니, 자녀 – 형제자매로 구분된다. 이들이 세 가지 이상의 가족지위가 형성될 경우는 확대가족으로 본다.

ㄷ 핵가족에서 자녀들이 결혼으로 부모의 가족인 방위가족을 떠나 새로운 가족인 생식가족을 구성하게 된다.

③ **확대가족**

ㄱ 결혼한 자녀가 부모와 동거하는 경우로 전통 가족의 보편적 형태였다.

ㄴ 핵가족의 종적, 횡적 연결되어 있는 형태로 직계가족과 방계가족으로 나뉜다.

④ **기타 가족형태**: 다양한 사회구조변화에 의한 가족형태가 등장하게 되었고 안정성만 중시되던 가족형태가 변화하고 개인의 가치를 중시하는 문화로 변화하면서 가치관, 기호에 따른 결혼형태, 가족생활을 선택하는 시기가 되었다.

### (5) 가족생활주기와 발달과업(듀발의 가족생활주기, 1977)

① **정의**: 개인의 삶을 연령증가에 따라 일정단계를 거치듯이 남녀의 결혼으로 이루어지는 가족이 변화하는 모습으로 특정한 발달유형이 나타난다. 가족생활주기(family life cycle)이라고도 한다.

**TIP & MEMO**

▌**결혼한 부부가족**
Married couples

▌**자녀출산기의 가족**
Childbearing families

▌**학령전기 가족**
Families with preschool children

▌**학령기 가족**
Families with school age children

▌**청소년기 가족**
Families with teenagers)

▌**진수기 가족**
Families launching young adults

▌**중년기가족**
Middle aged parents

▌**노년기가족**
Aging family members)

② 듀발의 가족생활주기 8단계

| 단계 | 가족생활주기 | 내용 |
|------|------------|------|
| 1단계 | 결혼한<br>부부가족 | • 결혼으로 이루어지고 첫 자녀 출생 전까지이다.<br>• 발달단계 : 신혼기<br>• 발달과업 : 결혼 적응, 가족계획, 독립성과 의존성의 조화, 밀접한 부부관계 수립, 친척에 대한 이해의 관계 수립이 있다. |
| 2단계 | 자녀<br>출산기의<br>가족 | • 첫 자녀 출생부터 30개월까지이다.<br>• 발달단계 : 출산기<br>• 발달과업 : 부모역할과 기능, 가족구성원 간 역할갈등 조정, 임신과 육아문제에 대한 배우자 간의 동의, 모자보건서비스 요구 증가이다. |
| 3단계 | 학령전기<br>가족 | • 첫 자녀 30개월부터 첫 자녀가 6세에 이르는 기간까지이다.<br>• 발달단계 : 학령전기<br>• 발달과업 : 안정된 부부관계 유지, 자녀들의 경쟁, 자녀 사회화 교육 및 영양관리, 불균형적인 자녀와의 관계 대처가 있다. |
| 4단계 | 학령기<br>가족 | • 첫 자녀 6세부터 첫 자녀 13세까지이다.<br>• 발달단계 : 학령기<br>• 발달과업 : 자녀들의 사회화, 학업성취의 증진, 가정의 전통과 관습 전승, 만족스런 부부관계 유지, 가족 내 규칙과 규범의 확립이 과업이다. |
| 5단계 | 청소년기<br>가족 | • 첫 자녀가 13세부터 19세까지이다.<br>• 발달단계 : 청소년기<br>• 발달과업 : 안정된 결혼관계 유지, 수입의 안정화, 자녀출가 대처, 10대의 자유와 책임의 균형, 자녀들의 성문제 대처, 세대 간의 충돌대처이다. |
| 6단계 | 진수기<br>가족 | • 첫 자녀결혼과 막내자녀 결혼까지이다.<br>• 발달단계 : 진수기<br>• 과업은 부부관계의 재조정, 늘어가는 부모 부양, 자녀 출가에 부모 역할 적응, 자녀 배우자와 관계 확립 및 재배열이다. |
| 7단계 | 중년기<br>가족 | • 막내 자녀 결혼부터 부부은퇴까지이다.<br>• 발달단계 : 중년기<br>• 발달과업 : 새로운 흥미의 개발과 참여, 부부관계 재확립, 경제적 풍요, 출가 자녀가족과 유대관계 유지가 있다. |
| 8단계 | 노년기<br>가족 | • 은퇴부터 사망까지이다.<br>• 발달단계 : 노년기<br>• 발달과업 : 은퇴에 대한 대처, 만족스러운 생활유지, 건강문제에 대한 대처, 사회적 지위 및 경제적 감소의 대처, 배우자 상실, 권위의 이양, 의족과 독립의 전환이다. |

**(7) 가족간호**

① 정의

    ㉠ 간호실무영역에서 가족 건강요구를 반영하여 해결하기 위한 과정이다.

    ㉡ 라이트&레슬리(Wright & Leahey)의 정의(1994) : 현재나 잠재적으로 건강문제를 가진 가족에 대한 반응으로 건강한 사람과 아픈 사람에 대한 간호이다. 신체적인 측면을 강조하였다.

    ㉢ 러브랜드-체리(Loveland-Cherry)의 정의(1996) : 가족발달과업을 성취하기 위한 능력과 자원을 보유하는 것이다. 사회적 · 발달적 측면을 강조하였다.

    ㉣ 한손(Hanson)의 정의(2001) : 간호실무 영역 내에서 가족의 건강요구를 제공하기 위한 과정이다. 간호실무 측면을 강조하였다.

② 가족간호의 개념 틀 : 개념 틀은 대상과 접근 틀 · 방법 · 목표로 구성된다.

    ㉠ 대상 : 현대 간호학에서 대상자는 가족안의 구성원의 관계를 모두 포괄한다.

    ㉡ 접근 틀 : 가족 관련 사회과학이론과 간호이론을 바탕으로 한다. 가족체계, 가족관계, 역할, 발달, 구조 및 기능과 같은 주요개념의 파악이다.

    ㉢ 방법 : 가족간호과정을 적용한다. 목표는 개인중심 가족간호, 대인관계 가족간호, 전체로서의 가족간호로 구분된다.

③ 가족간호의 목표

    ㉠ 상위목표 : 가족의 적정기능수준 향상이다.

    ㉡ 하위목표 : 가족 스스로 건강문제를 해결하는 능력을 기르는 것이다. 가족건강문제를 인정 · 이해하고 가족이 할 수 없는 간호를 제공한다. 정서적 지원을 지지하며 보건사업의 이해를 돕는다. 시설을 이용을 지원하고 보건활동을 통해 사회발달에 기여한다.

**(8) 가족간호에서 가족에 대한 접근방식**

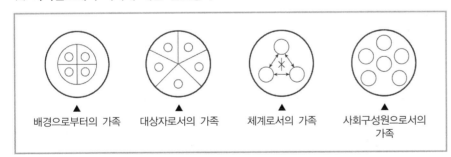

배경으로부터의 가족    대상자로서의 가족    체계로서의 가족    사회구성원으로서의 가족

① 배경으로서의 가족(Family as a context) : 개인이 중요하고 가족은 배경이 되는 접근법이다. 질병을 앓고 있는 개인이 간호대상이 되고 가족은 배경이다.

② 대상자로서의 가족(Family as a client) : 가족이 중요하며 개인은 그 다음 순서이다. 가족은 개인구성원의 합이다.

③ **체계로서의 가족(Family as a system)**

　㉠ 개인 구성원과 전체 가족에게 동시에 초점을 둔다.

　㉡ 체계로의 가족은 구성원 누군가에게 무슨 일이 발생하면 다른 구성원에게 영향을 어떻게 끼치는지가 관건이다.

④ **사회구성요소로서의 가족(Family as a component of society)**

　㉠ 가족을 건강, 종교, 경제, 교육 등과 관련된 사회 조직 중에 하나로 본다.

　㉡ 지역사회 체계의 하부체계로 보고 기본적 · 일차적 단위로서 바라본다.

　㉢ 가족이 다른 체계와 상호작용하며 간호사는 여기에 초점을 둔다.

## (9) 가족간호사의 역할

① **보건교육자** : 보건교육을 통해 가족에게 발생 가능한 위험에 대해 논의한다. 불안 감소와 앞으로 역할 변화에 적응하도록 도와주는 역할이다.

② **조정자** : 이용가능한 지역사회 자원에 익숙해지고 지속간호를 받도록 간호를 조정한다.

③ **신체간호의 전달자 및 감독자** : 신체간호 제공에 직접적 책임 또는 다른 이가 제공한 간호에 감독 · 지도하는 역할이다.

④ **상담자** : 독립적이거나 성숙된 가족을 대상으로 최소한의 방향을 제시하는 역할이다.

⑤ **조언자** : 가족계획 · 일차보건의료 · 결핵 · 성병 · 약물중독 · 만성질병에 조언을 하는 역할이다.

⑥ **사례발견자** : 초기 질병을 확인하여 사례를 발견하는 역할이다.

⑦ **대상자 옹호자** : 포괄적인 간호제공을 기본으로 한다. 스스로가 가장 훌륭한 옹호자임을 깨닫도록 도와주는 역할이다.

⑧ **협동자** : 팀 요원이 다른 보건의료 팀과 함께 가족 중심 간호를 계획 · 협력하는 역할이다.

## (10) 가족간호과정

① **정의** : 가족 내 문제를 과학적으로 해결하기 위해 체계적으로 접근하는 방법이다.

② **구성** : 가족건강사정 단계, 가족간호진단, 가족간호계획, 가족간호 수행, 가족간호평가 단계이다.

③ **목적** : 개인 간호과정보다 방대한 자료를 분석해야 하며 많은 시간이 요구된다. 구성원보다는 가족을 중심으로 문제해결과 건강증진을 목적으로 한다.

## (11) 가족 간호사정

① **정의** : 가족의 건강문제, 건강요구, 스트레스 등에 대해 파악을 위해 자료 수집하는 단계이다.

② **자료수집** : 간호진단에 필요한 자료를 모아서 가족건강을 위협할 문제파악을 하기 위한 기초단계이다.

③ **수집자료** : 간호사는 신뢰관계를 형성할 수 있는 자료와 가족건강에 대한 사정영역별 변수를 모두 수집한다.

④ **수집방법**
  ㉠ 직접 듣고 보고 관찰하게 되는 자료인 일차 자료를 얻을 수 있는 방법이다.
  ㉡ 설문지, 참여관찰법, 면담 등이 해당한다.
  ㉢ 중요 타인의 진술, 보건이나 사회기관 직원, 주치의 등 가족의 정보를 얻을 수 있는 이차 자료가 있다.

⑤ **가족건강 사정도구 종류**
  ㉠ **가족구조도 · 가계도(Family Genogram)** [+] : 3세대 이상 가족구성원의 정보와 관계를 도표로 기록하는 방법이다.
  ㉡ **가족밀착도(Family Attachment diagram)** : 가족구성원 사이에 밀착관계와 상호관계를 그림으로 도식화한 것이다. 상호간 밀착관계, 갈등관계를 확인할 수 있다.
  ㉢ **가족연대기(Family-life chronology)** : 가족의 역사 중 가족에게 영향을 주었다고 생각되는 중요한 사건을 순서대로 열거 한 것이다. 개인질환이나 건강의 관계를 파악하는 것에 용이하다.
  ㉣ **외부체계도(Eco-map)** [+] : 가족관계와 외부세계와 관계이다.
  ㉤ **사회 지지도(socio-supportgram)** : 가장 취약한 가족구성원이 중심이다. 대상자와 가족구성원, 가족 외부 인물, 기관 간의 상호작용을 보여줌으로써 건강자원의 활용여부를 알 수 있다.
  ㉥ **가족사정 지침서(Family assessment guide)** : 가족 기능을 측정하는 도구로 가족이론이 바탕이다. 구성원의 건강과 가족기능에 초점이 있다. 가족건강을 신속하게 볼 수 있는 시각적 도구이다.
  ㉦ **생의 변화 질문지(Life change questionnaire)** : 질병 발생 위험이 있는 스트레스 발생사건에 점수를 부여하여 위험도가 높은 구성원을 파악에 사용된다.

⑿ **가족간호진단**

① **정의** : 가족문제의 원인과 가족의 건강문제 확인이 가능한 단계이다. 수집된 자료를 바탕으로 간호진단이 내려진다.

② **진단체계** : NANDA의 간호진단체계, 오마하체계, 국제간호 분류체계(ICNP), 임상간호 분류체계(CCC)가 사용된다.

③ **우선순위** : 문제의 중요도에 따라 우선순위가 결정되며 모든 측면을 고려하여 진단을 선정한다.

④ 우선순위 설정 시 고려되어야 할 사항

  ㉠ 가족들이 실제 행동하여 변화된 결과를 보거나 경험할 수 있어야 한다.

  ㉡ 도미노 현상을 일으킬 수 있다.

  ㉢ 가족의 관심도가 높은 문제와 가족이 쉽게 수행 가능한 것이어야 한다.

  ㉣ 응급이거나 긴급이어야 한다.

  ㉤ 가족 전체에 영향을 주는 것이다.

### ⒀ 가족간호계획

① 정의

  ㉠ 가족문제 해결을 위해 간호전략·지시를 결정하는 단계이다.

  ㉡ 목표를 설정하고 방법과 수단을 선택하고 수행계획과 평가계획을 수립한다.

② 목표설정

  ㉠ 가족간호사업의 방향을 제시하는 진술이다.

  ㉡ 수행계획의 지침과 평가의 기준을 제시한다. 일반적 목표와 구체적 목표로 구분된다.

  ㉢ **일반적 목표** : 장기목표로 가족이 원하는 궁극적인 목표로 문제가 완전히 소멸되는 시점까지의 목표이다.

  ㉣ **구체적 목표** : 단기목표로 일반목표를 성취하기 위한 중간단계의 목표이다.

③ **방법선택** : 가족간호 방법은 직접 간호제공, 보건교육, 관리가 있다.

④ 수단선택

  ㉠ 간호수단으로는 가정방문, 집단지도, 면접 및 상담, 클리닉 활동, 자원 활용 및 의뢰, 매체활용이 있다.

  ㉡ 방법과 수단은 가족구성원이 수용할 수 있어야 하며 신념과 일치하는 방법을 사용한다.

⑤ 수행계획

  ㉠ 목표달성을 위한 필요자원을 배치하는 것이다.

  ㉡ 적절할 관리를 위해 일정을 계획·감독한다.

⑥ **평가계획** : 계획단계에서 평가 전략을 전체 계획에 통합하고 적절성을 파악한다.

  ㉠ **중간평가** : 중간평가와 최종평가를 시행할 때 간호를 제공하는 동안 실시한다.

  ㉡ **최종평가** : 간호과정 가장 마지막이고 피드백 과정을 사용하기도 한다.

## 4 학교보건(School health)

### (1) 정의 및 특징

① **정의** : 학생과 교직원의 건강을 유지·증진하고 보건지식을 제공한다. 건강한 습관으로 스스로 건강관리를 하는 것이다.

② **구성요소** : 보건교육, 체육교육, 학교보건서비스, 영양서비스, 상담과 정신건강서비스, 학교환경보건, 교직원을 위한 건강증진, 학부모 및 지역 사회참여로 8가지 구성되어있다.

③ **목적**

ㄱ 교육의 능률적 성립을 위한 지원체계이다. 학생과 교직원이 건강하고 안전한 학교생활을 위해 질병예방, 건강유지, 증진에 초점을 둔다.

ㄴ 1차 목적 : 모든 학생들의 복지와 건강을 유지·증진하는 것이다. 자신의 건강을 책임지고 지역사회자원의 적절하게 사용 한다.

ㄷ 2차 목적 : 건강문제를 이미 가고 있는 학생이 회복하여 장애나 질병으로 인한 사망 감소를 목적으로 한다.

④ **필요성**

ㄱ 학령기 아동과 청소년의 신체·정신·사회의 바람직한 성장발달은 미래의 경쟁력이므로 지지하는 사회적 역량을 필요하다.

ㄴ 학령기·청소년기 아동은 많은 시간을 학교에서 보내므로 학교를 중심으로 하는 건강증진이 효율적이며 효과적이다.

### (2) 학생건강검사

① **정의** : 신체의 발달상황 및 능력, 생활습관, 질병의 유무에 대하여 조사와 검사를 하는 것이다.

② **구분** : 신체발달, 능력, 건강조사, 정신건강상태 검사나 검진으로 구분된다.

③ **특징**

ㄱ 교장 : 학생, 교직원의 건강검진을 실시한다.

ㄴ 학생 : 건강검사는 「국민건강보험법」에서 규정한 기관에서 실시한다.

ㄷ 교직원 : 「국민건강보험법」 제52조에 따른 건강검진으로 갈음한다.

④ **목적** : 학생과 교직원의 건강검진을 통하여 질병예방, 치료에 조치를 취하며 신체이상이 발생한 경우 건강상담, 예방조치 등을 취하기 위해서이다.

### (3) 학교 건강문제관리

① 신체적 질환을 포함한 친구, 교사, 부모 등의 관계문제, 성장과정에 따른 스트레스 등의 정신적이며 사회적 문제로 기인한다.

② 정확한 판단을 위해 호소 증상을 적극 경청하며 신체사정을 실시하고 건강문제를 파악하여 중재한다.

③ 두통

  ㉠ 특징 : 객관적 측정이 불가하다. 스트레스, 불안, 수면부족, 우울과 같은 다양한 심리 요인이지만 감기나 긴장성 등의 질환으로 동반한다.

  ㉡ 원인 : 학령기에는 긴장성 두통, 편두통, 전두통이 있다.

  ㉢ 편두통 : 주기적으로 심하게 나타난다.

  ㉣ 박동성 두통 : 가족력의 영향을 받는다.

  ㉤ 긴장성 두통 : 가장 일반적이다. 얼굴, 두개, 목 등의 긴장으로 발생한다.

  ㉥ 전두통 : 이마나 콧등에 부비동의 통증으로 발생한다. 휴식을 취하거나 진통해열제를 섭취하면 나아지지만 정서적인 문제라면 정신치료를 병행한다.

④ 복통

  ㉠ 특징 : 변비, 소화불량, 대변, 심인성, 생리통 등 다양한 경증증상이 있다.

  ㉡ 원인 : 소화기계, 비뇨, 혈관, 산부인과 등의 문제 때문이고, 정서적으로 주의집중 욕구, 수업부담, 학교공포감, 불안증 등의 이유로 발생할 수 있다.

  ㉢ 중증 : 충수돌기염, 자궁 외 임신과 같이 수술이 요하는 경우도 있다.

  ㉣ 어린 아동 : 어느 부위에 고통이 나타났는지 잘 모르는 경우가 있다. 심하지 않은 경우는 장기이상이 많다.

⑤ 발열

  ㉠ 체온이 높게 오르는 것이다. 염증, 감염, 신경계 장애, 탈수로 심부체온이 상승할 수 있다.

  ㉡ 체온상승기의 오한에 대비하여 이불로 보온하고 미지근한 물로 닦는다.

  ㉢ 이마에 얼음주머니를 대어 열을 낮춘다.

  ㉣ 탈수증 예방을 위한 수분섭취를 증가시킨다.

  ㉤ 심리적 원인은 스트레스를 줄이고 신체적 활동을 최소한으로 제한한다.

### (4) 학교환경관리

① 학교 환경관리는 지역사회 환경관리의 영향을 받는다. 학교 환경을 위해 상·하수도와 폐기물을 처리와 공해를 관리하여 건전한 학교생활로 이룬다.

② 학교환경위생통합관리 운영 : 학교환경 위생관리이다. 쾌적한 환경조성을 위해 개별적 학교활동의 실내공기를 측정하고 먹는 물의 수질을 검사와 저수조 청소로 관리한다.

③ 학교위생관리의 목적

　　㉠ 학생과 교직원의 건강과 쾌적한 교육활동을 위해서다.

　　㉡ 실내 환경과 공기 질이나 일반 환경들을 적절하고 적정하게 유지하여 학생과 교직원의 건강 증진을 위해서이다.

## (5) 교내환경관리

① 교지

　　㉠ 선정 기준은 충분한 면적한다.

　　㉡ 통학이 가능한 거리이고 안전한 장소이다.

　　㉢ 조용하고 공기 맑으며 통풍이 용이해야 한다.

　　㉣ 물이 잘 빠지는 모래 섞인 곳이고 수원의 확보가 필요하다.

　　㉤ 유흥가와 거리가 멀어야 한다.

② 교사

　　㉠ 선정된 교지 중 가장 고지가 높은 곳을 선정하며 운동장은 남향에 위치한다.

　　㉡ 운동장과 교실에는 거리를 두어 학습 방해를 일으키지 않게 한다.

　　㉢ 화재나 재해 예방을 위해 안전한 설계를 한다.

　　㉣ 실내는 채광, 온도, 습도, 환기를 적절하게 관리한다.

　　㉤ 세균이나 먼지를 예방하기 위한 환경위생과 식기·식품·먹는 물의 식품위생을 유지 관리한다.

③ 교실

　　㉠ 학생들이 대부분의 시간을 보내는 곳이다.

　　㉡ 가장 우선시되어야 할 장소로 교실의 면적과 방향, 조명과 채광, 실내온도 및 습도, 소음, 미세먼지, 환기 등을 중점적으로 관리한다.

④ 위생관리

　　㉠ 식수관리에 있어서 안정성이 전제되어야 한다. 급수 시설에 대한 설치와 관리, 수질검사, 식수공급을 「학교보건법 시행규칙」의 구체적인 규정에 맞춘다.

　　㉡ 식품관리와 학교급식 식중독 관리를 한다. 재료 보관실, 조리실 위주의 내부 시설은 항상 청결해야한다. 부패와 변질을 예방하기 위해 냉장과 냉동 시설을 잘 갖춰야한다.

　　㉢ 화장실은 위생과 접근성, 성폭력으로부터 안전성 등이 보장되어야 한다. 수세식으로 각 층에 위치하는 것을 권장한다.

**(6) 학교보건실 운영**

① 학교보건실의 정의

ㄱ 학교 보건활동의 중심이고 수행되는 장소이다.

ㄴ 간단한 응급처치와 간호제공이 이루어지는 곳이다.

ㄷ 보건자료 관리부서인 동시에 보건센터 의장이다.

ㄹ 「학교보건법」 제3조에 의해 보건실에서의 신속한 응급처치와 통풍, 채광이 잘되는 장소여야 한다.

ㅁ 보건소를 중심으로 보건 시설과 기구를 확충하여 학생과 교직원의 건강증진에 기여한다.

② 조직관리 : 학교의 보건위원회를 바탕으로 학교간호에 대한 계획과 실행을 함께한다. 학교보건의 이해도를 증진시키며 학교보건사업의 효율성을 증대시킨다.

③ 보건실의 시설 및 설비 : 보건실의 위치는 교무실과 인접하고 운동장과 직접 연결되는 곳이다. 구조는 건강관리 역할 수행을 효율적으로 할 수 있는 현대화된 보건실 시설을 갖추고 체계적으로 운영한다.

④ 물품관리

ㄱ 보건실의 비품·소모품 관리는 중요 업무이다.

ㄴ 보건교사는 학생들의 건강관리를 위해 충분히 물품구입, 보관, 배치, 사용, 유지, 수선을 효율적으로 수행한다.

ㄷ 물품의 보관이나 유지를 위해서는 물품대장에 목록을 정리하여 정확하게 기록한다.

ㄹ 물품이 출고할 때 물품원장에 기록한 뒤에 출고하며 정기적으로 물품을 청구할 때 재고를 맞춰 점검한다.

ㅁ 사용 후는 제자리에 둔다. 월 1회나 분기별로 자체점검을 실시하고 결함을 즉시 발견하여 신속히 정비한다.

⑤ 약품관리

ㄱ 학생과 교직원을 위한 약품은 「약사법」 제50조에 의하여 일반의약품만 구매 가능하다.

ㄴ 의약품은 명시된 유효기간, 보관방법, 사용방법 등을 준수한다.

ㄷ 의약품 목록을 작성하여 정기적인 점검과 관리를 한다.

ㄹ 의약품을 투약하기 전 학생의 상태를 확인한다.

ㅁ 과민증과 같은 특이체질의 유무를 확인한다.

ㅂ 약품명, 용법, 용량은 꼼꼼하게 확인하고 학생에게 직접 투여한다.

ㅅ 침전 약물은 흔들어 사용한다.

⑥ 약품관리 방법

   ⊙ 냉장고의 적절 온도유지는 약품의 유효성을 유지한다.

   ⓒ 과도하게 약품을 구입하면 유효기간에 문제를 줄 수 있다.

   ⓒ 정확한 사정과정을 통해 기록한 뒤에 약품을 사용한다.

   ⓔ 해독성 약품의 경우 열쇠잠금장치를 이용하며 주의 표시를 한다.

   ⓜ 약품 보관장은 그늘지거나 시원한 장소에 둔다.

   ⓗ 변형되거나 변색되거나 유효기간이 지난 약품은 폐기하는 사유와 일정을 적어 폐기한다.

   ⓥ 복용약물은 지시대로 복용하여 오남용을 막는다.

## 5 산업 간호

### (1) 산업 간호의 정의 및 특징

① 정의

   ⊙ 인간이 성장하여 직업을 가진 후 하루의 1/3을 보내는 산업현장은 근로자의 안정과 건강에 영향을 준다.

   ⓒ 안전하고 건강하게 일하는 것은 삶의 질에 중요한 요소로 작용한다.

② 국제노동기구(ILO, International Labor Organization)의 산업보건 정의(1950)

   ⊙ 모든 직업인의 육체적 · 정신적 · 사회적인 복지를 최고로 유지하고 증진한다.

   ⓒ 근로자들이 건강한 시민으로 높은 작업 능률을 유지하고 오랜 기간 동안 일하고 생산성을 높인다.

   ⓒ 근로방법과 생활조건을 정비하는 방법을 연구하는 과학이자 기술이다.

③ 산업보건의 목표(WHO 산업보건합동위원회)

   ⊙ 모든 직업에 종사하는 근로자들의 신체적 · 정신적 · 사회적인 안녕을 고도로 유지하고 증진하는 것이다.

   ⓒ 작업 조건에서 발생하는 건강문제를 예방하고 건강에 해를 끼치는 위험요인으로부터 보호한다.

   ⓒ 근로자가 신체적 · 정신적으로 적성에 맞는 작업환경에서 일하도록 배치하는 것이 목표이다.

④ 산업보건사업의 기능(국제노동기구)
　　㉠ 직장 내에 건강유해요인에 의한 위험의 확인과 평가를 한다.
　　㉡ 근로자의 건강에 영향을 주는 작업의 환경이나 방법에 요인을 점검한다.
　　㉢ 작업계획에서 조직이나 기계ㆍ기타설비의 선택보수의 상태를 확인한다.
　　㉣ 작업에 사용되는 물질에 관한 조언하고 작업방법의 개선과 새로운 설비의 건
　　　강 측면의 검사와 평가를 위한 계획에 참여한다.
　　㉤ 산업보건과 안전에 관한 인간공학적 조건과 보호구에 관한 조언한다.
　　㉥ 노동하는 근로자 건강상태의 점검하고 근로자가 노동에 적합한지 검토한다.
　　㉦ 작업재활의 대책에 기여한다.

⑤ 산업 간호사
　　㉠ 산업보건의 목표달성을 위해 산업 간호학과 더불어 산업의학, 산업위생학 등
　　　이 참여하고 있다.
　　㉡ 산업 간호사는 근로자와 가장 가까운 곳에서 일차적 건강관리를 제공한다.

⑥ 산업보건 인력 및 조직
　　㉠ 산업보건 인력 : 「산업안전보건법」에서 명시하는 안전관리자, 보건관리자, 산
　　　업 보건의사가 있다.
　　㉡ 산업보건 조직 : 공공조직인 정부기관, 근로복지공단, 근로복지공단 병원, 안전
　　　보건공단, 한국장애인고용공단, 한국고용정보원이 있다. 민간조직에는 한국직
　　　업건강간호학회, 대한산업보건협회, 한국안전보건협회, 대한산업안전협회, 산
　　　업보건 관련연구소와 같은 기관이 있다.

## (2) 보건관리자의 업무

① 「산업안전보건법 시행령」 제22조에서 명시하는 보건관리자의 업무는 우선 업무
　수행의 협력자로 안전관리자가 있다.

② 산업안전보건위원회 또는 노사협의체에서 심의ㆍ결의한 안건을 안전보건관리규
　정이나 취업규칙에 적용한다.

③ 안전인증 대상ㆍ자율안전 확인 대상인 기계와 관련된 보호구를 구입할 때 적격
　한 물품 선정에 대한 지도와 조언을 한다.

④ 위험성 평가와 물질 안전을 위한 보건자료의 게시하고 비치하는 것에 보좌ㆍ지
　도ㆍ조언을 한다.

### (3) 근로자 건강진단

① 정의

    ㉠ 직업성·비직업성 질환의 조기발견과 근로자 건강상태 파악하여 적절한 조치를 취한다. 근로자의 건강보호와 노동 생산성의 향상을 위해 실시한다.

    ㉡ 근로자가 실시하는 건강진단은 사업주가 부담한다.

    ㉢ 사업주는 건강진단 결과에 따라 근로시간을 단축하거나 작업의 전환이나 작업장소 변환의 조치를 한다.

    ㉣ 진단관련 결과는 사업주가 5년 동안 보관하고 발암성 확인물질 취급 사업주의 경우 30년간 보관한다.

② 건강진단의 종류(「산업안전보건법」에 의해 실시) : 일반건강진단, 특수건강진단, 배치 전 건강진단, 수시건강진단, 임시건강진단이 있다.

③ 건강진단의 질병내용

    ㉠ 일반건강진단에서 발견하는 질병 : 호흡기질환, 고지혈증·고혈압과 같은 순환기계 질환, 당뇨와 같은 내분비 대사성 질환, 빈혈과 같은 혈액질환, 소화기 질환, 간장 질환 등이 있다.

    ㉡ 특수건강진단·수시건강진단에서 발견하는 질병 : 분진에 의한 호흡기질환, 금속 가공유 노출에 의한 질병, 소음·진동·방사선·고기압·저기압과 같은 물리적 인자에 의한 질병, 유기화합물 노출에 의한 질병 등이 있다.

④ 건강진단의 실시절차

    ㉠ 분류 : 일반건강진단의 경우 1차와 2차로 구분한다.

    ㉡ 1차 검사 : 모든 근로자를 대상이다. 배치 전에 건강진단·특수건강진단·수시건강진단일 때 대상자 모두에게 실시한다.

    ㉢ 2차 검사 : 1차 검사의 결과가 질병 확진으로 부족하다 판단되는 경우 실시한다. 고용노동부 장관 고시 하에 1차 검사에서 결과가 건강수준 평가가 곤란하거나 질병이 의심되는 사람에게 실시하게 된다.

### (4) 물리적 유해인자[+]

① 소음 : 소음성 난청의 위험성이 있다.

② 분진

    ㉠ 광물성 분진 : 탄광작업에 의해 발생하고 진폐증을 일으킨다.

    ㉡ 석면분진 : 기관지암, 석면폐증, 악성 중피종을 일으킨다.

    ㉢ 면분진 : 면폐증을 발생시킨다.

③ 진동 : 말초혈관 수축, 맥박 증가, 혈압 상승, 발한, 여성 성기의 위치 이상, 월경 장애, 척추이상을 일으키게 된다.

④ 유해광선

ㄱ **자외선** : 급성 각막염, 안검경련, 결막염, 안검부종과 백내장까지 일으킨다.

ㄴ **적외선** : 혈액순환 촉진, 혈관 확장, 진통작용이 있다. 과한 경우 후극성 백내장이나 피부화상, 열중증을 일으킨다.

ㄷ **가시광선** : 망막장해를 가져오는데 전리방사선은 뇌간신경계에 장애 발생으로 실신, 의식혼탁, 운동마비 등의 중추신경계 증상이 나타나며 장 관계성의 문제로 설사, 혈변, 탈수, 식욕부진 등이 나타난다.

ㄹ **만성적 질병** : 백혈병, 갑상선암, 담관암, 피부암 등이 나타난다.

⑤ 고온·저온

ㄱ **열피로** : 권태감, 두통, 현기증, 귀울림, 구역질이 나타난다.

ㄴ **열경련** : 두통, 오심, 호흡곤란, 귀울림, 두통, 현기증 등이 나타난다.

ㄷ **열허탈증·열실신** : 저혈압, 실신, 현기증 신체적 피로감이 나타난다.

ㄹ **열사병** : 현기증, 체온조절 중추장애, 귀울림 등이 나타난다.

ㅁ **열쇠약** : 전신권태와 식욕부진, 불면, 빈혈로 나타난다.

ㅂ **저온** : 동상, 참호족, 침수족 등으로 나타난다.

⑥ **이상기압** : 잠함병으로 감압병으로 나타난다. 해저작업, 터널작업, 깊은 갱내작업 중 발생한다.

⑦ 유기화학물질

ㄱ **유기용제** : 탄소함유 유기화합물을 말하며 피용해 물질로 변화하지 않고 다른 물질을 용해할 수 없는 물질이다. 중추신경계 억제 증상으로 어지러움, 두통, 구역, 시력 상실, 도취감, 혼돈이 발생하다 노출의 정도가 커지면 의식 상실, 마비경련, 사망에 이르게 된다.

ㄴ **만성장해 발생** : 만성독성 뇌병증과 정신기질증후군이 있다. 또한 기억력 저하, 혼돈, 인지장해, 신경질, 불안, 우울과 같은 증상이 동반된다.

⑧ 중금속

ㄱ **납 중독** : 사지 신근이 쇠약해지거나 마비가 오고 심한 뇌중독 증상이 발생할 수 있다. 혼수상태 위험과 정신적 침울증이 발생될 수 있다.

ㄴ **수은 중독** : 구내염·정신증상·근육진전이 불가역적 뇌손상을 일으킨다. 정신기능이 소멸하고 심한 뇌증상이 발생하는 예로 미나마타(Minamata)병이 있다.

ㄷ **크롬 중독** : 신장장애를 일으켜 무뇨증을 유발하고 요독증으로 사망할 수 있다. 기침, 두통, 흉통, 발열, 구토, 호흡곤란 등의 증상이 동반된다. 정막장해로 결막염증, 안검궤양 등이 나타날 수 있다.

ㄹ **카드뮴 중독** : 구토, 설사, 급성 위장염을 동반한다. 착색뇨와 복통·근육통을 일으킨다. 만성적으로 신장장애와 만성폐쇄성 호흡기질환, 폐기종, 골격계 장애(이타이이타이병), 심혈관 장애까지 일으킬 위험이 있다.

## 6 산업재해

### (1) 산업재해 원인(하인리히의 안전사고 발생단계)

① **인간의 유전적 요소와 사회환경(1단계)** : 인간 성격의 내적요소인 유전과 환경적 요인에 의해 형성된다. 유전과 환경이 인간결함의 원인이다.

② **인간의 결함(2단계)**

　㉠ 후천적인 인간의 결함으로 인한 불안전 행동이 유발된다.

　㉡ 기계적·물리적 위험존재의 원인이 되기도 한다.

　㉢ 개인적 결함으로는 전문지식 결여, 부적절한 태도, 신체적 부적격, 정신적 결함, 성격적 결함 등이 존재한다.

③ **불안전한 행동과 상태(3단계)**

　㉠ **불안전한 행동** : 권한 없이 행한 조작과 불안전한 속도조작, 위험 경고 없는 조작, 안전장치가 작동하지 않은 상태, 결함이 있는 장비, 물자, 공구 등의 불안전한 사용, 보호구 미착용, 위험장비 작업, 불안전한 인양과 운반, 불안전한 자세 및 위치이다.

　㉡ **불안전한 상태** : 가드의 미비, 불안전한 가드, 결함 있는 기계, 설비 및 장비, 불안전한 설계, 위험한 배열 및 공정, 불량한 정리정돈 등이 있다.

④ **사고(4단계)** : 재해로 연결된 위험이 있는 상태를 의미하며 인적·물적 사고가 있다.

⑤ **재해(5단계)** : 사고의 결과로써 사망, 골절 등의 재해가 일어난 것을 말한다.

### (2) 산업재해의 분류

① **통계적 분류** : 포괄적으로 통계하기 위하여 사용한다.

　㉠ **사망** : 업무를 하다가 목숨을 잃는 것이다.

　㉡ **중상해** : 부상으로 인해 8일 이상 노동상실이 발생하는 경우이다.

　㉢ **경상해** : 부상으로 인해 1일 이상 7일 이하 노동상실이 발생하는 경우이다.

　㉣ **무상해 사고** : 응급처치 외의 상처로 작업 종사하면서 치료받는 상해 정도이다.

② **상해 형태별 분류**

　㉠ 인적측면의 재해형태로 분류한 방법이다.

　㉡ 골절, 동상, 부종, 찔림, 타박상, 절단, 중독, 질식, 찰과상, 베임, 화상, 청력장애, 시력장애 등이 해당된다.

③ **재해 형태별 분류** : 인적·물적 측면이 포함된 재해형태이다. 떨어짐, 넘어짐, 부딪힘, 감전, 폭발, 무너짐, 파열, 화재, 무리한 동작, 유해물 접촉 등을 말한다.

**▌산업재해의 정의(산업안전보건법)**

근로자가 업무에 관계 되는 건설물, 설비, 원재료, 가스, 증기, 분진 등에 의해 작업 또는 그 밖 업무로 인한 사망 또는 부상 및 질병에 걸리는 것이다.

### (2) 산업재해 통계지수

① 재해통계

    ㉠ 가장 중요하며 정확하게 기록되는 통계로 연령·부서·성별·시간별로 분류한다.

    ㉡ 재해빈도와 강도를 파악하여 발생양상의 비교연구로 추세판단이 가능하다.

    ㉢ 재해율(천인율)⁺ $= \dfrac{재해자의 수}{평균 근로자의 수} \times 1,000$

    ㉣ 도수율⁺ $= \dfrac{재해 건수}{연근로시간의 수} \times 1,000,000$

    ㉤ 강도율⁺ $= \dfrac{손실작업 일수}{연근로시간} \times 1,000$

    ㉥ 건수율⁺ $= \dfrac{재해 건수}{평균 근로자의 수} \times 1,000$

    ㉦ 평균손실일수⁺ $= \dfrac{손실작업 일수}{재해 건수}$

② 작업동태 통계

    ㉠ 질병이나 재해 등의 이유로 휴업하는 상태의 평가를 위한 통계이다.

    ㉡ 성별·연령·질병·부서별로 결근율을 산출한다.

    ㉢ 결근도수율 $= \dfrac{총 결근 건수}{평균 근로자의 수} \times 1,000$

    ㉣ 결근일수율 $= \dfrac{연 결근 건수}{평균 근로자의 수}$

    ㉤ 결근손실율 $= \dfrac{연 결근인원 수}{평균 근로자의 수}$

③ 질병통계

    ㉠ 질병에 따른 부서·성별·연령·시기별로 발생율과 유병률을 알아보는 것이다.

    ㉡ 발생율 $= \dfrac{일정기간 동안 발생된 새로운 환자의 수}{같은 기간 동안 평균 인구 수}$

    ㉢ 유병률 $= \dfrac{이환된 환자의 수}{평균 인구의 수}$

### (3) 산업재해 예방대책

① 하인리히 산업재해 예방대책 : 하인리히는 재해 발생의 원인을 사람에게 두고 인적 요인에 집중한다.

② 하인리히의 사고방지대책

    ㉠ 안전관리 조직으로 안전계획의 수립과 안전교육을 실시하는 것이다.

    ㉡ 위험요소 발견은 재해들의 기록과 산업설비, 작업방법, 작업환경 분석으로 위험요소 발견하는 것이다.

    ㉢ 원인분석 및 예방대책 선정은 관리적·교육적·공학적으로 접근하는 것이다.

    ㉣ 사고방지대책 적용 및 사후처리는 시설 및 장비의 결함 개선과 안전감독을 실시한다.

**➕ 도수율**

표준지표이며 재해발생 상황 파악에 이용되고 위험 노출 100만 시간당 발생 재해건수이다. 재해빈도와 건수파악에 이용된다.

**➕ 강도율**

재해강도를 측정하는데 이용하고 연근로자 1000시간당 발생한 손실노동일수를 나타낸다.

**➕ 건수율**

근로자 1000명당 발생한 재해건수이다. 산업재해발생상황을 총괄적 파악하는데 유용하다.

**➕ 평균작업 손실일수**

재해 건수 당 평균작업 손실을 측정하는 지표이다.

| 재해비율

현성재해 : 불현성재해 : 잠재성재해 = 1 : 29 : 300

③ 산업재해 예방방법

ㄱ 작업환경과 작업조건의 관리 : 생산과정의 유해 작업의 조건에서 발생을 예방한다. 작업방법, 업무강도, 작업시간을 조절한다.

ㄴ 의학적 관리 : 정기적인 건강진단으로 조기에 발견하고 근로자의 특성에 맞는 배치가 중요하다.

ㄷ 개인위생 관리 : 질병이 없는 상태에서 일반적 건강상태도 증진하여 예방하기 위해 영양관리, 휴식, 운동, 개인위생관리가 필요하다.

ㄹ 보건교육 : 근로자와 사업주 대상의 작업환경에 유해인자를 교육한다.

ㅁ 입법조치 : 정부차원의 근로자 보호로 법적조치를 마련한다.

④ 산업재해 발생 시 조치사항

ㄱ 재해자가 발생하면 재해가 발생한 기계를 정지하고 재해자를 구출한다.

ㄴ 현장을 보존하고 재해자를 긴급병원에 후송한 이후에 감독관이나 책임자에게 보고한다.

ㄷ 산업재해 발생보고는 사망자나 3일 이상 휴업이 필요한 부상자·질병자 발생할 때 필요하다.

ㄹ 재해발생 1개월 이내에 산업재해 조사표를 지방 고용노동관서에 제출한다.

ㅁ 발생개요 및 피해상황, 재해 이후의 조치 및 전망, 그 밖의 중요한 사항 등을 보고한다.

ㅂ 산업재해 발생 후 재해와 관련된 기록을 보존한다.

ㅅ 사업장의 개요 및 근로자의 인적사항, 재해발생 일시·장소·원인·과정, 재발방지 계획 등을 기록하고 3년간 보존한다.

## (4) 작업환경관리

① 유해인자 제거와 감소는 산업재해와 직업병을 예방하여 건강유지 증진과 생산성 향상을 도모한다.

② 화학적 유해인자

ㄱ 물리적 위험성 분류기준 : 금속 부식성물질, 유기과산화물, 자기발열성 물질, 자연발화성 고체, 자연발화성 액체, 자기반응성 물질, 고압가스, 산화성고체, 산화성 액체, 산화성 가스, 물 반응성 물질, 에어로졸, 인화성 고체, 인화성 액체, 인화성 가스, 폭발성 물질로 구성된다.

ㄴ 건강 및 환경 유해성 분류기준 : 오존층 유해성물질, 수생환경 유해성물질, 흡인 유해성물질, 특정 표적장기 독성물질(반복노출), 특정 표적장기 독성물질(1회 물질), 생식독성물질, 생식세포 변이원성 물질, 발암성 물질, 피부과민성 물질, 호흡기과민성 물질, 심한 눈 손상성·자극성 물질, 피부 부식성 또는 자극성 물질, 급성 독성물질로 구성된다.

③ **물리적 유해인자** : 소음, 진동, 방사선, 이상기압, 이상기온이 해당된다.

④ **생물학적 유해인자** : 곤충 및 동물매개 감염인자, 공기매개 감염인자, 혈액매개 감염인자가 해당된다.

⑤ **기타 인자** : 사회적 인자와 인간공학적 인자가 해당된다.

⑥ **작업환경관리 기본원칙**

    ㉠ **대치**(substitution) : 공정이나 시설을 바꾸거나 독성이 약한 유해물질로 대체하는 것이다.

    ㉡ **격리**(isolation) : 유해물질과 작업자 사이를 막아 분리하는 것이다. 시설·공정·근로자를 격리하거나 저장물질을 격리할 수 있다.

    ㉢ **환기**(ventilation) : 신선한 공기로 오염된 공기의 위험을 감소시키는 것이다. 유해물질의 농도를 경감하고 유해분진 냄새를 희석하는 것이다.

    ㉣ **교육**(education) : 근로자를 포함한 관리자에게 작업환경관리의 대처방법과 필요성을 지속적으로 교육하여 안정성을 높인다.

## 7 영유아 건강관리

### (1) 정의

① **대상자** : 영아에서 미취학 아동까지 관리 대상자이다.

② **발견방법**

    ㉠ 관할 구역 내의 인구 성별·연령별 분포를 분석하여 동사무소나 지자체를 통해 선정한다.

    ㉡ 방문보건사업에서는 가족구성원중의 해당 대상자인 영유아를 확인한다.

    ㉢ 병·의원 이용자에서 영·유아 인구의 이용률을 확인한다.

③ **영·유아 건강관리사업의 내용** : 영유아 등록사업, 건강진단, 예방접종, 선천성 대사이상 검사, 미숙아 관리 및 영유아 건강증진사업 등이 있다.

### (2) 사업목적

① 성장단계별로 적정한 시기의 보건지도를 하고 의료서비스를 제공하여 미래의 건강한 국민을 확보한다.

② 영유아의 건강을 유지와 증진하여 질병을 조기에 발견하고 치료하여 건강한 생활을 영위하게 돕는다.

③ 육아와 건강문제에 관하여 양육자를 돕는다.

### (3) 영·유아 건강진단

① 종류 : 진단 내용은 성장발달 사정이다. DDST I, DDST II, 한국형 Denver II 와 신체검진, 임상병리검사, 상담, 발달장애 정밀검사 등이 있다.

② 진단검사

  ⊙ 치아관리 : 18개월, 3세, 6세에 치과진료와 치아보건교육 실시하여 충치예방을 도모한다.

  ⓛ 시력관리 : 3세에서 6세 미만자에 대하여 시력 측정한다. 약시나 난시 등의 결과를 조기에 발견하여 교정하기 위해 실시한다.

  ⓒ 장애예방을 위한 선별검사 : 생후 7일 이내의 모든 신생아는 선천성 대사이상 검사를 받는다. 신생아 청각선별 검사를 통해 신생아 난청 조기진단을 한다.

### (4) 예방접종사업

① 정의 : 발생률이 높은 감염성 질환의 면역력을 획득하여 감염성 질환으로 아동을 보호하기 위하여 실시한다.

② 예방접종 전 주의사항

  ⊙ 접종 전날 목욕을 시키며 집에서 체온 측정 후 고열이 나면 접종을 연기한다.

  ⓛ 접종 시에는 청결한 옷을 입게 한다.

  ⓒ 방문 시 어린이의 건강상태를 아는 보호자가 대동한다. 가능하면 오전 중에 접종을 실시하고 모자보건수첩을 지참하도록 한다.

③ 예방 접종 후 주의사항

  ⊙ 접종 후 바로 집으로 돌아가지 않고 30분간 머물며 관찰한다.

  ⓛ 귀가 후에 적어도 3시간 동안을 주의 깊게 관찰한다.

  ⓒ 접종 당일과 다음날은 과격한 운동을 하지 않으며 당일에는 목욕을 시키지 않는다.

④ 예방접종 금기사항

  ⊙ 급성열성질환이나 급성기·활동기의 심혈관계, 간장질환, 신장질환 환아의 경우 실시하지 않는다.

  ⓛ 예방접종 후 과민반응이나 경련의 경험이 있는 아동은 관련된 백신을 접종하지 않는다.

  ⓒ 면역결핍성 질환이나 백혈병, 림프종, 기타 악성 종양이 있는 경우에 실시하지 않는다.

  ⓔ 면역억제제 치료나 감마글로불린과 혈청주사를 맞은 아동은 실시하지 않는다.

  ⓜ 홍역, 볼거리, 수두 감염 후 채 1개월이 경과하지 않은 경우에는 실시하지 않는다.

**권장 건강진단 횟수**

| 기간 | 횟수 |
| --- | --- |
| 1개월 이내 | 2주에 1회 |
| 생후 1 ~ 6개월 | 월 1회 |
| 7 ~ 12개월 | 2개월에 1회 |
| 12 ~ 24개월 | 3개월에 1회 |
| 그 후 | 6개월에 1회 |

**「모자보건법」상 정기건강진단 실시 횟수**

| 기간 | 횟수 |
| --- | --- |
| 신생아 | 수시 |
| 출생 후 1년 이내 | 1개월마다 1회 |
| 출생 후 1년 초과 5년 이내 | 6개월마다 1회 |

⑤ 국가예방접종 종류 및 시기

| 대상 감염병 | 백신종류 | 개월수 | | | | | | | | | | 만 나이 | | | |
|---|---|---|---|---|---|---|---|---|---|---|---|---|---|---|---|
| | | 0 | 1 | 2 | 4 | 6 | 12 | 15 | 18 | 24 | 36 | 4 | 6 | 11 | 12 |
| 결핵 | BCG (피내용) | 1회 | | | | | | | | | | | | | |
| B형 간염 | HepB | 1차 | 2차 | | | 3차 | | | | | | | | | |
| 디프테리아 파상풍 백일해 | DTaP | | | 1차 | 2차 | 3차 | | 추가4차 | | | | 추가5차 | | | |
| | Td/TdaP | | | | | | | | | | | | | 추가6차 | |
| 소아마비 (경구용폴리오) | IPV | | | 1차 | 2차 | 3차 | | | | | | 추가4차 | | | |
| 폐렴구균 | PCV (단백결합) | | | 1차 | 2차 | 3차 | 추가4차 | | | | | | | | |
| | PPSV (다당질) | | | | | | | | 고위험군에 한하여 접종 | | | | | | |
| B형 헤모필루스 인플루엔자 | PRP-T/ HbOC | | | 1차 | 2차 | 3차 | 추가4차 | | | | | | | | |
| 홍역 유행성이하선염/풍진 | MMR | | | | | | 1차 | | | | | 2차 | | | |
| 수두 | Var | | | | | | 1회 | | | | | | | | |
| A형 간염 | HepA | | | | | | 1 ~ 2차 | | | | | | | | |
| 일본뇌염 JE | 사백신 | | | | | | 1 ~ 3차 | | | | | 추가4차 | | 추가5차 | |
| | 생백신 | | | | | | 1 ~ 2차 | | | | | | | | |
| 인플루엔자 Flu | 사백신 | | | | | 매년접종 | | | | | | | | | |
| | 생백신 | | | | | | 매년접종 | | | | | | | | |

(5) **선천성 대사이상**

① 특징

㉠ 태어날 때부터 대사 효소가 부족하여 대사가 되어야 할 물질이 체내에 축적되어 뇌와 신체에 독작용을 일으키는 질환이다.

㉡ 신생아의 경우 조기발견 치료 시 완치의 가능성이 높으나 그렇지 않은 경우 지능저하, 발육부진 등의 합병증이 발생하게 되며 비가역적 장애가 발생할 위험이 있다.

㉢ 신생아 때 일반적으로 아무런 증상이 없이 지내다가 6개월 이후 갑자기 나타날 수 있기 때문에 반드시 검사가 필요하다.

② 검사

　㉠ **검사방법** : 생후 48시간에서 7일 이내 발뒤꿈치 채혈을 통해 검사한다.

　㉡ **검사항목** : 페닐케톤뇨증, 갑상선기능저하증, 호모시스틴뇨증, 단풍단뇨증, 선
천성 부신과형성증이 있다.

③ **검사항목 질병의 특징**

　㉠ **페닐케톤뇨증** : 단백질속에 약 2 ~ 5% 함유되어 있는 페닐알라닌을 분해하는
효소의 결핍이다. 페닐알라닌이 체내에 축적되어 경련 및 발달 장애를 일으
키는 유전대사 질환이다.

　㉡ **호모시스틴뇨증** : 메치오닌이라니는 아미노산의 대사과정 중 시스타치오닌 합
성효소의 장애로 발생하는 선천성 대사질환이다. 지능저하, 혈관장애, 골격계
기형, 안질환이 특징인 유전질환이다.

　㉢ **갈락토스혈증** : 모유와 일반우유에 포함되어 있는 당분과 갈락토스를 포도당으
로 전환시키지 못하는 것이다. 매우 드문 유전성 탄수화물 대사질환이다.

　㉣ **단풍뇨증** : 세 가지 필수아미노산(leucine, isoleucine, valine)의 대사이상 유
전질환이다. 생후 직후 수유곤란, 혼수, 구토 등의 증상을 보이며 소변, 땀에
서 단풍당밀 냄새가 난다.

　㉤ **선천성 부신증식증** : 여아에게 나타나는 남성화이고 유전질환이다. 모호한 외부
성기를 가진 환자가 많고 코티졸 합성과정에 관여하는 효소들이 결핍된다.
부신피질자극호르몬의 과합성으로 비신피질 증식증이 생긴다.

　㉥ **선천성 갑상선 기능 저하증** : 태아기와 신생아기에 갑상선 호르몬이 부족해서
발육부전이나 지능발달장애가 생기는 것이다. 태아기나 생후에 일찍 생기면
증상이 심각하게 나타나고 발육부전이 회복되지 않는 경향이 있다.

## (6) 채혈 시 유의사항

① 채혈 전 24시간 내에 아기에게 항생제를 사용한 경우 채혈지에 항생제 사용여
부를 반드시 기록하고 채혈부위는 반드시 소독하며 남은 알코올은 마른 거즈로
닦은 후 채혈한다.

② 처음 혈액은 닦아내고 두 번째부터 채혈하며 채혈 후에는 부위를 위로 올려 지
혈이 되도록 압박한다.

③ 혈액 여지는 최소 2시간 이상 자연건조 후 비닐봉투에 밀봉하여 당일에 검사기
관으로 송부한다.

## 8 모자보건사업

### (1) 정의 및 특징

① 정의

ⓐ 모자보건은 생애주기별 건강에 가장 기초적이고 국민건강의 근간이다.

ⓑ 일반적으로 모자보건사업은 모성과 영유아를 대상으로 한 공공보건사업이다.

ⓒ 「모자보건법」에 의하여 모성과 영유아에게 전문적인 보건의료서비스 및 그와 관련된 정보를 제공하고, 모성의 생식건강(生殖健康) 관리와 임신 · 출산 · 양육 지원을 통하여 이들이 신체적 · 정신적 · 사회적으로 건강을 유지하게 하는 사업을 말한다.

② 목적

ⓐ 모성의 생명과 건강을 보호한다.

ⓑ 건강한 자녀의 출산과 양육을 지지하고 모자의 삶의 질의 증진과 국민건강수준을 증진 · 유지하는 것에 있다.

ⓒ 모자인구의 사망수준 및 위험요소 감소와 건강잠재력 배양을 통하여 건강과 삶의 수준을 증진한다.

ⓓ 모자인구를 위해 물리적 · 사회적 환경을 조성하고 개선한다.

③ 모자보건사업의 내용 : 임신 준비에서부터 임신계획, 임산부의 산전 · 분만 · 산후 관리, 신생아 관리, 영유아 관리, 학령기와 사춘기아동의 보건관리, 근로여성 건강관리, 완경기 관리가 있다.

④ 모자보건사업의 중요성

ⓐ 대상인구가 많아 지역사회 및 국가에 미치는 영향이 크게 나타난다. 대상인구는 약 전체인구의 60 ~ 70%이다.

ⓑ 다른 인구 집단과 비교하였을 때 생애주기별로 건강이 취약한 단계이므로 질병의 이환률 · 합병증 · 치명률이 높게 나타난다.

ⓒ 가족에게 미치는 영향이 크다. 경제적 · 정서적 · 신체적 변화를 동반하여 영향력이 크게 작용한다.

ⓓ 비용 효과 측면에서 효율적이다. 사전예방으로 평생 건강을 유지할 수 있어 경제적이다.

ⓔ 모성과 아동의 건강 수준은 다음 세대의 인구 자질에 직접적인 영향을 미친다.

▌「모자보건법」 목적

모성 및 영유아의 생명과 건강을 보호하고 건전한 자녀의 출산과 양육을 도모함으로써 국민보건 향상에 이바지함을 목적으로 한다.

**(2) 우리나라의 모자보건사업**

① 1923년 : 노선복, 한신광 선교사에 의한 어머니 교실 및 영유아 보건사업이 시초

② 1945년 : 보건후생국 예방국 방역과 모자보건계 설치하고 서울시 시립 보건소 설립(임부 · 영아건강상담 실시)

③ 1947년 : 서울시 각 구에 보건소 설립, 모자보건사업 실시

④ 1961년 : 아동법 공포

⑤ 1962년 : 군단위보건소에서 모자보건사업 실시

⑥ 1973년 : 「모자보건법」 공포

**(3) 모자보건사업 주요지표**

① **연령별 출산율**(Age Specific Fertility Rates) : 특정 연도 15세에서 49세까지 연령별로 당해 연도의 출생아수에서 당해 연령의 여성인구와 나눈 비율이다. 1,000 분비로 나타낸다.

② **합계 출산율**(Total Fertility Rate)
  ㉠ 가임여성 1명이 평생 동안 낳을 수 있는 자녀의 수이다.
  ㉡ 국가별 출산력 수준을 비교하기 위해 대표적 활용되는 지표이다.

③ **모성 사망비**(MMR, Maternal Mortality Ratio)
  ㉠ 여성이 임신 · 분만으로 사망하는 위험도를 나타내는 지표이다.
  ㉡ 한 해 동안 임신중 · 분만 중 · 산욕기에 임신으로 인해 사망하게 된 산모의 수와 같은 기간 출생아 수의 비율이다.

④ **주산기 사망률**(perinatal death rate)
  ㉠ 원인은 주로 염색체 이상과 같은 선천성이며 대표적인 모자보건지표이다.
  ㉡ 영아와 신생아 사망률은 출생아 가운데 사망한 경우를 고려한다.
  ㉢ 사산으로 분만결과가 도래한 경우 고려되지 않아 모성의 출산력과 태아 건강 상태 평가에 미흡한 점을 보완할 수 있다.

⑤ **재생산율**(Reproduction Rate) : 한 명의 여성이 일생동안 몇 명의 여자아이를 낳는가를 나타내는 지수이다.

⑥ **순재생산율**(Net Reproduction Rate) : 가임기간 동안 연령별 여아 출산율과 태어난 여자아이가 가임연령에 도달할 때 생존하는 생산율을 산출한 것이다.

⑦ **영아사망률**(IDR, Infant Death Rate) : 연간 출생아 1,000명당 출생 후 1년 이내 사망한 영아사망수를 말한다.

⑧ 주요 모자보건지표 계산식

| 부양비 지수 | 계산식 |
|---|---|
| 출생률 | $\dfrac{특정\ 1년간의\ 총\ 출생아\ 수}{당해\ 연도의\ 연앙인구}\times1,000$ |
| 사산율 | $\dfrac{임신\ 28주\ 이후의\ 사산아\ 수}{당해\ 연도의\ 출생아\ 수(출생아+사산아)}\times1,000$ |
| 출산율 | $\dfrac{특정\ 1년간의\ 총\ 출생아\ 수}{당해\ 연도의\ 가임연령\ 여성인구(15\sim49세)}\times1,000$ |
| 영아 사망률 | $\dfrac{당해\ 연도의\ 1세\ 미만\ 영아\ 사망아\ 수}{당해\ 연도의\ 연간\ 총\ 출생아\ 수}\times1,000$ |
| 신생아 사망률 | $\dfrac{연간\ 생후\ 28일\ 이내\ 사망아\ 수}{연간\ 당해\ 연도의\ 총\ 출생아\ 수}\times1,000$ |
| 총재생산율 | $합계출산율\times\dfrac{여아\ 출생\ 수}{총\ 출생\ 수}$ |
| 순재생산율 | $합계출산율\times총\ 재생산율\times\dfrac{가임연령\ 시\ 생존\ 수}{여아\ 출생\ 수}$ |
| 모성 사망비 | $\dfrac{그해\ 임신\cdot분만\cdot산욕으로\ 인한\ 모성\ 사망\ 수}{출생\ 수}\times100,000$ |
| 모성 사망률 | $\dfrac{모성\ 사망자\ 수}{15\sim49세\ 가임기\ 여성\ 수}\times100,000$ |
| 주산기 사망률 | $\dfrac{임신\ 28주\ 이후\ 태아\ 사망\ 수+생후\ 7일\ 이내\ 신생아\ 사망\ 수}{연간\ 출생\ 수}\times1,000$ |
| $\alpha$-인덱스 | $\dfrac{당해\ 연도의\ 영아\ 사망\ 수}{당해\ 연도의\ 신생아\ 사망\ 수}\times1,000$ |

## (4) 모성건강관리

① 목적

　㉠ 임신 전 관리에서부터 시작되며 임산부의 산전, 분만, 산후관리, 고위험 임부 관리를 시행한다.

　㉡ 건강한 출산과 합병증 예방을 통해 모성의 생명과 건강을 유지하고 증진하기 위함이다.

② 모성의 의무

　㉠ 임신·분만·수유 및 생식과 관련하여 자신의 건강에 대한 올바른 이해와 관심을 가지고 그 건강관리에 노력한다.

　㉡ 영유아의 친권자·후견인이나 그 밖에 영유아를 보호하는 보호자는 육아에 대한 올바른 이해를 가지고 영유아의 건강을 유지·증진하는 데에 적극적으로 노력한다.

③ 임신 전 관리
    ㉠ 가임기 여성의 건강증진사업의 일환으로 실시한다.
    ㉡ 올바른 성문화를 정립하기 위해 성교육과 성상담을 실시한다.
    ㉢ 여성 생식보건⁺ 증진프로그램을 개발 및 보급하고 있다.

④ 산전관리
    ㉠ 임부와 태아의 건강상태를 주기적으로 진단하여 위험요인의 조기발견과 적절한 조기 조치를 취하기 위해서 산전관리를 한다.
    ㉡ 보건교육을 통하여 임부가 스스로 관리하고 아이의 분만을 원만하게 하기 위함이다.
    ㉢ 지속적인 산전관리는 주산기 사망률, 사산율, 저체중아 및 미숙아출산, 기형아 출산 등을 감소시키는 효과가 있다.
    ㉣ 임산부 일상생활과 사회적 · 의학적 측면의 모든 면에서 필수적이다.
    ㉤ 임산부 등록관리하고 정기적 건강검진⁺을 실시한다.
    ㉥ 고위험 임산부⁺를 특별관리 한다.
    ㉦ 임산부 건강관리교육, 철분제 · 엽산제 지원이 있다.

⑤ 분만관리 : 분만 대상자에게 진행하는 간호이다.

⑥ 병원 분만 권장 대상자
    ㉠ 초산부거나 30세 이상의 고령 임산부
    ㉡ 4회 이상의 분만경험이 있는 경산부
    ㉢ 내과적 · 산과적 합병증의 경험이 있거나 가지고 있는 임산부
    ㉣ 사산이나 신생아 사망을 경험한 임산부
    ㉤ 임신 합병증 · 후유증의 위험이 높은 임산부

⑦ 산후관리 : 산후 6 ~ 8주 산욕기 기간에 임신과 분만으로 변화되었던 여성생식기와 그 부속기관이 완전히 임신 전의 상태로 회복되는 기간 동안 진행되는 간호이다.

⑧ 산후의 일상적 관리
    ㉠ 분만 후 1주 안에 연락하여 건강이상을 확인한다.
    ㉡ 분만 4주 이내에 유선이나 방문상담을 통한 산모와 영유아 건강관리를 한다.
    ㉢ 식사와 영양, 목욕과 산후위생, 산후운동, 산후진찰 등의 범위에서 실시한다.

TIP & MEMO

➕ 생식보건(reproductive health)

임신, 출산, 성병, HIV/AIDS, 인공임신중절, 성 및 생식과 관련된 영역에 해당되며 '생식계통과 그 기능 그리고 생식기전과 관련하여 질병이나 상해가 없을 뿐 아니라 신체적 · 정신적 그리고 사회적으로 안녕한 상태'(WHO)라고 정의된다.

➕ 정기적 건강검진
• 소변검사
• 혈압측정
• 체중측정
• 흉부 X - 선 촬영
• 심전도

➕ 고위험 임산부
• 20세 미만 35세 이상의 임산부
• 조산 · 사산 · 거대아 출산경력이 있는 임산부
• 고혈압, 당뇨, 갑상선 질환, 심장병, 신장 질환 등의 질환을 가지고 있는 임산부
• 저체중이거나 비만인 임산부

**(5) 모유수유**

① **정의** : 영양학적 · 면역학적 · 심리적 이익과 함께 영아의 질병이환율이 감소한다. 엄마와 아이의 애착형성과 긍정적인 관계 증진을 위해서 중요하다.

② **모유수유의 모성 측 이점**

ㄱ 시간적 · 경제적인 절약이 된다.

ㄴ 출산 후 회복이 빠르고 피임효과가 있다.

ㄷ 모성의 역할에 대한 자신감을 함양할 수 있다.

ㄹ 산후 출혈 위험이 감소한다.

③ **모유수유의 유아 측 이점**

ㄱ 안정감을 느끼고 애착관계가 형성된다.

ㄴ 지능발달이 증진되고 영아돌연사 빈도가 감소한다.

ㄷ 각종 질병의 위험도가 낮아지고 영양적으로 과식 가능성이 줄어들게 된다.

④ **모유 수유 시 금기사항**

ㄱ 산모가 폐결핵이나 급성 감염성 질환, 심장병 · 신장병 · 성병을 앓은 경우이다.

ㄴ 정신건강이 불안정할 때이다.

ㄷ 심한 산욕기 패혈증이나 간질을 앓을 때이다.

ㄹ 미숙아 상태의 신생아가 보육기에서 생활하고 구개파열과 토순과 같은 상황에 유두를 물 수 없을 때이다.

ㅁ 약물 · 알콜 중독과 유방염증 상황에는 모유수유를 금한다.

## 9 노인보건사업

**(1) 노인인구**

① **정의**

ㄱ 노인인구의 구성 및 변화추세로는 1970년 63.2세, 2005년 78.6세, 2016년 82.36세로 계속 증가하고 있다.

ㄴ 여성이 남성보다 기대수명이 6 ~ 7세 정도 높게 나타난다.

ㄷ 기대수명 · 노인인구 증가와 출산율 저하하여 노년부양비가 빠르게 증가한다.

② 우리나라 65세 이상 노인인구의 추이

단위 : ~1990년(만 명), 2000년 이후(천 명), ( ) : %, 성비 : 여자인구 100명당

| 연도 구분 | 1970 | 1980 | 1990 | 2000 | 2010 | 2020 | 2030 | 2040 | 2050 | 2060 |
|---|---|---|---|---|---|---|---|---|---|---|
| 총인구 | 3,224 | 3,812 | 4,287 | 47,008 | 59,554 | 51,781 | 51,927 | 50,855 | 47,745 | 42,838 |
| 노인인구 | 99 | 146 | 220 | 3,395 | 5,366 | 8,125 | 12,980 | 17,224 | 19,007 | 18,815 |
| (65+%) | (3.1) | (3.8) | (5.1) | (7.2) | (10.8) | (15.7) | (25.0) | (33.9) | (39.8) | (43.9) |
| 성비 | 70.0 | 59.7 | 59.8 | 62.0 | 69.2 | 76.2 | 83.0 | 85.6 | 87.0 | 91.3 |
| 노인인구 | | | | 483 | 923 | 1,874 | 2,977 | 5,171 | 7,457 | 8,221 |
| (80+%) | | | | (1.0) | (.9) | (3.6) | (5.7) | (10.2) | (15.6) | (19.2) |
| 성비 | | | | 39.1 | 41.8 | 49.5 | 60.0 | 68.6 | 72.2 | 75.7 |

③ 노년부양비 · 노령화지수

(단위 : 해당인구 100명당, 명)

| 구분 | 1990 | 2000 | 2015 | 2019 | 2020 | 2030 | 2040 | 2060 |
|---|---|---|---|---|---|---|---|---|
| 노년부양비 | 7.4 | 10.1 | 17.5 | 20.4 | 21.7 | 38.2 | 60.1 | 91.4 |
| 노령화지수 | 20.0 | 34.3 | 93.1 | 119.4 | 129.0 | 259.6 | 345.7 | 546.1 |
| 고령자 1명당 생산가능인구(명) | 13.5 | 9.9 | 5.8 | 5.3 | 4.6 | 2.6 | 1.7 | 1.1 |

㉠ 노년부양비 : (65세 이상 인구 ÷ 15~64세 인구) × 100

㉡ 노령화지수 : (65세 이상 인구 ÷ 0~14세 인구) × 100

㉢ 고령자 1명당 생산가능인구 : 15~64세 인구 ÷ 65세 이상 인구

④ 노인인구의 사회적 특성

㉠ 배우자 : 배우자가 있는 노인보다 배우자가 없는 노인의 비중이 더 크다.

㉡ 동거인 : 노인독거가구가 33.4%, 노인부부의 경우는 32.7%, 자녀동거가구는 9.8%이다. 노인독거가구가 노인부부가구의 66.1% 정도 차지하고 있으며 혼자 혹은 부부끼리 거주하는 노인이 많은 것을 알 수 있다.

㉢ 교육수준 : 무학이 전체의 31.6% 정도이며 문맹수준은 이중에 10.9% 정도 차지하고 있으며 초등학교 졸업이 가장 많으며 35.4% 정도 차지하고 있다.

㉣ 취업상태 : 현재 취업 중인 노인이 33.4% 정도로 전체 2/3정도는 미취업 상태이다.

⑤ 노인인구의 경제적 특성

㉠ 근로소득이 차지하는 부분은 13.6% 정도이다.

㉡ 재산소득 27.5%이다.

㉢ 공적 이전소득으로 포함되는 공적연금은 전체 노인 중에서 44.6%이고 국민연금수급자는 88.3%로 나타난다.

⑥ 노인의 생활환경 특성

㉠ 1인 가구의 증가로 독거노인이 증가하고 있다.

㉡ 사회안전망 구축으로 노인돌봄 서비스의 안전 확인 서비스, 말벗, 건강과 생활실태 확인, IT기술 및 민간자원 활용 등의 실생활에 도움이 되는 지원제도가 촉구된다.

### (2) 신체적 노화

① 근골격계

    ㉠ 골실질과 골밀도가 감소하며 골다공증과 골절의 위험이 높다.

    ㉡ 흉곽의 후굴과 추간판의 두께가 얇아져 신장이 줄어든다.

    ㉢ 관절이 굴절되어 지지하는 인대가 약해지면서 가동성이 약해지게 된다.

    ㉣ 근육통제장애로 근력저하와 피로도가 증가한다.

② 심혈관계

    ㉠ 관상동맥 질환의 발생 위험이 높아지며 좌심실 수축과 이완능력이 저하된다.

    ㉡ 심장 수축기압이 상승하면서 고혈압 위험이 높고 뇌혈전증과 뇌졸중의 발생 위험이 높아진다.

    ㉢ 혈색소 감소는 빈혈로 이어지기도 한다.

③ 호흡기계

    ㉠ 폐포가 감소하고 탄력성이 저하되어 노인성 폐기종이 나타날 수 있다.

    ㉡ 기관지의 섬모활동 감소는 호흡기계 감염을 증가시킨다.

④ 비뇨 · 생식기계

    ㉠ 신장 혈량의 공급이 감소하면서 신사구체 여과력과 신세뇨관의 기능이 저하된다.

    ㉡ 방광기능과 괄약근 퇴하는 요실금과 방광염을 발생시킨다.

    ㉢ 전립선 비대는 배뇨곤란을 발생시킨다.

    ㉣ 여성노인의 경우 난소와 자궁위축이 일어난다.

⑤ 신경계 : 신경세포 손실과 기능이 저하되면 시력, 청력, 촉각, 미각, 후각이 저하되고 반응속도가 느려져 사고가 일어나게 된다.

⑥ 소화기계

    ㉠ 치아가 상실되고 소화기능 저하되면서 영양물질 흡수능력 떨어지면서 장 기능이 약화된다.

    ㉡ 섬유질이 적은 음식을 섭취하면 변비가 발생한다.

⑦ 피부변화 : 지방조직과 탄력성의 저하로 피부표면 상처와 감염을 일으킨다.

⑧ 면역계

    ㉠ 바이러스와 세균성 질환의 감염에 민감하다.

    ㉡ T세포 활동 저하되면서 대상포진과 종양질환이 발생한다.

    ㉢ 세균에 대한 방어기전이 저하된다.

### (3) 심리적 노화

① 언어성·동작성 지능이 지속적 변화로 지적능력의 변하게 된다.

② 우울증의 위험이 증가한다. 내향성과 수동성이 증가한다.

③ 경직성과 조심성의 증가한다.

④ 친근한 사물에 대한 애착심이 증가한다.

⑤ 인생의 회고과정 및 일생의 정리 등의 성격과 행동 특성의 변화가 나타난다.

### (4) 사회적 노화

① 일상에 대한 흥미가 사라진다.

② 불행감·불만족·부정적 자아개념·원만하지 않은 대인관계로 고립이 발생하기 쉽다.

③ 질병이나 거동불편은 사회적 노화를 심화시킨다.

### (5) 노인인구 사망원인(2020년 기준 남녀 전체)

① 60대 : 악성신생물(암), 심장 질환, 뇌혈관 질환, 고의적 자해, 간 질환, 폐렴, 당뇨병, 운수사고, 추락, 패혈증 순서이다.

② 70대 : 악성신생물(암), 심장 질환, 뇌혈관 질환, 폐렴, 당뇨병, 고의적 자해, 만성 하기도 질환, 패혈증, 간 질환, 고혈압성 질환 순서이다.

③ 80세 이상 : 악성신생물(암), 심장 질환, 폐렴, 뇌혈관 질환, 알츠하이머병, 고혈압성 질환, 당뇨병, 패혈증, 만성 하기도 질환, 고의적 자해 순서이다.

### (6) 노인복지시설의 유형

① 노인주거복지시설 : 양로시설, 노인공동생활가정, 노인복지주택 등이 있다.

② 노인의료복지시설 : 노인요양시설과 노인요양 공동생활가정이 있다.

③ 노인여가복지시설 : 노인복지관, 경로당, 노인교실이 있다.

④ 재가노인복지시설 : 방문요양서비스, 주·야간보호서비스, 단기보호서비스, 방문목욕서비스, 방문간호서비스, 재가노인지원서비스 등이 있다.

⑤ 노인보호전문기관 : 지역 간의 연계체계를 구축하고 노인학대를 예방하기 위하여 국가는 중앙노인보호전문기관을 설치·운영한다.

⑥ 노인일자리지원기관 : 노인의 능력과 적성에 맞는 일자리지원사업을 전문적·체계적으로 수행하는 곳으로 노인인력개발기관, 노인취업알선기관 등이 있다.

⑦ 학대피해노인 전용쉼터 : 노인학대로 인하여 피해를 입은 노인을 일정기간 보호하고 심신 치유 프로그램을 제공하기 위하여 학대피해노인 전용쉼터이다.

**▎ 노인복지시설**

「노인복지법」 제31조에 의해 분류된다.

## (7) 노인장기요양보험법

① 실립 배경

    ㉠ 인구고령화로 치매나 중풍에 보호가 필요한 노인질환이 증가하고 있다.

    ㉡ 저출산과 핵가족화, 여성 사회활동 확대로 가족수발의 한계점이 발생하고 불필요한 입원으로 인한 노인의료비가 증가하고 있다.

    ㉢ 치료목적보다 노인을 간병해야하는 가족의 부족으로 장기입원이 발생하고 비용이 과중 부담되어 노년장기요양보험법이 건강보험법과 별개로 도입되어 운영된다.

② 목적 : 고령이나 노인성 질병 등의 사유로 일상생활을 혼자서 수행하기 어려운 노인등에게 제공하는 신체활동 또는 가사활동 지원 등의 장기요양급여에 관한 사항을 규정하여 노후의 건강증진 및 생활안정을 도모하고 그 가족의 부담을 덜어줌으로써 국민의 삶의 질 향상이 목적이다.

③ 장기요양 기본계획

    ㉠ 장기요양급여의 수준 향상 방안

    ㉡ 노인성질환예방사업 추진계획

    ㉢ 그 밖에 노인등의 장기요양급여의 실시에 필요한 사항

④ 신청자격

    ㉠ 장기요양보험가입자 또는 그 피부양자

    ㉡ 「의료급여법」 제3조 제1항에 따른 의료급여 수급권자[+]

⑤ 장기요양 등급판정기준(노인장기요양보험버 시행령 제7조)

| 장기요양등급 | 심신의 기능상태 |
|---|---|
| 장기요양 1등급 | 심신의 기능상태 장애로 일상생활에서 전적으로 다른 사람의 도움이 필요한 자로서 장기요양인정 점수가 95점 이상인자 |
| 장기요양 2등급 | 심신의 기능상태 장애로 일상생활에서 상당 부분 다른 사람의 도움이 필요한 자로서 장기요양인정 점수가 75점 이상 95점 미만인 자 |
| 장기요양 3등급 | 심신의 기능상태 장애로 일상생활에서 부분적으로 다른 사람의 도움이 필요한 자로서 장기요양인정 점수가 60점 이상 75점 미만인 자 |
| 장기요양 4등급 | 심신의 기능상태 장애로 일상생활에서 일정 부분 다른 사람의 도움이 필요한 자로서 장기요양인정 점수가 51점 이상 60점 미만인 자 |
| 장기요양 5등급 | 치매환자로서(노인장기요양보험법 시행령 제2조에 따른 노인성 질병으로 한정) 장기요양인정 점수가 45점 이상 51점 미만인 자 |
| 장기요양 인지지원등급 | 치매환자로서(노인장기요양보험법 시행령 제2조에 따른 노인성 질병으로 한정) 장기요양인정 점수가 45점 미만인 자 |

⑥ 장기요양인정 유효기간(노인장기요양보험법 시행령 제8조)

    ㉠ 장기요양 1등급 : 4년

    ㉡ 장기요양 2등급부터 4등급 : 3년

    ㉢ 장기요양 5등급 및 인지지원등급 : 2년

➕ 의료급여 수급권자

- 「국민기초생활 보장법」에 따른 의료급여 수급자
- 「재해구호법」에 따른 이재민으로서 보건복지부장관이 의료급여가 필요하다고 인정한 사람
- 「의사상자 등 예우 및 지원에 관한 법률」에 따라 의료급여를 받는 사람
- 「입양특례법」에 따라 국내에 입양된 18세 미만의 아동
- 「독립유공자예우에 관한 법률」, 「국가유공자 등 예우 및 지원에 관한 법률」 및 「보훈보상대상자 지원에 관한 법률」의 적용을 받고 있는 사람과 그 가족으로서 국가보훈처장이 의료급여가 필요하다고 추천한 사람 중에서 보건복지부장관이 의료급여가 필요하다고 인정한 사람
- 「무형문화재 보전 및 진흥에 관한 법률」에 따라 지정된 국가무형문화재의 보유자(명예보유자를 포함한다)와 그 가족으로서 문화재청장이 의료급여가 필요하다고 추천한 사람 중에서 보건복지부장관이 의료급여가 필요하다고 인정한 사람
- 「북한이탈주민의 보호 및 정착지원에 관한 법률」의 적용을 받고 있는 사람과 그 가족으로서 보건복지부장관이 의료급여가 필요하다고 인정한 사람
- 「5·18민주화운동 관련자 보상 등에 관한 법률」 제8조에 따라 보상금등을 받은 사람과 그 가족으로서 보건복지부장관이 의료급여가 필요하다고 인정한 사람
- 「노숙인 등의 복지 및 자립지원에 관한 법률」에 따른 노숙인 등으로서 보건복지부장관이 의료급여가 필요하다고 인정한 사람
- 그 밖에 생활유지 능력이 없거나 생활이 어려운 사람으로서 대통령령으로 정하는 사람

⑦ 장기요양급여의 종류(노인장기요양보험법 제23조)

　㉠ **재가급여** : 방문요양, 방문목욕, 방문간호, 주 · 야간보호, 단기보호, 기타재가 급여가 있다.

　㉡ **시설급여** : 장기요양기관에 장기간 입소한 수급자에게 신체활동 지원 및 심신 기능의 유지 · 향상을 위한 교육 · 훈련 등을 제공하는 장기요양급여이다.

　㉢ **특별현금급여** : 가족요양비, 특례요양비, 요양병원간병비가 있다.

## 10 역학지식과 역학연구

### (1) 역학(epidemiology)

① 정의

　㉠ 인구 집단에 관한 질병연구로 초기에는 전염성이 강한 유행병들 위주로 이루어졌지만, 최근에는 '역'의 범위는 감염병에 한정하지 않고 모든 생리적 상태와 이상상태의 집단발생으로 확장되어 적용한다.

　㉡ **사전적 정의** : 특정 인구 집단을 대상으로 건강상태 혹은 건강과 관련된 사건의 분포와 결정요인을 연구 및 예방하여 건강증진에 활용되는 학문으로 역학의 대상은 인구 집단이다.

　㉢ 건강의 모든 면을 포함한다. 질병의 빈도와 분포를 인구 집단의 시간 · 공간 · 인적 특성에 따라 기술하여 특성을 파악한다.

　㉣ 가설설정, 원인요인, 위험요인을 찾는다. 물리적 · 생물학적 · 행동 · 사회문화적 요인을 모두 포함한다.

　㉤ 조사 결과에서 인과적 연관성과 위험요인에서는 건강증진과 질병예방 관리에 적용시킨다.

② **목적** : 효율적인 질병예방과 관리방법을 강구하여 건강증진을 도모한다. 집단에는 환자와 정상인까지 포함한다. 건강관련 질병이나 생리적 상태의 인간 · 시간 · 장소의 특성을 발생 · 분포로 기술하여 원인 · 위험요인을 밝힌다.

③ 기능

　㉠ **기술적 기능**(descriptive epidemiology) : 현실적으로 건강현상빈도를 관찰하고 결과에 따라 특성을 기록하는 방법이다. 문제의 심각성을 파악하고 원인 해명의 기초자료를 작성한다. 보건사업계획의 기초로 보건문제를 파악하고 건강상태를 측정하는 것에 이용된다.

　㉡ **원인 규명** : 역학의 목표인 질병발생을 예방하고 건강증진의 수단을 개발할 때 이용된다. 기술역학의 자료를 근거로 질병의 원인과 전파과정을 실험적 · 분석적 연구로 알아내는 것이다.

© 질병·유행발생의 감지역할 : 양의 변동을 관찰하게 되는 것이 역학적 방법의 특성으로 질병관리 대책수립과 결과평가에 큰 영향을 준다. 질병발생의 진행 양상과 규모에 대한 예견이 가능하고 질병발생 감시체계의 역할이 가능하다.

② 보건사업의 기획·평가 : 보건사업 필요성을 측정하고 새로운 사업계획에 대한 평가한다. 사업에 의한 효과에 대한 평가자료 산출에도 이용된다.

⑩ 임상연구 활용 : 각종 임상연구 실험 설계에 활용을 말한다.

## (2) 질병의 자연사

① 정의 : 질병의 시작과 소멸까지 일련의 과정이다. 특정집단의 질병과 건강 관련 요인·현상에 대한 공통점을 발견하는 것으로 역학적 연구를 통해 자연사를 규명하는 것이 중점이다.

② 질병발생 이전단계(Period of pre-pathogenesis) : 예방수준은 1차 예방이다. 질병의 진전은 없으나 숙주·병원체·질병의 유발을 촉진하는 환경의 상호작용으로 숙주의 질병 감염률이 높은 것이다. 비병원성기와 초기병원성기로 구분된다.

③ 질병 발병기(period of pathogenesis) : 2차에서 3차까지 예방수준이다. 질병 자극물이 생체의 조직을 변화시켜 질병을 일으키는 시기이다. 불현성 감염기, 현성 감염기, 회복기로 구분된다.

## (3) 역학모형

① 생태학적 모형(ecological model)

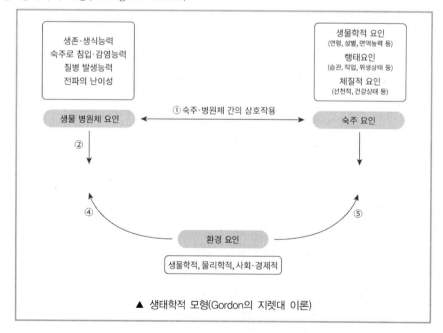

▲ 생태학적 모형(Gordon의 지렛대 이론)

ⓣ 질병발생의 세 가지 요인은 병원체·숙주·환경 요인으로 구분하여 설명한다.

ⓛ 고든(Gordon)의 지렛대 이론이 사용한다.

ⓒ 질병과 유행의 발생기전을 환경 요인의 지렛대로 하고 양쪽 끝에 병원체와 숙주를 지렛대에 놓는다.

ⓔ 세 가지 요인의 균형은 질병이나 집단의 유행이 발생하지 않는다. 하지만 숙주요인이 약해지거나, 병원체가 강해지거나, 환경요인이 해롭거나, 병원체에 이로운 상황일 때 질병이 발생한다.

② **수레바퀴모형**(Wheel model)

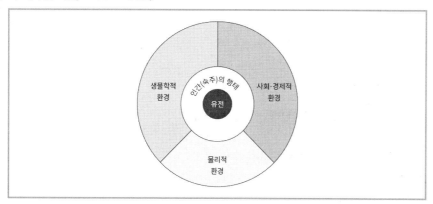

ⓣ 만성질환을 숙주인 인간과 환경의 상호작용으로 설명한다.

ⓛ 모형 중심부의 인간은 생물학적·사회경제적·물리적인 환경에 둘러싸인다.

ⓒ 환경들은 인간의 만성질환 발생 원인을 제공한다. 한 가지 환경의 영향을 받기도 하지만 두 가지 이상의 원인으로 질병 발생이 일어나기도 한다.

③ **거미줄모형**

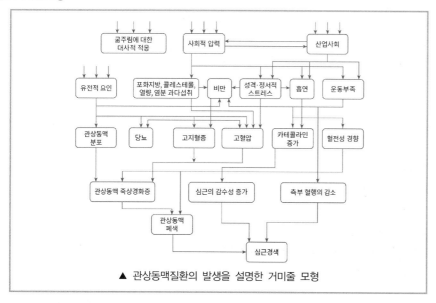

▲ 관상동맥질환의 발생을 설명한 거미줄 모형

ⓐ 질병 발생에 관여하는 직·간접적 요인이 거미줄 모양으로 복잡하게 작용하는 것을 설명하는 모형이다.

ⓑ 병의 원인, 숙주, 환경을 구분하지 않고 모두가 질병 발생에 영향을 준다고 설명한다.

ⓒ 만성질환의 발생을 설명할 때 이용된다.

### (4) 감염성 질환의 발생

① 발생과정

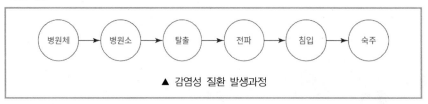

병원체 → 병원소 → 탈출 → 전파 → 침입 → 숙주

▲ 감염성 질환 발생과정

ⓐ 총 6단계로 구성되어 있으며 어느 한 단계라도 제거된다면 감염은 이뤄지지 않는다.

ⓑ 병원체를 완벽하게 제거하거나, 전파되는 것을 완벽하게 차단하거나, 숙주가 완벽한 방어력을 가진 경우는 현실적으로 가능하지 않다.

ⓒ 보통 여러 가지 접근방법을 동시에 이용하게 된다.

② 병원체(Agent)

ⓐ 박테리아, 바이러스, 리케치아, 곰팡이 등으로 분류된다.

ⓑ 병원체가 장기 존속하는 데는 외부환경에서 생존하는 능력, 병원체가 증식하는 조건, 넓은 범위의 숙주 보유에 달려있다.

③ 병원소(Reservoir)

ⓐ 병원체가 증식하면서 감수성 있는 숙주에게 전파의 기회를 제공하는 환자·동물·곤충·식물 등을 의미한다.

ⓑ 생존을 위한 영양소가 필수 요소이다. 사람·동물병원소로 구분된다.

ⓒ 동물병원소로 감염되는 질환은 인수공통 감염병(zoonosis)이다.

④ 병원소에서 병원체의 탈출

ⓐ 탈출 경로 : 호흡기와 위장관, 비뇨생식기, 개방된 상처, 기계적 탈출이 있다.

ⓑ 호흡기 : 비말을 통해 전파된다.

ⓒ 위장관 : 분변이나 토사물에 의해 전파된다.

ⓓ 비뇨·생식기 : 소변이나 생식기와 점막을 통해서 전파된다.

ⓔ 개방된 상처 : 병변부위의 직접 탈출이 이뤄진다.

ⓕ 기계적 탈출 : 제3의 매개체의 도움으로 탈출한다.

ⓖ 같은 감염경로라도 탈출 기간이 질병마다 상이하다. 호흡기계 감염성 질환관리는 환자를 격리하는 것이 큰 효과가 없다.

⑤ 전파방법

    ㉠ **직접전파** : 중간 매개체 없이 병원체와 새로운 숙주 간의 병원체 이동이 직접적으로 일어나는 경우이다. 신체접촉, 비말전파, 임산부에서 태아로의 전파 등이 해당된다.

    ㉡ **간접전파** : 중간 매채체를 거치고 나서의 병원체의 전파이다. 공기·물과 같은 무생물매개와 모기·파리와 같은 생물매개 전파로 나뉜다. 생물매개 전파는 동물매개체가 그대로 옮기는 기계적 전파와 변태나 성장을 통한 증식으로 전파되는 생물학적 전파가 있다.

## (5) 감염성 지표

① **감염력**(Infectivity)

    ㉠ 감염에 필요한 최저 병원체 수이다. 감수성자에 대한 감염자 수를 나타낸다.

    ㉡ 질병에 감염되었거나 면역을 획득한 자를 제외한 주민이 분모이다.

    ㉢ 감염자는 현성 감염과 불현성 감염을 모두 포함하며 항체형성 여부로 감염여부 판단이 불가하다.

    ㉣ 감염력 직접 측정이 어려워서 간접적인 2차 발병률(Secondary attack rate)을 이용하여 감염력을 측정한다.

    ㉤ 감염력 $= \dfrac{\text{불현성 감염자 수 + 현성 감염자 수}}{\text{감수성자 총수}}$

    ㉥ 2차 발병률 $= \dfrac{\text{최장 잠복기간 내에 환자와 접촉하여 발병한 사람 수}}{\text{감수성 있는 사람 중 원인에 노출된 사람 수}} \times 10^r$

② **병원력**(Pathogenicity)

    ㉠ 병원체가 임상적 질병을 발생시키는 능력이다. 현성 감염을 나타내는 수준을 말한다.

    ㉡ 병원성 $= \dfrac{\text{발병자 수(현성 감염자 수)}}{\text{감염자 수}}$

③ **독력**(Virulence)

    ㉠ 숙주에게 병원체가 일으키는 증상의 심각성이다.

    ㉡ 미생물의 능력에 따라 다르다.

    ㉢ 치명률은 사망으로 인한 독력을 나타낼 수 있다.

    ㉣ 독력 $= \dfrac{\text{중환자 수 + 사망자 수}}{\text{발병자 수}}$

    ㉤ 치명률 $= \dfrac{\text{사망자 수}}{\text{발병자 수}}$

### (6) 역학적 연구방법

① 인간의 집단 건강과 연관된 현상의 빈도·분포·다른 요인과의 관련성을 확인하는 과정이다.

② 관계의 우연성과 인과관계성을 통계적 방법으로 설명한다.

③ 두 사건이 통계적으로 유의한 관계가 성립한다면 인과관계를 밝힌다.

④ 비독립적인 관계가 원인적 연관성인지 비원인적 연관성인지를 구별해야한다.

⑤ 원인적 연관성(Casual association)

    ㉠ 한 사건의 양과 질이 변화로 사건의 양과 질의 변화가 발생하는 관계이다.

    ㉡ 직접적인 연관성과 간접적인 연관성이 존재한다.

    ㉢ 원인적 연관성의 확정조건 : 시제의 정확성, 연관성의 강도, 기존 지식과의 연관성의 일치도, 연관성의 특이도, 생물학적 공통성이 있다.

⑥ 비원인적 연관성(Non-casual association) : 두 개의 사이에 제3의 변수가 존재하여 마치 두 개의 변수 간의 원인과 결과에 관계가 있다.

### (7) 역학연구방법

① 기술역학연구(Descriptive epidemiologic research)

    ㉠ 건강현상 관련 상황을 관찰하고 기록하는 연구방법이다.

    ㉡ 주요 변수 : 인적변수이다. 연령, 성, 종족, 출산 순위, 가족의 수 등이다.

    ㉢ 지역적 변수 : 행정 지역적이다. 도시나 농촌이 해당된다.

    ㉣ 시간적 변수 : 기간, 주기, 계절의 변동이 해당된다.

② 분석역학연구(Analytic epidemiologic research) : 기술역학연구의 가설증명을 위한 진단과 통계학을 이용한 관찰 결과 분석 연구방법이다 환자와 대조군·코호트·단면조사를 연구하는 것이다.

③ 실험역학연구(Experimental epidemiology research) : 연구대상에게 임의의 조작을 적용하여 원인으로 유발되는 반응을 관찰하는 방법이다. 질병발생 원인규명에 적용된다.

## 11 감염성 질환의 관리사업

### (1) 감염성질환

① 정의 : 질병을 발생시키는 병원체가 병원소에 증식한 뒤에 탈출하여 동물과 인간에게 전파·침입하여 질병이 발생된 경우이다.

② 우리나라 감염병 예방관리 : 1976년 「감염병예방법」을 시행하였다. 현재는 감염병 예방 및 관리에 관한 기본계획(2018 ~ 2022년)을 실시하고 있다.

③ 예방관리 내용 : 감염병 대응 및 대비체계를 강화한다. 원 헬스(one health) 협력 체계 구축하고 감염병 예방관리 대책 강화하는 것이다. 감염병 대응기술 혁신 플랫폼 구축하고 감염병 대응·대비 인프라 강화하는 것으로 구성된다.

## (2) 법정감염병

① 제1급 감염병

ㄱ 특징 : 생물테러감염병 또는 치명률이 높거나 집단 발생의 우려가 커서 발생 또는 유행 즉시 신고를 해야한다. 음압격리와 같은 높은 수준의 격리가 필요한 감염병 이다. 갑작스러운 국내 유입 또는 유행이 예견되어 긴급한 예방·관리가 필요하 여 질병관리청장이 보건복지부장관과 협의하여 지정하는 감염병을 포함한다.

ㄴ 종류 : 에볼라바이러스병, 마버그열, 라싸열, 크리미안콩고출혈열, 남아메리카 출혈열, 리프트밸리열, 두창, 페스트, 탄저, 보툴리눔독소증, 야토병, 신종감 염병증후군, 중증급성호흡기증후군(SARS), 중동호흡기증후군(MERS), 동물 인플루엔자 인체감염증, 신종인플루엔자, 디프테리아

② 제2급 감염병

ㄱ 특징 : 전파가능성을 고려하여 발생 또는 유행 시 24시간 이내에 신고하여야 하고, 격리가 필요한 다음 각 목의 감염병을 말한다. 다만, 갑작스러운 국내 유입 또는 유행이 예견되어 긴급한 예방·관리가 필요하여 질병관리청장이 보건복지부장관과 협의하여 지정하는 감염병이다.

ㄴ 종류 : 결핵(結核), 수두(水痘), 홍역(紅疫), 콜레라, 장티푸스, 파라티푸스, 세 균성이질, 장출혈성대장균감염증, A형간염, 백일해(百日咳), 유행성이하선염 (流行性耳下腺炎), 풍진(風疹), 폴리오, 수막구균 감염증, b형헤모필루스인플 루엔자, 폐렴구균 감염증, 한센병, 성홍열, 반코마이신내성황색포도알균 (VRSA) 감염증, 카바페넴내성장내세균속균종(CRE) 감염증, E형간염

③ 제3급 감염병

ㄱ 특징 : 발생을 계속 감시할 필요가 있어 발생 또는 유행 시 24시간 이내에 신 고하여야 하는 다음 각 목의 감염병을 말한다. 다만, 갑작스러운 국내 유입 또는 유행이 예견되어 긴급한 예방·관리가 필요하여 질병관리청장이 보건복 지부장관과 협의하여 지정하는 감염병을 포함한다.

ㄴ 종류 : 파상풍(破傷風), B형간염, 일본뇌염, C형간염, 말라리아, 레지오넬라증, 비브리오패혈증, 발진티푸스, 발진열(發疹熱), 쯔쯔가무시증, 렙토스피라증, 브 루셀라증, 공수병(恐水病), 신증후군출혈열(腎症侯群出血熱), 후천성면역결핍증 (AIDS), 크로이츠펠트–야콥병(CJD) 및 변종크로이츠펠트–야콥병(vCJD), 황 열, 뎅기열, 큐열(Q熱), 웨스트나일열, 라임병, 진드기매개뇌염, 유비저(類鼻 疽), 치쿤구니야열, 중증열성혈소판감소증후군(SFTS), 지카바이러스 감염증

④ **제4급 감염병**

    ㉠ **특징**: 제1급감염병부터 제3급감염병까지의 감염병 외에 유행 여부를 조사하기 위하여 표본감시 활동이 필요한 감염병이다.

    ㉡ **종류**: 인플루엔자, 매독(梅毒), 회충증, 편충증, 요충증, 간흡충증, 폐흡충증, 장흡충증, 수족구병, 임질, 클라미디아감염증, 연성하감, 성기단순포진, 첨규콘딜롬, 반코마이신내성장알균(VRE) 감염증, 메티실린내성황색포도알균(MRSA) 감염증, 다제내성녹농균(MRPA) 감염증, 다제내성아시네토박터바우마니균(MRAB) 감염증, 장관감염증, 급성호흡기감염증, 해외유입기생충감염증, 엔테로바이러스감염증, 사람유두종바이러스 감염증

⑤ **기생충 감염병**: 기생충에 감염되어 발생하는 감염병 중 질병관리청장이 고시하는 감염병을 말한다.

⑥ **세계보건기구 감시대상 감염병**: 세계보건기구가 국제공중보건의 비상사태에 대비하기 위하여 감시대상으로 정한 질환으로서 질병관리청장이 고시하는 감염병을 말한다.

⑦ **생물테러 감염병**: 고의 또는 테러 등을 목적으로 이용된 병원체에 의하여 발생된 감염병 중 질병관리청장이 고시하는 감염병을 말한다.

⑧ **성매개 감염병**: 성 접촉을 통하여 전파되는 감염병 중 질병관리청장이 고시하는 감염병을 말한다.

⑨ **인수공통 감염병**: 동물과 사람 간에 서로 전파되는 병원체에 의하여 발생되는 감염병 중 질병관리청장이 고시하는 감염병을 말한다.

⑩ **의료관련 감염병**: 환자나 임산부 등이 의료행위를 적용받는 과정에서 발생한 감염병으로서 감시활동이 필요하여 질병관리청장이 고시하는 감염병을 말한다.

**(3) 감시체계**

① **감시**: 「감염병의 예방 및 관리에 관한 법률」에 의해서 감염병 발생과 관련된 자료 및 매개체에 대한 자료로 체계적이고 지속적으로 수집·분석·해석한다. 결과를 필요한 사람에게 배포하여 감염병 예방 및 관리에 사용하도록 하는 과정이다.

② **감시의 목적**: 질병발생 추이관찰, 질병집단 발생확인, 새로운 문제발견, 대상 질병 문제발생범위 파악이 있다.

③ 법정감염병 신고 및 보고체계도(한국)

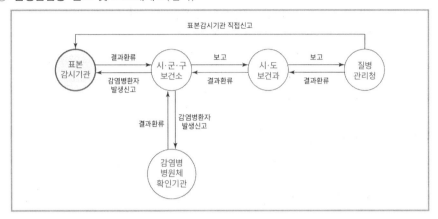

### (4) 감염병 관리

① 관리의 방법

ㄱ 유행이 의심될 경우 유행 발생여부를 확인한다.

ㄴ 원인을 알아내기 위한 역학조사를 실시하고 전파차단조치를 취한다.

ㄷ 유행이 발생하지 않은 시기에도 위생 개선, 감염병 대응태세를 준비, 발생과 유행의 감시, 예방접종 등 예방활동을 체계적으로 수행한다.

② 감염병 관리방법

ㄱ **검역** : 유행지에서 돌아온 사람에게 병원기 잠복기동안 숙박과 생활반경을 신고하게 한 뒤에 일정 장소에 머물면서 감염여부를 선발하는 것으로 감시에 해당한다.

ㄴ **전파방지** : 병원체의 전파를 방지하는 것이다. 환자와 보균자의 철저한 치료, 감수성이 있는 환자와 접촉 차단, 숙주 밖의 병원체를 사멸하는 방법이 존재있다. 한 가지 방법만 특정하여 사용하는 것이 아니라 모두 활용하여 전파를 차단한다.

ㄷ **면역의 증강** : 면역은 숙주가 특정 병원체에 대한 방어력을 가지는 것이다. 면역수준이 높은 숙주는 병원체에 대한 감염 위험성이 낮다. 면역의 증강에 대표적으로 예방접종이라는 수단이 있다. 분류로는 선천적 면역과 후천적 면역으로 구분한다.

### (5) 주요 감염병 관리

① 수인성 감염병

ㄱ 콜레라가 대표적이다.

ㄴ 식자재 대량생산 · 유통과 외식 인구가 증가하면서 다중이용시설에서의 집단 설사와 같은 수인성 식품매개 전염병이 발생하고 있다.

ㄷ 연중 발생 경향에 따라 수시로 관리하는 감시체계 구축이 필요하다.

ㄹ 우리나라의 경우 온라인 일일보고제도로 상시 감시체계를 구축하고 있다.

② 신종 감염병

    ㉠ **주요 신종감염병** : 조류인플루엔자(AI), 신종인플루엔자 A(H1N1), 중동호흡기증후군(MERS), 지카바이러스감염증, 코로나바이러스감염증−19(COVID−19) 등이 있다.

    ㉡ 중동호흡기증후군(MERS) 유입 이후 신종 감염병 유입의 위험이 지속되고 있다.

    ㉢ 우리나라의 경우 질병관리청을 바탕으로 긴급 상황실이 세워진다. 전염병 위기대응의 컨트롤타워로 국민 안전과 건강을 위해 365일 24시간 감시체계가 돌아가고 있다.

③ 인수공통 감염병

    ㉠ 동물과 사람 간에 상호 전파되는 병원체에 의한 감염병이다.

    ㉡ 사회적 · 경제적으로 타격이 크기 때문에 철저한 대비가 필요하다.

    ㉢ 중증급성호흡기증후군(SARS)와 원숭이두창이 있다.

    ㉣ 우리나라에서는 감시체계 운영을 통하여 발생정보와 예방방법을 홍보하고 조기발견 치료를 목적으로 한다.

④ 렙토스피라증

    ㉠ **원인** : 렙토스피라균에 의한 감염이다. 홍수로 감염된 소, 돼지, 개의 소변이 오염된 물과 토양에 쌓여 상처가 난 피부로 감염된다.

    ㉡ **치료** : 치료는 대증요법으로 치료한다.

    ㉢ **예방** : 홍수로 고인 물에는 방수드레싱을 하고 생야채와 과일은 깨끗한 물로 씻고 껍질은 섭취하지 않는다.

⑤ 쯔쯔가무시증

    ㉠ **원인** : 리케치아의 일종인 쯔쯔가무시균에 의해 감염된다. 털 진드기의 유충의 물려서 발생한다.

    ㉡ **치료** : 항생제 투여와 예방으로는 풀 숲에서 용변 금지, 야외 작업 시 소매 · 바지 끝을 보호하는 것이다.

⑥ 신증후군 출혈열(유행성 출혈열)

    ㉠ 한탄바이러스, 서울바이러스가 해당된다.

    ㉡ 자연 숙주인 설치류의 분뇨에서 비말과 호흡기를 통해 전파된다.

    ㉢ 치료의 특효약이 없으므로 예방접종이 최선이다.

⑦ 결핵

    ㉠ 2003년 이후 꾸준히 감소추세이다.

    ㉡ WHO는 결핵의 퇴치를 위해 'END TB'전략을 시행하여 2025년을 목표로 결핵발생률 50%로 감소하는 것이 목표이다.

    ㉢ 결핵치료는 조기 발견하여 신속 치료가 중요하고 적절하고 체계적인 관리가 시행된다.

    ㉣ 치료 중단과 실패는 내성 · 다제내성의 결핵 증가로 이어지므로 조기진단과 신속한 항생제 투여가 전파를 막는 중요한 방법이다.

    ㉤ 우리나라의 결핵관리종합계획의 주요 범위는 결핵예방 및 관리를 위한 기본 시책, 결핵에 관한 홍보 및 교육, 결핵에 관한 조사 · 연구 · 개발, 결핵 및 결핵의사환자와 잠복 결핵감염자의 치료 · 보호 · 관리가 있다.

■ 조류인플루엔자
Avian Influenza

■ 지카바이러스감염증
Zika virus disease

■ 렙토스피라균
Leptospira species

■ 쯔쯔가무시균
Orientia tsutsugamushi

■ 한탄바이러스
Hantan virus

■ 서울바이러스
Seoul virus

## 12 만성 질환의 관리사업

### (1) 만성질환(Chronic disease)

① 정의 : 비감염성질환을 의미한다. 생활습관병으로도 불린다.

② 특징

　　㉠ 어떤 질병상태에서 개선이 이뤄지지 않고 유병기간이 길고 질환의 진행속도가 느린 것이 특징이다.

　　㉡ 전체 비감염 질환 중에서 사망률이 높은 질환으로 심혈관 질환, 당뇨, 만성 호흡기질환, 암이 있다.

　　㉢ 3개월 이상 장기적으로 계속되며 호전과 악화가 반복되고 점차적으로 악화되는 경향이 있다. 연령이 증가하면서 비례적으로 증가하고 원인이 명확하게 밝혀진 질환이 드물다.

③ 원인 : 만성질환이 지속적으로 증가하고 있는 원인은 인구의 고령화, 생활양식의 변화, 진단기술의 발전, 산업기술의 발달로 건강에 대한 위해 요소의 증가가 있다.

④ 역학적 특징 : 원인이 다양하고 직접적인 원인은 존재하지 않는다. 관련 위험 요인만이 제시되어 있다. 잠재기간이 길며 질병의 발생시점 또한 불분명하다.

### (2) 만성질환의 관리

① 관리방법 : 보통 단일원인보다는 다양한 복합적 요인으로 발병하기 때문에 완전 치유가 어렵다. 예방과 관리가 중요하며 단계적으로 예방법이 다르다.

② 일차 예방 : 목표는 발생률 감소에 있다. 발병 원인에 노출을 방지하기 위한 위험 요인을 제거한다. 발병 자체를 예방하는 것을 말하며 현재의 건강상태를 유지 및 증진하는 것이다.

③ 이차 예방 : 유병률을 감소시키는 것이 목적이다. 1차 예방 실패로 병리적 병소가 발생하였으나 조기진단과 치료를 통해 증상이 나타나기 전에 관리하여 유병률·사망·장애와 같이 악화되지 않도록 예방하는 것이다.

④ 삼차 예방 : 사망률 감소에 목표이다. 질병으로 인한 불능과 사망을 감소하기 위해 계속적인 치료·관리가 필요하다. 합병증과 불능을 최소화하기 위해 노력하는 활동이다.

### (3) 만성질환 관리사업

① 심뇌혈관 질환관리

　　㉠ 고혈압·고지혈증·당뇨와 같은 선행질환에 자신의 자기관리 능력의 향상을 하는 것이다.

　　㉡ 지속적인 치료를 통해 심뇌혈관질환 발생을 예방하고, 심뇌혈관질환 발생 시 적절한 조치와 치료로 사망과 장애를 감소가 목적이다.

ⓒ 우리나라에서는 제5차 국민건강증진종합계획(HP2030)으로 심뇌혈관예방관리 사업을 실시하고 있다.

② 암 관리
ⓐ 일차 예방을 통해 발생률을 낮춘다. 조기검진으로 암으로 인한 사망률을 낮추고, 암 생존자에게 통합적 지지를 통해 삶의 질을 향상시키는 것이 목적이다.
ⓑ 국립암센터를 중심으로 「암 관리법」이 개정되었다. 암 예방 관리강화, 암 생존자 관리체계구축, 국가 암 검진 사업 활성화, 암 예방수칙 및 실천지침 보급 확대를 실시하고 있다.

③ 건강검진
ⓐ 과거에는 감염성 질환을 관리하기 위한 목적으로 수행되었으나 질병구조가 비감염성 질환의 위험성 증대로 변화하면서 만성질환관리에 초점이 맞춰졌다.
ⓑ 건강검진 목표범위에 따라서 국가별 건강검진 개념 · 대상 · 항목이 다르다.
ⓒ 우리나라의 경우는 건강검진기본법에 따라 건강검진종합계획을 수립하고, 국가와 지방자치단체가 시행하는 건강검진을 의미한다.

## 13 환경보건관리

### (1) 환경과 건강의 이해

① 환경의 정의
ⓐ 인간을 둘러싸고 있는 외부적인 모든 요소이다. 직 · 간접 영향을 주는 자연이나 사회적 상황을 뜻한다.
ⓑ **자연환경(Natural environment)** : 우리나라 「환경정책기본법」에 의하면 지하 · 지표 · 지상 모든 생물과 이들을 둘러싼 비생물적인 것을 포함하는 자연상태이다.
ⓒ **생활환경(Living environment)** : 대기 · 물 · 토양 · 폐기물 · 소음 · 진동 · 일조와 같이 사람의 일상생활과 관련된 환경이다.
ⓓ **환경오염(Environmental pollution)** : 사람 · 사업의 활동으로 발생하는 대기와 수질 · 토양 · 방사능의 오염으로 건강과 환경에 피해를 주는 상태이다.

② 환경보건의 개념
ⓐ 공중보건학 분야이다. 인간과 환경의 관계에서 상호관계와 생물체 · 물질 · 물리화학적인 상태를 다룬다.
ⓑ **WHO의 환경보건 정의** : 인간의 건강과 환경에서 나타나는 다양한 요인의 질병으로, 건강에 영향을 줄 수 있는 환경적 인자를 통제하고 평가하는 이론이자 실천이라고 정의하였다.

ⓒ 환경문제 : 한 국가만이 아니라 국제적인 문제로 주요 국가들의 환경협약이 다수 체결되고 있다.

ⓔ 대표적인 국제환경협약 : 비엔나협약, 몬트리올의정서, 기후변화 방지협약, 교토의정서, 런던협약, 바젤협약, 람사르협약, 나고야의정서, 생물다양성협약이 있다.

③ 환경보건정책 : 사전예방원칙을 바탕으로 조성된 환경이 인간의 건강, 생태계의 건전성에 미치는 영향을 분석한다. 환경오염으로 기인하는 건강피해를 예방 및 관리하는 정책이다.

④ 국가환경 종합계획

ⓐ 우리나라의 경우 환경부에서 제5차 국가환경 종합계획을 제시하였다.

ⓑ 3대 목표 : 자연생명력이 넘치는 녹색환경, 삶의 질을 높이는 행복환경, 경제와 사회시스템을 전환하는 스마트 환경이다.

ⓒ 7대 핵심전략 : 대략적으로 국토 생태용량 확대, 물 통합 관리, 국민건강 보호, 저탄소 안심사회조성, 환경 정의 실현, 녹색 순환 경제 실현, 한반도 환경 공동체 구현이 있다.

⑤ 글로벌탑 환경기술개발사업 : 수출산업화의 도모와 국가 환경사업의 신성장 동력을 육성하기 위해 출범하였다. 이를 위해 글로벌 수준으로 기술을 개발하고 국내 환경산업의 경쟁력 확보를 목표로 한다.

## (2) 환경영향평가(EIA, Environmental Impact Assessment)

① 정의

ⓐ 환경오염과 자연생태계 파괴의 문제를 사전 예방적 정책수단으로 출범하였다.

ⓑ 「환경영향평가법」에 의해서 환경에 영향을 미치는 사업의 실시하거나 시행계획의 허가 · 인가 · 승인 · 면허 · 결정을 할 때에 해당 사업이 미치는 환경의 영향을 조사 · 예측 · 평가한다.

ⓒ 악화를 피하고 제거나 감소를 하는 방안을 마련하는 제도이다.

② 주요내용 : 환경영향평가의 종류 · 대상사업 · 항목과 환경영향평가서의 작성방법이 있고, 환경영향평가 협의 및 검토로 이루어져 있다.

## (3) 건강영향평가(HIA, Health Impact Assessment)

① 정의

ⓐ 정책(policy), 계획(plan), 프로그램(program), 프로젝트(project)가 인체건강에 미치는 영향과 분포를 파악하는 도구이자 절차와 방법의 조합이다.

ⓑ 광범위한 사업으로 평가결과에 따라 정책과 프로그램이 건강증진 지향적으로 추진될 수 있다.

② 목적
- ㉠ 대상사업 시행이 불러오는 건강결정요인의 변화가 특정 인구 집단의 잠재적 영향을 확인한다.
- ㉡ 인체건강에 미치는 긍정적인 영향을 최대화한다.
- ㉢ 부정적인 영향과 건강 불평등을 최소화하는 계획을 조정하고 대책을 마련하여 정보를 제공한다.

③ 유형
- ㉠ 전세계에서 실시되는 건강영양평가의 분류기준은 다양하다.
- ㉡ 대상자에 따라 정책에 대해 실시하는 건강영향평가와 사업에 대해 실시하는 건강영향평가로 구분하게 된다.
- ㉢ 검토하는 건강영향 범위에 따라 좁은 의미의 건강개념이나 넓은 의미의 사회·경제적 건강결정인자의 검토를 포함한다.
- ㉣ 건강영향 분석 수준에 따라 간이평가, 중위평가, 종합평가로 구분된다.

### (4) 대기오염이 건강에 미치는 영향
① 오염물의 농도와 기상의 조건과 같은 다양한 요인이 관련이 있다.

② 대기오염 물질은 호흡기질환과 순환계질환을 동반하고 심리적인 영향과 악취로 악영향을 준다.

③ 1차 오염물질
- ㉠ 입자상물질(Particulate matter) : 공기 중에 액체나 고체의 미세한 입자로 존재한다. 에어로졸이라고도 한다. 발생원인, 크기, 형태, 밀도 등의 원인으로 나타난다. 분진, 훈연, 미스트, 연기, 스모그, 박무, 검댕 등이 있다.
- ㉡ 가스상물질 : 물질이 분해·합성·연소의 반응에서 발생한다. 황산화물($SO_x$), 질소산화물($NO_x$), 암모니아($NH_3$), 염화수소가 있다.

④ 2차 오염물질
- ㉠ 1차 오염물질로 인해 발생한다.
- ㉡ 1차 물질이 공기 중에 배출되면서 복잡한 화학반응을 일으켜서 2차 오염물질 광화학적 산화물이 된다.
- ㉢ 오존($O_3$), 알데히드, PAN, 스모그가 있다.

⑤ 대기오염으로 인한 영향 : 기온역전, 열섬현상, 지구온난화, 오존층의 파괴, 산성비, 엘니뇨현상, 라니냐현상 등이 있다.

### (5) 기후변화가 건강에 미치는 영향
① 기후변화는 예기치 않은 기상재해를 발생시키면서 환경적·경제적·사회적으로 다양한 분야에 영향을 준다.

▌에어로졸
aerosol

▌분진(먼지)
dust

▌훈연
fume

▌미스트(연무)
mist

▌연기
smoke

▌스모그
smog

▌박무
haze

▌검댕
soot

▌황산화물
SOx, sulfur oxidant

▌질소산화물
NOx, nitrogen oxidant

▌염화수소
hydrogen chloride

▌알데히드
aldehede

▌PAN
Peroxy Acetyl Nitrate

▌열섬현상
heat island

▌엘니뇨현상
El Nino

▌라니냐현상
La Nina

② 폭염의 발생빈도·강도의 증가, 혹한으로 인한 사망증가, 홍수 및 가뭄 증가, 곤충과 설치류 매개 감염성 질환 분포변화는 건강에 직·간접적으로 영향을 준다. 저소득국가와 저소득층에서 두드러진다.

③ 폭염이 건강에 미치는 영향으로 심뇌혈관질환과 밀접하게 관련된다. 극단적인 더위는 흉통, 급성관상동맥증후군, 심부정맥, 뇌졸중 등의 입원에 직접적인 영향을 준다.

④ 폭염에 노출되는 시간이 길어지면 열피로, 열경련, 열사병, 사망을 발생한다.

## (6) 수질오염이 건강에 미치는 영향

① 수질오염은 주로 폐수와 하수로 발생한다. 산업·축산폐수, 생활하수, 기타 강우 유출 등의 영향을 받는다.

② 유출량 기준으로 가장 영향력이 큰 것은 가정하수이다.

③ 우리나라에서 크게 문제가 되는 지하수·하천·해역의 오염은 산업 폐수물 처리장, 쓰레기 소각장, 양식 사업장, 하이테크 산업장이 주된 원인이다.

④ 수인성 질병의 감염원 : 소화기계에 감염병을 일으킨다. 파라티푸스, 세균성이질, 장티푸스, 콜레라, 유행성 감염이 있다.

⑤ 기생충 질환의 감염원 : 주혈흡충, 회충, 편충, 간디스토마, 폐디스토마가 있다.

⑥ 화학물질에 의한 중독 : 산업장의 유해물질 배출로 발생한다. 6가 크롬, 비소, 구리, 카드뮴, 수은, 납, 페놀, 유기인이 있고 각종 중독성 질환을 일으킬 수 있다.

⑦ 기타 : 음용수, 공업용수, 생활환경으로 영향을 받는다. 악취, 가스 발생, 질병 발생원으로 작용한다. 수도열의 발생 원인이 되기도 한다.

## (7) 식품이 건강에 미치는 영향

① 식중독, 인수공동전염병, 기생충병, 경구전염병, 원충병으로 구분된다.

② 식중독 : 화학성과 세균성, 자연독으로 구분한다. 세균성은 세균이 분비하는 독성에 의한 식중독(독소형)과 세균자체의 식중독(감염형)으로 구분된다.

③ 감염형 식중독 : 장염비브리오 식중독, 병원성 대장균식중독, 살모넬라 식중독이 있다.

④ 독소형 세균성 식중독 : 황색포도상구균에 의한 식중독, 보툴리누스 식중독, 웰치균에 의한 식중독이 있다.

⑤ 자연독 : 식물성과 동물성으로 나눈다.

⑥ 최근 문제가 되는 식중독 : 노로바이러스, 캠필로박터균

**▎노로바이러스**

Norovirus

**▎캠필로박터균**

Campylobacter

### (8) 주거 및 생활환경이 건강에 미치는 영향

① 주거환경이 건강에 미치는 영향 : 군집독, 일산화탄소 중독, 빌딩증후군, 새집증후군이 있다.

② 생활환경이 건강에 미치는 영향
  ㉠ 미세먼지 : 폐 속으로 흡입되어 기관지에 영향을 준다. 심혈관·안구·피부 질환을 발생시키고 발암물질이다.
  ㉡ 라돈 : 자연방사선원으로 전리방사선 피폭 중 가장 많은 영향을 준다. 호흡을 통해 흡수되어 폐암이 증가하게 된다.
  ㉢ 악영향을 주는 요인 : 생활소음, 빛 공해가 있다.

## 14 재난관리

### (1) 재난의 정의

① 재난의 개념
  ㉠ 재해라고 부르며 일반적으로 넓은 범위에서 영향을 주는 자연재해로 칭하고 인위적 사고에서도 재난이라 칭한다.
  ㉡ 「재난 및 안전관리 기본법」에서 정의하는 재난은 국민의 생명, 신체 및 재산과 국가에 피해를 주거나 줄 수 있는 것이다.
  ㉢ 「헌법」 제34조 제6항에서 정의하는 재난은 국가에서는 국민의 안전과 관련하여 국가는 재해를 예방하고 위험으로부터 국민을 보호하기 위해 노력하는 것이다.

② 재난의 유형
  ㉠ 자연재난 : 태풍, 홍수, 호우(豪雨), 강풍, 풍랑, 해일(海溢), 대설, 한파, 낙뢰, 가뭄, 폭염, 지진, 황사(黃砂), 조류(藻類) 대발생, 조수(潮水), 화산활동, 소행성·유성체 등 자연우주물체의 추락·충돌, 그 밖에 이에 준하는 자연현상으로 인하여 발생하는 재해
  ㉡ 사회재난 : 화재, 붕괴, 폭발, 교통사고(항공사고 및 해상사고를 포함), 화생방사고, 환경오염사고 등으로 인하여 발생하는 대통령령으로 정하는 규모 이상의 피해와 국가핵심기반의 마비, 「감염병의 예방 및 관리에 관한 법률」에 따른 감염병, 「가축전염병예방법」에 따른 가축전염병의 확산, 「미세먼지 저감 및 관리에 관한 특별법」에 따른 미세먼지 등으로 인한 피해가 있다.
  ㉢ 해외재난 : 대한민국의 영역 밖에서 대한민국 국민의 생명·신체 및 재산에 피해를 주거나 줄 수 있는 재난으로서 정부차원에서 대처할 필요가 있는 재난을 말한다.

TIP & MEMO

▌ 군집독
Crowd poisoning

▌ 일산화탄소 중독
CO poisoning

▌ 빌딩증후군
Sick building syndrome

▌ 새집증후군
Sick house syndrome

▌ 재난의 유형
「재난 및 안전관리 기본법」에 의해 자연재난, 사회재난, 해외재난으로 구분한다.

**(2) 응급의료체계(EMSS, Emergency Medical Service System)**

① 운용

  ㉠ 정의 : 장소를 기준으로 하며 응급의료서비스가 제공되는 곳에 따라 나뉜다. 병원 전 단계와 병원단계로 구분된다.

  ㉡ 병원 전 단계 : 환자발생 신고접수로 구급차 출동과 현장 도착까지 단계이다. 응급의료정보센터 간의 정보를 교환하고 현장에서 병원까지 이송 중에 이송 처치가 있다.

  ㉢ 병원단계 : 현장 처치에 대한 검토, 연속적인 응급 처치, 진단 검사, 응급수술 결정이 해당된다.

② 응급의료체계의 구성요소

  ㉠ 의료 환경이나 필요에 의해서 변화하고 평가나 분석을 위해 보강하고 강조할 수 있다.

  ㉡ 구성요소로는 인력, 신고접수 및 반응, 교육 및 훈련, 정보·통신체계, 이송 체계, 응급의료기관, 전문 응급의료시설, 대중교육 및 정보제공, 감독 및 질 개선, 업무지침, 의료지도, 재정, 상호지원체계, 재난대책과의 연계가 있다.

**(3) 재난과 공중보건**

① 공중보건의 역할 : 지역사회에서 건강증진과 질병예방으로 필수적인 의료서비스이다.

② 간호사 : 공중보건 전문가로 지역사회 보건을 책임져야 하며 재난대비와 대응을 맡는다.

③ 재난 시 공중보건의 역할

  ㉠ 재난이 지나간 이후에 지역사회 보건에 대한 책임을 진다.

  ㉡ 재난상황에서 가장 위험한 집단을 확인한다.

  ㉢ 재난으로 인해 벌어지게 될 상황이나 재난 이후에는 재난교육을 실시한다.

  ㉣ 재난의 물리적·사회적·심리사회적인 영향에 대처할 지역사회자원을 확인한다.

  ㉤ 손상예방, 식품 안전, 매개체 통제를 관한 보건권고사항을 제공하여 질병예방을 도모한다.

  ㉥ 적십자 대피소와 급식운영 상태를 확인한다.

④ 재난관리 기능모형

  ㉠ 재난으로 발생할 위험의 취약성을 보완하고 재난대처를 대비하는 기본적인 틀을 제공하고, 위험·재해에 대처하는 능력을 함양하여 안전한 지역사회를 구축한다.

  ㉡ 재난관리과정은 재난의 진행과정이 반영되고 재난발생 이전과 이후로 나뉜다.

  ㉢ 재난예방 단계 : 재난이 실제 발생 전에 재난요인을 미리 분석하여 제거하거나, 요인이 표출되지 않도록 예방하는 활동이다. 우리나라는 재난예방 단계는 예방과 완화의 의미를 동시에 가지고 있다.

ⓒ **재난대비 단계** : 대비는 재난 발생의 경우 재난대응 능력을 개발하고 향상시키는 활동이다.

ⓜ **재난대응 단계** : 대응은 재난이 실제 발생하면 재난관리기관에서 수행할 임무와 기능을 적용하는 활동 과정을 말한다.

ⓗ **재난복구 단계** : 복구는 피해지역 발생하면 재난 발생 시점부터 재난 발생 전의 상태로 돌아가는 장기적 회복상태이다.

### (4) 재난예방

① 일차 예방

ㄱ 재난 발생 전을 의미한다.

ㄴ 재난 발생을 통제하고 예방하는 것이다.

ㄷ 예방접종을 비롯하여 유해요소 · 취약성 · 요구를 평한다.

ㄹ 파악된 위험에서 보호 · 응급처치 · 개인위생 · 손상 예방에 대해 교육한다.

ㅁ 안전한 음식 · 물을 보장하고 위생체계를 확립하는 것이 해당한다.

② 이차 예방

ㄱ 재난대응 단계이다.

ㄴ 피해자를 구출하고 응급의료서비스의 제공하며 사례를 찾아내어 감시한다.

ㄷ 감염성질환을 통제하고 단기상담과 의료서비스를 조직화하는 것이다.

③ 삼차 예방

ㄱ 재난 후 복구 단계이다.

ㄴ 응급서비스, 부상 환자, 환경 정화를 관리한다.

ㄷ 보건서비스 · 실천계획를 재확립한다.

ㄹ 장기 상담과 정신건강중재가 해당한다.

### (5) 지역사회의 재난대비

① 지역사회 취약성 범주의 자료를 수집하여 잠재적 위험요소를 확인하고 재난계획을 세우는데 이용한다.

② 만들어진 재난계획은 지역사회를 기반으로 하부조직과 조화를 이루도록 정립하고 지역사회 구성원들의 권리를 존중한다.

③ 이재민 수용시설 지정 시 고려해야 될 사항

ㄱ 공공건물, 학교, 마을회관과 같이 수용이 가능한 건물이어야 한다.

ㄴ 최근 10년간 이재민 발생 수, 과거 자연재난 발생빈도를 감안하여 규모와 장소 지정을 실시한다.

ㄷ 급식이나 부대시설이 갖춰져야 하며 구호차량의 출입이 가능해야 한다.

ㄹ 수용시설 면적은 1인 1평 이상을 기준으로 한다.

ㅁ 급수차량 운영하여 화장실과 간이 목욕실에 관련하여 계획을 수립한다.

④ 대피로 지정 시 고려할 사항

    ㉠ 대피로는 사전점검을 통해 2차 피해를 예방한다.

    ㉡ 고립 예상지구에 사전에 예비로 대피로를 확보하여 대피시간을 줄인다.

## (6) 병원의 재난대비

① 보통 병원의 응급부서를 중심으로 진행된다.

② 미국의 병원재난지휘체계(HICS, Hospital Incident Command System) : 한 명의 책임자와 명령 체계를 규정하여 작업액션시트를 중심으로 하여 내부적으로 조직화하는 것에 중심을 둔다.

③ 병원재난 지휘체계의 특징

    ㉠ 예상이 가능하고 책임중심의 지휘체계의 확립이다.

    ㉡ 공통된 명칭을 사용하고 통합적인 지휘 구조이다.

    ㉢ 단위별 · 유동적으로 구조를 한다.

    ㉣ 재난과 기관의 활동계획을 수립하고 일관성 있는 통제와 관리를 한다.

    ㉤ 임무수행표 이용(JAS, Job Action Sheetp)한다.

## (7) 개인과 가족의 재난대비

① 가족의 재난대비계획(Family disaster plan)을 수립한다.

② 가족들이 재난에 대비해서 가정용 재난생존키트(Disaster supply kit · home supply kit)를 준비한다.

③ 가족구성원들 모두 재난계획을 수립한다. 모든 구성원을 소집하여 동네의 전체가 파괴되면 만날 장소 정하고 가족 간에 의사소통 수단을 마련한다. 또한 대피소나 안전장소 정하는 등과 같은 조건을 고려한다.

④ 가족 재난계획 수집을 위한 바탕이 될 정보수집이다.

⑤ 가족이 거주하고 있는 지역사회를 바탕으로 위험요소나 지역사회 재난계획, 재난경보시스템 비상연락망과 관련된 자료이다.

⑥ 가족재난계획과 가정용 물품세트를 지속적 유지하거나 필요한 경우에는 변경하는 것이 있다.

▍작업액션시트

Job action sheets

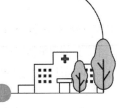

**1** 모자보건정책으로 모자보건실에서 영유아를 위한 사업내용으로 옳지 않은 것은?

① 영유아 예방접종

② 영유아 건강검진

③ 신생아 청각선별검사

④ 취학 전 아동 실명예방

⑤ 영유아 선천성기형 진단 및 치료

※ 아동보건정책
㉠ 미숙아, 선천성 이상아 등록관리 및 의료비 지원
㉡ 선천성 대사이상 검사 및 관리
㉢ 신생아 청각선별검사
㉣ 취학 전 아동 실명예방
㉤ 영유아 건강검진
㉥ 예방접종

**2** 생산연령층의 인구비율이 높게 유입되는 도시인구 구조는?

① 종형                    ② 별형

③ 호로형                  ④ 항아리형

⑤ 피라미드형

**1**

⑤ 선천성이상아 등록관리 및 의료비 지원 사업을 한다.

**2**

② **별형**: 생산연령층 인구비율이 높은 도시인구 구조이다.

① **종형**: 출생률, 사망률이 모두 낮은 구조로 50세 이상 인구 2배와 0~14세 인구가 같다.

③ **호로형**: 농촌인구의 유형으로 생산연령 인구가 많이 유출되는 구조이다.

④ **항아리형**: 낮은 사망률과 사망률보다 더 낮은 출생률로 인구가 감퇴하는 유형으로 0~14세 인구가 50세 이상 인구 2배가 안되는 구조이다.

⑤ **피라미드형**: 출생률과 사망률이 모두 높은 구조로 0~14세 인구가 50세 이상 인구 2배보다 많은 구조이다.

**답** 1.⑤ 2.②

**3** 첫째 출산 후 1개월째 모유수유를 하는 여성이 둘째 임신을 걱정할 때 지역사회간호사가 설명할 수 있는 적절한 피임방법은?

① 체외사정      ② 정관수술

③ 난관결찰술      ④ 자궁 내 장치

⑤ 피임약 복용

※ 자궁 내 장치

㉠ 자궁 내에 수정란의 착상을 막는 피임방법이다.

㉡ 월경시작 5일 이내에 시행한다.

㉢ 임신경험이 없거나 활동성 골반 감염이 있는 경우는 시행하지 못한다.

**4** 0 ~ 14세가 15%, 15 ~ 64세 75%, 65세 이상이 10%의 인구 구성비를 이룰 때 유년부양비는?

① 13.3%      ② 20.0%

③ 33.3%      ④ 66.7%

⑤ 93.3%

※ 부양비

㉠ 총 부양비 = (0 ~ 14세 인구 + 65세 이상 인구/15 ~ 64세 인구) × 100

㉡ 유년 부양비 = (0 ~ 14세 인구 ÷ 15 ~ 64세 인구) × 100

㉢ 노년 부양비 = (65세 이상 인구 ÷ 15 ~ 64세 인구) × 100

㉣ 노령화 지수 = (65세 이상 인구 ÷ 0 ~ 14세 인구) × 100

**5** BOD에 관한 설명으로 옳은 것은?

① 음용수의 수질기준 지표로 사용된다.

② 생물학적 산소요구량을 의미한다.

③ BOD가 증가하면 용존산소량도 함께 증가한다.

④ 지수가 낮을수록 오염도가 높음을 의미한다.

⑤ 1단계 측정은 질소화합물이 5일 동안 소모하는 산소량이다.

※ 생물학적 산소요구량(BOD)

㉠ 수중 유기물이 미생물에 의해 분해되는데 필요한 산소량으로 생물학적 산소요구량을 뜻한다.

㉡ 하수 수질 오염 기준으로 이용하고 음용수의 수질기준이 아니다.

㉢ 1단계는 20℃에서 5일 동안 탄수화물 산화에 소모되는 산소량을 측정한다.

㉣ 지수가 높을수록 오염도가 높음을 의심한다.

㉤ 용존산소량과 반비례한다.

**답** 3.④ 4.② 5.②

**6** 실내 공기오염 지표가 되는 것은?

① 산소
② 이산화환
③ 이산화질소
④ 일산화탄소
⑤ 이산화탄소

**7** 동일한 온도감으로 정의되는 감각온도의 조건은?

① 포화습도, 무풍상태
② 습도 60% 정도, 무풍상태
③ 습도 40 ~ 60%, 풍속 0.5m/sec 이하
④ 포화습도, 풍속 0.5m/sec 이하
⑤ 포화습도, 풍속 0.5m/sec 이상

※ **감각온도**
㉠ 기온, 기습, 기류 세 요소의 조합으로 사람이 느끼는 더위와 추위의 감각이다.
㉡ 습도 100%, 기류 0m/sec 상태에서 동일한 온감을 주는 기온이다.
㉢ 여름철 18 ~ 26℃, 겨울철 15.6 ~ 23.3℃가 쾌적한 감각온도이다.

**8** 닭이나 오리가 AI 바이러스에 감염되어 가금류 살처분이 전국적으로 이어지는 재난 유형은?

① 자연 재난
② 인적 재난
③ 특수 재난
④ 국내 재난
⑤ 사회적 재난

**9** 학생 수 120명인 초등학교에 수두 발생 환자가 1주째 10명, 2주째, 5명, 3주째 2명의 환자가 생겨났다. 3주째 발생률은?

① 1.9%

② 2.6%

③ 3.2%

④ 3.5

⑤ 4.0%

**10** 전염병 전파를 막고 예방을 위한 환경위생관리 방법은?

① 환자격리

② 환자치료

③ 예방접종

④ 질병에 걸린 가축 매립

⑤ 환자에게 사용한 물품 소독

※ **전파**
㉠ 탈출한 병원체가 새로운 숙주로 옮겨가는 것이다.
㉡ **직접전파** : 매개체 없이 숙주에서 다른 숙주로 옮긴다.
㉢ **간접전파** : 중간개체를 통해 숙주에게 전파된다.
• 먼지나 비말에 의한 공기전파
• 물, 음식, 토양 등에 의한 비활성 전파
• 생명력이 있는 매개체에 의한 활성 전파

**Plus Tip**

**9**

① 발생률 = (관찰기간 내 위험에 노출된 인구 중 새로 발생한 환자수 · 관찰기간 내 발병 위험에 노출된 인구수) × 100. 따라서 3주째 발생률은 2 ÷ (120 − 10 − 5) × 100 = 1.9%이다.

**10**

⑤ 물품을 소독함으로 비활성 전파를 예방한다.

**답** 9.① 10.⑤

# 정신간호학

# 정신건강 간호

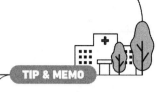

TIP & MEMO

학습목표

- 정신질환, 정신건강간호 정의에 대해 설명할 수 있다.
- 정신건강간호의 역사인 고대, 그리스-로마, 중세, 르네상스, 17세기 ~ 20세기의 역사적 특징에 대해 설명할 수 있다.
- 현대 정신건강의 발전과 한국의 정신건강간호 역사, 발전에 대해 설명할 수 있다.
- 정신건강간호의 모형들에 대해 일반 원칙, 중재 방법, 역할에 대해 설명할 수 있다.
- 정신건강간호의 인간의 문화적 접근, 영적접근 측면에 대해 설명할 수 있다.
- 정신사회 재활의 개념, 모형, 목적, 원칙에 대해 설명할 수 있다.

## 1 정신건강 간호의 이해

### (1) 정신건강 간호의 정의

① 일반적으로 사회·문화적 가치에 영향을 받는다.

② 문화적 규범, 사회적 기대, 정치적 분위기 등을 반영하여 변화하게 된다.

③ 정신적 안녕상태를 이룬 사람이나 정신적으로 건강한 사람은 사회에 편안한 기능을 하고 자신들의 성취 만족을 이룬다.

### (2) 정신건강의 요소

① 요소 : 정신건강은 합리적 사고, 의사소통, 학습, 정서적 성장, 회복탄력성, 자존감을 제공한다.

② 회복탄력성

　㉠ 정신건강 회복과정의 필수적인 것으로 회복 촉진의 역할을 수행한다.

　㉡ 보편적으로 사람들이 가지고 있다.

　㉢ 모든 사람들을 발전시킬 수 있고 자신의 안녕함을 지지하기 위해 필요한 자원을 확보할 수 있는 역량이다.

### (3) 정신건강 평가기준

① 긍정적 태도(Positive Attitude Toward Self) : 스스로를 수용하며 긍정적으로 보는 것이다.

② 성장·발전·자아실현 능력

　㉠ 건강한 사람은 잠재력 개발, 실현, 성장, 발전을 이룬다.

　㉡ 매슬로우는 '자아실현', 로저스는 '충분히 가능한 사람'을 강조하였다.

▌자신에 대한 긍정적 태도

- 인식
- 수용
- 객관성 유지
- 정체감
- 총체감
- 소속감
- 안정감

③ 통합(Integration)
　㉠ 자신이 표현하는 것과 억압된 것, 내·외적 갈등 또는 충동, 감정이나 정서 조절 사이 균형을 의미한다.
　㉡ 정서적 반응, 조절, 통합된 삶의 철학이 포함된다.
　㉢ 스트레스를 견디고 불안 대처 능력으로 강하고 융통성 있는 자아는 변화에 대처와 성장이 가능하다.
④ 자율성(Autonomy) : 개인 자신의 의사결정·행동·사고·감정에 대해 자신 스스로 책임지는 것을 말한다.
⑤ 현실지각(Reality Perception) : 경험적인 사고로 세계에 대한 가정을 검증하는 능력을 말한다.
⑥ 환경에 대한 지배 : 건강한 정신건강의 소유자는 사회적 안정된 역할을 성공적으로 수행 가능하다. 이에 따라서 효과적으로 대처하고 문제를 해결하여 삶의 만족을 이룬다.

## 2 정신질환의 이해

### (1) 정신장애

① 정의 : 디스트레스나 기능 손상 혹은 사고·기분·행동의 변화로 나타나는 건강 상태이다.
② 정신질환 : 불구, 디스트레스, 고통, 불구위험, 자유상실의 위험에서 나타나는 의미있는 행동·심리적 증후군으로 진단이 가능한 모든 정신장애를 말한다.

■ 디스트레스
Distress

③ 정신건강 – 질환 연속선

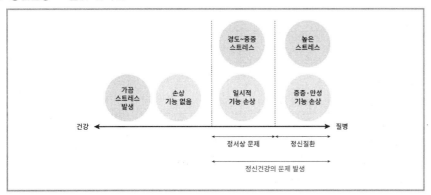

　㉠ 정신질환은 뇌질환이다. 정신이 건강한 것은 뇌가 기능적·구조적으로의 완전으로 정신건강은 그 이상을 포함한다.
　㉡ 정신질환은 디스트레스와 기능손상과 관련이 있다.

ⓒ 연속선 모델의 제한점은 비교를 위한 기초로 단순한 상태의 정신건강과 정신 질환을 가정한다.

ⓔ 정신건강과 정신질환 정의의 내재된 가시적·비가시적인 가치는 행동의 주요 한 결정요인이다.

ⓜ 연속선 모델의 정신질환과 정신건강의 개념은 특정한 문화적 배경 내에서만 유효하다.

④ 정신질환의 역학

ⓐ 정신질환은 연령, 인종, 성별, 민족, 사회경제적 상태와 상관없이 나타난다.

ⓑ 우리나라의 경우 정신건강증진과 정신질환자 복지서비스 지원에 관한 법률에 의해 5년마다 전국 정신질환 실태조사가 정신의료서비스 이용률조사, 자살률 조사와 함께 이루어진다.

ⓒ WHO는 2004년 전 세계 질병 부담의 13%는 정신질환이 차지한다.

ⓔ WHO는 2030년 우울증이 고소득 국가 질병 부담 1위 질환으로 예상하고 있다.

ⓜ 자살은 인간의 10대 사망원인 중 하나이다.

ⓑ 자살예방을 위한 정신질환 관리가 중요하다.

ⓢ 정신건강 서비스 이용률의 증가로 서비스 요구에 대한 사회적 욕구가 높아졌 음을 알 수 있다.

⑤ 원인

ⓐ 유전적 요인과 환경적 영향 등에 의한 복잡한 상호작용이 수반된다.

ⓑ 현대사회에서는 체질이 생물학적 소인을 대표한다.

ⓒ **스트레스** : 환경적 스트레스와 트라우마를 초래한다는 취약성 – 스트레스 모형 이 정신질환에서 인정받고 있다. 정신장애는 생물학적, 유전적 취약, 환경적 스트레스 요인에서 기반한다고 본다.

⑥ 진단

| 구분 | 내용 |
|---|---|
| 분류체계 | ICD – 10, DSM – 5 |
| 우리나라의 공식 질병분류 | • WHO의 국제질병분류체계를 따른다.<br>• 정신장애 분류도 ICD – 10을 번역한 '한국 표준 질병 사인 분류'로 사용된다. |
| 미국 정신의학회 질병분류 | • 독자적 정신장애 분류하고 진단체계를 구축하였다.<br>• 정신질환의 진단 및 통계편람으로 157개의 진단분류를 제시하고 있다. |
| DSM의 특징 | • 다축진단을 폐기하여 관련 장애들을 하나의 새로운 체계 범주로 제시한다.<br>• 각 장애에서 0 ~ 4로 정도를 평가하고 병명의 현실성을 구현하기 위해 노력하였다.<br>• 발달적 순서에 맞춰 배치하였으며 개인에게 미치는 문화와 성의 영향을 반영하였다. |

**∎ 취약성 – 스트레스 모형**
Diathesis Stress Model

**∎ 국제질병분류체계**
ICD, International Classification of Diseases

**∎ 정신질환의 진단 및 통계편람**
DSM, Diagnostic and Statistical Manual of Mental Disorders

## (2) 예방과 치료

① 정신건강사업부 목적 : 국민 정신건강 증진과 정신질환자 삶의 질 향상을 위한국 가 정신건강 관련 정책 지원 및 정신건강사업 수행

② 운영가치
  ㉠ 국가 정신건강정책의성공적 수행 지원 및 국민 정신건강 향상
  ㉡ 정신건강 영역의 다양한 자원들의 유기적 연계 및 협력 지원
  ㉢ 정신건강 정책의 수립과추진의 원활한 진행을 위한 과학적 근거 마련
  ㉣ 정신건강사업 수행의성과 확산 및 보급

③ 정신건강사업
  ㉠ 정신건강 서비스 연계체계
  ㉡ 지역사회 정신건강사업 평가
  ㉢ 정신과적 응급대응 체계구축 지원
  ㉣ 정신건강증진시설 확충사업
  ㉤ 정신건강 우수사례 발굴 및 확산
  ㉥ 취약계층 정신건강사업

④ 주요임무
  ㉠ 센터 정신건강사업 계획 수립·조정 및 평가
  ㉡ 보건복지부 정신건강정책 지원
  ㉢ 국가 정신건강통계관리 및 정신건강복지현황 조사
  ㉣ 정신건강 증진 및 지역사회 정신건강사업 기획·평가
  ㉤ 정신건강 증진 서비스 연계체계 구축 및 운영에 관한 사항
  ㉥ 정신건강 관련 정보체계 구축 및 운영
  ㉦ 사회문제 해결을 위한 정신건강서비스 모델 개발 및 보급
  ㉧ 입원적합성심사제도 운영에 관한 사항
  ㉨ 추가진단제도 운영에 관한 사항
  ㉩ 입원제도에 따른 정신질환자 권익보호에 관한 사항

⑤ 성취방법

| 구분 | 내용 |
| --- | --- |
| 사회로의 재통합 | • 재통합 : 중증 정신질환자들에게 자족한 삶을 제공하기 위한 사회적 프로그램의 통합이다.<br>• 예시 : 유급직 얻기, 만족스런 가족관계, 안전한 거주지 정착 등이 있다. |
| 문화적으로 유능한 간호 | • 정신보건체계는 다양성에 가치를 둔다.<br>• 사명에는 문화적 숙달된 간호영역에 대한 조항을 만든다.<br>• 유능한 간호사는 대상자의 문화적 배경을 수용하는 간호를 행한다. |
| 약물 복용 준수 | 향정신성 약물에 대한 교육은 약물의 성분명, 상품명, 복용용량, 방법, 횟수, 시간, 예측되는 부작용, 독성, 위험한 결과의 가능성, 사소하거나 일반적 부작용에 대처하는 방법에 대해 이루어진다. |

TIP & MEMO

▌정신질환 치료의 문제점
• 높은 비용
• 치료의 낙인효과
• 정신질환자 회전문 현상
• 정신건강서비스 접근 제한

▌높은 비용
• 치료되지 않은 정신질환은 생산력 상실, 형사제도 체계 및 사회 서비스 기관 유지비용 등이 증가하여 피해가 크다.
• 양질의 간호 제공, 접근성 향상을 위해 비용이 높은 병원 입원을 줄이는 것에 중점을 두고 있다.
• 새로운 약물은 효과는 상승되고 부작용은 줄었지만 과거 약물보다 비싸다.

▌치료의 낙인효과
• 차별과 불관용을 유발한다.
• 뇌 장애 환자의 외상성 혼란을 이해하지 못하여 그들의 요구에 부합하는 공공정책이 방해받는다.

▌정신질환자 회전문현상
대상자들이 지역사회에서의 효율적 자기관리가 이루어지지 않아 정신병원을 반복적으로 드나드는 대상자이다.

### (3) 자조운동과 옹호

① 미국정신질환자 연맹
  ㉠ 1979년 정신질환자들, 가족들은 NAMI라는 범국가적 옹호단체를 조직하였다.
  ㉡ 정신건강 서비스 소비자와 사회지지를 위한 자조적 집단이다.
  ㉢ 취지 : 정신질환자의 옹호, 정신질환은 뇌질환임을 홍보, 낙인과 차별 해소, 치료서비스 접근성 향상, 정신건강 대상자와 가족에게 서비스 전달의 책임 촉진, 정신질환을 전반적인 건강과 지역사회 생활 속으로의 통합이 있다.

② 정신과적 사전의료지시서
  ㉠ 대상자들이 정신과적 질환에 걸리게 될 때 자신이 원하는 방식으로 치료를 공식적으로 요청하는 것이다.
  ㉡ 향정신성 약물의 요구, 격리와 억제, 전기경련 요법 사용의 요구 등이 포함되어 있다.

## 3  정신건강 간호

### (1) 정의

① **정신질환간호** : 확인이 가능한 정신질환, 장애가 있는 사람들의 간호와 재활에 초점을 맞추는 것이다.

② **정신건강간호** : 건강한 사람과 위기대상자 모두의 정신질환을 예방하고, 초기증상 장애가 있는 사람들에게 대한 즉각적 치료를 제공하는 것에 중점을 둔다.

③ **정신의학간호** : 정신건강에 해당하는 문제와 정신장애에 대한 반응을 사정·진단·치료하며 정신적 건강증진에 대한 전념으로 설명한다.

❙ 정신질환간호
Psychiatric Nursing

❙ 정신건강간호
Mental Health Nursing

❙ 정신의학간호
Psychiatric Mental Health Nursing

### (2) 간호과정과 간호표준

① 간호 진단·결과·중재의 분류
  ㉠ NANDA - I : 248개 표준화된 진단을 사용한다. 실재적·잠재적인 정신건강 문제에 대한 인간의 반응에 대한 진단과 치료가 포함된다.
  ㉡ DSM - 5 : 정신질환 진단에 이용된다. 질환 대상자의 반응에 대처하기 위한 적절한 간호중재를 하기 위한 체계이다. 반응에는 혼동, 낮은 자아존중감, 직업, 가족환경에 기능하는 능력의 손상 등이 포함된다.

② 간호성과분류(NOC)

　㉠ 표준화된 포괄적 자료인 7개 간호중재 결과를 측정하는 척도이다.

　㉡ 결과는 기능 수준, 생리적 건강·심리사회적 건강, 건강지식 및 행동, 가족의
　　건강과 지역사회의 건강으로 구성된다.

③ 간호중재분류(NIC)

　㉠ 간호의 표준화와 측정에 이용된다.

　㉡ 간호중재는 대상자의 결과를 향상시키기 위한 간호사의 임상적 판단, 지식기
　　반의 치료라고 정의된다.

　㉢ 간호사가 수행한 간호가 포함되며 7개의 영역, 기초생리, 복합생리, 행동, 안
　　전, 가족, 보건시스템 및 지역사회로 구성된다.

## (3) 실무수준

① 돌봄은 간호과정의 기본이다. 정신건강 간호실무의 요소는 직접간호, 의사소통,
　관리(Management)이다.

② 정신전문 간호사 : 포괄적인 1차 정신서비스를 제공하며 교육, 예방적 중재 수행,
　정신질환자를 위한 평가 및 관리 역할을 수행한다.

③ 정신질환 관리 : 진단수립, 진단 검사의 처방과 해석, 정신약물 처방 및 관리, 개
　인·가족의 집단 치료 수행, 정신재활 촉진이 해당된다.

④ 안내지침

　㉠ 모든 사람은 존엄하고 존경받을 가치가 있다.

　㉡ 모든 사람은 변화와 성장의 잠재력이 있고 기본적인 인간 욕구를 공유하며
　　모든 행동은 의미가 있다.

　㉢ 모든 사람은 인적 견지에서 이해될 수 있고 건강과 치료에 영향을 주는 결정
　　에 참여할 권리가 있다.

　㉣ 치료적 자기이용 및 치료적 인간관계와 의사소통을 통해 간호사들은 사람들
　　의 적응·변화·성장을 돕는다.

▌간호성과분류

NOC,
Nursing Outcome Classification

▌간호중재분류

NIC,
Nursing Intervention Classification

## 4 정신건강 간호의 윤리와 법

### (1) 정신간호사의 윤리

① **자율성**(Autonomy)
  ㉠ 자기결정권으로 외부의 압력을 받지 아니하며 자율적으로 결정하는 권리이다.
  ㉡ 자유의지로 도덕적 판단이 가능한 권리이다.
  ㉢ 정신간호사는 전문가적 결정으로 대상자의 판단, 간호문제 해결, 종보화 과정을 주의 깊게 사정한다.

② **선행**(Beneficience)
  ㉠ 타인의 이익과 이익증진을 위한 행동해야 할 의무를 말한다.
  ㉡ 정신간호사를 포함한 의료인에게 선행은 의무화되고 있다.
  ㉢ 대상자가 스스로 결정을 못하거나 무능력할 경우에는 선행의 원칙에 입각한 행동을 취해야 한다.

③ **정의**(Justice)
  ㉠ 개인적 특성과 관계없이 자원 · 돌봄은 균등하게 분배되어야 하는 의무이다.
  ㉡ 의료자원은 한정되어 있기 때문에 균등한 분배의 문제는 주요 관심사이다.
  ㉢ 오늘날 생명윤리의 분배적 정의는 공리주의적 유용성과 평등주의적 기회균등과 관련이 있다.

④ **해악금지**(Nonmaleficence)
  ㉠ 대상자에 대한 성실성 · 책임을 유지한다.
  ㉡ 대상자에게 해악을 끼치면 안 된다는 것을 말한다.

### (2) 윤리적 결정

① 윤리적 딜레마는 두 개 이상의 행동과정 사이의 충돌에서 나타나는 상반된 결과이다.

② 간호사의 개인적 가치, 자신이 속한 조직의 가치체계가 상충될 수도 있다. 대상자의 욕구, 권리에 대한 신중한 고려가 필요하게 된다.

### (3) 정신건강분야의 윤리적 쟁점

① 강제치료와 비자발적 입원
  ㉠ 인간의 자유와 존엄성에 기초한 개인의 자율성을 존중하는 것은 중요한 덕목이다.
  ㉡ 자율성은 생명윤리의 중요 원칙이지만 정신질환의 특성상 자율성의 제한이 필요하다는 점에서 윤리적 문제가 충돌한다.

**한국의 윤리적 토대**

대한간호협회에서 지정한 1972년 한국간호사 윤리강령, 2006년 한국간호사 윤리선언, 2007년 한국간호사 윤리지침 등이 있다.

② 정신질환 진단

　　㉠ 정신질환 진단 범주에 대한 정신간호사의 인지가 필요하다.

　　㉡ 정신질환 진단명에 따라 격리나 약물 치료가 적용되거나 대상자의 권리가 제한될 수 있다.

③ 대상자의 비밀보장과 타인의 안전 : 업무상 알게 되는 대상자의 정보누설금지 원칙으로 타인의 안전을 위협하는 경우 무엇을 우선순위에 둬야하는지 윤리적 갈등이 발생한다.

④ 경계설정

　　㉠ 간호사와 대상자의 경계선 침입에는 선물, 개인적 친밀감, 제한, 태만, 남용, 구속 등이 포함된다.

　　㉡ 대상자의 선물은 비치료적인 경우가 있다.

　　㉢ 선물 제공의 목적·가치·시기 등과 대상자에게 치료적 가치가 있는지 고려한다.

　　㉣ 돌봄의 질에 영향을 미쳐서는 안 된다.

⑤ 대상자와 제공자의 욕구

　　㉠ 정신간호사는 대상자의 욕구보다 자신의 욕구를 우선하는 것을 경계한다.

　　㉡ 반복적인 대상자 간호에서 치료자 중심이 되는 것을 유념한다.

⑥ 대상자의 의사결정능력 인정 범위

　　㉠ 인간 대상 연구의 설계 및 수행은 윤리적 위험성이 크게 나타난다.

　　㉡ 정신질환자의 연구에 대한 이해능력의 부족으로 생명윤리 보호가 더 필요하다.

**(3) 인권**

① 정의 : 인권은 인간이 인간답게 살아가기 위해 마땅히 누려야 할 권리이다.

② 정신질환자의 인권

　　㉠ 판단능력이 결여된 정신질환자들도 원칙적으로는 자기결정권을 포함한 인권의 주체로 보아야 한다.

　　㉡ 판단능력이 결여는 인권 보장이 더욱 절실히 필요하다는 것을 의미한다.

　　㉢ 정신질환자의 인권보장은 낙인, 차별, 배제 등으로부터 지키는 수단이다.

③ 정신간호사

　　㉠ 윤리지침에 의해 환자에게 도덕적 간호를 제공하고 차별하지 않는다.

　　㉡ 취약계층에게 옹호, 비밀유지, 자기결정권과 알권리 존중을 행해야 한다.

## 5 정신건강 간호의 발전

### (1) 고대 정신건강

① **정의** : 정신질환과 더불어 신체적 질병을 모두 신체 외부에서 작용하는 힘으로 여기며 마법적 · 종교적으로 설명하였다.

② **정신질환** : 초자연적인 힘 때문에 사악한 영혼, 신이 내린 벌, 악마, 귀신 등에 의한다고 믿었다.

③ **치료방법** : 기도, 부적, 굿, 주문, 의식 등의 종교적 의식으로 치유를 행하였다.

### (2) 그리스 – 로마의 정신건강

① **영향** : 자연과학적 · 물질주의적 사고가 영향을 주었다.

② **히포크라테스(Hippocrates)**
ㄱ 의학적 개념으로 정신질환을 설명하였다.
ㄴ 조증, 우울증, 광증으로 분류하였다.
ㄷ 하나의 질병으로 판단하고 '4체액설'을 바탕으로 정신질환은 체액의 불균형으로 발생된다고 주장하였다.

③ **정신질환** : 그 밖의 그리스 철학자들은 정신질환을 도덕적 문제로 인식하였다. 이러한 신념들은 정신질환을 언어와 의료를 포함한 의학적 수행에 접근하였음을 알려준다.

### (3) 중세 · 르네상스의 정신건강

① **인식**
ㄱ 철학이나 이성보다 종교적 믿음이 영향을 주었다.
ㄴ 마귀, 귀신에 사로잡힌 상태로 정신질환자를 보았다.
ㄷ 영혼의 병, 죄에 대한 신의 징벌로 치부하였다.

② **치료방법**
ㄱ 악령을 몰아내는 것으로 행하였다.
ㄴ 엑소시즘, 마녀재판, 종교재판 등으로 가혹하게 행해졌다.

③ **중세 · 르네상스의 정신건강의 역사**
ㄱ 15세기경의 르네상스시대에는 학문과 예술에 대한 관심에서 인간중심으로 옮겨져 정신병원이 설립되었지만 박해는 계속되었다.
ㄴ 정신질환자의 인간적 권리는 프랑스 혁명으로 인해 강조되었다.
ㄷ 종교개혁 때는 일반적 질병과 마찬가지로 자연적 질병이라는 점이 강조되었다.
ㄹ 15세기 초의 유럽에서는 정신질환자를 보호시설에서 수용하기 시작했다.

**TIP & MEMO**

**■ 베들레헴**
• 유럽에서 가장 오래된 정신병원이다.
• 일부 시설에서는 부분적 의학적 치료를 행하기도 하였지만 수용자들의 대한 처우는 매우 잔인하였다.
• 떠돌이, 노인, 매춘부, 정신병자, 불구자, 범법자, 가난한자 등의 격리수용 감옥에 해당하였다.
• 이러한 사회현상을 대감금이라고 한다.

**■ 대감금**
The Great Confinement

**■ 조증**
Mania

**■ 우울증**
Melancholia

**■ 광증**
Phrenitis

## ⑷ 17 ~ 18세기의 정신건강

① 17세기경

  ㉠ 거대한 수용소 역할의 정신병원이 있었다.

  ㉡ 정신이상자, 빈민, 정상을 벗어난 사람들을 거두어 감금, 관리의 기능으로 이용되었다.

② 17세기 : 신경증에 대한 관심이 증가하였다.

③ 18세기 후반

  ㉠ 프랑스 혁명, 계몽주의 정치제도 등으로 사회적·의료적 측면으로 많은 변화가 있었다.

  ㉡ 수용소 감금된 정신질환자의 처우가 인도주의적으로 개선되었다.

  ㉢ 정신과 의사와 환자 사이의 관계에 특별한 형식을 갖추어 치료하는 도덕치료가 시작되었다.

  ㉣ 프랑스의 피넬(Pinel)과 영국의 튜크(Tuke)가 이끄는 퀘이커교도들에 의해 인도주의적 관점에서의 치료가 시행되었다. 이탈리아의 치아루지(Chiarugi), 미국의 딕스 등에 영향을 준다.

  ㉤ 대표적인 인물

| 구분 | 내용 |
|---|---|
| 피넬<br>(Pinel) | • 현대 정신의학의 선구자이다.<br>• 피넬의 제자 에스퀴롤(Esquirol)은 진행마비와 순환성 정신병을 보고하였다.<br>• 환각·착각·섬망에 대해 기술하였다. |
| 러시<br>(Rush) | • 미국 최초 정신병원 펜실베이니아 주립병원에서 30년 동안 인도적 치료를 시행하였다.<br>• 의사와 환자 사이에서 관계를 중시하였다.<br>• 미국 정신의학 체계를 구축하여 정신의학의 아버지로 불린다.<br>• 산업혁명으로 정신의학과 관련한 시선이 퇴행하여 정신질환자들의 대우는 나빠졌다.<br>• 정신질환자에게 방혈, 억제의자, 회전의자와 기타 도구의 사용을 지지하였다.<br>• 단순 감금의 대안으로 도덕적 치료가 자행되었다. |
| 딕스<br>(Dix) | • 상황을 조사한 보고서를 제출하여 여론을 환기시켰다.<br>• 사회적 관심을 일으켜 병원건립과 예산확충 등을 이루었다. |

④ 18 ~ 19세기경 : 정신장애를 치료할 수 없는 것으로 믿으며 도덕적 치료와 인도주의적 개선이 이루어졌음으로 내적 모순의 시대라고 불린다.

TIP & MEMO

▌방혈
Blood Letting

▌억제의자
Restraining Chair

## (5) 19 ~ 20세기의 정신건강

① 19세기 후반

　㉠ 의의 : 미생물, 병리학, 코흐(Koch)의 특정 병인론설 등을 기반한 과학적 의학의 시작이다.

　㉡ 대표적인 인물

| 구분 | 내용 |
|---|---|
| 그리징거 (Griesinger) | • 신경정신의학이라는 용어를 사용하며 '정신병은 뇌의 병'이라 주장하였다.<br>• 인간적 치료와 예방의 중요성을 주장하였다. |
| 크레펠린 (Kraepelin) | • 면밀한 관찰로 질병의 경과를 조사하여 정신질환의 분류를 증상·병리학적 소견·경과·예후 등 총체적으로 체계화하였다.<br>• 종합적인 정신질환을 기술하며 병의 형태, 특성을 체계화한 기술 정신의학을 창시하였다. |
| 블로일러 (Bleuler) | 조발성 치매를 정신 분열의 상태로 보며 조현병이라고 명하였다. |

② 20세기 중반

　㉠ 정신의학적 사고는 확장하였으며 사회적 차원의 중요성 강조로 발전하였다.

　㉡ 정신질환 의약적 처지가 발달, 화학요법과 정신질환의 병인에 대한 연구들이 증가하였다.

③ 1990년대의 혁신

　㉠ 의의 : 생물학적 혁명이라 칭한다.

　㉡ 대표적인 인물

| 구분 | 내용 |
|---|---|
| 메스머 (Mesmer) | • 질병이 모든 동물에게 있는 자기흐름에 이상이 생긴 결과로 질병이 발생한다는 동물자기설을 주장하였다.<br>• 동물자기가 없다는 것이 결론으로 추방되었지만 실제 환자 치료에 성공으로 암시에 의한 결과였다.<br>• 영국의 브레이드(Braid)가 최면술 개발에 영향을 주었으며 프랑스의 샤르코(Charcot)는 이것을 히스테리 신경증 치료에 사용했다. |
| 프로이트 (Freud) | • 최면술로 치유되는 히스테리를 보며 성격 형성과 발달의 이해하기 위한 기초이론을 연구하였다.<br>• 자유연상, 꿈 분석 치료방법을 정신분석이라 명명였다.<br>• 이드, 자아, 초자아로 정신을 구분하였으며, 정신·성적발달이론을 제시하였다. |
| 융 (Jung) | • 정신분석학을 수정하여 분석심리학을 창시하였다.<br>• 개인무의식, 집단무의식, 심리적 원형, 개인화, 외향성, 내향성 등의 용어를 사용하였다. |
| 아들러 (Adler) | • 리비도이론을 비판하며 권력의지(Will to Power)의 인간행동 결정을 주장하였다.<br>• 개인심리학을 주장한다. |

TIP & MEMO

▌기술정신의학
Descriptive Psychiatry

▌조현병
Schizophrenia

▌동물자기설
Animal Magnetism

▌암시
Suggestion

▌최면술
Hypnosis

▌자유연상
Free Association

▌정신분석
Psychoanalysis

▌정신성적발달이론
Psychosexual Development

▌분석심리학
Analytical Psychology

▌개인심리학
Individual Psychology

| 랭크<br>(Rank) | 분리불안을 제시하였다. |
|---|---|
| 클라인<br>(Klein) | 소아정신질환 치료에 정신분석학을 도입하였다. |
| 설리번<br>(Sullivan) | 인간관계이론을 발전시켰다. |
| 마이어<br>(Meyer) | 정신생물학을 창시하였다. |
| 에릭슨<br>(Erikson) | • 정신분석이론을 사회문화적 측면에서 연구하였다.<br>• 성격발달 단계 · 목표 · 위기에 대한 이론을 정립하였다. |

**TIP & MEMO**

▮ **분리불안**
Anxiety Of Separation

▮ **인간관계이론**
Interpersonal Relationship Theory

▮ **정신생물학**
Psychobiology

▮ **정신보건법**
National Mental Health Act

## (6) 현대 정신건강

① 20세기

ㄱ 의의 : 정신질환에 대한 새로운 치료가 발전한 시기이다.

ㄴ 항정신병약물의 사용이 늘어나면서 억제대나 인슐린이나 전기경련 치료 등과 같은 신체적인 치료법보다 집단치료 · 작업치료 · 오락치료를 선호하게 되었다.

② 1946년

ㄱ 미국에서는 정신보건법을 제정하였다.

ㄴ 정신의학 연구에 대한 지지, 정신건강 프로그램개발의 보조, 정신간호사를 포함하는 정신의학 전문인들의 양성 및 훈련을 위한 프로그램 개발하였다.

ㄷ 국립건강기구에 부설되는 국립정신건강기구(NIMH)의 설립되었다.

③ 1950년대 ~ 1960년대 초

ㄱ 의의 : 정신간호사의 역할이 분명해지는 시기이다.

ㄴ 대표적인 인물

| 구분 | 내용 |
|---|---|
| 페플라우<br>(Peplau) | • '간호에서의 대인관계(Interpersonal Relations in Nur sing)'이라는 책으로 정신간호의 체계적 · 이론적 기틀을 세웠다.<br>• 정신간호이론과 실무의 발달에 이정표가 되었다. |
| 투더<br>(Tudor) | • 간호사들도 환자의 정서적 성장을 촉진할 수 있다는 논문을 발표했다.<br>• 자신과 환자 사이의 격차를 줄이고 환자를 활동요법에 참여하는 간호중재법을 고안하였다. |

④ 1980년대 ~ 1990년대 : 환자와 가족들의 주장이 증대되었다.

⑤ 1979년 : 정신질환연맹(NAMI)이 발족되어 가족들의 요구를 지원하게 되었다.

### (7) 한국의 정신건강 간호

① 시초

　㉠ 일제 강점기때, 조선총독부의원에 있는 정신병동 내의 정신질환자 간호 제공에서 시작하였다.

　㉡ 정신약물학이 도입되어 보호관리에서 신체간호, 환자관찰, 투약, 인슐린 혼수 치료, 전기경련치료의 치료협조 등으로 변하였다.

② 1960년대 : 환경치료, 활동치료, 오락치료, 예술치료가 도입되었다.

③ 1955년 : 이화여자대학교에 국내 최초로 4년제 간호학과가 설립되어 정신간호가 정신과학이 되었다.

④ 1960년대 중후반 : 전문적으로 정신간호를 연구한 간호사에 의해 정신간호교육이 시작되었다.

⑤ 1960년대 말 : 정신간호학 전공 석사학위 수여자가 배출되었다.

⑥ 1990년 : 보건사회부 고시의 '전문 간호사 과정 등에 관한 고시'에 의해 1년 과정인 분야별 정신간호사과정이 개설되었다.

⑦ 1995년 : 정신보건법이 국회에서 입법 제정되어 정신질환자의 재활, 사회복귀, 인권보장을 위한 기틀을 마련하였다.

⑧ 2016년

　㉠ 정신보건법이 정신질환자의 인권옹호 등을 주 내용으로 정신건강복지법으로 명칭이 개정되었다.

　㉡ 정신보건 간호사는 정신건강 간호사, 사회복귀시설은 정신재활시설로 명칭을 변경하였다.

## 6 정신건강 간호의 모형

### (1) 정신분석 모형

① 의의 : 19세기 말 ~ 20세기 초 프로이트(Freud)에 의해 소개된 정신분석모형⁺은 인간 발달에 대한 일탈행동의 본질에 중점을 둔 새로운 관점을 제시한다.

② 일반 원칙

　㉠ 성인에 나타나는 이상행동의 원인을 어린 시절의 발달 단계에서 찾는다.

　㉡ 리비도는 어떤 발달 단계를 너무 지나치게 강조하고 연관된 갈등을 다루는 데 어려움 등으로 불안을 다루는데 고정된다.

　㉢ 불안을 다루는데 에너지의 과다 투입은 신경증 증상으로 이어지며 개인이 기능할 수 있는 능력을 방해한다고 믿는다.

　㉣ 일탈행동 : 근원적 갈등에 대한 상징적 표현이라고 하였다.

③ 대표 이론가

㉠ 에릭슨(Erikson) : 전 생애에 걸친 정신사회적 발달을 제시하며 기존 프로이트 이론을 확장하였다.

㉡ 안나 프로이트(A. Freud) : 소아 심리학으로 정신분석이론을 확장하였다.

㉢ 클라인(Klein) : 놀이치료의 개발로 정신분석기법을 아동에게 적용했다.

㉣ 호니(Horney) : 문화와 인간관계 요소들의 관점에 정신분석이론을 강조하며 성에 대한 관점을 반대하였다.

㉤ 프롬라이만(Fromm Reichmann) : 정신증 대상자들에게 정신분석기법을 적용했다.

㉥ 메닌저(Menninger) : 정신기능에 역동적 균형, 대처의 개념을 적용하였다.

④ 중재 및 치료

| 구분 | 내용 |
|------|------|
| 정의 | 성경의 재구성을 위해 자유연상, 꿈의 해석을 적용한다. |
| 자유연상 | • 어떤 의식적 점검과 검열 없이 떠오르는 생각을 그대로 언어화 하는 것이다.<br>• 대상자가 무의식적으로 회피하는 영역의 갈등영역은 '저항'이다. |
| 꿈의 해석 | • 꿈은 정신에서 내적갈등의 상징적 표현이다.<br>• 저항의 본질에 대한 통찰력을 제공할 수 있다.<br>• 치료자는 꿈의 해석으로 대상자에게 상징적 의미를 논의하거나 인식을 회피하는 문제의 중요성을 설명한다.<br>• 꿈의 해석 과정은 전이라는 현상으로 복잡해질 수 있다. |
| 전이 | • 대상자가 치료자에 대해 강한 긍정·부정적 감정을 발전시킬 때 일어난다.<br>• 강한 긍정적 전이는 대상자가 만족스러워하고, 치료자의 해석을 수용하도록 한다.<br>• 강한 부정적 전이는 치료자의 중재에 강한 저항을 불러일으킨다. |

⑤ 대상자와 치료자의 역할[+]

| 대상자 | 치료자 |
|--------|--------|
| • 적극적인 참여자로서 역할이 강조된다.<br>• 생각이 떠오르는 대로 정확하고 자유롭게 꿈을 포함한 모든 것을 표현하며 편안하게 눕는 자세를 취하여 자유연상을 촉진한다.<br>• 갈등과 의존적 욕구를 극복하고 치료자를 현실적으로 바라볼 수 있어야 한다. | • 시적인 어떤 것도 드러내지 않으며 대상자의 시선 밖에 위치해야한다.<br>• 비언어적 반응으로 대상자에게 영향을 끼쳐서는 안 된다. |

## (2) 대인관계 모형(Interpersonal Model)

① 정신분석모형에서 유래하였으며 대인관계 모형은 인간을 근본적으로 사회적인 존재로 보았다. 성격은 사회적 상호작용에 의해 결정된다고 인식하였다.

② 대표 이론가 : 설리번(Sullivan)과 페플라우(Peplau)[+]가 있다.

TIP & MEMO

➕ 정신분석모형에서 대상자와 치료자의 역할

치료자의 분석으로 대화방식이 달라질 때, 대상자는 수용이나 거절을 통해 해석을 제시한다.

➕ 페플라우

• 대인관계 간호이론의 대표 이론가
• 대인관계에서의 간호사의 역할로 이방인(Stranger), 자원인(Resource Person), 교육자(Teacher), 지도자(Leader), 대리인(Surrogate), 상담자(Counselor)로 보았다.
• 치료적 관계에서의 친밀감 형성 과정을 '심리적인 모성적 돌봄'이라고 하였다.

▎심리적인 모성적 돌봄

Psychological Mothering

③ 일반 원칙

　ㄱ 발달 단계별 사회화 : 가 단계의 만족스런 통과가 이루어지지 않으면 후에 부
　　적응 행동의 기초가 된다.

　ㄴ 자아개념 형성 : 태어나서 초기에 어머니와 함께 하는 삶의 경험이 중요하며
　　생애 전반에 걸쳐 발달에 영향을 미친다.

　ㄷ 왜곡된 자아개념 : 원만하지 못한 대인관계와 앞뒤가 맞지 않는 행동유형으로
　　발전된다.

④ 중재 및 치료

| 구분 | 내용 |
| --- | --- |
| 치료의 목표 | 불안과 병리적 문제를 초래하는 관계를 줄이는 것이다. 대상자들의 만족스러운 관계 성취에 초점을 두며 언어적·비언어적 의사소통, 사회적 역할, 자신과 타인에 대한 귀인, 일반적 행동 등에 대해 관심을 갖는다. |
| 치료 과정의 요점 | 올바른 대인관계의 경험이며 치료 과정은 재교육의 과정이다. |
| 치료적 관계 내에서의 친밀감 | 신뢰감을 형성하여 공감을 촉진하고 자존감을 증진하면서 건강한 성장을 증진시킨다. |
| 치료 종료 | 치료는 대상자의 만족스러운 인간관계 확립으로 기본적 욕구를 달성할 수 있을 때 종료된다. |

⑤ 대상자와 치료자의 역할

　ㄱ 대인관계 모형 : 대상자와 치료자는 동반자로 여겨지며 치료자는 '참여관찰자'
　　로 대상자를 참여시키고 신뢰감 형성, 대상자에게 공감하는 역할을 수행한다.

　ㄴ 대상자의 역할 : 치료자와 관심 공유, 충분한 상호관계의 참여로 이러한 관계
　　는 적응적인 대인관계의 토대가 된다.

## (3) 사회적 모형(Social Model)

① 정의

　ㄱ 정신분석모형과 대인관계 모형와 달리 사회적 환경에 주안점을 두는 것이다.

　ㄴ 사회적 환경이 인간과 인간의 삶에 커다란 영향을 준다고 보았다.

② 대표 이론가 : 자즈(Szasz), 캐플란(Caplan)[+] 등으로 지역사회 정신건강운동은 이
　이론에 바탕을 둔다.

③ 일반 원칙

　ㄱ 사회적 환경이 일탈의 행동에 중요 책임이 있다.

　ㄴ 문화적 환경 내에서는 정상으로 보이는 행동이 다른 환경에서 정상에서 벗어
　　날 수 있으며 다른 환경에서는 정신일 수도 있다.

　ㄷ 정신질환자로 불리는 사람들은 사회적 규범을 따를 수 없으므로 행동을 제한
　　하고 순응하면 회복된 것으로 간주하였다. 회복된 이후에 지역사회에 복귀하
　　는 것을 허락한다.

▌귀인
Attribution

➕ 자즈(Szasz), 캐플란(Caplan)
지역사회 정신건강운동은 사회적 모형에 바탕을 두었다.

④ 자즈와 케플란의 비교

| 구분 | 자즈 | 케플란 |
|---|---|---|
| 중재 및 치료 | • 대상자들의 선택의 자유를 옹호한다.<br>• 대상자의 치료법과 치료자 선택권을 존중하였다.<br>• 자유는 대상자가 유용한 치료방법을 아는 정보화된 소비자만이 가능하다고 여겼으며 강제입원을 반대한다.<br>• 일탈행동을 질환으로 간주하지 않았다.<br>• 질병 중심이 되는 생물학적 상태와 일탈 중심이 되는 사회적 역할을 구분하였다. | • 지역사회 정신보건을 지지한다.<br>• 정신건강 전문가를 사회적 문제 상담받는 사람이다.<br>• 정신건강 전문가는 정신질환에 이환될 위험이 큰 집단을 다양한 수준에서 중재한다.<br>• 사회는 세 가지 수준의 예방을 포함하여 광범위한 치료적 서비스를 제공할 도덕적 책임을 갖는다. |
| 대상자의 역할 | • 치료할 때 문제를 규정하고 제시된 중재를 동의·거부권을 갖는다.<br>• 삶의 변화에 만족하면 치료는 종료된다. | 소비자로서 적절한 수준의 도움을 선택한다. |
| 치료자의 역할 | • 치료자는 대상자가 도움을 요청할 때만 돕는다.<br>• 대상자가 변화할 수 있도록 협력한다.<br>• 효과적 변화를 위해 여러 방법을 추천하지만 강제적으로 진행하지 않는다. | • 지역사회에 개입할수록 지역사회 정신건강에 영향을 줄 수 있다.<br>• 대상자의 이해를 높일 수 있는 주요 방법이다. |

(4) 실존적 모형(Existential Model)

① 실존주의 철학에서 인간관의 기본가정인 현상학적 방법과 결합하여 대상자의 이해·치료의 성취의 의도로 유럽 정신의학의 접근법이다.

② 치료는 대상자가 내면세계를 자각하고 이해하도록 현재·지금에 강조점을 두며 자신을 신뢰하도록 돕는다.

③ 일반 원칙

　㉠ 개인이 자신 또는 환경으로부터 멀어질 때 일탈행동이 일어나고 멀어지는 것은 스스로 자신에게 가하는 억압이다.

　㉡ 개인은 스스로 진실된 행동을 수행할 만큼 자유롭지 않고 사람들은 진실한 것을 피하며 다른 사람의 요구에 굴복하는 경향이 있다.

　㉢ 스스로 절망감·슬픔·고립감을 느끼고 비판·자기인식 결여로 타인과 보완적 관계 형성이 힘들다.

④ 중재 및 치료

　㉠ 대표적인 치료 : 앨리스(Ellis)의 합리적 정서행동치료, 글래서(Glasser)의 현실치료, 펄스(Perls)의 게슈탈트치료 등이 있다.

　㉡ 실존적 치료 과정 : 만남에 중점을 두며 서로의 존재에 대한 진정한 평가를 포함한다.

　㉢ 만남 : 대상자가 과거를 받아들이고 현재에 충실하고 미래를 기대하도록 한다.

**┃합리적 정서행동치료**

REBT, Rational Emotive Behavioral Therapy

**┃현실치료**

Reality Therapy

**┃게슈탈트치료**

Gestalt Therapy

⑤ 대상자와 치료자의 역할

| 대상자 | 치료자 |
|---|---|
| • 성인으로 대우받고 질병은 중요하게 다루지 않는다.<br>• 치료 과정에 도전 충족을 위해 치료자가 제시하는 방법에 적극적으로 한다. | • 방황하는 대상자에게 안내자 역할을 한다.<br>• 대상자가 변해야 하는 부분을 직접 지적한다.<br>• 불필요한 자질은 돌봄 능력과 온화함이다. |

**TIP & MEMO**

▌실존적 모형에서 대상자와 치료자의 역할

• 대상자와 치료자 모두 동등하다.
• 치료자와 대상자는 개방적이고 솔직해야한다.

(5) 행동 모형(Behavioral Model)

① 학습이론에서 유도되며 관찰가능한 외적행동에 중점을 둔다. 행동이 변하면 인지·정서적 변화가 수반된다고 보았다. 관찰이 가능한 행동의 양적 측면을 강조하고 행동의 객관적 평가를 중시한다.

② 대표 이론가: 왓슨(Watson), 스키너(Skinner), 손다이크(Thorndike), 아이젠크(Eysenck) 등이 있다.

③ 일반 원칙

ㄱ 모든 행동은 학습된다. 규범에서 벗어난 행동은 잘못된 학습으로 생긴 습관·반응·행동을 분석하여 바르게 수정되 수 있다.

ㄴ 자극을 주면 반응이 강화되면서 학습이 된다. 행동의 학습은 강화물이 중요하다.

④ 중재 및 치료

ㄱ 치료자의 주관성을 배제한다. 대상자의 구체적 행동을 정확하게 기술하여 측정하면서 치료를 시작한다.

ㄴ 무의식적 행동의 습득과정에 중점을 둔다. 고전적 조건화, 자발적 행동, 환경의 관계에 관심을 둔 조작적 조건화의 학습과정에 적용한다.

ㄷ 강화, 보상, 소거의 학습원리를 기초로 행동수정, 이완훈련, 바이오 피드백, 체계적 둔감법, 혐오치료, 토큰경제 등이 개발되었다.

ㄹ 인지행동수정은 행동이론에 인지 역할을 도입한 것이다. 자기관찰로 부적응적 행동을 발견하여 내적대화를 통해 새로운 행동을 유도한다.

▌인지행동수정(CBM)

Congnitive Behavioral Modification

⑤ 대상자와 치료자의 역할

| 대상자 | 치료자 |
|---|---|
| • 학습자 역할<br>• 치료의 적극적 참여자가 되어 학습강화를 위한 숙제를 집에서도 수행한다. | • 교사 역할<br>• 행동전문가로서 일탈행동을 버리고 적응적 행동으로 인도한다. |

## (6) 의사소통 모형(Communication Model)

① 인간의 행동은 다른 사람과 의사를 교류하는 것이다.

② 일탈행동은 의사소통과정의 장애로 불안과 좌절이 발생시킨다.

③ 대표 이론가 : 상호교류 분석의 번(Berne), 인간커뮤니케이션 실용성 연구의 와츠라위크(Watzlawick) 등이 있다.

④ 일반 원칙

   ㉠ 개인에게는 세 가지 자아상태인 부모·성인·아동이 있으며, 둘 이상의 사람들 간의 의사소통과 관계상황에서 선택적으로 개인의 행동력이 작용한다. 행동력으로 발현되는 자아상태에 따라 인간관계와 의사소통의 양상이 달라지고 문제가 발생한다.

   ㉡ 의사소통은 상호교류에 의해 이루어지며 상호교류는 상보적 상호교류, 교차적 상호교류, 이면적 상호교류로 구성된다.

   ㉢ 정보·감정·의견의 교류를 방해하는 상호교류는 의사소통의 중단과 갈등을 초래한다.

⑤ 중재 및 치료

   ㉠ 의사소통에 근거하여 치료는 개인과 집단 내에서 진행된다.

   ㉡ 의사소통 형태를 사정하고 문제를 진단한다. 대상자가 자신의 잘못된 의사소통의 형태를 인식한다.

⑥ 대상자와 치료자의 역할

| 대상자 | 치료자 |
|---|---|
| 자신의 의사소통 유형 분석에 참여하고 변화에 대한 책임을 진다. | • 대상자의 의사소통 과정을 중재하고 의사소통의 변화를 유도한다.<br>• 언어적·비언어적 의사소통 일치를 강조하며 의사소통의 역할모델이 된다. |

## (7) 스트레스 모형

① 스트레스는 정신적·신체적 건강 문제와 관련된다. 의료인들은 스트레스 개념·관리 등에 관심을 가져야 한다.

② 대표 이론가 : 캐논(Cannon), 셀리에(Selye), 라자루스(Lazarus) 등이 있다.

③ 일반 원칙

   ㉠ 스트레스는 하나의 자극이고 생체 내에서 비특이적으로 나타나는 특정한 증상으로 나타난다.

   ㉡ 개인이 다루는 에너지의 양은 한정되고 유전형질·태도·생활방식 등에 의해 에너지 사용과 스트레스 적응이 달라진다.

   ㉢ 스트레스가 신체에 미치는 구조적·화학적 변화로 객관적 측정이 가능하다.

   ㉣ 일반적 적응증후군(GAS, General Adaptation Syndrome)[+] : 스트레스가 사람에게 지각되면 반응이 일어날 때의 변화이다.

---

**▌ 상호교류분석**
Transactional Analysis

**▌ 상보적 상호교류**
Complementary Transaction

**▌ 교차적 상호교류**
Crossed Transaction

**▌ 이면적 상호교류**
Ulterior Transaction

**✚ 일반적 적응증후군**
• 첫 번째 단계 : 경고반응단계
Stage Of Alarm Reaction
• 두 번째 단계 : 저항단계
Stage Of Resistance
• 세 번째 단계 : 소진단계
Stage Of Exhaustion

④ 중재 및 치료

    ㉠ 스트레스 반응은 내적요인에 기인하기 때문에 최소화하여 관리하는 데 중점을 둔다.

    ㉡ 긴장도를 줄이고 생활 통제력을 통해 삶의 질을 향상시킨다.

    ㉢ 스트레스 인식 일지, 심호흡, 점진적 이완법, 심상법, 바이오 피드백, 생각의 중단 등을 행한다.

⑤ 대상자와 치료자의 역할

| 대상자 | 치료자 |
|---|---|
| • 자기관리는 개인조절로 하는 것이다.<br>• 개인조절은 환경 일부를 조작하는 능력과 유해자극을 변화시키기 위한 행동을 하는 개인의 인지이다. | 대상자의 자기관리를 강화하기 위해 효과적으로 이완과 대처방식을 습득을 돕는다. |

### (8) 의학모형(Medical Model)

① 정의 : 전통적인 의사 – 대상자 관계에 기초한 방법이며 생물생리이론을 포함한다.

② 중추신경계의 이상으로 나타나는 정신병리를 바라보는 관점이다. 기질적 취약성이 없을 때 나타나지 않는 스트레스 기질모형을 포함한다.

③ 일반 원칙

    ㉠ 일탈행동을 중추신경계 이상증상으로 간주한다

    ㉡ 스트레스 기질 모형은 스트레스원과 스트레스원에 대한 인간의 반응에 중점을 둔다.

④ 중재 및 치료

    ㉠ 정신질환의 진단에 중점을 두며 진단 이후에는 후속적 치료가 진행된다.

    ㉡ 수집된 자료를 바탕으로 진단이 정립된다. 진단검사와 대상자를 관찰하여 입원이나 외래를 결정한다.

    ㉢ 의사가 팀 지도자로 치료는 약물치료, 수면박탈치료, 광선치료, 전기경련치료 등의 신체적 치료를 한다.

    ㉣ 의사의 객관적 관찰과 대상자의 주관적 평가 등에 의해 평가된다. 증상이 사라질 때까지 치료는 계속된다.

⑤ 대상자와 치료자와의 역할

| 대상자 | 치료자 |
|---|---|
| 자신이 정신과적 문제가 있는 것을 인정한다. | 대상자의 질병을 확인하고 치료계획을 수립한다. |

■ 생물생리이론
Biophysiologic Theory

■ 스트레스 기질모형
Stress Diathesis Model

## ⑼ 간호 모형

① 인간 · 건강 · 환경 · 간호의 4가지 패러다임을 중심으로 대상자를 통합된 존재로 인식한다. 환경의 일부로 상호작용하고 환경과 대상자가 균형상태를 회복 및 유지한다.

② 일반 원칙

　　㉠ 건강과 질병은 대상자 환경을 고려하여 개개인에 따라 다르게 정의된다.

　　㉡ 정신질환 : 정상 · 비정상이 뚜렷하지 않은 하나의 연속선상의 개념이다.

　　㉢ 일탈행동 : 어떤 시점에서 미숙, 비합리적, 비효율적, 바람직하지 못한 정도나 심각성, 지속성 측면에서 판단한다. 대상자의 인격적인 기능의 일부로 나타나고 정신과적 개별현상에 대한 연구 및 총체적 인간으로 사회적 역할 수행 · 기능 · 강점 등 삶의 모든 측면에 관심을 갖는다.

③ 중재 및 치료

　　㉠ 정신적 문제를 다루기 위해 간호과정을 진행한다.

　　㉡ 간호과정은 순환적 · 역동적이며 대상자 중심으로 행해진다.

　　㉢ 개인의 반응, 문제 해결, 의사결정, 대인관계, 보편적인 적용가능성 등에 초점을 두고 비판적 사고를 활용한다.

④ 대상자와 치료자의 역할[+]

| 대상자 | 치료자 |
|---|---|
| • 성장할 수 있는 잠재적 특성이 있는 간호의 능동적 참여자의 역할을 한다.<br>• 효과에 대한 피드백을 요구한다.<br>• 자신의 건강요구를 알리며 건강 문제 특성을 설명하며 간호사의 이해를 돕는다. | • 대상자에게 따뜻한 마음, 가치 있는 존재로 인정 · 존중하는 태도를 가진다.<br>• 대상자 입장에서의 정서를 공유하고 이해도 높은 순수성으로 상호작용을 한다. |

## 7 정신생물학

### ⑴ 중추신경계

① 대뇌(Cerebrum)

　　㉠ 형태 : 뇌량으로 연결된 두 개의 반구이다. 1,000억 개 뉴런으로 구성된 회색질의 층판으로 뇌의 여러 구조와 연결되어있다.

　　㉡ 뇌량 : 뇌에서 가장 큰 섬유덩어리이다. 대뇌반구 사이의 정보교환을 촉진한다. 나이가 들수록 양과 세포의 질이 떨어져 노인 정신장애와 관련된다.

　　㉢ 기능[+] : 언어, 추상적 사고, 기억, 인지 등을 담당한다. 각 대뇌반구는 네 개의 엽으로 구성되고 엽은 독특한 기능과 몇 가지 상호관련된 기능이 있다.

**TIP & MEMO**

➕ **간호 모형에서 대상자와 치료자의 역할**

대상자와 간호사 간에 신뢰를 바탕으로 인간관계 형성을 이룬다.

❘ **뇌**

뇌의 무게는 약 1,350g이다. 약 1,000억 개의 뉴런, 신경교가 존재한다.

➕ **대뇌의 기능**

• **전두엽** : 사고, 도덕적 행동, 신체 운동을 조절한다.
• **두정엽** : 감각해석, 장소에 대한 지남력에 관여한다.
• **측두엽** : 듣기, 기억에 관여한다.
• **후두엽** : 기억에 관여하고 시각 해석, 언어생성을 조정한다.
• **측두엽** : 변연계와 함께 감정표현에 관여한다.

② 변연계

　　㉠ 형태 : 대상화에서 비롯하여 해마, 시상, 시상하부, 편도를 포함하며 뇌간 위
　　　　의 C자 고리로 형성되어 있다.

　　㉡ 기능 : 희노애락, 공격성 등의 감정의 중심지이며 행동의 중요역할을 수행한다.
　　　　주로 정신장애, 감정적 행동과 관련된 부위이다.

　　㉢ 해마와 편도 : 기억과 관련된 지각과 감정 처리를 맡는다. 해마는 단기기억을
　　　　장기기억 변환을 일으키고 다량의 신경전달 물질을 포함한다.

　　㉣ 시상 : 활동, 감각, 감정을 조절하는 중계중추이며 통증과 관계있다.

　　㉤ 시상하부 : 체온, 성적충동, 식욕조절, 내분비기능, 흥분, 조증, 분노와 같은
　　　　충동적 행동과 관련이 있다.

③ 소뇌(Crerbellum)

　　㉠ 기능 : 감각정보처리, 운동계의 일부로 평형감각, 근육 긴장도, 자세 조절, 수
　　　　의적 운동의 조정에 관여한다. 다른 뇌와 연결되어 인지적·행동적·감정적
　　　　기능과 관련이 있다.

　　㉡ 결함 : 파킨슨병, 피질하 치매 등을 유발한다.

④ 뇌간(Brain Stem)

　　㉠ 기능 : 망상체활성화계(RAS)를 통한 변연계와의 상호작용으로 중요하다. 척수
　　　　에서 비롯된 망상체활성화계는 각성과 의식상태를 조정하게 된다.

　　㉡ 장애 : 수면장애가 발생할 수 있다. 집중방해로 정신장애를 유발하고 악화시킨다.

　　㉢ 추체외로계 : 대뇌의 추체외세포에서 대뇌기저핵을 거쳐 척수신경으로 정보를 보
　　　　내는 역할을 한다.

⑤ 뇌실(Ventricle)

　　㉠ 대뇌반구 각각 큰 공동의 외측 뇌실을 포함한다.

　　㉡ 중앙의 작은 공동 제3뇌실은 간뇌의 중앙과 시상 양쪽의 사이에 위치한다.

　　㉢ 제4뇌실은 교뇌와 연수 근처에 위치하며 척수의 중심판과 연결되어 있다.

## (2) 자율신경계

① 특정 정신생리적 장애와 관련이 있다.

② 교감신경계와 부교감신경계

　　㉠ 교감신경계 : 한 단위로 활동하며 척수에서 신경절과 장기까지 분포된 축삭돌기
　　　　가 신경절 고리로 되어있다. 감정자극을 증가시키는 호르몬 분비를 조절한다.

　　㉡ 부교감신경계 : 한 번에 한 장기의 활동을 제한하고 척수에서 신경섬유가 비롯
　　　　된 부위를 따라 뇌신경과 천골신경으로 나뉜다.

■ 추체외로증상(EPS,
Extrapyramidal Symptom)
정형 향정신병 약물을 투약하면 부
작용으로 발생할 수 있다.

## (3) 신경전달 물질

① 뉴런의 세포질에서 합성 → 시냅스 전 종말단추에 존재 → 자극전달 → 시냅스 간격으로 유리 → 시냅스 후 수용체와 결합

② 음식섭취나 약물복용 등에 영향을 받으며 직·간접적으로 시냅스 후 세포막 이온채널의 개폐역할을 하는 작은 분자로 흥분성 전달 물질과 억제성 전달 물질로 구분된다.

③ 특징 : 인간의 행동, 신체기능, 의식, 지식, 창의성, 기억, 감정의 변화를 일으킨다.

④ 양전자방출단층 촬영술(PET), 단일광자방출단층 촬영술(SPECT) : 영상기법으로 신경전달 물질의 방사선동위원소 추적자의 유리와 조직농도 측정에 사용된다.

⑤ 아민계

| 구분 | | 내용 |
|---|---|---|
| 정의 | | • 티로신, 트립토판, 히스티딘과 같은 아미노산 분자에서 생성된다.<br>• 내용물에 아민을 포함하는 신경전달 물질이다.<br>• 뇌의 여러 부위에서 발견되고 학습, 감정, 운동조절 등에 영향을 미친다. |
| 종류 | 도파민 | • 식이성 아미노산인 티로신에서 생성된다.<br>• 뇌간 흑질에 존재하고 흥분성 전달 물질로 인간의 쾌락에 중요한 역할을 한다. |
| | 노르<br>에피네프린 | • 식이성 아미노산인 티로신에서 생성되며 말초신경계에서 주로 발견된다.<br>• 뇌간에 있으나 청반에 다량 존재한다.<br>• 흥분성·억제성 전달 물질이다.<br>• 농도에 따라 수면과 각성 상태가 다르다. |
| | 세로토닌 | • 식이성 아미노산인 트립토판에서 생성된다.<br>• 뇌간의 봉선핵에 다량 존재한다.<br>• 세로토닌의 경로는 봉선핵에서 시작하여 기저신경절, 변연계, 대뇌피질, 시상하부, 뇌간, 척수 등으로 연결된다. |

⑥ 콜린성 신경전달 물질

㉠ 아세틸콜린 : 콜린에서 합성되는 물질이다. 뇌와 척수에 존재하지만 골격근 신경근 연접부 등 말초신경계에 광범위하게 존재한다.

㉡ 기능 : 흥분성·억제성 전달 물질이다. 기억, 기분장애, 수면, 각성주기, 통증 인지에 영향을 주며 근육에 활동신호를 보낸다.

⑦ 아미노산

| 구분 | 내용 |
|---|---|
| 감마 -<br>아미노부티르산 | 글루타민산 유도체로서 글라이신과 더불어 억제성 아미노산계 신경전달 물질이다. 미상핵, 피각에서 시작하여 담창구, 흑질 및 대뇌피질로 가는 경로를 나타낸다. |
| 글라이신 | 세린에서 합성되며 중추신경계의 척수와 뇌간 부위의 농도가 가장 높다. 글루타메이트기능에 보조적 기능을 하거나 자체 수용체와의 결합으로 억제적으로 기능한다. |

⑧ 신경펩티드

  ㉠ 정의 : 신경계에서 발견되는 모든 펩티드의 총칭이다.

  ㉡ 분포 : 대뇌피질, 편도, 선조체, 시상하부, 봉선핵, 뇌간 및 척수 등의 부위에
    다양하게 분포한다. 시상하부에는 매우 적고 소뇌에는 거의 없다.

  ㉢ 종류

| 구분 | 내용 |
|---|---|
| 부신피질자극호르몬 | 스트레스, 감정, 기억에 관계한다. |
| 부신피질자극호르몬 분비촉진호르몬 | |
| 콜레시스토키닌 | 섭식장애, 상동증, 조현병에 관계한다. |
| 뉴로텐신 | 조현병과 관련이 있다. |
| 소마토스타틴 | 헌팅톤병, 알츠하이머병과 관련이 있다. |

**(4) 내분비계**

① 역할

  ㉠ 신경 전달 물질과 내분비 상호작용을 수반한다.

  ㉡ 내외적 요인에서 발생하는 자극에 반응하고 개인에 따라 차이가 존재한다.

② 신경내분비기능의 이상 : 조현병, 산후정신증, 만성 정신질환자의 다음 · 다갈증,
  공황장애, 기분장애, 신경성 식욕부진증과 관련이 있다.

③ 우울증

  ㉠ 시상하부 – 뇌하수체 – 부신피질 축 기능이 항진되어 덱사메타손억제검사에
    서 양성으로 나타난다.

  ㉡ 갑상샘자극호르몬분비호르몬에 의한 갑상샘자극호르몬반응이 감소한다.

④ 에디슨병 : 우울, 무감동, 피로, 정신증을 유발한다.

⑤ 갑상샘저하증

  ㉠ 우울, 불안 등을 일으킨다.

  ㉡ 스테로이드 투여 시 우울, 경조증, 흥분 등의 정신증이 발병한다.

**(5) 면역계**

① 역할

  ㉠ 해로운 병원체와 독소에 대항하여 신체 보호를 수행하는 복잡한 세포망과 산
    물인 면역체계 역시 중추신경계 기능이나 행동과 관련이 있다.

  ㉡ 뇌하수체, 해마, 시상하부 등이 면역기능을 조절한다.

② 면역 관련 신경전달 물질 : 노르에피네프린, 베타엔도르핀, 메트 – 엔케팔린, 코르
  티솔 등이 있다.

▌신경펩티드
Neuropeptide

▌부신피질자극호르몬(ACTH)
Adrenocorticotrophic Hormone

▌부신피질자극호르몬 분비촉진호르몬(CRF)
Corticotropin – Releasing Factor

▌콜레시스토키닌(CCK)
Cholecystokinin

▌뉴로텐신
Neurotensin

▌소마토스타틴
Somatostatin

▌감상샘자극호르몬분비호르몬
(TRH,
Thyrotropin Releasing Hormone

▌갑상샘자극호르몬
TSH,
Thyroid Stimulating Hormone

▌에디슨병(부신기능저하증)
Addison's Disease

③ 정신사회적 스트레스 요인과 면역기능 감소는 질병 감수성을 증진과 병리적 증상을 초래할 수 있다. 면역장애 원인 또는 결과와 상호관련이 있다.

④ 후천성면역결핍증(AIDS) : 내분비장애나 자가면역에 의한 뇌손상 등이 정신질환을 유발할 수 있다.

### (6) 유전과 정신장애

① 양극성장애와 유전 : 염색체 11의 DNA지표가 양극성장애와 관련이 있고 유전이 될 가능성도 존재한다.

② 조현병과 유전

   ㉠ 조현병 발병률은 일반인구의 1%이다.

   ㉡ 부모 한 쪽이 조현병을 앓으면 자녀가 걸릴 가능성은 약 15%이고, 부모 모두가 조현병인 경우 자녀는 40%의 가능성이 있다.

③ 치매와 유전

   ㉠ 치매처럼 늦게 발병하는 질환은 45세 이후에 발병한다.

   ㉡ 알츠하이머병에 대한 조사로는 뇌단백질 아밀로이드 $\beta$ 가 뇌세포 손상을 일으킨다.

   ㉢ 다운증후군과 관련이 있는 염색체 21번에 전구물질이 위치한다고 알려졌다.

④ 성격·행동장애와 유전

   ㉠ 유전연구는 가족 유전양식에 따라 특정 성격장애 발전 위험을 보여준다.

   ㉡ 성격장애, 약물중독, 범사회적 행동은 가족적 소인이 있음을 지적한다.

### (7) 환경의 정신생리적 영향

① 독성물질

   ㉠ 모든 연령대에 있는 사람의 생리와 행동에 영향을 미치는 약물과 독성물질은 노출효과가 잘 알려진 납을 포함하여 각종 약물이 있다.

   ㉡ 약물이나 화학물질 등의 독성물질에 노출된 사람의 행동결함은 유전될 수 있다.

   ㉢ 간호사는 아동의 독성물질 노출에 대한 정신생리적 사정이 이루어질 때 부모의 약물사용과 화학물질 노출양상을 사정한다.

② 질병과 상해

   ㉠ 질병과 상해는 정신건강에 영향을 준다.

   ㉡ 각종 재해의 생존자는 신체손상과 함께 여러 가지 신경학·정신과적 문제를 일으키는 심리 손상을 입을 수 있다.

   ㉢ 간호사는 외상환자나 신체 질병환자를 돌볼 때 치료적 관계를 수립하여 정신 영역의 건강상태를 유지하도록 대상자를 돕는다.

③ 계절적 기분장애

   ㉠ 다른 형태의 광선노출로 감수성과 신체의 일주기리듬 등이 변화한다.

   ㉡ 계절적 기분장애는 겨울의 우울장애, 여름에 다행증으로 나타날 수 있다.

## 8 인간의 발달적 이해

### (1) 정신성적 발달이론(Psychosexual Developmental Theory)

① **정의**: 프로이트(Freud)의 정신분석이론을 통한 이론이며 인간의 성격발달 단계를 성적에너지 리비도가 집중된 부위에 따라 나누었다.

② **구강기**(Oral Stage)
- ㉠ 기간: 0 ~ 1.5세
- ㉡ 특징: 리비도가 입술, 혀 등의 입 주변 기관에 집중된다.
- ㉢ 영아의 관계는 어머니의 보호와 수유에서 시작된다. 수유는 영아에게 만족을 주는 유일한 것이다. 어머니의 편안한 보살핌도 만족과 동일하게 여긴다.
- ㉣ 만족: 자신감, 관대함, 자급자족, 주고받는 능력, 신뢰성, 독립성으로 이어진다.
- ㉤ 과잉만족: 낙관주의 자기애, 염세주의, 의존적 성향을 가진다.
- ㉥ 결핍: 주기보다는 받길 좋아하는 성격, 선망과 질투, 불평이나 불만, 요구 증가, 과식, 껌 씹기 같은 입놀림의 증가, 음주, 흡연 등의 문제행동으로 나타난다.

③ **항문기**(Anal Stage)
- ㉠ 기간: 1.5 ~ 3세
- ㉡ 특징: 아동의 성적 관심에서 항문 부위가 초점이 되는 시기이다. 대 · 소변의 배설에서 쾌감을 느낀다.
- ㉢ 족: 자주성, 적극성, 결단력, 협조심, 높은 긍지와 자존감 발달로 이어진다.
- ㉣ 문기적 성격(Anal Personality): 과잉충족이나 과잉좌절은 두 가지로 나뉜다. 지나치게 모범적, 완벽주의, 완고, 인색, 구두쇠 같은 성격이 될 수 있다. 반대로 양가감정, 더러움, 너저분함, 반항, 분노, 가학 - 피학성을 지닌 성격으로 발달할 수 있다.

④ **남근기**(Phallic Stage)
- ㉠ 기간: 3 ~ 6세
- ㉡ 정의: 오이디푸스기라고도 한다. 부모, 형제, 자매 간에 갈등이 많아 '가족삼각관계'라고도 하며 가장 중요한 시기이다.
- ㉢ 특징: 남아는 음경을 자랑스러워하고 수음행위를 하며, 여아는 음경에 대한 선망을 갖는다.
- ㉣ 이 시기에 아동은 무의식적으로 반대 성의 부모를 소유하려고 한다. 남아는 연적인 아버지에게 자신의 성기를 해칠 것이라는 두려움으로 거세공포를 느낀다. 이에 따른 불안을 거세불안이라 한다. 남아는 어머니의 소유를 위해 아버지를 닮으려 하면서 오이디푸스 콤플렉스의 갈등을 해소하게 된다. 여아는 반대로 엘렉트라 콤플렉스로 나타나다.
- ㉤ 결핍: 오이디푸스 콤플렉스를 잘 해결하지 못하면 초자아의 잘못된 형성된다. 반사회적 성격장애와 불안장애의 원인이 될 수 있다.

**▌리비도**
Libido

**▌오이디푸스기**
Oedipal Period

**▌가족삼각관계**
Family Triangle

**▌거세공포**
Castration Fear

**▌거세불안**
Castration Anxiety

**▌엘렉트라 콤플렉스**
Electra Complex

⑤ 잠복기(Latent Stage)

　㉠ 기간 : 7 ~ 12세, 성적인 관심을 드러내지 않으며 새로운 갈등과 충동이 일어나지 않는다.

　㉡ 특징 : 지적영역과 사회적인 면에서 활동이 활발하다. 성적에너지가 전환되어 가정을 벗어나 동성친구, 단체에서의 안정감을 느낀다.

　㉢ 만족 : 성공적 잠복기는 적응능력, 학업, 대인관계의 원만함으로 나타난다.

　㉣ 결핍 : 발달 단계의 과제들이 미해결 상태라면 학습에 적응하는 것에 지장이 있고 열등감 위험이 있다.

⑥ 생식기(Genital Stage)

　㉠ 기간 : 12 ~ 18세, 오이디푸스 문제가 재출현한다. 남근기와는 달리 남녀 성생활의 도구로 성기를 인식하며 이차성징이 나타난다.

　㉡ 특징 : 부모에게 향하던 리비도는 이성에게 향한다. 성숙한 이성관계를 맺고 개인적 주체성을 확립하고 성인으로 자신에게 부과된 역할을 수행한다.

　㉢ 만족 : 개인의 성숙, 조화, 주체성 확립을 가져온다.

　㉣ 결핍 : 과거의 잘못된 발달 단계의 영향을 받은 성격의 소유자가 되며 주체성 혼돈이 온다.

## (2) 정신사회적 발달이론(Psychosocial Developmental Theory)

① 정의 : 에릭슨(Erikson)에 의한 이론이다. 프로이트와 달리 성인기를 포함하여 전 생애 성격 발달을 말한다. 생애 주기마다의 존재하는 정신사회적 갈등과 위기를 극복하는 것에 따라서 성격이 결정된다고 하였다.

② 신뢰감 대 불신감(영아기)

　㉠ 기간 : 0 ~ 1세

　㉡ 특징 : 음식, 빨기, 따듯함과 안정, 사랑과 안전에 대한 영아의 기본욕구가 돌보는 사람에 의한 지속적 제공으로 신뢰감이 형성된다.

　㉢ 부적응 : 의심, 두려움, 불신감을 갖고 부족한 음식, 수면, 배출로 나타나게 된다.

③ 자율성 대 수치심(초기아동기)

　㉠ 기간 : 1 ~ 3세

　㉡ 특징 : 유아는 옷 입기, 걷기, 잡기, 먹기, 배변 등에서 자신의 의지대로 행동하면서 독립성을 함양하고 자아통제가 시작된다.

　㉢ 부적응 : 허용되지 않는다면 자기능력을 의심한다. 자율적 행동의 실패로 부정적 느낌으로 부끄러워하게 된다.

④ 주도성 대 죄책감(후기아동기)

   ㉠ 기간 : 3 ~ 6세

   ㉡ 특징 : 아동은 새로운 것을 계획하고 시도하면서 주도성이 발전된다. 활기차고 상상력이 풍부해지고 끊임없이 질문을 한다. 동일한 성의 부모와 자신을 동일시하며 선악의 판단이 시작된다.

   ㉢ 부적응 : 부모의 억제는 주도성을 좌절시키고 부모와 갈등에서 죄책감을 느낀다. 아동은 다른 사람의 권리를 침해하지 않으면서 활동하는 것을 배워야 한다.

⑤ 근면성 대 열등감(학령기)

   ㉠ 기간 : 6 ~ 12세

   ㉡ 특징 : 성취를 통해 자존감을 채우고 기술을 써서 생산한다. 학교와 교사의 영향을 받는다.

   ㉢ 부적응 : 아동이 어떤 일을 제대로 수행하지 못하는 것을 어른이 인지할 때 열등감이 일어난다. 학교생활, 신체적 기술습득, 친구 만들기 등의 결핍이 열등감을 일으킨다.

⑥ 정체감 대 역할 혼돈(청소년기)

   ㉠ 기간 : 12 ~ 18세

   ㉡ 특징 : 개인은 자아통합성을 개발하고 또래들이 행동에 중요한 영향을 주며 직업목표를 결정하는 것이 주요 결정사항이다.

   ㉢ 부적응 : 정체감 개발 실패는 역할 혼돈으로 무력감, 고립, 우유부단한 태도를 보이며 직업결정에 많은 시간을 소요한다.

⑦ 친밀감 대 고립감(성인기)

   ㉠ 기간 : 18세 ~ 45세

   ㉡ 특징 : 관계를 맺고 끊는 것을 배우며 타인이나 성적대상자에게 배운다.

   ㉢ 부적응 : 자아정체감이 불완전 하면 친밀감 형성이 어렵고 타인과의 관계를 형성하지 못하거나 위축된 사람은 고립감을 형성한다.

⑧ 생산성 대 자기침체감(중년기)

   ㉠ 기간 : 45 ~ 65세

   ㉡ 특징 : 성숙한 성인은 다음 세대의 양성 교육하는데 관심을 쏟는다. 성인은 자기 자신보다 다음 세대를 걱정한다.

   ㉢ 부적응 : 개인의 안녕, 물질 획득에 몰두하며 삶의 침체기를 만든다.

⑨ 통합성 대 절망감(노년기)

   ㉠ 기간 : 65세 이후

   ㉡ 특징 : 노인은 만족감을 가지고 회상하며 삶과 죽음을 받아들인다.

   ㉢ 부적응 : 불행, 실망, 실패로 삶을 절망감에 보낸다.

### (3) 대인관계 발달이론

① 정의 : 설리번(Sullivan)에 의해 주장되었다. 성격은 주로 다른 사람들과의 사회적 교류에 의해 형성되고 출발점은 아이와 어머니에 있다. 성격의 건전한 발달은 안정이 중요하고 부모와 자녀 간의 안정이 성립되지 않을 시 불안이 발생한다.

② 영아기
 ㉠ 기간 : 0 ~ 18개월
 ㉡ 특징 : 구강이 환경과 상호작용에 가장 중요하다. 수유는 대인관계의 중요한 경험이다.

③ 아동기
 ㉠ 기간 : 18개월 ~ 6세
 ㉡ 특징 : 개인적 욕구충족이 방해받아 지연될 때 믿음으로 편안하게 수용하는 것을 배운다. 성 개념이 발달하여 남성이나 여성에 따른 역할을 동일시하고 성인 흉내내는 놀이를 한다.

④ 소년기
 ㉠ 기간 : 6 ~ 9세
 ㉡ 특징 : 같은 또래 아이들과의 관계 형성이 가장 중요한 과제이다. 경쟁, 협력, 협상을 형성할 수 있다. 내적 통제에 의한 행동관리가 가능하며 현실과 환상을 구별한다.

⑤ 전청소년기
 ㉠ 기간 : 9 ~ 12세
 ㉡ 특징 : 동성과의 관계를 중요시하고 다른 사람과의 협력, 사랑, 애정을 나눈다. 타인과 순수한 대인관계를 맺기 시작하면서 친한 친구가 없으면 절망적 고독을 경험한다.

⑥ 초기청소년기
 ㉠ 기간 : 12 ~ 14세
 ㉡ 특징 : 정체성 확립, 부모로부터 분리, 독립에 관심이 집중되며, 이성친구들과 만족스러운 관계 형성이 주된 과제이다. 생리적 변화로 욕정을 경험하며 경험에서 욕망의 역동이 나오고 성격에 영향을 주게 된다.

⑦ 후기 청소년기
 ㉠ 기간 : 14 ~ 21세
 ㉡ 특징 : 사회에서 상호의존하는 관계를 형성한다. 이성 선택을 위해 친밀한 관계를 형성하고 관계를 유지하는 것이 중요하다. 성숙한 개인으로 책임, 의무를 감당하는 자아 형성으로 불안을 승화할 수 있다.

### (4) 분리 개별화 이론(Separation Individuation Theory)

① **정의** : 말러(Mahler)에 의해 창시되었으며 영아와 어머니의 상호작용을 발달적 관점에서 개념화 하였다.

② **정상자폐기**(Autistic Phase)

ㄱ 기간 : 출생 ~ 1개월

ㄴ 특징 : 절반은 잠자고 절반은 깨어있다. 타인과 환경의 존재를 인식 못하는 시기이다. 생존을 위한 기본욕구 충족과 안위에만 초점이 있다.

ㄷ 부적응 : 이 시기의 고착은 소아 자폐장애의 원인으로 보았다.

③ **공생기**(Symbiotic Phase)

ㄱ 기간 : 1 ~ 5개월

ㄴ 특징 : 영아는 어머니와 정신이 결합된 형태로 있다. 자신을 어머니의 연장으로 생각하는 동시에 어머니를 자신의 필요 충족을 해주는 사람으로 인식한다.

ㄷ 부적응 : 어머니의 존재가 없거나 거부당하면 공생정신증⁺을 겪는다.

④ **분리 − 개별화기**(Separation − Individuation Phase)

ㄱ 기간 : 5 ~ 36개월

ㄴ 특징 : 영아가 정신적으로 출생하는 시기이다. 어머니로부터 분리와 신체 · 정신적인 면의 개인적인 구별감을 획득한다. 개별화는 자아의 강화와 자아감의 수용 자아영역이 독립될 때 일어난다.

ㄷ 과정

| 단계 | | 내용 |
|------|------|------|
| 분화 | 기간 | 5 ~ 10개월 |
| | 특징 | • 영아가 모자 공생의 알을 깨고 나오는 부화기라고 한다.<br>• 주위 사물에 관심을 갖고 어머니와의 유대에서 벗어나려는 행동을 한다. |
| 연습 | 기간 | 10 ~ 15개월 |
| | 특징 | • 뒤뚱거리며 걸을 수 있어 자유롭다. 주위환경으로 관심이 이동하여 어머니로부터 실제로 조금씩 분리되는 경험을 하게 된다.<br>• 점점 떨어지는 횟수와 거리가 증가하며 만능감, 분리불안이 나타나기도 한다. |
| 재접근 | 기간 | 16 ~ 24개월 |
| | 특징 | • 혼자서 자유롭게 걸어서 자기 몸이 어머니의 몸과 분리됨을 인지하고 건강한 자아의 결정적 발달 시기이다.<br>• 만능감은 감소하나 분리불안은 증가하고 어머니와 싸우기도 한다. |
| 대상 향상성 | 기간 | 24 ~ 36개월 |
| | 특징 | • 궁극적 개별성과 자아분리감 형성 시기로 어머니를 장단점이 있는 하나의 온전한 어머니로 보게 된다.<br>• 외부세계에서도 어머니를 분리된 사람으로 계속해서 지각한다. |

▌**공생정신증**
Symbiotic Psychosis

▌**분화분기**
Subphase 1 : Differentiation

▌**실제분기**
Subphase2 : Practicing

▌**화해접근분기**
Subphase3 : Rapprochement

▌**화해접근위기**
Rapprochement Srisis

▌**통합기**
Subphase4 : Consolidation

▌**2차 사고과정**
Secondary Process Thinking

▌**인지**
Cognition

▌**정동**
Affect

▌**행동양식**
Behavioral Pattern

## 9 인간의 정신역동적 이해

### (1) 성격(Personality)

① 성격의 대표적인 특징들은 개인이 다른 사람과 구별되는 독특한 일관성이 있다.

② 개인이 겉으로 드러내는 외적인 행동, 사고, 감정에 따라 결정된다.

③ 개인 내의 여러 요소(욕구, 감정, 가치관 등)간의 역동적인 관계로 형성된다.

④ 시간이 지나더라도 특성이 변하지 않고 나타나는 안정성(Stability)과 상황이 바뀌어도 변하지 않는 일관성(Consistency)이 있다.

⑤ 개인의 환경과 상호작용하면서 타인과 구분되는 안정된 인지, 정동, 행동양식이다.

⑥ 프로이트(Freud)의 정신분석이론

    ㉠ 정신결정론과 무의식적 동기를 강조한다.

    ㉡ 정신결정론 : 인간의 외적 행동·감정·생각은 정신 내적인 원인에 의해 결정된다.

    ㉢ 무의식적 동기 : 의식의 구조에 대한 가정으로 인간의 정신적 현상은 무의식적 정신과정에 의해 일어난다고 본다.

### (2) 의식의 구조

① 의식(Consciousness)

    ㉠ 개인이 인식, 통제할 수 있는 지적, 정서적 경험과 인간관계 등의 모든 경험이다.

    ㉡ 의식을 물 위에 나타난 빙산의 작은 부분에 비유하였다. 활동범위가 적고 개인이 쉽게 기억하고 즉시 활용가능한 모든 정보가 의식이다.

    ㉢ 의식은 논리·현실원칙에 의해 조절되며 자아, 초자아로 구성된다.

    ㉣ 현실적·합리적·체계적 사고와 계획을 수반하여 인과법칙이 존재하는 2차 사고과정을 이용한다.

② 전의식(Preconsciousness)

    ㉠ 잠재의식이고 빙산 수면 바로 밑에 위치한다. 의식과 무의식 영역에 쉽게 접근 가능한 부분이다.

    ㉡ 자주 사용하지 않고 필요하지 않은 많은 사건이 의식에 남는 것을 방지한다.

    ㉢ 수용하기 어렵고 혼란한 무의식적 기억이 의식으로 표출되려 할 때 의식에 도달하지 못하게 한다.

    ㉣ 자아와 초자아로 구성되고 2차 사고과정을 이용한다.

**▌정신결정론**
Psychic Determinism

**▌무의식적 동기**
Unconsciousness Motivation

**▌자아**
Ego

**▌초자아**
Superego

③ 무의식(Unconsciousness)

㉠ 개인이 일생 경험한 지식 · 감정 · 경험이 모두 저장되는 영역이다. 가장 크고 깊어서 접근이 어렵다.

㉡ 생물학적으로 본능적인 충동과 모든 행동과 감정에 대한 중요한 동기, 수용할 수 없는 억압된 생각, 기억, 감정, 생의 초기경험 가운데의 미해결 갈등을 포함한다.

㉢ 모든 신경증적 증상의 유발과 행동의 근원이 된다.

㉣ 이드와 초자아로 구성된다.

㉤ 현실과 환상의 구별이 없고 비합리적 · 비체계적인 1차 사고과정을 사용한다.

■ 1차 사고과정
Primary Process Thinking

## (3) 성격의 구조

① 이드(Id)

㉠ 성격의 근원적인 부분이며 전체 체계의 에너지 원천이다. 자아와 초자아는 이드에서 비롯된다.

㉡ 인간정신의 무의식 전 부분에 걸쳐 존재하며 생물학적 과정과 밀접하다. 유전적인 모든 반사와 반응하는 능력, 본능, 기본적 욕구, 충동 등을 의미한다. 태어날 때부터 존재하며 자아에 의해 약해진다.

㉢ 즉각적인 본능 충족을 추구하는 '쾌락원칙'에 지배를 받고 충동적이며 비합리적이다.

■ 쾌락원칙
Pleasure Principle

② 자아(Ego)

㉠ 이드에서 분화되어 환경을 탐색하는 것과 연관이 있다. 외부세계의 직접 접촉으로 현실을 검증한다.

㉡ 자아는 외부세계를 고려하여 이드의 충동이 효과적으로 표현되게 한다.

㉢ 일차적인 기능이 중재자로 외부세계, 본능, 초자아 사이의 조화를 유지한다.

㉣ 출생 시부터 살아가는 데 필요한 만큼 존재하며 생후 4 ~ 6개월부터 발달한다. 대체로 2 ~ 3세경에 형성된다.

㉤ 현실원칙에 의해 작용한다. 적절한 대상과 환경조건이 발견될 때까지 현실을 검증하면서 긴장해소 지연하도록 요구한다.

■ 현실원칙
Reality Principle

③ 초자아(Superego)

㉠ 자아에서 분화하여 부모와 사회에서 상호작용을 통해 발달하는 도덕적 표준이자 사회적 이상(Ideal)이다.

㉡ 옳고 그름의 판단에 관여하는 성격의 일부분이고 부모와 윗사람들과의 동일시 과정에서 발달한다.

㉢ 프로이트는 성숙하고 적응적인 성격은 이드, 자아, 초자아가 균형을 유지하고 있는 상태라고 가정하였다.

㉣ 초자아는 이드의 충동을 억제한다. 자아가 현실적 목표 대신 도덕적 목표와 완전을 추구하여 개인의 사회화에 중요한 역할을 한다고 하였다.

**(4) 정신역동**

① **본능**

 ㉠ **삶의 본능** : 성, 배고픔, 자기보호 등 개인, 종족의 생존에 관련된 모든 본능을 말한다.

 ㉡ **성적 본능** : 개인 성격발달에 가장 중요하다 보았다. 성적 본능에 의한 에너지는 리비도이다.

 ㉢ **죽음의 본능**(공격적 본능, Aggressive Instinct) : 분노가 자신에게 향할 때 자기파괴, 자살로 나타난다. 다른 사람에게 향할 때 공격성, 전쟁으로 나타난다.

② **정신에너지**(Psychic Energy)

 ㉠ 정신기능을 하기 위해 필요한 힘과 추진력을 믿었다.

 ㉡ 이드에서 자아로, 자아에서 초자아로 전환된다. 각각 고정되어 있는 것이 아닌 어느 영역이 강해지면 다른 것은 약해져 인간의 행동과 성격에 영향을 미치게 된다.

 ㉢ 이드, 자아, 초자아의 힘을 설명하기 위해 카텍시스+, 안티 카텍시스+를 사용한다.

**(5) 방어기전**(Defense Mechanism)

① **특징**

 ㉠ 극도 불안감을 일으킬 수 있는 감정과 기억에 대한 고통스러운 인식에서 자신을 보호하기 위한 인간의 적응력이다.

 ㉡ 방어기전의 사용은 개인의 적응에 매우 중요하며 정신건강과 심리적 성숙과 관련된다.

 ㉢ 불안이 발생하면 자아는 합리적으로 문제를 해결하기 위한 노력과 방어기전을 사용한다.

 ㉣ 인간은 방어기전 없이 살아갈 수 없다. 건강한 적응은 개인적인 성장의 어려움에 어느 정도 현실 왜곡을 가능하게 한다.

② **종류 및 적용사례**

 ㉠ **이타주의**(Altruism) : 다른 사람들의 요구를 충족하여 갈등과 스트레스 요인을 해결한다 자기희생적인 행동이 아닌 대리만족을 얻거나 다른 사람들의 반응에서 만족을 얻는다.

 ㉡ **승화**(Sublimation) : 원래 형태로는 수용이 힘들어 의식적·사회적 수락할 수 있는 건설적인 활동으로 대체하는 것이다.

 ㉢ **유머**(Humor) : 자신과 타인에게 불쾌한 감정을 느끼지 않게 하고 자기 느낌이나 생각을 공개적으로 우습게 표현하는 것이다.

 ㉣ **억제**(Suppression) : 불안한 상황과 느낌 등을 의식적으로 부정하는 것이다.

**▌리비도**
Libido

**➕ 카텍시스, 안티카텍시스**
- 카텍시스 : 만족에 이르기 위한 대상에 에너지를 투여하는 과정이다.
- 안티 카텍시스 : 이드의 충동 억제를 위해 자아와 초자아가 정신적 에너지를 사용하는 것을 말한다.
- 카텍시스·안티 카텍시스의 **불균형** : 내적 갈등을 야기하며 개인 내부에는 긴장, 불안이 일어난다고 보았다.

ⓜ **억압(Repression)** : 모든 방어기전의 기본이 되는 보편적이며 1차적인 방어기 전이다. 불안감에 대한 심리적 방어로서 가장 중요하다.

ⓑ **전치(Displacement)** : 특정한 사람·대상·상황과 관련된 감정을 실제로 자극한 대상보다 덜 위협적인 다른 사람·대상·상황으로 돌리는 것이다.

ⓢ **반동형성(Reaction Formation)** : 과잉보상이라고도 한다. 용납할 수 없는 감정과 반대가 되는 행동·감정·태도로 표현하는 것이다.

ⓞ **신체화(Somatization)** : 불안감을 무의식적으로 명백한 기질적 손상이 없는 신체증상으로 바꾸는 것이다.

ⓩ **취소(Undoing)** : 논쟁 후 선물을 주는 것과 같이 의례적 행위를 통한 성적·공격적 의도를 제거하거나 자신의 행동의 책임을 면제받고자 하는 것이다.

ⓒ **합리화(Rationalization)** : 용납될 수 없는 감정·사고·행동에 대해 이유와 변명으로 개인의 행동을 정당화하는 것이다.

ⓚ **주지화(Intellectualization)** : 개인의 정서와 감정을 지적영역으로 이동시켜 느낌보다 사고로 정서적 불편을 제거하는 것이다.

ⓔ **수동공격성(Passive Aggression)** : 수동공격성이 있는 사람의 경우 타인에게 간접적·내성적으로 공격성을 표현하여 갈등과 스트레스 요인에 대처한다.

ⓟ **행동화(Acting Out)** : 생각보다는 행동으로 갈등과 스트레스 요인에 대처한다.

ⓗ **해리(Dissociation)** : 정서적 갈등과 내·외적 스트레스 요인들을 피하기 위해 개인의 성격과 정체감을 일시적으로 변경하는 것이다.

ⓐ **평가절하(Devaluation)** : 갈등과 스트레스 요인인 부정적인 자질이 자신과 타인에게 있다고 생각한다.

ⓑ **이상화(Idealization)** : 다른 사람들을 과장되게 긍정적인 방향으로 대하여 갈등과 스트레스 요인을 해결하는 것이다.

ⓒ **분리(Splitting)** : 자신과 타인의 긍정적·부정적 자질을 결합력 있는 이미지로 통합하지 못하는 것이다.

ⓓ **투사(Projection)** ; 감정적으로 받아들여질 수 없는 개인의 특징을 거부하며 원인을 다른 사람·대상·상황으로 돌리는 것이다.

ⓔ **공상(Fantasy)** : 실제로 이루어질 수 없는 욕구와 소원을 마음속으로 만족시켜 상상한 사건과 정신이미지 속에 비현실적인 것을 상상하는 것이다.

ⓕ **부정(Denial)** : 현재 상태를 무시하는 것이다.

ⓖ **왜곡(Distortion)** : 엄밀한 외적 현실을 내적 요구에 따라 크게 변형하는 것이다.

ⓗ **동일시(Identification)** : 다른 사람의 바람직한 속성·태도·행동을 들여와서 자신의 성격 일부로 삼는 것이다.

ⓘ **합일화(Incorporation)** : 동일시의 원시적 형태로 자기와 자기 아닌 것을 분별하지 못하는 것이다.

ⓙ **공격자와 동일시**(Identification with Aggressor) : 두려운 대상의 특징을 닮아 자기화하는 것이다.

ⓚ **보상**(Compensation) : 한 분야의 결함을 다른 분야의 탁월성과 우수성으로 보완하여보상을 받으려고 하는 것이다.

ⓛ **대리형성**(Substitution) : 욕구불만의 긴장 감소를 위해 대상과 비슷한 동시에 사회적 용납되는 다른 대상으로 만족하는 것이다.

ⓜ **상환**(Restitution) : 배상하는 행위를 통해 무의식에 있는 죄책감으로 인한 부담을 줄이는 것이다.

ⓝ **저항**(Resistance) : 의식에서 용납하기 어려운 무의식 내용을 의식화하면서 의식을 방해하는 것이다.

ⓞ **전환**(Conversion) : 개인의 심리적 갈등이 신체의 감각기관과 수의근계 증상으로 나타나는 것이다.

ⓟ **상징화**(Symbolization) : 사고, 행위가 다른 일반적인 형태를 통해 다른 것으로 표출되는 것이다.

ⓠ **퇴행**(Regression) : 개인이 불안감소를 위해 지나간 행동 수준으로 후퇴와 의존적 역할을 하는 것이다.

ⓡ **고착**(Fixation) : 인간 발달 과정에서 심하게 좌절하거나 반대로 크게 만족한 경우 그 시기에 무의식적으로 집착하는 것을 말한다.

ⓢ **격리**(Isolation) : 과거와 현재의 경험인 실제 사실은 의식에 남아 있다는 사실과 관련된 고통스런 감정과 충동을 그 사실과 분리시켜 무의식에 남게 하는 것이다.

ⓣ **자신에게 향함**(Turning Against The Self) : 본능적인 충동이 자기 자신에게 향하게 하는 것이다.

ⓤ **반복강박**(Repetition Compulsion) :경험을 통해 배우지 못하고 계속 일정한 병적 행동양식을 반복하는 것이다.

ⓥ **예기**(Anticipation) : 미래에 나타날 정신적 고통을 미리 현실적으로 예견하고 준비하는 것이다.

# 10 인간의 사회문화적·영적 이해

## (1) 문화적 접근

① 문화 : 사고, 의사소통, 행위, 관습, 믿음, 가치관, 제도 등을 모두 포함한 인종, 민족, 종교, 혹은 사회적 집단에 따라 특징적으로 나타나는 인간행동의 통합이다. 구성원들 간에 특별한 의미가 있는 형식화된 생활방식을 말한다.

② 문화화(Enculturation)⁺ 과정
  ㉠ 가정 : 가장 초기의 효과적 문화화 매체이다. 가족의 독특한 상호작용으로 가족 구성원들에게 의사소통 유형, 역할 행동, 가치, 신념, 세상의 견해를 전달한다.
  ㉡ 이웃 : 학교, 교회, 지역사회 등 사회조직의 구성원들로 구성되어 문화화에 영향을 주게 된다. 이웃은 민족을 보호하는 일차적 수단이며 사회화의 수단이 된다.
  ㉢ 종교 : 여러 민족에게 중요한 역할로 건강관리 습관, 민족의 가치, 관습, 신념 등을 강화한다.
  ㉣ 교육 : 학교 교육을 통해 인접환경 이외의 타인과의 관계가 형성된다.

③ 문화변용의 과정
  ㉠ 문화변용 : 문화와 배경이 다른 집단들이 만나서 함께 살아가는 점진적 과정이다.
  ㉡ 동화 : 이민자, 소수민족 집단의 사람이 주류의 문화를 닮아가는 것을 말한다. 자민족 중심주의를 발생시키기도 하는데 이는 편견, 고정관념, 차별, 낙인찍기 등의 문제를 야기한다.

④ 문화연계증후군(Culture Bound Syndrome)
  ㉠ 개념 : 질환들은 사회적 의미가 존재한다.
  ㉡ 치료 : 대상자의 총체적 이해, 간호는 대상자의 문화를 이해하는 것에서 시작한다. 대상자의 특별한 신념, 행위를 잘못 해석하거나 무시하면 치료자와 대상자간의 거리가 생긴다. 의사소통의 차이는 중재효과를 방해하게 된다.
  ㉢ 특정 신념, 가치관, 사회조직, 그 집단의 문화적 관념, 사회구조가 갖는 긴장, 갈등과 불가분의 관계에 있다.
  ㉣ 문화연계증후군의 종류

| 구분 | 내용 |
|---|---|
| 무병 | • 무당이 되기 전에 앓는 정신장애이다.<br>• 굿을 통한 귀신 파악, 회복 후 신을 모시며 영험으로 다른 사람들에게 도움을 주는 무당이 된다.<br>• 정신분석적 관점에서는 어릴 때부터의 억눌린 감정이 근저에 있고 '굿'이라는 황홀경의 정화로 치료하는 과정이라고 말한다. |
| 화병 | • 몸의 열기, 목과 가슴의 덩어리, 가슴 답답함 등의 신체증상을 동반한다.<br>• 우울, 비관, 불안 등의 정신증상으로 나타나며 중년 이후 여성에게 호발한다.<br>• 심인성의 원인을 인정하게 되며 고통스러운 삶으로 인해 억울함, 분함, 화남, 증오 등의 감정표현이 특징적 원인이다.<br>• 정신건강의학과 의사들은 하나의 병명으로 인정하는 것을 주저하지만 우리나라 문화연계증후군으로는 이해하고 있다. |

● 문화화
문화가 한 세대에서 다른 세대로 전달되는 것을 문화화라 한다.

▌문화변용
Acculturation

▌동화
Assimilation

⑤ 특정 민족의 문화적 가치

| 구분 | 내용 |
|------|------|
| 아시아계의 문화적 가치 | • 아시아의 문화에서는 가족의 역할은 중요하다.<br>• 가부장제, 아버지의 권위가 절대적으로 유지되며 부모의 존경과 부양 등으로 나타난다.<br>• 민간요법사, 한의사 등이 활동하고 아픈 사람에게 치료적 에너지를 전달하는 영적치유를 사용하기도 한다. |
| 미국의 문화적 가치 | • 1960년대의 민족성 운동은 미국의 다민족성을 반영하였다.<br>• 미국 문화의 개념은 다양한 민족적 풍습을 총망라해 확대되었다.<br>• 과학기술, 시간, 성공, 청결, 건강관리의 가치가 중요하다.<br>• 예방적 건강의 관리·유지가 일차적 욕구로 간주된다. |

## (2) 정신건강의 차이 및 효과적인 치료의 장벽

① 유색인종과 도심지역의 사람들과 백인의 차이

  ㉠ 신생아 사망률, 심혈관계 문제, 정신건강 등의 측면이 다르다.

  ㉡ 차이는 건강의 부정적 결과를 가져오고 소수집단의 건강관리 필요성을 설명한다.

② 언어적 장벽

  ㉠ 간호사와 다른 언어를 사용하는 대상자들은 언어의 제한점 때문에 본인들의 주요 사용 언어에 대한 의사소통 요구를 가진다.

  ㉡ 전문적 통역사가 필요하다.

③ 정신질환에 대한 낙인

  ㉠ 대상자의 친구, 친척 등은 정신질환 낙인 때문에 꺼려하는 경우가 있다.

  ㉡ 개인, 가족에게 거절, 차별 등으로 정신질환의 고통이 가중된다.

④ 오진

  ㉠ 문화적으로 부적합한 심리척도, 진단도구는 개인이 겪는 심리적 고통은 문화마다 다르다.

  ㉡ 분노, 슬픔, 감정들이 신체증상으로 나타나므로 오진 가능성이 크다.

⑤ 가변성과 취약성

  ㉠ 서로 다른 문화집단 사이의 정신질환 발생 정도의 가변성은 유전적 취약성의 차이와 연관이 있다.

  ㉡ 생물학적 다양성은 신체구조, 피부색, 유전정보의 다양성, 질병 감수성, 영양적 선호와 결핍, 심리적 특성 등을 포함하는 인종적 특성과 직접 관련된다.

  ㉢ 간호사는 신체검사 시 생물학적 관련 변화를 심리사정에서도 반드시 고려해야 한다.

TIP & MEMO

▌가변성
Variability

▌유전적 취약성
Vulnerability

⑥ 민족 약학

㉠ 상당한 차이의 유전·환경적 요인을 반영하는 인종, 민족의 차이는 약에 대한 반응에도 영향을 주게 된다.

㉡ 간호사는 인종, 민족 차이의 처방된 약물 대사의 영향을 알아야 한다.

㉢ 환경적, 심리사회적, 유전적 요인도 약물반응에 영향을 줄 수 있다.

㉣ 다양성 고려로 인종의 특징을 잡거나 고정관념을 배제하는 것 사이의 균형을 이루어야 한다.

⑦ 전통의학

㉠ 세계 모든 사람들이 전통의학을 사용하게 된다.

㉡ 향정신성 약물 복용 대상자들의 다른 약재 사용 여부, 과용, 독작용, 상호작용 등에 대한 사정과 대책이 필요하다.

⑧ 접근성

㉠ 정신건강 서비스는 유색인종의 요구가 반영되지 않는 것은 비용, 언어, 문화적 장벽, 두려움, 우려 등에서 기인한다.

㉡ 문화적 장벽은 특정집단은 경제, 사회, 정치적 지위와 관련된 역사적 상황과도 관련된다.

㉢ 간호사들은 집단의 역사상황을 인식하고 그것이 정신적 안녕에 어떠한 영향을 주는지 알아야 한다.

⑨ 인종적 편견

㉠ 유색인종의 시설입소비율이 높으며 비자발적 입원, 감금 등도 해당되는 수치이다.

㉡ 인종적 편견은 위험의 정의, 진단의 중증도, 치료 선택의 요소에 영향을 미친다.

⑩ 종교적·영적 영향

㉠ 소수민족의 대상자는 정신질환을 영적인 것으로 해석하는 경우가 있다.

㉡ 전통적 치료가 실패한 경우에만 정신건강 문제로 인정하거나 민간요법사를 찾는다.

㉢ 간호사는 어떤 민족 집단이 영적 신념에 따라 질병을 설명하는 방식을 결정한다는 것을 이해해야 한다.

## (2) 문화적으로 유능하고 일치된 간호

① 실천

㉠ 문화적 일치하는 간호를 도모·실행하는 것이 중요하다.

㉡ 간호사는 대상자들의 요구에 따라 합리적으로 대응하며 진지하게 관심을 보이고 배우려 노력한다. 다른 시각을 존중하는 소통의 태도를 보이고 발전시켜야 한다.

㉢ 문화적 일치 간호의 제공을 위해 특정 문화의 질병과 치료방법, 문화 간 의사소통 기술을 숙지한다.

㉣ 소수민족 사정과 중재에서 문자·음성언어·몸짓·얼굴 표현 등의 의사소통을 한다.

㉤ 공간 뿐 아니라 공간 안의 물건들까지 포함하는 개인적 공간, 출생, 사춘기, 출산, 질병, 사망과 같은 인생의 큰 사건 발생동안 행동양식을 포함한 사회구조, 인종 간의 생물학적 차이 등을 고려한다.

▌약에 대한 반응

Ethnopharmacology

② 필수기술
  ㉠ 진실성, 공감, 따듯함, 객관성 등의 성품이 요구된다.
  ㉡ 범문화적 이해, 문화상호간 의사소통, 촉진기술의 사용, 융통성 등이 요구된다.

③ 횡문화적 사정
  ㉠ 간호사는 건강과 질병에 대한 대상자의 기본적 신념에 영향을 미치는 요인을 결정하기 위해서 횡문화적 사정을 시행한다.
  ㉡ 자료는 대상자의 종교적 관점에서부터 토속 의술에 이르기까지 건강과 관련된 문화적 요인을 규명한다.

④ 문화적 인식의 형성
  ㉠ 효과적인 문화 간 상호작용의 영향을 미치는 몇 가지 요인에 대해 문화적 간호 구성요소 개념도에 대한 라이닝거와 맥파랜드의 기술은 성별의 차이, 의사소통 방식, 특수용어, 인간관계, 장소와 음식의 사용 등에 유의한다.
  ㉡ 이해와 존중의 태도를 유지하고 대상자에게 진심어린 관심, 문화적 간호의 가치 · 종교 · 친족관계에 대한 대상자의 반응에 모두 관심을 갖는다.
  ㉢ 자신의 문화적 편향이나 편견을 발견하며, 자신의 문화의 강점 · 다양성 · 가치 등을 알고 대상자를 돕는 목적에서 명확히 한다.

⑤ 문화적 자기인식
  ㉠ 인간 발달의 마지막 단계에서 문화적 정체성을 받아들이는 것이라고 한다.
  ㉡ 간호사들이 내면을 들여다보는데 문화적 렌즈를 사용하면 타인 공감과 한 집단의 내재된 가치 등을 더 잘 알 수 있다.
  ㉢ 간호사들은 우선 자신의 '앙금'을 알아내며 없애거나 무시한다. 문화적 편향, 고정관념, 편견의 인식, 제거에 필수적으로 요구된다.
  ㉣ 문화적 적절한 중재를 위해 건강관리제공자는 특정민족과 문화집단의 입장에서 상황을 바라보고 관점을 바꾼다.

### (3) 문화적 접근의 간호과정

① 사정
  ㉠ 문화적 사정도구를 이용하여 문화, 민족에 대한 정보를 수집한다.
  ㉡ 대상자의 종족, 모국어, 다른 언어, 통역사 요구, 가장 중요한 지지체계, 가족 중 의사결정자, 유전질환, 문화적 신념과 관련된 음식 거부 등을 조사한다.

② 간호진단 및 목표설정
  ㉠ 수집된 자료를 기초하여 선택한다.
  ㉡ 문화적 변수에 따른 지식과 정보에 대한 배경을 가지고 내릴 수 있는 진단으로는 언어적 의사소통 장애, 영적고뇌, 영양 불균형, 불안 등이 있다.

**| 앙금**
Baggage

③ 목표

　　㉠ 대상자는 모든 기본적인 욕구가 충족된다.

　　㉡ 대상자는 통역사를 통하여 치료진과 의사소통한다.

　　㉢ 대상자는 가족이 대상자의 기호식을 섭취하여 체중을 유지한다.

④ 계획 및 수행

　　㉠ 언어적 장벽을 해소하기 위하여 통역사를 활용한다.

　　㉡ 비언어적 의사소통에도 민감하게 반응한다.

　　㉢ 가족이 대상자 간호에 도움이 되도록 참여시킨다.

　　㉣ 다양한 문화들에서 시간의 개념이 다르다는 의식을 가진다.

　　㉤ 문화적 차이 때문에 대상자는 치료시간에 늦을 수 있음을 인식한다.

　　㉥ 간호사들은 다양한 차이점을 수용해야 한다.

⑤ 평가

　　㉠ 간호 목표 달성 여부를 확인하고 지속적으로 목적·목표 도달하도록 재사정
하는 과정이다.

　　㉡ 문화적 충격을 감소시키기 위하여 가족과 광범위한 지지체계를 활용할 수 있다.

## (4) 영적접근

① 영성의 정의

　　㉠ 자신, 타인, 더 높은 '힘'과의 관계에 대한 감각이다.

　　㉡ 넓은 의미의 영성 : 개인보다 위대한 힘에 대한 믿음, 윤리체계, 삶의 목적, 용
서할 수 있는 힘, 삶에 대한 감사, 고통에서 의미를 찾아낼 수 있는 능력,
신앙, 섭리에 대한 믿음 등을 포함하게 된다.

　　㉢ 종교적인 것만이 아닌 신이나 다른 초월적 존재와 자신의 삶을 연관시키려
하는 모든 활동과 신념으로 구성되는 것을 말한다.

　　㉣ 종교 : 신념, 가치, 행동양식, 예식 등의 영성적 시스템의 실행이며, 관습과
신념의 조직된 체계를 통해 영성을 표현하는 발판 역할이 이루어진다.

② 영성과 종교의 긍정적 영향

　　㉠ 많은 대상자들의 치료에 효과적인 인지체계와 사회적인 지지를 제공한다.

　　㉡ 삶의 고통을 줄여주며 안녕을 증진시킨다.

③ 영성과 종교의 부정적 영향

　　㉠ 죄책감을 초월적 존재에 전가하면서 종교에 몰두할 수 있다.

　　㉡ 심리적 왜곡에 의해 초월적 존재에게 용서받지 못한다 여겨 자살을 시도한다.

　　㉢ 종교적 믿음이 강한 정신질환 대상자들 치료에 주의한다.

　　㉣ 영적인 중재는 신체적 치료가 진행된 후 치료의 한 구성요소가 될 수는 있으
나 망상이나 조현병 대상자에게는 금기이다.

**(5) 정신건강 관리에서의 종교적·영적 사정과 대처전략**

① 가치명료화

　㉠ 가치

| 구분 | 내용 |
|------|------|
| 정의 | 사람들이 자신의 행동을 결정하게 하는 중요한 신념 |
| 생성 | 가족적 배경, 평생 동료와의 상호작용, 종교 교육 등 |
| 영향 | 사람들의 결정·행동 |

　㉡ 간호사와 정신건강 전문가들이 영적·문화적 관점을 보이고 대상자에게 강요하지 않는 태도를 취하여 자기인식에 도움을 준다.

　㉢ 편협, 편견, 아집 등을 야기할 수 있는 비생산적이고 파괴적인 면모도 있기 때문에 간호사와 정신건강 전문가들은 자신의 정체성·전문성에 미칠 수 있는 영향에 대해 인식한다.

　㉣ 간호사와 정신건강 전문가들은 자신의 가치와 대상자 가치의 차이점을 명확히 파악한다.

② 정신 건강관리에서 간호사의 역할

　㉠ 미국간호협회, 세계간호연맹의 간호윤리강령은 간호사들이 개인의 가치, 문화, 영적 신념 등을 존중하는 환경 속에서 간호를 제공할 것을 권장한다.

　㉡ 영적·종교적 개입의 장점은 결론내리기 어렵다. 존재는 부분의 합보다 크다는 총체적 관점을 가지고 대상자에게 접근하고 대상자 중심으로 중재를 유지한다.

③ 영적인 대처전략[+]

　㉠ 리처드(Richard), 버긴(Bergin)은 종교적 중재와 영적 중재를 구조 측면에서 구분하였다.

　㉡ **종교적 중재**: 특수적, 인지적, 대중적, 외재적, 형식적으로 보았다.

　㉢ **영적인 중재**: 보편적, 범문화적, 내재적, 정서적, 초월적 경험적이라고 보았다.

　㉣ 종교와 영성은 건강관리에 매우 밀접하게 연관된다.

　㉤ 간호사들은 대상자들의 관점과 과거에 도움을 받았다는 독특한 대처기전에 맞게 중재한다.

　㉥ **영적 중재 금기**: 대상자에게 조현병, 망상이 있는 경우, 영적 중재에 참여하는 것을 원하지 않는 경우, 미성년자의 경우 부모의 신념에 반대하는 참여를 부모가 알지 못할 경우 등이 있다.

▌영적인 사정에서의 질문 리스트
• 믿음은 당신 질환에 중요한가?
• 다른 상황에서도 믿음이 중요했는가?
• 종교적 문제에 대해 이야기 할 사람이 주변에 있는가?
• 다른 사람과 종교적 문제에 대해 이야기 하고 싶은 마음이 있는가?

✚ 영적·종교적 대처전략
정신질환의 대상자들에게 사용하는 영적 대처전략은 한정되며 대부분 종교적 대처절차에 초점이 맞춰져 있다.

## (6) 영적인 중재

① 기도
- ㉠ 신체·정신적으로 돕는 강력한 형태의 대처이다.
- ㉡ 대상자가 신성하다고 생각하는 어떤 힘과 대화나 소통을 하는 행위이다.
- ㉢ 대상자가 요청할 때 간호사가 기도를 함께 하는 것은 개인적 선택이나 함께 기도를 행하는 목적은 윤리·합법적이어야 한다.

② 종교서적을 이용하는 독서요법
- ㉠ 대상자들이 자신의 느낌과 행동에 대한 통찰력을 갖고 어려움에 대처하는 새로운 방법으로 문헌을 사용한다.
- ㉡ 독자와 인격과 글 사이의 상호작용으로 인격의 사정·조정·발달에 사용된다.
- ㉢ 간호사들은 어떤 문헌을 대상자에게 추천해주기 전에 치료팀, 대상자의 가족, 성직자에게 자문을 구한다.

③ 사색과 명상
- ㉠ 생각의 제한과 집중을 통한 정신적 훈련이다.
- ㉡ 힌두교, 불교와 같은 동양적 전통에 기원이 있다.
- ㉢ 대상자의 종교, 취향, 관점 등을 고려하여 중재로 사용한다.
- ㉣ 편집증적 사고가 있는 대상자에게는 금기이다.

④ 회개와 용서
- ㉠ 종교적 관점에서 회개와 용서는 영성의 중요한 결과적 행위 중 하나이다.
- ㉡ 과거의 짐을 덜어내며 영적·정서적·심리적인 고통을 완화시킬 수 있다.

⑤ 예배와 의례
- ㉠ 간호사들은 대상자가 원하면 예배와 의례에 참여할 기회를 줄 필요가 있다.
- ㉡ 전문가들은 대상자들이 예매와 의례에 참여하는 것에 주의할 이유는 역할의 경계를 넘어선 혼란을 겪을 수 있기 때문이다.

⑥ 친교와 이타적 서비스
- ㉠ 친교·이타적 서비스는 소외나 자신에 대한 집착 등을 벗어나게 돕는다.
- ㉡ 사회적 고립, 외로운 사람, 우울증 환자, 자살 위험, 삶의 위기를 겪는 사람에게 도움이 된다.

⑦ 일기 쓰기 : 대상자들이 걱정하는 영적인 고통, 통찰, 경험 등을 일기로 쓰도록 권할 수 있다.

## (7) 영적 접근의 간호과정

① 사정
- ㉠ 건강력 사정에는 영적측면 사정을 하고 개방형 질문을 한다.
- ㉡ 대상자의 합병증, 건강문제 자기서비스 계층에 질문과 함께 사정한다.
- ㉢ 대상자 이래를 위해 종교와 지역사회의 도움여부를 확인한다.

**간호이론에서의 영적 중재**

왓슨(Watson), 로이(Roy)와 같은 간호이론가들은 대상자의 영적인 요구를 간호의 한 부분으로 여기는 것을 영적인 돌봄이라 하였다.

② 간호진단 : 영적 고뇌의 위험, 영적 고뇌, 영적 안녕 향상을 위한 준비, 신앙심 손상의 위험 등으로 내릴 수 있다.

③ 목표

 ㉠ 대상자는 희망 · 평화 · 만족감을 강화하기 위해 삶의 목적과 의미를 확인한다.

 ㉡ 대상자는 건강한 방법으로 삶이 변화된다는 것을 수용한다.

 ㉢ 대상자는 이전의 종교적 신념과 활동의 중단과 현재의 삶의 어려움의 관계를 이해한다고 표현한다 등이 있다.

④ 계획 및 수행

 ㉠ 분노 · 염려 · 자기비하와 같은 표현에 경청한다.

 ㉡ 현재 상황과 직접적으로 관련된 삶의 이유에 주목한다.

 ㉢ 자기개념, 가치, 사랑의 관계로 몰입할 수 있는 능력을 사정한다.

## 11 치료적 인간관계 및 의사소통

### (1) 치료적 관계

① 간호사 – 대상자 치료적 관계의 개념

 ㉠ 정신질환 대상자들은 인간관계에서 상처받기 쉬우며 관계 형성에 두려움이 있다. 정신간호사는 대상자의 비밀을 지키고 일관성 있는 태도로써 간호사가 안전하고 의지할 수 있는 사람이라는 신뢰를 줄 수 있어야 한다.

 ㉡ 치료적 자기이용(Therapeutic Use Of Self) : 간호사 – 대상자 관계의 창의적 · 독특한 과정이다.

 ㉢ 대상자의 정신적 문제 해결 방법 : 약물과 치료적 관계의 병행이며 치료적 관계 형성에는 많은 시간이 소요된다. 인간관계 기술은 전문적인 기술, 경험을 갖춘 숙련된 전문가의 도움과 지도가 필요하다.

② 사회적 관계와 치료적 관계의 차이

| 사회적 관계 | 치료적 관계 |
| --- | --- |
| • 정의 : 일차적으로 사회화, 여가활동, 우정, 과업성취 등의 목적으로 형성된 관계이다.<br>• 사회적 상호작용을 하는 동안 서로의 의존적 욕구가 충족되지만 의사소통과정은 핵심에 다가가지 못하고 표면적 이야기만 나눌 수 있다. | • 정의 : 모든 간호행위의 바탕이다. 친밀함과 신뢰를 바탕으로 한 조력관계로 협력하는 것을 말한다.<br>• 간호사는 대상자의 성장을 향상시키기 위해 의사소통 기술, 인간행동에 대한 이해, 개인의 강점을 최대화한다.<br>• 면담 동안 대상자가 표현하는 중요문제에 대해 간호사가 초점을 맞추는 것이 치료적 관계의 본질이다.<br>• 대상자의 요구를 확인 및 탐색하고 대상자와 간호사 간에 명확한 경계를 설정한다.<br>• 대안적 문제 해결방식 수용, 대상자의 새로운 대처기술 개발로 대상자의 행동변화가 일어난다. |

TIP & MEMO

▌간호이론가 트리어블비(Travelbee)의 치료적 자가이용

관계를 형성하고 간호중재를 적용할 때 의식적으로 대상자를 완전히 이해하여 성격을 이용할 수 있는 능력이다.

▌치료적관계에서 간호사의 자질

대상자의 존중과 무조건적 수용을 위해 간호사는 현재 자신의 가치관이나 신념을 확인한다.

## (2) 치료적 관계에서 간호사의 자질

① 자기인식(Self Awareness)

　㉠ **정의** : 자신에 대해 정확히 알고 이해하는 것이다.

　㉡ **중요한 이유** : 자신을 알아야 타인을 이해할 수 있다.

　㉢ 자기인식 수준을 높이기 위해 많이 사용하는 도구 중 하나는 조하리 창[+]이다. 자신이 가진 다양한 측면을 제시해 주고 자기인식의 증진과 대인관계 개선에 도움을 주는 개념 틀이다.

② 신뢰감

　㉠ 서로 신뢰하는 사람들은 도덕성과 정직함에 확고한 믿음이 있고 도움이 필요할 경우 진실된 도움을 제공한다.

　㉡ 대상자가 간호사를 신뢰하지 않으며 관계수립은 어려울 것이며 노력 없이 형성되는 신뢰는 없다.

③ 존중

　㉠ 한 개인이 수용할 수 없는 행동을 하더라도 개인의 존엄과 가치를 인정해주는 것이다.

　㉡ 대상자가 존중받고 있다는 인식을 가지는 것은 자신에 대한 가치감과 존중을 상승시키는 역할을 할 수 있다.

④ 진실성

　㉠ 간호사의 개방성, 정직성, 대상자와 진실로 상호작용하는 능력을 말한다.

　㉡ 진실성의 간호사는 진솔하고 정직한 태도로 대상자에게 응대하고 이는 관계의 신뢰감 형성으로 이어진다.

⑤ 공감능력

　㉠ 타인의 시선으로 사물을 바라보고 처지를 이해하는 것이다.

　㉡ 상대방의 내면세계를 자기 자신이 경험한 것처럼 느끼는 능력이다.

　㉢ 상대방의 느낌과 의미를 지각하여 상대방에게 전달하는 능력이다.

⑥ 역할모델

　㉠ 타인에게 신뢰를 얻거나 크게 영향을 미칠 수 있는 방법이다.

　㉡ 간호사의 좋은 인간관계를 맺는 모습은 역할모델이 될 수 있다.

⑦ 윤리감과 책임감

　㉠ 전문인은 자신의 행동에 책임을 진다.

　㉡ 자신의 장점과 한계를 알고 수용하고 언행은 신중히 한다.

　㉢ 다른 사람에게 부담이 되지 않도록 깊이 생각하고 행동해야 한다.

**▌공감능력 증진을 위한 행동**

• 다른 사람의 감정에 반응할 수 있는 능력을 증진시키기 위해 자신의 감정에 솔직해져야 한다.

• 문학, 연극, 영화, TV 같은 매개체를 통한 인간생활의 경험의 폭을 넓히며 일시적 자신의 느낌과 생각을 떠나 다른 사람의 입장에 자신을 투입할 수 있어야 한다.

• 상대방의 언어적 · 비언어적 표현에 주의를 기울이고 아울러 내포하고 있는 느낌에 대해 경청한다.

## (3) 치료적 관계의 장애

① 건강하게 형성된 치료적 간호사 – 대상자 관계는 명확한 경계선이 필요하다.

② 좋은 치료환경에서 대상자는 자신의 감정과 치료 문제들을 탐색하는 안전한 공간을 제공받는다.

③ 치료적 관계의 경계가 무너지는 상황

   ㉠ 간호사가 대상자에게 지나치게 관심이 많을 때이다.

   ㉡ 간호사가 대상자에게 관심이 전혀 없을 때이다.

   ㉢ 대상자가 성적인 본능을 표출할 때이다.

④ 역할 혼돈에 따른 치료적 관계의 장애 요인

| 구분 | 내용 |
|---|---|
| 전이 | 대상자가 자신의 과거에 중요한 인물에게 나타냈던 행동양상이나 정서적 반응을 무의식적으로 치료자에게 옮겨오는 것이다. |
| 역전이 | 치료자의 과거 갈등 경험이 무의식적으로 대상자에게 옮겨져 치료자가 대상자에 대해 부적절하고 왜곡된 반응을 보이는 현상이다. |
| 전이 – 역전이 해결 | • 동료간호사나 다른 의료진의 도움을 받는 것도 좋다.<br>• 다양한 전이 – 역전이 문제들을 발견하고 해결하기 위해 노력하는 것은 간호사로서 성장에 매우 중요하다. |
| 비판적 태도 | • 명백한 문제행동이다.<br>• 스스로에게 정신질환을 신체적 질환으로 인식하는가, 정신질환을 두려워하는가, 타인의 문제를 자신만의 시각으로 해결하려고 했는가 등의 질문을 던져본다.<br>• 정신질환에 대한 지식을 정확히 알도록 학습하고 교육 받는다.<br>• 정서적으로 고통을 받는 대상자와의 관계를 맺는 과정에서는 성숙한 태도, 자기인식이 필요하다.<br>• 대상자가 절망감, 좌절을 표현할 때 간호사는 자신의 불안 정도를 알 수 있어야한다. |
| 자기인식 증진 | • 일생동안 지속되어야 한다.<br>• 자신에 대한 통찰력, 자신이 무엇을 원하는지 집중하는 훈련이 필요하다. |
| 저항 | • 대상자가 변화를 두려워하여 불안을 일으키는 사항을 인식하지 않고 머물려 있으려는 것이다.<br>• 간호사에게 어려운 문제를 제기하고 간호사가 해야 하는 행동으로는 경청이다.<br>• 경청하여 대상자가 자신의 저항을 인식하도록 돕는다. |

▌전이
Transference

▌역전이
Counter Transference

▌저항
Resistance

**(4) 치료적 관계의 단계**

① **개념화** : 페플라우(Peplau)에 의해 처음 개념화 되었으며 간호 실무에서도 중요하게 적용된다.

② **상호작용 전단계**(Preorientation Phase) : 대상자와 처음 만나기 전 준비해야 할 사항을 점검하는 단계로 대상자에 대한 유용한 정보를 수집한다.

③ **초기단계**(Orientation Phase)

　ⓐ 라포 형성, 해결과제를 위한 기초를 세우는 것이다.

　ⓑ 대상자, 간호사는 면담 시간, 장소, 문제탐색, 비밀보장 등에 계약을 맺는다.

　ⓒ 대상자가 간호사와의 약속을 지키지 않거나 행동화를 보이면 대상자의 잘못된 행동이 도전인지 정신과적 증상인지 문제를 구별한다.

　ⓓ 대상자는 치료를 받고 싶은 마음과 행동화에 대한 양가감정을 나타나면서 간호사는 갈등을 경험하고 인내심이 요구된다.

　ⓔ 행동화에 간호사는 개방적이고 정중한 태도를 취하도록 한다.

　ⓕ 치료적 관계에서 요구되는 간호사의 능력으로는 권위, 의사소통능력, 설득하는 기술, 규칙을 조정하는 능력 등이 있으며 훈련으로 이루어진다.

　ⓖ 목표설정과정은 협동적이고 개방적으로 이루어져야 한다.

④ **활동단계**(Working Phase)

　ⓐ 간호사와 대상자는 초기단계에 세운 목표 달성을 위해 적극적으로 행동한다.

　ⓑ 간호사는 새로운 활동을 점검하고 자원을 확인하고 변화를 위한 방식을 찾는다.

　ⓒ 대상자는 의존하고 싶은 마음과 독립하고 싶은 양가감정을 갖게 된다.

　ⓓ 간호사는 대상자가 자신의 감정을 표현하고 새로운 적응 방법을 시도하도록 격려하여 효과적 문제 해결 방법을 강화한다.

　ⓔ 치료적 과제는 대상자의 특수한 개인적 경험에 현실감과 통찰력을 증진한다.

　ⓕ 예상하는 자아개념 및 자신감의 증진과 불편한 감정이 존재할 수 있음을 인식하고 그것을 말로 표현할 수 있도록 한다.

　ⓖ 간호사는 대상자가 독자적인 기능이 준비되었는지 사정하고 독립의 기회를 준다.

⑤ **종결단계**(Termination Phase)

　ⓐ 초기단계에서 설정한 시간적 제한을 받게 되며 간호사는 초기단계에 합의했던 기간을 상기시켜 사회화 과정을 돕는다.

　ⓑ 대상자는 정서적 외상을 경험 할 수 있으므로 간호사는 대상자의 감정을 이해하고 극복하는 것을 돕는다.

　ⓒ 간호사는 대상자와 상호관계하는 시간을 줄이며 대상자의 미래에 중점을 두고 접근한다.

　ⓓ 관계를 끝내기 전에 현재 문제가 해결되었는지, 사회적 기능이 증진되고 고립감이 감소하였는지, 자아기능의 강화, 정체감을 느끼게 되었는지 등의 질문으로 확인하고 결정한다.

### (3) 치료적 의사소통

① 정의 : 간호사가 자기 자신을 치료적으로 이용하여 개인과 집단의 가치, 태도변화를 유도한다.

② 요구 능력 : 정신질환 대상자들은 특히 숙련된 치료적 의사소통 기술이 요구된다.

### (4) 의사소통 과정

① 정의 : 의사소통은 둘 이상의 사람들 사이에서 사실·생각·의견·감정 등을 교환하여 공통의 이해를 수렴한다. 수용자 측의 의식이나 태도나 행동의 변화를 보여주는 일련의 언어적·비언어적 행동을 말한다.

② 의사소통의 구성요소
  ㉠ 송신자(Sender) : 전달과정을 시작하는 사람이며 메시지를 부호화(Coding)의 역할을 맡는다.
  ㉡ 수신자(Receiver) : 메시지를 전달하는 입장에서 해석을 해야 하며 메시지를 자신의 경험, 준거에 비추어 해석하게 된다. 해독된 메시지가 송신가의 요구에 부합할수록 효율적 의사의 전달이 이루어진다.
  ㉢ 메시지(Message) : 수신된 정보단위이며 부호화의 결과이고 송신자의 목적이 언어적·비언어적 형태로 표현된 것이다.
  ㉣ 전달매체 : 메시지를 전달하는 기능을 수행하는 것이다.
  ㉤ 피드백(Feedback) : 정보가 송출되었던 원래 지점으로 그 정보에 대한 반응을 다시 보내는 것이며 송신자의 메시지에 대해 수신자의 반응을 식별하는 것이다.

③ 의사소통의 장애 요인
  ㉠ 개인적 요인 : 정확한 메시지 전달과 해석에 장애를 주는 개인의 정서적·사회적·인지적 요인이 있다.
  ㉡ 환경적 요인 : 의사소통의 환경에는 경험과 문화적 배경 등이 있다.
  ㉢ 관계적 요인 : 사회적 위치, 권력, 관계 유형, 교육 형태, 나이 등을 의미한다. 의사소통은 관계적 요인에 영향을 받는다. 치료적 의사소통 기술은 관계요인에 영향을 받지 않고 한 인간으로서 평등하게 간호를 제공하는 것이다.

### (5) 의사소통의 유형

① 언어적 의사소통
  ㉠ 인간이 말하는 모든 단어와 문자로 구성된다. 말은 사회적 상징인 가장 흔한 활동이다.
  ㉡ 인간관계의 공개적 연결이며 교육의 도구이자 삶의 중요한 부분을 차지한다.

**■ 환경적 변수**

연령, 사회경제적 상태, 인종, 죽음이나 이혼과 같은 인생사건과 질병 등이 있다.

**■ 소음의 방해요소**
- 외부적 소음
- 생리적 소음
- 정신적 소음

**■ 언어적 의사소통**

Verbal Communication

② 비언어적 의사소통

　㉠ 언어의 내용보다 전달방식에 대해 집중할 때가 있다.

　㉡ 음성의 어조, 높낮이, 특정단어의 강조, 말의 속도, 외향적 모습, 신체자세, 눈 맞춤, 손짓, 한숨 등이 있다.

■ 비언어적 의사소통

Non Verbal Communication

③ 치료적 의사소통

　㉠ 간호사의 공감능력, 효과적 의사소통기법 사용, 대상자의 요구, 관심사에 반응 할 때 발생한다.

　㉡ 훈련과 경험을 통해 전문적인 의사소통 기술 습득을 이루어야한다.

　㉢ 치료적 의사소통의 종류

| 구분 | 내용 |
|---|---|
| 적극적 경청 | • 대상자에게 공감하고 주의를 기울이는 적극적 과정이다.<br>• 대상자 이해에 있어 필수요소로 치료적 의사소통의 기본에 해당한다. |
| 침묵 | • 메시지를 주고받는 구체적인 전달체계로 의사소통의 부재를 의미하는 것은 아니다.<br>• 치료자는 대상자의 침묵을 기다릴 수 있어야 한다.<br>• 정해진 규칙은 없지만 대상자가 놀라거나 무서움을 느끼지 않아야 효과가 있다. |
| 다른 말로 표현하기 | 대상자의 메시지를 다른 단어와 문장으로 표현하는 것이다. |
| 재진술하기 | 간호사가 대상자의 외적·내적 메시지를 반영하고 감정과 대화내용을 확인하면서 대상자의 말을 경청하고 있는 것을 알려주는 것이다. |
| 관찰한 바를 표현하기 | • 대상자의 생각과 감정들을 더 잘 이해하도록 돕는다.<br>• 간호사는 대상자의 언어적·비언어적 행동의 정서적 반응의 의미를 대상자에게 간단히 설명할 수 있다. |
| 개방형 질문 | 대상자의 경험·지각·상황에 대한 정보공유에 사용한다. |
| 폐쇄형 질문 | • 대부분 비치료적 의사소통의 기술이다.<br>• 치료적으로 사용되는 경우는 수술 후 통증이 극심한 환자나 우울증이 심해 자살시도를 자행한 환자 등과 같은 경우에 이용된다. |

④ 비치료적 의사소통

　㉠ 간호사와 대상자의 의사소통을 방해하는 요인이다.

　㉡ 비치료적 의사소통의 종류

| 구분 | 내용 |
|---|---|
| 과다한 질문 | • 대상자의 응답을 위한 마음의 준비를 할 수 없다.<br>• 대상자를 존중하지 않아 치료진이 세심하지 않아 보인다. |
| 칭찬 또는 비난 | • 치료적 관계에서 간호사 – 대상자 사이의 이런 행동은 복잡한 해석을 야기할 수 있다.<br>• 대상자의 정서가 불안하고 자존감이 낮으면 동의나 반대의견을 민감하게 받아들일 수 있다. |
| 충고 | • 대상자의 개인 의사결정능력을 방해하는 것이다.<br>• 잦은 충고는 대상자의 의존성을 키운다. |
| '왜'라는 질문 사용 | 설명을 요구당하고 잘못한 것을 지적받는 느낌으로 내용에 상관없이 위축감을 느끼게 한다. |

## 12 정신간호과정

### (1) 간호사정

① 정의 : 인간의 신체·정신·사회·영적 모든 차원 관련하여 대상자의 건강상태를 반영하는 자료를 수집하는 것이다.

② 과정
  ㉠ 1차적, 2차적 출처를 포함한 다양한 출처에서 자료 수집이 이루어진다.
  ㉡ 자료 수집 과정동안 대상자의 독특성을 인정한다.
  ㉢ 포괄적이며 타당한 자료 수집을 위해 노력해야 한다.
  ㉣ 대상자를 처음 만나 시행하는 자료 수집은 추후 상태변화를 비교할 수 있는 정보의 기준이다.

③ 개념틀 : 다양한 모형이 사용된다. 매슬로우의 욕구계층이론, 셀리에의 스트레스 이론, 국제간호진단협회(NANDA - I)의 통합적 인간 틀 등이 있다.

④ 방법
  ㉠ 문제 확인 : 위기·응급상황의 경우 문제 확인에 목적을 둔다. 간단명료하게 문제를 진술하며 본질, 심각 정도, 원인에 관한 가정과 치료적 중재를 제공한다.
  ㉡ 문제의 명료화 : 급성문제가 아니라면 문제 확인 후 사정의 목적을 문제 명료화에 둔다. 대상자의 문제, 심리, 사회, 문화적 기왕력에 대해 체계적 사정을 한다.
  ㉢ 총체적 사정 : 인간에 대한 총체적 이해를 기초로 하며 대상자의 생활, 경험의 모든 측면을 사정한다. 해당하는 영역으로는 생물학적·정신적·사회적·문화적·영적 영역 등이 있다.

⑤ 유의사항
  ㉠ 사정과정 우선순위는 대상자의 특정 요구에 따라 다양하다.
  ㉡ 정신간호 분야의 사정은 대상자의 정신·사회·문화적·영적 측면을 강조한다.
  ㉢ 생리적 적응과정과 서로 분리될 수 없으며 생물학적 측면 자료수집도 중시한다.

### (2) 간호진단

① 개발 : 1973년의 미국간호협회에서 간호 실무표준 간호진단의 내용을 삽입하면서 간호진단 용어의 사용을 합법화 하였다.

② 간호진단의 진술
  ㉠ 간호사정단계의 수집된 자료를 바탕으로 평가·해석·의미부여하는 진단적 추론과정을 통해 진술된다.
  ㉡ 자료의 분류→자료의 부족과 불일치 여부 확인→연관성이 있는 자료끼리 묶음→적합한 기준의 설정과 비교→건강 문제와 강점의 추론→관련요인의 제시 등 자료를 분석 및 종합하는 여섯 단계를 말한다.

③ 간호진단 진술 시 오류

  ㉠ 관련요인과 문제를 역으로 진술하는 것

  ㉡ 관련요인에 반응을 재진술하는 것

  ㉢ 한 가지 이상의 문제를 함께 진술하는 것

  ㉣ 진술에 간호사의 가치판단을 포함하는 것

  ㉤ 하나 이상의 관련요인이 있을 때 관련요인을 각기 분리하여 진술하는 것

  ㉥ 관련요인 없이 건강 문제만 진술하는 것

  ㉦ 법에 저촉되는 방식으로 진술하는 것

④ 간호진단과 의학진단

  ㉠ 의학진단과 간호진단의 목적이 다르므로 간호진단을 결정하는 데 DSM − 5 만을 단독 사용해서는 안 된다.

  ㉡ 정신간호사는 대상자의 문제와 요구를 정확하게 파악한다. 중재 전략을 효과적으로 수립하기 위해 DSM − 5와 NANDA − I의 두 진단체계를 활용한다.

## (3) 간호계획

① 구성요소

  ㉠ 대상자의 문제를 우선 고려할 순서대로 배열하는 우선순위 결정

  ㉡ 간호목적과 목표설정

  ㉢ 간호계획 작성 전에 적절한 간호중재의 확인

  ㉣ 선택한 간호중재에 의한 간호지시 구체화

② 퇴원계획 : 간호과정의 사정단계부터 시작되는 계획이며 적절한 퇴원계획은 재입원율의 감소와 지역사회 성공적 적응을 도모하게 된다. 이를 위해 자아상 긍정적 발달, 건강한 생활방식 발달, 자신의 질병 수용하는 내용이 퇴원계획에 포함된다.

## (4) 간호수행

① 간호수행의 단계 : 수행 전 · 중 · 후 단계로 나뉜다.

② 수행 전 단계의 주의사항

  ㉠ 간호사는 간호계획 내용을 파악한다.

  ㉡ 간호계획의 타당성을 검토한다.

  ㉢ 간호계획지의 간호지시를 검토한다.

  ㉣ 수행의 필요 지식과 기술이 갖춰졌는지 확인한다.

  ㉤ 간호 목적 · 목표 · 기대결과 · 대상자의 책임 등을 설명하며 대상자를 준비한다.

  ㉥ 간호계획 수행의 필요한 시간적 · 인적 · 물질적 자원 확보와 간호활동을 위한 편안하고 안전한 환경을 제공한다.

  ㉦ 대상자의 권리 고려의 간호 실무표준을 준수한다.

③ 간호수행의 기록

    ⊙ 문제중심 기록양식(POR, Problem Oriented Recording)[+] : 주관적 · 객관적 자료, 분석, 계획, 수행, 평가(SOAPIE) 양식을 따른다.

    ⓛ 초점차팅(Focus Charting) : 주요 관점의 변화로 '문제'에서 '초점'으로 변화된다. Dar(자료, 행동, 반응)이 Soapie를 대신한다. 기록에서 초점은 간호진단, 대상자의 현재 관심사나 행위, 대상자의 지위 또는 행위의 중요한 변화, 대상자 치료에서 중요한 사건이다. 의학 진단이 초점이 될 수 없다.

    ⓒ PIE방법(APIE, Assessment, Problem, Intervention, Evaluation) : 기록하는 데 필요한 요소는 사정, 문제, 중재, 평가가 기록된다.

## (5) 간호평가

① 정의 : 최종단계에 해당하지만 사정단계에서부터 시작되며 간호과정 수행의 모든 과정 동안 계속되기도 한다.

② 간호사의 관찰을 포함한 대상자 진술, 타 의료의원, 가족, 친지 등의 2차적 출처를 통해서도 이루어지며 총괄평가, 형성평가 두 유형으로 구분된다.

③ 간호평가 방법

    ⊙ 대상자의 평가

    ⓛ 간호 실무의 평가

    ⓒ 간호의 질관리를 위한 평가

# 13 지역사회 정신건강 간호

## (1) 지역사회 정신건강

① **지역사회 정신건강**(Community Mental Health) : 정신건강을 목적으로 지역사회에서 행해지는 모든 활동이다. 지역사회 기반의 통합 · 치료적 접근을 말한다.

② **블룸**(Bloom)**의 지역사회 정신건강 특성**

    ⊙ 지역사회를 기반으로 하는 실천 활동과 지역사회 전체가 대상이다.

    ⓛ 질병예방과 건강증진을 강조한다.

    ⓒ 서비스는 지속적이고 포괄적이어야 한다.

    ⓔ 상담이나 교육 등과 같은 간접서비스가 요구된다.

    ⓜ 혁신적인 임상전략이 필요하다.

    ⓗ 프로그램은 현실적 계획된다.

    ⓢ 전문인력과 함께 비전문인력이나 준전문인력이 참여한다.

    ⓞ 지역사회가 적극적으로 참여한다.

    ⓩ 지역사회 내에서 스트레스 요인이나 병리적 원인을 찾고 관리한다.

✚ **SOAPIE 양식**

• Subjective Data(주관적 자료),
• Objective Data(객관적 자료),
• Analysis(주관적, 객관적 자료에 대한 간호사의 분석),
• Plan(목적과 계획된 행위),
• Implementation(수행한 행위),
• Evaluation(행위에 대한 평가)로 구성된다.

❘ **총괄평가**

간호 종료 시 간호효과를 평가하는 것이다.

❘ **형성평가**

간호수행 효과에 대한 계속적 판단 기술이다.

③ 목적

　㉠ 일차 예방 : 정신질환을 예방, 정신건강을 유지·증진하는 것이다. 지역사회차원에서 개인과 특수집단을 중점으로 둔다.

　㉡ 이차 예방 : 정신질환의 조기발견·조기치료에 중점을 두고 위기중재가 포함된다.

　㉢ 삼차 예방 : 정신질환으로 인한 정신적 결함이나 사회적 장애를 최소화 하는 것이다. 정신질환자의 재활과 지속적 관리에 중점을 둔다.

## (2) 지역사회 정신건강사업의 원칙

① 지역주민에 대한 책임 : 정신건강복지센터가 관장하는 지역을 관할구역이다. 지역주민 정신건강을 책임진다.

② 관리의 근접성 : 대상자가 자신의 거주 가까운 곳에서 관리를 받는다. 집과 지역사회 단절을 막고 익숙한 생활권의 적응을 격려한다.

③ 포괄적 서비스 : 1차 정신건강복지사업의 기본적 서비스 외의 아동과 노인에 대한 특수서비스, 알코올 의존증, 약물남용 관리 등과 같은 서비스를 모두 포함한다.

④ 다학제적 팀 접근 : 정신건강의학과 전문의, 정신건강전문요원, 임상심리사, 작업치료사 등 다학제간 인력이 협력하여 팀으로 대상자를 관리한다.

⑤ 치료의 연속성 : 적절한 관리를 위해 정신건강 전달체계를 구축한다. 현재의 치료가 과거의 치료 및 연계와 조화를 이루는 것이다.

⑥ 지역주민의 참여 : 지역지도자, 직접적 지역주민의 욕구 반영 등으로 더 나은 서비스로 지역주민들이 정신보건의 개념을 이해한다.

⑦ 간접서비스 : 직접적인 지역주민 삶의 개입보다는 영향을 주는 교사, 종교지도자, 방문간호사 등을 적극 활용하여 지도자 교육에 중점을 둔다.

⑧ 평가와 연구 : 현재 제공되는 서비스와 주민 요구와의 일치를 평가한다. 효과적인 지역사회 정신건강 프로그램 개발·조정으로 새로운 계획 수립이 가능하다.

⑨ 예방 : 정신건강 유지·증진으로 정신질환 예방하는 것이다. 1차, 2차, 3차 예방으로 나뉜다.

⑩ 자문 : 다학제적 정신건강 전문가들이 자신의 전문적인 지식과 경험을 바탕으로 조언이나 권고할 수 있다.

⑪ 정신건강과 사회복지서비스의 연계 : 정신질환자들의 사회복귀를 위한 사회적·직업적 재활서비스, 주거서비스 등의 사회복지서비스가 요구된다. (3) 정신건강 서비스를 위한 간호의 연속선

　㉠ 최소한의 환경제한 : 1차 목적은 대상자의 환경제한을 최소화, 최상의 기능 수준의 성취이며 치료는 지역사회와 외래에서 진행한다.

　㉡ 조정 : 개인적인 간호가 제공될 수 있는 적절한 서비스의 통합을 의미한다.

ⓒ 사례관리 : 개인, 팀에 의해 제공되며 대상자에게 전화상담, 집단프로그램, 가정방문 등의 사례관리 서비스, 지역사회 방문 등을 실시한다. 증상의 악화 여부를 지속적 개입·관리하고 악화 시 적절한 치료연계를 이룬다.

ⓔ 간호연속선에서 정신건강 서비스 : 포괄적 서비스 제공으로 위기중재, 입원치료, 외래치료, 부분입원, 주거서비스, 휴식간호, 가정정신간호 등으로 이루어지고 대상자의 연속적인 정신건강 관리체계가 요구된다.

## (4) 지역사회 지지체계

① 정의
ⓐ 만성 정신질환자들이 지역사회에 소외나 고립되지 않도록 기본생활에 필요한 것을 충족시켜 대상자의 잠재력 개발을 지원하는 것이다.
ⓑ 지역사회 정신건강사업을 진행하고 당면한 새로운 문제에 적극 대처한다.

② 구성요소 : 고위험집단 대상자 파악, 적극적인 현장서비스 제공과 진단평가, 약물관리, 정신적 서비스와 치료를 포함한 정신건강 간호 제공, 정신사회재활서비스 제공, 재활에 도움이 되고 지지적인 거주지 주선, 대상자의 권리 옹호 등이 있다.

③ 사회지지 프로그램 : 정신질환자를 인간으로서 가치와 욕구를 인정, 자기결정권 존중, 서비스의 개별화, 정상화, 규제의 최소화, 상호지지의 중요성을 강조하는 것이다.

④ 적극적 지역사회 관리(ACT)
ⓐ 중증 만성 정신질환자들의 병원 입원에 대한 대안적 치료모델이다.
ⓑ 팀 접근방식을 강조하고 다양한 전문지식을 기반으로 포괄적이고 구체적으로 치료계획을 수립한다.
ⓒ 목적 : 포괄적 치료계획을 위한 지역사회 기관 및 자원과 교류와 조정하고, 개인으로서의 대상자 스스로 행동에 대한 책임을 지도록 하는 것이다.
ⓓ 지역사회 치료 및 재활 대책을 통해 정신병원 입원율을 감소시킨다.
ⓔ 지역사회에서 가정, 직장, 지역사회와 연대하여 취업기술과 일상생활 교육제공 등이 있다.

⑤ 초기 정신질환자에 대한 발견 및 조기개입
ⓐ 처음 발현과 처음 치료의 기간이 짧을수록 치료반응과 예후가 좋다. 중요 목표로 정신건강 문제의 사전 예방, 조직관리 강화를 위해 조기개입이 시행되고 있다.
ⓑ 지역사회 서비스를 강화하고 스트레스 고위험군 집중관리를 위한 지원하고 위기상황의 심리적 지원을 위한 정신건강관리체계가 구축하며 강화한다.

▎적극적 지역사회 관리

ACT,
Assertive Community Treatment

**(5) 정신건강의 예방**

① 일차 예방

ㄱ 목적 : 정신질환을 예방하고 새로운 환자발생을 감소시키는 것이다.

ㄴ 구성 : 건강증진[+]과 질병예방[+]이 있다.

ㄷ 정의 : 정신건강증진, 예방, 유지에 필요한 지속적이며 포괄적 서비스이다. 정신적이고 일반적인 건강 문제를 위한 관리와 의뢰를 포함하게 된다.

ㄹ 일차 정신건강 간호 모형

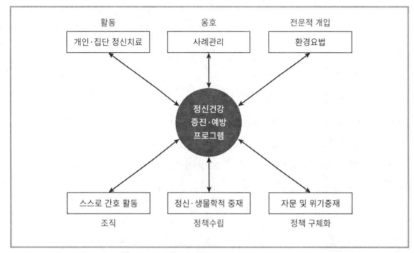

| 구분 | 내용 |
|------|------|
| 모형 바깥 원 | 옹호자, 공공정책과 지역사회 활동을 포함한 간호사 전문적인 역할 책임이다. |
| 가운데 원 | 환경요법, 자가간호활동, 상담, 위기중재, 개인이나 가족과 집단 정신치료와 사례관리를 포함한 기본적, 상급 정신간호중재를 말한다. |

ㅁ 간호과정은 정신질환의 빈도를 감소, 정신건강을 증진시키는 목적지향적인 방법으로 사용할 수 있다.

ㅂ 간호사는 일차 예방중재의 계획과 고위험군에 대해서도 관심을 갖는다.

② 이차 예방

ㄱ 정신건강 문제를 조기에 확인한다.

ㄴ 정신질환의 유병기간 감소의 중재에 초점을 둔다. 조기진단, 적절한 치료, 불능을 제한시키는 것을 포함한다.

③ **삼차 예방** : 예방의 마지막 단계로 재활, 정신건강 문제를 줄이는 데 중점을 둔다.

**⑹ 정신사회재활**

① **정의** : 정신건강의 3차 예방으로 최상 가능한 수준의 대상자의 회복을 돕는 과정이다.

② **목표**

　㉠ 정신질환 때문에 무능해진 개인을 독립적으로 생활하게 한다.

　㉡ 장애 극복으로 가능한 상위 수준의 안녕유지와 회복하기 위해 생활양식을 이행하도록 교육하는 것이다.

③ **정신사회재활모형**

　㉠ 앤서니(Anthony)가 제시하였다. 정신질환이 개인에게 발생하였을 때 네 가지 단계로의 진행을 설명하였다. 각 단계는 상호 영향을 주고받으면서 개인의 삶에 부정적 영향을 미치게 된다.

　㉡ **손상단계(Impairment)** : 심리적 · 생리적 · 해부학적 구조나 기능에서 상실과 이상이 생긴 상태이다.

　㉢ **불능단계(Dysfunction)** : 대상자가 사회적 접촉이 감소하여 학습기회가 부족하며 배웠던 사회기술의 잊어버림으로 사회적 활동 수행능력이 제한되고 부족한 것이다.

　㉣ **불구단계(Disability)** : 정상인이 해야 할 사회적 역할 수행능력이 제한되거나 부족한 상태이다. 직업재활, 역할훈련, 현재 기능 수준을 유지할 수 있게 환경변화 등의 환경지지가 요구된다.

　㉤ **불이익단계(Disadvantage)** : 사회적 편견과 차별로 대상자는 기능이나 역할에 있어서 제한과 방해를 받는다.

④ **정신사회재활의 목적** : 개인의 성장과 삶의 질 증진, 치료결정에 개입, 지속적 치료, 직업적 기능촉진, 사회기능 증진, 재입원감소, 독립심 증가, 지역사회 재통합, 정신질환의 회복 등이 있다.

⑤ **정신사회재활 원칙**

　㉠ 대상자와 가족이 재활의 주체가 되며 대인관계는 변화에 필수적이며 간호는 전문적 권위적인 방어나 장애 요인이 없는 친밀한 환경에서 제공된다.

　㉡ 모든 사람은 개발될 수 있는 잠재능력을 소유하고 사회적 · 직업적 · 교육적 대인관계 기술 등을 가지고 있다.

　㉢ 인간은 자기결정의 권리와 책임을 가지고 서비스는 가능한 한 일상적 환경에서 제공한다.

# 정신건강 간호

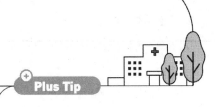

Plus Tip

**1** \*\*\*
신체와 정신에 대한 설명으로 옳은 것은?

① 신체와 정신은 구분할 수 없다.
② 신체와 정신은 서로 관련이 없다.
③ 신체적으로 건강한 사람은 정신적으로 건강하다.
④ 신체와 정신은 구분할 수 있으며 서로 관련이 있다.
⑤ 신체와 정신에 문제가 발생하면 정신적 문제를 먼저 해결한다.

**1**
② 신체와 정신은 서로 밀접한 관련이 있어 구분할 수 없다.
③ 신체적으로 건강하다고 정신적으로도 건강하다고 판단할 수 없다.
④ 신체와 정신은 구분할 수 없으며 서로 영향을 주고받는 밀접한 연관이 있다.
⑤ 우선순위가 높은 것부터 먼저 중재한다.

**2** \*\*\*
대인관계 모형에서 일탈 행동 관점에 대한 설명으로 옳은 것은?

① 비효율적인 의사소통으로 인해 일어난다.
② 어린 시절 해결되지 않은 갈등과 관계된다.
③ 스트레스가 불안을 일으켜 증상이 나타난다.
④ 학습되지 못하거나 잘못된 행동이 강화되면 나타난다.
⑤ 자아만족과 안정욕구가 충족되지 않고 능력이 저해됐을 때 나타난다.

※ 대인관계 모형(H.S.Sullivan, H.Peplau)
㉠ 불안, 신뢰, 안전, 자존감의 개념으로 대인관계를 중심으로 불안이 발생한다.
㉡ 만족이나 안정을 향한 욕구 충족 능력을 잃게 되면 정신장애가 발생한다.

**2**
① 비효율적인 의사소통으로 인해 일어나는 관점은 의사소통 모형이다.
② 어린 시절 해결되지 않은 갈등과 관계된 것은 정신분석 모형이다.
③ 대인관계가 불안을 일으켜 증상이 나타난다.
④ 학습되지 못하거나 잘못된 행동 강화하는 것은 행동 모형이다.

**3** \*\*
평소 대인관계에서 정상적인 의사소통을 하는 환자가 누군가 자신을 비판하게 되면 예민해지고 남 탓을 하며 부정적으로 반응한다. 이 환자에게 가장 적합한 간호진단은?

① 사고장애
② 집중력 저하
③ 의사소통장애
④ 비효율적 대응
⑤ 사회적 상호작용 장애

**3**
④ 비효율적대응은 일반적인 자극이나 스트레스에 대해서 부정적인 반응을 하며 올바르지 않은 대처방식을 사용한다.

답 1.① 2.⑤ 3.④

**4** 시어머니에게 잔소리를 들은 며느리가 자신이 키우는 강아지의 옆구리를 꼬집는 행동을 한다. 이 며느리가 보이는 방어기제는?

① 억압
② 투사
③ 전치
④ 전환
⑤ 반동형성

**5** 간호사가 대상자와 치료적 인간관계를 유지하며 상호작용할 때 활동단계에서 수행되어야 할 간호 활동으로 옳은 것은?

① 적절한 중재계획을 세운다.
② 상호관계의 책임과 한계를 설정한다.
③ 간호문제를 발견하고 목표설정을 한다.
④ 대상자에게 안전한 네트워크 체계를 갖춘 퇴원계획을 세운다.
⑤ 대상자의 감정을 인식하고 불편한 감정을 말로 표현할 수 있도록 한다.

**※ 치료적 상호작용 과정**
㉠ 상호작용 전 단계
• 대상자 자료수집을 한다.
• 간호사는 자기탐색 과정을 거친다.
㉡ 초기 단계
• 대상자의 행동을 수용하고 신뢰감이 형성될 수 있도록 한다.
• 문제확인, 간호진단, 목표설정, 우선순위설정, 간호계획을 수립한다.
㉢ 활동 단계 : 초기 단계에서 세워진 목표를 달성하기 위해 다양하고 적극적인 활동을 한다.
㉣ 종결단계
• 초기 단계에 설정된 시간적 제한에 의해서 한정한다.
• 간호사 본인의 치료적 관계를 종결한다.
• 효율적이고 생산적인 방어기전을 확인한다.

**4**
③ 전치 : 특정대상이나 상황에 관련된 감정을 수용되어질 만한 다른 대상이나 상황으로 돌리는 것이다.
① 억압 : 원치 않는 감정이나 생각, 경험을 마치 없었던 것처럼 배제시키는 심리태도로 보편적인 방어기제의 기초가 되는 일차적 자아 방어기전이다.
② 투사 : 비난 또는 책임전가로 어떤 행위나 생각의 책음을 다른 사람에게 돌려 남 탓을 하는 것이다.
④ 전환 : 심리적 갈등이 신체 감각기관과 수의근계의 증상으로 표출되는 것이다.
⑤ 반동형성 : 금지된 충동이 무의식적 요구와 정반대 행동으로 표출되는 것이다.

**5**
①②③ 초기단계에 해당한다.
④ 종결단계에 해당한다.

**답** 4.③ 5.⑤

# 정신질환별 간호

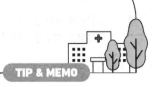

### 학습목표

• 이상행동의 증상, 분류 사정에 대해 설명할 수 있다.

• 조현병 스펙트럼장애의 개념, 원인, 특성, 관련 질환, 간호중재를 설명할 수 있다.

• 신경인지장애의 개념, 원인, 특성, 관련 장애에 대해 설명할 수 있다.

• 섭식장애의 개념, 원인에 대해 설명할 수 있다.

• 노인정신간호에 대해 설명할 수 있다.

## 1 정신질환의 이해

### (1) 이상행동 증상

① **양성증상**(Positive Symptom)

　㉠ **정의** : 건강한 사람에게 없는 말, 행동, 괴이한 생각 등을 말한다.

　㉡ **증상** : 망상, 와해된 언어, 환각, 기이한 행동 등이 있다.

　㉢ **원인과 치료** : 뇌의 신경전달 물질의 변화로 유발되고 약물치료가 시행된다.

② **음성증상**(Negative Symptom)

　㉠ **정의** : 건강한 사람에게 정상적으로 나타나야 되는 기능 소실, 결핍으로 무쾌감증, 감정의 둔마, 무의욕증, 현저한 언어빈양, 사회적 철회, 주의력결핍 등을 말한다.

　㉡ **증상** : 얼굴 표정 변화 없음, 주변에 흥미없음, 대인관계 무관심 등이 있다.

　㉢ **치료** : 약물치료만으로 힘들고 재활치료와 활동치료가 병행된다.

### (2) 사고형태의 장애(Disorders Of Thought Form)

① **자폐적 사고**(Autistic Thinking) : 외부 현실을 무시하며 외부와의 적절한 관련성 없이 내적세계에 집착하며 자기논리에 빠지는 비현실적 사고를 말한다. 대상자의 욕망, 본능 등의 무의식, 감정요소가 지배적 기능을 하고 환상, 망상, 백일몽 등에 몰입하고 조현병에게 많이 일어난다.

② **마술적 사고**(Magical Thinking)

　㉠ **정의** : 원인, 결과에 대한 현실적 이해 부족, 기괴한 사고와 믿음으로 어떤 사건이 일어나거나 막는 것을 생각·말·행동으로 가능하게 하는 초자연적 힘이 있다고 믿는 것이다.

　㉡ **특징** : 주로 어린이의 강박장애, 심한 조현병에게 보인다.

③ **1차 사고과정**(Primary Process Thinking) : 사고가 무의식적인 경향의 작용으로 질서·논리성의 결여로 비조직적, 비논리적, 비현실적, 마술적일 때 사용된다.

④ **구체적 사고**(Concrete Thinking) : 은유를 사용하지 못하고 그 의미를 알아차리지 못하는 1차원적 사고를 하고 추상적 사고와 반대된다.

⑤ **신어조작증**(Neologism) : 자신만이 아는 의미의 새로운 단어와 표현을 사용한다. 조현병에서 주로 보인다.

### (3) 사고과정의 장애(Disorders of the Stream of Thought)

① **정의** : 생각과 생각 사이의 연결된 흐름인 사고과정에서 흐름의 장애가 생긴 것이다.

② **사고의 비약**(Flight of Idea)
  ㉠ 연상작용이 지나치게 빨라 대상자의 생각, 대화가 주제변경이 빠르게 진행되는 현상이다.
  ㉡ 사소한 자극과 동기에 의해 사고의 흐름이 방해받으면 결론 도달을 하지 못하고 엉뚱한 결론을 내린다.
  ㉢ 기분장애, 조증, 조현병의 과대망상과 연관된다.

③ **사고의 우회증과 이탈**(Circumstantiality Of Thought)
  ㉠ **정의** : 우원증이라 하며 사고진행동안 사고의 주류·비주류를 구분하지 못한다. 연상된 사고가 많아 사고의 흐름이 비정상적으로 진행된다. 최종적으로 목적한 결론에 이르는 현상이다.
  ㉡ **특징** : 조현병, 치매, 섬망, 물질 관련 장애, 지적장애, 양극성장애의 조증상태에서 나타난다.

④ **사고의 지연**(Retardation Of Thought)
  ㉠ **정의** : 사고과정의 연상속도가 매우 느려지고 사고가 원활하지 못한 현상이다.
  ㉡ **특징** : 우울장애, 조현병에서 나타난다.

⑤ **사고의 두절과 박탈**(Blocking Of Thought)
  ㉠ **정의** : 사고의 흐름이 갑자기 중단되는 현상을 말한다.
  ㉡ **특징** : 조현병에게서 보이게 되고 사고의 두절이 아주 심한 경우 처음부터 생각이 떠오르지 않는 사고의 박탈을 경험한다.

⑥ **사고연상의 이완**(Loosening Of Association Of Thought) : 전혀 관련이 없거나 적은 상황으로 연상되는 엉성한 사고를 말한다.

⑦ 사고의 지리멸렬(Incoherent Thinking)

　　㉠ 정의 : 말이 연결되지 않으며 일관성과 조리가 없다. 줄거리와 내용을 파악할
　　　　수 없는 현상이다.

　　㉡ 말비빔 : 지리멸렬의 극심한 형태이다. 주로 조현병에서 보인다.

⑧ 사고의 부적절성(Irrelevant Thinking)

　　㉠ 정의 : 질문 내용과 전혀 상관없는 동문서답의 대답을 한다.

　　㉡ 특징 : 조현병과 뇌의 기절적인 문제로 나타난다.

⑨ 보속증(Perseveration)

　　㉠ 정의 : 새로운 자극에 사고가 진행되지 않으며 머무는 현상이다.

　　㉡ 특징 : 치매, 섬망, 물질 관련 장애 등으로 뇌의 기능적 손상에 의해 나타난다.

### (4) 사고내용의 장애

① 정의 : 대상자 사고의 '무엇'에 해당하며 대상자만이 특정한 의미를 갖는 경우이다.

② 피해망상(Persecutory Delusion)

　　㉠ 정의 : 누군가 자신이나 가족을 해치거나 감시한다고 생각하는 것이다.

　　㉡ 종류 : 자신이 미행당하며 쫓기고 있다고 믿는 추적망상, 자기를 죽이려 음식
　　　　에 독을 탔다는 독약망상, 자신이 감시당한다는 관찰망상 등이 있다.

　　㉢ 특징 : 조현병에 가장 흔한 장애이다.

③ 과대망상(Grandiose Delusions)

　　㉠ 정의 : 신의 힘, 능력, 권력, 부, 우월성, 위대성, 중요성 등의 측면에서 현실
　　　　과 떨어져 과장해서 믿고 있는 망상이다.

　　㉡ 특징 : 경조증, 조증에서 흔하다. 조현병, 치매, 섬망 등의 뇌 장애에서도 나타난다.

④ 관계망상(Ideas Of Reference)

　　㉠ 정의 : 주위에서 일어나는 일상적 일이나 객관적 사실 모두 자기와 관련이 있
　　　　다고 믿는 망상이다.

　　㉡ 특징 : 우울증이거나 확대해석을 한다. 여러 망상과 관계가 있다.

⑤ 신체망상(Somatic Delusion)

　　㉠ 정의 : 코, 입, 턱, 치아, 머리, 손, 발 등 자신의 신체 일부가 정상과 달리
　　　　기형적으로 여기거나 썩고 있다고 믿는 것이다.

　　㉡ 특징 : 암, 전염병 등에 걸렸다고 호소하는 경우가 있다. 관계망상과 함께 나
　　　　타난다.

⑥ 색정망상(Erotic Delusion)

　　㉠ 정의 : 모든 이성이 자신을 사랑한다고 믿거나 반대로 자신은 모든 이성을 사
　　　　랑해야 한다고 믿는 경우이다.

　　㉡ 종류 : 부정망상, 질투망상[+] 등이 있다.

　　㉢ 특징 : 망상장애와 조현병에 흔히 나타난다.

TIP & MEMO

▌말비빔

Word Salad

✚ 부정망상, 질투망상

흔히 의처증, 의부증, 결혼편집증이
다. 상대방을 추적하거나 외출하지
못하게 하고 폭력을 행사한다. 가상
의 정부에게 공격한다. 논리정연함
과 체계화가 특징이며 정당한 이유
없이 배우자나 애인을 의심하고 믿
을 수 없다고 믿는 경우이다.

⑦ 우울망상(Depressive Delustion)

　　㉠ 정의 : 우울한 상태로 죄책, 빈곤, 질병이 주된 망상주제이다.

　　㉡ 특징 : 심각한 우울장애, 조현병에서 나타난다.

⑧ 빈곤망상(Delusion Of Poverty) : 실제가 아닌데 자신, 가족이 곧 파산하거나 이런 상황을 벗어나지 못할 것이라 믿는다.

⑨ 죄책망상(Delusion Of Accusation) : 상식적으로 그럴 일이 아님에도 용서받을 수 없는 죄를 지었다며 양심가책 죄책감을 느낀다.

⑩ 허무망상(Nihilistic Delusion) : 자신의 존재가치는 없으며 자신, 타인, 세계가 곧 종말을 고할거라 믿는 것이다.

⑪ 질병망상 : 불치병에 걸려 살 수 없을거라 믿는다.

⑫ 종교망상(Religious Delusion) : 자신이 메시아나 전지전능한 신이라고 주장하는 것이다. 악마가 씌웠다거나 용서받을 수 없는 죄를 지었다는 등의 종교적인 내용의 망상이다.

## (5) 정동장애

① 정동(Affect) : 객관적 관찰가능하면서 일정 기간 지속되는 정서상태를 말한다.

② 특징 : 감정의 관찰된 측면을 의미한다. 검사 당시의 대상자 기분상태, 표정, 태도, 외모, 언어, 행동 등의 반응을 종합적으로 관찰하고 파악될 수 있다.

③ 기분(Mood) : 전반적·지속적·우세한 정서를 말하고 개인의 주관적 경험의 자가보고, 다른 사람의 관찰, 보고하는 객관적 요소를 모두 포함한다.

④ 정동이나 기분은 깊이·강도, 기간 등을 고려해 모두 사정될 수 있다. 시분은 안정성, 반응성, 지속성 측면에서 자세히 기술할 수 있다.

⑤ 구분

　　㉠ 부적절한 정동(Inappropriate Affect) : 어떤 상황이나 사고내용에 맞지 않는 감정상태를 말하며 조현병에서 주로 나타난다.

　　㉡ 둔마된 정동(Blunted Affect) : 외부자극에 대해 주관적 느낌이 없고 감정표현의 강도가 무딘 감정상태이다. 객관적 반응조차 없는 경우는 무감동이라고 한다. 무감동이 극심해지면 무쾌감증이라며 통상적인 일과 즐거움에 대해 흥미를 상실한 상태가 된다. 주로 우울장애, 조현병에서 보인다.

　　㉢ 정서적 위축(Emotional Withdrawal) : 얼굴표정, 제스처, 목소리 등에 나타나는 저하된 정서적 톤, 무딘 감정과 구별되어야 한다. 감정보다 대인관계에서의 기능손상에 초점을 맞추는 경향이 있다. 눈을 맞추지 못하고 면담자를 향해 돌려 앉지 못하며 면담에 몰입하지 못하는 경우를 말한다.

　　㉣ 유쾌한 기분(Pleasurable Mood) : 즐겁고 기분이 좋은 상태를 말한다.

▌무감동

Apathy

▌무쾌감증

Anhedonia

| 구분 | 내용 |
|------|------|
| 다행감 | 기분이 들떠 유쾌하고 좋으며 낙관적 태도를 유지하고 경조증에서 보이며 전두엽 종양, 다발성경화증, 약물 중독 등에서 보인다. |
| 의기양양 | 다행감이 자신감, 정신운동성 초조가 더해져서 무모하리만큼 자신감있고 과감한 행동으로 나타난다. |
| 고양된 기분 | 의기양양에서 자신을 지나친 확대로 과대적인 생각·행동이 동반되며 쉽게 충동적이고 화를 잘내며 주변과 갈등이 잘 발생된다. |
| 황홀감 | 유쾌한 기분의 극치이며 못할것이 없을 것 같은 무한한 힘을 느끼며 우주·신 등과 일체감·융합감 등을 체험하는 종교적 무아지경의 상태이다. 주로 간질, 마약중독, 조증, 조현병, 해리장애 등에서 나타난다. |

ⓜ **불쾌한 기분**(Unpleasurable) : 나쁜, 즐겁지 않은 기분을 말한다.

| 구분 | 내용 |
|------|------|
| 예민성 | 불쾌감이 쉽게 외부에 발산하는 상태이다. |
| 우울 | • 비정상적 죄책감, 다양한 신체증상을 동반한다.<br>• 일시적 우울감, 비정상적 장기간 지속되는 강한 병적 슬픔이 있다. |
| 죄책감 | 과거 행동에 대한 양심의 가책, 자책, 후회를 표현하는 강도·빈도를 사정하여 평가 가능하다. |
| 특징 | 주로 이러한 불쾌한 기분은 외상후 스트레스 장애, 연극성 성격장애, 우울장애, 양극성장애, 조현병 등에서 다양하게 나타난다. |

ⓗ **양가감정**(Ambivalence) : 동일한 대상, 상황에서 상반된 감정, 태도, 욕구, 생각 등을 동시에 느끼는 것을 말하며 조현병에서 보이면서 정상인도 느낄 수 있다.

ⓢ **불안**(Anxiety)

| 구분 | 내용 |
|------|------|
| 정의 | 뚜렷한 외부 자극없이 초조·두려움을 경험하는 것이다. 무의식이 의식으로 나올 때 자아가 위협감을 느끼며 경험하는 현상을 말한다. |
| 초조 | 불안이 아주 심해 안절부절 못하는 상태를 말한다. |
| 긴장 | 불안과 연관되어 신체, 동작에 팽팽함을 느끼는 정신운동이 증가된 상태를 말한다. |

## (6) 행동장애(Disorders of Behavior or Activities)

① **과다활동**(Increased Activities, Hyperactivity)
  ㉠ 정의 : 증가된 내적 욕구를 활동에 지나치게 표현하는 것이다.
  ㉡ 특징 : 정신운동성 항진, 흥분 상태이다.

② **과소활동**(Decreased Activities, Hypoactivity)
  ㉠ 정의 : 행동의 빈도, 강도가 모두 저하된 것을 말한다.
  ㉡ 특징 : 정신운동성 감퇴 또는 지체라고 한다. 주로 우울장애, 조현병 등에서 긴장증 동반으로 나타난다.

▌**다행감**
Euphoria

▌**경조증**
Hypomanic

▌**의기양양**
Elation

▌**고양된기분**
Exaltation

▌**황홀감**
Ecstasy

▌**예민성**
Irritability

▌**우울**
Depression

▌**일시적 우울감**
Blue Spells

▌**죄책감**
Guilty Feeling

▌**초조**
Agitation

▌**안절부절 못하는 상태**
Motor Restlessness

▌**긴장**
Tension

▌**정신운동성 항진**
Increased Psychomotor Activity

▌**흥분**
Psychomotor Excitement

▌**정신운동성 감퇴**
Decreased Psychomotor Activity

▌**지체**
Psychomotor Retardation

③ 반복행동(Repetitious Activities)

  ㉠ 정의 : 같은 행동을 반복하는 것을 말한다.

  ㉡ 상동증 : 가만히 있지 못하며 복도를 왔다갔다하는 것을 반복하는 것과 같이 객관적으로 의미가 없는 행동이다. 무의식적 긴장과 갈등의 해소로 같은 행동의 반복한다.

  ㉢ 기행증 : 상동증과 유사한 증상이다. 상동증보다는 지속성이 떨어지고 단조롭다.

  ㉣ 음송증 : 언어의 상동증이며 의미없는 단어나 짧은 문장을 반복한다.

  ㉤ 보속증 : 새로운 동작을 하려고 시도하지만 같은 동작을 반복적으로 하는 경우이며 상동증과 비슷하다.

  ㉥ 강직증 : 지나친 반복행동의 매우 불편한 자세를 계속 유지하는 것을 말한다.

  ㉦ 납굴증 : 심한 강직증이다. 전혀 움직이지 않으며 다른 사람에 의한 피동적 움직임만을 행한다.

④ 자동증(Automatic Obedience)

  ㉠ 정의 : 자신의 의지나 생각 없이 로봇처럼 타인의 요구에 복종하는 것을 말한다.

  ㉡ 특징 : 조현병에게 흔하고 해리장애, 측두엽 간질 등에서 나타난다.

  ㉢ 증상 : 다른 사람의 말을 따라하는 반향언어, 동작을 흉내내는 반향동작이 있다.

⑤ 거부증(Negativism)

  ㉠ 정의 : 타인의 요구와 정반대로 행동하거나 저항의 표시로 반응하지 않는 것이다.

  ㉡ 특징 : 말을 일부로 하지 않는 함구증, 식사를 거부하는 거식증 등을 포함한다.

⑥ 강박행동(Compulsion)

  ㉠ 정의 : 쓸데없거나 불합리함을 알면서도 같은 행동을 반복하는 것이다.

  ㉡ 특징 : 강박사고와 동반된다.

## (7) 지각장애

① 정의 : 정신장애 대상자들의 흔한 증상이며 지각은 감각기관을 통해 들어온 것을 인식하는 과정을 말한다.

② 인지불능증

  ㉠ 정의 : 자극의 중요성을 파악, 의미를 이해하는 능력의 결여로 사물을 인지하지 못하는 현상이다.

  ㉡ 종류 : 시각실인증, 청각실인증, 촉각실인증 등이 있다.

③ 착각(Illusion)[+]

  ㉠ 거시증 : 사물이 실제보다 크게 보이는 것이다.

  ㉡ 공감각 : 나의 감각으로 다른 형태의 감각이 인식되는 현상이다.

  ㉢ 미시증 : 사물이 실제보다 작아 보이는 현상이다.

**TIP & MEMO**

▌상동증
Stereotypy

▌기행증
Mannerism

▌보속증
Perseveration

▌강직증
Catalepsy

▌납굴증
Waxy Flexibility or Cerea Flexibilitas

▌반향언어
Echolalia

▌반향동작
Echopraxia

▌함구증
Mutism

▌거식증
Refusal of Food

▌인지불능증(실인증)
Agnosia

➕ 착각

외부에서 감각기관으로 자극이 전달되는 과정은 정상적으로 작동하지만, 뇌에서 자극을 처리하는 과정을 문제대상을 왜곡되게 인식하는 현상이다. 뇌기능 장애를 가져오는 알코올성 정신질환, 독성물질에 의한 뇌손상, 뇌감염, 퇴행성 뇌질환, 이 밖의 섬망, 의식혼란 등에서 나타난다.

ⓔ 이인증 : 스스로가 자신이 아닌 것 같으며 낯설고 어색하거 느껴지거나 혹은 존재하시 않는 것처럼 느끼는 것이나.

ⓜ 비현실감 : 주변 환경의 현실감이 없어 생소한 환경이 친숙하거나 반대로 익숙한 환경이 생소하거나 시공간적 왜곡현상을 말한다.

ⓑ 환각 : 실제 외부의 감각기관으로 자극이 들어오지 않았음에도 실제 있는 것처럼 지각하는 현상이다. 건강한 사람에게도 나타나게 되는데 수면, 각성의 이행시기에 입면 시 환각, 잠에서 깰 때 각성 시 환각, 장기간 자극 박탈, 결핍, 심한 피로, 스트레스 극도의 불안 등에 의해 환각을 경험할 수 있다. 조현병의 경우 환청이 가장 흔하며 환시, 환촉 순으로 나타난다. 환청을 제외한 다른 환각은 조현병보다 뇌손상, 약물중독에 흔하다.

ⓢ 환청 : 외부 자극 없이 어떤 소리를 듣는 경우로 환각 중 흔하게 경험한다. 내용과 강도는 다양하며 혼자 있을 때 더 자주 경험하고 조현병, 정동장애에 많이 나타난다.

ⓞ 환시 : 실제 존재하지 않는 대상을 보는 것이다. 환청 다음으로 흔하다. 양상이나 내용은 다양하게 나타나며 진전 섬망, 열성 섬망, 코카인 중독, 치매 등의 급성상태에 자주 나타난다.

ⓩ 환촉 : 실제 자극 없이 몸에 닿거나 찌르거나 누르는 등의 감각을 느끼는 것이다. 알코올 의존증, 진전 섬망, 코카인 중독 등에 나타난다.

ⓒ 환후 : 외부 자극 없이 특정냄새를 맡는 것으로 조현병, 심한 우울증, 측두엽성 간질, 뇌종양 등에 의해 나타난다.

ⓚ 환미 : 실제 없는 맛을 지각하는 것으로 환후와 동시에 나타나며 착각인 경우가 많으며 흔하지 않다.

ⓣ 운동환각 : 실제와 다르게 신체의 모양과 크기가 다르게 느껴지거나 자신의 의지와 상관없이 신체가 움직이는 것처럼 지각하는 것을 말한다. 환각지의 경우 절단된 신체 일부에서 통증과 가려움을 호소하는 것으로 나타난다.

ⓟ 신체환각 : 신체 특정 부분이나 내부의 어떠한 일이 발생했다고 느끼는 것이다.

ⓗ 반사환각 : 한 곳의 감각 자극이 다른 기관의 반응으로 나타나는 현상이다

## (8) 기억장애

① 기억과잉(Hypermnesia) : 기억력이 정상보다 항진된 상태이며 불필요한 것까지 세세하게 기억한다.

② 기억상실(Amnesia)

| 구분 | 내용 |
|---|---|
| 해리성<br>기억상실 | • 해리장애 하부유형으로 기억 회상에 장애가 있다.<br>• 심리적 충격에 의해 선택적 기억상실이 보인다.<br>• 회복도 갑자기 되는 경우가 많다.<br>• 여자, 사춘기, 청년기에 호발하며 전시상황이나 천재지변에 발병률이 높다. |

▮ 이인증
Depersonalization

▮ 비현실감
Derealization

▮ 환각
Hallucination

▮ 환청
Auditory Hallucination

▮ 환시
Visual Hallucination

▮ 환촉
Tactile Hallucination

▮ 환후
Olfactory Hallucination

▮ 환미
Gustatory Hallucianation

▮ 운동환각
Kinesthetic Hallucination

▮ 신체환각
Somatic Hallucination

▮ 해리성 기억상실
Dissociative Amnesia

| 기질성<br>기억상실 | • 기억의 등록이나 저장의 장애가 많다.<br>• 신경학적 소견, 의식, 지남력 장애를 동반하는 경우가 많다.<br>• 기억상실은 산재되어 있다.<br>• 회복은 서서히 불완전하게 되는 경우가 많다. |
|---|---|
| 전진성·후진성<br>기억상실 | • 기억상실 시점을 중심으로 나뉜다.<br>• 전진성 : 어떤 시점 이후에 최근 기억상실으로 노인성 퇴화 현상이다.<br>• 후진성 : 중추신경계의 손상시점 직전부터 수년전에 이르기까지 기억상실<br>  이 나타난다. |

③ 기억착오(Paramnesia)

  ㉠ 정의 : 과거에 없던 일을 기억하거나, 사실과 다르게 기억하는 것이다.

  ㉡ 작화증 : 무의식적인 의식조작으로 결손된 부분을 메우는 작화증이 나타난다.

  ㉢ 노인성 질환과 코르사코프 증후군의 특징이다.

⑼ **의식장애**

① 의식의 혼돈(Confusion of Consciousness) : 의식 장애 중 가장 가벼우며 자극에 반응이 신속하지 못하고 지남력 장애를 보이고 이해력도 감퇴한 상태이다.

② 의식의 혼탁(Clouding of Consciousness) : 의식의 혼돈 정도가 심한 의식장애이며 지각력, 주의력이 감퇴하며 환경, 언어 이해력도 상실한 상태이다.

③ 섬망(Delirium) : 단기간 발생하는 의식장애, 인지변화가 특징이다.

④ 혼미·혼수(Stupor·Coma) : 섬망보다 심각한 상태로 의식장애 중 가장 심하다. 심인성, 기절요인이 초래될 수 있다. 주변상황을 파악·인식하거나 외부자극에 반응하는 것을 못한다.

⑽ **언어장애(Disorders of Language)**

① 언어압박(Pressure of Speech) : 말의 흐름을 아주 빠르고 양이 많아지는 상태로 스스로 통제하지 못한다.

② 다변증(Logorrhea) : 말에 일관성과 논리성은 있으나 말수가 많다.

③ 언어빈곤(Poverty of Speech) : 말의 양이 적으며 어떤 질문에도 단음절의 반응을 보인다.

④ 발음장애(Dysarthria) : 단어 선택이나 문법은 맞지만 발음이 곤란한 경우이다.

(11) **지능장애**

① 정의 : 지능은 학습능력, 판단, 언어, 논리, 적응적 행동양상 등 고등 지적기능의 개념이며 단순지식과 구별된다.

② 지적장애(Intellectual Disabilities)

　㉠ 정의 : 발달시기에 시작된다. 성별 · 연령 · 사회문화적 배경이 일치하는 또래에 비해서 사회적 · 개념적 · 실행적 영역에서 지적기능 · 적응기능의 결함이 나타나는 것이다.

　㉡ 지능지수공식 : 정신연령 / 실제연령 × 100

③ 신경인지장애(Neurocognitive Disorder) : 정상적 지능까지 발육되었다가 영구적으로 평균 이하로 지능이 감퇴한다. 기억력 장애를 포함한 복합적 인지적 결손이 특징이다.

▌지능지수(IQ)
Intelligence Quotient

▌정신연령
Mental Age

▌실제연령
Chronological Age

(12) **기타 정신장애**

① 판단력 장애 : 어떤 상황을 사정, 평가, 파악, 관계 인식 등으로 올바른 결론을 내리고 행위 결과를 이해, 행동에 대한 책임을 행하는 능력을 말한다.

② 지남력 장애 : 통상적 시간 · 장소 · 사람에 대한 방향감, 정확한 인식이 이루어지는 상태를 말한다. 지남력 상실은 시간, 장소, 사람 순으로 인식장애가 오며 호전은 반대의 순서가 적용된다.

③ 병식결여 : 자신에게 정신질환이 있다는 사실을 수행하고 역동적으로 본질과 원인을 판단하는 능력이다. 조현병, 망상장애의 병식이 결여된 것이다.

④ 이상행동 사정 : 대상자와의 면담으로 치료적 관계 형성, 정신병리 사정, 피드백 제공 등을 고려하여 실시한다. 신뢰관계를 형성, 이상행동을 사정, 언어적 · 비언어적 행동을 면밀하고 주의 깊게 관찰하는 것이 기본이다.

▌조현병의 생물학적 원인
• 유전적 요인
• 신경화학적 요인
• 신경해부학적 요인

## 2 조현병 스펙트럼 장애와 간호

### (1) 조현병(Schizoprenia)의 정의

① 그리스어로 분열(Schizo)과 마음(Phren)의 합성어이다.

② 질병자체의 빈도와 심각성을 어느 정도 줄일 수 있는가가 주된 관심사다.

③ 예후가 좋으면 사회적 · 성적 · 직업적 기능이 양호하다.

④ 확인 가능한 사회 · 심리적 스트레스원이 있으며 급성발병에 해당한다.

## (2) 유전적 원인

① 쌍생아 연구에서 일란성 쌍생아의 발생빈도가 이란성 쌍생아보다 높으면서 부분적 유전적 영향을 알려주고 있다.

② 한쪽 부모가 조현병인 경우 자녀 조현병 발병률은 15% 정도, 부모 모두가 조현병인 경우 35% 정도이다. 발생 빈도는 가족 중에 조현병이 있는 경우가 더 높다.

## (3) 신경화학적 요인

① 정신병리 연구

    ㉠ 조현병과 반측성 뇌기능 장애의 관계 연구결과에 따르면, 좌반구 기능이 항진과 측두엽 기능이 이상으로 감각정보처리가 지연된다.

    ㉡ 환각은 좌측 측두엽의 당대사가 빨라지는 것과 상관이 있다.

② 신경화학적 연구 : 뇌 신경전달체계의 변화를 설명하며 도파민과 세로토닌의 신경화학적 이론이 대두되고 있다.

## (4) 신경해부학적 요인

① 뇌장애가 발견되고 있으며 컴퓨터단층촬영술(CT), 자기공명영상(MRI)를 통해 측뇌실, 제3뇌실의 확대, 대뇌피질의 위축, 전두엽과 측두엽의 위축 같은 구조적 이상을 확인할 수 있다.

② 병리학적 양성증상은 측두엽과 관련이 있고 음성은 전두엽과 관련이 있다.

③ 전두엽 이상은 조현병 인지적 증상, 주의집중장애, 정서적 증상의 원인이 된다.

## (5) 취약성 모델

① 스트레스에 대한 개인의 취약성이 조현병의 특징이다.

② 위험요인인 스트레스 원은 주요 생활 스트레스, 빈곤, 물질남용과 기타 환경, 대인관계 등이 있다.

## (6) 대인관계 요인

① 설리번(Sullivan)

    ㉠ 조현병은 모자관계 이상으로 발생한다고 주장한다.

    ㉡ 인간은 가족과 문화 안에서 가치, 태도, 의사소통 유형을 학습한다는 전제가 대인관계적 관점의 기본이다.

② 베이트슨(Bateson) : 조현병적 역기능의 핵심으로 이중구속 의사소통을 들었다.

③ 리츠(Lids) : 조현병 가족관계 가설로 결혼편중과 결혼분파를 기술하였다.

TIP & MEMO

▌조현병의 정신사회적 원인
• 취약성 모델
• 대인관계 요인

▌이중구속 의사소통
Double Bind Communication

**(7) 행동특성**

① 양성증상

  ㉠ **특징** : 갑자기 발생하고 급작스럽게 변하고 약물에 의해 빠르게 호전되는 양상이다.

  ㉡ **사고장애** : 탈선, 음향현상, 언어압박, 우원증, 비논리적 사고, 지리멸렬, 사고이탈, 탈선이 있다.

  ㉢ **이상행동** : 반복적 · 상동적 · 공격적 · 초조한 행동, 성적 행동이 있다.

  ㉣ **망상** : 사고의 탈취, 주입, 전파와 피해망상, 질투망상, 죄책망상, 과대망상, 종교망상, 신체망상, 관계망상, 조증망상이 있다.

  ㉤ **환각** : 환청, 환촉, 환후, 환시가 있다.

② 음성증상

  ㉠ **실어증** : 언어의 빈곤, 단절, 반응지연, 언어 내용의 빈곤이 있다.

  ㉡ 감정의 둔마로 억양의 변화가 없고 감정의 무반응, 눈 맞춤이 부족하다.

  ㉢ 몸짓이 결핍되고 자발적 운동이 감소하며 표정변화가 없다.

  ㉣ **운동실조** : 사회적 부주의 집중결여, 친구나 동료 간의 관계 부족, 친밀감 부족, 성적활동이나 여가활동의 관심부족, 무쾌감증, 신체적 무력증, 일이나 학교생활을 유지하지 못하고 몸치장과 위생에 결핍이 있다.

③ 조현병의 인지기능장애

  ㉠ **인지기능장애** : 판단력과 결단력 부분의 우유부단함, 업무 시작의 어려움, 판단력 부족, 비논리적 사고, 병식 부족, 계획수립과 문제 해결 기술의 부족, 추상적 사고 손상이 있다.

  ㉡ **기억** : 단기나 장기 기억의 결여, 기억저장이나 기억회상의 능력부족이 있다.

  ㉢ **주의집중** : 집중력이 부족하고 산만하며 선택적 집중이 어렵다.

  ㉣ **사고형태** : 연상의 이완, 말비빔, 신어조작증, 비논리적 사고, 언어의 빈곤이 있다.

  ㉤ **사고내용** : 망상이나 환각이 있다.

**(8) 관련 질환**

① 조현병

  ㉠ DSM - 5에서 조현병 진단 기준으로 제시한 것은 핵심 증상인 환각, 망상, 와해된 언어, 극도로 긴장된 행동, 음성증상 중 2개 이상이 1개월 동안 지속된다.

  ㉡ 이중 망상, 환각, 와해된 언어는 반드시 하나라도 나타나야 한다.

  ㉢ 증상이 최소 6개월 이상 지속되어야 조현병으로 진단한다. 그 중 1개월간 활성기 증상을 보이며 전구기, 잔류기 증상의 기간이 포함될 수 있다.

② 기타 조현병 스펙트럼 장애

    ㉠ 망상장애 : 중요한 정신장애로 한 가지 이상의 망상이 최소 1개월 이상 지속
       될 때 진단된다. 감정과 행동은 망상체계의 내용에 부합되어 나타나고 망상
       에 의한 대상자 기능저하는 나타나지 않는다.

    ㉡ 단기 정신병적 장애 : 정신병적 증상이 최소 1일 이상 1개월 이내인 경우이며
       임상에서 흔치않다.

    ㉢ 조현양상장애 : 조현병 증상이 발현하지만 총 발병기간이 6개월 이하인 경우이며
       단기 정신병적 장애와 조현병 중간에 위치한다.

    ㉣ 조현정동장애 : 조현병의 연속 기간 동안 기분삽화를 보이는 것이다. 최소 2주 이
       상 현저한 기분장애 증상이 없이 망상, 환각만을 보이는 기간이 존재해야 한다.

    ㉤ 물질 및 약물치료로 유발된 정신병적 장애 : 약물사용과 관련하여 약물사용 중
       혹은 금단기간 중 환청, 망상 등의 정신병적 증상이 나타나는 경우를 말한다.

    ㉥ 다른 의학적 상태로 인한 정신병적 장애 : 기질성 정신병이라고 불리었으며 의학
       적 상태로 뚜렷한 환각, 망상이 나타나는 경우이다.

    ㉦ 긴장증 : 우울장애, 양극성장애, 신경발달장애, 정신병적 장애, 기타 의학적 상
       태 등과 같은 장애에서 일어날 수 있다.

(9) 간호과정 – 중재

① 방어적 대처 진단의 '환각'에 대한 중재

    ㉠ 대상자의 감정을 수용하며 환각의 내용에 대한 긴 논의나 논쟁은 금한다.

    ㉡ 환각 관련 행동을 관찰하며 명료하고 직접적 언어로 의사소통을 활용한다.

    ㉢ 치료자와 대상자의 이름을 확실히 불러주어 현실을 강화한다.

    ㉣ 대상자의 실제 환경과 활동들을 알려준다.

    ㉤ 지나치게 경쟁적이고 시끄럽고 도전적 활동은 불안을 유발하므로 불안이 감
       소하는 환경을 조성한다.

    ㉥ 환각이 충족시켜 준 대상자 욕구가 무엇인지 확인하며 대상자는 안전하고 피
       해를 당하지 않음을 확신시킨다.

    ㉦ 지각을 인식하는 것을 돕고 주제나 숨겨진 의미를 확인한다.

    ㉧ 환각에 대해 판단하거나 무시하지 않는다.

TIP & MEMO

▎ 망상장애
Delusional Disorder

▎ 단기 정신병적 장애
Brief Psychotic Disorder

▎ 조현양상장애
Schizophreniform Disorder

▎ 조현정동장애
Schizoaffective Disorder

▎ 기질성 정신병
Organic Psychosis

▎ 긴장증
Catatonia

② 방어적 대처 진단의 '망상'에 대한 중재

  ㉠ 망상이 시작될 때 주변상황을 말하도록 격려한다.

  ㉡ 대상자가 현실적 · 비현실적 사고를 구분했을 때 긍정적으로 반응하고 평온하고 사실적으로 접근하여 대상자의 오해와 잘못된 지각을 설명한다.

  ㉢ 대상자의 논리적 사고능력, 문제해결능력에 대해 지속적으로 평가한다.

  ㉣ 말과 일치되는 표정과 행동을 유지하며 명확한 의사소통에 관한 역할모델이 되어주며 현실중심적 대화 및 활동을 격려한다.

  ㉤ 대상자와 함께 시간을 갖고 침착하고 지시적 접근을 시도한다. 현실로부터 위축시키는 사건이나 상황을 차단한다.

  ㉥ 간호사의 이름 · 지위 · 상호작용의 목적을 알려준다.

③ 사회적 고립 진단의 간호중재

  ㉠ 사람과 상호작용을 했을 때 보상한다. 일대일 관계를 바탕으로 신뢰감의 발달과 사회적 범위의 증가를 위한 비언어적 의사소통과 상호작용을 주도한다.

  ㉡ 일관성있고 위협적이지 않도록 접근을 시도하여 지지체계 이용가능성을 높인다.

  ㉢ 가족과 대상자를 교육한다.

④ 언어적 의사소통 장애 진단의 간호중재

  ㉠ 침묵을 존중하되 언어적 의사소통을 수용한다. 일관성과 긍정적 관심을 통해 함께 있어주며 비언어적 의사소통을 한다.

  ㉡ 언어소통장애를 사정하고 일관성 있는 의사소통을 강요하지 않는다.

  ㉢ 조용하고 인내심 있게 접근하며 반복적이고 명료화 반영 등의 의사소통 기술을 사용한다.

  ㉣ 소통에 문제가 발생하면 치료진의 도움을 받도록 격려하고 다른 대상자와의 대화를 격려한다.

  ㉤ 느리고 깊게 호흡하기, 점진적 근육이완법, 인지행동요법, 단순 활동 참여하기 등의 언어소통장애 대상자가 활용이 가능한 방법을 교육한다.

⑤ 자기돌봄 결핍진단의 간호중재 : 의사결정 기회를 제공하며 자가간호 활동을 가르치고 보상하고 책임감과 독립심을 점차 증가시킨다.

## 3  우울장애와 간호

### (1) 정의

① 인간의 감정은 기분과 정동으로 이루어진다.

② 기분 : 오랜 기간 지배적으로 유지되는 감정과 정동의 자극에 대한 반응으로 느낌을 나타내는 비교적 짧은 감정이다.

③ 슬픔이나 단기간의 우울은 상실과 실망감을 경험으로 나타나는 정상적인 정서이다.

④ 심한 우울의 경우 객관적 현실과 무관하게 기분이 가라앉으며 슬픔이 지속적 나타나는 병적 기분장애이다.

### (2) 생물학적 원인

① 유전요인 : 여성에게 더 자주 나타나며 특정 유형의 가족이나 친척에게 호발한다.

② 생화학적요인

　㉠ 중추신경체계 신경전달 물질의 이상은 우울증을 유발할 수 있다.

　㉡ 신경전달 물질의 이상은 환경적·유전적 요인, 뇌경색, 파킨슨병, 갑상샘 저하증과 같은 질병이나 약물의 결과이다.

　㉢ 기분과 관련된 주요 신경전달 물질 : 세로토닌, 노르에피네프린

　㉣ 스트레스는 노르에피네프린이 과다하게 사용되거나 결핍을 만든다.

　㉤ 신경전달 물질체계의 조절장애로 초래되면 도파민, 아세틸콜린, GABA, 글루타메이트 시스템은 우울과 관련된다.

　㉥ 시상하부 신경 내분비세포에 의해 지배되는 뇌하수체 전엽 호르몬 활동은 생체아민을 비롯한 여러 신경전달 물질에 의해 조절된다.

　㉦ 심한 우울장애의 경우 심한 불안, 자살충동, 정신병적 상태에는 코르티솔 분비가 증가된다.

　㉧ 코르티솔의 합성유사체인 덱사메타손 1mg 투여로 시행하는 덱사메타손 억제검사의 양성검사로 확인 가능하다.

③ 신경해부학적 요인

　㉠ 기분장애는 뇌의 변연계, 기저핵, 시상하부 등을 연결하는 회로이상과 관련된 것으로 추정된다.

　㉡ 시상하부 기능이상, 기저핵 장애, 뇌측실 확장, 전두엽과 미상핵 크기 감소 등으로 우울장애를 확인 할 수 있었다.

④ 주기심리생물학적 요인 : 일정 주기로 나타나는 우울장애는 정신생물학적 리듬과 관련된 것으로 추정된다.

⑤ 약물과 신체질환적 요인

   ⊙ 약물에 의한 우울증 유발이 있을 수 있다.

   ⓒ 항고혈압제, 암페타민, 바비튜레이트, 코카인, 알코올을 습관적 남용하면 유발될 수 있다.

   ⓒ 염증성 질환, 바이러스 감염, 영양 부족, 내분비 질환과 같은 중추신경계 질병에 의해 이차적 발병 위험이 있다.

## (3) 정신사회적 원인

① 정신분석 및 정신역동학적 요인

   ⊙ 프로이트학파의 이론과 밀접한 관계가 있다.

   ⓒ 자신이 경험하는 상황의 변화인 죽음, 이혼, 이별 등의 변화로 인지적 상실감에 근거한다. 애도과정이 원만히 해결되지 않아 발생하는 현상이다.

   ⓒ 다른 정신역동적 요인으로 인생 초기인 아동기의 경험이다.

   ⓔ 성격구조이론에서는 우울증이 발생하기 쉬운 성격 유형으로 의존성이고 강박적인 성격이 있다.

② 인지이론

   ⊙ 자기 자신, 미래, 세상에 대한 부정적 사고로 부정적인 평가가 우울증의 원인이다.

   ⓒ 삶의 부정적 해석은 슬픔, 분노, 절망을 가져온다.

   ⓒ 부정적 사고는 터널시야로 상실과 좌절에 과민하며 성공과 즐거움을 망각하고 미래를 절망적으로 바라본다.

③ 학습된 무력감

   ⊙ 대상자가 자신의 환경에 강화요인 통제를 할 수 없다고 믿는 성격경향의 행동양식이다.

   ⓒ 스트레스원 : 스트레스는 개인 일상에 크게 영향을 주는 것과 영향을 주지 않는 작은 스트레스, 자극이 있다. 정동장애를 일으키는 스트레스원은 애착상실, 주요 생활사건, 역할 변화 등이 있다.

④ 행동특성

   ⊙ 중증도에 따라 정신과적 문제를 보이지 않은 경우 : 경우울증, 중등도우울증, 중증 우울증으로 구분한다.

   ⓒ 정신증적 우울 : 비교적 드물며 우울 관련 임상양상은 매우 다양하다.

   ⓒ 신체 : 수면장애, 식욕저하, 성장애로 나타난다.

   ⓔ 정서 : 슬픔, 불쾌감, 죄책감, 수치심, 불안 등이 있다.

   ⓜ 인지 : 주의집중력 저하, 기억력 감퇴, 우유부단함, 자기비난, 흑백논리 등이 있다.

   ⓗ 행동 : 수동적, 회피적, 비활동적으로 보인다.

   ⓢ 정신병적 양상의 경우 : 우울증의 10% 정도에 해당하며 우울망상, 편집증적 양상, 착란, 기억장애, 사회적 위축, 높은 자살 위험성 등의 증상이 있다.

   ⓞ 긴장성 양상의 경우 : 우울장애와 양극성장애에서도 나타나며 강직증, 둔마된 정동, 극도의 퇴행, 납굴증, 거부증 등으로 나타난다.

▌**정신역동적 요인에서 아동기의 경험**

스피츠(Spitz)와 보울비(Bowlby)는 유아기, 아동기의 분리, 이별이 성인기의 우울증에 영향을 준다고 하였다.

▌**레빈손(Lewinsohn)**

인간은 외적 자극을 단순히 반응과 수용하는 존재가 아닌 자극을 선택하고 조직·변형시키면서 자신의 행동을 통제할 수 있다고 하였다. 원하지 않는 사건이 자신의 잘못이라 여기며 변화의 가능성이 없다고 믿는 사람은 우울증에 걸리기 쉽다. 긍정적 경험을 통한 상황이나 자신의 통제력 향상으로 우울증이 감소될 수 있다고 하였다.

▌**학습된 무력감**

Learned Helplessness

⑤ 관련 장애

| 구분 | 내용 |
|---|---|
| 주요<br>우울장애 | • 최소 2주간 우울한 기분이 지속된다.<br>• 남성보다 여성에게 호발한다.<br>• 주요 우울증 삽화는 심한 사회심리학적 스트레스 요인, 만성적 의학적 상태와 물질의존에 의해 악화될 수 있다.<br>• 애도우울증과 같은 큰 상실을 경험한 사람은 우울증과 비슷한 행동과 감정을 표출한다. |
| 지속성<br>우울장애 | • 우울한 기분이 최소 2년 이상 지속된다.<br>• 하루의 대부분을 우울하게 보낸다.<br>• 절망감, 집중력감소, 우유부단, 자존감 저하, 기력의 저하나 피로감, 불면, 과수면, 식욕부진, 과식 중 2가지 이상이 나타나는 경우이다. |
| 파괴적<br>기분조절<br>부전장애 | • 아동기, 청소년기의 불쾌한 기분을 조절하지 못한다.<br>• 분노발작으로 심한 언어적·행동적 폭발을 보인다.<br>• 6세 ~ 18세 사이의 아동, 청소년기와 관련이 있다.<br>• 1년 이상 지속되며 집, 학교, 친구관계 중 2가지 이상에서 보인다. |
| 월경전<br>불쾌감장애 | • 생리 1주 전에 나타난다.<br>• 생리 시작 후 며칠 내 증상이 호전되고 사라진다. |
| 기타장애 | • 약물이나 물질로 인한 우울증은 주요 우울 삽화의 증상이 오래되거나 지속된 약물복용, 알코올 의존증, 금단증상의 결과로 나타나는 것이다.<br>• 다른 의학적 상태는 신부전증, 파킨스병, 알츠하이머병과 같은 특정질환과 관계가 있다. |

## 4 양극성 및 관련 장애와 간호

### (1) 정의

① 고대 그리스 시절부터 알려진 질환으로 조울 정신병 또는 조울증으로도 불렸다.

② 조증과 우울증의 주기적 교대로 나타나는 만성재발성 질환이다.

③ 극단적 기분변화가 조증삽화와 우울 삽화와 정상적 기분도 번갈아 나타난다.

④ 흔한 재발, 다양한 증상, 높은 자살율 등이 특징이다.

▌**주요우울장애**
Major Derpressive Disorder

▌**애도 우울증**
Bereavement Exclusion

▌**지속성우울장애(기분저하증)**
Persistent Depressive Disoder

▌**파괴적 기분조절부전장애**
Disruptive Mood
Dysregulation Disorder

▌**월경전불쾌감장애**
Premenstrual Dysphoric Disorder

## (2) 생물학적 요인

① 유선석 요인

ㄱ 유전적 소인이 높은 질환으로 아직까지 특정 유전자, 취약유전자, 발병양식은 명확하게 밝혀진 것이 없다.

ㄴ 100%의 쌍생아 일치도를 보이고 있지 않기 때문에 환경과 같은 다양한 요인들과 관련된 것으로 추정된다.

② 신경생물학적 요인

ㄱ 뇌 신경전달 물질의 문제로 나타난다.

ㄴ 변연계의 생체아민 신경전달 물질 시스템의 기능손상, 특정 신경세포의 시냅스 부위의 세로토닌·노르에피네프린·도파민 등의 신경전달 물질의 증가·감소하는 기능결함, 신경수용막의 변화 등이 관련되어 있다고 보고되어 있다.

ㄷ 상호 연관 신경전달 물질들의 비율 문제일 수 도 있으며 수용체의 비감수성의 문제이다.

③ 신경해부학적 요인

ㄱ 구조적·기능적 변화로 소뇌, 기저핵, 측두엽 등의 이상이나 제 3뇌실의 확장, 피질하 백질 및 측뇌실의 과도한 확대 등이 보인다.

ㄴ 가장 많은 영향을 받는 변연계는 변화소견이 포착되었다.

④ 신경내분비계 작용

ㄱ 시상하부 - 뇌하수체 - 부신피질 축의 활성증가는 포유류의 특징적 스트레스 반응이다.

ㄴ 주요 우울장애는 HPA축 이상이 관찰되고 양극성장애의 경우 HPA축의 과다 활성이 나타난다.

⑤ 일주기 리듬

ㄱ 시상하부 시각교차위핵이 담당한다.

ㄴ 운동성, 수면 - 각성주기, 체온, 호르몬 분비와 같은 생리학적 조절이 관여한다.

ㄷ 양극성 장애의 경우 질환자체의 주기성으로 일주기리듬 조절이상이 관련이 있다.

⑥ 약물과 신체질환

ㄱ 조증은 스테로이드, 암페타민, 삼환계 항우울제 같은 약물로 이차적으로 발생 위험이 있다.

ㄴ 감염, 종양, 대사성 장애 등에 의해서도 영향을 받는다.

▎신경수용막

Neuronal Receptor Membrane

▎비감수성

Insensitivity

▎시상하부 - 뇌하수체 - 부신피질 축(HPA)

Hypothalamic - Pituitary - Adrenal Axis

▎시상하부 시각교차위핵

SCN, Suprachasmatic Nucleus

### (3) 정신사회적 원인

① 정신역동적 요인

　㉠ 정신분석적 분석 : 양극성장애의 조증은 무의식적 상실, 자존감 손상으로 인한 방어·보상반응이다. 우울장애와 조증의 핵심적 갈등은 같지만 에너지가 외부로 방출된 것이라 보았다.

　㉡ 아브라함(Abraham) : 조증은 부모 상실과 같은 참을 수 없는 애도로 인한 내재된 우울에 저항하는 반항태도로 보았다.

　㉢ 클라인(Klein) : 조증을 우울증에 대한 방어작용으로 보았다.

② 인지적 요인

　㉠ 단극성 우울증의 인지이론을 확장시킨 것으로 부적응적 인지패턴으로 인해 우울증을 야기한다고 보았다.

　㉡ 양극성장애 우울 삽화 대상자는 세상과 자기 자신의 부정적 관점으로 우울증이 발생한다고 보았다. 조증 증상은 우울과 마찬가지로 현실에서 인지적 왜곡이 존재한다고 하였다.

③ 환경적 스트레스 요인

　㉠ 양극성장애가 발병하기 전 스트레스를 야기하는 사건을 많이 경험하면서 첫 삽화의 동반된 스트레스로 인해서 뇌의 생물학적 변화를 일으킨다.

　㉡ 변화는 신경전달 물질체계, 신경세포 내 신호체계를 변화시키며 신경세포의 감소, 시냅스의 감퇴로 스트레스가 없어도 재발하는 방식으로 위험이 증가한다.

### (4) 행동특성

① 조증

　㉠ 특성 : 흥분상태이며 말을 많이 하고 기분이 유쾌하고 행동과다를 보인다.

　㉡ 증상 : 극단적 자기 확신, 과도한 흥분상태인 황홀감, 기고만장, 의기양양 등을 보인다. 고양된 기분, 과대성, 빠른 정신운동 속도, 아이디어 쇄도, 주의산만, 수면욕구 감소 등의 증상이 있다.

　㉢ 위험성 : 죄의식, 부끄러움의 결여, 위험의 무관심 등의 위험성이 있다. 성적 문란, 폭력성 증가, 강한 소유욕 등으로 나타날 수 있다.

② 경조증

　㉠ 정의 : 조증보다 병증이 가벼운 상태이며 정신병적 양상이 없다. 짧은 기간에 나타나고 심각한 장애는 없다.

　㉡ 특성 : 유쾌해지며 바빠지고 주의가 산만하고 자아도취, 자기확신, 자기만족이 넘치고 돈 낭비가 심하게 나타난다.

　㉢ 위험성 : 타인과의 피상적 관계로 유지하면서 요구하는 것이 많아지고 요구가 좌절되면 적개심으로 변화한다.

③ 양극성 우울증 : 주요 우울증 삽화와 증상이 동일하며 정신운동지연의 특징이다.

**▎정신운동지연**

Psychomotor Retardation

(5) 관련 장애

① 제Ⅰ형 양극성장애(Bipolar I Disorder)

　　㉠ 정의 : 조증과 주요 우울이 교대로 조증이 반복적으로 나타나는 장애로 기존 양극성장애를 말한다.

　　㉡ 조증삽화의 핵심 양상 : 비정상적이고 지속적 들뜸과 팽창, 과민한 기분, 활동과 에너지 증가 등이 최소 1주간 그리고 하루 중 대부분의 시간동안 지속되며 조증의 7개 증상 중 3개 이상이 존재하는 것을 말한다.

② 제Ⅱ형 양극성장애(Bipolar Ⅱ Disorder)

　　㉠ 정의 : 조증의 정도가 경조증 정도이다. 일생 한 번 이상의 주요 우울장애와 최소 한 번 이상의 경조증 삽화가 있는 경우를 말한다.

　　㉡ 경조증 : 가벼운 형태의 조증 상태가 일정 기간이나 지속적으로 보이게 되는 것이다.

　　㉢ 특징 : 지속기간은 4일 이상이다. 기능변화가 다른 사람들이 알 정도며 사회적 · 직업적 장해가 입원이 필요할 정도는 아닌 다소 경한 상태를 의미한다.

③ 순환성장애(Cyclothymic Disorder)

　　㉠ 정의 : 제Ⅱ형 양극성 장애가 경한 상태이다. 경조증과 경우울증 삽화가 교대로 나타나게 된다.

　　㉡ 특징 : 최소 2년간 지속 되는 경우 순환성 장애로 진단되며 제Ⅰ형 양극성 장애보다 주기가 짧고 불규칙적이며 급격한 기분변화를 보이게 된다. 성격장애 동반 위험이 있으며 어린 시절의 갈등으로 역동적 원인과 관계가 있다.

## 5 외상 및 스트레스 관련 장애 간호

(1) 정의

① 외상(Trauma)

　　㉠ 실제적 · 위협적 죽음, 심각한 부상, 충격적인 사건에 노출되는 것이다.

　　㉡ 외상성 사건의 경험이 강한 심리적 충격으로 있어져 지속적 정신적인 후유증을 겪는 것이다.

② 급성 스트레스장애(ASD, Acute Stress Disorder)

　　㉠ 외상 직후 1개월 이내에 진단되는 장애이다.

　　㉡ 외상 후 스트레스 장애와 유사하다.

## (2) 생물학적 원인

① 유전적 요인

    ㉠ 생애 초기 경험, 성인기 스트레스 노출은 신경내분비 스트레스 반응의 조절에 관여하는 뇌 영역의 후성 유전적 변이에 영향을 준다.

    ㉡ 생애 초기 역경으로 메틸화 과정을 통해 뇌의 DNA 변화가 일어나 메틸기는 스트레스 호르몬 수용체를 생성하는 유전자에 부착되어 뇌가 스트레스 반응을 조절하지 못한다.

② 신경내분비적 요인

    ㉠ 외상·스트레스 관련 장애는 코르티솔 비정상적 조절이 보인다.

    ㉡ 외상 후 스트레스 장애 환자의 경우 소변과 혈액에서 글루코코르티코이드 농도가 감소된 것을 확인 할 수 있다.

    ㉢ 장애를 진단받지 않은 군에 비해 코르티솔이 과다 억제된 것으로 보인다.

    ㉣ HPA의 비정상적 조절의 결과는 스트레스 반응을 증가시키며 공포처리에도 영향을 주게 된다.

③ 신경화학적 요인[+]

    ㉠ 신경화학적 요인으로 신경전달 물질 조절 이상으로 나타난다.

    ㉡ 카테콜라민, 세로토닌, 아미노산, 펩티드 등의 물질은 스트레스와 공포반응 조절을 통합하는 뇌 회로에서 발견된다.

    ㉢ 불안의 신경전달 물질로 불안을 조절하는 노르에피네프린, 세로토닌, 가바가 있다.

④ 신경해부학적인 요인

    ㉠ 변화를 나타내는 뇌 영역이다.

    ㉡ 해마, 편도체, 전측 대상회, 뇌도, 전두엽 영역의 피질영역이 해당된다.

## (3) 정신사회적 요인

① 정신역동학적 요인

    ㉠ 아동기의 미해결된 무의식적 갈등의 재활성화가 된다.

    ㉡ 외상성 자극에 의해 무의식적 아동의 갈등이 재현되면 퇴행, 억압, 부정, 반동형성, 취소 등의 방어기전이 발현된다고 보았다.

② 인지행동적 요인

    ㉠ 자신이 경험했던 사건에 대한 인지적 이해가 되지 않아 무력감과 좌절감이 몰려오면서 외상 관련 증상을 경험하는 것이다.

    ㉡ 스트레스 상황에서 재활성화되는 외상 관련 행동은 심각한 증상으로 경험될 가능성이 높고 이로 인해 외상 관련 장애에 취약해진다.

➕ 신경화학적 요인

- 편도체는 두려움, 불안감을 유발하는 중심역할을 한다.
- 변연계는 불안관련 반응을 보내거나 받는 해부학적 통로로 기능을 한다. 공황장애 대상자는 해마의 병리학적 관련성이 높다.

▌카테콜라민
Catecholamine

▌세로토닌
Serotinin

▌아미노산
Amino Acid

▌펩티드
Peptide

▌해마
Hippocampus

▌편도체
Amyglada

▌전측 대상회
Anterior Cingulate

▌뇌도
Insula

▌전두엽
Frontal Lobe

③ 심리사회적 요인

　　㉠ 외상적 사건으로 외상경험 특성, 개인 내직특성, 개인이 처한 환경 특성 등에 따라 어떤 사람은 회복하지만 일부는 외상관련 장애로 발전한다.

　　㉡ 개인은 자아강도, 스트레스 자원, 효율적 방어기전 등이 많을수록 외상의 성공적 대처를 이룬다.

### (4) 행동특성

① 신체증상

　　㉠ 정의 : 기존의 신체질환, 외상으로 얻은 부상이 악화되거나 충격으로 인한 스트레스 반응을 신체증상으로 발현한다.

　　㉡ 증상 : 두통, 불안, 만성피로, 식욕변화, 면역력 저하, 근골격계 등이 나타난다.

② 인지증상

　　㉠ 기억력 손상, 집중력 저하, 반복되는 외상사건의 기억과 같은 증상을 동반하며 기억상실은 부분 · 전체로 나타날 수 있다.

　　㉡ 대상자는 외상 직후 의식, 기억, 정체성, 환경지각의 통합적인 기능이 붕괴되는 해리증상과 집중력이 저하될 수 있다.

③ 정서증상

　　㉠ 외상사건으로 불안과 공포 반응이 나타날 수 있다.

　　㉡ 정상적 생물학적 반응이지만 외상 후 스트레스 장애 대상자의 경우 플래시백 등 공포감, 불쾌감, 예민, 짜증 등의 불안정한 정서를 겪는다.

④ 행동증상

　　㉠ 주위에 대한 신뢰를 상실하며 인생을 덧없다 느낀다. 평소의 흥미로웠던 일들이 상실되고 활동위축으로 나타난다.

　　㉡ 사회적 관계를 회피하거나 고립과 소외된 느낌을 받기도 한다.

### (5) 관련 장애

① 외상 후 스트레스장애(PTSD, Post Traumatic Stress Disorder)

　　㉠ 정의 : 전쟁, 홍수, 화재, 성폭행, 자동차 사고, 납치 등의 극심한 사건을 직접 경험이거나 목격하고서 심리적 충격을 경험하고 난 다음에 발생하는 특수 정신적 증상이다.

　　㉡ 원인 : 지진, 홍수, 태풍과 같은 천재지변, 자동차사고, 산업재와 같은 인재, 전쟁, 강간, 폭행, 성폭행, 신체적, 심리적 학대 같은 의도적인 재난이 있다.

**| 천재지변**
Natural Disaster

**| 인재**
Humanmade Disaster

**| 의도적인 재난**
Intentional Disaster

② 급성 스트레스장애(ASD, Acute Stress Disorder)
  ㉠ 정의 : 극심한 외상성 스트레스 노출 후 3일부터 1개월 사이의 외상 후 스트
    레스장애 증상인 해리증상, 회피증상, 부정적 기분, 침습증상, 각성증상이
    1개월 이상 지속되는 것을 말한다.
  ㉡ 진단 : 증상이 1개월 이상 지속될 때 외상 후 스트레스 장애로 진단한다.
  ㉢ 치료 : 외상 후 스트레스 장애와 동일하게 시행된다.
③ 적응장애(Adjstment Disorder)
  ㉠ 정의 : 확인할 수 있는 스트레스 요인에 의한 다양한 정서행동적 증상이 나타
    나며 증상으로는 스트레스 요인 발생 후 3개월 이내에 발현한다. 유발요인이
    사라지면 증상 역시 6개월 이내에 사라지게 된다.
  ㉡ 유발 요인 : 금전문제, 연인과 이별, 이사 등의 거주환경 변화, 은퇴 등의 개
    인적 사건에서 자연재, 정리해고와 같은 사회적 스트레스가 있다.
  ㉢ 특징 : 인지적·정서적·행동적 증상들로 인한 사회적·직업적 기능에 부정적
    인 영향을 준다.
  ㉣ 증상 : 불안, 죄책감, 우울 등이 있다. 아동은 신체적으로 나타나고, 청소년은
    비행을 동반하며 무모한 운전, 공격적 행동, 과도한 음주 등으로 나타난다.

<br>

## 6 불안장애 및 강박 관련 장애와 간호

### (1) '불안'의 정의

① 프로이트(Freud)의 정의
  ㉠ 불안은 불안신경증⁺으로 칭한다.
  ㉡ 해결되지 못한 리비도에 의해 발현한다.
  ㉢ 실제적 위협이나 위협으로 인식되는 상황에서 걱정스럽고 불확실하며 무서운
    감정을 느끼는 것이다.

② 불안
  ㉠ 자율신경계 증상이 동반되며 무의식에서 위험을 알리는 경고로 인식하였다.
  ㉡ 정신적 위협에 대한 최초의 반응으로 실제적 근원이 확인되지 않은 실제 또
    는 인지된 위협에서 비롯된 염려, 불편감, 불확실성의 상태이다.
  ㉢ 공통적으로 불안이란 내·외적 자극에 대한 모호하고 두려운 감정이다.
  ㉣ 불확실성과 무력감이 동반되며 신체적·정서적·인지적·행동적 증상을 수반한다.
  ㉤ 불안과 공포의 차이로는 불안은 불특정하고 알려지지 않은 존재의 두려움이
    면 공포는 특정 위험에 대한 반응이다.

**┃ 불안신경증**
Anxiety Neurosis

(2) 수준<sup>+</sup>

① 경증 불안

    ㉠ 일상생활 정상적 경험에서 발생한다.

    ㉡ 의식이 명료해지고 지각범위가 증가한다.

    ㉢ 인간은 최적의 기능 발휘하고 스트레스 구조적 처리를 이루며 감각이 민감해진다.

    ㉣ 생산적 동기와 지각영역 및 환경에 대한 인식의 증가로 나타나고 학습능력이 향상된다.

② 중등도 불안

    ㉠ 스트레스 상황을 성공적 극복할 수 있지만 유쾌하거나 불쾌할 수 있다.

    ㉡ 지각영역이 좁아지며 세부사항 관찰력이 떨어지며 지적된 경우를 제외한 환경 내의 특정일만 보거나 듣는 선택적 부주의를 경험한다.

    ㉢ 중등도에서 성공적인 스트레스 관리는 경증 불안 상태로 돌아가며 그렇지 못하면 중증 불안으로 발전한다.

    ㉣ 신체적으로는 교감신경계 증상으로 긴장, 두근거림, 맥박이나 호흡의 증가, 발한 등을 경험할 수 있다.

③ 중증 불안

    ㉠ 지각능력이 현저히 저하되며 특정한 사항과 사소한 것에 집중하며 지적당한 일도 알아차리기 힘든 상태이다.

    ㉡ 불안을 감소하는데 에너지를 사용하여 개인기능 수준의 장애와 발생과 선택적 부주의가 증가한다.

    ㉢ 자의적 통제가 이루어지지 않으며 새로운 자극에 압도되어 불안 수준이 증가한다.

    ㉣ 신체증상으로는 두통, 오심, 현기증, 불면증이 증가하며 불안 감소를 위한 비효과적 자동적 행동이 나타난다.

④ 공황

    ㉠ 극단적 불안이다. 공황을 나타내는 개인은 두렵고 공포감을 경험한다. 일을 처리할 수 없고 이인증, 비현실감, 지각의 왜곡, 환각 등을 경험한다.

    ㉡ '죽을 것 같은 느낌'을 경험하며 '미칠 것'같다고 표현하고 서성거리기, 달리기, 소리지르기, 비명지르기 등의 충동적, 위축된 행동을 보인다.

(3) 불안에 대한 방어

① 방어기전 : 감정 · 갈등 · 기억을 차단하여 불안을 감소시키며 자아상 유지를 위한 자동적 대처 방식을 말한다.

② 적응적인 방어기전 : 불안을 줄여 수용할 수 있는 방식이다. 목표 달성을 도우며 적절한 활용으로 도움이 될 수 있지만, 부적절한 방어기전과 미성숙한 방어기전들은 불안으로 이어진다.

**TIP & MEMO**

➕ **불안의 수준**

경증 → 중증도 → 중증 → 공황

▌**경증 불안**

Mild Anxiety

▌**중등도 불안**

Moderate Anxiety

▌**중증 불안**

Severe Anxiety

▌**공황**

Panic

**(4) 생물학적 원인**

① 유전적 요인

 ⊙ 공황장애의 일란성 쌍생아 일치율은 30%이다.

 ⓒ 가까운 친척 간의 위험률은 10 ~ 20%이다.

 ⓒ 유전적 요인은 불안장애 위험률을 증가시킨다.

② 신경생물학적 요인 : 감정상태는 변연계, 간뇌, 망상체를 포함한 하부 뇌센터와 관련이 있다.

**(5) 정신사회적 원인**

① 정신역동이론

 ⊙ 무의식의 어린 시절 갈등이 미래의 갈등의 기본이 된다.

 ⓒ 프로이트는 억압된 생각이나 정서가 무의식에서 의식과 가까워질 때 불안이 초래된.

 ⓒ 불안을 감소하고 조절하기 위한 방어기전을 사용한다.

② 대인관계이론 : 설리번(Sullivan)은 어린 시절의 욕구충족, 인정받지 못해서 야기되는 정서적 고뇌가 불안이 된다고 보았다.

③ 행동이론

 ⊙ 불안은 특정한 환경자극에 학습된 반응이다.

 ⓒ 조건화된 반응은 의미 있는 사람이나 사랑하는 사람과 안전한 경험으로 바뀔 수 있다.

 ⓒ 사회적 학습모델에서는 불안이 부모와 동료를 모델링 함으로써 학습된다고 가정한다.

④ 인지이론

 ⊙ 불안장애가 개인의 비합리적 사고와 인지왜곡에 의해 야기된다고 보았다.

 ⓒ 실수를 과장되게 생각하여 파국적 결과를 믿기 때문에 급성불안을 경험하기도 한다.

**(6) 사회·문화적 원인**

① 문화권에 따라서 신체적 증상이나 인지적 증상이 주로 나타난다.

② 일본, 한국의 문화의 사회불안 : 얼굴이 붉어지거나 눈을 마주치는 것이나 체취 등이 다른 사람에게 불쾌감을 준다는 생각들이 관련이 있다.

**(7) 행동특성**

① 생리반응

　㉠ **심혈관계** : 심계항진, 심박수 증가, 혈압 상승, 실신, 혈압 감소, 맥박수 감소 등이 있다.

　㉡ **소화기계** : 식욕 감퇴, 복부 통증, 오심, 구토, 설사, 속쓰림이 있다. 호흡기계에서는 호흡 증가, 숨이 가빠짐, 압박감으로 나타난다.

　㉢ **피부계** : 안면홍조, 안면창백, 전신 발한으로 나타난다.

　㉣ **비뇨기계** : 배변압박, 빈뇨, 신경계·근육계는 반사 증가, 놀람 반응, 불면증, 진전 등으로 나타난다.

② **인지반응** : 주의력 장애, 집중력 저하, 기억력 감소, 판단장애, 사고단절, 창조성과 생산성 저하, 플래시백, 악몽 등을 경험한다.

③ 정서반응

　㉠ 주관적 방법으로 표현하며 간호사는 표현방법으로 확인할 수 있다.

　㉡ 두려움, 신경과민, 무감각, 죄의식, 인내심 저하, 불안정감, 긴장감, 공포 등

④ **행동반응** : 놀람반응, 진전, 신체적 긴장감, 안절부절못함, 과민한 행동, 말이 빨라짐, 근육 조절력 결핍 등으로 나타난다.

**(8) 불안에 대한 대처기전**

① **과업중심반응**(Task Oriented Reactions)

　㉠ 문제, 갈등 해결하고 요구를 만족시키기 위한 반응이다.

　㉡ 의식 수준에서 행해지고 행동중심으로 나타난다. 공격적 행동, 철회적 행동, 절충이 있다.

② **자아중심반응**(Ego – Eriented Reactions)

　㉠ 자기 자신을 보호하기 위한 반응으로 방어기전이다.

　㉡ 무의식 수준에서 일어나고 개인은 잘 인식하지 못하며 현실 왜곡이 발생한다.

　㉢ 간호사는 개인의 방어기전의 적응적·부적응적을 판단하기 위해 대상자가 방어기전을 사용하는지 여부를 확인한다. 방어기전 사용 시 어떤 내용인지 정확하게 알고나서 어느 정도 수준에서 사용하고 있는지 평가한다.

▌플래시백
Flashback

▌공격적 행동
Attack Behavior

▌철회적 행동
Withdrawal Behavior

▌절충
Compromise

## (9) 관련 장애

### ① 공황장애(Panic Disorder)

| 구분 | 내용 |
|------|------|
| 증상 | • 공황발작이다.<br>• 극심한 불안, 공포로 정상적 기능수행이 어렵다.<br>• 지각영역은 극도로 제한되고 비현실감이 나타난다.<br>• 경험자의 경우 통제력을 잃고 심장발작이 왔다고 생각한다.<br>• 갑작스러운 발현으로 수분 내에 최고조이며 10 ~ 20분 지속되다 완화된다. |
| 공황발작<br>유형 | 예기치 못한 공황발작, 상황적으로 발생 가능한 공황발작, 상황적 공황발작으로 구분된다. |
| 약물치료 | 알프라졸람, 파록세틴, 선택적 세로토닌 재흡수 억제제, 클로미프라민 등이 사용된다. |
| 행동치료 | 인지행동치료가 효과적이며 약물과 병행하면 더욱 효과적이다. |

### ② 광장공포증(Agoraphobia)

| 구분 | 내용 |
|------|------|
| 증상 | • 피하기 곤란하거나 도움을 받을 수 없는 장소나 상황에 혼자 있는 것을 과도하게 두려워하는 것이다.<br>• 상황을 피하기 위해 직장생활, 장보기, 병원 가는 일 등에 장애가 생길 수 있다. |
| 치료 | 공황장애가 함께 나타나기 때문에 공황장애와 동일한 치료가 적용된다. |

### ③ 범불안장애(GAD, Generalized Anxiety Disorder)

| 구분 | 내용 |
|------|------|
| 특징 | • 일상적 사건이나 상황의 실제 영향에 비해 과도한 걱정을 하는 것이다.<br>• 근거를 찾기 어렵고 조절하기 힘든 부동불안 및 자율신경계 과민증상이 특징이다. |
| 증상 | • 흔한 걱정으로 대인관계 부적응, 직업적 책임, 재정 및 가족들의 건강 등이 있다.<br>• 이때의 불안은 조절이 어렵고 근육긴장, 안절부절 못함, 수면장애와 같은 신체적 증상을 동반하기도 한다. |
| 치료 | • 정신치료, 약물치료, 지지정신치료가 병행되는 것이 효과적이다.<br>• SSRIs의 파록세틴, 에스시탈로프람, 세로토닌 - 노르에피네프린 재흡수 억제제로 벤라팍신, 둘록세틴 등이 있다. |
| 약물 | 부스피론, 벤조디아제핀, 선택적 세로토닌 재흡수 억제제이다. |

■ 예기치 못한 공황발작

Unexpected or Uncued Panic Attacks

■ 상황적으로 발생 가능한 공황발작

Situationally Predisposed Panic Attacks

■ 알프라졸람

Alprazolam

■ 파록세틴

Paroxetine

■ 클로미프라민

Clomipramine

■ 에스시탈로프람

Escitalopram

■ 부동불안

Free Floating Anxiety

■ 세로토닌 - 노르에피네프린 재흡수 억제제(SNRIs)

Serotonin and Norepinephrine Reuptake Inhibitors

■ 벨라팍신

Venlafaxine

■ 둘록세틴

Duloxetine

④ 사회불안장애(Social Anxiety Disorder)

| 구분 | 내용 |
|------|------|
| 정의 | • 사회공포증이라고도 하며 공황발작을 동반 할 수 있다.<br>• 특정 대인관계나 사회적 상황에서 다른 사람을 의식해 불안이 생기는 것이다. |
| 특징 | • 수행불안 : 특정한 일을 수행할 때 긴장과 쳐다보는 사람들을 의식해 생기는 불안이다.<br>• 대부분 사람들이 가지고 있으나 지나칠 정도의 관계 회피, 접촉상황의 기피, 일상생활의 지장은 사회공포증으로 분류된다. |
| 치료 | • 약물치료와 정신치료가 병행된다.<br>• 선택적 세로토닌 재흡수 억제제가 대표적이다. |
| 정신치료 | 인지행동치료가 주된다. |

⑤ 특정 공포증

| 구분 | 내용 |
|------|------|
| 정의 | • 과거 단순공포증이며 광장공포증, 사회공포증을 제외한 특정한 대상, 상황에 대한 공포를 모두 합쳐서 말한다.<br>• 두려운 상황이나 사물의 노출에 의한 불안, 공황발작까지 일으킬 수 있다. |
| 증상 | • 상황에 노출되면 반드시 불안이 발생한다.<br>• 개인은 자신의 불안이 과도하거나 비현실적인 것을 인지하며 불안한 상황을 회피하는 것이다. |
| 치료 | • 행동치료가 효과적이며 체계적 둔감법이 가장 널리 사용된다.<br>• 특정 공포증 치료 약물로는 공황발작 동반 시 프로프라놀롤 같은 베타차단제를 주로 사용한다. |

⑥ 분리불안장애

| 구분 | 내용 |
|------|------|
| 특징 | • 정상적 유아발달에서 발생하며 생후 약 8개월쯤 시작되어 18개월쯤 가장 심해졌다가 감소한다.<br>• 영아 · 아동이 애착대상과 분리될 때 일어나는 공포, 불안, 회피반응이다.<br>• 성인에게 적용하게 되면 특징으로 집이나 애착대상에게 분리되는 것에 대한 과도한 공포와 불안을 느끼는 것을 말한다. |
| 증상 | • 불안은 강렬하여 대상자의 일상생활을 방해한다.<br>• 수면장애, 악몽을 겪으며 위장장애, 두통 같은 신체증상을 경험한다. |
| 치료 | 부모교육, 가족치료가 핵심이다. |

⑦ 선택적 함구증(Selective Mutism)

| 구분 | 내용 |
|------|------|
| 정의 | • 분리불안을 겪는 아동의 경우, 평상시에는 정상적 언어생활을 하지만 불안이 야기되는 경우 말을 전혀 하지 못하는 경우이다.<br>• 말 대신 몸짓, 고개 끄덕임, 머리 흔들기 등으로 의사 표현을 한다. |
| 치료 | • 부모에 의한 사회적인 억제로 발생할 수 있다.<br>• 부모교육, 가족치료가 이용되고 인지행동치료, 약물치료를 병행한다. |

▍수행불안
Performance Anxiety

▍단순공포증
Simple Phobia

▍프로프라놀롤(HCl)
Propranolol

⑧ 강박 및 관련 장애(Obsessive Compulsive And Related Disorders)

| 구분 | 내용 |
|---|---|
| 정의 | 강박장애, 신체이형장애, 발모광, 피부뜯기장애, 수집광 등의 세부질환을 포함한다. |
| 종류 | • 강박 장애 : 자신의 의지와 상관없이 반복적인 사고, 행동을 되풀이한다. 강박적인 사고와 행동이 특징이다. 강박행동은 강박적인 사고를 없애기 위해 행하는 반복행동을 말한다.<br>• 피부뜯기장애 : 피부손상으로 이어지는 반복적으로 피부를 뜯는다.<br>• 발모광 : 뚜렷한 모발상실을 동반하는 반복적 발모행동을 한다.<br>• 수집광 : 어떤 물건이든 사용여부와 상관없이 계속 쌓아두는 것이다.<br>• 신체이형장애 : 정상적 외모임에도 외모 결함을 상상하며 과도하게 집착하는 것이다. |
| 치료 | • 강박장애가 화학적 불균형으로 인하기 때문에 약물치료, 행동치료가 병행된다.<br>• 약물치료 : 선택적 세로토닌 재흡수 억제제의 약물과 삼환계 항우울제 중 클로미프라민이 가장 효과적이다.<br>• 행동치료 : 입원, 외래 모두에서 사용된다. 둔감법, 사고중지, 홍수법, 노출치료, 혐오치료 등이 있다. |

❙ 둔감법
Desensitization

❙ 홍수법
Implosion

❙ 노출치료
Exposure Therapy

## 7 신체증상 및 관련 장애, 해리장애와 간호

### (1) 신체증상 관련 장애

① 정의

　㉠ 신체증상 및 관련 장애는 특별 조직적 병변이 없다. 병태생리도 뚜렷하지 않은 신체증상이 특징적인 정신질환이다.

　㉡ 정신적 원인으로 신체증상이 발현하는 경우를 말한다.

② 특징

　㉠ 명백한 병리적 소견 없이 신체적 기능상의 장애가 나타난다.

　㉡ 증상의 발현, 유지, 악화가 정신생물학적 요인과 관련되지 않는다.

　㉢ 증상이나 건강에 관한 지나친 염려가 의식적인 수준에서 이루어지지 않는다.

③ 원인

| 원인 | 내용 |
|---|---|
| 심리적 | • 스트레스, 불안, 갈등을 내재화하며 신체증상으로 표현한다.<br>• 무의식적 방어기전이기 때문에 의식수준에서 조절할 수 없다.<br>• 갈등상황이나 정서적 스트레스로 인해 악화된 신체증상은 일차 · 이차적 이득을 통해 대상자의 관심과 만족의 욕구를 충족한다. |
| 생물학적 | • 개인의 정서와 성격은 특정 호르몬인 내분비활동의 영향이 밝혀지고 있다.<br>• 노르에피네프린, 세로토닌의 작용으로 뇌하수체 부신축에 의한 부신피질호르몬의 분비 등과 관련된다. |
| 가정환경적 | 아동은 부모가 역할모델로 큰 영향을 받게 된다. |

④ 행동특성

　㉠ 임상적으로 한 가지 특정 증상만 호소하지 않는다. 다양한 조직이나 복합저 신체증상을 호소하고 매우 유동적이고 모호한 증상이 다양하다. 연관성이 없으며 극적으로 나타난다.

　㉡ 의학적 치료로 잘 호전되지 않으며 기질적 증거를 발견할 수 없다.

　㉢ 다양한 신경증적 증상을 수반하며 정신사회적 스트레스원과의 관련성이 확인된다.

　㉣ 심박동, 발한, 연동운동이나 가벼운 기침, 인후통 같은 신체증상에 몰두하는 등의 증상을 보인다.

⑤ 관련 장애

| 구분 | 내용 |
| --- | --- |
| 신체증상 장애 | • 정신적·사회적 스트레스와 갈등이 여러 가지 만성적·복합적 신체증상으로 나타나는 장애이다.<br>• 여러 의사를 찾아다니는 'Doctor Shopping'의 양상을 보인다.<br>• 신경계 증상, 위장·심폐·여성생식 기능장애, 전신증상 등을 호소한다. |
| 전환 장애 | • 히스테리 신경증 전환형으로 불리던 것이다.<br>• 신체적 질병 없이 무의식적인 정신 내적 갈등이 신경계 증상, 감각기관이나 수의적 운동의 극적 기능상실로 나타난다.<br>• 운동장애(이상운동, 마비)와 감각장애가 가장 많다. |
| 질병불안 장애 | • 증상이 나타나지 않거나 경한 증상에 대해 심각한 질병에 걸려있거나 걸리는 것에 대해 지나치게 몰두하는 경우를 말한다.<br>• 몰두로 인한 사회생활과 직업기능에 장애가 발생한다. |
| 인위성 장애 | • 자신과 타인에게 행동 외적인 유인 자극없이 신체적·심리적 징후 증상을 의도적으로 만들어 내는 것이다.<br>• 자발적 통제에 의해 증상이 발현하지만 목적이 있지 않으며 전환장애, 꾀병이 나타난다. |

### (5) 해리장애

① 정의

　㉠ 기억, 정체성, 의식, 신체표상, 감정, 지각, 운동 통제에서 평소 통합기능이 단절되는 상태이다. 기능 일부가 상실되거나 변화된 것이다.

　㉡ 중요한 개인적 사건을 상기하지 못하며 정체성 변화가 초래된다. 통상적 자기정체성을 일시적으로 상실하고 새로운 정체성을 갖는다.

② 원인

　㉠ 정신사회적 원인 : 급격한 심리적 충격에 대한 방어기전이다. 외부의 차단으로 자기 보호를 하고 내적갈등을 해소한다.

　㉡ 생물학적 원인 : 변연계와 밀접하며 생후 초기 심각한 외상과 애착의 결핍은 신경전달 물질 세로토닌에 영향을 미친다.

　㉢ 가족환경적인 원인 : 완고하고 폐쇄적인 가정일수록 해리성 정체성장애의 발병 위험이 높다.

**| 신체증상장애**
Somatic Symptom Disorder

**| 전환장애**
기능성 신경학적 증상장애

**| 질병불안장애**
Illness Anxiety Disorder

**| 인위성장애**
Factitious Disorders

③ 행동특성

        ㉠ 외상 후에 성장 및 발달 시기의 역할 기대에 대해 무능력을 호소한다.

        ㉡ 자신의 인식, 경험, 자아경계, 외부세계에 대한 감각장애, 기억상실, 이인증, 외부현실에 대한 감각손실, 해리 상태의 관련사건이나 경험에 대해 선택적 회상이 불가능한 특성이 있다.

        ㉢ 자신에 대한 감각, 삶의 목적, 방향에 대해 혼란과 지남력 상실, 지속적 반복적 지각변화로 현실감각의 상실 이 있다.

④ 관련 장애

| 구분 | 내용 |
|---|---|
| 해리성 정체성 장애 | • 다중성격장애이다.<br>• 한 사람 또는 그 이상의 다른 성격으로 각각의 성격은 모순되며 반대되는 성격을 가진다. |
| 해리성 기억상실 | • 중요한 개인적 정보, 특별한 사건 관련 내용 등을 기억하지 못하는 상태로 심인성 기억상실이다.<br>• 기질적 원인의 기억상실과 달리 해리성 기억상실은 최면이나 스트레스 상황의 해소로 회복되기도 한다. |
| 이인성 · 비현실감 장애 | • 자신이 자신의 실제 모습으로부터 떨어진 느낌, 주변 환경이 비현실적이거나 주변 환경에서 분리된 것 같은 경험을 하는 것이다.<br>• 이인증, 비현실감을 경험하지만 현실검증력은 본래대로 유지된다. |

## 8 성격장애와 간호

### (1) 정의

① 개인의 문화 안에서 현저하게 일탈된 행동양상을 보인다.

② 사춘기 시기나 성인 초기에 발병하며 일생 동안 지속된다.

③ 만성적으로 부적응적 행동, 대인관계 장애가 나타난다.

④ 고통을 수반하는 위기나 병적 진단이 없는 한 치료받으려 하지 않는 특징이 있다.

**TIP & MEMO**

▌해리성 정체성 장애

Dissociative Identity Disorder

▌해리성 기억상실

Dissociative Amnesia

▌이인성 · 비현실감 장애

Depersonalization·Derealization Disorder

## (2) 원인과 역동

### ① 원인

㉠ 생물학적 요인과 환경적 요인이 상호작용하여 발생한다.

㉡ 생물학적 요인으로는 불안을 견디는 능력 저하, 공격성, 특정정서에 대한 유전적 취약성 등이 있다.

### ② 정신사회적 원인

㉠ 학습이론 : 아동기의 영향력 있는 사람이 모델이 되거나 강화되어 부정적인 반응을 학습한다고 말한다.

㉡ 인지이론 : 생각의 왜곡으로 극도의 불안이 형성된다고 보았다.

㉢ 정신분석이론 : 대상자가 사용하는 방어기전으로 보며 환경적 요소 또한 영향을 준다고 보았다.

## (3) 특징

### ① 스트레스에 대한 부적응적 반응

㉠ 강박적인 성향은 너무 융통성 없고 제한적이다.

㉡ 개인과 사회적 기능에 방해될 수 있으며 이러한 행동은 억압된 깊은 불안에서 기인한다.

### ② 일이나 사랑에서 나타나는 장애

㉠ 대인관계의 만족감이나 친밀감에서 적정 수준의 기능에 장애가 있다.

㉡ 겉으로 보기에는 자신감 있어 보일 수 있으나 실제로는 자존감의 문제가 있을 수 있다.

### ③ 대인관계에서의 갈등

㉠ 심한 감정기복과 적대감으로 주변사람들과 상호작용에서 빈번한 갈등이 유발된다.

㉡ 객관적으로 보는 능력이 부족하여 대인관계 유지의 욕구가 부족하다.

㉢ 행동에 대한 책임감이 부족하며 대인관계를 거부하는 양상도 보인다.

### ④ 타인을 불쾌하게 만드는 경향

㉠ 타인과의 개인적 경계를 허물려고 하며 이상한 행동을 보인다.

㉡ 무의식적인 타인 소유욕이 작용하는 현상이 나타난다.

## (4) 관련 장애

### ① A군 성격장애

| 구분 | | 내용 |
|------|------|------|
| 정의 | | • 대상자는 이상하고 괴상한 특징으로 묘사된다.<br>• 대인관계를 회피하며 이상한 믿음을 가지고 타인반응에는 무관심하다.<br>• 자신의 생각이 확고하여 정신과적 치료를 요하지 않는다. |
| 종류 | 편집성<br>성격장애 | • 다른 사람에 대한 불신과 의심이 주가 된다.<br>• 타인의 동기를 악의적으로 해석하는 특징이 있다. |
| | 조현성<br>성격장애 | • 근본적으로 감정을 분리하는 특징이 있다.<br>• 사회적 친밀한 대인관계를 맺지 않고 혼자 하는 일이 기능적이라 생각한다. |
| | 조현형<br>성격장애 | • 사회적 상호작용 결함을 보이는 이상한 믿음이 있으며 모습은 괴상하며 마술적 사고나 지각의 왜곡을 하는 특징이 나타난다.<br>• 일반적 의사소통 중 암시를 이해하지 못하고 다른 것을 부적절하게 연관시킨다. |

### ② B군 성격장애

| 구분 | | 내용 |
|------|------|------|
| 정의 | | • 연극적 · 감정적 · 변덕스러움으로 보인다.<br>• 대인관계에서 맺고자 하나 지나친 욕구나 정서적 불안정으로 관계 유지가 어렵다.<br>• 다른 사람을 이용한 자신의 욕구만 만족시키는데 목표가 있다.<br>• 자신의 특권만이 중요하고 타인의 권리 침해하고 감정무시를 행한다. |
| 종류 | 반사회성<br>성격장애 | • 반복되는 불법행위와 타인 무시를 행한다.<br>• 어린 시절 품행장애 병력이 있는 경우가 많고 타인에 대한 양심의 가책이 없다.<br>• 무책임하며 거짓말을 잘하고 예측 가능한 결과를 예상하는 통찰력을 가지지 않는다.<br>• 파괴적이며 불법적인 행동에 막힘이 없다. |
| | 경계성<br>성격장애 | • 정서 · 정체성 · 대인관계의 불안정성을 보이는 특징이 있다.<br>• 버림받은 느낌을 피하기 위해 필사적으로 대인관계를 맺고자 한다.<br>• 강한 욕구와 충동적 행동으로 타인과 멀어진다.<br>• 분열 방어기전을 자주 사용하고 원만한 대인관계를 형성하지 못한다. |
| | 연극성<br>성격장애 | • 자신이 관심의 중심이 되어야 하며 주목받고자 한다.<br>• 충동적 · 낭만적 환상을 꿈꾸고 관심을 위해 유혹적 · 자극적 행동한다. |
| | 자기애성<br>성격장애 | • 자신이 중요한 인물이라는 과장된 생각과 거만함으로 타인에 대한 공감이 부족하다.<br>• 타인에게 자신에 대한 존경을 요구해서 대인관계가 원만하지 못하다.<br>• 거만하며 자아도취적 양상을 보인다.<br>• 불리한 경우 포기해야 된다는 두려움과 강한 수치감을 가진다. |

**편집성 성격장애**
Paranoid Personality Disorder

**조현성 성격장애**
Schizoid Personality Disorder

**조현형 성격장애**
Schizotypal Personality Disorder

**반사회성 성격장애**
Antisocial Personality Disorder

**경계성 성격장애**
Borderline Personality Disorder

**연극성 성격장애**
Histrionic Personality Disorder

**자기애성 성격장애**
Narcissitic Personality Disorder

③ C군 성격장애

| 구분 | | 내용 |
|------|------|------|
| 정의 | | • 불안과 두려움을 보이며 안정을 위해 타인에게 의존한다.<br>• 거절의 두려움이 커서 스스로를 고립한다. |
| 종류 | 회피성<br>성격장애 | 대인관계 접촉이 필요한 모든 상황에 회피하고 사회적 억압을 한다. |
| | 의존성<br>성격장애 | • 가까운 사람에게 매우 의존적이다.<br>• 대인관계가 끝났을 때 대체물을 급하게 찾으려 한다.<br>• 독립적 의사결정이 어렵고 의존하는 상대에게 끊임없이 확신을 얻<br>  으려 한다. |
| | 강박성<br>성격장애 | • 정리정돈과 규제 등을 중요시하는 완벽주의자이다.<br>• 주어진 업무 수행을 할 수 없을 정도로 사소한 것과 규칙에 몰두한다. |

TIP & MEMO

▌회피성성격장애
Avoidant Personaliy Disorder

▌의존성 성격장애
Dependent Personality Disorder

▌강박성 성격장애
Obsessive Compulsive Personality,
Disorder

## 9 물질 관련 및 중독장애와 간호

### (1) 정의

① 물질사용장애(Substance Use Disorder)

㉠ 정의 : 보통 중독이라 하며 뇌의 보상시스템, 동기부여, 기억 및 이와 관련한 전기회로에서 발생하는 원발성 만성질환이다.

㉡ 증상 : 물질사용장애를 가진 사람은 원래 의도보다 많은 양을 오랜 기간 사용한다. 물질사용을 끊거나 조절하려는 지속적 요구를 표현하지만 물질사용을 감량하거나 끊으려는 노력에서 계속 실패한다.

② 물질 관련 및 중독장애 용어

㉠ 물질중독 : 물질의 과도하게 사용하는 동안이나 직후의 발생하는 가역적 증상이며 물질특이증후군이 발생한다.

㉡ 금단 : 물질사용장애를 가진 상태에서 사용 중단하거나 감량으로 생리적·인지적 장애, 물질 특유의 부적응적 행동변화 등이 나타난다.

㉢ 내성 : 약물 지속적 사용결과 물질에 대한 감수성이 비정상적으로 저하된다. 정상상태에서 작용을 일으키는 용량 사용에도 반응이 저하 또는 나타나지 않아 용량사용을 증가하게 되는 현상을 말한다.

㉣ 공존장애 : 두 가지 이상 독립적인 의학장애가 동시에 존재하는 것이다. 물질 관련 장애, 정신질환의 동시 발생을 의미한다.

㉤ 공동의존 : 원가족 내에 한 개인의 역기능적 형태가 지속적 노출되는 결과로 나타나는 정서, 대처행동, 심리이다.

▌물질중독
Substance Intoxication

▌금단
Withdrawal

▌내성
Tolerance

▌공존장애
Co - Occuring Disorder

▌공동의존
Codependency

ⓗ 플래시백 : 환각제 사용 중단하였음에도 중독 때 경험한 지각증상인 기하학적 환각, 주변시야의 움직임에 대한 잘못된 지각, 색체의 섬광, 강렬한 색깔, 양성적 잔상, 대상주위의 후광 등을 경험하는 것이다.

ⓢ 관문약물 : 물질들을 사용하는데 다른 불법약물을 추가적으로 계속 사용하게 하는 약물이다. 알코올, 담배, 마리화나가 해당된다.

**│ 플래시백**

Flashback

**│ 관문약물**

Gateway Drug

## (2) 원인과 역동

### ① 생물학적 원인

ⓐ 유전적 요인 : 유전적인 요인이 관여한다. 특히 알코올 의존증에 영향이 크다.

ⓑ 신경화학적 요인 : 중독 약물들이 작용하는 뇌에 특정 신경전달 물질과 수용체가 밝혀졌다. 아편, 도파민, 감마아미노부티르산, 세로토닌, 노르에피네프린, 아세틸콜린 등이 있다.

### ② 심리학적 원인

ⓐ 정신역동적 요인 : 프로이트에 의하면 구강기 동안의 의존 욕구가 충족되지 못하였다. 도박장애는 정신성적 자위행위라 설명하였으며 현저한 자기도피적 경향과 좌절을 참지 못하는 성격으로 고착된다.

ⓑ 성격적 요인 : 특정 성격이 물질 사용과 도박행동 등에 관련된다. 공통적인 성격특성으로는 새로운 경험에 호기심이 크다. 충동적이고 사회규범에 반항적인 태도를 취하며 좌절했을 때 인내하는 능력이 없으며 자해행위를 피하는데 관심이 적고 걱정하지 않는 양상을 보인다.

## (3) 물질 관련 장애

### ① 알코올

| 구분 | 내용 |
|---|---|
| 정의 | • 에틸 알코올이다. 식물에서 자연적으로 존재하는 당의 효모균에 의해 발효하여 만들어진다.<br>• 마취효과가 있는 무색 가연성 액체를 말한다. |
| 작용 | • 기분을 좋게 하고 자제력을 억제, 용기를 북돋아 주는 작용을 하는 중추신경 억제제이다.<br>• 신체적 · 행동적으로 변화를 가져오는데 혈중알코올 농도에 따라 대뇌피질, 소뇌, 연수, 척수 순으로 마비시킨다.<br>• 혈중농도의 계속적 증가는 호흡중추 마비로 사망하는 위험성이 있다. |
| 알코올 관련 장애 | • 알코올 사용장애, 알코올로 유발된 장애로 분류된다.<br>• 알코올 의존증, 알코올 금단이 있으며 금단 증상으로 가장 심각한 알코올 금단 섬망이 있다. |

② 아편계

| 구분 | 내용 |
|------|------|
| 개념 | • 아편양 수용체의 강화제로 작용하는 외부 투여물질로 아편계 약물이다.<br>• 양귀비 열매에 상처를 내어 흘러나온 액즙을 말려 굳힌 것 이다. |
| 성분 | • 모르핀, 코데인 등의 20개 이상의 알칼로이드를 함유한다.<br>• 아편 외에 천연모르핀의 유도체인 헤로인, 메페리딘 등의 합성약물도 포함한다. |
| 중독 | • 아편계를 사용하는 동안, 직후의 행동과 심리적 변화를 말한다.<br>• 구갈, 홍조, 가려운 느낌, 다행감, 따뜻한 느낌 등이 있다. |
| 위험성 | • 양이 증가하면 언어와 주의력의 장애, 무감동, 정신운동지연, 인격변화 등이 나타난다.<br>• 신체적으로 졸음, 혼수, 동공축소, 식욕상실, 성욕상실, 오심, 구토 등이 나타난다.<br>• 과량복용 시에는 호흡억제가 일어나 사망의 위험이 있다. |
| 금단증상 | • 금단 6 ~ 12시간 후에 나타나며 종류, 용량, 기간 등에 따라 개인마다 다르다.<br>• 처음에는 불안, 불면, 과민, 불쾌 등으로 시작한다.<br>• 12 ~ 14시간 내에 입모, 산동, 진전, 피부 소름, 고열, 체온조절장애 등이 나타난다.<br>• 24시간이 되면 맥박증가, 혈압증가, 호흡 수 증가, 체온 증가 등이 나타난다.<br>• 48 ~ 72시간에 최고조에 달하며 근육경축, 발차는 행동, 난폭한 요구, 오심, 구토 등의 증상이 7 ~ 10일간 지속된다. |

③ 자극제

| 구분 | 내용 |
|------|------|
| 개념 | 암페타민계 약물, 코카인[+]이 포함된다. |
| 종류 | • 암페타민계의 대표 약물인 암페타민을 비롯한 덱스트로암페타민, 메스암페타민 등이 있다.<br>• 경구, 흡입, 주사, 흡연으로 투여하며 급성 정신병, 심한 편집증, 환각 등의 심각한 결과를 보일 수 있다. |
| 중독 | 중추신경계의 자극으로 다행감, 고양감, 예민성, 자신감, 성감증가, 피로감퇴, 통증에 대한 둔감, 판단력 저하, 불안, 분노 등이 있다. |
| 위험성 | • 자극제 사용 시 정신증 유발 위험이 있는데 망상형 조현병과 비슷한 증상을 동반한다.<br>• 피해망상, 관계망상, 공격성, 적대감 등으로 나타나게 된다. |
| 금단증상 | 불쾌감, 피로, 불면, 과다수면, 식욕 증가, 정신운동성 초조, 지연 등이 있다. |

④ 환각제(Hallucinogens)

| 구분 | 내용 |
|------|------|
| 개념 | • 환각을 유발하는 약물로 LSD가 가장 강력하다.<br>• 일반적이고 약물 섭취 후 30분 이내에 시작된다. |
| 작용 | 동고산대, 심계항진, 혈압상승, 발한, 체온상승, 시야혼탁 등으로 나타난다. |

⑤ 대마제제

| 구분 | 내용 |
|------|------|
| 개념 | • 알코올 다음으로 흔히 사용되는 약물이다.<br>• 주요 효과는 다행감, 편안감이 있다.<br>• 기분이 고조된 상태로 시작하여 만사가 즐거워 보이며 청각이 예민해진다. |
| 만성적인 사용 | • 기억장애, 집중력저하, 무관심, 목표추구 행위가 감소하는 무동기증후군을 유발한다.<br>• 내성은 거의 없으며 신체적 의존은 없다. |
| 금단증상 | 장기 다량 사용 중단 시에는 경한 금단증상으로 불안, 수면장애, 식욕감퇴, 체중감소, 발한, 진전, 설사, 메스꺼움 등이 있다. |

**TIP & MEMO**

▌무동기증후군

Amotivational Syndrome

## 10 신경인지장애와 간호

### (1) 정의

① **인지능력** : 지적능력의 핵심이며 기억, 판단, 지남력, 지각, 주의력 등을 포함한다.

② **인지장애** : 자신이 경험하는 바를 이해하지 못하며 현재진행 중인 사건이나 과거에 발생한 사건 등을 연관지어 생각하지 못하며 인간의 존엄성 자체가 위협받게 된다.

③ **신경인지장애**

　ⓐ **구분** : 일차, 이차로 구분된다.

　ⓑ **일차신경인지장애** : 알츠하이머병과 같은 질병 그자체이다.

　ⓒ **이차신경인지장애** : HIV, 뇌손상과 같은 다른 질병으로 인한 경우를 말한다.

④ 후천적으로 기억, 언어, 판단력 등 여러 영역의 인지기능이 떨어져 일상생활을 제대로 수행하지 못하는 임상증후군으로 정의된다.

⑤ 지적 능력 상실로 인해 추상적 사고능력, 기억력, 사회적 활동 등을 잃지만 의식이 흐려지는 증상은 보이지 않는다.

⑥ **원인** : 뇌의 구조적·생화학적 변화로 발생한다. 주된 요인은 외상, HIV 감염으로 인한 후천성 면역결핍증후군 같은 만성 감염성 질환, 동맥경화나 만성 고혈압으로 인한 뇌혈관 손상 등이 있다.

### (2) 원인

① **신경생물학적 원인** : 알츠하이머병 등을 포함한 신경인지장애 발병 원인은 밝혀지지 않았다. 다섯 가지 이론인 감염물질설, 신경유독물질설, 혈관병리와 뇌내 혈청 유입설, 신경전달 물질과 수용체 결핍설, 이상단백질설이 유력하다.

② 기질적 원인

    ㉠ 뇌 영양 공급에 이상이 있으면 필연적으로 중추신경계의 기능부전이 발생한다.

    ㉡ 신경인지장애는 중추신경계 기능의 문제로 발생한다.

    ㉢ 발생 기전이 되는 기질적 원인으로는 노화, 유전적 요인, 저산소증, 대사장애, 구조적 변화, 감각자극, 비특정 스트레스원 등이 있다.

### (3) 행동특성

① 대표적으로 알츠하이머병이 있다.

② 7단계 구분 : 증상이 없음 → 기억력 감퇴 → 경도의 인지감퇴 → 경도에서 중증도의 인지감퇴 → 중증도의 인지감퇴 → 중증도에서 심각한 인지감퇴 → 심각한 인지감퇴로 구성된다.

### (4) 관련 장애

① 경도 및 주요신경인지장애

    ㉠ 신경퇴행장애 : 알츠하이머병으로 인한 신경인지장애가 있다. 이 질환은 신경세포가 있는 뇌의 피질이 파괴되는 질환이다.

    ㉡ 혈관성 신경인지장애 : 다발경색치매로 부른다. 위험인자로는 고혈압, 심장질환, 흡연, 당뇨, 비만, 뇌졸중의 기왕력 등이 있다. 피질하 열공성 뇌경색이 70% 정도로 가장 흔한 유형이다.

    ㉢ 신경인지장애 : 파킨슨병, 혈관성, 크로이츠펠트 – 야콥병, 루이소체 신경인지장애, 진행성 핵상마비, 빈스방거병, 다운증후군, 뇌혈관 발작 등이 있다.

② 섬망(Delirium)

    ㉠ 환각과 환청을 수반한다.

    ㉡ 시간과 장소에 대한 지남력 상실이 나타나는 흥분상태나 정신적 혼란을 말한다.

## 11   섭식장애와 간호

### (1) 정의

① 섭식장애의 주요질환

    ㉠ 신경성 폭식증 : 스스로 구토유발, 약물의 남용, 굶기 등으로 보상행동을 동반하는 폭식행동을 보인다.

    ㉡ 폭식장애 : 반복적인 폭식행동을 반복한다.

    ㉢ 신경성 식욕부진증 : 정상적 최소한의 체중유지를 거부하며 체중 증가의 극심한 불안을 나타낸다.

▌빈스방거병
Binswanger Disease

▌뇌혈관발작
Cerebral Vascular Accidents

▌신경성 폭식증
Bulimia Nervosa

▌폭식장애
Binge Eating Disorder

▌신경성 식욕부진증
Anorexia Nerovosa

## (2) 원인 및 역동

① 생물학적 원인
- ㉠ 신경성 식욕부진증 : 60% 정도의 유전 가능성이 높다. 섭식장애는 유전적 영향이 비교적 높게 나타나는 것으로 알려져 있다.
- ㉡ 세로토닌 : 기능이 변화하면 식욕, 기분, 충동조절 장애가 유발된다. 세로토닌 경로에 의해 조절되는 강박성, 불쾌한 기분, 완벽주의 등은 섭식장애 성격으로 잘 나타나는 성향이다.

② 심리적 원인
- ㉠ 인지행동이론 : 섭식장애를 긍정적 강화된 학습행동에 근거하여 설명한다. 체중조절을 시도한 후 긍정적 주변 반응으로 강력한 부적응적 체중조절이 강화된다.
- ㉡ 정신분석학 이론 : 신경성 식욕부진증 증상은 사춘기 여학생에게 나타나며 성적관심에 대한 무의식적 혐오와 함께 설명하였다.

③ 환경적 원인 : 여성미를 키가 크고 날씬한 모델과 동일시하는 사회 분위기가 섭식장애 원인으로 제시되고 있다.


## 12 수면 – 각성장애와 간호

### (1) 정상수면

① 수면단계의 측정 : 다원수면기록으로 측정한다. 급속 안구운동, 비급속 안구운동으로 이루어져있다.

② NREM
- ㉠ 1단계 : 전환단계로 각성기와 수면의 중간상태이며 가장 얕은 수면시기이다.
- ㉡ 2단계 : 가벼운 수면으로 뇌파소견의 수면방추파, K복합파가 관찰되며 전체 수면의 45 ~ 55%를 차지한다.
- ㉢ 3단계 : 깊은 수면이며 뇌파는 점점 불규칙해지고 높은 전앞의 서파로 변화한다.
- ㉣ 4단계 : 수면은 가장 깊은 수면이며 느리고 큰 파장의 델타파가 주를 이룬다.

③ REM
- ㉠ 각성상태와 유사하며 매우 활동적인 뇌기능과 생리적 기능을 보인다.
- ㉡ REM 수면은 수면 후 90분이 경과하면 나타나며 NREM 수면에 이어서 등장한다.

**TIP & MEMO**

▌다원수면기록
Polysomnography

▌급속안구운동
REM, Rapid Eyemovement

▌비급속안구운동
NREM, Non Rapid Eye Movement

④ 기능

　　㉠ 신경생리기능과 뇌의 원상회복을 이룬다.

　　㉡ 단백합성과 세포분열이 수면·휴식 시간동안 현저히 증가한다.

　　㉢ 아미노산 흡수를 촉진하는 성장호르몬은 수면 3단계와 4단계에서 최고 분비율을 보인다.

⑤ 생리현상

　　㉠ NREM : 근육의 이완하고 신체기능은 낮게 유지된다. 혈압, 호흡, 체온, 심장기능, 산소소비량 등이 각성기에 비해 느려지고 규칙적으로 이루어진다.

　　㉡ REM : 생리현상이 증가하며 혈압의 변동, 대뇌 산소사용 증가, 체온 조절기능 감소 등이 나타난다.

⑥ 수면과 일주기 리듬

　　㉠ 수면 – 각성주기 : 일주기리듬의 하나이다. 체온, 호흡, 심박동, 뇌파, 호르몬 유리, 월경 주기 등 신체의 다른 주기와 상호작용을 이룬다.

　　㉡ 일주기 리듬(Circadian Rhythm) : 어떤 현상을 24시간 주기로 반복되는 것이다.

　　㉢ 수면 – 각성장애 : 교대근무, 시차지역 등은 24시간 주기 유지가 어려워서 발생한다.

### (2) 원인 및 역동

① 신체적 요인 : 신체적 불편감, 통증, 질병, 만성폐쇄성폐질환 또는 천식 등의 호흡기질환, 소양증, 신진대사의 불균형을 이루는 갑상샘항진증, 파킨슨 등이 있다.

② 심리적인 요인 : 불안, 우울, 정신질환, 스트레스, 인지기능 장애 등이 있다.

③ 약물요인 : 과한 양의 니코틴과 카페인 등이 있다.

④ 환경적 요인 : 습도, 실내온도, 채광, 조명, 소음 등이 있다.

### (3) 관련 장애

① 불면장애(Insomnia Disorder)

　　㉠ 정의 : 신체적·정신적 장애와 관련 없이 수면의 시작이나 유지가 어려워 사회적·직업적으로 심각한 고통과 장애를 받는 것이다.

　　㉡ 구분

| 구분 | 내용 |
| --- | --- |
| 삽화성 | 증상이 적어도 1개월 이상 3개월 미만의 지속된 경우 |
| 지속성 | 증상이 3개월 이상인 경우 |
| 재발성 | 2회 이상의 삽화가 1년 내에 발생하는 경우 |

② 과다수면장애(Hypersomnolence Disorder)

　　㉠ 정의 : 하루 동안 밤낮을 가리지 않으며 잠을 지나치게 많이 자는 것이다. 수 시간에서 수일동안 자는 것이 가능하다.

　　㉡ 특징 : 잠을 깨우는 것이 힘들며 깨우고 나서도 혼돈상태를 보인다.

　　㉢ 원인 : 수면 시 무호흡과 같은 호흡장애, 기면증, 일주기 리듬 수면 – 각성장애, 약물 등이 있다.

③ 기면증(Narcolepsy)

　　㉠ 정의 : 일시적으로 불가항력적 수면이 되풀이되는 현상이다.

　　㉡ 증상 : 수면발작이 주 증상이고 탈력발작, 수면마비, 입면환각 등의 보조증상이 동반된다.

④ 호흡관련 수면장애

　　㉠ 호흡문제 : 무호흡, 저호흡, 과호흡으로 나뉜다.

　　㉡ 무호흡 구분 : 폐쇄성 수면 무호흡 · 저호흡, 중추성 수면무호흡로 나뉜다.

　　㉢ 수면무호흡증의 경우 자는 도중 호흡정지가 일어난다.

　　㉣ 증상 : 심하게 코를 골고 잠을 설친다. 과다졸음이 주 증상이며 호흡을 위해 야간에 자주 깬다.

⑤ 일주기리듬 수면 – 각성장애

　　㉠ 정의 : 개인의 수면 – 각성 리듬과 주변에서 요구하는 수면 시간대가 지속적 · 반복적 부조화를 이루는 상황이다.

　　㉡ 종류 : 시차형, 교대근무형, 미분형, 뒤처진 수면위상형, 주기성 사지운동장애, 클레인 – 레빈 증후군으로 나뉜다.

⑥ 사건수면[+]

　　㉠ NREM 수면 각성장애 : 야경증, 수면보행증형이 있다.

　　㉡ REM 수면 행동장애 : 꿈 행동을 실현하며, 악몽장애는 두려운 꿈이 반복되는 증상이 있다.

　　㉢ 하지불안 증후군 : 수면 시 하지의 근질거리는 이상감각, 초조함 등이 느껴지는 증상이 있다.

　　㉢ 기타 수면장애 : 수면마비, 잠꼬대, 이갈이, 야뇨증이 있다.

■ 탈력발작
Cataplexy

■ 수면마비
Sleep Paralysis

■ 입면환각
Hypnagogic Hallucination

■ 폐쇄성 수면 무호흡 저호흡
Obstructive Sleep Apnea Hypopnea

■ 중추성 수면무호흡
Central Sleep Apnea

■ 수면무호흡증
Sleep Apnea

■ 주기성 사지운동장애
PLMD, Periodic Limb Movements Disorder

✚ 사건수면
수면 중일 때나 수면과 각성의 전환 시기에 일어난다. 각성 시 볼 수 있는 행동이나 원하지 않은 이상한 현상이 일어난다.

## 13 성관련 장애와 간호

### (1) 정의

① 성(Sexuality)
  ㉠ 성적 존재로 자기표현, 경험을 말한다.
  ㉡ 성적 신념, 행위, 대상자를 포함한 다른 사람의 성적행위의 태도는 개인의 선호도, 문화, 종교, 경제상태, 교육 등의 많은 내·외적 영향이 작용한다.

② 주요 성체계 : 성정체성, 성별 정체성, 성역할, 성지향성으로 구성된다. 이 모든 차원에서 성 관련 장애가 발생할 수 있다.

③ 성 지향성
  ㉠ 이성애 : 반대의 성에게만 성적매력을 느낀다.
  ㉡ 동성애 : 같은 성의 사람에게 성적 매력을 느낀다.
  ㉢ 양성애 : 이성·동성 모두에게 성적자극과 만족을 느낀다.

④ 성반응
  ㉠ 정상적인 성행위의 결과이다.
  ㉡ 성반응 주기 : 욕망기, 흥분기, 절정기, 해소기로 구성된다.

### (2) 원인과 역동

① 생물학적 원인 : 노화와 내·외과적 신체상태가 포함된다.

② 심리적 원인 : 아동기나 성인기에 성학대, 외상, 성적대상관의 관계에서 발생되는 성적 대상의 분노, 적대감, 불화 등이 있다.

③ 종교, 문화, 성행위에 대한 부정적 태도 등이 관여한다.

### (3) 행동특성과 관련 장애

① 성기능부전(Sexual Dysfunction)
  ㉠ 정의 : 성반응 주기, 과정에서 장애나 성교와 관련된 통증으로 정상적인 성 생리반응이 억제되며 성행위에 곤란을 느끼는 질환이다.
  ㉡ 부작용 : 성적표현이나 대인관계 지장으로 이어질 수 있다.
  ㉢ 종류 : 남성 성욕감퇴장애, 여성 성적 관심·흥분장애, 발기장애, 여성극치감장애, 사정지연, 조기사정, 성기 - 골반통증, 삽입장애가 있다.

② **성별불쾌감(Gender Dysphoria)**
  ㉠ **정의**: 자신의 해부학적 성에 대해 끊임없이 불편해 하면서 반대 성으로 살고 싶어 하는 경우이다.
  ㉡ **증상**: 반대 성의 사회적 역할을 선택하며 호르몬요법이나 수술을 통해 이루기 위해 노력하기도 한다.
③ **변태성욕장애(Paraphilic Disorders)**
  ㉠ **정의**: 인간이 아닌 대상으로 성적 흥분이 생기는 경우, 자신이나 동반자에게 고통과 굴욕을 주는 경우, 동의하지 않는 상대나 아동을 상대로 성행위를 하는 비정상적인 성적인 공상·충동·행동이 6개월 이상 지속될 때를 말한다.
  ㉡ **종류**: 노출장애, 물품음란장애, 마찰도착장애, 소아성애장애, 성적피학장애, 성적가학장애, 복장도착장애, 관음장애가 있다.

## 14 노인정신간호

### (1) 정의

① 노년기에는 성인기에서 볼 수 있는 여러 정신장애가 모두 나타나는데 기분장애, 불안장애, 알코올, 약물의존, 조현병 등 모두 나타날 수 있다.
② 보통 젊었을 때부터 발병하던 것이 이어오거나 재발하는 경우이다.
③ 노년기 정신건강 문제는 인지기능 저하, 외로움, 사회적 역할 상실 등으로 인해 발생한다.

### (2) 장애 및 질환

① 불안장애
  ㉠ 뇌구조나 뇌의 기능 변화와 관련될 수 있다. 과소 진단되거나 진단이 어렵고 유병률도 다양하다.
  ㉡ **흔한 불안장애**: 범불안장애가 있으며 낙상에 대한 공포가 많다. 이를 FOF이라고 한다. 이로 인해 활동이 제한되기도 한다.
  ㉢ **노인 불안장애 정신사회적 위험요인**: 자녀의 부재, 외상경험, 여성, 독거, 낮은 사회경제적 상태 등이 있다.
  ㉣ **보호요인**: 영적 신념, 신체활동, 인지적 자극, 효과적인 대처전략의 습득 등이 있다.

**FOF**

Fear Of Falling

② 우울장애

　㉠ 기능적 노인질환으로 흔하다. 노인의 생물학적, 심리적, 사회적 요소의 상호
　　작용이 원인이다.

　㉡ 우울장애, 양극성 장애로 구성된다. 우울장애에는 주요 우울장애와 만성적 경
　　향의 기분저하증까지 다양하다. 양극성장애로는 기분의 비정상적 상승을 보
　　이는 조증과 우울증상 등이 혼재되어 나타난다.

　㉢ 우울을 발달시키는 요소로는 고독감이나 고립으로 인한 자아개념의 변화로
　　가족이나 돌봄제공자에게 의존성이 증가한다.

　㉣ 노인 우울 사정에는 노인우울척도⁺가 이용되며 포괄적인 간호사정으로 간호
　　과정을 진행한다.

③ 자살

　㉠ **노인의 자살률** : 최근에 증가 추세이다. 우울을 치료하는 것은 자살예방에 아
　　주 중요하다.

　㉡ **노인의 자살위험요인** : 정신질환, 심리적 문제인 성격, 정서적 반응의 문제, 충
　　동성 등이 있고 스트레스, 생활사건 등이 있다.

　㉢ **자살 보호요인** : 종교적 신념, 기혼상태, 개인의 회복력, 가족적지지, 사회적
　　지지 등이 있다.

④ 조현병

　㉠ **정의** : 장기간의 장애가 있었지만 노화과정의 스트레스로 인해 증상이 악화되
　　는 경우가 많다.

　㉡ **증상** : 무감동, 언어의 빈곤 등의 증상으로 나타난다.

⑤ 망상장애

　㉠ 단순하면서 괴이하지 않은 망상으로 나타나는 것이 대부분이다. 인격기능은
　　유지되지만 망상 내용에 적절한 감정을 동반하는 것이 특징이다.

　㉡ 쫓기고 독살의 위험성이 있으며 감시당하다고 여긴다. 자신이 죽을병에 걸렸
　　다고 믿는 신체적 망상도 흔하다.

　㉢ 망상장애 대상자는 섬망, 신경인지장애, 조현병의 증상을 동반하지 않으며 여
　　성에게 호발하는 것이 특징이다.

⑥ **신체증상관련 장애**(Somatic Symptom And Related Disorders)

　㉠ 노인에게 발생빈도가 높으며 병리적 소견이 없고 병태생리가 뚜렷하지 않지
　　만 신체증상을 호소하는 것이 특징이다.

　㉡ 노년기에는 특히 내과적 질환과 신체증상이 유사하여 주의한다.

⑦ **물질 관련 및 중독장애**

　㉠ 알코올 의존증은 심각한 문제이며 환경요인들에 의해 발생하는 경우가 있다.

　㉡ **보호요인** : 결혼, 가족에 대한 책임감, 직업 등이 작용할 수 있다.

TIP & MEMO

■ **노인우울척도(GDS)**
Geriatric Depression Scale

© 위험요인 : 독신, 남성, 고교 미만의 학력, 흡연, 낮은 수입 등이 있다. 우울은 알코올 사용을 증가시키는 경향이 있다.

⑧ 공격행동

    ㉠ 양로원에서의 노인 공격행동의 원인은 대부분 사생활의 부족에서 나타난다.

    ㉡ 분노를 간접적으로 표현하는 경우가 있다. 음식불평이나 다른 상황들을 불평하므로 나타난다.

    ㉢ 공격적 행동은 보통 파국적, 뇌손상, 특별한 사람, 상황에 대한 질투나 호소를 통한 억압된 분노 등을 포함한다.

⑨ 주요 및 경도 신경인지장애 : 알츠하이머병, 혈관질환으로 인한 신경인지장애가 흔하다. 실행증, 실어증, 기능의 저하, 집행능력 장애 등을 나타낸다.

⑩ 섬망(Delirium)

    ㉠ 급성상태이며 확실할 수 있는 병리적 상태로 비롯된 생리적 변화로 유발한다. 인지변화와 의식수준 변화는 수 시간이나 수일에 걸쳐 단기간에 나타난다.

    ㉡ 주증상으로는 의식혼탁이 있으며 과다행동, 안절부절못함, 불안, 공포, 분노, 우울 등을 동반한다. 감정변화가 심한 것이 특징이다.

    ㉢ 노인의 경우 나이로 인해 신경인지장애로 치부되기 쉬우므로 대상자의 기본 기능 수준에 대해 가족, 노인을 돌보는 사람으로부터 정보를 얻는 것이 중요하다.

⑪ 통증

    ㉠ 노인들의 삶의 질에 영향을 주는 주요한 요소로 당뇨병성 신경증, 관절염, 말초혈관질환 등으로 인에 노인의 85% 정도는 통증에 취약하다.

    ㉡ 노인의 통증치료를 위해서는 정확한 통증사정이 필요하며 웡 베이커(Wong Baker)의 얼굴통증 척도와 같은 사정도구를 사용한다.

    ㉢ 통증관리로는 약물치료와 비약물치료가 있다. 약물치료는 주로 노인이 가지고 있는 기저질환에 대한 충분한 고려를 한다. 약물 투여 후 효과를 주의적으로 모니터링한다. 비약물치료는 물리치료, 미주신경자극, 운동, 수치료, 카이로프락틱 등이 있다. 심상요법, 반사요법, 요가, 바이오 피드백 등의 보완적 통증치료도 이용된다.

## 15 정신간호중재

### (1) 약물치료

① 항우울제(Antidepressants)
- ㉠ 적용 : 우울장애나 양극성장애의 우울 단계 및 기타 우울증상의 치료에 주로 사용된다.
- ㉡ 증상 : 불행감, 식욕, 에너지 저하, 무쾌감증, 집중력 감소, 절망, 자살의도 등이다.
- ㉢ 종류 : 삼환계 항우울제, MAO억제제, 선택적 세로토닌 재흡수 억제제, 기타 비정형 항우울제 및 세로토닌 – 노르에피네프린 재흡수 억제제이 있다.

② 기분안정제(Mood Stabilizers)
- ㉠ 적용 : 양극성 장애, 충동조절장애 치료에 사용된다.
- ㉡ 종류 : 리튬(양극성 장애 1차치료제), 항경련제의 카바마제핀, 라모트리진, 록스카르바제핀, 발프로산, 디발프로엑스가 있다.

③ 항불안제(Anziolyitcs)
- ㉠ 적용 : 범불안장애, 급성 불안상태, 수행불안, 사회불안장애, 단순공포증이나 단기간 불면증에 사용된다.
- ㉡ 종류 : 비벤조디아제핀, 벤조디아제핀, 기타 항불안제로 트라조돈, 항히스타민제인 디펜히드라민이 있다.

④ 항정신병약물(Antipsychotic Agents)
- ㉠ 적용 : 신경이완제로 불리며 조현병 등과 같은 사고장애 대상자에게 사용된다.
- ㉡ 종류 : 정형항정신병약물의 저역가 정형약물인 클로르프로마진, 티오리다진, 고역가 정형약물인 플루페나진, 트리플루오페라진, 할로페리돌 등, 비정형 항정신병약물의 심버악스, 쿠에티아핀, 클로자핀, 리스페리돈, 올란자핀, 아리피프라졸, 지프라시돈 등이 사용된다.

⑤ 인지기능 활성제
- ㉠ 특징 : 알츠하이머병의 인지기능 저하를 지연한다.
- ㉡ 종류 : 콜린에스테라아제 억제제, 아세틸콜린에스테라아제 억제제인 도네페질, 갈란타민, 리바스티그민 등이 있다.

## (2) 신체적 치료

① 전기경련치료(ECT, Electroconvulsive Therapy)

    ㉠ 뇌에 전류를 흐르게 하여 대발작을 유도하는 것이다.

    ㉡ 치료 시작 전에는 전체적 신체검진이 필요하다. 심한 근육 경축 예방을 위한 석시닐콜린을 투여한다.

    ㉢ ECT의 적용 대상자는 주요 우울장애를 가지고 있다. 조현정동장애, 조현병, 조증, 파킨슨 등이 해당된다.

    ㉣ ECT는 신경전달 물질 수용체와 뇌의 화학기전의 변화로 세로토닌 수준을 증가시킨다.

② 광선치료(Phototherapy, Light Therapy)

    ㉠ 계절성 정동장애 치료로 개발되었다. 솔방울샘에 의한 멜라토닌과 관련이 있다.

    ㉡ 수면, 활동의 생체리듬에 영향을 주고 수면장애, 슬픔, 기력상실 등에 효과적이다.

③ 경두개자기자극술(TMS, Transcranial Magnetic Stimulation)

    ㉠ 자기장 변화를 이용한 뇌 표면 피질의 전기 유발을 일으키는 기술이다.

    ㉡ 주요 우울장애, 환청에 효과적이며 조현병에 적용된다.

④ 미주신경자극술(VNS, Vagus Nerve Stimulation)

    ㉠ 대상자의 피부아래 전기적 장치를 이식하는 것이다.

    ㉡ 횡격막 신경에서 뇌의 변연계까지 효과를 준다.

    ㉢ 우울장애 대상자에게 주로 적용된다.

⑤ 정신외과 수술

    ㉠ 다른 치료에 반응이 전혀 없고 매우 심각한 정신증상, 행동문제로 적용되는 수술이다.

    ㉡ 특정 뇌 부위를 절제하거나 연결로 절단 등으로 행해진다.

    ㉢ 강박장애, 불안, 심한 좌불안석, 긴장을 동반한 우울장애, 공격적인 행동장애에 효과적이다.

▌석시닐콜린

Succinylcholine

**(3) 정신치료(Psychotherapy)**

① 지지정신치료

    ㉠ 지지제거와 완화를 목적으로 한다.

    ㉡ 특징 : 자아기능의 강화로 외적자극, 내적갈등을 이겨내게 도와주는 방법이며 대상자의 기본적인 성격은 건드리지 않는다.

    ㉢ 방법 : 안심, 환기, 암시, 지지, 설득, 제반응, 마취합성으로 진행된다.

② 통찰정신치료(Insight Psychotherapy)

| 구분 | 내용 |
|------|------|
| 정의 | 무의식의 의식화로 통찰을 갖게 하며 대상자가 자기를 어느정도 깨닫게 하는 정도, 실생활의 변화 정도에 따라 나뉘게 된다. |
| 정신분석 | • 프로이트(Freud)는 인간의 마음에 대한 체계화된 이론을 제시하였다.<br>• 임상적 관찰과 주관적 해석이 바탕이다.<br>• 히스테리 신경증 대상자에게 자유연상 기법을 적용하여 치료한다.<br>• 어린 시절의 정신적 상처로 정신질환이 발현한다고 믿었다.<br>• 신경증 원인을 내부에서 일어나는 무의식에 의한다.<br>• 표출하려는 힘과 막으려는 힘이 갈등을 일으킨다고 예시를 세웠다.<br>• 치료자는 감정적 중립을 유지한 채로 대상자의 생각을 자유롭고 숨김없이 표현하도록 자유연상을 진행한다.<br>• 이론의 개념으로는 통찰, 억압, 자유연상, 꿈의 분석, 저항, 전이, 역전이, 해석, 실행이 있다. |
| 분석적 정신치료 | • 정신분석이론을 바탕으로 하며 유아기의 무의식과 갈등보다는 현재의 갈등의 비중이 크다.<br>• 왜곡된 성격구조나 병적 방어기전을 시정하는 치료이다. |
| 단기역동 정신치료 | • 치료자, 대상자가 횟수가 정해진 면담을 시작한다.<br>• 역동적이고 심층탐색적 치료와 유사하게 진행된다.<br>• 성격적인 부분은 다루지 않으나 현재 일어난 상황에서의 해결을 모색한다. |

③ 사회심리적 정신치료

    ㉠ 설리번, 프롬, 호나이 등은 오이디푸스기의 성적 갈등에 대해 사회문화적 요소가 성격에 영향을 준다고 보았다.

    ㉡ 신 프로이트 학파로서 설리번은 사회, 심리적 측면의 성격발달을 다루며 인간관계의 경험을 중요시하였다. 비난은 중요 인물들에게 거절위협을 내포하여 불안을 일으킨다고 하였다.

    ㉢ 치료 과정으로는 대인관계의 교정으로 이루어진다.

**▌통찰**
Insight

**▌분석적 정신치료**
Anlaytical Psychotherapy

**▌단기역동정신치료**
Brief Psychotherapy

④ 인지행동 치료[+]

| 구분 | 내용 |
|---|---|
| 행동주의 이론 | • 고전적 조건화와 조작적 조건과화가 있다.<br>• 고전적 조관화는 파블로프에 의한 개의 타액 분비 실험으로 무조건 자극, 중성자극, 조건자극의 연관성으로 조건반응에 대해 설명한다. 연합에 대해 설명하며 개체의 역할은 수동적임을 주장하였다.<br>• 조작적 조건화에는 스키너로 쥐를 사용한 실험상자 시험이며 강화는 반응행동의 가능성 증가를 일으키는 과정이다. 행동증가를 위한 정적강화, 부적강화, 행동의 감소를 위한 벌, 반응손실, 고립, 소거 개념을 설명하였다. |
| 인지이론 (인지학습) | • 기억, 지각, 상상, 계산, 이해 등과 관련이 있고 대뇌가 관여하며 이해하기 어렵고 복잡하고 실생활 학습은 상당수 인지학습에 의한다.<br>• 인지치료의 사고방식은 켈리(Kelly)에 의해 개인적 구성개념으로 자기 자신의 이해의 틀을 말한다. 사람이 구성개념에 따라 행동하고 부적절할 경우 부적응을 일으킨다고 보았다.<br>• 치료기법으로는 백(Beck)에 의한 인지치료, 엘리스(Ellis)에 의한 합리적 정서치료가 있으며 합리적 정서치료는 발전시켜 REBT라고 한다. |
| 목표 | 대처행동의 획득이며 두 번째로는 자기조절의 가능이다. |
| 종류 | 기법의 종류로는 자기감시법, 인지재구성법, 사고중지법, 심상만들기, 모델링, 자기표현훈련, 체계적 둔감법, 점진적 근육이완법, 홍수법, 토큰경제, 바이오 피드백, 혐오치료가 있다. |
| 실존주의 정신치료 | • 의미치료로 프랭클(Frankle)에 의하며 인간은 자유, 책임을 가진 존재로 신경증은 의지좌절, 실존적 공허에서 비롯된다고 보았다.<br>• 기법으로는 탈숙고, 역설적 의도, 직면이 있다.<br>• 자기분리는 인간 특유의 능력으로서 역설적 의도기법을 통하여 발현한다고 하였다.<br>• 현실치료는 글래서가 주장하였으며 뇌의 기능을 설명하는 통제이론을 배경으로 하였다. 건강증진, 성장을 지속하는 힘이 인간에게 있다고 보았다. 성공적 정체감을 통해 즐거워지고 만족키길 바라며 책임질 수 있는 행동을 하고 싶어하며 긍정적 존재로 보았다.<br>• 현실치료는 대상자 행동변화의 인도, 상담분위기 조성으로 구성된다. 조화로 대상자는 삶을 스스로 평가, 방향선택이 가능하도록 한다.<br>• 행동변화를 위한 상담과정은 WDEP 체계라고 하며 욕구, 바람, 지각 탐색하기(Want), 전체 행동 탐색하기(Doing), 행동과 계획에 대한 자기평가(Evaluation), 계획 세우기(Planning), 계획에 대한 약속, 역설적인 방법 적용으로 구성된다. |
| 인간중심 치료 | • 로저스(Rogers)에 의하며 내담자 중심 상담에서 인간중심적 상담으로 불린다.<br>• 인간을 잠재적 의식의 인식에서 도출될 수 있는 자신의 인생에 대한 모든 면을 건설적으로 다룰 수 있는 충분한 능력을 가진 존재로 보았다.<br>• 인간중심치료의 목표는 자의식의 숨겨진 면들을 의식으로 불러들인다. 수용할 수 있는 자신감 함양과 억압으로 에너지 소비를 하지 않으며 충만하고 자유롭게 사는 것에 둔다. |

TIP & MEMO

○ 인지행동 치료
다양한 인지적 기법을 적용하며 행동과 인지적 문제를 함께 다룬다.

❘ 강화
Reinforcement

❘ 합리적 정서치료
RET, Ritonal Emotive Therapy

❘ REBT
Ritional Emotive Behavioral Thrapy

❘ 대처행동
Coping Behavior

❘ 자기감시법
Self - Monitoring

❘ 인지재구성법
Cognitive Retructuring

❘ 사고중지법
Thought Stopping

❘ 체계적 둔감법
Systematic Desensitization

❘ 점진적 근육이완법(PMR)
Progressive Muscle Relaxation

❘ 현실치료
Reality Therapy

**(4) 가족치료**

① 가족의 정의 : 개인들이 구성하는 사회체계이다. 성실성과 상호애정으로 결속되며 인간 발달의 근원적 집단이다. 개인과 사회의 중간에 위치한 사회기초집단을 말한다.

② 가족의 기능

    ㉠ 애커먼(Ackerman)이 정의한 기능 : 생존과 인간성 형성으로 나뉜다.

    ㉡ 사티어(Satir)가 정의한 기능 : 생산적 욕구 충족, 성적욕구 충족, 문화적 가치 전달, 아동의 정신적 성숙 지도로 구성된다 하였다.

③ 가족치료 주요이론

| 구분 | 내용 |
|------|------|
| 정신 분석적 가족 이론 | • 애커먼의 의하며 개개인 성숙 상호작용을 방해하는 기본적인 결핍과 두려움을 찾는다.<br>• 치료는 행동 그 자체보다 이면의 동기를 추적하여 통찰을 일으키고 현재 문제를 자신의 가족들로부터 기인한 무의식적이고 지속적 갈등이 연계됨을 인식한다.<br>• 치료기법으로는 분석적 중립, 해석, 공감, 경청 등이 해당한다. |
| 가족체 계이론 | • 보웬(Bowen)에 의하며 사회의 하위체계가 가족이며 개인은 가족의 하위체계이다. 상호 영향을 주고받고 개인 장애는 가족영향이 중요하다.<br>• 중심개념으로는 미분화된 가족자아를 제시하였다. |
| 경험적 가족 치료 | • 잭슨, 와츠라빅, 헤일리, 사티어 등에 의하며 가족체계에서 의사소통 개선을 중점적으로 다뤘다.<br>• 치료의 목표는 공개적으로 개인차는 인정되며 성장을 위해 활용한다.<br>• 관계 속에서 고유성이 인정되고 지배력보다 탐색과 협상으로 결정한다.<br>• 가족 구성원은 다른 구성원 앞에서 보고 듣고 느끼는 것에 대해 일관되고 분명하게 보고할 수 있어야 한다. |
| 구조적 가족 치료 | • 미누친(Minuchin)에 의하며 가족은 하나의 상호관련 체계이다. 체계 내에서 개인의 문제는 가족의 상호관계의 기능적 문제로 파악하였다.<br>• 치료자는 선택된 전략으로 역설적 개입, 불균형, 경계설정, 실연, 반복으로 직접적 치료의 개입을 통한 가족 재구조화를 이룬다. |
| 전략적 가족 치료 | • 헤일리(Haley)에 의하며 의사소통이론과 행동주의적 방법을 가미하고 직접적 · 전략적 치료기법을 사용하였다.<br>• 치료자는 가족의 교육적 모형을 제시하며 지도자의 역할로 가족에게 지시하고 과제를 부가하고 긍정적인 면을 강조하였다.<br>• 가족관계와 의사소통에서 재조직, 재해석, 가족규칙의 수정, 역설적 개입을 사용하고 전략적으로 역기능적 행동의 포기를 만든다. |
| 해결 중심적 단기 가족 치료 | • 통합된 모델로 해결중심적 단기가족치료가 고안되었다. 문제 자체보다는 해결에 초점을 두며 특정 이론에 얽매이지 않았다.<br>• 치료기법의 기본원리는 정신건강에 대한 강조, 탈이론과 비규범적, 대상자의 견해 중시이다.<br>• 치료자의 역할로 긍정적 변화 유도, 현재 · 미래상황의 적응을 돕고 해결방안을 발견하고 구축하는 치료 과정 중 대상자의 협동을 중시 한다. |

## (5) 환경치료(Milieu Therapy)

① 정의 : 대상자의 행동변화에 영향을 준다. 심리건강과 기능을 개선하는 과학적 환경을 구조화 하는 것이다.

② 목적 : 정서적 · 물리적 안정을 주는 환경 제공으로 신체적 위험에서 보호하고 대상자 정서적 욕구를 만족시킨다. 손상된 자아기능 강화로 대인관계와 사회생활 적응을 증진하며 대상자의 삶이 일반화될 수 있게 돕는 것이다.

③ 이론과 실제

| 구분 | 내용 |
|------|------|
| 기본가정 | • 스키너(Skinner)에 의하며 제한과 처벌은 피하고 부적절한 행동을 발생 즉시 다루고 동료의 영향력은 효과적이고 강력한 도구이다.<br>• 각 대상자는 자신의 행동에 책임을 지고 대상자는 자신의 환경을 소유한다.<br>• 모든 상호작용은 치료중재의 기회이며 각 대상자의 건강상태를 인식하고 나아지도록 격려한다. |
| 치료공동체를 촉진시키는 조건들 | • 대상자의 능력에 따라 책임이 부여되며 사회적 활동과 작업 관련 활동에 대한 구조화된 프로그램은 치료 프로그램의 일환으로 계획된다.<br>• 퇴원 촉진을 위한 노력의 일환으로 치료 프로그램에 지역사회와 가족을 포함하며 기본적인 생리적 욕구를 충족한다.<br>• 물리적 시설은 치료 목적 달성을 이바지하고 자기 의지로 관리할 수 있는 민주적 형태여야 한다. |
| 치료적 환경의 구성요소 | • 물리적 · 사회적 · 기능적 환경으로 구성된다.<br>• 물리적 환경 : 대상자에게 안전과 보호를 제공한다. 개인의 비밀의 독립성, 오락 활동, 사회적 관계, 안정 등을 제공한다.<br>• 사회적 환경 : 병원 직원들 간의 갈등 제거, 직원 집담회에서 해결로 대상자에게 모범이 되어야 한다. 대상자 – 직원 간에는 수용적인 태도로 임하고 치료팀은 대상자 요구에 민감해야 한다.<br>• 기능적 환경 : 억제, 지지, 구조, 참여, 타당성, 민주성, 허용성, 공동성, 현실직면으로 구성된다. |

# 정신질환별 간호

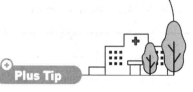
Plus Tip

**1** 25세 환자는 수개월째 방에서 혼자만의 말을 중얼거리며 밤에도 자지 않고 서성이는 등의 행동을 보이고, "나는 하늘의 계시를 받았다. 내 핸드폰으로 하늘의 지시가 내려온다. 나는 신이다." 등의 이야기를 한다. 이 환자에게 의심되는 진단명은?

① 조현병
② 보속증
③ 강박증
④ 망상장애
⑤ 알코올 의존증

※ **조현병(정신분열증) 주요증상**
㉠ 양성증상 : 망각, 환각, 기이한 행동 등
㉡ 음성증상 : 자폐, 위축, 함구, 무감동 등

**1**
① 수개월 전부터 시작된 종교망상, 와해된 언어나 행동들로 환자에게 조현병을 진단할 수 있다.
② 보속증 : 다양한 자극에 같은 동작이나 말을 반복적으로 지속하는 것이다.
③ 강박증 : 의지와는 상관없는 생각이나 장면이 떠오르며 불안해지고, 불안을 없애기 위한 어떤 행동을 반복하는 것이다.
④ 망상장애 : 아주 체계적이고 괴이하지 않은 망상과 망상의 내용에 적절한 정동을 보인다.
⑤ 알코올 의존증 : 지나친 알코올 복용으로 나타나는 중독 증상이다.

**2** 조현병 환자 중 예후가 비교적 좋은 경우로 옳은 것은?

① 원인이 불확실한 경우
② 급성으로 발병한 경우
③ 정서장애를 동반한 경우
④ 사춘기 이전에 발병한 경우
⑤ 가족의 지지체계가 부족한 경우

※ **조현병(정신분열증)의 경과 및 예후가 좋은 경우**
㉠ 뚜렷한 스트레스 원인이 있는 경우
㉡ 정서장애가 없는 경우
㉢ 발병이 늦고 급성으로 발병한 경우
㉣ 충분한 가족 지지체계가 있는 경우
㉤ 사회적 · 직업적 · 성적 기능이 양호한 경우

**2**
①③④⑤ 예후가 나쁜 경우이다.

**답** 1.① 2.②

**3** 조현병을 진단받고 Clozapine을 복용하고 있는 환자의 혈액검사
상 WBC가 800으로 나왔다. 가장 먼저 해야 할 간호 활동으로
옳은 것은?

① 체온을 측정한다.　　　② 항생제를 투여한다.
③ 약물복용을 중단한다.　④ 인후염 증상을 사정한다.
⑤ 24시간 혈압을 측정한다.

※ 정형적 항정신병 약물의 부작용
㉠ 추체외로증상 : 정좌불능증, 운동장애, 근긴강곤란증
㉡ 자율신경계 부작용 : 시야장애, 소변정체, 입마름, 기립성저혈압
㉢ 무과립구증 : WBC≤ 3,500, ANC≤ 1,000/$mm^2$
㉣ 항정신병약물 악성 증후군 : 심한 EPS증상, 의식혼탁, 백혈구 증가증

**4** A 환자는 양극성 장애 조증 삽화로 진단받은 환자로 지난 3일간
잠을 자지 못하고 큰 소리로 계속 떠들며 바쁜 몸짓으로 왔다갔다
하고 있다. 간호사가 A 환자에게 할 수 있는 중재로 옳은 것은?

① 활동을 제한한다.
② 환자가 하고 싶은 대로 할 수 있도록 한다.
③ 같은 증상의 환자와 어울릴 수 있는 치료를 계획한다.
④ 에너지 발산을 위한 건설적인 활동을 할 수 있도록 한다.
⑤ 조용한 환경에서 안정을 취하며 휴식할 수 있도록 돕는다.

**5** 30대 여성 환자가 우울감이 지속되는 증상으로 병원을 내원하였
다. 환자는 보통 2개월 정도 우울한 증세가 지속되고 아무것도 하
기 싫고 가끔은 자살 생각도 든다고 하였다. 5일 정도는 갑자기
의욕이 넘치고 잠을 설쳐가면서 어떤 일에 대한 계획을 세우는
경우도 있는 환자에게 가장 적합한 진단으로 옳은 것은?

① 순환성 장애　　　② 기분 순환장애
③ 주요 우울장애　　④ 기분 부전장애
⑤ 양극성 장애 Ⅱ

※ 양극성 장애 Ⅱ(Bipolar Disorder Ⅱ)
㉠ 여성에게 흔히 발병한다.
㉡ 경조증 삽화와 주요 우울 삽화가 교대로 일어난다.
㉢ 우울증이 주를 이루며 자살을 시도하기도 한다.

**3**

③ Clozapine은 추체외로계 부작용 없이
효과를 나타내는 약물로 지연성 운동장
애 증상을 감소시킨다. 하지만 치명적
으로 무과립구증인 혈액계 부작용이 1
~ 2%에서 나타날 수 있다. 약물을 복
용하는 환자는 매주 혈액검사를 통해
WBC 수치를 주시하고, 혈액검사의 중
요성을 교육하며, 무과립증이 있는 환
자는 즉시 약불복용을 중단해야 한다.

**4**

① 조증 환자의 에너지를 적절히 배출 할
수 있도록 해야 한다.
②③ 조증 환자는 산만하여 사소한 자극
에서 반응하므로 환경자극을 최소화해
주고 같은 증상의 환자와의 모임이나
어울림을 삼가 시킨다.
⑤ 휴식은 환자를 안정시키는 것이 아니라
흥분시킨다.

**5**

환자는 4일 이상 지속되는 고양, 과대기분
의 경조증 삽화와 주요 우울 삽화의 증상
을 보인다.

**답** 3.③　4.④　5.⑤

**6** 17세 여고생이 외출 후 자주 손을 씻고 벗어놓은 옷은 병균이 옮긴다며 가족들은 손도 대지 못하게 한다. 여고생에게 의심되는 질환에 대한 설명으로 옳은 것은?

① 여자에게 많이 나타난다.
② 증상에 대한 병식이 있다.
③ 우울증이 동반되지 않는다.
④ 주된 방어기제로 부정과 투사를 사용한다.
⑤ 병의 경과는 급성으로 조기 약물치료가 필요하다.

※ 강박장애
의지와 무관한 특정 생각이나 행동을 반복하는 병적 상태이다.

**7** 환자가 고개를 떨어트린 상태로 비틀비틀 병동을 배회하며 잠을 자지 않고 있다. 환자의 불안을 인식하고 제공할 수 있는 간호중재로 옳은 것은?

① 안정을 위해 방에 혼자 있게 한다.
② 불안으로 나타나는 행동을 제한한다.
③ 불안에 대한 깊이 있는 대화를 나눈다.
④ 환자의 행동에 대해 이야기 할 수 있도록 지지한다.
⑤ 놀이활동을 통해 다른 불안한자와의 교류를 적극 권장한다.

※ 불안장애
㉠ 뚜렷한 원인 없이 생기는 광범위한 두려움과 불쾌감의 기분상태이다.
㉡ 기본적인 방어기제로 억압이 나타나며, 자율신경계 과민 증상들이 동반된다.
㉢ 억압으로 인한 불안과 긴장이 조정되지 않고 불충분하며 2차적 방어기제가 동반된다.
㉣ 2차 방어기제가 동원되면 불안장애와 신경증의 증상들이 나타난다.

**8** 인격장애 환자에 대한 설명으로 옳은 것은?

① 대인관계 형성이 뛰어나다.
② 현실에 빠르게 적응한다.
③ 초자아 성숙과 발달이 미숙하다.
④ 심한 불안으로 인해 생리적 기능장애가 나타난다.
⑤ 책임감이 높아서 주어진 업무수행능력이 뛰어나다.

※ 인격장애
㉠ 내면사고, 감정, 행동의 고정적 양상을 보인다.
㉡ 성인기에 나타나며 전 생애를 걸쳐 지속된다.
㉢ 피상적 대인관계를 가지며 사회 부적응 행동을 보인다.
㉣ 일반인보다 불안감을 덜 느끼기 때문에 생리적 기능장애가 나타나지 않는다.
㉤ 초자아 성숙과 발달이 미숙하다.

**Plus Tip**

**6**
② 자아이질적으로 본인의 행동을 인식한다.
① 남녀차이가 없다.
③ 흔히 우울증이 동반된다.
④ 주된 방어기제는 고립, 격리, 취소, 반동형성이다.
⑤ 병의 경과는 만성적이다.

**7**
④ 불안증상에 관한 문제를 말할 수 있도록 지지해야 한다.
① 극도의 불안상태에서는 환자 불안이 감소될 때까지 곁에서 안심시켜주는 것이 중요하다.
② 불안으로 인한 언어적·비언어적 표시를 관찰하고 지지한다.
③ 불안에 관한 문제를 장시간 이야기 하는 것은 불안을 더욱 가중시킨다.
⑤ 극심한 불안의 경우 다른 환자에게 불안을 전달시키고 불안이 증가될 수 있기 때문에 교류는 제한한다.

**8**
① 대인관계 어려움이 초래된다.
② 현실 적응이 어렵다.
④ 일반인보다 불안상황에 대한 불안이 덜하기 때문에 생리적 기능장애가 나타나지 않는다.
⑤ 겉모습에 비해 책임감과 업무수행능력이 부족하다.

**답** 6.② 7.④ 8.③

**9** 10년간 지속적으로 음주를 하던 50대 남성이 만취 상태로 가족에 의해 입원하였다. 입원 2일째 남성에게 나타날 수 있는 증상으로 옳지 않은 것은?

① 빈맥
② 진전
③ 불면증
④ 불안 및 공포
⑤ 체온과 혈압저하

※ 알코올 의존증

㉠ 알코올 금단증상
• 지속적 과음을 갑자기 중단할 때 발생한다.
• 항진증, 불안 우울, 불면, 악몽 등의 증상이 나타난다.

㉡ 알코올 금단섬망
• 금단증상의 심각한 상태이다.
• 음주 후 24 ~ 72시간에 증상 발생한다.
• 환청, 환각, 지리멸렬한 언어, 불면증, 의식혼미 등의 증상이 나타난다.

**9**

①②③④ 음주 중단 후 48 ~ 72시간에 금단 증상은 절정에 달하며, 빈맥, 진전, 불면, 불안, 공포, 발한, 오심, 구토, 환청, 환시, 혈압상승 등의 증상이 나타난다.

**10** 약물중독 입원환자의 간호중재로 옳은 것은?

① 모임활동을 차단한다.
② 감정표현을 자제시킨다.
③ 약물의 양을 점차 줄여가며 끊도록 한다.
④ 대상자가 복용사실을 숨기면 수용해준다.
⑤ 대상자가 하는 말과 행위 이면에 담긴 의미를 파악한다.

※ 약물 중독환자 간호중재

㉠ 약물 중독자는 약물에 대한 자신의 조절 능력 부족을 인정하지 않는다.
㉡ 약물 사용이나 문제를 부정하고 약물사용 이유를 남 탓으로 투사하며 합리화한다.
㉢ 대상자의 말과 행동에 담긴 의미를 그대로 수용하는 대신 잘 파악해야 한다.
㉣ 해독, 길항제, 대체제, 대중용법 등의 방법으로 치료한다.
㉤ 치료 중 나타나는 증상을 심리적으로 지지해 준다.
㉥ 약물의 역할에 대해 대상자와 함께 논의하고 지지집단 참여를 권유한다.

**10**

① 자기노출을 격려하며 지지집단의 참여를 권유한다.
② 치료 중 나타나는 증상을 심리적으로 지지하고 관리한다.
③ 약물의존환자는 해독, 길항제, 대체제 등의 방법을 사용해 치료한다.
④ 약물의존에 대한 부정, 투사, 합리화를 사용하므로 말과 행동에 담긴 의미를 잘 이해해야 한다.

답 9.⑤ 10.⑤

**11** ** **치매환자 인지기능 향상과 환자 가족을 위한 간호중재로 옳은 것은?**

① 잃어버린 기억을 하나하나 지적해 준다.
② 자주 사용하는 물건은 항상 같은 자리에 둔다.
③ 환자 내원 시 새로운 간호사가 간호할 수 있도록 배려한다.
④ 대상자에게 언어적 의사소통으로 안심시키도록 교육한다.
⑤ 집안 가구 배치를 자주 바꾸도록 한다.

**※ 치매 환자 간호중재**
㉠ 대상자가 최고의 신체기능을 유지하는 데 중점을 둔다.
㉡ 알츠하이머 진행을 호전시키거나 자체를 멈출 수는 없으므로 약물요법을 사용한다.
㉢ 가족 상담과 교육을 통해 대상자 간호의 부담을 줄인다.
㉣ 대상자가 생활하는 공간은 적절한 조명과 문자판이 큰 시계나 물건을 비치한다.
㉤ 일관성 있는 태도로 대상자를 대한다.
㉥ 대상자가 자주 잊는 것에 대해 상냥하고 정중하게 알려준다.
㉦ 서두르지 않으며 분명하고 간결한 어조로 대상자와 의사소통한다.
㉧ 공감적 태도와 수용적 태도로 대상자를 대한다.
㉨ 비언어적 의사소통은 대상자를 안심시키는 데 효과적이다.

**12** *** ***전신마취 후 맹장수술을 한 40대 환자가 밤에 잠도 못자고 중얼거리며 간호사도 알아보지 못하는 행동을 보이고 있다. 환자에게 적합한 간호진단은?**

① 적응장애
② 회상성 조작
③ 자가 간호 결핍
④ 사고과정의 변화
⑤ 기질적 기억상실

**※ 섬망**
㉠ 시간과 장소에 관한 지남력의 상실을 특징으로 하는 정신적 혼란 상태이다.
㉡ 관심을 변경하거나 지속할 수 없는 때 의식의 혼란 상태로 발생한다.
㉢ 발병 시 하루 사이에도 증상 기복을 보이며 몇 시간에서 며칠 동안 증상을 나타내기도 한다.
㉣ 지리멸렬하고 조리 없는 말, 목적 없는 신체활동, 끊임없는 생각의 흐름, 혼란, 지남력 상실과 같은 사고과정 장애를 동반한다.
㉤ 기질적 원인을 가지고 있으며 가역적이다.

**Plus Tip**

**11**
② 평소 사용하는 물건은 항상 같은 자리에 둠으로 대상자가 쉽게 찾을 수 있도록 한다.
① 자주 잊는 것에 대한 지적을 하거나 암기하도록 것은 바람직하지 않다.
③⑤ 환경에 대한 적응능력 부족으로 일관성 있고 낯선 자극을 제공하지 않는다.
④ 비언어적 의사소통이 대상자를 안심시키는 데 효과적이다.

**12**
④ 환자가 보이는 증세는 섬망 증세로 수술 회복과정에서 나타나는 지남력 상실, 불안 등의 증세로 인한 사고과정 변화이다. 수술 후 나타나는 섬망은 일시적이고 가역적으로 수일에서 수주 내 회복한다.

**답** 11.② 12.④

**13** 신장 167cm, 몸무게 38kg로 1개월 전부터 음식을 거부하며 음식물을 거의 섭취 하지 않는 여고생이 신경성 식욕부진을 진단받고 입원하였다. 여고생의 질병에 대한 정신역동적 요인으로 옳은 것은?

① 갑작스런 불안으로 인한 감정적 스트레스

② 강한 성취욕으로 긴장을 늦추지 않고 호전적인 경우

③ 어머니의 심한 과보호적 성향과 적개감이 있는 경우

④ 공격적 욕구를 억압해 교감신경계 과잉 흥분인 경우

⑤ 의존적 욕구의 계속적인 억압으로 부교감신경계 과잉 흥분인 경우

**※ 신경성 식욕부진증**

㉠ 체중 증가에 대한 극심한 두려움과 살찌는 것에 대한 걱정, 증상에 대한 부정이 특징이다.

㉡ 가정에서 부모의 엄격함과 과잉보호적 관심도 원인중 하나이다.

㉢ 어머니와의 관계에서 힘 겨루기가 일어나기도 한다.

㉣ 부모의 간섭이 심해질수록 마음대로 하고자 하는 욕망도 커져 이런 경향이 일어난다.

㉤ 개인주의적 · 강박적 · 완벽주의적 여성 환자가 90%이다.

**14** 두통, 소화장애, 근육강직과 함께 한 달 이상 수면장애를 호소하며 병원을 찾은 환자는 신체검사에서는 대상이 없다. 이 환자에게 내릴 수 있는 진단은?

① 기면병                    ② 수면발작

③ 일차성 수면장애          ④ 수면중 경악장애

⑤ 일주기성 수면장애

**15** 성문제로 고민하는 환자와 상담할 때 간호사의 태도로 옳은 것은?

① 행동을 정확히 판단해준다.

② 상담시간은 최대한 짧게 한다.

③ 전문적 용어를 활용하여 설명한다.

④ 관심 있게 경청하고 사무적인 태도로 대한다.

⑤ 대상자에게 과다한 반응을 보여 관심을 표현한다.

**Plus Tip**

**13**

③ 신경성 식욕부진증 가정적 원인으로 과보호적이며 엄격한 부모가 아이의 건강을 지나치게 염려할 때 발병한다.

**14**

③ 일차성 수면장애 : 신체적 · 정신적 장애와 관련없이 불면증이 나타난다.

① 기면병 : 충분한 밤잠에도 불구하고 낮에 갑자기 졸음에 빠져든다.

② 수면발작 : 일시적 · 불가항력적인 수면이 되풀이 된다.

④ 수면중 경악장애 : 수면 전반부 갑자기 소리를 지르거나 울면서 깨는 행동이 반복된다.

⑤ 일주기성 수면장애 : 개인의 수면 · 각성 리듬 · 주변에서 요구되는 시간대 · 기간에 반복적 · 지속적 부조화를 보인다.

**15**

④ 관심 있게 경청하고 사무적인 태도로 대한다.

① 비판단적이고 비지시적으로 다가간다.

② 충분한 시간을 갖고 대상자의 수준을 고려하여 상담한다.

③ 대상자가 이해하기 쉬운 말로 설명한다.

⑤ 대상자 정보에 과잉 · 과소반응을 보이지 않고 관심을 갖고 사무적 태도를 유지한다.

**답** 13.③  14.③  15.④

**16** 성문제 환자에 대한 설명으로 옳은 것은? \*\*

① 피학증 : 상대에게 고통을 줌으로써 성적 만족을 얻는다.
② 관음증 : 자신의 성기를 노출함으로 성적 만족을 얻는다.
③ 물품음란증 : 이성의 옷을 입음으로써 성적 만족을 얻는다.
④ 마찰도착증 : 동의없이 타인의 성기를 접촉하는 행위로 성적 만족을 얻는다.
⑤ 노출증 : 옷을 벗거나 성행위 중에 있는 대상을 몰래 관찰하며 성적 만족을 얻는다.

**17** 자폐스펙트럼을 진단받은 3세 남아가 보이는 반응으로 옳은 것은? \*\*\*

① 환하게 웃는다.
② 상호작용이 뛰어나다.
③ 엄마에게 놀아달라고 매달린다.
④ 외부자극에 대한 과소반응을 보인다.
⑤ 엄마가 가리키는 것을 쳐다보지 않는다.

**18** 11세 아동 학부모 상담 중 부모의 말에서 아동 ADHD를 의심하게 하는 말은? \*\*

① "친구들과 자주 다퉈요"
② "6개월 전부터 유독 산만해졌어요"
③ "움직이지도 않고 게임을 2시간씩 해요"
④ "집중도 못하고 엄마 말을 잠시도 가만히 듣고 있질 못해요"
⑤ "집에서는 조용한데 학교에 가면 산만해서 가만히 있질 못해요"

※ **주의력 결핍 및 과잉행동 장애(ADHD, Attention Deficit Hyperactive Disorder)**
㉠ 주의가 산만하고 과다행동을 하며 충동성, 흥분성의 증상을 보인다.
㉡ 유지할 수 없는 학습의 어려움과 또래 관계와의 어려움이 있으며 어른의 충고나 요구를 따르지 않는 문제가 있다.

**Plus Tip**

**16**
① 피학증 : 고통 받는 행동을 통해 성적 만족을 얻는다.
② 관음증 : 옷을 벗거나 성행위 중에 있는 대상을 몰래 관찰하며 성적 만족을 얻는다.
③ 물품음란증 : 이성의 물건을 만지거나 문지르거나 냄새를 맡음으로 성적 만족을 얻는다.
⑤ 노출증 : 자신의 성기를 노출함으로 성적 만족을 얻는다.

**17**
①②③ 타인에 대한 관심과 반응 결핍으로 분리불안이 나타나지 않고, 사회적 상호작용에 장애가 있으며 의사소통 및 행동장애가 나타난다.
④ 외부자극에 대한 과잉반응을 보이며 변화에 저항한다.

**18**
④ 주의산만, 충동성, 과잉행동 증상으로 인한 장애가 2가지 이상 환경에서 7세 이전부터 나타나면 ADHD를 의심할 수 있다.

**답** 16.④ 17.⑤ 18.④

**19** 노인성 정신질환자를 간호할 때 유의사항은?

① 새로운 환경 자극을 제공한다.
② 사고예방을 위해 활동을 제한한다.
③ 충분한 수면을 위해 진정제를 투여한다.
④ 사생활 보호를 위해 주위 자극을 막는다.
⑤ 안정을 유지하는 수준의 역할을 수행하도록 한다.

※ **노인성 정신장애 간호중재**
㉠ 노인성 질환자는 치료적 환경 조성이 중요하다.
㉡ 안정성·일관성 있는 사물의 배치를 한다.
㉢ 파괴적 행위를 줄이고 독립성을 증진시켜 대인관계 수행을 돕는다.
㉣ 낙상 등의 안전사고가 발생하지 않도록 대상자의 환경 및 상태를 자주 사정한다.

**20** 노인성 정신병에 관한 설명으로 옳지 않은 것은?

① 발병시기가 명확하지 않다.
② 정서적으로 매우 불안정하다.
③ 발병 전 성격과 관련이 있다.
④ 신체증상이 없다.
⑤ 사회적응 능력이 현저히 감소한다.

**19**

⑤ 노인 대상자 간호 목표는 스스로를 관리하고 간호하는 능력을 키워워 독립성을 최대한 증진시키도록 하는데 있다.

**20**

④ 정서에 대해 직접적인 표현을 하지 않고 신체적 불편감으로 호소하기 때문에 다양한 신체적 증상을 호소하는 경향이 있다.

답 19.⑤ 20.④

# 간호관리학

# 간호관리의 이해

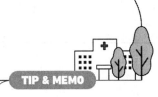

**TIP & MEMO**

## **1** 간호관리의 이해

### (1) 간호의 정의[+]

① 간호는 무엇인가, 간호사는 무엇을 하는 사람인가, 간호학은 무엇을 하는 학문인가에 대해 질문은 추상적이고 복합적 개념이다.

② 전통적인 역할로 간호는 돌봄 제공자의 이미지를 형성하였다.

③ 현대에는 다양한 기관의 훈련받은 수준에 따라 독립적으로 수행하는 전문성을 가진다.

④ 독자적인 실무도 법으로 허용된 범위 내에서 행한다.

### (2) 전문단체의 간호 정의

① **대한간호합회**(KNA, Korean Nurses Association) : 간호는 모든 개인·가정·지역사회를 대상으로 건강의 회복, 질병의 예방, 건강의 유지 및 증진에 필요한 지식, 기력, 의지와 자원을 갖추도록 직접 도와주는 활동으로 정의한다.

② **국제간호협회**(ICN, Internation Council of Nurses) : 아픈 사람이든 건강한 사람이든, 모든 장소에 있는 개인·가족·집단·지역사회를 자율적이고 협력적으로 돕는 것으로 정의한다.

③ **미국간호협회**(ANA, American Nurse Association) : 건강과 역량을 보호·증진·최적화하고 질병이나 손상을 예방하며 인간의 반응을 진단하고 치료하여 고통을 경감시키고 개인·가족·그룹·지역사회·인구를 옹호하는 것이다.

**●** 간호의 정의

사람을 대상으로 하며 환경과 끊임없이 상호작용을 하기 때문에 간단한 정의가 쉽지 않다.

### (3) 간호관리의 정의

① 환자에게 양질의 서비스를 제공하기 위한 것이다.

② 간호제공자의 노력과 자원으로 기획 · 조직 · 인사 · 지휘 · 통제하는 과정 · 기능이다.

### (4) 간호사의 정의

① 간호사 : 간호교육을 받은 사람을 말하며 정부로부터 인정받은 면허소지자들이다.

② 대한간호협회(KNA) : 간호사(RN)은 대학의 간호학과를 졸업하고 전문적으로 간호에 관한 지식과 간호실무 능력을 인정받고 정부로부터 면허를 취득한 자이다.

## 2 간호의 전문직관

### (1) 전문간호사

① 전문간호사 제도 : 간호업무의 질적 향상과 전문적 간호가 요구로 실시된다.

② 전문간호사 자격 : 보건복지부 장관은 간호사에게 전문적인 간호사로 인정한다.

③ 전문간호사 자격인정을 받을 수 있는 자

　㉠ 전문간호사 교육과정을 이수한 자

　㉡ 보건복지부 장관의 인정을 받은 외국 전문간호사 자격이 있는 자

　㉢ 보건복지부 장관이 실시하는 전문간호사 자격시험 합격자

④ 전문간호사 교육과정

　㉠ 보건복지부 장관이 지정한 교육기관에서 2년 이상의 기간 동안 시행된다.

　㉡ 교육을 신청하기 위한 조건은 해당 분야 기관에서 3년 이상 간호사로서의 실무경력을 바탕으로 한다.

### (2) 간호전문직

① 간호전문직의 개념

　㉠ 간호사는 보건의료체계 내에서 전문적 지식과 간호서비스 제공, 상담, 교육자, 변화 촉진자 등 다양한 역할에서 요구와 수행을 한다.

　㉡ 간호사 스스로 전문직으로 자부심을 가지고, 전문직으로서 간호사는 간호이론과 근거 기반의 따른 간호수행에 체계적인 접근을 한다.

　㉢ 간호사는 간호대상자의 건강 요구도에 부흥하는 간호수행 능력이 요구된다.

**TIP & MEMO**

**▌간호사**

RN, Registered Nurse

**▌간호교육인증평가**

간호교육의 질적인 성장과 간호학생 성과를 지원하기 위해서 진행한다. 공식적 간호전문직 요구에 부합하는지 여부를 위해 확인 · 인증하는 제도이다.

**▌간호교육인증평가의 목적**

간호교육의 질 제고를 위한 것이다. 자율적인 질 관리 체제 구축, 국제 수준의 간호인력 양성에 대한 간호교육 프로그램의 책무성 제고, 간호교육 프로그램에 대한 신뢰성 있는 정보를 제공, 국제적으로 통용하는 간호교육 질 보장 체제 확보이다.

② 간호전문직의 특성

　㉠ **전문지식 및 높은 수준의 기술** : 실무 수행에 있어서 이론에 근거한 전문지식이 바탕이 된다. 간호수행 이론적 기초가 되는 간호이론의 개발로 전문지식의 개발·적용을 위한 노력 수행이 요구된다.

　㉡ **전문교육⁺** : 고등교육(대학)을 통한 교육으로 진행되고 교육기간이 길다.

　㉢ **윤리강령⁺** : 사회에서 부여한 책임과 신뢰를 바탕으로 성실히 이행하기 위한 규약이다. 1893년 나이팅게일 선서가 이용되었다.

　㉣ **전문단체와 조직활동**
　　• 국제적인 간호전문단체 : 미국간호협회(ANA), 국제간호협회(ICN)이 조직되어 있다. 간호실무 표준설정을 하고 간호사의 전문직으로 교육적인 측면에서의 발전과 위상을 위해 활동한다.
　　• 우리나라 간호전문단체 : 1923년에 개설된 '조선간호부회'를 바탕으로 대한간호협회(KNA)가 활동하고 있다.

　㉤ **자격규제⁺** : 자격규제를 위한 면허제도를 시행한다.

　㉥ **자율성** : 전문직의 업무 수행에 있어 스스로 하는 일에 독점적 권한을 가진다. 미국간호협회, 대한간호협회의 정의는 간호사 활동, 업무 시 자율성 증진을 위한 업무의 범위·역할·기능에 대해 정의이다. 간호사의 법적 권한을 인정받기 위해 노력하고 자율적 통제·조절하는 역할을 수행한다.

　㉦ **사회봉사** : 전문직으로서 간호사는 이론·지식을 인류에 헌신적으로 제공한다. 간호학은 사회에 봉사하는 것이 중요하며 근본적으로 타인에게 도움을 주는 이타적인 학문이다.

　㉧ **간호전문직관⁺** : 인류의 건강권 옹호자로 국민 건강의 유지·증진, 치유와 돌봄, 재활과 같은 복잡한 업무 수행이 있다. 확고한 자기신념과 가치관 정립을 통해서 간호를 제공하고 간호전문직의 자긍심이 필요하다.

### (3) 간호조직의 목적

① 조직의 정의

　㉠ 비교적 뚜렷한 경계선, 규범적 질서, 권위 계층, 의사 전달체제, 구성원 간 조정체제를 가진다.

　㉡ 일정한 환경에서 지속적으로 존재하며 일련의 목적에 관련 활동에 종사하는 인간의 집합체이다.

② 목적

　㉠ 의료서비스에 대한 대상자의 요구는 양에서 질로 변화하고 있다.

　㉡ 병원 간호조직은 의료진 간의 원만한 대인관계·신뢰·지지·의사소통을 바탕으로 한다.

　㉢ 조직은 양질의 의료서비스 제공을 촉진하고 간호조직 성공에도 중요하다.

○ **전문교육**
• 미국 : NA(American Nurse Asso-ciation)은 최소 4년제 학위를 권장한다.
• 우리나라 : 1903년 보구여관 간호양성소를 시작으로 2011년 고등교육법 개정으로 전문대학에 '수업연한 4년제 간호과'가 도입되었다.

○ **윤리강령**
• 국제간호협회(ICN) : 1953년 브라질 총회에서 처음 국제 윤리강령을 제정하였다.
• 우리나라 : 간호사윤리강령은 1972년에 제정되었다.

○ **자격규제 연도별 특징**
• 1919년 : 영국의 간호사 면허 제도가 바탕이다.
• 1914년 : 우리나라는 일제의 정치적 목적으로 간호사 면허제도가 도입되고, 1962년 국가시험을 거쳐 면허증을 부여한다.
• 2012년 : 「의료법」 개정·공포로 '의료인 면허신고제'를 시행했다. 의료인 자격관리, 보수교육 내실화를 위해 개정되고 모든 의료인은 3년마다 신고를 의무화 한다.

○ **긍정적이고 확고한 간호전문직관**
의료현장에 있는 전문인과 조화를 이루면서 양질의 간호제공과 효율적인 간호업무 수행이 가능하다.

**(4) 국제조직**

① 미국간호협회(ANA, American Nurse Association)

   ㉠ 정의 : 1911년 조직되었고 등록간호사를 기준으로 한 전문적 단체이다.

   ㉡ 주요 기능 및 역할 : 간호에 대한 사명감과 간호교육 수준을 높이고 간호사업
의 가치·명예·권익·수준을 향상 시킨다.

② 세계보건기구(WHO, World Health Organization)

   ㉠ 목표 : 세계의 모든 사람들이 가능한 한 최고의 건강수준에 도달하는 것이다.

   ㉡ 특징 : 국제보건 분야의 주도적 행위자로 설립된 국제연합(UN)의 특별기구이다.

③ 국제간호협의회(ICN, International Council of Nurses)

   ㉠ 1900년 '펜위크'를 초대 회장으로 역임하며 가장 오랜 역사를 가진 국제적
간호사회 연맹체이다. 130개국의 정회원국이 있다.

   ㉡ ICN 최고 의결기관은 회원국가 대표자회의(CNR)이다.

   ㉢ 2년마다 회의가 개최되고 4년마다 총회에서 회장을 선출한다.

   ㉣ 우리나라의 경우 1989년 김모임 박사가 회장으로 임명되었다.

   ㉤ 3가지 목표와 5가지 핵심가치로 활동하고 있다. 5개 핵심가치는 리더십, 포
괄성, 유연성, 파트너십, 성취이다.

**(5) 국내조직**

① 대한간호협회(KNA, Korea Nurse Association)

   ㉠ 목적 : 의료법에 의해 설립된 단체로 한국간호사를 대표한다. 회원의 자질향
상, 직업윤리 준수, 회원의 권익옹호, 국가간호사업 발전이다.

   ㉡ 명칭 : 1923년 '조선간호부회'를 바탕으로 1948년 대한민국 정부수립에 따라
'대한간호협회'로 개정되었다.

   ㉢ 비전 : 환자가 안전하고 간호사가 행복한 사회이다.

   ㉣ 구체적 활동 : 회원 중심의 조직역량 강화, 법 제도 개선을 위한 대정부 활동,
회원복지 및 홍보역량 강화, 보수교육 내실화 및 간호사업 전문성 강화, 대
국민 간호이미지개선, 한국간호사의 국제적 위상 제고가 있다.

② 대한간호정우회(Korean Political Society)

   ㉠ 정의 : 1991년 간호 정치인을 육성하고 간호사의 정치의식 함양하기 위해 창
립된 단체이다.

   ㉡ 목적 : 국민건강 관련 사업과 간호의 발전을 위한 정책과 정치활동을 지원한다.

   ㉢ 초대 회장 : 전산초 회장이 취임하였다.

**TIP & MEMO**

▎ **최고의 건강수준에 도달하는 것**
the highest attainable health

▎ **한국의 세계 보건기구 가입 시기**
1949년 제2차 로마총회이다.

▎ **회원국가 대표자회의**
The council of
national representative

③ 병원간호사회(HNA, Hospital Nurse Association)

    ㉠ 정의 : 1975년 창립된 대한간호협회의 산하 단체이다.

    ㉡ 목적 : 새로운 지식 보급, 회원의 권익 옹호, 상호 간의 친목, 국민보건 향상에 기여를 목적으로 설립되었다.

④ 한국간호과학회(Korean Society of Nursing Science)

    ㉠ 정의 : 1970년 창립되었다. 간호학자들이 활동하는 연구단체이다.

    ㉡ 목적 : 간호의 학문적 발전 · 연구에 관한 활동을 하며 국내 · 외 학회와 교류를 한다. 회원의 학술활동 지원을 목적으로 한다.

⑤ 한국간호교육평가원(KABONE, Korea Accreditation Board of Nursing Education)

    ㉠ 목적 : 간호사 양성과 간호교육 발전이 목적이다.

    ㉡ 지원 : 간호교육 인증평가 사업, 전문간호사 자격시험, 간호교육 연구개발 사업을 지원한다.

    ㉢ 특징 : 2004년 보건복지부로부터 재단법인 한국간호평가원으로 인가를 받았다. 간호학과 인증평가, 전문간호사 교육기관 평가를 시행하다가 2012년 보건복지부로부터 한국간호교육평가원으로 명칭 변경을 승인받았다.

## 3 간호의 역사

### (1) 역사 속 간호이해

① 역사 속에서 간호의 본질은 간호를 하는 자와 받는 자 간의 필요한 돌봄과 도움을 주는 것이다.

② 옛날에서 현대에 이르기까지 사람들이 건강문제에 대해 서로 보살피고 돌보고 도우며 살아온 모든 것이 간호의 역사가 된다.

③ 간호는 다양한 신념을 가진 인간을 이해하고 보살피는 것이고 인간의 존재론적 특성과 맞닿아있다다.

④ 간호의 역사를 통해 간호의 본질을 알고, 현대에 재정립된 간호전문직의 정체성을 확인하여 현재 시점의 미래지향적 간호방향을 설정하는 것이다.

▌애니미즘
Animism

## (2) 세계 간호 역사

① 원시시대

    ㉠ 질병은 초자연적인 영향력이 원인으로 해석하였다.

    ㉡ 휴식과 가정 의약에 대한 경험으로 치료를 행하였다.

    ㉢ 모든 자연의 물체를 바탕으로 애니미즘에 바탕을 둔다.

    ㉣ 치료자는 자연적 · 마술적 · 종교적인 모든 방법이 혼용하여 치료를 행하는 자임과 동시에 주술사였다.

② 고대

    ㉠ 농업을 중심으로 약 5천여 년 전이다.

    ㉡ 초자연주의 사고와 건강문제는 경험적 · 주술적인 접근을 행하였다.

    ㉢ 간호는 여성과 모성의 역할로 행해졌다.

③ 고대 이집트

    ㉠ 기원전 3,200년~기원전 332년까지 가장 오래된 지속 문명이다.

    ㉡ 건강문제의 규정 · 관리 방법은 파피루스에 기록하였다.

    ㉢ 의사라는 직업이 존재하고 질병을 초자연적 · 종교적인 관점에서 바라보았다.

    ㉣ 청결과 위생을 강조하였고 신의 눈에 들기 위해 행하였다.

    ㉤ 파라오의 대신 임호텝(Imhotep)은 이름이 알려진 최초의 의사 중에 하나로 활동하였다.

④ 고대 바빌로니아

    ㉠ 점토판에 기록된 사실들로 이집트의 것보다 양은 많으나 체계적이지 않고 광범위하다.

    ㉡ 질병을 불결한 상태를 야기한 죄에 대한 처벌로 바라보았다.

    ㉢ 점성술이 의술로 행해졌다.

    ㉣ 의료행위에 대한 보수 · 의료 상의 과오에는 함무라비 법전의 '눈에는 눈, 이에는 이' 동해복수법을 기초하여 처벌규정이 행해졌다.

    ㉤ 기록을 통해서 외과적 수술이 이루어짐을 알 수 있었다.

⑤ 고대 인도

    ㉠ 1,500년~800년에 이르는 베다(Veda) 문화시기와 기원 후 1,000년에 이르는 브라만(Brahman) 문화시기로 나뉜다.

    ㉡ 베다 문화 시기 : 원시적 · 주술적이지만 합리적 외과치료의 기록이 남아있다.

    ㉢ 브라만 시기 : 베다에 비해 학문적 체계의 발달로 정리가 잘되어 있다. 진단이 고도로 발달된 것이 특징이며 질병의 예후를 중시하였다. 건강관리법은 외과적 처치 · 기도 · 주문이다.

▌아소카왕

인도 마우리아왕조의 3대 왕이다. 빈민의 구제활동도 활발하였으며 세계 역사상 최초로 병원을 설립하였다. 간호원리와 간호실무에 관한 설명이 있다. 간호사는 남자였으며 나이 많은 여성도 포함되어 있었다.

⑥ 고대 중국

  ㉠ 의료의 기본인 음양오행으로 인간은 우주를 본뜬 소우주로 보고 인간에게 이를 적용하였다.

  ㉡ 진단방법에는 네 가지로 망(望)은 분비물의 색을 보고 문(聞)은 소리를 조사하며 문(問)은 감정상태 등을 파악하고 절(切)은 직접 손으로 접촉하여 진찰하였다.

⑦ 고대 그리스

  ㉠ 기원전 1000년경의 호메로스(Homeros)의 작품에는 질병에 대해 초자연적 세계관이 기술되었다. 종교적으로 건강문제를 관리하였다.

  ㉡ 아스클레피오스(Asklepios) : 신비한 의술을 전수받은 신화적 존재로 숭배의 대상이고 신전수면을 통해 치료를 행하였다. 종교적 의사를 제외한 직업적 의사는 종교적인 신앙과 의료를 분리한 자연주의자로 기원전 6세기 끝에 등장한다. 그리스 자연철학자들을 바탕으로 탄생했다.

  ㉢ 알크마이온(Alkmaion) : 동물해부와 실험을 통해 뇌가 기억·사유의 자리라는 견해를 내놓았다.

  ㉣ 엠페도클레스(Empedokles) : 자연의 기본특성이 존재하여 균형과 조화가 깨지면 병이 된다고 보았고 히포크라테스의 체액병리설의 기본이 되었다.

  ㉤ 히포크라테스(Hippocrates) : 의술은 경험과 관찰을 중시하였다. 인간의 근원, 원초적 물질, 생성의 비밀과 같은 관념적인 개념은 의술과 관계없다 보았다. 의사의 선천적 자질, 성격, 태도, 취해야 하는 얼굴 모습, 행동, 도덕관념을 강조하였다. 임상관찰도 중시하고 합리적 사고로의 진보를 보여주었다.

⑧ 고대 로마

  ㉠ 고대 그리스의 노예로 인해 그리스 의술이 유입되었을 것이라 추정한다.

  ㉡ 셀서스(Celsus) : 히포크라테스의 사상에 영향을 받고 가장 유명한 백과전서의 일부에 저술이 있다. 결찰법의 사용, 갑상선종, 탈장, 내장안의 수술 등의 기술이 뛰어난 의사였다.

  ㉢ 갈레노스(Galenos) : 고대 그리스 시기 말엔 해부학자이다. 히포크라테스 이후 가장 위대한 의사로 그리스에서 로마인으로 국적을 변경하였다. 고대 로마인의 경우 상·하수도와 목욕시설을 통해서 공중위생에 공헌을 하였다. 콘스탄티누스 황제의 기독교의 인정으로 여집사단(Deaconesses), 로만 메이트론(Rman Matrons)의 활동을 하였다.

  ㉣ 푀베(Phoebe) : 첫 번째 방문간호사이며 여집사단 소속이다. 로마의 귀부인 중 기독교로의 전환 이후 자선활동에 헌신하였다.

  ㉤ 마르셀라(St.Marcella) : 로마 최초 여성만을 위한 수도원을 개설하였다.

ⓑ 화비올라(St.Fabiola) : 기독교병원으로 개조하여 가난하고 병든 자에게 간호처치법을 제공하였다.

ⓢ 파울라(St.Paula) : 순례자 숙박소와 환자의 수용시설을 세우는 공을 세웠다.

ⓞ 다이아코니아(Diakonia) : 4세기경에 손님을 접대하고 아픈 이를 돌보는 곳을 설립하였다. 이는 오늘날 병원 외래 진료소와 보건소의 기능을 하였다.

ⓩ 제노도키아(Xenodochia) : 다이아코니아보다 규모가 크다. 입원환자를 받을 수 있었고 오늘날의 병원의 원형이 되었다.

⑨ 중세 전반기

ⓐ 수도원 시대에는 부유한 귀족계급 로마인에게 수도원이 제공되었고 피난처로 사용되었다. 가난한 이들을 위한 무료 진료소와 병원을 제공하였다. 치료보다 보호와 안식을 제공하였다. 건강문제 관리는 주로 남녀 수도사들에 의해 행해졌다.

ⓑ 성 라데군데(St. Radegunda) : 나환자를 직접 돌보며 559년 성 십자수도원을 설립하였다. 금욕주의 시대에 금기인 목욕실을 만들고 목욕을 시행하였다. 여자 수도원을 설립하며 상담자와 치유기술의 전문가로 존경받고 치유의 수호자로 불리었다.

ⓒ 아라비아 왕국 : 마호메트(Mahomet)를 기준으로 이슬람교를 창시하였다. 규모가 큰 병원 설립하고 남녀가 구분된 병동에 남녀 간호사를 두었다. 환자의 정서와 질병의 관계를 중시하여 정신요법에 초점을 두었다.

ⓓ 라제스(Rhazes) : 최초 천연두와 홍역 관련 논물을 기술하였다.

ⓔ 아비센나 : 의학의 정전(Canon of Medicine)을 기술하였다. 의학적 이론과 임상 관련 모든 분야를 체계적으로 정리한 의학 교재였다.

ⓕ 봉건제도 : 9세기 중엽부터 장원제도의 특징으로 장원의 여주인이 그에 속하는 질병 환자를 돌보았다. 의학교육은 대학에서 이루어졌다.

ⓖ 남부 이탈리아의 살레르노 대학 : 최초의 의학교로 부르며 여성의 지위가 낮던 시절임에도 부인과 여자 의사들이 교수나 저술가로 활동하였다.

⑩ 중세 후반기

ⓐ 십자군 전쟁의 시기로 11세기 말부터 13세기 말까지 이다.

ⓑ 서유럽의 기독교도들이 성지 팔레스티나, 예루살렘을 이슬람교도들에게서 탈환하기 위해 원정을 진행하였고 200년에 걸쳐 진행되었다.

ⓒ 감염병과 전쟁사상자 처리 문제로 **군사 간호단**(Military Nursing Orders)⁺ 창립되었다. 군인을 중심으로 기사도 정신과 종교적 신앙으로 환자를 돌봤다.

ⓓ 감염병의 창궐로 나병, 천연두, 페스트, 유행성 감기 등이 돌았고 다양한 집단 정신병 등이 만연하였다.

**TIP & MEMO**

▮ 중세 전반기 대표 수도원
성 베네딕트(St. Benedict)가 529년 몬테카시노에 세운 수도원으로 환자 구호에 힘쓰면 스스로도 환자를 돌보았다. 유명한 수도원 간호사들로는 성 라데군데와 성 브리지드(St. Brgid)가 있었다.

▮ 중세 전반기 병원
• 리용의 호텔듀
• 파리의 호텔 듀
• 로마의 산토스리피노 병원

✚ 주요 군사 간호단
• 성요한
(Knight hospitallers of St.John of Jerusalem)
• 튜톤
(The Tutonic Knight)
• 성나자로
(The Knight of St.Lazarus)
• 성메리 군사 간호단
(Knight Hospitallers of St.Mary Magdalene)

ⓜ 페스트로 인해 유럽에서 2,600만 명이 희생되었다. 교통을 차단하고 환자를 검역·격리했다.

ⓗ 오염물 소독을 하면서 관리방법이 발달한 것이 검역(Quarantine)의 원형이 되었고 공중위생학의 발판이 되었다.

⑪ 르네상스와 종교개혁

   ㉠ 학문과 지식의 독점자인 성직자들이 사라졌다.

   ㉡ 절대적·독단적 사상으로 벗어나서 사고·관찰·실험이 나타났다.

   ㉢ 자연현상과 인간의 삶이 종교적 의미와 별개의 존재로 인식했다.

   ㉣ 갈레노스와 아비센나를 부정하였다.

   ㉤ **파라셀세스(Paracelsus)** : 전통적 권위와 결별하고 해부학적 견해의 오류를 지적하였다.

   ㉥ **파레(Ambroise Pare)** : 관습적 치료법을 부정하고 새로운 결찰법을 사용했다.

   ㉦ **하비(William Harvey)** : 혈액순환 이론을 정립하였다.

⑫ 근대 간호의 암흑기

   ㉠ 종교개혁으로 간호의 암흑기가 들어섰다.

   ㉡ 기독교 교회 산하에 높은 수준의 간호 수녀간호사들의 활동이 중지되며 병원 의료와 구호사업이 중지되었다.

   ㉢ 일반인들을 위한 병원은 간호 인력의 부족으로 의료의 질이 낮았다.

   ㉣ 1617년 사회개혁 운동으로 출범한 자선간호단(Sisters of Charity)은 병원의 개선과 자선간호 활동을 이루었다.

⑬ 18 ~ 19세기

   ㉠ **18세기 중엽** : 산업혁명으로 임금절약을 위한 아동과 여성을 고용하면서 비위생적인 환경에 사망률을 높이는 결과를 가져왔다. 병원의 환경도 감염으로 인해 악취와 청결하지 못했다. 질병과 상처로 고통을 받는 환자는 병원에서 병을 얻거나 감염되어 사망률은 50%에 달했다.

   ㉡ **19세기 초** : 간호사업은 신교도 활동으로 나타났다. 여집사 운동을 계승하는 의미로 독일의 카이세르스베르 지역의 신교 여집사 간호단이 생겨났다.

   ㉢ **문스터(Frederike Munster)·프리드너(Theodore Fliedner)** : 빈곤한 환자를 위해 병원을 세웠고 여신자를 선별하여 간호학 훈련을 실시하였다.

⑭ 나이팅게일⁺의 간호개혁

   ㉠ 크리미아 전쟁에서 육군장관 허버트(Sir Sydney Herbert)는 영국 역사상 최초 파견한 여자 간호단에 나이팅게일이 책임자로 임명되었다.

   ㉡ 병원 사망률이 42.7%에 달했던 시기에 위생 관리를 철저히 하고 급수시설 정비하면서 2.2%로 사망률을 개선되었다.

   ㉢ 농촌지역의 위생관리와 방문 간호사 양성을 주장하였다.

ⓔ 저서 '병원에 관한 일들'에서 간호인력의 질 업무의 편의성을 강조하였다.

ⓜ 저서 '간호에 관한 일들'에서 환경·개인위생, 정신건강의 중요성, 간호 관리자의 감독책임에 대해서 현대간호사 역할의 방향을 제시하였다.

ⓗ 간호는 직업이 아니고 사명이며 조금도 타협할 수 없는 원칙이라 하였다.

ⓢ 질병을 간호하는 것이 아닌 병든 사람을 간호하는 것, 비종교적이지만 간호사의 신앙은 존중하고, 간호사는 의사가 아니고, 간호사 간의 원활한 소통과 단결을 주장했다.

ⓞ 환자에 대한 차별 없는 간호와 대상자의 고통 해결과정에서 희생이 아닌 자신의 긍지와 가치관에 따라 수행하는 것을 강조하였다.

ⓩ 간호사면허 등록제도는 형식적 면허제도로 사명감이 퇴색될 것을 우려하여 반대하였다.

ⓩ 1860년대에 성 토마스 병원에서는 나이팅게일 간호학교가 설립되어 간호사 교육을 실시하였다.

⑮ 영국의 간호

　㉠ 1887년 : 펜위크(Ethel Bedford Fenwick)를 필두로 영국간호협회(British Nurese's Association)를 설립하고 간호사 면허제도를 주장하였다.

　㉡ 1899년 : 국제간호협의회(ICN)을 조직하였다.

　㉢ 1919년 : 면허제도가 의회를 통과하며 간호사는 직업적 면모를 갖추었다.

⑯ 현대

　㉠ 남북전쟁으로 제대로 갖추지 못한 의료시설과 체계에 대한 문제점을 인식하였다. 숙련된 간호사가 절대적으로 필요하여 간호사의 역할이 요구되었다.

　㉡ 1873년 나이팅게일식 교육체계에 근거를 둔 벨뷰병원 간호학교(Bellevue Hospital Training School), 보스턴 간호학교(Boston Training School), 코네티컷 간호학교(Connecticut Training School)의 교육원칙은 공공기금의 지원으로 교육을 지원하는 것이다. 행정적으로 병원과 독립하고 교장은 간호사가 맡았다. 간호사는 학교이사회 구성원으로 권한과 책임이 주어졌고 임상실습지도는 수간호사가 하였다.

　㉢ 1899년 뉴욕 콜럼비아 대학교 사범대학의 병원경제학 과정이 개설되었다. 너팅(Adelaide Nutting)이 존스홉킨스 간호학교 교장역임 후 사범대학 간호학 교수로 부임하였다.

　㉣ 1917년 일정 표준 없이 진행되던 간호교육과정에서 표준이 되는 간호학교 표준교육과정(A Standard Curriculum for Schools of Nursing)이 출간되었다. 간호교육 대학체제의 학사·학위 프로그램도 발전을 이루었다.

ⓜ 2차 세계대전의 종료시점에 간호서비스와 간호교육 관련한 전반적인 연구 실행을 위한 프로그램 기획을 위해 조사가 시행되었다. 1948년에 브라운(Esther Brown)은 책 '미래를 향한 간호(Nursing for the Future)'를 출간하여 간호사가 전문직이 되기 위해서 전문적인 교육기관에서 승인한 교육기관에서 교육이 필요함을 주장하였다.

ⓑ 19세기 말에서 20세기 초는 간호사업의 성장이 본격적으로 나타났다. 왈드(Lillian Wald)가 뉴욕시 헨리가에 구제 사업소를 통해서 방문간호 제공을 시행하였다. 이는 뉴욕방문간호협회(Visiting Nurse Association in New York)의 모체가 되었다.

### (3) 한국 간호 역사

#### ① 조선시대 간호

㉠ 조선 초 태종과 세종은 여성의 자유를 억제하여 남녀의 구별을 엄격히 했다.

㉡ 사회 풍토는 양가의 여인들이 남자 의원에게 진찰받는 것을 꺼려 치료를 받지 못해서 죽는 경우가 나타났다.

㉢ 태종은 1406년 3월 의녀제도를 시행하여 제생원에서 동녀(童女)에게 의술을 가르치면서 의녀가 탄생하였다.

㉣ 의녀는 맥경(脉經)과 침구법이 교육받았고 이후에 조제법과 산서에 대한 교육을 추가적으로 받았다.

㉤ 의녀는 내의녀, 간병의, 산파 업무를 수행하였다.

㉥ 산파 업무로는 교육을 시행하였다. 숙달된 이에게 분만일을 담당하게 하였다. 업무가 분화되어 독립된 직업으로 산파가 생겨났다.

㉦ 의녀는 천민이지만 여성의 사회 참여와 여성 의료인 양성을 제도화한 것에 의의가 있다.

#### ② 개항기 간호

㉠ 19세기 중후반 개항기에 근대적 개념의 간호가 서구의 선교 간호사들에 의해 출몰하였다.

㉡ **제생의원** : 1877년 일본해군의 전염병 유행의 염려로 설립된 부산의 의원이 부산대병원의 전신이 되었다. 근대 서양 보건의료를 선전하는 역할을 하였다.

㉢ **제중원**[+] : 1884년 갑신정변으로 민영익이 자상을 당해 미국공사관 의사인 안렌(Horace N. Allen)에게 치료를 받은 것이 설립 계기가 되었다. 1885년에 설립된 광혜원은 근대적 병원의 효시가 되었다. 일주일 후 제중원으로 개명했다. 의료시술과 의학 실습교육을 실시하며 세브란스 의학전문학교의 모체가 되었다.

**✚ 제중원**

• 남성이 여성을 진료하기 곤란하자 여성 의료인이 필요하였다. 관기를 선발하여 일임하였으나 실패했다.

• 청일 전쟁 이후 왕립병원 유지가 어려워 사설 의료기관으로 재조직되었다.

ⓔ 광제원 : 1894년 선교사인 에비슨(Oliver R. Avison)에 의해 제중원으로 운영되다가 설립된 관립 의료기관인 '내부병원'은 1900년에 '광제원'이라고 개칭하였다.

ⓜ 대한적십자병원 : 1905년에는 천재지변과 빈곤 상병자의 치료를 위한 황실직속으로 설립되었다. 1907년 광제원, 의학교, 부속병원, 대한적십자병원이 통합되면서 '대한의원'이 되고 가장 큰 의료기관이 되었다. 대한의원에 한국인 간호사가 6명이 있었다.

ⓗ 보구여관 간호사 양성소 : 3년 과정으로 진행되었다. 6명 입학과 2명 졸업으로 김마르타, 이그레이스가 1908년에 최초로 졸업하였다.

ⓢ 마가렛 에드먼드(MArgaret J. Edmunds) : 1903년 개항기의 선교간호사이다. 어린이·여성전문병원 보구여관에 간호사 양성소를 설립하였다.

ⓞ 에스터 쉴즈(Esther L. Shields) : 세브란스의 선교간호사로 1906년 세브란스병원에 간호사 양성소를 설립하고 1910년 첫 졸업생 김배세를 배출하였다.

ⓩ 우리나라 정부의 근대 간호교육 : 대한의원 설립으로 위생·의육·치병을 담당하여 교육하였다. 산파와 간호과를 분리하였으며 입학시험을 실시하였다.

③ 일제강점기 간호

ⓐ 대한의원 : 한일 합방 이후 조선총독부의원으로 개칭하였다. 부속의학 강습소를 두고 의사·산파·간호사를 양성하였다. 1년 6개월 3학기로 교육하였다. 지방 의료기관의 중추역할로 각 도의 자혜의원에서 간호교육을 시행하였다.

ⓑ 조선총독부령 간호부 규칙 : 1914년 조선총독부령 '간호부 규칙'의 공표로 전문 간호 인력에게 면허가 부여되며 무시험·시험으로 나뉘었다. 1922년 8년 간의 초·중등 교육 수료라는 입학자격과 교육연한을 2년으로 세웠다. 1930년 전시체계에 돌입하여 많은 간호사가 요구되자 간호과정 설립 졸업생은 간호부 면허를 받을 수 있도록 변경되며 일제 막바지에 교육이 거의 정지되었다.

ⓒ 공중보건 : 태화여자관의 로젠버거(Elma T.Rosenberger)와 한시광에 의해 보건간호사업을 실시했다. 가정방문하여 육아법·양육법을 교육하며 모아보건교육을 실시하였다. 1926년 첫 공중위생 강습회를 개최하였다.

ⓓ 조건간호부회(The Korean Nurses'Association) : 간호전문직 단체로 1923년에 세브란스 연합의원에서 결성하였다. 주요 활동으로 조선간호부회보를 발간하고 간호교육 제도개선이다.

ⓔ 조선간호부협회 : 1924년에는 한신광, 김금옥, 정종명에 의해 설립되어 보건교육과 대중 활동에 앞장섰다. 이는 여성운동, 민족운동으로 발전하였다.

④ 해방과 정부수립기 간호

  ㉠ 보건행정의 전문화를 위해 경무청 위생과를 1945년에 보건후생국으로 승격하고 1946년 보건후생부로 개편하였다.

  ㉡ 최초의 간호사 정부행정부서인 간호사업국이 보건후생부 내에 설립되었다. 간호 업무·제도개선·교육체제의 정비를 맡았다.

  ㉢ 1946년 보건후생부는 간호사양성소 제도를 폐지하고 3년 과정의 고등간호학교로 개편하였다. 졸업 후에는 간호사와 조산사 면허를 동시에 취득했다.

  ㉣ 면허 제도를 중앙화하고 검정고시 간호면허 취득을 금지하였다. 검정고시제도는 1651년 한국전쟁 당시 부활되었다가 1962년 의료법 개정으로 완전히 폐지되었다.

  ㉤ 간호협회는 1946년 조선간호협회(Chosen Nurses Association)이 발족되며 1948년 정부 수립 이후 대한간호협회로 변경했다. 1949년에 제9차 국제간호협의회(ICN)에서 정회원으로 등록되었다.

⑤ 한국전쟁과 간호성장기

  ㉠ 1952년 : 고등간호학교에서 '간호고등기술학교'로 개칭되었다. 3년 과정으로 고등학교 수준의 교육을 실시하였다.

  ㉡ 1962년 : '간호학교'로 대학에 준하는 등급으로 승격되고 고등학교 졸업자를 기준으로 3년제 간호교육과정을 진행하였다.

  ㉢ 1970년 : 전문학교체제로 개편되어 '간호전문학교'로 개칭되었다.

  ㉣ 1979년 : '간호전문대학'으로 개편되었다.

  ㉤ 1955년 : 4년제 학사의 경우 이화여자대학교 의과대학에 간호학과가 신설되었다. 최초의 석사과정은 1960년 이화여자대학교 대학원이고 박사과정은 1978년 연세대학교 대학원이다.

  ㉥ 1951년 : 「국민의료법」에 의해 간호는 의료인에 대한 의료인 명칭이 개정되었다. 간호원으로 정의되었고 검정시험제도가 부활하며 자격시험 합격자에게 면허가 부여되면서 임무와 정원에 대한 규정이 정해졌다.

  ㉦ 1962년 : 「의료법」으로 개칭되며 간호사국가시험제도가 신설되었으며 검정고시제도는 폐지되었다. 조산사도 간호면허 소지자에게 1년간 수습과정으로 변경되었다.

  ㉧ 1973년 : 의료업자를 의료인으로 개정했다. 간호면허 외에 업무분야별 자격을 인정받게 되었다.

  ㉨ 1962년 : 대한간호협회는 「의료법」 개정에서 중앙회 회원가입의무를 규정하였으며 1970년에는 협회화관을 신축하였다.

  ㉩ 1965년 : 한국간호사의 윤리강령을 작성하고 1972년에는 윤리강령을 발표하였다.

  ㉪ 1976년 : 간협신보를 발간하였다.

⑥ 80년대 이후 간호발전기

   ㉠ 1987년 : 명칭이 간호원에서 간호사로 변경된다.

   ㉡ 1973년 : 「의료법」 개정에 맞춰 분야별 간호사 자격을 인정한다.

   ㉢ 1990년 : 「의료법」 개정에서 가정간호분야 간호사를 추가한다.

   ㉣ 2000년 : 「의료법」의 분야별 간호사가 전문간호사로 명칭을 개정한다.

   ㉤ 2006년 : 총 13개의 전문간호사 분야로 확대하고 석사학위 과정으로 인정되어 운영된다.

   ㉥ 2011년 : 간호교육 4년제 일원화로 법이 개정되고 수업연한은 4년제가 되었다. 학사학위를 수여하고 심사평가기관은 한국간호교육평가원에서 맡는다.

## 4 간호의 윤리

### (1) 간호윤리의 개념

① 도덕 및 윤리

   ㉠ 도덕과 윤리는 같은 개념으로 쓰인다. 도덕은 인간이 지켜야 될 도리와 바람직한 행동기준이라 요약할 수 있다.

   ㉡ 도덕 : 주로 일상적 · 실천적인 태도로 윤리에 비해 일반적이다.

   ㉢ 윤리 : 구체적 행위의 이론적 맥락에 사용되어 도덕보다는 체계적이다.

② 간호윤리 : 간호사가 마땅히 행하거나 지켜야할 도리로 정의한다.

③ 윤리학 : 행위와 판단을 평가할 때 사용되는 가치체계를 탐구하는 학문이다.

④ 간호윤리학 : 간호현장에서 따라야 하는 간호윤리를 상황에 알맞게 간호사가 따라야 할 윤리가 무엇인가 연구하는 학문이다.

⑤ 간호윤리의 중요성

   ㉠ 윤리의 중요성은 날이 갈수록 강조된다.

   ㉡ 간호사의 역할과 위치의 변화로 행동에 대한 명확한 답이 없는 경우가 발생한다.

   ㉢ 새로운 의료과학기술의 발전으로 환자간호 가능범위가 확대되면서 해야 할 일을 구별하기 어려운 경우가 생긴다.

   ㉣ 프라이버시 · 건강문제 · 개인의 사생활과 관련한 주의사항이 심화되어 대상자의 권리의식 보편화되면서 환자와 가족들이 권리 주장에 부응해야 할 책임이 커진다.

## (2) 도덕적 관점과 개인의 도덕발달

① 돌봄(caring)
- ㉠ 정의 : 간호에서는 간호의 도덕적 이상·핵심·본질을 의미한다.
- ㉡ 구분 : 인간의 한 특성으로 돌봄(존재론적), 도덕적 명령과 이상으로서 돌봄, 정서로서의 돌봄, 대인관계로서 돌봄, 치료적 중재자로서 돌봄으로 구분된다.

② 콜버그(L.Kohlberg)의 도덕발달 이론
- ㉠ 발달단계 : 관습 이전 도덕, 관습의 도덕, 관습 이후 도덕으로 구분된다.
- ㉡ 관습 이전 도덕 : 범법자들의 발달수준으로 타율적인 행위이다.
- ㉢ 관습의 도덕 : 청소년과 성인 수준의 발달이다. 습관화와 내면화된 도덕규칙을 비판적의 과정 없이 수용하는 것이다.
- ㉣ 관습 이후 도덕 : 20세 이상 성인의 소수사람들이 성취하는 것이다. 적절한 도덕규칙을 스스로 정립하여 준수하고 자율적이고 비판적인 도덕생활을 행한다.

③ 길리간(C. Gilligan)의 도덕발달이론
- ㉠ 자기이익지향단계(제1수준) : 자신의 생존을 위한 돌봄과 자기중심적 수준이다.
- ㉡ 제1과도기(제1수준과 제2수준의 사이) : 이기심과 책임감의 공존이다.
- ㉢ 제2수준 : 책임감과 자기희생 수준에 도달하는 단계이다.
- ㉣ 제2과도기(제2수준과 3수준의 사이) : 동조와 내면적 성찰이 이루어진다.
- ㉤ 제3수준 : 자신과 타인 간의 역동적 인식단계이다. 인간관계가 상호적임을 인식한다. 자아와 타아의 연결에 대한 새로운 이해로 이기심과 책임감의 대립이 해소된다.

## (3) 도덕적 의사결정방법과 윤리적 사고과정

① 딜레마 : 어느 쪽을 선택해도 곤란한 상황이다. 도덕적으로 옳은 근거로 결정하기 어려운 상황을 일컫는다.

② 도덕문제의 파악과 정의
- ㉠ 당면한 문제가 윤리적인 가치인지 의료적인 문제인지를 구분한다.
- ㉡ 윤리적인 문제는 핵심적 문제를 간략하게 표현하는 단계이다.
- ㉢ 도덕문제의 구성은 파악과 정의이다.

③ 이론적 분석
- ㉠ 해결 관련 문제 정보를 수집하고 문제관련 주요개념을 정의하여 관점의 차이를 도출한다.
- ㉡ 문제해결을 위한 논증을 삼단논법으로 구성하고 평가하는 과정을 거친다.

④ 이론적 분석을 위한 윤리적 사고과정 : 윤리적 사고와 윤리적 추론이 필요하다.

⑤ 윤리적 사고과정 단계 : 윤리적 판단과 행동에 이르는 과정은 4단계이다. 윤리적 판단과 행동, 윤리규칙, 윤리원칙, 윤리이론으로 구성된다.

**TIP & MEMO**

▌ 개인의 도덕발달
- 콜버그(L.Kohlberg) 도덕발달이론
- 길리간(C.Gilligan) 도덕발달이론

▌ 관습 이전 도덕
Preconventional morality

▌ 관습의 도덕
Conventional morality

▌ 관습 이후 도덕
Postconventional or principled morality

▌ 길리간의 도덕성
- 정의(남성적 특성), 보살핌(여성적 특성)으로 나뉜다.
- 3수준 2과도기로 구분된다.

▌ 딜레마
dilemma

▌ 윤리적 사고
moral thinking

▌ 윤리적 추론
moral reasoning

## (4) 윤리이론

① 공리주의(ultilitarianism)[+]

  ㉠ 제1원리 : 결과주의 원리를 기반으로 최대 행복의 원리가 적용된다.

  ㉡ 정의 : 행복을 증진하는 행위는 옳고, 불행을 초래하는 행위는 잘못된 것이라
    는 의미이다. 옳은 행위는 최대다수에게 최대 행복을 산출하는 경우이다.

  ㉢ 장점 : 의사결정의 방향을 제시하고 인간의 욕구를 충족한다.

  ㉣ 단점 : 소수가 무시되며 도덕보다 효용성을 중시한다.

② 의무론[+]

  ㉠ 칸트의 의무론 : 윤리적 문제를 초래하는 상황에서 존중되고 지켜야 할 절대가
    치가 있다고 판단했다. 행위 결과보다 행동의 형태와 본질을 중시했다.

  ㉡ 로스의 의무론 : 조건부 의무론을 주장하였다. 칸트와 공리주의가 결합한 양상
    이다. 현실의 모든 도덕적 고려사항을 비교 평가한 다음에 실제 행위자가 따
    라야 할 의무를 실제적 의무라고 정의하는 것이다. 상충되는 상황에서 조건
    부 의무가 발생한다고 정의하였다.

③ 덕 윤리

  ㉠ 행위 결과와 의무에서 옳고 그름을 판단하는 관심보다는 사람의 성품이나 어
    떤 사람이 되길 원하는지에 중점을 둔다.

  ㉡ 도덕행위를 가능하게 하는 것은 인격, 성향, 습관, 품성 등의 덕목이라고 보
    았다.

## (5) 간호 윤리의 원칙과 규칙

① 자율성 존중의 원칙

  ㉠ 정의 : 타인의 자율적인 자기결정을 존중하는 원칙이다. 타인에게 피해를 주지
    않는 범위에서 자율성은 침범해서는 안 된다는 주장으로 자기결정권의 일환
    이다.

  ㉡ 사전동의 : 환자의 자발적 선택을 위해 거짓 없는 충분한 설명이 전제되어야
    하는 것이다.

  ㉢ 세 가지 표준 : 환자가 자율적 의사 표현이 힘들 때나 대리인이 결정해야 할
    때 준수하는 표준으로 대리판단 표준, 순수자율성 표준, 환자 최선 이익 표
    준이 있다.

② 악행금지의 원칙

  ㉠ 타인에게 의도적 해를 끼치거나 위험을 초래하는 것을 금지하는 원칙이다.

  ㉡ 환자에게 행해지는 불가피한 고통은 최소화해야 한다.

TIP & MEMO

✚ 공리주의

19세기 영국 철학자이자 법학자인
벤담(Jeremy Bentham)이 밀과 흄
의 이념을 발전시킨 도덕이론으로
최대효용의 원리가 적용되었다.

▌결과주의 원리

the principle of utility

▌최대 행복의 원리

the gratest happiness

✚ 의무론

칸트에 의해 정의되었다. 비결과 주
의를 표방하고 아무런 조건 없이 해
야 함을 의미한다.

▌덕 윤리(선행 윤리)

virtue ethics

▌사전동의

Informed consent

③ 선행의 원칙

　㉠ **정의** : 해악의 예방 · 제거, 적극적 선의 실행의 원칙으로 대상에게 이득을 제공하는 이타주의이다.

　㉡ **선의의 간섭주의** : 좋은 뜻에서 타인의 행동 간섭이 허용되는 것이다. 부모가 자녀의 이익을 위해 강요나 조정을 하는 경우가 해당된다.

　㉢ **선의의 간섭주의가 정당화 되는 경우** : 간섭한 결과가 자녀에게 이익이 될 때, 자녀가 문제행위를 이해할 능력이 없을 때, 나중에 부모의 행위를 인정 · 동의할 것이라고 합리적 추측이 가능할 때에 적용된다.

④ 정의의 원칙

　㉠ **의미** : 해악과 이득이 공존하는 상황에 해악과 이득을 공평하게 분배한다는 원칙이다. 분배되는 자원의 대상은 의료행위가 된다.

　㉡ **'정의'의 의미** : 그들의 몫을 공평하게 분배하는데 있다. 분배의 기준은 균등한 분배, 필요에 따른 분배, 노력에 따른 분배, 성과에 따른 분배, 공적에 따른 분배로 나뉜다.

⑤ 간호윤리의 규칙들

　㉠ **정직의 규칙** : 진실을 말해야 하는 규칙이며 간호사의 성품 중에 하나이다. 타인의 존중을 위해 행하고, 정직하게 선을 위한 진실을 말하는 의무를 가진다.

　㉡ **신의의 규칙** : 환자의 사생활을 유지시킬 의무, 환자의 비밀을 지킬 의무이다. 나이팅게일 선서, 「의료법」에 명시되었다.

　㉢ **성실의 규칙** : 약속을 이행하는 의무이다. 자율성 원리, 독자성의 개념에서 나온 것이며 규칙 중 가장 강하다. 간호사로서 신뢰할 간호서비스를 제공할 의무로 간호업무표준에 기준이 있다.

■ 선의의 간섭주의

Paternalism·parentalism

## (7) 간호전문직 윤리강령

① 한국 간호사 윤리선언 : 한국간호사의 윤리선언은 2006년에 제정되고 2014년에 1차 개정을 했다. 2006년 윤리강령 3차 개정과 함께 작성되었다.

> 우리 간호사는 인간의 존엄성과 인권을 옹호함으로써 국가와 인류사회에 공헌하는 숭고한 사명을 부여받았다. 이에 우리는 간호를 통한 국민의 증진 및 안녕 추구를 삶의 본분으로 삼고 이를 실천할 것을 다음과 같이 다짐한다.
> 1. 우리는 어떤 상황에서도 간호전문직으로서의 명예와 품의를 유지하며, 최선의 간호로 국민건강 옹호자의 역할을 성실히 수행한다.
> 2. 우리는 인간 존엄성에 영향을 줄 수 있는 생명과학 기술을 포함한 첨단 과학기술의 적용에 대해 윤리적 판단을 견지하며, 부당하고 비윤리적인 의료행위에 참여하지 않는다.
> 3. 우리는 간호의 질 향상을 위해 노력하고, 모든 보건의료종사자의 고유한 역할을 존중하며 국민 건강을 위해 상호 협력한다.
> 4. 우리는 이 다짐을 성심으로 지켜 간호전문직으로서의 사회적 소명을 완수하기 위해 최선을 다할 것을 엄숙히 선언한다.

② 한국 간호사 윤리강령 : 1966년 윤리위원회가 창설되었다. 1972년 제39회 정기대의원총회를 거쳐 윤리강령을 제정하게 된다.

> 1. 간호의 근본이념은 인간 생명의 존엄성과 기본권을 존중하고 옹호하는 것이다.
> 2. 간호사의 책무는 인간 생명의 시작으로부터 끝에 이르기까지 건강을 증진하고, 질병을 예방하며 건강을 회복하고, 고통을 경감하도록 돕는 것이다.
> 3. 간호사는 간호대상자의 자기결정권을 존중하고, 간호대상자 스스로 건강을 증진하는 데 필요한 지식과 정보를 획득하여 최선의 선택을 할 수 있도록 돕는다.
> 4. 이에 대한간호협회는 국민의 건강과 안녕에 이바지하는 전문인으로서 간호사의 위상과 긍지를 높이고, 윤리의식 제고와 사회적 책무를 다하기 위하여 이 윤리강령을 제정한다.

② 국제 간호사 윤리강령 : 1800년대 후반의 현대간호 정립으로 윤리에 대한 논의가 시작되었고 1893년 나이팅게일 선서(Nightingale Pledge)가 작성되었다. 1899년 국제간호협의회(ICN)의 설립으로 국제간호사윤리강령이 발표되었다.

> 1. 간호사의 네 가지 기본책임은 건강증진, 질병예방, 건강회복, 고통경감, 간호에 대한 필요이다.
> 2 윤리강령의 본문에 4개의 영역은 간호사와 간호대상자, 간호사와 실무, 간호사와 전문직, 간호사와 협력자로 구성된다.

**TIP & MEMO**

❚ 간호사와 간호대상자
Nurses and people

❚ 간호사와 실무
Nurses and practice

❚ 간호사와 전문직
Nurses and the profession

❚ 간호사와 협력자
Nurses and co-workers

# 간호관리의 이해

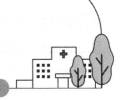

Plus Tip

**1** \*\* 시대별 간호의 성격으로 옳은 것은?

① 원시시대 : 경험적 간호
② 초기 기독교시대 : 기술적 간호
③ 중세시대 : 가족간호
④ 근대시대 : 종교적 간호
⑤ 현대시대 : 방문 간호

**2** \*\* 나이팅게일의 간호이념으로 옳은 것은?

① 간호는 사명이 아닌 직업이다.
② 간호는 의사의 부분적인 역할을 대신할 수 있어야 한다.
③ 간호는 질병이 아닌 병든 사람을 간호하는 것이다.
④ 간호사는 자신을 희생하여 간호활동을 하여야 한다.
⑤ 간호사의 신앙을 존중하여 종교적으로 간호를 행한다.

**※ 나이팅게일의 간호이념**
㉠ 간호는 직업이 아닌 사명이다.
㉡ 간호사는 어디까지나 간호사이지 의사는 아니다.
㉢ 간호는 질병을 간호하는 것이 아닌 병든 사람을 간호하는 것이다.
㉣ 간호사는 자신을 희생하는 것이 아니라 자신의 긍지와 가치관에 따른 간호활동을 하는 것이다.
㉤ 간호사업은 비종교적이야 하며 간호사의 신앙은 존중되어야 한다.

**3** \* 오늘날에도 참고로 하는 많은 처방과 치료법들이 남아 있는 고대 42권의 파피루스와 역사상 최초의 신부의사가 나타난 국가는?

① 인도        ② 이집트
③ 그리스      ④ 페르시아
⑤ 바빌로니아

**1**

간호의 발달과정
㉠ 원시·고대 : 본능적, 모성애적, 마술적, 경험적 간호
㉡ 초기 기독교 : 종교적 간호
㉢ 중세 시대 : 기술적, 종교적 간호
㉣ 근대 시대 : 과학적, 직업적 간호
㉤ 현대 시대 : 현대적, 전문적 간호

**2**

① 간호는 직업이 아닌 사명이다.
② 간호는 어디까지나 간호사이지 의사는 아니다.
④ 간호사는 자신을 희생하는 것이 아니라 자신의 긍지와 가치관에 따른 간호활동을 하는 것이다.
⑤ 간호사업은 비종교적이야 하며 간호사의 신앙은 존중되어야 한다.

**3**

이집트 파피루스는 기원전 2000년경부터 쓰였다. 파피루스는 250가지 질병과 치료법이 기록되어 있는 가장 오래된 의료기록이다. 임호텝은 이집트에서 역사상 최초의 신부의사이다.

**답** 1.① 2.③ 3.②

**4** 국제간호협회(ICN)에 대한 설명으로 옳지 않은 것은?

① 국가 단위로 할 수 없는 일들을 수행한다.

② 간호사업의 국제적 통계 및 정보를 관리한다.

③ 회원국의 전문직으로서 지위향상을 연구와 상호협조를 한다.

④ 국제적인 정치, 경제, 의료, 보건단체들과 횡적 교류를 한다.

⑤ 캐나다, 벤쿠버에 본부를 두고 있으며, 총회는 4년마다 개최된다.

※ 국제간호협회(ICN)

㉠ 창립연도 : 1899년 영국 펜 위크 여사의 발의에 따라 준비위원회 구성한다.

㉡ 창립총회 및 초대회장 : 1901년 제 1차 총회 개최, 펜 위크 여사

㉢ 본부 : 스위스의 제네바

㉣ 총회 : 4년마다 개최

㉤ CNR(각국 대표자 회의) : ICN 최고의결기구로 2년에 한 번씩 열린다.

㉥ 목적 : 간호전문직과 간호사의 지위향상을 하고 국내외 보건정책에 영향을 주기 위함이다.

㉦ 역할

- 한 국가단위로 할 수 없는 일들을 수행한다.
- 간호사업의 국제적 통계 및 정보를 관리한다.
- 회원국의 전문직으로서의 지위향상 연구, 상호협조를 한다.
- 국제적 정치, 경제, 의료, 보건단체들과 횡적인 교류를 한다.

**5** 독일의 모관제도에 대한 설명으로 옳은 것은?

① 국제간호협회 가입을 위한 준비를 했다.

② 독일 간호지도자를 양성하기 위해 만든 제도이다.

③ 적십자 계통 병원과 신교 계통 병원의 구분을 하였다.

④ 간호사는 훈련을 마친 후에 계속 기관의 제재를 받았다.

⑤ 제2차 세계대전 참여 간호사를 양성하기 위한 제도이다.

**6** 대한민국에서 4년제 간호교육이 시작된 연도는?

① 1947년      ② 1950년

③ 1955년      ④ 1959년

⑤ 1962년

**Plus Tip**

**4**

⑤ ICN 본부는 스위스의 제네바에 있으며 총회는 4년마다 개최된다.

**5**

모관제도는 간호사 중심이 아닌 의사 중심 간호교육이다. 간호부서가 조직적 독립성을 갖지 못했고 독일간호가 현대간호로 발전할 수 있는 기회를 상실한 요인이 된다.

**6**

1955년 이화여자대학교에서 처음으로 학사과정 개설(4년제), 1957년 연세대학교, 1959년 서울대학교 의과대학에서 간호학사 과정이 개설되었다.

답 4.⑤ 5.④ 6.③

**7** 1962년 「의료법」 개정에 관한 설명으로 옳은 것은?

① 간호고등기술학교 완전 폐지
② 간호원에서 간호사로 명칭 변경
③ 면허를 위한 국가고시제가 시행
④ 국민보건법과 정신보건법 국회 통과
⑤ 보건 · 정신 · 마취 간호사 자격인정 제도화

※ 「의료법」 개정
㉠ 1962년 「의료법」 개정
  • 간호학교 졸업자 간호사 국가고시 응시자격 획득
  • 조산사 교육과정 분리
  • 간호사 자격 검정고시 제도의 완전 폐지
  • 연차신고 제도 의무화
㉡ 1973년 「의료법」 개정
  • 간호고등기술학교 완전 폐지
  • 보건, 정신, 마취 간호사의 자격인정 제도화
㉢ 1987년 「의료법」 개정 : 간호원에서 간호사로 명칭 변경
㉣ 1995년 「의료법」 개정 : 국민보건법과 정신보건법 국회 통과

**8** 1903년 보구여관에 한국최초의 간호사 양성소를 설립한 사람은?

① 쉴즈                    ② 로렌스
③ 웹스터                  ④ 에드먼드
⑤ 히트코트

**9** 한국의 근대간호시대 선교간호사의 업적으로 옳은 것은?

① 쉴즈 : 한국 최초의 서양 간호사
② 로렌스 : 한국의 나이팅게일
③ 에드먼드 : 부인을 위한 진료소 개설
④ 히트코트 : 최초의 간호사협회 조직
⑤ 제콥슨 : 장로교에서 파송한 최초의 간호사

**10** 조선시대 의녀제도에 관한 설명으로 옳은 것은?

① 남녀 차별적으로 교육을 받았다.
② 여성의 지위를 상승시키기 위해 실시되었다.
③ 진맥은 하지 못하였으며 간호나 투약 등의 의료 활동을 하였다.
④ 태종 6년 대한의원에서 시작되어 세종 17년 지방으로 확장되었다.
⑤ 의례활동에도 참여했지만 사회적 대우 및 평가가 제대로 이루어지지 않았다.

※ 조선시대 의녀제도
㉠ 여성 의료인의 필요성과 역할을 명확히 인식하였다.
㉡ 궁중에서 왕족과 사대부 여인들을 치료하기 위한 목적이었다.
㉢ 태종 6년 제생원에 설치된 후, 세종 17년 지방에도 설치하였다.
㉣ 관비 신분의 어린 여자아이가 의녀양성의 대상이 되었다.
㉤ 진맥, 조산, 간호, 침구 명약 등의 간호활동을 하였다.
㉥ 천민이기 때문에 남녀유별에 구애받지 않고 남자 의원에게 교육을 받을 수 있었다.
㉦ 잡학이라는 천시를 받았으나 인간의 생명을 다루는 특성으로 체계적 교육을 통해 기초간호과학의 발달에 공헌하였다.
㉧ 역할은 훌륭하였으나 신분이 미천하여 사회적 대우 및 평가가 제대로 이루어지지 않았다.

**11** 우리나라 최초의 근대식 병원은?

① 제중원　　　　　② 보구여관
③ 대한의원　　　　④ 자혜병원
⑤ 세브란스 간호학교

**12** 우리나라 간호교육제도의 변화 순서로 옳은 것은?

① 간호학교 → 간호고등기술학교 → 간호전문학교 → 간호고등학교 → 간호대학
② 간호학교 → 간호고등학교 → 간호고등기술학교 → 간호전문학교 → 간호대학
③ 간호부양성소 → 고등간호학교 → 간호학교 → 간호고등기술학교 → 간호대학
④ 간호부양성소 → 고등간호학교 → 간호고등기술학교 → 간호학교 → 간호전문학교 → 간호대학
⑤ 간호부양성소 → 간호고등기술학교 → 고등간호학교 → 간호학교 → 간호전문학교 → 간호대학

**Plus Tip**

**10**
① 남녀유별에 구애받지 않고 남자의원에게 교육을 받을 수 있었다.
② 여성 환자를 돌볼 전문인이 필요했기 때문에 실시되었다.
③ 진맥, 조산, 간호, 침구 명약 등 전문 직업인으로 간호를 행하였다.
④ 태종 6년 제생원에 설치된 후, 세종 17년 지방에도 설치되기 시작했다.

**11**
① 제중원 : 1885년 서울 재동에 설립된 한국 최초의 근대식 병원이다.
② 보구여관 : 1903년 에드먼드에 의해 간호사를 위한 최초의 정규 간호교육과정이 정동 보구여관에 설립되었다.
③ 대한의원 : 1907년 설립된 대한제국시대 최고의 국립의료기관으로 조산사 및 간호사를 양성하였다.
④ 자혜병원 : 1909년도에 설립된 관립병원으로 제중원(1885), 대한의원(1907)에 이어 세 번째로 세워진 국립병원이다.
⑤ 세브란스 간호학교 : 1906년 쉴즈에 의해 설립된 두 번째 간호양성소이다.

**12**
간호교육제도의 역사
㉠ 간호부양성소(1903~1945년)
㉡ 고등간호학교(1946년)
㉢ 간호고등기술학교(1952년)
㉣ 간호학교(1962년)
㉤ 간호전문학교(1971년)
㉥ 간호전문대학(1979년)
㉦ 간호대학 학사과정(1955년, 이화여대)
㉧ 석사과정(1960년, 이화여대)
㉨ 박사과정(1978년, 연세대)

**답** 10.⑤ 11.① 12.④

**13** 전문직의 특성으로 옳은 것은?

① 자원봉사의 개념이다.
② 단순한 업무를 주로 한다.
③ 고유 지식체를 가지고 있다.
④ 직업적 활동의 내용은 이론적이다.
⑤ 타 학문의 의존적인 지식을 바탕으로 한다.

※ **전문직 특성**
㉠ 장기간의 엄격한 교육을 통해 얻어진 고유의 지식에 기초한다.
㉡ 높은 수준의 책임이 부여되며 지성적이다.
㉢ 직업 활동의 내용은 실제적이다.
㉣ 전문직 중앙 단체에 참여한다.
㉤ 개인의 이익보다 사회적 봉사를 더 중요시 한다.
㉥ 자율성을 가지고 있으면서 책임을 수반한다.

**14** 등록된 간호사만이 간호행위를 할 수 있는 면허제도에 부여된 자격으로 옳은 것은?

① 법적 자격
② 전문적 자격
③ 행정적 자격
④ 윤리적 자격
⑤ 직업적 자격

**Plus Tip**

**13**
① 전문직은 이타적인 봉사정신이 강한 윤리적 요소가 중요시되는 개념으로 자원봉사 개념은 아니다.
② 단순한 반복 업무가 아닌 고유의 지식에 기초한다.
④ 직업적 활동의 내용은 실제적이다.
⑤ 전문적 지식수준이 높고 체계화된 이론에 근거하여 업무활동을 한다.

**14**
면허는 일반인에게 허가되지 않는 특수 행위를 특정 사람에게만 허가한다. 간호사는 보건복지부장관이 시행하는 국가시험을 통과하여 그 자격을 인정받은 의료인으로 법적 측면의 자격이 주어진다.

**답** 13.③ 14.①

**15** 현대 전문 간호사의 역할로 옳지 않은 것은?

① 교육자

② 상담자

③ 질병치료자

④ 변화촉진자

⑤ 임상개발자

※ **전문간호사 역할**

㉠ 교육자 : 간호활동을 증진시키고 환자의 교육을 담당한다.

㉡ 상담자 : 간호문제를 가진 환자의 문제를 해결한다.

㉢ 변화촉진자 : 전문영역 개발, 간호계획 수립과 수행을 고무시킨다.

㉣ 임상개발자 : 탁월한 임상개발 능력을 가진다.

㉤ 지도자 : 간호상황의 책임감과 조정력을 가진다.

㉥ 간호제공자 : 전문적 성숙도를 가지고 직접 간호를 제공한다.

**16** 간호에 포함되어야 하는 전문직 간호요소로 옳은 것은?

① 간호이해, 간호지식, 간호의무

② 간호정신, 간호지식, 간호기술

③ 간호지식, 간호의무, 간호기술

④ 간호정신, 간호이해, 간호의무

⑤ 간호의무, 간호정신, 간호기술

**15**

③ 질병을 치료하는 것은 의사의 역할이다.

**16**

전문직 간호요소

㉠ 간호정신

㉡ 간호지식

㉢ 간호기술

**답** 15.③ 16.②

**17** 과학과 철학에 대한 비교 설명으로 옳은 것은?

① 과학은 간호기술과 지식을 의미한다.
② 철학은 기술, 설명, 예측의 진술을 한다.
③ 철학은 논리적이고 결정적인 특성을 지닌다.
④ 과학은 간호 기술의 옳고 그름을 판단하는 기준을 제공한다.
⑤ 과학은 인간행동의 정당화를 설명하고, 철학은 현상을 설명한다.

※ **과학과 철학**
㉠ 과학
 • 간결하고 특징적이며, 논리적이고 결정적이다.
 • 관찰한 사실을 기술하고 설명하고 예측한다.
 • 검증과 수정이 가능하다.
㉡ 철학
 • 과학의 옳고 그름을 판단할 수 있는 기준을 제공한다.
 • 과학을 위한 원리와 방법론적 틀을 제공한다.

**18** Flexner가 제시한 전문적 특성의 특징으로 옳은 것은?

① 종교적 원리 수행
② 단기간 실질적 교육
③ 정신적 업무보다 신체적 업무 수행
④ 구성원의 이타적이고 자율적인 행동
⑤ 구성원의 결속보다 개인주의가 우선

**Plus Tip**

**17**
② 과학은 기술, 설명, 예측의 진술을 한다.
③ 과학은 논리적이고 결정적인 특성을 지닌다.
④ 철학은 간호 기술의 옳고 그름을 판단하는 기준을 제공한다.
⑤ 철학은 인간행동을 정당화하고 과학은 현상을 설명한다.

**18**
플렉스너(Flexner)의 전문직 특성
㉠ 이타주의에 의한 동기부여
㉡ 전문단체를 통한 강한 결속력
㉢ 고도의 전문화된 교육과정 교육
㉣ 신체적 업무보다 정신적 업무를 수행
㉤ 지식을 바탕으로 한 책임감 있는 업무 수행

**답** 17.① 18.④

**19** 간호조직의 관료제적 특성으로 옳은 것은?

① 공평한 권한
② 전인간호 강조
③ 지위의 평등화
④ 비공식적 의사소통
⑤ 확고한 법적 근거 제시 요구

※ 관료제적 조직
㉠ 공사가 엄격히 구분된다.
㉡ 엄격한 책임과 권한 구조를 가진다.
㉢ 법규에 맞춘 행정업무가 이루어진다.
㉣ 공적문서주의이며 계층제의 원칙을 따른다.
㉤ 모든 업무에 있어 확고한 법적 근거 제시를 요구한다.

**20** 병원간호행정이 중심으로 이루어져야 하는 대상은?

① 의료진
② 간호대상자
③ 환자보호자
④ 병원경영자
⑤ 병원 내 일반직원

# 간호관리과정 및 마케팅

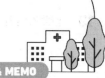

TIP & MEMO

• 간호 기획과 목표관리에 대해 설명할 수 있다.
• 간호 조직에 대해 설명할 수 있다.
• 간호전달체계에 대해 설명할 수 있다.
• 리더십에 대해 설명할 수 있다.
• 갈등관리 및 통제, 간호 질 관리에 대해 설명할 수 있다.

## 1 기획

### (1) 정의

① 어떤 대상의 변화를 가져올 목적을 성취하는데 적합한 행동을 지향하며 설계하는 것을 말한다.

② 조직에 적용하면 목표를 위한 수행 활동에 대안 중에서 가장 좋은 것을 선택과정이다.

### (2) 기획의 특징

① 기획의 필요성

ㄱ 조직의 미래와 비전에 새로운 지식과 기술을 개발한다.

ㄴ 통제기준을 설정하고 조직의 목적·목표 달성을 효율적인 방향으로 이끈다.

ㄷ 자원을 효과적·효율적인 활용하고 조직의 내적·외적 환경변화에 맞게 활동 방향을 제시한다. 이해관계의 대립은 조정과 합리적 결정이 가능하도록 한다.

② 기획의 특성

ㄱ **목적과 목표에 공헌성** : 조직의 목적과 목표 달성에서 기획은 용이하게 작용한다. 조직의 목적과 목표와 상반되는 기획은 제대로 작용하지 못한다. 간호 관리자는 목적이나 목표달성을 위해 일관되고 통합된 활동을 위해서 기획을 진행한다.

ㄴ **기획의 우선성** : 모든 관리 활동 중 가장 선행되는 활동이다. 인사·지휘·통제·조직의 과정은 조직의 목표달성을 지향하는 활동이지만 기획은 목표를 설정하는 단계다. 모든 활동이 기획된 경로대로 이루어지게 하며 통제의 기준을 제시하는 활동이다.

---

**▌기획의 특징**

• **미래지향적** : 기획은 장래에 일어날 불확실한 미래를 예측한다.

• **통제적** : 설정 목표를 향한 효율성이 있다. 적용 가능한 수단과 방법을 모색하는 데 있어 합리성을 추구한다. 기존의 상태를 변화시킨다.

**▌기획과 계획의 차이**

| 구분 | 기획 | 계획 |
|------|------|------|
| 방향 | 전략 | 전술 |
| 목표 | 목표 설정, 설정 과정, 역할 수행 | 목표 실행을 위한 구체적 방법 설정 |
| 시작 | 무엇(what)에서 시작 | 어떻게(how)로 시작 |

ⓒ 기획의 보편성 : 모든 관리자는 기획 수행을 진행하여 보편성이라 말한다. 관리자가 가지는 권한과 지위에 따라 기획의 성격·범위·중요성은 다르다.

ⓔ 기획의 효율성 : 기획에 있어 허락된 비용과 자원을 이용하여 최대 효율을 생산한다. 목표달성에 사용되는 비용이 과도하게 기획되는 것은 바람직하지 않다. 지나친 경제성을 강조한 기획 또한 구성원의 불만족과 사기저하를 가져와 생산성 저하로 이어진다.

## (3) 기획의 과정

① 목표의 설정(1단계)

ⓐ 조직의 궁극적 목표를 명확·정확하게 설명한다.

ⓑ 이 단계에서 정확하고 쉽게 세분하면서 집행에 유리하다.

ⓒ 목표 간의 상충이 발생할 수 있으므로 일관성 있게 설정하고 목표의 달성을 계속적으로 추구되는 방향성으로 설정한다.

② 상황의 분석(2단계)

ⓐ 기대하는 상황과 현재의 상황 간의 차이를 줄이는 것이 기획의 과제이므로 현재 상황의 정확한 분석이 요구된다.

ⓑ 목표 관련 문제점의 원인과 상황의 변화와 관련된 여러 변수를 분석하는 것이 중요하다.

ⓒ 목표달성을 위해 저해 요인을 규명하는 것이 먼저 선행되어야 한다.

③ 기획전제(Planning premises)+의 설정(3단계)

ⓐ 미래 예측이나 전망으로 기획에 미치는 불확실성이 적을수록 유리하다.

ⓑ 기획 전제 설정에는 통제 가능성 성공 여부를 구분하여 고려한다.

④ 대안의 작성 및 평가(4단계)

ⓐ 목표의 수단이 되는 행동 대안은 중요사안이 누락되지 않는 것이 우선이다.

ⓑ 대안 작성 시에는 선례가 없는 경우 새로운 대안을 작성한다.

ⓒ 제시된 대안은 중요한 요소를 중점적으로 분석하고 대안 간의 차이점에 초점을 두어 비교한다. 추가비용 소모는 추가편익을 분석한다.

⑤ 선택(5단계)

ⓐ 대안을 작성하고 평가하고 최적의 대안을 선택한다. 결정자의 편견이 개입될 수 있기 때문에 주관적 영역을 적게 개입한다.

ⓑ 적은 개입으로 대안의 평가단계에서 평가가 그대로 선택에 이용될 가능성을 높으므로 대안의 불확실성을 고려한다.

| 기획의 원칙

• 목적부합의 원칙
• 간결성의 원칙
• 탄력성의 원칙
• 장래예측의 원칙
• 포괄성의 원칙
• 계층화의 원칙
• 안정성의 원칙
• 경제성의 원칙

➕ 기획전제

기획의 수립과정에 근거로 삼아야 할 주요 가정이나 전망이다

## (3) 기획의 유형

① 전략기획(strategic planning)

ㄱ 비교적 장기간에 걸쳐 수립되는 전체 계획으로 기업과 경영조직의 조직목표에 효과적인 달성을 위해 실시된다.

ㄴ 조직내부 효율성 향상을 위한 요인을 추출하고 시행계획의 포괄적 규정과 미래의 방향을 설정하는 전체적인 계획이다.

ㄷ 내부에서는 강점과 약점, 외부에서 기회와 위협을 찾아서 목표를 달성한다.

ㄹ 조직 핵심역량 강화와 부서 간의 상호협동 증진을 일으키며 긍정적 성과를 이끌어 내도록 한다.

ㅁ 부서단위보다 조직 전체 차원에서 설정한다. 최고관리자가 통찰력으로 설정하고, 전략기획 기간은 2 ~ 3년간으로 장기적이다.

ㅂ 단순명료하여 구성원이 쉽게 이해해야 한다. 조직 내에 모든 부서가 전략기획 개발에 참여해야 하는 다학제적 접근을 요구한다.

ㅅ 장기적 계획의 근거이다. 조직 수행능력 향성과 목적달성을 이룬다. 조직구성원이 조직의 목적과 목표를 달성하도록 방향을 제시한다.

ㅇ 미래의 결과에 현시점에서 판단을 돕고 관리자의 의사결정의 전반적 토대를 제공한다.

ㅈ 사용되는 도구는 SWOT⁺이다. SWOT는 기획단계의 조직전략 수립에 상황분석의 일부로 내부역량과 외부가능성의 적합성 평가로 각 상황의 전략적 과제 도출과 대응전략 수립에 이용된다.

ㅊ 기획이 직원에 따라 수용되면 직원 역량 향상이 일어날 수 있다. 모든 구성원이 함께 일하므로 팀워크가 향상되고 조직 전체 문제의 공유해서 문제해결을 위해서 전 직원이 참여한다.

② 전술기획(tactical planning)

ㄱ 전략기획과 운영기획의 중간적인 기획으로 전략적 목표 달성이 목적이다.

ㄴ 중간계층 관리자에 의해 수립되고 최고관리자의 목표로 진행된다.

ㄷ 기간은 보통 1년 정도이고 전략기획 일부 시행을 위해 수립된다.

③ 운영기획(operational planning)

ㄱ 각 부서 활동 방향의 진술이다. 전략적 목표의 방향에 따라 정해진다.

ㄴ 운영기획은 맡은 일을 수행하기 위하여 필요한 구성원의 능력과 행동들을 지속적 유지하는 것에 중점을 둔다.

ㄷ 운영목표는 명확하고 측정이 가능한 것들로 수립한다. 환경의 분석과 목적·목표·전략·결과에 중점을 둔다.

ㄹ 부서 직원의 참여가 필수적이며 모든 직원이 함께 부서에서 성취 목표와 전략의 필요성을 이해한다.

▌ 기획의 유형 분류
• 기획의 참여
• 적용범위 수준
• 조직의 계층

✚ SWOT

강점(strenghs), 약점(weakness), 기회(opportunities), 위협(threats)로 분석한다.

## (4) 기획의 계층

① 미션 및 목적
- ㉠ **미션**: 기획의 첫 번째 단계로 미션은 조직의 존재 이유와 부서의 목적과 방향을 나타낸다.
- ㉡ **미션기술서**: 구체적으로 미션을 기술한 것이다. 불분명한 미션은 목적과 전략 수립에 어려움을 준다.
- ㉢ **목적**: 개인이나 조직의 건설적 미래에 대한 기대이다. 조직은 목적과 미션에 따라 기능한다.

② 철학(Philosophy)
- ㉠ **정의**: 기관과 부서의 나아갈 방향을 제시해주는 지표이다.
- ㉡ **의미**: 간호에서 철학은 대상자의 권리, 건강과 간호의 신념, 간호직원의 기대, 직원의 헌신, 교육, 평가, 연구에 대한 신념의 구체화이다.

③ 비전(vision)
- ㉠ 조직의 미래를 확인하는 기술로 비전과 미션은 조직의 궁극적 목적이다.
- ㉡ 비전을 정의하지 않거나 부적절하게 설정하면 조직의 장기적 궤도이탈을 불러온다.
- ㉢ 좋은 비전은 효율적인 전략을 추진하고 뛰어난 리더십의 전제조건이다. 또한 조직이 추구하는 전략목표 달성에 가이드라인이다.

④ 목표(Goal & objective)
- ㉠ 내부 구성원에게 전달되고 직원의 행동과 수행에 대한 서술이다.
- ㉡ 목적을 구체적이고 측정 가능하게 하여 목적의 달성을 평가할 수 있다.
- ㉢ 잘 작성된 목표는 SMART기준⁺에 맞는 특성을 가진다.
- ㉣ 행동 용어를 사용하고 달성해야 할 하나의 결과를 구체화하여 작성된다.
- ㉤ 달성한 시기를 명시하고 측정이 가능하도록 한다. 기록은 관련된 사람들이 이해하기 쉽게 작성된다.

⑤ 정책(Policy)
- ㉠ 행동의 일반적 지침을 말하며 구성원의 행동범위를 제약하거나 의사결정을 하기 위한 지침이다.
- ㉡ 정책은 지침서이고 목적 성취의 방법, 허용 행동의 범위, 경로를 명시한다.
- ㉢ 정책은 전체를 포괄적으로 포함하고 안정적이게 적용하는 융통성이 필요하다.

⑥ 절차(Procedure)
- ㉠ 특수 업무 도달을 위한 일련의 행동단계의 규정이다.
- ㉡ 시간의 순서로 필요 행동을 명시하여 정책보다 구체적이고 높은 규칙성을 함양한다.
- ㉢ 부서마다 절차는 다르고 정책은 전체 조직에 적용하지는 않는다.
- ㉣ 잘 구성된 절차는 시간과 노동의 절약으로 나타난다. 직원개발의 오리엔테이션과 같은 지침으로 활용한다.

TIP & MEMO

**┃ 기획의 계층**
- 기획은 계층적이다.
- 기획의 원칙에 따라서 상위 계층 기획은 하위 계층 기획에 영향을 준다.
- 아래로 갈수록 기획과정 요소는 많아진다.
- 계층화의 구조는 미션, 목적, 철학, 목표, 정책, 절차, 규칙 순으로 진행된다.

**┃ 미션**
Mission

**┃ 미션기술서**
Mission statement

**┃ 목적**
Purpose

**➕ SMART기준**
- 구체적인 목표설정(Specific): 목표에 성취도를 측정 가능하도록 구체적인 기준을 세운다.
- 측정가능한 목표(Measurable): 성취도를 측정하는 구체적인 기준을 설정한다.
- 성취·달성이 가능한 목표(Attainable·achievable): 중요한 목표를 구분하고 달성 방법을 찾는다.
- 가치관을 기반으로 한 현실적인 목표(Relevant·realistice): 현실적인 목표는 사람들이 원하는 목표를 설정하고 수행할 수 있는 관심을 반영한다.
- 시간제한을 세우기(Time-bound): 목표는 시간표로 정해져야 한다.

⑦ 규칙(rule)

   ㉠ 구성원의 허용 · 비허용 사항을 구체적으로 기술한 것이다.

   ㉡ 구성원 행동범위와 규칙 위반에 적용될 처벌이 포함된다.

## (5) 계획안(Plan)

① 정의 : 활동 과정의 계획이다. 기획을 통해 나타나는 최종 결과이다. 종류는 계획 기간에 따라 나뉜다.

② 적용빈도에 따른 분류

   ㉠ 단일계획(Single use plans)[+] : 짧은 기간에 1회용 목표 달성을 위한 계획이다. 달성 이후 더 이상 사용되지 않는다.

   ㉡ 상용계획(Standing plan) : 일회용이 아닌 반복적 업무 수행을 위한 지침으로 지속적인 계획이다. 정책 · 규칙 · 절차 등을 포함한다. 질병 · 지각 · 조퇴 · 고용 · 결석 · 해고 등의 반복 상황에 적용된다.

③ 계획기간에 따른 분류

   ㉠ 장기계획 : 전략 목표 수행을 위해 5년 이내 계획이다. 수립할 때 전략적 목표 실행이 중요하다. 진행사항 점검을 수행하도록 설정한다.

   ㉡ 중기계획 : 전술적 목표 수행을 위한 것이다. 1 ~ 2년 계획을 말한다. 장 · 단기 계획에서 중간적 목표달성을 위해 이용되며 연차적으로 책정하여 운영계획 편성에 대한 지침을 제시하고 계획의 구체성을 위해 사용된다.

   ㉢ 단기계획 : 부서 목표 수행을 위한 계획이다. 1년 미만을 말한다. 당해 회계연도 기준 연도사업 계획, 기본운영 계획 등이 이에 해당하게 된다. 비상사태나 전환기에 사용되기도 한다.

## (6) 기획 기법

① 간트 차트(Gantt chart)

   ㉠ 프로젝트를 기획하고 일정을 관리하는 관리기법이다. 계획과 통제를 함께 수행하는 막대도표이다.

   ㉡ 프로젝트 완성을 위해 활동을 주요활동으로 나눈다. 활동에 필요한 시간과 완료시점을 구체적으로 표시하여 진행상태를 표시하는 일정관리 계획표이다.

   ㉢ 간호관리자는 간트 차트를 통해 필요한 시간 · 자원 · 순서를 사정한다. 진행사항 모니터로 다른 방향으로의 전진을 막고 완성되어야 할 기한에 대한 계획과 자원배분에 도움을 준다.

○ 단일계획의 종류

• 프로그램 : 정해진 기한에 1회용 목표 달성을 위한 것이다. 특징으로는 하나의 프로그램 구성을 위해 수년이 걸리기도 하고 별도의 부서가 필요하다. 범위가 넓을 경우 여러 개의 프로젝트로 만든다.

• 프로젝트 : 프로그램보다 범위가 좁고 기간도 짧으며 필요 자원의 양도 작다. 프로그램을 수행하기 위해 여러 개로 나눠서 수립하는 경우가 많다.

② PERT(program evaluation and review technique)

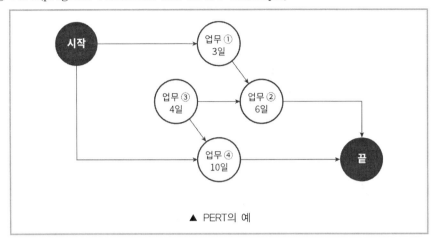

▲ PERT의 예

ⓐ 광범위한 프로젝트를 감독과 계획할 때 사용되는 것이다. 활동보다 업무의
시작과 완성에 중점을 둔다.

ⓑ 사건 간에 일어나는 활동에 특정하지 않지만 업무 완성의 방해되는 주요영역
규명에 도움이 된다.

ⓒ 간호관리자는 수행의 일련 활동들을 시간적 순서에 따라 나열한다. 활동에
필요한 가장 짧은 시간·일반적 시간·오래 걸리는 시간을 정리하여 현실
적인 소요 시간을 추정하고 비현실적으로 짧거나 긴 계획을 예방할 수 있다.

③ CPM(주경로기법, critical path method)

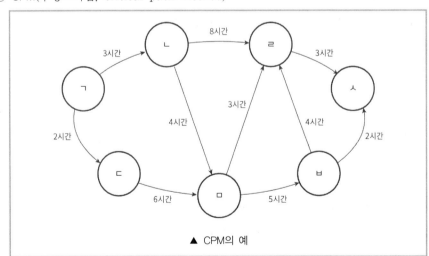

▲ CPM의 예

ⓐ 원으로 표현되는 사건이다. 화살표로 표현되는 네트워크이며 논리적인 순서
로 활동이 연결되어 활동 소요 시간과 비용을 알 수 있다.

ⓑ 간호관리자는 성취정도를 확인하고 수정 행동을 제시하여 스케줄 관리와 자
원계획이 가능하다.

④ PERT

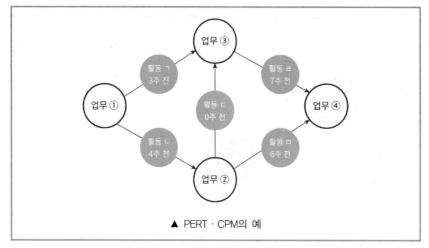

▲ PERT · CPM의 예

㉠ 확률적인 방법이다.

㉡ CPM은 확정적인 값을 사용하여 활동 소요시간을 계산하는 반면 PERT는 활동 소요시간을 추정한다.

㉢ 특징을 도입하고 개량하여 PERT · CPM이 켈리(kelley)에 의해 사용된다.

㉣ 주요 개념은 활동 네트워크를 통해 가장 긴 경로를 구상하는 작은 활동 세트가 전체를 제어한다.

㉤ 주요 활동의 식별과 전체 프로젝트의 운명 결정의 몇 가지 활동에 집중하여 인적 · 물적 관리자원의 적절한 배분한다.

㉥ 프로젝트를 구성하는 작업의 분할은 작업순서, 소요시간, 기타 제반사항을 네트워크 형태로 나타내는 기법이다.

## 2 목표관리이론

### (1) 개념 및 의의

① 조직 내에 상사와 부하가 함께 공통의 목표를 확인하고 책임범위를 설정한다.

② 각자 공헌 정도를 측정해 가는 관리 시스템으로 상 · 하급 관리자가 함께 목표를 설정하고 책임을 위임한다.

③ 결과를 예측하며 실무에 효과적 적용을 위한 관리기법으로 기획과 통제를 목적으로 사용된다.

### (2) 발달배경

① 목표관리는 미국 연방정부 조직관리 수단이다.

② 닉슨(Nixon) 대통령 시기에 드러커(Drucker, 1954)가 관리에 도입한 개념이다.

③ 작업자의 동기화와 생산성에 큰 영향을 준다. 민간기업에 도움을 주면서 공공조
직에도 도입되었다.

### (3) 목표관리 과정

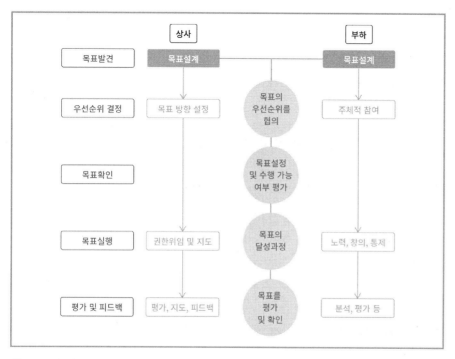

① 목표의 발견

　㉠ 효과적·효율적인 목표관리를 위해 간호관리자는 간호부서의 목적·정책·철
학을 기반으로 준비한다.

　㉡ 간호부서의 목적·목표와 수행기준을 간략하고 명확하게 기술한다.

② 목표의 우선순위 결정

　㉠ 질문을 통하여 목표에 따른 핵심적 문제와 활동을 분석한다.

　㉡ 기본적인 조직의 약점이나 직원의 무능을 개선할 필요가 있다.

　㉢ 핵심적인 문제와 관련된 실무의 발전 가능성을 확인할 수 있다.

　㉣ 효과적인 간호업무의 공간·자료·개인자원을 파악하고 핵심 문제 관련 대상
자 요구 변화와 다른 의료전문가의 업무수행 수준을 비교한다.

　㉤ 간호의 현 상태를 확인하여 바람직한 변화를 지지할 수 있는 연구가 있다.

**┃ 목표관리의 특징**

• 조직구성원 간의 상호협의에 의한 목표 설정이다.

• 목표 달성을 위해 정해진 책임 범위 내에서 행동의 자유를 인정한다.

• 실적에서 공헌한 정도에 따라 평가가 이루어진다.

**┃ 목표관리 시 유의점**

• 구체적이고 측정이 가능하며 계량적이어야 한다.

• 관리자나 조직단위 능력범위 내에서 이뤄지고 기대되는 결과는 확인 가능해야 한다.

• 현실적이며 달성이 가능하고 시간제한을 명확히 보여야 한다.

③ 목표의 확인

　㉠ 설정한 목표가 실제로 수행이 가능한지 검토하는 단계이다.

　㉡ 목표 수행 가능성과 기간 내에 달성 가능성과 목표달성 장애요인을 분석한다.

④ 목표의 실행

　㉠ 구체적인 전략을 수집하고 실제 행동으로 수행이 이루어지는 단계이다.

　㉡ 목표수행과 관련된 주위 환경의 변화를 고려한다.

　㉢ 간호관리자는 수행과정 중에 부하 직원관의 면담하여 달성의 어려움과 지원의 필요성을 긴밀하게 소통한다.

⑤ 평가 및 피드백

　㉠ 설정목표가 계획대로 수행되는지 목표치와 달성치를 평가한다.

　㉡ 평가내용을 집단에게 알려 차이의 원인을 피드백을 하는 단계이다.

## (5) 목표관리의 장점

① 조직구성원의 동기부여 : 목표관리는 상사와 부하의 쌍방적인 의사소통이다. 부하의 참여의식이 상승한다.

② 조직구성원의 능력개발 : 목표 달성을 위한 노력이다. 능력 향상을 가져오며 직업적 발전을 도모한다.

③ 조직의 생산성 증가 : 계획적 업무수행은 양적·질적 측면을 동반한다. 조직에 전반적인 생산성이 증가하며 전문 직업인을 관리하는데 효과적이다.

④ 조직변화의 효율성 증가 : 목표 설정의 변화하는 속도와 방향을 조절한다. 직원의 저항을 줄여 조직변화의 효과적인 결과를 이끈다.

⑤ 업적평가 : 개인의 업적에 목표달성 여부를 비교적으로 정확하게 평가할 수 있고 결과를 인사평정척도에 반영이 가능하다.

## (6) 목표관리의 단점

① 목표설정 및 성과 측정의 곤란성 : 장·단기적 목표, 과정목표, 결과목표로 구별은 어렵다. 간호업무 특성상 평가에 질적·양적 측면의 평가 설정이 모호할 수 있다.

② 장기적 목표설정의 어려움 : 조직의 업무집행이 전년도 예산제도에 의해 1년 단위로 운영된다. 장기전망과 개선책 강구가 어렵다.

③ 목표수정의 경직성 : 설정의 목표달성을 위해 목표의 가치가 없어져도 기존 목표를 유지하는 경향이다.

④ 지나친 성과위주의 강조 : 경쟁 분위기가 구성원들 사이에 고조될 수 있다.

⑤ 조직관리의 문제 : 목표관리가 적용되면 조직에 저항이 생길 수 있고, 수정하면 조직관리에 문제가 발생할 수 있다.

## 3 의사결정

### (1) 정의 및 특징

① 정의

ㄱ 특정 문제를 해결하기 위해 여러 대안 가운데에서 바람직한 대안을 선택하는 논리적 과정이다.

ㄴ 의사결정은 조직의 모든 계층에서 이루어지고 조직운영의 원동력과 관리의 핵심이다.

② 특징

ㄱ 여러 가지 대안에서 하나의 선택을 위해 체계적인 과정을 이용하는 목적지향적인 과정이다.

ㄴ 모든 의사결정이 문제로부터 시작하지는 않고 대안에 대한 확인과 선택이다.

ㄷ 의사결정은 목표 정의, 선택 가능한 대안 도출, 대안의 장·단점을 확인하고 '우선순위 설정 → 가장 좋은 대안 선택·실행 → 결과의 평가'로 단계가 된다.

ㄹ 잘못된 의사결정은 목표의 불분명한 정의와 개인과 조직 가치가 일치하지 않을 때 발생한다.

ㅁ 문제해결은 의사결정 과정에 포함한다. 즉각적으로 문제를 해결하기 위해서 무엇이 문제인가, 무엇이 행해져야 하는가의 차이가 해결에 중점이 있다.

ㅂ 기대와 수행 간의 불일치 문제가 발생하면 효과적인 문제해결과 의사결정으로 비판적 사고의 적용이 필요하다.

ㅅ 비판적 사고의 함양을 위해 간호사는 해석, 분석, 평가, 추론, 설명, 자기조절 기술을 함양해야 한다.

### (2) 의사결정 스타일

① 전체적 스타일

ㄱ 장점 : 빠른 의사결정으로 응급·위급 시에 생산성이 높다.

ㄴ 단점 : 직원의 지도자 의존심을 조장한다. 높은 이직률, 낮은 창의력·동기부여, 불만족 등이 있다.

② 민주적 스타일

ㄱ 장점 : 직원의 창의력, 동기, 도덕이 증대된다.

ㄴ 단점 : 의사결정의 시간이 많이 소비되어 효율이 낮아질 수 있다.

③ 자유방임적 스타일

ㄱ 장점 : 직원이 독립적 업무진행을 하고 조직에 헌신하면 긍정적으로 작용된다.

ㄴ 단점 : 의사결정 과정에서 방향을 제시하지 않으면 혼란 발생 위험이 증가한다.

▎의사결정 스타일 구분

부하직원의 의사결정 참여도에 따라 전체적·민주적·자유방임적으로 나뉜다.

**(3) 의사결정에 영향을 미치는 요소**

① **내적요소** : 의사결정자의 신체적·정서적·상태, 개인의 철학·편견·가치관·흥미·경험·지식·태도가 있다.

② **외적요소** : 시간·자원·환경적 상황이 있다.

③ **의사결정자의 가치관**

　　㉠ 문제의 진술로 의사결정 모든 단계에 영향을 미친다.

　　㉡ 가치관은 개인의 사회·문화·철학적인 배경에 결정되고 의사결정자의 행동으로 윤리적인 토대를 제공한다.

**(4) 의사결정의 유형**

① **정형화 여부에 따른 유형**

　　㉠ **정형적 의사결정⁺** : 빈도는 반복적·일상적이다. 유형은 구조적 문제이다. 해결 방법과 절차는 합리성·이성으로 이루어지고 정책과 규칙 절차에 따라서 진행한다.

　　㉡ **비정형적 의사결정⁺** : 빈도는 일회적·비일상적이다. 유형은 비구조적 문제이다. 해결방법과 절차는 창의력·영감에 의해 이루어지고 모호성에 대한 의사결정자의 인내가 필요하다.

② **확실성 정도에 따른 유형**

　　㉠ **확실성이 높은 상황에서의 의사결정** : 의사결정을 위해 필요한 정보가 정확·예측 가능·신뢰성이 있는 경우를 말한다.

　　㉡ **모험적인 상황에서의 의사결정** : 대안에 따른 결과 예측은 확실하지 않지만 예상 결과의 발생확률은 알 수 있다.

　　㉢ **불확실한 상황에서의 의사결정** : 대안에 따른 결과 예측과 발생확률의 예측이 힘든 상황의 경우이다.

③ **문제의 적용수준이나 범위에 따른 유형**

　　㉠ **전략적 의사결정** : 조직 내부보다 외부환경과 관련된 문제에 대한 의사결정이다. 조직의 성격을 기본으로 좌우하는 의사결정이다.

　　㉡ **관리적 의사결정** : 조직 내부문제에 관한 의사결정이다. 전략적인 의사결정을 구체화하고 조직의 여러 가지 자원을 적절하게 이용하기 위한 의사결정이다.

　　㉢ **운영적 의사결정** : 전략적인 의사결정이나 관리적 의사결정을 구체화한다. 조직의 실제적인 활동이 효율적으로 수행하기 위한 일상 업무의 의사결정이며 하위결정자가 결정한다.

**➕ 정형적 의사결정의 예**

주기적 재고관리가 있다.

**➕ 비정형적 의사결정의 예**

새로운 서비스와 제품의 개발이 있다.

▌**전략적 의사결정**

Strategic decision making

▌**관리적 의사결정**

Managerial decision making

▌**운영적 의사결정**

Operational decision making

**(5) 의사결정의 수준**

① 개인적 의사결정

  ㉠ 인지능력의 차이 : 개인의 학습·기억력·사고력·지능이 문제의 인식·이해, 대안의 정보저장, 검색 처리 능력에 영향을 준다.

  ㉡ 성격의 차이 : 의사결정 방식의 차이를 유발하는 요소이다. 모험적인 사람은 신속한 의사결정을 내리고 독단적 성격은 자신의 견해 안에서만 대안을 생각한다. 안정적인 사람은 장기적 안목에서 계획한다.

② 집단적 의사결정+

  ㉠ 문제해결과 의사결정에서 집단의 참여는 질 높은 의사결정을 가져온다.

  ㉡ 집단적 문제해결은 조직의 꾸준한 발전을 위한 필수요소이다.

  ㉢ 개인이 조직의 의사결정 참여는 개인을 생산적으로 만들고 의사결정 질도 향상 할 수 있다.

**(6) 집단적 의사결정의 기법**

① 브레인스토밍(brainstorming)

  ㉠ 다양하며 가능한 많은 양의 아이디어를 모은 것에 중점을 둔 기법이다.

  ㉡ 구성원의 독창적 아이디어를 자극한다.

  ㉢ 가능한 자유롭고 많은 양의 아이디어 제시, 다른 구성원의 아이디어 제시를 방해하는 평가·비판 금지, 제시된 아이디어 간의 결합을 통한 아이디어 개선 장려가 있다.

② 명목집단 기법(nominal group technique)

  ㉠ 브레인스토밍에 토의·투표 요소를 결합시킨 방법이다. 상호 간의 의사소통이 이루어지는 집단이 아니라는 의미가 내포된다.

  ㉡ 구성원 상호 간의 영향력을 최소화하고 동등한 참여기회를 부여하며 동등한 영향력을 미치는 것이 목적이다.

③ 델파이 기법(delphi technique)

  ㉠ 전문가 집단으로 신뢰성 높은 합의를 얻는 방법이다.

  ㉡ 전문가들 사이에 일체 대화나 상의 없이 반복적인 피드백으로 통계에 의한 아이디어와 대안을 수립하는 방법이다.

  ㉢ 반복적인 브레인스토밍이다. 익명성과 피드백에 의한 반복적인 과정이다. 응답의 통계적 처리가 특징이다.

## 4  문제해결

### (1) 정의

① 문제해결은 의사결정 과정이 포함되고 과정이 촉발되는 문제이다.

② 문제해결을 위해 핵심적인 질문을 적용한다.

③ 문제의 중요성과 관리자의 문제 개입 요구도가 있다.

④ 문제를 다를 능력·권한·지식·흥미·시간·자원·위임·이익의 여부 있다.

### TIP & MEMO

**▌문제해결의 예·아니오**

• '예'인 경우는 관리자는 문제를 수용하고 책임져야 한다.

• '아니오'인 경우는 문제를 무시하거나, 의뢰·위임·자문으로 다른 사람과 협동한다.

### (2) 문제해결과정

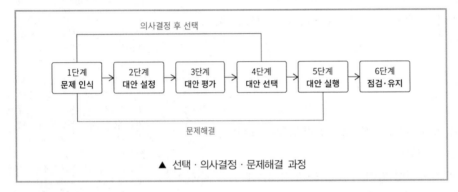

▲ 선택·의사결정·문제해결 과정

① 문제 인식

   ㉠ 문제 진단은 사실을 아는 것이 중요하다. 해석에 의해 사실을 분리하여 객관적이고 서술적으로 문제 범위를 결정한다.

   ㉡ 간호관리자는 문제해결을 위해 우선순위 수립하여 결정한다.

   ㉢ 문제의 부정확한 확인은 해결 실패로 있기 때문에 주의한다.

   ㉣ 문제 확인은 문제와 관련된 사람의 가치·태도·경험·이용 가능한 정보·시간에 영향을 받는다.

   ㉤ 실제적 문제와 문제로 인한 증상을 구분하는 것도 중요하다.

② 대안 설정

   ㉠ 수집 정보는 정확·타당해야 하며 문제와 연관되고 시기적절해야 한다.

   ㉡ 정보가 아닌 직관적 결정은 배제한다.

③ 대안 평가

   ㉠ 문제를 세분화하고 실현 가능한 대안 확인을 위해서 수집된 자료의 분석이 필요하다.

   ㉡ 가능한 많은 대안을 찾는 것이 중요하다. 흑백논리는 피한다. 유연적·개방적·창조적·비판적인 사고가 필요하다.

④ 대안 선택 : 각 대안에 따른 위험과 긍정적·부정적인 결과를 예상한다. 평가를 위한 지표는 비용·시간·효과·법적·윤리적 문제가 해당된다. 목적과 목표 달성 가능성에 따라 순위를 매기고 선택된 대안은 실행 가능성이 높고 만족스러워야 한다.

⑤ 대안 실행 : 발생할 부정적 결과 초래 가능성에 대비해서 대책을 수립한다.

⑥ 점검·유지 : 해결책 수행에 대한 결과 평가에 많은 시간을 투자하지 않는다. 초기에 평가와 모니터링 방법과 책임 여부 그리고 시기를 결정한다.

## 5 재무관리(Finanacial management)

### (1) 정의

① 기업과 병원 조직에 필요한 자금을 합리적으로 조달하고 자금을 합리적 운용하는 관리활동이다.

② 재무관리에서 다루는 내용은 투자결정, 자본조달 결정, 유동성 관리가 있다.

### (2) 재무관리 목표

① 이익의 극대화와 병원 가치의 극대화에 있다.

② 경쟁적인 의료시장에서 병원의 장기적인 이익 극대화는 지속가능성을 확보할 수 있고 가치극대화의 목표로 수렴할 수 있다.

### (3) 재무관리의 기능

① 재무제표(Financial statements) : 병원 재무상태와 경영성과를 나타내는 기본적 회계자료이다. 경영의 성적표이자 재무의사 결정에 유용한 정보이다.

② 재무상태표(Statement of financial position)⁺ : 일정시점에 병원의 재무상태를 나타내는 표이다. 일정시점은 회계연도 종료일을 말한다. 자산·부채·자본으로 구성된다. 누구나 병원의 경영실적을 재무상태표로 확인 가능하다.

③ 손익계산서(Income statement) : 일정 기간 병원의 경영성과를 보여준다. 1년의 회계단위 기간 동안 수익·비용·이익으로 구분하고 재무상태의 변화를 나타낸다.

④ 현금 흐름표(Statement of cash flows) : 일정 기간동안 병원의 현금 유입·유출과 관련된 정보를 나타내는 재무제표이다. 현금이 매년 어떻게 증가·감소하는지 구체적으로 확인할 수 있다.

▍재무제표에 포함하는 보고서
재무상태표, 손익계산서, 현금흐름표가 있다.

➕ 재무상태표
재무상태표에서 자산은 왼쪽에 자본과 부채는 오른쪽에 기재한다. 재무상태표는 병원의 재무적 건전성과 부실을 나타내고 전년대비 성장세를 확인할 수 있다.

## 6 예산(Budget)

### (1) 정의

① 일정 기간의 조직의 수입과 지출에 대한 계획이다.

② 조직이 성취하려는 임무를 효과적·효율적으로 수행한다. 필요한 자금의 조달·사용에 대한 의사결정 과정으로 예산을 수립하는 것이다.

③ 조직의 목표달성을 위한 계획을 수치로 표현하는 것이며 한정된 자원을 배분하고자 하는 의사결정 과정이 예산이다.

### (2) 예산의 이점

① 계획의 실현가능성을 조기에 확인하고 상세하고 종합적인 계획을 세울 수 있다.

② 예산안을 통하여 관계자 간의 정보교환이 원활해지고 각 부서 간의 사업에 대한 이해와 협조를 얻을 수 있다.

③ 자원의 활용과 직원의 능률을 자극한다.

④ 사업계획에 필요한 승인과 교섭과 같은 절차를 피할 수 있다.

### (3) 예산편성방법

① 점진적 예산편성 방법(Incremental budgeting)[+]
  ㉠ 장점 : 실행이 간단하고 신속하며 전문지식 없이도 수립이 가능하다.
  ㉡ 단점 : 서비스와 프로그램 중에 우선순위가 고려되지 않는다. 수명이 다한 조직 활동에도 자금이 할당되는 오류가 있다.

② 영기준 예산 편성 방법(ZBB, Zero-based budgeting)[+]
  ㉠ 장점 : 업무량과 성과를 측정하여 조직관리에 필요한 자료를 수집하고 개발할 수 있다. 활동 목표를 명확히 하고 수행하는 사업의 우선순위를 설정한다. 우선순위가 낮은 사업의 종료와 예산삭감을 하면서 사업의 효과성이 향상된다.
  ㉡ 단점 : 예산편성에 업무량이 가중되며 전체적 차원의 우선순위 설정과 활동의 목표 설정을 명확하게 하는 것이 어렵다. 의사결정 단위의 정확한 정의가 쉽지 않다.

### (4) 예산의 유형

① 운영예산(Operational budget)
  ㉠ 조직이 일 년간 사용할 재화와 서비스에 대해서 편성되는 예산으로 일상적인 관리 운영으로 기술되며 1년 단위이다.
  ㉡ 간호관리자의 재무기능 중에 가장 많은 시간을 할애하는 부분이다.
  ㉢ 운영예산에 포함되는 것은 인력예산, 공급과 지출예산, 세입예산이 있다.

▌간호단위 예산관리

간호관리자가 인력과 관리운영 예산의 공급과 지출과 관련된 재정목표의 성취를 책임지면서 이루어진다.

➕ 점진적 예산편성 방법

전통적인 예산수립 방법이다. 전년도 총비용이 옳다는 가정하고, 전년도 비용에서 차기 연도 물가상승률과 이자율을 반영하여 예산액을 편성한다.

➕ 영기준 예산 편성 방법

근본적으로 모든 사업의 재검토로 이루어지는 방법이다. 점진적 예상편성과 반대이다. 예산 적합성의 여부와 관계없이 조직체 모든 사업 활동에 '0'을 기준으로 적용한다. 계속된 사업을 신규 사업처럼 새로 분석·재평가하여 우선순위를 설정한다.

▌세입예산

Revenue budget

② **자본예산(Capital budget)**

 ㉠ 내구연한이 1년 이상인 시설과 장비에 고정자산의 취득에 관한 예산이다.

 ㉡ 대부분은 기관에서 자본지출은 품목의 비용과 수명기간에 따라 분류한다.

 ㉢ 일정 기간 반복적으로 재사용되는 장비의 비용·건물·토지가 포함된다.

③ **현금예산(Cash budget)**

 ㉠ 자원과 현금의 흐름을 위해 예상되는 수입·지출을 예측한 예산이다.

 ㉡ 매월 현금수령과 지출을 위한 관리 운영 계획이다.

 ㉢ 주요 현금예산은 일시적 현금위기를 일으킬 수 있고 시차적인 전략적인 방법으로 조정한다.

 ㉣ 현금예산은 관리운영과 자본예산만큼 중요하다.

④ **인력예산(Personal budget)**

 ㉠ 조직 운영에 필요한 노동력 조달의 소요비용 산출이다.

 ㉡ 간호관리자는 환자의 인원수나 간호 요구도가 항상 바뀌는 것을 인지하고 즉각적 변화를 반영하여 인력계획을 한다.

 ㉢ 인력예산을 수립할 때 조직 정책에 채택된 환자일당 표준 간호시간을 확인해서 일일 인력계획을 준비하고 직위를 구성한다.

**(5) 예산과정**

① **예산 편성** : 자본예산, 부채관리, 재정상태의 평가, 세입과 세출의 예측, 비용분석이 이루어진다.

② **예산 심의** : 예산 편성과정에서 제공된 정보의 재검토를 한다.

③ **예산 집행** : 회계, 조세·지출 행정, 구매, 자금관리, 투자가 있다.

④ **예산 결산** : 감사가 이뤄진다.

## 7   조직

**(1) 정의 및 특징**

① 조직을 관리하는 관리자는 조직의 효율적인 목표달성을 위해 조직구조를 체계적으로 설계하는 것이 필수적이다.

② 조직 설계, 권한, 권력, 조직화 기본원리 등의 이해와 실무적용이 중요하다.

③ **조직 과정과 구조**

 ㉠ **조직화** : 조직 형성 과정을 의미하는 동태적 표현으로 기능적인 의미를 내포한다.

 ㉡ **조직** : 관리활동에서 효과적 운영과 업무 수행 담당자가 수행할 직무·역할·상호관계를 규정하는 것이다. 조직화된 구조를 의미하는 정태적 표현으로 조직화 과정의 결과인 구조로서 조직을 말한다.

④ 조직의 정의
  ㉠ 특정 목표를 달성하기 위한 협동체로 규범적 질서, 계층적 구조, 의사결정 체제를 이루는 개방체제이다.
  ㉡ 사회적 가장 기본적 기능단위이며 목적 지향적 활동단위이다.
  ㉢ 개인에게는 인간 의지의 실현도구이고 삶에 광범위한 영향을 주는 실체이다.

⑤ 조직을 바라보는 관점
  ㉠ 효율성을 추구하는 합리적인 시스템으로서 조직이다.
  ㉡ 인간을 강조한 자연적 시스템으로서 조직이다.
  ㉢ 환경과의 상호작용을 강조하는 개방체계로서 조직이다.

⑥ 조직의 특성
  ㉠ 합리성의 지배를 받고 일반적 계층구조를 가지며 공식적 구조와 과정이 존재한다.
  ㉡ 사명, 비전, 철학, 목표를 가진 다수의 구성원으로 구성된다.
  ㉢ 시간 선상에서 움직이는 동태적 존재이며 수명을 가진다.

## (2) 조직설계 유형

① 기계적 조직
  ㉠ 구조가 복잡하고 공식화와 집권화의 정도가 높다.
  ㉡ 관료제적 조직설계를 가져와 직위가 높으면 의사결정이 집중되고 명령 계통의 일원화와 수직위계 질서가 수립된다.

② 유기적 조직
  ㉠ 구조가 단순하며 공식화·집권화의 정도가 낮다.
  ㉡ 수직적 위계보다는 수평적으로 의사결정이 되어 일을 표준화하지 않는다.
  ㉢ 간호조직에서 최선의 조직과 유일한 조직구조는 없다. 간호관리자는 의료기관 환경에 이상적 조직구조를 찾고 검증하여 타부서와의 타협·협동을 한다.

## (3) 조직의 구성요소

① 복잡성
  ㉠ 정의 : 조직의 분화로 하위단위의 세분화 정도를 의미한다.
  ㉡ 수평적 분화 : 과업의 분화로 세분화된 활동을 직무와 대응하는 것이다. 그룹별로 결합시키는 과정으로 부서 편성과 부문화라고 한다.
  ㉢ 수직적 분화 : 조직구조의 깊이를 의미한다. 최상층 권한계층에서 최하층까지 아우르는 계층 수이다. 계층 수가 많으면 의사소통 왜곡 가능성은 높고 직원들 사이에서 의사결정 조정도 어렵다.

▌기계적 조직
Mechanistic Organization

▌유기적 조직
organic organization

▌복잡성
Complexity

▌분화
Differentiation

② 공식화

  ㉠ 정의 : 조직 내에 업무의 표준화 정도를 의미한다. 조직 구성원들이 수행하는 업무들의 공식적 정도에 대한 개념이다.

  ㉡ 조직관리의 공식화 이유 : 조직구성원 행동의 정형화는 통제가 수월해지며 행동과 결과 예측이 높아진다.

  ㉢ 규칙 · 절차의 정형화 : 조직 내에 규칙과 절차가 정형화되면 조직구조는 공식적으로 조직구조 형태가 된다.

③ 집권화[+]

  ㉠ 정의 : 조직 내에 자원배분과 관련한 의사결정의 집중도와 직무수행의 직위 간에 권한을 분배 하는 것이다. 자원 분배와 조직정책 관련하여 개인 · 직무에 관한 의사결정 참여의 정도를 말한다.

  ㉡ 장점 : 통일성, 비용 절약, 위기나 외부환경 영향에 신속한 대처가 가능하다

  ㉢ 단점 : 조직의 관료주의 · 권위주의적 성향을 초래한다. 행정 실효성에서 벗어나기 쉽다. 창의정 · 자주성 · 혁신성이 결여되고 조직의 탄력성이 결여된다.

⑷ 조직 구성 관련 요소

① 직위(Position)

  ㉠ 공식 조직에서 역할에 대한 위치로 조직의 구조적 측면을 구성한다.

  ㉡ 조직 내의 총체적인 직무의 체계적 배열 안에 존재하는 위치이다.

  ㉢ 직무 간에 일련의 권리와 의무를 나타내는 계층적 구조이다. 직위 점유자의 적절한 관계 · 행위를 설명한다.

② 역할(Role) : 지위와 직위에 따라 수행하는 기대 행동이다.

③ 권력(Power)

  ㉠ 사회적 관계에서 어떤 개인이나 집단에 영향을 미치는 정도이다.

  ㉡ 공식적이지는 않지만 조직 구성의 변수를 강제하고 통제할 수 있는 힘이다.

  ㉢ 조직의 총체성을 확보할 수 있는 기본적 · 필수적 개념이다.

④ 권한(quthority) : 조직 규범에 따라 정당히 승인된 권력이다. 조직의 의사결정과 행동을 행하고 자원을 임의로 사용할 수 있는 공식적 권리이다.

⑤ 책임(responsibility) : 권한과 반대되는 개념이다. 자신의 직위와 관련하여 수행해야 할 임무와 의무를 뜻한다.

⑥ 책무(accountability) : 책임보다 특수하고 협의적 의미이다. 직위에 부과된 업무 수행에 따른 책임과 임무이다. 업무에 대한 의사결정 권한이 부여되었을 때 성사되는 개념이다.

TIP & MEMO

▌ 공식화

Formalization

▌ 집권화

Centralization

➕ 집권화의 효용성

일상적 · 규칙적인 직무수행과 조직 생존이 외부 영향을 많이 받을 경우이다.

⑦ 위임[+]

  ㉠ **정의** : 관리자 업무의 일부분에 대해서 권한과 책임을 주는 것이다. 구성원에게 독자적 활동을 위한 적절한 권한을 양도하고 필수적인 자원을 제공한다.

  ㉡ **적용 원칙** : 책임 절대성의 원칙, 예외의 원칙이 적용된다.

  ㉢ **간호업무 위임 시 고려사항** : 잠재적 해악, 위임되는 업무 · 직무의 복잡성의 정도, 문제해결과 혁신성의 정도, 결과의 예측 불가능성, 상호관계의 정도가 있다. 간호사는 자신의 업무 위임에 있어서 올바른 과업 · 환경 · 사람 · 지시 · 의사소통 · 감독을 확인할 필요가 있다.

  ㉣ **장점** : 관리자는 조직 전체에 해당하는 중요한 일과 고차원적 업무에 전념할 수 있다. 부하직원의 경험을 업무에 활용하고 잠재력을 키울 수 있고 관리자와 부하직원 모두 전문성을 살릴 수 있다.

  ㉤ **단점** : 권한 분산으로 부서별 이기주의가 팽배하고 조직 전체 비용이 증가한다.

## (5) 조직화 과정

① **목표설정(1단계)** : 진행할 일을 결정하기 위해 우선적으로 사업 달성 목표를 설정하는 단계이다.

② **업무의 분화(2단계)** : 설정한 목표를 달성하기 위해 필요한 활동을 확인 · 분류하고 수행에 필요한 활동을 논리적으로 정의하고 분석한다.

③ **조직구조의 구성(3단계)** : 수행해야 할 업무 · 사람 · 장소를 기초로 조직의 구조를 구성한다.

④ **과업활동의 조정(4단계)** : 조직구성원의 활동이 조화를 이루기 위해 구성원이 담당하는 권한 · 책임 · 책무의 관계를 전체적 조직의 구조 안에서 파악한다.

## (6) 조직화의 원리

① **계층제의 원리(Principle of hierarchy)** : 공식조직 내 구성원 상 · 하 간의 등급과 계층을 설정한다. 계층 간에 권한과 책임을 분배하여 명령 · 지휘 · 감독의 체계를 확립하는 것이다.

| 기능 | 역기능 |
|---|---|
| • 계층제는 조직에 기능을 부여한다.<br>• 권한과 책임 위임의 통로이다.<br>• 조직목표설정과 업무배분의 통로이다.<br>• 의사소통의 통로이다.<br>• 조직 내 명령통일의 통로이다.<br>• 지휘 · 감독을 통한 조직의 질서유지 통로이다.<br>• 조직 내부의 분쟁을 조정하고 해결하는 수단이다. | • 변하는 조직 환경에 신축적 대응이 어렵다.<br>• 의사소통이 왜곡되어 자유롭고 융통성 있는 인간관계 형성이 어렵다.<br>• 비합리적인 관계로 조직구성원이 변질되기 쉽다.<br>• 개성의 상실로 조직구성원의 소속감을 감소시키게 된다. |

TIP & MEMO

➕ **위임의 구성요소**

• **위임자** : 업무 수행을 위한 정부 면허 · 기관 직위에 의해 권한을 부여한다. 간호사는 학위, 면허, 정책에 따라 권한을 부여받는다. 위임자는 자신의 실무범위 내에서만 위임이 가능하다. 과업을 완수의 책임은 위임자에게 있으므로 피위임자의 수행 수준을 알아야 한다.

• **피위임자** : 위임자에게 지시를 받는 사람이다. 근무지 환경과 기관의 정책에서 관계가 형성된다.

• **과업** : 위임되는 활동이다. 일시적 · 세부적 업무를 위임한다. 조직 전체에 영향을 주지 않는 일을 부하에게 위임한다.

• **대상자 · 상황** : 대상자의 간호 목표를 보장한다. 대상자 안전을 위하여 위임되는 간호 상황과 대상자를 명확히 한다.

▌**절대성의 원칙**

Principle of absoluteness of responsibility

▌**예외의 원칙**

Principle of exception

② **통솔범위의 원리**

    ㉠ 지역적 분산도가 좁을수록 관리 폭은 넓어진다.

    ㉡ 막료의 자원이 많을수록 관리 폭이 넓어진다.

    ㉢ 관리자의 경영관리 기능이 많고 복잡할수록 관리 폭은 좁다.

    ㉣ 조직 정보전달 능력 · 기법의 발달은 관리 폭을 넓힌다.

    ㉤ 부하의 능력이 유능하면 관리 폭이 넓다.

    ㉥ 부하의 과업은 일상적 · 반복적 · 비전문적일수록 관리 폭이 넓다.

    ㉦ 조직의 계획과 방침이 명확할수록 관리 폭이 넓다.

③ **명령 통일의 원리**(Principle of unity of command)

    ㉠ **정의** : 조직의 질서 유지를 위해 명령체계 확립을 요구하는 것으로 구성원들은 상사로부터 지시를 받고 보고할 책임을 갖는 원리를 말한다.

    ㉡ **장점** : 책임소재가 확실하다. 상급자 · 하급자 사이의 명령, 보고의 대상이 명확하고 전체적 조정이 가능하다. 혼란을 최소화하고 비능률과 무책임을 줄일 수 있다.

    ㉢ **단점** : 계층적 권위가 과도하게 작용한다. 소통할 때 하급자의 심리적 부담이 가중되고 기능 전문가의 영향력 감소되면서 업무지연이 발생한다.

④ **분업전문화의 원리**(Principle of specialization)

    ㉠ **정의** : 조직 업무를 종류와 내용별로 나누어 조직구성원들에게 주된 업무를 분담하여 합리성과 관리의 능률을 증가시키는 원리이다.

    ㉡ **장점** : 가장 효율적 업무수행 방법을 확인하고 생산적 업무를 수행한다. 단순화와 기계화가 가능하며 업무수행 개인적 차이를 해결할 수 있다.

    ㉢ **단점** : 업무의 기계화 가속에 따른 비인간화와 지나치게 분업이 강조된다. 조직 전체의 업무 중복이 초래되고 단위들 간의 조정이 어렵다. 단순하고 반복되는 업무로 흥미상실과 능력개발이나 자아실현의 욕구를 저해하게 된다.

⑤ **조정의 원리**(Principle of coordination)[+] : 조직 공동 목표 달성을 위한 조직구성원들의 행동 통일과 집단 노력을 질서 있게 배열하여 조직의 존속과 효율화를 추구하는 원리이다.

## (7) 간호 조직구조 결정요인

① **전략**

    ㉠ 조직에서 중요 결정은 경과에 따라 하나의 패턴으로 발전하는 미래지향적 개념이다.

    ㉡ 조직구조는 조기목표 달성을 위해 관리활동을 돕는 도구이다. 전략은 달성할 목표에 따라 결정된다. 전략과 조직구조는 상호 밀접한 관련을 가지게 된다.

**⊕ 효과적인 조정 방법**

위원회 및 막료기구를 활용하고 조직 수평부서 간의 업무활동을 구조적 · 기능적으로 통합하며 조직의 정보체계를 확립한다. 명령계통을 단일화하여 모든 조직 단위의 책임과 권한을 명확히 한다. 조직의 모든 구성원이 따를 수 있는 규정과 절차를 마련하고 조직 목표 설정과 달성을 위한 계획을 수립한다.

▎**전략**
Strategy

② **조직규모** : 규모가 커질수록 부서가 많아지고 부서 간에 이질화가 심화되면서 통합과 조정의 요구도 커진다. 조직규모는 인적자원의 규모로 측정되기도 한다.

③ **기술** : 조직 내 투입물을 산출물로 변환시키는 과정과 방법에 적용된다. 기술의 복잡성이 증가할수록 관리자와 계층의 수는 증가한다.

④ **환경**

ㄱ 조직을 둘러싸고 있는 모든 요소이다. 조직 구조의 중요한 결정요소는 조직의 존폐에 영향을 주지만 조직에서 관리와 통제가 어렵다.

ㄴ 관리자는 환경 영향에 최소화하는 것이 중요하다.

⑤ **권력 – 통제** : 조직구조 결정요인의 요소이다. 이해관계를 추구하는 조직구조는 조직 내부 구성원의 권력과 통제로 조직 형태와 방향이 변화된다.

**기술**
Technology

**환경**
Environment

## (8) 조직구조의 유형

① **공식 조직**

ㄱ 공식적으로 계획되어 성립된 조직구조이다. 조직목표 달성을 위해 역할관계를 인위적으로 체계화한 구조이다.

ㄴ 공식조직의 특성과 기능으로 조직목표 달성을 위해 의도적으로 구성된다.

ㄷ 계층 및 부서 간의 권한 · 책임 · 의사소통의 분명한 경로로 구성원 모두에게 구체적인 직무를 할당한다. 지위 · 신분의 체계가 문서화된다.

② **비공식 조직**

ㄱ 인간의 상호관계를 바탕으로 형성되는 자생적 조직으로 직 · 간접적으로 조직의 공식조직에 영향을 미친다.

ㄴ 형태는 비가시적이고 대인관계는 계층 및 부서 간의 규정에 얽매이지 않는다. 상호욕구나 필요에 의하며 리더십은 상호욕구와 필요에 의해 선출된다.

ㄷ 행동의 통제는 욕구충족에 의해 이루어진다. 의존성은 비제도적 · 비의존적이다. 질서는 조직의 부분적 서열상 위계적이다.

ㄹ 조직구성원 과업 달성에 도움을 준다. 의사소통이 원활하여 서로 지원과 보호를 받는다.

ㅁ 일체감 · 소속감 · 만족감을 불러일으켜 조직의 생리현상을 파악할 수 있다.

ㅂ 욕구불만 상태를 토로하고 상의하여 완충제 역할을 한다.

ㅅ 변화에 대한 저항을 초래하고 본연의 업무수행이 어렵다.

ㅇ 목표 달성을 위한 노력을 다른 쪽으로 돌리거나 부당한 정보와 소문으로 조직구성원 사기저하를 가져올 수도 있다.

③ 라인조직

　㉠ **정의**: 가장 오래되고 단순한 공식조직의 조직구조로 계선조직이라고도 한다.

　㉡ **장점**: 관리자와 부하 간의 명령이 수직적 · 직접적 관계로 강력한 통솔력이 행사된다. 권한과 책임 소재와 한계가 명확하며 의사결정 신속화가 가능하여 업무수행이 용이하다.

　㉢ **단점**: 분업전문화로 업무가 단조롭고 직원 간에 거리가 발생한다. 의사결정에 있어 독단적으로 행해질 수 있고 조직의 경직화로 환경변화에 민감하게 적응하기 어렵다.

④ 라인 – 스태프조직

　㉠ **정의**: 조직이 성장하여 관리규모가 확대되고 내용이 복잡해지면 관리자를 늘리는 것만으로 경영활동의 능률적인 수행이 어렵다. 라인관리자의 업무를 조언하는 스태프(막료)의 기능이 설치된 것이 라인–스태프 조직이다.

　㉡ **장점**: 의사결정자의 독단을 막고 전문지식과 경험을 활용한다. 합리적 의사결정이 가능하며 조정이 용이하게 진행된다. 조직의 신축성을 가져와 최고관리자의 통솔범위를 확대시킨다. 관리책임자의 관리의 질을 높인다.

　㉢ **단점**: 계선과 막료 간의 갈등이 발생할 수 있다. 권한과 책임소재와 한계가 불분명하여 조직 내 의사소통이 혼란스러울 수 있다. 행정지연과 지출경비로 인하여 낭비의 위험성도 존재한다.

⑤ 직능조직

　㉠ **정의**: 조직이 복잡해지고 규모가 커지면 직무를 유형별로 통합시켜 조직을 기능적 구조로 구성하여 형성된 조직이다.

　㉡ **장점**: 자원이 효율적으로 이용되고 같은 업무의 반복으로 기술적 발전 및 기능적 숙련도의 발전이 가능하다. 중앙집권식 의사결정으로 조직의 통합성 유지가 가능하고 기능 간에 조정력이 강화된다.

　㉢ **단점**: 업무의 전체적인 조정이 어렵다. 의사결정 시 중앙집권화로 시간 소모와 관리비 지출이 많고 환경변화에 효율적인 대처가 어렵다. 다기능적인 업무를 수행할 때 책임소재가 불분명해 질 수 있다.

⑥ 프로젝트 조직

　㉠ **정의**: 특정 목표와 과업 달성을 위해 일시적으로 만들어진 임시조직으로 다양한 전문가로 구성된다.

　㉡ **장점**: 조직목표가 분명하고 기동성을 부여하며 업무를 신속 · 정확 · 효과적으로 수행할 수 있다. 프로젝트 특성에 따라 인적 · 물적 자원의 탄력적 운영할 수 있고 환경변화에 민감하여 신규 사업과 기술개발에 적용한다.

　㉢ **단점**: 일시적 · 한정적 조직이여서 관리자의 관리능력에 의해 업무 성과가 나타난다. 업무의 일관성이 유지되기 힘들며 구성원들의 명령 통일성 · 충성심이 약화되어 조직 내 명령계통과 권한관계를 혼란시킬 수 있다.

■ 라인조직
line organization

■ 라인 – 스태프조직
line – staff organization

■ 직능조직
functional organization

■ 프로젝트 조직
project roganization

⑦ 매트릭스 조직

  ㉠ 조직의 직능부문을 전문화한 부문을 프로젝트로 통합한 조직이다.

  ㉡ 라인조직에 완전히 흡수되어 조직 형태로서 불확실하고 규모가 큰 경우, 부서 간에 의존성이 높고 생산과 기능이 둘 다 전문화가 필요할 때 유리하다.

  ㉢ 장점 : 전문기술자 간의 상호의존성을 높여 서로 협조한다. 최고관리자는 일상 업무에서 벗어나 계획수립 기능에 전념하고 구성원의 성장과 발전을 도모하여 자원이용을 효율적으로 하고 환경변화에 잘 대처할 수 있다.

  ㉣ 단점 : 관리자 간의 권한 문제해결을 위한 시간이 소요되고 관리비용이 증가한다. 인간관계 기술을 높이기 위한 훈련도 필요하고 마찰로 인해 권한 균형 유지가 어렵다. 이중 권한으로 구성원들은 좌절과 혼란을 야기한다.

⑧ 학습조직

  ㉠ 조직구성원이 진실로 원하는 성과 달성을 위한 지속적 역량 확대, 포괄적 사고능력 함양, 집단적 열망을 자유롭게 표출, 학습방법의 공유로 지속적으로 배우는 조직이다.

  ㉡ 성격이 다른 두 가지 학습활동인 적응적 학습과 생성적 학습의 의미를 동시에 가진다.

  ㉢ 일정 활동 이후 특정시점에 종료되는 혁신기법이 아니고 외부 특정 전문가보단 조직 구성원 모두가 전문가가 되도록 제도적 도움을 제공한다.

  ㉣ 인간존중을 통한 생산성 향상이 기본정신이다. 자신과 타인의 경험과 시행착오를 통한 학습활동을 높게 평가한다.

  ㉤ 비공식적이며 비정규적 조직구성원의 자발적 학습활동을 중시한다. 단기간 투자로 당면 문제의 치료를 목표로 하지 않는다.

⑨ 팀 조직

  ㉠ 환경변화의 예측과 신속하고 유연한 대처를 위한 것이다.

  ㉡ 조직구조 체제를 수평적인 조직원리를 통해 인적자원의 효율적으로 활용하고 의사결정을 신속하게 한다.

  ㉢ 개인중심에서 팀 중심으로 업무를 추진하고 명령계통의 단축을 통해 자율적으로 운영되는 조직이다.

⑩ 프로세스 조직

  ㉠ 고객의 가치를 가장 이상적으로 반영하는 것이다.

  ㉡ 조직구조, 담당자 직무 특성, 인적조건, 조직문화를 새로운 형태로 변화한다.

  ㉢ 프로세스의 유형에 가치창출 프로세스, 지원 프로세스, 자산창출 프로세스, 조정과 통합 프로세스가 있다.

**매트릭스 조직**
matrix organization

**적응적 학습**
Adaptive learning

**생성적 학습**
Generative learning

**프로세스 조직**
process organization

⑪ 네트워크 조직

㉠ 조직의 비대화 전략적 제휴로 인해 만들어졌다.

㉡ 수평적·공간적으로 공식 조직경계를 뛰어넘는 통합 메커니즘을 갖춘 조직이다. 느슨하게 연결된 공생적 네트워크이다.

㉢ 구조 : 고도의 분권화, 조직계층, 네트워크 및 상호 신뢰관계, 네트워크 통합시스템을 구축하고 있다.

㉣ 조직원 : 신뢰성, 다기능성, 협조를 바탕으로 한다. 네트워크를 통한 시너지효과, 조직 간소화, 외부자원의 활용이 기대된다.

㉤ 장점 : 집단·조직 간의 관계 양식과 외부자원의 조직화 방안을 제시한다.

㉥ 단점 : 특정 집단·조직 내에서 운영방안 제시가 미흡하고 분권화로 인해서 통제에 문제가 있다.

■ 네트워크 조직
network organization

(9) 조직문화

① 정의

㉠ 인간의 사고와 행동을 결정하는 요인이다. 역사의 산물로 현재를 과거·미래와 연결하고 공유된다.

㉡ 학습되는 것으로 새로운 구성원들에게 전달·공유되어 비가시적이고 핵심적인 가치관에 기초한 의례·의식·상징물 같은 유형적인 방법으로 표현된다.

㉢ 스스로 통합성을 유지하고 모든 조직은 조직문화를 가지고 있다.

㉣ 조직문화는 고유하지만 상위 문화인 사회문화와 공유하는 것이 많아 정체되지 않고 변화한다.

② 파스칼(Pascale)·아토즈(Athos)·피터스(Peters)·워터맨(Waterman)의 조직문화 구성요소

㉠ 공유가치, 전략, 구조, 관리시스템, 구성원, 관리기술, 리더십 스타일이 있다.

㉡ 밀접하게 연결되어 상호의존적 관계에 조직의 독특한 문화적 특성이 있다.

■ 공유가치
shared value

③ 커밍스(Cummings)·월리(Worley)의 조직문화 구성요소

㉠ 가시적 수준 : 간호기술, 간호서비스 내용, 간호인적 자원관리정책, 간호전달체계가 있다.

㉡ 인지적 수준(Awareness) : 간호조직, 간호단위관리자, 간호사의 가치관이다.

㉢ 잠재적 수준(Invisible·preconscious) : 간호에 대한 이념, 간호활동의 본질, 간호사의 인간본성이 있다.

④ 해리슨(Harrison)의 조직문화 유형

㉠ 인적갈등을 일으키는 권력지향형

㉡ 관료적 문화를 나타내는 역할지향형

㉢ 목적달성에 높은 가치를 부여하는 과업지향형

㉣ 인간적 목적과 욕구를 개발하려는 인간지향형

⑤ 퀸과 맥그래스(Quinn, McGrath)의 조직문화 유형

ㄱ 정보처리 관점에서 환경에 대한 인식패턴과 반응패턴의 결과이다.

ㄴ 관계지향문화, 혁신지향문화, 업무지향문화, 위계지향문화로 조직문화를 구분한다.

⑥ 조직문화의 기능

ㄱ 사고의 틀과 행동규범을 제공한다.

ㄴ 높은 가치와 느끼는 감정에 대한 정감패턴의 기능과 일체감을 제공한다.

ㄷ 타조직과 비교하여 우월감과 적대감을 함양한다.

ㄹ 행동규제와 특정행동 금기는 통제체제로서 기능이 있고 조직문화가 조직의 성과에 영향을 미치는 기능이 있다.

⑦ 조직문화의 중요성

ㄱ 조직문화는 조직성과의 향상에 영향을 준다.

ㄴ 공유 가치는 구성원들에게 조직체의 기본가치 · 전통 · 조직체만의 고유 특성으로 조직체와 구성원 간에 동일성 개념을 함양한다.

ㄷ 조직문화는 구성원에게 가치판단의 기전이 된다.

ㄹ 행동지침으로 작용하여 안정감과 조직과의 관계와 이해도를 높여 소속감이 증대되며 조화관계를 조정한다.

⑧ 간호조직문화의 유형

ㄱ 관계지향 문화 : 조직 내에 인간관계 유지가 중심이다.

ㄴ 혁신지향 문화 : 조직 외부환경에 대한 적응성이 중심이다.

ㄷ 과업지향 문화 : 조직목표성과의 달성과 과업수행의 생산성이 강조된다.

ㄹ 위계지향 문화 : 안정적인 기반에 내부 효율성을 추구한다.

⑨ 우리나라 간호조직문화 특성을 나타내는 문화요인

ㄱ 조직 차원에서 전문성 · 보편성이 있다. 간호조직은 개방적이고 우수한 전문직이지만 자율성이 부족하다.

ㄴ 실무 차원 : 개방성 · 엄격성 · 책임추궁 · 규범성 · 보수성이 강조된다.

ㄷ 개인 차원 : 공동 운명체 · 동료 의식 · 정의로움 · 고지식함 · 개별성 · 자율성이 필요하다.

⑽ 조직변화

① 정의

ㄱ 조직을 구성하는 사람 · 구조 · 기술 등의 변화로 조직 시스템을 이루는 모든 구성요소이다.

ㄴ 독립된 부분으로 변화가 가능하나 변화는 다른 변화도 자극하여 궁극적으로 조직 전체를 변화시킨다.

ㄷ 관리자는 조직 내 · 외부의 변화요인 파악과 관리가 필요하다.

ㄹ 긍정적인 변화를 유도하며 새로운 조직구조, 관리방식, 조직목표, 전략을 변화시켜야 된다.

▌간호조직 문화의 영향을 주는 요소

• 간호직원이 공유하는 가치와 신념

• 간호직원의 태도 · 행동 · 일상업무 수행

• 조직에 대한 적응 · 몰입, 직무 만족, 지각 · 조퇴 · 결근 · 이직률

• 외부고객(대상자)과 내부고객(간호직원)의 만족도

• 서비스질의 보장 · 향상 · 관리

• 간호조직의 효과성 · 효율성 · 생산성

② 조직변화의 접근방법

　ㄱ 구조적 접근법(structural approach) : 전통적인 조직원칙을 적용하여 구조변화를 일으킨다.

　ㄴ 기술적 접근법(technical approach) : 기술변화를 통해서 변화한다.

　ㄷ 구성원 접근법(people approach) : 구성원들의 태도 · 기술 · 가치관의 변화로 조직변화를 이끈다.

③ 계획적 조직변화 : 조직 변화를 위해 사전에 미리 변화를 기획 · 실행하는 것이다.

④ 조직변화 과정 : 레빈(Lewin)의 조직 변화의 준비 3단계이다.

　ㄱ 해빙기(unfreezing) : 구성원의 고정관념과 가치의식을 녹이는 단계이다.

　ㄴ 변화기(moving) : 변화영역을 실제 변화로 주입하는 단계이다.

　ㄷ 재결빙기(refreezing) : 변화의 노력으로 형성된 가치관과 행동이 반복 · 강화되어 영구적 패턴이 되는 강화과정 단계이다.

## (11) 조직개발(Organization development) 과정

① 문제진단 : 계획적 변화의 첫 번째 과정이다. 문제 증상을 지각하고 담당자의 연구와 조사로 문제를 진단(problem diagnosis)한다.

② 변화전략(change strategy) 수립 : 문제의 요인을 기술적 · 구조적으로 분석한다. 구성원의 행동측면과 조직의 공식적 · 관습적 제약조건으로 실행 가능한 변화의 전략과 방법을 설정한다.

③ 변화집행(change implementation)

　ㄱ 변화를 집행하는 과정이다. 담당자의 개입으로 진행된다. 시스템의 구조적 변화, 교육 훈련, 감수성 훈련, 팀 구축, 목표 관리와 같은 다양한 조직개발 기법을 적용한다.

　ㄴ 개인행동 개발에 이용되는 조직개발 기법 : 스트레스 수용능력 개발, 감수성 훈련, 상호작용 분석, 관리 그리드 1단계, 교육 훈련, 경력계획 능력개발이다.

　ㄷ 집단행동 개발에 이용되는 조직개발 기법 : 대면, 과정 자문, 관리 그리드 2단계, 설문조사 피드백, 교육 훈련, 팀 구축, 집단 간 상호작용 분석이 있다.

　ㄹ 조직체 행동개발에 이용되는 조직개발 기법 : 조직문화, 경영혁신, 직장생활의 질 향상, 목표관리, 관리 그리드 4~6단계가 있다.

④ 결과 평가 : 집행된 변화 결과에 대한 효과를 주기적으로 측정 · 평가하는 단계이다. 변화전략과 방법을 평가하고 과정을 조정 · 수정한다.

▌조직변화의 유형

• 강압적 변화(Coercive change)
• 경쟁적 변화(Evulative change)
• 계획적 변화(Planned change)
• 기술관료적 변화
  (Technocratic change)
• 사회화 변화
  (Socialization change)
• 상호작용적 변화
  (Interactional change)
• 자연적 변화(Natural change)
• 주입형 변화
  (Indoctrinational change)

▌조직변화 전략

• 경험적-합리적 전략
  (Empirical-rational strategy)
• 규범적-재교육적 전략
  (Normative-reeducative
  strategy)
• 권력-강제적 전략
  (Power-coercive strategy)
• 동지적 전략
  (Followship strategy)
• 정책적 전략(political strategy)
• 경제적 전략(economic strategy)
• 학문적 전략(academic strategy)
• 공학기술적 전략
  (Engineering strategy)

⑫ **팀 빌딩(Team building)**

① **정의** : 보편적으로 사용되는 조직개발 기법이다. 단위 집단구성원이 자발적으로 참여하여 조직의 풍토를 변화시켜서 성과를 내는 것이다.

② **목표** : 조직의 공식적인 임무 수행을 작업하는 구성원들과 협조적인 관계를 형성하여 임무수행을 효율적으로 하는 것이다.

③ **특징** : 구성원의 이해와 커뮤니케이션, 적절한 리더십, 선택적이고 적절한 팀 형성, 구성원 간의 상호신뢰, 갈등의 효과적 처리, 적절한 개인기술의 이용이다.

④ **팀 빌딩의 주요요인**

　㉠ **갈등해소** : 갈등은 다른 사람의 권력으로 목표달성이 어렵고 불공평하여 자존감을 보호할 때 발생한다. 팀 업무를 할 때에는 관계유지를 위해 신중한 태도로 대하는 커뮤니케이션 능력이 필요하다.

　㉡ **핵심사명** : 팀은 목표가 필요하다. 팀 구성원의 기본적인 기능과 존재의 이유를 진술한 목표로 반드시 이루어져야 하는 핵심 사명이다. 모든 조치와 계획은 핵심사명에 비추어 평가된다.

　㉢ **기꺼이 수용하기** : 개인과 개인 사이의 협조와 정서적 배려가 하나의 팀 구성원에게 필요하다.

　㉣ **몰입** : 추진해야하는 정서적인 상태이다. 프로젝트와 사명에 열정이 있을 때 발생한다.

⑤ **팀 빌딩의 진행단계**

　㉠ **팀 빌딩필요성 인식** : 낮은 실적으로 부서의 효과성이 떨어질 때 필요하다.

　㉡ **팀의 문제점 진단** : 팀 빌딩 프로그램에서 팀원들이 문제가 있다고 인정하면 시작되는 단계이다. 팀 빌딩을 하기 전이나 하는 중에 문제의 원인을 찾아내고 데이터를 수집한다. 이 단계에서 사정도구로 진단되어 나온 결과의 신빙성을 위해 팀 구성원의 자발적인 참여가 중요하다.

　㉢ **문제점 분석과 반영** : 피드백 과정이다. 모든 데이터 수집하고 난 뒤에 팀 구성원들이 모여 진단결과를 발표하는 과정이다. 발견된 팀의 문제점을 피드백 인식하고 공유한다. 문제에 대한 개방적 태도와 자기방어적인 표현은 하지 않고 결과를 수용시켜 인사 상에 불이익이 없음을 인식시킨다.

　㉣ **문제점 확인 및 우선순위결정** : 개선해야 할 문제점의 구체적인 확인·정리하는 단계이다. 구성원들에게 문제점에 대한 의견이 모두 같은 의견인지 확인한다. 수집된 문제점은 투표로 우선순위 별로 정리한다.

　㉤ **대책수립** : 대책과 관련하여 구성원들은 자유롭게 제시할 수 있다. 해결책은 실제 수행 가능한 대안이어야 하므로 문제별로 구체적·실천 가능한 최선의 대책을 선정한다. 문제점에 대한 대책은 책임지고 실천할 담당자를 선정하여 담당자는 대책이 지시대로 실현되는지 관찰한 뒤에 보고한다.

**┃ 몰입**

Commitment

ⓑ 실행계획의 실천 : 계획된 대책들이 실행되는 단계이다. 실행 점검표로 진행사항을 공개적으로 알린다.

ⓢ 검토 · 평가 : 대책의 실시 현황과 효과를 검토 · 평가하는 단계이다. 주도자의 주도 하에 중간 평가를 진행한다. 중간점검은 객관적 평가보다 실행 중 발생한 애로사항에 대한 협조요청과 해결안의 실행의지를 격려 · 지지하는 것이다. 평가를 토대로 대책을 실시할 때의 문제점, 해결되지 못한 문제점의 목록을 작성하고 첫 번째 단계의 절차에 따라 문제 확인과 실행 계획을 한다.

## 8 인적자원관리

### (1) 인적자원관리의 이해

① 인사관리

　ⓐ 직원의 역량의 최대 활용이 목표이다. 직원의 채용 · 배치 · 이동 · 승진 · 퇴직과 함께 직원의 능력개발과 동기부여 개념을 포함한다.

　ⓑ 경영자가 직원을 비용 중심으로 판단하여 직원을 하나의 생산요소로 여긴다.

　ⓒ 직원 채용 시 저비용 고효율이 우선되어 단기 고용하므로 역량을 활용하고 향상시키는 것에 관여하지 않는다.

② 인적자원관리 : 경영자가 직원을 자원과 자산으로 여기고 유능한 인재 채용과 교육 · 훈련 · 학습으로 잠재능력 파악과 자질 · 역량개발로 조직경쟁력을 향상시킨다.

### (2) 간호 인적자원관리의 이해

① 간호부서 인적자원으로 간호조직의 상호성장을 최대한 이끈다.

② 간호인적 자원관리는 의료기관이 설정한 간호표준에 따라 간호 제공에 필요한 인원을 예측 · 결정 · 활용하는 것이다.

③ 간호조직 목표 달성을 위해 인적자원을 통합적으로 관리하는 체계이다.

④ 목적은 우수한 간호서비스 제공에 적합한 간호사 선발과 역량 개발이다.

### (3) 간호 인적자원관리의 필요성

① 간호지식 및 기술개발

　ⓐ 근거중심실무(EBP)로 학문적 전문성에 바탕을 둔 간호서비스를 제공한다.

　ⓑ 인적자원관리를 통해서 간호사 업무역량 개발과 전문성 향상을 위한 훈련과 교육이 계속되어야 한다.

② 의료소비자의 권리의식 증가

    ⊙ 의료는 현대에 들어서 시혜가 아닌 소비자의 권리이다.

    ⓒ 간호사는 간호대상자의 요구와 기대를 충족하기 위해 양질의 간호서비스를 제공한다.

    ⓒ 간호업무를 평가·수정·보완하기 위해 인적자원 관리가 필요하다.

③ 의료기관의 경쟁심화

    ⊙ 의료시장 개방화로 의료기관 경쟁의 심화가 되었다.

    ⓒ 우수 의료기관 인증을 위해 창출하는 의료서비스의 질 관리가 핵심요소이다.

    ⓒ 의료기관의 간호서비스는 질 향상을 통해 경쟁력을 확보해야 한다.

④ **간호의 사회적 책임성** : 간호 목적으로 출생에서 죽음까지의 건강 회복, 질병예방, 고통 경감, 건강증진이 있으므로 부여되는 사회적 책임은 매우 중요하다.

⑤ **의료자원의 효과적 활용** : 한정된 의료자원을 효과적으로 활용한다. 간호의 질을 적정한 수준으로 유지하면서 비용효과를 고려한다.

### (4) 간호인적 자원관리의 목표

① **간호인적 자원의 확보 및 유지**

    ⊙ 간호조직 구성원이 이직하면 새로운 인력을 모집·선발·훈련하는 것에 막대한 비용과 시간이 소모된다.

    ⓒ 적정한 간호 인적자원의 확보·유지는 인적자원관리의 중요한 목표이다.

② **간호인적 자원의 역량 강화**

    ⊙ 간호의 전문성 확보와 사회로부터 책무를 수행을 위해 간호사는 직무 관련 핵심적인 능력을 보유한다.

    ⓒ 간호서비스의 질을 향상시키는 것은 인적자원의 역량이다.

③ **조직과 개인의 합리적인 공존** : 구성원들이 지지와 자발적·적극적 조직의 목적달성 참여·헌신, 조직의 발전, 개인의 안정 등을 통해 성장하기 위해서 합리적인 인적자원관리가 필요하다.

### (5) 간호인적 자원관리의 체계

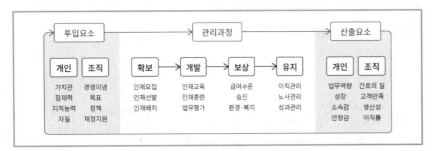

① 투입요소

    ㉠ 첫 단계이다. 투입에 사용되는 다양한 자원은 관리과정을 통해 결과요소로 나타난다. 인적자원관리에 영향을 미치는 주요 변수로 조직구성원 개인과 조직에 따라서 내용이 달라진다.

    ㉡ 개인 : 가치관, 잠재력, 자질, 지적능력이다.

    ㉢ 조직 : 경영이념, 조직목표, 정책, 규정, 재정자원이다.

② 관리과정

    ㉠ 두 번째 단계로 확보, 개발, 보상, 유지가 있다.

    ㉡ 확보 : 조직 목적 달성에 필요한 자질·역량의 인력을 공급하는 과정이다. 수요 예측, 모집, 선발, 배치이다.

    ㉢ 개발 : 확보된 간호인력의 개인능력 발휘를 위한 교육훈련, 경력개발, 훈육, 업무평가이다.

    ㉣ 보상 : 조직 목표 달성에 기여한 대가로 지급하는 것이다. 급여, 승진, 근무환경, 복지 등이다.

    ㉤ 유지 : 확보된 간호인력을 지속적으로 조직의 원활한 인간관계 유지하고 업무역량을 확대하여 관리하는 것이다. 이직관리, 이동관리, 노사관리, 성과관리이다.

③ 산출요소

    ㉠ 투입요소가 결과물로 생산된 산출요소이다.

    ㉡ 개인 : 업무역량, 대인관계, 성장 및 개발, 직무만족, 안정, 소속감이다.

    ㉢ 조직 : 간호의 질, 고객만족, 이직률, 생산성, 조직유효성이다.

## 9 간호전달체계

### (1) 간호전달체계에 대한 이해

① 간호전달체계는 간호대상자에게 효과적으로 간호제공을 하기 위해 구조적으로 업무를 분담하는 방법이다.

② 실제 간호업무의 전달방식이나 수행방법을 제시하는 모형이다.

③ 의료기관과 간호부의 철학·목적·간호단위마다 상황적 측면에 맞게 선택한다.

## (2) 간호전달체계의 유형

① 사례방법(Case method) · 독간호(Private duty ursine)
  ⊙ 정의 : 간호전달체계 중 가장 오래된 방법이다. 초창기에는 간호사가 간호대상
    자 집에서 간호를 제공하는 일대일 형태였다.
  ⓛ 장점 : 근무시간 동안 간호대상자의 요구에 집중할 수 있다. 지속적인 상호작
    용으로 원만한 인간관계가 형성된다.
  ⓒ 단점 : 간호대상자 측면에서 비용이 많이 소요되고 다른 동료와의 관계를 지
    속적으로 맺기 힘들다.

② 총체적 간호법
  ⊙ 정의 : 사례방법의 변형된 방법이다. 초창기는 간호방문이었으나 간호를 제공
    하는 병원에서의 3교대 또는 8시간의 근무시간동안 담당하는 형태로 변하였
    다. 간호사가 담당하는 대상자에게 총괄적으로 간호를 하는 방법이다.
  ⓛ 장점 : 간호사에게 간호대상자 간호에 대한 자율성과 책임감이 부여되어 책임
    과 의무의 소재가 명확하다. 간호사는 근무시간동안 대상자에게 총체적이고
    연결성이 있는 간호를 한다.
  ⓒ 단점 : 모든 간호제공자가 각기 다른 간호접근법을 사용할 수 있다. 3교대 근
    무 시 다른 접근법으로 혼란이 발생할 수 있다. 간호의 질을 유지하기 위해
    다른 간호전달법보다 고도로 숙련된 간호사가 필요하다.

③ 기능적 분담법
  ⊙ 정의 : 병원설립의 확산으로 나타난 방법이다. 간호인력 부족으로 보조 인력을
    사용할 때 분업 전문화에 기초한다. 간호수행 효율성을 위해 간호사가 효율
    적으로 업무를 수행하도록 하는 것이다.
  ⓛ 장점 : 효율성, 업무 속도 증가, 인력조정으로 시간을 최소화, 단기간의 수행이다.
  ⓒ 단점 : 개인적인 간호요구는 간과되어 서비스 만족도가 낮다. 단편화된 간호와
    기계적인 간호에는 비인간성이 있다. 낮은 도전의식에 간호사 직무 만족도의
    하락하고 대상자는 혼돈스럽고 불안할 수 있다. 의사소통 최소화로 간호대상
    자는 전체적 상태 판단이 어려워서 통합된 간호요구를 기대할 수 없다.

④ 팀 간호방법
  ⊙ 정의 : 간호인력 부족으로 발생된 것을 개선을 할 수 있는 간호전달 체계이다.
    전문직 간호사가 보조 인력에게 필요한 업무를 위임 · 감독하여 업무의 효율
    성을 높이는 방법으로 간호 집담회⁺와 간호계획⁺이 있다.
  ⓛ 장점 : 효과적인 팀 운영을 위해서 포괄적이고 전인적인 간호를 제공할 수 있
    다. 대상자와 간호사가 모두 만족도가 높다. 팀 구성원 간의 협력과 의사소
    통으로 근로의욕과 단결심이 생기고 자부심이 고양된다. 저임금의 보조 인력
    으로 경제적 측면에서 효율성이 증가된다.

▌사례방법
Case method

▌독간호
Private duty ursine

▌총체적 간호법
Total patient care method

▌기능적 분담법
Functional method

▌팀 간호방법
Team nursing method

➕ 간호 집담회
간호문제를 확인하고 초기에 간호목
표와 간호중재를 계획하고 회의를
통해 간호계획을 수정하며 계획을
수립한다.

➕ 간호계획
간호대상자를 비롯한 가족이 참여해
야 한다. 현실적이고 성취 가능한
목표와 윤리적 문제 발생여부를 확
인한다.

© 단점 : 개별적 간호직원 지도는 시간이 소요되며 팀 구성원 간의 협력과 의사소통에 많은 시간과 인력관리 능력이 요구된다. 팀 구성원 간의 업무조정으로 상호작용으로 불필요한 시간과 비용이 소모된다. 팀 리더는 전문직 간호사지만 비전문직 구성원으로 업무수행의 착오와 실수 발생 위험이 존재한다.

⑤ 일차 간호방법(Primary nursing method)

㉠ 정의 : 기능적 분담법, 팀 간호방법의 단점을 보완하기 위해 나온 방법이다. 전문직 간호사의 업무에서 벗어나 간호대상자에게 중점을 두는 것이다.

㉡ 장점 : 일차 간호사의 자율성·책임감, 직업의 만족감, 자기발전의 동기부여 등이 있다. 간호대상자는 전인적이고 총체적인 간호를 제공받아 안정감과 만족감이 상승하고 합병증 위험도 낮게 나타난다. 간호보조 요원을 조정하고 감독하는 시간이 줄면서 직접간호 시간이 증가한다.

㉢ 단점 : 일차 간호사의 재능이 대상자에게만 국한되고 효율성이 낮아진다. 능력 있는 전문직 간호사의 요구가 많아지며 일차간호의 원활한 수행요건인 책임감·독립성·판단력·전문적인 능력을 갖춘 간호사 확보가 어렵다. 일차간호사·일반간호사의 업무와 보상 구별에 대한 문제를 조정하고 행정적인 지원이 필요하다.

⑥ 모듈방법(Modular method)+

㉠ 정의 : 일차 간호와 팀 간호와 유사다. 일차간호와 팀 간호의 장점을 결합하여 간호인력 효율성에 집중하였다. 간호대상자에 대한 간호 요구도를 파악하고 간호계획 수립·수행으로 결과를 평가한다. 총체적이며 전인적인 간호를 제공하여 간호의 지속성을 유지한다.

㉡ 장점 : 비전문직 간호요원의 활용으로 경제적이며 총체적인 간호를 제공한다. 일차 간호에서 수행할 간호사가 부족하고 높은 이직률 문제를 효율적으로 대처하여 질 높은 간호 제공이 가능하다

㉢ 단점 : 팀 내 의사소통문제가 발생하면 간호대상자와 간호직원의 만족도가 낮아진다. 책임과 의무 한계의 불분명으로 간호계획을 세우거나 의사결정을 할 때 곤란할 수 있다.

⑦ 사례관리(Case management)+

㉠ 정의 : 의료서비스 이용에서 비용·효과·질·효율성과 같은 전반적 서비스 관리에 일반적 구조를 제공하는 매니지케어 시스템이 핵심 요소이다.

㉡ 목적 : 의료비용 절감과 의료 연속선상의 양질의 의료를 제공하는 것이다. 의료의 분열을 감소하고 자원을 효율적으로 사용하는 것이다. 간호대상자의 삶의 질을 증진하고 자기간호능력 향상에 도움을 주고 새로운 서비스 창출를 촉진한다.

TIP & MEMO

▎일차 간호

간호대상자의 간호를 하루 24시간 입원에서 퇴원까지 한 사람을 중심으로 계획·수행·평가하여 간호업무를 분담하는 것이다. 재입원시에도 담당 간호사가 다시 간호를 행한다.

➕ 모듈방법의 특징

2~3명의 간호직원이 한 팀으로 간호단위 특정영역에서 8~12명의 정해진 간호대상자에 대해 입원 시 부터 퇴원 후 까지 모든 간호를 책임지게 된다. 가정간호나 호스피스 간호와 같은 곳에서 이용된다.

➕ 사례관리

성과·비용·과정 사이의 조화를 유지하면서 대상자의 문제·요구에 중점을 둔다.

## 10 간호인력

### (1) 간호인력의 수요예측

① 환자분류체계

　㉠ 정의 : 환자의 간호의존도나 간호수행을 할 때 필요한 시간과 노력에 따라 환자를 분류하여 적합한 간호의 양을 점수화 하는 방법이다.

　㉡ 원형평가체계(prototype evaluation system) : 전형적인 환자를 기준으로 대상 환자의 범주를 분류하는 것이다. 3 ~ 4개 군으로 나누어 치료에 필요한 평균 간호시간을 결정한다. 주관성 개입의 위험과 신뢰성 한계가 단점이다.

　㉢ 요인평가체계(factor evaluation system) : 질병 중증도를 나타내는 임상지표이다. 처치의 내용에서 요인별로 간호 의존도를 점수화한 총점으로 환자를 분류하는 체계이다. 분류된 환자군에 따라 요구요인 별로 간호행위 수행에 필요한 간호 시간을 결정한다.

　㉣ 실시간 요인별 전산화체계(computerized real-time factor system) : 환자에게 제공되는 직·간접적 간호활동의 실제시간을 기록하여 소요시간, 중증도 점수 등이 자동으로 전산화되어 실제 소요시간을 측정할 수 있다.

② 간호업무량 측정

　㉠ 간호시간에 따른 측정[+] : 간호 활동 별로 각각 소요시간을 측정한 뒤, 환자에게 제공된 간호활동의 전체 소요시간을 합산한다.

　㉡ 상대가치점수를 반영한 간호업무[+] : 간호행위에 소요되는 시간 이외에 행위의 난이도·노력 정도·위험도를 반영하여 간호업무량을 측정하는 방법이다.

　㉢ 간호강도에 따른 간호업무량[+] : 강도에 따라 환자분류체계를 바탕으로 내과·외과 환자를 구분한 뒤 4군으로 분류한다. 환자 1인당 1일 소요시간으로 직·간접 간호시간을 측정한다.

③ 인력산정 : 환자분류 자료를 근거로 필요한 간호사 수를 산정하는 과정이다.

　㉠ 서술적 방법(descriptive method) : 간호제공자 입장에서 간호대상자 유형을 분류한다. 환자의 수에 따라 간호사 수를 단순비율로 결정하는 방법이다.

　㉡ 산업 공학적 방법(industrial engineering method) : 간호 업무량에 따라 간호시간으로 간호인력을 산정하는 방법이다.

　㉢ 관리 공학적 방법(management engineering method) : 산업 공학적 방법과 유사하지만 인사기능의 비중이 더 포괄적으로 적용된 방법이다. 업무의 빈도·난이도·중요도에 따라 간호 인력의 수를 산정하는 방법이다.

## (2) 간호인력의 모집

① 모집전략

    ㉠ 다양한 지원자를 찾고 지원하도록 격려하며 조직이 추구하는 가치와 조직의 철학은 모집과정에서부터 반영하여 조직이 필요로 하는 인재상과 지원자격에 반영한다.

    ㉡ 지원자의 관심과 흥미를 끌 수 있는 조직역량의 변수를 규명하여 활용하고 조직의 강점을 효과적으로 부각시킬 수 있는 홍보방법을 구상하여 수행한다.

    ㉢ 모집과정의 모집자가 가진 인간적 편견을 인식하고 제거한다. 성별, 문화, 종족, 언어, 연령 등의 특정 집단을 배제하는 것은 비윤리적이므로 견제할 수 있는 원칙을 구비한다.

    ㉣ 윤리적인 모집과정이 실시되어야 하며 부당한 고용조건을 제시하지 않는다.

    ㉤ 병원 조직의 타부서 인력 모집자와 인력모집 정보를 공유하고 예비 지원자를 대상으로 한 모집면담, 모집기관의 견학, 모집설명회 같은 적극적인 모집활동을 계획한다.

② 모집대상 : 모집대상 기준에 포함되어야 하는 요소로는 모집인원 수, 모집대상의 자질로 정신적 · 기술적 · 육체적인 것이 포함되며 모집대상의 자격으로 학력, 면허, 전문성이 포함된다.

③ 모집방법

    ㉠ 내부모집[+] : 조직 자체의 승진 · 전환 · 배치를 통하여 필요한 요원을 보충하는 방법이다.

    ㉡ 외부모집[+] : 조직외부에서 필요인력을 고용하는 방법이다.

④ 모집시기

    ㉠ 정기모집 : 정기적으로 연중 1회 모집을 하는 것이다. 한 번에 모집하여 지원자를 충분히 확보할 수 있고 비용에 효과적이다.

    ㉡ 수시모집 : 필요할 때마다 채용을 진행하는 것이다. 비용의 중복적 소모가 있지만 비합리적으로 인력을 대기상태에 두는 것을 최소화할 수 있다.

⑤ 모집예산

    ㉠ 모집활동에 필요한 예산책정 과정이다.

    ㉡ 변수 : 모집목적과 전략, 노동시장에서의 경쟁력 정도, 모집인원의 크기, 조직 내 이용 가능한 자원이 있다.

    ㉢ 고려사항 : 모집활동과 관련된 직원의 직위별 숫자, 활동비가 지급되는 모집활동에 소요되는 시간, 모집활동에 참여하는 직원의 봉급과 처우, 모집활동에 필요한 소모품 비용, 우편물 비용, 전화요금, 여행경비, 언론매체를 통한 광고비용, 광고대행사 비용이 있다.

**TIP & MEMO**

➕ 내부모집의 장단점
- 장점 : 조직구성원의 사기향상, 동기유발, 조직 내의 능력 강화, 비용 절감 등이 있다.
- 단점 : 동창, 친족, 동향관계 등의 파벌이 조성되거나 적절한 인물의 등용이 어려울 수 있다.

➕ 외부모집의 모집방법
- 일반모집 : 비용지출이 크지만 단시간에 많은 직원을 모집할 때 유용하다.
- 연고모집 : 시간과 경비가 적게 들지만 인맥으로 불합리한 모집을 할 수 있다.

## (3) 간호인력의 선발

① 선발의 정의 : 모집활동을 통해 확보된 지원자들 중에 해당되는 직위와 업무를 수행할 적임자를 선택하는 과정이다.

② 지원서 검토를 위한 전략

  ㉠ 지원서 평가기준 활용 : 지원서의 평가기준을 세우고 활용하되 상황에 따라 유연한 적용이 필요하다.

  ㉡ 지원서의 진실성 검토 : 꼼꼼한 지원서 평가와 증빙서류 체크는 잘못된 채용 결정 방지에 도움이 된다.

  ㉢ 다수평가자에 의한 평가 : 지원서를 한사람의 평가자가 평가하는 것보다 다수의 평가자가 평가하는 것이 객관성을 확보하는데 도움이 되지만 어려울 경우 3 ~ 4명의 평가자가 참여하는 것이 적절하다.

  ㉣ 지원서의 합리적 평가 : 어떤 방법을 통해서든 획득된 정보는 정당한 사유 없이 지원자를 부적격자로 판단하는데 이용하면 안 된다.

  ㉤ 경력 및 신원 조회 : 선발 가능성이 높은 지원자를 대상으로 전 직장 고용주, 학교 교수를 대항으로 지원서에 대한 신뢰도나 정보를 얻고자 할 때 이용된다.

③ 선발시험

  ㉠ 성과시험 : 지원자의 업무능력을 측정하는 것으로 필기시험, 구술시험, 실기시험으로 진행된다.

  ㉡ 적성검사 : 지원자의 업무수행에 필요한 적성과 잠재력을 측정하는 것이며 흥미, 관심, 창조성 등을 평가한다.

④ 채용면접

  ㉠ 단독 면접⁺ : 면접자와 지원자가 일대일로 대면하는 전통적인 방법이다.

  ㉡ 집단 면접⁺ : 지원자를 3~5명씩 그룹으로 나누어 진행된다. 토론과정에 나타나는 개인의 자질과 능력을 관찰하고 평가한다.

  ㉢ 패널 면접⁺ : 복수 면접자가 한사람의 지원자를 평가하는 방법이다.

⑤ 면접 질문의 유형

  ㉠ 구조화 질문 : 정형적 질문이다. 구체적·명확한 내용을 확인하기 위한 질문이다. 사전에 준비되어야 한다.

  ㉡ 반구조화 질문 : 구조화와 비구조화 질문의 중간으로 전체 흐름에 초점이 있다. 핵심 주제를 깊게 다룬다.

  ㉢ 비구조화 질문 : 비지시적 질문이다. 질문이 상세하지 않다. 면접자와 지원자의 자유로운 대화에서 지원자의 견해·성향을 평가한다.

➕ **단독면접 장단점**

• 장점 : 지원서나 선발시험으로 어려운 지원자의 성품·능력을 평가하는데 유용하고 지원자의 심리적 압박감이 적다.

• 단점 : 면접에 소요되는 시간이 많아지며 평가의 객관성 유지가 힘들다.

➕ **집단면접 장단점**

• 장점 : 지원자의 우열을 비교할 수 있고 지적당한 지원자를 쉽게 발견할 수 있다.

• 단점 : 일정 주제에 대한 토론으로 개인이 주제 이외의 독특한 성향이나 재능의 평가가 어렵다.

➕ **패널면접 장단점**

• 장점 : 포괄적 지원자 평가로 인재를 모을 수 있다.

• 단점 : 심리적 부담감이 크고, 시간과 비용이 많이 사용된다.

⑥ 신체검사

    ㉠ 채용 중에 중요한 요건 중 하나이다. 해당 직무수행에 필요한 신체조건과 건강상태 여부를 확인한다. 채용이 결정된 지원자에 한해서 요구한다. 비용은 채용기관에서 지불한다.

    ㉡ 의학적 검사 : 일반 내과검사, 방사선, 혈압, 혈액, 소변 등이 있다.

    ㉢ 형태적 검사 : 신장, 체중, 기능적 검사이다. 시력, 색각, 청력, 폐활량 등을 측정한다.

## (4) 간호인력의 배치

① 배치 : 선발된 간호사를 적재적소의 원칙에 따라 자격·능력·적성을 바탕으로 필요한 직무와 근무처를 배정하는 것이다. 관리자는 신규직원이 업무를 성공적으로 수행할 수 있는 합리적인 자리에 배치한다.

② 인력배정의 원칙

    ㉠ **적재적소의 원칙** : 목적을 효율적으로 달성하기 위해 직원의 잠재력과 능력을 최대한 발휘하도록 배치하는 것이다. 직원의 능력과 직무특성을 고려한다.

    ㉡ **개인성장의 원칙** : 적절한 배치를 통해 인간의 성장욕구와 직무 특성 간의 적합성을 최대화하는 것이다. 직원이 새로운 직무에 도전하여 지식과 기능을 습득하는 기회를 제공하는 것이다.

    ㉢ **균형의 원칙** : 조직 전체의 상황과 직원 개인의 능력과 형편을 조합하여 고려하는 것이다. 조직 유효성·협동심·직원의 사기가 증가된다.

③ 근무표 작성의 방법

    ㉠ **중앙집권형** : 중앙의 간호부서에서 인력관리자가 마련된 기준과 원칙을 바탕으로 한다. 간호단위의 인력배치를 일괄적으로 진행하는 것을 말한다.

    ㉡ **분권형** : 간호단위 관리자가 작성하는 방식이다. 개인 사정 반영이 쉬우며 일선 관리자의 자율성이 확보된다.

    ㉢ **통합형** : 간호단위 관리자가 작성한 근무표를 중앙간호부서의 인력관리자가 검토·승인하는 방식이다. 중앙집권형, 분권형의 장점을 모두 살렸으나 의사소통 경로가 복잡하고 소요 시간과 노력이 크다.

④ 근무표 작성의 규칙

    ㉠ 주당 근무시간을 결정한다. 각 단위별 근무표 작성자 직위가 결정되어야 하고 같은 근무시간대에 신규와 경력직원을 적절하게 섞어야 한다.

    ㉡ 작성된 근무표는 시행 전 직원들에게 공개하고 의견을 수렴한다. 휴일이 없이 연속적 6일 근무는 하지 않고, 야간 근무는 연속적 5일을 넘지 않고, 5주 이상의 간격으로 순번이 돌아오도록 배정한다.

    ㉢ 5일 야간근무 후에는 반드시 휴일을 배정하며 비상사태가 아닌 경우 휴일 없는 주간근무는 하지 않는다. 공휴일에 휴일 배정은 공정하게 이뤄져야 한다.

**TIP & MEMO**

■ 배치
placement

# 11 간호 인적자원 교육

## (1) 신규직원 교육

① 인턴십

    ㉠ 대기업 중심의 신규직원 교육제도이다.

    ㉡ 신규간호사가 입사 후 임상에서 독립적인 역할을 하도록 돕는다.

    ㉢ 인턴십 기간은 기관과 개인의 상호 탐색기간으로 개인이 조직이 서로의 적합
여부를 확인한다.

    ㉣ 기관은 인턴십을 통한 예비 직원을 미리 확보 가능하다.

② 오리엔테이션

    ㉠ 신규간호사가 자신의 직위에서 효과적인 역할 수행을 위해 준비 과정이다.

    ㉡ 소속감과 직무책임, 근무 장소, 대상자, 동료 소개와 같이 주위환경에 적응하
기 위하여 실시하는 교육이다.

    ㉢ 조직 내의 소속감 고양과 불안감 예방효과가 목적이다.

    ㉣ 직무 적응도가 빠르게 증가하고 효과적 업무수행을 위한 준비를 할 수 있다.

    ㉤ 역할의 올바른 수행, 조기이직 예방, 생산성 향상을 위하여 실시한다.

③ 유도 훈련

    ㉠ 신규직원이 기관에 대해 친숙함과 편안함을 느끼도록 기관의 건물 구조, 부
서배치 등을 안내한다.

    ㉡ 중요 인물과 인사를 나눌 기회를 주고 기관의 역사·경영철학·이념·조직구
조에 대한 설명으로 소속될 조직에 대한 이해를 돕는다.

    ㉢ 기관의 규정과 규범에 대한 정보 제공하고 복지 관련 정보를 알리거나 중요
한 정보들을 적은 소책자 전달을 한다.

④ 직무 오리엔테이션(Job orientation)

    ㉠ 간호표준, 간호수행 능력을 길러주기 위한 것이다.

    ㉡ 간호업무 지침서를 통해 투약·주사·간호회진·검체 관리·간호과정·면담
방법·환자교육·인수인계·업무분담방법을 교육한다.

    ㉢ 비상사태에 대하여 근무 시 대처할 수 있게 비상구·소화기·심폐소생술·물
품점검 방법·관련부서 전화번호·응급 시 간호사의 책임도 교육한다.

⑤ 프리셉터십(Preceptorship)

    ㉠ 신규간호사와 경력간호사를 일대일로 매칭하여 간호단위의 모든 간호업무 습
득을 위한 훈련하는 방법이다.

    ㉡ 신규간호사와 경력간호사는 같은 시간에 배정받아 함께 근무한다.

    ㉢ 경력간호사는 신규간호사가 독립적으로 간호수행을 할 수 있도록 지도한다.

▎인턴십
Internshinp

▎오리엔테이션
Orientation

▎유도 훈련
Induction training

### (2) 실무교육(In-service education)

① 정의 : 직원의 직무수행능력 강화를 위하여 제공되는 현장·이론교육 등의 다양한 교육과 훈련으로 의료기관 내에서 실시한다.

② 목적 : 간호사의 업무역량 강화로 간호의 질적 향상을 목적으로 한다. 교육이 필요한 대상자에게 전체 직원 혹은 일부 간호단위 직원을 대상으로 진행한다.

③ 내용 : 인간관계 및 의사소통 기술, 근무환경 변화에 따른 직원의 역할 재정립, 간호장비 관리 및 조작법, 적절한 물품 활용, 새로운 진단법 및 치료기술, 새로운 환자간호 방법과 간호절차가 있다.

④ 운영을 위한 요구 사항 : 성문화된 목적과 방침 수립, 실무교육을 위한 예산 확보, 실무교육을 담당할 인적 자원 확보, 교육설비와 비품확보가 있다.

### (3) 보수교육(Continuing education)

① 정의 : 전문직 간호사에게 지속적 교육을 위한 제도적 장치이다.

② 목적 : 현재의 직무수행 효율성 상승보다는 직원의 전반적 성장·개발에 중점을 둔다. 전문직과 간호사 개인의 성장을 도모하는 것이다.

③ 내용 : 새로운 질병구조의 양상, 새로운 간호개념 및 이론, 개선이 필요한 간호방법, 최신 약품 및 치료법, 최신 의료시설과 기구, 전문 기술 훈련 등이 있다.

### (4) 간호관리자 교육

① 정의 : 간호직원의 효율적 관리와 조직 내에 문제를 원만하게 해결하기 위한 계획된 훈련이다.

② 특징 : 최고 관리자의 전폭적인 지원으로 운영되며 중간관리자가 대상이다.

③ 내용 : 체계적이며 심화되어 있고 사회학습이론, 변화이론을 적용한다. 개인의 태도를 조직의 내·외적 환경에 부합하게 감수성·자각·지도성·관리 훈련을 한다.

④ 간호관리자 교육방법

　㉠ 강의(lecture) : 가장 오래되고 보편화된 방법이다. 정해진 시간에 다양한 지식을 전달하기에 좋다. 시간과 학습량을 조정 가능하지만 수동적이고 동기유발이 어렵다.

　㉡ 팀 티칭(team teaching) : 2명 이상의 교사가 하나의 팀으로 수업목표를 설정·계획·평가하는 방법이다. 대·소집단 모두 활용되지만 교사 간의 의견 불일치의 위험성이 존재한다.

　㉢ 역할극(role playing) : 학습자가 구체적인 상황을 경험하는 것을 돕고 문제해결 사고능력을 기른다.

② 토의(discussion) : 문제해결력과 태도변화에 효과적이다. 상호작용에서 합의점이나 문제를 해결하는 방법은 의사소통기술의 증대와 민주적 · 사회적 태도를 함양하게 한다. 소수에 의해서 토의 주도와 준비와 진행에 소요되는 시간이 있다. 토의방법으로 원탁토의 · 버즈학습 · 세미나가 있다.

⑩ 사례 연구(case study) : 문제 상황에 의사결정자가 되어 사례의 문제를 해결하는 방법이다. 분석능력과 판단력을 기를 수 있지만 적합한 사례를 작성하는 것이 어렵다.

⑪ 감수성 훈련(sensitivity training) : 타인의 생각과 느낌을 감지하는 능력과 적절한 태도와 유연성을 습득하는 방법이다. 전인격적 통찰을 체험하고 리더십 훈련에 적합하다.

## (5) 경력개발(Career development)

① 정의 : 총체적인 제도이다. 입사에서 퇴직까지 간호직원의 경력경로를 개인과 조직이 계획 · 관리하고, 개인 욕구와 조직 목표를 달성하는 것이다.

② 종류 : 개인차원의 경력개발은 자기개발을 통한 심리적 만족이며 조직차원의 경력개발은 조직목표 달성을 위한 자질을 갖춘 인적자원 개발에 있다.

③ 목적

　㉠ 개인이 추구하는 목적 : 일을 통한 성장욕구 충족, 능력개발의 기회를 통한 전문화, 직무충실과 직무만족이 있다.

　㉡ 조직이 추구하는 목적 : 인력의 효율성 향상, 인재육성을 통한 조직의 역량강화, 조직구성원의 역할 향상을 통한 조직의 활성화, 긍정적 이미지 부각으로 유능한 인력의 수급 및 보유가 있다.

　㉢ 궁극적인 목적 : 조직유효성 증대이다. 우수 능력의 간호사를 확보하고 간호인력의 핵심역량 함양하여 간호사 육성과 개발을 위해 필요하다.

④ 단계

　㉠ 경력목표 : 개인이 자신의 관심, 소질, 적성을 고려하여 도달하기 위한 미래 직위를 설정하게 된다.

　㉡ 경력계획 : 경력경로를 구체적으로 선택하며 각 지위의 요구 역량모델을 정하고 기준을 충족할 수 있는 방법을 강구한다.

　㉢ 경력활동 : 개인적인 경력계획 달성을 위해 실제적으로 개인이나 조직이 참여하는 활동을 말한다.

　㉣ 경력평가 : 작성된 경력계획에 따라 활동하고 그 결과를 평가하는 단계이며 주기적 상담을 통해 결과를 평가하고 적절한 피드백을 한다.

TIP & MEMO

▌경력개발 과정
• 경력목표 : 목표하는 직위를 선정
• 경력계획 : 필요한 직위 선정 후 배치 계획
• 경력활동 : 개인 · 조직이 동일한 목표로 활동계획
• 경력평가 : 교육기획 및 지원시스템을 가동하여 평가

### (6) 훈육(Discipline)

① 정의 : 확립된 규칙과 정책에 따르지 못하여 이기적으로 일을 처리하여 조직 목적 성취가 방해되었을 때 직원을 교정하여 성장을 돕기 위해 실시된다.

② 훈육의 유형

　㉠ 단기훈육 : 짧은 시간에 급박한 해결을 요할 때 사용된다. 직원의 업무수행능력이 부족하거나 직원 간의 불화·불평이 있을 때 해당된다. 사전계획 없이 시행되기도 하지만 불평이 많거나 비판적인 직원의 훈육의 경우 준비나 계획이 필요할 수 있다.

　㉡ 장기훈육 : 일년에 한 번씩 각각의 직원에게 장기훈육을 진행하는데 대부분 업무평가 면담 시에 이뤄진다. 효과적인 팀을 만들기 위해 중요한 방법이며 멘토링과 비슷해 보이지만 직원과 결속도가 약한 것이 특징이다.

③ 훈육 원칙

　㉠ 목적은 건설적이고 긍정적이어야 한다.

　㉡ 행위에 앞서 규칙·규정을 설정하고 대상 직원에 대한 폭넓은 시각으로의 파악이 중요하다.

　㉢ 설정된 규칙·규정에게 간호사에게 충분히 이해시킨 후 적용하고 민감한 사안의 경우 당사자의 사생활을 존중한다.

　㉣ 교정이 필요한 행위에는 지적하되 인간성의 비난은 자제한다.

　㉤ 규칙·규정은 일관성 있게 적용하고 개인 상황에 따라 유연하게 대처한다.

### (7) 직무수행평가

① 정의 : 조직 구성원을 평가하는 방법을 제도화한 것이다. 근무평정, 인사평정, 직무평가, 인사고과로 불리기도 한다. 특정 개인평가 수단으로 이용되며 인사정책의 중요한 기초자료로 이용된다.

② 목적 : 직원의 능력·태도 파악과 적절한 훈련, 교육계획을 위한 자료로 이용된다. 승진, 보상, 재배치의 기초자료이다. 특정 개인 평가와 함께 업무흐름, 조직관계, 직무분담, 작업조건 개선을 위해서 이용된다.

③ 직무수행평가 원칙

　㉠ 개인평가와 조직목표에서 적합성이 필요하다.

　㉡ 평가될 업무내용은 기대되는 수행표준과 목표에 따른 사전결정을 한다.

　㉢ 평가자는 평가과정을 이해하며 절차를 효과적으로 활용한다.

　㉣ 평가 기준·방법에 관해서 평가자와 피평가자 사이의 합의에 의해 개발한다.

　㉤ 평가는 강점과 약점을 모두 포함한다.

**TIP & MEMO**

**❚ 징계의 절차**

・구두경고 → 비공식적 면담 → 서면경고 → 무급정직 → 해고 순으로 진행된다.

・구두경고에서 관리책임자 선에서 수정이나 진행이 어렵다면 징계위원회에 회부된다.

・훈육과정은 과오를 줄이기 위해 신속하고 일관성 있게 유지하고 비공개 훈육이 옳다.

④ **직무수행평가 요소**

  ㉠ **직무실적** : 주어진 업무량의 시간 내 수행 정도이다. 계획성, 실행성, 신속성, 업무공헌도가 포함된다.

  ㉡ **직무수행능력** : 기술·이해·판단력은 직무처리의 숙련정도, 직무의 전체적 관리, 해결능력이다. 전문지식·창의력은 간호직무의 필요한 전문지식·분석력·창의력 정도를 말한다.

  ㉢ **직무수행 태도** : 책임성과 적극성, 협조성과 정보공유, 근무태도 등이다.

⑤ **직무수행평가 평가자에 의한 유형**

  ㉠ **상급자평가(Superior's rating)** : 직속상관이 일차평가자가 되는 경우로 수직적 평가라고도 한다. 실시가 용이하고 체계적이다. 피평가자를 가장 많이 알고 있는 사람의 평가라는 장점과 주관적이라는 단점이 공존한다.

  ㉡ **동료평가(Peer's rating)** : 상급자 평가보다 다양한 측면의 평가가 가능하다. 동료관계를 강화하고 비판적 사고 가능하다는 장점과 인기투표로 변질될 우려가 있고 경쟁자로의 동료 의식의 단점이 있다.

  ㉢ **하급자평가(Subordinate's rating)** : 부하직원이 상사를 평가하는 것이다. 상사 능력 평가와 독선을 막을 수 있지만 인기투표로 변질될 수 있다.

  ㉣ **자기평가(Self rating)** : 스스로 자신을 평가하는 방법이다. 자신의 강·약점을 발견할 수 있는 계기가 되지만 보상에 따라 과대평가의 위험이 존재한다.

  ㉤ **고객에 의한 평가(Client's rating)** : 간호의 질의 중요성을 재인식하지만 고객의 부당한 횡포가 될 수 있다.

  ㉥ **외부전문가 평가** : 객관적인 평가가 가능지만 피평가자의 정보가 부족하고 시간과 비용이 들어간다.

⑥ **직무수행평가 기법에 의한 유형**

  ㉠ **대조표법(Checklist method)** : 몇 가지 표준행동을 리스트 작성하여 행동을 체크하는 방법이다. 평가가 쉬운 장점이 있지만 성과 표준이 없고 특성과 공헌도에 대한 계량화하고 종합하는 것이 어렵다.

  ㉡ **서열법(Job evaluation)** : 피평가자를 순위별로 서열을 결장하는 방법으로 쌍비교법, 대인비교방법이 있다.

  ㉢ **중요사건 서술법(Critical incidents method)** : 중요 사례기법이다. 평가자가 6개월~1년 동안 피평가자의 직무수행을 관찰하고 기록한 것을 토대로 평가하는 방법이다. 특정행동의 피드백이 가능하지만 작성에 많은 시간이 소요되고 객관화와 계량화가 어렵다.

  ㉣ **자유서술법(Essay method)** : 에세이 평가법이다. 특정양식에 따라 평가하지 않고 성과와 행동특성을 주어진 평정요소와 측면 중심으로 자유롭게 서술하여 평가하는 방법이다.

⑩ **목표관리법**(MBO, Management by ombjectives)[+] : 상·하급 조직구성원이 참여과정을 통해 공동 목표설정과 성과를 측정·평가하여 환원하고 관리의 효율화를 도모하는 방법이다.

⑭ **도표식 평정척도법**(Graphic rating scale) : 평정요소를 분석하여 선정하고 피평정자를 요소별로 평가하여 등급을 표시하는 방법이다. 간편하지만 평정요소를 합리적으로 선정하기 어렵고 등급 간에 비교기준의 근거가 미약하다.

⑮ **행위기준 고과법** : 평가대상자의 등급을 정할 때 관찰 가능한 행위 성과로 측정하도록 척도화한 방법이다. BARS, BES 등의 기법이 있다.

⑯ **강제배분법**(Forced distribution evaluation) : 평정등급 비율을 인위적으로 정하여 피평정자의 성적에 적합한 것을 골라 강제로 배분하는 방법이다. 정상분포곡선으로 관대화 경향과 중심화 경향의 평가오류를 줄이는 데에 목표가 있다.

⑦ **직무수행평가 시 발생 가능한 오류의 종류**
　㉠ 후광효과(Halo effect)
　㉡ 혼 효과(Horns effect)
　㉢ 중심화 경향(Central tendency error)
　㉣ 관대화 경향(Leniency tendency error)
　㉤ 근접착오(Recency error)
　㉥ 선입견에 의한 착오(Personal bias)
　㉦ 총체적착오(Systematic error)
　㉧ 논리적 착오(Logical error)
　㉨ 자기 확대효과

⑧ **효과적인 직무수행평가 전략**
　㉠ **평가오류 최소화** : 평가 과정의 이해와 절차의 효과적인 사용으로 신뢰도·타당도가 확보된 평가방법을 사용한다.
　㉡ **메모의 활용** : 긍정적이든 부정적이든 직무수행 시 직원들의 평범하지 않은 행동을 기록한다.
　㉢ **건설적이고 긍정적인 태도** : 직원의 의견을 존중하고 성장과 직무향상에 평가목적이 있는 것을 이해시킨다. 평가에 약점만이 아닌 강점도 포함시킨다.
　㉣ **직원의 참여권장** : 직무향상을 위한 계획을 해당 직원과 수립하여 적극적인 참여를 유도한다.
　㉤ **개인평가와 조직목표의 적합성 확보** : 개인의 요구와 조직의 목표를 균형적으로 반영하고 갈등을 최소화하여 적합성을 확보한다.

**➕ 목표관리법의 절차**

간호사와 관리자가 함께 수행해야할 책임·임무를 설정한다. 책임과 임무 달성을 위한 목표를 수립하고 목표달성을 위한 결과를 평가할 지표를 합의한다. 관리자는 간호사를 지원·지도하며 계획된 목표를 달성하도록 돕는다. 합의된 지표를 기준으로 목표달성 여부의 초점을 두며 결과평가를 진행한다.

**❘ BARS**

Behaviorally Anchored Rating Scale

**❘ BES**

Behavioral Expectation Scale

### (8) 간호 인적자원 관리

① 이직관리(turnover) : 조직 전체·식무환경·직무내용·개인적·비자발적 이직(면직) 등의 요인으로 이직을 한다.

② 인사이동(transfer)
  ⓐ 인사이동의 관리 : 개인이 기관에 채용되어 배치된 후 능력, 직무내용 변화, 관리상의 여건으로 소임지가 바뀌는 것이다. 동일수준의 다른 업무인 수평적 이동과 능력의 향상으로 승진, 직무 상의 문제로 좌천 같은 수직적 이동이 있다.
  ⓑ 인사이동의 목적 : 직원의 계획적·합리적 이동으로 관리기능의 효율적인 수행이 있다. 인력이용 및 인재육성의 기여에 목적이 있다. 조직의 재정비, 직원 능력의 활용, 변화에 대한 요구, 직원 능력 향상의 기회, 직원의 사기 양양이 있다.
  ⓒ 인사이동의 형태 : 정기이동⁺과 임시이동⁺으로 나뉜다.
  ⓓ 인사이동 시 고려사항 : 구체적으로 인사이동 시 고려되어야 할 사항으로는 계획성, 일관성, 공평성, 균형성이 있다.

③ 노사관계관리
  ⓐ 노사관계는 노동을 제공하고 임금을 받는 자와 노동력을 구입하고 임금을 지불하는 자의 관계이다. 간단한 채무관계와 달리 복합적 성격이다.
  ⓑ 경제적 목적 달성 측면에서는 근로자와 경영자와 협력관계이나 성과배분에서는 대립관계를 형성한다.
  ⓒ 노사의 대립적 관계의 조정·완화를 위한 계획적이고 조직적 시책이다.
  ⓓ 사용자·근로자·노동조합 등의 복합적인 이해관계가 공존한다.
  ⓔ 협조관계-대립관계, 경제관계-사회관계, 종속관계-대등관계의 공존이 있다.

④ 노동조합의 유형 및 형태
  ⓐ 직업별 조합(Craft union) : 동일 직업 근로자가 조직하는 조합이고 지위향상을 위해 조직된다. 노동조합 중 가장 오래되었고 초기적인 형태이며 폐쇄적이다.
  ⓑ 산업별 조합(Industrial union) : 동일한 사업계열의 노동조합에 가입하여 조합 활동이 진행되는 형태이다. 동일 산업의 근로자로 구성된다. 경영자에게 교섭과 영향력을 행사하지만 조합 내의 의사와 이해관계 조정이 어렵다.
  ⓒ 기업별 조합(Company union, union by enterprise) : 직능·직종·직위의 차이에 관계없이 기업에 고용된 근로자 모두가 기업 노동조합에 가입하는 형태로 기업 내 조합이다. 기업별 노조는 동일 사업체의 구성원 간에 결합으로 연대의식이 강하고 기업특성에 따른 효율적 조합기능을 발휘하지만 경영자의 영향력의 강화와 충성의식으로 인한 활동 제약의 문제점이 있다.
  ⓓ 일반노동 조합(General trade union) : 직업·직종·산업에 관계없는 기업 내에 모든 근로자의 단일 노동조합이다. 동일 지역의 기업을 중심으로 결성한다.

**➕ 정기이동**

일정한 시기의 전체조직에 걸쳐서 실시되며 이동하는 수가 많고 예상되는 시기에 이루어지는 것으로 위화감이 낮다.

**➕ 임시이동**

조직의 필요시에 따라 이동하게 되는 비정기적 이동이다. 이동되는 수는 적으나 위화감이 조성될 수 있고 충분한 설명이 필요하다.

⑤ 노동조합의 가입방법

    ㉠ **클로즈드숍제**(Closed shop) : 고용주가 조합원 중에서 직원을 채용하는 제도이다.

    ㉡ **오픈숍제**(Open shop) : 고용주가 조합원과 상관없이 비조합원도 자유롭게 종업원을 채용하는 제도이다.

    ㉢ **유니온숍제**(Union shop) : 중간의 형태이다. 고용주는 조합원이 아니어도 자유롭게 채용이 가능하고 채용 후에는 일정 기간이 지나서 반드시 노동조합에 가입하는 방법이다.

⑥ **의료기관의 노사관계관리의 특징**

    ㉠ 의사에 대한 우대현상으로 의사직과 비의사직 간에 갈등이 두드러진다.

    ㉡ 여성인력의 수와 직종이 많다.

    ㉢ 급여체계가 복잡하고 노사관계의 파행이 잦다.

    ㉣ 노사분규로 인한 병원의 기능마비는 환자의 생명과 건강회복에 커다란 위협이 있어 제한점이 많다.

    ㉤ 조직 내에 다양한 의료전문직이 공존하여 이해관계가 복잡다양하며 노사관계의 가변적 변수가 많다.

## (9) 성과관리

① **정의** : 조직의 비전, 목표, 임무달성을 위한 전략적 관점의 계획 수립과 한정된 자원을 효율적으로 활용 업무 추진한다. 조직의 역량 · 성과의 측정에 따른 결과를 정책의 개선, 자원배분, 개인 성과보상 등에 반영하여 조직의 전반적 극대화를 위한 관리활동이다.

② **성과지표**

    ㉠ **스패로우의 성과지표** : 조직이 보유한 전반적 자원 · 능력이다. 모든 구성원이 공유하는 조직역량, 직무 관련한 지식 · 기술의 관리역량, 자신의 직무 · 역할에 대한 인식 · 행동 · 태도이다. 개인 직무수행과 개인역량으로 구분하고 이들이 연관성이 있다고 보았다.

    ㉡ **카플란과 노턴의 의료기관 성과지표** : 재무 · 고객 · 프로세스 · 학습 및 성장의 분야에 대한 균형성과 관리지표관점에 의한 접근법이다.

③ **성과모델 개발과정**

    ㉠ 성과 중심의 인적자원관리는 역량 모델에서 출발한다. 성과판단 기준마련과 준거집단의 선정, 자료수집, 성과모델 개발, 성과모델의 타당도 검증이 있다.

    ㉡ 타당도 검증에는 교차타당도, 동시구성타당도, 예측타당도로 이루어진다.

④ **성과 모델 활용** : 직원교육을 위한 교육과정 설계, 관리자의 리더십 개발, 환경변화 대응하는 직원선발과 훈련, 성과중심 인적 자원관리 시스템 구축, 부서 역할 정립 및 강화 프로그램 개발, 조직문화의 혁신 · 정착, 고객중심 서비스 개발이 있다.

▎**올바른 성과지표의 성격**

올바른 성과지표를 위해 갖춰야 할 특성으로 관련성 · 영향력 파악의 가능성, 명확성, 적시성, 신뢰성, 비교가능성, 검증가능성 등이 있다.

## 11 협상(Negotiation)

### (1) 정의

① 의사소통에서의 협상은 이해당사자가 자신의 욕구 충족을 위해 상대방에게 최선의 것을 얻어내는 과정에서 하는 설득이다.

② **갈등해결차원의 협상** : 이해당사자 간의 대화를 통한 갈등해결의 상호작용과정이다.

③ **의사결정차원의 협상** : 둘 이상의 이해당사자가 대안들 중 모두 수용 가능한 대안을 선택하는 과정이다.

④ **교섭차원의 협상** : 선호가 다른 당사자들이 합의에 도달하는 공동 의사결정 과정이라 볼 수 있다.

### (2) 협상의 유형

① 배분적 협상(Distributive negotiation)
   ㉠ 가장 보편적인 협상이다. 고정된 자원에 대한 협상으로 배분하는 과정이다.
   ㉡ '제로섬(Zero-sum)', '일정함(Constant-sum)' 협상이라 한다.

② 통합적 협상(Integrative negotiation)
   ㉠ 당사자들의 이해를 조화하여 더 큰 이익 도출에 목적이다.
   ㉡ 한쪽 당사자의 이득이 반대편 당사자의 손해는 아니며 '윈-윈(win-win)'이다.

### (3) 협상의 원칙

① 개인의 행동보다 문제에 초점을 두며 관계형성과 지속적 의사소통을 유지하고 상호신뢰를 형성한다.

② 주요 관심사를 탐색하고 관련 정보를 수집하여 사실과 객관적 표준을 사용한다.

③ 해결방안 모색, 자신의 가치·동기를 인식, 상대방의 관점에서 이해한다.

④ 비용 측면의 대안에서 상호이익을 고려한다.

⑤ 상대방을 비난하지 않으며 타인과 경쟁보다는 협력을 추진한다.

### (4) 협상의 절차

① 준비
   ㉠ 협상 목표를 설정하고 목표 간의 우선순위를 결정한다. 바람직한 결과 도출을 위한 단계이다.
   ㉡ 협상의 목적과 구체적인 목표를 확인하고 최대·최소목표 설정한다. 옵션, 대안, 기준, 최초제안 순으로 이루어진다.

② 분위기 조성과 협상기준 설정 : 협상자 행동에 영향을 받아 전개방식의 영향을 주는 분위기를 조성한다. 좋은 분위기는 협상을 긍정적 방향으로 인도한다.

③ 협상기준 설정 및 정보교환

  ㉠ 협상대상자의 정보 관련한 자신의 인식·이해를 확인하고 협상의 기준을 설정하게 된다.

  ㉡ 잘못된 이해·해석은 거래의 무산과 목적이 미달성으로 이어질 수 있으므로 질의응답을 어떻게 하느냐는 중요하다. 조건제시 전에 적절한 계약조건을 확인할 수 있게 된다.

④ 협의

  ㉠ 협의는 구체적 제안 조정이 목적이다.

  ㉡ 모두 만족할 방향으로 협상하기 위해 상대방의 이야기를 경청하고 자신의 정보도 공개하여 협의하고 모두가 만족할 대안을 준비한다.

⑤ 갈등처리

  ㉠ 갈등 소지가 없는 사안부터 합의하고 어려운 문제는 나중에 처리하며 인내심을 가지고 상대방의 체면을 살려준다.

  ㉡ 논쟁보다는 설득을 하고 감정의 발산을 자제한다.

  ㉢ 질문을 하고 침묵을 사용한다. 극약 처방, 선제공격, 이중협상작전에 조심하고 갈등을 극복하도록 한다.

⑥ 합의

  ㉠ 앞에 단계를 잘 수행해 왔다면 최종 단계는 합의이다.

  ㉡ 주의사항은 보안유지, 문제의 신속, 간단한 해결, 협상 상대방과 연결고리를 끊지 말 것, 호혜적 관계 유지, 개인행동보다 문제에 초점을 두는 것이다.

⑦ 실행 : 옮기기 전에 상대의 자문을 구하고, 비용 측 대안에서는 상호이익을 고려하며 상대방을 비난하지 않는다.

## 12 지휘

### (1) 리더십

① 정의 및 구성요소

  ㉠ 리더가 조직구성원과의 상호작용 관정에서 주도적 영향력을 행사한다.

  ㉡ 구성원들은 리더를 따르게 되고 현재 능력을 충분히 발휘하여 자율성과 잠재능력 개발을 통해 직무성과 향상으로의 변화시키는 활동이다.

  ㉢ 구성요소 : 리더와 조직구성원, 상황(변수)로 구성된다. 리더와 구성원은 상황이라는 조건하에 관계가 형성된다.

② 리더 : 혁신 주도적이며 창조적이고 개발 지향적이다. 인간에 초점이 맞춰져 있고 신뢰에 기초한다. 장기적으로 바라보며 수평적 관점과 독자적 인간으로 볼 수 있다.

③ 관리자 : 책임수행으로 이루어지며 모방, 유지, 통제, 단기성에 가깝고 시스템과 구조에 초점을 맞추며 수직적 관점과 현 상태를 수용하는데 중점이 있고 전통적인 충복에 가깝다.

### (2) 전통적 리더십

① 특성이론(Trait theories)⁺ : 리더에 초점을 둔 이론이다. 성공적인 리더와 성공적이지 못한 리더를 구분하는 특성과 성격이 무엇인지 규명한다.

    ㉠ 초기의 리더십 결정요인은 주어진 상황으로 지적능력, 민감성, 통찰력, 책임감, 진취성, 지속성, 자신감, 사교성에 있다.

    ㉡ 발전된 특성이론의 결정요인은 리더의 특성과 상황요인이 있다.

    ㉢ 리더의 특성은 사교성, 영향력, 인내성, 협동성, 책임감, 자신감, 진취성, 통찰력, 지속성, 성취욕이 있다.

② 행동이론(Behavioral theories)

    ㉠ 리더와 추종자의 관계에 초점을 맞춘 이론이다. 추종자에게 바람직한 영향을 주거나 집단·조직의 유효성을 높이는 리더의 행동유형을 규명한다.

    ㉡ 성공적 리더는 특별한 리더십 행동 유형에 의하며 비성공적 리더와 구별된다.

③ 아이오와대학교의 리더십 행동이론

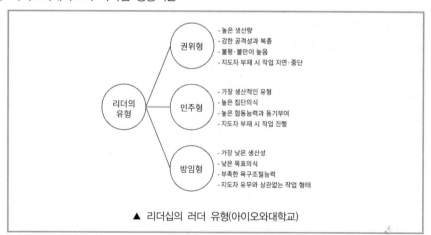

▲ 리더십의 러더 유형(아이오와대학교)

    ㉠ 권위형 리더십 : 명령적이며 추종자의 참여를 허용치 않고 칭찬과 비판을 개인적하며 중립적 태도를 취한다.

    ㉡ 민주형 리더십 : 집단의 토의·결정을 권장한다. 칭찬과 비판 시 객관적 입장을 유지하고 추종자가 집단 일원이라는 점을 강조한다.

    ㉢ 방임형 리더십 : 집단에게 완전한 자유를 주지만 리더십 행사가 하지 않는다.

④ 오하이오주립대학의 배려-구조 주도적 리더십 행동이론

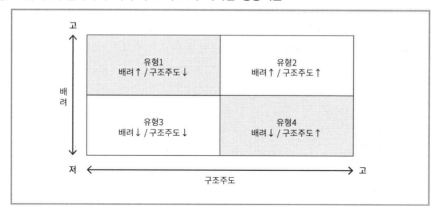

㉠ **배려주도 리더십** : 구성원과의 관계를 중시한다. 상호신뢰, 아이디어 존중, 감정에 대한 배려로 나타난다.

㉡ **구조주도 리더십** : 집단 목표달성을 위해 리더가 구성원의 역량을 규정 및 구조화하는 정도이다. 구성원의 과업설정, 배정, 의사소통 양식·절차 등을 말하며 성과도 구체적으로 정확하게 행한다.

⑤ 관리격자(managerial grid) 이론

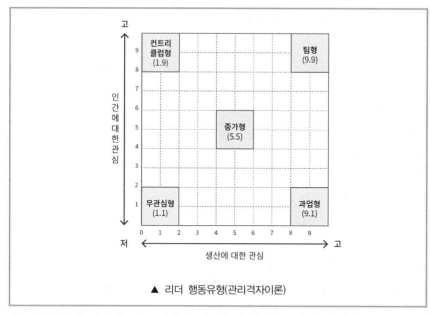

▲ 리더 행동유형(관리격자이론)

㉠ 하급자들의 지각에 의해 리더의 행동을 측정한다. 과업, 인간에 대한 관심표현의 진단이다.

㉡ 리더가 어떤 행동을 보완해야 하는지 알 수 있다. 실무에는 가장 이성적인 팀형(9, 9)로 접근하는 것이다.

⑥ 피들러의 상황이론

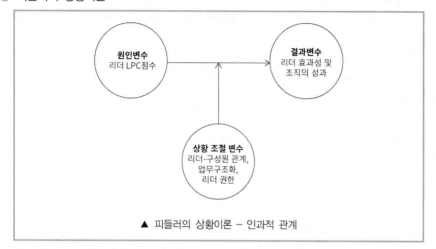

▲ 피들러의 상황이론 - 인과적 관계

㉠ 피들러는 리더십의 효과성과 최소 선호 동료 작업자라고 불리는 특성 측정치의 관계를 상황이 어떻게 조절하는지를 기술하는 LPC연계성 모형을 제안한다.

㉡ LPC점수에 따라 리더십 스타일을 과업지향형과 관계지향형으로 나눈다.

㉢ 상황변수와 리더십 유형의 결합방법에 따라 상황이 리더에게 호의적인 경우에서 비호의적인 경우까지 여덟 가지로 구성한다.

㉣ 리더십 상황이 리더에게 유리하거나 불리한 경우는 과업 지향적 리더가 효율적이다.

㉤ 리더십 상황이 리더에게 유리하지도 불리하지도 않은 경우는 관계 지향적 리더가 효율적이라는 결론을 도출하였다.

⑦ 허쉬와 블랜차드의 상황적 리더십이론

㉠ 정의 : 상황 조절변수는 직무상의 성숙도인 직무 관련 지능 및 기술적 능력과 심리 상의 성숙도인 자신감과 자존감으로 정의한다.

㉡ 지시형(Telling)리더십 : 높은 지시, 낮은 지원을 하는 행동유형이다. 의사소통의 초점이 목표달성에 맞춰져있다.

㉢ 설득형(Selling) 리더십 : 과한 지시, 높은 지원을 하는 행동유형이다. 의사소통 초점이 목표달성과 정서적 지원 양쪽에 맞춘다.

㉣ 참여형(Participating) 리더십 : 높은 지원, 낮은 지시를 하는 행동 유형이다. 목표에만 초점을 맞추지 않고 지원적 행동을 통해 달성 과업에서 구성원들의 능력 발휘를 위한 동기유발을 유도한다.

㉤ 위임형(Delegating) 리더십 : 낮은 지원, 낮은 지시를 하는 행동유형이다. 계획, 통제 활동을 줄이고 업무의 합의가 정해지면 수행방법 결정, 직무 책임을 부하에게 위임한다.

⑧ 하우스의 경로-목표이론
  ㉠ 지시적(directive) 리더십 : 권위주의적 리더로 구체적인 지시를 내린다. 구성원들은 자신에게 기대되는 것을 인지하고 의사결정에는 참여하지 않는다.
  ㉡ 후원적(supportive) 리더십 : 우호적이고 가까이 하기 쉬우며 구성원들에게 진실된 관심을 보인다.
  ㉢ 참여적(participative) 리더십 : 리더와 구성원 사이에 정보 교환이 활발하고 잘 활용된다. 구성원의 의견을 의사결정에 반영하며 제안을 받아들인다.
  ㉣ 성취 지향적(achivement oriented) 리더십 : 구성원들에게 높은 목표 설정과 의욕적 목표달성 행동을 강조한다. 구성원을 믿고 목표달성의 가능성을 높게 평가하며 자신감을 심어준다.

## (3) 현대적 리더십

① 거래적 리더십 : 조직의 현상유지와 거래이익에 관심이 있으며 성과와 보상이 연계되며 예외관리에 중점을 두고 기존의 합리적 틀을 강조한다.

② 변혁적 리더십 : 조직의 변화와 창조에 중점을 두며 개인적 성장에 대해 관심이 있고 기존의 틀을 뛰어넘는 창의성을 중요시한다.

③ 셀프 리더십[+] : 리더 스스로에게 영향을 미치는 과정이다. 자기 자신의 여러 능력을 증진시켜 성과 지향적 사람으로 키우는 것이다.

④ 서번트 리더십(Servent leadership)
  ㉠ 다른 사람의 성공과 성장을 위해 봉사하면서 영향력을 보여주는 리더십이다.
  ㉡ 자신을 서번트(지원자)로 인식한다.
  ㉢ 조직에서 가장 가치 있는 자원은 사람이고 늘 학습하는 태도를 유지한다.
  ㉣ 먼저 경청하는 자세를 취하고 설득과 대화를 통해 업무를 진행하고 커뮤니티 형성을 지원한다.
  ㉤ 권한 위임을 통한 리더십의 공유가 이루어진다.

## 13 집단행동

### (1) 집단

① 집단의 특성 : 지속적인 상호작용, 가치관과 목표의 공유, 역할 및 규범, 동기와 욕구충족을 강조한다. 두 사람 이상의 개인으로 이루어진 사회적 단위이다. 구성원들의 상호작용으로 시너지효과를 나타내고 공식·비공식 집단도 포함된다.

TIP & MEMO

▌거래적·변혁적 리더십 구성요소
• 카리스마
• 개별 배려
• 지적인 자극
• 영감적인 동기부여

✚ 셀프리더십 구성요소
자기관리, 건설적 사고, 자연적 보상으로 이루어진다.

② 집단형성의 원인

　　㉠ 일차적 이유로 과업달성이 있으며 문제해결은 목표달성을 위해 해결해야하는 한시적 성격이다.

　　㉡ 친밀감과 매력은 집단형성의 주요 이슈로 서로 관계에 득이 된다면 사람들은 모이게 된다.

　　㉢ 사회적·심리적 욕구 충족은 일종의 소속욕구를 나타내게 된다.

③ 집단 응집력(Group cohesiveness) : 단결된 분위기나 서로에게 이끌린 구성원들이 집단 목표를 공유하는 정도를 의미한다.

### (2) 집단 증가·감소요인

① 증가요인 : 구성원의 관심집중, 높은 지위, 보상, 태도, 신념, 가치, 관심의 유사성, 집단 목표에 대한 관심 집중, 명확한 종업원의 직무, 목표달성 가능성의 확신, 집단 구성원간의 협력적 상호의존, 즐거운 집단활동의 선호, 선호에 부합하는 리더십 유형, 우호적인 집단 분위기가 있다.

② 감소요인 : 구성원의 무관심, 낮은 지위, 불쾌한 집단 상호작용, 신념, 태도, 가치, 관심의 유사성 결여, 집단 목표에 도달하려는 수단의 불일치, 집단 내의 경쟁심, 즐거운 집단활동 결여와 구성원 성호와 불일치하는 리더십 유형, 다른 집단에 대한 참가, 집단 밖의 다른 활동 증가가 있다.

### (3) 리더의 역할과 조직성과

① 집단에서 조직성과를 올리기 위해 리더는 부하의 의견을 경청하며 집단 소속감을 높이도록 노력한다.

② 구성원 사이에 보다 좋은 인간관계를 유지하며 구성원들로 하여금 자신의 역할을 분명히 하고 조직 목표와 개인 직무에 보다 호의적인 태도를 가진다.

## 13 권력(power)

### (1) 정의

① 개인, 집단이 전략, 강점, 에너지 등의 활용으로 타인의 행동과 행위에 영향을 미치는 능력이다.

② 개인이나 집단의 속성이 아닌 사회관계에서 영향력, 통제력, 강점과 관련된 역동적인 현상이다.

**(2) 유형**

① **보상적 권력(Reward power)**

    ㉠ 바람직한 이익을 주는 힘으로 권력수용자에게 보상이 의미를 갖는 상황에서 만 발휘된다.

    ㉡ 높은 급여, 승진, 좋은 업무, 중요 정보 접근권한 등을 가지게 된다면 보상적 권력을 행사 가능하다.

② **강압적 권력(Coercive power)**

    ㉠ 의사에 따르지 않으면 부정적 결과를 맞이하게 되는 두려움이 깔린 힘이다.

    ㉡ 권력수용자에게 권력 행사자가 부정적 영향을 줄 수 있다는 인식에 기초를 둔다.

③ **준거적 권력(Referent power)** : 어떤 사람이 특별한 자질을 갖고 있을 경우 다른 사람들은 닮고자 할 때 발생하는 권력을 말하게 되며 카리스마와 비슷하다.

④ **전문적 권력(Expert power)** : 특정기술이나 전문지식에서 비롯되는 권력이다. 다른 사람에 비해 특정 분야의 깊은 지식을 가지고 있다고 느낄 때 발생한다.

⑤ **합법적 권력(Legitimate power)** : 지위·직책에서 나오는 권력으로 정당한 영향력 행사권을 인정받고 추종해야 할 의무가 있다고 생각하는 것을 바탕으로 하는 권력이다.

**(3) 권력과 리더십의 비교**

① **권력** : 권력은 목표 지향적이고 부하에게 영향을 미치는 하향적 개념이다. 상사, 부하, 상황의 상호관계에 초점을 맞춘다.

② **리더십** : 목표와 무관하고 상하관계가 없다. 다양한 영향을 주고 복종을 얻어낼 수 있는 전술과 조직사이의 힘과 같은 것보다는 넓은 차원에 초점을 맞춘다.

**(4) 권한(Authority)**

① 한 개인이 조직과 사회체계 내의 차지한 위치로 갖게 된 공식적인 힘이다.

② 공식적인 지위에서 발현되고 합법성이 바탕이 되며 조직구조를 통해 역할, 지위들을 연관 짓는다.

③ 인간관계를 규합하고 위에서 아래로 향하며 권력 중에서 권력 행사를 아랫사람과 집단이 정당한 것으로 수용될 때 권한으로 발휘될 수 있다.

**▌권력의 특성**

사회적 성격을 지닌다. 상황과 시간에 따라 변하는 동태적 성격을 가지고 권한이나 영향력과는 다른 특성이다. 공식적 역할·지위에 상관없이 개인과 집단의 특징에서 형성된다. 권한보다 포괄적인 개념이며 영향을 미칠 수 있는 능력과 잠재력으로 정태적 성격을 갖는다.

## 14 동기부여와 임파워먼트

### (1) 동기부여 내용이론

① 욕구단계이론

  ㉠ 매슬로우(Maslow)에 의하여 개인행동은 자신의 욕구 충족 과정에 기인한다는 전제이다. 개인의 욕구와 동기형성간의 관계를 개념화한다.

  ㉡ 인간의 기본욕구를 5단계로 구분하였는데 생리적 욕구, 안전의 욕구, 사회적 욕구, 존경의 욕구, 자아실현의 욕구로 구분한다.

  ㉢ 하위단계가 충족되지 않으면 상위단계 욕구로 넘어가지 못하며 충족 욕구의 경우 동기유발의 힘이 상실된다.

② ERG이론

  ㉠ 알더퍼(Alderfer)에 의해 매슬로우의 욕구단계이론을 수정하여 설명하였다. 인간욕구를 존재·관계·성장으로 분류하였다.

  ㉡ **존재욕구**(Existence nedds) : 생리적·물질적 욕망이다. 매슬로우의 생리적 욕구, 안전욕구가 해당된다.

  ㉢ **관계욕구**(Relatedness needs) : 만족스러운 대인관계에 대한 욕구이다. 매슬로우의 인간적 측면의 안전욕구, 소속 및 애정의 욕구, 사회적 존경욕구 등이 해당된다.

  ㉣ **성장욕구**(Growth needs) : 자기 자신의 지속적 성장과 발전을 위한 욕구이다. 매슬로우의 자아실현 욕구이다.

③ 2요인이론

  ㉠ 허츠버그(Herzberg)가 정의하였다. 매슬로우 욕구단계 이론과 더불어 조직행위론 분야에 가장 많이 활용된다.

  ㉡ 개인동기를 자극하는 요인 : 직무 불만족 관련하여 불만족요인, 위생요인

  ㉢ 만족감을 자극하는 요인 : 만족요인, 동기요인

  ㉣ 불만족을 자극하는 요인 : 작업조건 및 상황과 관련한 직무환경이다.

  ㉤ 동기를 자극하는 요인 : 성취감, 안정감과 같이 직무내용과 관련된 요인이다.

④ 성취동기이론

  ㉠ 맥크레랜드(McClelland)에 의해 정의된다. 인간행동의 이해를 위해 성취욕구, 소속욕구, 권력욕구로 구분하였다.

  ㉡ 성취욕구가 인간의 가장 바람직한 욕구이며 개인과 조직의 성장에 이르는 욕구로 보았다.

  ㉢ 성취욕구가 강한 사람들은 목표설정을 중시하고 성과 피드백을 원한다. 동료관계에 있어서 관심이 많고 성과지향적 동료들과 어울리기를 좋아한다.

■ 불만족요인
Dissatisfier

■ 위생요인
Hygiene factors

■ 만족요인
Satisfiers

■ 동기요인
Motivating factors

⑤ 맥그리거의 X–Y이론

    ㉠ 맥그리거(MaGregor)에 의해 정의된다.

    ㉡ 매슬로우의 욕구계층이론을 토대로 인간 본질의 기본가정, 관리전략을 두 가지로 나누고 X이론, Y이론으로 구분하여 명했다.

    ㉢ X이론은 전통적 관리체계를 정당화하는 인간관이다.

    ㉣ Y이론의 경우 새로운 인간관으로 제안한 것으로 상위욕구를 중시하고 성장이론에 속한다.

## (2) 동기부여의 과정이론

① 기대 이론[+]

    ㉠ 브룸(Vroom)이 레빈(Lewin)의 이론에 근거한 기대이론을 정의하였다. 개인적 유의성, 사회적 가치들로 기초된 선호도에 의한 동기부여가 발생한다.

    ㉡ 기대이론은 인간이 기본적으로 어떤 행동을 할 경향이 있는가에 주요 변수로 작용해서 기대감, 수단성, 유의성, 결과나 보상으로 구분된다.

② 공정성 이론

    ㉠ 아담스(Adams)에 의하며 조직구성원들은 자신의 노력과 보상을 유사한 일을 한 다른 사람과 비교하여 공정성이 유지하여 동기부여를 받는 것이다.

    ㉡ 공정하지 못하면 교정적인 행동을 취하기 위해 동기부여가 발생한다.

    ㉢ 조직구성원의 성과와 직무태도 예측에 도움이 되며 지각된 불공정성을 감소시키기 위해서는 투입·산출을 조정하고 가치에 대한 인식을 변경하거나 비교대상을 변경하고 타부서로의 이동·결근·이직을 취한다.

③ 목표설정 이론

    ㉠ 로크(Locke)에 의하며 인간이 합리적 행동을 하는 존재라는 기본적 가정에 기초하며 개인이 의식적으로 얻으려고 설정한 목표가 동기·행동에 영향을 미친다고 설명하였다.

    ㉡ 목표의 주요 기능은 동기의 기초가 되며 특정방향으로 행동을 이끌고 개인이 일에 얼마나 많은 노력을 기울여야 하는지 결정하기 위한 지침을 제공하며 의도적 행동으로 과업수행에 영향을 미치며 평가기준을 제시한다.

## (3) 임파워먼트(empowerment)

① 정의 : 집단과 조직차원까지 동기부여 개념을 확대하여 윤리적 측면을 중점적으로 다룬 것이다. 동기부여 속성을 내포하고 성과향상에 필요한 능력의 증진까지 동시에 추구하는 개념이다.

**TIP & MEMO**

➕ **기대 이론 구분**
- 기대감(expectancies)
- 수단성(instrumentalities)
- 유의성(valences)
- 결과나 보상(outcome)

② **콩거 & 카능고(Conger & Kanungo)** : 조직구성원의 활력을 조성하기 위해 권한을 부여하는 과성, 권한의 배분, 법적파워를 구성원들에게 배분하는 과정인 관계구조적인 측면, 자기효능감을 부여하는 과정으로서 동기부여의 측면으로 나눠서 정의하였다.

③ **반두라(Bandura)** : 자기효능감을 임파워먼트 개념과 통합시켜 요구되는 행동을 잘할 수 있다는 믿음과 판단을 형성하고 자신의 능력에 대한 신념을 촉진시키는 기회를 주는 과정이라 정의하였다.

④ **내용**

㉠ 최대한 아래로 조직 내의 의사결정권을 내리는 것이다.

㉡ 문제에 가장 가까이 있는 사람에게 문제해결력을 부여하는 것이다.

㉢ 구성원에게 일을 맡긴 후 격려하는 것이다.

㉣ 일과 조직에 대한 주인의식의 부여하는 것이다.

㉤ 팀의 자율관리가 가능하게 하는 것이다.

⑤ **특징**

㉠ 구성원들이 자신의 일이 조직의 성패를 좌우한다는 강한 사명의식을 갖도록 한다.

㉡ 우수한 인력을 양성 및 확보에 중점을 두며 업무 수행하는 개인의 역량을 향상시키는 데 초점을 둔다.

㉢ 자신이 담당하는 일에 대해 스스로 의사결정권을 갖게 하며 통제감을 높이고 무기력감, 스트레스를 해소하고 강한 업무의욕을 갖도록 한다.

㉣ 구성원에게 성취감을 부여하고 자신의 목표를 향해 나아갈 수 있도록 그들이 가진 창의성, 재능, 가능성을 계발하고 발휘하도록 여건을 조성한다.

### (4) 간호조직의 임파워먼트

① 간호조직에서 구성원이 임파워먼트를 위한 전략으로 권한을 부여하고 책임감을 느끼도록 한다.

② 구성원에 대한 개인적인 밀착도를 높이고 다양한 변화활동에 적극 참여를 유도한다.

③ 필요한 정보를 간호사 개인과 팀이 쉽게 얻도록 정보를 공개하며 내적보상을 제공한다.

④ 창의성·적극성을 발휘하도록 조직분위기를 조성하는 혁신활동을 지원한다.

# 15 의사소통(Communication)

## (1) 정의

① 목적
- ㉠ 구성원들의 조직목표달성에 필요한 생각과 감정을 유발하고 사기 증진이다.
- ㉡ 정보제공, 과업과 책임의 범위 통제 등의 기능을 결합하여 조직목표를 효율적으로 달성하는 것이다.

② 과정
- ㉠ 의사소통은 수신자, 송신자, 정보로 이루어진다.
- ㉡ 송신자가 의사소통을 하고자하는 생각을 암호화로 전달한다.
- ㉢ 수신자는 주어진 정보를 해독·변환하여 반응하는 피드백 단계를 거친다.

## (2) 유형

① 언어적 의사소통 : 언어적 의사소통은 언어를 매체이며 직접적인 말로 전달하는 방법이다.

② 비언어적 의사소통 : 언어 이외의 몸짓, 얼굴표정, 복장을 매개로 하며 상대방에게 의사를 전달한다.

③ 일반적 의사소통 : 정보가 전달자에서 수신자에게로 가는 일방적인 의사소통이다.

④ 쌍방적 의사소통 : 정보가 양쪽 방향으로 이어지는 것이다. 정보가 전달자에서 수용자에게로, 수신자에게서 전달자에게로 흘러갈 때 서로 의견이 교환되는 의사소통의 형태이다.

⑤ 공식적 의사소통⁺
- ㉠ 하향식 의사소통 : 상의하달식 의사소통이다. 관리계층별로 상층부에서 하위자에게 전달되는 것이다.
- ㉡ 상향식 의사소통 : 하위계층에서 상위계층으로 올라가는 하의상달식이다.
- ㉢ 수평적 의사소통 : 조직에서 계층수준이 같은 구성원·부서 간에 이루어지는 의사소통이다.
- ㉣ 대각적 의사소통 : 계층이 서로 다른 개인·부서 간의 이뤄지는 의사소통이다.

⑥ 비공식적 의사소통⁺
- ㉠ 단일 경로형 : 경로에 따라 한사람이 다른 사람에게 그 다음 사람이 또 다른 사람에게 계속 연결된다.
- ㉡ 한담형(가십형) : 한사람이 여러 사람에게 전달한다.
- ㉢ 확률형 : 각 사람이 몇 명의 사람에게 전달한다.
- ㉣ 집단형 : 한사람이 몇 사람에게 정보전달하면 몇 사람이 다른 사람에게 전달한다.

TIP & MEMO

▌의사소통의 원칙
- 일관성(consistency)
- 명료성(clarity)
- 적시성(timeliness)
- 적정성(adequacy)
- 분배성(distribution)
- 적응성(adqptibility)
- 수용성(acceptability)

➕ 공식적 의사소통의 분류
- 하향식 의사소통
- 상향식 의사소통
- 수평적 의사소통
- 대각적 의사소통

➕ 비공식적 의사소통
전달경로나 내용이 확실하지 않고 누구와 의사소통을 하느냐에 따라 경로가 분류되게 된다.

**(3) 네트워크**

① **사슬형**(연쇄형, Chain type)

ㄱ 집중성이 강하다. 팀의 서열과 직위의 차이에 따라 의사소통 경로가 엄격하게 설정된다.

ㄴ 집단 내에 비슷한 사람 간의 의사소통은 이루어지지 않으며 권한체계가 명확한 수직적 계층에서만 의사소통이 이루어진다.

② **수레바퀴형**(X형, wheel type)

ㄱ 별형이라고도 말한다. 가장 집중화된 형태이고 팀에 리더가 존재하여 의사소통이 한 사람에게 집중되는 경우이다.

ㄴ 병동의 간호단위 관리자와 간호사 간이나 회사의 종업원들이 한사람에게 보고하는 형태로 집단구성원 만족도는 낮게 나타난다.

③ **Y형**

ㄱ 비교적 집중성이 있다. 집단 내에 강력한 리더는 없지만 구성원을 대표할 수 있는 인물이 있는 경우에 나타난다.

ㄴ 조정자를 통해사 단체의 의사소통이 가능하다.

④ **원형**(cycle type)

ㄱ 집단 구성원들 간에 서열과 지위가 불분명하며 동등하게 의사소통이 이루어지는 경우 형성되는 네트워크이다.

ㄴ 집중성이 약하며 직접적인 의사소통과 자유로운 분위기에 상호작용도 어느 쪽으로 치중되어 있지 않다.

⑤ **완전 연결형**(all channel type)

ㄱ 구성원이 다른 모든 조직구성원과 자유롭게 정보를 교환하며 의사소통하는 네트워크이다.

ㄴ 리더나 공식적 구조가 없어서 누구나 의사소통을 주도할 수 있는 형태이고 집단의 만족도가 높게 나타난다.

**(4) 의사소통의 장애요인**

① **송신자 측 장애요인**

ㄱ 목적의식이 부족하거나 부적절한 단어를 선택하거나 문법상의 오류, 서툰 메시지 전달, 잘못된 단어 사용, 서투른 문장력, 언변 부족이 있다.

ㄴ 지위가 낮은 사람이 높은 사람에게 의견제시가 힘든 상급자의 불성실과 교만이 있다.

ㄷ 구성원 사이의 신뢰도 결여, 상급자가 하급자를 무능력하다고 간주하여 이뤄지는 주입식 이론, 큰소리로 억압하는 음향고저의 이론, 상급자들의 자기보호의식이 있다.

② 수신자 측 장애요인

　㉠ 수신자가 송신자로부터 메시지를 전달받기 이전에 메시지의 전반적 가치를 평가하는 경향적 평가가 있다.

　㉡ 메시지를 수신자 관전에 따라 해석하는 선입견과 현재 믿는 정보와 모순되는 새로운 정보에 대한 차단, 피드백 부족이 있다.

③ 상황에 따른 장애요인

　㉠ 시간의 압박이나 관리자와 조직구성원 간의 지위차이가 있다.

　㉡ 수신자들이 의사결정 할 때 정보의 과중이 일어나는 경우이다.

## (5) 자기주장행동

① 정의

　㉠ 의사소통 과정에서 상대방의 권리를 침해하거나 상대방을 불쾌하게 하지 않는 범위 안에서 시행한다.

　㉡ 자신의 욕구, 감정, 태도, 의견, 권리를 존중하면서 솔직하고 직접적으로 표현하는 것이다.

② 요소

　㉠ 비언어적 요소 : 지속적인 눈 맞춤, 말의 의미와 일치하는 얼굴 표정 만들기와 적극적으로 몸짓하는 것, 적정거리 유지와 단호하고 분명하게 적절한 크기로 이야기하는 것 등이 있다.

　㉡ 언어적 요소 : 부탁하기, 권리 주장하기, 느낌 표현하기, 정중하게 거절하기, 자신의 분명한 입장 취하기가 있다.

③ 자기주장훈련

　㉠ 자신의 생각이나 의견과 느낌을 상대방에게 솔직하게 말할 수 있는 방법과 기술을 익힌다. 능동적·생산적 대인관계 형성을 돕는 것이다.

　㉡ 목적은 인간관계 개선, 간호업무 향상, 자기능력 신장, 정신건강 증진이다.

④ 자기표현적 측면에서의 자기주장 전략

　㉠ 지나친 사과나 변명은 하지 않는다.

　㉡ 자신의 감정을 솔직하게 표현하고 부정적인 표현은 나의 메시지라는 표현을 사용한다.

　㉢ 요청이나 부탁에 대한 거절은 대화의 초반에 자신의 의견을 분명히 알려 상대방의 시간소비와 혼란을 줄인다.

　㉣ 다른 경로나 사람을 통하지 않고 상대방에게 자신이 직접 말한다.

　㉤ 정직하지 못한 긴 설명이나 이유는 배제하고 간결하게 말한다.

▌효과적인 의사소통 원칙

• 의사소통을 시작하기 전에 전달할 내용의 목적을 명확히 한다.

• 의사소통의 목적을 확인하고 계획 과정에서 전달내용과 협력을 얻기 위해 다른 사람들과 상의한다.

• 일관성과 계속성을 유지하고 행동은 전달내용과 일치해야 한다.

• 훌륭한 청취자가 되도록 노력하고 가능한 수신자를 돕는 입장을 취하며 수신자에게 가치 있는 내용을 전달한다.

⑤ 상대방 측면에서의 자기주장 전략

㉠ 상대방을 배려하여 예의를 지키며 말하고 경청한다.

㉡ 상대방에게 이해와 공감을 표시하고 서로 입장이 다를 경우 타협한다.

㉢ 공격적 사람과의 의사소통의 자기주장 전략으로는 반영, 반복적 자기주장, 요점 지적, 재진술, 질문이 있다.

⑥ 간호현장에서의 자기주장이 필요한 경우

㉠ 상대방에 대한 부정적 감정이 사라지지 않을 때

㉡ 상대방에 대한 불안과 분노로 만남이 꺼려지고 위축될 때

㉢ 상대방에게 직접적인 감정표현을 하지 못하고 타인이나 다른 경로를 통해 표현될 때

㉣ 상대방에게 솔직하게 질문하지 못하고 상징적·간접적으로 질문하게 될 때

㉤ 상대방에게 분노의 표현으로 욕설을 하게 될 때

㉥ 상대방에게 행동을 정당화하기 위한 거짓말이나 위선적 행동을 하게 될 때

## (6) 갈등관리

① 갈등 정의 : 희소자원·업무의 불균형적 배분, 목표·가치·인지의 차이로 개인·집단·조직의 심리·행동에 나타나는 대립적 상호작용으로 정의된다.

② 갈등 특징

㉠ 갈등은 여러 가지 다양한 문제를 초래하며 불가피하다.

㉡ 효과적으로 관리하는 학습이 필요하며 사람들이 목표 토의하는 것을 돕는다.

㉢ 갈등 조직에 긍정적 변화를 촉진하고 갈등 관리는 분노의 해결과 이해 증가에 도움이 된다.

③ 갈등 종류 : 목표 갈등, 정서적 갈등, 인지적 갈등, 수직적 갈등, 수평적 갈등, 라인-스태프 갈등, 역할 갈등이 있다.

④ 조직 갈등 유발 원인 : 상호의존과 경쟁, 상이한 목표, 동료의 차별대우, 실제적 권위와 명성의 불일치가 있다.

⑤ 갈등의 수준

㉠ 개인 내 갈등(intrapersonal conflict) : 개인의 내부에서 발생하는 갈등으로 미래에 무엇을 할 것인가 결정할 때나 개인과 직업적 우선순위 사이에서 갈등이 있다.

㉡ 개인 간 갈등(interpersonal conflict) : 모든 사람들이 정확히 같은 방식으로 세계를 바라보지 않는다는 것을 인식할 때 발생하는 것이다. 대상자, 간호사, 치료팀, 가족, 의사의 직원들 사이의 갈등이 해당된다.

▎갈등의 원인

진실의 결핍, 부정확한 사실보고, 부적절한 의사소통, 불분명한 견해표명, 불명확한 지시, 불안정한 리더십·리더십부재, 두 명 이상의 상관으로부터 받는 지시, 변화를 수용할 능력의 부족, 의사결정 시 구성원의 참여 부족이나 제한, 권력문제, 역할과 책임에 대한 이해부족, 부적절한 활동 계획이다.

© 조직 갈등(organizational conflict) : 집단 간 갈등이라고도 한다. 정책과 절차 간의 불일치, 어떤 행위에 대한 공식적인 개인의 규칙, 비공식적으로 받아들여진 행동규범이나 의사소통 형식 사이에 불일치가 있을 때 발생한다.

⑥ 간호조직 갈등의 원인 : 간호사에게 많은 참여와 자율성을 부여하는 새로운 시스템으로부터 발생 위험이 있다.

⑦ 갈등의 과정

　　㉠ 좌절 : 개인과 집단에서 목표가 차단되면 좌절을 느낀다. 좌절은 분노나 깊은 체념으로 변할 수 있고 실제로 갈등이 없어도 발생할 수 있다.

　　㉡ 개념화 : 갈등을 개념화하는 것은 사람들에게 명확하게 나타날 수 있고 반대로 혼돈스러울 수 있다. 개인적인 갈등에 관련한 해석은 개인의 관점인 가치관·신념·문화에 따라 다르게 나타난다.

　　㉢ 행위 : 목적·전략·계획·행동은 개념화가 표출되어 나타나는 것이다. 개인 간에 상호작용의 양상은 행동을 통해 정해진다. 갈등 해결을 위한 행위에서 갈등을 개념화하는 부분과 전체적인 방법이 변화가 가능하다.

　　㉣ 결과 : 사람들의 목표가 포기하지 않고 통합되는 새로운 계획에 의해 해결될 수 있다. 갈등의 결과 생산성과 효율성은 증가·감소하거나 같은 수준을 유지하여 결과를 나타낸다.

⑧ 갈등해결 모델

　　㉠ 회피(avoidance) : 회피나 철회는 사람들이 자신의 요구·목표·관심사를 즉각적으로 자기주장을 거의 하지 않는 것이다. 회피는 더 좋은 시기가 될 때까지 문제를 전략적으로 피하거나 연기하는 것으로 승자가 없는 no-win상황으로 거리를 두고 일할 수 있다.

　　㉡ 조정(accommodation) : 다른 사람의 요구·목표·관심을 만족시키기 위해 노력하며 자신의 요구·목표는 소홀하게 된다. 이로 인한 자기희생과 명령에 대한 단순 복종, 다른 사람에 대한 봉사가 포함된다.

　　㉢ 경쟁(competiton) : 다른 사람의 희생으로 자신의 요구를 충족시키고 승리하기 위해서 필요한 권력·독창성·전략을 사용한다.

　　㉣ 협상(negotiation)·타협(compromise) : 협상은 다른 사람과의 관계에서 자기주장, 협력을 포함하며 성숙·신뢰를 필요로 한다. 타협은 모든 사람들이 아주 빈번하게 사용가능한 중간정도의 양보이며 노조협상에서 갈등해결 수단으로 선호되고 진정되는 방법이다.

　　㉤ 협력(collaboration) : 가장 창조적인 방법으로 회피나 경쟁과 반대의 해결방법이다. 해결 방법을 찾기위해 창의적이고 개방적으로 일하기 때문에 선택하는 단호하고 협력적인 방법이다. 달성되어야 할 중요한 관심사와 목표를 가장 잘 만족시킨다.

⑨ 해결할 수 없는 갈등의 관리 : 모든 갈등이 해결 가능하지 않으므로 갈등의 지속과 재발한다면 대부분 해결이 불가능하다.

⑩ 갈등을 위한 관리지침

　㉠ 상반되는 두 측면의 긍정 · 부정적인 면을 도표화하고 양극성의 규명을 위해 시간선(timeline)을 그린다.

　㉡ 반대의견을 주장하는 사람들의 얘기를 경청하고 정기적으로 그들을 합류 시키고 결과의 긍정적인 면을 최대화하기 위한 주요 목적과 목표를 기술하며 양극성을 도표화한다.

　㉢ 지속적으로 흐름을 모니터하고 갈등관리를 통하여 양극단의 문제를 더 협동적이고 효과적으로 관리한다.

⑪ 갈등의 예방

　㉠ 자원을 공평하게 배분하고 모든 수준에서 기대를 명백하게 진술한다.

　㉡ 갑작스럽게 설명 할 수 없는 과정의 변화를 피하고 구성원의 염려와 근심을 관심있게 다룬다.

## 16 통제(Controlling)

### (1) 통제의 이해

① 정의

　㉠ 조직활동의 수행과정에서 필요한 관리과정의 다섯 번째로 마지막 단계이다.

　㉡ 관리과정은 간호과정과 같이 순환적이다. 관리과정의 마지막인 동시에 기획 단계로 환류된다.

　㉢ 통제는 미리 설정한 표준에 대한 수행된 업무성과와의 차이를 검토 · 평가하여 바람직한 수행을 개선하는 기능이다.

② 통제의 필요성

　㉠ 조직과 구성원 간의 목표 불일치 감소 : 구성원과 조직의 목표와 일치하도록 구성원에게 조직의 목표에 대한 방향을 제시한다. 효율적으로 목표에 달성할 수 있도록 하기 위해 통합 · 조정을 위한 공식적인 통제 체계가 필요하다.

　㉡ 효과적인 조직행태 유지 : 간호조직의 목표달성을 위해 적극적 · 자발적 · 성숙한 자기 통제가 필요하다. 자기 통제를 공식 · 외부적 통제가 대신하여 목표 수행정도로 측정하지 않는다. 구성원의 수행을 개선하여 조직이 발전 · 유지될 수 있도록 한다.

ⓒ 사회적 요구에 부응 : 양질의 의료서비스에 대한 요구 증가, 의료비 상승, 조직 관리자에 대한 책임, 조직의 효율성·효과성 요구가 증가한다. 비용 효과적 이고 안전하고 효율적인 의료에 관심이 많아지므로 올바른 제공을 위해 통제 가 필요하다.

③ 통제과정

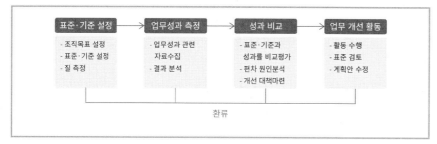

ⓐ 표준 및 기준 설정 : 통제에서 표준설정은 기획단계에서 조직목표 설정과 동일 하다. 표준에 의하여 목표달성 정도를 측정할 수 있고 표준은 조직목표에서 나온다. 표준 설정으로 조직의 목적·목표 성취내용과 성취 가능한 목표를 도출하여 진술하면서 간호사의 업무 방향을 제시한다.

ⓑ 업무성과 측정 : 계획된 목표의 성공적인 달성여부를 점검하는 과정이다. 실제 수행된 업무의 수행결과와 관련 자료를 수집하여 결과를 분석하는 단계이다.

ⓒ 표준과 성과 비교 : 업무수행 결과와 관련한 자료를 수집하고 분석한 결과를 미리 설정된 표준과 기준을 비교하여 편차를 평가하는 단계이다.

ⓓ 개선활동 : 표준과 업무성과를 비교할 때의 차이인 편차에 대한 원인을 분석한 다. 개선활동인 피드백 과정이 이루어져 적절한 개선책 마련을 강구하는 단 계이다.

(2) 효과적인 통제전략

① 관리자는 통제에 대한 저항과 역기능적 효과를 감소하기 위해 긍정적 통제과정 을 수행하여야 한다.

② 조직구성원이 참여하여 예산편성과 목표설정과 표준설정 과정에 구성원을 참여 시킨다.

③ 구성원의 업무수행을 평가와 처벌에 있지 않고 현재업무수행 정도를 파악하는 진단적 반응(Diagnostic responses)에 초점을 둔다.

④ 상급자는 지도하는 역할을 수행하고 조직구성원에게 통제에 관해 구체적인 정보 를 제공한다.

## 17 간호의 질 관리

### (1) 간호의 질 관리 필요성
① 효율적 관리기법이다.
② 질 향상 활동은 간호 수행 시 비용을 절감하는 동시에 양질의 적정수준의 안전한 간호를 제공하는데 필수적이다.

### (2) 간호표준 개발
① 실무를 위한 지침의 역할을 표준으로 우수성의 정도로 미리 설정된 기준에 달성한 정도를 의미한다.
② 표준 자체는 평가 도구가 아니며 간호의 질을 측정하기 위한 척도이다.
③ 질을 측정하기 위해 객관적인 측정 가능하고 성취 가능한 기준 · 지표를 설정한다.

### (3) 간호의 질 관리 접근방법
① 구조적 접근방법[+]
   ㉠ 간호서비스 제공 시 필요한 인적 · 물적 · 재정적 측면 · 조직의 구조 · 전달체계의 업무환경에서 평가하는 접근법이다.
   ㉡ 각 항목별로 표준 부흥정도를 평가한다.
② 과정적 접근방법[+]
   ㉠ 간호사와 대상자의 상호작용으로 측정하는 것이다.
   ㉡ 업무표준에 따른 간호제공이 이루어지는지, 양질의 간호가 제공되는지, 간호과정 동안의 간호행위를 평가한다.
③ 결과적 접근방법[+]
   ㉠ 간호서비스를 제공받은 후 환자와 대상자에게 나타난 건강상태로 평가된다.
   ㉡ 대상자의 신체적 · 심리적 · 사회적 요소가 모두 고려된다.

### (4) 평가시기에 따른 간호의 질 평가
① 소급평가(Retrospctive review)
   ㉠ 환자가 퇴원 후나 실제적 간호행위가 수행된 이후에 평가를 하는 것이다.
   ㉡ 해당 환자를 대상에게 혹은 실제 간호행위가 적용되는 동안 수정할 기회는 없지만 적은 비용과 다른 환자의 간호계획에 반영되어 간호의 질이 올라간다.

➕ **구조적 접근방법 예시**

교육훈련계획, 직무기술서, 절차, 정책, 목적, 자격, 인력구성, 재정, 장비, 시설, 물리적 구조가 있다.

➕ **과정적 접근방법 예시**

환자에 대한 태도, 환자교육, 간호기록, 환자 간호계획, 간호수행, 의사소통 등이 있다.

➕ **결과적 접근방법 예시**

이환율, 사망률, 유병률, 합병증 발생률, 환자기능 수준, 재원기간, 삶의 질, 비용, 환자만족도 등이 있다.

➕ **소급평가 예시**

퇴원환자 면담, 퇴원환자와 보건의료팀과의 집담회, 설문지 조사, 퇴원환자 기록검사가 있다.

② 동시평가(Concur-rent review)

    ㉠ 환자가 입원하거나 간호서비스를 받는 동안의 간호를 평가하는 방법이다.

    ㉡ 평가결과를 즉시 반영할 수 있고 환자의 만족도와 간호의 질을 높일 수 있다.

### (5) 의료기관 인증제도

① 목적

    ㉠ 의료서비스의 질 관리를 위한 의료기관 인증제도가 운영된다.

    ㉡ 의료기관에서 환자의 안전과 의료의 질 향상을 위한 자발적이고 지속적인 노력을 유도하여 의료소비자에게 양질의 의료를 제공하기 위하여 실시되는 제도이다.

② 의료기관이 갖춰야 할 기본 사항 : 환자의 권리와 안전, 의료기관의 의료서비스 질 향상 활동, 의료서비스의 제공과정 및 성과, 의료기관의 조직 인력관리 및 운영, 환자 만족도가 있다.

③ 의료기관 등급[+]

    ㉠ 인증 : 해당 의료기관이 모든 의료서비스 제공과정에서 환자의 안전보장, 적정 수준의 질을 이루었음을 의미하고 4년의 인증기간을 가진다.

    ㉡ 조건부인증 : 의료 질 향상을 위하여 노력하였으나 일부 영역에서 수준이 다소 못 미치는 의료기관으로 향후에 추가로 인증 가능성이 존재함을 의미한다. 유효기간은 1년이다.

    ㉢ 인증결과는 일반 국민에게 공개된다. 정부에서는 인증결과를 통해 상급 종합 병원과 전문병원 및 센터를 지정이나 의료기관의 다양한 정책적용에 토대로 이용된다.

**TIP & MEMO**

**➕ 동시평가 예시**

입원환자 기록감사, 환자 및 가족과의 집담회, 환자면담, 관찰 등이다.

**➕ 의료기관 등급 구분**

조사와 평가결과에 따라 인증, 조건부 인증, 불인증 3가지 등급이다.

# 02 간호관리과정 및 마케팅

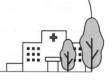

***
**1** 기획 유형 중 전략기획, 전술기획, 운영기획에 대한 설명으로 옳은 것은?

① 전술기획은 단기기획이고 운영기획은 장기기획이다.

② 전술기획은 중기기획인 반면 전략기획은 장기적인 목적수행에 초점이 있다.

③ 전략기획은 확실한 환경에서 하고 전술기획은 불확실한 환경에서 기획한다.

④ 운영기획은 중간관리층이 수립하고 전술기획은 하위 관리층이 수립한다.

⑤ 전략기획은 하위 조직단위의 활동계획을 세우고 운영기획은 조직 전체의 활동계획을 세운다.

※ **기획의 유형**

㉠ **전략적 기획**
• 최고관리자에 의해 수립되는 장기기획이다.
• 조직 전체의 포괄적 목표를 달성하는 것에 초점을 맞춘다.
• 조직의 장기적인 생존과 성장을 확인한다.
• 조직이 조직구성원에게 지향하는 분명한 목표와 방향을 제시한다.
• 미래의 문제와 기회를 예측한다.
• 위험하고 불확실한 환경에서 조직되므로 환경에 대한 정보 분석이 필요하다.
• 조직의 근본적 변화를 추구하는 리더십이 요구된다.
• 효율성을 증진시킨다.

㉡ **전술적 기획**
• 중간관리층에서 수립되는 중기기획이다.
• 전략적 기획을 위한 수단이다.
• 빠른 시간 내에 결과를 확인할 수 있고 구체적 행동으로 보일 수 있다.
• 전략적 기획보다 덜 위험하고 확실성이 높은 환경에서 이루어진다.

㉢ **운영적 기획**
• 일선관리자에 의해 수립되는 단기기획이다.
• 명확하고 측정 가능한 것으로 전술적 기획을 구체화한다.
• 목표를 어떻게 달성할 것인지 계량적으로 기술한다.

**1**
① 전술기획은 중기기획이고 운영기획은 단기기획이다.
③ 전략기획은 불확실한 환경에서, 전술기획은 확실한 환경에서 기획한다.
④ 운영기획은 일선관리자가 수립하고 전술기획은 중간관리층이 수립한다.
⑤ 전략기획은 조직 전체의 활동계획을, 운영기획은 하위 조직단위의 활동계획을 세운다.

**답** 1.②

**2** 운영적 기획 유형에서 관리계층에 해당하는 자는?

① 최고관리자　　② 책임간호사
③ 중간관리자　　④ 일반간호사
⑤ 일선관리자

**3** 기획의 특성이 아닌 것은?

① 기획은 포괄적이다.　　② 기획은 폐쇄 체계이다.
③ 기획은 합리적이어야 한다.　④ 기획은 동기를 유발한다.
⑤ 기획은 의사결정을 요구한다.

※ 기획의 특성
㉠ 여러 대안으로부터 미래의 행동방향을 선택하는 의사결정을 요구한다.
㉡ 방향성, 추진력, 응집력을 제공하여 동기를 유발한다.
㉢ 포괄적 개념을 가지고 있으며 다량의 정보 및 데이터를 수집하고 분석한다.
㉣ 고정불변의 형태가 아니며 합리적이다.
㉤ 통제를 위한 성과표준을 개발하게 한다.

**4** 기획과정의 단계에서 가장 첫번째로 이루어져야 하는 것은?

① 업무수행　　② 목표설정
③ 우선순위 결정　　④ 대안의 제시와 선택
⑤ 상황분석 및 문제점 파악

**5** 환자만족도 향상을 위한 간호부의 목표설정으로 옳은 것은?

① 환자만족도 상승.　　② 환자만족도 5% 상승
③ 환자만족도 최고수준에 도달　④ 환자만족도 전년대비 상승
⑤ 환자만족도 전년대비 10% 상승

※ 목표설정 시 원칙
㉠ 목표는 조직의 철학 및 비전과 일치해야 한다.
㉡ 현실적으로 타당하며 예측이 가능하여야 한다.
㉢ 설정된 목표의 달성도는 적기에 평가한다.
㉣ 목적이 성취된 정도를 측정할 수 있는 결과로 서술한다.
㉤ 목표 서술은 대상자를 중심으로 이루고자 하는 목표를 구체적인 숫자로 명시한다.

---

**Plus Tip**

**2**

운영적 기획
㉠ 일선관리자에 의해 수립되는 것으로 측정 가능한 목표를 설정하는 단기기획이다.
㉡ 명확하고 측정 가능한 것으로 전술적 기획을 구체화한다.
㉢ 목표를 어떻게 달성할 것인지 계량적으로 기술한다.
㉣ 조직의 일상적 운영에 관한 것으로 구체적 업무에 초점을 두고 계획한다.

**3**

② 기획은 개방체계의 특성을 지닌다.

**4**

기획과정의 단계
㉠ 목표설정 : 실행 가능한 명확한 목표를 수립한다.
㉡ 상황분석 및 문제점 파악 : 문제해결을 위한 한계점을 중요 요소로 고려한다.
㉢ 대안의 제시와 선택 : 시행가능 여부, 기대효과, 효율성 등을 검토 후 대안을 선택한다.
㉣ 우선순위 결정 : 수행 가능한 대안에 대한 가장 적합한 방안을 선택한다.
㉤ 업무수행 : 목표에 적합한 최종안에 따른 활동을 수행한다.
㉥ 활동평가 : 실제 수집된 자료와 예측 상황과 비교하여 평가하고 필요하다면 기획을 수정한다.

**5**

①③④ 목표가 성취된 정도를 측정할 수 있는 구체적 결과(숫자)로 서술한다.
② 설정된 목표가 성취된 정도의 비교 대상이 없어 비교평가가 불가능하다.

답 2.⑤　3.②　4.②　5.⑤

**6** 간호업무 목표관리 과정은?

① 간호문제 분석 → 목표설정 → 간호활동 계획 → 간호활동 수행 →
   중간평가와 조정 → 최종평가
② 간호문제 분석 → 간호활동 계획 → 목표설정 → 간호활동 수행 →
   중간평가와 조정 → 최종평가
③ 목표설정 → 간호문제 분석 → 간호활동 계획 → 간호활동 수행 →
   중간평가와 조정 → 최종평가
④ 목표설정 → 간호활동계획 → 간호문제 분석 → 간호활동 수행 → 중
   간평가와 조정 → 최종평가
⑤ 목표설정 → 간호활동 계획 → 간호활동 수행 → 간호문제 분석 →
   중간평가와 조정 → 최종평가

**7** 간호조직의 목표달성을 위한 간호행위에 영향을 미치는 가치관이
   나 신념은?

① 규칙              ② 절차
③ 철학              ④ 목표
⑤ 정책

※ **철학**
㉠ 사명으로부터 나오는 가치관이나 신념의 총체를 말한다.
㉡ 간호부서의 사명을 명확히 나타내며 모든 조직구성원의 행동 지침이 된다.

**8** 목표관리법(Management by Objective)에 대한 설명으로 옳은
   것은?

① 관리자는 일정 기간 성과를 평가한다.
② 상급자와 하급자 상호 간에 목표설정이 이루어진다.
③ 목표달성까지 설정된 목표는 수정하지 않는다.
④ 측정할 수 없는 목표도 주관적으로 측정이 가능하다.
⑤ 관리자는 목표 달성 권한을 가지고 수단과 방법을 제시한다.

※ **목표관리법(Management by Objective)**
㉠ 목표설정은 상·하급자 상호 간에 이루어진다.
㉡ 기대되는 결과가 예측 가능하고 실무에 효과적으로 적용할 수 있다.
㉢ 조직 구성원들이 조직 내로 동화되는 것이 용이하다.
㉣ 노동생산성과 조직 효율성이 증가한다.

**Plus Tip**

**6**
목표관리의 과정
㉠ **문제분석** : 조직 기본목표에 의거한 문
   제에 대해 분석한다.
㉡ **목표설정** : 조직구성원 참여를 통해 기
   본목표에 부합되는 하위목표와 구체적
   목표를 설정한다.
㉢ **활동계획** : 수행에 필요한 비용, 인력,
   수단, 방법 등의 계획을 구체화한다.
㉣ **활동수행** : 계획에 따른 활동을 수행한
   다.
㉤ **중간평가와 조정** : 기대결과 및 변화에
   대한 중간평가를 통해 활동이나 목표
   를 수정하거나 피드백 과정을 가진다.
㉥ **최종평가** : 목표달성을 평가하여 조직의
   기본목표에 반영하고 차후 목표에 대
   한 지표로 재정립한다.

**7**
① **규칙** : 특별 상황에서 행동과 금지사항
   이 상세히 기술된 것을 말한다.
② **절차** : 이론적 근거에 따라 활동을 기술
   한 것을 말한다.
④ **목표** : 목적과 철학을 달성하기 위한 행
   위를 진술한 것을 말한다.
⑤ **정책** : 목표를 달성하기 위해 활동 및 과
   정을 알려주는 포괄적 지침을 말한다.

**8**
① 관리자와 직원이 함께 성과를 측정하여
   설정된 목표와 비교, 분석한다.
③ 필요시 수정할 수 있는 융통성 있는
   목표여야 한다.
④ 객관적으로 측정 가능하고 현실적으로
   달성 가능한 목표여야 한다.
⑤ 관리자는 전체적 관리를 하되 직원에게
   목표달성에 대한 권한과 수단을 위임
   한다.

**답** 6.① 7.③ 8.②

**9** 병동 업무의 질 향상을 위해 간호사들이 자발적으로 아이디어를 제시하며 토의를 하였다. 이때 사용된 의사결정 기법은?

① 전자회의
② 델파이법
③ 집단노트기법
④ 명목집단기법
⑤ 브레인스토밍

**10** 집단의사결정의 장점은?

① 시간이 절약된다.
② 책임소재의 모호성이 있다.
③ 창의적 의사결정이 가능하다.
④ 선택안에 대한 수용성이 크다.
⑤ 의사결정에 대한 책임이 명확하다.

※ **집단의사결정**
㉠ 구성원들 간의 상호작용을 거쳐 문제를 해결한다.
㉡ 선택안의 정당성·합법성·수용성이 증가한다.
㉢ 의사결정의 유효성을 높인다.
㉣ 다양한 정보와 지식의 활용이 가능하다.

**11** 의사결정을 방해하는 요인이 아닌 것은?

① 민감성
② 불분명성
③ 인식결여
④ 자료수집 오류
⑤ 대안의 불충분성

※ **의사결정 방해요인**
㉠ 잘못된 논리
㉡ 분명하지 않은 목표
㉢ 자료수집의 오류
㉣ 불충분한 대안
㉤ 자신에 대한 인식 결여
㉥ 선택과 행동의 능력 부족

**Plus Tip**

**9**
⑤ **브레인스토밍**: 리더가 제시한 문제에 구성원들이 대면하여 자발적이고 자유적으로 아이디어를 제시하면서 집단으로 토의하는 방법이다.
① **전자회의**: 컴퓨터와 명목집단기법을 이용하여 문제를 제시하여 컴퓨터로 서로의 의견을 교류한다.
② **델파이법**: 설문지를 통해 각자의 의견을 제시하고, 설문지 수정 후 다시 의견을 제시하는 절차를 반복하며 최종 결정을 내리는 방법이다.
③ **집단노트기법**: 문제에 대한 아이디어를 기록하고 다른 사람에게 넘겨 새로운 아이디어를 첨가하며 전체를 종합하여 문제를 해결하는 방법이다.
④ **명목집단기법**: 구성원들이 모여 언어적 의사소통 없이 개인의 의견을 제출하고 조정안에 대해 서로 토론을 거쳐 투표로 의사결정을 하는 방법이다.

**10**
①③⑤ 개인의사결정의 장점이다.
② 집단의사결정의 단점이다.

**11**
① 민감성은 의사결정을 효율적으로 이끄는 요소이다.

**답** 9.⑤ 10.④ 11.①

**12** 간호부에서 간호사가 1년 동안 사용할 물품과 서비스의 지출계획을 세우고자 할 때 사용되는 예산지출은?

① 운영예산
② 현금예산
③ 자본예산
④ 지출예산
⑤ 인력예산

**13** 충수돌기염 환자가 병원에 입원하여 수술 후 3일 째 미리 책정된 일정액의 진료비를 지불하고 퇴원할 때 사용된 지불제도는?

① 인두제
② 포괄수가제
③ 총액계산제
④ 행위별 수가제
⑤ 방문당 수가제

**14** 조직 개념에 대한 설명으로 옳은 것은?

① 혼돈된 상황에 질서를 부여한다.
② 목표달성을 위한 인력자원을 계획한다.
③ 목표달성을 위해 리더가 동기부여한다.
④ 일정한 규칙을 제정하여 목표를 달성한다.
⑤ 계획이 잘 이루어지는지 확인하는 단계이다.

**Plus Tip**

**12**

예산지출의 종류
㉠ 인력예산 : 직원들에게 지급되는 임금과 급여를 말한다.
㉡ 자본지출예산 : 투자나 설비에 필요한 비품, 기기, 건물 구입 등에 필요한 예산을 말한다.
㉢ 운영예산 : 조직의 일상적 운영에 필요한 예산으로 환수선 보수 유지비, 공급품 소요비 등을 말한다.

**13**

② 포괄수가제 : 질병군으로 정해진 기준에 따라 책정된 일정액의 진료비를 내는 제도이다.
① 인두제 : 일정한 수의 가입자가 의료공급자에게 등록하고, 의료공급자는 정해진 범위 안에서 보건의료서비스를 가입자에게 제공한다.
③ 총액계산제 : 보험자와 위료공급자에게 제공되는 서비스에 대해 협의한 진료비 총액을 지급한다.
④ 행위별수가제 : 제공되는 모든 의료행위에 대한 항목별 의료비가 책정된다.
⑤ 방문당수가제 : 1회 방문 급여 제공시간에 따라 비용을 책정한다.

**14**

① 조직은 혼돈된 상황에 질서를 부여하여 구성원의 행위가 예측 가능하도록 만드는 과정이다.
② 인사는 조직 목적달성을 위한 인력자원을 계획하는 것이다.
③ 지휘는 목표 달성을 위해 리더가 동기부여하는 것이다.
④ 기획은 목표 달성을 위해 일정한 규칙을 제정하는 것이다.
⑤ 통제는 목표 달성을 위한 계획이 잘 이루어지는지 확인하는 단계이다.

**답** 12.① 13.② 14.①

## 15 기획의 원칙이 아닌 것은?

*** 

① 구체성      ② 계층화
③ 포괄성      ④ 장래 예측
⑤ 목적 부합

## 16 목표를 위한 구체적 절차와 활동이 명시되어 있는 예정표는?

** 

① 규칙
② 규정
③ 절차
④ 정책
⑤ 계획안

## 17 간호부서에서 일에 능률이 나지 않는 간호사에게 부서를 옮길 것을 통보하는 관리자의 권력은?

** 

① 준거적 권력
② 연결적 권력
③ 강압적 권력
④ 보상적 권력
⑤ 합법적 권력

### ※ 권력의 종류

㉠ 개인적 권력
- **준거적 권력** : 개인이 가지고 있는 특별한 자질에 기인한 권력이다.
- **전문적 권력** : 높은 지식이나 기술, 전문성 등에 기반을 둔 권력이다.
- **정보적 권력** : 유용한 정보를 소유하거나 쉽게 접근 가능하다고 생각하는 것에 기인한 권력이다.
- **연결적 권력** : 영향력이 있는 인물과 연결될 수 있다고 생각하는 것에 기안한 권력이다.

㉡ 조직적 권력
- **보상적 권력** : 권력 행사자가 다른 이에게 보상을 제공할 수 있는 능력에 기인한 권력이다.
- **합법적 권력** : 공식 지위가 높을수록 강한 성격을 갖는 지위에 바탕을 둔 권력이다.
- **강압적 권력** : 징계와 같이 벌을 줄 수 있는 능력에 기인한 권력이다.

### Plus Tip

**15**

기획의 원칙
- ㉠ **계층화 원칙** : 기본부터 구체화 과정을 통해 연차적으로 기획을 파생한다.
- ㉡ **포괄성 원칙** : 필요요소를 빠짐없이 포함한다.
- ㉢ **장래예측 원칙** : 정확한 정보수집으로 정확한 예측이 필요하다.
- ㉣ **목적부합 원칙** : 조직 목적을 구체적으로 명확히 기술한다.
- ㉤ **간결성 원칙** : 기획은 명료하고 간결히 표현한다.
- ㉥ **탄력성 원칙** : 유동적 환경에 대처하기 위해 융통성 있는 수립을 한다.
- ㉦ **안정성 원칙** : 기획은 안정될수록 효과적이고 경제적이다.
- ㉧ **균형성 원칙** : 기본과 다른 계획 간에 조화가 필요하다.
- ㉨ **경제성 원칙** : 최소비용으로 최대효과를 낸다.
- ㉩ **필요성 원칙** : 정당한 이유에 근거한다.

**16**

① **규칙** : 특별 상황에서의 행함과 금지 사항이 상세히 기술된 것을 말한다.
② **규정** : 목표달성을 위해 정해진 명령조항을 말한다.
③ **절차** : 이론적 근거에 따른 활동을 기술한 것을 말한다.
④ **정책** : 목표를 달성하기 위한 활동 및 과정을 알려주는 포괄적 지침을 말한다.

**17**

③ **강압적 권력** : 징계 등과 같이 벌을 줄 수 있는 능력에 기인한 권력이다.
① **준거적 권력** : 개인이 가지고 있는 특별한 자질에 기인한 권력이다.
② **연결적 권력** : 영향력이 있는 인물과 연결될 수 있다고 생각하는 것에 기안한 권력이다.
④ **보상적 권력** : 권력 행사자가 다른 이에게 보상을 제공할 수 있는 능력에 기인한 권력이다.
⑤ **합법적 권력** : 공식 지위가 높을수록 강한 성격을 갖는 지위에 바탕을 둔 권력이다.

**답** 15.①   16.⑤   17.③

**18** 간호사에게 업무 분담 시 수간호사가 고려할 사항은?

① 부서 내 분담된 업무는 간호사에게 과중한다.
② 간호사에게 권한위임 시 책임도 위임됨을 인지한다.
③ 상부에서 하부로 연쇄적 위임이 이루어지도록 한다.
④ 최대의 능력을 발휘할 수 있도록 한 사람에게 업무를 집중한다.
⑤ 모든 간호사들의 균형적인 발전을 위해 모두 동일한 업무를 분담한다.

※ 권한위임 시 고려사항
㉠ 기대되는 결과에 달성할 수 있을 정도로 권한을 위임한다.
㉡ 부하의 능력 수준에 맞는 권한을 위임한다.
㉢ 위임하는 사람의 통솔 범위 내에 권한을 위임한다.
㉣ 위임을 상부에서 하부로 이루어지도록 연쇄적 위임을 한다.
㉤ 위임되는 권한은 명백해야 하며 권한이 위임되었다고 책임까지 위임되는 것은 아니다.

**19** 간호조직 통솔범위의 원리 중 옳은 것은?

① 비전문적 업무일수록 관리 범위가 넓어진다.
② 계층수가 많을수록 관리 범위가 넓어진다.
③ 부하직원의 자질이 충분하면 관리 범위는 좁아진다.
④ 막료부서의 지원이 있는 경우 관리 범위는 좁아진다.
⑤ 복잡성과 창의성이 요구되는 업무일수록 관리의 범위는 좁아진다.

※ 통솔범위의 영향 요인
㉠ 관리자의 능력과 시간
㉡ 부하직원의 자질과 의식구조
㉢ 업무의 특성
㉣ 막료부서의 지원능력
㉤ 작업 장소의 지리적 분산 정도
㉥ 계층제의 기능
㉦ 권한의 명확성
㉧ 조직의 계획과 통제

**18**
①④⑤ 위임을 받는 간호사의 능력 수준에 맞는 권한위임을 하며 기대되는 결과에 달성할 수 있을 정도를 위임한다.
② 권한이 위임되었다고 책임이 위임되는 것은 아니다.

**19**
⑤ 업무가 단순할수록 통솔 범위가 넓어진다.
① 비전문적 업무일수록 관리 범위는 좁아진다.
② 통솔범위와 계층 수는 반비례 관계이다.
③ 부하직원의 자질이 부족할 경우 통솔범위가 좁아진다.
④ 막료부서의 지원이 있는 경우 관리 범위는 넓어진다.

**답** 18.③ 19.⑤

**20** 간호의 질 향상을 위한 간호제공을 하도록 간호부서를 조직개편할 때 간호부에서 사용하는 조직 원리는?

① 조정의 원리　　　　　　② 계층제의 원리
③ 통솔범위의 원리　　　　④ 명령통일의 원리
⑤ 분업전문화의 원리

**※ 조직화 기본원리**
㉠ 계층제의 원리 : 조직구성원의 권한과 책임, 의무정도에 따른 계층이 설정되고 각 계층에 권한과 책임을 분배하는 원리이다.
㉡ 통솔범위의 원리 : 한 사람의 관리자가 직접적이고 효율적으로 지도·감독할 수 있는 부하직원 수는 정해진 일정 범위를 지켜야 한다는 원리이다.
㉢ 명령통일의 원리 : 구성원은 한 명의 상관으로부터 명령과 지시를 받고 보고하는 원리이다.
㉣ 분업전문화의 원리 : 업무의 종류와 특성을 가능한 한 가지 업무를 분담하여 조직 관리의 능률을 향상시킨다는 원리이다.
㉤ 조정의 원리 : 공동의 목표 달성을 위해 구성원의 행동을 통일하고 집단의 노력을 질서 있게 배열하여 조직 존속을 도모하는 원리이다.

**21** 간호사의 업무만족과 성취감을 높이기 위한 직무의 양과 질을 확대하여 동기부여를 하는 직무배치 방법은?

① 직무확대　　　　　　　② 직무순환
③ 직무단순화　　　　　　④ 직무충실화
⑤ 직무특성화

**※ 직무설계방법**
㉠ 직무확대 : 단순 반복적인 업무를 다양한 방법으로 변화시키기 위한 업무범위 확대이다.
㉡ 직무순환 : 직무를 바꾸어 수행하는 것이다.
㉢ 직무단순화 : 한 사람이 담당하는 과업의 수를 줄여 직무를 단순화시키는 분업화를 의미한다.
㉣ 직무충실화 : 직무수행자가 담당하는 기본과업은 변하지 않고 직무수행자 스스로 직무계획을 통제하도록 위임한다.
㉤ 직무특성화 : 현재 직무를 진단하고 기존 직무설계를 수정하는데 초점을 두고 있다.

**22** 조직 내 업무의 표준화 정도를 뜻하는 조직 구성요소는?

① 고유화　　　　　　　　② 공식화
③ 집권화　　　　　　　　④ 표준화
⑤ 복잡성

**※ 조직구조 구성요소**
㉠ 공식화 : 조직 내 업무가 표준화되어 있는 정도를 의미한다.
㉡ 집권화 : 의사결정의 공식적 권한은 어디에 있는지와 관련된 개념을 뜻한다.
㉢ 복잡성 : 조직 내 존재하는 분화의 정도를 뜻한다.

**Plus Tip**

**20**
⑤ 분업전문화의 원리는 업무의 종류와 특성을 나눈 업무 분담을 통해 조직 관리의 능률을 향상시키는 것이다.

**21**
④ 직무충실화 방법은 수행자가 담당하는 기본 과업은 변하지 않으나 과업의 수와 빈도를 변화시켜 성취감·인정감·개인 성장의 기회를 상승시킨다.

**22**
①④ 조직 구성요소에 포함되지 않는다.

**답** 20.⑤ 21.④ 22.②

**23** 조직화 과정 중 가장 먼저 해야 하는 것은?

① 활동담당 부서 편성
② 전체 통합을 위한 장치 마련
③ 목표달성을 위한 필요활동 분류
④ 가용자원 확보와 활용을 위한 직무분담
⑤ 성과확인과 효율적 성과를 위한 조건조성

**24** 다른 직무와 비교하여 특정 직무의 상대적 가치를 측정하는 과정은?

① 직무설계
② 직무분석
③ 직무평가
④ 직무기술
⑤ 직무명세

**25** 직무 간의 서열을 정하여 상대적 화폐가치를 결정하는 직무평가 방법은?

① 서열법
② 점수법
③ 직무분류법
④ 요소비교법
⑤ 직무등급법

**Plus Tip**

**23**

조직화 과정
㉠ 활동의 확인과 분류 : 목표달성을 위한 필요활동을 확인하고 분류한다.
㉡ 분업 : 가용 가능한 최대한의 인적·물적 자원을 확보하고 활용하기 위한 직무 분담을 한다.
㉢ 부서편성 : 활동을 담당할 부서를 편성한다.
㉣ 조정 : 전체 통합을 위한 장치를 마련한다.
㉤ 평가 : 조직의 성과를 확인하고 더 좋은 성과를 위한 조건을 조성한다.

**24**

③ 직무평가 : 다른 직무와 비교하여 특정 직무가 같은 상대적 가치를 측정하는 과정이다.
① 직무설계 : 조직의 과업을 세분화하여 과업을 배정하는 과정이다.
② 직무분석 : 각 직무의 특징과 특성을 명확하게 하기 위한 분석이다.
④ 직무기술 : 직무분석을 통해 얻어진 특정 직무에 대한 정보를 체계적으로 정리하고 기록한 문서이다.
⑤ 직무명세 : 특정 직무를 수행하는 데 필요한 인적 요건이나 개인적 특성을 밝힌 것이다.

**25**

직무평가방법
㉠ 서열법 : 직무의 상대적 책임과 조건 등의 요소를 종합적으로 판단하여 최상위에서 최하위까지 비교평가하여 순위별로 계층화하는 방법이다.
㉡ 직무분류법 : 서열법의 발전으로 사전에 만들어 놓은 직무 등급에 적절하게 판정하여 맞추는 방법이다.
㉢ 요소비교법 : 직무가 가지고 있는 평가 요소별서열을 정하여 상대적 화폐가치를 정하는 방법이다.
㉣ 점수법 : 직무구성 요소를 확인하고 중요도에 따른 가중치를 부과하여 화폐단위로 산출하는 방법이다.

**답** 23.③ 24.③ 25.④

**26** 재해 발생 상황에서 단기간 효과적 간호를 하기 위해 간호관리자가 취할 수 있는 간호전달체계는?

① 팀간호

② 사례방법

③ 모듈방법

④ 일차간호

⑤ 기능적 분담법

※ **간호전달체계**
① **팀간호** : 다양한 간호인력이 여러 명의 환자를 공동으로 간호하는 것이다.
② **사례방법** : 근무시간 동안 간호사는 환자의 총체적 간호를 책임진다.
③ **모듈방법** : 2 ~ 3명의 간호사가 환자의 입원에서 퇴원까지 모든 간호를 담당한다.
④ **일차간호** : 간호사 한 사람이 4~5명 환자를 입원부터 퇴원까지 24시간 간호를 계획 · 실행 · 평가한다.

**27** 조직문화의 구성요소 중 핵심요소라고 할 수 있는 가장 중요한 요소는?

① 전략　　　　　　　　② 기술

③ 구성원　　　　　　　④ 공유가치

⑤ 리더스타일

**28** 직무수행평가의 규칙적 오류의 해결방법은?

① 동료평가　　　　　　② 다면평가

③ 강제배분법　　　　　④ 체크리스트

⑤ 에세이평가

※ **규칙적 오류**
㉠ **정의** : 평가점수가 분포되어 있지 않고 한쪽으로 치우칠 때 나타나는 경향의 평가오류이다. 총체적 오류라고도 한다.
㉡ **관대화 경향** : 평가자는 피평가자에게 대부분 후한 점수를 준다.
㉢ **중심화 경향** : 평가점수가 중간점수인 평균치에 집중되므로 우열의 차이가 나지 않는다.
㉣ **가혹화 경향** : 평가자는 피평가자에게 대부분 낮은 점수를 준다.

**Plus Tip**

**26**
⑤ 기능적 분담법 : 환자 수에 비해 간호인력이 적은 경우 단시간에 업무수행을 효율적으로 하기 위해 인력별로 특정 업무를 배정하여 기능적으로 간호를 수행하는 방법이다.

**27**
조직문화의 구성요소는 전략, 구조, 기술, 구성원, 관리시스템, 리더십스타일, 공유가치가 있다. 그 중 가장 중요한 핵심요소는 공유가치이다.

**28**
③ 강제배분법 : 평가하는 사람의 관대화 경향이나 중간화 경향을 방지하기 위해 평가점수 분포를 정해놓고 분포별로 점수를 배정하는 방법이다.
① 동료평가 : 평가가 관리자나 감독관이 아닌 동료로부터 행해진다.
② 다면평가 : 피평가자와 관련 있는 다양한 사람들이 평가한다.
④ 체크리스트 : 업무행동이나 특성을 나타내는 서술문 중 가장 비슷한 항목에 체크하는 방법이다.
⑤ 에세이평가 : 피평가자의 직무 관련 행동에서 나타나는 강약점을 기술하는 방법이다.

**답** 26.⑤　27.④　28.③

## 29 직원훈육의 과정으로 옳은 것은?

① 면담 → 서면경고 → 구두경고 → 무급정직 → 해고
② 면담 → 구두경고 → 서면경고 → 무급정직 → 해고
③ 구두경고 → 면담 → 서면경고 → 무급정직 → 해고
④ 구두경고 → 서면경고 → 면담 → 무급정직 → 해고
⑤ 서면경고 → 구두경고 → 면담 → 무급정직 → 해고

## 30 간호조직 협상에 임할 때의 원칙으로 옳은 것은?

① 협력보다 경쟁을 촉진한다.
② 비용적 측면에서 상호이익을 강조한다.
③ 주관적 표준에 근거한 결과를 강조한다.
④ 문제보다 상대방의 행동에 초점을 맞춘다.
⑤ 상대방의 의도파악보다 문제해결을 먼저한다.

### ※ 협상의 원칙
㉠ 개인의 입장 대신 문제에 초점을 둔다.
㉡ 경쟁보다는 협력을 촉진한다.
㉢ 비용 측면에서 상호이익을 강조한다.
㉣ 열린마음을 유지하고 신뢰를 형성한다.
㉤ 상대방의 관점을 이해하기 위해 노력한다.
㉥ 객관적 표준을 사용하여 해결책을 구체화 한다.
㉦ 관계를 형성하고 커뮤니케이션을 유지한다.
㉧ 관심사를 탐색하고 정보를 수집한다.

## 31 직원의 능력이나 공헌도, 직무 종류 및 수행능력에 의해 결정되는 기본급은?

① 연공급　　　　　　② 직무급
③ 직능급　　　　　　④ 성과급
⑤ 종합결정금

### ※ 기본급
근무자의 기본 근무시간에 대해 지급하는 수당, 상여금, 복리후생비 등의 산정 기준이다.

**29**
직원훈육 진행과정
㉠ 면담(비공식적)
㉡ 구두경고(비공식적)
㉢ 서면경고(공식적)
㉣ 무급정직
㉤ 해고

**30**
① 경쟁보다는 협력을 촉진한다.
③ 객관적 표준에 근거한 결과를 강조한다.
④ 개인의 행동보다 문제에 초점을 맞춘다.
⑤ 상대방의 관점을 이해하기 위해 노력한다.

**31**
① 연공급 : 외형적 자격기준(면허, 학력, 근속연수 등)에 의해 결정된다.
② 직무급 : 직무 책임이나 난이도에 따른 상대적 가치를 분석하여 결정된다.
④ 성과급 : 실제 나타난 성과에 의해 결정된다.
⑤ 종합결정금 : 생계유지비, 연령, 자격, 능력그, 직무 등의 요소를 종합적으로 고려하여 결정된다.

**답** 29.② 30.② 31.③

**32** 간호사 이직이 간호조직에 미치는 영향이 아닌 것은?

① 간호구성원의 사기 저하
② 간호관리자의 능력 저하
③ 인력부족으로 인한 간호의 질 저하
④ 경력간호사 감소로 인한 훈련 비용 절감
⑤ 신규간호사 업무 미숙으로 인한 병원조직 비용부담 증가

※ 이직이 간호조직에 미치는 영향
㉠ 남아있는 간호구성원의 사기가 저하된다.
㉡ 간호구성원의 사기저하로 인한 팀 기능 저하 및 간호관리자의 능력 저하를 초래한다.
㉢ 숙련된 경력간호사의 부족으로 인해 간호의 질이 저하된다.
㉣ 신규 간호사 채용에 따른 훈련 비용과 과오 가능성으로 인한 병원조직 비용부담이 증가한다.

**33** 리더와 관리자의 설명으로 옳은 것은?

① 리더는 권한을 사용한다.
② 리더는 비자발적 추종자도 이끈다.
③ 리더는 구성원과 수직적 관계를 맺는다
④ 관리자는 단호하게 행동하며 올바른 일을 한다.
⑤ 관리자는 직무에 초점을 두고 조직 내부를 바라본다.

**34** 특성이론에 대한 설명으로 옳지 않은 것은?

① 위인이론 또는 자질이론이라고 부른다.
② 훈련을 통해 리더십을 기를 수 있음을 부정한다.
③ 소수의 사람들은 위대해질 수 있는 특성을 가진다.
④ 구성원이나 상황변수를 고려하며 리더에 관심을 가진다.
⑤ 리더는 결단력, 설득력, 통제력, 지식 등의 특성을 가진다.

※ 특성이론
㉠ 리더에게 필요한 타고난 자질이나 능력을 가진다고 믿고 이를 규명하려고 한다.
㉡ 위대한 리더를 대상으로 연구하여 위인이론 또는 자질이론이라고도 불린다.
㉢ 리더가 갖추어야 할 것이 무엇인지 알려준다.
㉣ 리더는 신체적, 사회적, 인간관계, 성격, 과업 관련 특성을 가진다.
㉤ 훈련과 학습을 통해서 리더십을 기를 수 있음을 부정하며 리더십은 선천적으로 타고난다고 믿는다.

Plus Tip

**32**
④ 경력간호사 감소로 인해 신규 간호사 채용이 증가하면서 훈련에 필요한 비용부담이 증가한다.

**33**
⑤ 관라자는 직무에 초점을 두고 조직내부를 바라보며, 리더는 사람에게 초점을 두고 조직외부를 바라본다.
① 관리자는 권한을 사용하며, 리더는 영향력을 사용한다.
② 관리자는 비자발적 추종자도 이끌고, 리더는 자발적 추종자를 이끈다.
③ 관리자는 구성원을 부하직원으로 여겨 수직적 인간관계를 맺고, 리더는 구성원과 신뢰관계에 기초하며 수평적 인간관계를 맺는다.
④ 관리자는 책임감있게 행동하며 일을 바르게 이끌고, 리더는 단호하게 행동하며 올바른 일을 한다.

**34**
④ 구성원의 상황변수나 환경적 영향을 고려하지 않고 리더에 관심을 가진다.

답 32.④ 33.⑤ 34.④

**35** 간호조직 목표달성에 기여하는 활동을 수행하고 간호사들에게 동기를 부여하는 관리자의 기능은?

① 지휘          ② 통제

③ 인사          ④ 조직

⑤ 기획

**36** 심장마비 환자를 처치해야 하는 위급한 상황에서 유용한 관리자의 리더십 유형은?

① 민주형 리더십          ② 권위형 리더십

③ 참여형 리더십          ④ 변혁적 리더십

⑤ 자유방임형 리더십

**37** 조직 구성원들의 성장이나 관계 욕구를 충족시켜야 한다는 이론으로 구성원의 성장욕구와 관계욕구가 만족되지 않을 시 존재욕구의 중요성이 커져 작업환경이나 임금에 대한 요구도가 높아지는 이론은?

① XY 이론          ② ERG 이론

③ 2요인 이론          ④ 성취동기 이론

⑤ 욕구단계 이론

**38** 동기부여의 과정이론에 속하는 이론은?

① ERG 이론          ② 2요인 이론

③ 공정성 이론          ④ 욕구단계 이론

⑤ 성취동기 이론

※ **동기부여 이론**

㉠ 내용이론
- Maslow의 욕구단계 이론
- Alderfer의 ERG 이론
- Herzberg의 2요인 이론
- MaClelland의 성취동기 이론
- McGregor의 XY 이론

㉡ 과정이론
- Vroom의 기대 이론
- Adams의 공정성 이론
- Lock의 목표설정 이론
- Skinner의 강화 이론

**39** Herzberg의 2요인 이론 중 위생요인으로 옳지 않은 것은?

① 임금　　　　　　　② 지위
③ 근무자체　　　　　④ 작업조건
⑤ 근무환경

※ Herzberg의 2요인 이론
㉠ 위생요인 : 부족하게 되면 불만이 발생하고 요인이 충족되면 불만은 감소하나 동기부여되지는 않는다. 조직의 정책, 작업조건, 임금, 보수, 지위 등 환경과 관련된 요인이다.
㉡ 동기부여요인 : 요인이 충족되지 못하면 만족을 느끼지는 못하나 불만이 발생하지는 않는다. 성취감, 안정감, 근무자체, 책임감 등 직무내용과 관련된 요인이다.

**Plus Tip**

**39**
③ 근무자체는 동기부여요인에 해당한다.

**40**
① Maslow의 욕구단계 이론에 따라 인간의 저차원 욕구가 충족되어야 상위 단계 욕구실현이 가능한 점을 보아 간호사의 저차원 욕구 충족을 위해 휴식을 제공하여야 한다.

**40** 병동에서 간호사가 인력부족으로 쉴 틈 없이 일하며 과다한 업무를 느끼는 간호사에게 수간호사가 Maslow의 법칙에 따라 동기부여 할 수 있는 방법은?

① 휴식을 제공한다.
② 보상을 제공하고 칭찬한다.
③ 업무향상을 위한 실무교육을 제공한다.
④ 병동에 소속감을 느낄 수 있도록 격려한다.
⑤ 우호적 팀 분위기를 만들 수 있도록 형성한다.

※ Maslow 욕구단계 이론
㉠ 인간의 욕구체계는 계층을 이룬다. 저차원 욕구가 충족되어야만 다음 단계의 욕구를 추구하게 된다는 이론이다.
㉡ 생리적 욕구, 안전의 욕구, 사회적 욕구, 존경의 욕구, 자이실현 욕구의 5가지 기본욕구로 이루어져 있다.
㉢ 생리적 욕구, 안전의 욕구, 사회적 욕구는 저차원 욕구로 결핍욕구로 볼 수 있다. 존경의 욕구, 자이실현의 욕구는 고차원 욕구로 성장욕구로 볼 수 있다.
㉣ 고차원 욕구가 동기부여 되기 위해서는 반드시 저차원 욕구가 충족되어야 한다.
㉤ 만족된 욕구는 더 이상 동기부여 요인이 아니다.

**답** 39.③ 40.①

**41** 동기부여 이론 중 Alderfer의 ERG 이론에서 E가 추구하는 욕구는?

① 성장 욕구  ② 생리적 욕구
③ 존경의 욕구  ④ 자아실현 욕구
⑤ 소속 및 애정 욕구

※ Alderfer의 ERG 이론
㉠ E(Existence) : 생리적 욕구, 안전 욕구
㉡ R(Relatedness) : 소속 및 애정 욕구, 안전 욕구, 존경의 욕구
㉢ G(Growth) : 자아실현 욕구 존경의 욕구

**42** 김 간호사는 간호업무를 하면서 간호조직 발전 방향에 대해 조직 관리자에게 자발적으로 창의적인 의사를 전달할 때 김 간호사가 사용한 의사소통 유형은?

① 수평적 의사소통
② 하향적 의사소통
③ 상향적 의사소통
④ 대각적 의사소통
⑤ 포도덩굴 의사소통

**43** 동료 간호사가 환자에게 약물을 과다투여하여 투약오류를 일으켰다. 동료간호사의 인격을 존중하면서 문제를 해결하는 방법은?

① 문제에 대해 훈계한다.
② 수간호사에게 문제 상황에 대해 알린다.
③ 익명으로 동료간호사의 문제를 보고한다.
④ 당사자가 직접 상황을 보고하도록 제안한다.
⑤ 다른 동료간호사와 상의 후 해결책을 찾는다.

**41**
① 성장 욕구는 R(Relatedness)을 의미한다.
③ 존경 욕구는 R, G이다.
④ 자아실현 욕구는 G이다.
⑤ 소속 및 애정 욕구는 R이다.

**42**
③ 상향적 의사소통 : 상급자와 하급자의 쌍방적 의사소통이 이루어지는 것으로 하급자는 자발적으로 자신의 의사를 전달한다.
① 수평적 의사소통 : 위계수준이 같은 구성원간의 의사소통으로 조정 역할이 가능하다.
② 하향적 의사소통 : 조직 지위에 따라 상급자에서 하급자에게로 전달되는 명령 방식이다.
④ 대각적 의사소통 : 부서가 다른 상급자와 하급자 간 의사소통으로 각 부서 간의 상호작용이 촉진된다.
⑤ 포도덩굴 의사소통 : 비공식적 의사소통으로 임시적이며 우연하게 모여 이루어지는 잘못된 정보나 근거 없는 소문이다.

**43**
동료간호사의 인격을 존중하며 스스로 잘못을 인정하고 보고할 수 있도록 설득한다.

답 41.② 42.③ 43.④

**44** $^{**}$ 간호사가 임상현장에서 업무 시 비판적으로 사고해야 하는 내용으로 옳지 않은 것은?

① 모호하고 애매한 용어 사용을 피한다.
② 환자의 임상 자료를 연역적으로 추론한다.
③ 업무를 처리함에 있어 논리적으로 사고한다.
④ 문제해결을 위한 상황에서 자신의 선입견이나 편견을 배제한다.
⑤ 문제해결 발생 시 가장 확실한 정보 검증을 위해 확실한 정보를 찾는다.

※ 간호 비판적 사고
㉠ 정보를 분석하고 평가하는 정신적 과정으로 간호사는 환자의 모든 정보에 대한 검증한다.
㉡ 검증 시 자신의 선입견이나 편견을 배제하고 논리적으로 추론하며 모호한 용어 사용을 피하고 객관적이고 정확한 용어를 사용한다.

**45** $^{***}$ 의사소통 네트워크의 유형 중 계선막료조직에서 볼 수 있고 강력한 리더는 없지만 구성원을 대표하는 인물이 있는 유형은?

① Y형                    ② 원형
③ 사슬형                  ④ 수레바퀴형
⑤ 완저연결형

**46** $^{***}$ 간호 관리과정 중 통제에 대한 설명으로 옳은 것은?

① 구성원 간에 의사소통을 증진한다.
② 이상적 목표를 포괄적으로 서술한다.
③ 포괄적이며 일반적인 용어를 활용해 표준을 설정한다.
④ 간호업무 수행 표준 미달 시 구성원의 훈육에 활용한다.
⑤ 간호업무 수행 결과를 표준과 비교하여 시정의 근거로 사용한다.

※ 간호과정 통제
간호사들의 활동이 일정한 표준을 따르고 있는지 검토, 분석하여 처음 계획과 차이가 발견된 경우 이를 시정하는 관리기능이다.

**Plus Tip**

**44**
⑤ 문제해결 발생 시 모든 정보에 대한 검증을 거쳐야 한다.

**45**
① Y형 : 강력한 리더는 없지만 구성원을 대표하는 인물이 있는 경우 나타나는 유형이다.
② 원형 : 집중성이 약하고 직접적이고 수평적 의사소통이 가능한 유형이다.
③ 사슬형 : 수직적 연결통로로 단순한 문제를 신속하고 정확하게 전달하는 유형이다.
④ 수레바퀴형 : 특정 리더에 정보가 집중되고 구성원 간 정보교환이 이루어지지 않는 유형이다.
⑤ 완전연결형 : 정보교환이 자유롭고 복잡한 문제해결을 위한 창의적 아이디어 산출이 가능한 유형이다.

**46**
① 구성원 간 의사소통을 증진하는 것은 지휘이다.
② 목적적이며 미래지향적으로 객관적이고 정확한 용어로 설계한다.
③ 객관적이고 측정가능 한 구체적 용어로 표준을 설정한다.
④ 업무수행을 표준과 비교하지만 구성원의 훈육에 활용하기 위함은 아니다.

**답** 44.⑤ 45.① 46.⑤

**47** 수간호사가 병동 환자에게 제공되는 간호의 질과 만족도를 소급평가하기 위한 자료수집 방법은?

① 퇴원 환자의 간호기록을 검토 분석한다.
② 현재 입원 중인 환자에게 설문 조사한다.
③ 간호사의 간호수행과정을 직접 관찰한다.
④ 간호수행을 하는 간호사와 직접 면담한다.
⑤ 직원 집담회를 통해 질 관리에 대해 평가한다.

※ 간호의 질 평가
㉠ 소급평가: 간호행위가 끝난 이후에 평가하는 것이다.
㉡ 동시평가: 간호행위 중에 하는 평가이다.


**48** 투약오류를 줄이기 위한 통제를 위해 간호 관리자가 가장 우선적해야 하는 것은?

① 표준설정                ② 성과측정
③ 개선활동                ④ 투약오류 통계 파악
⑤ 표준과 수행의 비교

※ 통제의 과정
㉠ 표준설정: 업무성과 측정을 위한 기준으로 측정 가능하고 객관적이어야 한다.
㉡ 성과측정: 계획된 목표가 달성되었는지 점검하는 과정이다.
㉢ 성과비교: 목표한 표준과 업무성과가 차이가 있는지 비교하는 과정이다.
㉣ 개선활동: 목표한 표준이 성취되었을 경우 적정한 보상을 통한 동기부여를 하고 성취되지 못한 경우는 적절한 개선활동을 고려한다.


**49** 의료의 질 구성요소 중 적합성은?

① 서비스 결과의 산출 정도
② 편리하고 안락한 의료 환경
③ 대상자 요구에 부합하는 정도
④ 의료 효과에 대한 대상자의 기대
⑤ 필요한 서비스를 제공하는 여건의 구비 정도

**50** 과정적 평가에 속하는 간호 질 관리 접근방법은?

① 간호사 비율

② 환자기능 수준

③ 조직 정책, 절차

④ 간호사 의사소통

⑤ 인력개발 프로그램

※ 간호의 질 관리 접근방법

㉠ 구조적 접근 : 의료 제공에 필요한 인적·물적·재정적 자원 측면의 항복이 표준에 부응하는지의 여부를 판단하는 방법이다.

㉡ 과정적 접근 : 간호과정을 측정하거나 간호과정 동안에 관련성을 추측하는 방법이다.

㉢ 결과적 접근 : 서비스를 제공받은 대상자의 건강상태가 얼마나 변화되었는지 확인하는 방법이다.

**51** 병원에서 화재가 발생한 경우 간호사의 대피요령은?

① 상태가 경한 환자를 먼저 대피시킨다.

② 바람을 마주하고 소화기로 불을 끈다.

③ 걸을 수 없는 환자를 먼저 휠체어에 태운다.

④ 간호사실에서 가까운 병실 환자부터 대피시킨다.

⑤ 응급환자는 엘리베이터를 이용해 신속히 이동시킨다.

※ 화재발생 시 대처방법

㉠ 화재발생 시 조치
 • 상황파악
 • 경보울림
 • 산소통 잠금
 • 환자 대피
 • 중요 서류 운반
 • 대피환자 인원수와 상태를 확인

㉡ 대피 순서
 • 경환자부터 중환자, 보호자, 방문객, 조직구성원 순으로 대피한다.
 • 걸을 수 있는 환자부터 걸을 수 없는 환자 순으로 대피한다.
 • 화재가 발생한 병실환자를 이동시키고 화재가 발생한 병실에서 가까운 환자를 대피시킨다.

㉢ 화재발생 반대방향 비상구 혹은 계단으로 대피한다.

㉣ 대피 시 승강기 탑승을 금지하고 비상계단을 이용한다.

**Plus Tip**

**50**

①③⑤ 구조적 접근방법의 내용이다.
② 결과적 접근방법의 내용이다.

**51**

① 화재 발생 시 상태가 경한 환자부터 중환자 순으로 대피시킨다.
② 소화기 사용 시 바람을 등지고 화점을 향해 사용한다.
③ 걸을 수 있는 사람부터 걸을 수 없는 사람의 순으로 대피시킨다.
④ 화재발생 병실에서 가까운 병실 환자부터 대피시킨다.
⑤ 대리 시 승강기 탑승을 금지한다.

답 50.④ 51.①

# 간호단위관리

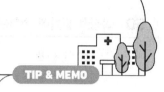

### 학습목표

• 간호단위관리의 이해에 대해 설명할 수 있다.
• 환자간호관리, 환경관리, 안전관리, 물품관리, 약품관리, 감염관리에 대해 설명할 수 있다.
• 간호단위관리 활동에 대해 설명할 수 있다.

▌간호단위

Nursing Unit

## 1 간호단위관리의 이해

### (1) 간호단위관리의 정의

① 간호단위 : 간호단위 관리자의 관리책임 아래에서 일정한 수 대상자에게 적절한 시설과 인력을 가지고 최적의 간호를 수행하는 조직단위이다.

② 의료기관에서의 간호단위는 자원 활용
  ㉠ 의료기관은 간호관리가 실제적으로 시행되는 곳이다.
  ㉡ 간호단위는 대상자 입원의 각종 병동을 포함한 수술실, 중환자실, 외래, 응급실 등 대상자의 진료목적에 따라 구성된 간호단위를 포함한다.

③ 간호단위관리 : 간호단위의 목표달성을 위해 구성원의 협동, 합리적이고 효율적인 간호업무 수행으로 이끌기 위해 지도·촉진하는 기능 및 과정을 말한다.

④ 간호단위관리의 중점 : 신속한 대상자 건강 회복을 위한 쾌적하고 안전한 환경조성, 양질의 간호제공이다.

### (2) 간호단위관리의 목표

① 간호단위에 속한 직원의 신체적 정신적 안녕을 도모한다. 교육적 욕구를 채워주고 간호실무 향상을 위해 간호연구를 꾸준히 시행한다.

② 다른 부서 구성원들과의 효과적 의사소통과 협력관계를 유지한다.

③ 의사의 진단·치료 활동을 지원하며 대상자와 가족에게 요구되는 건강상담과 교육을 실시한다.

④ 효율적인 물품관리로 최소 소비로 최대효과를 얻을 수 있게 한다.

⑤ 개별화된 대상자의 건강요구에 따른 계획수립·수행이 필요하다.

⑥ 대상자 안위를 위한 물리적 환경조성, 안전관리를 수행한다.

## (3) 간호단위관리의 요소

① 인적 요소

　　㉠ 효과적 간호활동을 위한 인적요소로 간호단위관리자, 책임간호사, 간호사, 간호보조인력이 있다.

　　㉡ 간호단위 특성에 따라 환자이송요원, 청소용역 등의 간호단위 기능을 최적화하기 위한 보조인력도 포함한다.

② 물리적 요소

　　㉠ 간호단위의 대상자, 보호자를 위한 공간, 간호구성원의 업무 공간, 지원공간을 말하며 병실, 휴게실, 간호사실, 처치실, 준비실, 치료실, 상담실이 있다.

　　㉡ 지원공간으로는 물품창고, 리넨실, 배선실 등이 있다.

③ 운영적 요소

　　㉠ 인적 · 물리적 요소를 바탕으로 간호단위 목표를 효과적으로 성취하기 위한 과정적 요소이다.

　　㉡ 물품공급체계, 환자간호 전달체계, 입원환자 안내체계가 있다.

## (4) 간호단위관리자의 역할

▌간호단위관리자

Unit Manager

① 간호단위관리자

　　㉠ 간호단위 인력관리는 물론 간호단위에서 이루어지는 간호와 관련된 모든 업무를 총체적으로 관리하는 자이다.

　　㉡ 예 : 파트장, 간호단위 관리자로 불린다.

② 간호단위관리자의 기능

　　㉠ 행정적인 면, 실무적인 면을 모두 가져야 하며 두 기능을 동시에 해야 하는 직책이다.

　　㉡ 모든 간호인력 수행활동을 조정, 지시, 평가하는 책임, 권한을 위임받은 간호단위의 책임자이다.

③ 간호단위관리자의 역할

　　㉠ 의사결정자의 역할 : 간호단위의 문제 진단과 업무개선 방향을 제시한다.

　　㉡ 인력관리자의 역할 : 실무교육이나 간호역량개발, 인적자원보유, 직무만족도 향상, 긍정적 조직문화 형성, 인사관리를 한다.

　　㉢ 물품관리자의 역할 : 간호실무 표준화, 간호의 질 향상과 안전관리를 하는 대상자관리자의 역할 물품공급체계 및 재고관리, 장비나 비품의 기획, 투자계획 및 유지관리, 장비나 물품관리를 맡는다.

　　㉣ 성과관리자의 역할 : 지표관리, 경영 인프라 구축, 업무개선, 성과분석을 한다.

## 2 간호단위관리의 실제

**(1) 환자간호관리**

① 입원관리

  ⊙ 입원수속에 대한 표준 절차를 수립하여 담당하는 직원이 절차를 숙지하고 준수한다.

  ⓒ 의료기관 인증 조사기준에는 입원수속에 대한 절차를 갖춘 기준을 둔다.

  ⓒ 입원순서 배경절차에 따른 입실관리를 한다. 입원이 지연되는 대상자관리는 절차를 준수한다.

  ⓔ 입원 시 대상자에 입원생활과 진료비용에 대한 안내를 실시한다는 지침을 명시한다.

  ⓜ 입원수속 절차에는 입원수속 방법, 입원순서 배정절차, 입원이 지연되는 대상자관리, 입원 시 제공되는 정보를 명시한다.

② 전과 및 전동관리

  ⊙ **전동** : 다른 간호단위로의 대상자가 이동하는 것이다.

  ⓒ **전과** : 실제적인 간호단위의 이동은 없으나 대상자를 치료하는 주요 진료과 변경을 의미한다.

  ⓒ 전과나 전동의 경우 주치의의 결정에 이루어지고 지시를 따라 업무계획서에 기록하고 간호사는 간호계획을 수립한다.

  ⓔ 전과나 전동 시에는 표준화된 의사소통으로 연속적인 간호를 한다.

  ⓜ 규정에 따른 의무기록을 작성하며 대상자에 대한 정보를 공유한다.

③ 퇴원관리

  ⊙ 진료의 연속성을 위해 퇴원결정 과정에 대상자가 참여하고 퇴원계획 수립, 설명, 퇴원 후 추후관리, 필요시 가정간호, 의료서비스 등을 제공한다.

  ⓒ 대상자는 퇴원과정에 참여하여 퇴원 예정일과 퇴원 후 거주하는 장소, 예상 진료비내역, 퇴원 준비사항을 알 수 있다.

  ⓒ 퇴원 교육 내용으로는 투약·자가 간호·식이 및 수분섭취·일반 추후관리에 대한 사항이 있다.

  ⓔ 입원 당시에는 언제든지 의료진에게 문의할 수 있지만 퇴원 후에는 어렵다. 일관성 있고 이해하기 쉽도록 표준화된 브로슈어(brochure), 동영상 매체를 활용하여 설명한다.

## (2) 간호단위 환경관리

① 환기

　㉠ 환기가 원활하지 못할 경우 산소량이 떨어지고 탄산가스 양이 많아진다. 발한이나 체취로 인한 냄새가 제거되지 않고 습도와 실내온도가 상승한다.

　㉡ 건강한 사람보다 신체활동·식욕이 하락되어 있는 환자의 경우는 건강 의욕을 저하시키게 되므로 환기는 중요하다.

② 온도 및 습도관리

　㉠ 환경의 쾌적함을 유지하는 요소이다.

　㉡ 대상자의 회복과정에 영향을 주고 의료진의 업무효율성을 위해서 적정습도와 온도는 중요하다.

③ 소음

　㉠ 신경계통의 자극으로 대상자를 불쾌하게 하고 수면방해와 피로과중으로 간호사의 업무능률도 저하시킨다. 소음은 외부의 차 소리, 구두소리, 기계소리, 전화벨소리, 말소리 등이 있다.

　㉡ 간호사의 중재로 통제할 수 있으므로 병원내의 정숙 유지나 소음을 줄이는 일에 노력한다.

④ 조명

　㉠ 부적절한 조명은 긴장감, 피로감, 권태감, 불안감을 일으킨다. 적절한 조명으로 대상자를 안정시키는 것이 중요하다.

　㉡ 조명은 전등과 태양광선도 조절하고 낮에는 커튼과 블라인드를 이용한다.

⑤ 청결

　㉠ 병원은 감염원 보유나 감염에 취약한 대상자와 다수의 방문객이 방문한다. 감염방지를 위해 기구, 바닥, 벽, 린넨 등이 청결해야 한다.

　㉡ 간호단위의 청소업무가 직접수행업무는 아니지만 지도·감독을 통해 청결유지를 관리한다.

⑥ 사생활 보호

　㉠ 대상자와 보호자에게 사생활 관련 비밀요구사항을 확인한다.

　㉡ 인격이 존중되도록 수행이나 치료 시 부주의로 인해 신체의 일부가 노출되지 않도록 커튼과 스크린을 구비하도록 한다.

⑦ 심미성

　㉠ 외형의 장식적인 부분과 기능을 유기적으로 연계된 형태·색채·재질을 복합적으로 고려한다.

　㉡ 병동의 아름다운 환경은 대상자에게 안정감과 건강회복에도 도움을 준다.

⑧ 편의성 : 보행가능한 대상자의 경우 기분전환을 위한 담화와 휴게장소가 필요하다.

TIP & MEMO

▌적절한 병원의 습도·온도

• 습도 : 40 ~ 65%

• 온도 : 18 ~ 23℃

▌편의성을 위한 휴게실

만남의 장소로도 중요하게 이용된다. 대상자간의 교류의 장이자 단조로움을 잊게 한다. 대상자의 사생활 보호에 중점을 두며 배치하고 각 병실의 접근이 용이한 곳에 배치한다.

## (3) 간호단위 안전관리

### ① 정확한 대상자 확인

⊙ 확인과정에서 개방형으로 대상자에게 질문하고 이름, 생년월일, 등록번호 등 최소한 두 가지 이상의 지표를 사용한다.

ⓒ 모든 상황과 장소에서 일관된 대상자 확인방법을 적용하며 대상자가 표현이 어려운 경우는 별도의 대상자 확인방법으로 시행한다.

### ② 낙상예방

⊙ 주요한 간호관리의 대상자안전 지표이다. 예방 가능한 사건이므로 예방 프로그램 운영이 필수적으로 운영된다.

ⓒ 대상자의 위험사정, 낙상 발생 후 대상자 평가, 낙상예방도구 사용이라는 요소를 반드시 포함한 프로그램을 운영한다.

ⓒ 낙상위험도 평가도구로는 신뢰도·타당도가 입증된 평가도구를 사용하며 의료기관에서 정한 기준으로 주기적으로 평가를 시행한다.

### ③ 화상예방

⊙ 뜨거운 물이나 불에 의한 화상을 주의한다.

ⓒ 더운 물주머니, 목욕물, 좌욕물, 태양등의 화상도 주의한다.

**| 태양등**

Heat Lamp

### ④ 화재예방

⊙ 간호단위는 간호사, 기타 의료인, 대상자, 보호자의 화재예방에 유의한다.

ⓒ 간호사실과 다인병실에 소화기를 구비하고 폭발성, 발화성, 인화성, 산화성, 가연성 물질에 대한 관리계획을 수립한다.

### ⑤ 자살예방

⊙ 병실이나 간호사실 창문의 개폐상태는 수시로 점검한다.

ⓒ 옥상으로 가는 비상구 문은 대상자가 드나들지 않도록 주의한다.

ⓒ 자살 위험이 예견되는 경우 예리한 물품에 대한 각별한 주의가 요구된다.

### ⑥ 도난예방

⊙ 대상자뿐만 아니라 직원을 대상인 도난사고도 일어날 때 도난예방을 위해 도난방지에 대한 교육과 물리적 시설이 필요하다.

ⓒ CCTV 설치나 개인사물함 잠금장치 등으로 예방한다.

### ⑦ 응급상황 대비 : 병실 벽에 부착된 산소투여와 흡인을 위한 중앙식 의료가스장치의 기능은 수시로 점검하여 응급상황에 대비한다.

### ⑧ 의료기기 관리

⊙ 의료기기 관리는 안전관리계획을 수립하고 심의위원회를 운영한다.

ⓒ 적격한 자가 의료기기 안전관리를 수행하며 의료기관 차원에서 위험도에 따른 의료기기 목록을 관리한다.

⑨ 의료인에 대한 폭력예방 및 대응방안

ⓐ **의료계 내부의 노력** : 폭력예방교육을 포함한 폭력 사전예방 지침을 마련한다. 의료인의 충분한 설명과 환자와의 관계형성을 노력하고 폭력사건 발생 시 의료인 및 의료기관의 적극적 법적 대응을 한다. 전문경비인력, CCTV로 폭력예방 시설과 인력을 확보하여야 한다.

ⓑ **외부요인 개선 노력** : 의료인 폭행방지법의 제정 노력과 사법당국과 의료기관의 유기적 협력에 의한 대응이 필요하다. 전문경비인력에 의한 적극적 폭력방지를 위한 법제도적 장치를 마련하도록 한다.

## (4) 물품관리

① 물품의 종류

ⓐ **고정자산** : 물품에는 1년 이상 여러 번 사용이 가능하다. 비품, 기계설비, 의료기기가 있다.

ⓑ **소모성 비품** : 사용 시 소비되는 품목인 재고자산은 약품, 진료재료, 의료소모품, 급식재료, 사무용품, 유류, 수선용품이 있다.

ⓒ **일반 비품** : 반영구적으로 사용이 가능하고 의료비품을 제외한 비진료용 물품이다. 냉장고, 텔레비전, 전화기, 옷장, 탁자가 있다.

ⓓ **의료비품** : 반영구적 사용이 가능하며 대상자의 진단 및 치료를 목적으로 사용하는 물품이다. 산소게이지, 휠체어가 있다.

ⓔ **의료기기** : 적어도 수명이 3년 이상이고 여러 번 사용이 가능한 대상자의 진단, 치료에 사용된다. 제세동기, 심전도 기록기, 수액펌프 등이 있다.

ⓕ **소모성 물품·소모품** : 주기적으로 청구하는 소모성물품과 사무용품인 소모품은 진료재료, 인쇄물, 사무용품 등이 있다.

② 물품 공급방법

ⓐ **전통적인 방법** : 부서별 청구서 작성 후 중앙 공급실, 물품관리부서로부터 물품을 공급받는다.

ⓑ **정량보충 방법** : 부서별 품목의 표준 사용량 조사를 행한 후 일정 기간 사용할 수 있는 물량을 사용부서에 미리 출고하고 공급부서 직원이 순회하면서 소비된 물량만큼 보충해주는 방법이다.

ⓒ **물품차 교환방법** : 물품차에 미리 결정된 양의 물품을 싣고 각 부서에 공급하고 물품차 자체를 교환하는 방법이며 공급부서의 직원은 회수한 물품차의 사용량을 조사하고 물품공급표에 기재하여 정량이 되도록 보충하게 된다.

ⓓ **적시 공급방법** : 물류창고를 외주화하여 물품 공급업체를 지정해서 운영하는 방법이다.

③ 물품 관리방법

○ **물품의 청구** : 물품 청구는 표준재고수량에 근거를 두며 물품 보관 장소, 부패 가능성, 가격, 견고성, 간호단위의 특성, 교환방법 등이 고려되어야 한다. 소독물품인 경우 유효기간, 부패성에 따라 매일이나 격일로 신청하게 되고 비소독물품은 간격이 길수도 있다.

○ **적정재고 유지** : 재고조사는 재고목록, 물품명세에 따른 물품의 수량, 상태를 확인하는 절차로 재고조사를 통한 표준량 확보, 불필요한 물품반환, 교환, 수선이 가능하다. 정기적 재고조사를 통한 초과물품, 필요없는 물품의 유효기간 내에 활용을 위해 타부서에서 활용할 수 있도록 하며 재고품이 생기지않도록 주의한다.

○ **물품의 적절한 보관과 재활용** : 고무제품, 변질이 쉬운 물품, 고가의 물품 등은 보관 시 주의하며 통풍이 잘되도록 하고 비품은 안정성, 청결성, 유용성, 완전성, 편리한 배치 등을 점검해야한다.

○ **물품관리에 대한 직원교육** : 모든 의료장비나 비품에 대한 사용법은 지침서로 작성되어서 모든 간호사가 물품에 관련하여 사용법과 관리에 대한 교육, 훈련을 받는다.

④ **물품교환체계** : 물품의 파손, 낡음은 새로움 물품으로 교환하여 기존 수량을 확보해야 하며 파손, 분실의 책임의 한계를 설정하고 보상하여 물품확보에 이상이 없도록 한다.

**(5) 약품관리**

① 약품처방체계

○ **정규처방** : 의사가 다음날 치료계획을 입력함으로써 발생하고 조제된 약물은 입력 다음날 공급된다.

○ **응급처방** : 대상자 상태변화로 긴급하게 필요 약품을 투약하기 위해 처방하는 것으로 처방 즉시 수령한다.

○ **PRN처방** : 필요한 상황 발생 시 청구하는 것하고 대상자의 상태변화에 수행이 예측되는 처방이다. 투약 전에 미리 받을 수 없으므로, 간호단위에 비치된 비품약을 먼저 사용한 뒤에 약품을 수령하여 채워놓는다.

② 약품관리방법

○ 약품 안정성의 유지를 위해 적절한 보관과 관리를 한다.

○ 약품관리목록으로 약품명, 유효기간, 보관상태 등을 관리한다.

○ 3개월 이내의 약품은 약국과 상의 하에 교환하도록 한다.

○ 화학적 변화가 일어나지 않도록 빛·열·습기·가스 등에 노출을 주의하고 인화성이 높은 제품은 환기와 통풍을 권장한다.

③ 투약오류의 형태

   ⊙ **처방오류** : 약물의 중복처방이나 상태와 다른 처방 등이 발생할 수 있다. 사고를 방지하기 위해 정확한 의사소통이 필수이다.

   ⓒ **조제오류** : 처방을 받아 약을 조제하는 과정에서의 오류이다. 유사한 약품의 모양·약품코드의 혼동으로 발생한다. 조제오류 발생 위험이 높은 약품은 분리해서 보관하고 고주의성 약품목록을 만들어 관리한다.

   ⓒ **투약오류** : 5Rights+ 중에 하나라도 벗어난 투약과정의 오류이다. 5Rights를 준수하면 예방할 수 있다.

④ 투약오류 관리

   ⊙ 투약오류를 줄이기 위해 투약의 5Rights를 준수하며 정확한 설명과 정확한 기록을 준수한다.

   ⓒ 투약 전 뿐만 아니라 투약 후의 대상자 상태를 관찰한다. 투약으로 인한 부작용과 합병증을 조기 사정하여 사전에 예방한다.

⑤ **마약류 처방하기 전 기재사항** : 발부자의 업무소재지, 상호, 면허번호, 서명이나 날인, 교부일자, 대상자의 주소, 성명, 성별, 연령, 병명을 표기한다.

⑥ 마약류 사고 발생방지 방법

   ⊙ 다른 의약품과 구별하여 별도 보관한다.

   ⓒ 이중잠금 장치가 된 철제금고에 보관한다.

   ⓒ 항정신성의약품은 잠금장치가 설치된 장소에 보관한다.

   ⓔ 잔여, 반품, 파손, 유효기간 경과 마약 등 폐기마약도 동일 장소에 보관한다.

⑦ 마약류 저장시설 장소 유의사항

   ⊙ 무인경비장치나 CCTV를 설치하고 마약류 저장시설을 외부에 쉽게 노출하지 않도록 한다.

   ⓒ 이동이나 잠금장치훼손이 어렵도록 조치한다.

   ⓒ 조제 목적으로 업무시간 중 조제대에 비치하는 항정신성의약품의 경우 반드시 지정된 보관소에 보관한다.

⑧ 고위험 약품 관리

   ⊙ **고위험 약품** : 다른 약물과 분리하여 경고문구가 부착된 지정장소에 보관한다.

   ⓒ **고농도 약품** : 반드시 희석 후 점적 투여 문구를 부착한다.

   ⓒ **헤파린** : 개봉이나 수액 희석 시 해당 일시를 기록하여 보관하고 24시간 이후에는 폐기한다.

✚ 5Rights
- 정확한약(Right drug)
- 정확한 경로(Right route)
- 정확한 용량(Right dose)
- 정확한 대상자(Right patient)
- 정확한 시간(Right time)

▎헤파린

Heparin

### (6) 병원감염(Nosocomial infection)

① **병원감염의 정의** : 입원 당시 발현하거나 잠복하지 않은 감염이 입원기간 중이나 수술대상자가 퇴원 후 30일 이내 발생하는 감염이다. 의료기관 내의 직원 감염도 해당된다.

② **병원감염 발생** : 병원감염의 발생은 의료의 질을 저하시킨다. 병원감염의 효율적 관리는 의료의 질을 평가하는 중요한 척도이다. 병원감염으로 의료비 증가와 법적·사회적 문제로도 발전 가능성이 크다.

### (7) 감염관리 방법

① 감염관리 기구의 설립
- ⊙ 감염관리의 전담인력 확보와 감염관리의 수행할 기구로 대표적으로는 감염관리위원회, 감염관리실이 있다.
- ⓒ 우리나라 「의료법」에 의하면 종합병원 및 병상 150개 이상 규모의 병원은 병원감염 예방을 위한 감염관리위원회와 감염관리실을 운영해야 한다.

② 감염발생 감시(Surveillance)
- ⊙ 감염관리 업무의 기본으로 병원 내 감염의 발생·분포·발생위험이 증감되는 요건과 상황을 체계적·지속적으로 관찰하는 것이다.
- ⓒ 일반적으로 전수감시는 불가능하므로 대안으로 미생물 검사 결과에 기초한 감시나 목적감시를 행한다.

③ **격리** : 감염자·보균자·감염의심 대상자로부터 다른 대상자·의료관련 직원의 감염을 막고 보호하기 위하여 실시된다.

④ 격리방법
- ⊙ 표준주의 : 모든 대상자에게 적용한다.
- ⓒ 질병전파양식별주의 : 공기매개주의, 비말주의, 접촉주의가 있다. 역학적으로 중요하거나 높은 감염력을 가진 병원균 감염자에게 사용한다.

⑤ **직원감염관리⁺ 목적** : 대상자와 접촉하고 검체를 다루는 병원 직원의 경우 일반인보다 노출 위험성이 커서 병원감염 관리프로그램으로 병원 직원에 대한 감염관리 프로그램이 반드시 포함된다.

⑥ 소독과 멸균
- ⊙ 모든 사용기구나 시술에 멸균을 해야 할 필요는 없다. 세척만으로 가능한 경우에는 세척만 행한다.
- ⓒ 과도한 멸균, 소독은 비용과 시간, 환경오염과 같은 문제로 이어진다.

**▌전수감시**
Total surveillance

**▌미생물 검사 결과에 기초한 감시**
Lab-based surveillance

**▌목적감시**
Surveillance by objective

**▌표준주의**
Standard precaution

**▌질병전파양식별주의**
Transmission-based precaution

**✚ 직원감염관리**
건강진단, 건강 및 안전교육, 예방접종 프로그램, 직무와 관련된 질병에 대한 대책, 위험에 노출된 직원에 대한 사후 대책, 직무와 관련된 감염위험에 대한 상담, 직원 건강관리기록의 유지 및 관리가 있다.

## 3 간호기록

### (1) 정의 및 목적

① 정의 : 수행한 간호의 내용을 기록하는 것으로 차팅(Charting)이라는 용어로 쓰인다.

② 목적
- ㉠ 대상자 간호의 연속성 유지와 의료인간의 협력적 의사소통 유지
- ㉡ 간호의 성과평과를 위한 자료 확보
- ㉢ 간호사를 보호하기 위한 법적근거
- ㉣ 연구와 교육자료 확보
- ㉤ 의료기관인증을 위한 증빙자료 확보
- ㉥ 보험 상환 요청자료 확보
- ㉦ 질 향상을 위한 분석자료 확보
- ㉧ 간호실무의 수행지표 마련
- ㉨ 전문직 책임의 확립

### (2) 의무기록

① 목적 : 업무의 효율성과 돌봄의 질을 높이기 위해 기관의 상황에 맞는 적합한 기록시스템을 선택한다.

② 내용 : 입원 기록지, 응급검사 기록지, 병리검사 결과 기록지, 병록지, 간호기록지, 경과기록지, 환자력 기록지, 의사처방 기록지, 방사선검사 결과 기록지, 수술기록지 등 다양한 기록이 서식으로 구분되어 사용된다.

③ 간호와 관련된 의무기록 유형 : 간호정보조사지, 임상관찰 기록지, 활력징후 기록지, 섭취량과 배설량 기록지, 낙상위험사정 기록지, 욕창위험사정 기록지, 통증사정 기록지, 혈당 기록지, 수술전체크리스트, 수술후체크 리스트, 수혈 기록지, 간호활동 기록지, 투약기록지 등이 있다.

### (3) 간호과정기록

① 간호경과 기록지나 간호과정기록을 위한 전자기록 시스템을 이용한다.

② NANDA, NIC, NOC, ICNP, CCC와 같은 표준화된 분류체계의 마련으로 간호과정 기록의 용어와 틀을 표준화하여 이용된다.

TIP & MEMO

**▎간호단위관리 활동**
- 간호기록
- 보고
- 간호정보 시스템

## (4) 간호경과기록

① 서술기록(Narrative charting) : 전통적인 방법이다. 환자 상태, 수행 행위, 대상자의 반응을 시간 순으로 기술한 것이다.

② 문제중심기록(POR, Problem oriented record)
　㉠ 문제중심의료기록(POMR)에서 기원하였다.
　㉡ 대상자의 문제를 중심으로 기록하고 철저한 기록정보를 제공하여 팀 구성원 간의 의사소통이 증진된다.
　㉢ 기록 시 SOAP, SOAPIE, SOAPIER⁺ 접근법을 사용한다.

③ 문제-중재-평가기록(PIE, Problem-intervention-evaluation)
　㉠ 환자의 문제에 따른 정보를 구조화하고 기록과정을 단순화하기 위한 것이다.
　㉡ 환자의 사정 후 일별 간호활동기록지에 사정결과를 작성하고 상례기록지에 대상자의 경과기록을 보충하며 별도의 간호계획은 없다.

④ 핵심기록 · 초점기록(Focus charting)
　㉠ 요점기록이라고도 한다.
　㉡ 환자 중심의 주제로 구조화되는 기록이다.
　㉢ 날짜 · 시간 · 핵심 · 경과 기록을 적도록 구성된다.
　㉣ 핵심공란에는 간호진단이 진술된다. 경과기록을 적는 란은 DAR방식⁺을 이용한다.

⑤ 특이사항기록(CBE, charting by exception)
　㉠ 예외기록이라고도 한다.
　㉡ 의미 있고 비정상적 결과로 보일 때만 기록한다.
　㉢ 간호진단에 기초한 표준화된 간호계획이 존재한다.
　㉣ 팩트문서 시스템(FACT documentation system)은 CBE원리와 비슷하고 결과중심체계(outcome-oriented system)이다.
　㉤ 기록에 드는 시간을 줄이고 반복적 노트, 관련 없는 자료, 무분별한 불일치를 피하고자 개발되었다.

⑥ 카덱스 기록
　㉠ 대상자의 정보를 체계적인 요약으로 기록이다.
　㉡ 인수인계할 때 많이 활용된다.
　㉢ 카덱스는 환자의 현재상태와 정확한 처방조회, 처방반납, 약물처방, 치료식이, 검사처방 및 예약, 검사결과조회, 환자중증도 분류로 구성된다.
　㉣실시간 변화된 환자 기록을 볼 수 있고 간호의 질 향상으로 많이 사용된다.

⑦ PHR(개인건강기록, Personal Health Record) : 개인건강과 관련한 모든 정보와 이를 바탕으로 제공되는 개인건강관리 서비스, 개인건강정보, 개인건강관리서비스를 제공하는 플랫폼 모두를 포함한다.

**TIP & MEMO**

➕ SOAPIER
• S : 주관적 자료(subjective data)
• O : 객관적 자료(objective data)
• A : 사정(assessment)
• P : 계획(plan)
• I : 수행(implementation)
• E : 평가(evaluation)
• R : 수정(revision)

➕ DAR방식
• D : 자료(data)
• A : 활동(action)
• R : 반응(response)

**(5) 기록작성과 관련된 간호사의 책임**

① 간호기록 작성과 관련된 책임

　㉠ 간호기록 작성에는 적합성, 완전성, 간결성, 적시성, 정확성 다섯 가지 특성
　　이 필요하다.

　㉡ 실명성, 객관성, 관련성, 정보 제공성, 증거 제공성, 독해가능성, 정직성이
　　있다.

　㉢ 하지 말아야 할 것으로는 인력문제 노출, 직원 간의 갈등 노출, 타인 사생활
　　노출 불완전한 의사소통, 컴퓨터 맹신, 환자에 대한 주관적 판단, 환자에 대
　　한 부정적 표현, 부적절한 용어, 환자호소 무시, 사건발생 암시가 있다.

② 간호기록 보관과 관련된 책임

　㉠ 병원에는 환자 관련 의무기록, 간호기록, 전자문서, 물품관련 서류 등과 같이
　　대외적으로 업무상 작성되거나 부서 상호 간의 문서들은 보관기간에 따라 영
　　구적 · 한시적 문서로 나뉜다. 보존기간이 경과한 의무기록은 파기한다.

　㉡ 환자명부의 경우 5년이며 진료기록부는 10년, 처방전은 2년, 수술기록은 10
　　년 등으로 의무기록 유형별로 보존기간은 다르게 나타난다.

③ 간호기록 완성과 관련된 책임

　㉠ 간호기록은 간호대상자의 돌봄을 문서화하는 과정이다.

　㉡ 일차 목적은 치료의 연속성 유지이며 완성된 간호기록은 간호대상자 뿐만 아
　　니라 간호조직과 의료기관에도 매우 중요하다.

## 4　보고

**(1) 근무교대에 따른 보고**

① 교대보고(Change-of-shift report) : 다음 근무 간호사에게 새로운 간호제공자
　에 대해 대상자의 요구를 간단하게 요약하며 제공한 간호를 전달하는 것이다.

② 목적 : 간호의 연속성 유지이다.

③ 정규 인수인계 방법

　㉠ 하루에 3번 걸쳐 보고를 한다.

　㉡ 팀 간호방법의 경우 팀이 동시에 인계한다.

　㉢ 인계받은 담당 간호사는 간호단위 순회를 실시하여 보고의 내용을 확인한다.

## (2) 환자 상태변화에 따른 보고

① 목적 : 환자의 상태가 정상범위를 벗어나거나 의사 호출을 요청할 때 사용한다.

② 방법

    ㉠ 담당의사가 연락되지 않거나 응하지 않는 경우 병원 내 보고체계를 통해 보고하고 기록하도록 한다.

    ㉡ 알릴 때는 간단명료하게 모두 알리고 알린 시간과 내용 등은 상세하게 간호기록지에 기록한다.

## (3) 간호단위관리에 따른 보고

① 24시간 기준으로 간호단위에서 간호단위 책임자는 근무별 인원보고, 입·퇴원 및 전동환자와 중환자를 상부에 보고한다.

② 근무교대 인수인계 시에도 지속적으로 간호단위관리를 위한 보고가 연결되도록 해야 한다.

## (4) 사건 및 사고에 따른 보고

① 상부에 구두로 보고한 경우 기관의 방침에 따라 서면으로 남긴다. 보고할 내용이 간단하더라도 중요한 경우 서면으로 남긴다.

② 환자에게 상해·사망을 야기하는 사고의 경우 과실소송을 연결될 수 있으므로 객관적이며 정확한 간호기록과 사건보고서를 작성한다.

③ 간호대상자 안전과 관련된 사고로는 투약, 수혈, 낙상, 수술, 검사, 마취, 간호와 치료, 감염관리, 식사, 자살, 의료기구와 연관되어 있고 이런 경우 간호대상자의 안전에 대한 최선의 조치와 보고가 함께 이루어져야 한다.

## 5 간호정보 시스템

## (1) 정의 및 기능

① 정의

    ㉠ 간호정보시스템은 의료기관에서 간호서비스와 자원을 관리한다.

    ㉡ 간호수행에 필요한 표준화된 간호정보를 수집·저장·처리·검색할 수 있는 전산 정보체계이다.

    ㉢ 간호 정보체계는 간호실무, 간호서비스 전달을 지원하기 위한 간호 관련 자료·정보·지식을 관리·처리를 돕는 컴퓨터과학·정보과학·간호과학의 결합이다.

② 기능

　　㉠ 간호정보 시스템의 기능을 효과적으로 발휘할 수 있는 지식과 기술적 능력을 배양하는 기본개념과 응용이다.

　　㉡ 환자 평가를 목적으로 보건의료 정보를 기록하고 접근성을 높이기 위한 컴퓨터 기술의 습득으로 정보시스템에 접근한다.

　　㉢ 환자 간호를 계획, 수행하는 데 있어서 전산정보를 활용하는 정보시스템을 활용한다.

　　㉣ 컴퓨터 기술을 간호에 통합하는 능력을 배양하는 정보시스템 조정과 평가를 한다.

### (2) 기초구성단위

① 구분

　　㉠ **자료**(Data) : 해석 없이 객관적으로 서술된 하나의 분리체계이다.

　　㉡ **정보**(Information) : 해석되고 조직화와 구조화 된 자료이다.

　　㉢ **지식**(Knowledge) : 정보가 합성되어 관계가 규명될 수 있고 형식화될 수 있는 상태이다.

② **특징** : 논리적 계층구조를 가지며 연속선상에 존재한다.

③ 데이터베이스

　　㉠ **정의** : 조직의 목표 성취 과정에서 필요한 정보를 결정하고 수집·관리하며 의사결정에 이용될 정보를 얻는 것이 필요하다. 이 과정에서 체계적으로 수집되고 탐색하기 쉽도록 조직화되어 컴퓨터에 저장된 자료의 집합을 의미한다.

　　㉡ **조건** : 자료의 질과 통합성, 논리적 도식, 검색시스템이 있다.

　　㉢ **장점** : 자료관리가 용이하며 표준화되어 있으며 조직 내·외부서 간 데이터 공유, 손쉬운 정보의 검토가 가능하고 일관성을 가진 정돈된 자료이며 자료 중복이 최소화 된다.

　　㉣ **단점** : 방대한 양의 자료 보관을 위해 컴퓨터 메모리 공간의 규모가 커야하며 컴퓨터 시스템 장애가 발생 시 모든 사용자가 동시에 영향을 받게 된다.

### (3) 간호정보 시스템의 장점

① 비용이 감소하고 간호사의 직업 만족도가 증가한다.

② 기관인증을 위한 조건의 충족과 직접간호 시간이 증가한다.

③ 정보의 접근성, 기록의 질과 간호의 질, 간호생산성, 의사소통이 향상된다.

④ 기록누락과 투약오류가 감소한다.

⑤ 환자의 간호에 대한 인식과 대상자의 기록추적, 간호사의 채용과 근속, 병원 이미지 등이 향상된다.

**(4) 병원정보 시스템과의 관계**

① 병원정보시스템(HIS, Hospital information systems)

　㉠ 임상정보 시스템과 행정정보 시스템으로 나뉜다.

　㉡ 임상정보시스템은 또 진료업무와 진료지원업무로 나눌 수 있다.

② **진료지원업무** : 간호정보 시스템, 환자모니터링시스템, 처방전달 시스템 등이다.

③ 병원정보 시스템이 갖춰야할 요소

　㉠ 자료는 표준화되고 일반적으로 명명법을 지원하며 최소한의 정지시간을 가지고 신뢰할 수 있어야 한다.

　㉡ 응용프로그램은 전체 저보 시스템에 통합되며 자료는 환자를 만나는 시점에 수집되어야 한다.

④ 데이터베이스

　㉠ 완벽하고 정확해야 한다. 검색이 쉽고 컴퓨터는 상호 연결되며 접근할 수 있어야 한다. 시스템의 반응은 빨라야 한다.

　㉡ 최소한의 자료입력을 하고 자료는 가능한 한 개의 기기로 수집한다.

　㉢ 의료서비스 전달모형을 반영하여 쉽게 이해할 수 있어야 하고 기능적이며 안전하고 지원이 원활한 곳에 위치해야 한다.

　㉣ 화면 디스플레이는 사용자의 선호도에 따라 설정 가능해야 한다.

**(5) 처방전달 시스템과의 관계(OCS, Order communication)**

① 병원정보 시스템의 하위체계인 임상정보시스템의 진료지원업무에 속해 있다.

② 진료지원업무에 다른 하위체계와 긴밀하게 연결되어 상호 호환하여 운영된다.

③ 의료진이 환자에게 필요한 처방과 전달사항을 입력할 경우 해당 부서에 이를 전달하는 역할을 수행하게 된다.

**⑹ 간호정보 시스템의 활용**

① 환자간호업무에 사용되는 간호정보 시스템 : 입·퇴원 기록 시스템과 간호과정 시스템, 간호기록 시스템, 바코드와 RFID를 이용한 투약시스템, 처방전달 및 결과보고 시스템, 인수인계보고시스템, 퇴원계획 시스템 등으로 구성되어 있다.

② 간호단위관리를 위한 정보시스템 : 간호근무표 작성 및 인력배치 시스템, 물품관리 시스템, 간호성과관리 시스템, 환자분류시스템(PCS), 감염관리 시스템, 간호보고 시스템 등으로 구성되어 있으며 간호근무표 작성을 위한 통합 시스템으로는 환자분류 시스템, 인적자원관리 시스템, 입·퇴원과 전과·전동 시스템이 있다.

③ 간호 관련 문헌검색 시스템 : 임상에서 간호사가 간호 분야에 관련된 학술연구자료와 표준간호지침 및 최신 간호동향에 접근하기 쉽도록 도움을 주는 시스템이다.

TIP & MEMO

❚ 환자분류시스템

Patient classification system

# 간호단위관리

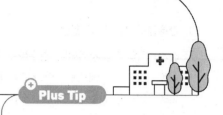

Plus Tip

***
**1** 병동에서 간호업무를 두 개의 팀으로 나누어 운영하는 경우 팀리더 역할로 옳지 않은 것은?

① 필요시 직접 환자 간호업무를 수행한다.
② 팀 모든 환자의 상태와 요구를 파악한다.
③ 팀원의 지식과 능력에 따른 업무 분담을 한다.
④ 팀을 지도하며 업무의 수행·감독·평가를 한다.
⑤ 팀원의 자율성을 제한하여 환자 간호업무를 할당한다.

**1**

구성원의 능력과 지식에 따라 간호업무를 할당하고 팀원의 자율성은 최대한 부여한다.

***
**2** 관리의 개념에 관한 설명으로 옳은 것은?

① 법적제약을 엄격하게 받는다.
② 목표가 불분명하고 복잡하다.
③ 경쟁성을 도모하여 능률을 향상시킨다.
④ 정치권력을 내포하고 강제적으로 한다.
⑤ 조직의 경영기능과 과정은 포함되지 않는다.

**2**

① 법적제약을 적게 받는다.
② 분명하고 단일한 특성의 목표를 가진다.
④ 정치권력을 내포하지 않고 경쟁성을 도모하여 능률을 향상시킨다.
⑤ 기업 및 사회조직의 경영기능과 과정을 내포한다.

**3**

간호관리의 일차적 목적은 대상자에게 양질의 간호를 제공하는 것이다. 대상자의 안위 증진향상에 궁극적 목적이 있다.

**
**3** 병원 간호관리의 궁극적 목적은?

① 간호업무의 합리화
② 간호사의 동기부여
③ 간호조직의 목표달성
④ 대상자의 안위 증진
⑤ 간호사의 의사결정 능력 향상

**답** 1.⑤ 2.③ 3.④

**4** 최고 간호 관리자에게 가장 요구되는 기술은?

① 실무적 기술        ② 전문적 기술
③ 사무적 기술        ④ 개념적 기술
⑤ 인간적 기술

※ **간호관리자 기본 기술(by Katz)**

㉠ 실무적 기술 : 일선관리자에게 가장 많이 요구되는 기술이다. 교육 또는 훈련이나 경험을 통해 습득한다. 간호 업무 시 필요한 지식과 술기, 기구의 사용 능력이다.

㉡ 인간적 기술 : 중간관리자에게 요구되는 기술이다. 다른 사람들과 함께 의사소통하고 상호작용하며 판단하는 능력이다.

㉢ 실무적 기술 : 최고관리자에게 요구되는 기술이다. 조직 전체를 이해하고 구성원들의 활동을 조직 전체에 적합하도록 진행하는 능력이다.

**5** 간호관리체계 산출요소는?

| ㉠ 간호서비스의 양과 질 | ㉡ 간호사 만족도 |
| --- | --- |
| ㉢ 재원일수 | ㉣ 간호인력 |

① ㉠㉣                 ② ㉠㉢
③ ㉡㉣                 ④ ㉠㉡㉢
⑤ ㉠㉡㉢㉣

※ **간호관리 체계모형**

㉠ 투입요소 : 정보, 인력, 물자, 자금, 시간, 건물설계, 경험, 기술, 환자간호요구도

㉡ 변환과정 : 기획(의사결정), 조직(조직구조), 인사(직무관리), 지휘(동기부여), 통제(질 관리)

㉢ 산출요소 : 간호서비스 양과 질, 환자 만족도, 재원일수, 간호사 만족도, 이직률, 인력개발

**6** 수간호사의 병실 순회 목적으로 옳은 것은?

① 환자 투약 및 진단
② 환자 요구사항 파악
③ 환자 행동 범위 파악
④ 보호자 건강상태 파악
⑤ 환자 및 보호자의 케어 사정

**Plus Tip**

**4**

간호관리자 유형

㉠ 일선관리자 : 조직 모든 부분에서 업무를 수행하는 조직구성원을 지휘하고 감독한다.

㉡ 중간관리자 : 조직 목표를 위한 활동을 수행하며 일선관리자를 지휘한다.

㉢ 최고관리자 : 조직 장기목표와 정책을 결정하며 중간관리자 업무를 모니터한다.

**5**

㉣ 간호인력은 간호관리 체계모형의 투입요소에 해당한다.

**6**

② 간호순회를 통해 환자 상태와 요구사항을 파악한다. 적정간호가 제공되도록 지도하며 적적수준의 병동 내 환경이 유지되도록 지도한다.

**답** 4.④ 5.④ 6.②

**7** 간호기록 목적에 대한 설명으로 옳은 것은?

① 간호사의 간호행위 수정
② 환자와 의사소통 증진
③ 의료진 사이에 의사소통 최소화
④ 간호행위의 옳고 그름 판단
⑤ 법적 문제로부터 간호사 보호

※ **간호기록의 중요성**
㉠ 의료인 간에 의사소통의 중요 매개체이다.
㉡ 진료비 산정이나 간호감사의 정보로 이용한다.
㉢ 교육이나 연구의 중요 자원이다.
㉣ 국가 또는 의료기관의 통계자료로 활용한다.
㉤ 법적문제 발생 시 의료인을 보호이다.


**8** 의사에게 구두처방을 받은 간호사의 간호행위로 옳은 것은?

① 투약 후 투약사실을 기록한다.
② 간호단위 관리자에게 보고한다.
③ 서면처방을 받을 때까지 기다린다.
④ 투약 후 의사에게 서면 처방을 받는다.
⑤ 동료간호사에게 인계 후 서면처방을 확인하고 투약한다.


**9** 환자가 입원해 있는 병실의 배색을 위한 적절 채도와 명도로 옳은 것은?

① 높은 채도, 낮은 명도
② 높은 채도, 높은 명도
③ 낮은 채도, 높은 명도
④ 낮은 채도, 낮은 명도
⑤ 낮은 채도, 중간 명도

**7**
⑤ 의료사고로 인한 법적 문제 발생 시 보호받을 수 있는 중요한 근거가 된다.

**8**
④ 응급상황 시 받을 수 있는 구두처방은 처방을 받고 먼저 환자에게 투약을 수행한다. 추후에 서면으로 처방을 받아야 한다.

**9**
③ 안정감을 줄 수 있는 낮은 채도와 환경이 더러워지는 것을 방지 할 수 있는 높은 명도를 사용한다.

**답** 7.⑤ 8.④ 9.③

**10** 병동 환경관리 방법으로 옳은 것은? ✱✱✱

① 간접조명을 사용한다.

② 소음은 50dB로 유지한다.

③ 25 ~ 30% 정도의 습도를 유지한다.

④ 25 ~ 30℃ 정도의 온도를 유지한다.

⑤ 오염된 곳 청소 후 깨끗한 곳을 청소한다.

**Plus Tip**

**10**

② 병실 적정 소음은 30dB로 유지한다.

③ 35 ~ 75% 정도의 적정습도를 유지한다.

④ 18 ~ 23℃정도의 적정온도를 유지한다.

⑤ 깨끗한 곳을 먼저 청소하고 오염된 곳을 나중에 청소한다.

답 10.①

# 간호사의 법

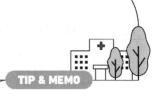

TIP & MEMO

## 1 대상자의 법적권리

### (1) 법

① 특징

　㉠ **강제규범성** : 국가의 법이념에 따라 정의되며 주로 국가권력을 배경으로 인위적으로 정립되며 법이 부과한 명령을 어기는 자에게 제재를 가하는 것이다.

　㉡ **행위규범성** : 인간의 외적인 행위를 규율, 명령, 금지하는 방향을 지시한다.

② 분류⁺

　㉠ **자연법** : 시대와 사회를 초월한 보편적인 타당성에 바탕을 둔 영구불편의 실정법 이상의 의미이다.

　㉡ **실정법** : 일정 시대와 사회의 바탕으로 생활관계를 규율하는 현실적인 규범을 말한다.

　㉢ **우리나라 기준 실정법** : 국내 · 국제법으로 분류된다.

③ **성문법** : 국가로 입법기관이 제정한 제정법을 바탕으로 한다. 최고의 법규인 헌법과 헌법상에 입법절차로 제정된 법률, 국회 이외의 국가권력에 의해 제정된 법 규정으로 법규명령 · 행정명령으로 구분되는 명령, 행정부가 소관 사무에 관해 상위법의 위임을 받거나 직권으로 필요한 사항을 제정하는 법규명령, 행정부가 내부 규율 · 지침으로 정할 목적을 제정하는 행정명령, 지방자치단체가 제정하는 법령인 자치법규, 국제법상 국가 간의 문서합의로 이루어지는 조약으로 구성된다.

④ **간호실무와 관련된 법**

　㉠ 우리나라의 경우 「헌법」 제36조 제3항에 모든 국민은 보건에 관하여 국가의 보호를 받는다고 규정되어 있다.

　㉡ 처음 의료법은 1944년 8월 21일 공포된 일본 의용법인 '조선의료령'이 1951년 9월 25일에 '국민의료법'으로 제정되어 1962년 「의료법」으로 개정되므로 현행의료법의 기반이 되었다.

### ✚ 법의 분류

• **국제법** : 조약 국제관습법
• **국내법** : 공법, 사법, 사회법
• **공법** : 실체, 절차법
• **실체법** : 헌법, 형법, 행정법
• **절차법** : 민사소송법, 형사소송법
• **사법** : 민법, 상법
• **사회법** : 노동법, 경제법, 사회보장법

**┃ 자연법**

Natural law

**┃ 실정법**

Positive law

**┃ 성문법**

Written law

## (2) 대상자의 권리와 의무

① 대상자의 권리

ⓐ 진료받을 권리 : 자신의 건강보호와 건강증진을 위해 적절한 보건의료서비스를 받을 권리가 있다. 나이, 성별, 종교, 신분, 건강사정 등의 이유로 건강과 관련하여 권리를 침해할 수 없고 의료인은 정당한 사유 없이 진료거부를 행하지 못한다.

ⓑ 알권리 및 자기결정권 : 대상자는 의사와 간호사 등의 의료인으로 질병상태, 치료방법, 의학적 연구대상 여부, 장기이식 여부, 부작용 등 예상결과나 진료비용과 관련하여 충분한 설명과 질문할 수 있다. 환자는 이에 동의여부의 결정권을 가진다.

ⓒ 비밀을 보호받을 권리 : 대상자는 진료 관련 신체·건강상의 비밀과 사생활 비밀을 침해받을 수 없다. 의료인과 의료기관은 환자의 동의를 받거나 범죄수사 등 법률에서 정한 경우 외에는 비밀을 누설하거나 발표하지 않는다.

ⓓ 상담·조정을 신청할 권리 : 대상자는 의료서비스 관련 분쟁이 생기면 한국의료분쟁조정중재원 등에 상담·조정을 신청할 수 있다.

② 대상자의 의무

ⓐ 의료인에 대한 신뢰·존중의 의무 : 대상자는 자신의 건강 관련 정보를 의료인에게 정확히 알리며 의료인의 치료계획을 신뢰하고 존중한다.

ⓑ 부정한 방법으로 진료를 받지 않을 의무 : 대상자는 진료 전 본인의 신분을 밝히고 다른 사람 명의로 진료를 받는 행위와 같은 거짓이나 부정한 방법으로 진료를 받지 아니한다.

## (3) 간호업무 시 대상자의 법적권리 보호방안

① 의료인은 대상자에게 의료를 제공하는 과정에서 대상자가 자기결정권을 원활하게 행사할 수 있도록 설명한다.

② 침습적 행위는 동의와 함께 서면화가 필요하다. 법률로 허용된 경우가 아니면 의료인은 대상자의 비밀을 보호한다.

③ 의료인은 대상자에게 심폐소생술 처치나 연명치료 여부를 사전의료전향서 작성 권리를 설명하여 대상자가 삶을 마감하는 순간의 존엄성을 추구한다.

④ 의료사고 분쟁 시 피해자에 대한 신속하고 공정한 구제 그리고 의료인의 안정적인 진료환경을 조성한다. 설립된 보건복지부 산하 한국의료분쟁조정중재원에 조정 신청할 수 있도록 알려준다.

⑤ 국내 의료기관인증제도는 의료기관이 환자가 진료를 받는 모든 과정에 환자의 권리와 의무를 존중하고 사생활을 보호한다. 환자와 보호자에게 동의서를 받고 평가를 받는다.

## 2 간호사의 법적지위

### (1) 간호사의 법적 지위

① 간호가 법적으로 최초로 규정된 것은 1907년에 대한의원에서 대한의원관제로 간호교육을 실시한 것이다.

② 간호사 면허(「의료법」 제7조)

　㉠ 평가인증기구의 인증을 받은 간호학을 전공하는 대학이나 전문대학(구제(舊制) 전문학교와 간호학교를 포함)을 졸업한 자, 외국에서 학교(보건복지부 장관이 정하여 인정기준에 해당하는 학교)를 졸업하고 외국의 간호사 면허를 받은 자이다.

　㉡ 간호사 면허 취득조건에 해당하는 자는 간호사 국가고시에 합격한 후에 보건복지부 장관에게 면허를 받는다.

③ 전문간호사(「의료법」 제78조)

　㉠ 보건복지부령에 따라 전문간호사 교육과정을 이수한 자, 보건복지부 장관이 인정하는 외국의 해당 분야 전문간호사 자격이 있는 자이다.

　㉡ 전문간호사는 자격을 인정받은 분야에서 간호 업무를 수행한다. 전문간호사의 자격 구분, 자격 기준, 자격 시험, 자격증, 업무 범위, 그 밖에 필요한 사항은 보건복지부령으로 정한다.

### (2) 간호업무의 법적 근거

① 간호사의 임무(「의료법」 제2조)

　㉠ 환자의 간호요구에 대한 관찰, 자료수집, 간호판단 및 요양을 위한 간호

　㉡ 의사, 치과의사, 한의사의 지도하에 시행하는 진료의 보조

　㉢ 간호 요구자에 대한 교육 · 상담 및 건강증진을 위한 활동의 기획과 수행, 그 밖의 대통령령으로 정하는 보건활동

　㉣ 간호조무사가 수행하는 업무보조에 대한 지도

② 간호사의 법적권리(「의료법」 제12조) : 의료인이 하는 의료 · 조산 · 간호 등 의료행위에 대하여는 다른 법령에 따라 규정된 경우 외에는 누구든지 간섭하지 못한다.

**(3) 간호행위의 범위**

① 간호사의 진료보조행위는 의사의 입회 하에 하는 행위와 의사의 입회가 필요 없는 행위로 구분된다.

② 의사 처방에 의한 간호사의 정맥주사는 의사의 입회가 필요 없는 행위에 해당한다.

③ 의사의 입회 필요성 여부는 보조행위의 유형에 따라 일률적으로 정할 수 없다.

④ 구체적인 경우에 행위에 객관적인 특성상 위험이 따르거나 부작용 또는 후유증이 있을 수 있는지, 당시 환자의 상태, 간호사의 자질과 숙련정도 등 여러 사정을 참작하여 개별적으로 판단한다.

## 3 간호사의 법적의무

**(1) 주의의무(duty of careful)**

① 정의
  ㉠ 유해한 결과의 발생을 방지하기 위해 의식을 집중하는 의무이다.
  ㉡ 의료인의 주의의무는 의료행위에 일반적인 의료인 수준의 지식·능력을 갖춘 의료인으로서 통상 베풀어야 할 주의의무를 말한다.

② 내용
  ㉠ 결과예견의무 : 자신의 행위와 관련된 유해한 결과가 발생하는 것에 대해 예견해야할 의무이다.
  ㉡ 결과회피의무 : 유해한 결과발생의 위험을 예견한 경우에 회피하기 위한 수단을 강구해야 할 의무를 갖는 것이다.

③ 법률적용
  ㉠ 간호사가 주어진 의무를 행하지 않아 환자에게 손해를 끼치게 되면 「민법」제750조의 불법행위 책임을 진다.
  ㉡ 부주의로 인한 대상자의 심각한 손상이나 사망에 이르는 경우에는 민사상 책임과는 별도로 형사 상의 책임을 진다.

**(2) 설명 및 동의의무**

① 정의 : 설명 및 동의의 의무는 의료인이 대상자에게 질병상태, 치료방법의 내용 또는 필요성, 발생 예상 위험 등에 대한 충분한 설명을 한다. 대상자가 의료행위의 필요성과 위험성을 비교하여 심사숙고한 뒤 의료행위를 받을 것인지 여부를 선택할 수 있게 하는 법적 의무를 말한다.

② 법적근거

    ⊙ 설명 및 동의의무의 법직근거로는 「헌법」 제10조, 「민법」 제683조가 있다.

    ⓛ 「헌법」 제10조는 인간의 존엄성과 가치에서 파생되는 인격권의 한 내용이며 대상자의 신체에 대한 자기결정권이 근거이다.

    ⓒ 「민법」 제683조의 경우 수임인인 의료인이 위임사무의 처리상황에 대해 보고해야 하는 의무이다.

③ 설명의 내용

    ⊙ 설명을 고지하는 것은 상대방의 알권리이며 알 권리자는 지각능력이 있는 대상자 본인이다. 대상자에 대한 친권자, 후견인, 기타 의료계약의 대상자 등이 포함된다.

    ⓛ 설명의 범위는 의사의 경우 진단과 치료에 관하며 진단 관련 고지내용은 진단방법, 위험, 부작용, 기타 후유증, 진단결과 등이 포함된다.

    ⓒ 조언으로서의 설명은 자기결정권자인 동의능력이 있는 대상자 본인에게 해야 함이 원칙이다. 대상자의 친권자나 후견인은 고유한 권한으로서 동의권이 있을 때 제3자도 조언으로 설명대상에 포함한다.

    ⓔ 설명의 범위는 의사의 경우 대상자의 질병유무, 종류, 진단결과, 질병예후, 방치할 경우 상태, 치료방법, 치료경과 중 부수적인 위험 등이 포함된다.

    ⓜ 대상자의 알권리 및 자기결정권과 무관하게 「의료법」 제24조에 기인한 요양방법 지도의무로서 지도 설명은 간호업무의 부수의무이지만 이행하지 않는 경우 치료과실로 인정된다.

④ 설명 방법과 정도

    ⊙ 상대방이 이해 가능한 상식 수준의 언어로 설명하며 의사결정에 대한 시간적 여유가 있고 심리적으로 자유로운 상태에서 행한다.

    ⓛ 의료의 긴급성이나 필요성이 높을수록 설명요구는 적어진다.

⑤ 설명의무 입증책임

    ⊙ 의료인은 환자에게 설명한 내용을 문서화할 의무가 있다.

    ⓛ 문서에 의한 설명의무 이행은 입증에 사용한다.

⑥ 설명의무의 효과

    ⊙ 의료인이 설명하지 않고 치료하여 환자에게 중대한 결과가 발생한 경우, 피해자는 설명의 부족으로 선택의 기회를 상실하였다는 사실만 입증하면 자기결정권 침해에 따른 위자료 청구를 행할 수 있다.

    ⓛ 설명을 받았더라면 나쁜 결과가 발생하지 않았을 거라는 관계까지 입증할 필요는 없다. 그러나 설명의무 위반으로 인한 손해배상 청구는 의료인의 설명의무 위반과 중대한 결과 사이의 상당한 인과관계가 존재해야 한다.

| 설명의무의 면제 |
| --- |
| • 알권리자의 권리를 유효하게 포기한 경우 |
| • 응급환자의 가정적 승낙이 전제된 경우 |
| • 설명이 대상자 심신에 중대한 영향을 미칠 것이 예상되는 경우 |
| • 설명이 치료의 역기능을 행하는 경우 |
| • 법령에 의해 고지가 금지된 경우 |
| • 법률상 강제 치료가 행해지는 경우 |

### (3) 확인의무

① 간호사는 동료 의료인과 간호 보조인력 그리고 의료장비 및 의료용 재료, 의약품의 사용과정 등 간호의 모든 면을 확인한다.

② 간호의 내용이나 행위가 정확하게 이루어지는지를 확인한다.

### (4) 비밀 누설금지의무

① 사생활 보호의무

    ㉠ 「헌법」에 사생활 비밀에 관한 규정이 명시(제17조)되어 있으며 개인 사생활 보호는 인격권에 포함된다.

    ㉡ 인격권이란 사람이 권리의 주체로서 인격적인 이익을 누리는 권리이다. 생명, 신체, 자유, 명예, 정조, 성명, 사생활 비밀 등이 포함된다.

    ㉢ 사생활 침해는 인격권의 침해로 민법상의 불법행위책임(제750조)에 해당하며 비밀 침해죄(제316조), 업무상 비밀누설죄(제317조)와 같은 형사책임의 원인이 되기도 한다.

② 업무상 비밀유지의무

    ㉠ 「형법」 제317조 제1항에 업무상 비밀누설죄를 규정한다.

    ㉡ 업무상 비밀누설죄는 의사, 변호사, 치과의사, 조산사, 변호사, 변리사, 공인회계사와 업무상 보조자 등이 직무처리 중에 알게 된 타인의 비밀을 누설한 경우를 말한다.

③ 의료인의 비밀유지의무(「의료법」 제19조)

    ㉠ 의료인은 이 법이나 다른 법령에 특별히 규정된 경우 외에는 의료, 조산 또는 간호를 하면서 알게 된 다른 사람의 정보를 누설하거나 발표하지 못한다고 규정된다.

    ㉡ 위반한 경우 3년 이하 징역, 1천만 원 이하의 벌금을 벌칙으로 정한다.

### (5) 요양방법 지도의무 (「의료법」 제24조)

① 의료인은 환자나 환자의 보호자에게 요양방법이나 그 밖에 건강관리에 필요한 사항을 지도한다.

② 간호사는 환자의 건강권 보호를 위한 환자, 보호자에게 요양방법, 건강관리에 필요한 사항을 지도해야 한다.

### (6) 성감별 금지의무 (「의료법」 제20조)

① 의료인은 대타 성감별을 목적으로 임부를 진찰하거나 검사하여서는 아니 된다.

② 같은 목적을 위한 다른 사람의 행위를 도와서도 안 된다고 규정한다.

③ 임신 32주 이전에 태아나 임부를 진찰하거나 검사하면서 알게 된 태아의 성을 임부, 임부의 가족, 그 밖의 다른 사람이 알게 하여서는 안 된다고 규정한다.

### (7) 기록의무(「의료법」 제22조)

① 진료기록부, 조산기록부, 간호기록부, 그 밖의 진료에 관한 기록을 갖추어 두고 환자의 주된 증상, 진단 및 치료 내용 등에 관한 사항과 의견을 상세히 기록하고 서명한다.

② 의료인이나 의료기관 개설자는 진료기록부 등(전자의무기록(電子醫務記錄)을 포함)을 보존한다.

③ 의료인은 진료기록부 등을 거짓으로 작성하거나 고의로 사실과 다르게 추가기재나 수정을 하지 않는다.

④ 보건복지부 장관은 의료인이 진료기록부 등에 기록하는 질병명, 검사명, 약제명 등 의학용어와 진료기록부 등의 서식 및 세부내용에 관한 표준 준수를 권고할 수 있다

## 4 간호사고와 법적 책임

### (1) 간호사고, 과오, 과실 – 간호사고의 유형

① 인적요인으로 인한 발생사고
   ㉠ 발생원인 : 간호사에서 일어나는 부주의 업무과중과 정신적·육체적 피로와 업무미숙, 사전교육의 부족 또는 신장비 조작방법 미숙지, 간호학 지식과 기술 부족, 대상자에 대한 부적절한 의사소통, 법적 책임에 대한 지식 부족, 간호사의 비윤리적 행동이 있다.
   ㉡ 과정적 요인 : 환자로 부터 의료인에게 협조하지 않고 자의적으로 행동하는 것, 본인의 정보를 의료인에게 왜곡되게 전달하는 것, 의료인의 설명에 대한 이해 부족 및 확인 미실시 등이 있다.

② 물리적 요인으로 인한 발생사고
   ㉠ 발생원인 : 환경의 병동 구조상의 결함, 병원환경의 비계획적 설계와 복잡성, 안전관리 시설 및 장비 구비 미흡, 부족한 간호 인력에 대한 미보충 등이다.
   ㉡ 과정적 요인 : 의료팀에서 약사, 약 조제오류, 간호부 조직과 명령체계의 비효율성, 처방이 불명확하여 오인 유발, 부서 간에 부적절한 의사소통, 신뢰하지 못하는 의료 팀원 관계가 있다. 불가항력으로는 환자의 특이체질, 현대의학상의 한계 의약품의 불가항력적 부작용이 있다.

## (2) 투약사고

① 약의 부적절한 사용이나 투약으로 인해 환자에게 심각한 해를 가져올 수 있는 사건이다. 발생 시점은 처방, 처방전달, 조제, 분배, 투약, 주입, 교육, 관찰, 약에 이름기재, 약 포장 시 등 다양하게 나타난다.

② 간호사는 기본적 투약원칙을 준수하고 투약 전·후에 환자상태를 관찰하며 투약으로 인한 사고를 예방할 책임이 있다.

③ 수혈사고 : 투약이나 다른 치료보다 즉각적인 반응이 나타나며 환자의 생명이 위험할 수 있으므로 세심한 업무 상의 주의가 필요하다.

④ 기록 : 간호기록은 의료소송에서 어떻게 작성했느냐에 따라 결과가 달라진다. 간호기록은 법적기록이며 스스로를 보호하는 가장 중요한 방법이다.

⑤ 안전사고 : 환자의 안전보장을 위해 노력을 기울이는 것이 간호사의 잠재적 법적 책임을 줄이는 동시에 환자 돌봄의 질을 높이는 수단이다.

⑥ 간호사정 : 과실 소송 중 진찰이나 사정이 제대로 이루어지지 않아 발생하는 경우가 많다. 간호사정은 환자가 현재 가지고 있거나 잠재적으로 가질 수 있는 건강 관련 요구에 대한 자료를 수집하는 계속적인 과정이다. 간호사는 단순히 사정한 내용뿐만 아니라 잠재적 가능성도 파악한다.

## (3) 간호사고의 예방방안

① 개인적 차원의 예방방안

ㄱ 대상자와 좋은 인간관계와 신뢰관계를 형성하고 간호실무표준을 기초로 최선의 간호를 수행한다.

ㄴ 사소한 내용이라도 환자와 보호자의 호소를 가볍게 넘기지 않고 근거에 의해 충분한 설명을 제공한다.

ㄷ 자신이 속한 기관의 정책과 관련규정 및 지침을 적어도 일 년에 한 번은 자세하게 읽는다.

② 조직적 차원의 예방방안

ㄱ 간호실무표준·지침을 마련하며 실무관련 법적 의무에 대한 교육 강화와 효과적인 사건보고와 의사소통체계를 마련한다.

ㄴ 능력을 갖춘 위험관리 전담자를 양성하고 제도화하며 누가 과오를 범하는가보다는 문제 발생의 근본적인 원인을 분석한다. 간호과오의 근본적인 원인 해결을 위한 병원의 구조적 변화와 시스템 개선을 요청한다.

ㄷ 사건보고 활동이 병원의 오류개선과 질 향상에 효과가 있음을 알린다.

### (4) 간호사고의 대응방안

① 개인적 대응방안

　⊙ 간호기록과 기타자료를 확보하여 진행과정을 검토한다. 피해를 당한 환자와
　　 보호자 등에게 진심으로 사과한다.

　ⓒ 문제발생 시 자신이 법적 책임을 지겠다고 성급히 발설하지 않는다. 다른 동
　　 료의 과실을 환자에게 대신 사과할 때 절대 동료를 비난하지 않는다.

　ⓒ 간호사는 동료를 보호하는 것이 아니라 환자 보호 의무가 있음을 명심한다.

　ⓔ 간호사도 인간이므로 잘못을 저지를 수 있다. 스스로를 용서하고 문제 발생
　　 시 신속히 후속 조치를 취하고 의사와 다른 조력자에게 도움을 구한다.

　ⓜ 환자의 상태에 대하여 정확하고 쉽게 설명하고 최선을 다하고 있음을 이해시키
　　 며 물리력을 행사한다. 환자에게 굴복하거나 타협하는 것은 바람직하지 않다.

　ⓗ 맹목적으로 저자세를 취하기보다 적극적인 자세로 대응책을 마련한다. 의료
　　 과와 관련된 판례나 법률전문가의 조언으로 대처한다.

② 조직적 대응방안

　⊙ 간호사의 간호실무표준 위반에 따른 책임은 전문가의 책임이다. 개인적으로
　　 담당하며 개인적인 책임은 다른 사람의 지시와 명령에 따랐다고 해서 경감되
　　 지 않는다.

　ⓒ 간호사가 과오를 숨기기 위해 기록 위조, 변조, 증거인멸은 대상자에게 거짓
　　 말이 기만행위이기 때문에 절대 행하지 않는다.

　ⓒ 대상자가 간호사의 지시와 주의사항을 무시하고 따르지 않아 손해가 커진 경
　　 우는 대상자의 과실부분만큼 간호사는 책임을 면하게 된다.

　ⓔ 간호사고 발생 시 관리자에게 사건보고를 하며 간호사는 예기치 않은 사건이
　　 발생했을 때 간호관리자에게 공식적으로 보고할 책임이 있다.

### (5) 간호사고와 법적 책임

① 민사책임 : 민사의 목적은 발생하게 된 손해를 가해자가 배상하게 함으로써 피해
　 자를 구제하는 데에 있다.

　⊙ 채무불이행 책임 : 채무불이행 책임이란 「민법」 제390조의 규정에 의해 계약
　　 을 근거로 발생하는 당사자 관계에서 채무자에게 책임이 있는 사유로 말미암
　　 아 채무의 내용에 따른 **급부**[+]를 실현하지 않는 것이다.

　ⓒ 불법행위 책임 : 간호사가 간호업무 상의 주의의무를 다하지 않았을 경우 환자
　　 에게 손해를 가하게 되며 「민법」 제750조의 불법행위 책임을 진다.

② 형사책임 : 국가가 범죄자를 처벌함으로 범죄 발생을 억제하고 가해자를 제재하
　 는 것을 목적으로 한다.

- ⊙ 업무상 과실치사상죄 : 「형법」제278조에 의해 업무상의 과실로 인하여 사람을 사망에 이르게 하거나 사람의 신체에 상해하는 것이다. 업무자라는 신분관계로 인해 형이 가중된다. 업무자는 결과 예견 가능성이 크기 때문이다. 업무상 과실치사상죄를 인정하기 위해서 갖춰야 할 구성요소는 정상의 주의의무 위반이 있어야 하며 행위와 결과 사이의 인과관계가 있어야 한다.
- ⊙ 간호 관련 형법상의 죄 : 간호사가 형사상 처벌을 받는 경우는 「형법」에 규정된 죄를 범하는 경우와 「의료법」, 「마약류관리법」 등의 보건 의료 관련법의 위반과 관련이 있다. 사문서 위조·변조죄, 허위진단서 등 작성죄, 위조 사문서 등의 행사, 업무상 비밀 누설죄 등이 있다.

### (6) 보건의료관련법상의 제재

① 행정형벌 – 면허정지 및 취소의 효력과 사유

- ⊙ 의료인 자격정지(「의료법」제66조) : 의료인의 품위를 손상시키는 행위를 한 때, 의료기관 개설자가 될 수 없는 자에게 고용되어 의료행위를 한 때, 진료기록부 등을 거짓으로 작성하거나 고의로 사실과 다르게 추가 기재나 수정한 경우 등이 있다.
- ⊙ 의료인의 면허취소 사유 : 절대적 취소사유와 행정처분에 대한 재량이 인정되는 상대적 취소사유로 구분된다.
- ⓒ 절대적 취소사유 : 정신질환자, 마약, 대마, 향정신성 의약품 중독자, 금치산자, 한정치산자 등이 있으다.
- ⓔ 상대적 취소사유 : 자격정지처분 기간 중의 의료행위를 시행하거나 면허의 조건을 이행하지 않은 경우, 면허증을 빌려준 경우 등이 해당한다.

② 행정질서벌(과태료)

- ⊙ 「형법」의 형명에 없는 행정벌로 과태료이다.
- ⊙ 형식적으로 형벌이 아니므로 「형법」총직의 적용을 받지 않으며 관할법원의 비송사건 절차법에 의해 과벌된다.

③ 기타제재

- ⊙ 과징금, 가산금, 부당이득 징수 등이다.
- ⊙ 과징금은 일정한 행정법상 의무위반, 의무 불이행에 대한 제재로서 위반으로 발생하는 이득을 환수하려는 취지에서 부과하는 금전적 부담을 말한다.

**(7) 법적 권한의 위임과 책임**

① 의사와 간호사의 공동업무

ㄱ 의사와 간호사간의 상호의존적 업무는 간호사 과실과 함께 의사 과실 인정 여부가 중요하다.

ㄴ 과실 책임의 유형에 따라 절대적 의료행위, 협력적 의료행위, 독자적 간호행위로 구분된다.

ㄷ 협력적 의료행위에서 간호사의 과실이 인정되는 경우 의사와 간호사가 함께 책임을 진다.

ㄹ 의사가 간호사를 신뢰하여도 된다고 인정할 때에는 간호사가 단독으로 형사 책임을 진다.

② 간호사와 다른 인력과의 공동업무

ㄱ 간호사의 부적절한 업무 위임, 불충분한 감독은 직무태만이다.

ㄴ 과실의 원인은 간호사는 위임받는 직원의 업무한계를 잘 알고, 그의 능력 범위 내에서 업무를 수행여부를 감독해야 할 책임이 있다.

**(8) 의료분쟁의 해결과정**

① 발생원인과 현황

ㄱ 의료분쟁의 증가 원인은 국민 건강에 대한 인식 변화, 의료이용의 증가, 의료인과 환자와의 관계가 의료계약으로 인식되어 환자 측의 법적 권리의식이 향상된 것이다.

ㄴ 의학과 의료기술 발전에 따른 내재된 위험의 증가, 의료분쟁 조정제도의 비활성화 등의 원인이 있다.

ㄷ 1980년대 중반 이후 의료분쟁 건수는 꾸준히 증가하는 추세를 보이고 있다.

② 의료사고에 대한 피해구제 : 의료분쟁의 처리 관점에서 분류하면 환자 측과 병원 측의 합의, 화해, 조정신청, 민사상 손해배상 청구, 형사고소를 통한 처벌요구, 정부에 민원, 진정, 소비자보호기구에 호소, 언론기관 등의 호소 등이 있다.

③ 민·형사 소송

ㄱ 소송실무상 환자는 형사소송을 선호하는데 형사소추를 통한 의료인 형사처분 가능성을 열어둔다. 향후 의료기관과 배상금 협상에 유리한 지위를 확보하고 수사과정에서 수집되는 증거가 민사소송에 활용될 수 있기 때문이다.

ㄴ 형사소송의 유죄는 민사소송에 불법행위 인증으로 활용되지만 민사소송의 과실인정은 형사소송에서 인정되지 않기 때문이다.

④ 의료분쟁 조정

ㄱ 의료사고 피해구제 및 의료분쟁 조정 등에 관한 법률의 제정으로 의료사고가 발생한 경우 피해구제를 받을 수 있다.

ㄴ 강제집행력을 지닌 조정기구, 수단이 생기고 이를 토대로 한 의료분쟁의 신속, 공정, 효율적 해결을 이루기 위하여 제정되었다.

ㄷ 정부는 '한국의료분쟁조정중재원'을 설립하여 보건의료인이 업무상 과실 치상죄를 범한 때에도 조정이 성립하거나 조정절차 중 합의로 조정조서가 작성된 경우에는 피해자의 의사에 반하여 공소를 제기할 수 없도록 하였다.

⑤ 소비자 단체의 구제

ㄱ 1986년 제정된 「소비자보호법」 제3조에 의해 소비자의 기본적 권리로 의료소비자는 보호받을 권리가 생겼다.

ㄴ 1999년부터는 의료분야 피해구제 서비스를 3단계로 상담, 피해구제, 조정으로 갖추며 무료제공하고 있다.

ㄷ 2013년에는 소비자 분쟁조정위원회 산하의 의료분쟁 전담조직을 설치하여 소송 전 의료분쟁 조정기능을 강화하였다.

⑥ 공제조합과 보험

ㄱ **구분** : 의료인의 민사상 손해배상 청구를 받은 경우 손해배상 실현을 위한 제도로 보험제도와 공제제도 등이 있다.

ㄴ **보험제도** : 전문가가 공동 또는 개별적으로 손해배상을 보장하는 일정액의 보험에 가입하는 방법이다.

ㄷ **공제제도** : 개별 전문가단체 내에 공제기금을 설정하며 구성원이 가입하여 기금을 조성하고 당해 기금으로 손해배상 담보하는 방법이다.

ㄹ **공제제도의 예** : 대한의사협회 공제회가 있다. 대한간호협회에서도 추진하였으나 실질적으로 설립은 이루어지지 않고 있다.

# 간호사의 법

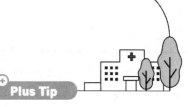

Plus Tip

**1** 윤리의 정의로 옳지 않은 것은?

① 옳은 마음가짐의 표준이다.

② 실제 도덕규범이 되는 인륜이다.

③ 사회적 풍습이나 전통에 제약을 받는다.

④ 인간의 외형적 행동에 초점을 두고 있다.

⑤ 세상을 살아가는데 마땅히 지켜야 할 도리이다.

※ 윤리의 정의

㉠ 사람이 이 세상을 사는데 마땅히 지켜야 할 도리이다.

㉡ 인도, 도의, 인의, 예의 등으로 구성된다.

㉢ 옳은 마음가짐과 옳은 행실의 표준이다.

㉣ 살아가면서 각자가 지켜야 할 의무이향의 기준이다.

**2** 윤리 기본개념의 짝으로 옳은 것은?

① 성공, 실패

② 좋음, 그름

③ 도덕, 옳음

④ 권리, 의무

⑤ 생산, 비생산

**1**

④ 인간의 외형적 행동에 초점을 두고 규율하는 것은 법이다. 의해 제약을 받는다.

**2**

윤리의 기본개념

㉠ moral & immoral(도덕적 & 부도덕적)

㉡ right & wrong(옳음 & 그름)

㉢ good & bad(좋음 & 나쁨)

㉣ right & duties(권리 & 의무)

**답** 1.④ 2.④

**3** 공리주의에 대한 설명으로 옳은 것은?

① 모든 경우 정의를 고려한다.

② 도덕적으로 옳은 행위만 한다.

③ 독일의 칸트가 주장한 윤리 이론이다.

④ 행위에 일반원칙을 제시하여 상황에 좌우되지 않는다.

⑤ 동일한 행동도 결과에 따라 도덕적 평가가 다를 수 있다.

※ **공리주의**

㉠ 최대 다수의 최대 행복. 다수의 행복을 위해 소수가 희생되어도 좋다는 논리를 추구한다.

㉡ 쾌락적 공리주의 : 쾌락을 최대화시키고 고통은 최소화시키는 행위가 도덕적으로 옳다고 본다.

㉢ 다원적 공리주의 : 행복, 지식, 쾌락 등의 다양한 내재적 가치를 수용한다.

㉣ 선호 공리주의 : 많은 사람이 선호하는 것을 선택하는 것이 효용을 높인다.

㉤ 행위 공리주의 : 각 행위마다 최대의 효용을 안겨주는 행위를 선택하는 것이 효용을 높인다.

㉥ 규칙 공리주의 : 어떤 상황에 처했을 때 최대한의 효용을 가져오는 규칙을 따른다.

**4** 환자에게 정맥으로 투약을 하려고 한다. 이 때 간호사의 독자적 판단이 허용되는 범위로 옳은 것은?

① 주사 시간에 관한 사항

② 약물 용량에 관한 사항

③ 약물 선택에 관한 사항

④ 주사기 관리에 관한 사항

⑤ 투약 필요성에 관한 사항

※ **간호사의 법적의무**

㉠ 주의의 의무

㉡ 설명 및 동의의 의무

㉢ 확인의 의무

㉣ 간호기록 보존의 의무

㉤ 진료거부 금지의 의무

**Plus Tip**

**3**

① 경우에 따라서는 정의를 고려하지 않을 수도 있다.

②③④ 의무론에 관한 설명이다.

**4**

④ 간호사의 법적 의무 중 의약품이나 기자재 사용에 대한 확인의 의무에 해당한다.

①②③⑤ 의사에게 허용되는 법적 의무이다.

**답** 3.⑤ 4.④

**5** 환자 개인정보 수집과 관련하여 옳은 것은?

① 환자 동의와 상관없이 정보를 수집한다.
② 환자 보호자의 동의를 얻고 개인정보를 수집한다.
③ 대리인의 허용 범위 내에서 개인정보를 수집한다.
④ 환자 대리인의 동의를 얻고 개인정보를 수집한다.
⑤ 19세 미만 환자의 경우 법정 대리인의 동의를 얻고 개인정보를 수집한다.

**5**

①②④ 정보주체의 동의를 얻은 경우 개인정보 수집 및 수집 목적 범위 내에서 이용이 가능하다.
⑤ 환자가 14세 미만인 경우는 법정 대리인의 동의를 받고 개인정보를 수집한다.

**6** DNR에 관한 설명으로 옳은 것은?

① 모든 환자를 대상으로 이루어져야 한다.
② No care를 의미한다.
③ 병을 알기 전에 작성한 DNR 효력이 있다.
④ 환자 소망과 일치하지 않는 DNR 결정은 환자 권리를 침해한다.
⑤ 의료진의 자의로 회복 가능성이 없는 말기환자에게 DNR을 할 수 있다.

※ 심폐소생술 포기(DNR)
㉠ 심폐소생술 필요 시 사전에 환자 스스로 이를 거부하는 것에 동의하는 제도이다.
㉡ 환자 스스로 존엄한 죽음을 선택하는 것으로 보장되어야 하는 권리로 인정된다.
㉢ 회복 가능성이 없는 말기환자에게만 동의서 작성여부를 정한다.
㉣ 환자의 자율성 권리를 존중하고 충분한 설명을 해야 한다.
㉤ DNR 서명은 No care가 아닌 필요한 간호는 지속됨을 알려야 한다.

**6**

①③ DNR의 오남용을 막기 위해 회복 가능성이 없는 말기환자에게 동의서 작성 여부를 묻고 선택할 수 있다.
② DNR 서명은 No care가 아닌 필요한 간호는 지속된다는 것을 알려야 한다.
⑤ 회복 가능성이 없는 환자라고 DNR을 강요할 수는 없다.

**7**

⑤ 의사결정을 할 수 없는 무의식 환자는 환자를 가장 잘 대변할 수 있는 사람의 의견을 존중해 의사결정을 내린다.

**7** 무의식 환자의 장기기증에 대한 의견을 묻고자 할 때 간호사의 태도로 옳은 것은?

① 종교기관에 의뢰한다.
② 환자 부모 의견을 따른다.
③ 무의식 환자는 장기기증을 할 수 없다.
④ 장기이식센터 코디네이터에게 문의한다.
⑤ 환자를 가장 잘 대변할 수 있는 사람의 의견을 존중한다.

답 5.③ 6.④ 7.⑤

**8** 간호수행을 하면서 전단적 의료가 가능한 경우로 옳은 것은?

① 환자 보호자가 병원 내에 없는 때
② 환자가 의사를 표시할 수 없는 경우
③ 환자의 법정대리인이 자리에 있을 때
④ 환자가 치료에 분명한 의사표현을 하는 경우
⑤ 환자와 보호자가 치료에 소극적인 입장으로 보이는 경우

**9** 의사 부재 시 응급환자가 내원하였을 때 간호사의 행위로 옳은 것은?

① 의사를 대신해 치료한다.
② 위급한 환자더라도 동의없이 치료하지 않는다.
③ 의사의 부재를 환자에게 알리고 기다린다.
④ 응급처치를 시행하면서 의사에게 연락한다.
⑤ 「의료법」에 의해 의사 처방 부재로 치료할 수 없다.

**10** 간호사고를 예방하기 위한 관리지침으로 옳은 것은?

① 개별간호사의 지침을 마련한다.
② 사고발생 시 개인적 접근을 한다.
③ 위험관리의 체계적 제도화를 마련한다.
④ 전인간호를 위한 표준지침을 최소화한다.
⑤ 사고발생 시 훈육과 보고서 작성이 우선시 된다.

**Plus Tip**

**8**

전단적 의료
㉠ 어떤 위험성이 있는 의료행위를 실시함에 있어 환자로부터 동의를 받지 않고 행위를 시행하는 것이다.
㉡ 환자가 스스로 의사를 표시할 수 없고 주위에 결정을 대신해 줄 수 있는 법정 대리인이 없는 응급상황 등에서 시행한다.

**9**

④ 응급 상황에서 의사 부재 시 간호사는 능력범위 내에서 적절한 응급 처치를 즉각 시행해야 한다.

**10**

①④⑤ 간호실무의 표준과 병원운영 관리규정, 절차 및 안전규칙을 마련한다.
② 사고발생 시 개인적 접근이 아닌 체계적 접근이 이루어져야 한다.

**답** 8.② 9.④ 10.③

04. 간호사의 법 **933**

# PART 07

# 기본간호학

# CHAPTER 01 간호과정 및 기록

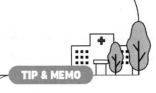

## 학습목표

• 간호과정에 대해 설명할 수 있다.
• 간호 기록에 대해 설명할 수 있다.

## 1 간호과정

### (1) 간호과정의 역사

① 1955년에 홀(Hall)이 간호과정을 처음 정의하였다.

② 1960년에 이르러 간호이론가들의 노력으로 독립된 의료분야로서 간호를 분류하고 간호 실무 과정에 대한 단계를 제시하였다.

③ 1967년에 이르러 유라(Yura)와 위시(Walsh)에 의해 간호과정의 사정 · 계획 · 중재 · 평가가 설명되었다. 개비(Gebbie)와 라빈(Lavin)은 간호진단을 독립된 단계로 구분하였다.

④ 현재는 간호과정은 사정, 진단, 목표와 계획, 수행, 평가의 5단계로 구성된다.

### (2) 간호과정의 정의 및 의의

① 간호과정

ⓐ 정의 : 간호사의 독단적인 결정이 아닌 간호사와 환자가 함께 목표설정과 달성을 이루는 체계적인 방법이다.

ⓑ 사정 : 환자의 현 상태와 어떤 간호가 필요한지 파악한다.

ⓒ 간호진단 : 실제 건강문제와 나아가 잠재적 건강문제를 파악한다.

ⓓ 계획 : 기대되는 결과을 설정한다.

ⓔ 수행 : 계획에 따라 간호를 수행한다.

ⓕ 평가 : 간호수행의 결과에 대한 평가를 진행한다.

② 간호과정의 의의

ⓐ 인간중심적이며 결과 지향적이다.

ⓑ 각 단계는 서로 상호작용하며 연관되어 있다. 간호과정은 비판적인 사고를 기반으로 이루어져야 한다.

ⓒ 상호작용의 영향으로 전 단계의 영향을 받으므로 이전 단계의 정확한 진행이 필요하다.

　　ⓔ 각 단계는 체계적 수집을 통한 사정, 환자의 역량, 실제 문제, 잠재문제를 파악한다.

　　ⓜ 명확한 판단을 통한 진단과 개인에게 맞춘 간호를 총체적으로 계획한다.

　　ⓗ 우선순위가 높은 순서대로 계획을 진행한다. 계획에 따른 행동을 수행하고 목표달성을 위한 평가를 한다.

　　ⓢ 간호계획을 설정함에 있어서 특정 질병, 시술, 결과에 대하여 표준진료지침(Critical pathway)를 바탕으로 표준화된 간호언어로 작성한다.

③ 표준언어 개발 단체

　　㉠ 북미간호진단협회(NANDA) : 진단에 초점을 두며 중요현상을 계속 개발·개선·분류한다.

　　㉡ 간호중재분류(NIC) : 중재에 초점을 두고 직·간접적 돌봄 중재를 포함한 간호행동을 판별이 목적이다.

　　㉢ 간호결과분류(NOC) : 결과에 중점을 두며 간호의 영향이 큰 환자의 결과·지표를 찾아 입증하고 분류한다.

　　㉣ 가정의료분류(HHCC) : 진단·중재·결과 중심이다. 외래·가정의료의 기록 분류 구조를 제시한다.

## (3) 간호과정의 특징

① 체계성

　　㉠ 간호활동에는 순서가 존재한다. 각 단계의 정확한 활동은 다음단계에 영향을 미친다.

　　㉡ 완전하고 정확한 자료로 환자의 문제·역량을 파악한다. 파악되지 않는다면 정확한 간호진단·수행·계획을 수립할 수 없고, 완전한 간호결과를 도출하는 것이 어렵다.

　　㉢ 목표나 결과를 글로 남기지 않으면 활동에 대한 평가의 중점이 흐트러진다.

　　㉣ 간호과정은 일정한 순서에 의해 정확한 정보를 토대로 다음 단계로 이끈다.

② 역동성

　　㉠ 간호과정에는 순서가 존재하나, 현실 간호를 진행할 때 다섯 단계는 서로 상호작용을 하고 겹치는 경우가 있다.

　　㉡ 독립된 현상은 없으며 각 단계는 다음 단계로 연결된다.

　　㉢ 응급 간호상황의 경우 다섯 단계가 동시에 발생한다.

③ 대인관계 관련

　　㉠ 간호의 중심은 인간이며 간호과정에서도 과업보단 인간이 중심이 되어야 한다.

　　㉡ 간호과정은 환자와 협력하여 건강 요구가 충족되도록 장려한다.

　　㉢ 기계적인 환자 대면은 지양하고 친밀하게 협력한다.

　　㉣ 간호사 자신의 역량·한계를 발견하고 개인적·직업적 발전으로 이어져야 한다.

④ 결과지향

    ㉠ 간호과정은 건강증진, 건강회복, 질병예방, 기능변화 적응 등의 구체적인 결과 설정의 수단이다.

    ㉡ 환자에게 중요한 결과를 파악하고 우선순위에 따른 적절한 간호수행과 연결할 수단이 된다.

    ㉢ 결과들은 환자 우선순위 파악과 진행방향은 간호진행에 영향을 준다.

    ㉣ 간호수행으로 환자는 이익을 얻게 되므로 환자 목표달성을 앞당긴다.

⑤ 다양한 간호 상황에 대한 보편성

    ㉠ 의료상황은 끊임없이 변화하므로 간호사는 간호과정에 대하여 실용적 지식과 어떤 환경이든 대처할 수 있는 간호 능력이 필요하다.

    ㉡ 간호과정은 간호활동 대처에 있어서 쉽게 활용할 수 있는 도구이고 길잡이다.

    ㉢ 간호사와 환자간의 상호작용은 환자사정, 건강상태의 변화 발견, 간호행동의 목표달성 여부, 간호계획의 수정이 중요하다.

    ㉣ 사정 결과에 따른 새로운 간호진단이 필요할 수도 있다.

    ㉤ 계획에 새로운 내용 추가하는 간호과정은 간호활동의 방향을 제시한다.

## 2 사정(Assessing)

### (1) 정의

① 환자의 자료, 정보를 체계적이며 지속적으로 수집·분석·확인·소통하는 것이다.

② 자료는 간호사와 의료인들이 수집한 현재 상황과 관련된 환자의 모든 정보이다.

③ 사정을 통해 간호사는 종합적이며 효과적인 간호계획을 세울 수 있으므로 간호과정에서 매우 중요한 단계이다.

④ 사정에서는 안전성·효율성·정확성이 매우 중요하다.

⑤ 간호력 : 사정단계에서 간호사는 환자와의 면담을 통해 데이터베이스를 구축하는 것이다. 환자의 건강상태, 건강문제, 역량, 간호요구, 건강위험 등을 나타낸다.

⑥ 간호사는 신체사정을 통해 자료를 수집할 수 있다.

⑦ 환자의 가족, 지인, 환자기록, 다른 의료인, 간호문헌 등을 통한 자료수집도 실시한다.

⑧ 데이터베이스 구축 후에도 자료수집은 계속하는 이유는 환자의 건강상태는 정체되어 있는 경우보다 빠르게 변화하는 경우가 많기 때문이다.

## (2) 간호사정의 특징

① 사정에서는 자료 수집, 분석, 확인, 소통할 때 비판적 사고와 임상추론의 기술을 매우 중요하다.

② **사정과 관련된 비판적 사고활동** : 편견을 찾아내고 정보출처의 신뢰성 판단, 정상 결과와 비정상 결과 구분능력과 비정상결과의 위험 파악, 자료의 중요성 판단, 무관한 자료의 구분, 비일관성 발견과 정확성, 신뢰성의 확인과 누락정보 파악, 간호 틀을 사용한 간호문제 발견, 의학적 문제 발견을 위한 체계적이고 종합적 사정하기 등이 있다.

③ **사정과 관련된 임상추론**

　㉠ 자료수집을 준비할 때 사정의 목적(긴급성, 집중적, 간헐적, 종합적)을 알고 적절한 자료를 수집한다.

　㉡ 환자의 상황에 따른 자료 성격과 양이 결정된다.

　㉢ 중요도에 따른 정보 수집 순서가 다르고 가능한 모든 정보를 판별한다.

　㉣ 환자의 건강 · 안녕을 최대화하는 간호계획을 수립을 위해 완전성을 기한다.

　㉤ 체계적인 방법을 통한 자료수집은 놓친 자료를 찾게 한다.

　㉥ 사실과 정확성을 바탕으로 의문이 있는 자료를 검토한다.

　㉦ 수집한 자료에서 신뢰성을 판단하는 것은 매우 중요하다.

　㉧ 간호사 본인의 편견 · 고정관념을 주의하고, 행동의 해석보단 있는 그대로의 기술에 중점을 둔다.

　㉨ 자료 수집 범위에 있어서는 관련성을 파악하여 설정한다.

　㉩ 기록은 표준화된 방법을 바탕으로 기술한다.

　㉪ 사정은 목적과 우선순위를 바탕으로 완전성 · 체계성 · 정확성을 바탕으로 한다.

　㉫ 관련 있는 환자의 자료를 수집 · 확인 · 소통하게 되는 과정으로 숙련된 임상 추론과 숙달된 간호경험을 통하여 사정활동을 발전시킨다.

## (3) 간호사정의 유형

① 일차사정

　㉠ 환자가 병원에 입원하거나 의료서비스를 받기 시작한 직후부터 실시한다.

　㉡ 의료기관마다 일차사정의 완료 시일을 정책적으로 명시하고 있다.

　㉢ 목적은 문제발견, 간호계획을 위한 완전한 데이터베이스 구축이다.

　㉣ 환자 건강과 관련된 모든 측면의 자료수집, 우선순위 설정, 향후 비교를 위한 기준참고자료를 만든다.

▌일차사정

Initial Assessment

② 초점사정

　　㉠ **질문사항** : 이미 발견한 구체적 문제에 대한 사정으로 언제 시작되었는지, 어떤 징후와 증상이 있었는지, 증상 시작될 당시의 다른 행동 여부, 어떠한 때의 증상의 악화나 약화, 증상으로 인한 사용 약물, 요법의 여부 등을 질문한다.

　　㉡ 일차사정 시에 건강문제가 표출된다면 초점사정을 시행할 수 있다.

　　㉢ 초점사정의 다른 목적으로는 새로운 문제를 발견하는 것이다.

　　㉣ **빠른 우선순위 사정** : 우선순위가 높은 정보를 위한 짧고 집중적 사정을 말한다. 신속 우선순위 중심의 사정은 기존 문제와 위험을 강조하므로 중요성이 높다.

③ 응급사정

　　㉠ 생리적·정신적 위기 상황에 대한 환자의 생명 위협 문제를 찾기 위한 사정이다.

　　㉡ 예로는 심정지 대상자의 기도나 호흡 또는 순환상태에 대한 빠른 사정이 진행된다.

④ 간헐적사정

　　㉠ 예전 수집한 기준자료와 비교를 위해 환자의 현재 상태의 자료를 수집한다.

　　㉡ 입원환자나 오랜 시간 간호를 받는 환자들을 대상으로 주기적·간헐적 사정을 하면 계획이 수정된다.

　　㉢ 간헐적 사정은 종합적이거나 특정요소에 집중할 수도 있다.

## (4) 자료수집

① **주관적 자료**(Subjective Data)

　　㉠ 환자 본인만이 아는 정보로 다른 사람은 지각하거나 확인 할 수 없다.

　　㉡ 예로는 통증·오한·구역·긴장감 등의 증상이 은밀한 자료이다.

② **객관적 자료**(Objective Data)

　　㉠ 환자 본인을 제외한 타인이 측정하고 보고 듣고 느낄 수 있는 관찰할 수 있는 것이다.

　　㉡ 한 사람이 관찰한 자료를 다른 사람도 발견할 수 있는 특징이 있다.

　　㉢ 객관적 자료는 공공연한 자료나 징후라고도 한다.

　　㉣ 주관적 자료와 서로 보완하는 경우가 많다.

## (5) 자료의 원천

① 자료의 첫 번째 원천이자 최고의 원천은 환자이다.

② 간호력의 기록 자료는 환자로부터 나온다. 주관적 자료는 대체로 정확하지만 환자가 정보를 왜곡할 수 있으므로 간호사는 주의하여 원인을 찾아야한다.

③ 정신적인 문제가 거나 의사소통이 제한되는 환자의 정보를 제공할 때에는 정확성을 판단한다.

▌**초점사정**
Focused Assessment

▌**빠른 우선순위 사정**
QPA, Quick Priotiry Assessment

▌**응급사정**
Evergency Assessment

▌**간헐적사정**
Time Lapsed Assessment

▌**은밀한 자료**
Covert Data

▌**관찰**
Observation

▌**공공연한 자료**
Overt Data

④ 아동이나 정보제공이 제한된 환자의 경우 가족이나 가까운 사람들로부터 정보를 보충해서 유용한 정보 습득이 가능하다.

⑤ 환자의 반대가 없는지 환자가 참여하고 싶어 하는지 여부를 확인한다.

⑥ 간호력에는 주변에서 얻게 된 사실을 표시한다.

⑦ 의료진이 기록하게 되는 자료는 종합적 간호에 중요한 정보를 제공한다.

⑧ 자료수집 초기에 간호사는 기록검토를 시행하고 다른 곳의 정보 확인·보충에 도움을 얻게 된다.

⑨ 기록으로는 병력, 진찰, 경과, 상담, 검사결과, 다른 의료인의 치료보고 등이 해당된다.

### (6) 자료수집 방법

① 관찰

ㄱ 간호력 수집과 신체검진에 이용되는 간호기술이다.

ㄴ 오감을 의식적으로 주의 깊게 활용하여 자료를 수집하는 방법이다.

ㄷ 환자와의 상호작용에서 유의미한 자료를 관찰하고 해석한다.

ㄹ 예로는 환자 본인 상태에 대한 반응양상, 비정상적인 징후, 자가 간호능력 정도, 주변 환경 관련 요인 등에 대한 관찰이 있다.

② 간호력[+]

ㄱ 환자의 특성을 관찰하고 기록하여 개인의 건강요구에 맞는 간호계획을 수립하는 간호력이 가장 이상적이다.

ㄴ 치료를 받기위한 환자가 등장할 때부터 간호력 수집을 시작한다.

ㄷ 간호력 수집 후 신체사정을 실시할 때 간호력에는 환자의 강점·약점, 유전·환경적 요인에 관련 건강위험, 잠재적·기존의 건강문제가 뚜렷하게 나타나야 한다.

ㄹ 면담(Interview)을 통한 간호력을 수집한다.

③ 신체사정

ㄱ 객관적 자료 수집을 위해 실시한다. 환자의 상태를 정의하고 간호계획 수립이 정확해진다.

ㄴ 신체사정의 경우 간호력 수집과 면담 후에 실시한다. 수집된 간호력 자료를 확인하고 난 이후에 자료 추가가 가능하다.

ㄷ 신체사정의 목적은 건강문제 발견, 간호중재를 위한 데이터베이스 작성, 건강상태의 평가가 있다.

ㄹ 간호사들은 각자 상황에 맞게 다른 목적으로 신체사정을 실시한다.

ㅁ 계통별 사정 : 모든 신체계통의 사정을 의미한다. 체계적이고 전신이 대상이다. 방법으로는 시진, 촉진, 타진, 청진이 있고, 필요시 특정 신체계통에 관하여 사정할 수 있다.

TIP & MEMO

➕ **간호력의 구성요소**

신상, 의료서비스의 요구 이유, 평상시 건강습관, 간호의 필요성, 식단, 의사결정, 활동 관련 문화적 고려사항, 현재 건강상태, 통증 정도, 과거병력, 외과적 수술력, 투여 약물 여부, 알레르기, 예방접종, 전염병 노출, 발달상태, 가족력, 환경상태, 간호계획에 참여할 능력과 의지, 부상가능성, 환자 개인 역량, 결핍 등이 있다.

❚ **신체사정**

Physical Asssessment

❚ **계통별 사정**

ROS, Review Of Systems

## 3 진단(Diagnosing)

### (1) 의의

① 건강문제는 질병의 예방, 회복, 대처, 안녕 촉진에 중재가 필요한 상태이다.

② 진단단계에서 간호사는 간호사정에서 수집된 자료를 해석하고 분석한다.

③ 자료는 간호사가 환자의 건강문제와 역량을 발견하는데 도움을 준다.

④ 간호진단은 건강 문제 발견으로 간호사는 독립된 간호중재를 통해서 예방·해결할 수 있는 실제적·잠재적 건강문제이다.

⑤ 간호진단은 환자 결과를 성취할 간호중재 선택의 바탕이 된다.

█ 건강문제

Health Problem

### (2) 목적

① 건강문제에 기여하거나 건강문제의 유발요인을 발견하는 것이다.

② 사람·집단·지역사회가 실제적·잠재적 건강과정과 생애 과정에 어떻게 반응하는지 알기 위한 것이다.

③ 사람·집단·지역사회가 문제 예방이나 해결을 위해 동원할 수 있는 자원이나 역량 발견하는 것이다.

### (3) 의학진단과 간호진단 차이

① 의학진단 : 의사가 치료 지시가 가능한 질병에 대한 문제에 대해 기술하는 것이다.

② 간호진단 : 건강과 질병에 대한 불건강에 대해 집중하고, 독립적 간호실무 범위 내에 간호사의 치료를 바탕으로 문제를 기술한다.

③ 의학진단과 간호진단의 차이 : 의학진단은 질병유무가 변화하지 않는 한 변하지 않지만, 간호진단의 경우 환자의 반응에 대해 중간에 변할 수 있다.

█ 의학진단

Medical Diagnosis

### (4) 자료해석과 분석

① 유의미한 자료

　㉠ 자료 해석과 분석에는 비교 표준을 이용하여 분류한다.

　㉡ **표준(Standard)⁺** : 분류나 범주 내의 자료 비교를 위해 일반적 수용되는 규칙·척도·모형·양상을 말한다.

② 양상 또는 자료군

　㉠ 자료군은 건강문제 존재를 나타내는 환자의 단서나 자료를 묶은 것이다.

　㉡ 간호진단은 하나의 단서에 기인하는 것보다는 유의미한 자료의 군집에서 도출되게 된다.

**➕ 표준의 예**

발달지연이나 기능장애 양상을 반영하는 행동을 하는 경우, 총체적 맥락에서 비생산적 행동을 하는 경우, 모집단 표준을 벗어나는 경우, 성장 발달로는 설명 할 수 없는 환자의 평상시 건강양상이 변하는 경우 등이다.

█ 자료군

Data Cluster

③ 역량 · 문제의 발견

　㉠ 자료 분석 다음 단계에 해당한다.

　㉡ 환자와 가족의 역량을 파악하여 환자 기준에 충족한다면, 역량이 환자의 안
　　녕수준에 기여한다고 결론을 내린다.

　㉢ 환자의 문제영역 판단으로 어떤 사람의 특정 기준에 충족되지 못하면 한계를
　　말하게 되므로 전문가의 도움이 필요할 수 있다.

　㉣ 간호사는 잠재적인 건강문제도 도출할 수 있다.

　㉤ 환자가 겪을 가능성이 높은 문제를 예측하면서 잠재적 간호진단을 통해 겪고
　　있을 수 있는 문제를 다른 의료인에게 알릴 수 있다.

④ 결론 도달 : 환자의 자료를 해석 · 분석한 결론에 따라서 간호대응도 달라진다.

　㉠ 문제없음 : 간호대응이 필요 없는 상태이다. 질병예방이나 안녕증진을 위한 건
　　강증진활동을 권장한다. 건강습관 양상을 강화와 안녕 진단을 실시한다.

　㉡ 문제의 가능성 있음 : 의심 문제를 확인 · 배제를 위한 자료수집을 진행한다.

　㉢ 심제 또는 잠재적 간호진단 : 문제 예방 · 완화 · 해결을 위한 간호계획 · 실행 ·
　　평가를 한다. 환자의 거부로 문제 치료가 어려운 경우는 환자의 결과에 대한
　　이해도를 확인한다.

　㉣ 간호진단이 아닌 임상문제 : 해당 의료인을 찾아 상의 · 협력을 요구한다. 필요
　　에 따라 다른 의료인에게 의뢰하게 된다.

## (5) 간호진단 확인

① 간호진단을 글로 작성한다. 간호진단의 용어는 NANDA − I 에서 제시하는 건강
　문제 목록의 기본 간호진단을 참조한다.

② 간호진단에서의 공통용어 사용은 소통의 원활을 가져온다. 또한 간호 실무의 이익
　과 비용 분석의 기초가 되는 연구발견의 보급과 연구 촉진으로 간호학 발전을 도
　모한다.

## (6) 간호진단의 유형

① 정의

　㉠ NANDA − I 의 간호진단을 바탕으로 한다.

　㉡ 개인 간호사의 임의 진단이 아닌 표준화된 단체를 통한 진단 유형을 말한다.

② 실제 간호진단

　㉠ 간호사정을 하는 동안에 존재하는 대상자의 문제나 관련된 징후 · 증상의 존
　　재를 기반으로 한다.

　㉡ 큰 특징들을 통해 확인된 문제를 말한다.

　㉢ 구성요소는 진단명, 정의, 특징, 관련요인이 있다.

▎실제 간호진단

Actual Nursing Diagnosis

③ 위험간호진단

　　⊙ 존재하지 않는 문제의 임상적 판단이다.

　　ⓒ 실제문제가 발생하지는 않았으나 중재하지 않는다면 문제 발생 가능성이 높다.

④ 잠재적 간호진단

　　⊙ 건강문제에 대한 증거가 불충분·불완전·부정확하면 가능한 진단을 추가 자료가 필요하다.

　　ⓒ 지지하거나 논박할 자료가 더 필요하다.

　　ⓒ 추가자료는 의심문제를 확인하거나 배제할 때 사용한다.

⑤ 안녕진단

　　⊙ 안녕 의지가 있는 개인·가족·지역사회의 건강수준에 대한 인간의 반응을 나타내는 임상 판단이다.

　　ⓒ 건강한 환자를 간호하는 환경에 적용된다.

　　ⓒ 필요한 단서로는 더 높은 수준의 안녕에 대한 욕구, 효과적 현재상태, 기능이 존재하여야 한다.

⑥ 증후군 간호진단 : 특정 사건·상황에서 존재가 예상되는 실제·위험 간호진단의 집합을 말한다.

## (7) 간호진단 문의 구성요소

① 문제

　　⊙ 문제 진술은 환자의 건강상태나 건강문제에 대해 가능한 명확하고 간결하게 기술하는 것이 목적이다.

　　ⓒ 간호진단으로 환자에게 기대하는 결과를 암시한다.

② 병인

　　⊙ 문제의 원인과 기여요인으로 문제와 관련된 사회적·생리적·영적·정신적·환경적 요인을 말한다.

　　ⓒ 병인은 건강상태를 방해하고 바람직한 변화를 막으므로 병인에 따라 간호중재가 변한다.

　　ⓒ 병인을 제대로 밝히지 못한다면 간호활동은 비효율적이고 효과를 보지 못한다.

③ 특징

　　⊙ 실제적·잠재적 건강문제 존재를 의미한다.

　　ⓒ 주관적·객관적 자료도 간호진단의 구성요소가 된다.

▌위험간호진단
Risk Nursing Diagnosis

▌잠재적 간호진단
Possible Nursing Diagnosis

▌안녕진단
Wellness Diagnosis

▌증후군 간호진단
Syndrome Nursing Diagnosis

### (8) 간호진단의 기록

① 환자기록에서 간호진단을 확인한다.

② 사용하는 기록체계에 따라 간호진단은 계획과 다분야 문제 목록에 기록할 수 있다.

③ 가장 일반적 사용되는 용어로는 표준계획과 컴퓨터 시스템 용어이다.

## 4 간호목표 설정과 간호계획

### (1) 의의

① 환자의 자료수집, 해석, 역량파악, 건강문제 발견이 끝난 후 진행되는 간호활동 계획이다.

② 간호사는 목표설정, 계획 단계에서 협력자가 되어 우선순위를 설정, 기대하는 간호목표 설정하고 기술, 근거기반 간호중재 선정, 간호계획의 소통 등을 행한다.

③ 목적은 성취할 목표나 결과이다. 목표는 기대되는 결과를 총칭한다.

④ 간호목표는 환자의 건강문제에 대한 기대 결과, 안녕진단에 대한 건강 예상에서 기대하는 결과이다. 기대되는 결과는 목표 성취 정도에 따라 평가되는 구체적이고 측정이 가능한 기준이다.

⑤ 형식화된 간호계획으로써 간호사는 우선순위 설정, 환자 개개인에게 맞춘 간호로 최대한의 목표 성취, 효율적인 질적 의료 제공, 의료 조정, 간호에 대한 환자 반응 평가, 평가, 연구, 보험급여, 법적 상황에 대한 이용기록 남기기, 직업적 발전 도모 등을 행할 수 있다.

⑥ 간호사는 비공식적 실무 계획도 수립한다. 환자의 역량과 문제발견과 적절한 간호중재를 연결한다.

### (2) 목표 설정 · 계획과 임상추론

① 간호제공의 적절한 계획을 위하여 임상추론 능력이 필요하다.

② 우선순위의 설정, 기대 간호목표 설정과 기술, 근거기반 간호중재 선정, 간호계획기록에 대한 표준과 소속 기관정책에 적응하는 것이 필요하다.

③ 인간 중심 의료의 목표는 계획과 목표설정을 할 때 모든 측면의 환자, 환자이익, 환자 선호를 중심으로 한다.

④ 임상 경험과 판단력을 바탕으로 진행되며 자신의 한계를 넘는 범위는 협력을 요청하고 자신의 임상직관을 존중한다.

⑤ 우선순위 설정 전에는 결과를 설정하고 간호중재를 선정하고 계획을 뒷받침하는 연구를 확인한다.

⑥ 자신의 편견을 배제한 열린 마음을 함양한다.

### (3) 우선순위 설정

① 우선순위 목록 작성을 위해서는 판단지침이 필요하다.

② 우선순위가 높은 진단은 환자의 건강과 안녕을 위협한다.

③ 생명 위협도가 낮은 진단은 우선순위에서 중간을 차지한다. 현재 건강안녕 수준과 구체적 관련도가 낮은 진단의 경우는 우선순위가 낮아진다.

④ 의학적 문제를 먼저 다루는 것이 적합하다. 의학적 문제의 해결은 인간의 반응 관련 문제들의 해결을 이끌어 낼 수 있다.

⑤ 환자문제 우선순위 설정에서 임상추론을 돕는 지침은 매슬로우의 인간욕구단계, 환자의 선호, 미래문제에 대한 예상이 있다.

⑥ 임삼추론을 돕는 지침
  ㉠ 매슬로우의 인간 욕구 단계 : 기본 욕구를 해결해야 다음 단계의 욕구 충족으로 갈 수 있다. 우선순위를 설정할 때는 생리적 욕구, 안전과 안정의 욕구, 사랑과 소속의 욕구, 자기존중의 욕구, 자아실현의 욕구 순으로 선정한다.
  ㉡ 환자의 선호 : 인간중심 간호를 할 때 환자욕구는 생명과 관련된 치료를 방해하지 않는 선에서 환자의 요구를 반영한 우선충족을 목표로 한다.
  ㉢ 미래문제의 예상 : 자신의 지식 활용으로 다양한 간호행위의 잠재적인 영향을 예상한다. 환자의 요구나 선호도가 낮은 경우에도 예후가 좋지 않다면 우선순위가 높아질 수 있다.

### (4) 목표설정과 기술

① 간호진단에서의 목표 도출 : 목표란 간호 진단의 문제에서 도출된다. 간호계획의 모든 간호진단에서 최소 각 하나씩의 결과 도출한다. 결과 성취는 문제 진술의 해결을 가져온다.

② 장기·단기목표의 설정 : 장기목표의 경우 단기 목표보다 성취 시간이 오래 걸리고 결과는 퇴원목표가 될 수 있다.

### (5) 간호중재 선정

① 간호중재 분류(NIC) 프로젝트는 간호중재를 간호사가 환자, 대상자 결과를 향상시키기 위해 수행하게 되는 임상판단 및 지식에 기반을 둔 모든 치료이다.

② 계획단계에서 달성 가능성이 높은 간호중재를 찾는 것은 어려워서 간호사 주도 중재, 의사주도 중재, 협력중재가 존재한다.

③ 간호사 주도중재(Nurse Initiated Intervention)+

  ⊙ 과학적 근거를 바탕으로 실시하는 자율적 행위로서 환자의 이익을 위해 간호사가 실시한다.

  ⓛ 중재는 간호진단, 기대되는 결과와 관련하여 예상할 수 있는 방법으로 환자에게 이익이 되어야 한다.

  ⓒ 간호사의 주도 중재에서는 의사나 다른 의료진의 지시가 필요하지 않고 간호중재에서 도출된다.

  ⓔ 적절한 간호사 주도 중재를 위해 간호목표 설정 후 최초의 통합적이고 검증된 다양한 분야의 간호사들이 모든 환경에 적용할 수 있도록 고안된 간호중재의 목록 '간호중재분류'를 이용한다.

④ 의사 주도중재

  ⊙ 의사들은 의학진단에 따라 중재를 실시하는데 실제 중재를 실시하는 사람은 의사의 지시에 따른 간호사들이다.

  ⓛ 의사 주도중재에서의 중재에 대한 책임은 의사와 간호사 모두에게 있다.

  ⓒ 간호사들은 안전하고 효과적 중재들을 실시하는 방법을 알아야 한다.

  ⓔ 중재의 적절성에 의문이 생긴다면 다른 사람에게 확인해야 하는 책임을 갖는다.

⑤ 협력적 중재 : 간호사는 보조의사, 호흡치료사, 약사 등 다른 의료인이 실시하는 치료를 실시한다.

## (6) 간호계획의 전달과 기록

① 간호계획은 간호진단, 결과, 간호중재를 명시한다.

② 잘 작성된 간호계획은 개인의 특징과 요구를 고려한다.

③ 문화적으로 효과적인 간호 철학과 간호의 건강증진, 질병예방, 회복촉진, 기능변화에 대한 대처 증진의 발전을 대변한다.

④ 간호사의 사정 우선순위, 간호행위, 교육, 상담, 이익대변 행동을 제시한다.

⑤ 과학원칙에 기반을 두며 간호연구의 발견을 고려한다.

⑥ 환자의 발달요구, 정신사회, 영적, 생리적 요구를 반영한다.

⑦ 환자의 상태변화에 따른 수정이 고려되고 가족의 참여와 퇴원요구를 다룬다.

## 5 간호 수행

### (1) 의의

① 이전 단계에서 계획된 간호행위의 수행이다.

② 목적으로는 환자의 건강증진, 질병예방, 기능변화의 대처, 건강회복 등의 결과를 성취하도록 돕는 것이다.

**➕ 간호사 주도중재의 목적**

- 위험을 감소시킨다.
- 환자의 건강상태와 치료에 대한 반응 관찰과 문제 해결·예방·관리가 있다.
- 일상생활 활동에서의 독립성을 증진한다.
- 신체·정신적·사회적·영적 안녕을 도모한다.
- 환자가 스스로 의사결정을 내리고 독립적 행동하는 데 필요한 정보 제공에 있다.

▌간호중재분류

NIC,
Nursing Intervention Classification

▌협력적 중재

Collaborative Intervention

▌간호계획

Plan Of Nursing Care

**(2) 간호중재분류(NIC)에서의 중재 유형**

① 직접 간호중재

    ㉠ 환자와 상호작용을 통해 실시하는 치료이다.

    ㉡ 생리적 간호활동, 정신사회 간호활동이 포함된다.

    ㉢ 몸을 움직이는 간호 · 지지 · 상담 성격의 간호도 모두 포함한다.

② 간접 간호중재

    ㉠ 환자와의 거리가 있는 곳에서 실시하는 간호로 환자 개인이나 집단을 위해 실시한다.

    ㉡ 환자 돌봄 환경 관리를 위한 간호활동, 분야 간 협력이 모두 포함되어서 직접간호중재의 효과를 높인다.

③ 지역사회 중재

    ㉠ 대중의 건강증진 · 관리 · 질병예방에 중점을 둔다.

    ㉡ 사람들이 살아가는 사회적 · 정치적 환경을 다루는 전략도 포함한다.

④ 협력문제 유형에 따른 중재 초점

    ㉠ 실제 간호진단의 중재 목적 : 상태를 관찰 · 평가 · 진단 기여한 요인을 줄이거나 제거하고, 더 높은 수준의 안녕 증진이 목적이다.

    ㉡ 위험 간호진단의 중재 목적 : 문제 예방과 상태의 관찰 · 평가, 위험요인 제거 · 감소가 있다.

    ㉢ 잠재적 간호진단의 중재 목적 : 진단 배제 · 확인을 위한 추가자료 수집이다.

    ㉣ 협력문제의 중재 목적 : 상태 변화를 감시하고 반응을 평가한다. 간호사의 처방 중재와 의사 처방중재에 따라 나타나는 상태변화를 관리하는 것이다.

## 6 간호평가(Evaluating)

**(1) 의의**

① 간호과정의 다섯 번째 단계로 간호계획에 명시된 목표의 달성 정도를 측정한다.

② 간호 목표 달성을 평가할 때는 기대되는 결과 달성에 사용된 환자의 능력을 찾는다.

③ 필요한 경우에는 간호계획의 수정이 이루어진다.

## (2) 목적

① 환자의 기대되는 결과를 달성 정도로 간호사와 환자간의 상호작용을 결정한다.

② 간호계획에 대한 환자 반응에 따라 간호사는 모든 기대되는 결과 달성 시 간호계획의 종료한다.

③ 결과 달성의 어려움 발생하면 간호계획 수정한다.

④ 결과 달성에 시간이 필요한 경우 간호계획 지속 등의 행위를 취하게 된다.

⑤ 평가결과에서 간호계획 수정이 요구되는 경우 간호사는 모든 전 단계인 사정·진단·계획·실행을 검토한다.

⑥ 성공적인 평가를 통해 가치 있는 환자의 결과 달성에 도움이 되게 된다.

## (3) 임상추론과 평가

① 평가의 고전 요소는 평가기준 및 표준의 설정, 기준과 표준의 충족 여부를 판단하기 위한 자료수집, 발견의 해석과 요약, 판단의 기록, 계획의 종료나 지속, 수정이 있다.

② 모든 요소와 관련하여 간호사는 환자가 얼마나 달성하고 있는지를 평가할 방법을 임상추론을 한다.

③ 평가기준은 계획단계에서 설정한 환자의 결과이다. 환자결과는 환자상태의 필요 변화를 나타내고 간호활동은 환자결과에 맞춰 설정되게 된다.

④ 간호목표의 달성여부와 적절한 간호대응을 발견하는 것은 평가의 기능이 된다.

## (4) 평가 기준 및 표준의 설정

① 기준은 측정가능한 질, 속성, 특성을 의미한다. 기술, 지식, 건강상태를 알려준다.

② 간호에서 기준은 간호사나 환자에게 무엇이 기대되는지 진술하며 인정할 수 있는 수준의 성과이다.

③ 표준의 경우 의료진 구성원, 간호사가 인정하고 기대하는 수준의 성과로 권위, 관습, 동의에 따라 설정된다.

④ 간호 표준의 예로는 미국간호사 협회(ANA)의 간호실무 표준이 적용된다.

⑤ 근거기반의 실무로서 근거 있는 간호를 설계하고 실시하여 환자의 결과를 달성할 수 있다.

### (5) 판단 기록하기

① 평가진술은 자료 수집, 해석히여 환자 목표 달성 정도를 파악하고 간호사가 판단을 내려 기록하는 것이다.

② 평가 진술은 두 가지 부분에서 이루어진다. 목표가 얼마나 달성되었는지에 대한 판단과 판단을 뒷받침하는 환자자료와 행동이다.

③ 목표는 달성, 부분달성, 미달성으로 기록하게 된다.

| 평가진술
Evaluative Statement

### (6) 간호계획의 수정

① 평가 결과에 따른 환자 목표가 달성하지 못했다면 간호과정 전 단계를 다시 평가하여 간호계획의 문제부분을 찾고 수정한다.

② 사정자료를 다시 수집하거나, 진단을 추가하거나 바꿀 수도 있고, 목표 수정이나 재설정도 포함된다.

③ 간호지시도 수정될 수 있으며 평가를 더 자주 실시 할 수도 있다.

## 7  간호 기록

### (1) 간호기록의 정의

① 간호사의 직업적 역할에서 의사소통 방법을 의미한다.

② 기록, 보고, 상의로 구분된다.

### (2) 치료의 기록

① 기록

　　㉠ 간호과정의 사정 · 진단 · 계획 · 수행 · 평가에서 모든 환자와의 상호작용을 글이나 컴퓨터에 법적으로 남기는 것이다.

　　㉡ 기록에 포함된 자료는 근거기반간호를 증진시키며 재정 · 법적기록으로 작용하며, 의사결정 분석에 촉진한다.

② 환자기록

　　㉠ 환자의 건강정보를 기록한 것으로 모든 의료기관에 간호사의 기록책임을 정의하고 있다.

　　㉡ 모든 간호사는 자신이 속한 지역의 정책과 간호표준에 따라 기록한다.

　　㉢ 미국의료기관 평가위원회의 경우 환자사정, 간호진단, 간호중재, 환자결과 등의 간호자료가 환자 기록에 포함되도록 지시하고 있다.

| 기록
Documentation

| 환자기록
Patient Record

**(3) 기록지침**

① 특징

  ㉠ 환자기록은 간호사와 환자의 상호작용을 자세하게 보여주는 영구적 법적기록이다. 간호사에게는 의료과실에 대한 최선의 방어 수단으로 작용한다.

  ㉡ 간호기록에는 중대한 누락, 부정확한 내용, 무의미한 반복 등의 오류가 발생할 수 있다.

  ㉢ 오류는 문제가 발생하지 않을 수 있으나 심각한 악영향을 초래할 수 있다.

  ㉣ 간호의 신뢰성과 책임 문제로 법적 문제로 작용할 수도 있다. 효과적인 기록을 위해 오류를 예방하며 정확한 기록을 행한다.

② 내용

  ㉠ 일반화를 피하고 최신 자료에 객관적 사실에 입각한 정보를 완전·정확·간결하게 기록한다.

  ㉡ 기록은 간호과정과 직업적 책임을 반영한다.

  ㉢ 환자결과를 기록하지만 해석은 기록하지 않는다.

  ㉣ 문제는 시간의 순서대로 기록하고 간호중재에 대한 환자 반응도 기록한다.

  ㉤ 주의나 예방에 대한 내용도 기록하며 법적으로 신중하게 기록한다.

  ㉥ 의문이 생기는 의료적 지시와 치료에 대해서 간호사의 대응도 기록한다.

  ㉦ 의사에게 문제를 알린 날짜·시간과 의사의 반응도 기록에 남긴다.

  ㉧ 기록에 고정관념이나 경멸적인 말을 작성하는 것을 피한다.

③ 시기

  ㉠ 시간에 맞게 기록하며 환자의 상태에 따라 자주 기록이 필요한 경우 맞춰서 기록한다.

  ㉡ 모든 기록내용은 날짜를 기입하며 중재와 관찰이 일어난 시기도 기록한다.

  ㉢ 간호중재는 즉시 기록하고 상태의 경중에 따라 자세히 기록한다.

  ㉣ 실시하지 않은 중재를 미리 기록하지 않는다.

④ 형식

  ㉠ 기록 전에 기록내용의 정확도를 확인하며 의료기관의 양식에 따라 기록한다.

  ㉡ 종이 차트에는 일반적으로 인정되는 용어·약어·기호만 사용하며 작성한다.

  ㉢ 모든 기록에는 날짜·시간이 같이 기록한다. 간호중재는 시간 순서대로 연속된 줄에 기록한다.

  ㉣ 같은 시간대에 일어난 기록은 줄을 띄거나 바꾸지 않는다.

  ㉤ 공백이 생기면 줄 하나에 채워서 기록하도록 한다.

⑤ 책임

　　㉠ 모든 기록에 자신의 성·이름·직함을 기록한다.

　　㉡ 자신이 수행하지 않은 간호행위는 작성하지 않는다.

　　㉢ 지우개나 수정테이프를 사용하지 않는다.

　　㉣ 잘못 작성한 경우 줄 하나를 긋고 'error', '기록오류' 등을 표시하고 빈칸에 다시 기록을 실시한다.

　　㉤ 환자 기록은 영구히 남는 것을 인지하고 소속 기관 지침에 따른 색깔의 펜을 사용한다.

　　㉥ 의무기록 완료 전에 환자기록이 완전한지 확인한다.

⑥ 비밀유지

　　㉠ 환자는 자신의 건강기록에 대한 보호받을 도덕적 권리, 법적권리를 소유하고 있음을 기억한다.

　　㉡ 간호사는 환자기록의 모든 정보를 엄격하게 비밀로 유지할 직업적·윤리적 의무를 갖는다.

## (4) 기록의 종류별 작성지침

① 간호정보조사 기록

　　㉠ 일반정보 : 정보제공자는 환자나 가족으로 가족의 경우 환자와의 구체적인 관계를 명시한다. 작성자는 내용을 작성하게 되는 간호사의 이름을 적고 연락처를 남겨 응급상황에도 연락이 가능하도록 한다.

　　㉡ 입원상태 : 입원의 경로나 활력징후를 기록하게 된다.

　　㉢ 주증상 : 현재 병력을 의미하며 현재 입원하게 된 주증상을 말한다.

　　㉣ 과거병력 : 과거의 질환 유무와 이와 관련된 수술력이나 입원력 등을 기록한다.

　　㉤ 가족력 : 암, 당뇨, 고혈압 등 유전과 관계되는 질병에 대해 기록한다.

　　㉥ 투약 : 현재나 최근에 복용한 약의 종류나 약명 등을 기록한다.

　　㉦ 신체적 상태 : 환자가 해당하는 항목에 표시하고 필요시 해당 칸에 구체적인 증상 및 상태를 진술한다.

　　㉧ 일상생활 습관 : 음주, 흡연, 운동, 수면, 대소변 등의 생활관련 습관을 기록한다.

② 임상관찰기록 : 입원일수, 수술일수, 맥박, 체온, 호흡, 혈압, 식이, 섭취량 및 배설량, 배액량을 기록한다.

③ 간호진단 및 계획기록 : 문제발생 순서에 따른 진단번호, 간호문제 중요도에 따른 우선순위, 문제 발생일, 주관적·객관적 자료에 근거한 간호진단, 계획·중재에 따른 환자의 상태변화를 평가한 간호계획·중재·평가로 기록된다.

④ **간호수행기록** : 간호일지이다. 각 근무조마다 적어도 1회 이상 기록한다. 환자의 행동 · 상태변화, 증상 · 징후, 처치 · 검사 · 간호 · 회진 등의 의료행위를 기록한다. 제공된 처치나 간호수행은 직후에 바로 기록하고 과거와 현재시제만 사용한다.

⑤ **투약기록** : 약 종류, 용량 · 용법을 기록한다. 약 종류는 기관에 따라 약 코드로 기록한다. 피부반응 검사가 시행되는 경우 피부반응 결과도 기록한다. 투약 후 투여시간을 기록 후에 서명한다. 투여를 못한 경우는 이유를 기록한다. 처방이 중단된 경우 D/C로 표기한다.

## (5) 환자 기록전달의 목적

① **의사소통** : 서로 다른 분야의 의료인들끼리의 의사소통을 증진하는 기능을 하며 의료의 연속성을 높게 된다.

② **진단지시와 치료지시**
  ㉠ 환자기록에는 진단 · 치료 지시도 포함되어 환자의 진단검사 종류 · 결과, 관련된 치료지시 등을 확인 할 수 있다.
  ㉡ 내용은 알아볼 수 있게 기록하고, 내용의 추측은 이뤄지면 안 되고, 지시에는 재확인이 필요하다.
  ㉢ 응급상황에서 발생하는 구두지시는 지시를 받은 내용을 다시 읽고나서 기록 · 수행한다.
  ㉣ 다시읽기를 통한 내용을 다시 확인한다. 응급상황 종료 시 구두지시를 내린 의사나 간호사는 지시 검토와 기록을 확인한다.

③ **간호계획** : 환자의 치료계획에 대한 반응이 기록되며 간호계획은 자료를 근거로 수정한다.

④ **법적문서**
  ㉠ 환자기록은 의료 분쟁 발생 시 법적 증거로 사용되는 문서이다.
  ㉡ 과실 혐의에 대한 의료인의 유 · 무죄를 입증하는 자료이다.
  ㉢ 환자의 사고 · 부상 주장에 대한 환자기록을 이용할 수 있다.
  ㉣ 간호사는 간호기록에 대해 의료기관의 정책과 표준을 알고 따른다.

⑤ **보험급여** : 환자기록은 보험급여 대상이 보험적용 여부를 판단하는 근거이다.

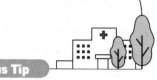
**1** 간호과정에 대한 설명으로 옳은 것은?

① 간호과정은 독립적으로 진행한다.
② 사정, 진단, 계획, 수행 4단계로 이루어져 있다.
③ 진단명이 같은 환자들은 공통적용이 가능하다.
④ 우선순위 없이 가장 시급한 문제 중심으로 해결한다.
⑤ 환자의 실제적·잠재적 문제 반응에 대한 임상적 판단이다.

**2** 간호사와 대상자 면담 시 효과적 의사소통 방법으로 옳은 것은?

① 개방형 질문을 사용한다.
② 면담시간은 길수록 좋다.
③ 간호사의 의견을 제공하며 안심시킨다.
④ 침묵과 신체적 접촉 사용을 하지 않는다.
⑤ 준비, 실행, 종결의 단계로 이루어진다.

**3** 간호사는 환자사정을 위해 시행하는 면담의 목적으로 옳은 것은?

① 대상자의 객관적 자료를 얻기 위해서
② 대상자와 친분을 위한 사적으로 알아가기 위해서
③ 대상자와 긍정적·개방적 관계를 확립하기 위해서
④ 대상자의 목표수립을 위한 의견일치를 보기 위해서
⑤ 대상자의 진단이 정확하게 내려졌는지 확인하기 위해서

**1**

① 간호과정의 각 단계는 순환과정으로 연속적이고 상호연관적이다.
② 사정, 진단, 계획, 수행, 평가의 5단계로 이루어져 있다.
③ 진단명이 같은 환자라도 환자 개별적 간호가 이루어진다.
④ 우선순위를 중심으로 문제를 해결한다.

**2**

① 개방형 질문을 통해 환자가 감정표현을 할 수 있도록 한다.
② 대상자의 상태를 고려하여 면담시간을 설정한다.
③ 간호사의 의견 제공, 환자를 무조건 안심시키는 방법은 비효과적이다.
④ 침묵과 신체적 접촉을 적절하게 사용한다.
⑤ 준비, 소개, 실행, 종결의 4단계로 구분된다.

**3**

③ 면담을 통해 대상자와의 긍정적이고 개방적인 관계를 확립한다.
① 대상자의 객관적 자료와 주관적 자료위한 자료수집을 할 수 있다.
② 대상자와의 신뢰관계를 발전시킨다.
④ 목표지향적이 간호계획을 세울 수 있다.
⑤ 대상자 진단에 따른 목표를 세울 수 있다.

**답** 1.⑤ 2.① 3.③

**4** 환자 자료 중 주관적 자료에 해당하는 것은?

① 체중  ② 오심

③ 활력징후  ④ 하지 부종

⑤ 혈액검사 수치

※ 자료의 유형
㉠ 주관적 자료
• 대상자에 의해서만 지각되는 정보
• 대상자의 증상(Symptom)
• 불안, 오심, 통증 등
㉡ 객관적 자료
• 관찰 가능하고 측정 가능한 자료
• 대상자의 징후(Sign)
• 신체검진 자료, 부종이나 통증 척도 사정 등

**5** 입원환자 간호 정보 조사 시 환자 가족력을 조사하는 이유로 옳은 것은?

① 가족구성원 파악  ② 필요한 간호처치 확인

③ 완성도 높은 간호수행  ④ 가정의 경제력 파악

⑤ 유전질환에 대한 정보습득

**6** 간호진단의 특성으로 옳은 것은?

① 환자의 질병상태를 밝힌다.
② 질병의 병리적 과정을 규명한다.
③ 질병치료 및 완치에 초점을 둔다.
④ 목표달성을 위한 간호전략을 설정한다.
⑤ 환자의 잠재적인 건강문제를 확인한다.

**7** 환자의 간호진단 중 잠재적 진단으로 옳은 것은?

① 고열로 인한 체액부족
② 근력 감소로 인한 운동장애
③ 부동과 관련된 피부통합성 장애
④ 침습적 시술로 인한 감염위험성
⑤ 질병 부위 통증으로 인한 수면장애

**4**

② 주관적 자료
①③④⑤ 객관적 자료

**5**

가족력 조사는 유전자 공유, 환경, 생활습관적 요인에 의한 가족력 질환이 있는지 확인한다.

**6**

간호진단
㉠ 환자 사정 시 수집된 자료를 분석, 정리하여 환자의 실제적, 잠재적 건강문제를 확인한다.
㉡ 독자적 간호중재에 의해 예방되거나 해결될 수 있는 문제에 대한 임상적 판단을 하는 과정이다.
㉢ 진단은 표준화된 진술문으로 기록한다.
㉣ 대상자 문제의 원인과 결과를 명시한다.
㉤ 한 명의 환자에게 여러 개의 진단을 내릴 수 있다.
㉥ 환자 상태에 따른 수정이 가능하다.

**7**

④ 발생 위험성이 있는 문제에 대한 잠재적 간호진단이다.
①②③⑤ 확증된 문제에 대한 실제적 간호진단이다. 잠재적 진단은 환자에게 충분히 발생 가능한 위험성이 있는 문제에 대한 진단이다.

**답** 4.② 5.⑤ 6.⑤ 7.④

**8** 환자 간호과정 시 간호사는 "대상자는 1개월 안에 정상 혈액 범위를 유지할 것이다"라고 하였다. 간호과정 중 속하는 단계는?

① 사정

② 진단

③ 계획

④ 수행

⑤ 평가

※ 간호과정 단계

㉠ 사정 : 대상자의 건상상태 파악과 평가를 위한 체계적이고 지속적인 자료를 수집하고 의사소통하는 과정이다.

㉡ 진단 : 독자적인 간호중재로 예방 또는 해결될 수 있는 실제적·잠재적 건강문제이다.

㉢ 계획 : 대상자 사정을 통해 간호 우선순위를 설정한 후에 목표와 기대되는 결과를 설정한다.

㉣ 수행 : 간호계획을 실제로 수행하는 단계이다.

㉤ 평가 : 간호계획에서 설정한 목표달성을 측정한다.

**9** 환자를 위한 간호중재 중 독자적 간호중재는?

① 수혈

② 투약

③ 체위 변경

④ 억제대 사용

⑤ 유치도뇨관 삽입

**10** 간호목표 설정 시 간호사가 고려해야 할 사항은?

① 간호목표는 간략히 서술한다.

② 간호사가 수행할 행동용어를 서술한다.

③ 간호목표를 간호중재로 표현하지 않는다.

④ 관찰 및 측정에 가능한 동사를 사용한다.

⑤ 목표 달성을 위한 최종기일은 명시하지 않는다.

**Plus Tip**

**8**

③ 대상자 간호사정 내용을 바탕으로 간호 우선순위를 정하고 그에 맞는 간호목표를 설정하였다.

**9**

③ 독자적 간호중재는 간호사의 지식과 기술에 근거한 간호활동으로 의사의 지시에 따르는 의존적 간호중재와 달리 독자적으로 수행할 수 있는 간호활동이다.

①②④⑤ 수혈, 투약, 억제대 사용, 유치도뇨관 삽입은 의존적 간호중재이다.

**10**

① 간호목표 결과의 기술은 정확성이 중요하다.

② 대상자가 직접 수행할 행동을 서술한다.

③ 대상자의 간호목표는 간호중재로 표현한다.

⑤ 달성되어야 하는 목표의 최종기일을 명시한다.

**답** 8.③ 9.③ 10.④

**11** 간호계획 시 간호사가 가장 우선적으로 고려해야 할 것은?

① 유전 위험
② 피부손상 위험성
③ 만성질환 가능성
④ 즉각적인 처치를 받는 문제
⑤ 미래의 안녕에 미치는 영향

11

④ 간호계획 시 가장 먼저 수립하여야 할 문제는 대상자의 생명을 위협하거나 즉각적인 처치가 필요하고 전문적인 주의를 요하는 문제이다.

**12** 교통사고로 응급실로 이송된 환자는 얼굴이 상기된 채 땀을 흘리고 대퇴부위 통증을 호소하며 V/S 체크 시 혈압 150/90mmHg, 맥박 100회/분, 호흡 32회/분, 체온 37.2℃로 측정되었다. 환자의 주관적 증상으로 옳은 것은?

① 땀 흘림
② 상기된 얼굴
③ 호흡 32회/분
④ 혈압 150/90mmHg
⑤ 대퇴부위 통증 호소

12

⑤ 통증은 주관적인 것으로 환자만 느낄 수 있는 것이기 때문에 주관적 자료이다.
①②③④ 간호사가 직접 관찰할 수 있는 것으로 객관적 자료이다.

**13** 간호기록의 목적으로 옳은 것은?

> ㉠ 건강전문인의 간 의사소통 수단
> ㉡ 목표와 기대되는 결과 확인
> ㉢ 간호의 연속성 제공
> ㉣ 개별화된 간호 제공

① ㉠㉣
② ㉠㉢
③ ㉡㉣
④ ㉠㉡㉢
⑤ ㉠㉡㉢㉣

13

간호기록 목적
㉠ 의료진들은 의사소통 수단으로 사용한다.
㉡ 간호계획에서 대상자 자료를 얻을 수 있다.
㉢ 간호의 질 평가를 위한 자료로 사용한다.
㉣ 연구나 통계 자료로 활용된다.
㉤ 간호에 대한 정보를 제공한다.
㉥ 법적 문서이다.

**14** 간호과정의 평가단계에서 이루어지는 간호활동으로 옳지 않은 것은?

① 재사정과 재계획 수립

② 간호의 질과 수준 확인

③ 목표달성에 미친 영향요인 확인

④ 간호에 대한 대상자의 반응 분석

⑤ 간호목표 수립과 평가 전략 개발

※ 간호평가

㉠ 제공된 간호의 질을 판단한다.

㉡ 간호계획의 목표달성을 측정한다.

㉢ 목표달성을 위한 간호의 효율성을 결정한다.

㉣ 결과를 바탕으로 재사정과 재계획을 수립한다.

㉤ 대상자의 예후나 기대되는 결과 달성 여부를 판단한다.

**15** 환자 의무기록 작성 목적으로 옳은 것은?

① 투약      ② 간호처치

③ 자원증대      ④ 보험청구

⑤ 임상연구자료

**16** 간호사의 업무 중 간호수행으로 옳지 않은 것은?

① 간호지시 작성      ② 대인관계 기술

③ 환자 반응 확인      ④ 숙련된 간호기술

⑤ 수행한 간호기록

**17** 환자에 대해 다른 건강관리전문가들에게 보고할 때 비언어적 메시지가 쉽게 전달하는 방법으로 옳은 것은?

① 전화      ② 서면보고

③ 컴퓨터기록      ④ 테이프기록

⑤ 면담식 회의

※ 의사소통 유형

㉠ 언어적 의사소통 : 말하기와 쓰기를 포함한 단어들을 사용하는 정보의 교환이다.

㉡ 비언어적 이사소통 : 언어를 사용하지 않고 표정이나 자세, 제스쳐 등으로 정보를 교환한다.

**18** 간호사는 환자에게 배뇨장애라는 간호진단을 내렸다. 간호사가 내린 진단은 환자의 어떤 사정자료를 토대로 한 것인가?

| | |
|---|---|
| ㉠ 무력감 | ㉡ 단백뇨 |
| ㉢ 호흡곤란 | ㉣ 안면부종 |

① ㉠㉣
② ㉠㉢
③ ㉡㉣
④ ㉠㉡㉢
⑤ ㉠㉡㉢㉣

**19** 간호사의 SOAP 기록 중 A에 해당하는 것은?

① 기관흡인
② 호흡수 16
③ $SPO_2$ 92%
④ 가쁜 호흡을 호소
⑤ 비효율적 호흡양상

※ SOAP형식 기록
  ㉠ S : Subjective Data, 주관적 자료
  ㉡ O : Objective Data, 객관적 자료
  ㉢ A : Assessment, 사정
  ㉣ P : Plan, 계획

**20** 병원에서 사용하는 약어에서 '취침시간'을 의미하는 것은?

① OS
② hs
③ AU
④ QD
⑤ QOD

**Plus Tip**

**18**

③ 수집된 자료에 근거한 건강문제를 판단한다. 실제적 간호진단은 대상자가 경험하는 문제로 대상자로부터 수집된 자료는 관련 증상과 발현에 기초를 둔 현재 문제이다.

**19**

⑤ A. 자료에서 도출된 사정
① P. 대상자문제와 관련된 간호계획
②③ O. 간호사가 관찰한 내용
④ S. 대상자의 말이나 표현에 의한 자료

**20**

① OS : 좌측 눈
③ AU : 양쪽 귀
④ QD : 하루 한 번
⑤ QOD : 이틀에 한 번

**답** 18.③ 19.⑤ 20.②

# 건강사정

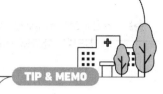

TIP & MEMO

• 건강사정의 정의, 종류, 방법에 대해 설명할 수 있다.
• 활력징후의 정의, 영향요인, 방법에 대해 설명할 수 있다.

## 1 건강사정

### (1) 정의

① 주관적 · 객관적 자료를 수집 후에 확인 · 분석한다.

② 환자의 신체적 · 발달적 · 사회문화적 · 영적 등의 전반적 건강수준 파악을 말한다.

③ 주관적 자료는 환자만이 아는 본인의 정보고 객관적 자료는 직접 관찰되거나 신체검진 방법으로 알게 되는 자료를 말한다.

④ 건강사정은 문진과 신체사정을 포함한다.

ㄱ 문진 : 환자의 건강상태에 대한 주관적 자료이다.

ㄴ 신체사정 : 환자의 신체계통의 변화에 대한 객관적 자료를 수집하는 방법이다.

### (2) 건강사정의 종류

① 종합사정

ㄱ 환자가 처음 의료기관의 입원에 후속사정결과와 비교한다.

ㄴ 기준이 되는 정보를 수집하는 일과 함께 문진을 포함하며 일반적으로 완전한 신체사정을 실시한다.

② 지속적 부분사정

ㄱ 후속사정을 말하며 환자가 치료받는 동안 정기적 간격으로 시행되는 사정이다.

ㄴ 건강문제에 집중하여 긍정적 · 부정적 변화를 관찰하여 중재 효과를 평가하는 데 이용한다.

③ 집중사정 : 특정 문제를 사정할 때 이용한다.

④ 응급사정 : 생명을 위협하는 사정이나 불안정한 사정에 실시되는 신속하고 집중된 사정으로 긴급하게 실시된다.

▌문진
History Taking

▌신체사정
Physical Assessment

▌종합사정
Comprhensive Assessment

▌지속적 부분사정
Ongoing Partial Assessment

▌집중사정
Focused Assessment

▌응급사정
Emergency Assessment

## (3) 문진(History Taking)

① 환자의 건강상태에 대한 자세한 특성을 알려주는 자료 수집이다.

② 문진 동안 치료적 의사소통·면담의 기술이 사용된다.

③ 건강증진 활동, 힘의 원천, 실제적·잠재적인 건강문제 도출을 위한 자료를 찾는다.

④ 정보는 1차 제공자인 환자와 면담을 통해 수집하고 환자 주변의 가족이나 간병인도 해당된다.

⑤ 문진의 구성요소로 인구 사회적 특성, 환자가 의료서비스를 찾은 이유, 현재의 건강이나 병력, 심리사회적 요인, 생활습관 요인, 체계적 문진 등이 있다.

⑥ 건강사정 시행 시 지속적 정보에 근거하여 해당치 않는 질문은 제외하고 적절한 것을 추가하며 질문을 채택한다.

## (4) 문진기록의 특징

① 인구 사회적 특성

　㉠ 간호사가 아닌 사람들이 일부 인구 사회적 자료를 수집할 수 있다.

　㉡ 언어와 문화의 차이가 의료의 질과 안전에 영향을 줄 수 있다.

② 의료서비스를 원하는 이유

　㉠ 의료서비스를 찾는 이유를 직접 설명하는 진술에서 치료를 요구하는 이유를 찾을 수 있다.

　㉡ 나머지 사정의 초점에서 중점을 찾을 수 있다.

　㉢ 개방형으로 질문하며 대상자의 모든 대답을 무엇이더라도 기록하며 의역과 해석은 배제한다.

③ 현재 병력

　㉠ 환자의 현 병력과 관련된 증상을 철저하게 분석한다.

　㉡ 환자에게 증상을 설명하도록 격려한다.

　㉢ 설명에 문제 발생, 부위, 기간, 특성, 완화요인, 악화요인, 관련요인 등의 정보를 포함한다.

④ 과거 병력

　㉠ 과거의 병력에서 현 증상의 원인을 찾을 수 있다.

　㉡ 과거와 관련하여 특정 위험인자에 대한 파악도 가능하다.

　㉢ 건강검진과 관련한 날짜·결과, 투약된 약물에 대해서 환자에게 질문한다.

⑤ 가족력

　㉠ 환자 가족에 대한 정보는 환자의 위험증가 요인이 될 수 있는 관련된 질병·증상에 대해서도 알려줄 수 있다.

　㉡ 특정질환은 유전병과 관련해서 현재의 건강문제와 위험요인을 알 수 있는 단서로 작용할 수 있다.

**▮ 문진기록의 특징**

• 인구 사회적 특성
• 의료서비스를 원하는 이유
• 현재·과거의 병력
• 가족력
• 기능적 건강사정
• 심리사회적·생활습관 요인
• 체계적 문진

**▮ 자료기록**

• 문진과 신체사정을 마치면 실제 건강문제, 잠재적 건강문제를 확인 할 수 있다.
• 간호진단을 확인하며 적절할 간호계획을 수립하고, 중재에 대한 환자 반응 평가를 위한 사정자료를 정리한다.
• 각 계통 별도 자료를 작성한다.

⑥ 기능적 건강사정

　㉠ 환자의 능력과 개선해야 할 부분을 포함한다.

　㉡ 건강과 질병이 환자의 삶의 질에 주는 영향에 초점을 맞추게 된다.

　㉢ 일상생활과 자기 돌봄 활동을 행할 수 있는 환자의 능력, 도구적 일상생활 활동을 수행할 수 있는 환자 능력에 대한 사정이 이루어진다.

⑦ 심리사회적 · 생활습관 요인

　㉠ 생활습관은 전반적 환자의 삶의 질과 안녕에 영향을 준다.

　㉡ 사정하는 동안에는 개인적인 판단 없이 특정 정보 수집의 이유를 설명하고 면담 후에 체계적인 사정을 한다.

⑧ 체계적 문진(Review Of Systems)

　㉠ 문진 일부분으로 문제를 드러내는 데 도움이 되는 신체계통과 관련된 질문이다.

　㉡ 많은 질문은 하나 이상의 신체계통과 관련되고, 수집한 정보는 한 부위 이상과 관련된 정보이다.

## 2 신체사정

### (1) 정의

① 신체 전반의 객관적 정보 수집이다.

② 일반적 순서는 머리에서 발 끝까지 진행되지만, 계통적인 순서로 진행하고 환자의 욕구에 따라 변형되기도 한다.

③ 변경되는 상황에서도 체계적이며 빈틈없는 방식으로 시행되는 것이 중요하다.

### (2) 신체사정 방법

① 시진

　㉠ 체계적인 방식으로 목적과 의도적인 관찰을 시행하는 것이다.

　㉡ 시각적인 관찰이 주를 이루며 자료 수집을 위한 청각과 후각도 사용된다.

　㉢ 처음 환자 접촉 시부터 지속적으로 전체 사정을 하고 신체의 질감 · 색 · 수분 등을 구별하기 위해 채광이 필요하다.

　㉣ 신체 각 부위의 정상소견과 대비되는 비정상 소견에 중점적인 관심을 둔다.

② 촉진

　㉠ 촉감의 사용으로 신체 내부 진동, 신체내부 모양 · 구조, 피부온도, 긴장도, 질감, 수분 등을 사정하고 체온측정에도 이용될 수 있다.

　㉡ 촉진하기 전 환자에게 촉진에 대한 동의가 있어야 하며 압통부위를 마지막에 진행한다.

| 시진 |
| Inspections |

| 촉진 |
| Palpation |

③ 타진

　　㉠ 소리를 내기 위한 한쪽 대상을 다른 쪽 대상에 부딪치는 행동이다. 진동, 음
　　　파 생성을 위해 신체 조직 위를 두드리며 행한다. 생성된 음에 따라 조직의
　　　위치·크기·밀도·모양을 사정한다.

　　㉡ **편평음** : 단단하고 치밀한 조직의 평탄한 소리로 공기량이 가장 적음을 나타낸다.

　　㉢ **탁음** : 단단한 기관에서 나는 턱턱한 소리이다.

　　㉣ **공명음** : 공기가 차있는 기관에서 나는 속이 빈 소리이다.

　　㉤ **과공명음** : 폐기종 대상자에게 발생하는 소리로 북이 울리는 소리가 난다.

　　㉥ **고음** : 공기가 차서 기관에서 들리는 북소리와 유사하며 공기량이 최대로 많
　　　음을 나타낸다.

④ 청진

　　㉠ **직접 청진법** : 신체 내에 발생하는 소리를 직접 듣는다.

　　㉡ **간접 청진법** : 청진기로 듣는 행위로 청진기의 판막형이나 종형을 사정부위에
　　　갖다대어 행한다.

　　㉢ 조용한 환경에서 신체부위를 노출시켜 특정한 소리에 맞는 적합한 청진기 부
　　　위에 대어 시행한다.

　　㉣ 4가지의 소리 특징(강조, 음조, 질, 지속시간)에 따라 기록된다.

### (3) 신체사정 일반적 조사

① 신체사정 중 첫 번째 요소로 환자 접촉 첫 순간에 시작한다. 간호사와 환자로
　관계를 유지하면서 계속되는 특징이 있다. 전반적인 환자의 인상을 분석해서 환
　자의 전반적 건강에 대한 단서를 얻게 된다.

② **문진** : 질문을 통한 건강변화 요인을 발견하기 위함이다. 통증, 불편감, 체중변
　화, 수면장애 등에 대한 질문이 제시된다.

③ **외모·행동** : 환자의 모습·행동을 통한 관찰이다. 문진을 통한 정보 수집하는
　동안 행한다. 체격·자세·걸음걸이 등을 시진하고 영양상태를 파악한다. 비협
　응·자발적 운동은 신경문제를 의미하고, 통증에 대한 비언어적 전달, 질병 징
　후, 고통양상, 호흡변화 등을 관찰한다.

④ **신장과 체중** : 신장과 체중의 비율은 영양상태와 전반적 건강상태를 보여주는 결
　과이다. 정확한 측정기와 체중계로 측정한다.

⑤ **신체비만지수와 허리둘레** : 영양상태의 초기사정에 이용된다. 비만과 영양부족을
　알려주는 지표이다. 관련된 질병에 대한 위험도를 평가할 수 있고, 배에 있는
　지방을 알려주는 지표이다.

⑥ **활력징후** : 기초자료를 확인할 수 있으며 잠재적·실제적 건강문제를 탐지하는
　자료로 사용된다.

⑦ **통증** : 환자 초기사정의 일부이다. 간호사 – 환자 사이에서 관계를 유지하는 동
　안 계속 사정을 한다.

❚ 타진
Percussion

❚ 편평음
Flatness

❚ 탁음
Dullness

❚ 공명음
Resonance

❚ 과공명음
Hyperresonance

❚ 고음
Tympany

❚ 청진
Auscultation

**(4) 외피사정**

① 정의

　　㉠ 외피 구조 사정 : 국소적 · 전신적 건강문제의 실마리를 제공하고 환자의 전반적 건강상태에 대한 정보도 알 수 있다.

　　㉡ 자기 돌봄에 대한 자료를 제공하여 교육할 수 있는 근거가 된다.

　　㉢ 피부암 사정은 필수적이고 기초적 자료가 된다.

　　㉣ 신체사정에서는 피부, 털, 손 · 발톱은 시진과 촉진이 이용된다.

② 피부

　　㉠ 신체사정 동안에 지속적으로 사정되고 건강상태의 일반적 지표가 된다.

　　㉡ 청색증, 황달, 창백, 홍반 등으로 피부색 변화가 나타난다.

　　㉢ 피부의 혈관 분포, 출혈, 멍을 시진하여 심혈관장애, 혈액장애, 간 장애와의 관련 위험도를 측정한다.

　　㉣ 정상 피부는 따뜻하고 건조하므로 온도 · 수분이 증가하는 것은 체온상승을 의미한다.

　　㉤ 피부긴장도는 피부 탄력을 의미하는 노인의 경우는 정상소견이나 잡히지 않는 경우 부종을 의미한다. 과다 수분공급, 심장기능 상실, 콩팥기능 상실, 외상, 말초혈관 질환 등을 짐작케 한다.

③ 손 · 발톱 : 시진으로는 모양, 각도, 질감, 색깔 등을 시진한다.

④ 털 : 색과 질감 분포를 사정하며 머리덮개(두피)는 색, 건조함, 각질, 덩어리, 병변 등을 시진한다.

⑤ 머리와 얼굴

　　㉠ 시진과 촉진으로 진행되며 얼굴의 크기 모양을 시진과 촉진한다.

　　㉡ 머리와 얼굴은 서로 비율이 맞고 대칭적이어야 한다. 얼굴의 색과 대칭, 얼굴 털의 분포를 시진한다.

⑥ 눈

　　㉠ 펜 라이트, 시력표를 사용하여 눈의 구조와 기능에 대한 사정이 이루어진다.

　　㉡ 시진은 일차 사정기술로 사정은 외부 눈 구조, 시력, 바깥눈근육 운동, 시야 등을 포함한다.

　　㉢ 외부 눈 구조 시진으로는 눈꺼풀, 눈, 속눈썹, 눈물샘, 눈썹, 동공, 홍채의 위치, 배열 등을 시진한다. 한천석 시력표로 시력에 대한 사정이 이뤄진다.

　　㉣ 바깥눈근육 운동에 대한 검사는 협응과 정렬이 되고 있는지 기본적인 시야를 사정한다.

　　㉤ 내부 눈 구조 시진으로는 검안경 검사로 망막과 시각신경원반, 황반, 황반중심오목, 망막혈관 등의 바닥 사정을 진행한다.

⑦ 귀

　　㉠ 귀 시진과 촉진에는 바깥귀는 시진과 촉진을 사용한다.

　　㉡ 귀관, 고막은 이경을 사용하고 일반적으로 전문 사정기술을 가진 의료인이 진행하게 된다.

⑧ 코

    ㉠ 시진에는 바깥 코, 콧구멍, 코 선반을 검사한다.

    ㉡ 가능하면 환자가 머리를 뒤로 젖히며 코를 시진하고 굴을 촉진하게 된다.

⑨ 입 · 인두

    ㉠ 검사에는 펜 라이트, 설압자, 거즈, 장갑 등이 사용한다.

    ㉡ 입술, 잇몸, 이, 혀, 단단입천장, 물렁입천장에는 시진으로 사정한다.

⑩ 목

    ㉠ 목 시진에 있어서는 갑상샘, 기관, 림프절을 포함된다. 환자를 앉히고 머리를 뒤로 젖힌 상태에서 진행한다.

    ㉡ 목의 관절 가동범위를 사정하며 움직임이 대칭인지 확인한다.

⑪ 갑상샘 : 시진에 있어서는 크기, 모양, 압통, 결절, 덩어리나 대칭여부를 확인한다.

## (5) 가슴과 폐 사정

① 줄자와 청진기를 사용하고 '시진 → 촉진 → 타진 → 청진'의 순서로 진행된다.

② 사정하는 동안 환자는 앉아있고 임상전문가가 진행한다.

③ 가슴을 시진할 때에는 가슴의 모양 · 윤곽, 호흡양상, 색, 근육발달의 시진을 한다.

④ 촉진은 호흡 동안의 가슴확장, 민감한 부위, 진동을 사정할 때 이용한다.

⑤ 호흡음 청진에는 기도안의 기류 탐지에 이용하는데, 소리의 음조, 강도, 지속시간을 세심하게 청진한다.

## (6) 심장혈관 · 말초혈관 계통 사정

① 심장과 팔다리의 사정으로 시진 · 촉진 · 청진이 이용된다.

② 사용되는 도구는 청진기, 혈압계가 있다.

③ 바로 누운 자세, 앉은 자세 등이 사용된다.

④ 목과 명치부위의 경우 박동상태를 확인하기 위하여 관찰된다.

⑤ 박동은 보통 왼쪽 빗장중간선의 4번이나 5번 갈비사이 공간에 위치한 심첨박동을 제외하면 없는 것이 일반적이다.

⑥ 배대동맥의 박동 확인을 위해 복장뼈 끝의 명치부위를 시진한다.

⑦ 목과 명치부위 촉진으로 손을 따뜻하고 목 동맥 안쪽으로 턱과 빗장뼈 사이의 목 복장 꼭지근까지 촉진한다.

⑧ 심장음의 경우 심장판막이 닫히면서 생기는 심장음을 청진한다.

⑨ 대동맥 영역을 시작으로 허파동맥 영역, 에브르점, 삼천판막영역, 승모판막영역으로 대칭적 청진을 진행한다.

⑩ 팔다리 시진의 경우 피부의 체온, 색, 연속성, 병변, 부종, 정맥양상 등을 시진한다. 다리는 정맥류, 궤양, 부종, 발진이 없는 것이 정상이다.

⑪ 말초맥박과 모세혈관의 촉진으로 손가락을 사용하여 말초맥박의 진폭과 양쪽의 대칭을 촉진한다.

### (7) 유방과 겨드랑이 사정

① 시진과 촉진으로 진행되며 환자는 앉거나 앙와위 누운 자세로 실시한다.

② 유방은 모양, 대칭, 색, 감촉, 크기, 피부병변을 시진한다.

③ 비정상적 덩어리의 유무를 판단하기 위해 사분역에서 각각 촉진한다.

④ 림프절 촉진을 위해 겨드랑이 부위에도 시행한다. 정상적인 림프절은 촉진되지 않고 압통도 없어야 한다.

### (8) 여성 · 남성 생식기 사정

① 시진과 촉진이 이용된다.

② 여성의 경우 바깥 생식기관의 시진 촉진으로 방광을 비우고 바로 누운 자세나 옆으로 누운 자세로 실시한다.

③ 여성의 내생식기관은 임상전문가가 쇄석위 자세로 진행하고 질경을 사용한다.

④ 남성생식기관의 경우 서있거나 바로 누운 자세하고 바깥생식기관의 위치 · 크기 · 윤곽 · 피부모양 · 발적, 부종 · 분비물 등을 확인한다.

⑤ 샅굴부위 사정은 소변을 참고 시행되며 팽창이 없어야 정상이다.

### (9) 배 사정

① 배 안의 큰창자, 작은창자, 간, 쓸개, 이자, 지라, 콩팥, 방광 등을 사정한다.

② 신체사정으로 따뜻한 청진기를 사용하며 손을 따뜻하게 하고 배뇨 후에 진행하도록 한다.

③ 바로 누운 자세로 실시하며 사분역으로 나누어 사정 · 기록을 진행한다.

④ '시진 → 청진 → 타진 → 촉진' 순으로 진행된다.

⑤ 타진 촉진은 장음 자극이 일어나므로 청진 후에 시행된다.

⑥ 배 시진에는 환자 옆에 앉아 배를 좌우로 보는데 등고선, 대칭, 배꼽, 연동운동, 박동, 피부색, 표면의 특징 등을 시진한다.

⑦ 장음 혈관음의 청진으로 오른 아래 사분역에서 시작하여 오른위사분역, 왼위사분역, 왼아래사분역으로 이동하여 청진한다.

⑧ 창음에 관하여 주의 깊게 듣고 소리의 빈도, 특징에 주의를 기울기에 된다.

⑨ 배 촉진은 손가락 바닥을 이용해 가볍게 1 ~ 2cm 담그는 동작으로 통증여부를 확인한다.

⑽ **근육 뼈대계통 사정하기**

① 선 자세, 앉은 자세, 바로 누운 자세 등 다양하게 이용한다.

② 근육을 시진과 촉진 시 근육 긴장도 · 근력과 압통 여부를 확인한다.

③ 뼈의 촉진 시에는 정상적 윤곽과 융기를 확인하고 대칭적 구조를 확인한다.

④ 관절 시진과 촉진 시에는 움직이는 정도를 사정하여 완전한 관절 가동범위를 확인한다.

## 3 활력징후(Vital Signs)

**(1) 정의**

① **활력징후** : 사람의 체온, 맥박, 호흡, 혈압을 의미하고 통증을 5번째 활력 징후라고도 한다.

② 사람의 건강상태를 나타내는 기초자료이다.

③ 활력징후는 항상성 기전에 의해 조절되고 특정한 정상범위가 존재한다.

④ 활력징후 사정은 간호사정의 일부로 모든 의료기관에서 실시하는 치료요소이다.

**(2) 활력징후 측정을 해야 할 때**

① 환자의 상태가 변화하거나 의료기관에 입원할 때

② 기관의 정책과 방침에 따라 의식이 없거나 침습적 · 외과적 검사 시행 전 · 후

③ 위험성이 동반되는 중재 전 · 후

④ 심혈관과 호흡 기능에 영향을 주는 약물을 투약한 전 · 후

⑤ 대상자의 주관적 호소

⑥ 수혈 전 · 중 · 후

## 4 체온(Body Temperature)

**(1) 정의**

① 신체에서 생산되는 열의 양과 주변 환경으로 소실되는 열의 양과의 차이를 나타낸 도 단위의 측정값이다.

② 중심체온은 표면 체온보다 높다.

③ **정상 체온범위** : 35.9℃ ~ 38℃로 측정부위에 따라 미약한 차이가 있다.

④ **심부체온** : 복강, 골반강 등의 심부조직 온도이다.

▌ 중심체온
Core Body Temperature

⑤ **표면체온** : 피부, 피하조직 등의 온도를 말한다.

⑥ 체온은 연령, 성별, 신체활동, 건강상태, 주변 환경 온도에 영향을 받고 개인별로 다르게 나타난다.

## (2) 체온의 생리

① 시상하부 온도 조절 중추에 따라 체온조절은 설정치 범위 안에서 유지한다.

② 냉각 및 온각 온도 감각 수용체에서 오는 정보를 받고 체온 설정치와 비교하며 신체의 열을 생산, 보존, 손실 증가 등의 반응을 일으키게 된다.

③ **열생산** : 열의 주요 공급원인 대사는 에너지 생산의 부산물로 열을 발생시키며 다양한 기전들이 호르몬, 운동을 포함하여 신체대사를 증진시킨다.

④ **열손실**

ㄱ 피부는 열손실이 일어나는 부위이며 순환하는 혈액은 열을 피부표면으로 이동시키는 역할을 한다.

ㄴ 동정맥 단락은 열을 신체 배출시키거나 열이 나가지 못하도록 신체에 보유할 수도 있다.

ㄷ 교감신경계는 동정맥 단락을 열고 닫는 데 관여한다.

ㄹ 열은 신체의 복사, 대류, 증발, 전도과정으로 외부환경으로 전달하게 된다.

## (3) 체온에 영향을 미치는 요인[+]

① 24시간 주기 리듬

ㄱ 시간의 흐름에 따라 환경적 · 생리적 과정은 반복된다. 사람 안의 현상은 24시간 주기 리듬의 영향을 받는다.

ㄴ 체온은 보통 이른 아침이 늦은 저녁보다 약 0.6℃ 정도 낮다. 사람의 체온이 가장 높을 때는 오후 4시에서 8시 사이로 나타난다.

② 연령과 성별

ㄱ 나이가 들면 체온조절 능력이 감소하게 된다. 따라서 노인의 체온의 경우 성인 평균 체온보다 낮게 나타난다.

ㄴ 노인과 어린이는 외부온도 변화에 민감하게 반응하며 영아와 유아는 덥거나 추운 온도에 더 빠르게 반응한다.

ㄷ 여성은 남성보다 온도 변동이 더 크게 나타난다.

③ **신체활동** : 격렬한 활동은 체온을 증가시키는 원인이다.

④ **건강상태** : 특정 질병의 증상이 발현할 때는 온도 변화가 나타날 수 있다.

⑤ 외부온도

ㄱ 더울 때 열 손실 증가, 추울 때 열 보호를 위한 옷을 입는 행위로 외부온도 변화에 대응한다.

ㄴ 추울 때 옷을 입지 못한다면 체온저하가 발생할 수 있고 더울 때 열손실이 충분하지 못하다면 고열이 일어날 수 있다.

▌**복사**
Radiation

▌**대류**
Convection

▌**증발**
Evaporation

▌**전도**
Conduction

➕ 체온에 영향을 미치는 요인
• 24시간 주기 리듬
• 연령과 성별
• 신체활동
• 건강상태
• 외부온도

## (4) 체온의 증가

① 정의

    ㉠ 열 또는 발열을 말하며 체온이 정상보다 더 높게 증가한 것이다.

    ㉡ 열이 있는 사람은 열성이라 한다.

    ㉢ 열은 발열원에 의해 시상하부 체온조절 중추의 설정치가 상승함에 따른 반응이다.

② 열의 종류

    ㉠ 간헐열 : 체온이 24시간 마다 최소한 한 번 정상으로 돌아가는 것이다.

    ㉡ 이장열 : 체온은 정상으로 돌아가지 않으나 몇 도 위아래로 체온상승, 하강의 반복을 말하는 것이다.

    ㉢ 지속열 : 체온은 최소한만 변하고 정상보다 높게 올라와 있으며 계류열이라고도 명한다.

    ㉣ 재발열 : 발열 증상이 나타나고 난 이후에 며칠 동안 정상으로 돌아갔다가 다시 며칠 동안 한번 이상의 열이 나는 것이다. 재귀열이라고도 명한다.

③ 열의 신체적 증상 : 두통, 열, 건조한 피부, 피로, 근육통, 갈증, 붉어진 얼굴, 식욕상실, 호흡과 맥박수 증가 등이 나타난다.

④ 연령별 특징

    ㉠ 영유아는 발작이 나타난다.

    ㉡ 노인은 혼동, 섬망 등이 나타난다.

⑤ 열의 합병증 : 전해질 불균형, 수분 불균형, 산 − 염기 불균형이 초래된다.

⑥ 열 치료

    ㉠ 원인을 확인하여 근본적 치료를 우선으로 한다.

    ㉡ 항생제나 항감염제가 처방될 수 있다.

    ㉢ 대표약물 : 아스피린, 이부프로펜, 아세트아미노펜과 같은 해열제가 적용되게 된다.

## (5) 체온의 감소

① 정의

    ㉠ 정상 체온의 하한선으로 저하되는 것이다.

    ㉡ 추운환경에 열 생산과 보유하는 보상적 생리반응이 감당하지 못하면 발생한다.

    ㉢ 노인, 장애인, 수술 전·후 환자에게 위험도가 높다. 35℃ 이하로 떨어질 경우 사망에 이를 수도 있다.

② 신체적 작용 : 환각, 혼미, 기억상실, 판단력 저하, 어눌한 말, 협응력 부족, 소변량 감소, 호흡증가, 맥박 약화, 맥박 불규칙, 혈압 저하 등이 나타난다.

③ 치료 : 체온을 올리기 위해 보온을 실시하는 것이 제일 좋다. 옷, 온열담요, 복사온열기, 담요, 따뜻한 수분의 투여 등을 시행한다.

▌열
Fever

▌열성
Febrile

▌간헐열
Intermittent Fever

▌이장열
Remittent Fever

▌지속열
Sustained Fever

▌재발열
Relapsing Fever

▌아스피린
Aspirin

▌이부프로펜
Ibuprofen

▌아세트아미노펜
Acetaminophen

## (6) 체온사정[+]

① **구강 체온사정** : 입안의 체온사정으로 전지체온계를 사용하며 탐침 주위로 입을 다물 수 있게 한다. 탐침은 측정시간 동안 혀 밑에 존재하여야 하며 구강에 질환을 가진 환자들은 금하도록 한다.

② **고막 체온사정** : 체온계의 적외선 센서로 고막 발산 열을 측정하는 데 쉽고 안전한 체온 측정 부위이나 귀 통증, 귀 감염, 고막흉터가 있는 경우는 금한다.

③ **관자동맥 체온사정** : 이마 오른쪽, 왼쪽을 측정하는 방법으로 그 부위를 덮은 것들을 치우고 측정을 진행하며 흉터가 있는 곳에서는 측정을 금한다.

④ **액와 체온사정** : 가장 안전한 체온사정 부위로 구강 체온보다는 1℃ 낮게 나타난다.

⑤ **직장 체온사정** : 가장 정확한 체온측정 방법으로 신생아, 설사아동, 곧창자 질환이나 수술 환자는 금한다. 구강체온에 비해 1℃ 높게 나타난다.

**체온사정**

부위 선택에 있어서 환자의 나이, 의식상태, 통증, 제공되는 다른 간호의 영향 등을 고려한다.

# 5 맥박(Pulse)

## (1) 정의

① 정상 맥박수는 성인 기준 60 ~ 100회/분이며 노동맥과 목동맥과 같은 말초동맥에서 촉진될 수 있는 박동을 말한다.

② 좌심실이 수축해서 혈액을 혈관계통으로 내뿜을 때 혈액이 분출될 때 말초동맥에서 촉진될 수 있다.

③ 심첨맥박은 심장 꼭대기에서 청진된다. 승모판막과 삼천판막, 대동맥판막과 폐동맥 판막이 닫힐 때 측정되며 두음을 혼합하여 박동 하나로 계산한다.

**심첨맥박**

Apical Impulse

## (2) 맥박의 생리

① 심장의 굴심방결절, 박동조율기를 통해 자율신경계통이 조절한다.

② 맥박 수는 말초동맥에서 만져지거나 심첨위에서 1분 동안 들리는 박동의 수를 말한다.

**박동조율기**

Pacemaker

## (3) 맥박에 영향을 미치는 요인[+]

① 연령과 성별

  ㉠ 성별에 따라 여성이 남성보다 맥박수가 더 많다.

  ㉡ 연령의 증가에 따라 맥박 수는 감소한다.

**맥박에 영향 미치는 요인**

• 연령과 성별
• 신체활동
• 열과 스트레스
• 약물
• 질병

② 신체활동

　㉠ 운동할 경우 맥박 수는 증가한다.

　㉡ 건강상태가 좋은 사람의 경우 맥박 수는 크게 증가하지 않기도 한다.

③ 열과 스트레스

　㉠ 체온 상승으로 인해 보상기전으로 맥박수도 증가한다.

　㉡ 스트레스 수준의 증가도 맥박수의 증가를 가져온다.

④ 약물 : 특정 약물은 맥박수의 증가를 가져오지만 다른 약물은 맥박수의 감소를 가져온다.

⑤ 질병 : 만성폐쇄성폐질환, 폐렴 같은 일부 질병은 산소공급을 감소시켜 맥박수의 변화를 초래한다.

### (4) 맥박수 증가

① 빠른맥이라고 한다.

② 빠른 심박동수는 심장 충만시간을 낮춰 일회박출량, 심장박출량을 감소시킨다.

③ 성인기준 100 ~ 180회/분이다.

④ 요인

　㉠ 체온이 정상보다 0.6℃ 올라갈 때

　㉡ 혈액손실로 혈압감소 시

　㉢ 운동

　㉣ 온요법 시간 연장

　㉤ 통증

　㉥ 두려움, 분노, 불안, 놀람

　㉦ 에피네프린과 같은 약물 사용

■ 빠른맥(빈맥)
Tachycardia

### (5) 맥박수 감소

① 느린맥이라고 한다.

② 성인 기준 60회/분 미만을 말한다.

③ 일반적으로 남자, 마른 사람, 잠자는 동안에 느리게 나타난다.

④ 체온이 저하되거나, 대사과정이 감소한다.

⑤ 노인은 느리게 측정된다.

■ 느린맥(서맥)
Bradycardia

### (6) 맥박 사정부위와 방법

① 말초동맥 맥박 사정

　㉠ 노동맥 : 아동, 성인 사정에 이용된다.

　㉡ 넙다리동맥(대퇴동맥) · 오금동맥(슬와동맥) · 뒤정강동맥(후경골동맥) · 발등동맥(족배동맥) : 다리와 발 순환을 확인 할 때 사정된다.

　㉢ 목동맥 : 응급사정 시 이용되며 위팔동맥은 영아에게 가장 많이 사정되는 부위이다.

■ 노동맥(요골동맥)
radial artery

② 심첨맥박 사정
　　㉠ 말초맥박이 약하거나 불규칙할 경우 청진기를 통한 사정을 한다.
　　㉡ 2세 미만 영유아의 맥박을 사정할 때 주로 이용된다.
　　㉢ 심장수축은 5번과 6번 갈비뼈 사이의 공간과 왼쪽 빗장 중앙선에서 측정된다.
③ 심첨 - 요골 맥박 사정
　　㉠ 심첨부와 노동맥에서 동시 측정된다.
　　㉡ 맥박수 차이를 맥박결손이라 한다.
　　㉢ 심장 박동수가 말초동맥에 충분히 도달하지 않거나 약한 것을 의미한다.

TIP & MEMO

▌맥박결손
Pulse Deficit

## 6 호흡

### (1) 정의

① 정상 호흡수는 성인기준 1분에 12 ～ 20회이며 영유아는 좀 더 빠르다.

② 노력없이 되는 호흡은 정상호흡이다. 환기, 확산, 관류로 이루어진다.

③ 환기는 공기가 폐 안팎으로 이동하는 것으로 자동적 · 수의적 조절을 전부 받는다.

④ 확산은 폐의 폐포와 순환하는 혈액과의 산소와 이산화탄소의 교환을 의미한다.

⑤ 들숨은 숨을 들이쉬는 행위, 날숨은 숨을 뱉는 행위를 말한다.

▌정상호흡
Eupnea

▌들숨(흡기)
Inspiration

▌날숨(호기)
Expiration

### (2) 호흡생리

① 호흡수와 깊이는 조직 요구량에 반응하면서 뇌의 호흡중추가 호흡근을 억제 및 자극하면서 발생한다.

② 호흡중추는 대동맥활과 목동맥의 화학수용체에 오는 자극이다. 폐에 있는 뻗침 수용체와 자극수용체를 거쳐 근육과 관절의 수용체를 자극하여 발생한다.

③ 호흡 수, 깊이를 증가 시키는 가장 강력한 호흡 자극원은 이산화탄소이다.

④ 들숨과 날숨의 속도와 깊이는 의식적인 노력 없이 되는 것이 정상이다.

⑤ 호흡에 영향을 미치는 요인 : 연령, 고도의 증가, 빈혈, 운동, 약물, 호흡기계 질환, 심혈관 질환, 산 - 염기 변화, 수분전해질 변화, 감염, 통증, 정서적 상태, 외상 등이 있다.

▌빠른호흡(빈호흡)
Tachypnea

▌과다호흡
Hyperventilation

### (3) 호흡수의 증가

① 빠른호흡이라고 한다.

② 대사율이 높아졌을 때 나타난다.

③ 세포는 많은 산소를 요구하고 이산화탄소를 많이 생산한다.

④ 혈중 이산화탄소 증가와 혈중 산소 감소 증상은 호흡수와 깊이를 증가시켜 과다
호흡을 일으킨다.

⑤ 호흡기 질환은 빠른호흡, 과다호흡의 발생 위험을 높인다.

### (4) 호흡수의 감소

① 느린호흡이라고 한다.

② 두개 내압 증가나 아편유사제와 같은 특정 약물로 인해 발생한다.

### (5) 그 외의 호흡 양상

① 호흡저하 : 호흡수와 깊이가 감소한 호흡으로 불규칙적이다. 보통 마약, 마취제
과다복용에 나타난다.

② 체인 – 스톡 호흡 : 깊고 빠른 호흡으로 바뀌는 주기에 무호흡의 주기가 불규칙적
으로 나타난다. 약물과다 복용, 두 개내압 증가, 콩팥기능 상실, 심장기능 상실
에서 나타난다.

③ 비오호흡 : 호흡 깊이와 호흡수가 다양하며 무호흡의 주기가 불규칙적으로 나타
난다. 심한 뇌손상이나 수막염에서 보인다.

## 7 혈압(Blood Pressure)

### (1) 정의

① 정상 혈압은 수축기 120mmHg 이하, 80mmHg 이상이다.

② 순환하는 혈액이 동맥벽에 부딪히는 힘을 의미한다.

③ 좌심실 수축 시작 때 혈액을 대동맥 판막에서 대동맥으로 밀어내며 최대 혈압이
동맥벽에 가해진다.

④ 압력은 심실 수축 때 수축기로 혈압이 상승하고, 심장 확장 때 확장기로 내려간다.

⑤ 수축기 혈압 : 심실 수축기의 가장 높은 압력이다.

⑥ 확장기 혈압 : 심장 박동 후 휴식기에 심실 확장기에 떨어지는 가장 낮은 압력이다.

⑦ 맥압 : 수축기와 확장기의 혈압 차이다.

## (2) 혈압의 생리

① 심실 수축으로 혈액이 동맥으로 진입하면 팽창이 가능한 동맥벽은 탄력조직으로 구성된다.

② 심장 박동 후 휴식기에 동맥벽은 제자리에 돌아간다. 가해지는 압력은 0이 아니고 모세혈관 내로 혈액은 지속적으로 흘러간다.

③ 동맥벽 저항 외에 동맥벽 탄력이 정상적 혈압 유지에 도움을 준다.

## (3) 혈압조절

① 단기간의 혈압조절
  ㉠ 혈압 조절 신경중추는 뇌의 심혈관 중추에서 이루어진다.
  ㉡ 부교감신경의 자극을 심장으로, 교감신경자극을 심장과 혈관으로 전달한다.
  ㉢ 미주신경 자극은 심박이 느려지고 교감신경 자극은 심박이 증가한다.
  ㉣ 단기간 혈압조절 기전은 체액성·신경성 기전으로 일시적인 압력변화를 바로 잡는다.
  ㉤ 생명 위협의 상황에서 작용하여 혈압유지를 돕는다.
  ㉥ 심장박출량이 증가할 때 혈압이 증가되고 심장 수축력이 약해진다.
  ㉦ 심장박출량이 감소할 때 혈압도 감소로 이어진다.

② 장기간의 혈압조절
  ㉠ 장기간의 혈압조절은 지속적인 혈압조절에 관여한다.
  ㉡ 콩팥을 통한 세포 바깥액량의 조절로 이루어진다.
  ㉢ 개인의 평형점에 맞게 혈압을 조절한다.
  ㉣ 많은 세포바깥액은 동맥압을 증가시키고 콩팥에서 나트륨과 수분 배설이 늘어난다.

## (4) 혈압에 영향을 미치는 요인[+]

① 체중 : 마른 사람에 비해서 비만인 사람이 더 높다.

② 정서적 상태 : 흥분, 분노, 통증, 두려움의 정서일 때 혈압이 상승한다.

③ 체위 : 앉거나 선 자세보다 엎드리거나 바르게 누운 자세가 더 낮다.

④ 인종 : 아프리카계 미국인과 여성이 고혈압 발생위험률이 높다.

⑤ 약물 : 경구피임약은 혈압이 증가한다.

⑥ 연령 : 노인의 경우 동맥 탄력의 감소로 말초저항 증가하고 혈압이 증가한다.

⑦ 24시간 주기 리듬
  ㉠ 정상적 변동은 낮에 일어난다.
  ㉡ 아침에 가장 낮고 오후 늦게는 상승한다.
  ㉢ 잠자는 동안 서서히 감소한다.

**▌수축기 혈압**
Systolic Pressure

**▌확장기 혈압**
Diastolic Pressure

**▌맥압**
Pulse

**▌세포바깥액(세포외액)**
Extracellular Fluid

**✚ 혈압에 영향을 미치는 요인**
- 체중
- 정서적 상태
- 체위
- 인종
- 약물
- 연령
- 24시간 주기리듬
- 성별
- 음식 섭취
- 운동

⑧ **성별** : 완경기 전에 여성이 남성보다 더 낮다.

⑨ **음식 섭취** : 음식 먹은 후 혈압이 증가한다.

⑩ **운동** : 수축기 혈압은 운동으로 인해 상승할 수 있다.

### (5) 혈압의 증가

① 고혈압은 혈압이 지속적인 기간 동안 정상 이상의 혈압을 유지한다.

② 고혈압의 기준으로는 수축기 혈압 140mmHg 이상, 확장기 90mmHg 이상이다.

③ 과체중, 비만, 연령에 영향이 있다. 심장질환의 주요 위험인자로 뇌졸중과 관련 있다.

④ 고혈압은 일차성(원발성)과 이차성(속발성)으로 나뉜다.

⑤ 일차성의 원인은 밝혀지지 않았고, 이차성은 콩팥질환 · 부신겉질부전증 · 대동맥 질환이 원인이다.

### (6) 혈압의 감소

① 저혈압의 경우 혈압이 정상범위보다 낮은 것이다.

② 저혈압의 기준은 수축기의 115mmHg 이하, 확장기의 90mmHg 이하이다.

③ 지속적 저혈압은 성인이나 운동선수의 경우는 예외이다.

④ 병리적 저혈압은 심장의 펌프 기능 상실, 혈액량 소실 등으로 발생한다.

⑤ 대표적인 예로는 기립성저혈압[+]이 있다.

### (7) 혈압사정부위

① **위팔동맥에서 혈압 사정**

    ㉠ 처음 검사 시에는 양팔을 다 측정하고 양팔의 혈압이 다를 수 있다.

    ㉡ 압력이 더 높은 팔을 중점으로 측정한다.

    ㉢ 유방절제술, 겨드랑이 림프절제술, 정맥관, 동정맥샛길, 동정맥션트가 존재하는 팔에서는 측정하지 않는다.

② **요골동맥에서 혈압 사정**

    ㉠ 아래팔의 혈압 사정 시에는 **코로트코프음[+]**을 청진할 때 요골동맥을 사용한다.

    ㉡ 아래팔은 위팔 측정치보다 높게 나타나므로 손목이 심장 높이에 있다면 정확성이 올라간다.

    ㉢ 손목위치의 영향을 받는다.

③ **오금동맥에서 혈압 사정**

    ㉠ 위팔동맥의 접근이 금지된 경우 오금동맥을 이용한다.

    ㉡ 수축기 혈압이 더 높지만 확장기 혈압은 일치한다.

    ㉢ 가능하면 복위로 진행되며 불가능한 경우는 앙와위로 무릎을 약간 구부린 채로 진행한다.

**TIP & MEMO**

❘ **고혈압**

Hypertension

❘ **저혈압**

Hypotension

➕ **기립성 저혈압**

Orthostatic Hypotension

· 두통, 흐릿한 시각, 구역, 허약, 피로, 어지러움, 두근거림, 두통을 유발한다.

· 갑작스런 자세 변경과 혈액손실, 탈수, 신경적 문제, 내분비계통, 심장혈관계통의 문제, 특정 약물 사용 등으로 일어날 수 있다.

➕ **코로트코프음**

혈압 사정 시 간호사가 측정하게 되는 일련의 음은 코로트코프음이다. 1기에 측정되는 음은 점차 강도가 증가한다. 첫 번째 타진음은 수축기 혈압이 되고 5기에 발생하는 소리가 들리지않기 전 마지막 음은 제2 확장기 혈압이 된다.

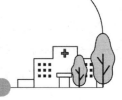

Plus Tip

**1** 2세 아동의 귀 검사를 위해 이경을 삽입하고자 할 때 귀를 잡는 방향은?

① Posterior – Inferior

② Posterior – Superior

③ Posterior – Anterior

④ Superior – Inferior

⑤ Superior – Anterior

**1**

① 외이도를 곧게 펴기 위해 3세 미만 아동은 후하방, 3세 이상은 후상방으로 귀를 잡아당긴다.

**2** 환자의 폐 타진 시 가장 넓은 부위에서 들을 수 있는 소리는?

① 탁음

② 공명음

③ 평탄음

④ 고장음

⑤ 과공명음

**2**

② 공명음 : 중정도의 낮은 소리로 울리는 듯한 몸이 폐 조직을 타진할 때 들린다.

① 탁음 : 중정도의 부드러운 소리로 간, 심장을 타진할 때 들린다.

③ 평탄음 : 부드럽고 평탄한 높은 소리로 근육은 타진할 때 들린다.

④ 고장음 : 공기로 채워진 조직의 큰 소리로 위를 타진할 때 들린다.

⑤ 과공명음 : 매우 큰 소리가 낮은 소리로 폐기종 환자의 폐 타진할 때 들린다.

**3** 환자의 호흡 사정 시 정상으로 들을 수 있는 호흡음은?

① 나음

② 수포음

③ 천명음

④ 늑막마찰음

⑤ 세기관지 폐포음

**3**

⑤ 세기관지 폐포음 : 기도를 통해 움직이는 공기로 형성되어 들리는 정상호흡음이다.

① 나음 : 점액이 있는 기도로 공기가 통과할 때 들리는 비정상호흡음이다.

② 수포음 : 분비물이 있을 때 들리는 비정상호흡음이다.

③ 천명음 : 기관지벽이 좁아져 진동에 의해 생긴 고음의 연속적인 휘파람소리로 비정상호흡음이다.

④ 늑막마찰음 : 장측과 벽측늑막 염증 이 생기면 들리는 비정상호흡음이다.

**답** 1.① 2.② 3.⑤

**4** 정상 호흡음으로 옳은 것은?

① 폐포음      ② 천명음

③ 수포음      ④ 악설음

⑤ 늑막마찰음

**5** 호흡기 질환으로 병원에 내원한 환자의 흉부타진을 하고자 할 때 사용하는 방법은?

① 흉통을 호소하면 약하게 타진한다.

② 위에서 아래로 내려가며 타진한다.

③ 뼈 돌출 부위를 부드럽게 타진한다.

④ 흉골 상부에서 늑골 순으로 타진한다.

⑤ 손바닥 끝을 이용하여 타진한다.

**6** 환자 신체 사정 중 눈의 사시를 확인할 수 있는 검사방법은?

① 차폐검사      ② 시야검사

③ 시력검사      ④ 눈 내부 시진

⑤ 눈 외부 시진

※ **차폐검사**

대상자의 한쪽 눈을 검사지로 가리고 가리지 않은 쪽 눈은 검사자의 손의 움직임을 따라 가도록 한 후 가린 눈의 검사지를 떼고 가리지 않은 눈과 함께 움직이는지 확인하는 검사이다.

**7** 깊은 호흡과 무호흡을 번갈아가며 호흡하는 심부전 환자의 호흡양상은?

① 서호흡      ② 빈호흡

③ 지속 흡식성 호흡      ④ 운동 실조성 호흡

⑤ 체인 스톡스 호흡

**8** 복부 검진을 시행하려고 할 때 신체검진 순서로 옳은 것은?

① 시진 → 촉진 → 타진 → 청진    ② 시진 → 청진 → 촉진 → 타진

③ 시진 → 촉진 → 청진 → 타진    ④ 시진 → 청진 → 타진 → 촉진

⑤ 시진 → 타진 → 촉진 → 청진

**Plus Tip**

**4**

① 정상호흡음은 폐포음, 기관지음, 기관지 폐포음이 있다.

② 천명음 : 좁아진 기관지를 통한 공기 통과할 때 발생한다.

③ 수포음 : 분비물이 있을 때 발생한다.

④ 악설음 : 액체나 점액이 있는 기도로 공기가 통과할 때 발생한다.

⑤ 늑막마찰음 : 장측 늑막과 벽측 늑막에 염증이 생기면 발생한다.

**5**

① 흉통 호소 시 타진하지 않는다.

③ 뼈 돌출 부위는 타진하지 않는다.

④ 흉곽 뒤쪽 폐 첨부에서 시작하여 아래로 내려가며 대칭적으로 타진한다.

⑤ 손을 펴고 가운데 손가락을 이용하여 타진한다.

**5**

① 두 눈의 눈동자 움직임을 확인하는 검사로 사시 여부를 확인한다.

**7**

⑤ 심부전이나 호흡중추 손상으로 인해 일어나는 양상으로 규칙적 주기로 호흡 수와 깊이가 증가하다 무호흡이 나타날 때 까지 감소한다. 무호흡 기간은 다양하고 점차 길어진다.

**8**

신체검진

㉠ 복부검진은 '시진 → 청진 → 타진 → 촉진' 순으로 한다.

㉡ 장음 자극 발생으로 인해 청진에 방해가 되는 것을 방지하기 위해 타진과 촉진은 청진 후 시행한다.

㉢ 일반 신체검진은 '시진 → 촉진 → 타진 → 청진' 순으로 한다.

**답** 4.① 5.② 6.① 7.⑤ 8.④

**9** 성인 신체검사 기록 중 정상반응으로 옳은 것은?

① 동공반사 없음　　　　② 구토반사 있음
③ 각막반사 없음　　　　④ 바빈스키반사 있음
⑤ 삼두박근반사 없음

**10** 기억력 상실을 호소하며 내원한 환자의 기억력 기능을 사정하기 위한 방법으로 옳은 것은?

① 제시한 단어의 의미를 설명하게 한다.
② 대상자가 내원한 이유를 설명하게 한다.
③ 구체적 상황을 제시하고 대처방안을 설명하게 한다.
④ 간호사가 말한 숫자를 대상자가 따라서 말하게 한다.
⑤ 상호 관련된 개념을 제시하고 연관성을 설명하게 한다.

※ **기억 사정방법**
㉠ 최근 기억 : 대상자에게 일련의 숫자를 알려주고 말하게 하거나 24시간 이내의 일을 물어본다.
㉡ 과거 기억 : 대상자에게 생일이나 기념일 등을 물어본다.

**11** 삼차신경의 사정방법으로 옳은 것은?

① 빛을 동공에 비춰 본다.
② 어금니 양쪽을 꽉 물게 한다.
③ 혀를 길게 내밀어 보게 한다.
④ 눈썹을 올리고 미소를 짓게 한다.
⑤ 설압자로 혀를 누르고 '아' 소리를 내게 한다.

※ **뇌신경**
㉠ 제1뇌신경 : 후신경
㉡ 제2뇌신경 : 시신경
㉢ 제3뇌신경 : 눈돌림신경
㉣ 제4뇌신경 : 도르래신경
㉤ 제5뇌신경 : 삼차신경
㉥ 제6뇌신경 : 갓돌림신경
㉦ 제7뇌신경 : 얼굴신경
㉧ 제8뇌신경 : 청신경
㉨ 제9뇌신경 : 혀인두신경
㉩ 제10뇌신경 : 미주신경
㉪ 제11뇌신경 : 더부신경
㉫ 제12뇌신경 : 혀밑신경

Plus Tip

**9**
② **구토반사** : (+) 설압자로 혀를 누른 상태로 혀 뒤쪽을 자극 시 토하려는 반응을 보인다.
① **동공반사** : (+) 동공에 빛을 비추면 동공이 수축한다.
③ **각막반사** : (+) 결막낭 외측에 면봉을 대면 눈을 감는다.
④ **바빈스키반사** : (−) 손가락으로 발바닥을 자극 시 발가락이 퍼지는 증상으로 생후 1년 이내에 소실한다.
⑤ **삼두박근반사** : (+) 팔꿈치를 구부리고 망치로 상박 외측 하부에서 주두돌기 바로 위를 쳤을 때 전박의 신정 운동이 나타난다.

**10**
④ 최근 기억의 사정으로 간호사는 숫자를 연속적으로 말하고 대상자가 따라서 말하게 한다.

**11**
② 삼차신경은 5번 뇌신경이다. 저작 운동 지배, 얼굴, 목 감각을 담당하는 기능을 하므로 대상자에게 턱의 근육을 촉진하는 검사를 시행한다.
① 3번 뇌신경
③ 12번 뇌신경
④ 7번 뇌신경
⑤ 9번 뇌신경

**답** 9.② 10.④ 11.②

**12** 전완의 길이가 24cm인 성인 환자의 혈압을 측정하려고 할 때 적절한 커프의 넓이는?

① 8cm  ② 10cm

③ 16cm  ④ 18cm

⑤ 20cm

※ **혈압 측정 시 커프 넓이**

혈압을 측정하고자 하는 부위(상박이나 대퇴)의 $\frac{2}{3}$를 덮는 너비의 커프를 사용한다.

**13** 혈압측정에 관한 설명으로 옳은 것은?

① 커프의 폭이 넓으면 혈압이 높게 측정된다.

② 커프를 느슨히 감으면 혈압이 낮게 측정된다.

③ 커프의 폭은 상박 크기와 비슷한 것을 사용한다.

④ 커프의 압력을 빨리 빼면 혈압이 낮게 측정된다.

⑤ 상완혈압 측정 시 팔을 심장보다 높게 하면 혈압이 높게 측정된다.

**14** 혈압 저하 요인으로 옳은 것은?

① 골격근 수축  ② 혈액점도 증가

③ 정맥환류량 증가  ④ 순환혈액량 증가

⑤ 정맥벽 평활근 이완

※ **혈압저하 기전**

정맥벽평활근의 이완→ 정맥 확장→ 혈액량 증가→ 심장 혈액 귀환량 감소→ 심장 수축 시 혈액 박출량 감소→ 혈압 저하

**15** 혈액 내 산소가 부족할 때 나타나는 맥박수의 변화는?

① 변화없다.

② 맥압이 약해진다.

③ 빈맥이 나타난다.

④ 불규칙맥이 생긴다.

⑤ 맥이 느껴지지 않는다.

**Plus Tip**

**12**

③ $24\text{cm} \times \frac{2}{3} = 16\text{cm}$

**13**

④ 커프의 공기압력을 정상속도보다 빨리 빼면 혈압이 낮게 측정된다.

① 커프의 폭이 넓으면 혈압이 낮게 측정된다.

② 커프를 느슨히 감으면 혈압이 높게 측정된다.

③ 커프의 폭은 측정하고자 하는 상박이나 대퇴의 2/3 정도 덮는 폭의 크기를 사용한다.

⑤ 상완혈압을 측정할 때 팔을 심장보다 높게 하면 혈압이 높게 측정된다.

**14**

①②③④ 혈압 상승 요인이다.

**15**

③ 혈액 내 산소가 충분하지 않을 경우 산소 보충을 위한 심혈관계 보상기전으로 빠른맥이 나타나게 된다.

**답** 12.③ 13.④ 14.⑤ 15.③

**16** 병원에 내원한 환자가 치료에 대한 불안으로 인해 심한 긴장감을 호소하는 환자에게 나타나는 증상으로 옳지 않은 것은?

① 근육수축
② 동공확대
③ 위장작용 촉진
④ 피부혈관 수축
⑤ 심근의 과다수축

※ **불안으로 나타나는 증상**
㉠ 내장, 혈관, 분비샘에 뻗어있는 자율신경인 교감신경을 자극한다.
㉡ 아드레날린을 분비하여 심장운동을 촉진하고, 위장작용은 억제하며 발한 작용 촉진과 동공확대 등의 증상이 나타난다.

**17** 환자의 요골맥박이 90회/분으로 불규칙하게 측정될 때 간호수행은?

① 심첨맥박을 측정한다.
② 대퇴맥박을 측정한다.
③ 요골맥박을 재측정한다.
④ 좌우 요골맥박을 측정한 후 비교한다.
⑤ 요골맥박과 심첨백박을 측정한 후 비교한다.

※ **맥박 결손**
㉠ 심첨맥박과 요골맥박의 차이이다.
㉡ 2명의 간호사가 심첨맥박과 요골맥박의 박동수를 동시에 측정한 후 비교한다.
㉢ 심박동이 말초동맥에 미치지 못한 경우 또는 너무 약한 경우 나타난다.

**18** 환자의 혈압을 재측정하는 경우 3 ~ 5분 뒤에 시행하는 이유는?

① 맥압감소를 위해서
② 혈액점도 증가 때문에
③ 결손맥이 생기기 때문에
④ 정맥환류량 증가를 위해서
⑤ 정맥울혈을 완화하기 위해서

**Plus Tip**

**16**
③ 위장작용 억제가 나타난다.

**17**
⑤ 요골맥이 불규칙한 경우 2명의 간호사가 심첨맥과 요골맥의 박동수를 동시에 측정한 후 차이를 비교한다.

**18**
⑤ 동맥에 직접적으로 압력을 가하여 혈압을 측정하기 때문에 혈압 측정 시 공기압력으로 순간적 혈류를 막게 된다. 따라서 혈압 재측정 시 간격을 두지 않고 곧바로 시행하면 혈류공급이 원활하지 않아서 동맥은 허혈상태가 되고 울혈이 발생하게 된다.

**답** 16.③ 17.⑤ 18.⑤

**19** 서맥이 나타나는 원인은?

① 출혈
② 통증
③ 저체온
④ 스트레스
⑤ 에피네프린

**20** 호흡에 대한 설명으로 옳지 않은 것은?

① 만성흡연자는 호흡수가 많다.
② 열 발생 시 호흡수가 감소한다.
③ 성인이 되면 호흡수가 감소한다.
④ 엎드린 자세를 취하면 호흡수는 많다.
⑤ 고산지역으로 오를수록 호흡수는 많아진다.

※ 호흡에 영향을 미치는 요인
㉠ 연령이 낮을수록 빠르게 호흡한다.
㉡ 체온 상승 시 호흡률은 증가한다.
㉢ 환기량이 부족할수록 호흡수는 작아진다.

**21** 간호사가 환자의 심첨맥박을 측정하고자 한다. 청진기의 위치로 옳은 것은?

① 왼쪽 유두 위
② 왼쪽 유두 아래
③ 왼쪽 4번째 늑골간과 흉골중앙선이 만나는 곳
④ 왼쪽 5번째 늑골간과 쇄골중앙선이 만나는 곳
⑤ 왼쪽 6번째 늑골간과 액와중앙선이 만나는 곳

**Plus Tip**

**19**
①②④⑤ 빈맥을 유발한다.

**20**
② 열이 발생하면 호흡수는 증가한다.

**21**
심첨맥박은 5 ~ 6번째 늑골, 즉 5늑간 부위(좌측 쇄골 중앙에서 유두 약간 아래 지점이 만나는 부위)에서 측정한다.

답 19.③ 20.② 21.④

# 감염관리

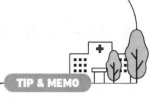

TIP & MEMO

- 감염의 정의에 대해 설명할 수 있다.
- 감염예방과 감염관리에 대해 설명할 수 있다.

## 1 감염(Infection)

### (1) 정의
① 신체 내 또는 표면에 병원체가 존재하여 발생하는 질병상태이다.
② 6가지 요소의 감염회로 주기과정으로 발생하게 된다.

### (2) 감염원(Infectious Agent)
① 감염을 일으키는 매개체 중 많이 확산되는 것은 세균, 곰팡이균, 바이러스 균이다.
② 사람은 모든 균에 노출되어도 바로 질병으로 이어지지는 않는다.
③ 질병 유발의 잠재력은 병원체의 수, 병원체의 독력, 질병을 일으키는 능력, 사람 면역체계 능력, 사람과 미생물 접촉 기간, 친밀도에 영향을 받아 발생한다. 일부 미생물의 경우 질병을 유발하지 않는다.
④ **정상균 무리** : 신체 다양한 부위에서 서식하며 자연적인 방어체계의 일부분을 구성하는 미생물이다. 다른 요소 개입으로 해롭지 않은 병원체가 감염을 발생시킨다.
⑤ **기회감염균** : 정상적으로 문제를 발생하지 않지만 감수성이 존재하는 세균이다.
⑥ **집락형성** : 체내에 머물며 임상적 감염징후가 없는 것이다.

### (3) 감염원의 종류
① 세균(Bacteria)
　㉠ 의료시설의 가장 심각하고 흔하게 발생하는 감염유발 매개체이다. 구형, 막대형, 나선형 등으로 분류한다.
　㉡ 그람 염색에 대한 반응으로 그람양성, 음성으로 나타나는데 이를 통해 항생제를 처방한다.
　㉢ 산소요구도에 따른 유산소성, 무산소성으로도 구분한다.

▌ **병원체**
Pathogens

▌ **독력**
Virulence

▌ **정상균 무리(정상세균총)**
Normal Flora

▌ **기회감염균**
Oppotunist

▌ **집락형성(집락화)**
Colonization

▌ **유산소성**
Aerobic

▌ **무산소성**
Anaerobic

② **바이러스** : 모든 미생물 중 크기가 가장 작으며 전자현미경으로 측정되고 B형·C형간염, 감기, 후천면역결핍증후군(AIDS) 등의 많은 감염을 발생시키고 항생제는 거의 효과가 없다.

③ **곰팡이류** : 감염을 일으키는 식물같은 균이다. 공기, 토양, 물에 서식한다. 발생 감염 예로는 백선증, 효모감염, 무좀 등이 있으며 항진균제로 치료하며 치료에 저항성을 가지고 있다.

④ **기생충** : 숙주의 표면 안에서 사는 병원체이다. 숙주로부터 영양분을 공급받는다. 대표적인 예로는 말라리아로 기생충이 모기를 감염시키고 모기가 인간의 혈액을 흡인할 때 발생하는 질병이다.

### (4) 병원소(Reservoir)

① **기능** : 미생물의 성장 증식을 위한 병원소는 병원체의 집이며 자연적인 서식처이고 저장소의 기능을 한다.

② **대표적인 병원소**
  ㉠ 사람이 대표적이다. 사람은 질병의 징후·증상을 나타낸다.
  ㉡ 광견병 바이러스를 가진 동물이다.
  ㉢ 조류는 웨스트나일바이러스를 옮긴다.
  ㉣ 모기는 대표적인 병원소이다.
  ㉤ 토양은 가스괴저, 파상풍의 병원소 역할을 한다.

③ **보균자** : 사람이 감염원의 저장소 역할을 수행하며 징후·증상을 발현하지 않는 경우이다. 무증상자이지만 전파력은 가지고 있을 수 있다.

### (5) 감염회로

① **출구**
  ㉠ 병원소로부터 미생물이 나가는 탈출구 역할을 한다. 마스크 착용은 탈출을 관리하는 관리법이다.
  ㉡ 병원소로 이동이 되지 않는다면 미생물은 세력을 확장할 수 없다.
  ㉢ 미생물마다 각각의 주요 출구경로가 존재한다.

② **전파경로**
  ㉠ 전파방법에 해당하며 다양한 수단·경로를 통해 병원체는 병원소를 전파한다.
  ㉡ 직·간접적 접촉경로를 경유해 신체로 들어갈 수 있다.
  ㉢ 직접접촉은 키스, 성교, 피부접촉 등이 해당된다.
  ㉣ 간접접촉은 오염된 도구를 만지는 등의 행위가 속한다.

▌**바이러스**
Virus

▌**곰팡이류**
Fungi

▌**기생충**
Parasites

▌**보균자**
Carrier

▌**웨스트나일바이러스**
West Nile Virus

▌**출구**
Portal Of Exit

▌**전파경로**
Means Of Transmission

③ 입구

　　㉠ 미생물이 새로운 숙주로 들어가는 경로이다.

　　㉡ 새로운 숙주의 입구는 이전 병원소에서 나가는 출구와 경로가 같은 경우가 많다.

　　㉢ 주요 입구는 기도, 요로, 피부, 위창자길 등이 있다.

④ 감수성이 있는 숙주

　　㉠ 수용 가능한 숙주와 숙주의 방어를 극복하면 계속적인 존재가 가능하다.

　　㉡ 감수성은 잠재적 숙주가 병원체에 저항하는 정도이다.

## (6) 감염단계

① 잠복기

　　㉠ 신체 침입한 시간과 감염증상이 나타나는 시간 사이의 간격이다.

　　㉡ 병원체는 이 기간에 성장과 증식이 일어난다.

　　㉢ 기간의 정도는 다양하게 나타나는 것이 특징이다.

② 전구기

　　㉠ 질병 초기 징후로 미열, 피로, 권태감 등의 비특이적 반응이 나타난다.

　　㉡ 사람의 경우 이 시기에 가장 많은 감염이 일어나고 감염의 전파를 인식하지 못한다.

　　㉢ 결과적으로 감염의 확산이 일어나게 된다.

③ 질병기

　　㉠ 특이적인 징후·증상이 발현하는 시기이다.

　　㉡ 감염의 종류에 따른 질병기간, 증상, 중증도 등이 다양하게 나타난다.

　　㉢ 한 부위에 발현하는 국소적 증상부터 전신증상까지 나타난다.

④ 회복기

　　㉠ 감염에서 정상 상태로의 회복하게 되는 기간이다.

　　㉡ 중증도나 환자의 일반적 상태에 따라 다르다.

　　㉢ 감염의 종류에 따라 회복기를 거치고 예전 상태로 돌아오거나 변화할 수 있다.

## (7) 감염의 신체방어

① 감염의 1차 방어선인 정상균 무리는 해로운 세균의 신체 침입을 막는다.

② 방어체계가 사람을 도와 감염에 저항하는데 염증과 면역반응으로 나타난다.

TIP & MEMO

▮ 입구
Portal Of Entry

▮ 감수성이 있는 숙주
Susceptible Host

▮ 감수성
Susceptibility

▮ 잠복기
Incubation Period

▮ 전구기
Prodromal Stage

▮ 질병기
Full Stage Of Illness

▮ 회복기
Convalescent Period

③ 염증반응

　　㉠ 병원체의 침입을 제거하거나 조직복구에 작용하는 보호기전이다.

　　㉡ 신체 공격 매개체를 중화·조절·제거하며 감염부위의 복구를 준비한다.

　　㉢ 급성 감염은 손상과 염증부위의 열, 통증, 기능상실, 발적, 부기 등을 동반한다.

　　㉣ 혈관과 세포는 구성요소이며 염증과정은 기본증상이 발현되는 원인이 된다.

　　㉤ 세포단계에서는 백혈구가 감염부위로 이동한다.

　　㉥ 1차 포식세포인 중성구는 외부물질과 세포파편을 막을 때 삼출물이 상처에서 분비한다.

④ 면역반응

　　㉠ 방어체계 중 하나로 세균과 함께 침입하는 외부 단백질, 자신의 단백질에 신체가 특이적으로 반응하는 형상이다.

　　㉡ 외부물질은 항원이고 신체는 항체를 생산하여 대응한다.

　　㉢ 항원-항체 반응은 체액면역이며 전반적 면역반응의 구성요소이다.

■ 항원
Antigen

■ 항체
Antibody

■ 체액면역
Hymorla Immunity

## (8) 감염의 위험을 높이는 요인

① 스트레스 수준 증가는 정상적 방어기전의 약화를 가져올 수 있다.

② 질병을 일으키는 병원체에 노출하는 것이다.

③ 인체에 보유되는 침습적인 의료기구에 침입 가능성이 크고 방어능력이 약화된 환자에게 치명적이다.

④ 피로수준, 영양상태, 건강상태, 질병유무, 특정 치료, 특정 약물 등은 숙주의 감수성에 역할을 한다.

⑤ 연령, 성별, 종족, 유전 등은 감수성에 영향을 준다.

⑥ 피부와 점막의 통합성은 미생물 침입을 방지한다.

⑦ 위창자길, 비뇨생식관의 pH농도는 침입을 방지하는 기능을 한다.

⑧ 적절한 건강습관, 영양섭취, 휴식, 운동, 좋은 위생습관 등은 면역반응의 유지에 도움을 준다.

## (9) 감염 임상지표

① 백혈구 수치 상승 : 정상수치는 $5,000 \sim 10,000/\text{mm}^3$이며, 이 이상의 수치를 나타낸다.

② 특정 종류의 백혈구 증가

　　㉠ 중성구는 $60 \sim 70\%$가 정상 수치이며 급성감염일 때 증가한다.

　　㉡ 수가 감소하면 급성 세균감염 위험이 증가하고 스트레스 반응에도 증가한다.

　　㉢ 림프구의 정상수치는 $20 \sim 40\%$ 이고, 만성 세균감염, 바이러스 감염에 증가한다.

ⓔ 단핵구의 정상수치는 2 ~ 8%이다. 심각한 감염에 수치가 증가하고 청소세
포, 포식세포의 기능을 한다.

ⓜ 호산구의 정상수치는 1 ~ 4%이다. 알레르기와 기생충 감염에 증가한다.

ⓗ 호염기구의 정상수치는 0.5 ~ 1%이다. 보통감염의 영향을 받지 않는다.

ⓢ 적혈구 침강속도 상승, 소변과 혈액, 가래, 체액으로 배양조직에서 병원체의
발견 등이 감염의 임상지표로 나타난다.

## 2 감염예방과 감염관리

### (1) 무균법(Asepsis)

① 정의 : 감염 예방과 감염사슬 끊기에 해당하는 모든 활동을 말한다.

② 내과적 무균법 정의

┃ 내과적 무균법
Medical Asepsis

ⓐ 청결법으로 병원체의 수와 이동을 감소시키며 손위생과 장갑 착용이 대표적
인 예이다.

ⓛ 병원체가 생길 가능성의 전제하에 의료기관에서 지속적인 이용이 진행되는데
모든 간호활동에는 내과적 무균법이 포함된다.

ⓒ 병원체 전파의 제한은 사람에게서 사람으로 전파 위험을 감소시킬 수 있다.

ⓔ 전파 제한을 위해 방어벽을 이용한다. 방어벽은 개인보호구, 손 위생, 기타
차단법 등이 해당한다.

③ 내과적 무균법 기본원칙

ⓐ 더러운 물건은 기구나 옷에 닿지 않도록 하고 좋은 손 위생 습관을 함양한다.

ⓛ 다른 사람에게 직접 기침, 재채기를 방지하기 위한 환자교육을 행하고 먼지
가 날리지 않도록 방지한다.

ⓒ 덜 더러운 영역에서 시작하여 더러운 영역을 마지막에 닦으므로 깨끗한 영역
의 오염 방지를 행한다. 병원체가 의심되는 물품은 멸균을 행하고 미생물 확
산을 방지하기 위한 개인위생을 철저히 한다.

ⓔ 의료기관의 규정 표준주의와 전파경로별 주의를 숙지하고 사용한다. 더러운
물건은 적절한 용기에 처리하며 심한 오염 바닥에 물품을 두지 않도록 한다.

④ 외과적 무균법 정의

┃ 외과적 무균법
Surgical Asepsis

ⓐ 멸균법으로 미생물이 없는 물건과 영역을 제공·보존에 이용하는 방법이다.

ⓛ 정맥주사관 삽입, 유치도뇨관, 멸균 드레싱 교체, 주사 약물 준비 등이 있다.

ⓒ 수술실, 분만실, 특정 지역에서 더 자주 이용된다.

ⓔ 병원균과 아포 포함 미생물 사멸이 필요한 물품은 멸균이 필요하다.

⑤ 외과적 무균법 기본원칙

    ⊙ 멸균물품은 다른 멸균 물품끼리만 닿을 수 있고 포장지 처음 가장자리를 벗길 때는 사용자와 반대방향으로 열며 멸균 표면이 옷에 닿는 오염을 방지한다.

    ⓛ 멸균 포장지 바깥은 오염된 것으로 간주하며 멸균 영역 준비에 사용되는 포와 종이 위에 용액을 쏟지 않도록 주의한다.

    ⓒ 허리 높이 이상으로 멸균물품을 들고 있어야 하며 멸균영역이나 물품에 대고 말을 하거나 침이 튀지 않도록 주의한다.

    ⓓ 멸균 영역에서 멀리 떨어지거나 등을 보이지 않고 필요하다면 건조 멸균 겸자를 사용할 수 있다.

    ⓜ 멸균영역의 바깥부분 1인치는 오염영역으로 간주하고 오염 의심 물품은 오염 물건으로 간주한다.

    ⓗ 갈라진 피부 접촉, 피부 관통, 체내 물질 주입 등 무균적 체강안의 침투 위험이 있는 물품은 모두 멸균 처리한다.

⑥ **소독** : 아포를 제외한 모든 병원균을 사멸하는 것이다.

⑦ 소독제의 종류

    ⊙ **알콜** : 단백질 변성으로 살균작용을 하며 사용농도는 60 ~ 90%정도이다. 세균·결핵균·곰팡이·바이러스에 작용하며 아포와 외피 비보유 바이러스에는 효과가 낮다. 신속 살균효과가 장점이나 잔류효과는 없다.

    ⓛ **요오드·아이오도퍼** : 미생물 세포벽의 투과로 단백질 합성저해와 세포막 변성을 일으키는 살균작용을 한다. 그람 양성균·그람 음성균·아포·바이러스·진균까지 살균 범위가 넓다. 10%의 용액은 침습적 시술과 창상치료에 이용되며 7.5%는 계면활성제와 수술 전 손 위생에 사용한다.

    ⓒ **클로르헥시딘글루코네이트** : 결핵균에 최소 효과가 있지만 아포에는 없다. 그람 양성균에도 좋은 효과를 나타낸다. 잔류효과가 높으며 피부소독제로 이용된다.

    ⓓ **글루탈알데히드** : DNA와 RNA의 단백질 합성을 변형하여 작용한다. 결핵균·그람 양성균·그람 음성균·진균·바이러스의 사멸에 관여한다. 보통 기계에 사용되는데 폐 기능 측정기구, 내시경류, 투석기 등의 소독에 사용된다.

    ⓜ **과산화수소** : 세균·진균·바이러스·아포·결핵균에 모두 작용하며 3 ~ 6%의 농도는 콘택트렌즈, 인공호흡기, 린넨 등의 소독에 이용된다.

⑧ **멸균** : 아포를 포함한 모든 미생물을 사멸하는 것이다.

⑨ 물리적 멸균법

    ⊙ **증기** : 포화증기를 이용하여 멸균하며 열·증기·압력·습기에 손상 받지 않는 의료기구에 적용한다.

    ⓛ **건열** : 뜨거운 공기를 이용하여 멸균할 때 160℃에 1시간 정도를 적용한다. 열에 녹지 않고 물기가 닿으면 용해되는 물품에 적용한다. 직물이나 고무는 적합하지 않다.

**소독**
Disinfection

**알콜**
Alcohol

**요오드**
Iodine

**아이오도퍼**
Lodophor

**글루탈알데히드**
Glutaraldehyde

**과산화수소**
Hydrogen Peroxide

**멸균**
Sterilization

**증기**
Steam

**건열**
Dry Heat

⑩ 화학적 멸균법

    ㉠ 에틸렌옥사이드 가스 : 저온멸균(50 ~ 60℃)이 실시되며 열·습기에 민감한 물품에 적용하게 된다. E.O.가스는 독성이 존재하여 정화장치가 필요하다.

    ㉡ 화학 멸균제 : 소독제에 3 ~ 12시간 노출한다. 2% 이상의 글루탈알데하이드 10시간, 7.5% 과산화수소수 6시간, 0.2% 이상 과초산 50분 이상 등이다.

    ㉢ 과산화수소 플라즈마 가스멸균 : 멸균원은 58% 과산화수소를 적용한 것이다.

⑪ 증기멸균

    ㉠ 사람과 환경에 독성이 없다. 멸균적용 대상이 광범위하다.

    ㉡ 짧은 시간 안에 적용이 가능하고 경제적이다.

    ㉢ 열에 민감한 기구에는 적용이 힘들고 습기로 인한 부식이 발생하는 물품에는 부적합하고 화상의 위험이 존재한다.

⑫ E.O.가스멸균

    ㉠ 포장재질과 기구의 관속 등에 적용 할 수 있고 조작과 감시가 쉽다.

    ㉡ 잔재하는 E.O. 가스 제거를 위한 정화가 필요하다.

    ㉢ 발암성·가연성·독성의 위험이 존재한다.

⑬ 과산화수소 플라즈마 가스멸균

    ㉠ 환경과 의료인에게 안정적이고 잔류독성이 없다. 정화시간이 필요치 않다.

    ㉡ 대부분의 의료기구에 적용 가능하고 조작·설비·감시가 쉽다.

    ㉢ 종이·린넨·액체에는 사용할 수 없다.

    ㉣ 관이 길거나 좁을 경우 적합하지 않다.

    ㉤ 노출 기간 중 pH농도가 1ppm 이상이면 독성 변환 가능성이 존재한다.

## (2) 격리(Isolation)

① 정의 : 입원한 환자, 병원직원, 방문자 사이의 감염병 확산을 방지하기 위해 제한하는 보호 방책을 말한다.

② 표준주의(1단계)

    ㉠ 모든 입원환자의 치료에 적용한다. 혈액·체액·분비물·땀을 제외한 배설물, 온전하지 않은 피부, 점막 등에 적용한다.

    ㉡ 요추천자, 호흡기 위생, 안전주사 실무 등의 위험성이 높은 장시간 시술을 할 때 마스크를 사용하는 방법이 추가된다.

    ㉢ 호흡기 위생·기침예절을 준수한다. 기침하는 환자에게 의료시설이나 사무실에서 사람들로부터 약 1m 이상 떨어져 있도록 한다.

    ㉣ 손 위생 방법을 준수한다.

    ㉤ 혈액·체액·배설물·분비물·오염물품·점막 등에 접촉할 때는 청결장갑을 착용한다. 같은 환자라도 필요시 장갑을 교체하며 사용 직후 장갑을 적절한 용기에 버린다.

**에틸렌옥사이드 가스**

EOgas, Ethylene Oxide Gas

**과산화수소 플라즈마 가스멸균**

Hydrogen Peroxide Gas Plasma

**전파경로별 주의(2단계)**

공기·비말·접촉 경로를 통한 전파를 막기 위한 예방책이다. 공기매개는 5㎛ 미만이며 비말입자는 5㎛ 보다 크다.

ⓑ 사용한 바늘에는 다시 뚜껑을 씌우지 않으며 불가피하게 뚜껑을 씌우는 경우에는 한손으로 행위를 진행한다.

ⓢ 척추, 경막하 공간에 주사물질, 카테터 삽입 시 수술용 마스크를 착용한다.

ⓞ 정기적 관리, 청소, 소독 절차 준수를 위한 적절한 환경관리를 시행한다.

ⓩ 일회용량 바이알 사용 등의 안전한 주사법을 준수하고 주사 시 일회용 바늘과 주사기를 사용한다.

③ 공기주의

㉠ 결핵, 홍역, 수두, SARS와 같은 공기매개 감염을 막기 위한 환자 격리 방법이다.

㉡ 1인용 음압병실에 환자를 입원시킨다.

㉢ 시간당 6 ~ 12회 환기를 적용하고 문을 닫고 환자를 병실 안에 있게 한다.

㉣ 결핵 의심이나 보유 환자를 대면할 경우, 홍역·수두 환자를 대면할 경우에는 N95를 착용한다. 환자는 필요시에만 병실 밖 이동을 하며 이동할 때에는 환자에게 수술용 마스크 착용을 해야 한다.

④ 비말주의

㉠ 영유아의 홍역, 볼거리, 디프테리아, 아데노바이러스 감염과 같은 큰 입자 비말이 전파되는 감염에 걸린 환자에게 적용되는 격리주의이다.

㉡ 가능한 1인용 병실에 입원시키고 문은 열어둔 채로 지낼 수 있다.

㉢ 환자와 접촉할 수 있는 모든 상호작용을 위하거나 환자 환경의 오염된 구역 발생 시 PPE를 착용하도록 한다.

㉣ 필요할 때에만 환자의 병실 밖 이동을 허하고 수술용 마스크를 환자에게 착용시킨다.

㉤ 방문자는 감염된 사람으로부터 1m 정도 떨어지게 한다.

⑤ 접촉주의

㉠ 다제내성균 감염되거나 집락한 환자에게 적용되는 격리주의이다.

㉡ 가능하면 환자를 1인용 병실에 입원시키고 환자와 접촉 가능한 상호작용이나 오염된 구역이 발생하면 PPE(Personal Protective Equipment)⁺를 착용한다.

㉢ 병실 밖 환자의 이동을 제한하며 환자 치료에 쓰이는 기구를 공동으로 사용하지 않는다.

⑥ 의료관련 감염 : 치료 과정 중에 발생하는 입원 당시에 없었던 감염이다.

㉠ 외인성 : 감염 원인인 원인균을 다른 사람으로부터 받아서 발생한 감염을 말한다.

㉡ 내인성 : 감염의 원인인 원인균이 그 사람의 신체에 서식하는 미생물인 경우를 말한다.

㉢ 의인성 : 감염이 치료와 진단적 시술 때문에 발생하였을 때를 말한다.

**✚ PPE**

개인보호장비를 말한다. 감염예방을 위하여 주로 의료종사자가 착용하는 장갑, 마스크, 가운, 캡, 앞치마, 고글 등의 보호장비이다.

**▌외인성**

Exogenous

**▌내인성**

Endogenous

**▌의인성(의원성)**

Iatrogenic

⑦ 침습적 의료기구 원인
  ㉠ 대장균, 황색포도알균, 스트렙토코커스 패칼리스, 녹농균, 클렙시엘라 등으로 일어난다.
  ㉡ 유치도뇨관, 정맥관 삽입, 기관절개관 등의 침습장치가 원인이 될 수 있다.
  ㉢ 중심정맥관 삽입으로 인한 혈류감염은 사망률이 높고 많은 비용이 소요된다.
  ㉣ 예방 지침으로 적절한 손 위생, 멸균가운 착용, 환자 피부의 소독, 중심정맥관의 소독과 건조 등이 제시되고 있다.

### (3) 다재내성균의 종류

① 다재내성균
  ㉠ 하나 또는 그 이상의 항생제 내성을 보이는 미생물이다.
  ㉡ 광범위한 항생제의 무분별한 사용은 감수성을 가진 세균이 항생제에 방어력이 생긴다.

② MRSA
  ㉠ 황색포도알균은 코 점막, 피부표면, 기도, 위창자 길에서 발견된다.
  ㉡ 광범위 항생제인 메티실린에 내성이 있다.
  ㉢ 치료하기 위해 강력한 항생제인 반코마이신이 사용된다.
  ㉣ 혈류감염, 상처감염, 인공호흡기 관련 폐렴, 다제내성의 원인일 수 있다.
  ㉤ 세균이 반코마이신에도 내성을 보이면 linezolid(Zyvox)와 같은 합성 항생제 치료를 시행하게 된다.
  ㉥ 주요 전파방식은 의료인의 오염된 손의 접촉, 오염된 의료기기의 접촉으로 발생한다.

TIP & MEMO

▌대장균
E.Coli

▌황색포도알균
Staphylococcus Aureus

▌스트렙토코커스 패칼리스
Streptococcus Faecalis

▌녹농균
Pseudomonas Aeruginosa

▌클렙시엘라
Klebisiella

▌메타실린 내성 황색포도알균
MRSA,
Methicillin - Resistant
Staphylococcus Aureus

▌메티실린
methicillin

▌반코마이신
vancomycin

③ VISA, VRSA, VRE

　㉠ VISA 발생 이후에 VRSA가 발생한다.

　㉡ 약물내성을 보이던 중간 내성 항생제에 민감해지면 이후 항생제의 완전한 내성이 발현된다.

　㉢ 발생 위험 환자로는 콩팥 질환, 당뇨병, 이전 MRSA 환자 침습적 카테터, 최근 반코마이신 병력 노출 환자이다.

　㉣ VRE도 병원체로 사슬알균 종인 장알균은 여성생식관, 창자길에서 발견된다.

　㉤ 치료는 페니실린, 암피실린, 젠타마이신으로 치료한다.

　㉥ 치료하다가 내성이 발생하면 반코마이신을 처방받고 VRE가 약제 내성이 발생되면 다른 항생제로 치료한다.

　㉦ 발생 위험 요인으로는 최근 배·가슴수술, 면역체계 저하, 유치도뇨관, 중심정맥관, 장기간 항생제 사용, 장기간 입원 등이 있다.

　㉧ VRE의 전파는 감염되거나 집락 환자의 대변·소변에 접촉하며 퍼지게 되고 의료인의 손에 묻어 옮겨질 수도 있다.

④ CRE

　㉠ 공중보건에 위협적이고 치료가 어려운 균이며 40 ~ 50%의 높은 사망률을 보인다.

　㉡ 카바페넴의 내성은 다른 치료 선택이 거의 없다.

　㉣ 사람에게서 사람으로 전파되는데, 위험 요인으로는 도뇨관, 정맥관, 인공호흡기 호흡, 장기간 항생제 복용, 장기요양시설 등이 있다.

**TIP & MEMO**

▌반코마이신 중등도 내성 황색포도알균

VSA,
Vancomycin Intermediate
Resistant Staphylococcus Aureus

▌반코마이신 내성 황색포도알균

VRSA, Vancomycin Resistant
Staphylococcus Aureus

▌반코마이신 내성 장알균

VRE,
Vancomycin − Resistant Entercocci

▌사슬알균(연쇄구균)

Streptococcus

▌페니실린

Penicillin

▌암피실린

Ampicillin

▌젠타마이신

Gentamicin

▌카파페넴 내성 장내세균

CRE,
Carbapenem − Resistant
Enterobacteriaceae

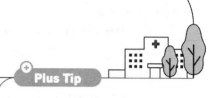

Plus Tip

**1** 멸균세트에 식염수를 따를 때 해야 하는 간호행위로 옳은 것은?

① 뚜껑을 따고나서 소량을 버린 후 사용한다.
② 식염수 라벨의 방향은 신경 쓰지 않고 따른다.
③ 식염수 뚜껑을 들 때에는 안쪽이 위로 향하게 한다.
④ 세트에 튀지 않도록 식염수 입구를 바짝 대고 따른다.
⑤ 7일 이내로 개봉 된 멸균식염수를 사용한다.

**1**

② 라벨이 위로 향하도록 들고 따른다.
③ 식염수 뚜껑은 안쪽을 아래로 향해 든다.
④ 멸균포나 세트의 멸균영역에 식염수 입구가 닿지 않도록 적절한 높이에서 따른다.
⑤ 개봉 된 멸균식염수는 24시간까지만 멸균된 것으로 간주한다.

**2** 간호수행 중 무균술의 종류가 다른 것은?

① 관장 　　② 도뇨관 삽입
③ 욕창 드레싱 　　④ 정맥내 카테터 주입
⑤ 수술부위 배액관 교환

**※ 무균법 종류**
㉠ 내과적 무균법 : 병원성 미생물이 없는 깨끗한 상태로 유지하는 방법이다.
㉡ 외과적 무균법 : 아포를 포함한 모든 미생물을 없는 멸균상태를 유지하는 방법이다.

**2**

① 내과적 무균술
②③④⑤ 외과적 무균술

**3**

① 호흡기나 상처, 장 격리는 부분적 격리에 해당한다.
② 일반사람들에게서도 환자를 보호한다.
③ 내과적 무균법을 시행한다.
④ 면역에 취약하거나 감염에 대한 방어력이 감소된 환자에게 적용한다.

**3** 역격리 환자의 간호중재 사항으로 옳은 것은?

① 호흡기나 장에 질환이 있다면 격리한다.
② 감염환자에게서만 환경오염을 막는다.
③ 환자 간호 시 외과적 무균법을 시행한다.
④ 전염력이 강한 질병의 환자에게 적용한다.
⑤ 감염에 민감한 저항력이 낮은 환자를 보호한다.

**※ 역격리**
외부 감염으로부터 감염 감수성이 높은 환자를 보호하는 것이다. 면역억제제를 사용하거나 질병으로 인해 신체 방어력이 감소된 환자가 대상이다.

**답** 1.① 2.① 3.⑤

**4** 감염단계에 대한 설명으로 옳은 것은?

① 전구기 : 기간은 최소 몇시간에서 며칠까지 지속된다.
② 잠복기 : 강한 전염력으로 특이증상이 나타나는 시기이다.
③ 전구기 : 신체에 병원체가 침범하고 감염증상이 나타난다.
④ 회복기 : 질병 기간과 증상에 의해 감염유형이 결정된다.
⑤ 발병기 : 감염증상이 완화되면서 회복이 진행된다.

※ 감염단계
㉠ 잠복기 : 신체에 병원체가 침범되고 감염증상이 나타나기까지의 기간이다. 잠복 기간은 다양하다.
㉡ 전구기 : 전염력이 강하고 질병 징후와 증상이 비특이적이다. 기간은 최소 몇 시간에서 며칠까지 지속된다.
㉢ 발병기 : 특이 징후가 나타나는 시기로 감염유형은 질병의 기간과 증상의 심각 성에 의해 결정된다.
㉣ 회복기 : 징후와 증상이 사라지고 감염에서 회복되는 시기이다. 기간은 감염기 간과 전반적 상태에 따라 다르다.

**5** 간호수행 시 고무 카테터나 플라스틱류의 기구를 멸균하는 적합한 방법은?

① 여과
② EO gas
③ 자비소독
④ 건열소독
⑤ 자외선소독

**6** 병원에서 발생하는 교차감염에 대한 설명으로 옳은 것은?

① 상처 재감염
② 피부 농포 형성
③ 다른 환자에게 옮겨진 병원균
④ 미생물 감염을 인한 치료 지연
⑤ 의료진의 부주의로 인한 상처감염

**Plus Tip**

**4**
② 전구기에 전염되기 가장 쉬우며 발병기 에 특이증상과 증후가 나타난다.
③ 병원체가 침범하고 감염증상이 나타나 는 기간은 잠복기이다.
④ 발병기의 감염유형은 질병 기간과 나 타난 증상의 심각성으로 결정된다.
⑤ 발병기는 병원체가 침범해서 감염증상 이 나타나기까지의 시기이다.

**5**
② EO gas 멸균법 : 세균이나 미생물, 아 포까지 없애는 멸균법으로 열이나 습 기에 약하여 고압증기멸균법을 적용할 수 없는 내시경기구, 플라스틱, 고무, 종이 등에 적용할 수 있다.
① 여과 : 공기나 수중기 중에 있는 미생물 을 제거하는 방법이다.
③ 자비소독 : 100℃에서 20분 정도 끓여 병원균을 파괴시키는 것이다.
④ 건열소독 : 160 ~ 170℃의 열에서 멸균 하는 방법으로 습기가 있으면 안되는 파우더 등의 물품 소독에 이용한다.
⑤ 자외선소독 : 소독용 자외선을 이용하여 실내공기 중의 미생물을 파괴시키는 것이다.

**6**
교차감염 … 환자의 병원균이 다른 환자에 게 옮겨지는 것으로 감염 증상도 없고 잠 복상태도 아니었던 감염증이 입원이나 퇴 원 후에 발생한다.

**답** 4.① 5.② 6.③

**7** 감염환자 간호 시 감염병실과 물건의 관리방법으로 옳은 것은?

① 감염환자에게 사용한 바늘은 뚜껑을 닫아서 폐기한다.
② 병실은 양압으로 유지하여 외부 공기순환이 없도록 한다.
③ 접촉물건은 일차 소독액에 담근 후 멸균 소독하여 사용한다.
④ 물건이나 환자와 접촉 후 일반비누를 꼭 사용하여 손세척한다.
⑤ 감염환자에게 사용한 장갑은 같은 감염환자에게 재사용이 가능하다.

**8** 병원 감염 중에서 감염이 가장 잘 일어나는 부위는?

① 신경계  ② 호흡기계
③ 소화기계  ④ 비뇨기계
⑤ 근골격계

**9** 마트에서 감염차단을 위해 카트 손잡이에 뿌리는 소독액으로 차단되는 감염회로는?

① 탈출구, 침입구  ② 저장소, 탈출구
③ 전파방법, 탈출구  ④ 저장소, 전파방법
⑤ 침입구, 개체 감수성

※ 감염회로
㉠ 감염회로 중에서 하나라도 차단되면 감염이 일어나는 것을 예방할 수 있다.
㉡ 감염성인자 : 바이러스, 박테리아, 곰팡이, 유기체로 인한 질병 유발 요인이다.
㉢ 저장소 : 미생물 성장과 증식이 일어나는 서식지이다.
㉣ 탈출구 : 저장소의 탈출구를 통해 외부에 전파된다.
㉤ 전파방법 : 접촉, 공기, 매개체, 중개물을 통해 전파된다.
㉥ 침입구 : 새로운 숙주 내로 들어가는 통로이다.
㉦ 개체의 감수성 : 병원체 대항 능력이 감소된 숙주에게 미생물 침입이 쉽다.

**10** 병원에 입원한 수두 환아에게 적용할 감염 예방 격리지침은?

① 역격리  ② 비말감염
③ 분변감염  ④ 접촉감염
⑤ 공기감염

답 7.③  8.④  9.③  10.⑤

**11** 간호사는 환자에게 입과 코를 막으며 기침하는 방법으로 차단되는
감염경로는?

① 입구　　　　　　　② 출구
③ 숙주　　　　　　　④ 저장소
⑤ 매개체

**12** 고압증기 멸균법으로 멸균한 물품의 유효기간은?

① 3 ~ 5일
② 1 ~ 2주
③ 3 ~ 4주
④ 7 ~ 8주
⑤ 10 ~ 12주

※ **고압살균(Autoclaving)**
㉠ 고압증기는 아포를 포함한 모든 미생물을 사멸시켜 완전 멸균이 가능하다.
㉡ 높은 습열에 손상되지 않는 거즈, 린넨, 수술도구 등을 멸균한다.
㉢ 고압증기 멸균법으로 멸균한 물품의 유효기간은 1 ~ 2주이다.

**13** 병원 모든 환자들에게 기본적으로 적용하는 격리지침은?

① 역격리
② 비말주의
③ 접촉주의
④ 표준주의
⑤ 공기주의

**14** 디프테리아의 전파경로로 옳은 것은?

① 공기　　　　　　　② 매개
③ 접촉　　　　　　　④ 혈액
⑤ 비말

**11**
② 출구 : 감염성인자가 떨어져 나오는 경로이다.
① 입구 : 새로운 숙주로 들어가는 통로이다.
③ 숙주 : 미생물이 침입하여 생존하는 곳으로 저항력이 낮을수록 침입하여 생존하기 쉽다.
④ 저장소 : 미생물의 성장과 증식이 일어나는 서식지이다.
⑤ 매개체 : 감염을 일으킬 수 있는 오염된 물품이나 물, 음식 등을 말한다.

**12**
② 고압증기멸균법의 유효기간은 1 ~ 2주이다.

**13**
④ 병원 내 표준 격리지침으로 모든 환자들에게 적용한다.
① 감염으로부터 면역력이 약화된 환자를 보호한다.
②③⑤ 감염병 환자의 감염경로에 따라 격리를 수행한다.

**14**
⑤ 디프테리아, 풍진, 아데노바이러스 등은 비말전파이다.
① 결핵, 수두, 홍역 등이 공기전파이다.
③ MRSA, VRE 등이 접촉전파이다.
④ AIDS 등이 혈액매개전파이다.

**답** 11.② 12.② 13.④ 14.⑤

**15** 소독효과가 좋고 휘발성이 있어 피부소독에 주로 사용하지만, 소양증이 나타날 수 있는 소독제는?

① 포르말린
② 과산화수소
③ 젠티안 바이올렛
④ 이소프로필 알코올
⑤ 포비돈 아이오다인


**16** 비특이적 면역으로 옳은 것은?

① 세포독성 반응
② 항체매개성 반응
③ 해부생리적 반응
④ 세포매개성 반응
⑤ 면역복합체 반응

※ 신체 방어기전
㉠ 비특이적 면역 : 이물질에 대한 노출 없이 피부나 점막에서 생리적 면역반응이 일어난다.
㉡ 특이적 면역 : 특정 이물질에 대한 노출 후 기억세포 존재로 림프구에 의해 면역반응이 일어난다.


**17** 병원감염예방을 위한 손 씻기 지침으로 옳은 것은?

① 로션은 손을 씻은 후 바른다.
② 손 씻기의 가장 중요한 것은 기계적 마찰이다.
③ 혈액이나 타액 등으로 인한 더러움은 알코올 제제로 소독한다.
④ 오염부위에서 깨끗한 부위로 손을 옮길 시 손 씻기는 필요없다.
⑤ 무균장갑을 끼고 수행하면 장갑을 벗고 씻지 않아도 된다.

※ 손 씻기
㉠ 병원감염을 가장 효과적으로 예방하는 무균술의 가장 기본적인 방법이다.
㉡ 손 씻기의 가장 중요한 방법은 마찰이다.
㉢ 모든 처치나 장갑 착용 전후에 손 씻기를 시행한다.

**15**

④ 이소프로필 알코올 : 세균막 지질복합체를 파괴하고 단백질 변성과 응고 작용으로 인해 살균효과가 나타난다.
① 포르말린 : 방부용, 소독살균용으로 사용된다. 극약으로 지정되어 식품에는 사용하지 않는다.
② 과산화수소 : 작용이 짧고 미약하여 살균효과가 떨어진다.
③ 젠티안 바이올렛 : 염색약으로 세균 염색 표본 검사에 사용된다.
⑤ 포비돈 아이오다인 : 그람음성, 양성균이나 바이러스, 진균에 살균효과가 있다.


**16**

①②④⑤ 특이적 면역에 해당한다.


**17**

① 로션으로 인해 균이 다시 옮겨올 수 있고 습한 배지 형성으로 균 증식을 촉진시킬 수 있다.
③ 알코올 제제는 눈에 띄지 않는 오염일 때 사용하고, 눈에 보이는 더러움은 향균성 세제와 물을 이용하여 씻는다.
④⑤ 모든 처치 전후, 장갑 착용 전후에 손 씻기를 시행한다.

**답** 15.④ 16.③ 17.②

**18** 항암요법을 받는 조혈모세포 이식환자에게 적용해야 하는 격리방법은?

① 역격리
② 공기주의
③ 접촉주의
④ 비말주의
⑤ 표준주의

※ 역격리
㉠ 면역력이 낮은 감염 위험성이 높은 환자에게 적용한다.
㉡ 환자를 감염성 유기체로부터 보호한다.
㉢ 면역력과 저항력이 낮은 장기이식이나 백혈병 등의 환자에게 적용할 수 있다.

**19** 병원에 입원 중인 장티푸스 환자의 간호 수행으로 옳은 것은?

① 환자 가족 병문안만 허용한다.
② 환자가 사용한 환의를 소각한다.
③ 입원기간 동안 격리하지 않아도 된다.
④ 고압증기를 이용한 멸균을 시행한다.
⑤ 전염되지 않는 질환으로 특별한 관리는 필요 없다.

**Plus Tip**

**18**
②③④ 감염경로에 따른 격리 수행 시 적용한다.
⑤ 모든 환자에게 적용하는 표준 격리지침이다.

**19**
①③⑤ 장티푸스는 2급 법정 감염병으로 환자의 대소변 배양검사 실시 후 연속 3회 음성이 확인될 때까지 환자를 격리해야 한다.
④ 아포 멸균을 위해 고압증기를 이용하는 것이 맞지만 법정감염병 환자의 물건은 임의 처분하지 않고 소각하거나 관련 법령을 따르도록 한다.

**답** 18.① 19.②

# 상처감염

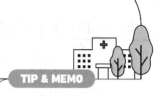

### 학습목표

- 피부 영향요인에 대해 설명할 수 있다.
- 상처 분류, 치유과정, 합병증에 대해 설명할 수 있다.
- 욕창 발생요인, 위험, 단계에 대해 설명할 수 있다.
- 상처와 욕창 간호과정에 대해 설명할 수 있다.

## 1 피부

### (1) 피부의 구조

① 피부는 병원체의 침입으로부터 피부밑의 조직을 보호 기능을 하는 1차 방어선이다.

② 피부통합선이 파괴되면 잠재적 위험과 생명 위협의 가능성이 있기 때문에 피부의 통합성 유지는 중요하다.

③ 외피 : 신체에서 가장 큰 기관으로 다양한 기능을 한다. 신체를 덮고 있고 생명유지에 필수적인 요소이다. 피부는 두 개의 표피와 진피로 구성된다.

④ 표피 : 맨 위에 있는 바깥층으로 중층상피세포층으로 구성된다.

⑤ 진피 : 탄력결합 조직의 틀로 구성된다. 털집, 땀, 신경, 혈관이 구성되어 있다. 진피는 피부 층을 신체조직에 고정하는 피부밑 조직을 덮고 있다.

⑥ 피부밑층 : 지방세포 소엽으로 구성된 지방조직과 결합조직으로 구성된다. 지방 저장, 열 절연체 역할, 완충효과를 나타난다.

▌ 외피
Integument

▌ 표피
Dpidermis

▌ 진피
Dermis

▌ 털집(모낭)
Hair Follicle

▌ 피부밑 조직(피하조직)
Subcutaneous Tissue

▌ 지방조직
Adipose Tissue

## (2) 피부와 점막 기능

① 물과 미생물, 자외선 손상, 감염, 수분손실 방지 등의 방어장벽과 보호기능을 한다.

② 땀의 증발, 혈관확장으로 열을 배출시키고, 혈관 수축으로 열 손실을 방지한다.

③ 털세움근의 수축으로 체온손실 방지하여 체온조절 기능을 한다.

④ 자존감의 주요 기여요소이고 의사소통·신원확인 등의 심리사회성 기능이 있다.

⑤ 수백만 신경종말으로 촉감, 압력, 통증, 온도의 감각을 느낀다.

⑥ 감각자극을 뇌와 척수와 함께 적응시키는 감각의 기능을 한다.

⑦ 비타민 D의 전구물질이 자외선과 함께 비타민 D를 생산하는 기능을 한다.

⑧ 피부손상에 대한 면역반응을 일으키는 기능을 한다.

⑨ 약물을 국소·전신에 흡수를 일으키는 기능을 한다.

⑩ 물, 질소 노폐물, 전해질 등을 땀으로 배출하는 기능을 한다.

## (3) 피부 통합성에 영향을 미치는 요인

① 생활습관의 변화

　ㄱ 태양 노출이 긴 직업이나 활동의 경우 피부암의 위험이 높다.

　ㄴ 신체 피어싱은 기도관리, 세균바이러스 감염, 피어싱 부위의 염증 발생 위험 등이 있다.

　ㄷ 동성애나 다양한 성교 파트너 이력, 양성애 남성, 혈우병, 정맥 내 주사약물 사용자 등은 카포시육종, AIDS 발생위험이 존재한다.

② 건강상태의 변화

　ㄱ 감각저하는 위험요인에 대한 인지부족으로 피부손상 위험이 있다.

　ㄴ 탈수나 영양실조는 탄력을 잃고 손상이 쉽게 일어난다.

③ 진단검사 : 위장관 조영술은 위장 세척제로 인해 항문주위가 민감해지는 위험이 있으며 발적, 염증을 확인해야 한다.

④ 치료과정 : 장시간의 침상휴식, 석고붕대, 습열에 따른 물 온도 조절장치, 투약, 방사선 치료 등이 존재한다.

⑤ 연령 : 발달문제로 인하여 신생아와 노인의 경우 위험도가 높다.

⑥ 질병 : 당뇨병의 경우 복합적 피부문제 발생 위험도가 높다.

## 2 상처

### (1) 정의

① 상처는 정상적 조직과 피부의 통합성에서 손상이 발생하였을 경우를 말하며 파열된 경우도 포함된다.

② 상처는 신체 상해나 기계적인 힘에 의해 발생할 수 있으며 파열의 범위는 작은 손가락 베임상처부터 신체 대부분의 3도 화상 등 다양하다.

### (2) 상처의 분류

① 고의적 상처(Intentional Wound)[+]
- ㉠ 정의 : 계획된 치료법이나 침습적 요법으로 치료를 목적으로 한 고의적인 행위로 발생하는 상처를 말한다.
- ㉡ 특징 : 상처의 가장자리가 깨끗하며 출혈은 바로 억제된다. 상처 발생 시 보통 멸균 영역에서 진행되어 감염위험이 적으며 곧 치유가 촉진된다.

② 비고의적 상처(Unintentional Wound)
- ㉠ 정의 : 고의가 아닌 우발적 사고에 의해 발생한다. 물리력, 예상치 못한 외상, 화상으로 발생한다.
- ㉡ 특징 : 멸균된 영역 안에서 생긴 상처가 아니기 때문에 감염 위험성이 높고 상처가장자리가 불규칙하고 치유시간이 길어진다.

③ 개방창(Open Wound)[+]
- ㉠ 정의 : 고의적 · 비고의적 외상으로 발생하는 상처이다.
- ㉡ 특징 : 파열된 피부로 인해 미생물 유입이 발생할 수 있다. 출현, 감염위험 증가, 조직 손상, 치유지연이 발생 할 위험이 높다.

④ 폐쇄창(Closed Wound)[+]
- ㉠ 원인 : 자동차 사고, 폭행, 낙상 등의 외상의 강압, 긴장, 타격으로 발생한다.
- ㉡ 특징 : 피부표면은 파열되지 않고 연조직, 내부 손상이 발생하고 출혈이 일어날 수 있다.

⑤ 급성 상처
- ㉠ 정의 : 외과적 절개 같은 경우를 의미한다.
- ㉡ 특징 : 며칠 내, 몇 주 내 치유가 이루어진다. 상처 가장자리는 접합으로 감염 위험이 줄어들게 되고 어려움 없이 치유과정에 들어간다.

⑥ 만성상처
- ㉠ 정의 : 상처치유의 단계 중 염증기에 머문다. 욕창, 정맥 기능부전, 동맥 기능부전과 같은 연속 과정대로 치유되지 않는 상처를 말한다.
- ㉡ 특징 : 정상적 복구진행이 어려우며 치유과정이 지연되고 가장자리는 잘 봉합되지 못하여 감염위험도가 증가한다.

❚ 상처
Wound

➕ 고의적 상처 예
요추천자, 정맥요법, 수술 등이 있다.

➕ 개방창 예
찰과상(Abrasion), 절개(Incision)이 있다.

➕ 폐쇄창 예
반상출혈(Ecchymosis), 혈종(Hematoma)가 있다.

❚ 연조직
Soft Tissue

## (3) 상처의 유형과 원인

① **화학손상** : 알코올, 금속, 약품, 산과 같은 독성물질, 세포괴사로 방출된 물질이 입히는 손상을 말한다.

② **박리** : 찢겨진 것을 의미한다. 정상적 해부위치 구조에 발생하게 된 것, 혈관과 신경, 다른 조직에 손상을 입힐 가능성이 있는 것을 말한다.

③ **관통상** : 점막이나 피부에 이물질이 침투하여 피하조직에 머무는 경우 파편이 조직 전체로 흩어질 위험성이 있다.

④ **뚫기** : 예리하거나 뭉툭한 도구로 인한 피부, 조직이 구멍이난 상태를 말하며 고의적, 우발적으로 나뉜다.

⑤ **찢김** : 불규칙한 형태이다. 뭉툭한 도구로 조직이나 피부가 찢겨져 정렬되지 않고 늘어져 있는 상태를 말한다.

⑥ **찰과상** : 마찰로 인한 피부 표피층 손상으로 긁히거나 쓸려져서 피부 맨 위쪽 층이 벗겨지는 경우를 말한다.

⑦ **타박상** : 뭉툭한 도구에 맞거나 어딘가에 부딪힌 경우 덮여진 피부는 온전하지만 밑의 물렁조직의 손상으로 혈종이나 멍이 발현하는 경우를 말한다.

⑧ **절개** : 예리한 도구로 인한 손상으로 상처가장자리가 밀접하고 정렬되어 있다.

⑨ **당뇨병 궤양** : 당뇨신경병증 손상, 기저질환, 말초동맥질환, 당뇨병성 발 등을 의미한다.

⑩ **동맥궤양** : 혈전증, 죽상경화증 같은 기저질환으로 인한 동맥손상, 기저동맥허혈을 말한다.

⑪ **정맥궤양** : 판막의 폐쇄, 기능 부전같은 기저질환으로 인한 복귀정맥혈의 부족과 손상을 말한다.

⑫ **욕창** : 압막, 마찰 등에 의한 순환저하를 말한다.

⑬ **방사선 손상** : 방사선이나 자외선에 노출되어 생긴 상처를 말한다.

⑭ **열 손상** : 높거나 낮은 온도로 인한 세포괴사가 발생한 경우이다.

**TIP & MEMO**

▎**화학손상**
Chmical Injury

▎**박리**
Avulsion

▎**관통상**
Penetrating

▎**뚫기(천자)**
Puncture

▎**찢김(열상)**
Laceration

▎**찰과상**
Abrasion

▎**타박상**
Contusion

▎**절개**
Incision

▎**당뇨병 궤양**
Diabetic Ulcer

▎**동맥궤양**
Arterial Ulcer

▎**정맥궤양**
Venous Ulcer

▎**욕창**
Pressure Ulcer

▎**방사선 손상**
Irradiation Damage

▎**열 손상**
Thermal Injury

## (4) 상처치유

① 정의 : 손상이 발생하였을 때 조직이 반응하는 과정이다. 손상세포는 결합조직세포를 흉터조직으로 대치하고 세포를 재생시키는 생리기전에 의한 복구과정이 있다.

② 상처치유 원리

    ㉠ 신체 부위 중 어느 곳에 발생한 외상은 전신으로 반응이 일어난다.

    ㉡ 완전한 피부는 미생물 저항의 1차 방어선이다. 피부의 통합성이 깨지면 감염 위험성이 증가한다.

    ㉢ 어떤 손상에 신체가 정상적인 반응을 이루기 위해서 충분한 혈액공급이 바탕이 되어야 한다.

    ㉣ 상처 과잉의 삼출물, 손상되고 죽은 세포, 병원균, 뼛조각 파편, 금속, 유리 등의 기타물질과 같은 이물질이 없는 경우 정상 치유가 촉진된다.

    ㉤ 효과적 상처치유는 다양한 무기질, 비타민, 미량의 영양소를 필요로 한다.

    ㉥ 영양실조는 T림프구 활동 관련하여 세포매개방어체계를 작동을 어렵게 한다.

    ㉦ 단백질의 결핍으로 백혈구 기능 하락으로 상처감염 위험성이 증가한다. 적절한 영양이 유지되어야 상처를 충분히 다룰 수 있다.

    ㉧ 완전한 피부가 되기 위해서 손상 정도와 환자의 전반적 건강이 영향을 받는다.

## (5) 상처치유 단계

① 지혈기

    ㉠ 손상이 발생하면 즉각적으로 발생하는 단계이다.

    ㉡ 혈관 수축, 혈소판 활성, 균주무리 생성 등의 작용으로 혈액응고가 시작된다.

    ㉢ 짧은 시간에 혈관이 수축된 이후의 확장되어 모세혈관 투과성이 증가한다.

    ㉣ 혈장·혈액 성분이 손상된 부위로 새어나가며 삼출물을 형성한다.

    ㉤ 삼출물로 인해서 부종과 통증이 발생하고 열과 발적이 생긴다.

② 염증기

    ㉠ 백혈구, 큰 포식세포가 상처부위로 이동하며 지혈 후 4 ~ 6일 동안 지속된다.

    ㉡ 백혈구는 세균, 세포파편을 섭취하기 위해 도착한다.

    ㉢ 손상을 입고 약 24시간 후에는 큰 포식세포가 상처부위에 들어간다.

    ㉣ 큰 포식세포가 장시간 머물면서 파편 섭취, 상피세포 성장, 새로운 혈관생성 성장인자를 방출한다.

▌상처 치유 단계

지혈기 → 염증기 → 증식기 → 성숙기

▌지혈기

Hemostasis

▌혈액응고

Blood Clotting

▌삼출물

Exudate

▌염증기

Inflammatory Phase

▌백혈구

Leukocyte

③ 증식기

    ㉠ 재생, 섬유모세포, 결합조직 단계이고 몇 주 동안 지속된다.

    ㉡ 섬유모세포의 활동으로 새로운 조직형성이 이뤄지면서 상처 공간을 메운다.

    ㉢ 육아조직은 새로운 조직으로 흉터조직을 형성한다. 혈관이 많고 붉은색이며 쉽게 출혈하는 것이 특징이다.

    ㉣ 1차 목적에 의한 치유 상처부위는 표피세포의 24 ~ 48시간 내 상처봉합으로 육아조직이 보이지 않는다.

    ㉤ 2차 목적 치유 상처로 같은 과정을 따라가지만 치유 시간이 오래 걸리며 많은 흉터조직이 발생한다.

④ 성숙기

    ㉠ 마지막 단계이다. 재형성, 성숙이라 말한다.

    ㉡ 손상을 입고 약 3주 후 ~ 몇 개월 또는 몇 년 지속될 가능성이 있다.

    ㉢ 상처부위의 불규칙하게 침착된 아교질이 재형성되고 상처를 더 튼튼하게 하며 인접한 조직과 유사하다.

    ㉣ 새로 생성된 아교질의 경우 계속된 침착으로 치유되고 있는 상처부위의 혈관을 압박한다.

    ㉤ 땀과 털이 발생하지 않고 햇볕에 타지 않는 무혈관 아교조직 흉터가 된다.

## (6) 상처치유의 국소적 요인

① **압박** : 상처부위로 지속적이고 과다한 압박으로 혈액 공급을 방해받을 경우 치유 지연을 유발할 수 있다.

② **건조**

    ㉠ 말라붙는 과정이다.

    ㉡ **세포사멸** : 건조된 환경은 세포의 탈수와 죽음을 유발한다. 상처부위의 세포사멸은 딱지 발생과 치유 지연을 유발한다.

    ㉢ 젖지 않을 정도의 습기와 수분공급이 가능한 상처는 표피세포의 이동을 촉진, 상피세포가 상처부위로 이동하는 상피화를 진행한다.

③ **짓무름**

    ㉠ 피부의 연화·손상을 의미하고 수분의 오랜 노출로 발생한다.

    ㉡ 피부 pH변화, 세균 증식, 피부의 감염, 축축한 피부의 마찰로 인한 피부미란 등에 의해서 발생한다.

④ **외상** : 상처 부위 반복적 외상으로 치유 지연과 치유가 불가한 상태를 발생시킬 수 있다.

⑤ **부종** : 혈액 공급의 방해로 산소·영양이 충분한 공급을 이룰 수 없다는 상태이다.

▌증식기
Proliferation Phase

▌육아조직
granulation tissue

▌흉터
scar

▌건조(말림)
Desiccation

▌상피화
Epithelialization

▌짓무름(물렁화)
Maceration

▌외상
Trauma

▌부종
Edema

⑥ 감염

    ㉠ 면역체계가 미생물과 싸우는데 에너지를 소비하여 회복·치유에 할당되는 에너지양이 감소하여 상처 치유가 지연된다.

    ㉡ 세균이 죽거나 생산되는 과정에서 방출되는 독소는 상처치유의 지연을 가져온다.

⑦ 괴사

    ㉠ 상처부위 죽은 조직은 치유를 지연한다.

    ㉡ 축축한 황색의 섬유질이 많은 조직으로 딱지로 나타난다.

    ㉢ 괴사딱지 : 질기고 가죽같이 검은 조직으로 나타난다.

    ㉣ 괴사조직 : 상처치유가 발생하지 않고 죽은 조직 제거로 상처가 치유된다.

⑧ 균막

    ㉠ 상처부위에 증식하는 세균은 당과 단백질로 구성된 두꺼운 보호장벽 균막을 형성한다.

    ㉡ 세균의 항생제 효과를 저하하고 환자 정상 면역반응 효과를 낮춘다.

    ㉢ 상처치유를 저해하며 만성적 상처염증을 일으키게 된다.

### (7) 상처치유의 전신적 요인

① 연령

    ㉠ 피부층이 표피와 진피 사이에 약하게 부착되어서 염증과정동안 쉽게 분리된다.

    ㉡ 영아·소아는 피부통합성 손상 위험이 높다.

    ㉢ 반창고를 떼어낼 때 표피가 벗겨지는 상처는 아동과 건강한 성인의 경우는 쉽게 회복한다. 노인의 경우는 노화로 섬유모세포의 순환·활동이 감소하여 치유과정이 지연되면서 만성질환으로 발생 가능성이 높다.

② 순환과 산소공급

    ㉠ 상처 치유는 충분한 혈액의 순환으로 영양분, 산소 전달과 세균, 독소, 조직 파편 등을 제거하여야 한다.

    ㉡ 순환이나 산소공급에 영향을 주는 요인은 상처치유에도 영향을 줄 수 있다.

    ㉢ 당뇨병, 고혈압, 심혈관 질환, 노인, 말초혈관 질환 등은 순환이 저하되는 위험성이 높다.

    ㉣ 빈혈, 만성호흡장애, 흡연자의 경우 조직의 산소공급이 감소한다.

▌괴사
Necrosis

▌괴사딱지
Eschar

▌균막
Biofilm

③ 영양상태
  ㉠ 상처치유는 충분한 탄수화물, 지방, 단백질, 비타민 무기질 등의 다양한 영양분이 필요하다.
  ㉡ 세포와 조직 재생에 칼로리와 단백질이 쓰인다.
  ㉢ 상피화와 아교질 합성은 비타민 A, C가 필요하다.
  ㉣ 아연은 세포증식을 하며 수분은 세포기능의 기본요소이다.
  ㉤ 영양과 수분이 부족한 환자의 경우 상처치유가 느리게 나타나고 부족하다.

④ 약물과 건강상태
  ㉠ 코르티코스테로이드 약물 섭취, 수술 후 방사선 치료가 필요한 환자의 경우 상처치유가 늦어지고 합병증 발병 위험도 높다.
  ㉡ 코르티코스테로이드는 염증과정을 감소시켜 치유를 지연시킨다.
  ㉢ 방사선은 골수의 기능을 저하시켜 백혈구 감소로 감염위험이 높아진다.
  ㉣ 장기간 항생제 투여는 이차감염과 중복감염의 위험이 높다.
  ㉤ 화학요법제는 상처치유 관여 세포의 증식을 감소 및 방해하면서, 만성질환자와 면역기능 저하자의 치유능력을 감소시킨다.

⑤ 면역억제 : AIDS, 루푸스 같은 질병이나 화학요법, 연령으로 인한 면역체계의 억제는 상처치유 지연을 가져온다.

■ 코르티코스테로이드
Corticosteroid

## (8) 상처 합병증

① 감염
  ㉠ 환자 면역체계가 미생물 성장을 막지 못할 경우 발생한다.
  ㉡ 수술동안, 초기 상처, 외상 등으로 미생물은 언제든 상처로 침입 가능하다.
  ㉢ 상처감염의 증상은 손상, 수술 후 2 ~ 7일 안에 발생한다.
  ㉣ 통증, 발적, 배농증가, 화농성배액, 부기, 체온증가, 백혈구 수 증가 등으로 나타난다.

② 출혈
  ㉠ 봉합이 풀리거나 상처부위 딱지의 탈락, 감염, 배액관 같은 물체로 혈관이 짓무를 때 발생한다.
  ㉡ 손상 후 48시간 동안 8시간마다 드레싱하고 드레싱 아래에 상처를 확인한다.
  ㉢ 과다출혈은 추가의 압박드레싱, 압박패킹, 수분보충, 외과적 중재가 필요하며, 내부출혈은 혈종을 형성한다.

■ 출혈
Hemorrhage

③ 벌어짐
  ㉠ 수술 후 가장 심각한 상처 합병증이다.
  ㉡ 치유되지 않은 상처의 과도 압박으로 상처조직층의 전체 또는 부분이 분리되는 것이다.

■ 벌어짐(열개)
Dehiscence

④ 내장적출

    ㉠ 벌어짐이 심화되어 나타나는 합병증이다. 내장이 절개 부위 밖으로 튀어나와 상처가 벌어지는 것을 말한다.

    ㉡ 합병증 위험도가 높은 환자는 흡연, 항응고제, 상처 감염, 비만, 영양실조, 상처감염, 구토, 과도 기침 등을 가지고 있는 경우이다.

⑤ 샛길형성

    ㉠ 신체 밖이나 다른 곳으로 내부 장기나 혈관의 비장상적 경로이다. 의도적인 경우와 비의도적 경우가 있다.

    ㉡ 의도적 경우 : 동정맥샛길과 같이 신장투석용을 위한 수술에 의해 만들어진다.

    ㉢ 비의도적 경우 : 축적된 체액이 주위 조직의 압박으로 비정상적 경로가 생기는 경우로 장질샛길이 있다.

**TIP & MEMO**

▌내장적출

Evisceration

▌샛길형성(누공)

Fistula

## 3 욕창(Pressure Ulcer)

### (1) 정의

① 피부와 피하조직의 국소적 손상부위에 난 상처로 근본적 원인은 압박이다.

② 대부분 물렁조직이 장시간 뼈융기, 외부표면의 압박, 물렁조직의 엇갈림, 마찰 등으로 압박을 받을 때 발생한다.

③ 욕창궤양, 압박궤양, 욕창으로 사용된다.

④ 욕창이 발생되면 환자는 삶의 질 저하, 의료비 지출 증가, 변형, 불편감 등을 겪는다.

⑤ 노인 환자의 경우 대·소변실금, 영양실조, 부동상태, 만성질환, 피부노화 등의 요인들이 동시에 생긴다.

### (2) 욕창 발생요인

① 외부압력

    ㉠ 원인 : 욕창 완충 역할을 하는 피하조직이 적은 뼈 융기에서 일어난다.

    ㉡ 발생부위 : 넓적다리의 큰돌기, 발꿈치뼈, 꼬리뼈, 엉치뼈 등이 있다.

    ㉢ 주요 발생원인 : 외부압박은 모세혈관 차단, 조직순환 부족을 야기한다. 특정부위에 허혈이 발생하고 부종, 염증, 저산소증에서 나아가 괴사에서 궤양을 형성한다. 움직이지 못하는 환자의 경우 최소 1 ~ 2시간 이내 발생할 수 있다.

▌욕창궤양

Decubitus Ulcer

▌압박궤양

Pressure Sore

▌욕창

Bedsore

▌발꿈치뼈(종골)

Calcaneous

▌꼬리뼈(미추)

Coccyx

▌엉치뼈(천골)

Sacrum

▌허혈

Ischemia

② 마찰

    ㉠ 두 표면이 맞닿아서 문질러질 때 발생한다.

    ㉡ 찰과상과 비슷한 양상으로 피부 바로 밑 혈관의 손상도 일으킬 수 있다.

    ㉢ 주름이 있는 침상에서 마찰로 조직 손상을 입을 수 있다.

    ㉣ 환자가 스스로 체위를 변경하거나 들것에 옮겨질 때도 발생 할 수 있다.

③ 엇갈림

    ㉠ 한 조직층이 다른 층위로 밀려날 때 일어나는데 피부와 그 밑의 조직이 분리되는 것을 말한다.

    ㉡ 발생되는 상황으로는 침대에서 자세 변경, 들 것이나 의자로 환자를 옮길 때 잡아당기는 경우, 불완전하게 앉은 환자 등 엇밀림으로 인한 손상을 받아서 생긴다.

## (3) 욕창 발생 위험

① 부동

    ㉠ 장시간 침대에 머무는 환자나 자세가 적절하지 않으면 욕창의 위험이 존재한다.

    ㉡ 무의식, 마비, 인지장애, 골절 같은 신체 제한의 환자는 오랫동안 한 자세로 부동하기 때문에 발생위험이 높다.

② 영양상태

    ㉠ 영양공급은 세포손상을 방지하는데, 특히 단백질 – 칼로리 영양실조는 욕창 형성을 촉진한다.

    ㉡ **단백질 결핍** : 음성 질소평형, 부족한 칼로리 섭취, 전해질 불균형 등으로 이어져 피부를 손상시킨다.

    ㉢ **비타민 C의 결핍** : 손상부위 순환을 방해한다. 부족한 시기에는 치아상태로 인해 악화되기도 한다.

    ㉣ **부적절한 수분** : 부종과 탈수가 발생하여 순환이 원활하지 않고 세포 영양공급이 방해될 수 있다.

③ 습기

    ㉠ 피부수분은 주로 대·소변, 땀, 상처에서 나오는 분비물이다.

    ㉡ 피부가 축축할 경우 외상에 대한 피부 저항성이 감소하고 마찰과 엇밀림의 위험성이 증가한다.

    ㉢ 젖은 피부는 작은 마찰에도 물집이 발생하고 손상을 입을 가능성이 높다. 대·소변은 암모니아 성분으로 화학적 자극에 의해 피부손상을 높인다.

**■ 마찰**

Friction

**■ 엇갈림(전단)**

Shear

④ 정신상태

 ⊙ 정신이 명료한 환자는 스스로 주기적 압박을 완화하고 피부위생을 실시한다.

 ⓛ 혼동, 혼수, 무감동한 환자의 경우 자기돌봄 능력이 감소하여 피부손상 가능성이 존재한다.

⑤ 연령

 ⊙ 노화로 인해 피부는 점점 취약해지며 따라서 노인의 경우 욕창 위험이 높다.

 ⓛ 노인의 영양실조, 면역력 저하도 원인이다.

⑥ 심부조직 손상의심

 ⊙ 압박, 엇밀림으로 물렁조직이 손상되면 국소적으로 자주색·적갈색으로 변색되고 혈액으로 찬 물집이 보인다.

 ⓛ 피부색에 따라 조금의 차이는 있지만 처음에는 정상 조직과 비교하였을 때 통증, 단단함, 부드러운 덩어리 잡힘, 수분이 많고, 더 따뜻하거나 차갑다.

 ⓒ 상처 위에는 물집이 잡힐 수 있고 얇은 괴사딱지가 생길 수도 있다.

 ⓔ 궤양 치료 중 조직층이 노출되면 상태의 악화가 빠르다.

**(4) 욕창의 단계**

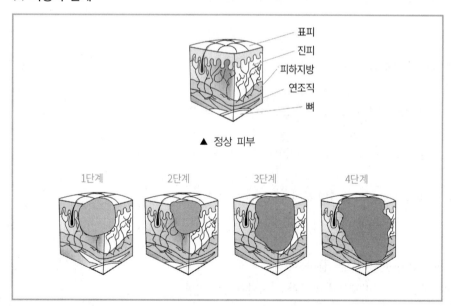

▲ 정상 피부

1단계  2단계  3단계  4단계

① 1단계

 ⊙ 뼈융기 위의 붉은색을 띄는 완전한 피부 상태이다.

 ⓛ 주변과 다른 피부색이 나타나고 인접 부위와 비교하면 통증, 단단함, 부드러운 덩어리 잡힘, 수분이 많거나 더 따뜻하거나 차갑다.

 ⓒ 1단계는 위험군에 있는 사람을 의미한다.

② 2단계

  ㉠ 진피 부분층의 손실과 얕게 열린 궤양이 있다.

  ㉡ 허물이 벗겨지고 타박상 없는 윤이 나는 건조한 얕은 궤양이 보인다.

  ㉢ 물집이 그대로 있거나 혈청이 찬 물집이 터지거나 벌어지는 경우도 있다.

  ㉣ 1 ~ 2주 이내에 발생한다. 연고, 개방감, 소독 등으로 치유가 가능하다.

③ 3단계

  ㉠ 전층의 조직 손실과 피부밑 지방이 보일수도 있으나 뼈·힘줄·근육은 보이지 않는다.

  ㉡ 허물의 벗겨짐도 보일 수 있지만, 조직 손실 깊이는 분명히 보이지 않는다.

  ㉢ 궤양이 침식, 터널구멍을 보이기도 한다.

  ㉣ 욕창의 깊이가 해부학적 위치마다 다르다. 피부, 피하지방이 괴사나 손상이 된 상태이다.

  ㉤ 복사뼈·뒤통수·코·귀는 피부밑 조직이 없기 때문에 욕창의 깊이가 얕게 나타난다.

  ㉥ 지방이 많은 부위는 심각한 진행단계를 보인다.

  ㉦ 조직을 제거하는 시술이 필요하다.

④ 4단계

  ㉠ 조직 전층 손실되며 뼈·힘줄·근육이 보인다.

  ㉡ 노출된 뼈와 힘줄은 직접 만져지며, 상처바닥 일부분이 허물이 벗겨지거나 괴사 딱지가 발생할 수 있고, 침식과 터널구멍이 나타난다.

  ㉢ 욕창의 깊이는 해부학적 위치마다 다르다. 근육과 지지구조로 확장되어 골수염 발생 위험성이 있다.

  ㉣ 수술적 치료가 반드시 필요하다.

⑤ 비범주·비분류 : 전층 조직이 손실되어 궤양바닥이 벗겨진 허물과 괴사딱지가 나타난다. 단계를 정확히 확인할 수 없으며 허물과 딱지가 충분히 제거되어야 단계를 확인 할 수 있는 것을 말한다.

## 4 상처와 욕창사정

### (1) 상처와 욕창의 심리적 영향

① 피부는 자아상, 감각, 의사소통의 역할을 하고 있기 때문에 상처와 욕창은 신체 뿐만 아니라 정서적 접근이 필요하다.

② 스트레스와 적응은 상처가 있는 경우 실제적·잠재적인 요소로 정서에 자극해서 스트레스가 된다. 스트레스 인자는 통증, 일상생활 변동, 불안과 두려움, 신체상의 변화로 나타난다.

③ 통증의 경우 모든 경중의 외상에 동반되어 나타난다. 합병증으로 생각되지만 심리적 요인으로도 작용한다.

④ 통증 감소를 위한 간호중재는 정서적 스트레스를 감소시킬 수 있다.

⑤ 급성·만성적 상처, 욕창 등은 환자의 일상생활에 관여한다.

⑥ 정상적 일상생활 중 신체적·경제적·의료적 제약이 발생하여 자기돌봄과 업무·여가 등의 활동을 하지 못할 경우 스트레스 요인으로 발생 할 수 있다.

### (2) 피부통합성 사정

① 환자의 외피상태 사정과 피부문제의 위험요인 확인 등에 관련하여 환자 병력이 필요하면, 환자·가족·지인으로부터 수집한다.

② 간호력에는 피부 모양과 욕창 관련한 환자 활동에 대한 질문이 포함된다. 여러 요인들이 혼합하여 욕창위험이 높은 환자를 구분한다.

③ 중점적으로 사정하는 피부통합성 사정요인은 피부의 상태, 활동·움직임, 최근의 피부변화, 통증, 영양, 배설 관련 질문들이 있으며 전반적 상태, 진단검가 결과를 평가하게 된다.

### (3) 피부사정

① 피부사정은 모든 환자 치료에 필수적인 부분으로 피부 신체사정은 초기 자료수집의 일부분으로 포함된다.

② 입원 당시에 정기적 사정이 필요하며 재사정은 급성 치료환경, 장기요양 환경, 가정간호 환경 시에 시행된다.

### (4) 상처사정

① 통증, 배액물, 모양, 냄새 등을 확인하기 위한 시진과 촉진이 행해지며 상처의 상태를 파악한다.

② 치유과정의 장애물을 확인하고 합병증 징후를 알아본다.

③ 정확한 사정으로 자료와 정보 수집하면 치료·치유과정의 효과를 올릴 수 있다.

④ 상처의 모양

　㉠ 상처가 생긴 부위를 확인해야 하며 크기를 기록하고 길이·너비·깊이 등을 기록한다.

　㉡ 측정단위는 ㎜, cm를 사용한다.

　㉢ 상처 가장자리 접합부분, 벌어짐, 내장적출 등의 여부도 확인한다.

　㉣ 배액관, 봉합선, 봉합핀, 관 등을 확인한다.

　㉤ 감염 발생 여부 증상인 부어오름, 짙은 붉은색, 뜨거움, 배액물 증가, 고름, 냄새 등을 사정한다.

⑤ 배액 : 염증반응에 의한 삼출물이다. 혈관에서 나오는 체액과 세포로 구성되고 조직과 조직표면 위에 침착된다.

　㉠ 장액성 배액물 : 혈액의 밝은 혈청부분이며 장막에서 나온다. 맑고 물 같은 특징이 있다.

　㉡ 혈액성 배액물 : 혈액처럼 보이며 많은 수의 적혈구가 포함된다. 밝은 붉은색은 막 일어난 출혈이고, 어두운 붉은색은 오래된 출혈을 나타낸다.

　㉢ 장액혈액성 배액물 : 혈청과 적혈구로 구성된다. 옅은 분홍색, 엷은 색조를 띤다.

　㉣ 고름 배액물 : 백혈구, 용해된 조직파편, 죽은 세균, 살아있는 세균 등이 혼합되어 있다. 원인균에 따라 다양한 색과 짙고 퀴퀴하거나 불쾌한 냄새를 동반한다.

## (5) RYB 상처분류

① 정의 : 상처사정에 이용되는 색 분류 체계이다. Red, Yellow, Black으로 상처를 설명하고 직접 치료와 이차감염의 치유의 지표가 되어준다.

② R

　㉠ Red로 보호를 의미하고 붉은 상처는 치유가 확산되는 단계로 정상적 육아조직의 색이다.

　㉡ 가벼운 세척, 습윤 드레싱 등을 사용하는 간호중재와 상처보호를 한다.

③ Y

　㉠ Yellow로 세척을 의미한다. 노란색 삼출물이나 허물의 벗겨지는 단계로 이때의 상처는 세척이 필요하다.

　㉡ 고름 배액물을 동반한다. 배액물은 흰빛의 노란색, 크림 같은 노란색, 노란빛이 나는 녹색, 베이지색 등으로 다양하다.

　㉢ 상처세정제와 상처세척으로 중재한다.

④ B

　㉠ Black으로 상처의 죽은 조직이나 이물질을 제거하는 것을 의미한다. 괴사조직이 존재할 수 있는 가능성이 있다.

　㉡ 갈색, 회색, 황갈색, 검은색 등으로 나타난다.

　㉢ 죽은 조직제거술이 필요하고 복합 상처관리가 필요하다.

　㉣ 죽은 조직제거술 후에는 노란색 상처로 치료되다가 붉은 상처가 된다.

TIP & MEMO

■ 장액성 배액물
Serous Drainage

■ 혈액성 배액물
Sanguineous Drainage

■ 장액혈액성 배액물
Serosanguineous Drainage

■ 고름 배액물(화농성배액물)
Purulent Drainage

(6) 욕창사정

① 대부분의 욕창은 예방이 가능하다. 환경 사정으로 욕창의 위험성, 선행요인, 실제 욕창증거 등을 확인하는 것이 중요하다. 욕창 위험을 사정하는 것으로 시작한다.

② 브레이든(Braden)척도

   ㉠ 정의 : 욕창의 위험을 사정하는 척도로 이용된다.

   ㉡ 신체의 자세를 바꾸거나 조절하는 능력으로 운동성과 신체활동의 정도로 활동 등이 있다.

   ㉢ 피부가 수분에 노출되는 정도(습기 포함)를 파악한다.

   ㉣ 압박과 관련된 불편감에 효과적으로 반응할 수 있는 능력으로 감각인지가 있다.

   ㉤ 평상시의 식이섭취 양상을 파악하기 위한 것으로 영양, 마찰, 엇갈림 등이 있다.

   ㉥ 23점까지의 점수를 부여하여 9점 이하는 최고 위험으로 측정한다.

③ 욕창의 모양 : 욕창의 피부사정으로 시진이 포함된다. 냄새, 육아조직, 상피화의 증거, 상처주위의 피부상태, 병변이나 궤양부위, 단계 확인, 궤양크기, 상처조직과 색, 종류, 샛길, 눈에 보이는 괴사조직, 삼출물이나 배액물의 유무와 종류 등에 대하여 시행한다.

## 5 욕창 간호중재

(1) 욕창 예방하기

① 매일 위험성 있는 환자의 피부를 관리하며 사정하고 뼈융기 부분을 주의하여 관찰하며 마사지를 하지 않는다.

② 일상적으로 오염이 일어난 피부는 깨끗이 씻고, 순한 세척제를 사용하여 마찰을 최소화하고 따뜻한 물은 피한다.

③ 환경을 건조하게 유지하되 건조한 피부는 보습제를 바른다.

④ 실금 증상과 관련하여 수분에서 피부를 보호하고 상처 배액물에 노출되지 않게 한다.

⑤ 적절한 자세변경, 이동방법을 준수하며 마찰과 엇밀림을 주의한다.

⑥ 이동성과 활동성 향상에 노력하며 단백질과 칼로리 섭취에 대해 사정하며 적절한 지지면을 사용한다.

## (2) 상처간호 · 상처관리

① 상처간호, 상처관리는 피부통합성의 회복을 위해 조직의 회복 및 재생을 촉진시키는 것이다.

② 상처는 공기 중에 노출되도록 유지하며 드레싱 없이 치료할 수 있다.

③ 공기 중 노출 상처는 서서히 치유되어 환경요인과 잠재적인 손상에 노출된다.

④ 폐쇄형 상처관리는 치유촉진과 촉촉한 상처유지를 위해 드레싱을 사용한다.

⑤ 드레싱의 액체는 상처표면을 촉촉하게 하며 표피세포의 빠른 이동으로 치유를 촉진시킨다.

## (3) 드레싱

① 목적

　㉠ 신체적 · 심리적 · 심미적 안위제공과 감염예방 · 제거 · 관리이다.

　㉡ 배액물의 흡수 및 촉촉한 상처환경을 유지한다.

　㉢ 상처에 추가손상 방지하고 상처주위의 피부부호를 한다.

　㉣ 괴사조직을 제거한다.

② 종류

　㉠ 사용되는 드레싱의 종류는 상처부위 크기나 종류, 깊이, 감염유무, 배액물 양과 형태 등 목적에 따라 다양하다.

　㉡ 건조한 거즈드레싱은 상처나 봉합된 수술상처를 덮는 데 주로 사용된다. 다양한 크기가 존재하며 3개의 층으로 이루어져있다.

　㉢ 배액상처에 직접 닿는 첫 번째 층은 비흡수성이며 친수성이다. 상처 배액물을 흡수층으로 보내 짓무르거나 재감염을 방지한다.

　㉣ 두 번째 층은 배액물 흡수층으로 배액물을 빼내는 심지역할을 한다.

　㉤ 비흡수성 거즈는 멸균 바세린 거즈, 텔파 거즈가 있다.

　㉥ 텔파거즈의 경우 윤이 나는 바깥 면으로 상처를 덮는다.

　㉦ 투명필름의 경우 흡착과 방수가 가능한 반투과성 막이다. 오염가능성을 감소시키고 상처를 한눈에 확인할 수 있다. 주로 말초정맥부위, 중심정맥장치 삽입 부위 등에 이용된다.

▌텔파
Telfa

## (4) 상처 소독 및 세정하기

① 가장자리 접합 상처

ㄱ 표준예방지침을 바탕으로 적절한 전파예방지침도 사용한다.

ㄴ 처방된 세척제로 멸균거즈패드나 솜뭉치를 적시고 아래 방향으로 쓸어갈 때마다 새로운 솜뭉치나 거즈로 처치를 진행한다.

ㄷ 진행방향은 위에서 아래로 닦아내고 평형하게 여러 줄을 그려가며 이동한다.

ㄹ 깨끗한 부위에서 덜 깨끗한 부위로 진행한다.

② 가장자리 비접합 상처

ㄱ 표준예방지침과 적절한 전파예방지침을 이용한다.

ㄴ 처방된 세척제로 멸균거즈패드, 솜뭉치를 적시고 원을 그리며 닦는다.

ㄷ 한 번에 각각 하나의 솜뭉치를 사용한다.

ㄹ 중심에서 바깥으로 닦는 방향을 진행하며 새로운 드레싱 끝에서 최소 1인치 간격으로 닦도록 한다.

ㅁ 드레싱을 대지 않는다면 상처 가장자리에서 최소 2인치 떨어진 위치까지 닦아낸다.

## (5) 온요법

① 효과

ㄱ 국소적인 열은 말초혈관이 확장되어 조직의 대사가 증가한다.

ㄴ 혈액 점성의 감소, 모세혈관 투과성 증가, 근육긴장과 통증 완화를 가져온다.

ㄷ 혈류 증가와 혈액점성과 모세혈관 투과성이 감소하면 백혈구와 영양분 전달이 증가된다.

ㄹ 노폐물 제거 촉진, 길어진 응고시간 등의 효과가 있고 조직대사가 증가하여 치유를 촉진한다.

ㅁ 열은 통증을 완화와 근육 이완을 돕고 전신효과로 심박출량·땀·맥박수의 증가와 혈압 감소로 나타난다.

② 건열요법

ㄱ 뜨거운 물주머니 : 쉽고 적은 비용으로 이용이 가능하지만 물이 샐 위험이 있다. 무게가 가해져 불편함이 발생할 수 있고 화상의 위험이 있다.

ㄴ 전기 열패드 : 국소적으로 열을 가할 때 이용된다. 쉽고 안전하며 지속적으로 열을 발생시킨다. 그러나 전기쇼크 위험, 화상, 화재위험 등이 발생할 수 있다.

ㄷ 수분 열패드 : 전기 열패드보다 안전하지만 주의가 필요하다.

ㄹ 핫팩 : 특정 시간 동안 특정한 양의 열을 발산한다. 다른 건조 열 요법과 같은 위험성이 존재한다.

**│ 뜨거운 물주머니**

Hot Water Bag

**│ 전기 열패드**

Eletric Heating Pad

**│ 수분 열패드**

Aquathermia Pad

**│ 핫팩**

Hot Pack

③ 습열요법
  ㉠ 습한 온찜질 : 순환과 치유를 촉진하며 부종 감소에 효과적이다. 열을 발산하고 나면 금방 차가워지므로 관리가 필요하다.
  ㉡ 좌욕 : 경제적이며 특수 대야가 사용될 수 있다.
  ㉢ 따뜻한 물에 담그기 : 화상과 같은 허물이 벗겨진 큰 상처의 위생과 순환 촉진, 국소 감염부위의 약물 투여 등의 이유에서 시행한다. 신체부위를 옮길 때 물에 의해 부유되기 때문에 통증이 덜하다.

(6) 냉요법
① 효과
  ㉠ 국소적으로 냉요법은 말초혈관 수축, 근육연축 감소, 안위 증진의 효과가 있다.
  ㉡ 혈류감소는 통증유발 물질의 국소적 분비를 감소시킨다. 부종과 염증의 형성이 줄어 혈액응고를 촉진하여 출혈이 억제된다.
  ㉢ 오랜 시간 추위에 노출되면 혈압, 떨림, 오한의 증가로 조직손상이 일어날 수 있으니 유의한다.

② 건냉요법
  ㉠ 얼음주머니 : 뜨거운 물주머니처럼 냉요법에 적용되는 쉽고 저렴한 방법이다.
  ㉡ 냉팩 : 화학물질, 비독성 물질로 채워진 밀봉용기로 냉동용액이 유연하게 신체부위에 맞도록 형태 변형이 되며 간단하게 사용이 가능하다는 장점이 있다. 사용 시 무감각, 통증의 여부를 사정하며 관찰한다.

③ 습냉요법 : 냉찜질로 국소적으로 사용한다. 손상된 눈, 발치, 두통, 출혈 등에 주로 이용한다. 신체 적용 전에 물을 꼭 짜서 옷이 젖지 않도록 한다. 찜질 소재는 자주 교체하고 20분 정도 사용한다. 지시에 따라 2 ~ 3시간 마다 적용한다.

TIP & MEMO

▌습한 온찜질
Warm Moist Compress

▌좌욕
Sitz Bath

▌얼음주머니
Icebag

▌냉찜질
Cold Compress

# 상처감염

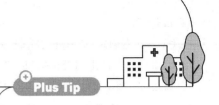

**1** 욕창 발생 위험성이 가장 높은 사람은?

① 요실금이 있는 무의식 환자
② 거동 시 도움이 필요한 치매환자
③ 심근경색으로 운동이 불편한 환자
④ 2일 전 견인 창치를 장착한 골절 환자
⑤ 수술 후 통증으로 움직이지 않는 환자

**1**

욕창 위험요인
㉠ 압력, 마찰력, 응전력, 감각·지각장
  애, 기동력 장애, 영양불균형, 요실금,
  변실금, 의식수준 저하 등이 욕창에 영
  향을 미친다.
㉡ 욕창을 일으키는 위험요소가 두 개 이
  상 동시에 있을 때 욕창 발생 위험이
  더 높다.

**2** 상처치유의 단계로 옳은 것은?

① 염증반응 → 혈소판 응집 → 섬유소 응고 형성 → 상피재생 → 조직성숙
② 염증반응 → 상피재생 → 섬유소 응고 형성 → 혈소판 응집 → 조직성숙
③ 섬유소 응고 형성 → 염증반응 → 혈소판 응집 → 상피재생 → 조직성숙
④ 혈소판 응집 → 섬유소 응고 형성 → 염증반응 → 조직성숙 → 상피재생
⑤ 혈소판 응집 → 섬유소 응고 형성 → 염증반응 → 상피재생 → 조직성숙

**※ 상처치유단계**
㉠ 염증기 : 손상 즉시에서 3 ~ 4일 동안 지속된다.
㉡ 조직 형성기 : 2 ~ 3주간 지속된다.
㉢ 조직 성숙기 : 치유의 마지막 단계이다.

**2**

⑤ 혈소판 응집 → 섬유소 응고 형성 → 염
  증반응 → 상피재생 → 조직성숙의 순으
  로 상처치유가 일어난다.

**3**

④ 환자가 앉아 있는 경우 표피 이내 조
  직끼리 받는 중력의 힘과 방향이 다르
  다. 이 때 서로 압력을 주게 되어 조
  직이 손상

**3** 침상을 상승시켜 홑이불에 고정된 상태로 환자의 자세를 유지할
때 천골이 미끄러지면서 발생하는 욕창의 원인은?

① 중력　　　　　　　　② 압력
③ 마찰력　　　　　　　④ 전단력
⑤ 구심력

**※ 응전력(전달력)**
㉠ 어떤 면에서 평행으로 주어지는 기계적 힘을 말한다.
㉡ 침상면에 환자 표피가 고정된 채로 발생한다.
㉢ 침상머리를 높게 하였을 때 가피에 받는 압력은 바로 누웠을 때 보다 훨씬 높다.

**답** 1.① 2.⑤ 3.④

**4** 입원환자의 욕창 발생의 가장 직접적인 원인은?

① 비만
② 마비
③ 영양불량 상태
④ 근육 긴장도 감소
⑤ 혈관압박에 의한 혈액순환 장애

※ 욕창의 단계
㉠ 0단계 : 일시적 허혈
㉡ 1단계 : 압력 제거 시 사라지지 않는 발적, 작열감
㉢ 2단계 : 부분적 피부상실, 표재성 궤양
㉣ 3단계 : 조직 괴사
㉤ 4단계 : 궤양, 감염 발생

**5** 부동환자에게 천골부위 발적과 표피, 진피 까지 침범하는 욕창이 발생하였을 때 욕창의 단계는?

① 단계에 포함되지 않는다.　② 1단계
③ 2단계　④ 3단계
⑤ 4단계

※ 욕창 피부 침범 범위
㉠ 1단계 : 표피까지 침범된 상태이다.
㉡ 2단계 : 표피와 진피까지 침범된 상태이다.
㉢ 3단계 : 피하지방까지 침범된 상태이다.
㉣ 4단계 : 근막이상까지 침범된다.

**6** 병원에 입원한 무의식 환자의 꼬리뼈 부위에 많은 삼출물이 나오는 욕창이 발생하였다. 환자 욕창 관리를 위해 간호사가 적용해야 할 드레싱은?

① 투명 드레싱　② 거즈 드레싱
③ Hydrogel 드레싱　④ Hydrocolloid 드레싱
⑤ Calcium Alginate 드레싱

※ Calcium alginate 드레싱
㉠ 흡수력이 뛰어나 분비물이 많은 상처에도 적합하다.
㉡ 젤 형성으로 상처를 촉촉하게 유지하고 사강을 채우는 패킹용으로도 사용 가능하다.
㉢ 지혈 성분이 함유되어 있고 신경말단 보호로 통증이 경감된다.

**Plus Tip**

**4**
⑤ 허혈로 인한 혈액순환장애로 조직 내 산호 공급이 차단된다.

**5**
③ 표피에서 진피까지의 침범이 나타나는 것은 욕창 2단계이다.

**6**
① 투명 드레싱 : 얇고 투명한 필름접착제를 사용하여 상처부위 관찰이 가능하다.
② 거즈 드레싱 : 거즈를 이용하여 배액을 흡수하고 상처부위 오염을 방지한다.
③ Hydrogel 드레싱 : 콜로이드 겔 형태로 장기간 습한 환경을 유지할 수 있다.
④ Hydrocolloid 드레싱 : 지혈 성분이 함유되어 있고 흡수력이 뛰어나 상처 사강을 채우는 패킹용으로 사용가능하다. 삼출물이 적은 상처에 사용한다.

**답** 4.⑤　5.③　6.⑤

**7** 모양에 따른 상처 분류에 대한 설명으로 옳지 않은 것은?

① 타박상은 물체에 부딪힐 때 가해지는 압력으로 조직내 출혈이 발생하는 상처이다.
② 절개상은 수술과 같이 의도적인 원인으로 생긴 개방상처이다.
③ 찰과상은 피부표면이 긁히거나 벗겨진 상처이다.
④ 자상은 못같이 예리한 물체에 피부나 피하조직이 찔린 상처로 감염률이 매우 높다.
⑤ 관총상은 피부와 기저조직이 융합되면서 생긴 상처이다.

**8** 상처치유의 영향요인에 대한 설명으로 옳은 것은?

① 소염제나 스테로이드는 상처치유를 촉진한다.
② 만성 흡연자는 혈소판 증가로 인해 상처유착이 발생한다.
③ 항생제 장기 사용은 상재균에 의한 감염 가능성을 낮춘다.
④ 방사선요법 적용 시 조직손상이나 골수기능 감소로 백혈구가 증가한다.
⑤ 카테콜라민은 상처의 혈류순환 증진시켜 상처치유를 지연한다.

**9** 2차 유합에 의해 치유되는 화상이나 정맥류 궤양, 욕창 등과 같은 상처에 적합한 드레싱은?

① Wet To Dry          ② Wet To Wet
③ Dry To Dry          ④ Dry To Wet
⑤ Wet To Damp

**10** 공사장에서 일하던 남성의 발에 못이 깊게 찔리는 사고로 생긴 상처의 유형은?

① 천공               ② 열상
③ 자상               ④ 절개상
⑤ 찰과상

**11** 상처 치유 단계 중 증식기 때의 간호중재로 사항으로 옳은 것은?

① 수분 제한　　　　　② 냉습포 적용
③ 물리적 제거　　　　④ 비타민 A와 C 공급
⑤ 저탄수화물 식이

※ 상처 치유의 증식기
㉠ 상처 2 ~ 3일 후 증식기가 시작하여 2 ~ 3주 동안 지속된다.
㉡ 섬유아세포가 상처에 유인되어 결합조직을 생산한다.
㉢ 혈관의 가장자리에서 내피세포가 생겨나 혈관이 재형성된다.
㉣ 상처의 가장자리에서 상피세포가 재생되어 손상부분을 덮는다.

**12** 욕창 예방을 위한 간호중재로 옳은 것은?

① 침상은 30℃ 이상 높여 유지한다.
② 드레싱을 교환할 때마다 욕창부위를 세척한다.
③ 알칼리성 비누를 사용한다.
④ 욕창부위 직접 압박하여 피부손상을 예방한다.
⑤ 마사지를 수행하는 것은 금기이다.

**13** 상처 형태에 따른 드레싱 적용에 대한 설명으로 옳지 않은 것은?

① 깊게 패인 상처는 1차적 드레싱으로 상처를 덮는다.
② 삼출물이 거의 없는 경우 투명필름 드레싱을 적용한다.
③ 보통의 삼출물에는 하이드로 콜로이드 드레싱을 적용한다.
④ 다량의 삼출물에는 칼슘알지네이트 드레싱을 적용한다.
⑤ 다량의 삼출물이 있다면 잦은 드레싱 교환을 피한다.

**14** 붕대법 적용 시 일반적 원칙에 대한 설명으로 옳은 것은?

① 상처부위에 마찰 감소를 위해 거즈를 사용하지 않는다.
② 정맥귀환 촉진을 위해 균등한 압력으로 붕대를 감는다.
③ 해부학적 체위를 고려하여 관절을 신전하여 적용한다.
④ 중앙에서부터 감아 내리며 균등한 압력을 적용한다.
⑤ 외부자극으로부터 감염방지를 위해 상처부위는 단단하게 감는다.

**Plus Tip**

**11**
④ 상처치유 시 탄수화물, 단백질, 비타민 A와 C, 무기질 등의 충분한 영양이 필요하다.

**12**
① 침상은 30℃ 이상 높이지 않도록 하여 압박을 경감한다.
③ 피부건조, 청결유지를 위해 연성 비누를 사용하고 알칼리성 비누 사용은 금한다.
④ 욕창부위의 직접 압박은 피하도록 한다.
⑤ 마사지를 통해 국소적 순환증진을 한다.

**13**
⑤ 다량의 삼출물로 드레싱은 자주 하며 감염 치유 시까지 주의 깊게 사용한다.

**14**
① 상처부위에 거즈를 대어 마찰을 피한다.
③ 해부학적 체위를 고려하여 관절의 굽힌 상태에서 적용한다.
④ 말단에서 중앙으로 감아 올리며 균등한 압력을 적용한다.
⑤ 뼈 돌출부위, 상처부위 등의 압박부위나 감염된 부위를 피해 고정한다.

**답** 11.④ 12.② 13.⑤ 14.②

**15** 하이콜로이드 드레싱에 대한 설명으로 옳은 것은?

① 투명막으로 공기를 통과시킨다.
② 방수기능은 없어 목욕이 불가능하다.
③ 젤이 상처 표면을 건조하게 유지한다.
④ 감염상처나 삼출물이 많은 상처에는 사용할 수 없다.
⑤ 괴사조직을 분해하여 육아와 상피화가 번갈아 발생한다.


**16** 상처로 인해 생길 수 있는 합병증에 대한 설명으로 옳은 것은?

① 기침, 재채기 등으로 장기가 적출된다.
② 열개는 수술 후 교원질 형성 전에 많이 일어난다.
③ 상처부위 적출 시 건조한 거즈로 상처부위를 잡고 밀어넣는다.
④ 상처부위에서 감염되면 배액이 감소한다.
⑤ 출혈의 조기증상으로 호흡이 저하된다.

※ 상처의 합병증
㉠ 감염
  • 상처, 수술 후 일주일 이내 감염증상이 나타난다.
  • 배액증가, 통증, 발적, 부종, 백혈구 수 증가, 체온상승 등의 증상이 나타난다.
㉡ 출혈
  • 맥박과 호흡상승, 심한 갈증, 전신쇠약이 나타난다.
  • 과도한 출혈 시 무균적 압박드레싱을 적용하며 냉요법과 수액보충이 필요하다.
㉢ 열개
  • 봉합된 상처부위가 부분적이나 전체적으로 벌어진다.
  • 수술 후 4 ~ 5일 사이 교원질 형성 전에 많이 일어난다.
  • 비만한 대상자나 기침, 재채기, 구토 등 압력 상승으로 유발된다.
㉣ 적출
  • 수술부위로 내장이 돌출되어 나온다.
  • 생리식염수로 적신 거즈로 상처부위를 덮고 응급처치를 한다.
㉤ 누공 : 기관과 기관 사이에 비정상적인 통로가 생긴 것이다.


**17** 간호사가 환자의 천골부위에 발적이 생긴 것을 발견하였을 때 해야 하는 간호중재는?

① 쿠션을 적용한다.        ② 침상머리를 45℃ 올린다.
③ 발적부위를 마사지한다.    ④ Dry To Dry을 적용한다.
⑤ 2시간 간격 체위변경을 한다.

**Plus Tip**

**15**
① 폐쇄성 불투명막으로 공기와 물이 통과되지 않는다.
② 방수기능이 있어 목욕이 가능하다.
③ 젤이 상처 표면을 촉촉하게 유지한다.
⑤ 괴사조직을 분해하여 육아와 상피화 동시에 발생한다.

**16**
① 기침, 재채기, 비만 등으로 열개가 유발된다.
③ 상처부위 적출 시 생리식염수를 적신 거즈로 상처부위 위에 덮어준다.
④ 감염 시 상처 주위 발적, 체온 상승, 배액 증가가 나타난다.
⑤ 출혈의 조기증상으로 심한 갈증과 호흡 상승, 전신쇠약이 나타난다.

**17**
⑤ 욕창 1단계 발적 단계로 지속적 압력을 완화하기 위해서 체위변경을 자주 시행한다.

**답** 15.④ 16.② 17.⑤

**18** 측위로 누워있는 편마비 환자에게 욕창 발생 위험이 높은 것은?

① 귀, 팔꿈치
② 견갑골, 척추, 천골
③ 후두부, 팔꿈치, 발꿈피
④ 무픞측면, 견갑골, 척추
⑤ 어깨전상골극, 무릎측면

**19** 상처에 자극이 적고 생리식염수나 용액 등에 적셔 사용해도 안전하게 보존할 수 있는 드레싱은?

① 거즈드레싱
② 알지네이트
③ Telfa 드레싱
④ 폴리우레탄 폼
⑤ 투명필름 드레싱

**20** 붕대를 감을 때 2/3씩 겹치도록 하며 관절을 기준으로 위아래 번갈아 가면 감는 붕대법은?

① 회귀법
② 나선법
③ 환행법
④ 8자 붕대법
⑤ 나선절전법

**Plus Tip**

**18**
욕창
㉠ 신체 특정 부위에 지속적인 압박으로 인해 생기는 혈액 순환 장애이다.
㉡ 주로 도출된 뼈, 궤양, 궤사 등이 나타난다.
㉢ 측위에서 압박을 가장 많이 받는 돌출 부위는 어깨 전상장골극, 무릎측면부위이다.

**19**
① 거즈 : 헝깊 섬유로 짜진 것으로 배액을 흡수하고 상처오염을 방지한다.
② 알지네이트 : 흡수력이 좋고 상처 사강을 채우는 패킹용으로 사용할 수 있다.
③ Telfa 드레싱 : 비접착 드레싱으로 지혈 시는 사용하지 않는다.
④ 폴리우레탄 폼 : 건조한 상처에 권장되지 않고 중정도 삼출물이 있는 욕창에 사용한다.
⑤ 투명필름 드레싱 : 얇은 반투과성 필름 접착제를 이용하여 상처부위 관찰이 가능하다.

**20**
④ 8자 붕대법 : 비스듬하게 겹치며 상행과 하행 방식으로 하는 붕대법으로 슬관절이나 주관절 또는 발목에 적용한다.
① 회귀법 : 절단된 신체 말단 부위와 머리에 적용한다.
② 나선법 : 붕대를 나사모양으로 감아 올라가며 팔목이나 몸통과 같이 원통형 신체 부위에 적용한다.
③ 환행법 : 모든 붕대법의 시작과 끝에 적용한다.
⑤ 나선절전법 : 매 돌림 시 절반정도를 반대로 해서 나선대로 감는 붕대법으로 허벅지나 다리, 팔뚝과 같은 원추 형태의 신체부위에 적용한다.

**답** 18.⑤ 19.① 20.④

# 투약

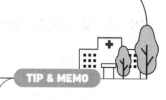

TIP & MEMO

---

## 학습목표

• 약리학의 정의, 원리에 대해 설명할 수 있다.

• 투약 원칙에 대해 설명할 수 있다.

• 투약의 간호과정에 대해 설명할 수 있다.

---

## 1  약리학(Pharmacology)

### (1) 약리학의 정의

① 약·약물은 신체에 작용하여 신체기능을 변화시키는 물질이다.

② 약이 신체기능에 변화를 일으키는 효과를 다루는 학문을 약리학이라 한다.

### (2) 약리학의 원리

① 혈중약물농도 감시, 의약품 명명법, 약물의 종류, 의약품 분류, 약물적응증, 약물의 작용기전, 약물유해반응, 약물작용에 영향을 미치는 요소가 포함된다.

② 약물투여는 숙련된 기술과 환자의 발달단계, 건강상태, 안전에 대한 고려를 포함하는 기본적인 간호에 해당한다.

③ 약을 투여하는 간호사는 약명, 약제, 분류, 유해반응, 약물작용에 영향을 미치는 생리적 요소 등 약에 대해 지식을 함양하고 있어야 한다.

### (3) 의약품 명명법

① 한 가지 약물에는 다양한 이름이 존재하는데 분류로는 화학명, 일반명(속명), 약전명, 상표명(상품명)으로 나뉜다.

② 화학명 : 약의 화학적 구성을 간단하게 표현한 것이다. 약제의 화학성분을 서술한 이름이다.

③ 일반명 : 처음에 약을 개발한 제조사가 지정한 이름이다. 약제가 공식화되기 전 첫 개발자에 의해 붙여지거나 제조회사에 의해 정해지기도 한다. 화학명에서 기인하여 사용된다.

④ 약전명 : 각 나라의 약전에 수록된 공식적인 이름으로 보통 일반명으로 쓰인다.

⑤ 상표명 : 상품명 또는 특허등록명이다. 약을 판매하는 제약회사가 선택하고 등록하여 상품으로서 보호를 받는다.

■ Tyrenol

• 화학명 : N − Acetyl − Para − Aminophen

• 일반명(속명) : Acetaminophen

• 약전명 : Acetaminophen

• 상품명 : Tyrenol

■ 화학명
Chemical Name

■ 일반명(속명)
Generic Name

■ 약전명
Official Name

■ 상표명
Trade Name

■ 특허등록명
Proprietary Name

### (4) 의약품 분류

① 효과·증상에 따른 분류
   ㉠ 약물이 신체에 미치는 효과, 완화증상, 기대효과 등에 따라 분류하는 것이다.
   ㉡ 혈압조절효과에 따라 항고혈압제, 혈당을 낮추는 효과에 따른 혈당강하제, 진통효과에 따른 진통제, 염증 완화 효과에 따른 소염제 등이 있다.

② 전문의약품·일반의약품·규제약물로 분류
   ㉠ 전문의약품: 처방약으로 의사나 치과의사의 처방에 의해서만 투약 될 수 있는 약을 말한다.
   ㉡ 일반의약품: 비처방약이며, 안정성이 인증된 약물로 처방전 없이 구입할 수 있는 약을 말한다.
   ㉢ 규제약물: 마약습관성 의약품 등을 말하며 남용성의 위험이 있고 육체적 정신적 의존성을 일으킬 수 있는 약물을 말한다.

③ 한 가지 약물의 여러 분류
   ㉠ 한 가지 약물이 여러 가지 분류에 동시에 포함된다.
   ㉡ 아스피린의 경우 진통제, 해열제, 항염증제, 항혈전제 등에 포함된다.

## 2 약물의 작용

### (1) 약물의 종류

① 약이 조제되는 형태가 투약 경로를 결정할 수도 있다.
② 투약 경로는 경구, 국소, 비경구 투여로 나뉜다.
③ 가루 또는 젤 형태의 약을 젤라틴 용기에 넣은 캡슐이 있다.
④ 물과 알코올, 감미료, 향미료를 함유한 액상의 엘릭시르가 있다.
⑤ 위 자극을 막는 피막으로 덮어진 알약이나 환으로 장용제피약(장용정)이 있다.
⑥ 미리 정해진 시간 동안 느리게 퍼지게 되는 약으로 서방제(XL)가 있다.
⑦ 국소적 사용의 약물입자로 로션이 있다.
⑧ 외부 도포로 이용되는 약을 함유한 반고체 약물로 연고가 있다.
⑨ 신체(질, 곧창자, 요도)에 삽입되는 약으로 좌약이 있다.
⑩ 물과 설탕용액에 섞인 약으로 시럽이 있다.
⑪ 피부에 부착하여 피부를 통한 흡수가 일어나는 경피패치가 있다.

TIP & MEMO

▌아스피린
Aspirin

▌캡슐
Capsule

▌엘릭시르
Elixir

▌장용제피약
Enteric Coated

▌서방제
Extended Release

▌로션
Lotion

▌연고
Ointment

▌좌약
Suppository

▌시럽
Syrup

▌경피패치
Transdermal Patch

## (2) 약물적응증

① 약물지료학은 약물요법으로 원하는 치료 목적을 달성하는 것이다.

② 약물투여의 바람직한 결과를 아는 것은 간호사의 중요한 책임 중 하나이다.

③ 간호사는 법적책임<sup>+</sup>으로 그들이 투여하는 약의 약물치료(학)에 대해 알아야 한다.

## (3) 약물동력학(Pharmacokinetics)

① 약물이 신체에 들어갈 때 신체가 약에 미치는 작용이다.

② 약물 입자가 신체에 이동하는 것으로 흡수 · 분포 · 대사 · 배설 과정을 통한다.

## (4) 약물의 작용기전

① 흡수 : 약물이 투여부위에서 혈류로 이동하는 과정을 말한다.

   ⊙ 투여경로 : 경로에 따라 약물 흡수율은 다르다. 혈과 분포가 많은 곳은 흡수율도 증가한다. 피부보다는 점막, 피하주사보다는 근육주사, 경구보다는 정맥주사가 흡수율이 더 크다.

   ⊙ 지질용해도(약물의 용해도) : 약물이 흡수되기 위해서는 먼저 용해되어야 한다. 수용액과 현탁액은 정제, 캡슐보다 빠른 흡수가 된다. 지용성 약물은 지질층으로 이루어진 세포막에서 더 쉽게 흡수된다.

   ⊙ pH : 산성약물은 위에서 흡수율이 높다. 염기성 약물은 소장에 도달하기 전에 흡수되지 않는다.

   ⊙ 혈류 : 투여부위로 공급되는 혈류량은 약물의 흡수속도를 결정한다. 혈액 공급이 풍부하면 더욱 빠른 흡수가 일어난다. 피하조직보다는 근육, 순환기능이 저하된 환자보다는 정상인 환자가 흡수율이 빠르다.

   ⊙ 투여부위의 상황 : 체표면적은 흡수 표면이 넓을수록 약이 더 많은 흡수와 효과가 나타난다. 신체에 넓게 접촉할수록 흡수율도 증가한다. 특정 시간 동안 흡수부위와 접촉하지 않으면 약은 완전히 흡수가 불가하다.

   ⊙ 약물용량 : 부하용량 또는 정상보다 더 많은 용량은 급성기의 환자에게 최대 치료 효과를 가능한 빠르게 얻고자 할 때 투여한다. 유지용량은 평상시 또는 매일의 용량보다 더 적은 용량을 말한다.

   ⊙ 위내 내용물 유무와 음식 상호작용 : 어떤 약물은 식간에 투여 시 흡수율이 높아진다.

② 분포

   ⊙ 약이 혈류로 흡수된 후 일어나는 과정이다.

   ⊙ 혈액 속으로 흡수된 장소에서 특정 조직세포(작용부위)까지의 이동과정으로 혈액을 통한 인체의 조직과 기관으로의 운반을 말한다.

❙ 약물치료학

Pharmacotherapeutics

➕ 간호사의 법적 책임

투약의 처방책임은 의사에게 있으며 조제책임은 약사에게 있다. 간호사의 책임은 약을 투여한 후 대상자의 상태 관찰 및 반응 평가의 책임이 있다. 따라서 약물투여는 간호사에게 주어진 특권인 동시 중요한 책임이다. 간호사는 약물의 효과, 투약 경로, 투약방법, 대상자 반응 관찰, 투약 관련 지식, 안전도와 정확성을 확인해야 하는 의무가 있다. 의사의 처방을 이해할 수 없거나 의심스러울 시 정확히 확인할 때까지 투약 보류를 하여야 하며 대상자의 투약과 관련된 과거력, 알레르기 반응 등을 사정하고 투여 전 사전 과민반응 검사를 시행한다.

❙ 흡수

Absorption

❙ 분포

Distribution

## (5) 약물 분포의 영향을 주는 요인

① 순환
- ㉠ 혈류의 제한상태, 작용부위에 관류부족(순환장애)의 경우 약물의 이동이 억제된다.
- ㉡ 울혈성 심부전 환자는 순환장애로 인해 약물 효과가 지연되거나 변화가 가능하다.
- ㉢ 근육주사 부위에 온습포 적용 시 혈관 확장으로 인해 약물의 분포가 빨라지는 효과가 있다.

② 막투과성
- ㉠ 장기에 분산되기 위해 장기조직과 생물학적 막을 통과해야 한다.
- ㉡ 혈액 – 뇌 장벽의 경우 순환혈액 내 화학물질이 뇌와 뇌척수액으로 들어가지 못하게 막는다.
- ㉢ 지방용해 약물만 통과한다. 독성물질의 뇌 침투를 방지하여 중추신경계가 감염되면 척수강 내로 항생제를 직접 투입하여야 한다.
- ㉣ 노인의 경우 BBB투과성 변화로 지용성약물 투과율이 증가하여 부작용(혼돈)을 겪기도 한다.
- ㉤ 태반막의 경우 비효과적인 장벽으로 일부 약물이 쉽게 태반막을 통과하여 태아에게 영향을 준다.

③ 단백질 결합 : 알부민(혈장단백질)과 결합하는 정도가 약물 분포에 영향을 준다.
- ㉠ 알부민과 결합한 약물은 약물 분포에 제한이 되어 약리적 효과를 방해한다.
- ㉡ 알부민과 비결합하면 활성화로 오히려 독작용의 위험성이 존재한다.
- ㉢ 노인·간질환·영양불량 환자는 혈장 단백 수치가 낮고 동일 용량 약물에 과다복용 한 것 같은 위험성이 나타날 수 있다.

④ 대사
- ㉠ 분포로 작용부위에 도달 후 약물이 쉽게 배설되기 위한 비활성 형태로 전환되는 생체 내 전환, 생물학적인 활성화학물질 해독과정을 말한다.
- ㉡ 폐, 신장, 혈액, 장에서도 일어나지만 대부분 간에서 이루어진다.
- ㉢ 약물 대사기관의 문제는 약물 독성의 위험 증가한다.
- ㉣ 간질환 대상자는 적은 양의 진정제도 간성혼수의 위험성이 증가한다.

⑤ 배설
- ㉠ 대사가 이루어진 약물은 신장·간·폐·외분비선을 통해 체외로 배설되고 주로 신장과 폐에서 이루어진다.
- ㉡ 전신마취제 같은 가스 형태의 약물은 폐를 통해 배설되므로 수술환자는 심호흡을 격려한다.
- ㉢ 유선을 통해서도 약물이 배설되므로 모유 수유 시 주의한다.

⑥ **약물역학** : 약이 세포의 생리를 변화시키고 신체에 영향을 미치는 과정을 말한다.

**TIP & MEMO**

▌음식물의 흡수
- 녹차의 경우 철분의 흡수를 방해한다.
- 항고혈압제, 고지혈증약은 자몽주스와 함께 복용할 경우 대사활동 억제로 약물대사가 지연되어 약효가 과다하게 나타난다.
- 골다공증 예방을 위한 칼슘제제 복용 시 카페인을 섭취하면 신장으로 칼슘배설을 촉진시켜 약효가 감소한다.

▌생물학적 막
Biological Membrane

▌혈액 – 뇌 장벽
BBB, Blood – Brain Barrier

▌대사
Metabolism

▌간성혼수
Hepatic Coma

▌배설
Excretion

▌약물역학(약역학)
Pharmacodynamic

## (6) 약물유해반응(Adverse Drug Effect)

① 약물의 작용방식과 유형은 매우 다양하다. 한 환자에게 같은 용량·약물을 투여해도 똑같은 반응이 일어나지 않고 환자에 따라 반응이 다르다.

② 알레르기 반응

㉠ 정의 : 신체가 투여된 약을 외부 물질로 해석할 때 일어나는 면역체계 반응이다.

㉡ 원인 : 면역학적으로 첫 번째 투여한 약물에 대해 민감해진 상태로 약물의 반복 투여가 일어났을 때 해당 약물에 대해 항원 인식 후 항체면역반응 유발된다.

㉢ 시기 : 투약 후 수분에서 2주까지 어느 시점에나 발생가능하며 항생제 투여 시 유발 가능성 높다.

㉣ 징후·증상 : 발진, 두드러기, 열, 설사, 오심, 구토 등이 있다.

③ 아나필락시스 반응·아나필락시스

㉠ 가장 심각한 알레르기 반응이다. 응급처치가 필요한 위급상황이 발생 할 수 있다.

㉡ 호흡곤란, 갑작스런 기관지근육의 수축, 심한 천식음, 인후두의 부종, 호흡곤란, 모세혈관의 확대로 저혈압과 빈맥 등을 동반한다.

㉢ 치료약물로 혈압상승제, 기관지확장제, 코르티코스테로이드제, 산소요법, 정맥주사액, 항히스타민제를 투여한다.

㉣ 알레르기 경력이 있는 대상자는 차트, 팔찌, 목걸이 등에 표시를 하여 관리한다.

④ 약물내성

㉠ 신체가 어떤 기간 동안 특별한 약물의 효과에 익숙해질 때 발생하게 되는 현상이다.

㉡ 특정 약물의 장기복용으로 약물에 대한 대사작용이 저하되어 용량을 증가 없이 치료적 효과를 나타내지 않는 것을 말한다. 효과를 내기 위해 더 많은 용량의 약물이 투여되어야 한다.

㉢ 마약성 진통제, 수면제, 항생제 등이 약물내성이 있는 약물에 해당된다.

⑤ 독성효과·독성

㉠ 많은 양의 약물 투여 후에 발생 가능성이 높다. 오용 또는 대사나 배설기능 저하로 인해 혈액 안에 약물이 축적되며 유발된다.

㉡ 영구적인 손상 또는 사망의 위험을 수반하는 약물요법과 관련된 특정한 증상군에 해당한다.

㉢ 모르핀의 경우 중추신경계의 억제로 통증감소를 유도하지만 위험성이 존재한다. 과량 투여나 독작용 시 호흡억제로 인한 사망 위험성이 존재한다.

**▌알레르기 반응**
Allergic Effect

**▌아나필락시스 반응**
Anaphylactic Reaction

**▌아나필락시스**
Anaphylaxis

**▌약물내성**
Drug Tolerance

**▌독성효과**
Toxic Effect

**▌독성**
Toxicity

**▌모르핀**
Morphine

⑥ 특이효과

    ㉠ 과잉반응, 과소반응 또는 기대와 반대로 반응이 나타날 수 있다. 흔치않거나 특이적인 반응으로 약에 대한 환자 특유의 반응과 연관이 있다.

    ㉡ 항히스타민제 복용 시 졸음 증상 대신 반대로 흥분 증상이 나타난다. 또는 포크랄 시럽 복용 시 진정효과 대신 흥분효과가 나타나기도 한다.

⑦ 약물상호작용

    ㉠ 약물을 한 가지만 투여했을 때보다 두 종류 또는 그 이상 동시 투여했을 때의 효과가 나타나는 경우이다.

    ㉡ 여러 개의 약물을 동시에 복용하거나, 섭취한 약이 음식이나 물질에 영향을 받으면 발생한다.

    ㉢ 상승효과 : 약물 각각의 효과보다 그 이상이 발현되는 경우를 말한다. 예로는 고혈압 환자에게 이뇨제와 혈관이완제의 동시 투여로 혈압조절상승 효과를 볼 수 있다.

    ㉣ 길항효과 : 약물 각각의 효과보다 합해진 효과가 덜하게 나타나는 경우이다. 예로는 포도당과 인슐린을 투여하면 혈당조절의 길항작용이 발생하게 된다.

⑧ 의원성(의인성) 질환 : 치료 중에 약물치료로 발생하는 예상치 못한 질환을 말한다.

⑨ 부작용

    ㉠ 약물 투여 시 예측하지 않았던 다른 이차적인 효과가 발생하는 것으로 해로울 수도 있으나 아닌 경우도 있다.

    ㉡ 부작용이 약물의 치료적 작용을 방해해서 효과가 나타나지 않으면 의사는 약물투여를 중단한다.

    ㉢ 흔한 부작용 증상은 식욕부진, 오심, 구토, 변비, 설사 등이 있다.

    ㉣ 심각한 부작용은 신장손상, 골수억제, 간 손상 등이 있다.

    ㉤ 간호사는 투약의 부작용을 숙지하고 부작용 조기발견, 간호중재 계획을 함양한다.

⑩ 유해작용

    ㉠ 원치 않고 의도하지 않았던 예측할 수 없었던 심각한 약물반응이며 역작용이다. 지나친 치료효과의 결과로 발생하는 경우가 있다.

    ㉡ 항고혈압제 투약 후 심각한 저혈압 증상이 발현한다. 약물투여 후 역작용으로 혼수상태나 호흡억제 등 생명에 심각한 경우도 있다.

    ㉢ 약물에 대한 역작용이 생기면, 약물을 처방한 의사는 즉시 그 약물투여를 중단한다.

❚ 특이효과
Idiosyncratic Effect

❚ 약물상호작용
Drug Interaction)

❚ 상승효과
Synergistic Effect

❚ 길항효과
Antagonist Effect

❚ 부작용
Side Effect

❚ 유해작용
Adverse Effect

⑪ 약물의 오남용

    ㉠ **약물오용** : 필요한 양보다 과량 또는 과소 사용하거나 약물을 잘못 사용하는 경우를 말한다. 특히 하제, 제산제, 비타민제, 진통제, 감기약 등은 스스로 약물을 투여·처방하거나 과용함으로써 급·만성 문제가 발생하기도 한다.

    ㉡ **약물남용** : 약물을 계속 사용하거나 주기적으로 부적절하게 사용하는 것을 말한다.

    ㉢ **약물의존성⁺** : 약물을 중지하면 신체적·정신적으로 그 약물을 갈구하고 탐닉하는 상태이다.

    ㉣ **투약불이행** : 처방한 대로 투약을 행하지 않는 것으로 대상자 건강과 안전에 영향을 준다. 우울, 부작용, 약 복용의 어려움 등이 원인이다.

## (7) 약물 작용에 영향을 미치는 요인

① 발달적 고려사항

    ㉠ **임산부** : 약물복용에 주의가 필요하다. 특히 임신 초 3개월이 가장 위험한 시기이다. 기형발생 유발위험⁺이 있는 특정 약물은 배아 또는 태아의 발달적 결함을 일으킬 가능성이 있다.

    ㉡ **영아** : 체격이 작고 간과 신장기능의 미숙으로 성인에 비해 적은 양의 약물투여를 한다. 특정 약물의 대사에 필요한 효소가 분비되지 않아 투여할 수 없는 경우도 있으므로 주의한다.

    ㉢ **아동** : 약물에 대한 특이체질 반응이 더 잘 나타나게 된다.

    ㉣ **노인** : 노화에 따른 생리적 변화로 약물반응이 다르다. 생리적 변화로 위장관의 기능이 감소하며 산도가 저하된다. 혈액순환과 간 기능은 감소함에 따라 약물 반응의 민감도가 증가한다.

    ㉤ **수유부** : 모유를 통한 약물배출이 일어날 위험이 높다.

② **체중** : 투여 전에 약물의 일반적인 투여량의 숙지가 중요하다.

③ **성별** : 남성과 여성의 체지방과 체액의 분포, 호르몬의 차이로 일부 약물의 작용에 차이가 있을 수 있다.

④ 문화 및 유전적 요인

    ㉠ 종교적 제한이나 믿음 또는 문화적 관습은 약물요법에 영향을 줄 수 있다. 예로 크리스천 사이언스는 영적 치유를 믿어 약을 복용하지 않는다.

    ㉡ 인종별 약물 반응에 차이가 있다. 아시아인의 경우 약물 대사가 느리게 진행되어 더 적은 용량의 약이 요구된다.

    ㉢ 백인 정상 약물 용량을 아시아인에게 투여 시 몸무게 차이로 인하여 부작용 발생 가능성이 있다.

⑤ **심리적 요인** : 환자의 심리적 기대가 약물의 반응에 영향을 줄 수 있는데 위약이 이에 해당된다.

▌ **약물오용**
Drug Misuse

▌ **약물남용**
Drug Abuse

▌ **약물의존성**
Drug Dependence

▌ **투약불이행**
Noncompliance

➕ **약물의 의존성**
• 생리적 의존성의 경우 오심, 구토, 전신경련, 혼수상태, 불면 등이 나타난다.
• 심리적 의존성의 경우 약물에 정서적으로 의존으로 안녕을 유지하는 것이다.
• 금단증상(Withdrawal Syndrome)은 약물을 끊었을 때 나타나는 증상이다.

▌ **기형발생**
Teratogenic

➕ **기형발생 유발위험**
코카인, 알코올, 항경련제 페니토인, 이소트레티노인 등이 있다.

▌ **페니토인**
Phenytoin(Dilantin)

▌ **이소트레티노인**
Isotretinoin(Accutane)

▌ **위약**
placebo

⑥ 질병

　　㉠ 질병의 유무는 약물 작용에 영향을 줄 수 있다.

　　㉡ 열이 있는 경우 아스피린을 복용하면 열이 감소하지만, 평상시 복용하면 체온변화는 나타나지 않는다. 간·신장 질환은 약물 대사에 지연을 가져온다.

⑦ 환경

　　㉠ 환자가 약물에 대응하는 것에 영향을 미칠 수 있는 요인이다.

　　㉡ 고온의 경우 말초혈관 확장으로 혈관확장제의 작용이 증대된다.

　　㉢ 저온은 혈관확장제의 작용이 억제되어 혈관수축제의 작용이 증가한다.

　　㉣ 진통제와 진정제의 경우 조용한 환경에서 효과가 좋다

⑧ 투여시간

　　㉠ 경구투여 약물은 공복 시에 더 빨리 흡수된다. 위에 음식이 있는 경우에는 경구 투여 약물의 흡수가 지연될 수 있다.

　　㉡ 위장관을 자극하는 약물(철분제제)은 식후복용이 자극을 줄일 수 있다.

　　㉢ 비스테로이드성 소염진통제의 경우 위 자극 예방을 위해 음식과 함께 투여한다.

⑨ 식이

　　㉠ 녹색 채소에 들어있는 비타민 K는 와파린과 같은 항응고제의 효과를 방해할 수 있다.

　　㉡ 진균치료제는 술과 함께 마시면 오심, 구토, 간장 장애 등의 위험이 있다.

## (8) 약물 용량과 혈중 약물 농도

① 혈중농도는 약의 용량이 정상적 효과 유발 농도인지, 유해반응이 일어나는 농도 미만인지 평가하기 위해 측정되는 것이다.

② 치료범위 : 독성을 일으키지 않고 바람직한 효과를 내는 혈중 약물 농도이다. 아미노클리코시드 항생제, 디곡신, 와파린 치료범위 확인을 위해 혈중 농도를 측정한다.

③ 최고치 : 가장 높은 혈장농도의 흡수가 완료될 때 측정한다. 투여경로와 흡수에 영향을 받는다.

④ 최저치 : 최저 농도로 배설율을 의미하며 다음 투약 30분 전에 측정한다.

⑤ 반감기

　　㉠ 약물의 혈중 농도 중 50%가 신체에서 배출되는 데 걸리는 시간을 말한다.

　　㉡ 반감기를 이용하여 체내 일정 수준의 농도를 유지하기 위해서 약물의 반복적 투여가 필요하다.

▌와파린

Warfarin(Coumarin)

▌치료범위

Therapeutic Range

▌아미노클리코시드

Aminoglycoside

▌디곡신

Digoxin

▌최고치

Peak Level

▌최저치

Though Level

▌반감기

Half - Life

## 3  투약의 원칙

### (1) 투약의 기본원칙

① 안전한 투약을 위해 시행된다.

② 투약과오는 언제나 투약의 6가지 기본원칙(6Rights)을 따르지 않기 때문에 발생한다.

③ 정확한 이유(Right Reason), 대상자교육(Right Education) 거부할 권리(Right Refuse), 사정(Right Assessment) 등이 최근에 추가되고 있다.

④ **정확한 약**(Right Drug)

　㉠ 투약 시 간호사는 3번 확인절차를 거친다.

　㉡ 약장(약칸)에서 대상자 약물을 꺼내기 전, 처방된 약을 개별용기나 포장지에서 꺼낼 때, 약물을 다시 대상자 약장(약칸)에 넣을 때(1회 용량 약물 시 개봉 전 대상자 침상 앞에서 확인)이다.

　㉢ 대상자가 이전 먹던 약과 다르다고 말하면 의사 처방 확인 할 때 까지 투약을 보류한다.

　㉣ 투약과오의 책임은 투약한 간호사에게 있으므로 준비한 약물만 투약한다.

⑤ **정확한 용량**(Right Dose)

　㉠ 용량 계산 시 다른 동료 간호사에게 계산된 용량이 맞는지 다시 확인한다.

　㉡ 알약을 자르는 것은 제조회사에서 명시한 경우에만 가능하다.

　㉢ 알약 분쇄가 필요할 경우 분쇄 기구에 이전에 남아있던 약물이 없도록 깨끗하게 정리하고 분쇄한다.

　㉣ 분쇄한 약물은 선호하는 음식이나 음료수에 혼합하지 않는다. 특히 아동의 경우 유의한다.

⑥ **정확한 대상자**(Right Client)

　㉠ 대상자를 정확하게 확인하기 위해 개방형으로 이름을 질문하고 생년월일, 주민등록번호 등을 말하게 한다.

　㉡ 인적사항 확인 후에 투약기록지의 확인사항을 대상자의 확인용 팔찌와 함께 비교한다.

⑦ **정확한 경로**(Right Route)

　㉠ 투약처방에 경로 미표시는 의사에게 확인 절차를 거친다.

　㉡ 비경구용 약물인지 경구용 약물인지 정확히 확인하도록 한다.

⑧ **정확한 시간**(Right Time)

　㉠ 정해진 시간에 약이 처방되는 이유와 투약 시간을 변경할 수 있는지 알아야 한다.

　㉡ 수술 전 투약의 경우 수술실 보내기 전 투여하며 일정한 간격으로 작용하는 약물을 우선적으로 투여한다.

　㉢ 정규 투약의 경우 처방된 시간 전후 30분 내에 투여한다.

⑨ 정확한 기록(Right Documentation)

   ㉠ 다른 건강요원과의 의사소통을 위해 필요한 과정으로 부정확한 기록은 투약 과오의 원인이다.

   ㉡ 투약 후 즉시 기록하며 투약 전 미리 기록하는 것은 금지이다.

   ㉢ 대상자 반응도 함께 기록하되 부정적 반응이 나타난 것은 주치의에게 보고 후 기록하도록 한다.

## (2) 투약처방

① 의의

   ㉠ 어떤 약도 면허 소지 임상전문가의 투약처방 없이 환자에게 투여할 수 없다.

   ㉡ 의료기관이 제시하는 방침에는 임상전문가가 투약처방을 작성하는 방법이 기재된다.

② 지속적 처방 또는 정규처방

   ㉠ 다른 처방이 내려져서 중지될 때까지, 처방된 날짜가 만료될 때까지 지속하게 되는 처방을 말한다.

   ㉡ 'Tetracycline 400mg PO q6h for 8days' 등으로 표기한다.

③ PRN처방(필요시처방)

   ㉠ 약물투여가 필요하다 판단되는 시점에 간호사가 투약하는 처방을 말한다.

   ㉡ 객관적·주관적 사정을 통한 약물필요도를 신중하게 사정한 다음 투약한다.

   ㉢ 주로 통증완화, 오심완화, 수면보조용 등이 사용된다.

   ㉣ 'Amphogel 35mL po prn for heartburn' 등으로 표기한다.

④ 일회용 처방

   ㉠ 수술 전이나, 진단검사 전 등 특별한 경우 한번만 투약하도록 작성하는 것이다.

   ㉡ 'Ativan 1mg IV at 8PM' 등으로 표기한다.

⑤ 즉시처방

   ㉠ 처방 즉시 1회에 한해 투여되는 처방이다.

   ㉡ 주로 대상자의 상태의 갑작스런 악화 등으로 인해 응급처방으로 내려지는 경우가 많다.

   ㉢ 예로 기관지 확장제 또는 항히스타민제 등이 있다.

   ㉣ 'Demerol 40mg IM stat' 등으로 표기한다.

⑥ 투약처방의 구성

  ㉠ 환자의 이름 : 다른 환자와의 혼돈 빙지를 위해 환자의 이름, 병원 등록번호를 함께 기록한다.

  ㉡ 처방 작성된 날짜·시간 : 정확한 날짜와 처방시간을 기록한다. 날짜는 연·월·일을 적는다. 시간 표기 시 오전과 오후 시간의 혼동을 없애기 위해 자정은 0시, 정오는 12시, 오후 3시는 15시 등 24시간 시간제로 기록한다. 오전은 AM 오후는 PM으로 표시하여 사용한다.

  ㉢ 투여 약물명 : 일반명(속명)이나 상표명으로 기록하며 최근에는 거의 모든 의료기관에서 약명과 함께 기관고유의 코드를 표시한다. 수기 처방인 경우 철차 확인이 필요하다.

  ㉣ 약물 용량 : 미터법을 주로 사용한다. 국제적으로 보편화되어 사용되고 가장 안전한 측정법 중 하나이다. 자가 투여 약물은 환자가 쉽게 투여할 수 있도록 가정식 측정법으로 안내된다. 특정한 표준약어가 약물량을 표시하는 데 이용한다.

  ㉤ 약물 투여경로 : 투여경로는 투약약어로 기술된다. IM은 근육내주사, SC은 피하주사, PO는 경구투여 등으로 표기된다. 한 가지 약물은 다양한 경로 투여가 가능하므로 처방에는 투여경로가 명확히 하여 혼동을 줄인다.

  ㉥ 약의 투여빈도 : 약물의 투여시간과 횟수는 표준 약어를 사용하여 표기한다. 통상적인(Routine) 약물의 투여시간은 병원의 규정에 따른다. 처방대로 시간을 엄수해서 약물을 투여하며 일반적으로 약물은 처방된 시간 전후 30분 내에 투여하도록 한다.

  ㉦ 처방을 작성한 사람 서명 : 컴퓨터 처방 전달시스템을 사용하는 처방자는 고유의 사용자 이름과 비밀번호를 사용해서 시스템에 접속한다. 수기 처방의 경우 반드시 처방 내용 다음에 서명을 기록한다. 간호사는 의사의 처방을 확인해야 하는 의무가 있다.

⑦ 투약처방 확인하기

  ㉠ 투약처방은 의사가 서면이나 컴퓨터에 기록한다.

  ㉡ 응급상황인 경우 의사가 내린 구두, 전화처방 시 반드시 처방내용을 받아 적어 그 내용을 되묻는 과정(Read Back)을 거친다.

  ㉢ 응급상황이 종료되면 의사는 24시간 이내에 구두, 전화처방 내용을 입력해야 하며 간호사는 이를 확인하는 과정을 거쳐야 한다.

⑧ 투약처방 이의 제기

  ㉠ 간호사의 법적 책임 중 투여하는 약에 대한 것이 있으며 의사에게 처방이 치료계획과 어떻게 관련되는지 질문할 수 있다.

  ㉡ 소수점의 배치가 혼동되는 오류 위험이 있으므로 소수점 앞에 항상 '0'이 있어야 한다.

**▌약물 투여시간과 약어**

| 약어 | 뜻 |
|---|---|
| AC, ac | 식사 전 |
| ad | 원하는 대로 |
| am | 오전 |
| BD, bid | 하루 두번 |
| daily | 매일 |
| H, h, hr | 시간 |
| PC, pc | 취침 시 |
| Qam, qAm | 아침마다 |
| Qh, qh | 매시간 |
| q2h | 2시간마다 |
| q4h | 4시간마다 |
| QID, qid | 하루 네번 |
| stat | 즉시 |
| TID, tid | 하루 세번 |
| qn | 매일 밤마다 |

**▌투약빈도 구분**

4시간 간격으로 투여인 경우 오전 8시부터 4시간 간격으로 투여(8Am, 12MD, 4Pm, 8Pm), 오전 9시부터 4시간 간격으로 투여(9Am, 1Pm, 5Pm, 9Pm)로 구분된다.

ⓒ 약물 알레르기 여부는 차트에 분명하게 명시하며 알레르기 반응은 환자의 생명을 위협할 수 있음을 인지한다.

ⓡ 처방된 약은 잠재적으로 환자가 복용하고 있는 또 다른 약과 상호작용할 가능함으로 확인 과정이 필요하다.

ⓜ 간호사는 자신의 지식과 경험을 토대로 환자에게 해를 입힐 수도 있는 어떤 약물을 투여하는 것을 거부할 권리가 있다.

ⓗ 투약처방에 대한 어떤 문제라도 기록하고 의료인에게 연락이 닿았는지 여부, 의료인의 답변, 관련된 모든 중재를 기록한다.

ⓢ 의사의 투약처방 내용이 적절하지 않거나 약물의 용량이 통상 사용범위를 벗어나는 등 의문이 생기면 투약하기 전에 확인하는 절차를 가진다.

ⓞ 적절하지 않은 처방을 의사가 계속 강요하는 경우는 의사에게 확인한 시간과 의사의 주장과 대상자의 반응을 함께 기록한다.

ⓩ 의사 확인을 위한 연락을 여러 번 시도했으나 실패한 경우에는 투약을 보류하고 그 내용을 기록한다.

## (3) 용량 측정방법

① **미터법** : 가장 널리 수용되는 측정법이며 십진법을 기본으로 한다. 기본적인 측정단위로는 meter(길이), Liter(부피), gram(무게)를 이용하며, 무게 $1kg = 1,000g/ 1g = 1,000mg/ 1mg = 1,000mcg$로 환산하며 부피는 $1L = 1,000mL$로 나타낸다.

② **약국 액량법** : 미국, 영국, 캐나다에서 사용하는 방법으로 기본단위는 무게 gr(grain), 부피 minim을 사용하며 그 밖의 무게는 grain(gr), dram, ounce(oz), pound(lb) 등, 부피는 minim, fluid dram, fluid ounce(fl oz), pint(pt), quart(qt), gallon(gal) 등을 사용한다. 혼동을 피하고 투약과오를 줄이기 위해 미터법 사용이 권장되고 있다.

③ **가정용 액량법** : 가정용 액량법 단위는 편리하고 친숙한데 정확하지는 않다. 주로 티스푼이나 컵을 이용하여 측정되며 단위는 방울(Drop), 찻숟가락(Tea Spoons), 큰숟가락(Table Spoons), 컵(Cup) 등이 있다. 무게는 pints, quart로 측정하며 십진법 단위로 환산 필요하게 된다. 티스분은 5mL로 간주하며 티스푼 × 3은 테이블 스푼 1개로 1온스(oz)는 30mL로 간주한다.

### (4) 약물용량 계산법

① 약 용량은 제약회사에서 공급될 때 제시되는 단위로 약물의 무게나 부피이며 이를 처방된 약물의 양으로 바꾼다.

② **공식대입법 방법1** : 일반적으로 원하는 용량(처방된 용량)과 일치하는 약물 보유량을 찾는 방법이다.

$$\frac{보유용량(약물의 용량)}{보유량(용액의 용량)} = \frac{원하는 용량(처방된 약 용량)}{x(원하는 양)}$$

③ **공식대입법 방법2** : $\dfrac{원하는 투여량}{보유 투여향(약물의 용량)} \times 보유량(용액의 양) = 원하는 양$

④ **차원분석** : 약물용량 계산에 계수치환법(Factor − Labeled Method)을 이용하여 변환 문제를 만들어 푸는 체계적이고 간단한 접근법이다.

⑤ **아동과 약물계산**

    ㉠ 성인에 비해 약물 대사능력이 떨어지므로 약 용량 계산할 때 주의한다.

    ㉡ 나이, 체중, 신체의 성숙 정도 등이 약물의 대사와 배설능력에 영향을 준다.

    ㉢ 미숙아와 신생아는 간과 신장이 미숙하여 약물의 해로운 작용에 취약하다.

⑥ **체표면적 이용**

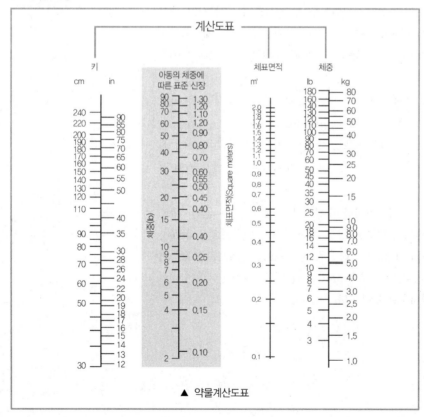

▲ 약물계산도표

▍ **체표면적(BSA, Body Surface Area)**

신체외부 표면의 면적이며 제곱미터($m^2$)로 표현되며 키와 체중을 기초로 측정된다. 영아, 아동, 성인, 항암제를 투여 받고 있는 환자, 체중이 적은 환자의 약물 용량을 계산할 수 있는 가장 정확한 방법이다. 특히 아동의 약물 용량은 체중(kg) 또는 BSA로 계산한다.

⊙ 가장 정확한 방법으로 체표면적(BSA, Body Surface Area)을 이용한다.

ⓛ 체표면적은 키와 체중을 기초로 측정하게 된다.

ⓒ 체표면적 추정을 위한 표준계산 도표는 아래와 같다.

$$\frac{\text{아동의 체표면적}}{\text{성인의 표준 체표면적}(1.7m^2)} \times \text{통상 성인 용량}$$

⑦ 체중이용

⊙ 체중을 이용하여 아동의 약 용량을 계산하는 방법인 Clark's Rule을 이용한다.

ⓛ 아동의 체중을 성인의 평균 체중인 68kg(150lb)와 비교해서 계산 할 수 있어 모든 연령의 아동에게 적용이 가능하다.

$$\frac{\text{아동의 체중}}{\text{성인의 평균체중}(68kg \text{ 또는 } 150\text{lb})} \times \text{성인 용량}$$

## (5) 투약 주의사항

① 안전한 환경 유지하기

⊙ 비교적 조용한 장소에서 약을 준비하는 것이 중요하다.

ⓛ 약을 준비할 때는 혼자서 일하도록 하며 투여할 약을 준비한 후에 부주의하게 두지 않는다.

ⓒ 약을 준비한 간호사가 약을 투여하고 약물 투여 사실을 기록한다.

② 마약류 완전하게 다루기

⊙ 약물공급장치에 보관하는데 평소엔 잠가두며 이중으로 잠금장치가 된 용기에 보관한다.

ⓛ 마약은 의사만 처방가능하고 투여 관련된 행위는 모두 기록한다.

ⓒ 기록에는 투여환자 이름, 사용한 마약의 양, 마약투여 시간, 마약을 처방한 의사, 마약을 투여한 간호사가 필수로 기록된다.

ⓔ 일정 간격으로 마약에 대한 확인을 한다.

ⓜ 2명의 간호사가 투여 준비를 확인하고 이 내용은 기록한다.

ⓗ 폐기 때에도 두 명이 지켜봐야하며 이 내용은 기록되어야 한다.

③ 환자 확인하기

⊙ 안전한 약물 투여를 위해서는 환자에 대한 적극적인 확인이 기본이다.

ⓛ 투여 전에 정확한 약이 정확한 환자에게 투여되는지 주의깊게 재확인하는 절차가 요구된다.

ⓒ 의료기관에 입원한 환자는 일반적으로 신분확인 팔찌를 착용한다.

ⓔ 바코드 장치로 팔찌 스캔을 이용하여 신분을 증명한다.

ⓜ 환자는 이름을 말하도록 개방형으로 질문을 던진다.

## 4 간호과정

### (1) 사정

① 간호력으로 투약 전에 문진을 통해 과거 약물치료에 관한 금기증에 관한 정보를 획득한다. 질병에 따른 약물 치료와 약의 부작용 발생의 위험 방지가 가능하다.

② 외과수술의 종류에 따라 투약이 필요한 상태인지 등 여부를 확인해야 한다.

③ 대상자에게 알레르기의 기왕력이 있다면 간호사는 다른 의료원에게도 알린다.

④ 알레르기의 유형과 반응 등 모든 정보는 입원기록지, 투약기록지, 간호력 신체검진기록지에 기록한다.

⑤ 복용하는 처방약, 비처방약, 한약재를 포함한 모든 약물의 정보를 사정한다.

⑥ 노인이나 아동의 경우 안전한 용량이 처방되었는지 확인하고, 간호중재가 필요한지를 확인한다.

⑦ 정상적인 섭취의 유형과 음식에 대한 선호도에 따라 약 용량을 효율적으로 정할 수 있다.

⑧ 지각이나 조정능력 문제가 있는 대상자는 자가 투약이 힘들므로 대상자가 약물을 준비하고 정확하게 투약할 수 있는 능력 여부를 사정한다.

⑨ 현재상태에 대한 사정으로 신체적·정신적 상태는 투약에 영향을 미친다. 어떤 약물이든 투약을 하기 전에는 항상 대상자를 주의 깊게 사정한다.

### (2) 수행

① 환자가 약물을 복용하고 있는지 확인하며 환자가 약물을 복용한 후에는 즉시 기록한다.

② 건강증진 간호활동으로 대상자의 투약이행에 영향을 미칠 수 있는 건강신념, 사회경제적 요인 등과 같은 습관을 확인한다.

③ 투약의 이점·이유를 대상자 및 가족에게 교육한다. 대상자의 건강신념, 문화적 실천을 치료계획안에 통합한다.

④ 입원 대상자 간호로는 투약 처방 확인, 투약카드 및 투약 기록지를 작성한다.

⑤ 정확한 투약을 위해 개방형으로 투약 전 정확하게 대상자를 확인하고, 비경구약물 투여 시 무균법을 적용한다.

⑥ 특정 약물의 경우 투여 전에 대상자의 상태를 반드시 사정한다.

⑦ 회복기의 가정에서 지내는 대상자는 보통 스스로 투약을 실천하지만, 간호사는 대상자와 가족에게 약물작용·부작용에 대해 교육할 책임이 있기에 투약 수행여부, 약물효과를 확인해야 한다.

**(3) 평가**

① 약물의 치료적 작용·부작용, 각 약물의 주의사항에 대해 숙지한다.

② 약물에 대한 대상자의 반응에 대해서 반응관찰, 통증 척도나 체크리스트의 사용, 질문 등을 통해 지속적으로 평가한다.

## 5 간호수행 약물투여

**(1) 연령에 따른 고려사항**

① 영아·아동

    ㉠ 연령, 체중, 체표면적에 따라 약물 흡수, 대사, 배설능력이 다르므로 투약 준비 시 특별한 주의 필요하다.

    ㉡ 투약 시 어떤 방법을 수행할지 결정하는 데 있어 가장 도움이 되는 자원은 아동의 부모이다.

    ㉢ 간호사의 감독하에 부모가 아동에게 약을 투여하면 아동이 받아들이는 것이 더 수월하다.

② 노인

    ㉠ 노화로 인한 간·신장의 기능감퇴, 지방비율의 증가가 두드러지므로 약물의 축적효과와 독성의 가능성이 증가한다.

    ㉡ 기억력·시력의 감퇴는 약물오용 가능성을 높이므로 가족에게 투여 교육과 투약시간표를 작성할 필요가 있다.

    ㉢ 경구약물 투여 시 흡인 가능성을 예방하기 위해 대상자를 똑바로 앉힌다.

    ㉣ 연하곤란을 호소하는 대상자에게 알약보다는 액체로 된 약물을 제공한다.

**(2) 경구약(Oral Medication) 투여**

① 특징

    ㉠ 구강으로 투여해서 위와 작은창자에서 흡수된다.

    ㉡ 안전성과 경제성이 있고 가장 편리하고 흔히 사용되는 투약방법이다.

    ㉢ 경구 투약이 금기되거나 구강으로 약물을 투여받기 곤란한 경우가 있다.

② 장점

    ㉠ 가장 편리하며 경제적이고 피부를 손상하지 않는다.

    ㉡ 환자에게 스트레스를 유발하지 않는다.

③ 단점

    ㉠ 오심이나 구토 증상의 환자의 경우 적용하기 힘들다.

    ㉡ 의도적·비의도적으로 약을 입안에 숨길 수 있다.

    ㉢ 흡인 가능성과 치아변색, 치아의 법랑질 손상, 위점막 자극, 불쾌한 맛이나 냄새, 위장관 운동성 감소나 연하곤란, 무의식 환자에게 부적합하다.

## (3) 경구약의 형태

### ① 고형제제
- ㉠ 알약, 캡슐, 환 등의 종류이다. 일부 알약은 부분적으로 쉽게 나눌 수 있도록 금이 그어져 있어 분리가 가능하다. 그어져 있지 않은 경우 부정확한 용량이 될 수 있으므로 알약을 나누지 않는다.
- ㉡ **장용제피약(장용제)** : 위의 흡수 방지를 위해 단단한 표면으로 덮여있어 장에서 용해된다. 씹거나 부수는 등 형태 변형은 금지된다.
- ㉢ **방출 연장 형태의 약** : 지효성 약, 방출조절제, 지속성 약, 서방제 등이 해당된다. 씹거나 부수면 안 된다.

### ② 액상제제
- ㉠ 엘릭시르, 증류액, 현탁액, 시럽 등이다. 컵 사용이 어려울 경우 경구용 주사기 사용한다.
- ㉡ 이전에 이력에 약물·알코올 중독자였을 경우 알코올 함유 약물 제한한다.
- ㉢ **유화액·현탁액의 복용 시** : 잘 흔들어서 투여 하며 불필요한 약물 손실을 방지하기 위해 약을 따를 때 정확한 용량을 측정한다. 라벨이 불명확 할 경우 약물 제공을 금기하며 사용하지 않은 약은 다시 병에 재투입하는 것을 금한다.

## (4) 경구약물 투여

### ① 설하 약물 투여
- ㉠ 혀 밑에서 용해되어 혀 밑 혈관으로 흡수되어 속도가 빠르고 물과 함께 삼키면 효과가 없다.
- ㉡ 음료·음식물의 경우 혀 밑 약물이 완전히 용해된 후 섭취한다.
- ㉢ 니트로글리세린 등이 있다.

### ② 볼점막 약물 투여
- ㉠ 볼 안쪽 점막에 약물이 닿도록 하여 녹을 때까지 입속에 물도록 교육한다.
- ㉡ 점막 자극을 피하기 위해 양쪽 볼을 번갈아가며 투여한다.
- ㉢ 약물을 씹거나 삼키지 않도록 교육한다.

### ③ 장관 영양으로 약물 투여
- ㉠ 가능하면 액상 약물을 사용하고 특정한 고형 형태의 약은 부수어서 음료와 혼합이 가능하다.
- ㉡ 특정한 캡슐은 열어서 음료에 섞어 관 속에 투여될 수도 있으며 투여 시 침대 머리를 올려서 역류를 방지한다.
- ㉢ 액상 형태의 약은 상온으로 준비하며 관의 잠금장치를 풀고, 관이 위나 창자에 연결되어 있는지 확인하고 투여를 진행한다.

**┃ 설하**
Sublingual

**┃ 니트로글리세린**
Nitroglycerine

**┃ 볼점막**
Buccal

ⓔ 투여 직전과 직후에 15 ~ 30mL의 물로 관의 내부를 세척해야 하며 약은 각
각 투여하며 약을 투여 때마다 물로 씻어낸다.

ⓜ 환자가 관 영양 중이라면 투여될 약에 대한 정보를 검토한다.

ⓗ 지속적 관 영양 환자는 투여 직전과 직후에 영양관을 잠금상태로 유지한다.

④ 흡인예방을 위한 간호중재

ⓖ 투약 시 흡인 방지가 중요한데 의식수준, 연하곤란 등은 경구투여의 흡인위
험성이 높다.

ⓛ 경구 복용의 경우 가능하면 스스로 수행하도록 하고, 똑바로 앉거나 상부를
높인 체위에서 시행한다.

ⓒ 편마비 환자의 경우 건측의 입속으로 약을 넣고 위축온 쪽으로 머리를 돌려
건축식도로 내려가기 쉽도록 한다.

ⓔ 농도 진한 음료와 함께 섭취하며 한 번에 한 알씩 복용한다.

ⓜ 빨대는 흡인의 위험으로 권장되지 않으며 가능한 식사시간에 맞춰 진행된다.

**흡인**
Aspiration

(5) **비경구약(Parenteral Medication) 투약하기**

① **정의** : 소화관 이외의 경로인 소화관 밖의 신체 조직이나 순환계통에 약물을 주
입하는 것이다. 대부분 주사로 약물 투여를 말한다.

② **종류** : 피내 · 피하 · 근육 · 정맥주사로 구분된다.

③ **특징**

ⓖ 주사는 침습적 시술로 무균술이 적용한다.

ⓛ 시행 시 멸균된 기구와 멸균된 약물 준비가 필수요소이다.

ⓒ 경구투약에 비해 효과가 빠르고 약물 흡수율이 높아서 투여하면 돌이키기 어렵다.

④ **바늘** : 바늘 찔림 사고는 뚜껑을 다시 덮는 동안 발생한다. 사용 후 되씌우지 않
도록 하고 불가피한 경우는 한 손만 이용하여 행한다.

**바늘**
Needle

⑤ **주사기**

ⓖ 멸균된 개별 포장이나 1회용을 이용한다. 손으로 만질 수 있는 부위는 주사
기바깥쪽(외관), 밀대손잡이로 한정된다.

ⓛ **멸균상태 유지 부위** : 주사기 연결부위, 외관 안쪽으로 들어가는 밀대, 외관 안
쪽 부분이 있다.

ⓒ **크기** : 0.5mL ~ 60mL이다. 근육주사나 피하주사 시 1 ~ 3mL로 사용된다.
10mL, 20mL, 50mL등의 큰 주사기는 수액 약물을 첨가할 때나 상처 세척 등에
사용한다.

ⓔ **인슐린 주사기** : 1mL의 크기로 100unit 눈금이 표시한다. 30 ~ 31G바늘이
주사기에 고정한다.

ⓜ 약물이 들어간 주사기는 보통 1회용 주입 약물이 들어있다.

**주사기**
Syringe

**주사기 연결부위**
Tip

**밀대**
Plunger

⑥ 기기 선택기준 : 투여경로, 투여량, 신체크기, 약의 종류, 용액의 점성도 등이 고려된다.

⑦ 앰플 사용 : 약물의 1회 용량을 담고 있는 유리병이다.

  ㉠ 부러뜨리는 과정에서 유리조각으로 인한 상해 위험성이 있으며 미세 유리분말의 유입 가능성으로 필터(여과)바늘을 사용한다.

  ㉡ 앰플이 열린 이후는 오염된 것으로 간주하여 사용여부를 떠나 폐기한다.

  ㉢ 앰플에 베인 경우도 앰플과 약 모두를 폐기하도록 한다.

  ㉣ 앰플 사용 시 앰플 가장자리에 바늘이 닿지 않도록 주의한다.

⑧ 바이알에서 약물 뽑아내기

  ㉠ 일회 용량 또는 다회 용량의 약물이 들어있다.

  ㉡ 자동으로 밀폐되는 고무마개가 있는 플라스틱 또는 유리병이다.

  ㉢ 다회 용량의 바이알은 보통 24시간 동안만 사용 가능하다.

  ㉣ 24시간 측정을 위해 처음 개봉 시 날짜와 시간을 표기한다.

  ㉤ 다회 용량과 상관없이 한 바이알 당 한명의 환자에게만 적용한다.

  ㉥ 바이알에서 약물을 뽑아내기 전 알코올 솜으로 닦아 내며 고무가루 등 미립자를 걸러 내기 위해 필터(여과)바늘 사용한다.

  ㉦ 내부는 진공상태이므로 필요한 약물만큼 공기를 주입하여 뽑아내도록 한다.

  ㉧ 바이알 내 약물은 액체 또는 분말형태이다. 분말의 경우 멸균증류수, 생리식염수 등 용매제로 희석 후 사용해야 한다.

⑨ 주사기 하나의 인슐린 혼합

  ㉠ 인슐린은 각각의 작용 시작시간과 지속시간 다양하다. 분류로는 초속효성, 속효성, 중간형, 지속형 제제로 나뉜다.

  ㉡ 환자에 따라 1종류 이상의 인슐린을 투여하는 경우가 생기는데 대표적으로 RI 인슐린과 NPH 인슐린 혼합 투여가 이루어진다.

### (6) 피내주사 약물 투여

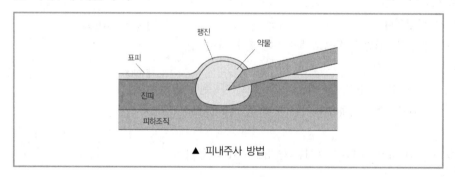

▲ 피내주사 방법

① **특징** : 표피 바로 밑에 있는 진피층에 약물을 투여하는 것으로 비경구 경로 중 가장 흡수시간이 길다.

② **투여량** : 0.1mL 미만의 매우 적은 양이 적용된다.

③ **사용** : 투베르쿨린 반응, 알레르기나 약물에 대한 과민반응을 위한 피부반응검사, 국소마취 시 사용된다.

④ **피부반응검사 약물** : 페니실린계, 세팔로스포린계 항생제 등이 적용된다.

⑤ **주사부위** : 병변이 없고 착색과 털이 없는 분위를 선호한다. 대표적으로 전완의 내측면(아래팔 안쪽), 상완의 후측면(위팔 앞 옆쪽), 상흉부(윗가슴), 견갑골(어깨뼈)이다.

### (7) 피부반응검사(Ast, After Skin Test)

① 피내검사, 피내단자검사가 있다.

② 반응검사 시행 전에 약물 알레르기 과거력과 심각성 등에 대해 먼저 사정하고 비자극성 농도로 희석하여 수행한다.

③ **피내검사**

⊙ 증류수나 생리식염수를 이용하여 비자극성 농도로 희석(1/100 ~ 1/1,000배) 하거나 표준농도의 시약($300\mu g/mL$)을 사용하는 방법이다.

ⓒ 5 ~ 6mm 팽진이 형성되도록 약물을 주사하며 주입량은 0.02 ~ 0.05mL정도이다.

ⓒ 1mL, $\frac{1}{4}$inch(0.6cm) ~ $\frac{1}{2}$inch(1.25cm) 주사기를 사용하고 굵기는 25G ~ 27G이다.

ⓔ **투여각도** : 5 ~ 15°로 적용된다.

ⓜ **주의점** : 약물 주입 직후 주사부위를 문지르거나 마사지하지 않고 검사 15 ~ 30분 후 결과를 분석한다.

ⓗ **판정기준** : 10mm 이상은 양성이고 5 ~ 9mm은 위양성이다. 양성일 경우는 재검사나 반대쪽에 생리식염수 투입 후 결과를 분석한다. 5mm 미만은 음성으로 본다.

④ **피내 단자검사(SPT)**

⊙ 항원용액, 양성대조액(히스타민), 음성대조액(생리식염수)을 전완 내측에 떨어뜨린다.

ⓒ 란셋이나 바늘로 피부를 살짝 들어 시행한다. 표피로 검사시약이 스며들게 한 후 반응을 분석한다.

ⓒ 15 ~ 20분 후 결과를 해석한다.

ⓔ 결과로 3×3mm 이상의 팽진이나 양성대조액(히스타민)보다 큰 발진과 팽진 시 양성판정을 내린다.

▌피내검사
Intradermal Test

▌피내단자검사
SPT, Skin Prick Test

⑤ 투베르쿨린 피부검사(TST)

- ⊙ 잠복 결핵 감염 진단을 위해 이용된다. 대상자는 전염성 결핵 환자와 접촉사와 결핵 발병 위험이 높을 때 시행한다.
- ⓒ 투베르쿨린 시약(PPD RT23)을 사용하며 기기는 투베르쿨린 주사기나 1mL 주사기를 사용한다.
- ⓒ 전박 내측에 0.1mL의 시약을 6 ~ 10mm의 주사하여 팽진을 형성한다.
- ② 약물 주입 직후 주사부위를 문지르거나 마사지하지 않으며 48 ~ 72시간 후에 결과판독을 시행한다.
- ⑩ 결과해석은 경결 크기를 기준으로 판정한다.
- ⑭ 발적은 판독 기준 아니며 양성 시 잠복 결핵 의미하지만 확진검사에 해당하지는 않는다.
- ⑭ 양성의 경우 10mm 이상이고 위양성, 양전, 위음성의 경우를 주의한다.

**(8) 피하주사 약물 투여**

① **피하주사** : 진피와 근육 사이에 있는 지방조직증(피하조직)에 약물을 투여하는 주사법이다.

② **특징** : 혈관이 거의 없어 모세혈관으로 흡수 속도가 느리고 지속적으로 일어난다.

③ **약물**

- ⊙ 예방백신, 수술 전 처치약물, 인슐린 헤파린 등이 있다.
- ⓒ 보통 1mL 이하 소량의 수용성 약물이 투여한다.
- ⓒ 자극적이거나 용량이 많은 약물의 경우 조직에 약물결절(Hardness)과 통증성 몽우리를 동반한 무균성 농양의 위험성이 있다.

④ **주사부위**

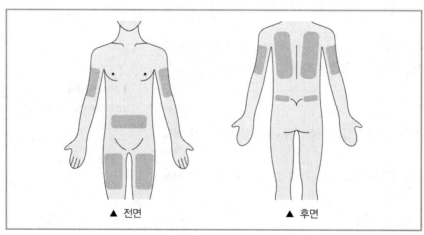

▲ 전면          ▲ 후면

    ㉠ 흡수를 방해하거나 손상, 불편감을 초래 할 수 있는 뼈 돌출부위, 멍, 압통, 단단하거나 부은 곳, 염증, 흉터가 있는 부위는 피한다.

    ㉡ 흡수율은 복부, 팔, 대퇴, 볼기 순으로 투여하는 부위마다 다르게 나타난다.

    ㉢ 주로 사용되는 부위로는 복부에서 배꼽에서 좌우로 5cm(2Inch) 정도 떨어진 부위가 사용된다.

    ㉣ 아주 마른 체형이거나 근육이 많은 경우에는 피하조직이 적은 팔이나 다리는 주사를 피하도록 한다.

⑤ 기구 사용방법

    ㉠ 피하조직에 의해 결정된다. 체중을 기준으로 주사침 길이와 삽입 각도는 체중·체구에 따라 결정한다.

    ㉡ 정상 성인 기준으로 25G, 2cm(5/8inch) 주사바늘로 45°나 1cm(3/8inch) 주사바늘은 90°로 투여한다.

    ㉢ 아동은 1.2cm(1/2inch) 주사바늘로 45°로 투여한다.

    ㉣ 마른 대상자의 주사 부위는 복부 부위가 적절하고, 비만인 경우 지방조직을 통과 충분한 길이의 바늘을 선택한다.

⑥ 주사바늘 삽입 각도

    ㉠ 주사부위 피부조직이 5cm 정도 집었을 때 올라오면 90°로 삽입한다.

    ㉡ 주사부위 피부조직이 2.5cm 정도 집었을 때 올라오면 45° 삽입하도록 한다.

## (9) 헤파린주사

① **특징** : 심부정맥혈전증(DVT, Deep Vein Thrombosis) 예방에 자주 사용되는 약물이다.

② **역할** : 항응고제로 혈전을 형성한다. 투여 후 출혈징후(타박상, 잇몸 출혈 등)를 지속적인 사정이 필요하다.

③ **주의점** : 혈종 형성에 주의한다. 약물 준비 후 새 주사바늘로 교체하고 90° 각도로 30초 이상 천천히 주입한다. 주사 후 마사지를 금지한다.

④ **주사부위** : 배꼽에서 5cm(2인치) 떨어진 부위의 복부가 권장된다.

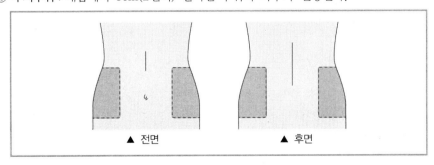

▲ 전면          ▲ 후면

⑽ **인슐린 주사**

① **역할** : 혈당조절을 위해 사용된다.

② **주사부위** : 복부가 가장 선호된다.

③ **주의사항**

  ㉠ 조직 손상을 최소화하고 흡수 촉진을 위해서 이전 주사부위로부터 2 ~ 3cm 정도 떨어진 위치로 점진적으로 바꾸면서 주사한다.

  ㉡ 한 부위 반복 투여를 시행하면 주사 부위에 통증, 딱딱해짐, 지방 비후, 위축 등 현상이 발생할 위험이 있다.

  ㉢ 한 부위를 1 ~ 2주 정도 이용하게 되며 동일 부위는 1개월 이내에는 주사하지 않도록 한다.

④ **인슐린 주사부위**

**인슐린**

췌장 $\beta$세포에서 합성·분비되는 호르몬으로 혈액 속의 포도당의 양을 일정하게 유지시키는 역할을 한다.

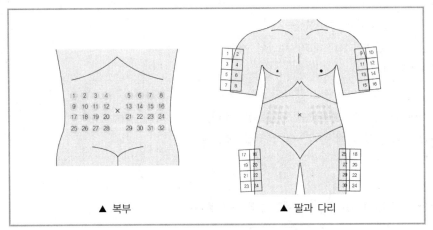

▲ 복부          ▲ 팔과 다리

⑤ **인슐린 보관 시 주의사항**

  ㉠ 개봉 전 인슐린은 냉장고(2 ~ 8℃)에 보관한다.

  ㉡ 개봉 후 인슐린은 종류에 따라 실온(15 ~ 20℃) 및 냉장보관(2 ~ 8℃)으로 나뉜다.

  ㉢ 여행 중에는 너무 덥거나(30℃ 이상) 추운 곳(2℃ 이하) 및 직사광선이 비치는 곳을 피하여 보관한다.

  ㉣ 비행기에서는 인슐린을 기내에서 소지하며 화물로 부치지 않는다.

  ㉤ 장기 여행 시에는 종이 티슈로 감아 보온병에 보관할 것 등 보호방법을 취한다.

⑥ **인슐린 주사 시의 주의사항**

  ㉠ 주사기 안의 공기방울 제거 후 주사한다.

  ㉡ 냉장고에서 방금 꺼낸 인슐린의 경우 실온에서 15분 정도 후 주사를 실시한다.

  ㉢ 주사부위는 소독 후 충분히 알코올 건조 후 실시한다.

  ㉣ 주사 시 삽입 각도와 빼는 각도는 일정하게 한다.

**⑾ 근육주사(IM, Intramuscular Injection) 약물 투여**

① 약물이 근육조직으로 투여되며 자극을 주는 약물을 안전하게 투여할 때 이용된다.

② **특징** : 많은 혈관 분포로 흡수·작용이 빠르게 나타난다. 피하주사보다 많은 양의 약물 주입이 가능하다. 일부 약물은 오랫동안 효과가 지속되지만 신경과 혈관 손상의 위험성이 높다.

③ **주의사항**

ㄱ 안전한 부위로 굵은 신경·혈관, 뼈를 피해서 근육이 잘 발달한 곳을 선택한다.

ㄴ 감염, 괴사, 타박상, 찰과상이 없어야 한다.

ㄷ 같은 부위 반복 투여 시 주사할 근육이 경직 정도를 사정하여 투여한다.

**⑿ 선정부위**

① 둔부의 복면(Ventrogluteal Site)

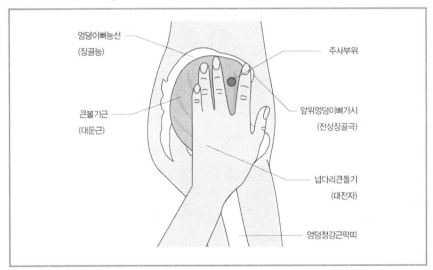

ㄱ 근육주사 부위로 많이 사용되는 부위이다.

ㄴ 중둔근(중간볼기근)과 소둔근(작은볼기근)가 포함된다.

ㄷ 혈관, 신경, 피하지방조직이 적고, 자세로는 앙와위, 복위, 측위가 가능하다.

ㄹ 뼈 돌출부위로 위치확인이 가능하다.

ㅁ 부위선정을 위해 활용되는 부위로는 큰돌기(대전자), 앞위엉덩뼈가시(전상장골극), 엉덩뼈능선(장골능)이 있다.

ㅂ 근육주사 부작용이 적은 부위로 성인과 7개월 이상 아동에게 가장 안전하다.

ㅅ 근육 위축이나 움직이지 못하는 대상자, 실금 있는 노인, 걸을 수 없는 대상자에게 약물 주입 시, Z – Track 주사부위로도 적절하게 이용이 가능하다.

▌**큰돌기**
Greater Trochanter

▌**앞위엉덩뼈가시**
Anterior Superior Iliac Spine

▌**엉덩뼈능선**
Iliac Crest

② 둔부의 배면(Dorsogluteal Site)

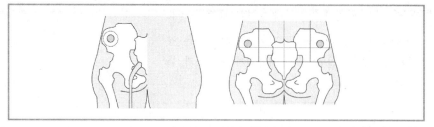

㉠ 중둔근과 일부 대둔근에 주사하는 방법으로 과거에 주로 사용되던 부위이다.

㉡ 좌골신경, 큰 혈관, 뼈가 인접해 있어 잘 사용하지 않으며 피하조직으로 유입 위험도 있다.

㉢ 성인, 둔근이 발달된 아동의 근육주사 시 주로 이용된다.

㉣ **부위선정 방법** : 뒤위엉덩뼈가시(후상장골극)을 촉지 한 다음 대전자까지 가상의 선을 그린 후 상외측 부위를 주사부위로 정하는 방법, 한쪽 둔부(엉덩이) 전체를 원으로 가정하고 사분원으로 분할한 다음 상외측 부위를 주사부위로 정하는 방법이 있다.

③ 외측광근(Vastus Lateralis Muscle)

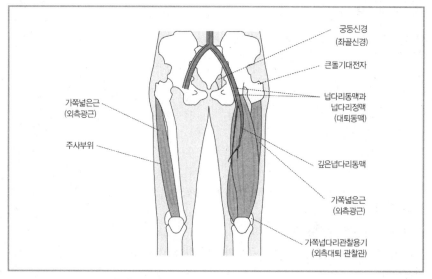

㉠ 둔부의 복면을 쓸 수 없거나 둔근이 잘 발달되지 않은 7개월 미만 영아에게 사용된다.

㉡ 큰 신경과 혈관이 없고 영아·유아·아동의 예방접종, 면역글로블린 주사할 때 선호된다.

㉢ 넙다리네갈래근(대퇴사둔근) 중 넙다리의 앞 바깥쪽에 위치한다.

④ 대퇴직근(Rectus Femoris Muscle)

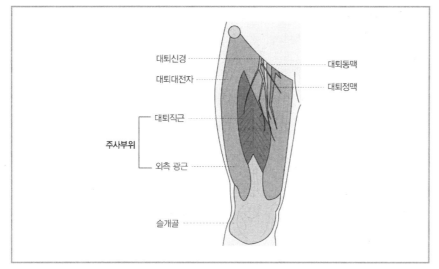

ㄱ 사두근으로 보행 시 가장 많이 사용되는 근육이다.

ㄴ 대퇴 전면부에 위치하고 자가 주사할 때 주로 이용된다.

ㄷ 다른 근육주사 부위가 불가능할 때도 이용된다.

ㄹ 좌위나 앙와위 자세에서 실시한다.

⑤ 어깨세모근(삼각근, Deltoid Muscle)

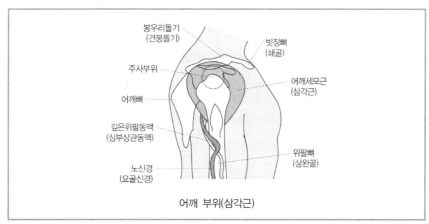

어깨 부위(삼각근)

ㄱ 예방주사 시 가장 많이 사용되는 부위로 1mL 정도의 소량의 약물 주입 시에만 이용한다.

ㄴ 상완동맥과 요골신경이 인접해서 근육주사 부위 중에서 약물 흡수 속도가 가장 빠르다.

ㄷ 견봉돌기의 약 5cm 아래 지점이며 액와와 상박의 정중선이 만나는 점을 삼각형의 꼭지점으로 하여 그려진 삼각형이 주사부위로 선정된다.

▌액와(겨드랑이)

Axilla

⑥ 기구

　㉠ 바늘 길이는 주사부위, 연령에 따라 선택되고, 바늘 굵기(G)의 경우 투여 약물에 따라 결정된다.

　㉡ 어깨세모근의 경우 1.5 ~ 3cm, 가쪽넓은근의 경우 1.5 ~ 2.5cm, 둔부 볼기의 배쪽은 3.8cm이 사용된다.

　㉢ 생물 제제와 수용액의 경우 20 ~ 25G, 유성 용액 약물의 경우 18 ~ 25G를 이용한다.

⑦ 투여방법

　㉠ 투여량은 성인의 경우 1회 3mL 투약이 가능하고 아동, 마른 성인, 노인 둔부의 경우 1 ~ 2mL까지 가능하다.

　㉡ 2세 미만의 영아는 1회 0.5 ~ 1mL가 권장되며 삼각근 부위는 1mL 미만까지 허용된다.

　㉢ 삽입각도는 바늘이 신체에 수직(90°)이 되도록 시행한다.

⑧ Z - Track 기법

　㉠ **정의** : 피하조직에 심한 손상을 주는 약물을 근육 깊이 주사하기 위한 근육주사 방법이다.

　㉡ **특징**

　• 약물이 피하조직으로 누출되어 통증을 유발을 막아 자극, 통증, 불편감을 최소화하기 위한 것이다.

　• 철 덱스트란, 페니실린 등이 주로 사용된다.

　㉢ **주의사항** : 주사침의 길이는 최소 1.5인치(3.8cm) 이상을 이용한다. 약물 준비 후 주사침을 새 것으로 교환하고 피하조직과 피부를 한쪽으로 2.5cm 정도 당겨서 투여한다. 주입 후 10초간 주사기 그대로 삽입 유지하며 주사침을 뽑은 후 당겼던 피부를 놓는다. 주사부위는 가볍게 누르고 마사지를 금한다.

⑨ 근육주사 통증 경감 방법

　㉠ 주사부위와 투여약물의 특성에 적절한 바늘의 굵기와 길이를 사용하여 주사한다.

　㉡ 주사기에 약물 투입 후 새 바늘로 교환하고 주사바늘에 묻어 있는 약물이 피하조직에 자극주지 않도록 주사한다.

　㉢ 주사 시 근육이완을 실시하고 빠르게 찌르고 같은 각도로 빠르게 뽑는다.

　㉣ 약물 자체는 서서히 주입하며 통증이 심한 약물일 경우 주사 전 얼음적용을 통증을 감소시킨다.

　㉤ 반복적 주사투여는 부위를 바꿔주며 Z - track기법을 활용한다.

▌**철 덱스트란**
Iron Dextran

▌**페니실린**
Penicillin

⒀ **정맥주사(IV, Intravenous Injection)**

① 정맥 혈관에 주사침을 천자하여 혈액 내로 직접 약물을 투여하는 방법이다.

② 투여 목적은 신체의 영양공급, 수분과 전해질 및 산·염기의 균형 등을 위해 실시한다.

③ 많은 용량의 약물주입을 위한 희석으로 사용한다.

④ 빠른 효과를 위해서 사용하고 완전한 약물 흡수를 위해서도 적용된다.

⑤ 장점 : 응급약물 투여로 약효가 빠르게 작용된다. 혈중 약물 농도를 일정하게 유지와 완전한 흡수가 가능하다. 한 번의 천자로 주입로가 유지되면서 장기간 약물치료가 가능하다.

⑥ 단점 : 국소적·전신적 감염 발생 위험과 빠른 부작용 반응, 수액과잉, 전해질 불균형, 혈관 신경 손상, 정맥천자부위 출혈, 발적, 비경제적이다. 또한 병원 내에서의 투여만 가능한 점 등이 있다.

⑦ 결정질 용액

　　㉠ 정의 : 세포막 투과성에 의해 확산 될 수 있는 작은 분자들도 이루어진 전해질 용액이다. 농도에 따른 구분으로 등장액, 저장액, 고장액으로 구분한다.

　　㉡ 등장액 : 리터당 250 ~ 375mOsm 의 삼투압을 가지고 있으며 세포 내에서 발견되는 삼투압과 동일한 수준을 이룬다. 등장액은 혈관을 확장하여 순환 혈량을 증가시키는 데 사용한다. 수분 부족, 저혈량성 저혈압에 도움을 준다. 등장성 용액으로는 생리식염수(0.9% NaCl), 링거젖산용액, 5% 포도당액(5DW)이 있다.

　　㉢ 저장액 : 리터당 250mOsm 이하 또는 세포보다 낮은 삼투압을 가지고 있다. 주입되면 혈청 삼투압을 낮춰 체액이 혈관 밖으로 나와 세포와 체내 공간으로 이동한다. 따라서 저장액은 환자의 세포에 수분이 필요 할 때 투여한다. 저장성 용액으로는 0.33% NaCl(1/3 농도 생리식염수, 0.45% NaCl(1/2 농도의 생리식염수, Halfsaline)이 있다.

　　㉣ 고장액 : 리터당 375 mOsm 이상의 삼투압을 가지고 있으며 세포보다 삼투압이 더 크다. 주입하면 혈청 삼투압이 증가하여 세포와 체내 조직으로부터 수분을 혈관 내로 가져온다. 두개 내압 상승과 쇼크의 치료를 위해 사용하며 순환기 과부하를 방지하기 위해 속도를 천천히 주입하도록 한다. 고장성 용액의 예로는 10% 포도당액(10DW), 5% dextrose in 0.9% NaCl(5DS), 3% NaCl가 있다.

**▌천자**
Venipuncture

**▌결정질 용액(투명한 용액)**
Crystalloid

**▌등장액**
Isotonic Solution

**▌링거젖산용액**
Hartman Solution

**▌저장액**
Hypotonic Solution

**▌고장액**
Hypertonic Solution

⑧ 콜로이드용액

　㉠ 정의 : 콜로이드 용액을 주입 시 혈관 내 삼투압이 증가하여 수분을 혈관 공간으로 끌어당긴다. 많은 양의 실혈이 있거나, 패혈증과 같이 모세혈관 투과성이 높은 상태에서 혈관 내로 수분을 이동시켜 조직 관류를 높일 때 사용한다.

　㉡ 혈액제제 : 일반적으로 주입되는 혈액 성분으로는 농축 적혈구(Packed RBC), 백혈구(WBC), 혈소판, 혈장 및 응고인자 등이다.

　㉢ 볼륨확장제 : 혈액제제 이외의 혈장을 증량시키는 용액이다. 알부민, 덱스트란, 만니톨, 헤타스타치 등이 있다.

　㉣ 비경구영양(TPN) : IV경로를 통해 공급되는 영양소이다. 20 ~ 50%의 당, 단백질, 비타민, 전해질을 함유하고 있는 고장성 용액이다. 주된 경로인 중심정맥관에 주입한다. 위장관에서 영양소 흡수에 문제가 있거나 치료를 위해 완전한 휴식이 필요할 때 사용한다.

⑨ 말초정맥 부위

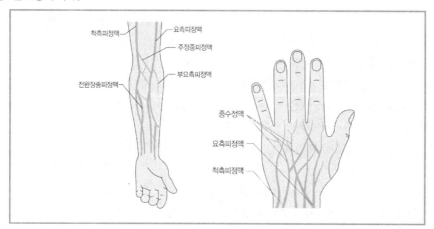

　㉠ 가장 많이 선택하는 부위로 치료기간이 1주 이내이거나 정맥주입으로 인한 합병증 발생 가능성이 낮은 경우 선택하게 된다.

　㉡ 용도 : 투약, 수액 주입, 혈액 체취, 특수검사를 위한 방사선 물질을 주입 등에 이용된다.

　㉢ 사용부위 : 중수정맥, 요측피정맥, 척측피정맥, 전완정중피정맥, 주정중피정맥, 부요측피정맥, 요골정맥이 있다.

⑩ 주의사항

　㉠ 정맥의 접근성 : 가장 접근하기 쉬운 정맥을 선정한다. 특히 환자가 오른손잡이 또는 양손잡이일 경우 왼팔의 정맥 선택한다. 환자 상태를 고려하여 선정한다. 주정중피정맥에 장기간 수액을 주입하는 경우에 사용하지 않지만 응급시, 단기간 주입, 소량의 약물 주입, 채혈 시 이용한다. 영아의 경우 두피정맥에 하는 것이 접근이 쉬우며 바늘 빠짐을 예방 할 수 있다.

TIP & MEMO

▌콜로이드용액(단백질이나 당 분자가 포함된 용액)

Colloid Solution

▌비경구영양

TPN, Total Parenteral Nutrition

▌말초정맥 부위

Peripheral Vein

▌중수정맥(손허리정맥)

Dorsal Metacarpal Vein

▌요측피정맥(노쪽 피부정맥)

Cephalic Vein

▌척측피정맥(자쪽 피부정맥)

Basilic Vein

▌전완정중피정맥

Median Vein

▌주정중피정맥(팔오금 중간정맥)

Median Cubital Vein

▌부요측피정맥

Accessory Cephalic Vein

▌요골정맥(노정맥)

Radial Vein

▌두피정맥

Scalp Vein

ⓒ 정맥의 상태 : 정맥벽이 얇고 조직손상이 있거나 딱딱한 경우는 피한다.

ⓒ 주입용액의 유형 : 고장성 용액, 자극적인 약물이 포함된 용액, 빠른 속도로 주입해야 하는 용액, 점도가 높은 용액 등은 큰 혈관을 선택한다.

ⓒ 주입예상기간 : 단기간이 아닌 중장기에 적용하는 경우에는 움직임의 제한이 적은 부위 선택하며 관절부위도 피하고 심장에서 먼 부위에서 천자를 시작하여 근위부를 향해 이동하되 양쪽 팔을 교대로 사용하도록 한다.

⑪ 중심정맥⁺

ⓐ 신체의 중심에 위치한 큰 정맥에 카테터를 삽입한다. 중심정맥관을 이용한다.

ⓑ 중심정맥관 삽입부위 : Jugular Vein(경정맥, 내외정맥), Subclavian Vein(쇄골하정맥, 빗장밑정맥)이 있다.

⑫ 중심정맥관의 종류

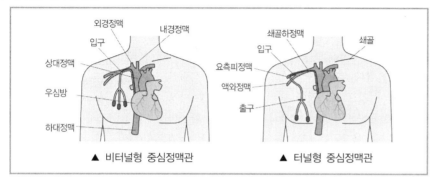

▲ 비터널형 중심정맥관 　　　▲ 터널형 중심정맥관

ⓐ 비터널형 중심정맥관 : 응급상황 시 정맥을 빠르게 확보하고자 할 때 사용한다. 이용되는 정맥은 쇄골하정맥, 경정맥이다. 삽입 후 수일~수 주 동안에 사용한다. 기흉, 감염위험이 높게 나타나지만 경제적이고 쉬운 제거가 가능하다.

ⓑ 터널형 중심정맥관 : 쇄골하정맥 천자 후 흉골과 유두 사이까지 피하에 터널을 만들어 카테터를 유치한다. 수술실, 진단방사선실 등에서 이용되며 6개월 이상 장기간 사용하기 위해 실시한다.

ⓒ 말초삽입 중심정맥관 : 팔의 척측피정맥, 주정중피정맥, 요측피정맥을 천자 후 상대정맥이나 쇄골하정맥까지 삽입한다. 길이가 길지만 시술은 간단하다. 기흉, 혈흉 발생 위험이 낮고 수주 ~ 6개월간 유치 가능한 장점이 있다. 삽입한 부위 팔에서 혈압측정은 하지 않고 만성 신질환, 혈액투석환자의 경우도 협착, 동정맥루 시술 가능성 있어 금기하도록 한다.

ⓓ 이식포트⁺ : 반복적으로 정맥주사나 채혈이 필요 할 때 시행한다. 포트는 실리콘 재질로 기간 사용이 가능하며 피하에 매립되어 있어 외관상 나쁘지 않고 관리가 용이하다. 심각한 응고장애, 패혈증, 이식부위 화상, 흉벽 암 등이 있을 시 사용을 금지하도록 한다.

**TIP & MEMO**

✚ 말초정맥 주사 피해야 할 부위

화상부위, 동정맥루 시행했거나 시행예정인 부위, 뇌졸중으로 인해 마비가 온 부위, 림프부종이 있는 부위, 광범위 유방절제술을 받은 부위, 액와림프절 절제와 방사선 치료를 받는 부위 등이 있다. 손목의 안쪽 면에서 위쪽으로 5cm 이내의 정맥천자 시 요골(노) 신경이나 척골(자)신경 또는 정중신경 손상의 위험이 있으므로 사용하지 않는다. 다리나 발 부위의 경우 말초 순환 정체와 혈전성 정맥염 발생 위험으로 사용하지 않는다.

❚ 중심정맥

Central Vein

❚ 중심정맥관

Central Vein Catheter

✚ 중심정맥관 삽입목적

• 항암화학요법이 3개월 이상 예상될 때
• 환자의 상태가 임상적으로 불안정하고 다수의 수액주입이 필요할 때
• 작은 혈관에 심한 자극을 주는 영양액·약물과 고삼투성 용액 및 혈액과 혈액제제 등의 지속적 주입했을 때
• 중심정맥압(CVP)을 측정과 같은 침습적인 혈역학적 모니터링이 필요할 때
• 장기간 간헐적 주입을 하거나 말초정맥관 삽입이 어렵고 또는 실패한 과거력이 있는 경우

❚ 비터널형 중심정맥관

Non - Tunneled Central Catheter

❚ 터널형 중심정맥관

Tunneled Central Catheter

❚ 말초삽입 중심정맥관

PICC,
Pheripherally Inserted
Central Cathether

❚ 이식포트

Implanted Port

⑬ 중심정맥관 상비 시 합병증

　　㉠ **기흉 · 혈흉** : 바늘 삽입 시 늑막이나 혈관파열로 인해 발생한다. 호흡곤란, 기침, 흉통 등을 동반한다.

　　㉡ **침습적 절차로 인한 감염** : 외과적 무균술을 적용하여 예방한다.

　　㉢ **공기 색전증** : 카테터 삽입 중 혹은 제거 시에 발생하게 되는데 흉통, 저산소증, 무호흡, 빈맥, 저혈압, 불안, 의식저하 등을 동반한다. 예방하기 위해서 발살바방법, 트렌델렌부르크 자세 등을 적용한다.

⑭ 중심정맥관 관리

　　㉠ 기흉, 출혈, 공기색전증, 통증, 부정맥, 감염 등의 증상유무 관찰한다.

　　㉡ 삽입 부위 드레싱을 유의하며 철저하게 처치한다. 모든 처치는 반드시 무균적 방법으로 시행한다.

　　㉢ 통증 , 발적, 부종 발열 등의 감염 여부는 처치 시마다 사정하여야 한다.

⑮ 투여 방법

　　㉠ **일회용량 한 번에 투여하기**(Intravenous Bolus) : 농축된 약물을 주사기를 이용하여 직접 순환계로 주입하는 방법이다. 수분을 제한하는 환자에게 적절하다. 실수할 경우 이를 교정할 시간이 없으므로 정맥 내에 투약방법 중 가장 위험한 방법이다. 정맥 천자 후 주사바늘을 뒤로 당겨서 혈액 역류 확인한다. 약물이 잘못 주입되면 통증, 조직손상, 농양 생길 위험이 증가한다. 정맥 수액주입을 하고 있는 중에 다른 약을 일회성으로 주입하는 경우 기존에 있는 정맥투여 경로를 이용한다.

　　㉡ **수액에 약물을 혼합하여 투여하기** : 정맥 내에 투약의 방법 중 가장 쉽고 안전한 방법이다. 생리식염수나 링거액과 같은 많은 용량의 수액에 약물을 희석하여 주입하는 것이다. 약물이 농축된 상태가 아니므로 처방된 시간 간격대로 주입하면 부작용이나 치명적인 반응이 일어날 위험이 감소한다. 예로는 비타민과 포타슘이 있으며 약물 혼합 과정은 무균술을 철저히 지키며 준비한다.

　　㉢ **소량 용액에 혼합하여 투여** : 소량의 용액(25 ~ 100mL)과 약물을 혼합하는 것이다. 피기백, 용량조절 주입세트를 이용한다. 약물이 30 ~ 60분 정도의 다소 긴 시간 간격을 두고 희석되어 IV Push로 인해 약물이 빠르게 주입될 위험을 줄일 수 있다는 장점이 있다.

⑯ 수액의 주입속도 조절

　　㉠ 일반적으로 처방의사는 수액의 양과 주입기간만 처방한다.

　　㉡ 정확한 주입속도를 계산하고 조절하는 것은 간호사의 책임이다.

　　㉢ 보통 수액세트 점적통에 떨어지는 수액의 속도를 Drip Factor(Drop Factor)이라 하며 수액세트의 포장 겉면에 표시한다.

TIP & MEMO

✚ **이식포트 수행방법**

전신 또는 국소마취 후 형광 투시 검사로 위치 확인하면서 포트(Port)를 피하에 이식한 후 봉합하도록 한다. 피부 표면에서 포트를 촉지 후 위치를 확인하고 후버(Huber)바늘을 포트의 중심부위에 삽입하고 수액이나 약물(항암화학요법, 정맥영양), 혈액 등을 공급하거나 채혈을 실시한다.

▌**기흉**

Pneumothorax

▌**혈흉**

Hemothorax

▌**감염**

Infection

▌**공기색전증**

Air Embolism

▌**발살바**

Valsalva

▌**일회성**

Bolus

▌**링거액**

Lactated Ringer's Solution

**1052** PART 07. 기본간호학

⑰ 약물계산식

㉠ 시간당 주입량 $= \dfrac{\text{총 주입량}(ml)}{\text{총 주입시간}(hr)}$

㉡ 분당 방울 수$(gtt) = \dfrac{drip\,factor}{60\min} \times \text{시간당 주입량}$

㉢ 한 방울이 떨어지는 시간(초) = 분당 방울수$(gtt) \times x = 60\sec$

⑱ 수액 주입속도에 영향을 미치는 요인

㉠ 대상자의 자세 : 팔의 위치 변화에 따라 수액의 흐름에 영향을 받는다. 주입되고 있는 팔을 높이 올리면 수액이 더 천천히 주입된다. 손목이나 팔꿈치를 구부리면 주입속도가 느려질 수 있다.

㉡ 바늘·카테터의 개방성 : 카테터 굵기, 카테터에 응고된 혈액이 막히는 경우, 카테터 끝부분이 혈관벽에 닿아 있는 경우, 수액튜브가 눌리거나 꼬인 경우 등이 영향을 주는 카테터 요소이다.

㉢ 수액병의 높이 : 수액병 높이가 높을수록 주입속도가 빨라진다.

㉣ 침윤 및 수액 누출 : 침윤 시 주입이 중단 되거나 주입속도가 감소한다.

⑲ 정맥 내 투약 시 간호

㉠ 무균상태 유지[+] : 오염을 예방하고 무균상태를 유지한다.

㉡ 수액과 수액세트 교환 : 수액의 주입구는 알코올이 함유된 0.5% 클로르헥시딘, 포비돈 아이오 다인, 70% 알코올 사용하여 소독한다. 주입 중인 정맥주입세트는 멸균상태를 96시간 동안 유지한다. 수혈, TPN, 지질영양제 등을 주입하는 경우 세균 성장을 촉진시킨다. 24시간 이후나 새로운 용액 연결 시에 교환한다.

## ⑭ 국소 약물 투여

① 정의 : 로션이나 연고의 형태이다. 피부와 눈, 귀, 코, 질, 항문 등의 점막에 약물을 국소적으로 투여하는 것이다.

② 피부도포

㉠ 도찰 : 약물을 연고 같은 제제에 첨가하여 흡수를 위해 피부에 문지르는 방법을 말한다.

㉡ 흡수율 높이는 방법 : 피부에 약물을 묻혀서 문지르기 전에 비누나 세정제로 피부를 깨끗이 씻으면 흡수를 높일 수 있다. 필요하면 도포 부위에 국소적으로 열을 가하면 혈액순환이 증가하고 흡수가 촉진될 수 있다.

㉢ 주의사항 : 국소 약물을 도포할 때 장갑 착용하여 피부에 흡수되는 것을 방지한다. 개방상처가 있는 경우에는 멸균법을 적용하고 바르는데 약물이 옷에 묻거나 닦이지 않도록 거즈를 덧대어준다.

③ 피부 통과(경피, Transdermal) : 매일이나 긴 시간 동안 사용할 용도로 만들어진 약이 들어 있는 원반이나 패치를 피부에 붙이는 것을 말한다.

**TIP & MEMO**

▌ gtt에 따른 시간 계산

• 10gtt = 6초에 한 방울
• 15gtt = 4초에 한 방울
• 20gtt = 3초에 한 방울
• 30gtt = 2초에 한 방울
• 30gtt = 1.5초에 한 방울
• 60gtt = 1초에 한 방울

✚ 말초정맥 카테터의 오염 원인

상주균, IV tube 교환 시, 여러 갈래의 관강으로 침입하는 세균, 무균술 결여, 약물 혼합 시 무균술 결여, 주입용액 교환 시 오염, 너무 오래된 용액 사용 등이 있다.

▌ 도찰

Inunction

▌ 경피용 패치

• 호르몬, 마약성 진통제, 심장약, 니코틴을 전달에 사용된다.

• 작용이 느리지만 일정한 혈중 약물 농도를 유지한다. 환자가 한번에 다양한 패치를 붙였거나, 피부를 약물에 노출시키는 패치에 붙어 있는 투명지를 제대로 떼지 못했을 때 투약오류가 발생할 수 있다.

• 많은 약물유해반응을 일으키는 패치는 아편유사제 진통성 패치이다.

• 유방암 위험으로 에스트로겐이 들어 있는 경피용 패치는 유방에 부착하지 않는다.

• 투명한 패치는 미용적인 장점이 있지만, 제거되거나 교체되어야 할 때 환자의 피부와 구분하는 것이 어려울 수 있다

• 패치 부착위치로는 상처가 없고, 깨끗하고, 움직임이 적고 털이 없는 곳에 부착한다.

• 새 패치를 부착할 경우 이전에 부착한 패치는 제거하고 약물이 남아 있지 않도록 깨끗하게 닦아준다.

④ 눈 : 눈은 감염과 손상에 감수성이 강한 섬세한 기관이다. 미생물이 없지만 결막의 분비물이 많은 병원체에 대항해 보호 작용을 한다.

⑤ 눈 점적

    ㉠ 공막(Sclera)은 섬유로 되어 있고 단단하지만 쉽게 외상으로 손상되기 때문에 눈에 약을 직접 도포하지 않는다.

    ㉡ 각막은 민감하여 주입하기 어렵기 때문에 도포제는 눈이나 눈꺼풀에 작용 목적으로 아래 결막주머니(결막낭)에 묻히거나 점적주입을 하거나 세척한다.

⑥ 점안약(Eye Drop)

    ㉠ 눈을 검사할 때 국소적 작용을 일으키기 위해, 감염을 치료하기 위해, 녹내장이 있는 환자의 안구 내 안압 조절을 위해 점적한다.

    ㉡ 예시 : 녹내장 치료에 쓰이는 약으로 필로카르핀이 있다.

    ㉢ 사용원칙 : 각막에는 통증섬유가 많이 분포하여 어떤 물질이 들어가든 매우 자극이 될 수 있으므로 각막에 직접 안약이 닿지 않도록 약물을 투여한다. 한 쪽 눈에서 다른 쪽 눈으로 교차감염의 위험이 높으므로 안검이나 눈의 다른 부위에 안약 점적기나 안연고 튜브가 닿지 않도록 한다. 안약은 문제가 있는 쪽 눈에만 사용하며 다른 사람이 쓰던 약물은 절대로 사용하지 않는다.

⑦ 눈 연고

    ㉠ 연고는 일반적으로 국소감염이나 자극이 있을 때 사용한다. 주로 튜브 형태로 조제된다.

    ㉡ 사용방법

      • 눈꺼풀과 속눈썹을 닦은 후에 적은 양의 연고를 노출된 아래쪽 결막낭을 따라 눈의 내안각에서 외안각으로 이동한다. 노출된 결막낭을 따라 연고를 약 1/2inch(1.25cm) 짜준다.

      • 눈꺼풀 아래와 안구의 표면 위로 연고가 퍼지게 하기 위해 환자에게 눈을 굴리도록 알려준다. 눈을 비비지 않도록 교육하며 연고가 일시적으로 시각을 흐릿하게 할 수도 있다고 설명해준다.

⑧ 눈 세척

    ㉠ 분비물이나 이물질을 빼내거나 눈을 깨끗하게 하고 진정시키기 위해 시행하는 방법이다.

    ㉡ 응급 상황에서 눈 세척은 화학물질을 제거하는 데 이용된다. 산과 같은 화학물질을 제거하는 데 엄청난 양의 수돗물이 사용된다.

    ㉢ 세척은 최소한 15분 동안 지속하고 나서 전문가의 도움을 받는다.

    ㉣ 눈 세척 시 과도하게 물이 흘러 다른 눈까지 오염시키지 않도록 주의한다.

⑨ 귀 점적

　㉠ 국소적 효과를 위해 귀 길에 점적한다.

　㉡ 귀지를 부드럽게 하거나, 통증을 완화시키거나, 국소마취제를 도포하거나, 병원균을 사멸하거나, 귀 길에 들어와서 극심한 불편감을 주는 벌레를 죽이는 데 사용한다.

　㉢ 외이는 약물이 반드시 무균적이어야 하는 것은 아니지만 고막이 파열된 경우에는 멸균된 용액을 사용한다. 약물이 외이에 깊숙이 들어가기 위해 이도가 일직선이 되도록 한다.

　㉣ 성인의 경우 이개를 후상방, 3세 이하의 아동은 후하방으로 잡아당기면 이도가 일직선이 된다.

⑩ 귀 세척

　㉠ 바깥귀길의 세척은 대개 세정 목적을 위해 또는 그 부위에 열을 가하기 위해 실시하는데 생리식염수, 소독액을 사용할 수 있다.

　㉡ 세척 용액은 최소한 상온을 유지하여 통증을 줄이고 주로 세척 주사기를 이용한다.

⑪ 코

　㉠ 후각기관으로 역할을 할 뿐만 아니라 하기도로 가는 통로 기능을 한다.

　㉡ 들숨으로 들어오는 공기를 청소하여 깨끗하게 함으로써 통로를 보호한다.

　㉢ 코 점막의 대부분에 섬모들이 돌출되어 있다.

　㉣ 들숨으로 들어온 공기로부터 먼지 입자를 걸러내고 말하고 노래 부를 때 울림통 역할을 한다.

⑫ 코 점적주입

　㉠ 알레르기, 부비동염, 코울혈을 치료하는 데 이용된다.

　㉡ 스프레이, 점적약, 탐폰을 이용하여 투약하게 된다.

　㉢ 점적 시에는 내과적 무균술이 적용된다. 다량의 충혈완화제를 삼킬 경우 심박동수 증가와 혈압 상승 등의 전신반응을 주의한다.

　㉣ 어린이의 경우 교감신경흥분제가 포함된 충혈완화제보다는 생리식염수로 점적하는 것이 바람직하다.

⑬ 코 내 약물 주입 시

　㉠ 환자가 일어나 앉아 머리를 뒤로 젖히거나 침대 머리를 올려 베개에 머리를 기대게 한 후 환자가 숨을 들이 쉬는 동안 약물을 주입한다.

　㉡ 앉은 자세에서는 머리를 뒤로 젖힌 채 용기 끝의 주입구 부분을 콧구멍 안에 넣고 분무가 비도를 지날 때 흡입한다.

⑭ 반복 비강스프레이 사용자

　㉠ 구멍 자극 정도를 사정한다.

　㉡ 어린이는 분무를 삼킴 방지를 위해 머리를 똑바로 세우고 비강 스프레이를 사용한다.

　㉢ 점적 후 몇 분 동안 자세를 유지하고 점적기는 콧구멍에 닿지 않도록 점적하고 한쪽 콧구멍에 주입 후 다른 쪽도 주입한다.

⑮ 질 내 투여

　㉠ 질은 병원체가 거의 없지만 많은 비병원성 미생물이 존재한다.

　㉡ 비병원체는 병원체의 침입으로부터 질을 보호하는 역할을 한다.

　㉢ 질 분비물은 산성이며 질을 보호하는 역할을 하므로 정상적인 점막이 최적의 보호 기능을 하게 된다.

⑯ 질에 투여되는 약물 형태

　㉠ 좌약, 거품, 젤리, 크림 등이 있고 좌약의 경우 낱개로 포장 녹지 않도록 냉장고에 보관된 것을 질강 내에 삽입한다.

　㉡ 삽입 후 체온에 녹아서 분포 흡수된다. 거품, 젤리, 크림 형태로 된 약물은 내관이 달린 주입기로 투여하게 된다.

⑰ 곧창자 내 투여

　㉠ 배변을 촉진하는 완하제 등을 좌약의 형태로 곧창자 내에 투여한다.

　㉡ 국소작용으로는 완하제, 대변연화제가 있다. 전신효과로는 아세트아미노펜 좌약으로 해열제의 작용, 항구토제 좌약으로 오심과 구토를 완화가 있다.

　㉢ 좌약은 투약 직전까지 냉장고에 보관하여 녹지 않게 한다.

　㉣ 좌약이 내괄약근을 지나 직장 점막에 놓이도록 삽입되지 않으면 좌약이 항문에서 녹아서 점막에서 흡수되기 전에 배출되므로 주의한다.

　㉤ 좌약이 투여된 후에 환자는 5분 동안 좌약을 그 상태로 유지하여야 하며 삽입 시에는 좌측위를 취해 준다. 입으로 호흡을 유도하여 항문괄약근의 이완에 도움을 준다.

　㉥ 삽입 시 대변 덩어리 안으로 밀어 넣어서는 안된다. 직장에 변이 차 있는 경우 좌약을 넣기 전에 청결관장을 하여 직장을 깨끗하게 한 다음에 투여하도록 한다.

　㉦ 금기로는 혈소판감소증이나 중성구감소증이 있는 환자, 심장부정맥의 위험이 있는 환자, 곧창자나 전립샘 수술을 받은 환자 등이 있다.

■ 완하제(설사제)
Laxative

■ 대변연화제
Fecal Softener

■ 해열제
Antipyretic

■ 항구토제
Antiemetic

■ 기관지확장제
Bronchodilator

■ 정량흡입기
MDI, Metered Dose Inhaler

■ 스페이서
Spacer

⑱ 흡입을 통한 약물 투여

㉠ 환자가 숨을 쉬는 동안 분무되어 작은 입자로 전달된다.

㉡ 흡입 투여 약물은 기관지확장제로 분류되는 약물로 기류에 저항성을 감소시키는 작용을 하게 된다.

㉢ **정량흡입기** : 종종 부정확하게 사용되고 약의 올바른 용량이 전달되지 않는 것이 특징이다. 아동의 경우 약의 전달을 위해 스페이서를 사용한다. 이는 정량흡입기에서 약물이 쉽게 분무되도록 만든 장치이다. 약통과 환자의 입 사이에 관이나 용기 형태로 이용된다. 두 개의 흡입기를 사용하는 경우, 기관지 확장제 약물을 먼저 흡입한 후 다른 약물을 흡입한다. 아동의 마스크 Spacer는 마스크가 코와 입을 완전히 덮을 수 있도록 얼굴에 고정한다.

㉣ **건조분말흡입기** : 공기를 들이마시는 흡입력에 의해 작용하는 것으로 흡입기를 작동시키는 과정이 없다. 분무되는 약물 배출량과 분산되는 정도는 어느 정도 그 장치의 흐름 속도에 비례하므로 빠르고 세고 깊이 흡입하도록 교육한다. 습도가 높은 경우 분산 저하의 위험으로 흡입기 구멍에 숨을 내쉬지 않도록 교육한다.

TIP & MEMO

■ **건조분말흡입기**
DPI, Dry Powder Inhaler

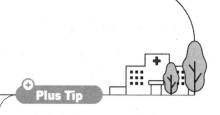

**1** 환자에게 경구 투여 시 주의사항으로 옳은 것은?

① 부유물이 생긴 약은 투여 전 흔들어서 사용한다.

② 투여하지 못한 액체 약은 다시 약병에 넣어 보관한다.

③ 약물을 모두 섞어서 신속하게 투여한다.

④ 설하투여 시 입 안에서 약이 녹은 후에 물을 마시게 한다.

⑤ 투약시간에 환자가 자리에 없으면 해당 환자 침상 옆에 올려둔다.

**2** 근육 주사 시 Z − track 기법을 사용하는 이유로 옳은 것은?

① 공기 투여      ② 약물 흡수 촉진

③ 많은 약물 투여      ④ 피하자극의 최소화

⑤ 혈관 손상 위험의 감소

**3** 항생제 투여 전 과민반응 예방을 위한 피부반응검사를 시행하고자 할 때 간호수행 방법으로 옳은 것은?

① 피하주사를 한다.

② 전완 외측면에 주사 한다.

③ 주사 후 마사지를 시행한다.

④ 반응검사 15분 후에 판독한다.

⑤ 주사바늘은 피부와 90° 각도로 삽입한다.

※ 항생제 피부 반응 검사

㉠ 전완 내측면에 피내주사한다.

㉡ 주사기 삽입 시 주사바늘이 피부와 거의 평행(10 ~ 15°)이 되도록 한다.

㉢ 주사기 삽입 부위는 마사지 하지 않는다.

㉣ 즉시 부위 및 삽입 시간, 양을 표시한다.

㉤ 15분 후 팽진 여부를 사정한다.

Plus Tip

**1**

④ 설하 투여 약은 복용 중 물을 마시지 않고 혀 밑에서 약이 다 녹으면 물을 마신다.

① 부유물이 생긴 약은 즉시 폐기한다.

② 투여하지 못한 액체 약은 다시 약병에 넣지 않고 폐기한다.

③ 약물은 직접적 처방과 지시 없이 섞지 않는다.

⑤ 투약시간에 환자가 자리에 없으면 약을 그대로 가지고 나온다.

**2**

④ 피하조직의 영구변색이나 자극·통증을 유발하는 약물을 Z − track 기법으로 투여한다.

**3**

① 피내주사 한다.

② 전완 내측면에 주사 한다.

③ 주사 후 마사지 하지 않는다.

⑤ 주사바늘은 피부와 15° 각도로 삽입한다.

**답** 1.④ 2.④ 3.④

**4** 항암제를 투여하는 환자에게 나타나는 보편적인 부작용은?

① 빈혈　　　　　　　② 탈모

③ 임신　　　　　　　④ 맥박 상승

⑤ 위액 과다

※ 항암제 사용 부작용
㉠ 성장속도가 빠른 암세포를 타겟으로 만든 약물로 정상세포의 파괴도 함께 일어난다.
㉡ 모발, 입 속 세포, 위장세포, 정자와 난자 생성 및 성숙세포 등이 손상을 받는다.

**5** 환자에게 정맥 주입 시 주입속도에 영향을 미치는 것은?

① 약물의 양　　　　　② 수액 line길이

③ 약물의 점성도　　　④ 정맥수액 병의 크기

⑤ 정맥 천자 바늘 크기

※ 정맥주사 주입속도에 영향을 주는 요인
㉠ 바늘 굵기 : 바늘의 굵기가 클수록 주입속도가 증가한다.
㉡ 농도 및 밀도 : 짙은 농도와 큰 밀도일수록 주입속도가 감소한다.
㉢ 수액병 높이 : 병의 높이가 높을수록 주입속도는 증가한다.
㉣ 라인이 꼬이거나 눌렸을 때, 주사바늘이 막힌 경우 주입속도가 감소하거나 정지한다.

**6** 근육주사 처방약물을 투여할 때 주사부위가 옳게 짝지어진 것은?

① 삼각근 : 상박 내측 부위

② 대퇴직근 : 대퇴 안쪽 부위

③ 측둔부위 : 둔부 위쪽 바깥 부위

④ 외측광근 : 대퇴 바깥쪽 부위

⑤ 배둔부위 : 둔부 아래쪽 바깥 부위

**7** 헤파린 16unit가 처방 났을 때 환자에게 투여하는 용량은? (단, 헤파린 주사 시 1ml가 80unit이다)

① 0.1ml　　　　　　② 0.2ml

③ 0.3ml　　　　　　④ 0.4ml

⑤ 0.5ml

**Plus Tip**

**4**
② 탈모, 구내염, 오심, 구토, 위장관계 장애 등이 발생한다.

**5**
③ 주사액의 농도가 짙을수록, 밀도가 클수록 주입속도가 감소한다.

**6**
① 삼각근은 상박 외측 부위에 주사한다.
② 대퇴직근은 대퇴 전면에 주사한다.
③ 측둔부위는 둔부의 중둔근과 소둔근에 주사한다.
⑤ 배둔부위는 둔부 위쪽 바깥쪽인 대둔근에 주사한다.

**7**
② 1unit=1/80이므로 16unit는 0.0125×16=0.2ml이다.

**답** 4.② 5.③ 6.④ 7.②

**8** 환자에게 질 좌약을 시행하고자 할 때 삽입절차로 옳은 것은?

① 기상 직후 투여한다.
② 삽입 후 심스 체위를 취해준다.
③ 좌약을 넣기 전 소변을 참도록 한다.
④ 삽입 전에 쇄석위를 취하게 한다.
⑤ 질좌약은 질강 속에 7.5 ~ 10cm의 깊이로 삽입한다.

**9** 한 정에 250mg인 Ampicillin이 있다. Ampicillin 2.0g을 하루 동안 나누어 환자에게 qid 경구 투여 하고자 할 때, 1회 투여되는 Ampicilin은 몇 정인가?

① 2정                    ② 3정
③ 4정                    ④ 5정
⑤ 6정

**10** 환자에게 수혈을 할 때 부적합한 혈액형 수혈로 나타날 수 있는 부작용은?

① 침윤                    ② 정맥염
③ 용혈성 반응            ④ 발열성 반응
⑤ 알레르기 반응

**11** 투약처방 중 특정시간 한 번만 투여하는 처방으로 옳은 것은?

① 일회처방               ② 즉시처방
③ 구두처방               ④ 정규처방
⑤ 필요시 처방

**12** 약물작용에 영향을 미치는 요인에 대한 설명으로 옳은 것은?

① 경구투약은 공복 시 빨리 흡수된다.
② 페니실린은 우유와 복용하여 체내 흡수를 높인다.
③ 노인은 간과 콩팥 기능 저하로 약물 배설이 증가된다.
④ 아동의 흡수력은 성인보다 떨어져 더 많은 양이 필요하다.
⑤ 남성은 수용성 약물의 흡수율이 좋다.

**8**
① 취침 전 투여로 약물이 질 내에 오래 남아있게 한다.
② 약물이 흡수될 수 있도록 10 ~ 20분간 앙와위로 누워있게 한다.
③ 투여 후 불편감 감소를 위해 좌약을 넣기 전 소변을 보도록 한다.
④ 배횡와위를 취하게 한다.

**9**
① qid = 하루 네 번, 2.0g = 2,000mg, 2,000mg ÷ 4회 = 500mg, 따라서 500mg = 250mg × 2정이다.

**10**
③ ABO가 맞지 않는 경우 항원 − 항체 반응이 발생하며 급성 용혈성 반응이 나타난다.

**11**
② 즉시처방 : 일회처방의 한 종류로 처방 즉시 투여한다.
③ 구두처방 : 서면화시키지 않고 구두로 내리는 처방이다.
④ 정규처방 : 의사가 정해놓은 기간 동안 유효한 처방이다.
⑤ 필요시 처방 : 의사가 미리 내놓은 처방을 필요시 투여한다.

**12**
① 경구투약은 공복 시 더 빨리 흡수된다.
② 페니실린은 우유와 복용하면 체내 흡수가 저하된다.
③ 노인은 약물에 대한 반응이 민감하고 약물대사가 저하되어 약물 배설이 감소된다.
④ 아동은 약물대사에 필요한 효소가 부족하여 적은 용량을 투여한다.
⑤ 남성은 수용성 약물, 여성은 지용성 약물을 잘 흡수한다.

**답** 8.⑤  9.①  10.③  11.①  12.①

**13** 환자에게 Digitalis를 투여하고자 할 때 간호사가 투여 전 측정해야 하는 것으로 옳은 것은?

① 혈압      ② 호흡

③ 체온      ④ 통증

⑤ 맥박

**14** 간호사는 환자의 귀를 세척하기 위해 체온과 비슷한 온도의 약물을 준비하였다. 약물온도를 따뜻하게 하여 환자로부터 예방하고자 하는 증상은?

① 경련, 구역      ② 구역, 현기증

③ 중이염, 경련      ④ 염증, 귀울림

⑤ 귀울림, 중이염

**15** 약물 부작용으로 같은 치료효과를 보기 위해 더 많은 양의 약물을 필요로 하는 상태는?

① 내성      ② 의존성

③ 금단현상      ④ 축적효과

⑤ 알레르기 반응

**16** 환자에게 24시간 동안 2,000ml 수액 주입 처방이 났다. 수액 주입을 위해 간호사가 계산한 정확한 drop수는? (1cc＝20drop)

① 22      ② 25

③ 28      ④ 31

⑤ 34

**17** 환자에게 처방된 수액 5%DS 1L에 vitamin 0.5ample mixed fluid를 시간 당 60ml로 투여하고자 할 때 분당 주입되는 gtt수는? (1cc＝20gtt)

① 10 gtt/min      ② 15 gtt/min

③ 20 gtt/min      ④ 30 gtt/min

⑤ 40 gtt/min

**Plus Tip**

**13**

⑤ 강심제를 과다투여 시 심박동 저하를 일으킬 수 있으므로 약 투여 전과 후에 맥박을 측정한다.

**14**

② 외이도 세척 시 차가운 용액을 이용하면 내이기관을 자극하여 현기증과 구역을 유발한다. 따라서 체온과 비슷한 정도의 용액을 준비한다.

**15**

① 내성 : 특정 약물에 대한 대사작용 저하로 나타난다.
② 의존성 : 약물을 얻기 위한 강박적 행동반응의 심리적 의존과 금단증상이나 내성이 생기는 신체적 의존을 보이는 것이다.
③ 금단현상 : 약물을 갑자기 중단함으로 인해 나타나는 증상이다.
④ 축적효과 : 약물 흡수에 비해 배출이 저하된 상태일 때 발생한다.
⑤ 알레르기 반응 : 약물에 대한 면역체계의 부적절 반응이다.

**16**

③ $(2000 \times 20drop) \div (24 \times 60분)$
$= 27.78drop/min$

**17**

③ $60ml \times 20gtt \div 60분 = 20gtt/min$

**답** 13.⑤ 14.② 15.① 16.③ 17.③

**18** 혈종 형성 방지를 위한 헤파린 피하주사 부위로 옳은 것은?

① 복부
② 견갑골
③ 전완내측
④ 대퇴전면
⑤ 상완외측 후면

※ 헤파린 주사(피하주사) 주의사항
㉠ 혈종 형성 방지를 위해 혈관분포가 좋은 다리나 팔은 피한다.
㉡ 피부에 90°로 바늘을 삽입하여 주입한다.
㉢ 혈액이 나오는지 내관을 당겨보지 않아도 된다.
㉣ 주사침을 움직이거나 투약 후 주사부위를 문지르지 않는다.

**19** 정맥으로 수액을 투여하고 있는 환자가 주사부위 통증을 호소하며 수액이 들어가지 않는다고 한다. 환자를 사정한 결과 정맥 주사부위에 부종과 냉감이 있고 눌렀을 때 통증을 호소하는 경우 의심되는 정맥주사 합병증은?

① 혈전
② 침윤
③ 정맥염
④ 국소감염
⑤ 순환과잉

**20** 둔부 배면에 근육주사로 약물을 투여할 때 근육 이완을 위한 간호중재는?

① 복위를 취하고 발끝을 내전시킨다.
② 약물 주입 전 바늘을 새것으로 교환 한다.
③ 한 손은 피부를 당기고 다른 한 손으로 투약한다.
④ 약물을 주위조직으로 퍼질 수 있게 천천히 주입한다.
⑤ 주사부위를 소독용액으로 소독하고 말린 후 주사한다.

※ 둔부 배면 근육주사
㉠ 근육주사에서 가장 많이 쓰이는 부위이다.
㉡ 좌골신경과 큰 혈관, 뼈에 이접해 있어 주의해야 한다.
㉢ 3세 이상 어린이와 어른의 근육주사 부위로 사용한다.

**18**

① 혈관분포가 좋은 다리나 팔을 피해 복부에 투여한다.

**19**

② 침윤 : 주사액이 정맥이 아닌 주위 조직으로 주입되면서 통증과 종창이 유발된다.
① 혈전 : 혈관 속에서 피가 굳어진 덩어리를 말한다.
③ 정맥염 : 주사가 삽입된 정맥에 염증이 발생한다.
④ 국소감염 : 주사 삽입부위 미생물 침입으로 발생한다.
⑤ 순환과잉 : 급속한 속도로 주사액이 다량 주입된 경우 발생한다.

**20**

① 둔부위 배면에 근육주사를 시행할 때 복위를 취하고 발끝을 내전시키면 근육 이완으로 통증이 감소한다.

답 18.① 19.② 20.①

# 영양

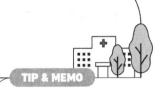

### 학습목표

• 영양 영향요인에 대해 설명할 수 있다.
• 영양의 간호과정에 대해 설명할 수 있다.

## 1 영양의 이해

### (1) 영양

① **정의** : 영양은 생명과 건강에 중요한 요소이다. 영양부족은 건강수준의 저하를 가져오며 생명유지의 필요한 양분을 말한다.

② **영양학** : 신체에 음식이 영양을 공급하는 방법을 연구하는 학문이다.

③ **영양소**

   ㉠ 성장, 발달, 활동, 생식, 젖 분비, 건강유지, 질병과 손상 회복 등을 위해 신체가 사용하게 되는 특수한 생화학물질이다.

   ㉡ 영양소들은 혼자 작용하기보단 함께 활동하며 신체 활동, 성장, 발달, 크기, 상태변화에 따라 생애주기 변화가 요구된다.

   ㉢ 필수 영양소는 체내 합성이 되지 않아서 식이와 보충제의 보충이 필요하다.

   ㉣ 다량영양소는 에너지 공급과 조직형성에 맞는 필수 영양소이다.

   ㉤ 미량영양소는 비타민과 무기질 같은 신체작용 조절·통제 하는 역할을 한다.

④ **영양소의 3가지 주요 기능**

   ㉠ **열량영양소** : 에너지 공급을 담당하며 해당 영양소로는 탄수화물, 지방, 단백질이 있다.

   ㉡ **구성영양소** : 신체 조직의 구성물질로 단백질·무기질·물로 구성된다.

   ㉢ **조절영양소** : 신체 기능 조절을 담당하며 단백질·비타민·무기질·물로 구성된다.

▌**칼로리**

1g의 물을 15~16℃ 올리는 데 요구되는 열의 양을 말한다. 탄수화물 1g는 4Cal, 단백질 1g은 4Cal, 지방 1g은 9Cal, 알코올 1g은 7Cal이다.
※ 1Cal = 1,000Cal = 1Kcal

▌**영양학**
Nutrition

▌**영양소**
Nutrient

▌**다량영양소**
Macronutrient

▌**미량영양소**
Micronutrient

## (2) 에너지 균형

① 정의

ⓐ 신체 기능에는 에너지가 요구되며, 음식섭취로 얻어진 에너지와 신체가 소모한 에너지와 관계를 나타낸 것이 에너지의 균형이다.

ⓑ 획득한 에너지는 킬로칼로리(Kilocalories) 형식으로 측정되고 칼로리나 Cal로 쓰인다.

② 기초대사(Basal Metabolism)

ⓐ 안정 상태에서 불수의적인 활동을 수행하는데 필요한 에너지이다.

ⓑ 세포와 조직의 대사활동을 유지에 필요한 에너지이다.

ⓒ 체온, 근육긴장 유지, 분비물 생성, 위창자길 음식 이동, 폐 부풀리기, 심장 근육 수축 등의 일을 행한다.

ⓓ 신체활동 사용 에너지의 양이 감소하면 기초대사 사용 칼로리 비율은 증가하게 된다.

③ 기초대사율(BMR, Basal Metabolic Rate)[+] : 남성은 여성보다 BMR이 더 높게 나타난다. 남성의 경우 시간당 1Cal/kg이다.

④ 표준체중

ⓐ 개인의 에너지 섭취량이 에너지 소비량과 다르면 체중은 변한다.

ⓑ 이상적 체중, 건강한 체중은 최적 건강을 유지하기 위한 최적 체중을 추산한 값을 말한다.

⑤ 신체질량지수(신체질량지수, BMI Body Mass Index)

ⓐ 이상적 체중을 설정할 때 선호되는 방법이다.

ⓑ BMI의 증가는 심장병, 당뇨병, 고혈의 위험도 높지만 운동선수 부종이나 탈수인 경우, 노인의 경우 정확하지 않을 수 있는 결과인 것을 고려한다.

ⓒ BMI계산식 $= \dfrac{체중(kg)}{\{신장(m)\}^2}$

⑥ 체중 감소율(BWL, Percentage Of Body Weight Loss)

ⓐ 의미 있는 체중변화율을 말할 때 사용하는 지표이다.

ⓑ 비의도적 체중감소는 다음의 공식과 세부적 구분을 갖는다.

ⓒ 계산식 : (평상시 체중 − 현재 체중)÷평상 시 체중 × 100

⑦ 허리둘레(Waist Circumference)

ⓐ 배꼽높이에서 허리 주변을 줄자로 둘러서 측정한다.

ⓑ 배(복부)의 지방을 알려주는 지표이다. 과다한 경우는 2형 당뇨병, 이상지질혈증, 고혈압, 심장혈관 질병의 위험도를 알려준더.

ⓒ 남성의 경우 40인치 이상, 여성 35인치 이상일 때 질병 위험도가 올라간다.

**▌대사요구량**

기초대사, 기초대사율

**✛ 기초대사율 증감요인**

• 증가요인 : 성장, 감염, 발열, 정서적 긴장, 특정한 호르몬 상승이 있다.

• 감소요인 : 노화, 오랜 시간의 공복, 수면 등이 있다.

**▌아시아 · 태평양 지역 기준의 BMI 분류**

• 18.5 ~ 22.9 : 정상

• 23.0 ~ 24.9 : 과체중

• 25.0 이상 : 비만

**▌체중 감소율 결과구분(유의미)**

• 일주일에 2% 이상

• 한 달에 5% 이상

• 3개월에 7.5% 이상

• 6개월에 10% 이상

⑧ 이상적 체중(표준체중, IBW, Idel Body Weight)

　㉠ 정의 : 신장을 바탕으로 산출되는 건강한 체중을 의미한다.

　㉡ 160cm 이상인 경우 : (키 − 100) × 0.9

　㉢ 150 ~ 160cm 미만인 경우 : (키 − 150) ÷ 2 + 50

　㉣ 150cm 미만인 경우 : (키 − 100) × 1.0

　㉤ 이상적 체중 백분율 : 현재 체중 ÷ 이상적 체중 × 100

⑨ 에너지 필요량

　㉠ 에너지 필요량은 다양한 방법으로 결정된다. 에너지 필요량을 결정한 후 체중 증가·감량을 조절할 수 있다.

　㉡ 평소활동 수준에 따른 총 에너지를 계산하며 활동 설명 범주를 선택한다.

　㉢ 활동 수준에 맞는 퍼센트에 BMR을 곱한다.

　㉣ 일일 총 에너지 요구량 계산식 : 기초대사량 + 활동대사량

### (3) 탄수화물(Carbohydrate)

① 탄소, 수소, 산소로 구성된다. 단순당과 이당류 또는 복합당으로 분류된다.

② 가장 풍부하고 저렴한 칼로리 공급원이다. 탄수화물 섭취율은 소득과 관련된다.

③ 소득 증가는 탄수화물 섭취 감소를 나타내고 단백질 섭취가 증가하게 된다.

④ 대사

　㉠ 단백질이나 지방보다 빠르고 쉽게 소화되며 포도당으로 분해되어 에너지원으로 쓰이거나 혈액 내에서 순환한다. 나머지는 글리코겐으로 전환되어 저장된다.

　㉡ 간은 포도당을 저장하며 혈액으로 들어가는 포도당 양을 조절한다.

　㉢ 인슐린과 글루카곤은 혈청 포도당 농도 일정하게 유지하는 역할을 한다.

　㉣ 간과 근육에 글리코겐 저장이 부족할 때 포도당은 글리코겐으로 전환되어 저장되는 것은 글리코겐 합성이다.

　㉤ 포도당 공급을 위해 분해되는 것을 글리코겐 분해이다.

　㉥ 기능 : 1g에 4Kcal의 에너지를 공급하며 1일 섭취 권장량은 성인 총 칼로리 중 45 ~ 65%를 차지한다.

⑤ 영양소 개요

　㉠ 주된 영양소는 단순당과 녹말, 셀룰로오스와 다른 수용성 섬유질, 수용성 섬유질이 있다.

　㉡ 공급원으로는 채소, 과일, 곡물, 우유, 설탕, 통밀가루, 사과, 귀리 시리얼, 오트밀, 말린 완두콩, 강낭콩 등이 있다.

　㉢ 에너지 공급과 케톤증이 비효율 대사를 하지 않게 예방하며 수분 흡수로 대변부피를 증가시키고 창자의 수송시간을 감소시킨다.

**TIP & MEMO**

**▌이상적 체중 결과**

• 70% 이하 : 심한 저체중

• 70 ~ 79% : 중정도 저체중

• 80 ~ 89% : 경한 저체중

• 90 ~ 110% : 정상

• 110 ~ 120% : 과체중

• 120 이상 : 비만

**▌에너지 활동범주**

• 20% 좌식생활 : 대부분 앉거나 운전, 잠자거나 서있다.

• 30% 저강도 활동 : 매일 2시간 이하 걷거나 가벼운 운동이다.

• 40% 중강도 활동 : 힘든 집안일, 정원 가꾸기, 거의 앉지 않는 운동이다.

• 50% 고강도 활동 : 신체 스포츠 활동, 건설현장 같은 노동력이 요구되는 활동을 말한다.

### (4) 단백질

① 살아있는 세포의 제 1구성 영양소이나.

② 유전자, 효소, 근육, 뼈의 바탕질, 피부, 혈액 등 신체의 구조 형성에 필요하다.

③ 탄소·수소·산소·질소로 구성된다. 질소의 유일한 자원이기도 하다. 필수 아미노산 9개는 신체에서 합성할 수 없으므로 음식으로 공급받는다. 나머지 13개 아미노산도 질소 공급으로 신체가 합성 가능하여 비필수 아미노산으로 분류된다.

④ 영양학적 분류
  ㉠ 완전 단백질 : 모든 필수아미노산 포함하고 성장을 지원한다.
  ㉡ 불완전 단백질 : 하나 이상의 필수아미노산 부족한 경우이다.

⑤ 대사
  ㉠ 동화작용 : 간에서 아미노산이 다시 결합되고 새로운 단백질이 된다. 조직과 세포의 단백질 합성에 이용되도록 혈류로 방출하는 것을 말한다.
  ㉡ 이화작용 : 과잉의 아미노산은 지방산, 케톤체, 포도당으로 전환된다. 대사 연료로 저장되거나 사용하는 것을 말한다.

⑥ 질소평형
  ㉠ 합성대사(동화작용)와 분해대사(이화작용) 간의 균형이다.
  ㉡ 질소 섭취(단백질 섭취)와 질소 배설(소변, 요소, 대변, 털, 손톱, 피부)을 비교해서 측정이 가능하다.
  ㉢ 양성질소평형 : 질소섭취가 질소배설보다 많은 경우이다. 조직의 성장을 의미한다. 아동기, 임신, 수술 후 회복기를 말한다.
  ㉣ 음성질소평형 : 질소섭취가 질소배설보다 적을 때이다. 조직의 합성보다 분해가 빠름을 의미한다. 수술, 질병, 외상, 스트레스, 부동, 기아 등이 해당된다.

⑦ 기능
  ㉠ 신체조직을 유지하고 새로운 조직의 성장 지원한다.
  ㉡ 1g당 4Kcal 공급하며 대사 후 남은 질소는 신장에 부담을 주며 배설 시 에너지를 사용된다.
  ㉢ 과잉 단백질의 경우 지방으로 전환된 후 저장되고 성인 총 에너지 섭취의 10 ~ 26% 차지한다.
  ㉣ 1일 섭취 권장량은 체중의 0.8/kg이다.

⑧ 영양소의 개요
  ㉠ 공급원으로 우유와 유제품, 육류, 가금류, 생선, 달걀, 말린 완두콩, 강낭콩, 견과류가 있다.
  ㉡ 조직의 성장, 복원, 신체구성요소의 구성, 체액성분 구성, 삼투압으로 체액평형 조절, 산염기 평형 조절, 해로운 물질의 해독, 항체 형성, 탄수화물 섭취 불가능할 때 에너지 제공, 지방과 다른 물질 혈액의 이동 등의 기능이 있다.

## (5) 지방

① 탄소, 수소, 산소로 구성된다. 식이로 먹는 지질 중에서 95%는 중성지방 형태로 존재한다.

② 화학구조에 따른 지질의 분류

    ㉠ 단순지질 : 트리글리세라이드, 디글리세라이드 등

    ㉡ 복합지질 : 당지질, 인지질, 지단백 등

    ㉢ 콜레스테롤

③ 지방산에 따른 분류

    ㉠ 포화지방산 : 실온에서 고체상태인 동물성 식품이다. 혈청 콜레스테롤의 농도 상승을 가져온다.

    ㉡ 불포화지방산 : 실온에서 액체상태의 기름(Oil)으로 존재한다. 혈청 콜레스테롤 농도 저하를 가져온다.

④ 기타 분류

    ㉠ 트랜스지방 : 액체 기름에 수소를 첨가시킨 물질로 혈청 콜레스테롤 상승을 가져온다. 하루당 포화지방의 총량으로 집계된다. 식품 영양성분에 표기하도록 요구된다.

    ㉡ 콜레스테롤 : 동물성 제품에서만 발견되는 지방과 같은 물질이다. 세포막의 중요한 구성성분으로 뇌와 신경세포에 풍부하며 담즙산 합성에 사용된다. 스테로이드 호르몬과 비타민 D의 전구체이다.

⑤ 기능

    ㉠ 1g당 9Kcal 공급한다.

    ㉡ 음식의 감칠맛과 포만감도 증가하며 지용성 비타민의 흡수에 도움을 준다.

    ㉢ 절연 체온조절에 관여하며 호르몬과 신경보호막 등의 체내 구성성분이다.

    ㉣ 1일 섭취 권장량은 전체 에너지 섭취의 20%를 넘지 않도록 한다.


## (6) 비타민

① 신체에서 합성되지 않거나 불충분한 양으로 만들어지므로 식이를 통해 섭취한다.

② 탄수화물, 단백질, 지방의 대사에 쓰인다.

③ 부족 시 특별한 결핍증후군 발생할 수 있으며 가공식품보다 수확한 직후의 신선식품에 가장 풍부하다.

④ 강화 : 음식에 비타민이 자연적 발생하지 않을 때 첨가하는 과정이다.

▌중성지방

Triglyceride

▌트랜스지방

Trans Fat

▌콜레스테롤

Cholesterol

▌비타민 결핍우려 특정 집단

특정한 연령집단(영아, 청소년, 임신 및 수유여성, 노인), 장기간 흡연, 알코올 남용, 약물 복용, 만성질환자, 장기적 다이어트, 소식가, 편식자 등이 해당된다.

▌강화

Fortification

⑤ 종류

　　㉠ **수용성 비타민** : 비타민 C와 비타민 B군이며 체내에 저장될 수 없으므로 매일 필요량 섭취가 권장된다.

　　㉡ **지용성 비타민** : 비타민 A, D, E, K가 해당되며 과량 섭취 시 간과 지방조직에 저장된다.

## (7) 무기질

① 모든 체액, 조직의 염분 형태나 유기화합물과 결합하는 무기원소이다.

② 신체 내에 구조를 만들거나 신체 작용을 조절하는 기능을 한다.

③ 원소로서 무기질은 분해되지 않거나 신체에서 재배열되지만 소화 후에 남아있는 무기질은 노폐물에 포함된다. 일반적으로 식품가공과정에서는 파괴되지 않는다.

④ 분류

　　㉠ **다량 무기질** : 1일 100mg 이상이 필요한 무기질이다. 칼슘, 인, 황, 나트륨, 염소, 칼륨, 마그네슘으로 구성된다.

　　㉡ **미량 무기질** : 1일 100mg 미만 필요한 무기질이다. 철, 아연, 망간, 크롬, 구리, 몰리브덴, 셀레늄, 불소 등으로 구성된다.

⑤ 무기질의 공급원

　　㉠ **다량무기질** : 우유, 유제품, 생선, 뼈, 통조림, 녹색채소, 곡류, 육류, 달걀, 소금, 전곡류, 과일 등이 있다. 기능은 뼈와 치아 형성, 혈액응고, 에너지대사, 산 − 염기 균형, 특정 효소 반응, 해독반응 촉진, 세포내액의 주요이온 등이다.

　　㉡ **미량무기질** : 간, 살코기, 강화 곡물, 요오드화 된 소금, 해산물, 식품첨가물, 굴, 육류, 말린 완두콩, 견과류, 조개류, 불소화된 물, 생선, 차 등이 있다. 기능은 갑상샘호르몬의 성분, 혈색소 경유 산소 운반, 뼈와 치아 형성, 인슐린 보조인자, 적절한 포도당 대사, 산화 등이 있다.

## (8) 물

① 성인 체중의 50 ~ 60% 차지한다.

② 성인에 비해 영아의 물의 비율이 더 많다. 노인에 가까워질수록 전체 신체의 물과 세포바깥액은 줄어든다.

③ 모든 화학반응의 매개체가 되고 많은 반응에 참여하며 소화 · 흡수 · 순환 · 배설에 관여한다.

④ 체온조절에 도움을 주며 점액분비, 관절의 움직임에서 윤활제 역할을 수행한다.

⑤ 탄수화물 · 단백질 · 지방의 대사로 물을 생성한다.

⑥ 성인 1일 수분 섭취량은 2,200 ~ 3,000mL이다.

**(9) 소화(Digestion)**

① 음식을 세포의 일부가 될 정도의 작은 입자로 분해하여 세포가 사용하도록 만드는 과정이다.

② 흡수는 소화된 영양소는 작은 창자벽을 통과하면서 일어난다.

③ 적정한 식사 선택 : 식이 권장 사항과 지침, 영양섭취기준(DRI) "식품구성 자전거" 식품 안내서는 적정한 식사를 계획 · 평가에 사용되는 도구(보건복지부)이다.

④ 식이요법 권장 사항

  ㉠ '한국인 공통식생활지침'에 명시되어 있다.

  ㉡ 국민의 잘못된 식습관을 개선하고 고른 영양소 섭취로 질병을 예방하고자 발행되었다.

  ㉢ 내용 : 아침밥을 꼭 먹기, 쌀이나 잡곡, 채소, 우유, 육류, 생선, 달걀, 콩류 등 다양한 식품 섭취, 과식 피하기, 활동량 늘리기, 덜 짜게 덜 달게 덜 기름지게 먹기, 음료 대신 물 음용하기, 술자리 피하기, 우리 농산물 활용한 식생활, 가족과 함께하는 식사 등으로 구성되어 있다.

⑤ 영양소 섭취 기준(DRI, Dietary Reference Intake)

  ㉠ 1일 섭취 권장량(RDA)는 거의 모든 건강한 사람들의 필요량을 충족시키는데 충분한 평균 1일 영양소 섭취량을 말한다.

  ㉡ 적정섭취량(AI, Adequate Intake) : 1일 섭취권장량이 파악되지 않을 때 정해진다.

  ㉢ 상한섭취량(UL, Tolerable Upper Intake Level) : 거의 모든 사람들에게 해로울 가능성이 없는 가장 많은 1일 영양소 섭취량이다.

  ㉣ 추정평균필요량(EAR, Estimated Average Requirement) : 모든 건강한 사람들의 절반가량의 필요 충족을 하는 것으로 추정되는 영양소의 양이다.

⑥ 영양 성분 표시[+]

  ㉠ 영양 표시제도로 '표준 식품 표시법'이 제정되었다.

  ㉡ 포화지방, 콜레스테롤, 식이섬유 관련하여 명확히 표기하도록 되어있다.

**(3) 영양요구량에 영향을 미치는 심리적 · 신체적요인**

① 성장발달

  ㉠ 생애 주기에 따라 영양소의 요구량은 발달, 활동, 성장, 대사, 체성분의 연령 관련 변화에 영향을 받는다.

  ㉡ 영아와 청소년기에는 급격한 성장발달로 영양 요구량이 증가한다.

  ㉢ 임신과 모유수유 때는 영향 요구량이 증가한다.

  ㉣ 노인의 경우 관상동맥질환 · 골다공증 · 고혈압의 위험이 높아서 칼로리 낮추고 식이의 변화 필요하다.

**⊕ 영양 성분 표시**

| 영양정보(총 내용량00g, 000kcal) | |
|---|---|
| 총 내용량당 | 1일 영양성분 기준차에 대한 비율 |
| 나트륨 00mg | 00% |
| 탄수화물 00g | 00% |
| 당류 00g | 00% |
| 지방 00g | 00% |
| 트랜스지방 00g | |
| 포화지방 00g | 00% |
| 콜레스테롤 00mg | 00% |
| 단백질 00g | 00% |
| 1일 영양성분 기준치에 대한 비율 (%)은 2,000kcal 기준 이므로 개인의 필요 열량에 따라 다를 수 있습니다. | |

**▎영양에 영향을 미치는 요인**

개인의 식품 패턴과 식습관이 음식 섭취에 큰 영향을 미친다.

② 영아(출생 ~ 1세)

  ㉠ 성장이 가장 빠른 시기이다.

  ㉡ 영양공급원으로 모유 수유 권장된다.

  ㉢ 1세 미만의 영아에게 우유 섭취 금지한다.

  ㉣ 고형식의 경우 발달적으로 준비가 되었을 때 가능하다.

  ㉤ 이유식(생후 6개월)은 새로운 음식을 5 ~ 7일간 주는 것이 좋다.

  ㉥ 1세의 영아는 성인과 유사한 음식 섭취 가능하며 철분 강화 음식 권장한다.

③ 유아와 미취학 아동(1 ~ 6세)

  ㉠ 점차 성장이 느려진다. 스스로 먹을 수 있고 좋고 싫음을 말로 표현할 수 있다.

  ㉡ 식욕은 감소하거나 불규칙적으로 변화한다.

  ㉢ 식품의 부적절한 사용은 부적절한 식생활 태도로 이어질 수도 있다.

  ㉣ 과일과 채소 섭취가 불충분하거나 설탕 섭취가 과도할 수도 있으니 유의한다.

④ 취학 아동(6 ~ 12세)

  ㉠ 개인별로 다르거나 불규칙적인 성장 양상을 보인다.

  ㉡ 식욕이 증가하지만 불규칙적일 수도 있다.

  ㉢ 부모보다 광고가 아동의 식품 선택에 더 많은 영향을 끼친다.

⑤ 청소년

  ㉠ 성장 속도가 빠르게 나타나는 시기이므로 영양소(단백질, 칼슘, 비타민 B, 비타민 D, 철분, 요오드)와 열량 요구량 증가한다.

  ㉡ 섭식장애, 근육 소모, 억제된 성 발달, 식사 거부, 특이한 식습관의 경우 전문적인 의료인의 도움 필요하다.

  ㉢ 정크푸드와 패스트푸드 대신에 좋은 식습관 교육이 필요하다.

⑥ 성인 : 성장이 멈추고 기초대사량 저하가 일어나지만 신체활동 감소도 같이 일어나 체중이 증가할 수 있다. 에너지 섭취 조절이 필요한 시기이다.

⑦ 임신부와 수유부

  ㉠ 중요한 영양소로는 단백질, 칼로리, 철분, 엽산, 칼슘, 요오드이다.

  ㉡ 임신 2기는 하루 340kcal 요구량이 증가하고 임신 3기에는 하루 450kcal 요구량이 증가한다.

  ㉢ 수유부는 임신 시 보다 에너지 요구량이 증가하는 특징이 있다.

⑧ 노인

  ㉠ 기초대사율, 신체활동, 체지방·체중 감소로 에너지 소비 감소하나 영양소에 대한 요구를 같거나 증가한다.

  ㉡ 치아의 상실과 치주질환으로 섭취 곤란의 위험성이 있다. 장운동의 저하로 변비 유발의 위험도도 증가한다.

ⓒ 미각이 변화하고 갈증에 대한 감각이 감소한다.

ⓔ 퇴행성 질병과 약물 사용 증가한다. 만성질환, 부족한 소득, 고립감, 연령으로 영양부족의 위험 증가한다.

⑨ 성별

　ⓐ 남성은 근육이 많아 더 높은 칼로리와 단백질이 필요하다.

　ⓑ 여성은 월경으로 인한 더 많은 철분이 필요하게 된다.

　ⓒ 임신부·수유부는 더 많은 열량과 수분이 필요하다.

⑩ 건강상태

　ⓐ 열은 에너지와 수분의 요구량 증가한다.

　ⓑ 대수술·화상·부상 등은 호르몬 변화 유발하고 스트레스 후 적응기에 영양 요구량 급격히 증가한다.

　ⓒ 우울·혼돈은 잊어버리거나 동기 결핍으로 영양부족의 위험도가 증가한다.

⑪ 알코올 남용

　ⓐ 영양소 흡수 방해하며 알코올 대사를 위한 비타민 B군의 요구량이 증가된다.

　ⓑ 영양소 저장의 방해, 영양소 분해대사의 증가, 영양소 배설의 증가가 이루어지며 간 손상을 초래하기도 한다.

⑫ 약물과 치료

　ⓐ 식욕의 변화, 미각 저하, 영양소의 흡수와 배설의 방해가 일어난다.

　ⓑ 특정 질병에 처방된 치료는 화학요법과 방사선 등 치료는 식이 형태와 영양에 부정적인 영향을 미친다.

**(4) 식품선택에 영향을 미치는 요인**

① 경제적 요인

　ⓐ 구매 능력이 부족한 경우 육류와 신선한 채소 구입을 못할 수도 있다.

　ⓑ 음식을 저장할 설비나 조리도구가 없을 수도 있다.

② 종교

　ⓐ 모르몬교의 경우 커피, 차, 알코올 섭취를 금하고 육류 섭취를 제한한다.

　ⓑ 힌두교는 소고기 섭취를 금하고 이슬람교는 돼지고기를 금한다.

　ⓒ 유대교의 경우 음식 준비 시 특별한 방법을 요구하고 돼지고기와 조개류를 금한다.

③ 음식의 의미

　ⓐ 영양공급 외에도 축하 행사, 사회적 모임, 보상의 의미도 하며 기억(즐거운 혹은 불행한)과 관련되어 있다.

　ⓑ 체중 감량을 위한 체중 감량 식이요법에 의지하는 경우도 있다.

④ 문화 : 문화나 민족에 따라 식이를 선택하는 고유한 특성이 있으므로 간호사는 다양한 문화를 가진 환자의 욕구와 믿음을 알아야 효과적으로 의사소통이 가능하다.

⑤ 그 밖의 사회문화적 요인 : 사회적 고립감, 식품을 얻거나 구매할 수 있는 능력의 부족, 요리 능력 또는 음식 준비 능력의 부족, 정보 이해력(문해력), 언어 장벽, 영양에 대한 지식, 돌봄제공자 혹은 사회적 지원 결여 등이 해당한다.

### (5) 음식섭취

① 음식 섭취의 감소
  ㉠ BMI 18.5 미만인 경우 저체중으로 간주한다. 식욕 부진 또는 입맛의 감소는 전신질환, 국소질환, 심리사회, 후각, 미각능력 저하 등으로 나타난다.
  ㉡ 약물 치료, 내과적 치료에 영향을 받으며 씹기와 삼키기가 어려운 사람, 만성 위장질환자, 수술 받은 자, 만성질환자(예 : 암), 식품 예산이 부족한 사람 등의 원인이 있다.

② 음식 섭취의 증가
  ㉠ 이상적인 체중보다 20% 초과, 체질량 지수 30 이상이면 비만으로 정의한다.
  ㉡ 비만의 원인은 유전적 이론, 생리적 요인, 환경적 요인, 심리적 요인 등이 있다.

## 2  영양의 간호과정

### (1) 간호사정

① **영양상태** : 건강과 질병에 모두 상당한 영양을 미치므로 영양사정은 모든 환자에게 필요하다.

② **수집방법** : 문진을 통한 사정으로 식이, 진료, 사회경제적 자료를 수집한다.

③ **신체검진** : 인체측정 자료, 임상자료, 검사실 검사 자료가 있다.

④ **영양검사**
  ㉠ 선별검사로서 간이영양사정도구(MNA)가 사용된다. 노인의 영양부족 위험이 있는지를 사정하기 위한 도구이다.
  ㉡ 질문으로 체질량 지수와 인체 측정치를 포함한다.
  ㉢ 위험군으로 확인되면 종합적인 영양사정을 위해 영양사에게 의뢰한다.

▌ 선별검사
Screening Test

▌ 간이영양사정도구
Mini Nutritional Assessment Tool

⑤ 식이 섭취 사정하기

　㉠ 24시간 회상법 : 평상시 섭취하는 모든 음식과 음료를 24시간 내에 기억하여 정보 수집하는 방법이다.

　㉡ 음식일기 · 에너지 계산 : 특정한 시간에 섭취한 음식과 음료 기록한다.

　㉢ 식사 빈도 기록 : 하루 또는 일주일이나 한 달에 특정 음식의 음식군을 섭취한 평균 횟수를 기록한다.

　㉣ 식사력 : 과거와 현재의 음식섭취와 습관에 대한 정보 수집하는 방법이다.

⑥ 진료 자료와 사회경제적 자료

　㉠ 의학적 자료 : 병력과 현재의 질병, 약물력, 약물 의존도나 남용 병력, 입안의 증상, 치아 상태, 씹고 삼키는 능력 등이 해당된다.

　㉡ 사회적 자료 : 연령, 성별, 가족력, 생활양식, 교육수준, 직업, 운동, 수면양상, 종교, 문화적 · 민족적 배경 등이 해당된다.

　㉢ 경제적 자료 : 소득자료, 식품예산 등이 해당된다.

⑦ 인체 계측 자료

　㉠ 신체 지수 파악에 이용된다. 아동은 성장률을 사정하고 성인은 신체의 단백질과 지방 저장의 간접적인 측정치를 제공한다.

　㉡ 체중 : 아침식사 전 같은 시간에 같은 체중계로 측정해야 한다.

　㉢ 상완삼두근 피부두겹 측정치(TSF, Triceps Brachii Muscle)[+] : 피하지방을 나타낸다. 캘리퍼 사용하여 위팔 삼두근 부위의 근육을 제외한 피하지방 주름 두께 측정할 수 있다.

　㉣ 위팔 중간둘레(MAC)[+] : 피하지방, 골격, 근육을 측정할 수 있다. 서거나 앉은 자세에서 팔을 수평으로 굽히고나서 상박의 중앙부 둘레를 cm단위로 측정한다. 위팔중간둘레와 상완삼두근 피부두겹측정치를 이용한 공식은 MAMC = MAC(cm) − (0.314 x TSF(㎜))이다.

　㉤ 위팔 중간근육둘레(MAMC) : 피하지방, 골격, 근육을 측정할 수 있다. 무지방 신체질량, 골격근량의 추정치를 나타낸다.

⑧ 체질량지수와 허리둘레 : 이상적인 체중을 알고, 체질량 지수를 확인한 후 허리둘레를 측정하여 표준 지침과 비교한다.

⑨ 임상자료

　㉠ 영양 사정을 위한 임상적 관찰이 포함된다. 전반적인 모습, 활력, 체중, 털, 얼굴, 눈, 입술, 혀, 샘, 피부, 손톱, 근육, 뼈대 신경계통 등에 적용된다.

　㉡ 영양상태가 좋을 때와 나쁠 때의 현상을 구분하여 관찰한다. 삼킴곤란 같은 경우는 흡인의 위험성이 높다.

　㉢ 감각기관 능력 저하도 영양섭취에 영향을 준다.

▌인체 계측 자료(인체측정학)

Anthropometric

➕ 상완삼두근 피부두겹 표준 계측값

우리나라 성인의 남자는 9.5mm, 여자는 18.1mm이며 표준기준으로 85% 이하일 때 영양불량으로 판정된다.

➕ 위팔 중간둘레 표준 계측값

우리나라 성인의 남자는 30.3cm, 여자는 26.3cm이다. 표준의 85% 이하일 때 영양불량으로 판정된다.

➕ 위팔 중간둘레 표준 계측값

우리나라 성인의 남자는 24.5cm이고 여자는 19.5cm이다.

▌삼킴곤란(연하곤란)

Dysphagia

▌흡인

Aspiration

⑩ 생화학적 자료

   ㉠ 혈액 또는 소변 내에 영양소 농도나 충분한 영양공급에 영향을 받는다. 생화학적 기능을 측정하는 검사실 검사는 초기단계 영양문제를 객관화 할 수 있는 자료이므로 확인해야 한다.

   ㉡ **혈색소** : 정상은 12 ~ 18g/dL이다. 혈액의 산소와 철분의 운반능력 측정한다. 감소하면 빈혈이 발생한다.

   ㉢ **헤마토크릿** : 정상은 40 ~ 50%이다. 혈액 내 적혈구 용적을 %로 나타내는 지표이다. 감소는 빈혈이고 증가는 탈수를 나타낸다.

   ㉣ **혈청 알부민** : 정상은 3.5 ~ 5.5g/dL이다. 장기간(몇 주)의 영양결핍을 예측할 수 있는 지표이다. 감소하면 영양부족, 흡수장애 등을 의미한다.

   ㉤ **프리알부민** : 단기간의 영양상태 변화를 반영하는 지표이다. 정상은 23 ~ 43mg/dL이고다. 감소하면 단백질 부족, 영양부족을 의미한다.

   ㉥ **트란스페린** : 정상은 240 ~ 480mg/dL이다. 철분과 결합하여 장에서 혈청으로 철분을 운반하는 단백질이다. 감소하면 빈혈, 단백질 부족을 의미한다.

   ㉦ **총림프구수** : 면역상태 반영한다.

   ㉧ **혈중요소질소** : 정상은 17 ~ 18mg/dL이다. 단백질을 섭취하고 단백질 대사를 해독하고 배설하는 신체의 능력을 반영한다. 증가하면 기아, 고단백질 섭취, 심각한 탈수를 의미한다. 감소하면 영양부족, 수분과다 공급을 의미한다.

   ㉨ **크레아티닌** : 근육대사 산물로 근육무게에 비례하다. 유리되어 소변으로 배설되는 것을 의미한다. 정상은 0.4 ~ 1.5mg/dL이다. 증가는 탈수를 감소는 총 근육량 감소와 심각한 영양부족을 의미한다.

## (2) 간호진단

① **문제로서의 영양 불균형**

   ㉠ 영양부족(Imbalance nutrition : Less Than Body Requirement)

   ㉡ 영양과다(Risk for Imbalance Butrition : More Than Body Requilement)

   ㉢ 영양과다위험(Risk of Imbalance Butrition : More Than Body Requilement)

② **병인으로서의 영양 불균형**

   ㉠ 부족한 수분 섭취로 인한 체액의 부족이다.

   ㉡ 불충분한 에너지 섭취이다. 즉 부족한 단백질 섭취로 인한 감염의 위험이다.

   ㉢ 가족을 위해 구매하거나, 저장하거나, 준비하는 능력의 결여로 인한 비효과적 가족 건강관리이다.

   ㉣ 영양에 대한 지식 부족으로 인한 비효과적 건강관리이다.

   ㉤ 수분 또는 식이섬유의 부족한 섭취로 인한 변비이다.

▌ 헤마토크릿

Hematocrit

**(3) 기대되는 결과 및 계획**

① 체질량지수와 허리둘레로 알 수 있는 이상적인 체중을 달성하고 유지한다.

② 세끼 이상의 식사마다 다양한 음식을 먹는다.

③ 건강을 회복하고, 질병 재발을 피하며, 잠재적인 합병증을 예방하거나 지연시키기 위해 변경된 식이를 이행한다.

④ 환자식이 안내서, 1일 섭취 기준량, 건강기관과 청부기관에서 발행한 식이 권장사항 및 지침을 토대로 모든 영양소가 들어 있는 충분한 식이를 섭취하고 과식하지 않는다.

**(4) 간호 중재**

① 환자의 생활습관, 지적능력, 동기부여 수준에 맞춰 조정하여야 성공적인 교육이 이루어질 수 있다.

② 식품안전에 대한 교육 : 식품을 만지고 준비하기 전 손 씻기, 살균되지 않은 우유나 날달걀 섭취 금기, 냉장 보관 시 온도 준수(5℃ 이하), 조리되지 않은 육류, 가금류, 살균되지 않은 주스, 생새싹 섭취 금기, 안전한 온도로 음식 조리하기, 과일과 채소는 먹거나 준비하기 전 세척하기 등이 있다.

③ 영양상태 관찰하기

    ㉠ 영양 부족 예방은 환자의 치료 결과에 긍정적 영향을 미칠 수 있으므로 환자의 식이 변경 처방이 내려진 경우에 시행된다.

    ㉡ 초기 식이에 대한 환자의 내성을 사정한다. 사정에 근거해서 식이를 변경하거나 개선 할 수 있다.

    ㉢ 식이에 대한 내성 사정 : 식판 중 최소한 20 ~ 75%를 섭취할 수 있을 때, 구역과 구토 또는 설사가 없을 때, 포만감이 없을 때, 배고픔이 없을 때, 복부통증과 팽만이 없을 때 시행한다.

④ 식욕 자극하기

    ㉠ 가능하면 좋아하는 음식과 집에서 준비한 음식 권장한다. 소량씩 자주 그리고 즐거운 환경을 제공하며 식욕을 방해 받을 가능성이 적은 시간대에 처치와 투약 일정을 잡는다.

    ㉡ 구강위생을 지키고 필요시 통증과 우울은 약으로 조절하며 식사 구역에서 자극적인 냄새가 나지 않도록 환경조절을 하며, 식사 시간을 방해하지 않도록 한다.

⑤ 식사 돕기

　　㉠ 편안한 분위기 조성하고 가능하면 빨대나 특수한 기구 사용, 음식을 먹는 순서, 장소에 대한 선택권 주고 적절한 음료 제공한다.

　　㉡ 환자가 원하는 대로 고기를 썰거나 소스를 부어주고 틀니, 보청기, 안경 착용 시 식사 전에 한다.

⑥ 시각장애가 있는 환자 도울 때

　　㉠ 접시와 식판에 있는 음식의 위치를 설명한다.

　　㉡ 특수한 보호판, 식기구, 이중 손잡이, 구획된 접시나 식판 제공하고 필요한 경우 옆에서 지켜본다.

　　㉢ 연하곤란이 있는 경우 가능하면 음료수에 빨대 제공하고 이전 식사와 비슷한 위치에서 음식과 접시를 제공한다.

⑦ 경구영양 제공

　　㉠ **정상식이 · 가정식** : 어떤 음식도 제외하지 않고 제공량을 제한하지 않는다.

　　㉡ **채식주의자 식이** : 다양한 유형의 채식주의를 고려한다. 육류는 콩류, 곡류, 채소로 대체한다. 식기 구성표 내에서 사용 가능한 다양한 식품의 영양가 있는 음식을 선택권을 주며 지지해준다.

　　㉢ **특별식이(변경된 농도식이 포함)** : 유동식은 주로 수술, 비경구영양, 급성질환자들의 식사 다시 시작의 전환식으로 사용된다. 대부분의 영양소, 칼로리, 단백질이 부족하여 빠른 전환을 고려된다.

　　㉣ **금식<sup>+</sup>** : 수술 전 마취와 관련된 흡인 예방과 수술 후 장음이 돌아올 때 까지를 위해 금식(NPO, Nothing Per Os[Nothing By Monuth])를 시행한다.

**(5) 장관영양**

① 장관영양 제공하기(Enteral Nutrition)

　　㉠ 관을 위장관 안에 넣어 영양소가 충분히 들어있는 유동식을 투여하는 것이다.

　　㉡ 식이를 경구로 섭취하여도 영양요구량을 충족할 수 없을 때 대체 영양공급방법으로 적용한다.

　　㉢ **영양공급관 선택 시 고려 요소** : 흡인 위험, 환자의 전반적인 상태와 예후, 위장관의 기능, 영양관의 예상된 지속 시간 등이 있다.

② 비위관(NG Tube, Nasogastric Tube)

　　㉠ 코에 삽입하여 위까지 넣는 관이다. 관을 통한 영양 공급액이 폐로 흡인될 위험성이 있다.

　　㉡ **금기 대상자** : 구역반사가 없거나 흡인 위험이 높을 때, 위 배출이 지연될 때, 위식도 역류가 있을 때, 영양공급동안 머리를 올릴 수 없는 경우이다.

　　㉢ **관의 종류** : Levin Tube, Dobbhoff Tube, Salem Sump 등이 있다.

➕ **금식 대상자**

특정한 검진, 심각한 구역과 구토를 겪는 환자, 씹거나 삼키지 못하는 환자, 급성 또는 만성 소화기계 이상 증상을 보이는 환자, 혼수상태에 있는 환자, 산통과 분만 중에 있는 여성을 대상으로 한다. 영양요구량이 증가한 환자, 2일 이상 금식인 경우 영양적 지원이 필요한데, 이 때 실시하는 것은 장관영양과 비경구영양이 있다.

➕ **금식 환자의 안위를 제공하는 방법**

다른 사람들이 식사하는 것을 보지 않게 하며 의사의 허락 하에 얼음조각이나 얼음물의 제공이 이루어지며 깨끗한 구강위생을 격려하거나 제공한다.

▌**장관영양 단기간(4주 미만) 지원**

비위관과 비장관이 있다.

▌**장관영양 장기간(6 ~ 8주 이상) 지원**

위루, 공장루, 저측면(평면) 경피적 내시경 위루관, 위조루 장치(LPGD)가 있다.

③ 비장관
  ㉠ 코에 삽입하여 작은창자 윗부분까지 삽입한다.
  ㉡ 구역반사가 감소했거나 위 운동성이 느려서 흡인 위험이 높은 환자에게 적합하다.
  ㉢ 위의 역류 가능성을 줄여준다. 위 배출 지연되거나 위종양을 진단 받은 경우에 쓰인다.
  ㉣ 덤핑 증후군의 발생 위험이 높다.
  ㉤ 관의 종류 : Cantor Tube, Miller – Abbott Tube, Harris Tube 등이 있다.
④ 비위관의 삽입 목적
  ㉠ 단기간의 영양 공급에 이용된다.
  ㉡ 수술 후 오심, 구토, 위 팽만을 예방할 수 있다.
  ㉢ 투약, 진단적 검사, 약물중독, 약물 용량 과다인 경우 세척을 위해 사용된다.
⑤ 비위관의 삽입 방법
  ㉠ 튜브 끝에 수용성 윤활제를 도포한다.
  ㉡ 체위는 높은 파울러 체위가 권장된다.
  ㉢ 삽입길이는 코끝 – 귓불 – 검상돌기(NEX)로 측정하고 구강인두 도착 시 환자에게 삼키라고 지시한다.
  ㉣ 삽입 동안 잘 들어가지 않거나 호흡곤란 증상이 있으면 즉시 중단한다. 위치 확인하고 튜브로 반창고를 고정하고 마개를 닫아서 유지한다.
⑥ 비위관의 위치 확인
  ㉠ 방사선 검사는 표준검사이다.
  ㉡ 흡인물 ph검사의 기준은 5.5 미만이다.
  ㉢ 흡인물의 색깔 확인으로 연초록, 황갈색, 황백색, 붉은 색, 갈색 일 경우 위에 안착한 것을 판단 할 수 있다.
  ㉣ 영양공급관이 폐로 잘못 들어가는 경우 흡인의 위험이 높다.
  ㉤ 다른 검사로는 관 길이 측정과 관 표시 검사, 이산화탄소 감시, 관의 끝을 물에 담가 보아 기포 발생 여부 확인 등이 사용된다.
⑦ 비장관 위치 확인 : 방사선 검사, 흡인물 ph 검사(7.0 이상)를 시행한다.
⑧ 위루
  ㉠ 복벽을 통해 위로 뚫어 놓은 외과적 누공으로 관을 삽입한다.
  ㉡ 비위관 영양공급보다 역류와 흡인의 위험 감소한다.
  ㉢ 위식도 조임근이 완전한 무의식 환자에게 적용된다.

| 비장관
NI Tube, Nasointestinal Tube

| 높은 파울러 체위
High Fowler's position

| 위루
Gastrostomy

⑨ 경피적내시경 위루관(PEG)

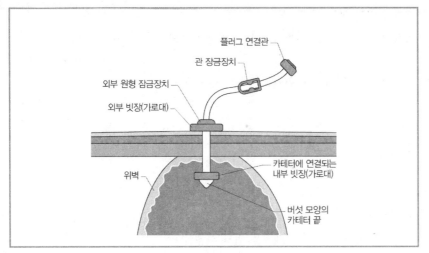

**TIP & MEMO**

**▌경피적내시경 위루관**

PEG, Percutaneous Endoscopic Gastrostomy

ㄱ 내시경으로 위 내부를 보면서 위에 구멍을 뚫어 관을 삽입한다.

ㄴ 전신마취가 필요 없는 것이 특징이다.

⑩ 공장루 : 위에 문제가 있고 장기간 영양공급을 해야 하는 경우 적용하게 된다.

⑪ 저측면(평면) 위조루 장치(LPGD) : 활동적이지만 장기간의 영양공급이 필요한 환자(아동)에게 주로 적용된다.

⑫ 위루·공장루관의 위치 확인

ㄱ 관을 삽입할 때 지워지지 않은 펜으로 출구지점과 관의 길이를 기록한다.

ㄴ 기록한 관 길이 측정치와 비교하여 제대로 된 위치에 들어갔는지 확인한다.

⑬ 장관영양의 관리

ㄱ 지속적 영양공급 : 펌프를 이용한 지속적 주입이다. 느린 속도로 12 ~ 24 시간 동안 주입한다.

ㄴ 간헐적 영양공급 : 중력 또는 펌프를 이용한다. 4 ~ 6시간마다 200 ~ 500mL를 30 ~ 60분에 걸쳐 공급한다.

ㄷ 간헐적 집중식 영양공급 : 주사기 또는 중력을 이용한 점적법이다. 위관(비위관, 위루관) 영양에만 적용한다. 200mL 내외를 단시간 내로 보통 10 ~ 15분에 주입하며 1일 3 ~ 8회 실시한다. 간편하고 경제적이지만 오심, 구토, 설사의 위험성이 존재한다.

ㄹ 주기적 영양공급 : 중력 또는 펌프를 이용하는 방식이다. 1일 12 ~ 16시간 동안 밤에 공급한다. 낮 동안 활동이 필요하거나 구강섭취와 병행할 때 실시한다.

**▌공장루**

Jejunostomy

**▌저측면(평면) 위조루 장치**

LPGD, Low - Profile Gastrostomy

**▌지속적 영양공급**

Continuous Feeding

**▌간헐적 영양공급**

Intermittent Feeding

**▌간헐적 집중식 영양공급**

Intermittent Bolus Feeding

**▌주기적 영양공급**

Cyclic Feeding

⑭ 위관영양 유동식

　　㉠ 이용 시 영양학적 성분 고려 사항으로 공급 경로, 소화·흡수능력, 영양소·
　　　수분 필요량 등과 이용 가능성과 비용, 내과질환, 식품내성, 알레르기를 주의
　　　한다.

　　㉡ 표준 유동식은 물, 단백질, 탄수화물, 지방, 비타민, 전해질포함하며 소화가
　　　거의 또는 전혀 필요 없는 것이 특징이다.

　　㉢ 주입률은 의료기관의 방침에 따라 시간당 25 ~ 50mL로 시작하여 환자가 견
　　　디는 능력에 따라 변경된다.

　　㉣ 영양공급을 견디는 능력을 평가할 때 고려 기준으로는 구역과 구토가 없고
　　　위 잔여물이 최소한이거나 없어야 한다. 설사와 변비, 배의 통증과 배의 팽
　　　만이 없고 정상적인 범위 내에서 장음이 존재하여야 한다.

⑮ 위관영양 펌프 : 위관영양 펌프의 기능으로 환자에게 전달되는 영양 공급액의 양
　　을 조절할 수 있다.

⑯ 위관영양을 간호할 때 주의 사항

　　㉠ **환자 안전의 증진** : 영양공급을 하는 동안 약물 투여 금지한다. 위관영양액의
　　　오염 방지, 배에 이상이 있는 지 확인이 필요하다. 수분·약물·영양을 공급
　　　하기 전에 위관의 위치 확인을 한다. 지속적인 영양공급 시 기관의 방침에
　　　따라 위 잔여량 확인한다. 영양 공급을 받는 동안이나 공급 후 1시간 동안
　　　몸을 세운다.

　　㉡ **합병증 감시** : 합병증 주된 원인은 영양공급관이 막히는 것이다. 흡인된 위 내
　　　용물, 약물의 잔여물, 영양급식의 느린 흐름 속도, 장치로 유입되는 부족한
　　　물의 양, 크기가 작은 영양공급관의 사용 등의 요인이 있다.

　　㉢ **안위 제공하기** : 2 ~ 4시간마다 구강위생을 자주 진행하여 점막의 자극과 건
　　　조함 예방한다. 콧구멍과 관 주위를 깨끗하게 유지한다. 자극되는 목구멍에
　　　진통제 목 캔디나 스프레이 사용한다. 불편한 경우 말로 표한하도록 격려한
　　　다. 관의 장력과 빠짐 예방을 위해 관이 환자의 코와 환자복에 고정되어 있
　　　는지 확인한다.

　　㉣ **교육하기** : 관이 빠진 경우, 관 위치 확인 방법, 속도 조절, 펌프 작동을 교육
　　　한다. 관 삽입부위의 관리와 의료인에게 알려야 할 합병증과 기구의 적절한
　　　준비·세척·관리방법, 응급 시 연락 가능한 전화번호를 알려준다. 가정간호
　　　사와의 연계를 돕는다.

⑰ 비경구영양

　　㉠ 경구·창자로 영양욕구를 충족시키지 못하는 환자에게 정맥을 통해 영양 제
　　　공하는 것이다.

▍비경구영양
Parenteral utrition

ⓛ 대상자 : 위창자가 기능을 하지 못하는 환자, 혼수상태인 환자, 질병이나 부상으로 고칼로리가 필요하고 영양 요구량이 높은 환자 등이 있다.

ⓒ 경로 : 주입되는 용액의 농도에 따라 중심정맥 장치(완전비경구영양, TPN), 말초정맥 장치(말초정맥영양, PPN)가 있다.

⑱ 완전비경구영양

ⓐ 구강 · 경장영양으로 섭취를 전혀 할 수 없는 환자에게 완전한 영양 제공하는 방법이다. 짙게 농축된 고장성 영양소 용액을 투여한다.

ⓛ 대상자 : 장에 접근하지 못하거나 유지하지 못하는 경우, 운동장애가 있는 경우, 치료하기 어려운 설사, 소화기계의 영양소 흡수 장애, 7 ~ 14일 동안 경구섭취가 부족했거나 부족할 것으로 예상될 때 적용된다.

⑲ 말초정맥영양 : 소화기계가 기능을 제대로 하지 못하는 환자, 2주 미만의 단기간 동안 지속적인 영양이 필요한 환자에게 덜 농축된 영양소 제공할 수 있다.

⑳ 비경구영양 용액과 투여

ⓐ 완전비경구영양 용액 : 고장성 용액이다. 단백질, 탄수화물, 지방, 전해질, 비타민, 미량무기질 함유되어 있다. 고농축 포도당(25%)으로 혈당수치에 대한 감시가 필요하다.

ⓛ 말초정맥영양 용액 : 완전비경구영양 용액과 성분은 비슷하지만, 덜 농축되고 적은 양이 일반적이다. 10% 이하의 포도당 함유로 말초혈관에도 투여가 가능한 것이 특징이다.

ⓒ 주의사항 : 투여 장치를 다른 목적으로 사용하지 않고, 비경구영양액에 약물을 첨가하지 않는다.

㉑ 합병증 예방하기 : 잠재적으로 발생가능성이 높은 합병증은 기흉과 혈전색전증, 감염과 패혈증, 고혈당증, 저혈당증, 수분 · 전해질 · 산 − 염기 불균형, 정맥염, 고지혈증, 간질환, 쓸개질환 등이 있다.

㉒ 가정에서의 비경구영양 : 장기간의 비경구영양이 필요한 경우나 가정에서 치료 지속하는 경우에는 환자 교육이 요구된다.

### (6) 간호 평가

① 영양적 결과를 충족시키기 위해 환자의 진행과정에 대한 평가한다.

② 필요하면 식이요법을 환자가 잘 견디고 지키는지 확인해야 하고, 식이요법에 대한 환자의 이해 수준 또는 식이와 관련된 중재, 더 세부적인 지도나 강화 교육의 필요성을 사정한다.

③ 의료팀의 다른 구성원들과 사정 결과를 논의하고 필요하면 간호계획을 수정하거나 간호를 종료한다.

완전비경구영양

TPN, Total Parenteral Nutrition

말초정맥영양

PPN,
Peripheral Parenteral Nutrition

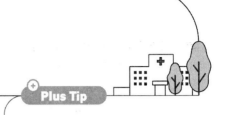

**1**
***

완전비경구영양을 하는 환자 합병증을 최소화하기 위한 간호중재로 옳은 것은?

① 주입관은 72시간마다 교체한다.

② 용량을 서서히 줄여가며 감량한다.

③ 탈수 증상이 있는지 자주 확인한다.

④ 저장성 또는 고장성 용액을 말초정맥에 주입한다.

⑤ 카테터 삽입부위 발적이나 열감이 있으면 얼음찜질을 한다.

**2**
**

위관영양을 시행하는 적응증으로 옳지 않은 것은?

① 외상

② 패혈증

③ 위장관 폐색

④ 염증성 장질환

⑤ 위암수술 직후

### ※ 위관영양 적응증

㉠ 식욕부진 : 의식불명, 정신질환, 암, 화상, 외상 등으로 인한 양적·질적의 영양 불량상태 시 적용한다.

㉡ 기계적 위장관 기능부전 : 소화흡수를 방해하는 위장관 폐색이나 안면 외상, 위 장관 누공 시 적용한다.

㉢ 대사기능 부전 : 흡수능력 이상이나 염증성 장 질환, 화학요법 사용, 다종 식품 알레르기 증상을 보일 시 적용한다.

㉣ 대사 항진 : 심한 화상이나 외상, 패혈증, 수술 후 회복 시에 적용한다.

**1**

② 고장성 용액의 빠른 주입으로 세포내 탈수가 나타날 수 있다. 완전비경우영양의 시작과 종료 시 용량을 서서히 증량하거나 감량해야 한다.

① 주입관은 1 ~ 2일마다 교체한다.

③ 갑작스런 주입으로 인한 수분과잉 증상을 자주 확인한다.

④ 고장성 용액을 중심정맥에 주입한다.

⑤ 카테터 삽입부위 발적이나 열감이 있으면 카테터를 제거한다.

**2**

⑤ 수술 직후 위관영양으로 인한 자극을 주지 않는다.

①②③④ 위관영양이 가능하다.

답 1.② 2.⑤

**3** 환자에게 비위관 튜브 삽입 후 위치를 확인할 때 관이 잘못 삽입된 경우는?

① 맑고 황갈색 액체가 흡인 된다.
② 흡인된 액체의 산도는 pH 3 이다.
③ 주사기를 통해 공기 주입 시 환자가 트림을 한다.
④ 공기 주입 후 청진 시 상복부에서 쉭 소리가 난다.
⑤ 관 끝을 물에 담가도 환자가 불편감 없이 숨을 쉰다.

**4** 병원에 입원한 환자가 식욕부진을 보일 때 간호중재로 옳은 것은?

① 즉시 위관영양으로 식이를 제공할 수 있게 한다.
② 환자에게 식사량 부족을 알리고 다 먹도록 격려한다.
③ 불쾌감을 초래하는 치료나 간호는 가능한 식사 전후에 하지 않도록 한다.
④ 식욕부진을 초래할 수 있는 두려움을 유발하는 정보는 제공하지 않도록 한다.
⑤ 통증으로 인한 식욕부진 시 통증이 완화될 때까지 참을 수 있도록 지지한다.

**5** 충수돌기염 수술을 받은 환자가 수술 후 장음이 들렸을 때 제공할 수 있는 식이는?

① 연식
② 경식
③ 전 유동식
④ 맑은 유동식
⑤ 특별치료 식이

※ **치료 식이 종류**
㉠ **일반식** : 특별한 제한 없이 제공되는 식이이다.
㉡ **경식** : 일반식보다 소화하기 좋고 위장에 부담에 가지 않는 식이이다.
㉢ **연식** : 씹지 못하거나 소화기가 좋지 않은 환자에게 섬유소나 양념, 고형 식이를 제한한 식이이다.
㉣ **유동식** : 액체형태로 당질과 물로만 구성되어 있는 식이이다.

**6** 비위관을 삽입하고 있는 환자에게 식이 공급을 위해 식전 잔류량을 확인 해보니 200cc일 때 해야 하는 간호중재는?

① 의사에게 알린다.
② 주사기로 물을 공급한다.
③ 2시간 간격으로 영양액을 공급한다.
④ 흡인하여 제거 후 식이를 공급한다.
⑤ 영양액이 다 비워질 때까지 기다린다.

**7** 비위관 삽입 과정에 대한 설명으로 옳은 것은?

① 삽입 후 바로 영양공급을 시행한다.
② 삽입 후 비위관 끝을 물에 담그면 기포가 발생한다.
③ 성인의 비위관 삽입 길이는 20cm 정도로 삽입한다.
④ 코를 통한 비위관 삽입 시 목을 뒤로 젖힐 수 있게 한다.
⑤ 용이한 삽입을 위해 비위관 끝 20cm정도에 지용성 윤활제를 묻

**8** 무의식 환자의 비위관 영양 공급 시 간호수행으로 옳은 것은?

① 외과적 무균법을 통한 유동식 주입을 한다.
② 투약 시 약물은 유동식에 섞어서 투약한다.
③ 30cm 정도 높이에서 중력을 이용해 천천히 주입한다.
④ 유동식 공급 시 욕창방지를 위해 앙와위를 취할 수 있게 한다.
⑤ 유동식이 모두 주입된 후 튜브 개방성을 위해 잠시 개방해 놓는다.

**9** 혈액응고에 관여하는 비타민으로 옳은 것은?

① 비타민 A      ② 비타민 C
③ 비타민 D      ④ 비타민 E
⑤ 비타민 K

**Plus Tip**

**6**
① 잔여량 확인 시 100cc 이상이면 공복 지연 이유를 찾고 의사에게 알린다.

**7**
① 삽입 후 관이 식도록 잘 들어갔는지 확인하고 바로 영양공급을 시행한다.
② 삽입 후 비위관 끝을 물에 담가 기포가 발생한다면 비위관이 기도로 잘못 삽입된 것이다.
③ 비위관 삽입 시 길이는 환자의 목에서 귀, 귀에서 검상돌기까지 총 길이의 합으로 정한다.
⑤ 5 ~ 7cm 정도 수용성 윤활제를 바르는 것으로 충분하다.

**8**
① 유동식 주입 시 외과적 무균법 적용은 필요없다.
② 투약 시 유동식 주입이 끝난 후 물에 섞어 투약한다.
④ 역류 방지를 위해 환자를 좌위나 반좌위를 취한 후 유동식을 주입한다.
⑤ 공기유입의 방지를 위해 주사기가 비워지지 않도록 주의하며 튜브는 닫아 놓는다.

**9**
⑤ 비타민 K : 혈액응고 인자 생성을 돕는다.
① 비타민 A : 뼈와 치아의 성장과 발달을 돕고 어두운 곳에서의 시력을 유지한다.
② 비타민 C : 콜라겐과 적혈구를 형성하고 모세혈관벽 통합성을 유지한다.
③ 비타민 D : 칼슘과 인의 대사와 뼈와 치아 발달에 관여한다.
④ 비타민 E : 혈색소 헤모(Hemo)를 합성하고 세포막 통합성을 유지한다.

**답** 6.① 7.④ 8.③ 9.⑤

**10** 섬유소와 유제품을 제한하는 부분적 장폐색 환자에게 제공할 수 있는 식이는?

① 유동식이        ② 저잔사식이

③ 저나트륨식이        ④ 저지방식이

⑤ 저단백식이

**11** 우리 몸의 체액 기능에 대한 설명으로 옳지 않은 것은?

① 체온 유지

② 노폐물 운반

③ 영양소 운반

④ 산 – 염기 완충

⑤ 혈장삼투질 농도 유지

**12** 호흡성 알칼리증이 나타난 환자의 증상으로 옳은 것은?

① 고칼륨혈증

② 고칼슘혈증

③ 심부건 반사저하

④ 뇌척수액 pH 증가

⑤ 손발 저림과 얼얼함

※ **호흡성 알칼리증**

㉠ 이산화탄소 과잉배출을 초래하는 상태이다.

㉡ 동맥혈 가스분석 : pH > 7.45, $PaCO_2$ < 35mmHg, $HCO_3^-$ 정상이다.

㉢ 과도한 불안, 체온상승, 두통, 손발저림 증상이 나타난다.

㉣ 심할 경우 심부건 반사 항진 및 경련이 발생한다.

㉤ 저칼슘혈증, 저칼륨혈증이 나타난다.

**10**

② 저잔사식이 : 섬유질이나 잔사물의 양을 적게 섭취하는 것이다. 위장에 소화되지 않는 음식물이 남지 않도록 제공하는 식이로, 위장관에 질환이 있을 때 적용한다.

① 유동식이 : 액상으로 된 음식물을 섭취하는 것이다. 주로 소화기 질환이 약화된 경우, 수술 이후 회복기 환자에 주어진다.

③ 저나트륨식이 : 나트륨이 함유된 음식의 섭취를 제한하는 것이다. 고혈압, 심부전, 신장병, 간경변 등 환자에게 적용된다. 혈압을 조절하거나 부종을 방지하기 위해서 적용되는 식사이다.

④ 저지방식이 : 지방의 섭취를 제한하는 식사이다. 협심증, 고지혈증, 동맥경화 등을 예방하고 치료하는 목적으로 지방을 제한한다.

⑤ 저단백식이 : 단백질 섭취를 제한하는 식사이다. 급성사구체신염 초기, 신부전, 요독증 등 환자에게 적용한다.

**11**

체액의 기능

㉠ 세포로 영양공급

㉡ 노폐물 운반의 매개체

㉢ 소화작용과 배설 촉진

㉣ 조직 윤활류

㉤ 체온 유지

㉥ 세포대사와 화학적 작용

㉦ 전해질과 비전해질의 용매작용

**12**

① 저칼륨혈증

② 저칼슘혈증

③ 심부건 반사 항진

④ 뇌척수액 pH 증가는 대사성 알칼리증의 증상이다.

**답** 10.② 11.④ 12.⑤

**13** 탈수로 인해 체내 수분결핍이 심한 환자의 일반적 특징으로 옳은 것은?

① 총 혈액량 증가　　　　② 헤마토크릿 감소

③ 1회 심박출량 증가　　　④ 항이뇨호르몬 분비 감소

⑤ 신장에서의 $Na^+$ 재흡수 증가

※ **체액량 결핍(FluiD volume Deficiency)**

체액량 감소 → 혈관 내 혈액량 감소 → 신장 혈액량 감소 → 레닌분비 증가 → Angiotensin의 Angiotensin ii 로 전환 → Angiotensin Ⅱ의 혈중농도 증가 → 교감신경 자극, 심장수축 자극 → 혈관 수축과 혈압 상승

**14** 환자의 동맥혈 가스 분석 결과 pH 6.90, PaO₂ 95mmHg, PaCO₂ 40mmHg, HCO₃⁻ 28mmHg일 때 환자에게 발생한 산 – 염기 불균형의 종류는?

① 정상　　　　　　　　② 호흡성 산증

③ 대사성 산증　　　　　④ 호흡성 알칼리증

⑤ 대사성 알칼리증

※ **동맥혈 가스분석 결과 정상치**

㉠ pH : 7.35 ~ 7.45

㉡ $PaO_2$ : 80 ~ 100mmHg

㉢ $PaCO_2$ : 35 ~ 45mmHg

㉣ $HCO_3^-$ : 22 ~ 26mmHg

**15** 체내에 존재하는 전해질 기능으로 옳지 않은 것은?

① $Cl^-$ : 삼투압 조절

② $Na^+$ : 혈장량 조절

③ $H^+$ : 신경자극전달 관여

④ $K^+$ : 세포막 흥분성 변화

⑤ $Ca^{++}$ : 근육과 신경 기능 조절

**Plus Tip**

**13**

① 체액량 감소로 인한 혈관 내 혈액량이 감소한다.

② 혈액 내 혈장 부족으로 인한 헤마토크릿이 증가한다.

③ 빠른 심박동으로인한 1회 심박출량이 감소한다.

④ 뇌하수체에서 항이뇨호르몬 분비 증가로 신장에서 수분재흡수가 증가한다.

**14**

③ 환자의 동맥혈가스 분석결과 $PaO_2$ 정상, pH와 $HCO_3^-$ 의 감소, $PaCO_2$ 가 증가되었다. $HCO_3^-$ 의 수치 변화로 대사성 불균형이 발생한 것을 알 수 있고, pH가 감소하였으므로 산증상태이다. 따라서 환자는 대사성 산증이 발생한 상태이다.

**15**

③ $H^+$ 는 산 – 염기 균형에 관여한다. 신경자극전달에 관여하는 것은 $Cl^-$ 이다.

답 13.⑤　14.③　15.③

**16** 환자의 배설량 측정 항목에 포함되는 것은?

① 상처배액
② 수액 주입
③ 비강세척액
④ 복막주입액
⑤ 경구투여 시 섭취한 물

**17** 심한 화상을 입고 응급실에 내원한 환자에게서 부정맥과 서맥이 발생하고 저알도스테론증이 나타났다. 환자의 증상으로 의심할 수 있는 상태는?

① 저칼슘혈증
② 고칼륨혈증
③ 고단백혈증
④ 고나트륨혈증
⑤ 저마그네슘혈증

※ 화상으로 인한 체액상실기
㉠ 혈관에서 간질강으로 세포외액 이동 → 화상을 입은 조직 부종 발생
㉡ 급속한 혈액량 감소 → 저혈압, 핍뇨
㉢ 나트륨, 중탄산염, 단백질의 간질 이동 → 저나트륨혈증, 대사성 산독증, 저단백혈증
㉣ 혈액 순환감소 → 세포 허혈 → 조직, 혈구 손상 → 칼륨 유리 → 고칼륨혈증

**18** 구강점막이 건조하고 체온 38.8℃, 요비중 1.035인 환자에게 내릴 수 있는 간호진단은?

① 피부통합성 장애
② 탈수와 관련된 고체온
③ 감염과 관련된 고체온
④ 고열과 관련된 체액감소
⑤ 고열과 관련된 수분전해질 불균형

**Plus Tip**

**16**
① 배설량 측정에는 소변, 대변, 구토, 흡인, 상처배액, 출혈 등이 포함된다.

**17**
② 혈액순환 감소로 인한 세포 허혈로 조직과 혈구가 손상되고 칼륨이 유리되어 고칼륨혈증이 나타난다.

**18**
④ 고열과 요비중 상승이 나타난 환자는 현재 고열로 인한 불감성 수분 배설량이 증가한 상태로 소변 비중이 증가하고 구강점막이 건조하게 되었다.

**답** 16.① 17.② 18.④

**19** 인체 내 체액에 관한 설명을 옳은 것은?

① 수분함량은 지방보다 근육이 많다.
② 성인 체중의 80% 이상을 수분이 차지한다.
③ 세포내액에서 세포외액으로 이동하지 않는다.
④ 체액의 세포외액이 차지하는 비율은 유아보다 성인이 높다.
⑤ 체액은 혈구 이동의 매개체로 혈구 중 백혈구만 운반한다.

**20** 당뇨병 환자 대사산물인 케톤 축적으로 인해 대사성 산증 상태인 환자의 호흡양상은?

① Apnea
② Orthopnea
③ Bradypnea
④ Kussmaul 호흡
⑤ Cheyne Stokes 호흡

**Plus Tip**

**19**
① 근육 수분함량은 70% 정도, 지방 수분함량은 25 ~ 30% 정도로 지방보다 근육 수분함량이 많다.
② 성인 체중의 50 ~ 70% 이상을 수분이 차지한다.
③ 세포내액과 세포외액은 서로 이동 가능하다.
④ 유아기 세포외액은 체액의 50%를 차지하며 성인기로 갈수록 점차 감소하여 30%가 된다.
⑤ 체액은 혈구 이동의 매개체로 적혈구와 백혈구를 운반한다.

**20**
④ Kussmaul 호흡 : 대사성산증에서 나타나는 깊고 빠른 호흡
① Apnea : 무호흡
② Orthopnea : 기좌호흡
③ Bradypnea : 느린호흡
⑤ Cheyne Stokes 호흡 : 깊고 빠른 호흡과 무호흡이 번갈아 나타나는 이상호흡

**답** 19.① 20.④

# 산소화 요구

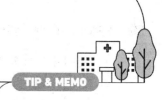

• 산소화의 생리, 영향요인에 대해 설명할 수 있다.
• 산소화의 간호과정에 대해 설명할 수 있다.

## 1 산소화 및 관류

### (1) 호흡기계

① 생명은 지속적 산소공급인 심폐에 의해 이루어진다.
② 산소공급은 심혈관계와 호흡기계에 의해 영향을 받는다.

### (2) 호흡기계의 해부구조

① **호흡기계** : 호흡기계에서는 허파꽈리를 통한 산소와 이산화탄소의 교환으로 가스
교환이 필수적이다.

② **호흡기계 구조**[+]

  ㉠ **기도** : 산소와 이산화탄소의 운반과 교환을 위한 통로로 기능한다. 기도는 상
  부기도와 하부기도로 나뉜다.

  ㉡ **상부기도** : 구성은 코, 인두, 후두, 후두개로 되어있다. 기능은 가온, 가습, 필
  터링을 한다.

  ㉢ **하부기도** : 구성은 기관, 좌우기관지, 분절기관지, 말단 기관지, 폐와 폐실질이
  있다. 기능은 공기전도, 점액 섬모 제거, 계면활성제 생산을 한다.

  ㉣ **기도의 점액** : 세포, 미립자 및 감염성 잔해 제거와 자극과 감염으로 기저 조
  직을 보호한다.

  ㉤ **섬모** : 점액을 상부기도 쪽으로 밀어내어 기침으로 제거한다. 점액은 수분이
  많으면 쉽게 제거된다. 호흡기계 정상적인 점액 생산과 작용 위해 적절한 수
  분섭취는 필수적이다.

  ㉥ **늑막** : 늑막은 장측 늑막과 벽측 늑막으로 구성된다.

  ㉦ **늑막강** : 두 겹의 막 사이의 공간을 의미한다.

  ㉧ **늑막액** : 두 겹의 막 사이 공간에 존재하는 20 ~ 25mL의 삼출액을 의미하고
  윤활제로서 작용한다.

┃ **가스교환**

폐포($O_2$) ↔ 폐모세혈관($CO_2$)

┃ **심폐**

Cadiopulmonary

┃ **산소공급**

Oxygenation

➕ **호흡기계**

호흡기계는 코에서 시작되며 말단
기관지에서 끝이 나고 산소와 이산
화탄소의 운반·교환을 위한 통로로
작용한다.

┃ **섬모**

Cilia

┃ **늑막(흉막)**

Pleura

ⓩ 늑막 내 압력 : 항상 음압을 유지하고 늑막의 삼출액, 일정한 음압은 폐를 확장된 상태로 유지시키는 작용한다.

③ 호흡기계의 구성

㉠ 폐 첨부는 제 1 늑골 위이다. 폐 기저부는 횡격막 위이다.

㉡ 우폐는 3개 폐엽이고 좌폐 2개 폐엽으로 구성된다. 우폐는 10분절, 좌폐는 8분절로 나뉜다.

㉢ 산소는 말단 세기관지 → 종말 세기관지 → 호흡 세기관지 → 폐포관 → 폐포로 이동한다.

㉣ 폐포는 가스교환 장소이다. 단층편평상피세포로 구성되고 성인기준 평균 약 3억개가 있다.

㉤ 폐포세포는 1형과 2형으로 나뉜다. 1형의 경우 폐포의 주된 상피세포로 가스교환에 참여하고, 2형의 경우 폐포 막 사이의 표면장력을 감소시키는 **계면활성제**(Surfactant)[+]를 생산한다.

## (3) 호흡기계의 생리

① 허파환기(Pulmonary Ventilation)

㉠ 정의 : 대기와 폐 사이의 공기 움직임을 의미하며 흡기와 호기로 구성된다.

㉡ 흡기(Inspiration) : 능동적이며 횡격막 수축과 하강하며 이루어지고 이때 흉강이 길어게 된다. 외늑간근 수축으로 늑골 거상하여 흉강의 전후가 넓어진다. 이로 인해 부피 증가, 폐 내압 감소, 대기와 폐 사이 압력차로 대기 중의 공기가 폐 내로 이동한다.

㉢ 호기(Expiration) : 수동적이며 횡격막 이완과 외늑간근 이완, 늑골 하강으로 이루어지는데, 부피가 감소하고 폐 내압은 증가하며 대기와 폐 사이 압력차로 폐 내의 공기가 대기 중으로 이동한다.

㉣ **영향요인** : 호흡근의 약화는 환기의 효율성을 감소시키며 호흡이 어려울 때 호흡 보조근을 사용한다.

㉤ 폐 팽창의 용이성과 폐의 용적에 영향을 주며 정상적 탄성도 유지를 위해 계면활성제가 필요하다.

㉥ 공기가 기도를 통과할 때 만나는 방해물이나 방해물의 결과이며 기관지 직경을 변화 시키는 모든 과정은 기도저항을 유발하는 원인이다.

② 호흡

㉠ 정의 : 폐포와 폐 모세혈관 사이의 가스교환(Gas Exchange)을 의미한다. 확산[+]에 의하며 폐포와 폐 모세혈관 사이의 고농도에서 저농도로의 산소와 이산화탄소의 이동이 이루어진다.

**TIP & MEMO**

■ 늑막 내 압력
Intrapleural Pressure

✚ 계면활성제(Surfactant)
폐포 막 사이의 표면장력 감소시켜 폐 허탈를 예방한다.

✚ 확산(Diffusion)
고압(고농도)에서 저압(저농도) 영역으로 가스 또는 입자가 이동하는 것을 말한다.

ⓛ 영향요인 : 이용 가능한 폐포의 표면적 변화를 주는 무기폐, 폐 절제술 등이 있다. 폐 모세혈관막 두께의 변화를 초래하는 폐렴, 폐 부종 등이 있다. 가스 분압의 변화를 초래하는 고도의 변화, 유독가스, 높은 산소 제공 등의 영향을 받는다.

③ 관류

㉠ 폐포로 산소를 받은 폐 모세혈관 속의 혈액이 신체조직으로 이동하는 과정이다. 폐를 통해 흐르는 혈액의 양은 산소와 기타 가스교환량을 결정한다.

ⓛ 폐 혈액량의 영향요인 : 중력에 의해 아래쪽 영역 관류 증가를 이룬다.

㉢ 대상자의 활동영향 : 신체 활동은 산소요구도 증가를 불러일으키고 심박출량 증가는 관류의 증가를 가져온다.

④ 산소와 이산화탄소의 운반

㉠ 산소 운반 : 적혈구는 헤모글로빈에 의해 97% 이상이 운반되고 혈장에 용해되어 운반된다. 전체 운반의 1 ~ 2%를 차지하게 된다.

ⓛ 이산화탄소 운반 : 대부분 $HCO_3^-$ 로서의 $CO_2$(60%)가 이동된다. 카르바미노 형태의 $CO_2$(30%)이고 용해 $CO_2$(10%)로 이동된다. $O_2$보다 약 20배나 용해도가 높다.

⑤ 호흡기계 조절

㉠ 호흡조절은 중추인 뇌간에서 호흡조절 중추 활성화로 이루어진다.

ⓛ 이산화탄소와 수소농도 증가, 동맥혈 내 산소량 감소에 활성화되고 대동맥궁, 경동맥 화학수용체의 경우 동일한 동맥혈가스 수준 및 혈압에 민감하게 반응한다.

㉢ 높은 이산화탄소, 수소·산소의 낮은 수치는 호흡조절 중추를 자극하여 호흡 근육 수축을 위해 척수 아래로 자극이 전달된다. 환기의 빈도와 깊이 증가를 가져오며 이산화탄소와 수소 배출 증가 및 산소 수준 증가가 이루어진다.

㉣ 산소와 이산화탄소 만성적 이상이 있는 경우에는 화학수용체 민감성 저하되어 환기를 적절하게 조절하지 못하는 문제점이 있다.

⑥ 호흡기능의 변화

㉠ 환기, 가스교환, 관류에 문제가 있는 경우 저산소증이 발생한다.

ⓛ 조직세포에 이용한 충분한 산소가 공급되지 않는 상태로 공기 이동의 속도와 깊이가 감소한 과소환기에 의해 유발된다.

⑦ 증상

㉠ 호흡곤란, 맥압이 약간 상승한 혈압 상승, 호흡 및 맥박 증가, 창백, 청색증, 불안, 안절부절, 혼란 및 졸음 등이 있다.

ⓛ 만성으로 발전할 경우 모든 신체에서 증상이 발현한다.

㉢ 사고과정의 변화, 두통, 가슴통증, 확대된 심장, 곤봉형 손가락과 발가락, 식욕부진, 변비, 소변량 감소, 성욕감소, 말단 근육의 약화, 근육통 등의 증상을 동반한다.

▎관류
Perfusion

▎카르바미노
Carbamino

▎저산소증
Hypoxia

▎과소환기
Hypoventilation

## (4) 심혈관계 해부

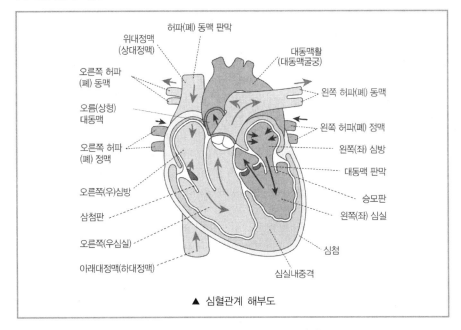

오른쪽 허파(폐) 동맥 판막
위대정맥(상대정맥)
대동맥활(대동맥굴궁)
오른쪽 허파(폐) 동맥
왼쪽 허파(폐) 동맥
오름(상향) 대동맥
왼쪽 허파(폐) 정맥
오른쪽 허파(폐) 정맥
왼쪽(좌) 심방
대동맥 판막
오른쪽(우)심방
승모판
삼첨판
왼쪽(좌) 심실
오른쪽(우심실)
심첨
아래대정맥(하대정맥)
심실내중격

▲ 심혈관계 해부도

① **심혈관계 구성** : 심혈관계는 심장과 혈관으로 이루어진다.

② **심장**

    ㉠ 혈액순환(Circulation)을 돕는 주요 기관으로 주로 펌프기능을 하며 혈액이 한 방향으로 흐르게 한다.

    ㉡ **위치** : 폐 사이의 가슴 안에 있으며 몸의 중앙에서 약간 왼쪽에 위치한다.

    ㉢ **모양** : 심장은 원뿔 모양의 근육펌프, 4개의 방과 상하좌우로 나뉜다.

③ **심장의 구성**

    ㉠ 위쪽 두 개의 심방은 우심방, 좌심방이다. 아래쪽 2개의 심실은 우심실, 좌심실로 나뉜다.

    ㉡ 좌우 심방과 심실 사이 일방향 밸브(판막) 위치한다. 우심방과 우심실 사이는 삼첨판막, 좌심방과 좌심실 사이는 승모판막이 존재한다.

    ㉢ 심실과 대혈관 사이 일방향 밸브(판막)이 존재한다. 좌심실과 대동맥 사이는 대동맥 판막, 우심실과 폐동맥 사이는 폐동맥 판막이 있다.

④ **심장의 혈관구성**

    ㉠ 심장과 체세포 사이 혈액을 운반하는 폐쇄회로를 구성한다.

    ㉡ 동맥 및 세동맥은 심실에서 모세혈관으로 혈액을 이동시키고 모세혈관은 혈액과 체세포 사이 물질 교환을 이룬다.

    ㉢ 정맥은 혈액을 모세혈관에서 심방으로 혈액을 귀환시키는 역할을 한다.

⑤ 심혈관계의 생리

　　㉠ **우심장** : 이산화탄소가 많은 혈액을 폐로 이동시키고 폐포에서 가스교환을 한다.

　　㉡ **좌심장** : 산소가 첨가된 혈액을 신체로 박출하는 역할을 한다.

　　㉢ **일박출량**(SV, Stroke Volume) : 일회 수축 때 심실에서 분출되는 혈액의 양이다.

　　㉣ **심박출량**(CO, Cardiac Output)[+] : 1분 동안 심실에서 분출되는 혈액의 양이다.

　　㉤ **심박동수**(HR, Heart Rate) : 1분 동안의 심장의 박동수로 공식은 심박출량(CO) = 일박출량(SV) × 심박동수(HR)이다.

　　㉥ **내호흡**(Internal Respiration) : 순환혈액과 조직세포 사이의 산소와 이산화탄소 교환이다. 혈액량의 감소, 심박출량 감소, 헤모글로빈의 감소는 내호흡에 영향을 줄 수 있다.

⑥ 심혈관계의 조절

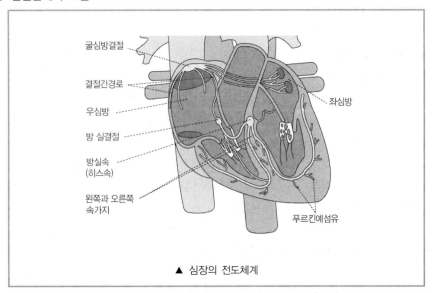

▲ 심장의 전도체계

　　㉠ 심장의 전도체계에 의해 심혈관계가 조절된다.

　　㉡ **동방결절**(SA node) : 상대정맥이 열리는 부위 바로 위 우심방 안의 조직 덩어리이다. 전기충격 전달의 시작이고 일정한 간격으로 전기 충격 일으켜서 인공심박조율기(Pacemaker)라고도 불린다.

　　㉢ 동방결절 다음에 방실결절(Av Node), 히스속(Bundle Of His), 푸르킨예 섬유(Purkinje Fiber) 순으로 전달된다.

　　㉣ 교감신경계 자극은 심장박동 수 증가와 심수축력 증가를, 부교감신경계 자극은 심박동 감소를 초래한다.

⑦ **심혈관계로의 혈류** : 관상동맥(Coronary Artery)은 심장근육 자체에 산소와 영양분을 공급하고 노폐물을 제거하는 혈관으로 심실 이완 중 혈액이 채워진다.

➕ **심박출량에 영향을 주는 요인**

신체활동, 수면, 신체의 크기, 신진대사 요구 등이 있다. 산소 운반은 적혈구가 헤모글로빈에 의해 97% 이상 운반하고 혈장에 용해되어 운반되는데 전체 운반의 1 ~ 2%를 차지한다.

▌**산화 헤모글로빈** (Oxyhemoglobin)

산소와 결합한 헤모글로빈

⑧ 심혈관 기능의 변화

　　㉠ 부정맥(Dysrhythmia) : 심장 리듬의 교란이다. 증상으로는 혈압감소, 현기증, 심계항진, 허약감, 실신 등이 있다.

　　㉡ 심근허혈(Ischemia) : 심장에 혈액 공급이 감소된 상태이다. 원인으로는 죽상동맥경화증이 원인이다. 협심증, 심근경색의 발생위험을 높인다.

　　㉢ 심부전(Heart Failure) : 심장이 필요한 충분한 혈액을 박출할 수 없는 상태를 의미한다.

## (5) 산소화에 영향을 미치는 요인

① 건강수준

　　㉠ 급·만성 질환은 심폐기능에 영향을 준다.

　　㉡ 신장·심장질환은 수분 축적 및 조직 관류 저하로 호흡기능 저하를 일으킨다.

　　㉢ 만성질환자의 근육량 손실은 호흡기계를 포함한 심장의 부적절한 기능을 일으킨다.

　　㉣ 빈혈은 신체조직으로의 산소 전달 부족, 이산화탄소의 폐로 전달 부족을 일으킬 수 있다.

　　㉤ 심근경색은 심장 근육의 혈액 공급 부족, 척추측만증은 호흡 양상에 변화, 비만, 만성 기관지염 등이 있다.

② 생애주기

　　㉠ 영아 : 빠른 호흡률, 빠른 맥박수, 작은 흉곽, 짧은 기도 등의 특징이 있다. 34주 이전 출생한 신생아의 경우 계면활성제 부족으로 폐포 붕괴 및 가스교환 장애가 일어날 수 있다.

　　㉡ 유아기·학령전기·학령기·청소년기 : 손 위생 교육, 간접흡연 노출 예방 등 필요하다.

　　㉢ 노인 : 신체변화의 영향을 받아서 호흡기계 조직과 기도 탄력성 감소가 일어난다. 횡격막 움직임 효율성이 저하되며 최대 흡기 및 호기 감소가 일어나며 기도허탈도 쉽게 발생된다.

③ 약물

　　㉠ 아편계 약물의 경우 호흡중추 억제와 호흡의 속도와 깊이 감소를 발생시킨다.

　　㉡ 마약·진정제 투여 시 호흡 억제 또는 호흡부전 발생 가능성을 주의한다.

④ 생활양식

　　㉠ 운동은 심장·근육의 건강증진과 심장 질환 위험의 감소로 이어진다.

　　㉡ 흡연은 폐 질환, 호흡곤란, 심장질환, 폐암 주요 원인이며 만성폐쇄성폐질환의 가장 중요한 위험 요인이기도 하다.

┃ 계면활성제 생성
태아 34 ~ 36주 사이 형성된다.

⑤ 환경

    ㉠ 고도가 높아지면 대기 중 산소분압은 낮아지는데 이때 흡입산소비율, 동맥내 산소 분압은 낮아진다.

    ㉡ 호흡수, 깊이, 심박동수, 적혈구수의 증가로 이어지며 더위의 경우 기온이 높을수록 말초혈관이 이완되어 피부로 혈액순환이 증가한다.

    ㉢ 혈관저항은 감소하고 혈압 유지 위한 심박출량은 증가하면서 산소요구량 증가와 호흡수와 깊이 증가로 이어진다.

    ㉣ 공기오염도 환경요인으로 작용한다.

    ㉤ 직업환경은 오염된 환경 노출(석면, 석탄 등)이 해당된다.

⑥ **심리적 건강** : 스트레스는 한숨이나 과도환기가 발생하고 과환기는 동맥의 이산화탄소 수준을 경감시킨다. 범불안장애는 기관지 경련 발생 위험이 존재한다.

## 2 간호과정

### (1) 사정

① 간호력

    ㉠ 면담을 통해 환자가 산소공급에 불편 여부를 확인하고 호흡곤란을 겪는다면 즉각적 완화 조치를 취한다.

    ㉡ 응급사항이 아니라면 세밀한 정보 수집으로 변화의 속도가 급작스러운지 점진적인지도 사정한다.

    ㉢ 사정 요인 질문으로는 일반적인 호흡양상, 약물, 최근 변화, 건강력, 생활양식, 환경, 기침, 객담, 통증, 호흡곤란 등과 관련해서 진행한다.

② **신체검진** : 활력징후 중 맥박, 호흡 수, 혈압 기록이 필요하며 시진, 촉진, 타진, 청진이 행해진다.

③ 시진

    ㉠ 환자모습에서 불안, 의식수준, 지남력(사람, 장소, 시간)을 확인한다.

    ㉡ 산소공급 변화에 따른 정신상태 변화를 관찰한다.

    ㉢ 피부, 점막, 전반적인 순환상태를 확인한다. 창백하거나 청색증의 저산소증의 여부를 판단한다.

    ㉣ 흉곽구조에서 정상은 복장뼈 함몰 없이 약간 볼록한 상태이고 전후직경이 좌우 직경보다 작아야 한다.

    ㉤ 좌우 대칭 호흡이 편안하며 호흡수는 12 ~ 20회/분으로 환자와 정상지표를 비교한다.

④ 촉진(Palpation)

ㄱ 피부 온도, 색 기록하고 흉곽의 좌우대칭, 부종, 압통 유무를 확인한다.

ㄴ 심첨박동(PMI) 포인트를 촉진하고 흉곽의 다른 부위에 박동 유무도 확인한다.

ㄷ 심첨의 비정상적 크기 · 위치 · 진동은 심장질환의 의미이다.

ㄹ 사지촉진은 피부 온도 · 색, 맥박, 모세혈관 재충전 부종을 평가한다.

ㅁ 낮은 온도와 창백, 청색증, 감소된 맥박 등은 심장기능 저하와 저산소증을 의미한다.

⑤ 타진 : 폐의 위치, 폐 조직의 밀도, 조직의 변화를 확인한다. 숙련된 간호사 및 전문가에 의해 시행되어야 한다.

⑥ 청진

ㄱ 정상과 비정상 호흡음, 심장음을 확인하여야 한다.

ㄴ **정상 호흡음** : 기관음(Tubular Sound), 기관지음(Bronchial Sound), 기관지 폐포음(Bronchovesicular Sound), 폐포성 호흡음(Vesicular Sound)이 있다.

ㄷ **수포음 · 나음(Crackles · Rale)** : 비정상적인 분비물이 폐포에서 지나갈 때마다 들리는 소리이다. 영아는 정상이나 성인에게는 비정상이며 흡기 때 잘 들린다.

ㄹ **천식음(Wheezing)** : 기도가 좁아졌을 때 들리는 소리이며 호기 때 잘 들린다.

ㅁ **악설음(Rhonchi, Gurgle)** : 가래 끓는 소리이며 중재로 기침을 유도하여 뱉 게 해준다.

⑦ 일반적 진단 검사

ㄱ **심전도(Electrocardiogram, ECG)** : 심장의 전기활동을 측정하여 기록한 그림 으로 EKG라고도 불린다.

ㄴ **심전도 모니터링(EKG Monitor)[+]** : 심장 전기기록의 그림을 모니터 한다.

ㄷ **폐기능검사(Pulmonary Function Test, PFT)[+]** : 호흡기능평가에 이용되며 폐 기능 장애평가, 질병진단, 질병의 중증도 평가, 질병관리지원, 호흡중재평가 에 활용된다. 관리자로는 호흡치료사, 전문간호사, 의사가 있다.

ㄹ **맥박산소포화도(Pulse Oximetry)** : 동맥혈의 동맥 산소 헤모글린 포화도를 측 정하는 비침습적 기술이다. 표시는 $SaO_2$ 또는 $SpO_2$로 한다. 정상범주는 95% ~ 100%로 90% 이하인 경우 조직에 산소가 부족한 것을 의미한다.

ㅁ **호기말 이산화탄소 분압** : 환기 모니터링, 폐를 통한 혈류 모니터링하는 방법이 다. 숨을 내쉰 $CO_2$양을 측정한다. 호흡수, 깊이, 무호흡상태, 가스 교환 효 율에 대해 알 수 있다.

ㅂ **흉막 천자** : 흉곽에 구멍을 뚫어 흉막 삼출액(늑막액)을 흡입하는 절차이다. 공기 또는 액체 제거를 통한 치료와 흉수 검체 채취가 목적이다.

ㅅ **흉부 X − Ray 검사** : 흉강 내 질환에 기본정보 제공하며 건강검진 시 필수항목이다.

ㅇ **기관지 내시경 검사** : 기관지까지 내시경을 삽입하여 살펴보는 검사이다.

## TIP & MEMO

➕ **심전도 모니터링**

- 표준 12 리드 심전도는 12개의 리드에서 심장 평가를 실행한다.
- 4개의 사지 전극, 6개의 흉부 전 극으로 구성된다.
- 각 리드의 전극 부위의 전위 차이 를 측정하여 그래프로 확인한다.
- 표준 ECG 복합체는 P, QRS, T 로 구성된다.

➕ **폐기능 검사**

- 1회호흡량(TV) : 1회 호흡한 흡기 및 호기의 총 공기량
- 폐활량(VC) : 최대한 들이마신 후 최대한 내쉴 수 있는 공기의 양
- 강제환기량(FVC) : 흡기 후 최대한 세고 빠르게 내쉰 최대 공기량
- 강제호기량(FEV) : 최대 흡기 후 1 초 내에 호기되는 공기의 양
- 총 폐용적(TLC) : 최대 흡기 시 폐 에 남아있는 공기의 양
- 잔기량(RV) : 최대 호기 후 폐에 남아있는 공기의 양
- 최고 호기 유속(PEER) : FVC동안 얻은 최대 유속

**| 폐용적과 용량의 관계**

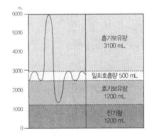

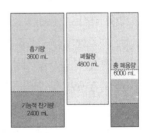

## (2) 진단

① **산소화 문제로 인한 변화** : 비효과적 기도청결, 심박출량 감소, 가스교환 장애 등이 있다.

② **원인적 측면에서의 산소화 변화** : 산소공급과 수요의 불균형과 관련된 활동 지속성 장애, 질식할 것 같은 감정과 관련된 불안, 손상된 산소운반체계와 관련된 피로, 호흡 곤란과 관련된 영양 불균형(영양부족), 기좌호흡 및 기관지 확장제와 관련된 수면 양상 장애 등이 있다.

## (3) 계획

① 환자에게 청색증이나 가슴통증이 없으며 환자의 맥박산소 포화도는 95% 이상 나타나면 가스교환이 향상되었음을 보여준다.

② 원인이 무엇인지 알 수 있으면 환자는 원인을 조절하고 극복하는 방법을 설명할 수 있다.

③ 환자는 최적의 활동 수준을 유지함으로써 심폐기능을 유지할 수 있다.

④ 환자는 증상 완화 및 심폐 기능 이상을 예방하는 자기돌봄 행동을 시범 보일 수 있다.

## (4) 수행

① **최적의 기능 증진**

　㉠ **건강한 생활 습관** : 좋은 식단, 적정 체중 유지, 규칙적 운동, 금주, 금연, 혈압 및 혈액 내 지질 상태 모니터링 등이 있다.

　㉡ **예방접종** : 인플루엔자, 폐렴 알균 질병 등을 시행한다.

　㉢ **공해 없는 환경에 대한 교육** : 자신을 둘러싼 환경의 중요성을 인식한다.

　㉣ **불안 줄이기** : 스트레스 감소를 목표로 한다.

　㉤ **좋은 영양상태 유지** : 낮은 포화지방, 콜레스테롤, 나트륨을 권장하고 높은 섬유소 함유 음식물 격려하며 질환에 따른 영양 섭취 필요하다.

② **안위 증진**

　㉠ 횡격막의 자유로운 이동과 흉벽 확장을 허용하는 자세를 권장한다. 좌위는 호흡 부속근육 사용 용이하여 호흡 촉진하게 된다.

　㉡ 호흡곤란 및 기좌호흡 대상자에게는 좌위가 권장된다.

　㉢ 적절한 수분 공급으로 대상자의 상태가 허락하는 경우 매일 1.5 ~ 3L의 수분 섭취 권장하도록 하여 호흡기계 분비물 묽게 유지한다.

　㉣ 건조한 공기는 자극과 감염으로부터 호흡기를 보호하기 위해 가습 공기를 공급한다.

**TIP & MEMO**

➕ **흉막 천자**

• 시행 전 검사에 대한 설명 및 동의서 필수이다.

• 외과적 무균술이 적용되는 시술이다.

• 흉막 천자 시행 시 간호사의 책임은 검사 전에 대상자 준비, 시술 중 기침이나 숨을 깊게 쉬지 않도록 교육하는 것이다.

• 검사 중에는 대상자의 피부색·맥박·호흡수·구역 및 구토 등을 모니터링하고, 검체물은 검사실로 이송한다.

• 검사 후에는 활력징후와 호흡 변화를 사정한다.

③ 적절한 호흡 촉진

　㉠ **심호흡** : 과소환기는 폐로 들어가고 나오는 공기 양의 감소로 극복하는데 심호흡 운동이 이용된다. 비강을 통해 숨을 쉬고 흉곽이 팽창되는 것이 보일 때까지 천천히 점진적으로 시행한다. 최대 흡기 말에서 3 ~ 5초간 정지하고 구강을 통해 천천히 숨을 내쉰다. 깨어 있는 매 시간 또는 하루 4회 수행한다.

　㉡ **강화 폐활량계 사용** : 강화 폐활량계는 환자의 심호흡 상태에 대한 정보를 시각적으로 제공하는 기구이다. 환자가 자신의 폐활량의 개선 정도를 측정한다. 폐의 팽창을 극대화하여 무기폐 예방·감소에 효과가 있으며 최적의 가스교환, 분비물 제거 및 배출에 도움이 된다.

　㉢ **입술 오므리기 호흡** : 똑바로 앉은 상태에서 셋 동안 코를 통해 흡기하고, 입술을 오므리고 천천히 균일한 속도를 일곱 셀 때 까지 호기한다. 기도팽창 상태를 유지하여 기도허탈을 방지한다.

　㉣ **횡격막 호흡** : 한 손은 환자 배 위에 두고 다른 한 손은 가슴 중앙에 위치한다. 코를 통해 천천히 흡기하면서 복부를 최대한 멀리 볼록하게 유지한다. 복부 근육을 수축시키면서 입을 통해 숨을 내쉬고 한 손으로 복부의 안쪽과 위쪽을 누르게 된다. 이 단계를 1분간 반복하고 2분간 휴식하도록 한다.

④ 기침 촉진 및 조절

　㉠ **기침 기전**[+] : 기침은 신체 정화기전에 해당한다. 초기자극, 깊은 흡기, 늑간근의 강한 수축 동반한 성문의 빠르고 단단한 닫힘과 횡격막 거상으로 일련의 사건이 진전되며 기침이 발생한다. 분비물, 기타 잔해로부터 기도를 보호하는 수단으로 작용한다.

　㉡ **자발적 기침** : 수술 전 및 수술 후 관리 중요하며 심호흡과 병행하면 좋다.
　　• 이른 아침 기침 : 밤에 축적된 분비물 제거하는 작용을 한다.
　　• 식전 기침 : 식욕 촉진, 산소화 증진하게 된다.
　　• 취침 전 기침 : 분비물 축적 제거, 수면 양상 향상을 가져온다.
　　• 자발적 기침을 할 수 없는 경우 : 기관부위를 자극하면 호기 연장에 도움이 된다.

　㉢ **비자발적 기침** : 호흡기 감염이나 손상이 있을 때 나타나며 호흡기 감염은 분비물 생성하고 분비물 자극으로 기침을 유발한다. 비자발적 기침 지속 시 피로 및 자극이 유발된다.

⑤ 기침 관련 약물

　㉠ **거담제** : 분비물 점도를 약화시키며 분비물 제거를 원활하게 촉진한다. 분비물 정체 없는 대상자에게 부적절하다.

　㉡ **기침억제제** : 기침반사 억제에 효과적이며 분비물 정체 없고 자극성의 비생산적인 기침에 효과적이다.

　㉢ **함당정제** : 분비물 정체가 없고 비생산적 기침 조절에 효과적이고 입 안에서 녹을 때 까지 입에 물고 있는 작은 정제로 구성되어있다.

○ 기침 기전

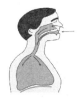

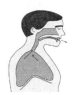

⑥ 흉부물리요법

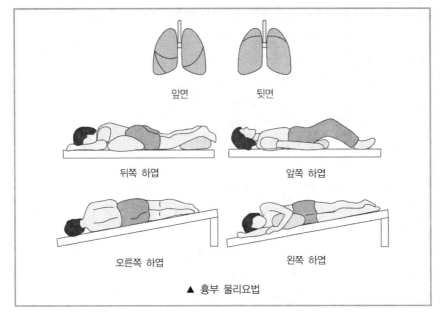

앞면　　　뒷면

뒤쪽 하엽　　　앞쪽 하엽

오른쪽 하엽　　　왼쪽 하엽

▲ 흉부 물리요법

　⊙ 타진법 : 폐에 부착된 분비물을 느슨하게 하기 위해 손바닥을 컵 모양으로 두드리는 것이다. 각 부위 하루에 여러 번 30 ~ 60초 동안 두드린다. 끈적끈적한 분비물은 그 부위를 3 ~ 5분가량 여러 번 위로 향하여 두드린다. 금기부위인 외과적 절개 부위, 갈비뼈, 척추, 유방위는 조직손상의 위험이 있다.

　ⓛ 진동법 : 분비물의 액화와 배출이 용이하며 간호사의 손바닥을 평평하게 유지한다. 팔과 어깨 근육의 수축과 이완을 반복하여 시행한다. 환자의 호기에 적용하며 몇 분 동안 하루에 여러 번 수행한다. 금기부위로는 유방, 척추, 흉골, 아래쪽 늑골이다.

⑦ 체위배액

　⊙ 중력을 이용하여 작은 폐 분지에서 큰 분지로 폐의 분비물을 제거하는 것이다.

　ⓛ 기침과 분비물 배출 시 사용하는 곡반 준비하여 20 ~ 30분 동안 하루 2 ~ 4회 시행한다.

　ⓒ 대상자가 허약감과 기절할 것 같은 느낌을 호소하면 체위 배액을 중단한다.

　ⓔ 가능하면 식전에 시행한다. 식사시간 직후는 피로 유발 및 구토 우려 있으므로 피한다.

　ⓜ 적용 전 기관지 확장제 투여나 분무요법 받을 수 있다.

　ⓗ 폐 상엽보다 폐 하엽에서 배액이 더 중요하다.

　ⓢ 의사의 지시로 시행한다.

　ⓞ 체위배액 다음 순서는 타진법, 진동법, 기침, 흡인으로 진행한다.

⑧ 기도 흡인 : 기도유지, 타액, 폐 분비물, 혈액, 구토, 이물질 제거에 이용된다. 구강인두 흡인, 비강인두 흡인 필요시 수행하게 된다.

   ㉠ 흡인 빈도는 분비물의 양에 따라 다르며 흡인은 저산소증 유발 가능성 있음을 유의한다.

   ㉡ 흡인 전 산소 제공이 요구되는데 산소요법 적용, 심호흡 등을 시행한다.

   ㉢ 흡인 합병증으로는 감염, 심부정맥, 저산소증, 점막외상, 사망 등이 있다. 환자의 피부색, 심박동수, 분비물 색, 양, 농도에 대한 지속적 모니터가 필요하다.

   ㉣ 청색증, 너무 느리거나 빠른 심박동수, 갑자기 피가 나오는 경우에는 흡인을 즉시 중단하고 산소를 투여 후에 의사에게 알린다. 혈액이 나오는 경우는 점막손상을 의미한다.

⑨ 기도흡입약물

   ㉠ 기관지 확장제 : 협착이 된 기도 개방에 이용된다.

   ㉡ 점액 용해제 : 분비물 액화에 이용된다.

   ㉢ 염증성 스테로이드 : 기도 염증 감소에 이용된다.

⑩ 약물형태

   ㉠ 네뷸라이져(Nebulizers) : 액체 약물의 미세입자를 호흡기관 깊은 통로로 분산과 흡수에 도움을 준다.

   ㉡ 정량흡입기(MDI. Metered − Dose − Inhaler)[+] : 의사 처방에 의해 분무화가 된 약제를 사용 시 캐니스터(Canister)를 눌러서 사용한다.

   ㉢ 건조 분말 흡입기(DPI, Dry Powder Inhaler) : 호흡으로 환자의 깊은 숨이 약물의 흐름을 활성화시킨다.

⑪ 흡입 약물에 대한 환자 교육

   ㉠ 네뷸라이저 이용 환자의 경우 사용 후 청소가 꼭 필요함을 알려준다. 비어 있는 MDI을 사용하지 않도록 한다. DPI로 약물과 공기를 들이마시고 DPI로 숨을 내뱉지 않도록 교육한다.

   ㉡ 스페이서 사용 시 천천히 깊게 공기 들이마시는 것을 교육한다.

⑫ 산소요법

   ㉠ 혈액으로 운반되는 산소의 양을 증가시켜 저산소증 예방하는 요법이다.

   ㉡ 의사의 처방이 필요하고 응급 상황에서 의사 처방이 없더라도 산소투여를 지연해서는 안 된다.

   ㉢ 구성 물품 : 벽면 콘센트, 휴대용 실린더, 탱크, 산소농축기(가정에서 주로 사용되는 물품), 유량계(1분당 리터 단위의 산소 유량을 조절)이다.

TIP & MEMO

✚ 정량흡입기 사용법

• 구강에서 3 ~ 4cm 전방으로 흡기 시 분무하여 구강 내에 분무약 부착을 방지한다.

• 흡식 후 10초간 숨을 참았다가 호식하여 약이 배출되는 것을 방지한다.

• 사용 시 용기를 흔들고 흡입기는 정방향으로 들고 사용한다.

• 입을 통한 흡입을 진행한다.

• 흡입속도는 적당해야 하며 목을 넘어 약물이 흡입되도록 중간에 멈추지 않는다.

• 흡입 후 충분한 흡입을 위해 숨을 멈춘다. 한 번의 숨에 분무는 1회 사용하도록 한다.

⑬ 산소요법 사용법

㉠ 분당 리터 단위로 측정한 산소 유속은 진달되는 신소의 양을 결정한다.

㉡ 유속은 환자 상태와 산소투여 방법에 따라 다르다.

㉢ 정확한 산소 흡입이 필요하면 유속보다 흡입산소 농도가 중요하다.

㉣ 환자에게 제공할 때 처방된 유속을 확인하고 환자 호흡수, 동맥혈 가스, 맥박산소 포화도 등을 모니터링을 한다.

㉤ 산소는 호흡기 점막 건조 유발하므로 가습장치 사용이 필요하다.

㉥ 산소가습에 일반적으로 증류수나 멸균수가 사용된다. 가습 장치의 물이 환자에게 흡입되지 않도록 주의한다.

⑭ 산소 전달체계

| 구분 | 내용 |
|---|---|
| 비강 캐뉼라 | • 가장 일반적으로 사용하는 전달 장치이다.<br>• 캐뉼라는 콧구멍에 삽입되는 두 개의 튀어 나온 갈래가 있는 일회용 플라스틱 장치이다.<br>• 캐뉼라를 착용한 상태에서 말하기와 식사가 가능하지만 비강 건조, 정확한 산소 농도 제공이 어렵다. |
| 비인두 카테터 | • 호흡기 점막 손상 가능성으로 사용빈도가 적다.<br>• 비인두 카테터는 하나의 콧구멍으로 삽입하고 끝은 구인두에 위치시킨다.<br>• 공기가 위장으로 전달되어 위 팽창의 위험성이 있다. |
| 단순 마스크 | • 측면 환기구로 이산화탄소의 배출구조로 측면 환기구로 산소가 누출된다.<br>• 단기간 산소 공급 필요한 경우에 적합하다.<br>• 얼굴에 밀착되어야 산소농도가 원활하게 높아질 수 있다.<br>• 압력과 습기로 피부 손상의 위험이 있다.<br>• 마스크 적용 상태로 식사나 대화가 불가하다. |
| 부분 재호흡 마스크 | • 마스크 하단의 저장백이 부착된다.<br>• 사용 전 저장백에 100% 산소 채우고 착용한다.<br>• 환자 호기 공기의 약 1/3이 재순환되는 것이 특징이다.<br>• 흡기 시에는 저장백이 약간 수축된다.<br>• 압력과 습기로 인한 피부 손상 가능성이 있다.<br>• 마스크 적용 상태로 식사나 대화가 불가하다. |
| 비재호흡 마스크 | • 저장백에 100% 산소를 채우고 착용한다.<br>• 가장 높은 농도의 산소를 전달한다.<br>• 두 개의 일방향 밸브는 저장주머니, 마스크, 측면 배출구에 위치한다.<br>• 환자가 호흡한 공기의 재흡입을 방지하는 기능을 하는 장치이다. |
| 벤투리 마스크 | • 가장 정확한 농도의 산소를 전달하는 마스크이다.<br>• 만성폐쇄성폐질환 대상자에게 적용한다.<br>• 측면 포트 개방의 확인이 요구된다. |
| 산소 텐트 | • 투명한 플라스틱으로 만들어진 모터 운전 장치가 부착된 텐트이다.<br>• 모터는 텐트 내 공기 순환하고 냉각시켜 공기를 차갑게 만든다.<br>• 온도조절장치로 환자가 편안하다고 여겨지는 온도로 텐트 내에 유지된다.<br>• 습도 높은 공기 흐름이 필요한 아동에게 흔히 사용된다.<br>• 정확한 산소 농도 유지가 어렵고 저체온증을 유발할 우려가 있다. |

⑮ 산소 투여 시 주의사항

　㉠ 산소는 무미·무색·무취이고 연소가 가능하므로 환자의 방에 화기 피하고 환자 눈에 짤 띄는 곳에 '금연'표시와 환자·방문객에게 금연을 권고한다.

　㉡ 전기 장비 올바르게 작동되는지 확인하고 불꽃을 예방한다.

　㉢ 정전기 발생시키는 합성 섬유 착용·사용을 금하고, 산소 사용 장소에서 기름사용을 자제한다.

⑯ 양압 호흡기

　㉠ 기도가 열린 상태의 유지를 위한 경도의 공기압력을 사용한다. 주로 폐쇄성 수면 무호흡증, 비만 저환기 증후군, 심부전, 조산아 등에게 사용된다.

　㉡ 지속적 양압 호흡기(CPAP, Continuous Positive Airway Pressure) : 지속적으로 경도의 공기압을 유지시킨다.

　㉢ 양위 양압 호흡기(BiPAP, Bilevel Positive Airway Pressure) : 환자의 들숨 날숨 동안 공기압이 변화하며 양압 호흡기의 기계 적응 시간이 필요하다.

⑰ 흉관 관리

　㉠ 흉막강 내 체액·혈액·공기를 배출하기 위한 플라스틱 관을 삽입한다.

　㉡ 밀폐형 드레싱을 적용하고 밀봉흉곽배액을 적용한다.

　㉢ 배액물의 종류에 따라 흉관 위치를 결정한다.

　㉣ 공기 배출은 가슴보다 더 높이의 튜브를 삽입하고 체액(혈액, 농 등) 배출을 위해서는 폐 아래쪽에 튜브를 삽입한다.

　㉤ 흉관 삽입과 제거 지원은 간호사의 책임이다. 흉관 삽입 후 호흡상태, 활력징후 모니터링, 드레싱 확인, 배액의 개방시스템을 유지한다.

　㉥ 흉관 제거 후 제거 전 처방된 진통제 투여, 흉곽 냉요법 적용을 시행하여 불편감을 감소시킨다.

　㉦ 호흡상태, 활력징후 모니터링, 통증 및 제거 부위 드레싱의 확인이 필요하다.

⑱ 인공기도

　㉠ 구인두 기도유지기(Oropharyngeal Tube) : 플라스틱 반원형의 관으로 입을 통해 인두 뒤쪽까지 삽입하여 혀가 기도를 막는 것을 예방한다. 수술 후 환자가 의식을 되찾을 때까지 사용하고 의식이 돌아오면 제거한다.

　㉡ 비인두 기도유지기(Nasopharyngeal Tube) : 고무로 만든 반원형의 관이다. 코를 통해 인두 뒤쪽까지 삽입한다. 튜브를 통한 흡인 시 비강통로의 손상을 예방한다. 주로 의식이 있는 환자에게 적용한다.

　㉢ 기관내관(Endotracheal Tube)[+] : 후두경을 사용하여 코나 입을 통해 기관으로 삽입되는 관이다.

　㉣ 기관절개관(Tracheostomy Tube) : 기관내관의 대체, 인공호흡기 적용, 상부기도 폐쇄 시 공기 우회로 제공, 기관·기관지 분비물 흡인이 목적이다.

➕ 기관내관

• 인공호흡기를 통한 산소 투여가 가능하고 분비물의 흡인이 되며 상부기도 장애(부종)를 방지한다. 응급상황 대상자에게 주로 선택되는 방법이다.

• 커프(Cuff)가 있으면 공기누출을 예방한다.

• 기계 환기를 통한 정확한 공기량 조절이 가능하여 투여되는 산소량을 정확하게 알 수 있고 이물질 흡인을 예방할 수 있다.

• 커프(Cuff) 압력을 주의 깊게 모니터링한다. 정상은 14 ~ 20mmHg이며 과도한 압력은 기도점막의 손상을 불러온다.

⑲ 기관절개관(Tracheostomy Tube)⁺

　　㉠ 싱글·더블 타입(Single·Double Type) : 싱글 타입은 외관과 폐쇄관으로 구
　　　성된다. 더블 타입은 외관, 폐쇄관, 내관으로 구성된다. 내관은 청결을 위해
　　　주기적인 교체하여 축적된 분비물로 인한 폐쇄를 예방한다.

　　㉡ 커프(Cuff)의 유무 : 커프가 있는 것은 기관절개술 직후나 기계적 환기가 필요
　　　한 경우 사용하고, 커프가 없는 것은 소아환자에게 적용한다.

　　㉢ 창문형 기관절개관(Fenestrated Tracheostomy Tube) : 외관에 한 개나 여러
　　　개의 작은 개구부가 있다.

⑳ 기관절개관의 관리

　　㉠ 내관을 세척·교체하여 분비물 건조로 인한 기도 폐쇄를 예방한다.

　　㉡ 절개부위 드레싱으로 피부손상·감염의 위험성을 예방한다.

　　㉢ 습기가 있는 산소를 제공하여 분비물 건조를 예방한다.

　　㉣ 기관절개관으로 이물질·비멸균 물질 흡인을 주의한다.

　　㉤ 고정 끈으로 고정하여 교체 시 안전하게 부착될 때까지 더러워진 끈은 풀지
　　　말고 제자리에 유지한다.

㉑ 기관흡인 : 올바른 흡인은 호흡곤란 완화와 안위증진을 가져온다. 잘못된 흡인은
　　불안·통증이 증가하여 호흡부전의 위험성이 증가한다.

㉒ 기도흡인

　　㉠ 기관내관·기관절개관을 멸균 카테터를 통과시켜 수행한다.

　　㉡ 흡인의 빈도는 분비물의 양에 따라 다르게 시행한다.

　　㉢ 흡인이 필요한 신호를 확인할 때 적용한다.

　　㉣ 가래 끓는 소리, 호흡곤란, 청색증과 같은 피부색의 변화, 산소포화도 감소
　　　등이 있다.

　　㉤ 폐쇄형 기도흡인 : 기관내관·기관절개관 대상자의 흡인 동안 개방된 기도의
　　　유지가 가능하다.

TIP & MEMO

✚ 기관절개관 특징

2 ~ 3 갑상연골 부위 일시적·영구
적 기관절개술(Tracheostomy)을 통
한 개구부위에 삽입된 곡선 튜브이
다. 금속, 플라스틱, 실리콘 등의 재
질을 사용한다.

▍흡인카테터 굵기

기도를 막지 않고 분비물을 제거할
만큼의 굵기여야 한다. 기도직경의
1/2을 초과하지 않는다.

▍흡인 위험요소

저산소증, 감염, 기관조직 손상, 부
정맥, 무기폐 등이 있다. 흡인 전·
중·후 과환기를 시행하여 저산소증
의 위험을 예방한다. 일회 흡인 시간
10 ~ 20(초 이내를 유지한다. 적절한
흡인압력을 적용(80 ~ 150mmHg)하
여 강한압력으로 인한 기도 손상을
예방한다.

㉓ 환기보조

　　㉠ **기계적 인공호흡기** : 호흡보조와 완전한 호흡 조절에 용이하다. 기관내관·기관절개관 삽관 대상자에게 적용한다. 응급상황, 갑작스러운 사건, 장기 환자의 산소화·환기개선, 호흡기능 지원 시 사용한다.

　　㉡ **간헐적 양압 호흡** : 기도에 증가된 압력의 일정량의 공기, 산소, 분무형 약물 호흡기 공급에 적용된다.

　　㉢ **수동소생백** : 호흡이 중지된 환자의 환기 보조를 위해 적용된다.

㉔ **폐쇄된 기도 개방** : 부분 기도 폐쇄는 기침을 유도하고 완전 기도 폐쇄는 하임리히법으로 복부밀어내기를 시행한다.

㉕ **심폐소생술** : 가슴압박(C, Chest Compression), 기도개방(A, Airway), 호흡(B, Breathing), 제세동(D, Defibrillation)을 실시한다.

## (5) 평가

① 대상자의 건강상태와 기대되는 결과를 비교하고 환자가 결과를 얼마나 충족하였는지를 검토한다.

② 결과 달성의 효과적인 중재를 확인한다.

③ 결과 미달성 발생 시 이유를 파악해서 간호계획의 조정이 필요하다.

**▌간헐적 양압 호흡**

IPPB,
Intermittent Positive
Pressure Breathing

**▌수동소생백**

Ambu Bag

단원평가

# 산소화요구

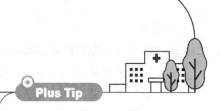

Plus Tip

***
**1  흉부물리요법 시행에 대한 간호중재로 옳은 것은?**

① 진동법, 타진법, 흡인이 포함된다.

② 손바닥을 펴고 타진법을 적용한다.

③ 식사 직후 흉부물리요법을 시행한다.

④ 진동법은 호기 시 적용하면 효과적이다.

⑤ 진동법은 영유아에게도 적용할 수 있다.

※ **흉부물리요법**

㉠ 진동법

• 흉벽에 진동을 가해 기도와 폐포에 부착된 분비물을 떨어뜨린다.

• 폐포가 최대 확장되는 호기 시 진동법을 적용하고 흡기 시는 중지한다.

• 분당 200회의 속도로 빠르게 진동하며 한 번 진동 시 3 ~ 5회 시행한다.

• 유방, 척추, 흉골 부위는 불편감을 유발하므로 피하고, 골절환자나 영유아는 적용하지 않는다.

㉡ 타진법

• 중정도의 물리적 힘을 가해 호흡기 분비물 배출을 돕는 방법으로 흉벽의 양압 작용으로 분비물을 떨어뜨린다.

• 환자의 피부보호와 안위를 위해 얇은 수건을 덮어준다.

• 손을 컵 모양으로 유지하고 손가락은 늑골에 평행하게 하고 두드린다.

• 뼈 돌출 부위와 연조직은 피한다.

• 3 ~ 5분간 지속한다.

㉢ 체위배액

• 세기관지의 분비물을 큰기관지로 이동시켜 구강배출을 돕는다.

• 타진법과 진동법을 함께 시행한다.

**1**

① 진동법, 타진법, 체위배액이 포함된다.

② 손바닥을 컵모양으로 유지한 후 타진법을 적용한다.

③ 식사 직후 흉부물리요법은 소화를 방해하고 불편감을 유발할 수 있다.

⑤ 진동법은 영유아에게 적용하지 않는다.

답 1.④

**2** 이산화탄소를 재흡인하지 않으며 고농도의 산소를 투여하는 산소 공급 방법은?

① 비강캐뉼라

② 벤츄리마스크

③ 단순안면마스크

④ 비재호흡마스크

⑤ 부분재호흡마스크

**3** 호흡법에 관한 설명 중 옳은 것은?

① 가로막호흡 : COPD 환자에게 적용

② 복식호흡 : 기능적 잔류용적 감소 목적

③ 심호흡 : 입술을 오므린 채 의식적으로 하는 긴 호흡

④ Pursed Lip 호흡 : 배보다 가슴이 상승되도록 하는 호흡

⑤ 강화폐활량계 : 많은 공기를 들이마시고 잠시 숨을 멈춘 후 호기

**※ 호흡법**

㉠ 가로막호흡 : 가스교환량을 호기, 흡기 모두에서 증진시키고자 하는 호흡법이다.

㉡ 심호흡 : 최대량의 공기를 들이마셔 폐포를 확장하도록 하는 호흡법으로 많은 공기를 들이마시고 잠시 숨을 멈춘 후 천천히 뱉는다.

㉢ Pursed Lip 호흡 : 호기 시 입술을 오므리고 흡기보다 2 ~ 3배 길게 호흡한다.

㉣ 강화폐활량계 : 수술 후 대상자에게 주로 적용하며 대상자의 흡입량을 직접 관찰하고 싶은 호흡을 격려할 수 있다.

**4** 간호사가 환자 기도흡인을 수행하면서 흡인시간을 10 ~ 15초 이상 적용하지 않는 이유는?

① 과호흡

② 고혈압

③ 저산소증

④ 불안감 증가

⑤ 기도점막 감염 위험

**Plus Tip**

**2**

④ 비재호흡마스크 : 가장 높은 농도의 산소를 제공하는 방법으로 이산화탄소 재호흡을 하지 않는다.

① 비강캐뉼라 : 비강에 삽입하여 산소를 공급하는 방식으로 35% 농도 산소를 2 ~ 4/분 속도로 공급한다.

② 벤츄리마스크 : 가장 정확한 농도의 산소를 공급하는 방법이다.

③ 단순안면마스크 : 짧은 시간 내에 많은 양의 산소공급이 필요할 때 사용한다.

⑤ 부분재호흡마스크 : 호기된 이산화탄소의 일부가 산소와 혼합되어 공급된다.

**3**

① COPD 환자에게 유용한 호흡법은 Pursed Lip 호흡이다.

③ 입술을 오므린 채 의식적으로 하는 긴 호흡은 Pursed Lip 호흡이다.

④ 가슴보다 배가 상승되도록 하는 호흡법은 가로막호흡이다.

⑤ 많은 공기를 들이마시고 잠시 숨을 멈춘 후 호기하는 것은 심호흡이다.

**4**

③ 흡인을 10 ~ 15초 이상 수행 시 산소 교환 방해로 저산소증이 유발된다. 따라서 흡인은 10 ~ 15초 이상 넘지 않게 신속하고 빠르게 수행한다.

**답** 2.④ 3.② 4.③

**5** 심한 호흡곤란을 호소하는 환자 간호 사정 시 간호사가 수집해야 하는 자료로 옳은 것은?

① 성별
② 체중
③ I/O 측정량
④ 전날 수면시간
⑤ 호흡 시 흉부의 움직임

**6** 청색증이 발생한 만성폐쇄성폐질환 환자의 ABGA 검사결과 $PaO_2$ 60mmHg 체크되었다. 환자에게 필요한 산호호흡기 중재는?

① 비강캐뉼라
② 벤츄리 마스크
③ 비재호흡 마스크
④ 단순안면 마스크
⑤ 부분재호흡 마스크

**7** 저산소혈증 환자에게 나타나는 증상 및 징후로 옳지 않은 것은?

① 빈맥
② 청색증
③ 혈압 상승
④ 심박동 증가
⑤ 느리고 깊은 호흡

※ 저산소혈증 보상기전
㉠ 혈중 산소농도 감소 → 조직 내 산소농도 감소 → 청색증 발생
㉡ 조직 내 산소 요구량 증가 → 교감신경 자극 → 심박동, 호흡수 증가 → 빈맥 발생
㉢ 심부담 증가 → 혈압 상승

**8** 흡인 수행 시 주의사항은?

① 흡인압은 60 ~ 70mmHg로 유지한다.
② 흡인을 할 때 무균법을 시행하지 않는다.
③ 카테터를 삽입하는 동안은 음압을 가하지 않는다.
④ 카테터 삽입에서 제거까지 약 1분 정도 소요된다.
⑤ 손상방지를 위해 카테터는 회전시키지 않고 그대로 빼낸다.

**Plus Tip**

**5**
⑤ 호흡곤란 시 보조호흡근 사용으로 인한 늑간 함몰이 발생한다.

**6**
② 벤츄리 마스크 : 조절이 가능한 산소제공 방식이다. 가장 정확한 농도의 산소를 투여하고 COPD 환자에게 적용할 수 있는 대표적 산소방법이다.
① 비강캐뉼라 : 2 ~ 4L/min 산소를 제공하는 방법이다. 분당 4L 이상의 산소를 공급할 경우 비강과 인두점막의 자극이 발생한다.
③ 비재호흡 마스크 : 6 ~ 15L/min 산소를 제공하며 이산화탄소를 재호흡하지 않는다.
④ 단순안면 마스크 : 6 ~ 10L/min 산소제공한다. 단시간 고농도 산소 공급에 적합하다. 이산화탄소를 재흡인할 수 있다.
⑤ 부분재호흡 마스크 : 6 ~ 10L/min 산소를 제공하며 호기된 이산화탄소의 일부가 산소와 혼합되는 것이 특징이다.

**7**
⑤ 산소요구량 증가로 교감신경이 자극되어 호흡이 빠르고 증가하게 된다.

**8**
① 흡인압은 성인의 경우 100 ~ 140mmHg 정도가 적절하다.
② 흡인 시 내과적 무균법을 시행한다.
③ 카테터를 삽입하는 동안은 음압을 가하지 않는다.
④ 1회 흡인 시 15초 이내로 하고 총 흡인시간은 5분을 초과하지 않도록 한다.
⑤ 카테터의 조절구멍을 막고 부드럽게 회전시키면서 분비물을 제거한다.

**답** 5.⑤ 6.② 7.⑤ 8.③

**9** 효과적인 객담배출을 위한 방법으로 옳은 것은?

① 실내습도를 낮춘다.　　② 수분섭취를 제한한다.

③ 누워서 안정을 취한다.　　④ 인공기도 삽관을 한다.

⑤ 네뷸라이저를 사용한다.

**10** 혈액 내 산소부족으로 인해 나타내는 임상증후는?

① 빠른 맥박　　② 호흡수 감소

③ 심박동수 감소　　④ 부교감신경 자극

⑤ 산소요구량 감소

※ **산소부족 시 맥박 상승기전**

혈중 산소 농도 감소 → 조직 내 산소 농도 감소 → 산소요구량 증가 → 교감신경 자극 → 심박동 및 호흡수 증가 → 정상보다 빠른 맥박

**11** 전신마취 후 수술을 받는 대상자에게 적용하는 인공기도 종류는?

① 기관내관

② 비강인두관

③ 구강인두관

④ 커프가 있는 기관절개관

⑤ 커프가 없는 기관절개관

**12** 호흡중추를 흥분시키는 자극요소로 옳은 것은?

① pH　　② $PO_2$ 증가

③ $PO_2$ 감소　　④ $PCO_2$ 증가

⑤ $PCO_2$ 감소

※ **호흡중추**

㉠ 뇌의 연구에 있으며 호흡운동을 조절하는 신경세포 집단이다.

㉡ 혈중 이산화탄소에 매우 민감하다.

㉢ 혈액 내 이산화탄소의 축적으로 호흡중추가 흥분하면서 호흡근 수축이 일어난다.

**답** 9.⑤　10.①　11.①　12.④

**13** ★★★ 환자 동맥혈 가스분석 시 정상범위가 아닌 것은?

① pH : 7.35 ~ 7.45
② $PaO_2$ : 80 ~ 100mmHg
③ $PaCO_2$ : 45 ~ 55mmHg
④ $HCO_3^-$ : 22 ~ 26mEq/L
⑤ Base Excess : ±5

**14** ★★ 간헐적 양압호흡기를 적용하는 환자에게 나타나는 부작용은?

① 혈흉
② 뇌내압 상승
③ 무기폐 발생
④ 대사성 산증
⑤ 호흡기 분비물 증가

**15** ★★ 폐 우측 하엽 농양이 있는 대상자에게 취해줄 자세로 옳은 것은?

① 복위를 취해준다.
② 슬흉위를 유지한다.
③ 앙와위로 눕힌다.
④ 우측상체를 지지하여 높인 반좌위를 취한다.
⑤ 좌측으로 기울인 트렌델렌버그 자세를 취한다.

※ 트렌델렌버그 체위(Trendelenburg Position)
㉠ 바로 누운 자세에서 다리 쪽을 45℃ 정도 높여 다리가 어깨보다 높게 하는 체위이다.
㉡ 쇼크 환자에게 취해주는 대표적인 체위이며 순환기계 문제가 있는 대상자에게도 취해준다.

**16** ★ 호흡기계 문제가 있는 환자에게 수분섭취량 증가와 가습기 사용이 미치는 영향은?

① 기관지를 확장시킨다.
② 성문운동을 억제한다.
③ 기침반사를 억제한다.
④ 분비물을 액화시킨다.
⑤ 분비물 양을 감소시킨다.

---

**13**

동맥혈가스분석(ABGA) 정상범위
㉠ pH : 7.35 ~ 7.45
㉡ $PaO_2$ : 80 ~ 100mmHg
㉢ $PaCO_2$ : 35 ~ 45mmHg
㉣ $HCO_3^-$ : 22 ~ 26mEq/L
㉤ Base Excess : ±2mEq/L

**14**

간헐적 양압호흡(IPPB, Intermittent Positive Pressure Breathing)
㉠ 스스로 호흡하는 대상자에게 10 ~ 20분간 압력을 가해서 호흡을 돕는다.
㉡ 기침을 잘하지 못하거나 무기폐, 분무요법으로 약을 투여하고자 할 때, 과소호흡 교정 시 사용한다.
㉢ 기흉, 심맥관 장애, 이산화탄소 정체, 뇌내압 상승 환자에게는 적용하지 않는다.

**15**

⑤ 중력을 이용한 분비물 배액법으로 농양이 폐 우측 하엽에 있으므로 좌측 상체를 높여준다.

**16**

④ 수분공급과 가습요법을 통해 분비물을 묽게 하여 배출이 용이하게 한다.

답 13.③ 14.② 15.⑤ 16.④

**17** 환자에게 저산소공급을 위해 비강 캐뉼라로 분당 5L의 산소를 투여할 때 $FiO_2$는?

① 10%  ② 24%

③ 30%  ④ 36%

⑤ 40%

※ 흡기산소농도($FiO_2$, Fraction Of Inspi red Oxygen)

㉠ 호흡을 통해 흡기된 기체 중 산소가 차지하는 농도이다.

㉡ 대기 중 산소분압은 약 20%, 1L의 산소는 $FiO_2$ 4% 증가시킨다.

**18** 기관내 삽관 환자를 위한 간호중재에 대한 설명으로 옳은 것은?

① 좌측위를 유지한다.

② 흡인 전 산소를 5분간 100%로 공급한다.

③ 튜브 빠짐을 방지하기 위해 체위변경은 하지 않는다.

④ 세균증식 예방을 위해 환기튜브는 72시간마다 교체한다.

⑤ 삽관 직후 제대로 삽입되었는지 확인하기 위해 호흡음을 청진한다.

**19** 간호사는 지속적 산소 제공을 받는 환자에게 구강간호를 제공하는 이유는?

① 안위감 도모를 위해

② 감염위험이 있기 때문에

③ 분비물이 많아지기 때문에

④ 점막 건조를 예방하기 위해

⑤ 체내 산소 확산을 돕기 위해

**20** 심폐소생술을 시행할 때 성인 대상자의 맥박을 측정하는 위치는?

① 경동맥

② 요골동맥

③ 심첨맥박

④ 상완동맥

⑤ 대퇴동맥

**답** 17.⑤  18.⑤  19.④  20.①

# 배뇨와 배변

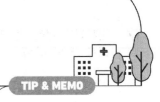

• 배뇨의 생리, 간호과정에 대해 설명할 수 있다.
• 배변의 생리, 영향요인, 간호과정에 대해 설명할 수 있다.

## 1 배뇨

### (1) 해부구조와 생리

① 콩팥과 요관

ㄱ. **콩팥**(신장, Kidney) : 상복부에서 배막 뒤 척주의 양쪽에 위치한다.

ㄴ. 중요 기능으로 체액성분과 체액량을 유지한다. 필요하지 않은 혈액성분을 여과·배설한다. 배설물은 소변으로 유기·무기·액체 노폐물을 함유한다.

ㄷ. 백만 개의 콩팥단위(신원, Nephron)으로 구성되며 콩팥단위는 각 복잡한 체계의 세동맥, 모세혈관, 세관으로 이루어진다.

ㄹ. 혈장에서 빠져나와 소변을 형성하는 요소, 크레아티닌, 요산과 같은 대사작용 부산물을 제거한다.

ㅁ. 콩팥단위는 선택적 재흡수 기전, 물, 전해질, 다른 물질 분비기전을 통한 체액균형을 유지·조절하게 된다.

ㅂ. 콩팥단위에서 형성된 소변은 콩팥 깔때기로 흐르며 연동운동으로 요관을 통과하여 방광으로 운반된다.

② 방광

ㄱ. 소변의 일시 저장소로 민무늬근육 주머니이다. 3개의 근육조직층으로 안쪽세로층, 중간돌림층, 바깥쪽 세로층으로 구성된다.

ㄴ. 방관근에는 자율신경계가 분포되어 있다.

ㄷ. 교감신경계의 억제성 자극을 방광으로 전달하고 운동성 자극을 속조임근에 보낸다.

ㄹ. 부교감신경계는 운동성 자극을 방광으로 전달하고 억제성 자극을 속조임근에 보낸다.

ㅁ. 자극으로 배뇨근의 수축과 조임근의 이완이 일어난다.

ㅂ. 압력이 방광벽 신장수용체의 신경을 자극할 정도로 충분해지면 요의를 느낀다.

▌ **배막(복막)**
Peritoneum

▌ **체액균형**
Fluid Balance

▌ **콩팥 깔때기(신우)**
Pelvis Of Kidney

▌ **신장수용체**
Stretch Receptor

③ 요도

　㉠ 방광에서 신체를 외부로 소변을 운반하는 통로 역할이다.

　㉡ 남성의 경우 배설·생식의 기능이 동시에 이루어진다. 길이는 약 13.7 ~ 16.2cm이다. 전립샘요도, 막요도, 요도해면체로 구성된다. 바깥조임근의 경우 수의적으로 조절된다.

　㉢ 여성의 경우 3.7 ~ 6.2cm 길이이다. 바깥조임근과 수의적조임근이 요도 중간에 위치한다. 남성처럼 신체바깥쪽에 위치하지 않지만 바깥조임근이라 칭한다.

④ 배뇨의 작용

　㉠ 배뇨 : 방광을 비우는 작용으로 신경중추는 뇌와 척수에 위치한다.

　㉡ 불수의적 반사작용이지만 조절은 학습될 수 있다. 수의적 조절을 영아기 이후에 신경중추 발달로 이루어진다.

　㉢ 자율방광 : 조절기능이 손상되거나 질환으로 인해 뇌에서 방광조절이 실패하여 반사로 이루어지는 경우를 의미한다.

　㉣ 신장수용체 : 소변이 수집될 때 자극을 받는다. 방광 안의 압력은 방광이 차있을 때보다 배뇨할 때 몇 배는 더 높다.

　㉤ 배뇨작용 : 통증이 없는 것이 정상이다. 수의적 조절로 배뇨의 시작·자제·중단이 가능하다.

　㉥ 요실금 : 기침이나 재채기로 복압이 증가하여 나타나는 불수의적 소변배출이다. 요도가 짧은 여성에게 빈번하다.

⑤ 배뇨의 빈도

　㉠ 빈도 : 생산된 소변량에 비례하게 결정된다. 소변이 많이 생산되는 것과 비례하게 배뇨를 자주 한다.

　㉡ 소변정체 : 소변이 정상적으로 생산되지만 완전 배설이 이루어지지 않을 때 일어난다. 투약, 전립샘 비대, 질 탈출 등이 요인이다.

## (2) 배뇨에 영향을 미치는 요인

① 영아 발달적 고려사항

　㉠ 배뇨 수의적 조절능력이 없어 소변 농축시키는 능력도 없다.

　㉡ 생후 약 6주쯤 영아의 콩팥 단위는 세관에서 수분의 재흡수를 조절하고 효과적으로 소변 농축이 가능하다.

　㉢ 성장하면서 방광용적은 증가한다.

② 배뇨훈련[+]

　㉠ 요도조임근의 수의적 조절은 생후 18 ~ 24개월에 일어난다.

　㉡ 방광기능의 의식적 조절이 가능하게 될 요인들을 고려하여 배뇨훈련을 시작한다.

　㉢ 2시간 동안 소변참기가 가능할 때, 방광이 찼다는 느낌을 인식할 때, 변기에 앉을 때까지 소변을 봐야한다 말하고 배뇨억제가 가능할 때 등이 있다.

▮ 배뇨
Micturition, Voiding

▮ 자율방광
Autonomic Bladder

▮ 요실금
Urinary Incontinence

▮ 소변정체(요정체)
Urinary Retention

③ 노화 발달적 고려사항

　　㉠ 배뇨에 영향을 주는데 소변을 농축하는 콩팥능력이 저하되어 밤중에 야간뇨
　　　(야뇨증, Nocturia)가 발생할 수 있다.

　　㉡ 방광근 긴장 감소로 방광용적이 줄어들어 배뇨빈도가 증가한다.

　　㉢ 신경근육문제, 퇴행성 관절문제, 사고과정의 변화, 쇠약 등으로 수의적 조절,
　　　화장실을 제시간에 가는 능력을 방해한다.

④ 음식과 수분섭취

　　㉠ 콩팥은 정상적으로 수분섭취량과 배출량을 거의 같도록 균형을 유지한다.

　　㉡ **수분섭취** : 탈수상태가 되면 수분을 재흡수하고 생성 소변이 농축되며 양적으
　　　로 감소하고, 수분과잉일 때는 많은 양의 희석뇨를 배설한다.

　　㉢ **알코올** : 항이뇨호르몬 분비의 억제로 이뇨작용을 자극한다. 소변생성이 증가
　　　하고 나트륨이 많은 음식의 경우에도 소변형성을 감소시킨다.

⑤ 심리적 요인

　　㉠ 스트레스는 잦은 간격으로 적은양의 소변을 배출한다.

　　㉡ 바깥요도조임근의 이완능력을 방해하여 요의는 느끼지만 완전한 방광 비우기
　　　를 불가능하게 할 수 있다.

⑥ 활동과 근육긴장

　　㉠ 규칙적인 운동은 대사증가, 적절한 소변 생성과 배출을 돕는다.

　　㉡ 부동의 기간이 늘어나면 방광과 조임근 긴장이 감소하여 소변이 정체된다.

⑦ 생리적 상태

　　㉠ **콩팥 · 비뇨기계 문제** : 생성 소변의 양과 질에 영향을 미친다.

　　㉡ **콩팥문제의 질병** : 선천성 요로 이상, 다낭성 콩팥질환, 요로감염, 요도결석,
　　　고혈압, 당뇨병, 통풍 등으로 나타난다.

　　㉢ **콩팥기능상실(신부전, Renal Failure)** : 콩팥이 혈액으로 대사 최종산물을 제
　　　거하지 못한다. 수분, 전해질, pH균형을 조절하지 못하는 상태이다.

　　㉣ 신체활동을 떨어뜨리는 관절염, 파킨슨병, 퇴행관절질환은 전신허약을 유발하
　　　여 원활한 배뇨활동에 방해된다.

⑧ 약물

　　㉠ **콩팥독성(신독성, Nephrotoxic)** : 과다 처방약 · 비처방약으로 인한 콩팥의 손
　　　상으로 심각한 문제에 해당한다.

　　㉡ **고혈압 · 다른 질환 약물** : 이뇨제로 작용하여 세관의 수분, 전해질의 재흡수를
　　　방해한다.

　　㉢ **항응고제** : 혈뇨(Hematuria)를 야기한다.

　　㉣ **이뇨제** : 소변색의 경감을 야기한다.

➕ **배뇨훈련**

배뇨훈련 시 낮에 나타나는 요실금
은 걱정할만한 요인이 아니다. 배뇨
훈련 연령이 지나서 계속되는 요실
금은 유뇨증(야뇨증, Enuresis)라고
하며 보통 6세경에 사라지게 된다.

ⓜ 비뇨기계 진통제 페나조피리딘(Phenazopyridine) : 오렌지색, 붉은색의 소변을
야기한다.
ⓗ 항우울제 아미트리프틸린(Amitriptyline)·비타민 B군 : 녹색이나 푸른빛의 녹색의
소변을 야기한다.
ⓢ 항파킨슨제 레보도파(Levodopa)·주사용 철분제제 : 갈색이나 검은색의 소변을
유발할 위험이 있다.

▌소변의 성분

• 유기성분 : 요산, 크레아티닌, 히푸
르산, 인디칸, 우렌색소, 미확인된
질소이다.
• 무기성분 : 암모니아, 나트륨, 염화
물, 극소량의 철, 인, 황, 칼륨,
칼슘이다.
• 비정성적 성분 : 혈액, 고름, 알부
민, 포도당, 케톤체, 농도 짙은 세
균, 쓸개즙 등이 있다.

## 2 배뇨의 간호과정

### (1) 사정

① 배뇨 문제

ⓐ 요실금(Urinary Incontinence) : 불수의적 소변배출을 의미한다.

ⓑ 절박뇨(Urgency) : 강한 배뇨 욕구를 의미한다.

ⓒ 억제뇨(Suppression) : 소변생성이 중단된다. 정상적인 성인콩팥은 소변을 시
간당 60 ~ 120mL로 계속해서 생성해야 된다.

ⓓ 농뇨(Pyuria) : 고름이 있는 소변으로 희뿌옇게 보이게 된다.

ⓔ 단백뇨(Proteinuria) : 콩팥질환의 징후로 소변 내에 단백질이 검출되는 것이다.

ⓕ 다뇨(Polyuria) : 소변배출량이 과도함을 말한다.

ⓖ 핍뇨(Oliguria) : 24시간 소변 배출량이 400mL 미만이다. 일정한 시간에 배
뇨된 소변량이 약간 또는 상당히 감소한 것이다.

ⓗ 야간뇨(야뇨증, Nocturia) : 밤에 소변을 보기 위해 깨는 것이다.

ⓘ 당뇨(Glycosuria) : 소변에 당이 존재하는 것이다.

ⓙ 빈뇨(Urinary Frequency) : 배뇨의 빈번한 증가하는 것이다.

ⓚ 배뇨통·배뇨장애(Dysuria) : 배뇨할 때 통증이 있어서 배뇨에 어려움을 느끼
는 것이다.

ⓛ 무뇨(Anuria) : 24시간 소변 배출량은 50mL 미만이다. 콩팥정지, 콩팥기능상
실(신부전, Renal Failure)라고도 명한다.

② 중점적 사정 지침 : 평상 시 배뇨양상, 최근 배뇨의 변화, 배뇨에 필요한 도움,
현재나 과거의 배뇨곤란, 인공요도의 유무에 대해 질문한다.

③ 신체사정

ⓐ 방광, 요도구, 피부, 소변검사가 포함된다.

ⓑ 방광의 경우 배뇨에 어려움을 겪거나 다른 대체 배뇨경로를 가지고 있을 때
필요한 사정이다.

ⓒ 방광은 두덩결합(치골결합, Pubic Symphysis) 아래에 있는 것이 정상이다.

　　② 방광이 비어 있을 경우 촉진이나 타진이 될 수 없다. 방광이 팽만하게 되면 두덩결합보다 올라가서 배꼽 바로 아래까지 이를 수 있다.

　　⑩ 촉진 전에는 환자의 마지막 배뇨를 물어보고 어떤 부기가 있는지 관찰하며 압통을 촉진한다. 방광의 둥근 정도 가장자리 높이가 두덩결합보다 위에 있는지도 측정한다. 비침습적이고 무통증 방광스캔을 행할 수 있다. 소변량 측정에서 도뇨관 삽입보다 위험이 적은 대체방법이다.

　　⑪ 요도구의 경우 염증, 분비물, 악취를 사정한다.

　　ⓢ 여성의 요도구의 위치는 음핵 아래 갈라진 틈 같은 구멍으로 질구 위에 위치하게 된다.

　　ⓞ 남성의 요도구는 음경 끝에 있으며 포경수술을 하지 않은 경우 음경꺼풀(음경표피, Foreskin)을 뒤로 밀고 확인한다.

　　ⓩ 피부통합성과 수분공급의 경우 비뇨기계 문제로 수분균형과 신체 노폐물 배설이 방해 될 수 있으므로 피부의 색·질감·긴장도를 관찰하며 피부가 완전한지 사정하게 된다.

■ 요도구
Urethral Orifice

④ 소변의 특성

　　㉠ 색 : 금방 배뇨된 정상소변은 옅은 노란색, 담황색, 황색을 띤다. 소변이 농축되면 어둡다. 과하거나 희석이 되었을 때는 정상보다 색이 더 옅다.

　　㉡ 냄새 : 정상적 소변은 특별한 냄새가 없다. 소변이 고여 있으면 암모니아 냄새가 나기도 하는데 세균의 작용에 의한 것이다. 아스파라거스와 같은 특정 음식은 퀴퀴한 냄새를 유발한다.

　　㉢ 혼탁도 : 금방 배뇨된 소변은 맑고 반투명하며 차갑지만, 고이게 되면 희뿌옇게 된다. 탁한 소변은 비정상이다.

　　㉣ pH : 정상 pH는 4.6 ~ 8이며 약 6.0을 띤다. 정체된 소변의 경우 공기 중에 이산화탄소 분산으로 알칼리성이 된다.

　　㉤ 비중 : 소변에서 용해된 고형물의 농도 측정이다. 정상범위는 1.015 ~ 1.025이다. 콩팥질환이 없는 경우 높은 비중은 탈수이고, 낮은 비중은 과다 수분 공급을 의미한다.

⑤ 소변 검체물 수집하기

　　㉠ 일반소변검사(Routine Urinalysis) : 정기적 소변검사에는 멸균 소변 검체물이 필요하지 않고 깨끗한 변기나 소변기에 배뇨하게 하여 수집하게 된다. 대변과 같은 오염물을 주의하며 월경 중인 여성의 경우 적혈구가 섞일 수 있으므로 기록하여 표시한다.

　　㉡ 중간뇨 검사 : 깨끗한 소변검체물이 필요할 경우 수행하며 처음 배출되는 적은 양의 소변을 버리고 멸균용기에 배뇨하여 소변을 수집한다. 일정량 수집되면 배뇨를 멈추고 용기를 제거하고 소변을 마저 배출한다.

ⓒ **멸균소변검사** : 환자의 방광에 도뇨관 삽입, 이미 삽입된 유치도뇨관에서 검체물을 채취하게 된다.

ⓔ **요로전환술 환자의 소변검사** : 요로전환장치에서 소변을 채취할 수 있으며 깨끗한 용기에 담은 뒤 일반 소변검사에 사용할 수 있다. 배양검사, 민감도 검사를 위해 2가지 방법으로 수집하게 되는데 장루(인공요도)에서 도뇨관을 삽입하는 방법이 선호된다.

ⓜ **24시간 소변 검사** : 환자가 소변을 버리지 않도록 하며 특정시간에 배뇨하라고 요청하며 시작하게 된다. 첫 시각 소변은 버린 후에 24시간 동안 배뇨된 모든 소변을 수집한다. 24시간이 지난 마지막 시간에 배뇨하도록 요청하며 모든 소변을 포함하여 검사실로 보낸다.

## (2) 진단

① **요역동학적 검사**(Urodynamic Study)

ⓐ 소변이 어떻게 흐르는지, 저장, 하부요로로 배출 등을 측정하는 검사이다. 요실금이나 정상적 배뇨가 불가한 사람의 비정상적인 배뇨양상 확인에 이용된다.

ⓑ **검사 전 간호** : 검사 전에 도뇨관 삽입을 알리고 방광이 차있어야 한다. 검사 전에 음료나 음식을 제한하지 않는다.

ⓒ **검사 후 간호** : 요로감염 징후와 증상에 대해 즉시 알린다. 검사 후 24시간 안에 약 240mL의 잔으로 물을 8 ~ 10회 마시도록 교육한다.

② **방광경검사**(Cystoscopy)

ⓐ 방광경으로 방광, 요도구, 요도를 직접 들여다보는 검사이다. 하부요로, 방광 안쪽, 요도, 남성 전립샘요도, 요도구 질환의 확인과 치료에 이용된다.

ⓑ **검사 전 간호** : 동의서의 서명, 당일 아침 음료 허용, 진통제와 진정제의 처방, 검사 중에는 통증이 없음을 알린다.

ⓒ **검사 후 간호** : 검사 외상으로 인한 부기, 배뇨통, 혈뇨가 생기는지 사정한다. 일반 음료섭취를 권하며 최소 24시간 동안 소변배출량을 관찰·측정하면서 소변정체와 감염의 징후를 관찰한다.

③ **경정맥신우조영술**(배설성 요로조영술)

ⓐ 조영제를 정맥주사로 주입하여 콩팥, 요관을 방사선 검사하는 것이다. 콩팥질환, 요관질환, 콩팥기능장애에 이용된다.

ⓑ **검사 전 간호** : 음료나 음식을 제한한다. 조개나 해산물 민감도를 측정하며 알레르기 병력을 조사한다. BUN, 크레아티닌 농도가 높은 환자, 임신 환자에게 금기이다. 동의서의 서명, 검사 전 배뇨증진, 대변과 가스가 방해하는 것을 금지하기 위한 완화제 복용과 검사 당일의 관장제 투여를 알린다.

**▌경정맥신우조영술**

Intravenous Pyelogram,
Excretory Urography

ⓒ 검사 후 간호 : 검사 직후에 음료 및 음식을 제공한다. 검사 전 손실된 수분을 보충하기 위해 충분한 음료를 제공한다. 조영제에 반응하는 발진, 오심, 두드러기 같은 징후를 관찰하며 급성신부전 여부를 사정한다.

④ 역방향신우조영술(Retrograde Pyelogram)
  ㉠ 조영제를 요관에 콩팥깔때기로 주입하고 콩팥과 요관 방사선·내시경검사를 한다.
  ㉡ 검사 전 간호 : 음료 및 음식을 제공하지 않는다. 임신이나 요오드 알레르기 환자는 금기이다. 검사 전날은 완화제를 복용하고 당일 아침엔 관장제를 투여한다. 검사 전에는 배뇨를 권장하며 동의서에 서명을 요청한다.
  ㉢ 검사 후 간호 : 마취제를 미사용하는 경우 음식 및 음료를 제공한다. 마취제 사용 시에는 활력징후의 규칙적 확인이 필요하다. 발진, 오심, 두드러기 같은 조영제 알레르기에 주의한다. 최소 24시간 동안 소변의 배출량과 양상을 관찰하고 혈뇨 및 배뇨장애를 주의한다.

⑤ 콩팥 초음파검사(Renal Ultrasound)
  ㉠ 콩팥실질, 콩팥혈관을 투시하기 위해 초음파를 사용하는 비침습적 검사이다. 콩팥종양, 감염, 결석, 콩팥기형을 알아보고 생검이나 선천성 질환의 아동의 콩팥이식과 발달상태를 관찰한다.
  ㉡ 검사 전 간호 : 동의서 서명, 검사 전 8 ~ 12시간 음식 및 음료 제한, 환자에게 공기를 삼키지 않도록 한다. 흡연과 껌을 금지한다.
  ㉢ 검사 후 간호 : 특별한 처치를 하지 않아도 된다.

⑥ 컴퓨터단층촬영(CT, Computer Tomography)
  ㉠ X - ray로 신체부위를 다양한 각도로 촬영하며 컴퓨터가 다양한 조직밀도를 계산하고 단층영상을 기록하는 비침습적 방사선 검사이다.
  ㉡ 검사 전 간호 : 동의서 서명과 조영자 사용의 경우 8시간 동안 금식 후 시행한다. 조개·요오드·조영제 알레르기 반응, 과민반응의 환자의 병력을 확인한다. 환자에게 모든 금속물질을 제거하고 검사 2시간 전까지 약 복용이 가능하다.
  ㉢ 검사 후 간호 : 조영제 반응을 확인하고 이상이 없으면 평상시 식이와 활동을 재개하도록 권장한다.

⑦ 콩팥 생검(Renal Biopsy)
  ㉠ 작은 조각의 콩팥조직을 채취하여 현미경으로 검사하는 침습적 검사이다.
  ㉡ 검체는 피부천자, 바늘과 주사기를 넣어 작은 절개 구멍으로 채취한다.
  ㉢ 개방시술 동안 조직을 쐐기형으로 떼거나 방광경을 넣어 브러쉬로 조직파편을 채취한다.
  ㉣ 검사 전 간호로는 혈액응고검사나 헤마크리트검사를 시행하고 활력징후를 측정한다.

ⓜ 검사 전 음식 및 음료를 제한하고 동의서의 서명을 요청한다.

ⓑ 검사 후 간호로는 4시간 동안 가만히 누워있기를 권한다. 첫 24시간의 혈뇨 여부를 관찰하고 각각 배뇨된 소변을 수집한다. 쇼크, 출혈 징후, 활력징후, 드레싱을 관찰한다.

ⓢ 며칠 동안 무거운 짐을 들거나 격렬한 활동을 하는 것을 제한하도록 교육한다.

## (3) 수행

### ① 정상적인 배뇨촉진

ⓖ 정상적 배뇨활동을 촉진하기 위해 정상적인 배뇨습관, 수분섭취, 근육긴장 강화에 대한 중재들이 행한다.

ⓛ 배뇨자극과 소변정체 해결하고 화장실 활동을 돕는다.

ⓒ 정상적 배뇨 습관 유지를 위해 주의해야 할 요인은 평상시 배뇨양상을 유지하기 위한 일정과 배뇨욕구를 처음 느낄 때 배뇨하도록 돕는 절박욕구이다.

ⓡ 도움이 필요치 않은 경우 의료시설과 가정에서 소변을 볼 때 사생활을 보호하고, 평상시의 배뇨자세를 취하도록 돕는다.

ⓜ 침대에만 있는 환자의 경우 샅부위 위생이 시행하기 어렵기 때문에 환자를 편안하게 하고, 감염을 예방하기 위해 생식기를 청결하게 닦도록 한다.

ⓑ 수분섭취를 증진시키기 위해 금기가 아니라면 신선한 물, 주스, 선호하는 음료를 제공한다.

ⓢ 아동이나 혼수상태의 경우에도 수분을 섭취하도록 제공한다.

ⓞ 근육긴장 강화를 위해 **골반저근육훈련(PEMT)**[+]으로 배의 근육긴장을 강화하여 배뇨의 수의적 조절 향상하고 복압성 요실금의 문제를 감소시킨다.

ⓩ 화장실 사용을 돕기 위해 움직임이 가능하다면 화장실 사용을 권한다. 소변을 확인하기 위해 간호사가 확인할 때 까지 물을 내리지 않도록 교육한다.

ⓩ 침대에 일어설 수 있지만 화장실까지 가기 힘든 환자에게 변기 겸용 의자(Commode)를 제공한다.

### ② 요로감염환자 간호

ⓖ **요로감염(UTI, Urinary Tract Infectionas)** : 모든 연령층에서 이환되는 질환이며 위험인자이다. 위험한 대상자는 성교가 잦은 여성, 피임용 다이아프램, 완경 후 여성, 유치도뇨관 삽입 대상자, 당뇨병 환자, 노인 등이 있다.

ⓛ **소변을 배양 및 민감도검사(C&S, Culture And Sensitivity Test)** : 진단검사를 실시하며 중간뇨나 멸균 소변 검체물에서 세균의 존재, 증상의 동반 등으로 요로감염을 알 수 있다.

➕ **골반저근육훈련**
(PEMT, Pelvic Floor Muscle Trining)

케겔운동(KegeL Exercise)라고 하며 내복압의증가로 인한 소변의 불수의적 소실을 말한다.

▌**피임용 다이아프램**

Diaphragms

③ 요실금환자 간호

　　㉠ **요실금의 종류** : 일시적 요실금, 복압성 요실금, 절박성 요실금, 복합성 요실금, 범람실금(일출실금), 기능성 요실금, 완전 요실금로 나뉜다.

　　㉡ **치료법** : 행동기술로 골반저 운동, 바이오 피드백, 전기적자극, 배뇨나 방광훈련을 시행한다.

　　㉢ **약리학적 치료**

　　　• 에스트로겐 도포제 : 근육의 위축을 완화한다. 완경 후 여성에서 사용된다.

　　　• 콜라겐 : 요도 주변 조직에 삽입되어 조직을 부풀려 요도구멍을 닫는데 도움을 준다.

　　㉣ **기계적 치료** : 페서리(Pessaries), 외부장벽장치(External Barriers), 요도삽입기(Urethral Insert), 수술중재(Surgical Intervention)이 행해진다.

④ 환자 방광의 도뇨관 삽입

　　㉠ 소변 배출을 목적으로 도뇨관의 요도를 통한 방광삽입을 말한다.

　　㉡ **도뇨관 삽입하는 이유** : 멸균 소변 채취, 다른 방법으로 소변검체 수집이 힘들 때, 수술 중이거나 수술 전후의 특정 진단검사 등을 위해 방광을 비우기 위해, 중환자의 콩팥기능을 감시하기 위해, 말기 환자의 안위 증진을 위해, 소변정체의 완화를 위해 실시한다.

⑤ 간헐적 도뇨관(Intermittent Urethral Catheter)

　　㉠ 직선형 도뇨관이다. 짧은 시간 동안 방광에서 소변을 배출하는데 사용된다.

　　㉡ 도뇨관 삽입으로 인한 요로감염을 감소시키기 위해 단기간이나 장기간의 유치도뇨관 삽입의 대안으로 고려한다.

　　㉢ 수술 후 배뇨기능 이상의 관리에 이용된다. 유치도뇨관보다 합병증 위험이 낮아 안전한 선택법이다.

⑥ 유치도뇨관(Indwelling Urethral Catheter)

　　㉠ 지속적 소변배출을 위해 이용된다. 정체(Retention)도뇨관, 폴리카테터라고도 부른다.

　　㉡ 방광에 도뇨관을 삽입하고 풍선을 부풀려 도뇨관이 방광에서 빠지지 않도록 한다.

　　㉢ 간헐적 방광배액, 세척, 지속적 방광배액, 과도한 팽만 방광을 감압을 위해 사용한다.

⑦ **치골상도뇨**(Suprapubic Catheter)

　　㉠ 장기간·지속적 배출을 위해 사용된다. 두덩부위 작은 절개수술로 삽입한다.

　　㉡ 부상, 협착, 전립샘 막힘, 부인과나 배의 수술로 인한 요도 소변흐름 저하 등으로 인해 요도로부터 소변을 우회로 배출한다.

　　㉢ 장기간 소변배출로 유치도뇨관보다 더 선호된다. 대변 오염과 요도손상을 감소시키고 환자의 만족감을 증진하면서 요로감염의 위험을 감소시킨다.

▌**일시적요실금**
Transient Incontinence

▌**복압성 요실금**
Stress Incontinence

▌**절박성 요실금**
Urgency Incontinence

▌**복합성 요실금**
Mixed Incontinence

▌**범람실금**
Overflow Incontinence

▌**기능성 요실금**
Functional Incontinenece

▌**완전 요실금**
Total Incontinence

▌**골반저운동**
Pelvic Floor Exercise

▌**바이오 피드백**
Biofeedback

▌**전기적자극**
Electrical Stimulation

▌**배뇨나 방광훈련**
Timed Voiding Or Bladder Training

## 3 배변

### (1) 해부구조와 생리

① 위(Stomach)

    ㉠ 구조 : 속이 빈 J자 형태의 기관으로 배의 좌상부에 위치한다.

    ㉡ 기능 : 사람이 먹은 음식물을 저장하고 소화액을 분비한다. 소화를 돕기 위해 음식물을 뒤섞으며 부분적으로 소화된 음식물인 유미즙을 작은창자로 밀어낸다.

② 작은창자(소장, Small Intestine)

    ㉠ 구조 : 길이는 약 6m이며 너비는 2.2cm이다.

    ㉡ 구성 : 샘창자(십이지장), 빈창자(공장), 돌창자(회장)로 나뉜다.

    ㉢ 기능 : 간과 이자에서 분비된 소화액이 샘창자의 작은 구멍으로 작은창자로 들어간다. 음식의 소화에서 발생하는 영양소를 흡수한다.

③ 큰창자(대장, Large Intestine)

    ㉠ 돌막창자판막(회맹판)에 의해 작은창자와 연결된다. 배변의 주요 기관에 해당하며 항문까지 이어진다.

    ㉡ 1.5m 정도의 길이이며 사람마다 길이 차이가 있다. 너비는 막창자에서 항문으로 갈수록 좁아진다.

    ㉢ 막창자(맹장)에서 큰창자의 앞부분으로 소화된 음식물이 유입된다. 내림결장으로 연결된 구불창자(S상결장)에 대변이 있다.

    ㉣ 분변은 큰창자의 먼 쪽 끝의 고형의 노폐물로 배출될 준비가 된다.

    ㉤ 곧창자(직장)와 연결되어 이 곳의 정맥이 비정상적 팽창하면 치핵의 위험이 있다. 곧창자는 배변 직전이나 배변 중을 제외하고 비어 있다.

    ㉥ 대변은 항물관을 통해 곧창자를 지나 배출된다. 배출구는 항문이며 큰창자의 주요 기능으로는 수분을 흡수하고 대변의 형성·배출을 담당한다.

    ㉦ 소화의 산물인 유미즙은 작은창자에서 나와 돌막창자판막을 지나 막창자로 간다. 큰창자를 지나면서 수분의 대부분이 흡수된다. 수분의 흡수로 반고형의 정상적 대변양상을 띄게 된다.

④ 신경계의 조절

    ㉠ 자율신경계의 조절을 받는 큰창자 근육은 부교감신경계에 의해 움직임이 자극되고 교감신경계에 의해 억제되게 된다.

    ㉡ 창자의 원형근육·세로근육의 수축인 연동운동(Peristalsis)으로 노폐물이 이동한다.

    ㉢ 24시간에 1 ~ 4회씩 음식물의 섭취 후에 대규모 연동운동이 일어난다.

    ㉣ 음식물의 1/3, 1/2는 24시간 내에 배출되며 나머지는 24 ~ 48시간 후에 배출된다.

**TIP & MEMO**

▎샘창자
Duodeum

▎빈창자
Jejunum

▎돌창자
Ileum

▎치핵
Hemorrhoid

▎배변
Defecation

▎돌막창자판막
Ileocecal Valve

▎분변
Feces

▎구불창자
Sigmoid Colon

▎곧창자
Rectum

⑤ 배변(Defication)

　㉠ 배변반사는 큰창자를 비우는 일로 숨뇌(연수, Myclencephalon)와 척수계통의 지배를 받는다.

　㉡ 부교감신경은 속조임근의 이완, 큰창자 수축으로 대변을 곧창자로 보낸다.

　㉢ 대변에 의해 팽창된 곧창자는 배변반사를 위한 주요 자극이 되어 배변욕구를 느끼게 된다.

　㉣ 배변을 위한 힘을 주면 배와 가슴 안에 압력이 증가하게 되고 심방과 심실로 가는 혈류가 줄어 심박출량이 일시적으로 감소한다.

　㉤ 배변을 위해 힘을 주는 발살바 수기(Valsalva Maneuver)는 심장 혈관의 문제 환자에게는 금기가 될 수 있다.

　㉥ 배변은 보통 통증이 없으며 정상적 배변 양상은 사람마다 다양하게 나타난다.

## (2) 배변에 영향을 미치는 요인들

① 발달과 배변

　㉠ 모유수유 영아의 경우 대변을 더 자주 본다. 노란색, 황금색, 묽고, 냄새가 거의 없는 것이 특징이다.

　㉡ 우유를 먹는 영아의 경우 색이 다양하다. 죽과 같은 형태이며 단백질의 분해로 인한 냄새가 발생한다.

　㉢ 유아의 경우 생후 18 ~ 24개월은 배변의 수의적 조절이 가능하다. 배변훈련이 시행되며 보통 생후 30개월에 완성된다.

　㉣ 노인의 경우 변비가 만성 문제로 나타나는 경우가 많다. 분변매복(Fecal Impaction), 변실금(Fecal Incontinence) 등으로 나타날 수 있다.

② 평상시 배변양상

　㉠ 배변의 빈도 · 시간 · 자세 · 장소는 사람마다 다르고 양상의 변화는 변비를 초래할 수 있다.

　㉡ 배변 시에 쪼그려 앉거나, 변기에 앉아 몸을 약간 앞으로 기울인 자세를 취한다. 이 자세는 배의 내압과 곧창자 아랫방향의 압력 증가시켜 배변을 촉진한다.

③ 음식과 수분

　㉠ 섭취한 음식 유형·양, 섭취 수분의 양 등은 배변에 영향을 준다. 섬유질, 충분한 수분 섭취는 배변을 촉진한다. 음식 소화능력과 배설능력은 사람마다 다르다.

　㉡ 음식못견딤증(식품불내성증, Food Intolerance) : 배변 이상을 유발하여 설사, 가스팽만, 경련을 유발한다.

　㉢ 변비 유발 음식 : 가공치즈, 살코기, 달걀, 파스타 등이 있다.

　㉣ 완화작용을 하는 음식 : 특정한 과일, 채소, 왕겨, 초콜릿, 매운 음식, 알코올, 커피 등이 있다.

　㉤ 가스를 생성하는 음식 : 양파, 양배추, 콩, 콜리플라워 등이 있다.

④ 활동과 근긴장

　㉠ 규칙적 운동은 위장운동과 근긴장에 도움을 준다.

　㉡ 오랜 질환으로 운동량이 감소한 환자들은 변비 유발의 위험이 높다.

⑤ 정신적 요인

　㉠ 스트레스는 다양하게 영향을 준다. 극심한 불안은 설사를 동반하게 될 수 있다.

　㉡ 걱정이 많은 사람들의 경우 변비를 자주 경험할 수 있다.

⑥ 병리적 상태

　㉠ 설사의 원인 : 곁주머니염, 감염, 흡수장애 증후군, 신생물, 당뇨성 신경병증, 갑상샘항진증, 요독증이 있다.

　㉡ 변비의 원인 : 큰창자나 곧창자 질환, 척수의 손상이나 퇴행, 거대결장 등이 있다.

　㉢ 식중독·설사 : 심각한 위장관 증상의 발생을 불러온다.

　㉣ 기계적 막힘 : 장벽의 압력이 받을 때 발생한다. 원인으로는 종양, 협착, 유착, 탈장 등이 있다.

　㉤ 기능적 막힘 : 장근육이 내용물을 이동시키지 못할 때 발생한다. 근위축, 당뇨병, 파킨슨병, 수술 중의 장조작 등이 있다.

⑦ 약물

　㉠ 연동운동 촉진 약물로 설사제와 완화제가 있다.

　㉡ 아편유사제, 알루미늄 함유 제산제, 황산철, 항콜린제 등은 변비를 유발할 수 있다.

⑧ **진단검사** : 진단 검사를 위한 금식, 바륨으로 인한 변비, 막힘, 스트레스, 식사의 변화로 배변양상에 장애가 발생 할 수 있다.

⑨ **수술과 마취**

　㉠ 배수술 시 창자의 직접 조작은 연동운동이 억제되면서 마비성 장폐색증 (paralytic ileus)을 유발할 수 있다.

　㉡ 마약성진통제의 경우 연동운동의 억제가 악화되면서 팽만과 급성폐색의 증상 이 발생 할 수 있다. 심할 경우 수술이 요구되기도 한다.

　㉢ 전신마취제도 부교감신경의 자극을 차단하여 연동운동이 억제된다.

## 4 배변의 간호과정

### (1) 사정

① **신체사정**

　㉠ 배의 사정은 시진, 청진, 타진, 촉진 순서로 실시하게 되며 촉진은 연동운동, 장운동 방해 가능성 때문에 시진과 청진을 먼저 실시한다.

　㉡ 항문과 곧창자의 경우 배변을 돕거나 씻길 때 간단한 검사를 실시한다. 시진 을 우선 실시하며 병변, 궤양, 열창, 염증, 외치핵의 여부를 사정한다.

　㉢ 배변을 할 때 내치핵, 열창을 검진하며 설사나 변실금으로 피부자극, 손상 여부도 확인한다.

② **대변의 특성**

　㉠ **양** : 다양하다. 다량의 설사 지속은 작은창자나 큰창자의 문제를 말한다.

　㉡ **색** : 영아의 경우 노란색이나 갈색으로 나타나며 성인은 갈색이 정상이다. 상 부 위장관의 출혈이 있는 경우 대변은 검은색이 되며 하부 위장관의 출혈이 있는 경우 붉은 혈액이 섞여 나오게 된다.

　㉢ **냄새** : 자극적이며 섭취한 음식의 영향을 반영한다. 부패가 과도하게 진행되는 경우 냄새가 진해지며 혈액이 섞이면 독특한 냄새가 난다.

　㉣ **굳기** : 부드럽고 반고형이며 형체가 있다.

　㉤ **모양** : 큰창자와 같은 원통형이며 지름은 약 2.5cm로 나타나며 사람에 따라 다양하게 나타나기도 한다.

　㉥ **구성물** : 소화노폐물인 담즙, 장 분비물, 탈락한 상피세포, 세균, 무기질, 고기 섬유질, 지방이 소량 섞이기도 한다. 내출혈, 감염, 염증 등으로 혈액, 고름, 과다 지방, 기생충, 난자, 점액 등이 섞일 수 있다.

③ 진단검사

    ⊙ **채변검사** : 대변 배양검사의 경우 세균, 바이러스, 곰팡이, 기생충 감염이 의심될 때 실시된다. 감염치료 전에 대변검체를 채집하고, 치료가 이미 실시된 경우에는 어떤 약물인지 기록한다.

    ⓒ **대변잠혈검사**[+] : 대변 안에 육안으로 측정되지 않은 혈액에 대한 선별검사로 잠혈을 찾는 검사이다. 궤양성 질환, 염증성 장질환, 결장암 등의 장출혈 위험성에 대한 검사이다. 대변의 검은색은 상부 위장관계 출혈, 선홍색, 붉은색은 하부 위장관계 출혈을 말한다.

    ⓒ **요충검사** : 요충은 장의 기생충이며 막창자에 사는 충이다. 흔한 증상은 항문 주위의 가려움이며 아침 기상직후 대소변이나 목욕 전에 검체를 채집한다.

    ⓔ **위내시경(EGD)** : 길고 유연하며 조명이 달린 광섬유 내시경을 이용해서 식도·위·샘창자 상부를 눈으로 보는 검사이다.

    ⓜ **큰창자(대장)내시경** : 광섬유 내시경으로 곧창자, 큰창자, 먼 쪽 작은창자를 눈으로 볼 수 있다.

    ⓑ **구불창자(S자결장)내시경** : 유연하거나 뻣뻣한 내시경으로 먼 쪽 구불창자(S상결장), 곧창자, 항문관을 눈으로 볼 수 있다.

    ⓢ **위창자 상부 및 작은창자 조영검사** : 황산 바륨을 섭취한 후 실시한다. 식도·위·작은창자의 투시검사이다.

    ⓞ **바륨관장** : 황상바륨을 직장 투입하여 큰창자의 방사선 사진을 연속 촬영한다.

    ⓩ **배 초음파** : 피부에 댄 작은 탐침을 통한 초음파로 기관을 눈으로 볼 수 있다.

    ⓬ **자기공명영상(MRI)** : 초전도자석, 무석주파수 신호로 생리적 정보를 얻고 조직의 구조를 볼 수 있다.

➕ **대변잠혈검사 환자 유의사항**

검사결과에 영향을 미칠 음식·약물은 4~7일 전부터 피한다. 3일 전에는 완하제, 관장, 좌약을 사용하지 않는다. 월경 중 여성의 경우 월경이 끝나고 3일 후로 검사를 연기한다. 혈뇨나 출혈 중인 치핵이 있으면 검사를 연기한다. 청색 색맹이 있는 사람은 검사 결과를 해석하지 않도록 한다. 0

## (2) 수행

### ① 규칙적인 배변습관의 증진

ㄱ 평소와 같은 시간대에 배변하도록 권장한다. 보통 식후 한 시간이 지나고 변의를 느끼는 경우가 많다.

ㄴ 변기에 똑바로 앉으면 배변이 더 쉬우며 사적인 행동으로서 프라이버시를 존중하며 배변환경을 조성한다.

ㄷ 배변 문제를 발생시키는 음식을 차단하고 도움을 주는 식단을 분석하여 권하며 수분섭취를 권장한다.

ㄹ 규칙적인 운동으로 위장관 운동성을 증진시키며 배 근육 강화운동, 넙다리 근육 강화 운동을 권장한다.

ㅁ 배변 관련된 편안함을 제공하여 샅부위의 위생과 피부건강을 유지한다.

ㅂ 좌욕, 목욕으로 샅부위를 진정시킨다.

### ② 변비의 예방과 치료

ㄱ 변비 : 대변이 마르고 딱딱해지며 배변이 힘든 상태가 지속되고 나오다가 끊기는 배변상황이다. 위 운동성 저하는 큰창자에서 대변의 이동이 느려지게 되고 대변의 수분흡수량이 증가하여 마르고 딱딱한 대변을 보게 된다.

ㄴ 영양에 대한 교육 : 섬유질이 풍부한 음식과, 충분한 수분공급과 위장운동을 증가시키는 운동량 증진을 권장한다. 섬유질이 풍부한 음식으로 왕겨, 과일, 채소, 통곡물이 있다.

ㄷ 연동운동을 자극하는 완하제(Laxative) : 피마자유(Castoroil), 카스카라(Cascara), 센나(Senna), 페놀프탈레인(Phenolphthalein), 비사코딜(Bisacodyl)은 연동운동을 자극하는 완하제로 화학작용을 하게 된다.

ㄹ Pysllium Hydrophilic : 장내용물의 부피를 늘려 장의 기계적 자극을 촉진한다.

ㅁ 미네랄오일 · 도큐세이트 나트륨(Docusate Sodium) : 대변을 부드럽게 만든다.

ㅂ 금기 : 복통이 있는 환자에게 완화제는 금기되며 습관적 사용은 만성 변비의 위험이 증가되므로 남용을 금한다.

TIP & MEMO

**변비 고위험군**

• 움직이지 못하거나 누워있는 상태에서 변비 유발 약물을 투여 받은 환자

• 식이에서 수분 · 섭취량 · 섬유질이 감소한 환자

• 우울한 환자

• 중추신경계 질환이나 배변 시 통증 유발의 국소병변이 있는 환자

**설사 시 음식에 대한 교육**

• 포장지가 손상된 음식은 구입하지 않는다.

• 냉장해야 하는 음식은 즉시 냉장 보관을 한다.

• 손을 자주 씻고 주방을 자주 청소한다.

• 고기, 어패류, 달걀 조리 시 다른 도마와 접시를 사용하며, 고기는 절대 나무 도마 위에서 자르지 않는다.

• 채소나 과일의 경우 잘 씻어서 섭취한다.

• 살모넬라 바실루스의 감염 위험이 있으므로 달걀과 해산물은 날 것으로 섭취하지 않는다.

• 음식물은 내부까지 충분히 익혀서 섭취하며 요리 후 음식을 뜨겁게 유지한다.

• 어린 아동의 과일주스 섭취 시 살균된 주스만을 선택한다.

③ 설사의 예방과 치료

㉠ 설사는 묽은 대변을 하루 세 번보다 많이 보는 경우이다. 배변을 자주한다고 해서 설사는 아니다. 보통 장경련과 관계가 있다.

㉡ 설사 시에 구토와 구역을 동반하기도 하며 혈액이 보일 수도 있다.

㉢ 치료하지 않으면 수분과 전해질의 소실이 일어나며 치명적 합병증 발생 위험이 증가한다. 차가운 음료, 기름진 음식, 단 것 등은 증세를 악화시킨다.

㉣ 급성설사 치료법 : 수분보충을 중점으로 하며 손위생의 중요성을 교육한다. 원인이 세균이 아님을 확인하기 전까지 지사제는 피한다.

㉤ 만성설사 치료법 : 대개 3 ~ 4주 이상 지속되면 만성설사이다. 기저 원인을 찾아야 한다. 원인으로는 과민성 큰창자증후군, 흡수장애 증후군, 장종양, 대사질환, 기생충 감염, 약물의 부작용, 완하제의 남용, 수술, 알코올 남용, 방사선, 화학요법 등으로 다양하다. 약물중재, 수분과 전해질 보충을 행한다.

㉥ 지사제 : 위장평활근 작용에 영향을 주는 아편(Paregoric), 디페녹시레이트(Diphenoxylate), 아트로핀(Atropine), 로페라미드(Loperamide) 등이 있다. 흡수에 영향을 주는 카올린 – 펙틴(Kaolin – Pectin)이 있다. 항분비와 항균제역할을 하는 차살리실산 비스무트(Bismuth Subsalicylate)가 있다.

㉦ 예방과 치료 : 양념이 강한 음식, 완화 작용을 하는 음식을 피하며 섬유질이 적은 음식을 권장한다. 달걀, 잘 익힌 육류, 생선, 가금류, 섬유소가 없는 주스, 정제 곡물로 만든 빵과 시리얼, 열을 가해 익힌 채소와 과일이 있다.

④ 위장관 내 고창감소

㉠ 고창(Flatulence) : 위와 장에 가스가 과다하게 생성된 상태이다. 가스가 배출되지 않고 장에 축척되어 장 팽만, 가스 팽만이라고도 한다.

㉡ 유발 음식 : 콩, 양배추, 양파, 콜리플라워, 맥주 등이 있다.

㉢ 배출 촉진을 위해 자극적 음식을 피하고 식사 후 눕지 않고 움직이도록 교육한다.

⑤ 큰창자 내의 분변 제거

㉠ 청결관장(Cleansing Enema) : 변비, 분변매복 완화, 수술 중의 불수의적 배변을 예방, 방사선 촬영, 기구검사 시 장을 볼 수 있도록 하기 위해, 규칙적 배변기능 확립을 돕기 위하여 실시한다. 사용되는 용액으로는 수돗물, 생리식염수, 비눗물, 고장액 등이 사용된다.

㉡ 정체관장(Retention Enemas) : 관장액이 긴 시간 동안 장내에 머무르도록 하는 것이다. 대변과 장점막 사이 윤활작용으로 작용하는 기름정체관장, 곧창자의 가스를 배출한다.

㉢ 가스배출관장 : 가스팽만을 완화한다.

㉣ 약물관장 : 곧창자 점막으로 흡수되는 약물 주입하는 관장이다.

㉤ 구충관장 : 장내 기생충을 없애는 관장이다.

ⓗ **곧창자 좌약** : 곧창자 좌약은 원뿔형·타원형 고체로 된 물질로 체온에 녹는다. 대변의 연화작용을 하는 좌약, 곧창지 점막의 신경말단에 작용하는 좌약, 이산화탄소 방출하는 좌약 등이 있다.

ⓢ **구강 장세척** : 폴리에틸렌글리콜, 코리트산 등의 용액으로 장 속의 분변을 세척하는데 이용한다. 창자 진단검사, 창자 수술 전에 투여한다. 노인은 전해질 불균형에 취약하므로 노인의 경우 주의 깊게 사정한다.

ⓞ **용수관장(Digital Removal Of Stool)** : 식이중재, 충분한 수분섭취, 약물 조정을 실시 이후 기름청결관장으로도 분변 배출이 되지 않으면 손으로 대변을 배출한다. 관장 후에는 좌욕·목욕으로 회음부 자극을 진정시킨다. 시술 전에는 대변을 부드럽게 하기 위해 기름정체관장을 지시하기도 한다.

⑥ **변실금 관리**

ㄱ **변실금(Bowel Incotinence)** : 항문조임근이 대변과 가스를 배출을 조절하지 못하는 상태이다. 항문조임근 기능을 방해하는 기계적 상태가 발생하거나 신경에 장애가 있는 경우에 발생한다.

ㄴ 환자의 수치심, 우울증 위험, 피부손상의 위험으로 간호를 제공한다.

ㄷ 간호중재로는 변실금이 일어날 가능성이 높은 시간에 변기를 제공한다.

ㄹ 적절한 위생수단으로 피부를 청결하고 건조하게 유지한다. 씻은 후 피부보호 제품을 사용한다. 필요할 경우 침구를 교환하고 옷을 갈아입힌다. 좌약 사용과 청결관장 시행 등은 의사와 상의한 후 사용한다.

⑦ **장전환술 환자의 간호**

ㄱ **장조루술(Ostomy)** : 기관의 안쪽에서 바깥쪽으로 구멍을 만드는 수술이다. 장점막을 복벽외부로 꺼내 점막을 피부에 봉합하고 장이 피부에 부착된 부분인 장루(Stoma)를 만든다.

ㄴ **회장조루술(Ileostomy)** : 작은창자의 회장에서 묽은 대변이 장루를 통해 배출되도록 하는 시술이다.

ㄷ **결장조루술(Colostomy)** : 큰창자 내 모양을 갖춘 대변이 장루를 통해 배출되도록 하는 시술이다.

ㄹ **일시적인 장조루술** : 염증성 장질환, 일부 유형의 장수술, 손상 후 창자에 회복 시간을 주기 위해 실시한다.

ㅁ **영구 장조루술** : 창자질환, 큰창자암, 곧창자암의 경우 실시하며 영구적으로 상태가 유지된다.

ㅂ **회장항문저장술** : 체외에 장루를 만들지 않는 수술로 항문은 온전히 남아있으며 큰창자만 제거 되는 경우 이용된다.

ㅅ **저장형 회장조루술** : 곧창자, 항문의 손상으로 회장항문 저장술이 용이하지 않다. 장루술 주머니를 착용하기를 원하지 않는 환자에게 적용된다.

⑧ 장루술 환자의 간호

ⓐ 악취를 가능한 억제하기 위한 대변수집 주머니를 자주 비우고 장루를 자주 사정해준다.

ⓑ 장루의 창백함은 빈혈의 신호일 수 있다. 어두운 색이나 보라색의 경우 허혈과 순환저하를 의미한다.

ⓒ 출혈은 매우 적어야 정상이며 크기는 6 ~ 8주 내에 안정되어야 한다.

ⓓ 배 표면에서 1 ~ 2.5cm가량 튀어나와야 하며 부종은 6주 후 완화된다.

ⓔ 절개부위 드레싱이 있는 경우는 고름과 출혈 여부를 사정한다. 장루부위 피부는 청결하고 건조하게 유지하고 수분섭취량과 배출량을 측정한다.

ⓕ 자가 간호 시작 시 관리의 모든 측면과 환자가 수행할 역할을 교육하며 장조루술 부위를 직접 보고 관리에 동참하도록 권유한다.

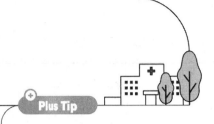
Plus Tip

**1** 환자에게 유치도뇨를 시행하는 목적으로 옳은 것은?

① 무균적 소변검사

② 시간당 배뇨량 측정

③ 배뇨 후 방광의 잔뇨량 측정

④ 요정체로 인한 방광팽만 완화

⑤ 신경계 퇴행 환자의 장기적 관리

※ 유치도뇨 목적

㉠ 팽창된 방광의 점진적 감압

㉡ 계속적 또는 간헐적 방광세척

㉢ 요도 주위 조직 수술을 한 환자

㉣ 중증 환자의 시간당 배뇨량 측정

㉤ 혈액응고물질로부터 요도폐쇄 예방

㉥ 요실금이 있는 환자의 피부손상 예방

㉦ 요도 협착 등과 같은 소변배출의 폐쇄가 있을 경우

**2** 유치도뇨관을 유지하고 있는 환자가 검사실로 이동할 때 환자의 소변주머니를 방광 위치보다 낮게 유지하는 이유는?

① 소변 역류 방지

② 도뇨관 풍선 파열 방지

③ 도뇨관과 연결관 감염방지

④ 도뇨관과 연결관 꼬임 방지

⑤ 도뇨관과 연결관 개방성 유지

**1**

①③④⑤ 단순도뇨의 목적이다.

**2**

① 소변주머니로 이미 배출되어 고여 있는 소변이 중력에 의해 다시 방광으로 흘러들어가면 발생할 수 있는 감염위험성을 방지하기 위해 소변주머니는 항상 방광보다 낮게 유지한다.

**답** 1.② 2.①

**3** 비정상적 배뇨 형태의 종류와 그 설명으로 옳은 것은?

① Dysuria : 소변에서 농이 검출 됨
② Nocturia : 야간 중 요의가 자주 느껴 짐
③ Oliguria : 24시간 동안 소변량이 100cc 이하
④ Polyuria : 24시간 동안 소변량이 500cc 이상
⑤ Anuria : 배뇨 시 불편감을 느끼거나 배뇨의 어려움을 느낌

※ 소변유형에 따른 배뇨형태

㉠ Pyuria : 농뇨, 소변에서 농이 검출된다.
㉡ Nocturia : 야뇨, 야간 중 요의가 자주 느껴진다.
㉢ Oliguria : 핍뇨, 24시간 동안 소변량이 400cc 이하이다.
㉣ Hematuria : 혈뇨, 소변에서 적혈구 및 혈액이 검출된다.
㉤ Polyuria : 다뇨, 24시간 동안 소변량이 3,000cc 이상이다.
㉥ Dysuria : 배뇨곤란, 배뇨 시 불편감이 있거나 배뇨가 어렵다.
㉦ Anuria : 무뇨, 24시간 동안 소변량이 100cc 이하이거나 소변배출량이 없다.

**4** 배뇨관련 요인에 대한 설명으로 옳은 것은?

① 카페인 섭취 시 항이뇨호르몬이 억제된다.
② 이뇨제는 수분전해질 재흡수를 촉진시킨다.
③ 알코올을 섭취하면 항이뇨호르몬이 분비된다.
④ 나이가 들면 방광 긴장도의 증가로 빈뇨가 생긴다.
⑤ 스트레스는 부교감신경을 항진시켜 배뇨를 억제한다.

**5** 방광문제로 소변이 배출되지 않는 환자의 소변생성 확인 결과 소변생성에는 특별한 문제가 없었다. 환자의 소변이 배출되지 않아 생기는 배뇨문제는?

① 요정체
② 유뇨증
③ 무뇨증
④ 빈뇨증
⑤ 복압 요실금

**Plus Tip**

**3**

① 소변에서 농이 검출 되는 것은 Pyuria 이다.
③ Oliguria는 24시간 동안 소변량이 400cc 이하이다.
④ Polyuria는 24시간 동안 소변량이 3,000cc 이상이다.
⑤ 배뇨 시 불편감을 느끼거나 배뇨의 어려움을 느끼는 것은 Dysuria이다.

**4**

② 이뇨제는 수분전해질 분비를 촉진하여 재흡수를 억제한다.
③ 알코올이나 카페인 섭취는 뇌하수체 후엽 항이뇨호르몬 분비를 억제하여 수분 재흡수가 방해되고 이뇨작용이 나타난다.
④ 나이가 들수록 방광 긴장도가 감소되어 빈뇨가 생긴다.
⑤ 스트레스는 교감신경 항진으로 내괄약근을 수축시켜 배뇨를 억제한다.

**5**

① 요정체 : 소변이 배출되지 않아 방광 내 소변이 남아 있는 상태이다.
② 유뇨증 : 어린가 밤 수면 중 무의식적으로 소변을 보는 질환이다.
③ 무뇨증 : 신장 기능이 정지되거나 요관이 막혀 소변을 보지 못한다.
④ 빈뇨증 : 하루 배뇨량에는 변화가 없으나 배뇨횟수가 많아지는 증상이다.
⑤ 복압 요실금 : 복압이 증가되는 요인으로 인하여 소량의 소변이 새는 현상이다.

**답** 3.② 4.① 5.①

**6** 소변 검사결과 정상 소변의 특징 및 양상으로 옳은 것은?

① pH 7.5      ② 단 냄새
③ 비중 1.020      ④ 불투명 진한 노란색
⑤ 하루 평균 소변량 1500ml

**7** 요실금 유형과 설명이 올바르게 연결 된 것은?

① 반사성 요실금은 복압증가로 인한 소량의 소변이 배출된다
② 일출성 요실금은 방광기능 저하로 인한 소변이 배출되는 것이다.
③ 기능성 요실금은 화장실을 찾을 수 없어 배뇨조절이 되지 않아서 발생한다.
④ 절박성 요실금은 소변이 조금이라도 차면 요의를 느끼기도 전에 배뇨한다.
⑤ 복압성 요실금은 방광 과민으로 비정상 수축이 일어나 소변이 새는 증상이 나타난다.

**※ 요실금의 종류와 특징**
㉠ 반사성 요실금 : 척추손상 등으로 인한 방광 압력반사 중추 과민 상태로 척추에서 신경이 차단되어 방광에 소변이 조금이라도 차면 요의를 느끼기도 전에 방광 수축작용이 일어난다.
㉡ 일출성 요실금 : 이완성 신경인성 방광 시 소변이 많이 차도 요의를 느끼지 못해 소변이 넘쳐서 발생한다.
㉢ 기능성 요실금 : 화장실을 찾을 수 없음으로 인해 배뇨조절이 안되어 소변 배출이 발생한다.
㉣ 절박성 요실금 : 소변이 자주 마렵거나 참기 힘든 상태의 방광 과민증상을 보인다.
㉤ 복압성 요실금 : 긴장성 요실금으로 복압이 증가하는 행동을 하면 소량의 소변이 배출된다.

**8** 움직이지 못하는 침상환자에게 변기를 대줄 때 간호중재로 옳은 것은?

① 침상머리는 45° 이상 올려준다.
② 프라이버시를 위해 이불은 허리까지 올려준다.
③ 대상자를 한쪽으로 눕혀 둔부에 변기를 대고 다시 돌아 눕힌다.
④ 금속변기를 차게 하여 환자 항문 조임근 수축이 잘 되도록 한다.
⑤ 두 손으로 변기를 잡고 환자의 둔부가 변기에 확실히 닿게 한다.

**9** 변비를 호소하는 환자의 직장 내부를 자극하여 변이 배출되도록 돕는 약물은?

① 광유
② 마그밀
③ 콜락스
④ 실리움
⑤ 둘코락스

**10** 관장 시 복통을 호소하는 환자의 간호중재는?

① 관장액을 높이 들어준다.
② 복부마사지를 시행하며 주입한다.
③ 행위를 멈추고 지속여부를 확인한다.
④ 심호흡을 하도록 하고 주입속도를 늦춘다.
⑤ 즉시 관장을 중지하고 카테터를 제거한다.

**11** 만성변비를 호소하는 노인환자에게 적용할 수 있는 간호중재는?

① 운동 제한          ② 저섬유식이
③ 저칼륨식이        ④ 주기적 하제투여
⑤ 충분한 수분섭취

**12** 관장튜브를 삽입하는 환자 간호중재로 옳은 것은?

① 좌측위를 취하도록 한다.
② 기침을 유도하여 복압을 낮추도록 한다.
③ 아랫배와 항문에 힘을 줄 수 있게 한다.
④ 직장관은 바닥방향을 향하도록 삽입한다.
⑤ 통증 호소 시 관장통의 높이를 높여준다.

**Plus Tip**

**9**
① 윤활제이다.
②③④ 변 연하제이다.

**10**
③ 관장액의 빠른 유입이나 과다주입으로 복통을 일으킬 수 있으므로 관장을 잠시 멈추고 원인을 사정한다.

**11**
①② 운동을 권장하고 고섬유식이 식사를 한다.
④ 하제남용으로 인해 변비가 유발된다.

**12**
①④ 좌측위를 취해 직장과 S결장의 모양에 따라 관이 부드럽게 삽입한다.
②③ 입으로 '아' 소리를 내게 하고 복부와 항문에 힘을 주지 않도록 하여 복압을 낮춘다.
⑤ 관장통을 높이 들면 주입속도가 더 빨라지고 많은 양이 주입되어 통증이 심해질 수 있다.

**답** 9.⑤  10.③  11.⑤  12.①

**13** 장배설에 영향을 미치는 요인에 대한 설명으로 옳은 것은?

① 항문조임근 약화 시 변비가 발생한다.
② 노화는 음식 배설에 영향을 미치지 않는다.
③ 섬유질이 많이 포함된 음식은 장 연동운동을 증진시킨다.
④ 불안과 스트레스는 변비를, 우울 증상은 설사를 유발한다.
⑤ 자극적인 음식은 장을 자극하여 도와 원활한 배변을 유도한다.

**14** 배출관장에 사용하는 용액에 대한 설명으로 옳은 것은?

① 비눗물은 전해질 불균형을 일으킬 수 있다.
② 고장성 식염수는 직장 점막에 화학적 자극을 줄 수 있다.
③ 생리식염수는 등장액으로 노인과 유아에게 사용이 가능하다.
④ 저장성 식염수는 탈수를 유발시킬 수 있다.
⑤ 수돗물은 체내수분에 비해 고장성 용액이므로 탈수를 일으킬 수 있다.

※ 관장용액 종류와 특성
㉠ 수돗물
 • 자극이 적다.
 • 체내 수분에 비해 저장성 용액이므로 수분중독, 전해질 불균형을 유발할 수 있다.
㉡ 비눗물 : 직장점막에 화학적 자극을 줄 수 있다.
㉢ 생리식염수
 • 체수분과 가장 비슷하다.
 • 등장액으로 노인과 유아에게도 사용이 가능하다.
 • 탈수 가능성이 있다.
㉣ 고장성식염수
 • 비교적 적은 관장용액 사용으로 피로와 통증이 적다.
 • 수분 – 전해질 불균형이 초래될 수 있다.

**15** 배변문제가 있는 환자의 증상에 따른 간호중재로 옳은 것은?

① 설사환자의 수분을 제한한다.
② 설사환자에게 하제를 투여한다.
③ 변비환자의 규칙적 운동을 격려한다.
④ 변비환자에게 정기적으로 관장을 시행한다.
⑤ 위식도 역류환자는 식후 앙와위를 유지시킨다.

**Plus Tip**

**13**
① 항문조임근 약화 시 변실금이 발생한다.
② 노화로 인한 복부 근육긴장도 감소 등으로 배변장애를 일으킨다.
④ 불안과 스트레스는 설사를 우울은 변비를 유발한다.
⑤ 자극적인 음식은 장을 자극하여 설사와 가스를 유발한다.

**14**
① 전해질 불균형을 일으키는 것은 고장성 식염수이다.
② 비눗물은 직장 점막에 화학적 자극을 줄 수 있다.
④ 체수분과 가장 비슷하지만 탈수 가능성이 있는 것은 생리식염수이다.
⑤ 수돗물은 자극이 적으나 체내수분에 비해 저장성 용액이므로 수분중독을 일으킬 수 있다.

**15**
① 설사환자는 설사로 인해 탈수가 초래되므로 충분한 수분섭취를 할 수 있도록 한다.
② 하제는 장 내용물을 배설시키기 위해 사용하는 약으로 변비환자에게 투여한다.
④ 정기적인 관장으로 인해 오히려 변비가 유발될 수 있다.
⑤ 위식도 역류환자는 식후 좌위를 취해 음식물이 중력에 의해 잘 내려가도록 소화작용을 돕는다.

답 13.③ 14.③ 15.③

**16** ** 저섬유식이의 적용 목적은?

① 설사 유발
② 분변 부피 감소
③ 장 연동운동 촉진
④ 장 점막 자극 증가
⑤ 영양공급 제한

**17** *** 장루 환자 관리를 위한 간호중재로 옳은 것은?

① 주머니는 2/3 이상 찼을 때 비운다.
② 장루 주변 피부는 중성비누로 닦아준다.
③ 찬물을 이용하여 장루 주머니를 세척한다.
④ 주머니 부착 부위는 항상 습윤제를 도포한다.
⑤ 주머니와 장루 구멍크기를 같게 하여 불편감을 완화한다.

※ 장루 환자 간호
㉠ 장루주변 피부손상 유무를 주기적으로 확인한다.
㉡ 주머니 부착부위는 항상 건조하게 유지한다.
㉢ 장루주변 피부는 중성세제를 사용하여 닦는다.
㉣ 주머니는 1/2 ~ 1/3 정도 찼을 때 비우고 수돗물로 세척한다.
㉤ 주머니 장루보다 3 ~ 5mm 정도 크게 하여 장루자극을 예방한다.

**18** ** 직장 좌약을 처방받은 환자의 간호중재 사항으로 옳은 것은?

① 좌약은 따뜻하게 준비한다.
② 환자는 심스체위를 취해준다.
③ 삽입 시 직장 벽에 닿지 않게 조심한다.
④ 삽입 후 20 ~ 30분 정도 운동을 하면 효과가 더욱 좋다.
⑤ 좌약 삽입 직후 배변욕구를 느끼면 화장실에 가게 한다.

※ **직장 좌약**
㉠ 건조한 대변을 부드럽게 하고 평활근 수축으로 직장을 더욱 팽만하게 해 배변을 유도한다.
㉡ 좌약은 냉장고에 보관하여 삽입을 쉽게 한다.
㉢ 천천히 심호흡하여 근육이완을 돕는다.
㉣ 성인은 10cm, 소아는 5cm정도 삽입한다.
㉤ 좌약이 대변 내로 들어가지 않고, 직장 벽에 밀착시켜 삽입해야 효과가 나타난다.

**Plus Tip**

**16**
① 변비가 유발된다.
③ 장 연동운동이 감소한다.
④ 장 점막 자극이 감소한다.
⑤ 대장암 발생률이 증가한다.

**17**
① 주머니는 1/2 ~ 1/3 정도 찼을 때 비운다.
③ 따뜻한 수돗물을 이용하여 장루 주머니를 세척한다.
④ 주머니 부착 부위는 항상 건조하게 유지한다.
⑤ 주머니 크기는 장루보다 3 ~ 5mm 정도 크게 하여 장루가 자극되는 것을 예방한다.

**18**
① 좌약은 차갑게 준비한다.
③ 삽입 시 직장 벽에 닿게 한다.
④ 삽입 후 20 ~ 30분간 운동을 하지 않도록 한다.
⑤ 삽입 후 적어도 15분 정도 좌약을 보유하고 있도록 해야 한다.

**답** 16.② 17.② 18.②

**19** 고칼륨혈증 환자에게 관장을 시행하기로 하였을 때 환자에게 처방된 관장은?

① 비눗물 관장
② 글리세린 관장
③ 인산나트륨 관장
④ 생리식염수 관장
⑤ 케이엑살레이트 관장


**20** 배출관장을 시행하는 환자 중재는?

① 관장액 주입 후 5분 정도 보유한다.
② 관장용액은 생리식염수만 사용한다.
③ 직장에서부터 30 ~ 45cm 높이에서 주입한다.
④ 관장용액의 빠르게 주입하여 효과를 높인다.
⑤ 관장튜브는 항문에서 척추를 향해 15cm 정도 삽입한다.

※ **배출관장(Cleansing Enema)**
㉠ 장으로부터 변을 완전한 배출을 돕는다.
㉡ 다량의 용액 주입으로 장의 연동운동을 자극한다.

**Plus Tip**

**19**
⑤ 양이온 교환수지로 수지내 다른 양이온과 장관내 포타슘을 교환시켜 포타슘을 대변으로 배출한다.

**20**
① 관장액 주입 후 10 ~ 15분 정도 보유한다.
② 관장용액은 생리식염수, 수돗물, 비눗물 등을 사용할 수 있다.
④ 관장용액은 중력을 이용하여 천천히 주입한다.
⑤ 관장튜브는 항문에서 배꼽을 향해 7 ~ 10cm 정도 삽입한다.

**답** 19.⑤ 20.③

# 활동 · 안전 · 안위 · 임종

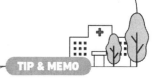

**학습목표**

- 신체선열과 운동, 간호과정에 대해 설명할 수 있다.
- 안위와 통증의 종류, 영향요인에 대해 설명할 수 있다.
- 수면의 생리, 영향요인, 간호과정에 대해 설명할 수 있다.
- 안전의 의의, 영향요인에 대해 설명할 수 있다.
- 임종 반응, 간호과정에 대해 설명할 수 있다.

## 1 활동

### (1) 신체선열과 운동

① 자세와 움직임

ⓐ **벌림**(외전, Abduction) : 신체 중심선에서 멀어진 신체 일부의 움직임을 말한다.

ⓑ **모음**(내전, Adduction) : 신체 중심선을 향한 신체 일부의 움직임을 말한다.

ⓒ **휘돌림**(순환, Circumduction) : 원을 그리듯 돌리는 자세로 벌림, 모음, 폄, 굽힘이 혼합된 것을 말한다.

ⓓ **굽힘**(굴곡, Flextion) : 구부러지는 상태를 말한다.

ⓔ **폄**(신전, Extension) : 직선으로 있는 상태를 말한다.

ⓕ **젖힘**(과신전, Hypertension) : 과도하게 펴진 상태로 180˚가 넘는 각도를 말한다.

ⓖ **손(발)등굽힘**(족배굴곡, Dorsiflexion) : 손이나 발이 뒤로 굽혀진 상태를 말한다.

ⓗ **발바닥쪽굽힘**(족저굴곡, Palntar Flextion) : 발이 아래로 굽혀진 상태를 말한다.

ⓘ **돌림**(회전, Rotation) : 중심축에서 돌아가는 것이며 관절의 중심축에 있는 신체 일부의 돌아감을 말한다.

ⓙ **안쪽돌림**(내회전, Internal Rotation) : 신체의 중심선을 향해 신체 일부가 중심축에서 돌아가는 것을 말한다.

ⓚ **바깥돌림**(외회전, External Rotation) : 신체 일부가 중심축에서 떨어져 돌아가는 것을 말한다.

② **정상적인 신체움직임** : 자세가 좋거나 신체 선열이 적절하면 신체 부위 정렬로 뼈 대근육이 최적의 균형을 이뤄서 최적 작용과 건강한 생리적 기능을 한다.

③ 신체선열

    ⊙ 신체 올바른 선열 상태를 균형이 잡혀있다고 말하며 물체의 무게 중심이 기저면에 가깝고 무게 중심선이 기저면을 통과하며 기저면이 넓을 때 물체는 균형을 유지한다.

    ⓒ 협응이 되는 신체의 움직임은 목적을 갖고 움직이기 위해 근육들이 함께 작용한다. 약한 근육근 보다는 크고 강한 근육근의 사용, 지렛대 원리를 활용한 물체의 이동으로 촉진된다.

    ⓒ 쉬고 있거나 운동할 때 자세나 평형을 유지하는 자세 반사는 신체선열과 균형을 위해 뼈대근육, 신경계의 통합적 기능이 필요하다.

    ⓔ 무게 중심의 힘에 저항한 인체의 똑바른 자세는 뼈대근육의 긴장으로 몇 가지 자세반사 기능에 따라 나타난다. 미로감각(Labyrinthine Sense), 고유감각기 (운동감각, Kinesthetic Sense, Propriceptor), 시각반사(Visual Reflex), 폄근반사(신근반사, Extensor Reflex) 등이 있다.

④ 신체의 움직임과 신체선열에 영향을 미치는 요인

    ⊙ 신체적 건강으로 뼈대근육계, 신경계의 문제는 선열과 움직임에 유해한 영향을 미치게 된다.

    ⓒ 신체질병, 손상을 신체 움직임을 방해할 수 있으며 간호사는 급성건강문제, 만성 건강문제에 대한 전반적 환자의 모습, 일상생활 활동의 능력과 관련된 영향을 확인한다.

    ⓒ 근육계통, 뼈대계통, 신경계통의 문제는 선천적인 자세 이상, 후천적인 자세 이상, 뼈 형성이나 근육발달의 문제, 관절의 움직임에 영향을 미치는 문제, 뼈대근육계통의 외상, 중추신경계통에 영향을 미치는 문제 등을 살피며 간호중재를 제공한다.

    ⓔ 정신건강에서는 우울한 상태의 환자는 신체작용이 느리게 나타난다. 자세는 축 처지고 얼굴의 움직임이 거의 없다.

    ⓜ 생활습관으로는 많은 요인들이 작용한다. 직업, 선호 여가활동, 문화적 영향, 좌식생활 습관 등이 있다.

    ⓗ 피로와 스트레스는 규칙적인 운동을 방해하며 과도한 운동은 오히려 신체에 스트레스를 주기도 한다.

⑤ 운동

    ⊙ **등장성 운동**(Isotonic Exercise) : 근육의 수축형태에 따라 근육의 단축과 능동적 움직임을 의미한다. 예로는 일상생활 활동을 수행할 때, 관절가동범위 운동을 혼자 힘으로 수행할 때, 수영, 걷기, 조깅, 자전거타기 등이 해당한다.

    ⓒ **등척성 운동**(Isometric Exercise) : 근육의 단축이 없는 근육 수축이다. 요가 자세를 취할 때 넙다리네갈래근, 볼기근의 수축을 예로 들 수 있다.

ⓒ 등속성 운동(Isokinetic Exercise) : 저항에 대항하는 근육수축이다. 외부 기구가 일정한 속도로 제공한다. 기구는 변동이 심한 저항력을 가진다. 예로는 역도, 부상당한 무릎과 팔꿈치의 재활운동 등이 있다.

ⓔ 유산소운동(Aerobic Exercise) : 심장혈관 조절을 촉진시켜 혈류, 심장박동수, 산소요구량을 증가시키는 지속적 근육운동이다.

ⓜ 스트레칭운동(Stretching Exercise) : 완전 관절가동범위로 근육과 관절을 부드럽게 뻗도록 하는 운동이다.

ⓗ 근력 및 근지구력 운동(Strength And Endurance Exercises) : 다양한 근육형성 프로그램의 요소이다.

ⓢ 신체움직임과 일상생활활동(Movement And ADLs) : 집안 활동과 능동적 생활양식이다.

⑥ 운동이 신체에 미치는 영향
  ⓐ 심장혈관계통 : 규칙적인 운동으로 인해 심장의 효율성이 증가한다. 심장 박동수와 혈압이 감소하며 혈류, 정맥귀환혈, 섬유소 용해소의 순환이 증가한다.
  ⓑ 호흡계통 : 폐 기능 향상을 가져온다. 폐포환기, 가로막 운동이 증가하고 호흡작업이 감소하게 된다.
  ⓒ 뼈대근육계통 : 근력과 유연성, 협응력, 신경자극전달의 효율성이 증가하고 뼈 손실이 감소한다.
  ⓓ 대사과정 : 트리글리세리드 분해, 위 운동성, 신체의 열생산이 증가한다.
  ⓔ 위창자계통 : 식욕, 창자의 긴장, 소화, 배설이 증가하며 체중조절이 나타난다.
  ⓕ 비뇨계통 : 신장으로 가는 혈류가 증가되며 순환이 증진한다.
  ⓖ 피부 : 영양의 공급으로 건강이 촉진된다.
  ⓗ 심리사회학적 : 에너지, 활력, 안녕감, 적극적 건강행위가 증가되고 수면, 외모, 자아개념의 개선이 이루어진다.

⑦ 운동과 관련된 위험
  ⓐ 심장마비의 유발 위험이 있다.
  ⓑ 정형외과적 불편감과 장애로 부상인 뼈, 힘줄, 인대, 근육의 자극으로 인한 문제가 발생할 수 있다.
  ⓒ 내적요인을 비롯한 외적요인으로 인한 건강문제가 발생 할 수 있다.
  ⓓ 열탈진(열피로, Heat Exhaustion), 열사병(Heat Stroke), 가슴통증, 운동으로 인한 천식 등이 있다.

⑧ 부동이 신체에 미치는 영향
  ⓐ 심장혈관계통 : 심장부하, 기립성 저혈압, 정맥울혈 증가, 정맥혈전증 등이 있다.
  ⓑ 호흡계통 : 환기노력 감소, 호흡분비물 증가로 이어지며 호흡의 깊이, 호흡수가 감소한다.

ⓒ **뼈대근육계통** : 근육의 크기 감소, 긴장과 근력의 감소, 관절의 운동성과 유연성 감소, 뼈 무기질 소실, 지구력 제한으로 이어진다.

ⓔ **대사과정** : 세포산소 요구량이 감소함에 따라 대사율 감소로 이어진다. 많은 부동환자들은 열, 외상, 만성질환 등의 원인으로 신체 대사요구량이 증가되고 분해대사가 증가한다. 이 과정이 억제되지 않으면 근육을 소모시키고 음성질소평형이 일어나면서 근육위축과 허약을 악화시킨다.

ⓜ **위창자계통** : 식욕장애, 음식섭취 감소, 단백질대사의 변화, 소화감소, 음식활용이 감소한다.

ⓗ **비뇨계통** : 소변정체로 인하여 세균성장이 촉진되며 요로감염 위험성이 증가된다.

ⓢ **피부** : 욕창의 위험이 증가되며 심리적으로 자아의식의 위협의 위험도가 높아진다.

## (2) 간호과정

① **사정**

㉠ 신체사정으로 움직임과 운동에는 일상활동 수준, 지구력, 운동, 체력, 활동의 문제, 신체건강과 정신건강의 변화, 운동성에 미치는 외적요인들을 사정한다.

㉡ 신체선열과 움직임과 관련하여 걸음걸이, 자세, 정렬, 관절구조와 기능, 근육량, 근육긴장, 근력, 지구력 등을 사정한다.

㉢ 관절의 구조와 기능에서는 관절가동범위(ROM, Range Of Motion)에 따라 정상적인 관절 움직임을 사정하게 된다.

② **손상을 예방하기 위한 신체역학의 적용**

㉠ 환자 간호에 있어서 간호사의 뼈대근육계가 이용된다. 필요한 기구사용과 환자를 옮기는 과정 등에 적용된다.

㉡ 뼈대근육의 긴장과 손실을 예방하기 위해 올바른 수행이 필요하다.

㉢ 올바른 신체선열로 서있는 습관을 기른다.

㉣ 힘이 많이 드는 활동은 팔과 다리의 가장 길고 강한 근육을 사용한다.

㉤ 몸을 구부리거나 손을 뻗거나 들어 올리거나 당길 때 골반을 안정화한다.

㉥ 내장보호를 위한 배중심 근육군과 긴 몸통을 사용한다.

㉦ 들어 올리거나 옮길 물체는 가깝게 접근하여 움직인다.

㉧ 움직이는 방향을 마주하고 체중을 사용하여 앞으로 숙여서 물건을 밀고 뒤로 젖혀서 물건을 들어 올린다.

㉨ 가능하면 기구를 당기기보단 밀어준다. 기저면을 넓혀서 활동한다.

③ **장비와 보조기구** : 환자를 옮기거나, 자세를 바꾸거나, 들어 올릴 때 도움을 주는 장비, 보조기구를 사용한다. 종류로는 보행벨트(Gait Belt), 선자세 고정보조기, 자세변경 보조기, 측면보조기(Lateral - Assist Device), 마찰감소시트(Friction - Reducing Sheet), 측면보조기구(Mechanical Lateralassist Device), 이동의자, 전동전신리프트 등을 사용한다.

## 2 안위와 통증

### (1) 안위와 통증

① 통증은 사람이 통증이 있다고 말할 때마다 나타나고 원인이 없는 통증도 발현한다.

② 환자의 통증설명에 의존하며 환자만이 인식하며 묘사할 수 있는 주관적 증상이다.

### (2) 통증과정

① 변환(Transduction)

　㉠ 통증 수용체의 활성화이다.

　㉡ 고통스런 자극이 말초에서 척수의 뒷뿔(후각, Dorsal Horn)로 이동하는 전기충격으로 전환까지를 포함한다.

　㉢ 통각수용체(Nociceptor)와 말초수용체(Peripheral Receptor)는 특정 유해자극에 선택적 반응하며 통증인지에 대한 역치에 도달한다. 손상된 조직이 있을 때 신경말단을 자극하고 활성화하는 화학물질을 방출한다.

② 전달(Transmission)

　㉠ 손상·염증 부위의 통증감각이 경로를 따라 척수와 중추로 전달된다. 특정부위에 한정되어 있지만 어느 정도 여전히 다른 부위에 불분명하다.

　㉡ 전달의 전반적인 과정으로 몸에는 특정한 통증기관과 세포가 존재하지 않는다. 자유신경종말에서 통증자극을 수용한다.

③ 지각(Perception)

　㉠ 통증자극이 생길 때 일어나는 감각과정이다.

　㉡ 통증지각은 통증을 해석하는 것이다.

　㉢ 통증역치(Pain Threshold)는 지각의 역치로 그 대상에게 통증을 인식시키는 최저 강도의 자극을 말한다.

④ 조절(Modulation)

　㉠ 통증감각의 억제와 조정되는 과정이다.

　㉡ 통증감각은 신경조절물질로 조절·조정된다.

　㉢ 신경조절물질(Neuromodulator)은 내인성 아편유사제 화합물이다. 척수와 뇌에서 자연적으로 생기는 모르핀 같은 화학조절인자로 진통활동, 통증지각을 변화시키는 역할을 한다.

**(3) 통증 종류**

① **통증의 지속시간**

  ㉠ **급성통증**(Acute Pain) : 지속시간에 따른 빠르게 시작하여 경증에서 중증까지 다양한 강도로 나타난다.

  ㉡ **만성통증**(Chronic Pain) : 한정적 · 간헐적 · 지속적 등의 특징이 있다. 정상 치유기간보다 오래 지속된다.

② **통증의 근원**

  ㉠ **피부통증**(Cutaneous Pain) : 위치에 따라 얕은 통증으로 피부와 피하조직에 나타난다.

  ㉡ **몸통증**(체성통, Somatic Pain) : 힘줄, 인대, 뼈, 혈관, 신경등에 나타나며 분산, 산발적인 특징을 가진다.

  ㉢ **내장통증**(Visceral Pain) : 불완전하게 국소적이며 가슴 · 머리 · 배의 몸통 장기에서 발생한다.

③ **전달 범위** : 근원지점에서 멀리 떨어진 지점에서 지각되는 연관통증이 있다.

④ **원인**

  ㉠ **통각수용통증**(Nociceptive Pain) : 유해한 자극을 고통스러운 것으로 인식하는 정상과정이다.

  ㉡ **통각수용기**(Nociceptor) : 몸과 내장 부위에 통증을 전달하는 말초신경섬유이다.

  ㉢ **신경병증통증**(Neuropathic Pain) : 말초신경계통과 중추신경계통의 비정상적인 기능에 영향을 주는 병변과 질병의 결과로 나타난다.

  ㉣ **난치성**(Intractable) : 통증의 치료와 중재에도 지속되는 경우로 적절한 통증치료가 요구된다.

**(4) 통증반응**

① **행동적 반응** : 얼굴 찡그림, 신음, 울음, 안절부절못함, 고통스런 부위를 보호하고 움직이지 않고, 자극을 피하려는 동작 등이다.

② **생리적 반응** : 중등도, 표재성 통증일 때 혈압증가, 맥박수, 호흡수의 증가, 동공확장, 근육 긴장, 경축, 창백, 혈당 증가 등으로 나타난다. 중증이거나 심부통증일 때는 구역, 구토, 실신, 무의식, 혈압감소, 맥박수 감소, 탈진 등으로 나타난다.

③ **정서적 반응** : 과도한 울음과 안절부절못함, 금단증상, 무관심, 불안, 우울, 분노, 두려움 등으로 나타난다.

**(5) 통증에 영향을 미치는 요인**

① 문화적 윤리적 변수로 서양에서는 통증 억제에 약물을 선호하지만 동양은 약초, 침술등에 의존한다. 민족문화집단의 전형적 통증반응도 다르게 나타난다.

② 문화적 다른 요인으로는 가족, 성별, 연령, 종교적 믿음 등에 영향을 받는다.

③ 환경에 따라서도 다르게 나타날 수 있는데 낯선 의료 환경, 불빛, 소음, 수면 부족 등은 통증 경험을 악화시킨다.

④ 불안과 다른 스트레스는 통증강도를 증가시키고, 과거의 통증경험 역시 영향을 준다.

**(6) 통증의 간호과정**

① 사정 : 5번째 활력징후로서 통증관리는 중시된다.

  ㉠ **통증사정의 요소** : 통증에 대한 환자의 표현, 설명, 지속시간, 위치, 정도, 강도, 특성, 시간적 변화, 악화 및 완화 요인, 생리적 지표, 행동반응, 통증경험이 일상생활 활동과 생활양식에 미치는 변화 등을 사정한다.

  ㉡ **통증사정 척도** : COMFORT(안위)척도, CRIES(울음)통증 척도, FLACC척도, Wong-Baker FACES(얼굴)통증 평가척도, 비구두적 지수 점검표, Oucher통증척도 등이 있다.

② 수행

  ㉠ **통증원인을 제거하거나 변화시키기** : 이상적인 중재로 방광비우기, 변비, 가스 완화 처치, 체위 변경 시 신체선열을 올바르게 한다. 피부자극의 오염된 침구, 드레싱 교체 등을 행한다. 특정 약물의 경우 고통스런 자극 제거하고 강도변화에 유용하게 이용된다. 통증내성(Pain Tolerance)을 감소시키는 요인들을 확인하여 완화시킨다.

  ㉡ **보완적·대체적 완화 시행하기** : 관심 전환하기로 통증경험은 의식적인 주의가 필요하지만 다른 곳으로의 전환으로 통증의 역치와 내성을 높인다. 유머이용, 음악 듣기, 심상 이용, 이완법 이용, 피부자극, 침술, 최면술, 치유, 치료적 접촉 제공, 동물매개 치료 등을 사용한다.

③ 약물적 중재

  ㉠ **진통제(Analgesic)** : 통증완화에 사용되는 약물로 통증지각을 감소시키고 불편 반응을 감소시킨다.

  ㉡ **일반적으로 사용되는 약물** : 아편유사제 진통제인 모르핀, 코데인(Codein), 옥시코딘(Oxycodone), 메페라딘(Meperidine), 하이드로포르폰(Hydromorphone) 등이 있다.

  ㉢ **비아편유사 진통제** : 아세트아미노펜(Acetaminophen), 비스테로이드항염증약 (NSAID, Nonsteroidal Anti-Inflammatory Drugs), 기타 보조진통제가 있다.

**(7) 수면생리**

① **정의**: 뇌줄기(뇌간, Brainstem)의 두 계통인 망상활성화체계(망성활성계, RAS, Reticular Activating System), 숨외동시활동영역(연수동시활동영역, Bulbar Synchronizing Region)이 수면주기를 조절한다.

② **24시간주기 리듬**
   ㉠ 수면 – 각성은 시상하부에 있는 내부 생체시계를 따를 때 24시간 주기 동시화(Synchronization)가 발생한다.
   ㉡ 밝음과 어두움은 수면과 각성의 24시간 주기에 강력한 조절인자로 작용한다.
   ㉢ 정상주기의 방해는 24시간 주기나 시간의 붕괴를 가져온다.

③ **수면단계**
   ㉠ **구분**: 빠른 눈운동이 없는 수면(비급속안구운동수면, Non – Rapid Eye Movement Sleep, Nrem), 빠른눈운동수면(급속안구운동수면, Rapid Eye Movement Sleep, REM)으로 구분된다.
   ㉡ **NREM수면**: 전체수면 75% 차지하며 4단계로 구분된다. 1단계와 2단계는 쉽게 깨어난다. 3단계와 4단계의 경우 깊은 수면상태로 델타수면(Delta Sleep), 느린파수면(Slow – Wave Sleep)이다. 각성의 역치 역시 4단계 중 가장 크게 나타난다.
   ㉢ **REM수면**: 각성이 가장 힘든 상태이다. 야간 수면의 20 ~ 25%를 차지한다. REM수면 상태의 꿈은 깨고 나서도 기억난다.

④ **수면주기**: NREM 수면의 4단계가 연속적으로 거친다. 그 다음은 역행되고 대부분은 수면 시 4 ~ 5번의 수면주기를 거치게 된다.

⑤ **수면양상**
   ㉠ 성인의 경우 평균 8시간 수면이 안정된 기준이다.
   ㉡ 공식이 존재하지 않으나 각 자신의 안녕감 유지하는 휴식유형을 따르는 것이 중요하다. 성인은 권장 수면량은 7 ~ 9시간이다.

**(8) 수면에 영향을 미치는 요인**

① **연령**
   ㉠ **아동**: 짧은 수면양상은 정기적으로 사정하고 수면문제와 수면방해요인을 확인한다.
   ㉡ **65세 이상의 노인**: 대부분 잠들기 어려워하며 낮잠을 자며 만성질환도 수면양상에 영향을 준다.

② 깨어나서 정신을 차리려는 동기나 욕구가 졸음과 수면 극복에 영향을 준다.

③ 문화적 신념이나 관습은 휴식과 수면에 영향을 준다.

④ 낮교대나 교대근무 등의 수면주기 변화로 수면양상의 조절이 어려울 수 있다.

⑤ 습관도 수면에 영향을 미치게 된다.

⑥ 신체활동과 운동으로 인해 수면에 영향을 준다.

⑦ 단백질·탄수화물이 함유된 간식이나 알코올을 섭취하면 수면에 영향을 준다.

⑧ 카페인과 흡연은 수면을 방해한다.

⑨ 환경적 요인으로 일반적으로 평상시 가정환경에서 가장 잘 잠들며 스트레스는 수면을 방해하는 요소이다.

⑩ 질병이나 약물도 수면장애를 일으킬 수 있다. 수면을 감소시키는 약물로는 항파킨슨병제, 스테로이드, 이뇨제, 충혈제거제, 카페인, 천식약 등이 있다.

### (9) 수면이상증

① **불면증**(Insomnia)
  ㉠ 잠들기 어렵고 간헐적 잠에서 깨어나거나 잠에서 일찍 깨는 것이 특징이다.
  ㉡ 수면장애 중 가장 흔하다. 60세 이상, 여성, 우울증 병력이 있는 경우 호발한다.

② **과다수면**(Hypersomnia)
  ㉠ 낮에 과도한 잠을 자게 되는 것이 특징이다. 특발성 수면과다라고도 한다.
  ㉡ 먹거나 대화할 때나 근무 중에도 잠이 들 수 있다.
  ㉢ 낮잠은 수면부족을 완화시키지 못한다.

③ **발작수면**(기면증, Narcolepsy)
  ㉠ 참을 수 없을 정도로 잠자고 싶은 욕구가 증상이며 서있거나 차를 운전하거나 대화 중 수영 중에도 잠이 든다.
  ㉡ 빠르게 잠들고 일어나기 힘들다. 다른 사람에 비해 적은 시간을 자고 편하게 쉴 정도의 수면을 취하지 못하는 증상으로 신경장애로 구분된다.
  ㉢ 발작수면의 흔한 특징으로는 수면발작(Sleep Attack), 허탈발작(Cataplexy), 입면환각(Hypnagogic Hallucination), 수면시작 REM수면기, 수면마비(Sleep Paralysis) 등이 있다.

④ **하지불안증후군**(RLS, Restless Leg Syndrome)
  ㉠ 중년이나 성인인구 중 15% 정도 영향을 미친다.
  ㉡ 수면장애이며 다리에 무언가 살금살금 움직이거나 기어 다니는 느낌, 저린 감각 등이 느껴져서 수면방해를 받는 것을 말한다.

⑤ 수면무호흡(Sleep Apnea)

    ㉠ 수면호흡장애(SDB)라고 한다. 수면 동안 코 고는 사이 호흡이 없거나, 호흡 노력이 사라지는 증상이다.

    ㉡ 10 ~ 20초 정도 멈추기도 하며 길게는 2분간 멈추기도 한다.

    ㉢ 비만인 키 작은 중년남성, 목이 짧고 두꺼운 여성, 다른 연령층에서 다양하게 호발된다.

    ㉣ 후두인두가 오그라들어 기도가 막혔을 때, 편도비대나 아데노이드 같은 다른 구조적 이상, 비틀어진 코사이막, 갑상샘 비대로 폐쇄성수면무호흡(obstructive sleep apnea : OSA) 등이 일어 날 수 있다.

⑥ 수면박탈(Sleep Deprivation)

    ㉠ 수면량, 수면의 일관성, 질이 감소하는 것이다. REM수면, NREM수면이 감소하면서 일어날 수 있다.

    ㉡ 증상은 과민함과 정신능력 저하에서 전체적 인격 분열로 나타난다.

    ㉢ 수면박탈 효과는 30시간 지속적 각성 후 점차 분명하게 나타난다.

    ㉣ 부분적 수면박탈은 집중력 소실, 부주의 정보처리과정의 저하, 심각한 안전위험을 유발하게 된다.

⑽ 사건수면

① 몽유병(Somnambulism) : 침대에 앉아 있거나 방을 돌아다니거나 집 안과 밖을 돌아다니는 것 등 다양하게 나타난다. 증상을 본인은 인식하지 못한다.

② REM수면행동장애(RBD, REM Behavior Disorder) : 잠을 자는 동안 꿈을 실연해 보이는 것이 특징이다. 침대에서 신음, 몸부림 등으로 표현gks다.

③ 야경증(수면공포증, Sleep Terror) : 아동에게 주로 나타난다. 가장 깊은 수면단계에서 비명을 지르며 깨어나고 침대에 앉아있게 된다.

④ 악몽(Nightmare) : 생생하고 불안감을 주는 무서운 꿈으로 아동에게 주로 호발한다.

⑤ 이갈이(Bruxism) : 이를 가는 것이다. 과도한 스트레스로 주로 발생한다.

⑥ 유뇨증(야뇨증, Enuresis) : 자다가 소변을 보는 증상이다. 3세 이상 남아에게 흔하게 발생한다.

⑦ 수면 중 식이장애(Sleep – Related Disorder) : 잠자면서 먹을 때 발생하며 깨어나서 먹었다는 기억을 하지 못한다.

▌폐쇄성수면무호흡

obstructive sleep apnea : OSA

⑾ **수면의 간호과정**

① **사정**

   ⊙ 수면력으로 문제의 특성, 원인, 징후, 증상, 언제 시작되었는지 등을 사정한다.

   ⊙ 수면일지를 작성하여 수면 – 각성 양상에 대한 자세한 자료를 사정한다.

   ⊙ 수면일지에 포함되는 내용으로는 환자가 침대에 들어간 시간, 잠들려고 노력한 시간, 잠드는 시간의 근사치, 아침에 일어나는 시간 등이 있다.

② **수행**

   ⊙ 수면문제의 해결을 위해 휴식 수면을 촉진한다.

   ⊙ 편안한 환경 마련, 수면습관촉진, 취침 시 적당한 간식, 음료를 제공하기, 휴식촉진, 편암함의 증진, 정상적인 수면 – 각성 양상 지키기, 불필요한 수면방해요소를 피하기 위해 간호일정 계획하기, 수면촉진제의 사용, 휴식과 수면에 관한 교육 등이 행해진다.

## 3 안전

### (1) 안전의 의의

① 안전은 기본적인 인간의 욕구로서 안전이나 위험, 상해, 위협이 없는 상황은 모든 간호의 기본이 된다.

② 환자의 안전은 모든 의료인의 책임이기도 하다.

### (2) 안전에 영향을 미치는 요인

① **발달적 고려사항**

   ⊙ 각 발달 수준에 따른 위험은 다르게 나타나는데 신체적 · 인지적 변화는 영아에서 노인까지 순차적인 발달단계를 반영한다. 환경의 안전을 위해서 각 발달 수준의 잠재적 위험을 인지한다.

   ⊙ **아동** : 운동기술의 발달로 환경이 확대되어 잠재적인 위험이 증가한다.

   ⊙ **유아** : 활동 증가로 낙상 위험이 높아진다.

   ⊙ **청소년** : 약물이나 알코올 남용이 있다.

   ⊙ **성인** : 스트레스 문제가 있다.

   ⊙ **노인** : 균형감각이나 인지능력의 저하로 낙상 위험이 높다.

② 직업
  ⊙ 직업과 근무환경 등은 개인의 안전에 영향을 미친다.
  ⓒ 특정 직업에서 일하는 사람들은 소음, 오염, 독성 화학물질, 증기, 감염물질 등 다양하게 건강상 위험이 노출된다.
  ⓒ 간호사의 경우 안전캡 주삿바늘을 사용함에도 바늘 찔림 손상, 혈액매개감염의 위험이 높은 직업군이다.

③ 사회적 행동
  ⊙ 일부 사람들은 천성적 위험을 감수하며 부상당할 위험에 스스로를 내모는 경향이 있다.
  ⓒ 스트레스 약물, 알코올의 남용은 건강하지 않은 생활습관을 촉발하며 좋지 않은 생활습관을 선택하는 취약한 집단의 사람들에게는 지원과 주의가 필요하게 된다.
  ⓒ 간호사의 취약집단을 향한 안전의 옹호자의 역할이 수반된다.

④ 환경
  ⊙ 범죄율이 높은 특정 지역 환경의 경우 건강을 해칠 물질에 노출 위험도가 높다. 범죄 만연한 지역에서는 신체 안전과 정서적 건강을 위협받을 수 있다.
  ⓒ 지역사회간호사들은 폭력과 개인적 상해 유발 가능성의 특정 환경의 위험성을 파악한다.

⑤ 이동능력(Mobility)
  ⊙ 어떤 이동능력의 제한도 잠재적 안전을 보장받지 못한다.
  ⓒ 꾸준히 걷지 않는 노인환자는 낙상 위험이 더 높다. 보조도구 사용 대상자의 경우 철저한 교육과 준비가 필요하다. 의료기관과 같은 낯선 상황에서는 위험도가 더 증가하게 된다.
  ⓒ 간호사는 독립성 유지, 자존감의 증진을 위해 안전하고 예측 가능한 환경을 제공하며 환자의 상해위험을 사정한다.

⑥ 감각인지
  ⊙ 감각인지의 변화는 안전에 악영향을 미친다.
  ⓒ 시각, 청각, 후각, 미각, 촉각 등의 저하는 환경에 대한 사람의 민감성 감소로 이어져 안전사고 발생 위험률을 높이게 된다.

⑦ 지식 : 평생 동안 건강을 유지하고 증진하기 위해 안전과 보안 조치에 대한 의식이 중요하므로 안전에 대한 환자교육이 중요하다.

⑧ 의사소통능력 : 많은 안전실천을 위해서는 의사소통능력이 기본이다. 간호사의 정확한 사정으로 환자의 이해수준의 파악하고 긍정적인 의사소통의 증진을 가져온다.

⑨ **신체적 건강상태** : 대상자의 건강상태에 영향을 미치는 것은 환경의 안전에 영향을 미칠 가능성이 있다. 합병증 예방과 최적의 수준으로의 기능회복을 위해서는 안전에 주의해야 한다.

⑩ **심리사회적 건강상태** : 스트레스에 많이 노출된 사람은 주의 집중 시간이 단축되어 사고발생 위험성이 높다. 우울은 의식저하를 동반하고, 사회적 고립과 접촉 부족은 집중력을 감소시키고 외부자극에 대한 의식이 느려진다.

### (3) 간호과정

① **대상자 사정**

　㉠ **간호력** : 낙상과 사고병력에 대한 사정으로 이루어진다. 낙상 경험은 또 다른 재발위험이 높다. 보조기구, 알코올, 약물 등의 병력에도 주의한다.

　㉡ **신체사정** : 기동력 상태, 의사소통능력, 의식수준, 지남력, 감각 인지 등을 사정한다.

② **환경 사정**

　㉠ 가정, 지역사회, 의료기관의 위험은 상해를 유발할 수 있다.

　㉡ 환경적 안전위험으로는 낙상, 화재, 중독, 질식, 자동차, 기구, 시술 사고 등을 초래할 수 있다.

③ **낙상**

　㉠ **정의** : 65세 이상의 고령 노인들에게 상해 사망을 일으키는 주요 원인으로 넘어지거나 떨어져서 생기는 상해를 말한다.

　㉡ **사정** : 간호력과 신체사정으로 이루어진다.

　㉢ **요인** : 문진과 시진하여 낙상의 종류나 원인을 파악하는 것이다.

　㉣ **고위험군** : 65세의 연령, 낙상 병력, 시각이나 균형감각의 저하, 걸음걸이나 자세의 변화, 이뇨제나 정신안정제, 진정제, 수면제, 진통제를 포함한 약물처방, 체위성 저혈압, 느려진 반응시간, 혼돈, 지남력장애, 감소한 기동성, 허약과 신체적 허약, 익숙하지 않은 환경이 있다.

④ **화재**

　㉠ 가정에서 발생하는 화재위험성이 높다. 담배, 레인지, 양초, 전기히터 등으로 발생 위험이 높다.

　㉡ 의료시설의 경우 화재예방과 응급 상황 대응훈련은 환자 상해보호 준비로 필요하다.

　㉢ 간호사는 의료기관의 화재 관련 정책을 알고 기구의 적절한 작동여부를 확인하며 언제, 얼마나 훈련이 시행되는지 사정한다.

⑤ 중독

    ㉠ 안전 사성 시에는 그 사람의 발달단계를 고려한다.

    ㉡ 유아 : 가정용 화학물질을 섭취하기 쉽다.

    ㉢ 미취학 아동 : 가정의 납 함유 물질 섭취 위험이 있다.

    ㉣ 청소년·성인기 : 약물 실험으로 인해 위험이 있다.

    ㉤ 노인 : 혼돈과 건망증 때문에 발생되는 과다복용의 위험 등이 있다.

    ㉥ 독성매연의 노출은 대부분 가정에서 일어난다.

### (4) 수행

① 의료기관에서의 낙상예방

    ㉠ 의료시설에서 낙상 예방하는 간호중재는 위험사정을 완료하고 환자의 방문, 의무기록에 낙상위험을 표시한다.

    ㉡ 침대를 낮게 위치하고 침대와 휠체어 바퀴를 잠금상태로 유지한다.

    ㉢ 환자의 손이 뻗을 수 있는 지점에 호출벨을 두며 호출 벨의 사용에 대해 환자를 교육하고 호출벨에 신속하게 답한다.

    ㉣ 야간등을 켜두며 병실의 모든 신체 위험요소들을 치우고 미끄럼 방지 신발을 제공한다.

    ㉤ 환자가 닿을 수 있는 범위의 물, 화장지, 환자용 변기를 둔다.

    ㉥ 환자의 인지상태의 변화를 기록하고 다른 의료진들에게 알린다.

    ㉦ 필요하다면 억제대를 대신할 대체전략을 이용한다.

    ㉧ 기관의 정책에 따라 마지막 수단으로 최소한의 제한적 억제대를 사용한다.

    ㉨ 억제대의 적용 시 필요한 시간 간격으로 환자를 사정하도록 한다.

② 가정에서의 낙상예방

    ㉠ 가정에서 일어나는 주요 낙상 원인으로는 미끄러운 표면, 약한 조명, 어지럽혀져 있는 것, 잘 맞지않는 옷, 슬리퍼 등이 있다.

    ㉡ 욕실과 계단에 손잡이를 설치하고 조명을 환하게 밝히고 고장이 난 기구는 버리거나 수선한다.

    ㉢ 가정간호사의 경우 가정에서 노인의 낙상 위험을 사정하기 위해 DAME⁺을 적용한다.

③ 의료시설에서의 보호대 적용

    ㉠ 보호대(억제대, Restraints)는 환자의 움직임 제한을 위해 신체적 장치이다.

    ㉡ 침대난간이나 트레이가 부착된 노인용 의자, 손목·발목·허리 등에 묶는 장치이다.

**TIP & MEMO**

✚ DAME

• D(Drug And Alchol Use) : 약물과 알코올 사용

• A(Age – Related    Physiologic Status) : 연령 관련 생리적 상태

• M(Medical Problems) : 의학적문제

• E(Environment) : 환경

ⓒ 보호대(억제대)는 모든 노력에도 불구하고 어느 상황에서는 보호대가 유일한 해결책일 수 있으므로 최소한의 제한적인 보호대 적용이 첫 번째 선택이다. 보호대를 직원의 편리를 위해서 사용하지 않는다.

ⓓ 장기요양시설의 경우 보호대 사용 전 환자의 가족과 상담을 거쳐 계획에 포함한다.

ⓔ 응급실에서의 보호대는 적용될 수 있으나 평가위원회의 기준에 따라 의사와 치료전문가로부터 즉시, 몇 분 내 처방을 받아야 한다.

## 4 임종

### (1) 정의
① WHO의 정의 : 소생할 수 없는 삶의 영원한 종말이라 하였다.
② 웨버(Webster) 사전(1991)의 정의 : 동·식물에서 소생의 가망이 없는 모든 생체 기능의 영구적 정지, 생명 종결, 죽는다는 사실이나 행동 및 과정을 의미한다. 임종이란 생명이 끝나가는 것, 죽음이 임박한 것, 점차 소멸되는 것이라 하였다.

### (2) 죽음의 판정
① 신체의 모든 장기가 기능을 멈출 때를 의미한다.
② 심혈관, 호흡기, 뇌기능의 비가역적인 중단을 말한다.
③ 1968년에는 국제의학총회에서 뇌사도 죽음이라고 선언하는 '시드니 선언'이 나오게 되었다.

### (3) 죽음과 관련된 두려움
① 임종하는 이의 두려움으로는 죽음의 과정, 생을 잃어버리는 것, 사후에 대한 두려움으로 나타난다.
② 고통이나 신체변화, 버림받는 것 등에 대한 두려움을 느끼게 되고 상실, 사후의 심판과 벌에 두려움을 느끼게 된다.
③ 사별가족의 두려움은 소중한 사람을 잃는 것에 고통을 받게 되며, 돌보는 이들의 두려움으로는 너무 많은 개입으로 상실의 두려움이 나타날 수 있다.

(4) **죽음에 대한 반응** [+]

① 제1단계(부정) : 부정으로 죽을 병이라는 통지를 받고 보이는 첫 반응을 말한다. 심리적으로 완충작용을 한다. 환자에게 자신의 마음을 정리할 수 있는 여유를 가지게 한다. 현실부정하며 나에게 일어날 수 없는 일이라고 여러 병원 다니는 양상이 나타난다.

② 제2단계(분노) : 분노를 표현한다. 부정의 단계를 더 이상 유지할 수 없게 되면 분노, 원망, 질투의 감정으로 바뀐다. 왜 하필이면 자신에게 이러한 일이 일어났는지에 대해 모든 대상에게 분노를 표현한다. 인내심을 갖고 환자의 분노감 수용이 필요하다.

③ 제3단계(타협) : 죽임이 어쩔 수 없는 것임을 알게 되면 이를 연기시키려는 노력으로 타협을 시도한다. 현실을 직시하도록 도와야 한다.

④ 제4단계(우울) : 더 이상 부인할 수 없을 정도로 병이 악화되거나 몸이 현저하게 쇠약해지면서 우울해진다. 위로보다는 감정을 표현하도록 곁에 조용히 있어주거나 손을 잡아주는 등의 행위를 취한다.

⑤ 제5단계(수용) : 자아실현의 단계로서 자신에게 임박한 죽음과 우주를 평화롭게 느낀다. 가족의 도움과 이해와 격려가 필요하다. 평온한 시간을 가질 수 있도록 방문객을 줄이고 가족과 함께 있도록 배려한다. 조용한 환경을 유지한다.

(5) **임종간호의 윤리적 쟁점**

① 삶의 질의 선택과 생명연장을 선택할 것인지 결정하는 갈림길에 서게 된다.

② 환자의 알 권리에 대해 인간의 기본적인 권리로 보장받아야 하지만 우리나라의 경우 의사가 환자를 제외한 가족에게만 진단명을 알리는 경우가 있다.

③ 환자는 임종을 맞이할 준비를 하지 못하며 의구심과 불안감을 느낄 수 있다.

④ 치료의 딜레마는 임종을 앞둔 환자의 치료 시작과 끝에는 언제든 발생할 수 있다.

⑤ 의사결정이 가능한 성인의 경우 자신이 원하는 치료 선택이 가능하다. 사전치료 계획 및 사전의료의향서로서 표현하게 된다.

⑥ 심폐소생술(CPR, Cardiopulmonary Resuscitation)의 거부권인 DNR(Do Not Resuscitate)은 논란의 여지가 아직 존재한다.

⑦ 심한 부작용이나 생명위협의 경우에도 치료 종결은 신중히 한다. 인공호흡기나 약물치료의 중단은 심각한 문제이므로 치료를 지속하더라도 상태가 호전되지 않는 경우에도 환자나 가족이 원한다면 존중한다.

### (6) 임종대상자의 간호사정

① 자료수집에 있어 병력, 간호력을 수집한다.

② 신체요구로 의식수준, 신체기능, 수면시간, 호흡기 변화, 의식수준 등을 사정한다.

③ 임종이 임박한 환자의 신체적 징후

    ㉠ 촉각이 감소한다.

    ㉡ 청각은 가장 마지막에 사라지는 감각이다.

    ㉢ 시각은 복시, 게슴츠레하고 함몰됨, 눈 깜박임 반사의 소실이 나타난다.

    ㉣ 심박동수의 증가 후 느려지며 맥박이 약해지고, 불규칙한 리듬, 혈압감소, 호흡수의 증가, 체인 – 스톡 호흡, 느려지고 얕고 헐떡거리는 불규칙한 호흡이 나타난다.

    ㉤ 소변량 감소, 요실금, 위장관 기능의 저하·정지, 가스 축적, 구토, 메스꺼움이 나타난다.

    ㉥ 점차 움직이는 능력이 상실되고 말하거나 삼키기가 어려워진다.

    ㉦ 안면근력 상실로 턱이 아래로 처지고 구개반사가 소실된다.

    ㉧ 손, 발, 팔, 다리가 얼룩덜룩해지고 피부가 차갑고 끈적해진다.

    ㉨ 코, 손발톱, 무릎에 청색증이 발생한다.

### (7) 임종대상자의 간호수행

① 신체적 간호

    ㉠ **통증관리** : 남은 삶의 질을 위해 적극적인 통증관리, 규칙적인 진통제 투여, 심상요법, 마사지, 지압, 냉온요법, 이완요법 등을 실시한다.

    ㉡ **호흡증진** : 혼자 있지 않도록 안심시킨다. 반좌위를 유지하고 산소를 공급하며 기관지 확장제를 공급하고 기도분비물 흡인, 수분섭취 증가, 습도 증가를 제공한다.

    ㉢ **영양관리** : 오심과 구토 시 원인을 파악하고 진통제를 투여한다. 식사는 소량씩 자주 섭취한다. 구토 후 구강간호를 실시하고 기호식품을 제공하며 가족과 함께 식사하도록 한다.

    ㉣ **배설간호** : 분변매복을 제거하고 신체활동을 격려한다. 수분과 섬유질 많은 음식을 제공한다. 기저귀를 적용하며 유치도뇨관을 삽입한다.

    ㉤ **피부** : 청결을 유지한다.

    ㉥ **휴식·수면** : 취침 전 따뜻한 음료를 제공하며 정서적 지지를 도와주고 필요시 수면제를 제공한다.

    ㉦ **욕창·위생관리** : 체위변경, 부분목욕, 오일이나 크림 바르기를 실시한다. 외모관리로 깨끗한 옷을 입히고 머리를 단정히 해준다.

    ㉧ **냄새관리** : 욕창이나 실금으로 인한 냄새 가능성이 있으므로 자주 환기하고 청결한 공기를 유지하한다.

② 심리적 간호

  ㉠ 불안과 우울과 관련하여 약물요법이나 격려, 지지, 교육을 실시한다.

  ㉡ 두려움 완화를 위해 통증, 호흡곤란, 외로움, 소외감, 무의미한 것에 대한 두려움을 지지하고 표현하도록 격려하여 대처를 도와준다.

  ㉢ 의사소통 시 감정이입과 적극적인 경청이 필요하다.

③ 영적간호

  ㉠ 삶과 고통과 죽음, 사후세계의 철학과 자세, 믿음과 희망을 다룬다.

  ㉡ 영적간호는 환자의 죽음 수용, 평안한 죽음을 맞이하도록 도와준다.

  ㉢ **영적요구 구분** : 의미추구의 요구, 용서에 대한 요구, 사랑에 대한 요구, 희망에 대한 요구가 있다.

④ 임종간호

  ㉠ 저체온(차가워짐)은 담요를 덮어 보온을 증진한다.

  ㉡ 수면 시간의 증가는 환자 옆에서 손을 잡고 자연스럽게 이야기를 한다.

  ㉢ 혼돈의 간호는 환자에게 먼저 자신의 이름을 말한다. 의사소통 시 부드럽고 명확히 얘기한다.

  ㉣ 기도분비물은 고개를 옆으로 돌려 배액 유도하고 필요하면 흡인을 시행한다.

  ㉤ 불안정함은 영적인 고통이 있는지 확인하며 이마를 가볍게 문질러 준다. 책 읽어주기, 편안한 음악 들려주기 등을 시행한다.

  ㉥ 호흡양상이 체인 – 스톡(Cheyne – Stokes)호흡이 되면 머리를 높여주는 등의 호흡간호를 행한다.

⑤ 가족돌봄

  ㉠ 말기환자의 가족은 환자의 신체·정신적 요구 충족에 중요역할을 수행한다. 환자가 원하는 것의 해결과 정서적 지지를 도와준다.

  ㉡ 가족이 임종과정을 함께하는 것은 매우 고통스러운 것이다. 환자를 돌보는 가족이 가능한 일상적 활동을 지속하도록 배려하며 휴식할 수 있는 자원 연계를 돕고 지지체계의 구축을 돕는다.

⑥ 간호사 자신을 위한 돌봄

  ㉠ 말기환자를 간호하는 간호사의 문제로 압도 당함, 지나친 동일시, 회피가 나타난다.

  ㉡ 스트레스 완화를 위한 취미와 관심 있는 활동에 참여하고 자신만의 시간을 가지고 동료 지지체계를 유지한다.

  ㉢ 임종하는 환자로 인해 슬퍼하는 동료를 피하지 말고 서로 지지하여 정서적 소진과 고독감을 완화하는 데 도움을 주고 받는다.

# 활동·안전·안위·임종

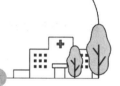

**1** 노인전문병동에서 간호사가 낙상 예방을 위해 세운 간호중재로 옳은 것은?

① 억제대를 적용한다.
② 병실과 복도에 밝은 조명을 사용한다.
③ 사용하기 쉽게 물건을 바닥에 내려놓는다.
④ 욕실에서 매트를 치운다.
⑤ 부축없이 혼자서 걸을 수 있게 유도한다.

**2** 왼쪽 편마비 환자의 보행을 도와주기 위한 간호수행으로 옳은 것은?

① 신체접촉을 하지 않는다.
② 환자의 오른쪽에서 보행을 지지한다.
③ 환자의 겨드랑이 부위에서 팔을 지지한다.
④ 간호사에게 환자의 체중이 실리지 않게 한다.
⑤ 한 명의 간호사가 혼자 환자를 지지한다.

**3** 환자 낙상 위험 사정 시 낙상 위험이 가장 높은 환자는?

① 장루를 갖고 있는 환자
② 2일 전 복부수술을 받은 환자
③ 요통을 호소하는 완경기 환자
④ 호르몬제제를 투여 중인 환자
⑤ 과거 낙상 경험이 있는 뇌졸중환자

---

**Plus Tip**

**1**
② 노인환자의 활동 구역은 조명을 밝게 한다.
① 억제대가 필요한 경우에만 사용목적을 설명하고 사용한다. 꼭 필요한 경우가 아리라면 사용은 자제한다.
③ 주로 사용하는 물건은 손이 닿는 높이에 두도록 한다.
④ 미끄럼 방지를 위해 욕실과 욕조에 매트를 깔고 안전바를 설치한다.
⑤ 노인환자를 부축하거나 정서적 지지를 하며 함께 할 수 있도록 한다.

**2**
① 환자의 보행을 지지하기 위해 신체접촉이 불가피하다.
② 환측의 운동기능 소실로 넘어질 수 있으므로 환측에서 보행을 지지한다.
④⑤ 환자의 체중이 간호사에게 50 ~ 60% 실리기 때문에 두명의 간호사가 돕거나 벨트를 이용한다.

**3**
낙상 고위험 대상자
㉠ 65세 이상 노인
㉡ 낙상 과거력
㉢ 균형감각 손상이나 보행 혹은 자세의 변화
㉣ 이뇨제, 신경안정제, 진정제 등의 약물 복용환자
㉤ 체위성 저혈압

**답** 1.② 2.③ 3.⑤

**4** 병원에 화재 발생 시 먼저 대피시켜야 하는 환자는?

① 무의식 환자

② 보조기구 착용 환자

③ 움직임 시 통증이 있는 환자

④ 스스로 움직일 수 있는 환자

⑤ 움직이지 못하나 의식이 있는 환자

**※ 병원 화재 발생 시 대처**

㉠ 화재 경보 울리기 → 산소통 잠금 → 환자 대피 → 중요서류 운반 → 대피환자 상
태 파악

㉡ 환자 대피 순서 : 이동능력이 있는 환자 → 보조기구 사용 환자 → 거동 불가능
환자 순으로 대피시킨다.

**5** 난동이 심한 섬망 환자에게 의사 처방에 따라 억제대를 적용하기로
하였다. 억제대를 3시간 정도 적용 후 나타날 수 있는 부작용은?

① 욕창발생

② 혈압 상승

③ 골밀도 감소

④ 혈액순환 저하

⑤ 신경반사 항진

**※ 억제대사용 주의점**

㉠ 억제대 사용에 대한 의사의 처방 확인 후 환자나 보호자의 동의여부를 확인한다.

㉡ 억제대 사용 시 제한된 범위 내에서 환자가 움직일 수 있도록 한다.

㉢ 적용부위의 혈액순환, 피부상태를 지속적으로 사정하며 순환장애, 피부손상,
압박 등을 관찰한다.

**6** 노인 안전사고 발생 위험요인으로 옳은 것은?

① 통증 역치 감소

② 말초 순환 증가

③ 수정체 조절 감소

④ 관절운동 범위증가

⑤ 자율신경 반사증가

**Plus Tip**

**4**

④ 화재 발생 시 대피 순서에 따라 스스
로 움직이며 이동능력이 있는 환자부
터 대피시킨다.

**5**

④ 억제대 사용으로 압박이나 움직임 감소
하여 환자는 혈액순환 저해의 부작용
이 나타날 수 있다.

**6**

① 통증 역치 증가
② 말초 순환 감소
④ 관절운동 범위 감소
⑤ 자율신경 반사 감소

**답** 4.④ 5.④ 6.③

**7** 거동이 불편한 환자를 검사실로 이송하기 위해 간호사는 휠체어를 사용하기로 했다. 환자의 낙상 예방을 위해 적용할 수 있는 억제대는?

① 사지 억제대
② 조끼 억제대
③ 전신 억제대
④ 장갑 억제대
⑤ 팔꿈치 억제대

**8** 환자에게 억제대 적용 시 해야 하는 간호중재는?

① 전신 억제대는 고정하지 않는다.
② Clove Hitch는 주로 하지 움직임을 제한한다.
③ 가능한 움직임을 최소한으로 제한해야 한다.
④ 중간에 억제대를 풀지 않는다.
⑤ 억제대 처방 시 설명 없이 강제로 적용한다.

**9** 발달단계별 수면양상 특징은?

① 노인기 총 수면시간은 감소된다.
② 유아기 REM수면은 NREM수면보다 짧다.
③ 신생아는 REM수면은 NREM수면보다 길다.
④ 학령전기 아동은 NREM수면이 REM수면과 같다.
⑤ 성인의 총 수면시간은 감소하지만 NREM수면 4단계는 증가한다.

※ **발달단계별 수면 양상**
㉠ 신생아 및 영아 : REM수면이 전체 수면의 50%를 차지한다.
㉡ 유아기 : REM수면은 전체 수면의 25%로 낮잠이 필요하다.
㉢ 학령전기 : REM수면이 전체 수면의 20% 이고 악몽을 자구 꾼다.
㉣ 학령기 : 성인의 수면주기와 비슷하다.
㉤ 청소년기 : 급격한 성장시기에는 수면요구가 부족하고 수면이 불충분하다.
㉥ 성인기 : REM수면은 전체수면의 20% 이고, NREM 1 ~ 2단계 50 ~ 60%, 3 ~ 4단계 수면이 20%로 감소하고 깊은 잠을 이루지 못한다.
㉦ 노년기 : 총 수면 시간은 성인과 비슷하지만 REM 수면주기가 짧아지고 NREM 수면 4단계에서 없어진다.

**Plus Tip**

**7**

② 조끼 억제대 : 조끼 형태로 입는 억제대로 침대나 휠체어에서의 낙상을 방지한다.
① 사지 억제대 : 움직임을 제한하기 위해 사용하는 억제대로 팔이나 다리 모두 혹은 일부를 고정시킨다.
③ 전신 억제대 : 몸 전체를 억제하는 방법으로 머리 부위 채혈 시 움직임 방지를 위해 영아에게 주로 적용한다.
④ 장갑 억제대 : 장갑형식의 억제대로 손으로 신체부위 손상을 일으키는 것을 방지하거나 정맥주사, 튜브 등을 보호하기 위해 사용한다.
⑤ 팔꿈치 억제대 : 팔꿈치 굽힘을 방지하기 위한 억제대로 영아나 혼미한 대상자에게 사용한다.

**8**

② Clove Hitch는 팔, 다리 억제대로 붕대와 패드를 이용하여 주로 대퇴에 사용한다.
① 전신 억제대는 침상 틀에 고정한다.
③ 억제대 적용 시 호흡과 혈액순환을 방해받지 않도록 제한된 범위 내에서 환자가 움직일 수 있도록 한다.
④ 억제대 사용으로 인한 손상 예방을 위해 3 ~ 4시간마다 10분 정도 풀어 놓는다.
⑤ 억제대 적용 시간, 부위, 이유, 환자나 보호자의 동의 여부 등을 간호기록에 남기도록 한다.

**9**

① 노인기 총 수면시간은 성인기와 비슷하다.
③ 신생아는 REM수면은 NREM수면과 같다.
④ 학령전기 아동은 NREM수면이 REM수면보다 길다.
⑤ 성인의 총 수면시간 감소와 NREM수면 4단계는 감소한다.

**답** 7.② 8.② 9.②

**10** 불면증을 호소하는 환자의 수면을 돕기 위한 간호중재는?

① 수면 전 배뇨한다.
② 취침 전 충분한 수분섭취를 권장한다.
③ 높은 조도와 시원한 침구를 제공한다.
④ 이뇨제 투약환자는 취침 전 미리 투약한다.
⑤ 취침 전까지 운동을 한다.

**11** 일상생활 중 운전을 하다가 갑자기 수면에 빠져 곤란한 적이 있다고 이야기 하던 환자가 대화 도중 갑자기 수면에 빠지는 환자가 보이는 수면 곤란증의 유형은?

① 불면증
② 사건수면
③ 수면발작
④ 수면무호흡
⑤ 수면 중 경악장애

**12** 간호사가 대상자의 체위변경할 때 적절한 방법은?

① 다리와 팔 근육만을 사용한다.
② 무릎을 굽혀 대상자를 들어올린다.
③ 환자를 굴리거나 돌리지 않도록 한다.
④ 가능한 침대에 멀리 서서 힘을 사용한다.
⑤ 간호사 허리 밑으로 침대 높이를 고정한다.

※ 신체역학(Body Mechanics)
㉠ 중력에 대항하여 물체를 들어 올리는 것보다 굴리거나 돌리는 방법을 사용하는 것이 힘이 덜 든다.
㉡ 물체를 올릴 때는 강한 근육군을 사용하는 것이 근육의 피로와 손상을 예방할 수 있다.
㉢ 낮은 무게중심과 넓은 기저면을 이용하여 신체의 안정성이 높아진다.
㉣ 힘의 기저면과 중력선이 일치할수록 안정성을 유지할 수 있다.

**10**

② 취침 전 과다한 수분 섭취는 수면 중 요의를 발생시킨다.
③ 낮은 조도와 건조하고 따뜻한 침구를 제공하여 수면에 알맞은 환경을 조성한다.
④ 이뇨제 투약은 취침 전에 피하도록 한다.
⑤ 운동으로 인한 교감신경 자극을 피하기 위해 수면 직전 운동을 하지 않도록 한다.

**11**

③ 수면발작 : 행동의 형태와는 상관없는 억제할 수 없는 수면이 나타난다.
② 사건수면 : 수면과 관련하여 나타나는 생리현상이다. 이 갈기, 악몽, 수면 보행증 등이 발생한다.
① 불면증 : 스트레스 상황이나 시차, 약물 부작용 등으로 나타날 수 있다.
④ 수면무호흡 : 수면 중 코를 고는 사이 호흡을 하지 않는 기간을 말한다.
⑤ 수면 중 경악장애 : 야경증이라고도 하며 갑자기 잠에서 깨어 소리를 지르는 것으로 소아에서 주로 나타난다.

**12**

① 강한 근육인 둔부와 다리근육을 사용하여 근육 손상을 예방 한다.
③ 금기가 아니라면 직접적으로 드는 것보다 힘을 적게 사용할 수 있는 환자를 돌리거나 굴린다.
④ 가능한 침대에 가까이 서서 힘을 사용한다.
⑤ 간호사 허리 정도로 침대 높이를 고정한다.

**답** 10.① 11.③ 12.②

**13** 호흡곤란을 호소하는 환자에게 Fowler's Position을 취해주는 방법으로 옳은 것은? ***

① 침상다리를 45˚ 상승시킨다.
② 발바닥 굴곡을 위해 발판을 대어준다.
③ 요추부위에 베개를 넣어 지지해 준다.
④ 머리에는 작은 베개를 여러 개 대어준다.
⑤ 팔꿈치는 내린 상태로 신전을 유지한다.

※ Fowler's Position
　반좌위 자세이다. 복부장기들이 가로막 아래로 내려가 호흡을 용이하게 한다.

**14** 유아의 통증을 사정하기 위한 척도는? *

① 서술적 척도
② PAR Score
③ Faces Rating Scale
④ Visual Analog Scale
⑤ Numeric Rating Scale

※ Faces Rating Scale
㉠ 얼굴평가 척도
㉡ 표현력이 부족한 3세 이하 유아에게 유용하다.
㉢ 자신의 통증을 가장 잘 표현하는 얼굴 모양을 고른 얼굴에 해당하는 숫자를 기록하여 평가한다.

**15** 대상자들이 호소하는 통증의 종류와 설명을 알맞게 연결한 것은? **

① 환상통 : 절단부위의 통증 수용체와 무관한 통증이다.
② 표재성 통증 : 말초신경 손상 나타나는 타는 듯한 통증이다.
③ 방사통 : 통증 최초 발생지점과 떨어진 부위에서 통증을 지각한다.
④ 작열통 : 짧은 기간 동안 피부에서 화끈거림이나 예리한 통증의 국소화가 나타난다.
⑤ 연관통 : 신경통증 부위에서 주위 기관으로 통증이 확산한다.

**Plus Tip**

**13**
① 침상머리를 45 ~ 60˚가량 올려준다.
② 발바닥 신전을 위해 발판을 대어준다.
④ 머리에는 하나의 베개로 지지해 준다.
⑤ 팔꿈치는 베개로 지지해 굴곡된 상태로 유지한다.

**14**
③ 얼굴모양을 이용하여 자신의 통증을 표현한다.

**15**
② 표재성 통증 : 짧은 기간 동안 피부와 피하조직의 화끈거림이나 예리한 통증의 국소화가 나타난다.
③ 방사통 : 신경통증 부위에서 시작되어 인접한 조직이나 주위 기관으로 통증이 확산한다.
④ 작열통 : 말초신경 손상으로 나타나는 타는 듯한 통증이다.
⑤ 연관통 : 통증의 최초 발생지점과 떨어진 부위에서 통증을 지각한다.

**답** 13.③ 14.③ 15.①

**16** 갑작스런 통증을 호소하는 대상자의 통증반응은?

① 호흡이 느려진다.
② 동공이 확대한다.
③ 서맥이 나타난다.
④ 몸에 발열이 나타난다.
⑤ 근육긴장도가 감소한다.

**17** 화상으로 입원한 환자에게 적용하는 bed는?

① Open Bed
② Closed Bed
③ Cradle Bed
④ Bradford Bed
⑤ Stryker Frame Bed

**18** 사망 직전 환자에게 나타나는 임상적 징후는?

① 근육수축
② 체온 상승
③ 빠른 맥박
④ 축축한 사지 말단
⑤ 동공의 수축

**Plus Tip**

**16**
① 빈호흡이 나타난다.
③ 빈맥이 나타난다.
④ 몸이 창백해진다.
⑤ 근육긴장도가 증가한다.

**17**
③ Cradle Bed : 크래들 위에 윗 침구를 덮는 형태이다. 침구무게로 인한 통증을 느끼지 않게 화상환자, 감각이상 환자에게 적용할 수 있다.
① Open Bed : 위 침구만 걷어 놓은 형태로 수술이나 검사 후 환자가 침상에 쉽게 누울 수 있도록 한다.
② Closed Bed : Open Bed에서 윗 침구를 덮어 놓은 상태로 입원환자를 위한 침상 준비 시 적용한다.
④ Bradford Bed : 척수손상으로 움직이지 못하는 대상자가 변기를 사용할 때 유용한 방법이다.
⑤ Stryker Frame Bed : 침상바닥에 판자를 대어 단단하게 만든 형태이다. 골절환자나 척추 수술 후 환자에게 적용할 수 있다.

**18**
④ 발에서 시작하여 손, 귀, 코, 순으로 피부가 차갑게 되며 사지말단이 축축해진다.
① 근육 긴장도 상실로 인해 근육이 이완된다.
② 혈액순환 속도 저하로 체온이 감소한다.
③ 활력징후 변화로 맥박은 느리고 약하며 맥박수는 감소한다.
⑤ 감각손상으로 동공은 확대되어 고정되고 반사가 소실된다.

**답** 16.② 17.③ 18.④

**19** 임종환자의 피부가 차고 축축하며 청색증이 일어나는 신체적 징후의 원인은?

① 탈수현상
② 혈압 상승
③ 불량한 영양상태
④ 말초혈관 순환장애
⑤ 체온조절중추 기능부전

**20** 임종환자를 간호할 때 중요하게 여겨야 하는 것은?

① 의사의 원칙
② 간호사의 판단
③ 환자 회복에 대한 바람
④ 환자의 종교 지도자의 의견
⑤ 환자의 치료에 대한 느낌과 정서

**Plus Tip**

**19**

④ 혈액순환 속도저하로 피부는 차갑고 창백해지며, 감각작용이 감소하거나 소실되게 된다.

**20**

⑤ 존엄한 죽음을 맞이하는 대상자의 권리를 존중하며 환자의 심리상태를 파악하고 말을 경청하여 요구를 최대한 수용할 수 있는 간호를 제공한다.

**답** 19.④ 20.⑤

# 수술 주기 간호

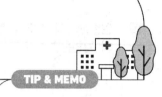

TIP & MEMO

### 학습목표

• 수술의 분류, 간호과정에 대해 설명할 수 있다.
• 수술 중 간호의 기본요소, 마취, 처치, 간호과정에 대해 설명할 수 있다.
• 수술 후 간호의 단계, 직후 간호, 병동간호에 대해 설명할 수 있다.
• 수술 후 합병증에 대해 설명할 수 있다.

## 1 수술 전 간호

### (1) 수술의 분류

① **목적에 따른 분류** : 진단적수술, 치료적수술, 재구성술, 고식적 수술, 미용적 수술로 나뉜다.

② **위험도에 따른 분류** : 대수술, 소수술로 나뉜다.

③ **범위에 따른 분류** : 단순수술, 근치수술로 나뉜다.

④ **긴급도에 따른 분류** : 응급수술, 긴급수술, 계획수술로 나뉜다.

### (2) 수술 전 간호의 목표

① 수술 위험요인을 규명하고 수술 후 평가에 이용할 수 있는 기초자료를 수집한다.

② 대상자가 최적의 상태에서 수술 받을 수 있도록 정서적 지지와 신체적 안위를 도모한다.

③ 수술 후 합병증을 예방하여 빠른 회복을 돕는다. 수술 후 간호는 대상자를 참여시키기 위한 준비과정이다.

### (3) 간호사정 주관적 자료

① 심리 사회적 사정

　　㉠ 불안감소를 위한 간호로 감정을 표현하도록 수용적인 태도로 경청한다. 무조건적인 안심은 오히려 부정적 결과를 초래한다.

　　㉡ 수술과정, 수술실의 구조, 수술전 후 상황 등에 대해 미리 안내하고 질문에 답변하고 이완요법, 심상요법 등을 적용한다.

　　㉢ 일반적 두려움으로 나타나는 것은 수술로 인한 사망, 영구적 장애이다. 수술 중 마취제, 진통제에 대하여 알려준다.

　　㉣ 수술 후 통증 심화는 진통제를 요청하도록 교육한다.

### ■ 수술 전 간호

• 입원 통원수술센터
• 간호력 신체검진
• 수술 승낙서
• 진단검사 : 임상병리검사, X − 선 촬영
• 수술 전 교육
• 개인위생
• 영적 간호

### ■ 수술 중 간호

• 수술실로 대상자 이송
• 마취
• 절개 전 피부준비
• 수술과정 : 조명, 기구관리 전달, 안전점검
• 회복실로 대상자 이동

### ■ 수술 후 간호

• 활력징후 측정
• 수액주입
• 배액 배설관리
• 통증관리
• 투약
• 재활 : 조기이상, 휴식, 자조활동

② 수술의 위험을 증가시키는 요인

    ㉠ 연령으로 65세 이상이 심장, 간, 신장, 폐기능 약화로 인해 위험도가 다.

    ㉡ 흡연, 알코올, 약물복용이 영향을 주게 된다.

    ㉢ 질병력은 순환장애질환(동맥경화증), 말초혈관변화를 가중시키는 당뇨병은 조직의 회복을 방해하는 경향이 있다.

    ㉣ 과거의 수술과 마취 경험 등에 의한 과민반응 여부를 확인한다.

    ㉤ 가족력에서 종양, 출혈성질환, 악성고열증 등을 확인한다.

③ 영양상태 : 영양상태에 대한 확인으로 조직의 재생에 필수적인 단백질, 비타민, 탄수화물 산화 및 위장관계 기능 유지를 위한 B1(Thiamine), 상처치유 및 콜라겐 합성을 위한 C(Ascorbic Acid) 혈액응고 및 프로트롬빈 생성에 관여하는 K, 산 − 염기 균형, 체액균형의 무기질, 탄수화물, 지방, 수분, 비만도에 대한 측정을 이룬다.

### (4) 간호사정 객관적 자료

① 신체사정

    ㉠ 감염주의 : 가벼운 감기라도 수술과정에 불리한 영향을 미칠 수 있으므로 재채기, 기침, 인후통, 체온상승 등을 사정한다.

    ㉡ 호흡기계 : 호흡기계 감염은 마취하면 무기폐, 폐렴으로 이어지므로 X − 선 검사, 폐기능 검사, ABGA를 시행하며 COPD, 기흉, 만성기관지염, 천식의 경우 투약을 지속하고 수술 전과 마취 전에 추가로 투약을 진행한다.

    ㉢ 심맥관계 : 수술 중 산소, 체액, 영양공급에 관여하며 심전도, 혈액검사를 시행한다. 항응고제 투여환자의 경우 의사처방에 의해 수술 전 투약 중지 시행 여부를 확인한다.

    ㉣ 간기능 : 약물, 마취제 해독에 관여하므로 간기능 검사를 실시한다.

    ㉤ 신장기능 : 마취제 및 대사물 배설에 관여한다.

② 정신 · 사회적 사정

    ㉠ 불안, 두려움이 나타날 수 있는데 통증, 신체상 변화, 마취, 죽음 등에 대한 불안이다.

    ㉡ 수술에 대한 지식, 지지체계, 과거 입원 및 수술 횟수, 재정상태 즉 병원비 지불(보험) 등에 따라 다르다.

③ 임상검사 : 수술 전 행해지는 진단검사로 일반 혈액검사, 전해질 및 기타 검사, 혈액응고검사, 흉부방사선 검사, 심전도, CT, MRI 등이 적용된다.

▌수술의 위험도 증가요인

연령, 흡연, 알코올 및 약물섭취, 질병력, 수술력, 마취경험, 가족력

**(5) 간호계획과 수행**

① 생리적 준비

　㉠ **위험요인의 최소화**: 심장, 간, 신장 기능장애와 당뇨병 상태를 조절하며 흡연을 금한다. 호흡기계 기능을 확인하고 영양상태를 확인하며 감염예방에 주의한다.

　㉡ **위장관계 준비 목적**: 마취 중 구토와 흡인 가능성을 감소시키며 장폐색 가능성을 감소하는데에 있다. 장 손상 후 대변으로 인한 위험성을 감소시키고 수술 시야의 확대에 있다.

　㉢ **적용**: 수술 8 ～ 10시간 전부터 금식을 실시하여 수술 중 흡인과 구토를 예방한다. 복부 및 장 수술의 경우 비위관을 삽입한다. 위장관, 항문주변, 회음부, 골반강 수술 시 관장을 실시하고 수술에 따른 일반적 장 준비를 행한다.

　㉣ **투약 상태**: 금식 시 의사와 상의 후 투약 여부를 결정한다. 출혈 위험성 약물을 확인하여 수술 7 ～ 14일 전에 중단한다. 혈중 농도 유지 약물은 정맥투여하며 인슐린주사 투여 대상자의 경우 요당, 혈당을 측정한 후 결정한다.

　㉤ **피부준비**: 수술 예상 위치에 상처를 확인하며 수술부위의 청결을 유지하고 제모를 행한다.

② 심리적 준비

　㉠ **대상자 관리**: 대상자 교육과 의사소통을 격려하며 휴식을 권장한다. 관심을 전환하여 불안을 감소시킨다.

　㉡ **가족관리**: 수술 당일이나 후에 예상되는 일을 알려준다. 준비를 도울 내용, 당일 대상자와의 동행, 회복실에서 1 ～ 2시간 후 만날 수 있는 것 등을 알려준다.

③ **법적준비**: 수술동의서를 받는다. 수술방법, 수술하는 이유에 대한 내용, 선택할 수 있는 다른 방법은, 각 방법에 따른 위험요인, 수술에 따른 위험·결과, 마취에 따른 위험 등을 포함한다. 충분한 설명으로 수술 목적, 절차, 부작용에 대한 안내가 되어야 한다.

④ **소생술 처방**: 소생술금지(DNR)처방을 확인하고 명확하게 문서에 기록한다.

⑤ **수술 전 교육**

　㉠ 목적은 대상자의 만족도 증가, 수술 후 두려움, 불안, 스트레스, 합병증 발생, 입원기간, 회복기간 등을 감소이다.

　㉡ 점검표에 기록을 하여 활용하며 수술대상자가 받아야 될 정보는 수술 전 절차, 수술 기술정보, 수술일, 회복실 등에 대한 것들이다.

⑥ 수술 직전 일반적 준비

　　㉠ 환자 손목 명찰을 확인한다.

　　㉡ 의치나 껌을 제거하여 마취 동안 기도 흡인을 방지한다.

　　㉢ 장식류인 머리핀, 보철장치, 보청기, 안경, 콘택트 렌즈, 의치 등을 제거하고 속옷을 제거하고 머리카락을 정돈한다.

　　㉣ 화장, 매니큐어를 제거하여 혈색을 확인한다.

　　㉤ 도뇨관 삽입이 이뤄지지 않는 경우는 투약 이전에 방광을 비운다.

　　㉥ 콩팥기능, 비뇨생식기 수술, 대수술, 소변정체가 일어나는 수술의 경우 수술동안 실금을 방지하고 장기관에 접근이 용이하게 하기위해 유치도뇨관을 적용한다.

⑦ 수술 전 의료정보지 점검 : 수술 전에 점검표를 작성하도록 한다.

⑧ 수술 전 단순도뇨의 적용 : 급성 방광 팽만의 즉각적인 완화를 위함이다. 요도 외상 후 급성 요정체 시 진정제나 진통제의 효과로 배뇨할 수 없을 때 사용하게 되는 경우, 방광기능 장애 대상자들의 장기간 관리를 위해, 무균적인 소변 검사물을 얻기 위해, 배뇨 후 잔뇨량의 측정을 위해 적용한다.

⑨ 수술 전 유치도뇨의 삽관 : 소변 배출의 폐쇄가 있을 때에 적용한다. 전립선 비대, 요도협착증, 방광종양 등을 예방한다. 요도와 주위조직의 외과적 수술 대상자들은 요도 폐쇄를 방지, 중환자의 계속적인 소변량 측정을 위해, 실금하는 혼수환자에게 계속적이거나 간헐적 방광 세척을 위해 적용한다.

⑩ 수술 전 투약

　　㉠ 목적으로는 수술 전 환자의 불안이나 흥분을 경감시키는 진정작용으로 수면제, 최면제를 투약한다.

　　㉡ 타액과 위액의 분비를 감소시키고 기도 분비물을 억제하기 위해 항콜린제를 투여한다.

　　㉢ 통증과 불편감을 완화시키기 위해 진통제를 투여한다.

　　㉣ 종류는 진정제, 항불안제(Sedatives)로 벤조다이아제핀계, Midazolam(Versed), Diazepam(Valium), Lorazepam(Ativan)이다.

　　㉤ 불안감소, 기억상실효과, 진정유도의 효과를 내며 부교감신경억제제(항콜린제)는 미주신경의 자극을 차단하는 약물이다.

　　㉥ 호흡기계에 타액분비를 감소시켜 기도가 폐쇄되는 것을 예방하는 것으로 Atropine Sulfate, Glycopyrolate, Scopolamine가 있다.

　　㉦ 마약성진통제(Narcotics)로는 마취유지에 필요한 전신마취제의 농도를 보다 감소시킬 수 있는 Meperidine(Demerol), Morphine, Fentanyl이 있다.

⑪ 통원(당일)수술 준비 : 입원 전 정보를 제공하며 위장관계 준비, 마취종류에 따른 간호가 행해진다.

## 2 수술 중 간호

### (1) 수술 중 간호

① 소독간호사의 역할

    ㉠ 해부와 생리, 수술과정을 명확히 숙지하며 필요한 멸균된 물품과 기구를 준비한다.

    ㉡ 철저한 외과적 손소독을 실시하여 무균적으로 가운과 소독장갑을 착용한다.

    ㉢ 수술과정 참여하며 수술 동안에는 사용된 물품의 수를 확인하는데 거즈, 바늘 및 기구 수를 확인한다.

② 순환간호사의 역할

    ㉠ 수술계획표에 따라 수술방과 수술장비를 준비 및 점거하며 수술에서 멸균물품을 공급한다.

    ㉡ 수술 전 과정 동안 대상자의 신체적·정서적 상태를 사정한다.

    ㉢ 대상자에게 적절한 수술 체위를 취해주고 소독간호사와 함께 3회 이상 거즈, 바늘과 기구 수를 확인한다.

    ㉣ 손실된 혈액과 체액을 추정하며 회복실 간호사에게 필요한 정보를 인계한다.

    ㉤ 대상자의 상태나 사용물품 등 필요한 사항을 기록하고 검사나 배양을 위한 검사물도 관리한다.

③ 외과적 손소독(Surgical Scrub)

    ㉠ 미생물의 수를 감소시키기 위해 3 ~ 5분간 실시하게 되며 손톱은 짧게 깍고, 손톱 및 청결을 유지한다.

    ㉡ 브러쉬나 스펀지에 피부소독제 묻혀 숟가락~팔꿈치 위 2인치까지 씻고 흐르는 수돗물로 손가락 끝부터 팔꿈치까지 헹구며 헹구는 동안 손끝의 위치가 팔꿈치보다 높게 위치한다.

    ㉢ 소독수건으로 손, 전박을 닦은 후 소독가운과 장갑을 착용한다.

④ 기본무균술

    ㉠ 수술부위를 중심으로 하는 무균영역을 정하고 무균상태를 유지하는 무균술을 시행한다.

    ㉡ 수술실은 무균술의 원칙이 적용되어야 하는데 멸균영역에 들어오는 모든 물품은 멸균 상태로 한다.

    ㉢ 멸균물품이 비멸균물품과 접촉하면 오염된 것으로 간주하고 오염된 물품은 즉시 멸균영역에서 제거한다.

    ㉣ 수술영역에서 일하는 수술팀원은 멸균가운, 장갑을 착용하고 멸균영역과 비멸균영역 사이에는 넓은 안전구역을 유지한다.

ⓜ 테이블 윗면 높이만을 멸균된 것으로 간주하고 미생물은 환자, 팀원들의 체모, 피부, 호흡기에 존재하므로 적절한 복장으로 덮는 등의 원칙을 준수한다.

⑤ 수술실 환경 유지

　　㉠ 온도는 20 ~ 23℃, 습도는 50 ~ 60%을 유지하여 미생물성장 감소와 정전기를 예방한다.

　　㉡ 바닥은 젖은 걸레와 습식 진공청소기를 사용하며 비로 쓸거나 건식 진공청소기는 사용을 금지한다.

　　㉢ 침대, 수술기계상, 기구장, 무영등은 소독된 방포와 소독수로 닦는다.

　　㉣ 수술 중 혈액, 분비물로 바닥이 오염되면 건조해지면 비말성 미생물이 되므로 즉시 소독수로 닦도록 한다.

⑥ 대기실 : 목적으로는 수술실 들어가기 전 대상자 상태 사정과 확인이 이루어 지는 곳이며 위치는 수술실 안쪽 또는 수술실 근처에 자리하게 된다.

⑦ 안전을 위한 고려사항

　　㉠ 모든 전기적 수술 장비와 접지패드는 정확한 부위에 놓으며 화재위험을 방지하기 위해 안전수칙을 지키고 위험성을 인식한다.

　　㉡ 마취가스의 만성적 노출은 건강에 악영향을 주므로 노출을 최소화한다.

　　㉢ 레이저시술 등으로 발생한 연기입자에는 호흡기 자극, 암 유발의 위험으로 흡인과 바깥으로 배출이 가능한 적절한 환기시설이 필요하다.

## (2) 전신마취

① 전신마취 목적 : 중추신경계를 차단하여 의식, 감각, 기억이 모두 상실에 있다.

② 전신마취의 단계

　　㉠ 1단계 : 마취유도기(Analgesia And Sedation, Relaxation)로 유도기에서 의식소실까지이고 어지럽고 졸음, 통증감각 소실이 일어나고 청력은 강화된다.

　　㉡ 2단계 : 흥분기(Excitement, Delirium)로 의식소실에서 이완, 규칙적 호흡, 안검반사 소실이 일어나며 불규칙한 호흡, 근긴장도 긴장, 사지의 불수의적 움직임이 나타나며 후두경련, 구토 위험이 발생하고 외부자극에 민감해진다.

　　㉢ 3단계 : 외과적 수술기(Surgical Anesthesia)로 전신근육 이완, 반사소실, 주요기능 저하로 나타나며 턱 이완, 조용하고 규칙적 호흡, 청력소실, 감각소실이 일어난다.

　　㉣ 4단계 : 위험기(Danger)로 주요기능 저하, 호흡부전, 심장마비, 사망, 호흡근마비로 인한 무호흡, 동공의 확장과 고정이 일어난다.

③ 흡입마취

　　㉠ 종류 : 휘발성 액체인 Desflurane(Suprane), Enflurane(Ethrane), Isoflurane(Forane), Sevoflurane(Ultane), 가스형태 약제인 Nitrous Oxide이 있다.

ⓛ **장점** : 마취 효과가 나타나는 시간이 빠르고 마취시간 조절이 용이하며 환자에게 투여하기 쉽다. 여러 장기에 대한 생리적인 변화가 적으며 불활성으로 생체 내에서 대사되지 않고 인체에 독성이 없고 근육이완작용이 좋으며 진통효과가 좋다. 기억상실효과와 화학적 안정성이 높으며 비가연성이며 보관이 용이하고 가격이 상대적으로 저렴하다.

ⓒ **단점** : 배설이 신속한 만큼 통증을 빨리 느끼고 저혈압, 간독성, 두개강내압상승, 경련의 위험이 있고 작용기간 예측이 어렵다.

④ **정맥마취제**

㉠ Barbiturates계 약물로 Thiopental(Pentothal), Methohexital(Brevital)이 있다.

㉡ Nonbarbiturates Hypnotics계 약물로 Etomidate(Amidate), Propofol (Diprivan)이 있다.

㉢ 해리성마취제로 Ketamine(Ketalar)이 있다.

㉣ **장점** : 별도의 마취기가 없어도 간편하게 시행되며 거부감과 심혈관계영향이 적으며 마취도입, 각성이 원활하고 심장의 피자극성을 높이지 않으며 독성이 적고, 간장, 신장, 내분비대사에 영향을 크게 주지 않는다. 마취 후 구토발생 빈도가 적으며 흡입마취와 달리 화기가 있는 곳에서 실시 가능하다.

㉤ **단점** : 흡입마취에 비해 조절성이 크게 떨어지고 마취 후 각성지연의 위험, 마취의 깊이, 약제 추가 투여결정이 어렵고 근이완작용이 약하거나 거의 없고 마취지속기간의 제약이 있다.

⑤ **전신마취 보조제** : 벤조디아제핀(Benzodiazepine)약물은 진정상태를 유도하고 불안과 초조를 조절할 수 있으며 근이완제로 골격근의 이완을 이루며 이 밖에도 마약성 진통제, 항콜린제, 항구토제 등이 사용된다.

⑥ **전신마취의 합병증**

㉠ **호흡기계** : 기도폐색, 위내용물의 폐로 흡인, 기관 내 삽관에 따른 합병증, 저산소혈증, 단산혈증의 위험이 있으다.

㉡ **순환기계** : 심장박동장애, 말초순환부전, 심장기능상실, 심근경색증, 공기색전증이 있다.

㉢ **신경계** : 두개강 내압 상승, 체온조절의 변화, 뇌의 저산소증, 뇌신경 손상이 있다.

㉣ **요로계** : 수분과 전해질 불균형, 핍뇨, 다뇨, 요정체가 있다.

㉤ **소화기계** : 구역과 구토, 치아와 잇몸손상, 그 밖에 간손상, 수혈부작용, 자궁 내 태발혈류 감소, 태아억압, 자궁이완증, 신생아의 과소환기, 무호흡 등이 나타날 수 있다.

## (2) 국소마취(부위마취)

### ① 목적

㉠ 깨어 있는 상태에서 수술부위의 감각과 운동을 정지시킨다.

㉡ 신체의 일부에 대해서 그 부위를 지배하는 신경의 전도를 화학적 및 가역성으로 차단한다.

㉢ 심장박동장애나 호흡기질환 때문에 전신마취가 금기인 경우, 과거에 전신마취의 부작용을 경험한 경우, 부위마취로 수술 후 통증관리가 잘 되는 경우에 시행한다.

### ② 약물 : Lidocaine(Xylocaine), Mepivacaine(Carbocaine), Bupivacaine (Marcaine), Procaine(Novocain), Tetracaine(Pontocaine)이 있다.

### ③ 장점

㉠ 별도의 마취가 불필요하며 간장, 신장, 내분비, 대사에 많은 영향을 미치지 않는다.

㉡ 마취 후에 구토가 적게 나타나고 금식시간이 충분하지 않은 응급환자에게 시행 가능하다.

㉢ 수술 후 폐합병증 발생 빈도가 낮고 화기가 있는 곳에서도 시행 가능하다는 점이 있다.

### ④ 단점

㉠ 마취의 조절성이 부족하고 급성독성반응이나 아나필락틱 쇼크 유발 될 수 있다.

㉡ 약한 근 이완 작용, 환자의 의식으로 불안이나 공포를 느낄 수 있고 소아일 경우 협조를 구하기가 어렵다.

### ⑤ 척수마취

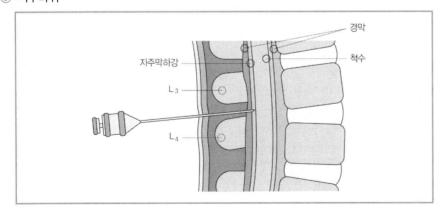

㉠ **작용부위** : 전근으로 운동신경, 교감신경 섬유, 후근 차단으로 감각신경을 차단한다. 자율신경, 감각신경, 운동신경을 모두 차단할 수 있다.

㉡ **천자부위** : L(요추)3, 4의 지주막하강에 실시된다.

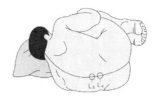

ⓒ **마취관리** : 초기 생리적 변동이 많기 때문에 투입 후 초기 15분 사정이 중요하다. 투약 후 1 ~ 2분 이내 약효가 시작되며 다리에 온감, 저린 느낌을 주면서 효과가 시작된다.

ⓔ **합병증** : 저혈압, 호흡억제, 정지, 오심, 구토 등이 있다.

ⓜ **적응증** : 하복부, 서혜부, 하지, 회음부 수술, 기도확보가 곤란한 경우, 간이나 신장기능이 저하된 환자가 있다.

ⓗ **금기증** : 중추신경계의 종양이나 질환환자, 척추 및 천자부위의 감염, 중증 심부전증 등이 있다.

⑥ **경막 외 마취**

ⓐ **작용부위** : 척수신경, 후근신경절을 차단하는데 저용량으로는 감각섬유만을 차단하고 고용량은 감각, 운동 섬유 모두를 차단한다.

ⓑ **천자부위** : 경막외강이며 천자바늘 카테터를 통해 나오는 척수액, 혈액의 유무를 확인한 후 이상이 없으면 시험량 주입 후 5분간 기다린다. 운동마비, 감각차단이 즉시 나타나면 지주막하강의 주입을 의심한다. 주입직후 심장이 빨리 뛰면서 귀가 멍멍하다면 정맥 내 주입을 의심한다.

ⓒ **합병증** : 혈압하강은 척수마비보다 느리고 호흡마비, 순환장애, 경련, 저혈압, 의식소실이 나타날 수 있다.

ⓔ **적응증** : 수술 후 통증관리, 진단 및 급만성 통증치료와 금식기간이 충분치 못할 때, 질식, 제왕절개술이 있다.

ⓜ **금기증** : 뇌압상승, 출혈성 경향이 있는 환자, 쇼크, 저혈압이 있다.

⑦ **국소마취** : 나트륨이온이 신경세포 내로 이동하는 것을 차단하고 통증과 운동감각은 차단되고 의식은 유지되며 국소 침윤 마취, 국소 도포 마취로 이용된다.

⑧ **기타마취** : 기타 마취들로는 영역차단마취, 신경차단마취, 정맥 내 부위 차단 마취, 침술 등이 있다.

## (3) 수술 중 처치

### ① 피부준비와 방포

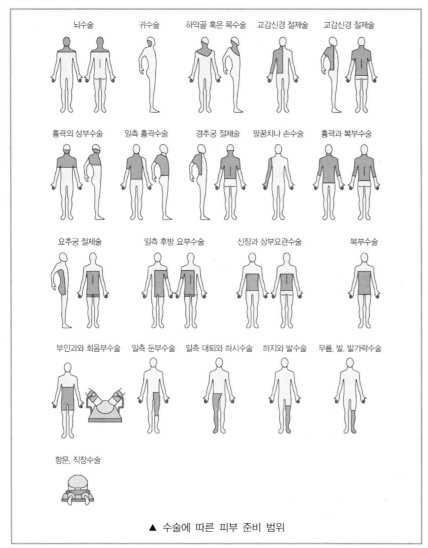

▲ 수술에 따른 피부 준비 범위

ⓐ **피부준비** : 피부손상 없이 피부 박테리아의 감소를 위해 실시되며 절차로는 수술 전날 밤 베타딘 비누로 목욕하고 제모는 면도보다는 탈모제 크림으로 안전하게 실시하며 준비부위로는 몸통의 경우 유두에서 치골결합 부위까지, 시험적 개복술의 경우 액와선에서 서혜부까지 준비하도록 한다.

ⓑ **방포덮기** : 목적으로는 미생물전파차단으로 수술 절개부위의 오염을 방지하며 면으로 만든 멸균포와 수술용 플라스틱 접착포가 있다.

② 수술 중 체위 종류

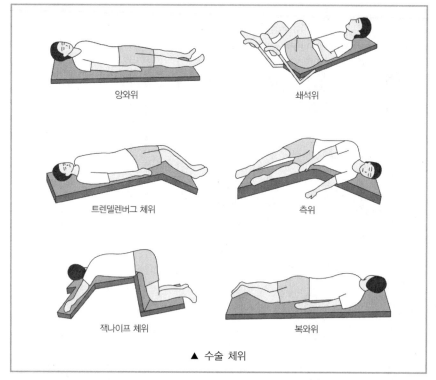

앙와위

쇄석위

트렌델렌버그 체위

측위

잭나이프 체위

복와위

▲ 수술 체위

㉠ **앙와위(바로누운자세)** : 배부측위로 복부수술, 얼굴, 목, 어깨, 가슴, 유방 수술에 적용된다.

㉡ **트렌델렌버그(Trendelenburg) 체위** : 하복부, 복강 내 수술에 이용된다.

㉢ **역트렌델렌버그(Reverse Trendelenburg) 체위** : 담낭, 담도 수술에 이용된다.

㉣ **쇄석위** : 질, 직장 수술, D&C에 이용된다.

㉤ **신장체위** : 신장이식수술에 이용된다.

㉥ **측위** : 한쪽 폐 수술, 신장수술, 고관절수술에 이용된다.

㉦ **추궁절제 체위** : 척수수술에 이용된다.

㉧ **잭나이프(Jackknife) 자세** : 항문수술에 이용된다.

③ **체위고정 시 주의점** : 낙상을 예방하여야 하며 돌출부위 압박방지로 신경, 근육, 혈액순과 추위예방과 호흡의 원활함을 유지하여야 한다.

④ **외과적 기술**

㉠ **기본수술수기** : Scalpel Blade(Knife), 절개용 가위, 전기소작기로 조직을 절개하는 절개과정, 혈액의 유출, 출혈을 방해하거나 저지하는 지혈과정, 봉합침, 봉합사, 봉합법을 이용한 봉합의 과정으로 구성된다.

ㄴ 봉합사의 종류

| 구분 | | 천연 | 합성 |
|------|------|------|------|
| 흡수성 | | • 빨리 치유되는 조직에 사용<br>• 산부인과, 비뇨기과 수술<br>• 합성흡수성사 발달로 잘 쓰이지 않음<br>• catgut<br>• 주의 : 감염이 있을 때 빨리 흡수되어 상처 파열 위험 | • 적은 피부반응<br>• 취급용이<br>• 보다 큰 강도<br>• 감염 시에도 사용 가능<br>• 위장계 효소에 영향 받지 않음<br>• 예 : vicryl, PDS, monocry |
| 비흡수성 | | mersilk | prolene, ethilon, ethibond |

⑤ 특수수술방법

ㄱ 저체온술(Hypothermia) : 마취를 유도하면서 실시하는 저체온술로 체온을 28~30℃로 저하시켜 신진대사율을 낮추고 조직의 산소요구량을 저하시켜 수술을 효율적으로 시행하는 방법이다. 주로 심장과 뇌 수술에 이용되며 체온저하를 위해 냉담요나 얼음주머니, 찬 혈액수혈을 실행한다. 과도한 저체온술로 오한이 나타나면 심근에 과중한 부담을 주어 순환부전의 위험성이 존재한다.

ㄴ 의도성 저혈압술 : 출혈을 감소시키기 위한 방법으로 의도적으로 혈압을 저하시켜 혈류량을 감소시키는 방법이다.

⑥ 기타 수술방법 : 수술용 현미경, 레이저, 냉동수술, 체외충격파 쇄석술 등이 있다.

⑦ 최소침습수술(MIS, Minimal Invasive Surgery) : 수술 시 절개의 최소화로 수술상처도 최소한으로 줄인 방법이다. 복강경 및 내시경수술, 의료용 로봇수술, 자가수혈, 무혈수술 등이 활용되는 기술적 진보를 지닌 수술이다.

## (4) 간호사정

① 대상자 확인은 개방형 질문으로 이루어진다.

② 의료정보지 확인으로 병력, 신체검진 결과, 동의서 서명, 간호사정, 마취 전 사정 등과 같은 관련 기록, 마취제와 수혈 알레르기 유무, 수술 전 병력, 활력징후를 포함한 신체검진 결과는 수술 후 상태와의 비교를 위해 기초자료로 사용하는 등의 절차가 이루어진다.

TIP & MEMO

■ 봉합사 종류

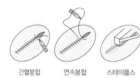

간헐봉합　　연속봉합　　스테이플스

테이프　　리텐션뱃지　　유치봉합

### (5) 간호계획과 수행

① **수술 중 안전**: 감염예방, 수술부위 오류방지, 수술타임아웃제 실시, 간호기록, 이물질 잔류방지, 실혈량 측정, 라텍스 알레르기 등과 관련된 중재를 실시한다.

② **손상의 위험성**
 ㉠ 수술체위에 따른 합병증 예방을 위한 중재를 실시한다.
 ㉡ 플라스틱접착포(필름), 피부봉합 등에 의한 피부보호와 조직손상에 철저한 무균술, 방포덮기, 피부봉합, 드레싱 등을 실시한다.
 ㉢ 비효율적 호흡양상 가능성을 염두하고 대상자의 불안관리에 중재를 행한다.

## 3 수술 후 간호

### (1) 수술 후 간호단계

① **1단계**: 심전도와 집중적 감시와 마취 직후 기간 동안 제공하는 간호를 말하며 목표로는 대상자를 2단계나 병실로 이송하기 위해 준비시키는 것이다.

② **2단계**: 외래 수술환자를 대상으로 하며 목표로 대상자를 3단계, 가정 또는 확대 간호시설로 이송하기 위해 준비시키는 것이다.

③ **3단계**: 확대 간호, 관찰병동으로 목표로는 대상자가 자가간호를 할 수 있도록 준비시키는 것이다.

### (2) 간호사정

① **회복실 PACU 간호사정**(Post Anesthetic Care Unit)
 ㉠ ECG, 활력징후의 지속적 모니터와 일반적인 간호인 호흡기능사정, 기도청결, 기도개방성, 산소공급 필요성 등을 행한다.
 ㉡ 심맥관계 기능 관찰을 실시한다. 첫 1시간 동안은 매 15분마다, 그 후 1 ~ 2시간 사이에는 매 30분마다, 그 후 4시간은 1시간마다 한다. 이후에는 4시간 마다 활력징후 사정한다.
 ㉢ 보고사항은 수축기압 90 이하 또는 160mmHg 이상, 맥박이 60 이하 또는 120회/분 이상, 불규칙한 심장리듬, 혈압이 큰 차로 감소할 때 등이 있다.
 ㉣ 섭취·배설량의 경우 6 ~ 10시간 이상 배설 못하면 인공도뇨를 실시하고 수술부위를 관찰하여 출혈과 드레싱을 관찰하고 배액관의 개방상태, 정맥투여 상태, 안위수준과 피부상태를 포함한 전신상태를 사정한다.
 ㉤ 통증 정도에 따른 관리 및 휴식, 안정을 제공하고 침대 난간을 올려놓아 안전에 유의하며 감각, 운동기능 회복의 사정으로 손을 꽉 쥐어보게 하여 운동기능 회복 정도를 측정한다.

② 마취회복수준 사정

　㉠ 마취 후 회복상태 평가표(Par Score＝Post Anesthetic Recovery) : Activity
　　(활동), Respiration(호흡), Circulation(순환), Consciousness(의식), Color
　　(피부색)을 평가한다.

　㉡ 의식수준 : Glasgow Coma Scale을 이용한 의식수준을 사정한다.

| 반응 | 점수 | 반응 | 9:00 | 9:30 | 10:00 | 10:30 | 11:00 | 11:30 | 12:00 | 12:30 | 13:00 |
|---|---|---|---|---|---|---|---|---|---|---|---|
| 눈뜨는 반응 (E) | 4 | 자발적으로 눈을 뜬다. | | | | | | | | | |
| | 3 | 부르면 눈을 뜬다. | ● | ● | ● | ● | ● | | | | |
| | 2 | 통증 자극에 의해 눈을 뜬다. | | | | | | ● | | | |
| | 1 | 전혀 눈을 뜨지 않는다. | | | | | | | ● | ● | ● |
| 언어 반응 (V) | 5 | 지남력 있음 | ● | ● | ● | ● | ● | | | | |
| | 4 | 혼돈된 대화 | | | | | | | ● | ● | |
| | 3 | 부적절한 언어 | | | | | | | | | |
| | 2 | 이해 불명의 소리 | | | | | | | | ● | |
| | 1 | 전혀 없음 | | | | | | | | | ● |
| 운동 반사 반응 (M) | 6 | 명령에 따른다. | ● | ● | ● | ● | ● | ● | ● | | |
| | 5 | 통증에 국소적 반응이 있다. | | | | | | | | ● | |
| | 4 | 자극에 움츠린다. | | | | | | | | | ● |
| | 3 | 비정상 굴절 반응 | | | | | | | | | |
| | 2 | 비정상 신전 반응 | | | | | | | | | |
| | 1 | 전혀 없음 | | | | | | | | | |
| 총합계 | | | 14 | 14 | 14 | 14 | 14 | 12 | 11 | 8 | 6 |

③ 산화가 적절하지 않을 때 임상증상

　㉠ 중추신경계 : 안절부절못함, 동요, 근육의 비틀림, 경련, 혼수로 나타난다.

　㉡ 심혈관계 : 고혈압, 저혈압, 빈맥, 서맥, 부정맥으로 나타난다.

　㉢ 피부계 : 청색증, 모세혈관의 재충만(Capillary Refill) 지연, 축축한 피부로
　　나타난다.

　㉣ 호흡기계 : 호흡노력이 증가하며 호흡보조근육을 사용하고 비정상적 호흡음,
　　비정상적 동맥혈 가스분석 소견이 보인다.

　㉤ 신장계 : 소변배설량이 시간당 0.5mL/kg 미만으로 나타난다.

④ 수술 후 체온변화의 의미
　　㉠ 12시간 이내는 저체온에서 36℃ 정도는 마취의 효과, 수술하는 동안 체열의 손실을 의미한다.
　　㉡ 첫 24 ~ 48시간 동안의 38℃까지 상승은 수술 스트레스의 염증성 반응이다.
　　㉢ 38℃ 이상은 폐 울혈, 무기폐를 의미한다. 3일 이후의 37.7℃ 이상의 상승은 창상감염, 요로감염, 호흡기계감염, 정맥염 등을 의미한다.

⑤ PACU 간호계획과 수행
　　㉠ 안전한 마취회복 : 심호흡, 사지 움직임을 격려하며 척수마취 시 두통 발생을 관찰한다. 그 밖에 수분섭취를 증가시키고 낙상예방을 실시한다.
　　㉡ 가스교환증진 : 인두반사 회복 시까지 측위로 질식을 예방하며 기침을 격려하고 필요시 흡인을 실시하며 산소요법, 심호흡을 격려한다.
　　㉢ 적절한 순환기능 : 매 15분마다 활력징후를 측정하고 저혈압, 산소포화도, 환기를 관찰한다. 쇼크증상 시 산소공급, 다리거상, 정맥주입 등을 실시한다.
　　㉣ 수분과 전해질 균형 : 정맥주입을 통한 전해질 균형을 유지한다.
　　㉤ 통증관리 : 절개 부위 통증 양상 및 정도를 사정하고 필요시 진통제는 소량을 투여한다.
　　㉥ 수술 상처간호 : 출혈 유무를 확인하고 배액관이 눌리거나 꼬임의 여부를 확인하며 배액량을 확인한다.
　　㉦ 체온변화 : 고열 증상을 확인하며 저체온시 담요를 적용한다.
　　㉧ 위장관계 회복 : 오심 및 구토 발생시 완화 간호를 실시한다. 보통 수술 직후 2시간 안에 많이 발생하며 휴식, 심호흡 격려, 시원한 수건과 얼음 제공과 구강간호를 실시한다.
　　㉨ 불안감소 : 회복실에 있다는 것을 설명하며 시술에 대해 자세히 설명하고 프라이버시를 유지한다.
　　㉩ 심리 사회적지지 : 대상자와 가족의 정서적 요구에 관심을 두며 퇴실 시간을 설명한다.
　　㉪ 병동으로 이송 : 병실로 이동 조건을 확인하고 퇴실을 실시한다. 보통 Aldrete Postanesthesia Recovery Scoring System(ARCCC)로 점수화 한다.
　　㉫ 당일 수술퇴원 : ARCCC 10점 이상일 경우 허용된다.

## (3) 수술 후 병동간호

① 호흡기계 간호
　　㉠ 간호사정 : 보통 복부나 흉부 수술 후 무기폐, 폐렴의 위험성이 증가하므로 호흡상태를 사정한다.

■ 수술 후 회복 증진을 위한 교육
• 심호흡 : 수술 후 폐 확장과 혈중 산소 유지와 무기폐를 예방하기 위한 교육이다.
• 호흡운동 : 조기이상과 관절가동범위 운동, 통증조절방법(PCA), 흡기를 도와 폐표를 팽창시켜 무기폐를 예방하는 강화폐활량계 사용법 등을 교육한다. 또 기침과 지지 방법을 알려주며 분비물 배출로 기도 개방성 유지, 폐렴을 예방할 수 있음을 알린다.
• 하지운동 : 혈전 위험성을 감소시키는 것으로 혈액순환 증진을 통해 호흡기능 유지에도 기여하게 된다.
• 조기이상과 관절가동범위운동 : 움직일 수 있는 경우 2시간마다 돌아눕게 하며 수술부위 지지와 침상난간을 올려준다.

ⓛ 간호중재 : 심호흡(복식호흡)을 시간당 5 ~ 10회 격려하며 기침은 시간당 10회 정도 실시한다. 조기이상으로 연동운동 회복, 분비물의 배출을 촉진하고 경구·비경구로 수분을 공급한다. 필요시 객담용해제를 투여하며 감염 시 항생제를 투여한다.

② 심혈관계

　㉠ 간호사정 : 활력징후 측정, 말초혈관의 관찰, 발등맥박 촉지, 양쪽 발의 색·온도·움직임·감각을 비교한다.

　ⓛ 간호중재 : 출혈, 혈장보충제, 알부민, 수액, 혈액, 심부정맥혈전증, 폐색전증, 수술 후 다리운동, 조기이상, 항색전 스타킹, 수분 공급, 다리 상승, 저용량의 헤파린 투여 등의 간호중재를 실시한다.

③ 신경계

　㉠ 간호사정 : 지남력, 얼굴표정, 질문이나 자극에 대한 반응, 과민반응 여부, 감각여부 등을 사정한다.

　ⓛ 간호중재 : 합병증을 확인하며 부동으로 인한 근육 약화, 관절강직, 감각박탈 등에 대한 중재를 실시한다.

④ 영양 및 수분, 전해질 균형

　㉠ 간호사정 : 섭취배설량의 균형, 산과 염기의 균형을 사정한다.

　ⓛ 간호중재 : I/O측정, 체중측정, 소화기능 회복 시 까지 금식유지, 정맥으로 수액 공급, TPN(총비경구영양)으로 고열량식이 투여 등을 중재한다.

⑤ 위장관계

　㉠ 간호사정 : 구역·구토 여부, 창자 꿈틀거림(연동운동)의 감소, 비위관 배액 등을 사정한다.

　ⓛ 간호중재 : 연동운동 회복될 때까지 가스배출을 확인하고 장음을 청진한다. 가스배출이 안될 시 직장관을 삽입하여 가스배출을 유도한다. 가스배출을 확인 후 제공되는 식사로는 'SOW → 유동식 → 연식 → 일반식' 순서로 진행된다. 비위관을 통한 위장의 감압과 배액의 색과 양을 관찰한다. 조기이상, 수분과 고섬유식이을 권장하고 구토 시 측위로 기도흡인을 방지하는 것을 실시한다.

⑥ 배설간호

　㉠ 간호사정 : 요정체, 유치도뇨관을 관찰하여 사정한다.

　ⓛ 간호중재 : 유치도뇨관을 관찰하여 소변색, 혼탁도, 양을 사정한다. 배뇨곤란 시 따뜻한 변기, 물 흐르는 소리, 회음부 열적용, 침상변기, 수분섭취의 증가, 운동, 인공도뇨 등을 실시한다.

⑦ 통증간호

　㉠ 간호사정 : 수술과 관련된 통증을 사정한다.

　ⓛ 간호중재 : 진통제 투여, 체위 변경, 등 마사지, PCA의 적용 등 중재를 실시한다.

⑧ 수술부위 피부간호

　　㉠ 간호사정 : 정상적인 상처치유 과정, 상처치유의 장애여부 등을 사정한다.

　　㉡ 간호중재 : 드레싱, 배액, 감염관리, 상처열개와 내장 탈출 관리, 켈로이드 등을 사정하고 중재를 행한다.

⑨ 심리사회적 간호

　　㉠ 간호사정 : 신체상이나 생활양식의 변화 등에 대하여 사정하고 행동의 변화를 관찰한다.

　　㉡ 간호중재 : 대상자의 감정표현 기회를 제공하며 지지 집단을 알려준다.

⑩ 퇴원계획과 추후관리 : 자가간호, 보고해야 할 증상, 목욕 권장사항을 포함한 절개부위 관리법, 드레싱 방법, 배액관이나 카테터 관리법, 허용되는 활동과 금지된 활동, 식이, 활동, 투약 관련 교육과 추후 치료계획, 문제 해결을 위한 지지 자원을 소개, 이용할 수 있는 지역사회기관이나 가정 간호 연락처, 개인적인 질문 등을 행한다.

### (4) 수술 후 합병증

① 호흡기계 : 수술대상자에게 가장 흔하고 심각한 문제로 여겨지며 예방에는 심호흡, 기침 격려, 흡기측정계 사용, 조기이상이 있다.

② 혈전증

　　㉠ 원인 : 장기간 부동 시 혈전이 형성되어 발생한다.

　　㉡ 증상 : 족배굴곡시 장딴지 통증(Homan's Sing 양성), 환측 다리 부종, 열감, 발적으로 나타난다. 혈괴가 기종하여 폐나 뇌로 색전증을 유발할 위험성이 있다. 폐색전증, 갑작스럽고 돌발적 발생, 예리하게 찌르는 듯한 흉통, 호흡곤란, 불안, 동공확대, 식은 땀, 맥박 증가 등이 있다. 신속히 치료하지 않으면 사망 위험성이 있다.

　　㉢ 간호중재와 치료 : 다리 운동, 낮은 용량의 헤파린 주사, 탄력스타킹, 탄력붕대, 조기이상, 수분섭취 권장으로 중재를 실시한다. 정맥결찰, 항응고 요법, 혈전 용해요법, 침상안정, 온습포 적용, 마사지 금지 등으로 치료한다.

③ 요정체 : 유치도뇨관의 삽입으로 완화할 수 있다.

④ 장폐색

　　㉠ 원인 : 수술·마취로 인한 연동운동의 저하로 장유착이 발생하는 것이다.

　　㉡ 증상 : 체온·호흡은 정상, 국소 통증, 짧은 간격으로 복부통증, 복부팽만, 딸꾹질, 구토 등이다.

　　㉢ 간호중재와 치료 : 비장관 또는 직장관을 삽입하고 수술을 행한다.

⑤ 피부손상관리

　㉠ **드레싱·배액** : 상처드레싱 및 배액관리인 수술부위 드레싱은 병원의 지침에 따라 행하며 배액관의 개방 여부, 양, 색깔냄새 등을 확인한다.

　㉡ **감염관리** : 수술 후 5 ~ 7일에 가장 잘 호발하고 원인균으로는 Staphylococcus Aureus, E - Coli, Proteus Vulgatis, Pseudomonas Aeruginosa, MRSA감염이 있다.

　㉢ **간호중재** : 예방이 중요한데, 철저한 무균술 적용, 광범위 항생제 사용, 그리고 맥박증가, 체온증가, 절개부위압통, 열감 시 의사에게 보고하도록 한다.

　㉣ **상처열개와 내장탈출관리** : 대상자가 움직이거나 이동할 때 복대로 지지한다. 상처열개의 경우 신속히 비부착성 드레싱과 생리식염수 드레싱 후 의사에게 보고하고 내장 돌출의 경우 외과적 응급 상황으로 심한 통증과 구토 증상을 보인다. 간호중재로는 즉시 외과의에게 보고하고 반좌위, 돌출된 장을 소독된 생리식염수에 적신 거즈로 덮어주고, 활력징후를 측정하며 쇼크증상인 저혈압, 빈맥 등을 확인한다.

　㉤ **켈로이드(Keloid)** : 외과적 처치로 생긴 흉터가 과다하게 성장하고 압통이 생기는 것을 말하며 예측이 어렵고 섬세한 봉합, 완전한 지혈, 적절한 압박이 도움이 된다.

⑥ **영양 섭취**

　㉠ 수술 후 구강섭취를 할 수 없는 대상자는 수술 후 처음 24 ~ 36시간 동안 오심과 구토를 할 수 있다. 식욕 감소, 위장의 연동운동의 감소가 보인다.

　㉡ 의사가허락하는 대로 액체(맑은 국물, 과일주스, 젤리 등)를 주고 처음 고형식이로는 죽이나 소화 잘되게 조리한 고기나 야채 등을 제공한다.

　㉢ 식욕이 좋아져서 식사를 잘하게 되면 정상식이를 제공하여 비타민, 무기질 균형과 질소 균형을 적절히 유지를 증진한다.

　㉣ 상처 치유를 촉진하기 위하여 비타민 C와 단백질을 공급하여 주는 것이 좋다.

# 수술 주기 간호

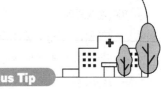

Plus Tip

**1** 수술 전 투약의 목적과 종류에 대한 설명으로 옳지 않은 것은?

① 통증과 불안감 완화를 위해 진통제를 사용한다.
② Atropine Sulfate는 부교감 신경 차단제로 미주신경을 억제한다.
③ 항콜린제는 침과 위액의 분비를 감소시켜 기도 분비물을 억제한다.
④ 수술 전 환자의 불안이나 흥분을 경감를 위해 진정작용 약물을 사용한다.
⑤ 마취성 진통제는 마취유지에 필요한 전신마취제 농도를 보다 증가시킨다.

**2** 수술 시 Lithotomy Position을 유지하는 수술은?

① 척추수술         ② 담낭수술
③ 회음부수술       ④ 유방절제술
⑤ 충수돌기절제술

**3** 전신 마취 후 의식이 깨어나는 환자가 오심과 구토 증상을 호소할 때 가장 먼저 시행할 간호중재는?

① 머리를 높여준다.
② 진토제를 투여한다.
③ 찬물을 제공한다.
④ 머리를 옆으로 돌린다.
⑤ 기관 흡인을 시행한다.

**1**

⑤ 마취성 진통제는 마취유지에 필요한 전신마취제 농도를 감소시킨다.

**2**

① 척추수술 : Reverse Trendelenburg Position
② 담낭수술 : Trendelenburg Position
④ 유방절제술 : Dorsal Recumbent Position
⑤ 충수돌기절제술 : Laminectomy Position

**3**

④ 구토로 인한 분비물로 발생하는 기도 흡인을 예방하기 위해서 고개를 옆으로 돌려둔다.

**답** 1.⑤ 2.③ 3.④

**4** 척추마취 수술 대상자의 간호중재로 옳은 것은?

① 수분섭취를 제한한다.
② 활력징후 변화를 관찰한다.
③ 수술 후 조기이상을 한다.
④ 측위를 유지한다.
⑤ 조용한 환경은 피한다.

**5** 수술 후 발생할 수 있는 무기폐와 폐색전증 예방을 위한 사항으로 옳지 않은 것은?

① 기계적 환기와 산소공급을 시행한다.
② Percussion과 Vibration을 실시한다.
③ 침상에서 체위변경과 다리운동을 시행한다.
④ 연동운동 회복과 분비물 감소 촉진을 위해 조기이상을 실시한다.
⑤ 구토반사가 있어도 호흡기 문제가 없으면 인공기도는 제거한다.

**6** 수술 후 대상자 간호에서 1차적 우선순위는?

① 심리적지지          ② 합병증 예방
③ 대인관계 격려        ④ 대상자 가족교육
⑤ 퇴원 후 추후 관리

**7** 수술 후 통증을 호소하는 환자 사정을 위해 사용하는 PQRST에 대한 설명으로 옳은 것은?

① S는 통증의 빈도를 의미한다.
② T는 통증부위나 방사부위를 사정한다.
③ R은 통증의 강도로 심각성을 의미한다.
④ Q는 통증을 경감시키는 것에 대한 해결방안을 뜻한다.
⑤ P는 통증의 원인으로 통증을 자극하는 원인에 대한 사정이다.

※ PQRST 통증사정척도
㉠ P(Provoking Factors) : 자극요인을 의미한다. 통증을 악화시키거나 경감시키는 것이다.
㉡ Q(Quality) : 통증의 특성이다. 무딘, 으스러지는, 쑤시는, 예리한 등으로 통증을 표현한다.
㉢ R(Region Or Radiation) : 통증이 일어나는 부위와 통증의 방사부위이다.
㉣ S(Severity Or Intensity) : 통증의 심각성이나 그 강도를 말한다.
㉤ T(Time) : 통증의 발병시기나 빈도, 지속시간을 의미한다.

**Plus Tip**

**4**
② 마취 초기 발생하는 생리적 변동 관찰을 위해 마취 후 15분간 활력징후를 관찰한다.
① 충분한 수분공급을 한다.
③ 뇌척수액 유출로 인한 두통 유발 방지를 위해 앙와위로 취한다.
④ 척추보호를 위해 앙와위를 유지한다.
⑤ 조용한 환경을 유지한다.

**5**
⑤ 인공기도는 호흡기 문제가 없고 구토반사의 회복 시 제거한다.

**6**
② 수술 후 대상자 간호 목적은 최적 기능 수준의 회복으로 수술로 인한 합병증 예방이 중요하다.

**7**
① T는 통증시간을 의미한다.
② S는 통증의 심각성으로 통증강도를 뜻한다.
③ R은 통증부위와 방사부위이다.
④ Q는 통증의 특성을 의미한다.

**답** 4.② 5.⑤ 6.② 7.⑤

**8** 수술 후 합병증으로 혈전증이 발생한 대상자의 증상과 간호중재는?

① 높은 용량의 헤파린을 주사한다.
② 환측 반대쪽 다리에 부종이 발생한다.
③ 증상이 사라진 후에 탄력스타킹을 신는다.
④ 항응고요법을 시행한다.
⑤ 무릎 신전 후에 족배 신전 시 Homan's Sign이 나타난다.

※ Homan's Sign
　㉠ 다리 관절 배굴 시 발생하는 장딴지 통증이다.
　㉡ 하지의 정맥혈전증이나 혈전성 정맥염시 나타난다.

**9** 수술 후 자가 통증 조절장치를 통해 진통제를 투여하는 환자에게 해야 하는 간호사의 설명은?

① "내성이 생길 수 있어요."
② "간호사의 감독 하에 투여하세요."
③ "근육주사에 비해 흡수가 느립니다."
④ "다른 진통제에 비해 부작용이 심합니다."
⑤ "정맥이나 피하의 도관을 통해 투여할겁니다."

**10** 수술 후 환자에게 Bicarbonate를 투여할 때 예방하고자 하는 것은?

① 고칼슘혈증
② 대사성 산증
③ 호흡성 산증
④ 대사성 알칼리증
⑤ 호흡성 알칼리증

※ 대사성 산증
㉠ pH : 7.35 이하
㉡ $HCO_3$ : 22mmHg 이하
㉢ $PCO_2$ : 정상
㉣ 증상 : 고칼륨혈증, 저칼슘혈증, 뇌척수액 pH 감소, 보상성 과호흡, 두통, 복통, 졸림, 혼동, 혼수

**Plus Tip**

**8**
① 낮은 용량의 헤파린을 주사한다.
② 환측 다리에 부종이 발생한다.
③ 증상의 유무와 상관없이 탄력스타킹을 신는다.
⑤ 무릎 굴곡 후에 족배 굴곡 시 Homan's Sign이 나타난다.

**9**
① 혈청 내 일정한 마약수준으로 지속적 진통 유지가 가능하다.
② 환자가 직접 약물 용량을 조절하므로 환자의 통제감과 독립성이 유지된다.
③④ 마약성 진통제가 정맥내로 주입되어 근육주사보다 흡수가 빠르고 효과예측이 가능하다.

**10**
② 수술로 인한 대사성 산증 예방을 위해 Bicarbonate를 투여한다.

**답** 8.④ 9.⑤ 10.②

**11** 전신마취를 시행하는 환자의 2기에 속하는 반응으로 옳은 것은?

① 오심, 구토 증상이 나타난다.
② 의식이 없고 외부자극에 둔감하다.
③ 안검반사가 소실되면서 턱이 이완된다.
④ 의식은 있으나 팔과 다리를 움직일 수 없다.
⑤ 호흡이 불규칙해지면서 외부자극에 민감하다.

※ 마취의 4단계
㉠ 제1단계 : 가스나 약물 투여에서 의식상실까지의 단계이다. 졸리고 현기증이 나타난다.
㉡ 제2단계 : 의식상실에서 이완 전까지의 단계이다. 외부자극에 극히 민감해지고 호흡은 불규칙하며 팔과 다리 및 몸을 움직인다.
㉢ 제3단계 : 이완에서 제반사 상실, 활력기능 억제 전까지의 단계이다. 정상적 호흡과 동공수축, 턱 이완, 안검반사와 청각의 소실이 나타난다.
㉣ 제4단계 : 활력기능 억제에서 갑작스런 심정지가 나타나는 단계이다. 호흡이 멈추고 심박동이 거의 없거나 없어진다.

**12** 복부 수술을 받은 환자의 심호흡을 돕기 위한 간호중재로 옳은 것은?

① 호흡수를 최대한 늘린다.
② 복부에 손을 대고 호흡한다.
③ 코로 호기하고 입으로 흡기한다.
④ 복대를 하지 않는다.
⑤ 빠른 호흡을 격려한다.

※ 심호흡
㉠ 조직 산소화 촉진하며 수술로 인한 비효율적 호흡을 예방한다.
㉡ 최대 공기를 들이마셔 폐포를 확장시킨다.
㉢ 심호흡을 하는 방법은 공기를 들이 마신 후 잠시 숨을 참은 후 천천히 호기하는 것이다.
㉣ 복대 착용이나 손을 복부에 댄 후 호흡하여 복부 불편감을 완화할 수 있다.
㉤ 배와 가슴에 손을 얹고 호흡 시 배가 확장될 수 있게 한다.

**Plus Tip**

11
⑤ 흥분상태로 호흡이 불규칙하고 사지를 움직이며 외부자극에 극히 민감하다.

12
①③⑤ 최대한 많은 공기를 들이마시고 숨을 참은 후 천천히 호기한다.
④ 불편감 완화를 위해 복대를 착용한다.

답 11.⑤ 12.②

**13** 수술 후 발생할 수 있는 합병증 예방을 위한 간호중재는?

① 체액결핍 시 수액공급을 증가한다.
② 쇼크 발생 시 수액공급을 중단한다.
③ 마비성 장폐색 시 구강 섭취는 가능하다
④ 분비물 흡인예방을 위해 복위를 유지한다.
⑤ 무기폐 시 수분공급을 중단하고 반좌위를 취해준다.

**14** 긴급 정도에 따른 수술분류로 옳은 것은?

① 긴급 수술은 즉각적인 수술을 시행한다.
② 응급 수술은 24 ~ 48시간 내에 수술을 시행한다.
③ 선택적 수술은 개인의 의향에 따른 단순한 수술이다.
④ 임의적 수술은 환자의 편리에 따른 수술로 필수 수술이다.
⑤ 계획된 수술은 수주 또는 수개월 내로 계획된 필수 수술이다.

**15** 수술 시 소독간호사의 역할로 옳은 것은?

① 검체물 보내기
② 수술실 조명 조절
③ 멸균물품의 신속한 공급
④ 대상자의 안전한 체위 유지
⑤ 수술의에게 멸균기구와 물품 전달

※ 소독간호사
수술 중 수술의에게 멸균 상에서 멸균기구와 물품을 전달하고 외과적 무균상태를
유지한다.

**16** 수술 후 대상자의 소변량이 감소했고 혈압 저하가 관찰되며 빈맥
이 나타났을 때 간호사가 예측할 수 있는 합병증은?

① 저혈량
② 장폐색
③ 무기폐
④ 상처감염
⑤ 요로감염

**13**

② Shock 발생 시 수액을 공급하고 필요
하면 수혈을 한다.
③ 마비성 장폐색 시 장운동 회복 시까지
금식한다.
④ 분비물 흡인예방을 위해 측위 취해준
다.
⑤ 무기폐 시 수분공급유지하고 Semi –
Fowler's Position을 취해준다.

**14**

① 즉각적인 수술이 필요한 것은 응급 수
술이다.
② 24 ~ 48시간 내 수술을 요하는 것은
긴급 수술이다.
③ 개인의 의향에 따른 단순한 수술은 임
의적 수술이다.
④ 선택적 수술은 환자의 편리에 따른 수
술로 필수적이지는 않다.

**15**

①②③④ 순환간호사의 역할이다.

**16**

① 저혈량 시 빈맥, 소변량 감소, 혈압 저
하의 증상이 나타난다.
② 장폐색 시 복부통증, 복부팽만, 장음소
실, 구토 증상이 나타난다.
③ 무기폐 시 호흡곤란, 빈맥, 빈호흡, 발
한, 흉통 등의 증상이 나타난다.
④ 상처감염 시 발적, 압통, 체온상승 등
의 증상이 나타난다.
⑤ 요로감염 시 배뇨곤란, 탁한 소변, 하
복부 통증, 긴박뇨 증상이 나타난다.

**답** 13.① 14.⑤ 15.⑤ 16.①

**17** 간호사가 수술 후 대상자에게 심호흡과 기침운동에 대해 설명할 때 옳은 것은?

① 심호흡 시 복식호흡을 한다.
② 침대에 비스듬히 누워 호흡운동을 한다.
③ 흡기 시 가슴과 어깨 근육을 충분히 사용한다.
④ 천천히 입으로 공기를 들이마시고 코로 내쉰다.
⑤ 깊이 숨을 들이마신 직후 2 ~ 3회 연속해서 기침한다.

**18** 수술 후 추위를 호소하는 환자의 추위와 관련된 원인은?

① 혈액순환 촉진
② 산소요구량 증가
③ 마취제 및 근육이완제 주입
④ 수술실에 비해 낮은 병실 온도
⑤ 수액 및 혈액제제 주입

**19** 수술 후 대상자에게 간호사는 심호흡을 격려하는 이유는?

① 빠른 상처치유를 위해
② 용이한 객담배출을 위해
③ 수술부위 통증 경감을 위해
④ 수술 후 불안과 공포를 줄이기 위해
⑤ 폐 확장 도모와 마취가스 배출을 위해

**20** 수술 후 조기이상을 하는 이유로 옳은 것은?

① 정맥울혈 감소
② 장관 연동운동 감소
③ 폐의 과도한 확장 억제
④ 기관지 분비물 배액량 감소
⑤ 산소요구량 감소

**17**
② 좌위나 기립위로 곧은 자세를 유지하는 것이 횡격막 운동과 흉곽 확장을 촉진한다.
③ 가슴과 어깨 근육의 사용은 피한다.
④ 천천히 깊게 코로 공기를 들이마신다.
⑤ 충분한 흡기 후 셋까지 숨을 멈춘 후 2 ~ 3회 연속해서 크게 기침한다.

**18**
③ 수술 시 마취제와 근육이완제 투여로 비정상적 혈압상태가 될 수 있고 이것이 순환장애를 초래해 체온조절을 어렵게 한다.

**19**
⑤ 심호흡으로 인한 폐포 과다 환기로 폐의 허탈을 예방하며 폐 확장과 용량을 증진시킨다. 또한 흡입성 마취제와 점액을 배출시켜 조직의 산소화를 촉진한다.

**20**
① 혈액순환을 촉진시켜 회복을 증진시킨다.
② 장관의 연동운동을 증진한다.
③ 전신마취로 인한 허탈된 폐의 확장을 도모한다.
④ 기관지 분비물 배액을 유도한다.
⑤ 대사요구가 증가하여 산소요구량이 증가한다.

**답** 17.① 18.③ 19.⑤ 20.①

# PART

# 08

# 보건의약관계법규

# 의료법 (시행 2023. 9. 25.)

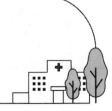

## 총칙

### 제1조(목적)

이 법은 모든 국민이 수준 높은 의료 혜택을 받을 수 있도록 국민의료에 필요한 사항을 규정함으로써 국민의 건강을 보호하고 증진하는 데에 목적이 있다.

### 제2조(의료인)

㉠ 이 법에서 "의료인"이란 보건복지부장관의 면허를 받은 의사·치과의사·한의사·조산사 및 간호사를 말한다.

㉡ 의료인은 종별에 따라 다음의 임무를 수행하여 국민보건 향상을 이루고 국민의 건강한 생활 확보에 이바지할 사명을 가진다.

- 의사는 의료와 보건지도를 임무로 한다.
- 치과의사는 치과 의료와 구강 보건지도를 임무로 한다.
- 한의사는 한방 의료와 한방 보건지도를 임무로 한다.
- 조산사는 조산(助産)과 임산부 및 신생아에 대한 보건과 양호지도를 임무로 한다.
- 간호사는 다음의 업무를 임무로 한다.
  - 환자의 간호요구에 대한 관찰, 자료수집, 간호판단 및 요양을 위한 간호
  - 의사, 치과의사, 한의사의 지도하에 시행하는 진료의 보조
  - 간호 요구자에 대한 교육·상담 및 건강증진을 위한 활동의 기획과 수행, 그 밖의 대통령령으로 정하는 보건활동
  - 제80조에 따른 간호조무사가 수행하는 위 업무보조에 대한 지도

### 제3조(의료기관)

㉠ 이 법에서 "의료기관"이란 의료인이 공중(公衆) 또는 특정 다수인을 위하여 의료·조산의 업(이하 "의료업"이라 한다)을 하는 곳을 말한다.

㉡ 의료기관은 다음과 같이 구분한다.

- 의원급 의료기관 : 의사, 치과의사 또는 한의사가 주로 외래환자를 대상으로 각각 그 의료행위를 하는 의료기관으로서 그 종류는 다음과 같다.
  - 의원
  - 치과의원
  - 한의원
- 조산원 : 조산사가 조산과 임산부 및 신생아를 대상으로 보건활동과 교육·상담을 하는 의료기관을 말한다.
- 병원급 의료기관 : 의사, 치과의사 또는 한의사가 주로 입원환자를 대상으로 의료행위를 하는 의료기관으로서 그 종류는 다음 각 목과 같다.
  - 병원
  - 치과병원
  - 한방병원
  - 요양병원(「장애인복지법」 제58조 제1항 제4호에 따른 의료재활시설로서 제3조의2의 요건을 갖춘 의료기관을 포함한다. 이하 같다)
  - 정신병원
  - 종합병원

㉢ 보건복지부장관은 보건의료정책에 필요하다고 인정하는 경우에는 제2항 제1호부터 제3호까지의 규정에 따른 의료기관의 종류별 표준업무를 정하여 고시할 수 있다.

### 제3조의2(병원 등)

병원·치과병원·한방병원 및 요양병원(이하 "병원 등"이라 한다)은 30개 이상의 병상(병원·한방병원만 해당한다) 또는 요양병상(요양병원만 해당하며, 장기입원이 필요한 환자를 대상으로 의료행위를 하기 위하여 설치한 병상을 말한다)을 갖추어야 한다.

제3조의3(종합병원)

㉠ 종합병원은 다음의 요건을 갖추어야 한다.
- 100개 이상의 병상을 갖출 것
- 100병상 이상 300병상 이하인 경우에는 내과·외과·소아청소년과·산부인과 중 3개 진료과목, 영상의학과, 마취통증의학과와 진단검사의학과 또는 병리과를 포함한 7개 이상의 진료과목을 갖추고 각 진료과목마다 전속하는 전문의를 둘 것
- 300병상을 초과하는 경우에는 내과, 외과, 소아청소년과, 산부인과, 영상의학과, 마취통증의학과, 진단검사의학과 또는 병리과, 정신건강의학과 및 치과를 포함한 9개 이상의 진료과목을 갖추고 각 진료과목마다 전속하는 전문의를 둘 것
㉡ 종합병원은 ㉠의 100개 이상의 병상을 갖출 것 또는 100병상 이상 300병상 이하인 경우에 따른 진료과목(이하 이 항에서 "'필수진료과목'"이라 한다) 외에 필요하면 추가로 진료과목을 설치·운영할 수 있다. 이 경우 필수진료과목 외의 진료과목에 대하여는 해당 의료기관에 전속하지 아니한 전문의를 둘 수 있다.

제3조의4(상급종합병원 지정)

㉠ 보건복지부장관은 다음의 요건을 갖춘 종합병원 중에서 중증질환에 대하여 난이도가 높은 의료행위를 전문적으로 하는 종합병원을 상급종합병원으로 지정할 수 있다.
- 보건복지부령으로 정하는 20개 이상의 진료과목을 갖추고 각 진료과목마다 전속하는 전문의를 둘 것
- 제77조 제1항에 따라 전문의가 되려는 자를 수련시키는 기관일 것
- 보건복지부령으로 정하는 인력·시설·장비 등을 갖출 것
- 질병군별(疾病群別) 환자구성 비율이 보건복지부령으로 정하는 기준에 해당할 것
㉡ 보건복지부장관은 ㉠에 따른 지정을 하는 경우 ㉠항 각 사항 및 전문성 등에 대하여 평가를 실시하여야 한다.
㉢ 보건복지부장관은 ㉠에 따라 상급종합병원으로 지정받은 종합병원에 대하여 3년마다 ㉡에 따른 평가를 실시하여 재지정하거나 지정을 취소할 수 있다.
㉣ 보건복지부장관은 ㉡ 및 ㉢에 따른 평가업무를 관계 전문기관 또는 단체에 위탁할 수 있다.
㉤ 상급종합병원 지정·재지정의 기준·절차 및 평가업무의 위탁 절차 등에 관하여 필요한 사항은 보건복지부령으로 정한다.

제3조의5(전문병원 지정)

㉠ 보건복지부장관은 병원급 의료기관 중에서 특정 진료과목이나 특정 질환 등에 대하여 난이도가 높은 의료행위를 하는 병원을 전문병원으로 지정할 수 있다.
㉡ ㉠에 따른 전문병원은 다음의 요건을 갖추어야 한다.
- 특정 질환별·진료과목별 환자의 구성비율 등이 보건복지부령으로 정하는 기준에 해당할 것
- 보건복지부령으로 정하는 수 이상의 진료과목을 갖추고 각 진료과목마다 전속하는 전문의를 둘 것
㉢ 보건복지부장관은 ㉠에 따라 전문병원으로 지정하는 경우 ㉡의 각 사항 및 진료의 난이도 등에 대하여 평가를 실시하여야 한다.
㉣ 보건복지부장관은 ㉠에 따라 전문병원으로 지정받은 의료기관에 대하여 3년마다 ㉢에 따른 평가를 실시하여 전문병원으로 재지정할 수 있다.
㉤ 보건복지부장관은 ㉠ 또는 ㉣에 따라 지정받거나 재지정받은 전문병원이 다음의 어느 하나에 해당하는 경우에는 그 지정 또는 재지정을 취소할 수 있다. 다만, 거짓이나 그 밖의 부정한 방법으로 지정 또는 재지정을 받은 경우에 해당하는 경우에는 그 지정 또는 재지정을 취소하여야 한다.
- 거짓이나 그 밖의 부정한 방법으로 지정 또는 재지정을 받은 경우
- 지정 또는 재지정의 취소를 원하는 경우
- ㉣에 따른 평가 결과 ㉡의 각 요건을 갖추지 못한 것으로 확인된 경우
㉥ 보건복지부장관은 ㉢ 및 ㉣에 따른 평가업무를 관계 전문기관 또는 단체에 위탁할 수 있다.
㉦ 전문병원 지정·재지정의 기준·절차 및 평가업무의 위탁 절차 등에 관하여 필요한 사항은 보건복지부령으로 정한다.

## 의료인의 자격과 면허

제4조(의료인과 의료기관의 장의 의무)

㉠ 의료인과 의료기관의 장은 의료의 질을 높이고 의료관련감염(의료기관 내에서 환자, 환자의 보호자, 의료인 또는 의료기관 종사자 등에게 발생하는 감염을 말한다. 이하 같다)을 예방하며 의료기술을 발전시키는 등 환자에게 최선의 의료서비스를 제공하기 위하여 노력하여야 한다.
㉡ 의료인은 다른 의료인 또는 의료법인 등의 명의로 의료기관을 개설하거나 운영할 수 없다.
㉢ 의료기관의 장은 「보건의료기본법」 제6조·제12조 및 제13조에 따른 환자의 권리 등 보건복지부령으로 정하는 사항을 환자가 쉽게 볼 수 있도록 의료기관 내에 게시하여야 한다. 이 경우 게시 방법, 게시 장소 등 게시에 필요한 사항은 보건복지부령으로 정한다.
㉣ 의료기관의 장은 환자와 보호자가 의료행위를 하는 사람의 신분을 알 수 있도록 의료인, 제27조 제1항 각 호 외의 부분 단서에 따라 의료행위를 하는 같은 항 제3호에 따른 학생, 제80조에 따른 간호조무사 및 「의료기사 등에 관한 법률」 제2조에 따른 의료기사에게 의료기관 내에서 대통령령으로 정하는 바에 따라 명찰을 달도록 지시·감독하여야 한다. 다만, 응급의료상황, 수술실 내인 경우, 의료행위를 하지 아니할 때, 그 밖에 대통령령으로 정하는 경우에는 명찰을 달지 아니하도록 할 수 있다.
㉤ 의료인은 일회용 의료기기(한 번 사용할 목적으로 제작되거나 한 번의 의료행위에서 한 환자에게 사용하여야 하는 의료기기로서 보건복지부령으로 정하는 의료기기를 말한다. 이하 같다)를 한 번 사용한 후 다시 사용하여서는 아니 된다.

제4조의2(간호 · 간병통합서비스 제공 등)

㉠ 간호 · 간병통합서비스란 보건복지부령으로 정하는 입원 환자를 대상으로 보호자 등이 상주하지 아니하고 간호사, 제80조에 따른 간호조무사 및 그 밖에 간병지원인력(이하 이 조에서 "간호 · 간병통합서비스 제공인력"이라 한다)에 의하여 포괄적으로 제공되는 입원서비스를 말한다.

㉡ 보건복지부령으로 정하는 병원급 의료기관은 간호 · 간병통합서비스를 제공할 수 있도록 노력하여야 한다.

㉢ ㉡에 따라 간호 · 간병통합서비스를 제공하는 병원급 의료기관(이하 이 조에서 "간호 · 간병통합서비스 제공기관"이라 한다)은 보건복지부령으로 정하는 인력, 시설, 운영 등의 기준을 준수하여야 한다.

㉣ 「공공보건의료에 관한 법률」 제2조 제3호에 따른 공공보건의료기관 중 보건복지부령으로 정하는 병원급 의료기관은 간호 · 간병통합서비스를 제공하여야 한다. 이 경우 국가 및 지방자치단체는 필요한 비용의 전부 또는 일부를 지원할 수 있다.

㉤ 간호 · 간병통합서비스 제공기관은 보호자 등의 입원실 내 상주를 제한하고 환자 병문안에 관한 기준을 마련하는 등 안전관리를 위하여 노력하여야 한다.

㉥ 간호 · 간병통합서비스 제공기관은 간호 · 간병통합서비스 제공인력의 근무환경 및 처우 개선을 위하여 필요한 지원을 하여야 한다.

㉦ 국가 및 지방자치단체는 간호 · 간병통합서비스의 제공 · 확대, 간호 · 간병통합서비스 제공인력의 원활한 수급 및 근무환경 개선을 위하여 필요한 시책을 수립하고 그에 따른 지원을 하여야 한다.

제4조의3(의료인의 면허 대여 금지 등)

㉠ 의료인은 제5조(의사 · 치과의사 및 한의사를 말한다), 제6조(조산사를 말한다) 및 제7조(간호사를 말한다)에 따라 받은 면허를 다른 사람에게 대여하여서는 아니 된다.

㉡ 누구든지 제5조부터 제7조까지에 따라 받은 면허를 대여 받아서는 아니 되며, 면허 대여를 알선하여서도 아니 된다.

제5조(의사 · 치과의사 및 한의사 면허)

㉠ 의사 · 치과의사 또는 한의사가 되려는 자는 다음의 어느 하나에 해당하는 자격을 가진 자로서 제9조에 따른 의사 · 치과의사 또는 한의사 국가시험에 합격한 후 보건복지부장관의 면허를 받아야 한다.

· 「고등교육법」 제11조의2에 따른 인정기관(이하 "평가인증기구"라 한다)의 인증(이하 "평가인증기구의 인증"이라 한다)을 받은 의학 · 치의학 또는 한의학을 전공하는 대학을 졸업하고 의학사 · 치의학사 또는 한의학사 학위를 받은 자

· 평가인증기구의 인증을 받은 의학 · 치의학 또는 한의학을 전공하는 전문대학원을 졸업하고 석사학위 또는 박사학위를 받은 자

· 외국의 제1호나 제2호에 해당하는 학교(보건복지부장관이 정하여 고시하는 인정기준에 해당하는 학교를 말한다)를 졸업하고 외국의 의사 · 치과의사 또는 한의사 면허를 받은 자로서 제9조에 따른 예비시험에 합격한 자

㉡ 평가인증기구의 인증을 받은 의학 · 치의학 또는 한의학을 전공하는 대학 또는 전문대학원을 6개월 이내에 졸업하고 해당 학위를 받을 것으로 예정된 자는 ㉠의 제1호 및 제2호의 자격을 가진 자로 본다. 다만, 그 졸업예정시기에 졸업하고 해당 학위를 받아야 면허를 받을 수 있다.

㉢ ㉠에도 불구하고 입학 당시 평가인증기구의 인증을 받은 의학 · 치의학 또는 한의학을 전공하는 대학 또는 전문대학원에 입학한 사람으로서 그 대학 또는 전문대학원을 졸업하고 해당 학위를 받은 사람은 같은 항 제1호 및 제2호의 자격을 가진 사람으로 본다.

제6조(조산사 면허)

조산사가 되려는 자는 다음의 어느 하나에 해당하는 자로서 제9조에 따른 조산사 국가시험에 합격한 후 보건복지부장관의 면허를 받아야 한다.

㉠ 간호사 면허를 가지고 보건복지부장관이 인정하는 의료기관에서 1년간 조산 수습과정을 마친 자

㉡ 외국의 조산사 면허(보건복지부장관이 정하여 고시하는 인정기준에 해당하는 면허를 말한다)를 받은 자

제7조(간호사 면허)

㉠ 간호사가 되려는 자는 다음의 어느 하나에 해당하는 자로서 제9조에 따른 간호사 국가시험에 합격한 후 보건복지부장관의 면허를 받아야 한다.

· 평가인증기구의 인증을 받은 간호학을 전공하는 대학이나 전문대학[구제(舊制) 전문학교와 간호학교를 포함한다]을 졸업한 자

· 외국의 제1호에 해당하는 학교(보건복지부장관이 정하여 고시하는 인정기준에 해당하는 학교를 말한다)를 졸업하고 외국의 간호사 면허를 받은 자

㉡ ㉠에도 불구하고 입학 당시 평가인증기구의 인증을 받은 간호학을 전공하는 대학 또는 전문대학에 입학한 사람으로서 그 대학 또는 전문대학을 졸업하고 해당 학위를 받은 사람은 같은 항 제1호에 해당하는 사람으로 본다.

제8조(결격사유 등)

다음의 어느 하나에 해당하는 자는 의료인이 될 수 없다.

㉠ 「정신건강증진 및 정신질환자 복지서비스 지원에 관한 법률」 제3조 제1호에 따른 정신질환자. 다만, 전문의가 의료인으로서 적합하다고 인정하는 사람은 그러하지 아니하다.

㉡ 마약 · 대마 · 향정신성의약품 중독자

㉢ 피성년후견인 · 피한정후견인

㉣ 이 법 또는 「형법」 제233조, 제234조, 제269조, 제270조, 제317조 제1항 및 제347조(허위로 진료비를 청구하여 환자나 진료비를 지급하는 기관이나 단체를 속인 경우만을 말한다), 「보건범죄단속에 관한 특별조치법」, 「지역보건법」, 「후천성면역결핍증 예방법」, 「응급의료에 관한 법률」, 「농어촌 등 보건의료를 위한 특별 조치법」, 「시체 해부 및 보존 등에 관한 법률」, 「혈액관리법」, 「마약류관리에 관한 법률」, 「약사법」, 「모자보건법」, 그 밖에 대통령령으로 정하는 의료 관련 법령을 위반하여 금고 이상의 형을 선고받고 그 형의 집행이 종료되지 아니하였거나 집행을 받지 아니하기로 확정되지 아니한 자

**제9조(국가시험 등)**

㉠ 의사·치과의사·한의사·조산사 또는 간호사 국가시험과 의사·치과의사·한의사 예비시험(이하 "국가시험 등"이라 한다)은 매년 보건복지부장관이 시행한다.

㉡ 보건복지부장관은 국가시험 등의 관리를 대통령령으로 정하는 바에 따라 「한국보건의료인국가시험원법」에 따른 한국보건의료인국가시험원에 맡길 수 있다.

㉢ 보건복지부장관은 ㉡에 따라 국가시험 등의 관리를 맡긴 때에는 그 관리에 필요한 예산을 보조할 수 있다.

㉣ 국가시험 등에 필요한 사항은 대통령령으로 정한다.

**제10조(응시자격 제한 등)**

㉠ 제8조(결격사유 등) 각 호의 어느 하나에 해당하는 자는 국가시험 등에 응시할 수 없다.

㉡ 부정한 방법으로 국가시험 등에 응시한 자나 국가시험 등에 관하여 부정행위를 한 자는 그 수험을 정지시키거나 합격을 무효로 한다.

㉢ 보건복지부장관은 ㉡에 따라 수험이 정지되거나 합격이 무효가 된 사람에 대하여 처분의 사유와 위반 정도 등을 고려하여 대통령령으로 정하는 바에 따라 그 다음에 치러지는 이 법에 따른 국가시험 등의 응시를 3회의 범위에서 제한할 수 있다.

**제11조(면허 조건과 등록)**

㉠ 보건복지부장관은 보건의료 시책에 필요하다고 인정하면 제5조에서 제7조까지의 규정에 따른 면허를 내줄 때 3년 이내의 기간을 정하여 특정 지역이나 특정 업무에 종사할 것을 면허의 조건으로 붙일 수 있다.

㉡ 보건복지부장관은 제5조부터 제7조까지의 규정에 따른 면허를 내줄 때에는 그 면허에 관한 사항을 등록대장에 등록하고 면허증을 내주어야 한다.

㉢ ㉡의 등록대장은 의료인의 종별로 따로 작성·비치하여야 한다.

㉣ 면허등록과 면허증에 필요한 사항은 보건복지부령으로 정한다.

**제12조(의료기술 등에 대한 보호)**

㉠ 의료인이 하는 의료·조산·간호 등 의료기술의 시행(이하 "의료행위"라 한다)에 대하여는 이 법이나 다른 법령에 따로 규정된 경우 외에는 누구든지 간섭하지 못한다.

㉡ 누구든지 의료기관의 의료용 시설·기재·약품, 그 밖의 기물 등을 파괴·손상하거나 의료기관을 점거하여 진료를 방해하여서는 아니 되며, 이를 교사하거나 방조하여서는 아니 된다.

㉢ 누구든지 의료행위가 이루어지는 장소에서 의료행위를 행하는 의료인, 제80조에 따른 간호조무사 및 「의료기사 등에 관한 법률」 제2조에 따른 의료기사 또는 의료행위를 받는 사람을 폭행·협박하여서는 아니 된다.

**제13조(의료기재 압류 금지)**

의료인의 의료 업무에 필요한 기구·약품, 그 밖의 재료는 압류하지 못한다.

**제14조(기구 등 우선공급)**

㉠ 의료인은 의료행위에 필요한 기구·약품, 그 밖의 시설 및 재료를 우선적으로 공급받을 권리가 있다.

㉡ 의료인은 제1항의 권리에 부수(附隨)되는 물품, 노력, 교통수단에 대하여서도 제1항과 같은 권리가 있다.

**제15조(진료거부 금지 등)**

㉠ 의료인 또는 의료기관 개설자는 진료나 조산 요청을 받으면 정당한 사유 없이 거부하지 못한다.

㉡ 의료인은 응급환자에게 「응급의료에 관한 법률」에서 정하는 바에 따라 최선의 처치를 하여야 한다.

**제16조(세탁물 처리)**

㉠ 의료기관에서 나오는 세탁물은 의료인·의료기관 또는 특별자치시장·특별자치도지사·시장·군수·구청장(자치구의 구청장을 말한다. 이하 같다)에게 신고한 자가 아니면 처리할 수 없다. 〈개정 2015. 1. 28.〉

㉡ ㉠에 따라 세탁물을 처리하는 자는 보건복지부령으로 정하는 바에 따라 위생적으로 보관·운반·처리하여야 한다.

㉢ 의료기관의 개설자와 ㉠에 따라 의료기관세탁물처리업 신고를 한 자(이하 이 조에서 "세탁물처리업자"라 한다)는 ㉠에 따른 세탁물의 처리업무에 종사하는 사람에게 보건복지부령으로 정하는 바에 따라 감염 예방에 관한 교육을 실시하고 그 결과를 기록하고 유지하여야 한다.

㉣ 세탁물처리업자가 보건복지부령으로 정하는 신고사항을 변경하거나 그 영업의 휴업(1개월 이상의 휴업을 말한다)·폐업 또는 재개업을 하려는 경우에는 보건복지부령으로 정하는 바에 따라 특별자치시장·특별자치도지사·시장·군수·구청장에게 신고하여야 한다.

㉤ ㉠에 따른 세탁물을 처리하는 자의 시설·장비 기준, 신고 절차 및 지도·감독, 그 밖에 관리에 필요한 사항은 보건복지부령으로 정한다.

제17조(진단서 등)
㉠ 의료업에 종사하고 직접 진찰하거나 검안(檢案)한 의사[이하 이 항에서는 검안서에 한하여 검시(檢屍)업무를 담당하는 국가기관에 종사하는 의사를 포함한다], 치과의사, 한의사가 아니면 진단서·검안서·증명서를 작성하여 환자(환자가 사망하거나 의식이 없는 경우에는 직계존속·비속, 배우자 또는 배우자의 직계존속을 말하며, 환자가 사망하거나 의식이 없는 경우로서 환자의 직계존속·비속, 배우자 및 배우자의 직계존속이 모두 없는 경우에는 형제자매를 말한다) 또는 「형사소송법」 제222조 제1항에 따라 검시(檢屍)를 하는 지방검찰청검사(검안서에 한한다)에게 교부하지 못한다. 다만, 진료 중이던 환자가 최종 진료 시부터 48시간 이내에 사망한 경우에는 다시 진료하지 아니하더라도 진단서나 증명서를 내줄 수 있으며, 환자 또는 사망자를 직접 진찰하거나 검안한 의사·치과의사 또는 한의사가 부득이한 사유로 진단서·검안서 또는 증명서를 내줄 수 없으면 같은 의료기관에 종사하는 다른 의사·치과의사 또는 한의사가 환자의 진료기록부 등에 따라 내줄 수 있다.
㉡ 의료업에 종사하고 직접 조산한 의사·한의사 또는 조산사가 아니면 출생·사망 또는 사산 증명서를 내주지 못한다. 다만, 직접 조산한 의사·한의사 또는 조산사가 부득이한 사유로 증명서를 내줄 수 없으면 같은 의료기관에 종사하는 다른 의사·한의사 또는 조산사가 진료기록부 등에 따라 증명서를 내줄 수 있다.
㉢ 의사·치과의사 또는 한의사는 자신이 진찰하거나 검안한 자에 대한 진단서·검안서 또는 증명서 교부를 요구받은 때에는 정당한 사유 없이 거부하지 못한다.
㉣ 의사·한의사 또는 조산사는 자신이 조산(助産)한 것에 대한 출생·사망 또는 사산 증명서 교부를 요구받은 때에는 정당한 사유 없이 거부하지 못한다.
㉤ ㉠부터 ㉣까지의 규정에 따른 진단서, 증명서의 서식·기재사항, 그 밖에 필요한 사항은 보건복지부령으로 정한다.

제17조의2(처방전)
㉠ 의료업에 종사하고 직접 진찰한 의사, 치과의사 또는 한의사가 아니면 처방전[의사나 치과의사가 「전자서명법」에 따른 전자서명이 기재된 전자문서 형태로 작성한 처방전(이하 "전자처방전"이라 한다)을 포함한다. 이하 같다]을 작성하여 환자에게 교부하거나 발송(전자처방전에 한정한다. 이하 이 조에서 같다)하지 못하며, 의사, 치과의사 또는 한의사에게 직접 진찰을 받은 환자가 아니면 누구든지 그 의사, 치과의사 또는 한의사가 작성한 처방전을 수령하지 못한다.
㉡ ㉠에도 불구하고 의사, 치과의사 또는 한의사는 다음의 어느 하나에 해당하는 경우로서 해당 환자 및 의약품에 대한 안전성을 인정하는 경우에는 환자의 직계존속·비속, 배우자 및 배우자의 직계존속, 형제자매 또는 「노인복지법」 제34조에 따른 노인의료복지시설에서 근무하는 사람 등 대통령령으로 정하는 사람(이하 이 조에서 "대리수령자"라 한다)에게 처방전을 교부하거나 발송할 수 있으며 대리수령자는 환자를 대리하여 그 처방전을 수령할 수 있다.
• 환자의 의식이 없는 경우
• 환자의 거동이 현저히 곤란하고 동일한 상병(傷病)에 대하여 장기간 동일한 처방이 이루어지는 경우
㉢ 처방전의 발급 방법·절차 등에 필요한 사항은 보건복지부령으로 정한다.

제18조(처방전 작성과 교부)
㉠ 의사나 치과의사는 환자에게 의약품을 투여할 필요가 있다고 인정하면 「약사법」에 따라 자신이 직접 의약품을 조제할 수 있는 경우가 아니면 보건복지부령으로 정하는 바에 따라 처방전을 작성하여 환자에게 내주거나 발송(전자처방전만 해당된다)하여야 한다.
㉡ ㉠에 따른 처방전의 서식, 기재사항, 보존, 그 밖에 필요한 사항은 보건복지부령으로 정한다.
㉢ 누구든지 정당한 사유 없이 전자처방전에 저장된 개인정보를 탐지하거나 누출·변조 또는 훼손하여서는 아니 된다.
㉣ ㉠에 따라 처방전을 발행한 의사 또는 치과의사(처방전을 발행한 한의사를 포함한다)는 처방전에 따라 의약품을 조제하는 약사 또는 한약사가 「약사법」 제26조 제2항에 따라 문의한 때 즉시 이에 응하여야 한다. 다만, 다음의 어느 하나에 해당하는 사유로 약사 또는 한약사의 문의에 응할 수 없는 경우 사유가 종료된 때 즉시 이에 응하여야 한다.
• 「응급의료에 관한 법률」 제2조 제1호에 따른 응급환자를 진료 중인 경우
• 환자를 수술 또는 처치 중인 경우
• 그 밖에 약사의 문의에 응할 수 없는 정당한 사유가 있는 경우
㉤ 의사, 치과의사 또는 한의사가 「약사법」에 따라 자신이 직접 의약품을 조제하여 환자에게 그 의약품을 내어주는 경우에는 그 약제의 용기 또는 포장에 환자의 이름, 용법 및 용량, 그 밖에 보건복지부령으로 정하는 사항을 적어야 한다. 다만, 급박한 응급의료상황 등 환자의 진료 상황이나 의약품의 성질상 그 약제의 용기 또는 포장에 적는 것이 어려운 경우로서 보건복지부령으로 정하는 경우에는 그러하지 아니하다.

제18조의2(의약품정보의 확인)
㉠ 의사 및 치과의사는 제18조에 따른 처방전을 작성하거나 「약사법」 제23조 제4항에 따라 의약품을 자신이 직접 조제하는 경우에는 다음 각 호의 정보(이하 "의약품정보"라 한다)를 미리 확인하여야 한다.
• 환자에게 처방 또는 투여되고 있는 의약품과 동일한 성분의 의약품인지 여부
• 식품의약품안전처장이 병용금기, 특정연령대 금기 또는 임부금기 등으로 고시한 성분이 포함되는지 여부
• 그 밖에 보건복지부령으로 정하는 정보
㉡ ㉠에도 불구하고 의사 및 치과의사는 급박한 응급의료상황 등 의약품정보를 확인할 수 없는 정당한 사유가 있을 때에는 이를 확인하지 아니할 수 있다.
㉢ ㉠에 따른 의약품정보의 확인방법·절차, ㉡에 따른 의약품정보를 확인할 수 없는 정당한 사유 등은 보건복지부령으로 정한다.

제19조(정보 누설 금지)

㉠ 의료인이나 의료기관 종사자는 이 법이나 다른 법령에 특별히 규정된 경우 외에는 의료·조산 또는 간호업무나 제17조에 따른 진단서·검안서·증명서 작성·교부 업무, 제18조에 따른 처방전 작성·교부 업무, 제21조에 따른 진료기록 열람·사본 교부 업무, 제22조 제2항에 따른 진료기록부등 보존 업무 및 제23조에 따른 전자의무기록 작성·보관·관리 업무를 하면서 알게 된 다른 사람의 정보를 누설하거나 발표하지 못한다.

㉡ 제58조 제2항에 따라 의료기관 인증에 관한 업무에 종사하는 자 또는 종사하였던 자는 그 업무를 하면서 알게 된 정보를 다른 사람에게 누설하거나 부당한 목적으로 사용하여서는 아니 된다.

제20조(태아 성 감별 행위 등 금지)

㉠ 의료인은 태아 성 감별을 목적으로 임부를 진찰하거나 검사하여서는 아니 되며, 같은 목적을 위한 다른 사람의 행위를 도와서도 아니 된다.

㉡ 의료인은 임신 32주 이전에 태아나 임부를 진찰하거나 검사하면서 알게 된 태아의 성(性)을 임부, 임부의 가족, 그 밖의 다른 사람이 알게 하여서는 아니 된다.

제21조(기록 열람 등)

㉠ 환자는 의료인, 의료기관의 장 및 의료기관 종사자에게 본인에 관한 기록(추가기재·수정된 경우 추가기재·수정된 기록 및 추가기재·수정 전의 원본을 모두 포함한다. 이하 같다)의 전부 또는 일부에 대하여 열람 또는 그 사본의 발급 등 내용의 확인을 요청할 수 있다. 이 경우 의료인, 의료기관의 장 및 의료기관 종사자는 정당한 사유가 없으면 이를 거부하여서는 아니 된다.

㉡ 의료인, 의료기관의 장 및 의료기관 종사자는 환자가 아닌 다른 사람에게 환자에 관한 기록을 열람하게 하거나 그 사본을 내주는 등 내용을 확인할 수 있게 하여서는 아니 된다.

㉢ ㉡에도 불구하고 의료인, 의료기관의 장 및 의료기관 종사자는 다음의 어느 하나에 해당하면 그 기록을 열람하게 하거나 그 사본을 교부하는 등 그 내용을 확인할 수 있게 하여야 한다. 다만, 의사·치과의사 또는 한의사가 환자의 진료를 위하여 불가피하다고 인정한 경우에는 그러하지 아니하다.

• 환자의 배우자, 직계 존속·비속, 형제·자매(환자의 배우자 및 직계 존속·비속, 배우자의 직계존속이 모두 없는 경우에 한정한다) 또는 배우자의 직계 존속이 환자 본인의 동의서와 친족관계임을 나타내는 증명서 등을 첨부하는 등 보건복지부령으로 정하는 요건을 갖추어 요청한 경우
• 환자가 지정하는 대리인이 환자 본인의 동의서와 대리권이 있음을 증명하는 서류를 첨부하는 등 보건복지부령으로 정하는 요건을 갖추어 요청한 경우
• 환자가 사망하거나 의식이 없는 등 환자의 동의를 받을 수 없어 환자의 배우자, 직계 존속·비속, 형제·자매(환자의 배우자 및 직계 존속·비속, 배우자의 직계존속이 모두 없는 경우에 한정한다) 또는 배우자의 직계 존속이 친족관계임을 나타내는 증명서 등을 첨부하는 등 보건복지부령으로 정하는 요건을 갖추어 요청한 경우
• 「국민건강보험법」 제14조, 제47조, 제48조 및 제63조에 따라 급여비용 심사·지급·대상여부 확인·사후관리 및 요양급여의 적정성 평가·가감지급 등을 위하여 국민건강보험공단 또는 건강보험심사평가원에 제공하는 경우
• 「의료급여법」 제5조, 제11조, 제11조의3 및 제33조에 따라 의료급여 수급권자 확인, 급여비용의 심사·지급, 사후관리 등 의료급여 업무를 위하여 보장기관(시·군·구), 국민건강보험공단, 건강보험심사평가원에 제공하는 경우
• 「형사소송법」 제106조, 제215조 또는 제218조에 따른 경우
• 「군사법원법」 제146조, 제254조 또는 제257조에 따른 경우
• 「민사소송법」 제347조에 따라 문서제출을 명한 경우
• 「산업재해보상보험법」 제118조에 따라 근로복지공단이 보험급여를 받는 근로자를 진료한 산재보험 의료기관(의사를 포함한다)에 대하여 그 근로자의 진료에 관한 보고 또는 서류 등 제출을 요구하거나 조사하는 경우
• 「자동차손해배상 보장법」 제12조제2항 및 제14조에 따라 의료기관으로부터 자동차보험진료수가를 청구 받은 보험회사 등이 그 의료기관에 대하여 관계 진료기록의 열람을 청구한 경우
• 「병역법」 제11조의2에 따라 지방병무청장이 병역판정검사와 관련하여 질병 또는 심신장애의 확인을 위하여 필요하다고 인정하여 의료기관의 장에게 병역판정검사대상자의 진료기록·치료 관련 기록의 제출을 요구한 경우
• 「학교안전사고 예방 및 보상에 관한 법률」 제42조에 따라 공제회가 공제급여의 지급 여부를 결정하기 위하여 필요하다고 인정하여 「국민건강보험법」 제42조에 따른 요양기관에 대하여 관계 진료기록의 열람 또는 필요한 자료의 제출을 요청하는 경우
• 「고엽제후유의증 등 환자지원 및 단체설립에 관한 법률」 제7조 제3항에 따라 의료기관의 장이 진료기록 및 임상소견서를 보훈병원장에게 보내는 경우
• 「의료사고 피해구제 및 의료분쟁 조정 등에 관한 법률」 제28조 제1항 또는 제3항에 따른 경우
• 「국민연금법」 제123조에 따라 국민연금공단이 부양가족연금, 장애연금 및 유족연금 급여의 지급심사와 관련하여 가입자 또는 가입자였던 사람을 진료한 의료기관에 해당 진료에 관한 사항의 열람 또는 사본 교부를 요청하는 경우
• 다음의 어느 하나에 따라 공무원 또는 공무원이었던 사람을 진료한 의료기관에 해당 진료에 관한 사항의 열람 또는 사본 교부를 요청하는 경우
  − 「공무원연금법」 제92조에 따라 인사혁신처장이 퇴직유족급여 및 비공무상장해급여와 관련하여 요청하는 경우
  − 「공무원연금법」 제93조에 따라 공무원연금공단이 퇴직유족급여 및 비공무상장해급여와 관련하여 요청하는 경우
  − 「공무원 재해보상법」 제57조 및 제58조에 따라 인사혁신처장(같은 법 제61조에 따라 업무를 위탁받은 자를 포함한다)이 요양급여, 재활급여, 장해급여, 간병급여 및 재해유족급여와 관련하여 요청하는 경우
• 「사립학교교직원 연금법」 제19조제4항제4호의2에 따라 사립학교교직원연금공단이 요양급여, 장해급여 및 재해유족급여의 지급심사와 관련하여 교직원 또는 교직원이었던 자를 진료한 의료기관에 해당 진료에 관한 사항의 열람 또는 사본 교부를 요청하는 경우

- 「장애인복지법」 제32조제7항에 따라 대통령령으로 정하는 공공기관의 장이 장애 정도에 관한 심사와 관련하여 장애인 등록을 신청한 사람 및 장애인으로 등록한 사람을 진료한 의료기관에 해당 진료에 관한 사항의 열람 또는 사본 교부를 요청하는 경우
- 「감염병의 예방 및 관리에 관한 법률」 제18조의4 및 제29조에 따라 질병관리청장, 시·도지사 또는 시장·군수·구청장이 감염병의 역학조사 및 예방접종에 관한 역학조사를 위하여 필요하다고 인정하여 의료기관의 장에게 감염병환자등의 진료기록 및 예방접종을 받은 사람의 예방접종 후 이상반응에 관한 진료기록의 제출을 요청하는 경우
- 「국가유공자 등 예우 및 지원에 관한 법률」 제74조의8 제1항 제7호에 따라 보훈심사위원회가 보훈심사와 관련하여 보훈심사대상자를 진료한 의료기관에 해당 진료에 관한 사항의 열람 또는 사본 교부를 요청하는 경우
- 「한국보훈복지의료공단법」 제24조의2에 따라 한국보훈복지의료공단이 같은 법 제6조 제1호에 따른 국가유공자등에 대한 진료기록 등의 제공을 요청하는 경우
ⓔ 진료기록을 보관하고 있는 의료기관이나 진료기록이 이관된 보건소에 근무하는 의사·치과의사 또는 한의사는 자신이 직접 진료하지 아니한 환자의 과거 진료 내용의 확인 요청을 받은 경우에는 진료기록을 근거로 하여 사실을 확인하여 줄 수 있다.
ⓜ ⊙, ⓒ 또는 ⓔ의 경우 의료인, 의료기관의 장 및 의료기관 종사자는 「전자서명법」에 따른 전자서명이 기재된 전자문서를 제공하는 방법으로 환자 또는 환자가 아닌 다른 사람에게 기록의 내용을 확인하게 할 수 있다.

제21조의2(진료기록의 송부 등)
⊙ 의료인 또는 의료기관의 장은 다른 의료인 또는 의료기관의 장으로부터 제22조 또는 제23조에 따른 진료기록의 내용 확인이나 진료기록의 사본 및 환자의 진료경과에 대한 소견 등을 송부 또는 전송할 것을 요청받은 경우 해당 환자나 환자 보호자의 동의를 받아 그 요청에 응하여야 한다. 다만, 해당 환자의 의식이 없거나 응급환자인 경우 또는 환자의 보호자가 없어 동의를 받을 수 없는 경우에는 환자나 환자 보호자의 동의 없이 송부 또는 전송할 수 있다.
ⓛ 의료인 또는 의료기관의 장이 응급환자를 다른 의료기관에 이송하는 경우에는 지체 없이 내원 당시 작성된 진료기록의 사본 등을 이송하여야 한다.
ⓒ 보건복지부장관은 ⊙ 및 ⓛ에 따른 진료기록의 사본 및 진료경과에 대한 소견 등의 전송 업무를 지원하기 위하여 전자정보시스템(이하 이 조에서 "진료기록전송지원시스템"이라 한다)을 구축·운영할 수 있다.
ⓔ 보건복지부장관은 진료기록전송지원시스템의 구축·운영을 대통령령으로 정하는 바에 따라 관계 전문기관에 위탁할 수 있다. 이 경우 보건복지부장관은 그 소요 비용의 전부 또는 일부를 지원할 수 있다.
ⓜ ⓔ에 따라 업무를 위탁받은 전문기관은 다음의 사항을 준수하여야 한다.
- 진료기록전송지원시스템이 보유한 정보의 누출, 변조, 훼손 등을 방지하기 위하여 접근 권한자의 지정, 방화벽의 설치, 암호화 소프트웨어의 활용, 접속기록 보관 등 대통령령으로 정하는 바에 따라 안전성 확보에 필요한 기술적·관리적 조치를 할 것
- 진료기록전송지원시스템 운영 업무를 다른 기관에 재위탁하지 아니할 것
- 진료기록전송지원시스템이 보유한 정보를 제3자에게 임의로 제공하거나 유출하지 아니할 것
ⓗ 보건복지부장관은 의료인 또는 의료기관의 장에게 보건복지부령으로 정하는 바에 따라 ⊙ 본문에 따른 환자나 환자 보호자의 동의에 관한 자료 등 진료기록전송지원시스템의 구축·운영에 필요한 자료의 제출을 요구하고 제출받은 목적의 범위에서 보유·이용할 수 있다. 이 경우 자료 제출을 요구받은 자는 정당한 사유가 없으면 이에 따라야 한다.
ⓢ 그 밖에 진료기록전송지원시스템의 구축·운영 등에 필요한 사항은 보건복지부령으로 정한다.
ⓞ 누구든지 정당한 사유 없이 진료기록전송지원시스템에 저장된 정보를 누출·변조 또는 훼손하여서는 아니 된다.
ⓩ 진료기록전송지원시스템의 구축·운영에 관하여 이 법에서 규정된 것을 제외하고는 「개인정보 보호법」에 따른다.

## 의료인의 권리와 의무

제22조(진료기록부 등)
⊙ 의료인은 각각 진료기록부, 조산기록부, 간호기록부, 그 밖의 진료에 관한 기록(이하 "진료기록부 등"이라 한다)을 갖추어 두고 환자의 주된 증상, 진단 및 치료 내용 등 보건복지부령으로 정하는 의료행위에 관한 사항과 의견을 상세히 기록하고 서명하여야 한다.
ⓛ 의료인이나 의료기관 개설자는 진료기록부 등[제23조제1항에 따른 전자의무기록(電子醫務記錄)을 포함하며, 추가기재·수정된 경우 추가기재·수정된 진료기록부등 및 추가기재·수정 전의 원본을 모두 포함한다. 이하 같다]을 보건복지부령으로 정하는 바에 따라 보존하여야 한다.
ⓒ 의료인은 진료기록부등을 거짓으로 작성하거나 고의로 사실과 다르게 추가기재·수정하여서는 아니 된다.
ⓔ 보건복지부장관은 의료인이 진료기록부등에 기록하는 질병명, 검사명, 약제명 등 의학용어와 진료기록부등의 서식 및 세부내용에 관한 표준을 마련하여 고시하고 의료인 또는 의료기관 개설자에게 그 준수를 권고할 수 있다.

제23조(전자의무기록)
⊙ 의료인이나 의료기관 개설자는 제22조의 규정에도 불구하고 진료기록부등을 「전자서명법」에 따른 전자서명이 기재된 전자문서(이하 "전자의무기록"이라 한다)로 작성·보관할 수 있다.
ⓛ 의료인이나 의료기관 개설자는 보건복지부령으로 정하는 바에 따라 전자의무기록을 안전하게 관리·보존하는 데에 필요한 시설과 장비를 갖추어야 한다.
ⓒ 누구든지 정당한 사유 없이 전자의무기록에 저장된 개인정보를 탐지하거나 누출·변조 또는 훼손하여서는 아니 된다.
ⓔ 의료인이나 의료기관 개설자는 전자의무기록에 추가기재·수정을 한 경우 보건복지부령으로 정하는 바에 따라 접속기록을 별도로 보관하여야 한다.

제23조의2(전자의무기록의 표준화 등)

㉠ 보건복지부장관은 전자의무기록이 효율적이고 통일적으로 관리·활용될 수 있도록 기록의 작성, 관리 및 보존에 필요한 전산정보처리시스템(이하 이 조에서 "전자의무기록시스템"이라 한다), 시설, 장비 및 기록 서식 등에 관한 표준을 정하여 고시하고 전자의무기록시스템을 제조·공급하는 자, 의료인 또는 의료기관 개설자에게 그 준수를 권고할 수 있다.

㉡ 보건복지부장관은 전자의무기록시스템이 ㉠에 따른 표준, 전자의무기록시스템 간 호환성, 정보 보안 등 대통령령으로 정하는 인증 기준에 적합한 경우에는 인증을 할 수 있다.

㉢ ㉡에 따라 인증을 받은 자는 대통령령으로 정하는 바에 따라 인증의 내용을 표시할 수 있다. 이 경우 인증을 받지 아니한 자는 인증의 표시 또는 이와 유사한 표시를 하여서는 아니 된다.

㉣ 보건복지부장관은 다음 각 호의 어느 하나에 해당하는 경우에는 ㉡에 따른 인증을 취소할 수 있다. 다만, 거짓이나 그 밖의 부정한 방법으로 인증을 받은 경우에는 인증을 취소하여야 한다.
  • 거짓이나 그 밖의 부정한 방법으로 인증을 받은 경우
  • ㉡에 따른 인증 기준에 미달하게 된 경우

㉤ 보건복지부장관은 전자의무기록시스템의 기술 개발 및 활용을 촉진하기 위한 사업을 할 수 있다.

㉥ ㉠에 따른 표준의 대상, 제2항에 따른 인증의 방법·절차 등에 필요한 사항은 대통령령으로 정한다.

제23조의3(진료정보 침해사고의 통지)

㉠ 의료인 또는 의료기관 개설자는 전자의무기록에 대한 전자적 침해행위로 진료정보가 유출되거나 의료기관의 업무가 교란·마비되는 등 대통령령으로 정하는 사고(이하 "진료정보 침해사고"라 한다)가 발생한 때에는 보건복지부장관에게 즉시 그 사실을 통지하여야 한다.

㉡ 보건복지부장관은 제1항에 따라 진료정보 침해사고의 통지를 받거나 진료정보 침해사고가 발생한 사실을 알게 되면 이를 관계 행정기관에 통보하여야 한다.

제23조의4(진료정보 침해사고의 예방 및 대응 등)

㉠ 보건복지부장관은 진료정보 침해사고의 예방 및 대응을 위하여 다음의 업무를 수행한다.
• 진료정보 침해사고에 관한 정보의 수집·전파
• 진료정보 침해사고의 예보·경보
• 진료정보 침해사고에 대한 긴급조치
• 전자의무기록에 대한 전자적 침해행위의 탐지·분석
• 그 밖에 진료정보 침해사고 예방 및 대응을 위하여 대통령령으로 정하는 사항

㉡ 보건복지부장관은 ㉠에 따른 업무의 전부 또는 일부를 전문기관에 위탁할 수 있다.

㉢ ㉠에 따른 업무를 수행하는 데 필요한 절차 및 방법, ㉡에 따른 업무의 위탁 절차 등에 필요한 사항은 보건복지부령으로 정한다.

제23조의5(부당한 경제적 이익 등의 취득 금지)

㉠ 의료인, 의료기관 개설자(법인의 대표자, 이사, 그 밖에 이에 종사하는 자를 포함한다. 이하 이 조에서 같다) 및 의료기관 종사자는 「약사법」 제47조 제2항에 따른 의약품공급자로부터 의약품 채택·처방유도·거래유지 등 판매촉진을 목적으로 제공되는 금전, 물품, 편익, 노무, 향응, 그 밖의 경제적 이익(이하 "경제적 이익 등"이라 한다)을 받거나 의료기관으로 하여금 받게 하여서는 아니 된다. 다만, 견본품 제공, 학술대회 지원, 임상시험 지원, 제품설명회, 대금결제조건에 따른 비용할인, 시판 후 조사 등의 행위(이하 "견본품 제공 등의 행위"라 한다)로서 보건복지부령으로 정하는 범위 안의 경제적 이익 등인 경우에는 그러하지 아니하다.

㉡ 의료인, 의료기관 개설자 및 의료기관 종사자는 「의료기기법」 제6조에 따른 제조업자, 같은 법 제15조에 따른 의료기기 수입업자, 같은 법 제17조에 따른 의료기기 판매업자 또는 임대업자로부터 의료기기 채택·사용유도·거래유지 등 판매촉진을 목적으로 제공되는 경제적 이익 등을 받거나 의료기관으로 하여금 받게 하여서는 아니 된다. 다만, 견본품 제공 등의 행위로서 보건복지부령으로 정하는 범위 안의 경제적 이익등인 경우에는 그러하지 아니하다.

제24조(요양방법 지도)

의료인은 환자나 환자의 보호자에게 요양방법이나 그 밖에 건강관리에 필요한 사항을 지도하여야 한다.

제24조의2(의료행위에 관한 설명)

㉠ 의사·치과의사 또는 한의사는 사람의 생명 또는 신체에 중대한 위해를 발생하게 할 우려가 있는 수술, 수혈, 전신마취(이하 이 조에서 "수술 등"이라 한다)를 하는 경우 ㉡에 따른 사항을 환자(환자가 의사결정능력이 없는 경우 환자의 법정대리인을 말한다. 이하 이 조에서 같다)에게 설명하고 서면(전자문서를 포함한다. 이하 이 조에서 같다)으로 그 동의를 받아야 한다. 다만, 설명 및 동의 절차로 인하여 수술 등이 지체되면 환자의 생명이 위험하여지거나 심신상의 중대한 장애를 가져오는 경우에는 그러하지 아니하다.

㉡ ㉠에 따라 환자에게 설명하고 동의를 받아야 하는 사항은 다음과 같다.
• 환자에게 발생하거나 발생 가능한 증상의 진단명
• 수술 등의 필요성, 방법 및 내용

- 환자에게 설명을 하는 의사, 치과의사 또는 한의사 및 수술 등에 참여하는 주된 의사, 치과의사 또는 한의사의 성명
- 수술 등에 따라 전형적으로 발생이 예상되는 후유증 또는 부작용
- 수술 등 전후 환자가 준수하여야 할 사항

ⓒ 환자는 의사, 치과의사 또는 한의사에게 ⊙에 따른 동의서 사본의 발급을 요청할 수 있다. 이 경우 요청을 받은 의사, 치과의사 또는 한의사는 정당한 사유가 없으면 이를 거부하여서는 아니 된다.

ⓔ ⊙에 따라 동의를 받은 사항 중 수술 등의 방법 및 내용, 수술 등에 참여한 주된 의사, 치과의사 또는 한의사가 변경된 경우에는 변경 사유와 내용을 환자에게 서면으로 알려야 한다.

ⓜ ⊙ 및 ⓔ에 따른 설명, 동의 및 고지의 방법·절차 등 필요한 사항은 대통령령으로 정한다.

## 제25조(신고)
⊙ 의료인은 대통령령으로 정하는 바에 따라 최초로 면허를 받은 후부터 3년마다 그 실태와 취업상황 등을 보건복지부장관에게 신고하여야 한다.
ⓛ 보건복지부장관은 제30조 제3항의 보수교육을 이수하지 아니한 의료인에 대하여 ⊙에 따른 신고를 반려할 수 있다.
ⓒ 보건복지부장관은 ⊙에 따른 신고 수리 업무를 대통령령으로 정하는 바에 따라 관련 단체 등에 위탁할 수 있다.

## 제26조(변사체 신고)
의사·치과의사·한의사 및 조산사는 사체를 검안하여 변사(變死)한 것으로 의심되는 때에는 사체의 소재지를 관할하는 경찰서장에게 신고하여야 한다.

## 의료행위의 제한
### 제27조(무면허 의료행위 등 금지)
⊙ 의료인이 아니면 누구든지 의료행위를 할 수 없으며 의료인도 면허된 것 이외의 의료행위를 할 수 없다. 다만, 다음의 어느 하나에 해당하는 자는 보건복지부령으로 정하는 범위에서 의료행위를 할 수 있다.
- 외국의 의료인 면허를 가진 자로서 일정 기간 국내에 체류하는 자
- 의과대학, 치과대학, 한의과대학, 의학전문대학원, 치의학전문대학원, 한의학전문대학원, 종합병원 또는 외국 의료원조기관의 의료봉사 또는 연구 및 시범 사업을 위하여 의료행위를 하는 자
- 의학·치의학·한방의학 또는 간호학을 전공하는 학교의 학생

ⓛ 의료인이 아니면 의사·치과의사·한의사·조산사 또는 간호사 명칭이나 이와 비슷한 명칭을 사용하지 못한다.

ⓒ 누구든지 「국민건강보험법」이나 「의료급여법」에 따른 본인부담금을 면제하거나 할인하는 행위, 금품 등을 제공하거나 불특정 다수인에게 교통편의를 제공하는 행위 등 영리를 목적으로 환자를 의료기관이나 의료인에게 소개·알선·유인하는 행위 및 이를 사주하는 행위를 하여서는 아니 된다. 다만, 다음의 어느 하나에 해당하는 행위는 할 수 있다.
- 환자의 경제적 사정 등을 이유로 개별적으로 관할 시장·군수·구청장의 사전승인을 받아 환자를 유치하는 행위
- 「국민건강보험법」 제109조에 따른 가입자나 피부양자가 아닌 외국인(보건복지부령으로 정하는 바에 따라 국내에 거주하는 외국인은 제외한다)환자를 유치하기 위한 행위

ⓔ 제3항 제2호에도 불구하고 「보험업법」 제2조에 따른 보험회사, 상호회사, 보험설계사, 보험대리점 또는 보험중개사는 외국인환자를 유치하기 위한 행위를 하여서는 아니 된다.

ⓜ 누구든지 의료인이 아닌 자에게 의료행위를 하게 하거나 의료인에게 면허 사항 외의 의료행위를 하게 하여서는 아니 된다.

## 의료인 단체
### 제28조(중앙회와 지부)
⊙ 의사·치과의사·한의사·조산사 및 간호사는 대통령령으로 정하는 바에 따라 각각 전국적 조직을 두는 의사회·치과의사회·한의사회·조산사회 및 간호사회(이하 "중앙회"라 한다)를 각각 설립하여야 한다.
ⓛ 중앙회는 법인으로 한다.
ⓒ ⊙에 따라 중앙회가 설립된 경우에는 의료인은 당연히 해당하는 중앙회의 회원이 되며, 중앙회의 정관을 지켜야 한다.
ⓔ 중앙회에 관하여 이 법에 규정되지 아니한 사항에 대하여는 「민법」 중 사단법인에 관한 규정을 준용한다.
ⓜ 중앙회는 대통령령으로 정하는 바에 따라 특별시·광역시·도와 특별자치도(이하 "시·도"라 한다)에 지부를 설치하여야 하며, 시·군·구(자치구만을 말한다. 이하 같다)에 분회를 설치할 수 있다. 다만, 그 외의 지부나 외국에 의사회 지부를 설치하려면 보건복지부장관의 승인을 받아야 한다.
ⓗ 중앙회가 지부나 분회를 설치한 때에는 그 지부나 분회의 책임자는 지체 없이 특별시장·광역시장·도지사·특별자치도지사(이하 "시·도지사"라 한다) 또는 시장·군수·구청장에게 신고하여야 한다.
ⓢ 각 중앙회는 제66조의2에 따른 자격정지 처분 요구에 관한 사항 등을 심의·의결하기 위하여 윤리위원회를 둔다.
ⓞ 윤리위원회의 구성, 운영 등에 관한 사항은 대통령령으로 정한다.

제29조(설립 허가 등)
㉠ 중앙회를 설립하려면 대표자는 대통령령으로 정하는 바에 따라 정관과 그 밖에 필요한 서류를 보건복지부장관에게 제출하여 설립 허가를 받아야 한다.
㉡ 중앙회의 정관에 적을 사항은 대통령령으로 정한다.
㉢ 중앙회가 정관을 변경하려면 보건복지부장관의 허가를 받아야 한다.

제30조(협조 의무)
㉠ 중앙회는 보건복지부장관으로부터 의료와 국민보건 향상에 관한 협조 요청을 받으면 협조하여야 한다.
㉡ 중앙회는 보건복지부령으로 정하는 바에 따라 회원의 자질 향상을 위하여 필요한 보수(補修)교육을 실시하여야 한다.
㉢ 의료인은 ㉡에 따른 보수교육을 받아야 한다.

제32조(감독)
보건복지부장관은 중앙회나 그 지부가 정관으로 정한 사업 외의 사업을 하거나 국민보건 향상에 장애가 되는 행위를 한 때 또는 제30조 제1항에 따른 요청을 받고 협조하지 아니한 경우에는 정관을 변경하거나 임원을 새로 뽑을 것을 명할 수 있다.

## 의료기관의 개설

제33조(개설 등)
㉠ 의료인은 이 법에 따른 의료기관을 개설하지 아니하고는 의료업을 할 수 없으며, 다음의 어느 하나에 해당하는 경우 외에는 그 의료기관 내에서 의료업을 하여야 한다.
  • 「응급의료에 관한 법률」 제2조 제1호에 따른 응급환자를 진료하는 경우
  • 환자나 환자 보호자의 요청에 따라 진료하는 경우
  • 국가나 지방자치단체의 장이 공익상 필요하다고 인정하여 요청하는 경우
  • 보건복지부령으로 정하는 바에 따라 가정간호를 하는 경우
  • 그 밖에 이 법 또는 다른 법령으로 특별히 정한 경우나 환자가 있는 현장에서 진료를 하여야 하는 부득이한 사유가 있는 경우
㉡ 다음의 어느 하나에 해당하는 자가 아니면 의료기관을 개설할 수 없다. 이 경우 의사는 종합병원·병원·요양병원·정신병원 또는 의원을, 치과의사는 치과병원 또는 치과의원을, 한의사는 한방병원·요양병원 또는 한의원을, 조산사는 조산원만을 개설할 수 있다.
  • 의사, 치과의사, 한의사 또는 조산사
  • 국가나 지방자치단체
  • 의료업을 목적으로 설립된 법인(이하 "의료법인"이라 한다)
  • 「민법」이나 특별법에 따라 설립된 비영리법인
  • 「공공기관의 운영에 관한 법률」에 따른 준정부기관, 「지방의료원의 설립 및 운영에 관한 법률」에 따른 지방의료원, 「한국보훈복지의료공단법」에 따른 한국보훈복지의료공단
㉢ ㉡에 따라 의원·치과의원·한의원 또는 조산원을 개설하려는 자는 보건복지부령으로 정하는 바에 따라 시장·군수·구청장에게 신고하여야 한다.
㉣ ㉡에 따라 종합병원·병원·치과병원·한방병원·요양병원 또는 정신병원을 개설하려면 제33조의2에 따른 시·도 의료기관개설위원회의 심의를 거쳐 보건복지부령으로 정하는 바에 따라 시·도지사의 허가를 받아야 한다. 이 경우 시·도지사는 개설하려는 의료기관이 다음의 어느 하나에 해당하는 경우에는 개설허가를 할 수 없다.
  • 제36조에 따른 시설기준에 맞지 아니하는 경우
  • 제60조제1항에 따른 기본시책과 같은 조 제2항에 따른 수급 및 관리계획에 적합하지 아니한 경우
㉤ ㉢과 ㉣에 따라 개설된 의료기관이 개설 장소를 이전하거나 개설에 관한 신고 또는 허가사항 중 보건복지부령으로 정하는 중요사항을 변경하려는 때에도 ㉢ 또는 ㉣과 같다.
㉥ 조산원을 개설하는 자는 반드시 지도의사(指導醫師)를 정하여야 한다.
㉦ 다음의 어느 하나에 해당하는 경우에는 의료기관을 개설할 수 없다.
  • 약국 시설 안이나 구내인 경우
  • 약국의 시설이나 부지 일부를 분할·변경 또는 개수하여 의료기관을 개설하는 경우
  • 약국과 전용 복도·계단·승강기 또는 구름다리 등의 통로가 설치되어 있거나 이런 것들을 설치하여 의료기관을 개설하는 경우
  • 「건축법」 등 관계 법령에 따라 허가를 받지 아니하거나 신고를 하지 아니하고 건축 또는 증축·개축한 건축물에 의료기관을 개설하는 경우
◎ 제2항 제1호의 의료인은 어떠한 명목으로도 둘 이상의 의료기관을 개설·운영할 수 없다. 다만, 2 이상의 의료인 면허를 소지한 자가 의원급 의료기관을 개설하려는 경우에는 하나의 장소에 한하여 면허 종별에 따른 의료기관을 함께 개설할 수 있다.
㉭ 의료법인 및 제2항제4호에 따른 비영리법인(이하 이 조에서 "의료법인 등"이라 한다)이 의료기관을 개설하려면 그 법인의 정관에 개설하고자 하는 의료기관의 소재지를 기재하여 대통령령으로 정하는 바에 따라 정관의 변경허가를 얻어야 한다(의료법인 등을 설립할 때에는 설립 허가를 말한다. 이하 이 항에서 같다). 이 경우 그 법인의 주무관청은 정관의 변경허가를 하기 전에 그 법인이 개설하고자 하는 의료기관이 소재하는 시·도지사 또는 시장·군수·구청장과 협의하여야 한다.
㉲ 의료기관을 개설·운영하는 의료법인등은 다른 자에게 그 법인의 명의를 빌려주어서는 아니 된다.

### 제33조의2(의료기관개설위원회 설치 등)

㉠ 제33조 제4항에 따른 의료기관 개설 허가에 관한 사항을 심의하기 위하여 시·도지사 소속으로 의료기관개설위원회를 둔다.

㉡ ㉠의 의료기관개설위원회의 위원은 제28조에 따른 의사회·치과의사회·한의사회·조산사회 및 간호사회의 의료인으로서 경험이 풍부한 사람과 제52조에 따른 의료기관단체의 회원으로서 해당 지역 내 의료기관의 개설·운영 등에 관한 경험이 풍부한 사람으로 한다.

㉢ 의료기관개설위원회의 구성과 운영에 필요한 사항과 그 밖에 필요한 사항은 보건복지부령으로 정한다.

### 제33조의3(실태조사)

㉠ 보건복지부장관은 제33조 제2항을 위반하여 의료기관을 개설할 수 없는 자가 개설·운영하는 의료기관의 실태를 파악하기 위하여 보건복지부령으로 정하는 바에 따라 조사(이하 이 조에서 "실태조사"라 한다)를 실시하고, 위법이 확정된 경우 그 결과를 공표하여야 한다. 이 경우 수사기관의 수사로 제33조제2항을 위반한 의료기관의 위법이 확정된 경우도 공표 대상에 포함한다.

㉡ 보건복지부장관은 실태조사를 위하여 관계 중앙행정기관의 장, 지방자치단체의 장, 관련 기관·법인 또는 단체 등에 협조를 요청할 수 있다. 이 경우 요청을 받은 자는 특별한 사정이 없으면 이에 협조하여야 한다.

㉢ 실태조사의 시기·방법 및 결과 공표의 방법 등에 관하여 필요한 사항은 보건복지부령으로 정한다.

### 제34조(원격의료)

㉠ 의료인(의료업에 종사하는 의사·치과의사·한의사만 해당한다)은 제33조 제1항에도 불구하고 컴퓨터·화상통신 등 정보통신기술을 활용하여 먼 곳에 있는 의료인에게 의료지식이나 기술을 지원하는 원격의료(이하 "원격의료"라 한다)를 할 수 있다.

㉡ 원격의료를 행하거나 받으려는 자는 보건복지부령으로 정하는 시설과 장비를 갖추어야 한다.

㉢ 원격의료를 하는 자(이하 "원격지의사"라 한다)는 환자를 직접 대면하여 진료하는 경우와 같은 책임을 진다.

㉣ 원격지의사의 원격의료에 따라 의료행위를 한 의료인이 의사·치과의사 또는 한의사(이하 "현지의사"라 한다)인 경우에는 그 의료행위에 대하여 원격지의사의 과실을 인정할 만한 명백한 근거가 없으면 환자에 대한 책임은 제3항에도 불구하고 현지의사에게 있는 것으로 본다.

### 제35조(의료기관 개설 특례)

㉠ 제33조 제1항·제2항 및 제8항에 따른 자 외의 자가 그 소속 직원, 종업원, 그 밖의 구성원(수용자를 포함한다)이나 그 가족의 건강관리를 위하여 부속 의료기관을 개설하려면 그 개설 장소를 관할하는 시장·군수·구청장에게 신고하여야 한다. 다만, 부속 의료기관으로 병원급 의료기관을 개설하려면 그 개설 장소를 관할하는 시·도지사의 허가를 받아야 한다.

㉡ ㉠에 따른 개설 신고 및 허가에 관한 절차·조건, 그 밖에 필요한 사항과 그 의료기관의 운영에 필요한 사항은 보건복지부령으로 정한다.

### 제36조(준수사항)

제33조 제2항 및 제8항에 따라 의료기관을 개설하는 자는 보건복지부령으로 정하는 바에 따라 다음의 사항을 지켜야 한다.

㉠ 의료기관의 종류에 따른 시설기준 및 규격에 관한 사항

㉡ 의료기관의 안전관리시설 기준에 관한 사항

㉢ 의료기관 및 요양병원의 운영 기준에 관한 사항

㉣ 고가의료장비의 설치·운영 기준에 관한 사항

㉤ 의료기관의 종류에 따른 의료인 등의 정원 기준에 관한 사항

㉥ 급식관리 기준에 관한 사항

㉦ 의료기관의 위생 관리에 관한 사항

㉧ 의료기관의 의약품 및 일회용 의료기기의 사용에 관한 사항

㉨ 의료기관의 「감염병의 예방 및 관리에 관한 법률」 제41조 제4항에 따른 감염병환자 등의 진료 기준에 관한 사항

㉩ 의료기관 내 수술실, 분만실, 중환자실 등 감염관리가 필요한 시설의 출입 기준에 관한 사항

㉪ 의료인 및 환자 안전을 위한 보안장비 설치 및 보안인력 배치 등에 관한 사항

㉫ 의료기관의 신체보호대 사용에 관한 사항

㉬ 의료기관의 의료관련감염 예방에 관한 사항

### 제36조의2(공중보건의사 등의 고용금지)

㉠ 의료기관 개설자는 「농어촌 등 보건의료를 위한 특별조치법」 제5조의2에 따른 배치기관 및 배치시설이나 같은 법 제6조의2에 따른 파견근무기관 및 시설이 아니면 같은 법 제2조 제1호의 공중보건의사에게 의료행위를 하게 하거나, 제41조 제1항에 따른 당직의료인으로 두어서는 아니 된다.

㉡ 의료기관 개설자는 「병역법」 제34조의2 제2항에 따라 군병원 또는 병무청장이 지정하는 병원에서 직무와 관련된 수련을 실시하는 경우가 아니면 같은 법 제2조 제14호의 병역판정검사전담의사에게 의료행위를 하게 하거나 제41조 제1항에 따른 당직의료인으로 두어서는 아니 된다.

**제37조(진단용 방사선 발생장치)**

㉠ 진단용 방사선 발생장치를 설치·운영하려는 의료기관은 보건복지부령으로 정하는 바에 따라 시장·군수·구청장에게 신고하여야 하며, 보건복지부령으로 정하는 안전관리기준에 맞도록 설치·운영하여야 한다.

㉡ 의료기관 개설자나 관리자는 진단용 방사선 발생장치를 설치한 경우에는 보건복지부령으로 정하는 바에 따라 안전관리책임자를 선임하고, 정기적으로 검사와 측정을 받아야 하며, 방사선 관계 종사자에 대한 피폭관리(被曝管理)를 하여야 한다.

㉢ ㉡에 따라 안전관리책임자로 선임된 사람은 선임된 날부터 1년 이내에 질병관리청장이 지정하는 방사선 분야 관련 단체(이하 이 조에서 "안전관리책임자 교육기관"이라 한다)가 실시하는 안전관리책임자 교육을 받아야 하며, 주기적으로 보수교육을 받아야 한다.

㉣ ㉠과 ㉡에 따른 진단용 방사선 발생장치의 범위·신고·검사·설치 및 측정기준 등에 필요한 사항은 보건복지부령으로 정하고, ㉢에 따른 안전관리책임자 교육 및 안전관리책임자 교육기관의 지정에 필요한 사항은 질병관리청장이 정하여 고시한다.

**제38조(특수의료장비의 설치·운영)**

㉠ 의료기관은 보건의료 시책상 적정한 설치와 활용이 필요하여 보건복지부장관이 정하여 고시하는 의료장비(이하 "특수의료장비"라 한다)를 설치·운영하려면 보건복지부령으로 정하는 바에 따라 시장·군수·구청장에게 등록하여야 하며, 보건복지부령으로 정하는 설치인정기준에 맞게 설치·운영하여야 한다.

㉡ 의료기관의 개설자나 관리자는 ㉠에 따라 특수의료장비를 설치하면 보건복지부령으로 정하는 바에 따라 보건복지부장관에게 정기적인 품질관리검사를 받아야 한다.

㉢ 의료기관의 개설자나 관리자는 ㉡에 따른 품질관리검사에서 부적합하다고 판정받은 특수의료장비를 사용하여서는 아니 된다.

㉣ 보건복지부장관은 ㉡에 따른 품질관리검사업무의 전부 또는 일부를 보건복지부령으로 정하는 바에 따라 관계 전문기관에 위탁할 수 있다.

**제38조의2(수술실 내 폐쇄회로 텔레비전의 설치·운영)**

㉠ 전신마취 등 환자의 의식이 없는 상태에서 수술을 시행하는 의료기관의 개설자는 수술실 내부에 「개인정보 보호법」 및 관련 법령에 따른 폐쇄회로 텔레비전을 설치하여야 한다. 이 경우 국가 및 지방자치단체는 폐쇄회로 텔레비전의 설치 등에 필요한 비용을 지원할 수 있다.

㉡ 환자 또는 환자의 보호자가 요청하는 경우(의료기관의 장이나 의료인이 요청하여 환자 또는 환자의 보호자가 동의하는 경우를 포함한다) 의료기관의 장이나 의료인은 전신마취 등 환자의 의식이 없는 상태에서 수술을 하는 장면을 ㉠에 따라 설치한 폐쇄회로 텔레비전으로 촬영하여야 한다. 이 경우 의료기관의 장이나 의료인은 다음의 어느 하나에 해당하는 정당한 사유가 없으면 이를 거부할 수 없다.

- 수술이 지체되면 환자의 생명이 위험하여지거나 심신상의 중대한 장애를 가져오는 응급 수술을 시행하는 경우
- 환자의 생명을 구하기 위하여 적극적 조치가 필요한 위험도 높은 수술을 시행하는 경우
- 「전공의의 수련환경 개선 및 지위 향상을 위한 법률」 제2조 제2호에 따른 수련병원 등의 전공의 수련 등 그 목적 달성을 현저히 저해할 우려가 있는 경우
- 그 밖에 위의 규정에 준하는 경우로서 보건복지부령으로 정하는 사유가 있는 경우

㉢ 의료기관의 장이나 의료인이 제2항에 따라 수술을 하는 장면을 촬영하는 경우 녹음 기능은 사용할 수 없다. 다만, 환자 및 해당 수술에 참여한 의료인 등 정보주체 모두의 동의를 받은 경우에는 그러하지 아니하다.

㉣ ㉠에 따라 폐쇄회로 텔레비전이 설치된 의료기관의 장은 ㉡에 따라 촬영한 영상정보가 분실·도난·유출·변조 또는 훼손되지 아니하도록 보건복지부령으로 정하는 바에 따라 내부 관리계획의 수립, 저장장치와 네트워크의 분리, 접속기록 보관 및 관련 시설의 출입자 관리 방안 마련 등 안전성 확보에 필요한 기술적·관리적 및 물리적 조치를 하여야 한다.

㉤ 의료기관의 장은 다음 각 호의 어느 하나에 해당하는 경우를 제외하고는 제2항에 따라 촬영한 영상정보를 열람(의료기관의 장 스스로 열람하는 경우를 포함한다. 이하 이 조에서 같다)하게 하거나 제공(사본의 발급을 포함한다. 이하 이 조에서 같다)하여서는 아니 된다.

- 범죄의 수사와 공소의 제기 및 유지, 법원의 재판업무 수행을 위하여 관계 기관이 요청하는 경우
- 「의료사고 피해구제 및 의료분쟁 조정 등에 관한 법률」 제6조에 따른 한국의료분쟁조정중재원이 의료분쟁의 조정 또는 중재 절차 개시 이후 환자 또는 환자 보호자의 동의를 받아 해당 업무의 수행을 위하여 요청하는 경우
- 환자 및 해당 수술에 참여한 의료인 등 정보주체 모두의 동의를 받은 경우

㉥ 누구든지 이 법의 규정에 따르지 아니하고 ㉡에 따라 촬영한 영상정보를 탐지하거나 누출·변조 또는 훼손하여서는 아니 된다.

㉦ 누구든지 ㉡에 따라 촬영한 영상정보를 이 법에서 정하는 목적 외의 용도로 사용하여서는 아니 된다.

㉧ 의료기관의 개설자는 보건복지부장관이 정하는 범위에서 제2항에 따라 촬영한 영상정보의 열람 등에 소요되는 비용을 열람 등을 요청한 자에게 청구할 수 있다.

㉨ 의료기관의 장은 ㉡에 따라 촬영한 영상정보를 30일 이상 보관하여야 한다.

㉩ ㉠에 따른 폐쇄회로 텔레비전의 설치 기준, ㉡에 따른 촬영의 범위 및 촬영 요청의 절차, ㉡의 제1호부터 제3호까지의 규정에 따른 사유의 구체적인 기준, ㉤에 따른 열람·제공의 절차, ㉨에 따른 보관기준 및 보관기간의 연장 사유 등에 필요한 사항은 보건복지부령으로 정한다.

㉪ 이 법에서 정한 것 외에 폐쇄회로 텔레비전의 설치·운영 등에 관한 사항은 「개인정보 보호법」에 따른다.

**제39조(시설 등의 공동이용)**

㉠ 의료인은 다른 의료기관의 장의 동의를 받아 그 의료기관의 시설·장비 및 인력 등을 이용하여 진료할 수 있다.

㉡ 의료기관의 장은 그 의료기관의 환자를 진료하는 데에 필요하면 해당 의료기관에 소속되지 아니한 의료인에게 진료하도록 할 수 있다.

㉢ 의료인이 다른 의료기관의 시설·장비 및 인력 등을 이용하여 진료하는 과정에서 발생한 의료사고에 대하여는 진료를 한 의료인의 과실 때문이면 그 의료인에게, 의료기관의 시설·장비 및 인력 등의 결함 때문이면 그것을 제공한 의료기관 개설자에게 각각 책임이 있는 것으로 본다.

제40조(폐업ㆍ휴업의 신고)
㉠ 의료기관 개설자는 의료업을 폐업하거나 1개월 이상 휴업(입원환자가 있는 경우에는 1개월 미만의 휴업도 포함한다. 이하 이 조에서 이와 같다)하려면 보건복지부령으로 정하는 바에 따라 관할 시장ㆍ군수ㆍ구청장에게 신고하여야 한다.
㉡ 시장ㆍ군수ㆍ구청장은 ㉠에 따른 신고에도 불구하고 「감염병의 예방 및 관리에 관한 법률」 제18조 및 제29조에 따라 질병관리청장, 시ㆍ도지사 또는 시장ㆍ군수ㆍ구청장이 감염병의 역학조사 및 예방접종에 관한 역학조사를 실시하거나 같은 법 제18조의2에 따라 의료인 또는 의료기관의 장이 질병관리청장 또는 시ㆍ도지사에게 역학조사 실시를 요청한 경우로서 그 역학조사를 위하여 필요하다고 판단하는 때에는 의료기관 폐업 신고를 수리하지 아니할 수 있다.
㉢ 의료기관 개설자는 의료업을 폐업 또는 휴업하는 경우 보건복지부령으로 정하는 바에 따라 해당 의료기관에 입원 중인 환자를 다른 의료기관으로 옮길 수 있도록 하는 등 환자의 권익을 보호하기 위한 조치를 하여야 한다.
㉣ 시장ㆍ군수ㆍ구청장은 ㉠에 따른 폐업 또는 휴업 신고를 받은 경우 의료기관 개설자가 ㉢에 따른 환자의 권익을 보호하기 위한 조치를 취하였는지 여부를 확인하는 등 대통령령으로 정하는 조치를 하여야 한다.

제40조의2(진료기록부등의 이관)
㉠ 의료기관 개설자는 제40조 제1항에 따라 폐업 또는 휴업 신고를 할 때 제22조나 제23조에 따라 기록ㆍ보존하고 있는 진료기록부등의 수량 및 목록을 확인하고 진료기록부등을 관할 보건소장에게 넘겨야 한다. 다만, 의료기관 개설자가 보건복지부령으로 정하는 바에 따라 진료기록부등의 보관계획서를 제출하여 관할 보건소장의 허가를 받은 경우에는 직접 보관할 수 있다.
㉡ ㉠에 따라 관할 보건소장의 허가를 받아 진료기록부등을 직접 보관하는 의료기관 개설자는 보관계획서에 기재된 사항 중 보건복지부령으로 정하는 사항이 변경된 경우 관할 보건소장에게 이를 신고하여야 하며, 직접 보관 중 질병, 국외 이주 등 보건복지부령으로 정하는 사유로 보존 및 관리가 어려운 경우 이를 대행할 책임자를 지정하여 보관하게 하거나 진료기록부등을 관할 보건소장에게 넘겨야 한다.
㉢ ㉠에 따라 관할 보건소장의 허가를 받아 진료기록부 등을 직접 보관하는 의료기관 개설자는 보관 기간, 방법 등 보건복지부령으로 정하는 사항을 준수하여야 한다.
㉣ ㉠에 따라 관할 보건소장의 허가를 받아 진료기록부 등을 직접 보관하는 의료기관 개설자(㉡에 따라 지정된 책임자를 포함한다)의 기록 열람 및 보존에 관하여는 제21조 및 제22조 제2항을 준용한다.
㉤ 그 밖에 진료기록부등의 이관 방법, 절차 등에 필요한 사항은 보건복지부령으로 정한다.

제40조의3(진료기록보관시스템의 구축ㆍ운영)
㉠ 보건복지부장관은 제40조의2에 따라 폐업 또는 휴업한 의료기관의 진료기록부등을 보관하는 관할 보건소장 및 의료기관 개설자가 안전하고 효과적으로 진료기록부등을 보존ㆍ관리할 수 있도록 지원하기 위한 시스템(이하 "진료기록보관시스템"이라 한다)을 구축ㆍ운영할 수 있다.
㉡ 제40조의2에 따라 폐업 또는 휴업한 의료기관의 진료기록부 등을 보관하는 관할 보건소장 및 의료기관 개설자는 진료기록보관시스템에 진료기록부 등을 보관할 수 있다.
㉢ ㉡에 따라 진료기록부등을 진료기록보관시스템에 보관한 관할 보건소장 및 의료기관 개설자(해당 보건소 및 의료기관 소속 의료인 및 그 종사자를 포함한다)는 직접 보관한 진료기록부등 외에는 진료기록보관시스템에 보관된 정보를 열람하는 등 그 내용을 확인하여서는 아니 된다.
㉣ 보건복지부장관은 ㉠에 따른 진료기록보관시스템의 구축ㆍ운영 업무를 관계 전문기관 또는 단체에 위탁할 수 있다. 이 경우 보건복지부장관은 진료기록보관시스템의 구축ㆍ운영 업무에 소요되는 비용의 전부 또는 일부를 지원할 수 있다.
㉤ ㉣ 전단에 따라 진료기록보관시스템의 구축ㆍ운영 업무를 위탁받은 전문기관 또는 단체는 보건복지부령으로 정하는 바에 따라 진료기록부등을 안전하게 관리ㆍ보존하는 데에 필요한 시설과 장비를 갖추어야 한다.
㉥ 보건복지부장관은 진료기록보관시스템의 효율적 운영을 위하여 원본에 기재된 정보가 변경되지 않는 범위에서 진료기록부등의 형태를 변경하여 보존ㆍ관리할 수 있으며, 변경된 형태로 진료기록부등의 사본을 발급할 수 있다.
㉦ 누구든지 정당한 접근 권한 없이 또는 허용된 접근 권한을 넘어 진료기록보관시스템에 보관된 정보를 훼손ㆍ멸실ㆍ변경ㆍ위조ㆍ유출하거나 검색ㆍ복제하여서는 아니 된다.
㉧ 진료기록보관시스템의 구축 범위 및 운영 절차 등에 필요한 사항은 보건복지부령으로 정한다.

제41조(당직의료인)
㉠ 각종 병원에는 응급환자와 입원환자의 진료 등에 필요한 당직의료인을 두어야 한다.
㉡ ㉠에 따른 당직의료인의 수와 배치 기준은 병원의 종류, 입원환자의 수 등을 고려하여 보건복지부령으로 정한다.

제42조(의료기관의 명칭)
㉠ 의료기관은 제3조 제2항에 따른 의료기관의 종류에 따르는 명칭 외의 명칭을 사용하지 못한다. 다만, 다음의 어느 하나에 해당하는 경우에는 그러하지 아니하다.
• 종합병원 또는 정신병원이 그 명칭을 병원으로 표시하는 경우
• 제3조의4 제1항에 따라 상급종합병원으로 지정받거나 제3조의5제1항에 따라 전문병원으로 지정받은 의료기관이 지정받은 기간 동안 그 명칭을 사용하는 경우

- 제33조 제8항 단서에 따라 개설한 의원급 의료기관이 면허 종별에 따른 종별명칭을 함께 사용하는 경우
- 국가나 지방자치단체에서 개설하는 의료기관이 보건복지부장관이나 시·도지사와 협의하여 정한 명칭을 사용하는 경우
- 다른 법령으로 따로 정한 명칭을 사용하는 경우

ⓒ 의료기관의 명칭 표시에 관한 사항은 보건복지부령으로 정한다.
ⓒ 의료기관이 아니면 의료기관의 명칭이나 이와 비슷한 명칭을 사용하지 못한다.

## 제43조(진료과목 등)
㉠ 병원·치과병원 또는 종합병원은 한의사를 두어 한의과 진료과목을 추가로 설치·운영할 수 있다.
ⓒ 한방병원 또는 치과병원은 의사를 두어 의과 진료과목을 추가로 설치·운영할 수 있다.
ⓒ 병원·한방병원·요양병원 또는 정신병원은 치과의사를 두어 치과 진료과목을 추가로 설치·운영할 수 있다.
㉣ ㉠부터 ㉢까지의 규정에 따라 추가로 진료과목을 설치·운영하는 경우에는 보건복지부령으로 정하는 바에 따라 진료에 필요한 시설·장비를 갖추어야 한다.
㉤ ㉠부터 ㉢까지의 규정에 따라 추가로 설치한 진료과목을 포함한 의료기관의 진료과목은 보건복지부령으로 정하는 바에 따라 표시하여야 한다. 다만, 치과의 진료과목은 종합병원과 제77조 제2항에 따라 보건복지부령으로 정하는 치과병원에 한하여 표시할 수 있다.

## 제45조(비급여 진료비용 등의 고지)
㉠ 의료기관 개설자는 「국민건강보험법」제41조 제4항에 따라 요양급여의 대상에서 제외되는 사항 또는 「의료급여법」제7조 제3항에 따라 의료급여의 대상에서 제외되는 사항의 비용(이하 "비급여 진료비용"이라 한다)을 환자 또는 환자의 보호자가 쉽게 알 수 있도록 보건복지부령으로 정하는 바에 따라 고지하여야 한다.
ⓒ 의료기관 개설자는 보건복지부령으로 정하는 바에 따라 의료기관이 환자로부터 징수하는 제증명수수료의 비용을 게시하여야 한다.
ⓒ 의료기관 개설자는 ㉠ 및 ⓒ에서 고지·게시한 금액을 초과하여 징수할 수 없다.

## 제45조의2(비급여 진료비용 등의 보고 및 현황조사 등)
㉠ 의료기관의 장은 보건복지부령으로 정하는 바에 따라 비급여 진료비용 및 제45조 제2항에 따른 제증명수수료(이하 이 조에서 "비급여진료비용 등"이라 한다)의 항목, 기준, 금액 및 진료내역 등에 관한 사항을 보건복지부장관에게 보고하여야 한다.
ⓒ 보건복지부장관은 제1항에 따라 보고받은 내용을 바탕으로 모든 의료기관에 대한 비급여진료비용 등의 항목, 기준, 금액 및 진료내역 등에 관한 현황을 조사·분석하여 그 결과를 공개할 수 있다. 다만, 병원급 의료기관에 대하여는 그 결과를 공개하여야 한다.
ⓒ 보건복지부장관은 제2항에 따른 비급여진료비용 등의 현황에 대한 조사·분석을 위하여 필요하다고 인정하는 경우에는 의료기관의 장에게 관련 자료의 제출을 명할 수 있다. 이 경우 해당 의료기관의 장은 특별한 사유가 없으면 그 명령에 따라야 한다.
㉣ ⓒ에 따른 현황조사·분석 및 결과 공개의 범위·방법·절차 등에 필요한 사항은 보건복지부령으로 정한다.

## 제45조의3(제증명수수료의 기준 고시)
보건복지부장관은 제45조의2 제2항에 따른 현황조사·분석의 결과를 고려하여 제증명수수료의 항목 및 금액에 관한 기준을 정하여 고시하여야 한다.

## 제46조(환자의 진료의사 선택 등)
㉠ 환자나 환자의 보호자는 종합병원·병원·치과병원·한방병원·요양병원 또는 정신병원의 특정한 의사·치과의사 또는 한의사를 선택하여 진료를 요청할 수 있다. 이 경우 의료기관의 장은 특별한 사유가 없으면 환자나 환자의 보호자가 요청한 의사·치과의사 또는 한의사가 진료하도록 하여야 한다.
ⓒ ㉠에 따라 진료의사를 선택하여 진료를 받는 환자나 환자의 보호자는 진료의사의 변경을 요청할 수 있다. 이 경우 의료기관의 장은 정당한 사유가 없으면 이에 응하여야 한다.
ⓒ 의료기관의 장은 환자 또는 환자의 보호자에게 진료의사 선택을 위한 정보를 제공하여야 한다.
㉣ 의료기관의 장은 ㉠에 따라 진료하게 한 경우에도 환자나 환자의 보호자로부터 추가비용을 받을 수 없다

## 제47조(의료관련감염 예방)
㉠ 보건복지부령으로 정하는 일정 규모 이상의 병원급 의료기관의 장은 의료관련감염 예방을 위하여 감염관리위원회와 감염관리실을 설치·운영하고 보건복지부령으로 정하는 바에 따라 감염관리 업무를 수행하는 전담 인력을 두는 등 필요한 조치를 하여야 한다.
ⓒ 의료기관의 장은 「감염병의 예방 및 관리에 관한 법률」제2조 제1호에 따른 감염병의 예방을 위하여 해당 의료기관에 소속된 의료인, 의료기관 종사자 및 「보건의료인력지원법」제2조제3호의 보건의료인력을 양성하는 학교 및 기관의 학생으로서 해당 의료기관에서 실습하는 자에게 보건복지부령으로 정하는 바에 따라 정기적으로 교육을 실시하여야 한다.
ⓒ 의료기관의 장은 「감염병의 예방 및 관리에 관한 법률」제2조 제1호에 따른 감염병이 유행하는 경우 환자, 환자의 보호자, 의료인, 의료기관 종사자 및 「경비업법」제2조제3호에 따른 경비원 등 해당 의료기관 내에서 업무를 수행하는 사람에게 감염병의 확산 방지를 위하여 필요한 정보를 제공하여야 한다.
㉣ 질병관리청장은 의료관련감염의 발생·원인 등에 대한 의과학적인 감시를 위하여 의료관련감염 감시 시스템을 구축·운영할 수 있다.
㉤ 의료기관은 ㉣에 따른 시스템을 통하여 매월 의료관련감염 발생 사실을 등록할 수 있다.

ⓗ 질병관리청장은 ⓔ에 따른 시스템의 구축·운영 업무를 대통령령으로 정하는 바에 따라 관계 전문기관에 위탁할 수 있다.

ⓢ 질병관리청장은 제6항에 따라 업무를 위탁한 전문기관에 대하여 그 업무에 관한 보고 또는 자료의 제출을 명할 수 있다.

ⓞ 의료관련감염이 발생한 사실을 알게 된 의료기관의 장, 의료인, 의료기관 종사자 또는 환자 등은 보건복지부령으로 정하는 바에 따라 질병관리청장에게 그 사실을 보고(이하 이 조에서 "자율보고"라 한다)할 수 있다. 이 경우 질병관리청장은 자율보고한 사람의 의사에 반하여 그 신분을 공개하여서는 아니 된다.

ⓩ 자율보고한 사람이 해당 의료관련감염과 관련하여 관계 법령을 위반한 사실이 있는 경우에는 그에 따른 행정처분을 감경하거나 면제할 수 있다.

ⓧ 자율보고가 된 의료관련감염에 관한 정보는 보건복지부령으로 정하는 검증을 한 후에는 개인식별이 가능한 부분을 삭제하여야 한다.

ⓣ 자율보고의 접수 및 분석 등의 업무에 종사하거나 종사하였던 사람은 직무상 알게 된 비밀을 다른 사람에게 누설하거나 직무 외의 목적으로 사용하여서는 아니 된다.

ⓔ 의료기관의 장은 해당 의료기관에 속한 자율보고를 한 보고자에게 그 보고를 이유로 해고 또는 전보나 그 밖에 신분 또는 처우와 관련하여 불리한 조치를 할 수 없다.

ⓟ 질병관리청장은 ⓔ 또는 ⓞ에 따라 수집한 의료관련감염 관련 정보를 감염 예방·관리에 필요한 조치, 계획 수립, 조사·연구, 교육 등에 활용할 수 있다.

ⓗ ㉠에 따른 감염관리위원회의 구성과 운영, 감염관리실 운영, ㉡에 따른 교육, ㉢에 따른 정보 제공, ㉣에 따라 등록하는 의료관련감염의 종류와 그 등록의 절차·방법 등에 필요한 사항은 보건복지부령으로 정한다.

## 제47조의2(입원환자의 전원)

의료기관의 장은 천재지변, 감염병 의심 상황, 집단 사망사고의 발생 등 입원환자를 긴급히 전원(轉院)시키지 않으면 입원환자의 생명·건강에 중대한 위험이 발생할 수 있음에도 환자나 보호자의 동의를 받을 수 없는 등 보건복지부령으로 정하는 불가피한 사유가 있는 경우에는 보건복지부령으로 정하는 바에 따라 시장·군수·구청장의 승인을 받아 입원환자를 다른 의료기관으로 전원시킬 수 있다.

## 감독

### 제58조(의료기관 인증)

㉠ 보건복지부장관은 의료의 질과 환자 안전의 수준을 높이기 위하여 병원급 의료기관 및 대통령령으로 정하는 의료기관에 대한 인증(이하 "의료기관 인증"이라 한다)을 할 수 있다.

㉡ 보건복지부장관은 대통령령으로 정하는 바에 따라 의료기관 인증에 관한 업무를 제58조의11에 따른 의료기관평가인증원에 위탁할 수 있다.

㉢ 보건복지부장관은 다른 법률에 따라 의료기관을 대상으로 실시하는 평가를 통합하여 제58조의11에 따른 의료기관평가인증원으로 하여금 시행하도록 할 수 있다.

### 제58조의2(의료기관인증위원회)

㉠ 보건복지부장관은 의료기관 인증에 관한 주요 정책을 심의하기 위하여 보건복지부장관 소속으로 의료기관인증위원회(이하 이 조에서 "위원회"라 한다)를 둔다.

㉡ 위원회는 위원장 1명을 포함한 15인 이내의 위원으로 구성한다.

㉢ 위원회의 위원장은 보건복지부차관으로 하고, 위원회의 위원은 다음의 사람 중에서 보건복지부장관이 임명 또는 위촉한다.
- 제28조에 따른 의료인 단체 및 제52조에 따른 의료기관단체에서 추천하는 자
- 노동계, 시민단체(「비영리민간단체지원법」 제2조에 따른 비영리민간단체를 말한다), 소비자단체(「소비자기본법」 제29조에 따른 소비자단체를 말한다)에서 추천하는 자
- 보건의료에 관한 학식과 경험이 풍부한 자
- 시설물 안전진단에 관한 학식과 경험이 풍부한 자
- 보건복지부 소속 3급 이상 공무원 또는 고위공무원단에 속하는 공무원

㉣ 위원회는 다음의 사항을 심의한다.
- 인증기준 및 인증의 공표를 포함한 의료기관 인증과 관련된 주요 정책에 관한 사항
- 제58조 제3항에 따른 의료기관 대상 평가제도 통합에 관한 사항
- 제58조의7 제2항에 따른 의료기관 인증 활용에 관한 사항
- 그 밖에 위원장이 심의에 부치는 사항

㉤ 위원회의 구성 및 운영, 그 밖에 필요한 사항은 대통령령으로 정한다.

### 제58조의3(의료기관 인증기준 및 방법 등)

㉠ 의료기관 인증기준은 다음의 사항을 포함하여야 한다.
- 환자의 권리와 안전
- 의료기관의 의료서비스 질 향상 활동
- 의료서비스의 제공과정 및 성과
- 의료기관의 조직·인력관리 및 운영
- 환자 만족도

ⓛ 인증등급은 인증, 조건부인증 및 불인증으로 구분한다.
ⓒ 인증의 유효기간은 4년으로 한다. 다만, 조건부인증의 경우에는 유효기간을 1년으로 한다.
ⓔ 조건부인증을 받은 의료기관의 장은 유효기간 내에 보건복지부령으로 정하는 바에 따라 재인증을 받아야 한다.
ⓜ ⓧ에 따른 인증기준의 세부 내용은 보건복지부장관이 정한다.

제58조의4(의료기관 인증의 신청 및 평가)
ⓧ 의료기관 인증을 받고자 하는 의료기관의 장은 보건복지부령으로 정하는 바에 따라 보건복지부장관에게 신청할 수 있다.
ⓛ ⓧ에도 불구하고 제3조 제2항 제3호에 따른 요양병원(「장애인복지법」 제58조제1항제4호에 따른 의료재활시설로서 제3조의2에 따른 요건을 갖춘 의료기관은 제외한다)의 장은 보건복지부령으로 정하는 바에 따라 보건복지부장관에게 인증을 신청하여야 한다.
ⓒ ⓛ에 따라 인증을 신청하여야 하는 요양병원이 조건부인증 또는 불인증을 받거나 제58조의10 제1항 제4호 및 제5호에 따라 인증 또는 조건부인증이 취소된 경우 해당 요양병원의 장은 보건복지부령으로 정하는 기간 내에 다시 인증을 신청하여야 한다.
ⓔ 보건복지부장관은 인증을 신청한 의료기관에 대하여 제58조의3 제1항에 따른 인증기준 적합 여부를 평가하여야 한다. 이 경우 보건복지부령으로 정하는 바에 따라 필요한 조사를 할 수 있고, 인증을 신청한 의료기관은 정당한 사유가 없으면 조사에 협조하여야 한다.
ⓜ 보건복지부장관은 ⓔ에 따른 평가 결과와 인증등급을 지체 없이 해당 의료기관의 장에게 통보하여야 한다.

제58조의5(이의신청)
ⓧ 의료기관 인증을 신청한 의료기관의 장은 평가결과 또는 인증등급에 관하여 보건복지부장관에게 이의신청을 할 수 있다.
ⓛ ⓧ에 따른 이의신청은 평가결과 또는 인증등급을 통보받은 날부터 30일 이내에 하여야 한다. 다만, 책임질 수 없는 사유로 그 기간을 지킬 수 없었던 경우에는 그 사유가 없어진 날부터 기산한다.
ⓒ ⓧ에 따른 이의신청의 방법 및 처리 결과의 통보 등에 필요한 사항은 보건복지부령으로 정한다.

제58조의6(인증서와 인증마크)
ⓧ 보건복지부장관은 인증을 받은 의료기관에 인증서를 교부하고 인증을 나타내는 표시(이하 "인증마크"라 한다)를 제작하여 인증을 받은 의료기관이 사용하도록 할 수 있다.
ⓛ 누구든지 제58조 제1항에 따른 인증을 받지 아니하고 인증서나 인증마크를 제작·사용하거나 그 밖의 방법으로 인증을 사칭하여서는 아니 된다.
ⓒ 인증마크의 도안 및 표시방법 등에 필요한 사항은 보건복지부령으로 정한다.

제58조의7(인증의 공표 및 활용)
ⓧ 보건복지부장관은 인증을 받은 의료기관에 관하여 인증기준, 인증 유효기간 및 제58조의4 제4항에 따라 평가한 결과 등 보건복지부령으로 정하는 사항을 인터넷 홈페이지 등에 공표하여야 한다.

ⓛ 보건복지부장관은 제58조의4 제4항에 따른 평가 결과와 인증등급을 활용하여 의료기관에 대하여 다음에 해당하는 행정적·재정적 지원 등 필요한 조치를 할 수 있다.
  • 제3조의4에 따른 상급종합병원 지정
  • 제3조의5에 따른 전문병원 지정
  • 의료의 질 및 환자 안전 수준 향상을 위한 교육, 컨설팅 지원
  • 그 밖에 다른 법률에서 정하거나 보건복지부장관이 필요하다고 인정한 사항
ⓒ ⓧ에따른 공표 등에 필요한 사항은 보건복지부령으로 정한다.

제58조의8(자료의 제공요청)
ⓧ 보건복지부장관은 인증과 관련하여 필요한 경우에는 관계 행정기관, 의료기관, 그 밖의 공공단체 등에 대하여 자료의 제공 및 협조를 요청할 수 있다.
ⓛ ⓧ에 따른 자료의 제공과 협조를 요청받은 자는 정당한 사유가 없는 한 요청에 따라야 한다.

제58조의9(의료기관 인증의 사후관리)
보건복지부장관은 인증의 실효성을 유지하기 위하여 보건복지부령으로 정하는 바에 따라 인증을 받은 의료기관에 대하여 제58조의3 제1항에 따른 인증기준의 충족 여부를 조사할 수 있다.

제58조의10(의료기관 인증의 취소 등)
ⓧ 보건복지부장관은 인증을 받은 의료기관이 인증 유효기간 중 다음 각 호의 어느 하나에 해당하는 경우에는 의료기관 인증 또는 조건부인증을 취소하거나 인증마크의 사용정지 또는 시정을 명할 수 있다. 다만, 거짓이나 그 밖의 부정한 방법으로 인증 또는 조건부인증을 받은 경우 및 제64조 제1항에 따라 의료기관 개설 허가가 취소되거나 폐쇄명령을 받은 경우에는 인증 또는 조건부인증을 취소하여야 한다.

- 거짓이나 그 밖의 부정한 방법으로 인증 또는 조건부인증을 받은 경우
- 제64조 제1항에 따라 의료기관 개설 허가가 취소되거나 폐쇄명령을 받은 경우
- 의료기관의 종별 변경 등 인증 또는 조건부인증의 전제나 근거가 되는 중대한 사실이 변경된 경우
- 제58조의3 제1항에 따른 인증기준을 충족하지 못하게 된 경우
- 인증마크의 사용정지 또는 시정명령을 위반한 경우
ⓛ ㉠의 제1호에 따라 인증이 취소된 의료기관은 인증 또는 조건부인증이 취소된 날부터 1년 이내에 인증 신청을 할 수 없다.
ⓒ ㉠에 따른 의료기관 인증 또는 조건부인증의 취소 및 인증마크의 사용정지 등에 필요한 절차와 처분의 기준 등은 보건복지부령으로 정한다. 〈신설 2020. 3. 4.〉

제58조의11(의료기관평가인증원의 설립 등)
㉠ 의료기관 인증에 관한 업무와 의료기관을 대상으로 실시하는 각종 평가 업무를 효율적으로 수행하기 위하여 의료기관평가인증원(이하 "인증원"이라 한다)을 설립한다.
ⓛ 인증원은 다음의 업무를 수행한다.
- 의료기관 인증에 관한 업무로서 제58조 제2항에 따라 위탁받은 업무
- 다른 법률에 따라 의료기관을 대상으로 실시하는 평가 업무로서 보건복지부장관으로부터 위탁받은 업무
- 그 밖에 이 법 또는 다른 법률에 따라 보건복지부장관으로부터 위탁받은 업무
ⓒ 인증원은 법인으로 하고, 주된 사무소의 소재지에 설립등기를 함으로써 성립한다.
ⓔ 인증원에는 정관으로 정하는 바에 따라 임원과 필요한 직원을 둔다.
ⓜ 보건복지부장관은 인증원의 운영 및 사업에 필요한 경비를 예산의 범위에서 지원할 수 있다.
ⓗ 인증원은 보건복지부장관의 승인을 받아 의료기관 인증을 신청한 의료기관의 장으로부터 인증에 소요되는 비용을 징수할 수 있다.
ⓢ 인증원은 ⓛ에 따른 업무 수행에 지장이 없는 범위에서 보건복지부령으로 정하는 바에 따라 교육, 컨설팅 등 수익사업을 할 수 있다.
ⓞ 인증원에 관하여 이 법 및 「공공기관의 운영에 관한 법률」에서 정하는 사항 외에는 「민법」 중 재단법인에 관한 규정을 준용한다.

제59조(지도와 명령)
㉠ 보건복지부장관 또는 시·도지사는 보건의료정책을 위하여 필요하거나 국민보건에 중대한 위해(危害)가 발생하거나 발생할 우려가 있으면 의료기관이나 의료인에게 필요한 지도와 명령을 할 수 있다.
ⓛ 보건복지부장관, 시·도지사 또는 시장·군수·구청장은 의료인이 정당한 사유 없이 진료를 중단하거나 의료기관 개설자가 집단으로 휴업하거나 폐업하여 환자 진료에 막대한 지장을 초래하거나 초래할 우려가 있다고 인정할 만한 상당한 이유가 있으면 그 의료인이나 의료기관 개설자에게 업무개시 명령을 할 수 있다.
ⓒ 의료인과 의료기관 개설자는 정당한 사유 없이 ⓛ의 명령을 거부할 수 없다.

제60조(병상 수급계획의 수립 등)
㉠ 보건복지부장관은 병상의 합리적인 공급과 배치에 관한 기본시책을 5년마다 수립하여야 한다.
ⓛ 시·도지사는 ㉠ 따른 기본시책에 따라 지역 실정을 고려하여 특별시·광역시 또는 도 단위의 지역별·기능별·종별 의료기관 병상 수급 및 관리계획을 수립한 후 보건복지부장관에게 제출하여야 한다.
ⓒ 보건복지부장관은 ⓛ에 따라 제출된 병상 수급 및 관리계획이 ㉠에 따른 기본시책에 맞지 아니하는 등 보건복지부령으로 정하는 사유가 있으면 시·도지사와 협의하여 보건복지부령으로 정하는 바에 따라 이를 조정하여야 한다.

제60조의2(의료인 수급계획 등)
㉠ 보건복지부장관은 우수한 의료인의 확보와 적절한 공급을 위한 기본시책을 수립하여야 한다.
ⓛ ㉠에 따른 기본시책은 「보건의료기본법」 제15조에 따른 보건의료발전계획과 연계하여 수립한다.

제60조의3(간호인력 취업교육센터 설치 및 운영)
㉠ 보건복지부장관은 간호·간병통합서비스 제공·확대 및 간호인력의 원활한 수급을 위하여 다음의 업무를 수행하는 간호인력 취업교육센터를 지역별로 설치·운영할 수 있다.
- 지역별, 의료기관별 간호인력 확보에 관한 현황 조사
- 제7조 제1항 제1호에 따른 간호학을 전공하는 대학이나 전문대학[구제(舊制) 전문학교와 간호학교를 포함한다] 졸업예정자와 신규 간호인력에 대한 취업교육 지원
- 간호인력의 지속적인 근무를 위한 경력개발 지원
- 유휴 및 이직 간호인력의 취업교육 지원
- 그 밖에 간호인력의 취업교육 지원을 위하여 보건복지부령으로 정하는 사항

ⓒ 보건복지부장관은 간호인력 취업교육센터를 효율적으로 운영하기 위하여 그 운영에 관한 업무를 대통령령으로 정하는 절차·방식에 따라 관계 전문기관 또는 단체에 위탁할 수 있다.
ⓒ 국가 및 지방자치단체는 ⓒ에 따라 간호인력 취업교육센터의 운영에 관한 업무를 위탁한 경우에는 그 운영에 드는 비용을 지원할 수 있다.
ⓐ 그 밖에 간호인력 취업교육센터의 운영 등에 필요한 사항은 보건복지부령으로 정한다.

제61조(보고와 업무 검사 등)
㉠ 보건복지부장관, 시·도지사 또는 시장·군수·구청장은 의료기관 개설자 또는 의료인에게 필요한 사항을 보고하도록 명할 수 있고, 관계 공무원을 시켜 그 업무 상황, 시설 또는 진료기록부·조산기록부·간호기록부 등 관계 서류를 검사하게 하거나 관계인에게서 진술을 들어 사실을 확인받게 할 수 있다. 이 경우 의료기관 개설자 또는 의료인은 정당한 사유 없이 이를 거부하지 못한다.
ⓒ ㉠의 경우에 관계 공무원은 권한을 증명하는 증표 및 조사기간, 조사범위, 조사담당자, 관계 법령 등이 기재된 조사명령서를 지니고 이를 관계인에게 내보여야 한다.
ⓒ ㉠의 보고 및 ⓒ의 조사명령서에 관한 사항은 보건복지부령으로 정한다.

제61조의2(자료제공의 요청)
㉠ 보건복지부장관은 이 법의 위반 사실을 확인하기 위한 경우 등 소관 업무를 수행하기 위하여 필요한 경우에는 의료인, 의료기관의 장, 「국민건강보험법」에 따른 국민건강보험공단 및 건강보험심사평가원, 그 밖의 관계 행정기관 및 단체 등에 대하여 필요한 자료의 제출이나 의견의 진술 등을 요청할 수 있다.
ⓒ ㉠에 따른 자료의 제공 또는 협조를 요청받은 자는 특별한 사유가 없으면 이에 따라야 한다.

제62조(의료기관 회계기준)
㉠ 의료기관 개설자는 의료기관 회계를 투명하게 하도록 노력하여야 한다.
ⓒ 100병상 이상의 병원급 의료기관으로서 보건복지부령으로 정하는 일정 규모 이상의 병원급 의료기관 개설자는 회계를 투명하게 하기 위하여 의료기관 회계기준을 지켜야 한다.
ⓒ ⓒ에 따른 의료기관 회계기준은 보건복지부령으로 정한다.

제63조(시정 명령 등)
㉠ 보건복지부장관 또는 시장·군수·구청장은 의료기관이 제15조제1항, 제16조제2항, 제21조제1항 후단 및 같은 조 제2항·제3항, 제23조 제2항, 제34조 제2항, 제35조 제2항, 제36조, 제36조의2, 제37조 제1항·제2항, 제38조 제1항·제2항, 제38조의2, 제41조부터 제43조까지, 제45조, 제46조, 제47조 제1항, 제58조의4 제2항 및 제3항, 제62조 제2항을 위반한 때, 종합병원·상급종합병원·전문병원이 각각 제3조의3 제1항·제3조의4 제1항·제3조의5 제2항에 따른 요건에 해당하지 아니하게 된 때, 의료기관의 장이 제4조 제5항을 위반한 때 또는 자율심의기구가 제57조 제11항을 위반한 때에는 일정한 기간을 정하여 그 시설·장비 등의 전부 또는 일부의 사용을 제한 또는 금지하거나 위반한 사항을 시정하도록 명할 수 있다.
ⓒ 보건복지부장관 또는 시장·군수·구청장은 의료인 등이 제56조 제2항·제3항을 위반한 때에는 다음의 조치를 명할 수 있다.
• 위반행위의 중지
• 위반사실의 공표
• 정정광고
ⓒ ⓒ의 위반행위의 중지 및 위반사실의 공표에 따른 조치에 필요한 사항은 대통령령으로 정한다.

제64조(개설 허가 취소 등)
㉠ 보건복지부장관 또는 시장·군수·구청장은 의료기관이 다음의 어느 하나에 해당하면 그 의료업을 1년의 범위에서 정지시키거나 개설 허가의 취소 또는 의료기관 폐쇄를 명할 수 있다. 다만, 의료기관 개설자가 거짓으로 진료비를 청구하여 금고 이상의 형을 선고받고 그 형이 확정된 때에 해당하는 경우에는 의료기관 개설 허가의 취소 또는 의료기관 폐쇄를 명하여야 하며, 의료기관 폐쇄는 제33조 제3항과 제35조 제1항 본문에 따라 신고한 의료기관에만 명할 수 있다.
• 개설 신고나 개설 허가를 한 날부터 3개월 이내에 정당한 사유 없이 업무를 시작하지 아니한 때
• 제4조 제2항을 위반하여 의료인이 다른 의료인 또는 의료법인 등의 명의로 의료기관을 개설하거나 운영한 때
• 제27조 제5항을 위반하여 무자격자에게 의료행위를 하게 하거나 의료인에게 면허 사항 외의 의료행위를 하게 한 때
• 제61조에 따른 관계 공무원의 직무 수행을 기피 또는 방해하거나 제59조 또는 제63조에 따른 명령을 위반한 때
• 제33조제2항 제3호부터 제5호까지의 규정에 따른 의료법인·비영리법인, 준정부기관·지방의료원 또는 한국보훈복지의료공단의 설립허가가 취소되거나 해산된 때
• 제33조제2항을 위반하여 의료기관을 개설한 때
• 제33조제8항을 위반하여 둘 이상의 의료기관을 개설·운영한 때
• 제33조제5항·제7항·제9항·제10항, 제40조, 제40조의2 또는 제56조를 위반한 때. 다만, 의료기관 개설자 본인에게 책임이 없는 사유로 제33조제7항 제4호를 위반한 때에는 그러하지 아니하다.

- 정당한 사유 없이 제40조제1항에 따른 폐업·휴업 신고를 하지 아니하고 6개월 이상 의료업을 하지 아니한 때
- 제63조에 따른 시정명령(제4조제5항 위반에 따른 시정명령을 제외한다)을 이행하지 아니한 때
- 「약사법」 제24조제2항을 위반하여 담합행위를 한 때
- 의료기관 개설자가 거짓으로 진료비를 청구하여 금고 이상의 형을 선고받고 그 형이 확정된 때
- 제36조에 따른 준수사항을 위반하여 사람의 생명 또는 신체에 중대한 위해를 발생하게 한 때

ⓛ ㉠에 따라 개설 허가를 취소당하거나 폐쇄 명령을 받은 자는 그 취소된 날이나 폐쇄 명령을 받은 날부터 6개월 이내에, 의료업 정지처분을 받은 자는 그 업무 정지기간 중에 각각 의료기관을 개설·운영하지 못한다. 다만, 제1항 제8호에 따라 의료기관 개설 허가를 취소당하거나 폐쇄 명령을 받은 자는 취소당한 날이나 폐쇄 명령을 받은 날부터 3년 안에는 의료기관을 개설·운영하지 못한다.

ⓒ 보건복지부장관 또는 시장·군수·구청장은 의료기관이 제1항에 따라 그 의료업이 정지되거나 개설 허가의 취소 또는 폐쇄 명령을 받은 경우 해당 의료기관에 입원 중인 환자를 다른 의료기관으로 옮기도록 하는 등 환자의 권익을 보호하기 위하여 필요한 조치를 하여야 한다.

제65조(면허 취소와 재교부)
㉠ 보건복지부장관은 의료인이 다음의 어느 하나에 해당할 경우에는 그 면허를 취소할 수 있다. 다만, 8조 각 호의 어느 하나에 해당하게 된 경우에는 면허를 취소하여야 한다.
- 제8조 각 호의 어느 하나에 해당하게 된 경우
- 제66조에 따른 자격 정지 처분 기간 중에 의료행위를 하거나 3회 이상 자격 정지 처분을 받은 경우
- 제11조 제1항에 따른 면허 조건을 이행하지 아니한 경우
- 제4조의3 제1항을 위반하여 면허를 대여한 경우
- 제4조 제6항을 위반하여 사람의 생명 또는 신체에 중대한 위해를 발생하게 한 경우
- 제27조 제5항을 위반하여 사람의 생명 또는 신체에 중대한 위해를 발생하게 할 우려가 있는 수술, 수혈, 전신마취를 의료인 아닌 자에게 하게 하거나 의료인에게 면허 사항 외로 하게 한 경우

ⓛ 보건복지부장관은 제1항에 따라 면허가 취소된 자라도 취소의 원인이 된 사유가 없어지거나 개전(改悛)의 정이 뚜렷하다고 인정되면 면허를 재교부할 수 있다. 다만, 제11조 제1항에 따른 면허 조건을 이행하지 아니한 경우에 따라 면허가 취소된 경우에는 취소된 날부터 1년 이내, 제66조에 따른 자격 정지 처분 기간 중에 의료행위를 하거나 3회 이상 자격 정지 처분을 받은 경우에 따라 면허가 취소된 경우에는 취소된 날부터 2년 이내, 제4조의3 제1항을 위반하여 면허를 대여한 경우, 제4조 제6항을 위반하여 사람의 생명 또는 신체에 중대한 위해를 발생하게 한 경우, 제27조 제5항을 위반하여 사람의 생명 또는 신체에 중대한 위해를 발생하게 할 우려가 있는 수술, 수혈, 전신마취를 의료인 아닌 자에게 하게 하거나 의료인에게 면허 사항 외로 하게 한 경우 또는 제8조 제4호에 따른 사유로 면허가 취소된 경우에는 취소된 날부터 3년 이내에는 재교부하지 못한다.

제66조(자격정지 등)
㉠ 보건복지부장관은 의료인이 다음의 어느 하나에 해당하면 1년의 범위에서 면허자격을 정지시킬 수 있다. 이 경우 의료기술과 관련한 판단이 필요한 사항에 관하여는 관계 전문가의 의견을 들어 결정할 수 있다.
- 의료인의 품위를 심하게 손상시키는 행위를 한 때
- 의료기관 개설자가 될 수 없는 자에게 고용되어 의료행위를 한 때
- 제4조 제6항을 위반한 때
- 제17조 제1항 및 제2항에 따른 진단서·검안서 또는 증명서를 거짓으로 작성하여 내주거나 제22조 제1항에 따른 진료기록부등을 거짓으로 작성하거나 고의로 사실과 다르게 추가기재·수정한 때
- 제20조를 위반한 경우
- 의료기사가 아닌 자에게 의료기사의 업무를 하게 하거나 의료기사에게 그 업무 범위를 벗어나게 한 때
- 관련 서류를 위조·변조하거나 속임수 등 부정한 방법으로 진료비를 거짓 청구한 때
- 제23조의5를 위반하여 경제적 이익 등을 제공받은 때
- 그 밖에 이 법 또는 이 법에 따른 명령을 위반한 때

ⓛ 의료인의 품위를 심하게 손상시키는 행위를 한 때에 따른 행위의 범위는 대통령령으로 정한다.

ⓒ 의료기관은 그 의료기관 개설자가 관련 서류를 위조·변조하거나 속임수 등 부정한 방법으로 진료비를 거짓 청구한 때에 따라 자격정지 처분을 받은 경우에는 그 자격정지 기간 중 의료업을 할 수 없다.

ⓔ 보건복지부장관은 의료인이 제25조에 따른 신고를 하지 아니한 때에는 신고할 때까지 면허의 효력을 정지할 수 있다.

ⓜ 의료기관 개설자가 될 수 없는 자에게 고용되어 의료행위를 한 때를 위반한 의료인이 자진하여 그 사실을 신고한 경우에는 ㉠에도 불구하고 보건복지부령으로 정하는 바에 따라 그 처분을 감경하거나 면제할 수 있다.

ⓗ ㉠에 따른 자격정지처분은 그 사유가 발생한 날부터 5년(제20조를 위반한 경우 및 관련 서류를 위조·변조하거나 속임수 등 부정한 방법으로 진료비를 거짓 청구한 때에 따른 자격정지처분의 경우에는 7년으로 한다)이 지나면 하지 못한다. 다만, 그 사유에 대하여 「형사소송법」 제246조에 따른 공소가 제기된 경우에는 공소가 제기된 날부터 해당 사건의 재판이 확정된 날까지의 기간은 시효 기간에 산입하지 아니 한다.

제66조의2(중앙회의 자격정지 처분 요구 등)
각 중앙회의 장은 의료인이 제66조 제1항 제1호에 해당하는 경우에는 각 중앙회의 윤리위원회의 심의·의결을 거쳐 보건복지부장관에게 자격정지 처분을 요구할 수 있다.

제67조(과징금 처분)
㉠ 보건복지부장관이나 시장·군수·구청장은 의료기관이 제64조 제1항 각 호의 어느 하나에 해당할 때에는 대통령령으로 정하는 바에 따라 의료업 정지 처분을 갈음하여 10억 원 이하의 과징금을 부과할 수 있으며, 이 경우 과징금은 3회까지만 부과할 수 있다. 다만, 동일한 위반행위에 대하여 「표시·광고의 공정화에 관한 법률」 제9조에 따른 과징금 부과처분이 이루어진 경우에는 과징금(의료업 정지 처분을 포함한다)을 감경하여 부과하거나 부과하지 아니할 수 있다.
㉡ ㉠에 따른 과징금을 부과하는 위반 행위의 종류와 정도 등에 따른 과징금의 액수와 그 밖에 필요한 사항은 대통령령으로 정한다.
㉢ 보건복지부장관이나 시장·군수·구청장은 ㉠에 따른 과징금을 기한 안에 내지 아니한 때에는 지방세 체납처분의 예에 따라 징수한다.

제68조(행정처분의 기준)
제63조, 제64조제1항, 제65조제1항, 제66조 제1항에 따른 행정처분의 세부적인 기준은 보건복지령으로 정한다.

제69조(의료지도원)
㉠ 제61조에 따른 관계 공무원의 직무를 행하게 하기 위하여 보건복지부, 시·도 및 시·군·구에 의료지도원을 둔다.
㉡ 의료지도원은 보건복지부장관, 시·도지사 또는 시장·군수·구청장이 그 소속 공무원 중에서 임명하되, 자격과 임명 등에 필요한 사항은 보건복지부령으로 정한다.
㉢ 의료지도원 및 그 밖의 공무원은 직무를 통하여 알게 된 의료기관, 의료인, 환자의 비밀을 누설하지 못한다.

# 감염병의 예방 및 관리에 관한 법률 (시행 2022. 12. 11.)

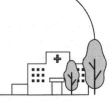

## 총칙

### 제1조(목적)

이 법은 국민 건강에 위해(危害)가 되는 감염병의 발생과 유행을 방지하고, 그 예방 및 관리를 위하여 필요한 사항을 규정함으로써 국민 건강의 증진 및 유지에 이바지함을 목적으로 한다.

### 제2조(정의)

이 법에서 사용하는 용어의 뜻은 다음과 같다.

㉠ "감염병"이란 제1급감염병, 제2급감염병, 제3급감염병, 제4급감염병, 기생충감염병, 세계보건기구 감시대상 감염병, 생물테러감염병, 성매개감염병, 인수(人獸)공통감염병 및 의료관련감염병을 말한다.

㉡ "제1급감염병"이란 생물테러감염병 또는 치명률이 높거나 집단 발생의 우려가 커서 발생 또는 유행 즉시 신고하여야 하고, 음압격리와 같은 높은 수준의 격리가 필요한 감염병으로서 다음의 감염병을 말한다. 다만, 갑작스러운 국내 유입 또는 유행이 예견되어 긴급한 예방·관리가 필요하여 질병관리청장이 보건복지부장관과 협의하여 지정하는 감염병을 포함한다.

- 에볼라바이러스병
- 마버그열
- 라싸열
- 크리미안콩고출혈열
- 남아메리카출혈열
- 리프트밸리열
- 두창
- 페스트
- 탄저
- 보툴리눔독소증
- 야토병
- 신종감염병증후군
- 중증급성호흡기증후군(SARS)
- 중동호흡기증후군(MERS)
- 동물인플루엔자 인체감염증
- 신종인플루엔자
- 디프테리아

㉢ "제2급감염병"이란 전파가능성을 고려하여 발생 또는 유행 시 24시간 이내에 신고하여야 하고, 격리가 필요한 다음 각 목의 감염병을 말한다. 다만, 갑작스러운 국내 유입 또는 유행이 예견되어 긴급한 예방·관리가 필요하여 질병관리청장이 보건복지부장관과 협의하여 지정하는 감염병을 포함한다.

- 결핵(結核)
- 수두(水痘)
- 홍역(紅疫)
- 콜레라
- 장티푸스
- 파라티푸스
- 세균성이질
- 장출혈성대장균감염증
- A형간염
- 백일해(百日咳)
- 유행성이하선염(流行性耳下腺炎)
- 풍진(風疹)
- 폴리오

- 수막구균 감염증
- b형헤모필루스인플루엔자
- 폐렴구균 감염증
- 한센병
- 성홍열
- 반코마이신내성황색포도알균(VRSA) 감염증
- 카바페넴내성장내세균속균종(CRE) 감염증
- E형간염

ⓔ "제3급감염병"이란 그 발생을 계속 감시할 필요가 있어 발생 또는 유행 시 24시간 이내에 신고하여야 하는 다음의 감염병을 말한다. 다만, 갑작스러운 국내 유입 또는 유행이 예견되어 긴급한 예방·관리가 필요하여 질병관리청장이 보건복지부장관과 협의하여 지정하는 감염병을 포함한다.

- 파상풍(破傷風)
- B형간염
- 일본뇌염
- C형간염
- 말라리아
- 레지오넬라증
- 비브리오패혈증
- 발진티푸스
- 발진열(發疹熱)
- 쯔쯔가무시증
- 렙토스피라증
- 브루셀라증
- 공수병(恐水病)
- 신증후군출혈열(腎症侯群出血熱)
- 후천성면역결핍증(AIDS)
- 크로이츠펠트-야콥병(CJD) 및 변종크로이츠펠트-야콥병(vCJD)
- 황열
- 뎅기열
- 큐열(Q熱)
- 웨스트나일열
- 라임병
- 진드기매개뇌염
- 유비저(類鼻疽)
- 치쿤구니야열
- 중증열성혈소판감소증후군(SFTS)
- 지카바이러스 감염증

ⓕ "제4급감염병"이란 제1급감염병부터 제3급감염병까지의 감염병 외에 유행 여부를 조사하기 위하여 표본감시 활동이 필요한 다음 각 목의 감염병을 말한다.

- 인플루엔자
- 매독(梅毒)
- 회충증
- 편충증
- 요충증
- 간흡충증
- 폐흡충증
- 장흡충증
- 수족구병
- 임질
- 클라미디아감염증
- 연성하감
- 성기단순포진
- 첨규콘딜롬
- 반코마이신내성장알균(VRE) 감염증

- 메티실린내성황색포도알균(MRSA) 감염증
- 다제내성녹농균(MRPA) 감염증
- 다제내성아시네토박터바우마니균(MRAB) 감염승
- 장관감염증
- 급성호흡기감염증
- 해외유입기생충감염증
- 엔테로바이러스감염증
- 사람유두종바이러스 감염증

ⓑ "기생충감염병"이란 기생충에 감염되어 발생하는 감염병 중 질병관리청장이 고시하는 감염병을 말한다.

ⓐ "세계보건기구 감시대상 감염병"이란 세계보건기구가 국제공중보건의 비상사태에 대비하기 위하여 감시대상으로 정한 질환으로서 질병관리청장이 고시하는 감염병을 말한다.

ⓞ "생물테러감염병"이란 고의 또는 테러 등을 목적으로 이용된 병원체에 의하여 발생된 감염병 중 질병관리청장이 고시하는 감염병을 말한다.

ⓩ "성매개감염병"이란 성 접촉을 통하여 전파되는 감염병 중 질병관리청장이 고시하는 감염병을 말한다.

ⓩ "인수공통감염병"이란 동물과 사람 간에 서로 전파되는 병원체에 의하여 발생되는 감염병 중 질병관리청장이 고시하는 감염병을 말한다.

ⓚ "의료관련감염병"이란 환자나 임산부 등이 의료행위를 적용받는 과정에서 발생한 감염병으로서 감시활동이 필요하여 질병관리청장이 고시하는 감염병을 말한다.

ⓣ "감염병환자"란 감염병의 병원체가 인체에 침입하여 증상을 나타내는 사람으로서 제11조 제6항의 진단 기준에 따른 의사, 치과의사 또는 한의사의 진단이나 제16조의2에 따른 감염병병원체 확인기관의 실험실 검사를 통하여 확인된 사람을 말한다.

ⓟ "감염병의사환자"란 감염병병원체가 인체에 침입한 것으로 의심이 되나 감염병환자로 확인되기 전 단계에 있는 사람을 말한다.

ⓢ "병원체보유자"란 임상적인 증상은 없으나 감염병병원체를 보유하고 있는 사람을 말한다.

ⓐ "감염병의심자"란 다음의 어느 하나에 해당하는 사람을 말한다.
 – 감염병환자, 감염병의사환자 및 병원체보유자(이하 "감염병환자등"이라 한다)와 접촉하거나 접촉이 의심되는 사람(이하 "접촉자"라 한다)
 – 「검역법」제2조제7호 및 제8호에 따른 검역관리지역 또는 중점검역관리지역에 체류하거나 그 지역을 경유한 사람으로서 감염이 우려되는 사람
 – 감염병병원체 등 위험요인에 노출되어 감염이 우려되는 사람

ⓑ "감시"란 감염병 발생과 관련된 자료, 감염병병원체 · 매개체에 대한 자료를 체계적이고 지속적으로 수집, 분석 및 해석하고 그 결과를 제때에 필요한 사람에게 배포하여 감염병 예방 및 관리에 사용하도록 하는 일체의 과정을 말한다.

ⓒ "표본감시"란 감염병 중 감염병환자의 발생빈도가 높아 전수조사가 어렵고 중증도가 비교적 낮은 감염병의 발생에 대하여 감시기관을 지정하여 정기적이고 지속적인 의과학적 감시를 실시하는 것을 말한다.

ⓓ "역학조사"란 감염병환자등이 발생한 경우 감염병의 차단과 확산 방지 등을 위하여 감염병환자등의 발생 규모를 파악하고 감염원을 추적하는 등의 활동과 감염병 예방접종 후 이상반응 사례가 발생한 경우나 감염병 여부가 불분명하나 그 발병원인을 조사할 필요가 있는 사례가 발생한 경우 그 원인을 규명하기 위하여 하는 활동을 말한다.

ⓔ "예방접종 후 이상반응"이란 예방접종 후 그 접종으로 인하여 발생할 수 있는 모든 증상 또는 질병으로서 해당 예방접종과 시간적 관련성이 있는 것을 말한다.

ⓕ "고위험병원체"란 생물테러의 목적으로 이용되거나 사고 등에 의하여 외부에 유출될 경우 국민 건강에 심각한 위험을 초래할 수 있는 감염병병원체로서 보건복지부령으로 정하는 것을 말한다.

ⓖ "관리대상 해외 신종감염병"이란 기존 감염병의 변이 및 변종 또는 기존에 알려지지 아니한 새로운 병원체에 의해 발생하여 국제적으로 보건문제를 야기하고 국내 유입에 대비하여야 하는 감염병으로서 질병관리청장이 보건복지부장관과 협의하여 지정하는 것을 말한다.

ⓗ "의료 · 방역 물품"이란 「약사법」 제2조에 따른 의약품 · 의약외품, 「의료기기법」 제2조에 따른 의료기기 등 의료 및 방역에 필요한 물품 및 장비로서 질병관리청장이 지정하는 것을 말한다.


제3조(다른 법률과의 관계)
감염병의 예방 및 관리에 관하여는 다른 법률에 특별한 규정이 있는 경우를 제외하고는 이 법에 따른다.


제4조(국가 및 지방자치단체의 책무)
㉠ 국가 및 지방자치단체는 감염병환자 등의 인간으로서의 존엄과 가치를 존중하고 그 기본적 권리를 보호하며, 법률에 따르지 아니하고는 취업 제한 등의 불이익을 주어서는 아니 된다.
㉡ 국가 및 지방자치단체는 감염병의 예방 및 관리를 위하여 다음의 사업을 수행하여야 한다.
- 감염병의 예방 및 방역대책
- 감염병환자 등의 진료 및 보호
- 감염병 예방을 위한 예방접종계획의 수립 및 시행
- 감염병에 관한 교육 및 홍보
- 감염병에 관한 정보의 수집 · 분석 및 제공

- 감염병에 관한 조사 · 연구
- 감염병병원체(감염병병원체 확인을 위한 혈액, 체액 및 조직 등 검체를 포함한다) 수집 · 검사 · 보존 · 관리 및 약제내성 감시(藥劑耐性 監視)
- 감염병 예방 및 관리 등을 위한 전문인력의 양성
- 감염병 예방 및 관리 등의 업무를 수행한 전문인력의 보호
- 감염병 관리정보 교류 등을 위한 국제협력
- 감염병의 치료 및 예방을 위한 의료 · 방역 물품의 비축
- 감염병 예방 및 관리사업의 평가
- 기후변화, 저출산 · 고령화 등 인구변동 요인에 따른 감염병 발생조사 · 연구 및 예방대책 수립
- 한센병의 예방 및 진료 업무를 수행하는 법인 또는 단체에 대한 지원
- 감염병 예방 및 관리를 위한 정보시스템의 구축 및 운영
- 해외 신종감염병의 국내 유입에 대비한 계획 준비, 교육 및 훈련
- 해외 신종감염병 발생 동향의 지속적 파악, 위험성 평가 및 관리대상 해외 신종감염병의 지정
- 관리대상 해외 신종감염병에 대한 병원체 등 정보 수집, 특성 분석, 연구를 통한 예방과 대응체계 마련, 보고서 발간 및 지침(매뉴얼을 포함한다) 고시
- ⓒ 국가 · 지방자치단체(교육감을 포함한다)는 감염병의 효율적 치료 및 확산방지를 위하여 질병의 정보, 발생 및 전파 상황을 공유하고 상호 협력하여야 한다.
- ⓔ 국가 및 지방자치단체는 「의료법」에 따른 의료기관 및 의료인단체와 감염병의 발생 감시 · 예방을 위하여 관련 정보를 공유하여야 한다.

제5조(의료인 등의 책무와 권리)
- ㉠ 「의료법」에 따른 의료인 및 의료기관의 장 등은 감염병 환자의 진료에 관한 정보를 제공받을 권리가 있고, 감염병 환자의 진단 및 치료 등으로 인하여 발생한 피해에 대하여 보상받을 수 있다.
- ㉡ 「의료법」에 따른 의료인 및 의료기관의 장 등은 감염병 환자의 진단 · 관리 · 치료 등에 최선을 다하여야 하며, 보건복지부장관, 질병관리청장 또는 지방자치단체의 장의 행정명령에 적극 협조하여야 한다.
- ㉢ 「의료법」에 따른 의료인 및 의료기관의 장 등은 국가와 지방자치단체가 수행하는 감염병의 발생 감시와 예방 · 관리 및 역학조사 업무에 적극 협조하여야 한다.

제6조(국민의 권리와 의무)
- ㉠ 국민은 감염병으로 격리 및 치료 등을 받은 경우 이로 인한 피해를 보상받을 수 있다.
- ㉡ 국민은 감염병 발생 상황, 감염병 예방 및 관리 등에 관한 정보와 대응방법을 알 권리가 있고, 국가와 지방자치단체는 신속하게 정보를 공개하여야 한다.
- ㉢ 국민은 의료기관에서 이 법에 따른 감염병에 대한 진단 및 치료를 받을 권리가 있고, 국가와 지방자치단체는 이에 소요되는 비용을 부담하여야 한다.
- ㉣ 국민은 치료 및 격리조치 등 국가와 지방자치단체의 감염병 예방 및 관리를 위한 활동에 적극 협조하여야 한다.

## 신고

제11조(의사 등의 신고)
- ㉠ 의사, 치과의사 또는 한의사는 다음의 어느 하나에 해당하는 사실(제16조제6항에 따라 표본감시 대상이 되는 제4급감염병으로 인한 경우는 제외한다)이 있으면 소속 의료기관의 장에게 보고하여야 하고, 해당 환자와 그 동거인에게 질병관리청장이 정하는 감염 방지 방법 등을 지도하여야 한다. 다만, 의료기관에 소속되지 아니한 의사, 치과의사 또는 한의사는 그 사실을 관할 보건소장에게 신고하여야 한다.
  - 감염병환자 등을 진단하거나 그 사체를 검안(檢案)한 경우
  - 예방접종 후 이상반응자를 진단하거나 그 사체를 검안한 경우
  - 감염병환자 등이 제1급감염병부터 제3급감염병까지에 해당하는 감염병으로 사망한 경우
  - 감염병환자로 의심되는 사람이 감염병병원체 검사를 거부하는 경우
- ㉡ 제16조의2에 따른 감염병병원체 확인기관의 소속 직원은 실험실 검사 등을 통하여 보건복지부령으로 정하는 감염병환자등을 발견한 경우 그 사실을 그 기관의 장에게 보고하여야 한다.
- ㉢ ㉠ 및 ㉡에 따라 보고를 받은 의료기관의 장 및 제16조의2에 따른 감염병병원체 확인기관의 장은 제1급감염병의 경우에는 즉시, 제2급감염병 및 제3급감염병의 경우에는 24시간 이내에, 제4급감염병의 경우에는 7일 이내에 질병관리청장 또는 관할 보건소장에게 신고하여야 한다.
- ㉣ 육군, 해군, 공군 또는 국방부 직할 부대에 소속된 군의관은 ㉠의 어느 하나에 해당하는 사실(제16조제6항에 따라 표본감시 대상이 되는 제4급감염병으로 인한 경우는 제외한다)이 있으면 소속 부대장에게 보고하여야 하고, 보고를 받은 소속 부대장은 제1급감염병의 경우에는 즉시, 제2급감염병 및 제3급감염병의 경우에는 24시간 이내에 관할 보건소장에게 신고하여야 한다.
- ㉤ 제16조 제1항에 따른 감염병 표본감시기관은 제16조제6항에 따라 표본감시 대상이 되는 제4급감염병으로 인하여 ㉠의 감염병환자 등을 진단하거나 그 사체를 검안(檢案)한 경우 또는 감염병환자 등이 제1급감염병부터 제3급감염병까지에 해당하는 감염병으로 사망한 경우에 해당하는 사실이 있으면 보건복지부령으로 정하는 바에 따라 질병관리청장 또는 관할 보건소장에게 신고하여야 한다.
- ㉥ ㉠부터 ㉤까지의 규정에 따른 감염병환자등의 진단 기준, 신고의 방법 및 절차 등에 관하여 필요한 사항은 보건복지부령으로 정한다.

제12조(그 밖의 신고의무자)

㉠ 다음의 어느 하나에 해당하는 사람은 제1급감염병부터 제3급감염병까지에 해당하는 감염병 중 보건복지부령으로 정하는 감염병이 발생한 경우에는 의사, 치과의사 또는 한의사의 진단이나 검안을 요구하거나 해당 주소지를 관할하는 보건소장에게 신고하여야 한다.
- 일반가정에서는 세대를 같이하는 세대주. 다만, 세대주가 부재중인 경우에는 그 세대원
- 학교, 사회복지시설, 병원, 관공서, 회사, 공연장, 예배장소, 선박ㆍ항공기ㆍ열차 등 운송수단, 각종 사무소ㆍ사업소, 음식점, 숙박업소 또는 그 밖에 여러 사람이 모이는 장소로서 보건복지부령으로 정하는 장소의 관리인, 경영자 또는 대표자
- 「약사법」에 따른 약사ㆍ한약사 및 약국개설자

㉡ ㉠에 따른 신고의무자가 아니더라도 감염병환자등 또는 감염병으로 인한 사망자로 의심되는 사람을 발견하면 보건소장에게 알려야 한다.

㉢ ㉠에 따른 신고의 방법과 기간 및 ㉡에 따른 통보의 방법과 절차 등에 관하여 필요한 사항은 보건복지부령으로 정한다.

제13조(보건소장 등의 보고 등)

㉠ 제11조 및 제12조에 따라 신고를 받은 보건소장은 그 내용을 관할 특별자치도지사 또는 시장ㆍ군수ㆍ구청장에게 보고하여야 하며, 보고를 받은 특별자치도지사 또는 시장ㆍ군수ㆍ구청장은 이를 질병관리청장 및 시ㆍ도지사에게 각각 보고하여야 한다.

㉡ ㉠에 따라 보고를 받은 질병관리청장, 시ㆍ도지사 또는 시장ㆍ군수ㆍ구청장은 제11조 제1항 제4호에 해당하는 사람(제1급감염병 환자로 의심되는 경우에 한정한다)에 대하여 감염병병원체 검사를 하게 할 수 있다.

㉢ ㉠에 따른 보고의 방법 및 절차 등에 관하여 필요한 사항은 보건복지부령으로 정한다.

제14조(인수공통감염병의 통보)

㉠ 「가축전염병예방법」 제11조 제1항 제2호에 따라 신고를 받은 국립가축방역기관장, 신고대상 가축의 소재지를 관할하는 시장ㆍ군수ㆍ구청장 또는 시ㆍ도 가축방역기관의 장은 같은 법에 따른 가축전염병 중 다음의 어느 하나에 해당하는 감염병의 경우에는 즉시 질병관리청장에게 통보하여야 한다.
- 탄저
- 고병원성조류인플루엔자
- 광견병
- 그 밖에 대통령령으로 정하는 인수공통감염병

㉡ ㉠에 따른 통보를 받은 질병관리청장은 감염병의 예방 및 확산 방지를 위하여 이 법에 따른 적절한 조치를 취하여야 한다.

㉢ ㉠에 따른 신고 또는 통보를 받은 행정기관의 장은 신고자의 요청이 있는 때에는 신고자의 신원을 외부에 공개하여서는 아니 된다.

㉣ ㉠에 따른 통보의 방법 및 절차 등에 관하여 필요한 사항은 보건복지부령으로 정한다.

제15조(감염병환자등의 파악 및 관리)

보건소장은 관할구역에 거주하는 감염병환자 등에 관하여 제11조 및 제12조에 따른 신고를 받았을 때에는 보건복지부령으로 정하는 바에 따라 기록하고 그 명부(전자문서를 포함한다)를 관리하여야 한다.

## 역학 조사

제18조(역학조사)

㉠ 질병관리청장, 시ㆍ도지사 또는 시장ㆍ군수ㆍ구청장은 감염병이 발생하여 유행할 우려가 있거나, 감염병 여부가 불분명하나 발병원인을 조사할 필요가 있다고 인정하면 지체 없이 역학조사를 하여야 하고, 그 결과에 관한 정보를 필요한 범위에서 해당 의료기관에 제공하여야 한다. 다만, 지역확산 방지 등을 위하여 필요한 경우 다른 의료기관에 제공하여야 한다.

㉡ 질병관리청장, 시ㆍ도지사 또는 시장ㆍ군수ㆍ구청장은 역학조사를 하기 위하여 역학조사반을 각각 설치하여야 한다.

㉢ 누구든지 질병관리청장, 시ㆍ도지사 또는 시장ㆍ군수ㆍ구청장이 실시하는 역학조사에서 다음의 행위를 하여서는 아니 된다.
- 정당한 사유 없이 역학조사를 거부ㆍ방해 또는 회피하는 행위
- 거짓으로 진술하거나 거짓 자료를 제출하는 행위
- 고의적으로 사실을 누락ㆍ은폐하는 행위

㉣ ㉠에 따른 역학조사의 내용과 시기ㆍ방법 및 ㉡에 따른 역학조사반의 구성ㆍ임무 등에 관하여 필요한 사항은 대통령령으로 정한다.

제18조의2(역학조사의 요청)

㉠ 「의료법」에 따른 의료인 또는 의료기관의 장은 감염병 또는 알 수 없는 원인으로 인한 질병이 발생하였거나 발생할 것이 우려되는 경우 질병관리청장 또는 시ㆍ도지사에게 제18조에 따른 역학조사를 실시할 것을 요청할 수 있다.

㉡ ㉠에 따른 요청을 받은 질병관리청장 또는 시ㆍ도지사는 역학조사의 실시 여부 및 그 사유 등을 지체 없이 해당 의료인 또는 의료기관 개설자에게 통지하여야 한다.

㉢ ㉠에 따른 역학조사 실시 요청 및 제2항에 따른 통지의 방법ㆍ절차 등 필요한 사항은 보건복지부령으로 정한다.

제18조의3(역학조사인력의 양성)

㉠ 질병관리청장은 제60조의2 제3항 각 호에 해당하는 사람에 대하여 정기적으로 역학조사에 관한 교육·훈련을 실시할 수 있다.

㉡ ㉠에 따른 교육·훈련 과정 및 그 밖에 필요한 사항은 보건복지부령으로 정한다.

제18조의4(자료제출 요구 등)

㉠ 질병관리청장은 제18조에 따른 역학조사 등을 효율적으로 시행하기 위하여 관계 중앙행정기관의 장, 대통령령으로 정하는 기관·단체 등에 대하여 역학조사에 필요한 자료제출을 요구할 수 있다.

㉡ 질병관리청장은 제18조에 따른 역학조사를 실시하는 경우 필요에 따라 관계 중앙행정기관의 장에게 인력 파견 등 필요한 지원을 요청할 수 있다.

㉢ ㉠에 따른 자료제출 요구 및 제2항에 따른 지원 요청 등을 받은 자는 특별한 사정이 없으면 이에 따라야 한다.

㉣ ㉠에 따른 자료제출 요구 및 제2항에 따른 지원 요청 등의 범위와 방법 등에 관하여 필요한 사항은 대통령령으로 정한다.

제19조(건강진단)

성매개감염병의 예방을 위하여 종사자의 건강진단이 필요한 직업으로 보건복지부령으로 정하는 직업에 종사하는 자와 성매개감염병에 감염되어 그 전염을 매개할 상당한 우려가 있다고 시장·군수·구청장이 인정한 자는 보건복지부령으로 정하는 바에 따라 성매개감염병에 관한 건강진단을 받아야 한다.

제20조(해부명령)

㉠ 질병관리청장은 국민 건강에 중대한 위협을 미칠 우려가 있는 감염병으로 사망한 것으로 의심이 되어 시체를 해부(解剖)하지 아니하고는 감염병 여부의 진단과 사망의 원인규명을 할 수 없다고 인정하면 그 시체의 해부를 명할 수 있다.

㉡ ㉠에 따라 해부를 하려면 미리 「장사 등에 관한 법률」 제2조 제16호에 따른 연고자(같은 호 각 목에 규정된 선순위자가 없는 경우에는 그 다음 순위자를 말한다. 이하 "연고자"라 한다)의 동의를 받아야 한다. 다만, 소재불명 및 연락두절 등 미리 연고자의 동의를 받기 어려운 특별한 사정이 있고 해부가 늦어질 경우 감염병 예방과 국민 건강의 보호라는 목적을 달성하기 어렵다고 판단되는 경우에는 연고자의 동의를 받지 아니하고 해부를 명할 수 있다.

㉢ 질병관리청장은 감염병 전문의, 해부학, 병리학 또는 법의학을 전공한 사람을 해부를 담당하는 의사로 지정하여 해부를 하여야 한다.

㉣ ㉢에 따른 해부는 사망자가 걸린 것으로 의심되는 감염병의 종류별로 질병관리청장이 정하여 고시한 생물학적 안전 등급을 갖춘 시설에서 실시하여야 한다.

㉤ ㉢에 따른 해부를 담당하는 의사의 지정, 감염병 종류별로 갖추어야 할 시설의 기준, 해당 시체의 관리 등에 관하여 필요한 사항은 보건복지부령으로 정한다.

제20조의2(시신의 장사방법 등)

㉠ 질병관리청장은 감염병환자 등이 사망한 경우(사망 후 감염병병원체를 보유하였던 것으로 확인된 사람을 포함한다) 감염병의 차단과 확산 방지 등을 위하여 필요한 범위에서 그 시신의 장사방법 등을 제한할 수 있다.

㉡ 질병관리청장은 ㉠에 따른 제한을 하려는 경우 연고자에게 해당 조치의 필요성 및 구체적인 방법·절차 등을 미리 설명하여야 한다.

㉢ 질병관리청장은 화장시설의 설치·관리자에게 제1항에 따른 조치에 협조하여 줄 것을 요청할 수 있으며, 요청을 받은 화장시설의 설치·관리자는 이에 적극 협조하여야 한다.

㉣ ㉠에 따른 제한의 대상·방법·절차 등 필요한 사항은 보건복지부령으로 정한다.

## 예방접종

제24조(필수예방접종)

㉠ 특별자치도지사 또는 시장·군수·구청장은 다음 각 호의 질병에 대하여 관할 보건소를 통하여 필수예방접종(이하 "필수예방접종"이라 한다)을 실시하여야 한다.

- 디프테리아
- 폴리오
- 백일해
- 홍역
- 파상풍
- 결핵
- B형간염
- 유행성이하선염
- 풍진
- 수두
- 일본뇌염
- b형헤모필루스인플루엔자
- 폐렴구균

- 인플루엔자
- A형간염
- 사람유두종바이러스 감염증
- 그 밖에 질병관리청장이 감염병의 예방을 위하여 필요하다고 인정하여 지정하는 감염병

ⓛ 특별자치도지사 또는 시장·군수·구청장은 ㉠에 따른 필수예방접종업무를 대통령령으로 정하는 바에 따라 관할구역 안에 있는 「의료법」에 따른 의료 기관에 위탁할 수 있다.

ⓒ 특별자치도지사 또는 시장·군수·구청장은 필수예방접종 대상 아동 부모에게 보건복지부령으로 정하는 바에 따라 필수예방접종을 사전에 알려야 한다. 이 경우 「개인정보 보호법」 제24조에 따른 고유식별정보를 처리할 수 있다.

## 제25조(임시예방접종)

㉠ 특별자치도지사 또는 시장·군수·구청장은 다음의 어느 하나에 해당하면 관할 보건소를 통하여 임시예방접종(이하 "임시예방접종"이라 한다)을 하여야 한다.
- 질병관리청장이 감염병 예방을 위하여 특별자치도지사 또는 시장·군수·구청장에게 예방접종을 실시할 것을 요청한 경우
- 특별자치도지사 또는 시장·군수·구청장이 감염병 예방을 위하여 예방접종이 필요하다고 인정하는 경우

ⓛ ㉠에 따른 임시예방접종업무의 위탁에 관하여는 제24조 제2항을 준용한다.

## 제26조(예방접종의 공고)

특별자치도지사 또는 시장·군수·구청장은 임시예방접종을 할 경우에는 예방접종의 일시 및 장소, 예방접종의 종류, 예방접종을 받을 사람의 범위를 정하 여 미리 공고하여야 한다. 다만, 제32조제3항에 따른 예방접종의 실시기준 등이 변경될 경우에는 그 변경 사항을 미리 공고하여야 한다.

## 제26조의2(예방접종 내역의 사전확인)

㉠ 보건소장 및 제24조 제2항(제25조 제2항에서 준용하는 경우를 포함한다)에 따라 예방접종업무를 위탁받은 의료기관의 장은 예방접종을 하기 전에 대통 령령으로 정하는 바에 따라 예방접종을 받으려는 사람 본인 또는 법정대리인의 동의를 받아 해당 예방접종을 받으려는 사람의 예방접종 내역을 확인하 여야 한다. 다만, 예방접종을 받으려는 사람 또는 법정대리인의 동의를 받지 못한 경우에는 그러하지 아니하다.

ⓛ ㉠의 본문에 따라 예방접종을 확인하는 경우 제33조의4에 따른 예방접종통합관리시스템을 활용하여 그 내역을 확인할 수 있다.

## 제27조(예방접종증명서)

㉠ 질병관리청장, 특별자치도지사 또는 시장·군수·구청장은 필수예방접종 또는 임시예방접종을 받은 사람 본인 또는 법정대리인에게 보건복지부령으로 정하는 바에 따라 예방접종증명서를 발급하여야 한다.

ⓛ 특별자치도지사나 시장·군수·구청장이 아닌 자가 이 법에 따른 예방접종을 한 때에는 질병관리청장, 특별자치도지사 또는 시장·군수·구청장은 보건 복지부령으로 정하는 바에 따라 해당 예방접종을 한 자로 하여금 예방접종증명서를 발급하게 할 수 있다.

ⓒ ㉠ 및 ⓛ에 따른 예방접종증명서는 전자문서를 이용하여 발급할 수 있다.

## 제28조(예방접종 기록의 보존 및 보고 등)

㉠ 특별자치도지사 또는 시장·군수·구청장은 필수예방접종 및 임시예방접종을 하거나, 제2항에 따라 보고를 받은 경우에는 보건복지부령으로 정하는 바 에 따라 예방접종에 관한 기록을 작성·보관하여야 하고, 그 내용을 시·도지사 및 질병관리청장에게 각각 보고하여야 한다.

ⓛ 특별자치도지사나 시장·군수·구청장이 아닌 자가 이 법에 따른 예방접종을 하면 보건복지부령으로 정하는 바에 따라 특별자치도지사 또는 시장·군 수·구청장에게 보고하여야 한다.

## 제29조(예방접종에 관한 역학조사)

질병관리청장, 시·도지사 또는 시장·군수·구청장은 다음의 구분에 따라 조사를 실시하고, 예방접종 후 이상반응 사례가 발생하면 그 원인을 밝히기 위하 여 제18조에 따라 역학조사를 하여야 한다.

㉠ 질병관리청장 : 예방접종의 효과 및 예방접종 후 이상반응에 관한 조사

ⓛ 시·도지사 또는 시장·군수·구청장 : 예방접종 후 이상반응에 관한 조사

## 제30조(예방접종피해조사반)

㉠ 제71조 제1항 및 제2항에 규정된 예방접종으로 인한 질병·장애·사망의 원인 규명 및 피해 보상 등을 조사하고 제72조 제1항에 따른 제3자의 고의 또는 과실 유무를 조사하기 위하여 질병관리청에 예방접종피해조사반을 둔다.

ⓛ ㉠에 따른 예방접종피해조사반의 설치 및 운영 등에 관하여 필요한 사항은 대통령령으로 정한다.

## 제31조(예방접종 완료 여부의 확인)

㉠ 특별자치도지사 또는 시장·군수·구청장은 초등학교와 중학교의 장에게 「학교보건법」 제10조에 따른 예방접종 완료 여부에 대한 검사 기록을 제출하 도록 요청할 수 있다.

ⓒ 특별자치도지사 또는 시장·군수·구청장은 「유아교육법」에 따른 유치원의 장과 「영유아보육법」에 따른 어린이집의 원장에게 보건복지부령으로 정하는 바에 따라 영유아의 예방접종 여부를 확인하도록 요청할 수 있다.
ⓒ 특별자치도지사 또는 시장·군수·구청장은 ⓒ에 따른 제출 기록 및 ⓒ에 따른 확인 결과를 확인하여 예방접종을 끝내지 못한 영유아, 학생 등이 있으면 그 영유아 또는 학생 등에게 예방접종을 하여야 한다.

제32조(예방접종의 실시주간 및 실시기준 등)
ⓒ 질병관리청장은 국민의 예방접종에 대한 관심을 높여 감염병에 대한 예방접종을 활성화하기 위하여 예방접종주간을 설정할 수 있다.
ⓒ 누구든지 거짓이나 그 밖의 부정한 방법으로 예방접종을 받아서는 아니 된다.
ⓒ 예방접종의 실시기준과 방법 등에 관하여 필요한 사항은 보건복지부령으로 정한다.

제33조(예방접종약품의 계획 생산)
ⓒ 질병관리청장은 예방접종약품의 국내 공급이 부족하다고 판단되는 경우 등 보건복지부령으로 정하는 경우에는 예산의 범위에서 감염병의 예방접종에 필요한 수량의 예방접종약품을 미리 계산하여 「약사법」 제31조에 따른 의약품 제조업자(이하 "의약품 제조업자"라 한다)에게 생산하게 할 수 있으며, 예방접종약품을 연구하는 자 등을 지원할 수 있다.
ⓒ 질병관리청장은 보건복지부령으로 정하는 바에 따라 ⓒ에 따른 예방접종약품의 생산에 드는 비용의 전부 또는 일부를 해당 의약품 제조업자에게 미리 지급할 수 있다.

제33조의2(필수예방접종약품등의 비축 등)
ⓒ 질병관리청장은 제24조에 따른 필수예방접종 및 제25조에 따른 임시예방접종이 원활하게 이루어질 수 있도록 하기 위하여 필요한 필수예방접종약품등을 위원회의 심의를 거쳐 미리 비축하거나 장기 구매를 위한 계약을 미리 할 수 있다.
ⓒ 질병관리청장은 제1항에 따라 비축한 필수예방접종약품 등의 공급의 우선순위 등 분배기준, 그 밖에 필요한 사항을 위원회의 심의를 거쳐 정할 수 있다.

제33조의3(필수예방접종약품등의 생산 계획 등의 보고)
「약사법」 제31조 및 같은 법 제42조에 따른 품목허가를 받거나 신고를 한 자 중 필수예방접종의약품등을 생산·수입거나 하려는 자는 보건복지부령으로 정하는 바에 따라 필수예방접종약품등의 생산·수입 계획(계획의 변경을 포함한다) 및 실적을 질병관리청장에게 보고하여야 한다.

제33조의4(예방접종통합관리시스템의 구축·운영 등)
ⓒ 질병관리청장은 예방접종업무에 필요한 각종 자료 또는 정보의 효율적 처리와 기록·관리업무의 전산화를 위하여 예방접종통합관리시스템(이하 "통합관리시스템"이라 한다)을 구축·운영하여야 한다.
ⓒ 질병관리청장은 통합관리시스템을 구축·운영하기 위하여 다음의 자료를 수집·관리·보유할 수 있으며, 관련 기관 및 단체에 필요한 자료의 제공을 요청할 수 있다. 이 경우 자료의 제공을 요청받은 기관 및 단체는 정당한 사유가 없으면 이에 따라야 한다.
• 예방접종 대상자의 인적사항(「개인정보 보호법」 제24조에 따른 고유식별정보 등 대통령령으로 정하는 개인정보를 포함한다)
• 예방접종을 받은 사람의 이름, 접종명, 접종일시 등 예방접종 실시 내역
• 예방접종 위탁 의료기관 개설 정보, 예방접종 피해보상 신청 내용 등 그 밖에 예방접종업무를 하는 데에 필요한 자료로서 대통령령으로 정하는 자료
ⓒ 보건소장 및 제24조 제2항(제25조 제2항에서 준용하는 경우를 포함한다)에 따라 예방접종업무를 위탁받은 의료기관의 장은 이 법에 따른 예방접종을 하면 제2항 제2호의 정보를 대통령령으로 정하는 바에 따라 통합관리시스템에 입력하여야 한다.
ⓒ 질병관리청장은 대통령령으로 정하는 바에 따라 통합관리시스템을 활용하여 예방접종 대상 아동 부모에게 자녀의 예방접종 내역을 제공하거나 예방접종증명서 발급을 지원할 수 있다. 이 경우 예방접종 내역 제공 또는 예방접종증명서 발급의 적정성을 확인하기 위하여 법원행정처장에게 「가족관계의 등록 등에 관한 법률」 제11조에 따른 등록전산정보자료를 요청할 수 있으며, 법원행정처장은 정당한 사유가 없으면 이에 따라야 한다.
ⓒ 통합관리시스템은 예방접종업무와 관련된 다음의 정보시스템과 전자적으로 연계하여 활용할 수 있다.
• 「초·중등교육법」 제30조의4에 따른 교육정보시스템
• 「유아교육법」 제19조의2에 따른 유아교육정보시스템
• 「민원 처리에 관한 법률」 제12조의2 제3항에 따른 통합전자민원창구 등 그 밖에 보건복지부령으로 정하는 정보시스템
ⓒ ⓒ부터 ⓒ까지의 정보의 보호 및 관리에 관한 사항은 이 법에서 규정된 것을 제외하고는 「개인정보 보호법」의 규정에 따른다.

## 감염 전파의 차단 조치
제34조(감염병 위기관리대책의 수립·시행)
ⓒ 보건복지부장관 및 질병관리청장은 감염병의 확산 또는 해외 신종감염병의 국내 유입으로 인한 재난상황에 대처하기 위하여 위원회의 심의를 거쳐 감염병 위기관리대책(이하 "감염병 위기관리대책"이라 한다)을 수립·시행하여야 한다.
ⓒ 감염병 위기관리대책에는 다음의 사항이 포함되어야 한다.
• 재난상황 발생 및 해외 신종감염병 유입에 대한 대응체계 및 기관별 역할
• 재난 및 위기상황의 판단, 위기경보 결정 및 관리체계

- 감염병위기 시 동원하여야 할 의료인 등 전문인력, 시설, 의료기관의 명부 작성
- 의료 · 방역 물품의 비축방안 및 조달방안
- 재난 및 위기상황별 국민행동요령, 동원 내상 인력, 시설, 기관에 대한 교육 및 도상연습 등 실제 상황대비 훈련
- 감염취약계층에 대한 유형별 보호조치 방안 및 사회복지시설의 유형별 · 전파상황별 대응방안
- 그 밖에 재난상황 및 위기상황 극복을 위하여 필요하다고 보건복지부장관 및 질병관리청장이 인정하는 사항

ⓒ 보건복지부장관 및 질병관리청장은 감염병 위기관리대책에 따른 정기적인 훈련을 실시하여야 한다.
ⓔ 감염병 위기관리대책의 수립 및 시행 등에 필요한 사항은 대통령령으로 정한다.

### 제34조의2(감염병위기 시 정보공개)

㉠ 질병관리청장, 시 · 도지사 및 시장 · 군수 · 구청장은 국민의 건강에 위해가 되는 감염병 확산으로 인하여 「재난 및 안전관리 기본법」 제38조 제2항에 따른 주의 이상의 위기경보가 발령되면 감염병 환자의 이동경로, 이동수단, 진료의료기관 및 접촉자 현황, 감염병의 지역별 · 연령대별 발생 및 검사 현황 등 국민들이 감염병 예방을 위하여 알아야 하는 정보를 정보통신망 게재 또는 보도자료 배포 등의 방법으로 신속히 공개하여야 한다. 다만, 성별, 나이, 그 밖에 감염병 예방과 관계없다고 판단되는 정보로서 대통령령으로 정하는 정보는 제외하여야 한다.
㉡ 질병관리청장, 시 · 도지사 및 시장 · 군수 · 구청장은 ㉠에 따라 공개한 정보가 그 공개목적의 달성 등으로 공개될 필요가 없어진 때에는 지체 없이 그 공개된 정보를 삭제하여야 한다.
㉢ 누구든지 ㉠에 따라 공개된 사항이 다음의 어느 하나에 해당하는 경우에는 질병관리청장, 시 · 도지사 또는 시장 · 군수 · 구청장에게 서면이나 말로 또는 정보통신망을 이용하여 이의신청을 할 수 있다.
- 공개된 사항이 사실과 다른 경우
- 공개된 사항에 관하여 의견이 있는 경우

㉣ 질병관리청장, 시 · 도지사 또는 시장 · 군수 · 구청장은 ㉢에 따라 신청한 이의가 상당한 이유가 있다고 인정하는 경우에는 지체 없이 공개된 정보의 정정 등 필요한 조치를 하여야 한다.
㉤ ㉠부터 ㉢까지에 따른 정보공개 및 삭제와 이의신청의 범위, 절차 및 방법 등에 관하여 필요한 사항은 보건복지부령으로 정한다.

### 제35조(시 · 도별 감염병 위기관리대책의 수립 등)

㉠ 질병관리청장은 제34조 제1항에 따라 수립한 감염병 위기관리대책을 시 · 도지사에게 알려야 한다.
㉡ 시 · 도지사는 ㉠에 따라 통보된 감염병 위기관리대책에 따라 특별시 · 광역시 · 도 · 특별자치도(이하 "시 · 도"라 한다)별 감염병 위기관리대책을 수립 · 시행하여야 한다.

### 제35조의2(재난 시 의료인에 대한 거짓 진술 등의 금지)

누구든지 감염병에 관하여 「재난 및 안전관리 기본법」 제38조 제2항에 따른 주의 이상의 예보 또는 경보가 발령된 후에는 의료인에 대하여 의료기관 내원(內院)이력 및 진료이력 등 감염 여부 확인에 필요한 사실에 관하여 거짓 진술, 거짓 자료를 제출하거나 고의적으로 사실을 누락 · 은폐하여서는 아니 된다.

### 제36조(감염병관리기관의 지정 등)

㉠ 보건복지부장관, 질병관리청장 또는 시 · 도지사는 보건복지부령으로 정하는 바에 따라 「의료법」 제3조에 따른 의료기관을 감염병관리기관으로 지정하여야 한다. 〈신설 2020. 3. 4., 2020. 8. 11.〉
㉡ 시장 · 군수 · 구청장은 보건복지부령으로 정하는 바에 따라 「의료법」에 따른 의료기관을 감염병관리기관으로 지정할 수 있다.
㉢ ㉠ 및 ㉡에 따라 지정받은 의료기관(이하 "감염병관리기관"이라 한다)의 장은 감염병을 예방하고 감염병환자등을 진료하는 시설(이하 "감염병관리시설"이라 한다)을 설치하여야 한다. 이 경우 보건복지부령으로 정하는 일정규모 이상의 감염병관리기관에는 감염병의 전파를 막기 위하여 전실(前室) 및 음압시설(陰壓施設) 등을 갖춘 1인 병실을 보건복지부령으로 정하는 기준에 따라 설치하여야 한다.
㉣ 보건복지부장관, 질병관리청장, 시 · 도지사 또는 시장 · 군수 · 구청장은 감염병관리시설의 설치 및 운영에 드는 비용을 감염병관리기관에 지원하여야 한다.
㉤ 감염병관리기관이 아닌 의료기관이 감염병관리시설을 설치 · 운영하려면 보건복지부령으로 정하는 바에 따라 특별자치도지사 또는 시장 · 군수 · 구청장에게 신고하여야 한다. 이 경우 특별자치도지사 또는 시장 · 군수 · 구청장은 그 내용을 검토하여 이 법에 적합하면 신고를 수리하여야 한다.
㉥ 보건복지부장관, 질병관리청장, 시 · 도지사 또는 시장 · 군수 · 구청장은 감염병 발생 등 긴급상황 발생 시 감염병관리기관에 진료개시 등 필요한 사항을 지시할 수 있다.

### 제37조(감염병위기 시 감염병관리기관의 설치 등)

㉠ 보건복지부장관, 질병관리청장, 시 · 도지사 또는 시장 · 군수 · 구청장은 감염병환자가 대량으로 발생하거나 제36조에 따라 지정된 감염병관리기관만으로 감염병환자등을 모두 수용하기 어려운 경우에는 다음의 조치를 취할 수 있다.
- 제36조에 따라 지정된 감염병관리기관이 아닌 의료기관을 일정 기간 동안 감염병관리기관으로 지정
- 격리소 · 요양소 또는 진료소의 설치 · 운영

㉡ 제36조에 따라 지정된 감염병관리기관이 아닌 의료기관을 일정 기간 동안 감염병관리기관으로 지정된 감염병관리기관의 장은 보건복지부령으로 정하는 바에 따라 감염병관리시설을 설치하여야 한다.

ⓒ 보건복지부장관, 질병관리청장, 시·도지사 또는 시장·군수·구청장은 ⓛ에 따른 시설의 설치 및 운영에 드는 비용을 감염병관리기관에 지원하여야 한다.

ⓔ 제36조에 따라 지정된 감염병관리기관이 아닌 의료기관을 일정 기간 동안 감염병관리기관으로 지정에 따라 지정된 감염병관리기관의 장은 정당한 사유 없이 ⓛ의 명령을 거부할 수 없다.

ⓜ 보건복지부장관, 질병관리청장, 시·도지사 또는 시장·군수·구청장은 감염병 발생 등 긴급상황 발생 시 감염병관리기관에 진료개시 등 필요한 사항을 지시할 수 있다.

제38조(감염병환자등의 입소 거부 금지)
감염병관리기관은 정당한 사유 없이 감염병환자등의 입소(入所)를 거부할 수 없다.

제39조(감염병관리시설 등의 설치 및 관리방법)
감염병관리시설 및 제37조에 따른 격리소·요양소 또는 진료소의 설치 및 관리방법 등에 관하여 필요한 사항은 보건복지부령으로 정한다.

제39조의2(감염병관리시설 평가)
질병관리청장, 시·도지사 및 시장·군수·구청장은 감염병관리시설을 정기적으로 평가하고 그 결과를 시설의 감독·지원 등에 반영할 수 있다. 이 경우 평가의 방법, 절차, 시기 및 감독·지원의 내용 등은 보건복지부령으로 정한다.

제39조의3(감염병의심자 격리시설 지정)
ⓐ 시·도지사는 감염병 발생 또는 유행 시 감염병의심자를 격리하기 위한 시설(이하 "감염병의심자 격리시설"이라 한다)을 지정하여야 한다. 다만, 「의료법」 제3조에 따른 의료기관은 감염병의심자 격리시설로 지정할 수 없다.

ⓑ 질병관리청장 또는 시·도지사는 감염병의심자가 대량으로 발생하거나 제1항에 따라 지정된 감염병의심자 격리시설만으로 감염병의심자를 모두 수용하기 어려운 경우에는 제1항에 따라 감염병의심자 격리시설로 지정되지 아니한 시설을 일정기간 동안 감염병의심자 격리시설로 지정할 수 있다.

ⓒ ⓐ 및 ⓑ에 따른 감염병의심자 격리시설의 지정 및 관리 방법 등에 필요한 사항은 보건복지부령으로 정한다.

제40조(생물테러감염병 등에 대비한 의료·방역 물품의 비축)
ⓐ 질병관리청장은 생물테러감염병 및 그 밖의 감염병의 대유행이 우려되면 위원회의 심의를 거쳐 예방·치료 의료·방역 물품의 품목을 정하여 미리 비축하거나 장기 구매를 위한 계약을 미리 할 수 있다.

ⓑ 질병관리청장은 「약사법」 제31조제2항에도 불구하고 생물테러감염병이나 그 밖의 감염병의 대유행이 우려되면 예방·치료 의약품을 정하여 의약품 제조업자에게 생산하게 할 수 있다.

ⓒ 질병관리청장은 제2항에 따른 예방·치료 의약품의 효과와 이상반응에 관하여 조사하고, 이상반응 사례가 발생하면 제18조에 따라 역학조사를 하여야 한다.

제40조의2(감염병 대비 의료·방역 물품 공급의 우선순위 등 분배기준)
질병관리청장은 생물테러감염병이나 그 밖의 감염병의 대유행에 대비하여 제40조제1항 및 제2항에 따라 비축하거나 생산한 의료·방역 물품(「약사법」에 따른 의약품 및 「의료기기법」에 따른 의료기기로 한정한다) 공급의 우선순위 등 분배기준, 그 밖에 필요한 사항을 위원회의 심의를 거쳐 정할 수 있다. 이 경우 분배기준을 정할 때에는 다음의 어느 하나에 해당하는 지역에 의료·방역 물품이 우선 분배될 수 있도록 노력하여야 한다.

• 감염병 확산으로 인하여 「재난 및 안전관리 기본법」 제60조에 따른 특별재난지역으로 선포된 지역
• 감염병이 급속히 확산하거나 확산될 우려가 있는 지역으로서 치료병상 현황, 환자 중증도 등을 고려하여 질병관리청장이 정하는 지역

제40조의3(수출금지 등)
ⓐ 보건복지부장관은 제1급감염병의 유행으로 그 예방·방역 및 치료에 필요한 의료·방역 물품 중 보건복지부령으로 정하는 물품의 급격한 가격상승 또는 공급부족으로 국민건강을 현저하게 저해할 우려가 있을 때에는 그 물품의 수출이나 국외 반출을 금지할 수 있다.

ⓑ 보건복지부장관은 ⓐ에 따른 금지를 하려면 미리 관계 중앙행정기관의 장과 협의하여야 하고, 금지 기간을 미리 정하여 공표하여야 한다.

제40조의4(지방자치단체의 감염병 대비 의료·방역 물품의 비축)
시·도지사 또는 시장·군수·구청장은 감염병의 확산 또는 해외 신종감염병의 국내 유입으로 인한 재난상황에 대처하기 위하여 감염병 대비 의료·방역 물품을 비축·관리하고, 재난상황 발생 시 이를 지급하는 등 필요한 조치를 취할 수 있다.

제40조의5(감염병관리통합정보시스템)
ⓐ 질병관리청장은 감염병의 예방·관리·치료 업무에 필요한 각종 자료 또는 정보의 효율적 처리와 기록·관리 업무의 전산화를 위하여 감염병환자등, 「의료법」에 따른 의료인, 의약품 및 장비 등을 관리하는 감염병관리통합정보시스템(이하 "감염병정보시스템"이라 한다)을 구축·운영할 수 있다.

ⓑ 질병관리청장은 감염병정보시스템을 구축·운영하기 위하여 다음 각 호의 자료를 수집·관리·보유 및 처리할 수 있으며, 관련 기관 및 단체에 필요한 자료의 입력 또는 제출을 요청할 수 있다. 이 경우 자료의 입력 또는 제출을 요청받은 기관 및 단체는 정당한 사유가 없으면 이에 따라야 한다.

- 감염병환자 등의 인적사항(「개인정보 보호법」 제24조에 따른 고유식별정보 등 대통령령으로 정하는 개인정보를 포함한다)
- 감염병 치료내용, 그 밖에 감염병환자 등에 대한 예방·관리·치료 업무에 필요한 자료로서 대통령령으로 정하는 자료

ⓒ 감염병정보시스템은 다음의 정보시스템과 선자석으로 연계하여 활용할 수 있다. 이 경우 연계를 통하여 수집할 수 있는 자료 또는 정보는 감염병환자등에 대한 예방·관리·치료 업무를 위한 것으로 한정한다.
- 「주민등록법」 제28조 제1항에 따른 주민등록전산정보를 처리하는 정보시스템
- 「지역보건법」 제5조 제1항에 따른 지역보건의료정보시스템
- 「식품안전기본법」 제24조의2에 따른 통합식품안전정보망
- 「가축전염병 예방법」 제3조의3에 따른 국가가축방역통합정보시스템
- 「재난 및 안전관리 기본법」 제34조에 따른 재난관리자원공동활용시스템
- 그 밖에 대통령령으로 정하는 정보시스템

ⓔ ㉠에서 ⓒ까지의 규정에 따른 정보의 보호 및 관리에 관한 사항은 이 법에서 규정된 것을 제외하고는 「개인정보 보호법」 및 「공공기관의 정보공개에 관한 법률」을 따른다.

ⓜ 감염병정보시스템의 구축·운영 및 감염병 관련 정보의 요청 방법 등에 관하여 필요한 사항은 보건복지부령으로 정한다.

## 제40조의6(생물테러감염병 등에 대비한 개발 중인 백신 및 치료제 구매 특례)

㉠ 질병관리청장은 생물테러감염병 및 그 밖의 감염병의 대유행에 대하여 기존의 백신이나 의약품으로 대처하기 어렵다고 판단되는 경우 「국가를 당사자로 하는 계약에 관한 법률」에도 불구하고 위원회의 심의를 거쳐 개발 중인 백신이나 의약품의 구매 및 공급에 필요한 계약을 할 수 있다.

ⓛ 공무원이 ㉠에 따른 계약 및 계약 이행과 관련된 업무를 적극적으로 처리한 결과에 대하여 그의 행위에 고의나 중대한 과실이 없는 경우에는 「국가공무원법」 등 관계법령에 따른 징계 또는 문책 등 책임을 묻지 아니한다.

ⓒ ㉠에 따른 계약의 대상 및 절차, 그 밖에 필요한 사항은 질병관리청장이 기획재정부장관과 협의하여 정한다.

## 제41조(감염병환자등의 관리)

㉠ 감염병 중 특히 전파 위험이 높은 감염병으로서 제1급감염병 및 질병관리청장이 고시한 감염병에 걸린 감염병환자등은 감염병관리기관, 감염병전문병원 및 감염병관리시설을 갖춘 의료기관(이하 "감염병관리기관등"이라 한다)에서 입원치료를 받아야 한다.

ⓛ 질병관리청장, 시·도지사 또는 시장·군수·구청장은 다음의 어느 하나에 해당하는 사람에게 자가(自家)치료, 제37조 제1항 제2호에 따라 설치·운영하는 시설에서의 치료(이하 "시설치료"라 한다) 또는 의료기관 입원치료를 하게 할 수 있다.
- ㉠에도 불구하고 의사가 자가치료 또는 시설치료가 가능하다고 판단하는 사람
- ㉠에 따른 입원치료 대상자가 아닌 사람
- 감염병의심자

ⓒ 보건복지부장관, 질병관리청장, 시·도지사 또는 시장·군수·구청장은 다음의 어느 하나에 해당하는 경우 ㉠ 또는 ⓛ에 따라 치료 중인 사람을 다른 감염병관리기관등이나 감염병관리기관등이 아닌 의료기관으로 전원(轉院)하거나, 자가 또는 제37조 제1항 제2호에 따라 설치·운영하는 시설로 이송(이하 "전원 등"이라 한다)하여 치료받게 할 수 있다.
- 중증도의 변경이 있는 경우
- 의사가 입원치료의 필요성이 없다고 판단하는 경우
- 격리병상이 부족한 경우 등 질병관리청장이 전원 등의 조치가 필요하다고 인정하는 경우

ⓔ 감염병환자등은 ⓒ에 따른 조치를 따라야 하며, 정당한 사유 없이 이를 거부할 경우 치료에 드는 비용은 본인이 부담한다.

ⓜ ㉠ 및 ⓛ에 따른 입원치료, 자가치료, 시설치료의 방법 및 절차, ⓒ에 따른 전원 등의 방법 및 절차 등에 관하여 필요한 사항은 대통령령으로 정한다.

## 제41조의2(사업주의 협조의무)

㉠ 사업주는 근로자가 이 법에 따라 입원 또는 격리되는 경우 「근로기준법」 제60조 외에 그 입원 또는 격리기간 동안 유급휴가를 줄 수 있다. 이 경우 사업주가 국가로부터 유급휴가를 위한 비용을 지원 받을 때에는 유급휴가를 주어야 한다.

ⓛ 사업주는 ㉠에 따른 유급휴가를 이유로 해고나 그 밖의 불리한 처우를 하여서는 아니 되며, 유급휴가 기간에는 그 근로자를 해고하지 못한다. 다만, 사업을 계속할 수 없는 경우에는 그러하지 아니하다.

ⓒ 국가는 ㉠에 따른 유급휴가를 위한 비용을 지원할 수 있다.

ⓔ ⓒ에 따른 비용의 지원 범위 및 신청·지원 절차 등 필요한 사항은 대통령령으로 정한다.

## 제42조(감염병에 관한 강제처분)

㉠ 질병관리청장, 시·도지사 또는 시장·군수·구청장은 해당 공무원으로 하여금 다음의 어느 하나에 해당하는 감염병환자 등이 있다고 인정되는 주거시설, 선박·항공기·열차 등 운송수단 또는 그 밖의 장소에 들어가 필요한 조사나 진찰을 하게 할 수 있으며, 그 진찰 결과 감염병환자등으로 인정될 때에는 동행하여 치료받게 하거나 입원시킬 수 있다.
- 제1급감염병

- 제2급감염병 중 결핵, 홍역, 콜레라, 장티푸스, 파라티푸스, 세균성이질, 장출혈성대장균감염증, A형간염, 수막구균 감염증, 폴리오, 성홍열 또는 질병관리청장이 정하는 감염병
- 제3급감염병 중 질병관리청장이 정하는 감염병
- 세계보건기구 감시대상 감염병

ⓛ 질병관리청장, 시·도지사 또는 시장·군수·구청장은 제1급감염병이 발생한 경우 해당 공무원으로 하여금 감염병의심자에게 다음의 조치를 하게 할 수 있다. 이 경우 해당 공무원은 감염병 증상 유무를 확인하기 위하여 필요한 조사나 진찰을 할 수 있다.
- 자가(自家) 또는 시설에 격리
- 자가(自家) 또는 시설에 격리에 필요한 이동수단의 제한
- 유선·무선 통신, 정보통신기술을 활용한 기기 등을 이용한 감염병의 증상 유무 확인이나 위치정보의 수집. 이 경우 위치정보의 수집은 제1호에 따라 격리된 사람으로 한정한다.
- 감염 여부 검사

ⓒ 질병관리청장, 시·도지사 또는 시장·군수·구청장은 ⓛ에 따른 조사나 진찰 결과 감염병환자등으로 인정된 사람에 대해서는 해당 공무원과 동행하여 치료받게 하거나 입원시킬 수 있다.

ⓔ 질병관리청장, 시·도지사 또는 시장·군수·구청장은 ⓖ 및 ⓛ에 따른 조사·진찰이나 제13조 제2항에 따른 검사를 거부하는 사람(이하 이 조에서 "조사거부자"라 한다)에 대해서는 해당 공무원으로 하여금 감염병관리기관에 동행하여 필요한 조사나 진찰을 받게 하여야 한다.

ⓜ ⓖ부터 ⓔ까지에 따라 조사·진찰·격리·치료 또는 입원 조치를 하거나 동행하는 공무원은 그 권한을 증명하는 증표를 지니고 이를 관계인에게 보여주어야 한다.

ⓗ 질병관리청장, 시·도지사 또는 시장·군수·구청장은 ⓒ부터 ⓔ까지 및 ⓐ에 따른 조사·진찰·격리·치료 또는 입원 조치를 위하여 필요한 경우에는 관할 경찰서장에게 협조를 요청할 수 있다. 이 경우 요청을 받은 관할 경찰서장은 정당한 사유가 없으면 이에 따라야 한다.

ⓐ 질병관리청장, 시·도지사 또는 시장·군수·구청장은 조사거부자를 자가 또는 감염병관리시설에 격리할 수 있으며, 제4항에 따른 조사·진찰 결과 감염병환자 등으로 인정될 때에는 감염병관리시설에서 치료받게 하거나 입원시켜야 한다.

ⓞ 질병관리청장, 시·도지사 또는 시장·군수·구청장은 감염병의심자 또는 조사거부자가 감염병환자등이 아닌 것으로 인정되면 ⓒ 또는 ⓐ에 따른 격리 조치를 즉시 해제하여야 한다.

ⓧ 질병관리청장, 시·도지사 또는 시장·군수·구청장은 ⓐ에 따라 조사거부자를 치료·입원시킨 경우 그 사실을 조사거부자의 보호자에게 통지하여야 한다. 이 경우 통지의 방법·절차 등에 관하여 필요한 사항은 제43조를 준용한다.

ⓧ ⓞ에도 불구하고 정당한 사유 없이 격리 조치가 해제되지 아니하는 경우 감염병의심자 및 조사거부자는 구제청구를 할 수 있으며, 그 절차 및 방법 등에 대해서는 「인신보호법」을 준용한다. 이 경우 "감염병의심자 및 조사거부자"는 "피수용자"로, 격리 조치를 명한 "질병관리청장, 시·도지사 또는 시장·군수·구청장"은 "수용자"로 본다(다만, 「인신보호법」 제6조 제1항 제3호는 적용을 제외한다).

ⓣ ⓖ부터 ⓔ까지 및 ⓐ에 따라 조사·진찰·격리·치료를 하는 기관의 지정 기준, ⓛ에 따른 감염병의심자에 대한 격리나 증상여부 확인 방법 등 필요한 사항은 대통령령으로 정한다.

ⓔ 자가(自家) 또는 시설에 격리에 필요한 이동수단의 제한에 따라 수집된 위치정보의 저장·보호·이용 및 파기 등에 관한 사항은 「위치정보의 보호 및 이용 등에 관한 법률」을 따른다.

## 제43조(감염병환자 등의 입원 통지)

ⓖ 질병관리청장, 시·도지사 또는 시장·군수·구청장은 감염병환자등이 제41조에 따른 입원치료가 필요한 경우에는 그 사실을 입원치료 대상자와 그 보호자에게 통지하여야 한다.

ⓛ ⓖ에 따른 통지의 방법·절차 등에 관하여 필요한 사항은 보건복지부령으로 정한다.

## 제43조의2(격리자에 대한 격리 통지)

ⓖ 질병관리청장, 시·도지사 또는 시장·군수·구청장은 제42조 제2항·제3항 및 제7항, 제47조 제3호 또는 제49조 제1항 제14호에 따른 입원 또는 격리 조치를 할 때에는 그 사실을 입원 또는 격리 대상자와 그 보호자에게 통지하여야 한다.

ⓛ ⓖ에 따른 통지의 방법·절차 등에 관하여 필요한 사항은 보건복지부령으로 정한다.

## 제44조(수감 중인 환자의 관리)

교도소장은 수감자로서 감염병에 감염된 자에게 감염병의 전파를 차단하기 위한 조치와 적절한 의료를 제공하여야 한다.

## 제45조(업무 종사의 일시 제한)

ⓖ 감염병환자 등은 보건복지부령으로 정하는 바에 따라 업무의 성질상 일반인과 접촉하는 일이 많은 직업에 종사할 수 없고, 누구든지 감염병환자 등을 그러한 직업에 고용할 수 없다.

ⓛ 제19조에 따른 성매개감염병에 관한 건강진단을 받아야 할 자가 건강진단을 받지 아니한 때에는 같은 조에 따른 직업에 종사할 수 없으며 해당 영업을 영위하는 자는 건강진단을 받지 아니한 자를 그 영업에 종사하게 하여서는 아니 된다.

제46조(건강진단 및 예방접종 등의 조치)

질병관리청장, 시 · 도지사 또는 시장 · 군수 · 구청장은 보건복지부령으로 정하는 바에 따라 다음의 어느 하나에 해당하는 사람에게 건강진단을 받거나 감염병 예방에 필요한 예방접종을 받게 하는 등의 조치를 할 수 있다.

• 감염병환자 등의 가족 또는 그 동거인
• 감염병 발생지역에 거주하는 사람 또는 그 지역에 출입하는 사람으로서 감염병에 감염되었을 것으로 의심되는 사람
• 감염병환자등과 접촉하여 감염병에 감염되었을 것으로 의심되는 사람

제47조(감염병 유행에 대한 방역 조치)

질병관리청장, 시 · 도지사 또는 시장 · 군수 · 구청장은 감염병이 유행하면 감염병 전파를 막기 위하여 다음에 해당하는 모든 조치를 하거나 그에 필요한 일부 조치를 하여야 한다.

• 감염병환자 등이 있는 장소나 감염병병원체에 오염되었다고 인정되는 장소에 대한 다음의 조치
 − 일시적 폐쇄
 − 일반 공중의 출입금지
 − 해당 장소 내 이동제한
 − 그 밖에 통행차단을 위하여 필요한 조치
• 의료기관에 대한 업무 정지
• 감염병의심자를 적당한 장소에 일정한 기간 입원 또는 격리시키는 것
• 감염병병원체에 오염되었거나 오염되었다고 의심되는 물건을 사용 · 접수 · 이동하거나 버리는 행위 또는 해당 물건의 세척을 금지하거나 태우거나 폐기처분하는 것
• 감염병병원체에 오염된 장소에 대한 소독이나 그 밖에 필요한 조치를 명하는 것
• 일정한 장소에서 세탁하는 것을 막거나 오물을 일정한 장소에서 처리하도록 명하는 것

제48조(오염장소 등의 소독 조치)

㉠ 육군 · 해군 · 공군 소속 부대의 장, 국방부직할부대의 장 및 제12조 제1항 각 호의 어느 하나에 해당하는 사람은 감염병환자등이 발생한 장소나 감염병 병원체에 오염되었다고 의심되는 장소에 대하여 의사, 한의사 또는 관계 공무원의 지시에 따라 소독이나 그 밖에 필요한 조치를 하여야 한다.
㉡ ㉠에 따른 소독 등의 조치에 관하여 필요한 사항은 보건복지부령으로 정한다.

# CHAPTER 03 검역법 (시행 2022. 6. 22.)

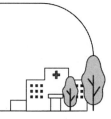

## 총칙

### 제1조(목적)

이 법은 우리나라로 들어오거나 외국으로 나가는 사람, 운송수단 및 화물을 검역(檢疫)하는 절차와 감염병을 예방하기 위한 조치에 관한 사항을 규정하여 국내외로 감염병이 번지는 것을 방지함으로써 국민의 건강을 유지·보호하는 것을 목적으로 한다.

### 제2조(정의)

이 법에서 사용하는 용어의 뜻은 다음과 같다.

㉠ "검역감염병"이란 다음의 어느 하나에 해당하는 것을 말한다.
- 콜레라
- 페스트
- 황열
- 중증 급성호흡기 증후군(SARS)
- 동물인플루엔자 인체감염증
- 신종인플루엔자
- 중동 호흡기 증후군(MERS)
- 에볼라바이러스병
- 위 항목 외의 감염병으로서 외국에서 발생하여 국내로 들어올 우려가 있거나 우리나라에서 발생하여 외국으로 번질 우려가 있어 질병관리청장이 긴급 검역조치가 필요하다고 인정하여 고시하는 감염병

㉡ "운송수단"이란 선박, 항공기, 열차 또는 자동차를 말한다.

㉢ "운송수단의 장"이란 운송수단을 운행·조종하는 사람이나 운행·조종의 책임자 또는 운송수단의 소유자를 말한다.

㉣ "검역감염병 환자"란 검역감염병 병원체가 인체에 침입하여 증상을 나타내는 사람으로서 의사, 치과의사 또는 한의사의 진단 및 검사를 통하여 확인된 사람을 말한다.

㉤ "검역감염병 의사환자"란 검역감염병 병원체가 인체에 침입한 것으로 의심되나 검역감염병 환자로 확인되기 전 단계에 있는 사람을 말한다.

㉥ "검역감염병 접촉자"란 검역감염병 환자, 검역감염병 의사환자 및 병원체 보유자(이하 "검역감염병 환자 등"이라 한다)와 접촉하거나 접촉이 의심되는 사람을 말한다.

㉦ "감염병 매개체"란 공중보건에 위해한 감염성 병원체를 전파할 수 있는 설치류나 해충으로서 보건복지부령으로 정하는 것을 말한다.

㉧ "검역관리지역"이란 검역감염병이 유행하거나 유행할 우려가 있어 국내로 유입될 가능성이 있는 지역으로서 제5조에 따라 지정된 지역을 말한다.

㉨ "중점검역관리지역"이란 검역관리지역 중 유행하거나 유행할 우려가 있는 검역감염병이 치명적이고 감염력이 높아 집중적인 검역이 필요한 지역으로서 제5조에 따라 지정된 지역을 말한다.

### 제3조(국가의 책무)

㉠ 국가는 검역 업무를 수행할 때에 검역 대상자의 인권을 보호하여야 한다.

㉡ 국가는 검역감염병이 국내외로 번지는 것에 신속하게 대처하기 위한 대응 방안을 수립하여야 한다.

### 제3조의2(국민의 권리와 의무)

㉠ 국민은 검역감염병 발생상황, 예방 및 관리 등에 대한 정보와 대응 방법을 알 권리가 있다.

㉡ 국민은 검역감염병으로 격리 등을 받은 경우 이로 인한 피해를 보상받을 수 있다.

㉢ 국민은 검역감염병이 국내외로 번지는 것을 막기 위한 국가와 지방자치단체의 시책에 적극 협력하여야 한다.

### 제4조(다른 법률과의 관계)

검역 관련 업무에 관하여는 다른 법률에 특별한 규정이 있는 경우 외에는 이 법에 따른다.

제4조의2(검역관리 기본계획의 수립 · 시행 등)
㉠ 질병관리청장은 검역전문위원회(「감염병의 예방 및 관리에 관한 법률」 제9조 및 제10조제3항에 따라 감염병관리위원회에 설치한 검역 분야 전문위원회를 말한다. 이하 같다)의 심의를 거쳐 검역관리 기본계획(이하 "기본계획"이라 한다)을 5년마다 수립 · 시행하여야 한다.
㉡ 기본계획은 다음의 사항을 포함하여야 한다.
 • 검역 기본목표와 추진방향
 • 검역 사업계획과 추진방법
 • 검역 통계 및 정보의 관리 방안
 • 제30조에 따른 검역공무원의 교육과 역량강화 방안
 • 그 밖에 검역관리에 필요한 사항
㉢ 검역소장은 ㉠의 기본계획에 따라 소관별로 연도별 시행계획을 수립 · 시행하여야 한다.
㉣ 질병관리청장과 검역소장은 기본계획이나 시행계획의 수립 · 시행에 필요한 자료의 제공을 관계 행정기관 또는 단체에 요청할 수 있다.
㉤ ㉣에 따라 요청받은 관계 행정기관 또는 단체는 특별한 사유가 없으면 이에 따라야 한다.

제5조(검역관리지역등의 지정 및 해제)
㉠ 질병관리청장은 검역전문위원회의 심의를 거쳐 검역관리지역 및 중점검역관리지역(이하 "검역관리지역 등"이라 한다)을 지정 또는 해제할 수 있다.
㉡ ㉠에 따른 검역관리지역등의 지정 · 해제 기준 및 절차 등에 관하여 필요한 사항은 보건복지부령으로 정한다. 〈개정 2010. 1. 18., 2020. 3. 4.〉

## 검역조사
제6조(검역조사의 대상 등)
㉠ 다음의 어느 하나에 해당하는 사람과 운송수단 및 화물(운송수단 내의 컨테이너, 운송수단 내 비치용품, 소모용품 및 개인 소지 물품을 포함한다. 이하 같다)은 제12조에 따른 검역조사를 받아야 한다.
 • 우리나라로 들어오거나 외국으로 나가는 승객, 승무원 등 모든 사람(이하 "출입국자"라 한다), 운송수단 및 보건복지부령으로 정하는 화물
 • 범죄의 예방, 수사 업무나 피의자 체포 업무 수행 등 대통령령으로 정하는 사유로 제1호에 해당하는 운송수단과 접촉한 사람과 운송수단 및 화물
㉡ ㉠에 따른 검역조사를 받지 아니한 운송수단과 사람 및 화물은 검역 절차가 끝나기 전에는 우리나라로 들어오거나 외국으로 나갈 수 없다.
㉢ ㉠과 ㉡에도 불구하고 검역감염병 환자 등과 사망자가 없는 운송수단으로서 다음의 어느 하나에 해당하는 운송수단은 대통령령으로 정하는 바에 따라 검역조사의 전부 또는 일부를 생략할 수 있다.
 • 외국으로 나가는 운송수단으로서 질병관리청장이 우리나라에서 검역감염병이 발생하여 국외로 번질 우려가 없다고 인정하는 운송수단(출입국자 및 화물을 포함한다)
 • 연료나 자재 및 생활필수품 등을 공급받을 목적으로 우리나라에 일시 머무르는 운송수단 중 보건복지부령으로 정하는 운송수단
 • 군용(軍用) 운송수단으로서 해당 운송수단의 장이 운송수단 안에 검역감염병 환자등과 감염병 매개체가 없다는 사실을 통보한 군용 운송수단
 • 「남북교류협력에 관한 법률」 제23조 제2항에 따른 통일부장관이 요청하는 운송수단(이 경우 검역조사 또는 그 절차의 일부를 생략할 수 있다)
 • 관계 중앙행정기관의 장이 검역조사의 생략을 요청하는 운송수단으로서 질병관리청장이 인정하는 운송수단

제9조(검역 통보)
㉠ 제6조에 따른 검역조사의 대상이 되는 운송수단의 장은 해당 운송수단이 검역 장소에 접근하였을 때에는 해당 검역 장소를 관할하는 검역소장에게 검역감염병 환자등의 유무와 위생 상태 등 보건복지부령으로 정하는 사항을 보건복지부령으로 정하는 바에 따라 통보하여야 한다. 다만, 운송수단이 긴급한 위난을 피하기 위하여 부득이하게 검역 장소가 아닌 곳에 도착한 경우에는 그 도착장소와 가장 가까운 검역구역을 관할하는 검역소장에게 통보하여야 한다.
㉡ ㉠의 단서에 따른 통보를 받은 검역소장은 운송수단의 장에게 검역감염병 환자 등에 대한 조치 등 필요한 조치를 하도록 지시할 수 있으며, 지시를 받은 운송수단의 장은 그 지시에 따라야 한다.
㉢ ㉠에도 불구하고 나포(拿捕), 귀순 및 조난 등으로 들어오는 경우에는 조사 관련 기관의 장이 통보할 수 있다.
㉣ 운송수단의 장 또는 조사 관련 기관의 장은 ㉠ 및 ㉢에 따른 통보 이후 변경사항이 발생하면 즉시 그 내용을 검역소장에게 알려야 한다.
㉤ ㉠부터 ㉣까지의 통보 방법 및 절차 등에 관하여 필요한 사항은 보건복지부령으로 정한다.

제10조(검역 장소)
㉠ 질병관리청장은 관계 중앙행정기관의 장과 협의하여 검역 장소를 정한다.
㉡ 검역을 받으려는 출입국자 및 운송수단은 검역 장소에 도착하여 검역조사를 받아야 한다. 다만, 검역 장소에서 검역조사를 받기 어렵거나 검역조사가 완료되기 어려운 경우 보건복지부령으로 정하는 검역구역에서 검역조사를 받을 수 있다.
㉢ ㉡에도 불구하고 다음의 어느 하나에 해당하는 경우는 검역소장이 정하는 장소에서 검역조사를 받을 수 있다.
 • 나포, 귀순, 조난 및 응급환자 발생 등 부득이한 경우
 • 날씨나 그 밖의 부득이한 사유로 보건복지부령으로 정하는 경우

제11조(검역 시각)
㉠ 검역소장은 제6조에 따른 검역조사의 대상이 검역 장소에 도착하는 즉시 검역조사를 하여야 한다. 다만, 즉시 검역조사를 하지 못하는 보건복지부령으로 정하는 부득이한 사유가 있는 경우에는 검역 장소에 대기하거나 격리할 것을 조건으로 승객, 승무원 및 화물을 내리게 할 수 있다.
㉡ 외국으로 나가는 운송수단의 장은 검역소장에게 출발 예정 시각을 통보하여야 한다.
㉢ 검역소장은 제3항에 따라 통보받은 출발 예정 시각 전에 검역조사를 마쳐야 한다.

제12조(검역조사)
㉠ 검역소장은 다음의 사항에 대하여 검역조사를 한다. 다만, 자동차의 경우에는 출입국자의 검역감염병 감염·위험요인 여부 및 예방관리에 관한 사항 외의 사항을 생략할 수 있다.
• 운송수단 및 화물의 보건·위생 상태에 대한 경과(經過)와 현황
• 출입국자의 검역감염병 감염·위험요인 여부 및 예방관리에 관한 사항
• 운송수단의 식품 보관 상태
• 감염병 매개체의 서식 유무와 번식 상태
㉡ 육로를 통하여 들어오는 출입국자는 출입하기 전에 검역구역이나 보건복지부령으로 정하는 장소에서 검역조사를 받아야 한다.
㉢ 검역소장은 ㉠에 따른 검역조사를 하기 위하여 출입국자와 운송수단의 장에게 필요한 서류를 제출하거나 제시하도록 요구할 수 있으며, 필요한 사항을 질문하거나 검사·조사할 수 있다.
㉣ 검역소장은 검역업무를 신속하고 정확하게 수행하기 위하여 정보화기기, 영상정보처리기기, 전자감지기 등 장비를 활용할 수 있다.
㉤ ㉠부터 ㉣까지의 규정에 따른 검역조사의 방법과 절차 등에 관하여 필요한 사항은 보건복지부령으로 정한다.

제12조의2(신고의무 및 조치 등)
㉠ 다음의 어느 하나에 해당하는 사람은 해당 검역관리지역 또는 중점검역관리지역을 출발한 후 제17조 제3항에 따른 검역감염병의 최대 잠복기간이 경과하지 아니한 경우 그 사실을 보건복지부령으로 정하는 바에 따라 검역소장에게 건강 상태 등을 신고하여야 한다.
• 검역관리지역에 체류하거나 그 지역을 경유하여 국내에 입국하는 사람 중 검역감염병을 의심할 수 있는 증상이 있는 사람
• 중점검역관리지역에 체류하거나 그 지역을 경유하여 국내에 입국하는 사람
㉡ 질병관리청장은 ㉠의 어느 하나에 해당하는 사람이 건강 상태 등을 신고할 수 있도록 공항, 항만 및 육로의 입국장 등 보건복지부령으로 정하는 장소에 해외감염병신고센터를 설치하여야 한다.
㉢ 검역소장은 검역감염병의 전파가 우려될 경우에는 ㉠에 따라 신고하는 사람에게 다음의 조치를 할 수 있다.
• 여행지역과 시기에 관한 정보의 요구
• 검역감염병 관련 건강 상태에 관한 정보의 요구
• 예방접종을 증명할 수 있는 서류의 요구
• 검역감염병의 감염 여부를 파악하기 위한 검사 또는 검진
• 그 밖에 검역감염병의 전파를 방지하기 위하여 필요한 조치로서 보건복지부령으로 정하는 조치
㉣ 검역감염병이 국내에서 발생하여 외국으로 전파될 위험이 있는 경우, 외국으로 나가는 사람 중 검역감염병을 의심할 수 있는 증상이 있는 사람은 ㉡에 따른 해외감염병신고센터에 건강 상태 등을 신고하여야 한다. 이 경우, 검역소장은 건강 상태 등을 신고한 자에 대하여 제3항 각 호의 조치를 실시할 수 있다.
㉤ ㉠및 ㉣에 따른 신고 절차·방법 및 제2항에 따른 해외감염병신고센터 설치·운영 등에 필요한 사항은 보건복지부령으로 정한다.

제12조의3(항공기 검역조사)
㉠ 항공기 검역조사를 받으려는 운송수단의 장은 보건복지부령으로 정하는 바에 따라 검역조사에 필요한 서류를 검역소장에게 제출하여야 한다.
㉡ 검역소장은 ㉠에 따라 제출한 서류를 심사하여 검역감염병이 국내에 전파될 우려가 없다고 판단한 경우에는 서류 심사로 검역조사를 할 수 있다. 다만, 검역감염병의 전파 위험이 큰 경우 등 보건복지부령으로 정하는 경우에는 탑승하여 검역조사를 하여야 한다.
㉢ ㉠에 따른 서류 제출 및 ㉡의 본문에 따른 서류 심사에 의한 검역조사는 전산시스템을 이용하여 처리할 수 있다.
㉣ ㉠에 따라 제출한 서류 정보가 사실과 다른 것으로 확인된 경우에는 보건복지부령으로 정하는 바에 따라 재검역 등 필요한 조치를 하여야 한다.

제12조의4(선박 검역조사)
㉠ 선박 검역조사를 받으려는 운송수단의 장은 보건복지부령으로 정하는 바에 따라 검역조사에 필요한 서류를 검역소장에게 제출하여야 한다. 이 경우 운송수단의 장은 검역 장소에 도착하여 선박에 노란색 기(旗)를 달거나 노란색 전조등을 켜는 등 검역 표시를 하여야 한다.
㉡ 검역소장은 제12조 제3항에 따라 운송수단의 장에게 서류의 제출을 요구할 때에는 「해운법」 제33조에 따라 등록한 해운대리점의 대표자로 하여금 운송수단이 도착하기 전까지 관련 서류를 제출하거나 제시하도록 요구할 수 있다.
㉢ 검역소장은 ㉠에 따라 제출한 서류를 심사하여 검역감염병이 국내에 전파될 우려가 없다고 판단한 경우에는 서류 심사로 검역조사를 할 수 있다. 다만, 검역감염병의 전파 위험이 큰 경우 등 보건복지부령으로 정하는 경우에는 승선하여 검역조사를 하여야 한다.
㉣ ㉠에 따른 서류 제출 및 ㉢의 본문에 따른 서류 심사에 의한 검역조사는 전산시스템을 이용하여 처리할 수 있다.

ⓜ 검역소장은 ㉠에 따라 제출한 서류의 사실 확인 및 보건위생관리를 위하여 보건복지부령으로 정하는 바에 따라 대상 선박을 선정하여 검역조사 이후에 보건위생조사를 실시할 수 있다.
ⓗ ㉠에 따라 제출한 서류정보가 사실과 다른 것으로 확인된 경우에는 보건복지부령으로 정하는 바에 따라 재검역 등 필요한 조치를 하여야 한다.

## 제12조의5(육로 검역조사)

㉠ 육로를 통하여 들어오는 출입국자 및 운송수단은 보건복지부령으로 정하는 바에 따라 검역조사를 받아야 한다.
㉡ 질병관리청장은 육로를 통하여 들어오는 출입국자 및 운송수단에 대하여 통일부장관이 「남북교류협력에 관한 법률」 제23조 제2항 단서에 따른 협의를 요청할 때에는 보건복지부령으로 정하는 바에 따라 제9조 제1항에 따른 검역통보 절차의 일부를 생략할 수 있다.

## 제13조(검역 전의 승선 · 탑승)

㉠ 검역조사를 받아야 할 운송수단에 검역조사가 완료되어 검역증이 발급되기 전에는 제30조에 따른 검역공무원이 아닌 사람은 승선하거나 탑승할 수 없다. 다만, 미리 보건복지부령으로 정하는 바에 따라 검역소장의 허가를 받은 경우에는 그러하지 아니하다.
㉡ 검역소장의 허가를 받지 아니하고 승선하거나 탑승한 사람은 검역조사를 받아야 하며, 제1항 단서에 따라 검역소장의 허가를 받아 승선하거나 탑승한 사람이 검역감염병 증상이 있거나 검역감염병 환자 등과 접촉한 경우 즉시 검역소장에게 신고를 하여야 한다.
㉢ 검역소장은 ㉡에 따른 신고를 받은 경우 신고한 자에 대해 즉시 검역조사를 실시하여야 한다.
㉣ ㉢에 따른 검역조사의 방법은 보건복지부령으로 정한다.

## 제15조(검역조치)

㉠ 질병관리청장은 검역감염병 유입과 전파를 차단하기 위하여 검역감염병에 감염되었거나 감염된 것으로 의심되는 사람, 검역감염병 병원체에 오염되었거나 오염된 것으로 의심되거나 감염병 매개체가 서식하는 것으로 의심되는 운송수단이나 화물에 대하여 다음의 전부 또는 일부의 조치를 할 수 있다.
• 검역감염병 환자등을 감시하거나 격리시키는 것
• 검역감염병 접촉자 또는 보건복지부령으로 정하는 검역감염병 위험요인에 노출된 사람(이하 "검역감염병 위험요인에 노출된 사람"이라 한다)을 감시하거나 격리시키는 것
• 검역감염병 병원체에 오염되었거나 오염된 것으로 의심되는 화물을 소독 또는 폐기하거나 옮기지 못하게 하는 것
• 검역감염병 병원체에 오염되었거나 오염된 것으로 의심되는 곳을 소독하거나 사용을 금지 또는 제한하는 것
• 검역감염병 병원체 오염 여부를 확인할 필요가 있다고 인정되는 운송수단 및 화물을 검사하는 것
• 감염병 매개체가 서식하거나 서식하는 것으로 의심되는 운송수단과 화물을 소독하고 감염병 매개체를 없애도록 운송수단의 장이나 화물의 소유자 또는 관리자에게 명하는 것
• 검역감염병의 감염 여부를 확인할 필요가 있다고 인정되는 사람을 진찰하거나 검사하는 것
• 검역감염병의 예방이 필요한 사람에게 예방접종을 하는 것
㉡ 감염병 매개체가 서식하거나 서식하는 것으로 의심되는 운송수단과 화물을 소독하고 감염병 매개체를 없애도록 명령을 받은 운송수단의 장이나 화물의 소유자 또는 관리자는 보건복지부령으로 정하는 자격이 있는 자에게 소독 등의 업무를 대신하게 하고 그 결과를 검역소장에게 제출하여 검역소장의 확인을 받아야 한다.
㉢ 질병관리청장이 ㉠에 따른 적절한 조치를 시행할 수 없는 경우에는 운송수단의 장에게 그 이유를 알리고 회항 또는 지정하는 장소로 이동할 것을 지시할 수 있다. 이 경우 해당 운송수단의 장은 그 지시에 따라야 한다.
㉣ 질병관리청장은 ㉠에 따른 검역조치를 할 때에 필요한 경우 대통령령으로 정하는 바에 따라 관계 기관에 협조를 요청할 수 있으며, 그 요청을 받은 관계 기관의 장은 부득이한 사유가 없으면 협조하여야 한다.

## 제16조(검역감염병 환자등의 격리)

㉠ 질병관리청장은 제15조 제1항 제1호에 따라 검역감염병 환자등 을 다음의 어느 하나에 해당하는 시설에 격리한다. 다만, 사람 간 전파가능성이 낮은 경우 등 질병관리청장이 정하는 경우는 격리 대상에서 제외할 수 있다.
• 검역소에서 관리하는 격리시설로서 질병관리청장이 지정한 시설
• 「감염병의 예방 및 관리에 관한 법률」 제36조 또는 제37조에 따른 감염병관리기관, 격리소 · 요양소 또는 진료소
• 자가(自家)
• 「감염병의 예방 및 관리에 관한 법률」 제8조의2에 따른 감염병전문병원
• 국내에 거주지가 없는 경우 질병관리청장이 지정하는 시설 또는 장소
㉡ 질병관리청장은 검역감염병 환자 등이 많이 발생하여 ㉠에 따른 격리시설이나 감염병관리기관 등이 부족한 경우에는 보건복지부령으로 정하는 바에 따라 임시 격리시설을 설치 · 운영할 수 있다.
㉢ 질병관리청장은 ㉠에 따른 격리조치(이송을 포함한다)를 할 때에 필요하면 특별시장 · 광역시장 · 특별자치시장 · 도지사 · 특별자치도지사(이하 "시 · 도지사"라 한다) 또는 시장 · 군수 · 구청장(자치구의 구청장을 말한다. 이하 같다)에게 협조를 요청할 수 있다. 이 경우 시 · 도지사 또는 시장 · 군수 · 구청장은 특별한 사유가 없으면 협조하여야 한다.
㉣ 검역감염병 환자 등의 격리 기간은 검역감염병 환자 등의 감염력이 없어질 때까지로 하고, 격리기간이 지나면 즉시 해제하여야 한다.

ⓜ ⓔ에 따른 격리 기간 동안 격리된 사람은 검역소장의 허가를 받지 아니하고는 다른 사람과 접촉할 수 없다.
ⓗ 검역소장은 검역감염병 환자 등을 격리하였을 때에는 보건복지부령으로 정하는 바에 따라 격리 사실을 격리 대상자 및 격리 대상자의 가족, 보호자 또는 격리 대상자가 지정한 사람에게 알려야 한다.

제17조(검역감염병 접촉자에 대한 감시 등)
ⓖ 질병관리청장은 제15조제1항제2호에 따라 검역감염병 접촉자 또는 검역감염병 위험요인에 노출된 사람이 입국 후 거주하거나 체류하는 지역의 특별자치도지사·시장·군수·구청장에게 건강 상태를 감시하거나 「감염병의 예방 및 관리에 관한 법률」 제49조제1항에 따라 격리시킬 것을 요청할 수 있다.

ⓛ 특별자치도지사·시장·군수·구청장은 ⓖ에 따라 감시하는 동안 검역감염병 접촉자 또는 검역감염병 위험요인에 노출된 사람이 검역감염병 환자 등으로 확인된 경우에는 지체 없이 격리 등 필요한 조치를 하고 즉시 그 사실을 질병관리청장에게 보고하여야 한다.
ⓒ ⓖ에 따른 감시 또는 격리 기간은 보건복지부령으로 정하는 해당 검역감염병의 최대 잠복기간을 초과할 수 없다.

제18조(격리시설 등에서 물품 반출의 금지)
제16조에 따른 격리시설과 임시 격리시설에서 사용하거나 보관 중인 물품은 검역소장의 허락을 받지 아니하고 반출하여서는 아니 된다.

제19조(오염운송수단 등의 이동금지 등의 조치)
ⓖ 질병관리청장은 검역감염병에 감염되었거나 감염이 의심되는 승객, 승무원 및 도보출입자, 검역감염병 병원체에 오염되었거나 오염이 의심되는 운송수단 및 화물(이하 이 조에서 "오염운송수단등"이라 한다)에 대하여는 검역소장이 지정하는 장소에서 검역감염병 유무에 관한 검사, 소독 및 물건의 폐기 등의 조치가 끝날 때까지 보건복지부령으로 정하는 바에 따라 이동금지 등의 조치를 할 수 있다. 이 경우 검역소장의 허가를 받지 아니하고는 오염운송수단 등에 접촉하거나 탑승할 수 없다.
ⓛ 검역소장은 오염운송수단등에 대한 조치를 하여 검역감염병이 국내로 번질 우려가 없다고 인정되면 그 이동금지 등의 조치를 해제하여야 한다. 이 경우 이동금지 등의 조치를 해제하기 위한 인정 기준은 보건복지부령으로 정한다.

제20조(검역감염병 외의 감염병에 대한 예방조치)
검역소장은 검역조사에서 다음을 발견한 경우에는 보건복지부령으로 정하는 바에 따라 진찰, 검사, 소독 및 그 밖에 필요한 예방조치를 할 수 있다.
ⓖ 검역감염병 외의 감염병 환자
ⓛ 검역감염병 외의 감염병 의사환자
ⓒ 검역감염병 외의 감염병으로 죽은 사람의 시체
ⓔ 검역감염병 외의 감염병 병원체에 오염되었거나 오염되었을 가능성이 있는 운송수단

제21조(소독이 필요한 화물의 보관)
검역소장은 운송수단의 화물선적 목록에 적힌 화물 중 소독할 필요가 있다고 인정되는 화물은 다른 화물과 접촉되지 아니하게 따로 보관할 것을 해당 세관장에게 요구할 수 있다.

제22조(검역증)
검역소장은 검역조사 결과 출입국자, 운송수단 또는 화물에 의하여 검역감염병이 국내외로 번질 우려가 없는 등 이상이 없는 것으로 인정되면 출입국자 또는 운송수단의 장이 요구하는 경우 보건복지부령으로 정하는 바에 따라 검역증을 내주어야 한다.

제23조(조건부 검역증)
ⓖ 검역소장은 검역조사 결과 검역소독 등을 실시할 것을 조건으로 운송수단의 장에게 조건부 검역증을 내줄 수 있다.
ⓛ 검역소장은 조건부 검역증을 받은 운송수단의 장이 해당 조건을 이행하였을 때에는 그 운송수단의 장에게 검역증을 내주어야 한다. 이 경우 운송수단의 장은 종전에 발급받은 조건부 검역증을 폐기하여야 한다.
ⓒ 검역소장은 운송수단의 장이 ⓖ에 따른 조건부 검역증에 제시된 조건을 이행하지 아니하면 이동금지 등의 조치를 할 수 있다.
ⓔ 검역소장은 ⓖ에 따른 조건부 검역증을 받은 운송수단의 장이 운송수단에 대한 조건을 이행하는 것이 곤란하다고 판단될 경우에는 운송수단의 장에게 그 이유를 밝히고 보건복지부령으로 정하는 바에 따라 검역소장이 지정하는 장소로 이동할 것을 지시할 수 있다. 이 경우 해당 운송수단의 장은 그 지시에 따라야 한다.

제24조(출입국의 금지 또는 정지 요청)
질병관리청장은 공중보건상 큰 위해를 끼칠 염려가 있다고 인정되는 다음에 해당하는 사람에 대하여는 법무부장관에게 출국 또는 입국의 금지 또는 정지를 요청할 수 있다. 다만, 입국의 금지 또는 정지의 요청은 외국인의 경우에만 해당한다.
•검역감염병 환자 등      •검역감염병 접촉자      •검역감염병 위험요인에 노출된 사람
•검역관리지역등에서 입국하거나 이 지역을 경유하여 입국하는 사람

**제25조(시체 등의 반입 및 조사)**

㉠ 국내로 시체를 반입하려는 자는 검역감염병으로 인한 사망 여부를 확인하기 위하여 보건복지부령으로 정하는 바에 따라 필요한 서류를 제출하거나 제시하여야 한다.

㉡ 검역소장은 검역감염병으로 죽은 사람의 시체, 유골 및 유물로서, 방부처리(防腐處理) 후 불침투성(不浸透性) 관(棺)에 밀봉되어 있지 아니하거나 화장조치(火葬措置)가 되어 있지 아니한 것에 대하여는 국내 반입을 허용하지 아니한다.

㉢ 운송수단의 운행 중 발생한 시체는 보건복지부령으로 정하는 바에 따라 검역조사를 받아야 한다.

㉣ 검역소장은 ㉠또는 ㉢에 따른 조사 결과 해당 시체의 사인을 확인할 수 없거나 검역감염병에 감염된 것으로 의심되는 시체의 경우에는 검사를 위해 해부를 명할 수 있으며, 필요한 경우 관계기관에 협조를 요청할 수 있다. 이 경우 해부의 방법 및 절차 등에 관하여는 「감염병의 예방 및 관리에 관한 법률」 제20조를 준용하며, "질병관리청장"은 "검역소장"으로 본다.

㉤ 검역소장은 검역감염병 환자 등이 사망한 경우나 사망 후 사망한 사람이 검역감염병병원체를 보유하였던 것으로 확인된 경우 검역감염병의 차단과 확산 방지 등을 위하여 필요한 범위에서 그 시신의 장사방법 등을 제한할 수 있다. 이 경우 그 방법 및 절차 등에 관하여는 「감염병의 예방 및 관리에 관한 법률」 제20조의2를 준용하며, "질병관리청장"은 "검역소장"으로 본다.

**제27조(선박위생 증명서의 발급 등)**

㉠ 검역소장은 선장 또는 선박의 소유자가 선박위생 증명서 발급을 신청하면 그 선박에 대하여 검역감염병 병원체의 오염 여부와 감염병 매개체 유무 등에 관한 조사를 하고, 그 결과 해당 선박에 검역감염병 병원체의 오염 의심이 없고 감염병 매개체가 서식하지 아니한 경우에는 6개월간 유효한 선박위생관리 면제증명서를 내준다.

㉡ 검역소장은 제1항에 따른 조사 결과 해당 선박에 검역감염병 병원체의 오염이 의심되거나 감염병 매개체의 서식이 의심되면 보건복지부령으로 정하는 자격이 있는 자에게 소독을 하게 하거나 감염병 매개체를 없애도록 한 후 6개월간 유효한 선박위생관리 증명서를 내준다.

㉢ 검역소장은 제15조 제1항 제6호에 따른 조치명령을 받아 같은 조 제3항에 따라 소독하거나 감염병 매개체를 없앤 선장 또는 선박의 소유자가 명령 이행에 대한 증명서 발급을 신청하면 6개월간 유효한 선박위생관리 증명서를 내준다.

㉣ 검역소장은 선박이 선적지(船籍地)로 돌아가거나 제12조와 제15조에 따른 검역조사 및 검역조치를 이행할 수 없는 특별한 사유가 있는 경우에는 ㉠에 따른 선박위생관리 면제증명서 및 ㉡, ㉢에 따른 선박위생관리 증명서의 유효기간을 1개월의 범위에서 연장할 수 있다.

㉤ 검역소장은 ㉠부터 ㉢까지의 규정에 따라 발급된 증명서의 유효기간이 지난 선박이나 그 증명서를 지니지 아니하고 도착한 선박 또는 그 증명서에 재검사가 필요한 것으로 기재되어 있는 선박에 대하여는 제12조에 따른 검역조사를 하여야 한다.

㉥ ㉠에 따른 조사의 내용 및 선박위생관리 증명서와 선박위생관리 면제증명서의 신청 절차와 발급 방법 등에 관하여 필요한 사항은 보건복지부령으로 정한다.

**제28조(그 밖의 증명서 발급)**

㉠ 검역소장은 운송수단의 장이 감염병 매개체 구제증명서(驅除證明書) 발급을 신청하면 해당 운송수단에 대하여 보건복지부령으로 정하는 바에 따라 해당 운송수단의 감염병 매개체 구제 여부를 확인하고 그 증명서를 내주어야 한다.

㉡ 검역소장은 물품을 수출하려는 사람이 다음에 해당하는 증명서의 발급을 신청하면 그에 해당하는 검역감염병에 대한 예방조치를 하거나 하였는지 확인하고 보건복지부령으로 정하는 바에 따라 해당 증명서를 내주어야 한다.
- 물품에 대한 소독증명확인서: 검역감염병의 유무에 관한 검사, 소독 및 감염병 매개체를 없애는 일
- 물품에 대한 병원체 검사증명서: 검역감염병 병원체의 유무에 관한 세균·바이러스 검사 실시

㉢ 검역소장은 승객 및 승무원 등 외국으로 나가는 사람이 병원체 검사증명서의 발급을 신청하면 검역감염병 감염 여부와 검역감염병 병원체의 유무에 관한 검사를 실시하고 보건복지부령으로 정하는 바에 따라 해당 증명서를 내주어야 한다.

㉣ ㉠부터 ㉢까지의 규정에 따른 증명서 외의 증명서의 발급 신청 및 그에 따른 예방조치 내용과 증명서 발급 절차에 관하여 필요한 사항은 보건복지부령으로 정한다.

㉤ ㉠과 ㉡에 따른 소독 및 감염병 매개체를 없애는 일은 보건복지부령으로 정하는 자격이 있는 자가 하여야 한다.

**제28조의2(국제공인예방접종)**

㉠ 질병관리청장은 외국으로 나가는 사람의 요청이 있을 경우에는 검역감염병의 예방접종을 실시하고 국제공인예방접종증명서를 내주어야 한다.

㉡ 질병관리청장은 검역감염병의 예방접종 후 이상반응에 대비하여 관련 응급처치 비상품을 구비하여야 한다.

㉢ 제28조의3의 국제공인예방접종기관의 장은 검역감염병의 예방접종을 수행한 경우 예방접종증명서를 발급하여야 하며, 검역소장은 예방접종증명서의 사실을 확인한 후 국제공인예방접종증명서를 발급한다.

㉣ ㉠ 및 ㉢에 따른 국제공인예방접종증명서의 발급 절차와 제2항에 따른 이상반응 관리 등에 필요한 사항은 보건복지부령으로 정한다.

**제28조의3(국제공인예방접종지정기관의 지정 등)**

㉠ 질병관리청장은 다음의 어느 하나에 해당하는 기관 중에서 국제공인예방접종을 실시할 수 있는 기관(이하 "국제공인예방접종지정기관"이라 한다)을 지정할 수 있다. 이 경우 질병관리청장은 이를 공고하여야 한다.
- 「의료법」 제3조에 따른 의료기관
- 의무실이 설치되어 있고 의사가 항상 근무하는 국가 및 지방자치단체의 기관, 「공공기관의 운영에 관한 법률」에 따른 공공기관

ⓒ 질병관리청장은 국제공인예방접종지정기관이 다음의 어느 하나에 해당하는 경우에는 그 지정을 취소할 수 있다.
- 최근 3년간 검역감염병에 대한 예방접종 실적이 없는 경우
- 검역감염병 예방접종과 관련하여 이 법이나 의료 관계 법령을 위반한 경우
ⓒ ㉠ 및 ⓒ에서 규정한 사항 외에 국제공인예방접종지정기관의 지정 및 지정취소의 기준·절차 등에 필요한 사항은 보건복지부령으로 정한다.

제29조(검역구역의 보건위생관리)
㉠ 질병관리청장은 검역감염병이나 검역감염병 외의 감염병이 유행하거나 유행할 우려가 있다고 인정하면 보건복지부령으로 정하는 바에 따라 검역구역 내 운송수단, 시설, 건물, 물품 및 그 밖의 장소와 그 관계인에 대하여 보건위생관리에 필요한 다음의 조치를 하거나 필요한 지시를 할 수 있다.
- 검역감염병 및 검역감염병 외의 감염병에 관한 역학조사(疫學調査)
- 살충·살균을 위한 소독과 감염병 매개체를 없애는 일
- 검역감염병 보균자 및 검역감염병 외의 감염병 보균자 색출 검사와 예방접종
- 운송수단에 실리는 식재료, 식품 및 식수검사
- 어패류와 식품을 다루는 사람에 대한 위생지도와 교육·홍보
- 검역구역 안의 감염병 매개체의 서식 분포 등에 대한 조사
- 선박의 균형을 유지하기 위하여 선박에 실은 물에 대한 조사
- 그 밖에 질병관리청장이 검역감염병 및 검역감염병 외의 감염병을 예방하기 위하여 필요하다고 인정하는 사항
ⓒ 질병관리청장은 ㉠에 따른 조치와 지시를 할 때에 필요하면 관계 기관이나 관계인에게 협조를 요청할 수 있으며, 그 요청을 받은 관계 기관의 장이나 관계인은 부득이한 사유가 없으면 협조하여야 한다.

제29조의2(검역정보시스템의 구축·운영)
㉠ 질병관리청장은 검역감염병에 감염되었거나 감염되었을 것으로 우려되는 사람과 오염 우려가 있는 운송수단을 신속히 확인하는 등 효율적 검역업무의 수행을 위하여 검역대상자 등의 정보를 전자적으로 처리할 수 있는 검역정보시스템을 구축·운영할 수 있다.
ⓒ 질병관리청장은 검역 업무를 위하여 다음의 정보시스템을 통하여 검역과 관련된 정보를 관계 기관의 장에게 요청할 수 있다. 이 경우 관계 기관의 장은 정당한 사유가 없으면 이에 따라야 한다.
- 「약사법」 제23조의3 제1항에 따른 의약품안전사용정보시스템
- 「여권법」 제8조 제2항에 따른 여권정보통합관리시스템
- 「출입국관리법」에 따른 출입국관리정보를 처리하는 정보시스템
- 「관세법」 제327조에 따른 국가관세종합정보망
- 그 밖에 보건복지부령으로 정하는 정보시스템
ⓒ 질병관리청장은 ㉠에 따른 시스템을 통하여 운영하는 정보를 효율적인 검역 업무의 수행 이외의 목적에는 활용할 수 없으며, 사생활의 비밀을 침해하지 아니하도록 관리하여야 한다.
ⓔ ㉠ 및 ⓒ의 정보의 보호 및 관리에 관한 사항은 이 법에서 규정된 것을 제외하고는 「개인정보 보호법」의 규정을 따른다.
ⓜ ㉠ 및 ⓒ에 따른 시스템의 구축·운영 등에 필요한 사항은 보건복지부령으로 정한다.

■ PART.08 보건의약관계법규

# 후천성면역결핍증 예방법 (시행 2020. 9. 12.)

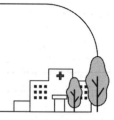

## 신고

### 제5조(의사 또는 의료기관 등의 신고)

㉠ 감염인을 진단하거나 감염인의 사체를 검안한 의사 또는 의료기관은 보건복지부령으로 정하는 바에 따라 24시간 이내에 진단·검안 사실을 관할 보건 소장에게 신고하고, 감염인과 그 배우자(사실혼 관계에 있는 사람을 포함한다. 이하 같다) 및 성 접촉자에게 후천성면역결핍증의 전파 방지에 필요한 사항을 알리고 이를 준수하도록 지도하여야 한다. 이 경우 가능하면 감염인의 의사(意思)를 참고하여야 한다.

㉡ 학술연구 또는 제9조에 따른 혈액 및 혈액제제(血液製劑)에 대한 검사에 의하여 감염인을 발견한 사람이나 해당 연구 또는 검사를 한 기관의 장은 보건 복지부령으로 정하는 바에 따라 24시간 이내에 질병관리청장에게 신고하여야 한다.

㉢ 감염인이 사망한 경우 이를 처리한 의사 또는 의료기관은 보건복지부령으로 정하는 바에 따라 24시간 이내에 관할 보건소장에게 신고하여야 한다.

㉣ ㉠ 및 ㉢에 따라 신고를 받은 보건소장은 특별자치시장·특별자치도지사·시장·군수 또는 구청장(자치구의 구청장을 말한다. 이하 같다)에게 이를 보고하여야 하고, 보고를 받은 특별자치시장·특별자치도지사는 질병관리청장에게, 시장·군수·구청장은 특별시장·광역시장 또는 도지사를 거쳐 질병관리청장에게 이를 보고하여야 한다.

### 제7조(비밀 누설 금지)

다음의 어느 하나에 해당하는 사람은 이 법 또는 이 법에 따른 명령이나 다른 법령에서 정하고 있는 경우 또는 본인의 동의가 있는 경우를 제외하고는 재직 중에는 물론 퇴직 후에도 감염인에 대하여 업무상 알게 된 비밀을 누설하여서는 아니 된다.

㉠ 국가 또는 지방자치단체에서 후천성면역결핍증의 예방·관리와 감염인의 보호·지원에 관한 사무에 종사하는 사람

㉡ 감염인의 진단·검안·진료 및 간호에 참여한 사람

㉢ 감염인에 관한 기록을 유지·관리하는 사람

## 검진

### 제8조(검진)

㉠ 질병관리청장, 특별시장·광역시장·특별자치시장·도지사 또는 특별자치도지사(이하 "시·도지사"라 한다), 시장·군수·구청장은 공중(公衆)과 접촉이 많은 업소에 종사하는 사람으로서 ㉡에 따른 검진 대상이 되는 사람에 대하여 후천성면역결핍증에 관한 정기검진 또는 수시검진을 하여야 한다.

㉡ 질병관리청장, 시·도지사, 시장·군수·구청장은 후천성면역결핍증에 감염되었다고 판단되는 충분한 사유가 있는 사람 또는 후천성면역결핍증에 감염되기 쉬운 환경에 있는 사람으로서 다음의 어느 하나에 해당하는 사람에 대하여 후천성면역결핍증에 관한 검진을 할 수 있다.

• 감염인의 배우자 및 성 접촉자

• 그 밖에 후천성면역결핍증의 예방을 위하여 검진이 필요하다고 질병관리청장이 인정하는 사람

㉢ 해외에서 입국하는 외국인 중 대통령령으로 정하는 장기체류자는 입국 전 1개월 이내에 발급받은 후천성면역결핍증 음성확인서를 질병관리청장에게 보여주어야 한다. 이를 보여주지 못하는 경우에는 입국 후 72시간 이내에 검진을 받아야 한다.

㉣ 후천성면역결핍증에 관한 검진을 하는 자는 검진 전에 검진 대상자에게 이름·주민등록번호·주소 등을 밝히지 아니하거나 가명을 사용하여 검진(이하 '익명검진'이라 한다)할 수 있다는 사실을 알려 주어야 하고, 익명검진을 신청하는 경우에도 검진을 하여야 한다.

㉤ ㉣에 따른 검진을 하는 자는 검진 결과 감염인으로 밝혀진 사람이 있는 경우에는 보건복지부령으로 정하는 바에 따라 관할 보건소장에게 신고하여야 한다. 이 경우 감염인의 정보는 익명으로 관리하여야 한다.

### 제8조의2(검진 결과의 통보)

㉠ 후천성면역결핍증에 관한 검진을 한 자는 검진 대상자 본인 외의 사람에게 검진 결과를 통보할 수 없다. 다만, 검진 대상자가 군(軍), 교정시설 등 공동 생활자인 경우에는 해당 기관의 장에게 통보하고, 미성년자, 심신미약자, 심신상실자인 경우에는 그 법정대리인에게 통보한다.

㉡ ㉠에 따른 검진 결과 통보의 경우 감염인으로 판정을 받은 사람에게는 면접통보 등 검진 결과의 비밀이 유지될 수 있는 방법으로 하여야 한다.

㉢ 사업주는 근로자에게 후천성면역결핍증에 관한 검진결과서를 제출하도록 요구할 수 없다.

### 제9조(혈액·장기·조직 등의 검사)

㉠ 「혈액관리법」 제2조 제3호의 혈액원(血液院)과 같은 조 제8호의 혈액제제[혈액과 혈장(血漿)을 포함한다. 이하 같다]를 수입하는 자는 해당 혈액원에서 채혈된 혈액이나 수입 혈액제제에 대하여 보건복지부령으로 정하는 바에 따라 인체면역결핍바이러스의 감염 여부를 검사하여야 한다. 다만, 인체면역결핍바이러스에 감염되어 있지 아니하다는 해당 제품 수출국가의 증명서류가 첨부되어 있는 수입 혈액제제로서 질병관리청장이 그 검사가 필요 없다고 인

정하는 경우에는 그러하지 아니하다.

ⓒ 의사 또는 의료기관은 다음의 어느 하나에 해당하는 행위를 하기 전에 보건복지부령으로 정하는 바에 따라 인체면역결핍바이러스의 감염 여부를 검사하여야 한다.
- 장기(인공장기를 포함한다. 이하 같다) · 조직의 이식
- 정액의 제공
- 그 밖에 인체면역결핍바이러스 감염의 위험이 있는 매개체(이하 "매개체"라 한다)의 사용

ⓒ ㉠과 ⓒ에 따른 검사를 받지 아니하거나 검사를 한 결과 인체면역결핍바이러스에 감염된 것으로 나타난 혈액 · 수입 혈액제제 · 장기 · 조직 · 정액 · 매개체는 이를 유통 · 판매하거나 사용하여서는 아니 된다.

### 제10조(역학조사)
질병관리청장, 시 · 도지사, 시장 · 군수 · 구청장은 감염인 및 감염이 의심되는 충분한 사유가 있는 사람에 대하여 후천성면역결핍증에 관한 검진이나 전파경로의 파악 등을 위한 역학조사를 할 수 있다.

### 제11조(증표 제시)
제8조에 따른 검진 및 제10조에 따른 역학조사를 하는 사람은 그 권한을 나타내는 증표를 지니고 이를 관계인에게 보여주어야 한다.

### 제12조(증명서 발급)
제8조에 따른 검진 및 제10조에 따른 역학조사를 받은 사람에게는 보건복지부령으로 정하는 바에 따라 그 결과를 나타내는 증명서를 발급하여야 한다.

## 감염인의 보호

### 제13조(전문진료기관 등의 설치)
㉠ 질병관리청장은 후천성면역결핍증의 예방 · 관리와 그 감염인의 보호 · 지원 또는 치료를 위하여 필요한 전문진료기관 또는 연구기관을 설치 · 운영할 수 있다.
ⓒ ㉠에 따른 전문진료기관 또는 연구기관의 설치 및 운영에 필요한 사항은 대통령령으로 정한다.

### 제14조(치료 권고)
질병관리청장, 시 · 도지사 또는 시장 · 군수 · 구청장은 인체면역결핍바이러스의 전염을 방지하기 위하여 감염인 중 다른 사람에게 감염시킬 우려가 있는 사람 등 다음으로 정하는 감염인에게 제13조에 따른 전문진료기관 또는 제16조에 따른 요양시설에서 치료를 받거나 요양을 하도록 권고할 수 있다.
㉠ 검진 결과 감염인으로 판명된 사람으로서 검진을 받아야 할 업소에 종사하거나 종사할 가능성이 높은 감염인
ⓒ 주의 능력과 주위 환경 등으로 보아 다른 사람에게 감염시킬 우려가 있다고 인정되는 감염인
ⓒ 생계유지 능력이 없고, 다른 사람에 의하여 부양 또는 보호를 받고 있지 아니한 감염인

### 제15조(치료 및 보호조치 등)
㉠ 질병관리청장, 시 · 도지사 또는 시장 · 군수 · 구청장은 제14조에 따른 치료 권고에 따르지 아니하는 감염인 중 감염인의 주의 능력과 주위 환경 등으로 보아 다른 사람에게 감염시킬 우려가 높다고 인정되는 감염인에 대하여는 치료 및 보호조치를 강제할 수 있다.
ⓒ ㉠에 따라 강제할 경우 이를 집행하는 사람은 그 권한을 나타내는 증표를 지니고 이를 관계인에게 보여주어야 한다.

### 제16조(요양시설 등의 설치 · 운영)
㉠ 질병관리청장 또는 시 · 도지사는 감염인의 요양 및 치료 등을 위한 시설(이하 "요양시설"이라 한다)과 감염인에 대한 정보 제공, 상담 및 자활 등을 위한 시설(이하 "쉼터"라 한다)을 설치 · 운영할 수 있다.
ⓒ 요양시설 및 쉼터의 설치 · 운영에 필요한 사항은 보건복지부령으로 정한다.

### 제17조의2(예방치료기술의 확보 등)
㉠ 질병관리청장은 후천성면역결핍증의 예방과 치료를 위한 의약품 및 기술을 확보하기 위하여 노력하여야 한다.
ⓒ 질병관리청장은 ㉠에 따른 의약품 및 기술 확보를 위한 연구 사업을 지원할 수 있다.

### 제18조(취업의 제한)
㉠ 감염인은 제8조 제1항에 따라 그 종사자가 정기검진을 받아야 하는 업소에 종사할 수 없다.
ⓒ 제8조 제1항에 따른 업소를 경영하는 자는 감염인 또는 검진을 받지 아니한 사람을 그 업소에 종사하게 하여서는 아니 된다.

### 제19조(전파매개행위의 금지)
감염인은 혈액 또는 체액을 통하여 다른 사람에게 전파매개행위를 하여서는 아니 된다.

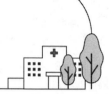
## 가입자

### 제5조(적용 대상 등)

㉠ 국내에 거주하는 국민은 건강보험의 가입자(이하 "가입자"라 한다) 또는 피부양자가 된다. 다만, 다음 각 호의 어느 하나에 해당하는 사람은 제외한다.
- 「의료급여법」에 따라 의료급여를 받는 사람(이하 "수급권자"라 한다)
- 「독립유공자예우에 관한 법률」 및 「국가유공자 등 예우 및 지원에 관한 법률」에 따라 의료보호를 받는 사람(이하 "유공자 등 의료보호대상자"라 한다). 다만, 다음의 어느 하나에 해당하는 사람은 가입자 또는 피부양자가 된다.
  - 유공자 등 의료보호대상자 중 건강보험의 적용을 보험자에게 신청한 사람
  - 건강보험을 적용받고 있던 사람이 유공자등 의료보호대상자로 되었으나 건강보험의 적용배제신청을 보험자에게 하지 아니한 사람
㉡ ㉠의 피부양자는 다음의 어느 하나에 해당하는 사람 중 직장가입자에게 주로 생계를 의존하는 사람으로서 소득 및 재산이 보건복지부령으로 정하는 기준 이하에 해당하는 사람을 말한다.
- 직장가입자의 배우자
- 직장가입자의 직계존속(배우자의 직계존속을 포함한다)
- 직장가입자의 직계비속(배우자의 직계비속을 포함한다)과 그 배우자
- 직장가입자의 형제·자매
㉢ ㉡에 따른 피부양자 자격의 인정 기준, 취득·상실시기 및 그 밖에 필요한 사항은 보건복지부령으로 정한다.

### 제6조(가입자의 종류)

㉠ 가입자는 직장가입자와 지역가입자로 구분한다.
㉡ 모든 사업장의 근로자 및 사용자와 공무원 및 교직원은 직장가입자가 된다. 다만, 다음의 어느 하나에 해당하는 사람은 제외한다.
- 고용 기간이 1개월 미만인 일용근로자
- 「병역법」에 따른 현역병(지원에 의하지 아니하고 임용된 하사를 포함한다), 전환복무된 사람 및 군간부후보생
- 선거에 당선되어 취임하는 공무원으로서 매월 보수 또는 보수에 준하는 급료를 받지 아니하는 사람
- 그 밖에 사업장의 특성, 고용 형태 및 사업의 종류 등을 고려하여 대통령령으로 정하는 사업장의 근로자 및 사용자와 공무원 및 교직원
㉢ 지역가입자는 직장가입자와 그 피부양자를 제외한 가입자를 말한다.

### 제7조(사업장의 신고)

사업장의 사용자는 다음의 어느 하나에 해당하게 되면 그때부터 14일 이내에 보건복지부령으로 정하는 바에 따라 보험자에게 신고하여야 한다. 제6조 제2항에 따라 직장가입자가 되는 근로자·공무원 및 교직원을 사용하는 사업장(이하 "적용대상사업장"이라 한다)이 된 경우에 해당되어 보험자에게 신고한 내용이 변경된 경우에도 또한 같다.
- 제6조 제2항에 따라 직장가입자가 되는 근로자·공무원 및 교직원을 사용하는 사업장(이하 "적용대상사업장"이라 한다)이 된 경우
- 휴업·폐업 등 보건복지부령으로 정하는 사유가 발생한 경우

### 제8조(자격의 취득 시기 등)

㉠ 가입자는 국내에 거주하게 된 날에 직장가입자 또는 지역가입자의 자격을 얻는다. 다만, 다음 각 호의 어느 하나에 해당하는 사람은 그 해당되는 날에 각각 자격을 얻는다.
- 수급권자이었던 사람은 그 대상자에서 제외된 날
- 직장가입자의 피부양자이었던 사람은 그 자격을 잃은 날
- 유공자 등 의료보호대상자이었던 사람은 그 대상자에서 제외된 날
- 제5조 제1항 제2호 가목에 따라 보험자에게 건강보험의 적용을 신청한 유공자 등 의료보호대상자는 그 신청한 날
㉡ ㉠에 따라 자격을 얻은 경우 그 직장가입자의 사용자 및 지역가입자의 세대주는 그 명세를 보건복지부령으로 정하는 바에 따라 자격을 취득한 날부터 14일 이내에 보험자에게 신고하여야 한다.

### 제9조(자격의 변동 시기 등)

㉠ 가입자는 다음의 어느 하나에 해당하게 된 날에 그 자격이 변동된다.

- 지역가입자가 적용대상사업장의 사용자로 되거나, 근로자·공무원 또는 교직원(이하 "근로자등"이라 한다)으로 사용된 날
- 직장가입자가 다른 적용대상사업장의 사용자로 되거나 근로자 등으로 사용된 날
- 직장가입자인 근로자 등이 그 사용관계가 끝난 날의 다음 날
- 적용대상사업장에 제7조 제2호에 따른 사유가 발생한 날의 다음 날
- 지역가입자가 다른 세대로 전입한 날
ⓛ ㉠에 따라 자격이 변동된 경우 직장가입자의 사용자와 지역가입자의 세대주는 다음의 구분에 따라 그 명세를 보건복지부령으로 정하는 바에 따라 자격이 변동된 날부터 14일 이내에 보험자에게 신고하여야 한다.
  - 지역가입자가 적용대상사업장의 사용자로 되거나, 근로자·공무원 또는 교직원(이하 "근로자등"이라 한다)으로 사용된 날 및 직장가입자가 다른 적용대상사업장의 사용자로 되거나 근로자 등으로 사용된 날에 따라 자격이 변동된 경우 : 직장가입자의 사용자
  - 직장가입자인 근로자 등이 그 사용관계가 끝난 날의 다음 날, 적용대상사업장에 제7조 제2호에 따른 사유가 발생한 날의 다음 날, 지역가입자가 다른 세대로 전입한 날의 규정에 따라 자격이 변동된 경우 : 지역가입자의 세대주
ⓒ 법무부장관 및 국방부장관은 직장가입자나 지역가입자가 제54조 제3호 또는 제4호에 해당하면 보건복지부령으로 정하는 바에 따라 그 사유에 해당된 날부터 1개월 이내에 보험자에게 알려야 한다.

제9조의2(자격 취득·변동 사항의 고지)
공단은 제96조 제1항에 따라 제공받은 자료를 통하여 가입자 자격의 취득 또는 변동 여부를 확인하는 경우에는 자격 취득 또는 변동 후 최초로 제79조에 따른 납부의무자에게 보험료 납입 고지를 할 때 보건복지부령으로 정하는 바에 따라 자격 취득 또는 변동에 관한 사항을 알려야 한다.

제10조(자격의 상실 시기 등)
㉠ 가입자는 다음의 어느 하나에 해당하게 된 날에 그 자격을 잃는다.
- 사망한 날의 다음 날
- 국적을 잃은 날의 다음 날
- 국내에 거주하지 아니하게 된 날의 다음 날
- 직장가입자의 피부양자가 된 날
- 수급권자가 된 날
- 건강보험을 적용받고 있던 사람이 유공자등 의료보호대상자가 되어 건강보험의 적용배제신청을 한 날
ⓛ ㉠에 따라 자격을 잃은 경우 직장가입자의 사용자와 지역가입자의 세대주는 그 명세를 보건복지부령으로 정하는 바에 따라 자격을 잃은 날부터 14일 이내에 보험자에게 신고하여야 한다.

제11조(자격취득 등의 확인)
㉠ 가입자 자격의 취득·변동 및 상실은 제8조부터 제10조까지의 규정에 따른 자격의 취득·변동 및 상실의 시기로 소급하여 효력을 발생한다. 이 경우 보험자는 그 사실을 확인할 수 있다.
ⓛ 가입자나 가입자이었던 사람 또는 피부양자나 피부양자이었던 사람은 ㉠에 따른 확인을 청구할 수 있다.

제12조(건강보험증)
㉠ 국민건강보험공단은 가입자 또는 피부양자가 신청하는 경우 건강보험증을 발급하여야 한다.
ⓛ 가입자 또는 피부양자가 요양급여를 받을 때에는 제1항의 건강보험증을 제42조 제1항에 따른 요양기관(이하 "요양기관"이라 한다)에 제출하여야 한다. 다만, 천재지변이나 그 밖의 부득이한 사유가 있으면 그러하지 아니하다.
ⓒ 가입자 또는 피부양자는 ⓛ의 본문에도 불구하고 주민등록증, 운전면허증, 여권, 그 밖에 보건복지부령으로 정하는 본인 여부를 확인할 수 있는 신분증명서(이하 "신분증명서"라 한다)로 요양기관이 그 자격을 확인할 수 있으면 건강보험증을 제출하지 아니할 수 있다.
ⓔ 가입자·피부양자는 제10조 제1항에 따라 자격을 잃은 후 자격을 증명하던 서류를 사용하여 보험급여를 받아서는 아니 된다.
ⓜ 누구든지 건강보험증이나 신분증명서를 다른 사람에게 양도(讓渡)하거나 대여하여 보험급여를 받게 하여서는 아니 된다.
ⓗ 누구든지 건강보험증이나 신분증명서를 양도 또는 대여를 받거나 그 밖에 이를 부정하게 사용하여 보험급여를 받아서는 아니 된다.
ⓢ ㉠에 따른 건강보험증의 신청 절차와 방법, 서식과 그 교부 및 사용 등에 필요한 사항은 보건복지부령으로 정한다.

## 국민건강보험공단

제13조(보험자)
건강보험의 보험자는 국민건강보험공단(이하 "공단"이라 한다)으로 한다.

제14조(업무 등)
㉠ 공단은 다음의 업무를 관장한다.
- 가입자 및 피부양자의 자격 관리

- 보험료와 그 밖에 이 법에 따른 징수금의 부과 · 징수
- 보험급여의 관리
- 가입자 및 피부양자의 질병의 조기발견 · 예방 및 건강관리를 위하여 요양급여 실시 현황과 건강검진 결과 등을 활용하여 실시하는 예방사업으로서 대통령령으로 정하는 사업
- 보험급여 비용의 지급
- 자산의 관리 · 운영 및 증식사업
- 의료시설의 운영
- 건강보험에 관한 교육훈련 및 홍보
- 건강보험에 관한 조사연구 및 국제협력
- 이 법에서 공단의 업무로 정하고 있는 사항
- 「국민연금법」, 「고용보험 및 산업재해보상보험의 보험료징수 등에 관한 법률」, 「임금채권보장법」 및 「석면피해구제법」(이하 "징수위탁근거법"이라 한다)에 따라 위탁받은 업무
- 그 밖에 이 법 또는 다른 법령에 따라 위탁받은 업무
- 그 밖에 건강보험과 관련하여 보건복지부장관이 필요하다고 인정한 업무

ⓛ 자산의 관리 · 운영 및 증식사업은 안정성과 수익성을 고려하여 다음의 방법에 따라야 한다.
- 체신관서 또는 「은행법」에 따른 은행에의 예입 또는 신탁
- 국가 · 지방자치단체 또는 「은행법」에 따른 은행이 직접 발행하거나 채무이행을 보증하는 유가증권의 매입
- 특별법에 따라 설립된 법인이 발행하는 유가증권의 매입
- 「자본시장과 금융투자업에 관한 법률」에 따른 신탁업자가 발행하거나 같은 법에 따른 집합투자업자가 발행하는 수익증권의 매입
- 공단의 업무에 사용되는 부동산의 취득 및 일부 임대
- 그 밖에 공단 자산의 증식을 위하여 대통령령으로 정하는 사업

ⓒ 공단은 특정인을 위하여 업무를 제공하거나 공단 시설을 이용하게 할 경우 공단의 정관으로 정하는 바에 따라 그 업무의 제공 또는 시설의 이용에 대한 수수료와 사용료를 징수할 수 있다.

ⓔ 공단은 「공공기관의 정보공개에 관한 법률」에 따라 건강보험과 관련하여 보유 · 관리하고 있는 정보를 공개한다.

## 제15조(법인격 등)
ⓐ 공단은 법인으로 한다.
ⓛ 공단은 주된 사무소의 소재지에서 설립등기를 함으로써 성립한다.

## 제16조(사무소)
ⓐ 공단의 주된 사무소의 소재지는 정관으로 정한다.
ⓛ 공단은 필요하면 정관으로 정하는 바에 따라 분사무소를 둘 수 있다.

## 제17조(정관)
ⓐ 공단의 정관에는 다음의 사항을 적어야 한다.
- 목적
- 사무소의 소재지
- 이사회의 운영
- 보험료 및 보험급여에 관한 사항
- 자산 및 회계에 관한 사항
- 정관의 변경에 관한 사항
- 명칭
- 임직원에 관한 사항
- 재정운영위원회에 관한 사항
- 예산 및 결산에 관한 사항
- 업무와 그 집행
- 공고에 관한 사항

ⓛ 공단은 정관을 변경하려면 보건복지부장관의 인가를 받아야 한다.

## 제18조(등기)
공단의 설립등기에는 다음의 사항을 포함하여야 한다.
ⓐ 목적
ⓛ 명칭
ⓒ 주된 사무소 및 분사무소의 소재지
ⓔ 이사장의 성명 · 주소 및 주민등록번호

## 제19조(해산)
공단의 해산에 관하여는 법률로 정한다.

제20조(임원)
㉠ 공단은 임원으로서 이사장 1명, 이사 14명 및 감사 1명을 둔다. 이 경우 이사장, 이사 중 5명 및 감사는 상임으로 한다.
㉡ 이사장은 「공공기관의 운영에 관한 법률」 제29조에 따른 임원추천위원회(이하 "임원추천위원회"라 한다)가 복수로 추천한 사람 중에서 보건복지부장관의 제청으로 대통령이 임명한다.
㉢ 상임이사는 보건복지부령으로 정하는 추천 절차를 거쳐 이사장이 임명한다.
㉣ 비상임이사는 다음의 사람을 보건복지부장관이 임명한다.
 • 노동조합 · 사용자단체 · 시민단체 · 소비자단체 · 농어업인단체 및 노인단체가 추천하는 각 1명
 • 대통령령으로 정하는 바에 따라 추천하는 관계 공무원 3명
㉤ 감사는 임원추천위원회가 복수로 추천한 사람 중에서 기획재정부장관의 제청으로 대통령이 임명한다.
㉥ ㉣에 따른 비상임이사는 정관으로 정하는 바에 따라 실비변상(實費辨償)을 받을 수 있다.
㉦ 이사장의 임기는 3년, 이사(공무원인 이사는 제외한다)와 감사의 임기는 각각 2년으로 한다.

제21조(징수이사)
㉠ 상임이사 중 제14조 제1항 제2호 및 제11호의 업무를 담당하는 이사(이하 "징수이사"라 한다)는 경영, 경제 및 사회보험에 관한 학식과 경험이 풍부한 사람으로서 보건복지부령으로 정하는 자격을 갖춘 사람 중에서 선임한다.
㉡ 징수이사 후보를 추천하기 위하여 공단에 이사를 위원으로 하는 징수이사추천위원회(이하 "추천위원회"라 한다)를 둔다. 이 경우 추천위원회의 위원장은 이사장이 지명하는 이사로 한다.
㉢ 추천위원회는 주요 일간신문에 징수이사 후보의 모집 공고를 하여야 하며, 이와 별도로 적임자로 판단되는 징수이사 후보를 조사하거나 전문단체에 조사를 의뢰할 수 있다.
㉣ 추천위원회는 제3항에 따라 모집한 사람을 보건복지부령으로 정하는 징수이사 후보 심사기준에 따라 심사하여야 하며, 징수이사 후보로 추천될 사람과 계약 조건에 관하여 협의하여야 한다.
㉤ 이사장은 ㉣에 따른 심사와 협의 결과에 따라 징수이사 후보와 계약을 체결하여야 하며, 이 경우 제20조 제3항에 따른 상임이사의 임명으로 본다.
㉥ ㉣에 따른 계약 조건에 관한 협의, ㉤에 따른 계약 체결 등에 필요한 사항은 보건복지부령으로 정한다.

제22조(임원의 직무)
㉠ 이사장은 공단을 대표하고 업무를 총괄하며, 임기 중 공단의 경영성과에 대하여 책임을 진다.
㉡ 상임이사는 이사장의 명을 받아 공단의 업무를 집행한다.
㉢ 이사장이 부득이한 사유로 그 직무를 수행할 수 없을 때에는 정관으로 정하는 바에 따라 상임이사 중 1명이 그 직무를 대행하고, 상임이사가 없거나 그 직무를 대행할 수 없을 때에는 정관으로 정하는 임원이 그 직무를 대행한다.
㉣ 감사는 공단의 업무, 회계 및 재산 상황을 감사한다.


제23조(임원 결격사유)
다음의 어느 하나에 해당하는 사람은 공단의 임원이 될 수 없다.
㉠ 대한민국 국민이 아닌 사람
㉡ 「공공기관의 운영에 관한 법률」 제34조제1항 각 호의 어느 하나에 해당하는 사람

제24조(임원의 당연퇴임 및 해임)
㉠ 임원이 제23조 각 호의 어느 하나에 해당하게 되거나 임명 당시 그에 해당하는 사람으로 확인되면 그 임원은 당연퇴임한다.
㉡ 임명권자는 임원이 다음의 어느 하나에 해당하면 그 임원을 해임할 수 있다.
 • 신체장애나 정신장애로 직무를 수행할 수 없다고 인정되는 경우
 • 직무상 의무를 위반한 경우
 • 고의나 중대한 과실로 공단에 손실이 생기게 한 경우
 • 직무 여부와 관계없이 품위를 손상하는 행위를 한 경우
 • 이 법에 따른 보건복지부장관의 명령을 위반한 경우

제25조(임원의 겸직 금지 등)
㉠ 공단의 상임임원과 직원은 그 직무 외에 영리를 목적으로 하는 사업에 종사하지 못한다.
㉡ 공단의 상임임원이 임명권자 또는 제청권자의 허가를 받거나 공단의 직원이 이사장의 허가를 받은 경우에는 비영리 목적의 업무를 겸할 수 있다.

제26조(이사회)
㉠ 공단의 주요 사항(「공공기관의 운영에 관한 법률」 제17조제1항 각 호의 사항을 말한다)을 심의 · 의결하기 위하여 공단에 이사회를 둔다.

ⓒ 이사회는 이사장과 이사로 구성한다.
ⓒ 감사는 이사회에 출석하여 발언할 수 있다.
ⓔ 이사회의 의결 사항 및 운영 등에 필요한 사항은 대통령령으로 정한다.

### 제27조(직원의 임면)
이사장은 정관으로 정하는 바에 따라 직원을 임면(任免)한다.

### 제28조(벌칙 적용 시 공무원 의제)
공단의 임직원은 「형법」 제129조부터 제132조까지의 규정을 적용할 때 공무원으로 본다.

### 제29조(규정 등)
공단의 조직 · 인사 · 보수 및 회계에 관한 규정은 이사회의 의결을 거쳐 보건복지부장관의 승인을 받아 정한다.

### 제30조(대리인의 선임)
이사장은 공단 업무에 관한 모든 재판상의 행위 또는 재판 외의 행위를 대행하게 하기 위하여 공단의 이사 또는 직원 중에서 대리인을 선임할 수 있다.

### 제31조(대표권의 제한)
㉠ 이사장은 공단의 이익과 자기의 이익이 상반되는 사항에 대하여는 공단을 대표하지 못한다. 이 경우 감사가 공단을 대표한다.
ⓒ 공단과 이사장 사이의 소송은 ㉠을 준용한다.

### 제32조(이사장 권한의 위임)
이 법에 규정된 이사장의 권한 중 급여의 제한, 보험료의 납입고지 등 대통령령으로 정하는 사항은 정관으로 정하는 바에 따라 분사무소의 장에게 위임할 수 있다.

### 제33조(재정운영위원회)
㉠ 제45조 제1항에 따른 요양급여비용의 계약 및 제84조에 따른 결손처분 등 보험재정에 관련된 사항을 심의 · 의결하기 위하여 공단에 재정운영위원회를 둔다.
ⓒ 재정운영위원회의 위원장은 제34조 제1항 제3호에 따른 위원 중에서 호선(互選)한다.

### 제34조(재정운영위원회의 구성 등)
㉠ 재정운영위원회는 다음의 위원으로 구성한다.
  • 직장가입자를 대표하는 위원 10명
  • 지역가입자를 대표하는 위원 10명
  • 공익을 대표하는 위원 10명
ⓒ ㉠에 따른 위원은 다음의 사람을 보건복지부장관이 임명하거나 위촉한다.
  • 제1항 제1호의 위원은 노동조합과 사용자단체에서 추천하는 각 5명
  • 제1항 제2호의 위원은 대통령령으로 정하는 바에 따라 농어업인 단체 · 도시자영업자단체 및 시민단체에서 추천하는 사람
  • 제1항 제3호의 위원은 대통령령으로 정하는 관계 공무원 및 건강보험에 관한 학식과 경험이 풍부한 사람
ⓒ 재정운영위원회 위원(공무원인 위원은 제외한다)의 임기는 2년으로 한다. 다만, 위원의 사임 등으로 새로 위촉된 위원의 임기는 전임위원 임기의 남은 기간으로 한다.
ⓔ 재정운영위원회의 운영 등에 필요한 사항은 대통령령으로 정한다.

### 제35조(회계)
㉠ 공단의 회계연도는 정부의 회계연도에 따른다.
ⓒ 공단은 직장가입자와 지역가입자의 재정을 통합하여 운영한다.
ⓒ 공단은 건강보험사업 및 징수위탁근거법의 위탁에 따른 국민연금사업 · 고용보험사업 · 산업재해보상보험사업 · 임금채권보장사업에 관한 회계를 공단의 다른 회계와 구분하여 각각 회계처리하여야 한다.

### 제36조(예산)
공단은 회계연도마다 예산안을 편성하여 이사회의 의결을 거친 후 보건복지부장관의 승인을 받아야 한다. 예산을 변경할 때에도 또한 같다.

### 제37조(차입금)
공단은 지출할 현금이 부족한 경우에는 차입할 수 있다. 다만, 1년 이상 장기로 차입하려면 보건복지부장관의 승인을 받아야 한다.

제38조(준비금)
㉠ 공단은 회계연도마다 결산상의 잉여금 중에서 그 연도의 보험급여에 든 비용의 100분의 5 이상에 상당하는 금액을 그 연도에 든 비용의 100분의 50에
이를 때까지 준비금으로 적립하여야 한다.
㉡ ㉠에 따른 준비금은 부족한 보험급여 비용에 충당하거나 지출할 현금이 부족할 때 외에는 사용할 수 없으며, 현금 지출에 준비금을 사용한 경우에는 해
당 회계연도 중에 이를 보전(補塡)하여야 한다.
㉢ ㉠에 따른 준비금의 관리 및 운영 방법 등에 필요한 사항은 보건복지부장관이 정한다.

제39조(결산)
㉠ 공단은 회계연도마다 결산보고서와 사업보고서를 작성하여 다음해 2월 말일까지 보건복지부장관에게 보고하여야 한다.
㉡ 공단은 ㉠에 따라 결산보고서와 사업보고서를 보건복지부장관에게 보고하였을 때에는 보건복지부령으로 정하는 바에 따라 그 내용을 공고하여야 한다.

제39조의2(재난적의료비 지원사업에 대한 출연)
공단은 「재난적의료비 지원에 관한 법률」에 따른 재난적의료비 지원사업에 사용되는 비용에 충당하기 위하여 매년 예산의 범위에서 출연할 수 있다. 이 경
우 출연 금액의 상한 등에 필요한 사항은 대통령령으로 정한다.

제40조(「민법」의 준용)
공단에 관하여 이 법과 「공공기관의 운영에 관한 법률」에서 정한 사항 외에는 「민법」 중 재단법인에 관한 규정을 준용한다.

## 보험급여

제41조(요양급여)
㉠ 가입자와 피부양자의 질병, 부상, 출산 등에 대하여 다음의 요양급여를 실시한다.
- 진찰 · 검사
- 약제(藥劑) · 치료재료의 지급
- 처치 · 수술 및 그 밖의 치료
- 예방 · 재활
- 입원
- 간호
- 이송(移送)
㉡ ㉠에 따른 요양급여(이하 "요양급여"라 한다)의 범위(이하 "요양급여대상"이라 한다)는 다음과 같다.
- ㉠의 요양급여(㉠의 약제는 제외한다) : ㉣에 따라 보건복지부장관이 비급여대상으로 정한 것을 제외한 일체의 것
- ㉠의 약제 : 제41조의3에 따라 요양급여대상으로 보건복지부장관이 결정하여 고시한 것
㉢ 요양급여의 방법 · 절차 · 범위 · 상한 등의 기준은 보건복지부령으로 정한다.
㉣ 보건복지부장관은 제3항에 따라 요양급여의 기준을 정할 때 업무나 일상생활에 지장이 없는 질환에 대한 치료 등 보건복지부령으로 정하는 사항은 요양
급여대상에서 제외되는 사항(이하 "비급여대상"이라 한다)으로 정할 수 있다.

제41조의2(약제에 대한 요양급여비용 상한금액의 감액 등)
㉠ 보건복지부장관은 「약사법」 제47조 제2항의 위반과 관련된 제41조 제1항 제2호의 약제에 대하여는 요양급여비용 상한금액(제41조 제3항에 따라 약제
별 요양급여비용의 상한으로 정한 금액을 말한다. 이하 같다)의 100분의 20을 넘지 아니하는 범위에서 그 금액의 일부를 감액할 수 있다.
㉡ 보건복지부장관은 제1항에 따라 요양급여비용의 상한금액이 감액된 약제가 감액된 날부터 5년의 범위에서 대통령령으로 정하는 기간 내에 다시 ㉠에
따른 감액의 대상이 된 경우에는 요양급여비용 상한금액의 100분의 40을 넘지 아니하는 범위에서 요양급여비용 상한금액의 일부를 감액할 수 있다.
㉢ 보건복지부장관은 ㉡에 따라 요양급여비용의 상한금액이 감액된 약제가 감액된 날부터 5년의 범위에서 대통령령으로 정하는 기간 내에 다시 「약사법」
제47조 제2항의 위반과 관련된 경우에는 해당 약제에 대하여 1년의 범위에서 기간을 정하여 요양급여의 적용을 정지할 수 있다.
㉣ ㉠부터 ㉢까지의 규정에 따른 요양급여비용 상한금액의 감액 및 요양급여 적용 정지의 기준, 절차, 그 밖에 필요한 사항은 대통령령으로 정한다.

제41조의3(행위 · 치료재료 및 약제에 대한 요양급여대상 여부의 결정)
㉠ 제42조에 따른 요양기관, 치료재료의 제조업자 · 수입업자 등 보건복지부령으로 정하는 자는 요양급여대상 또는 비급여대상으로 결정되지 아니한 제41조
제1항 제1호 · 제3호 · 제4호의 요양급여에 관한 행위 및 제41조 제1항 제2호의 치료재료(이하 "행위 · 치료재료"라 한다)에 대하여 요양급여대상 여부의
결정을 보건복지부장관에게 신청하여야 한다.
㉡ 「약사법」에 따른 약제의 제조업자 · 수입업자 등 보건복지부령으로 정하는 자는 요양급여대상에 포함되지 아니한 제41조제 1항 제2호의 약제(이하 이
조에서 "약제"라 한다)에 대하여 보건복지부장관에게 요양급여대상 여부의 결정을 신청할 수 있다.
㉢ ㉠ 및 ㉡에 따른 신청을 받은 보건복지부장관은 정당한 사유가 없으면 보건복지부령으로 정하는 기간 이내에 요양급여대상 또는 비급여대상의 여부를
결정하여 신청인에게 통보하여야 한다.
㉣ 보건복지부장관은 ㉠ 및 ㉡에 따른 신청이 없는 경우에도 환자의 진료상 반드시 필요하다고 보건복지부령으로 정하는 경우에는 직권으로 행위 · 치료재
료 및 약제의 요양급여대상의 여부를 결정할 수 있다.
㉤ ㉠ 및 ㉡에 따른 요양급여대상 여부의 결정 신청의 시기, 절차, 방법 및 업무의 위탁 등에 필요한 사항과 ㉢과 ㉣에 따른 요양급여대상 여부의 결정 절
차 및 방법 등에 관한 사항은 보건복지부령으로 정한다.

제41조의4(선별급여)

㉠ 요양급여를 결정함에 있어 경제성 또는 치료효과성 등이 불확실하여 그 검증을 위하여 추가적인 근거가 필요하거나, 경제성이 낮아도 가입자와 피부양자의 건강회복에 잠재적 이득이 있는 등 대통령령으로 정하는 경우에는 예비적인 요양급여인 선별급여로 지정하여 실시할 수 있다.

㉡ 보건복지부장관은 대통령령으로 정하는 절차와 방법에 따라 제1항에 따른 선별급여(이하 "선별급여"라 한다)에 대하여 주기적으로 요양급여의 적합성을 평가하여 요양급여 여부를 다시 결정하고, 제41조 제3항에 따른 요양급여의 기준을 조정하여야 한다.

제41조의5(방문요양급여)

가입자 또는 피부양자가 질병이나 부상으로 거동이 불편한 경우 등 보건복지부령으로 정하는 사유에 해당하는 경우에는 가입자 또는 피부양자를 직접 방문하여 제41조에 따른 요양급여를 실시할 수 있다.

제42조(요양기관)

㉠ 요양급여(간호와 이송은 제외한다)는 다음의 요양기관에서 실시한다. 이 경우 보건복지부장관은 공익이나 국가정책에 비추어 요양기관으로 적합하지 아니한 대통령령으로 정하는 의료기관 등은 요양기관에서 제외할 수 있다.

- 「의료법」에 따라 개설된 의료기관
- 「약사법」에 따라 등록된 약국
- 「약사법」 제91조에 따라 설립된 한국희귀 · 필수의약품센터
- 「지역보건법」에 따른 보건소 · 보건의료원 및 보건지소
- 「농어촌 등 보건의료를 위한 특별조치법」에 따라 설치된 보건진료소

㉡ 보건복지부장관은 효율적인 요양급여를 위하여 필요하면 보건복지부령으로 정하는 바에 따라 시설 · 장비 · 인력 및 진료과목 등 보건복지부령으로 정하는 기준에 해당하는 요양기관을 전문요양기관으로 인정할 수 있다. 이 경우 해당 전문요양기관에 인정서를 발급하여야 한다.

㉢ 보건복지부장관은 제2항에 따라 인정받은 요양기관이 다음의 어느 하나에 해당하는 경우에는 그 인정을 취소한다.

- ㉡의 전단에 따른 인정기준에 미달하게 된 경우
- ㉡의 후단에 따라 발급받은 인정서를 반납한 경우

㉣ ㉡에 따라 전문요양기관으로 인정된 요양기관 또는 「의료법」 제3조의4에 따른 상급종합병원에 대하여는 제41조 제3항에 따른 요양급여의 절차 및 제45조에 따른 요양급여비용을 다른 요양기관과 달리 할 수 있다.

㉤ ㉠, ㉡ 및 ㉣에 따른 요양기관은 정당한 이유 없이 요양급여를 거부하지 못한다.

제42조의2(요양기관의 선별급여 실시에 대한 관리)

㉠ 제42조 제1항에도 불구하고, 선별급여 중 자료의 축적 또는 의료 이용의 관리가 필요한 경우에는 보건복지부장관이 해당 선별급여의 실시 조건을 사전에 정하여 이를 충족하는 요양기관만이 해당 선별급여를 실시할 수 있다.

㉡ ㉠에 따라 선별급여를 실시하는 요양기관은 제41조의4 제2항에 따른 해당 선별급여의 평가를 위하여 필요한 자료를 제출하여야 한다.

㉢ 보건복지부장관은 요양기관이 ㉠에 따른 선별급여의 실시 조건을 충족하지 못하거나 제2항에 따른 자료를 제출하지 아니할 경우에는 해당 선별급여의 실시를 제한할 수 있다.

㉣ ㉠에 따른 선별급여의 실시 조건, ㉡에 따른 자료의 제출, ㉢에 따른 선별급여의 실시 제한 등에 필요한 사항은 보건복지부령으로 정한다.

제43조(요양기관 현황에 대한 신고)

㉠ 요양기관은 제47조에 따라 요양급여비용을 최초로 청구하는 때에 요양기관의 시설 · 장비 및 인력 등에 대한 현황을 제62조에 따른 건강보험심사평가원(이하 "심사평가원"이라 한다)에 신고하여야 한다.

㉡ 요양기관은 제1항에 따라 신고한 내용(제45조에 따른 요양급여비용의 증감에 관련된 사항만 해당한다)이 변경된 경우에는 그 변경된 날부터 15일 이내에 보건복지부령으로 정하는 바에 따라 심사평가원에 신고하여야 한다.

㉢ ㉠ 및 ㉡에 따른 신고의 범위, 대상, 방법 및 절차 등에 필요한 사항은 보건복지부령으로 정한다.

제44조(비용의 일부부담)

㉠ 요양급여를 받는 자는 대통령령으로 정하는 바에 따라 비용의 일부(이하 "본인일부부담금"이라 한다)를 본인이 부담한다. 이 경우 선별급여에 대해서는 다른 요양급여에 비하여 본인일부부담금을 상향 조정할 수 있다.

㉡ ㉠에 따라 본인이 연간 부담하는 본인일부부담금의 총액이 대통령령으로 정하는 금액(이하 이 조에서 "본인부담상한액"이라 한다)을 초과한 경우에는 공단이 그 초과 금액을 부담하여야 한다.

㉢ ㉡에 따른 본인부담상한액은 가입자의 소득수준 등에 따라 정한다.

㉣ ㉡에 따른 본인일부부담금 총액 산정 방법, 본인부담상한액을 넘는 금액의 지급 방법 및 ㉢에 따른 가입자의 소득수준 등에 따른 본인부담상한액 설정 등에 필요한 사항은 대통령령으로 정한다.

제45조(요양급여비용의 산정 등)
㉠ 요양급여비용은 공단의 이사장과 대통령령으로 정하는 의약계를 대표하는 사람들의 계약으로 정한다. 이 경우 계약기간은 1년으로 한다.
㉡ ㉠에 따라 계약이 체결되면 그 계약은 공단과 각 요양기관 사이에 체결된 것으로 본다.
㉢ ㉠에 따른 계약은 그 직전 계약기간 만료일이 속하는 연도의 5월 31일까지 체결하여야 하며, 그 기한까지 계약이 체결되지 아니하는 경우 보건복지부
　　장관이 그 직전 계약기간 만료일이 속하는 연도의 6월 30일까지 심의위원회의 의결을 거쳐 요양급여비용을 정한다. 이 경우 보건복지부장관이 정하는
　　요양급여비용은 제1항 및 제2항에 따라 계약으로 정한 요양급여비용으로 본다.
㉣ ㉠ 또는 ㉢에 따라 요양급여비용이 정해지면 보건복지부장관은 그 요양급여비용의 명세를 지체 없이 고시하여야 한다.
㉤ 공단의 이사장은 제33조에 따른 재정운영위원회의 심의 · 의결을 거쳐 ㉠에 따른 계약을 체결하여야 한다.
㉥ 심사평가원은 공단의 이사장이 ㉠에 따른 계약을 체결하기 위하여 필요한 자료를 요청하면 그 요청에 성실히 따라야 한다.
㉦ ㉠에 따른 계약의 내용과 그 밖에 필요한 사항은 대통령령으로 정한다.

제46조(약제 · 치료재료에 대한 요양급여비용의 산정)
제41조 제1항 제2호의 약제 · 치료재료(이하 "약제 · 치료재료"라 한다)에 대한 요양급여비용은 제45조에도 불구하고 요양기관의 약제 · 치료재료 구입금액
등을 고려하여 대통령령으로 정하는 바에 따라 달리 산정할 수 있다.

제47조(요양급여비용의 청구와 지급 등)
㉠ 요양기관은 공단에 요양급여비용의 지급을 청구할 수 있다. 이 경우 ㉡에 따른 요양급여비용에 대한 심사청구는 공단에 대한 요양급여비용의 청구로 본다.
㉡ ㉠에 따라 요양급여비용을 청구하려는 요양기관은 심사평가원에 요양급여비용의 심사청구를 하여야 하며, 심사청구를 받은 심사평가원은 이를 심사한
　　후 지체 없이 그 내용을 공단과 요양기관에 알려야 한다.
㉢ ㉡에 따라 심사 내용을 통보받은 공단은 지체 없이 그 내용에 따라 요양급여비용을 요양기관에 지급한다. 이 경우 이미 낸 본인일부부담금이 ㉡에 따라
　　통보된 금액보다 더 많으면 요양기관에 지급할 금액에서 더 많이 낸 금액을 공제하여 해당 가입자에게 지급하여야 한다.
㉣ 공단은 ㉢에 따라 가입자에게 지급하여야 하는 금액을 그 가입자가 내야 하는 보험료와 그 밖에 이 법에 따른 징수금(이하 "보험료 등"이라 한다)과 상
　　계(相計)할 수 있다.
㉤ 공단은 심사평가원이 제47조의4에 따라 요양급여의 적정성을 평가하여 공단에 통보하면 그 평가 결과에 따라 요양급여비용을 가산하거나 감액 조정하
　　여 지급한다. 이 경우 평가 결과에 따라 요양급여비용을 가산하거나 감액하여 지급하는 기준은 보건복지부령으로 정한다.
㉥ 요양기관은 ㉡에 따른 심사청구를 다음의 단체가 대행하게 할 수 있다.
　•「의료법」 제28조 제1항에 따른 의사회 · 치과의사회 · 한의사회 · 조산사회 또는 같은 조 제6항에 따라 신고한 각각의 지부 및 분회
　•「의료법」 제52조에 따른 의료기관 단체
　•「약사법」 제11조에 따른 약사회 또는 같은 법 제14조에 따라 신고한 지부 및 분회
㉦ ㉠부터 ㉥까지의 규정에 따른 요양급여비용의 청구 · 심사 · 지급 등의 방법과 절차에 필요한 사항은 보건복지부령으로 정한다.

제47조의2(요양급여비용의 지급 보류)
㉠ 제47조 제3항에도 불구하고 공단은 요양급여비용의 지급을 청구한 요양기관이 「의료법」 제4조 제2항, 제33조 제2항 · 제8항 또는 「약사법」 제20조제1
　　항, 제21조제1항을 위반하였다는 사실을 수사기관의 수사 결과로 확인한 경우에는 해당 요양기관이 청구한 요양급여비용의 지급을 보류할 수 있다. 이
　　경우 요양급여비용 지급 보류 처분의 효력은 해당 요양기관이 그 처분 이후 청구하는 요양급여비용에 대해서도 미친다.
㉡ 공단은 ㉠에 따라 요양급여비용의 지급을 보류하기 전에 해당 요양기관에 의견 제출의 기회를 주어야 한다.
㉢ 법원의 무죄 판결이 확정되는 등 대통령령으로 정하는 사유로 ㉠에 따른 요양기관이 「의료법」 제4조 제2항, 제33조 제2항 · 제8항 또는 「약사법」 제20
　　조 제1항, 제21조 제1항을 위반한 혐의가 입증되지 아니한 경우에는 공단은 지급 보류된 요양급여비용에 지급 보류된 기간 동안의 이자를 가산하여 해
　　당 요양기관에 지급하여야 한다.
㉣ ㉠ 및 ㉡에 따른 지급 보류 절차 및 의견 제출의 절차 등에 필요한 사항, ㉢에 따른 지급 보류된 요양급여비용 및 이자의 지급 절차와 이자의 산정 등
　　에 필요한 사항은 대통령령으로 정한다.

제47조의3(요양급여비용의 차등 지급)
지역별 의료자원의 불균형 및 의료서비스 격차의 해소 등을 위하여 지역별로 요양급여비용을 달리 정하여 지급할 수 있다.

제47조의4(요양급여의 적정성 평가)
㉠ 심사평가원은 요양급여에 대한 의료의 질을 향상시키기 위하여 요양급여의 적정성 평가(이하 이 조에서 "평가"라 한다)를 실시할 수 있다.
㉡ 심사평가원은 요양기관의 인력 · 시설 · 장비, 환자안전 등 요양급여와 관련된 사항을 포함하여 평가할 수 있다.
㉢ 심사평가원은 평가 결과를 평가대상 요양기관에 통보하여야 하며, 평가 결과에 따라 요양급여비용을 가산 또는 감산할 경우에는 그 결정사항이 포함된
　　평가 결과를 가감대상 요양기관 및 공단에 통보하여야 한다.
㉣ ㉠부터 ㉢까지에 따른 평가의 기준 · 범위 · 절차 · 방법 등에 필요한 사항은 보건복지부령으로 정한다.

제48조(요양급여 대상 여부의 확인 등)

㉠ 가입자나 피부양자는 본인일부부담금 외에 자신이 부담한 비용이 제41조 제4항에 따라 요양급여 대상에서 제외되는 비용인지 여부에 대하여 심사평가원에 확인을 요청할 수 있다.

㉡ ㉠에 따른 확인 요청을 받은 심사평가원은 그 결과를 요청한 사람에게 알려야 한다. 이 경우 확인을 요청한 비용이 요양급여 대상에 해당되는 비용으로 확인되면 그 내용을 공단 및 관련 요양기관에 알려야 한다.

㉢ ㉡의 후단에 따라 통보받은 요양기관은 받아야 할 금액보다 더 많이 징수한 금액(이하 "과다본인부담금"이라 한다)을 지체 없이 확인을 요청한 사람에게 지급하여야 한다. 다만, 공단은 해당 요양기관이 과다본인부담금을 지급하지 아니하면 해당 요양기관에 지급할 요양급여비용에서 과다본인부담금을 공제하여 확인을 요청한 사람에게 지급할 수 있다.

㉣ ㉠부터 ㉢까지에 따른 확인 요청의 범위, 방법, 절차, 처리기간 등 필요한 사항은 보건복지부령으로 정한다.

제49조(요양비)

㉠ 공단은 가입자나 피부양자가 보건복지부령으로 정하는 긴급하거나 그 밖의 부득이한 사유로 요양기관과 비슷한 기능을 하는 기관으로서 보건복지부령으로 정하는 기관(제98조제1항에 따라 업무정지기간 중인 요양기관을 포함한다. 이하 "준요양기관"이라 한다)에서 질병·부상·출산 등에 대하여 요양을 받거나 요양기관이 아닌 장소에서 출산한 경우에는 그 요양급여에 상당하는 금액을 보건복지부령으로 정하는 바에 따라 가입자나 피부양자에게 요양비로 지급한다.

㉡ 준요양기관은 보건복지부장관이 정하는 요양비 명세서나 요양 명세를 적은 영수증을 요양을 받은 사람에게 내주어야 하며, 요양을 받은 사람은 그 명세서나 영수증을 공단에 제출하여야 한다.

㉢ ㉠ 및 ㉡에도 불구하고 준요양기관은 요양을 받은 가입자나 피부양자의 위임이 있는 경우 공단에 요양비의 지급을 직접 청구할 수 있다. 이 경우 공단은 지급이 청구된 내용의 적정성을 심사하여 준요양기관에 요양비를 지급할 수 있다.

㉣ ㉢에 따른 준요양기관의 요양비 지급 청구, 공단의 적정성 심사 등에 필요한 사항은 보건복지부령으로 정한다.

제50조(부가급여)

공단은 이 법에서 정한 요양급여 외에 대통령령으로 정하는 바에 따라 임신·출산 진료비, 장제비, 상병수당, 그 밖의 급여를 실시할 수 있다.

제51조(장애인에 대한 특례)

㉠ 공단은 「장애인복지법」에 따라 등록한 장애인인 가입자 및 피부양자에게는 「장애인·노인 등을 위한 보조기기 지원 및 활용촉진에 관한 법률」 제3조 제2호에 따른 보조기기(이하 이 조에서 "보조기기"라 한다)에 대하여 보험급여를 할 수 있다.

㉡ 장애인인 가입자 또는 피부양자에게 보조기기를 판매한 자는 가입자나 피부양자의 위임이 있는 경우 공단에 보험급여를 직접 청구할 수 있다. 이 경우 공단은 지급이 청구된 내용의 적정성을 심사하여 보조기기를 판매한 자에게 보조기기에 대한 보험급여를 지급할 수 있다.

㉢ ㉠에 따른 보조기기에 대한 보험급여의 범위·방법·절차, ㉡에 따른 보조기기 판매업자의 보험급여 청구, 공단의 적정성 심사 및 그 밖에 필요한 사항은 보건복지부령으로 정한다.

제52조(건강검진)

㉠ 공단은 가입자와 피부양자에 대하여 질병의 조기 발견과 그에 따른 요양급여를 하기 위하여 건강검진을 실시한다.

㉡ ㉠에 따른 건강검진의 종류 및 대상은 다음과 같다.

• 일반건강검진 : 직장가입자, 세대주인 지역가입자, 20세 이상인 지역가입자 및 20세 이상인 피부양자
• 암검진 : 「암관리법」 제11조 제2항에 따른 암의 종류별 검진주기와 연령 기준 등에 해당하는 사람
• 영유아건강검진 : 6세 미만의 가입자 및 피부양자

㉢ ㉠에 따른 건강검진의 검진항목은 성별, 연령 등의 특성 및 생애 주기에 맞게 설계되어야 한다.

㉣ ㉠에 따른 건강검진의 횟수·절차와 그 밖에 필요한 사항은 대통령령으로 정한다.

제53조(급여의 제한)

㉠ 공단은 보험급여를 받을 수 있는 사람이 다음의 어느 하나에 해당하면 보험급여를 하지 아니한다.

• 고의 또는 중대한 과실로 인한 범죄행위에 그 원인이 있거나 고의로 사고를 일으킨 경우
• 고의 또는 중대한 과실로 공단이나 요양기관의 요양에 관한 지시에 따르지 아니한 경우
• 고의 또는 중대한 과실로 제55조에 따른 문서와 그 밖의 물건의 제출을 거부하거나 질문 또는 진단을 기피한 경우
• 업무 또는 공무로 생긴 질병·부상·재해로 다른 법령에 따른 보험급여나 보상(報償) 또는 보상(補償)을 받게 되는 경우

㉡ 공단은 보험급여를 받을 수 있는 사람이 다른 법령에 따라 국가나 지방자치단체로부터 보험급여에 상당하는 급여를 받거나 보험급여에 상당하는 비용을 지급받게 되는 경우에는 그 한도에서 보험급여를 하지 아니한다.

㉢ 공단은 가입자가 대통령령으로 정하는 기간 이상 다음의 보험료를 체납한 경우 그 체납한 보험료를 완납할 때까지 그 가입자 및 피부양자에 대하여 보험급여를 실시하지 아니할 수 있다. 다만, 월별 보험료의 총체납횟수(이미 납부된 체납보험료는 총체납횟수에서 제외하며, 보험료의 체납기간은 고려하지 아니한다)가 대통령령으로 정하는 횟수 미만이거나 가입자 및 피부양자의 소득·재산 등이 대통령령으로 정하는 기준 미만인 경우에는 그러하지 아니하다.

- 제69조 제4항 제2호에 따른 소득월액보험료
- 제69조 제5항에 따른 세대단위의 보험료

㉣ 공단은 제77조 제1항 제1호에 따라 납부의무를 부담하는 사용자가 제69조 제4항 제1호에 따른 보수월액보험료를 체납한 경우에는 그 체납에 대하여 직장가입자 본인에게 귀책사유가 있는 경우에 한하여 ㉢의 규정을 적용한다. 이 경우 해당 직장가입자의 피부양자에게도 ㉢의 규정을 적용한다.

㉤ ㉢ 및 ㉣에도 불구하고 제82조에 따라 공단으로부터 분할납부 승인을 받고 그 승인된 보험료를 1회 이상 낸 경우에는 보험급여를 할 수 있다. 다만, 제82조에 따른 분할납부 승인을 받은 사람이 정당한 사유 없이 5회(같은 조 제1항에 따라 승인받은 분할납부 횟수가 5회 미만인 경우에는 해당 분할납부 횟수를 말한다. 이하 이 조에서 같다) 이상 그 승인된 보험료를 내지 아니한 경우에는 그러하지 아니하다.

㉥ ㉢ 및 ㉣에 따라 보험급여를 하지 아니하는 기간(이하 이 항에서 "급여제한기간"이라 한다)에 받은 보험급여는 다음의 어느 하나에 해당하는 경우에만 보험급여로 인정한다.
- 공단이 급여제한기간에 보험급여를 받은 사실이 있음을 가입자에게 통지한 날부터 2개월이 지난 날이 속한 달의 납부기한 이내에 체납된 보험료를 완납한 경우
- 공단이 급여제한기간에 보험급여를 받은 사실이 있음을 가입자에게 통지한 날부터 2개월이 지난 날이 속한 달의 납부기한 이내에 제82조에 따라 분할납부 승인을 받은 체납보험료를 1회 이상 낸 경우. 다만, 제82조에 따른 분할납부 승인을 받은 사람이 정당한 사유 없이 5회 이상 그 승인된 보험료를 내지 아니한 경우에는 그러하지 아니하다.

## 제54조(급여의 정지)
보험급여를 받을 수 있는 사람이 다음의 어느 하나에 해당하면 그 기간에는 보험급여를 하지 아니한다. 다만, 제6조 제2항 제2호에 해당하게 된 경우 및 교도소, 그 밖에 이에 준하는 시설에 수용되어 있는 경우에는 제60조에 따른 요양급여를 실시한다.
㉠ 국외에 체류하는 경우
㉡ 제6조 제2항 제2호에 해당하게 된 경우
㉣ 교도소, 그 밖에 이에 준하는 시설에 수용되어 있는 경우

## 제55조(급여의 확인)
공단은 보험급여를 할 때 필요하다고 인정되면 보험급여를 받는 사람에게 문서와 그 밖의 물건을 제출하도록 요구하거나 관계인을 시켜 질문 또는 진단하게 할 수 있다.

## 제56조(요양비 등의 지급)
공단은 이 법에 따라 지급의무가 있는 요양비 또는 부가급여의 청구를 받으면 지체 없이 이를 지급하여야 한다.

## 제56조의2(요양비등수급계좌)
㉠ 공단은 이 법에 따른 보험급여로 지급되는 현금(이하 "요양비 등"이라 한다)을 받는 수급자의 신청이 있는 경우에는 요양비등을 수급자 명의의 지정된 계좌(이하 "요양비 등 수급계좌"라 한다)로 입금하여야 한다. 다만, 정보통신장애나 그 밖에 대통령령으로 정하는 불가피한 사유로 요양비등수급계좌로 이체할 수 없을 때에는 직접 현금으로 지급하는 등 대통령령으로 정하는 바에 따라 요양비 등을 지급할 수 있다.
㉡ 요양비 등 수급계좌가 개설된 금융기관은 요양비 등 수급계좌에 요양비 등만이 입금되도록 하고, 이를 관리하여야 한다.
㉢ ㉠ 및 ㉡에 따른 요양비등수급계좌의 신청 방법·절차와 관리에 필요한 사항은 대통령령으로 정한다.

## 제57조(부당이득의 징수)
㉠ 공단은 속임수나 그 밖의 부당한 방법으로 보험급여를 받은 사람·준요양기관 및 보조기기 판매업자나 보험급여 비용을 받은 요양기관에 대하여 그 보험급여나 보험급여 비용에 상당하는 금액의 전부 또는 일부를 징수한다.
㉡ 공단은 ㉠에 따라 속임수나 그 밖의 부당한 방법으로 보험급여 비용을 받은 요양기관이 다음 각 호의 어느 하나에 해당하는 경우에는 해당 요양기관을 개설한 자에게 그 요양기관과 연대하여 같은 항에 따른 징수금을 납부하게 할 수 있다.
- 「의료법」 제33조 제2항을 위반하여 의료기관을 개설할 수 없는 자가 의료인의 면허나 의료법인 등의 명의를 대여 받아 개설·운영하는 의료기관
- 「약사법」 제20조 제1항을 위반하여 약국을 개설할 수 없는 자가 약사 등의 면허를 대여 받아 개설·운영하는 약국
- 「의료법」 제4조 제2항 또는 제33조 제8항을 위반하여 개설·운영하는 의료기관
- 「약사법」 제21조 제1항을 위반하여 개설·운영하는 약국
㉢ 사용자나 가입자의 거짓 보고나 거짓 증명(제12조 제5항을 위반하여 건강보험증이나 신분증명서를 양도·대여하여 다른 사람이 보험급여를 받게 하는 것을 포함한다), 요양기관의 거짓 진단 또는 준요양기관이나 보조기기를 판매한 자의 속임수 및 그 밖의 부당한 방법으로 보험급여가 실시된 경우 공단은 이들에게 보험급여를 받은 사람과 연대하여 ㉠에 따른 징수금을 내게 할 수 있다.
㉣ 공단은 속임수나 그 밖의 부당한 방법으로 보험급여를 받은 사람과 같은 세대에 속한 가입자(속임수나 그 밖의 부당한 방법으로 보험급여를 받은 사람이 피부양자인 경우에는 그 직장가입자를 말한다)에게 속임수나 그 밖의 부당한 방법으로 보험급여를 받은 사람과 연대하여 ㉠에 따른 징수금을 내게 할 수 있다.
㉤ 요양기관이 가입자나 피부양자로부터 속임수나 그 밖의 부당한 방법으로 요양급여비용을 받은 경우 공단은 해당 요양기관으로부터 이를 징수하여 가입자나 피부양자에게 지체 없이 지급하여야 한다. 이 경우 공단은 가입자나 피부양자에게 지급하여야 하는 금액을 그 가입자 및 피부양자가 내야 하는 보험료등과 상계할 수 있다.

제57조의2(부당이득 징수금 체납자의 인적사항 등 공개)

⊙ 공단은 제57조 제2항의 어느 하나에 해당하여 같은 조 제1항 및 제2항에 따라 징수금을 납부할 의무가 있는 요양기관 또는 요양기관을 개설한 자가 제79조 제1항에 따라 납입 고지 문서에 기재된 납부기한의 다음 날부터 1년이 경과한 징수금을 1억 원 이상 체납한 경우 징수금 발생의 원인이 되는 위반행위, 체납자의 인적사항 및 체납액 등 대통령령으로 정하는 사항(이하 이 조에서 "인적사항 등"이라 한다)을 공개할 수 있다. 다만, 체납된 징수금과 관련하여 제87조에 따른 이의신청, 제88조에 따른 심판청구가 제기되거나 행정소송이 계류 중인 경우 또는 그 밖에 체납된 금액의 일부 납부 등 대통령령으로 정하는 사유가 있는 경우에는 그러하지 아니하다.

⊙ ⊙에 따른 인적사항 등의 공개 여부를 심의하기 위하여 공단에 부당이득징수금체납정보공개심의위원회를 둔다.

⊙ 공단은 부당이득징수금체납정보공개심의위원회의 심의를 거친 인적사항등의 공개대상자에게 공개대상자임을 서면으로 통지하여 소명의 기회를 부여하여야 하며, 통지일부터 6개월이 경과한 후 체납자의 납부이행 등을 고려하여 공개대상자를 선정한다.

⊙ ⊙에 따른 인적사항등의 공개는 관보에 게재하거나 공단 인터넷 홈페이지에 게시하는 방법으로 한다.

⊙ ⊙부터 ⊙까지에서 규정한 사항 외에 인적사항 등의 공개 절차 및 부당이득징수금체납정보공개심의위원회의 구성·운영 등에 필요한 사항은 대통령령으로 정한다.

제58조(구상권)

⊙ 공단은 제3자의 행위로 보험급여사유가 생겨 가입자 또는 피부양자에게 보험급여를 한 경우에는 그 급여에 들어간 비용 한도에서 그 제3자에게 손해배상을 청구할 권리를 얻는다.

⊙ ⊙에 따라 보험급여를 받은 사람이 제3자로부터 이미 손해배상을 받은 경우에는 공단은 그 배상액 한도에서 보험급여를 하지 아니한다.

제59조(수급권 보호)

⊙ 보험급여를 받을 권리는 양도하거나 압류할 수 없다.

⊙ 제56조의2 제1항에 따라 요양비등수급계좌에 입금된 요양비 등은 압류할 수 없다.

제60조(현역병 등에 대한 요양급여비용 등의 지급)

⊙ 공단은 제54조 제3호 및 제4호에 해당하는 사람이 요양기관에서 대통령령으로 정하는 치료 등(이하 이 조에서 "요양급여"라 한다)을 받은 경우 그에 따라 공단이 부담하는 비용(이하 이 조에서 "요양급여비용"이라 한다)과 제49조에 따른 요양비를 법무부장관·국방부장관·경찰청장·소방청장 또는 해양경찰청장으로부터 예탁 받아 지급할 수 있다. 이 경우 법무부장관·국방부장관·경찰청장·소방청장 또는 해양경찰청장은 예산상 불가피한 경우 외에는 연간(年間) 들어갈 것으로 예상되는 요양급여비용과 요양비를 대통령령으로 정하는 바에 따라 미리 공단에 예탁하여야 한다.

⊙ 요양급여, 요양급여비용 및 요양비 등에 관한 사항은 제41조, 제41조의4, 제42조, 제42조의2, 제44조부터 제47조까지, 제47조의2, 제48조, 제49조, 제55조, 제56조, 제56조의2 및 제59조제2항을 준용한다.

제61조(요양급여비용의 정산)

공단은 「산업재해보상보험법」 제10조에 따른 근로복지공단이 이 법에 따라 요양급여를 받을 수 있는 사람에게 「산업재해보상보험법」 제40조에 따른 요양급여를 지급한 후 그 지급결정이 취소되어 해당 요양급여의 비용을 청구하는 경우에는 그 요양급여가 이 법에 따라 실시할 수 있는 요양급여에 상당한 것으로 인정되면 그 요양급여에 해당하는 금액을 지급할 수 있다.

**건강보험심사평가원의 업무**

제62조(설립)

요양급여비용을 심사하고 요양급여의 적정성을 평가하기 위하여 건강보험심사평가원을 설립한다.

제63조(업무 등)

⊙ 심사평가원은 다음의 업무를 관장한다.

• 요양급여비용의 심사
• 요양급여의 적정성 평가
• 심사기준 및 평가기준의 개발
• 위의 규정에 따른 업무와 관련된 조사연구 및 국제협력
• 다른 법률에 따라 지급되는 급여비용의 심사 또는 의료의 적정성 평가에 관하여 위탁받은 업무
• 그 밖에 이 법 또는 다른 법령에 따라 위탁받은 업무
• 건강보험과 관련하여 보건복지부장관이 필요하다고 인정한 업무
• 그 밖에 보험급여 비용의 심사와 보험급여의 적정성 평가와 관련하여 대통령령으로 정하는 업무

⊙ 제1항 제8호에 따른 보험급여의 적정성 평가의 기준·절차·방법 등에 필요한 사항은 보건복지부장관이 정하여 고시한다.

# 지역보건법(시행 2022. 8. 18.)

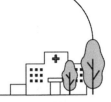

## 지역보건의료계획

### 제7조(지역보건의료계획의 수립 등)

㉠ 특별시장·광역시장·도지사(이하 "시·도지사"라 한다) 또는 특별자치시장·특별자치도지사·시장·군수·구청장(구청장은 자치구의 구청장을 말하며, 이하 "시장·군수·구청장"이라 한다)은 지역주민의 건강 증진을 위하여 다음의 사항이 포함된 지역보건의료계획을 4년마다 ㉢ 및 ㉣에 따라 수립하여야 한다.

- 보건의료 수요의 측정
- 지역보건의료서비스에 관한 장기·단기 공급대책
- 인력·조직·재정 등 보건의료자원의 조달 및 관리
- 지역보건의료서비스의 제공을 위한 전달체계 구성 방안
- 지역보건의료에 관련된 통계의 수집 및 정리

㉡ 시·도지사 또는 시장·군수·구청장은 매년 ㉠에 따른 지역보건의료계획에 따라 연차별 시행계획을 수립하여야 한다.

㉢ 시장·군수·구청장(특별자치시장·특별자치도지사는 제외한다. 이하 이 조에서 같다)은 해당 시·군·구(특별자치시·특별자치도는 제외한다. 이하 이 조에서 같다) 위원회의 심의를 거쳐 지역보건의료계획(연차별 시행계획을 포함한다. 이하 이 조에서 같다)을 수립한 후 해당 시·군·구의회에 보고하고 시·도지사에게 제출하여야 한다.

㉣ 특별자치시장·특별자치도지사 및 ㉢에 따라 관할 시·군·구의 지역보건의료계획을 받은 시·도지사는 해당 위원회의 심의를 거쳐 시·도(특별자치시·특별자치도를 포함한다. 이하 이 조에서 같다)의 지역보건의료계획을 수립한 후 해당 시·도의회에 보고하고 보건복지부장관에게 제출하여야 한다.

㉤ ㉢ 및 ㉣에 따른 지역보건의료계획은 「사회보장기본법」 제16조에 따른 사회보장 기본계획, 「사회보장급여의 이용·제공 및 수급권자 발굴에 관한 법률」에 따른 지역사회보장계획 및 「국민건강증진법」 제4조에 따른 국민건강증진종합계획과 연계되도록 하여야 한다.

㉥ 특별자치시장·특별자치도지사, 시·도지사 또는 시장·군수·구청장은 제3항 또는 제4항에 따라 지역보건의료계획을 수립하는 데에 필요하다고 인정하는 경우에는 보건의료 관련기관·단체, 학교, 직장 등에 중복·유사 사업의 조정 등에 관한 의견을 듣거나 자료의 제공 및 협력을 요청할 수 있다. 이 경우 요청을 받은 해당 기관은 정당한 사유가 없으면 그 요청에 협조하여야 한다.

㉦ 지역보건의료계획의 내용에 관하여 필요하다고 인정하는 경우 보건복지부장관은 특별자치시장·특별자치도지사 또는 시·도지사에게, 시·도지사는 시장·군수·구청장에게 각각 보건복지부령으로 정하는 바에 따라 그 조정을 권고할 수 있다.

㉧ ㉠부터 ㉦까지에서 규정한 사항 외에 지역보건의료계획의 세부 내용, 수립 방법·시기 등에 관하여 필요한 사항은 대통령령으로 정한다.

### 제8조(지역보건의료계획의 시행)

㉠ 시·도지사 또는 시장·군수·구청장은 지역보건의료계획을 시행할 때에는 제7조 제2항에 따라 수립된 연차별 시행계획에 따라 시행하여야 한다.

㉡ 시·도지사 또는 시장·군수·구청장은 지역보건의료계획을 시행하는 데에 필요하다고 인정하는 경우에는 보건의료 관련기관·단체 등에 인력·기술 및 재정 지원을 할 수 있다.

### 제9조(지역보건의료계획 시행 결과의 평가)

㉠ 제8조 제1항에 따라 지역보건의료계획을 시행한 때에는 보건복지부장관은 특별자치시·특별자치도 또는 시·도의 지역보건의료계획의 시행결과를, 시·도지사는 시·군·구(특별자치시·특별자치도는 제외한다)의 지역보건의료계획의 시행 결과를 대통령령으로 정하는 바에 따라 각각 평가할 수 있다.

㉡ 보건복지부장관 또는 시·도지사는 필요한 경우 ㉠에 따른 평가 결과를 제24조에 따른 비용의 보조에 반영할 수 있다.

## 지역보건의료기관의 설치와 업무, 지도·감독

### 제10조(보건소의 설치)

㉠ 지역주민의 건강을 증진하고 질병을 예방·관리하기 위하여 시·군·구에 1개소의 보건소(보건의료원을 포함한다. 이하 같다)를 설치한다. 다만, 시·군·구의 인구가 30만 명을 초과하는 등 지역주민의 보건의료를 위하여 특별히 필요하다고 인정되는 경우에는 대통령령으로 정하는 기준에 따라 해당 지방자치단체의 조례로 보건소를 추가로 설치할 수 있다.

㉡ 동일한 시·군·구에 2개 이상의 보건소가 설치되어 있는 경우 해당 지방자치단체의 조례로 정하는 바에 따라 업무를 총괄하는 보건소를 지정하여 운영할 수 있다.

### 제11조(보건소의 기능 및 업무)

㉠ 보건소는 해당 지방자치단체의 관할 구역에서 다음의 기능 및 업무를 수행한다.

- 건강 친화적인 지역사회 여건의 조성

- 지역보건의료정책의 기획, 조사 · 연구 및 평가
- 보건의료인 및 「보건의료기본법」 제3조 제4호에 따른 보건의료기관 등에 대한 지도 · 관리 · 육성과 국민보건 향상을 위한 지도 · 관리
- 보건의료 관련기관 · 단체, 학교, 직장 등과의 협력체계 구축
- 지역주민의 건강증진 및 질병예방 · 관리를 위한 다음의 지역보건의료서비스의 제공
  - 국민건강증진 · 구강건강 · 영양관리사업 및 보건교육
  - 감염병의 예방 및 관리
  - 모성과 영유아의 건강유지 · 증진
  - 여성 · 노인 · 장애인 등 보건의료 취약계층의 건강유지 · 증진
  - 정신건강증진 및 생명존중에 관한 사항
  - 지역주민에 대한 진료, 건강검진 및 만성질환 등의 질병관리에 관한 사항
  - 가정 및 사회복지시설 등을 방문하여 행하는 보건의료 및 건강관리사업
  - 난임의 예방 및 관리

ⓒ 보건복지부장관이 지정하여 고시하는 의료취약지의 보건소는 난임의 예방 및 관리 중 대통령령으로 정하는 업무를 수행할 수 있다.

ⓒ ㉠ 및 ㉡에 따른 보건소 기능 및 업무 등에 관하여 필요한 세부 사항은 대통령령으로 정한다.

### 제12조(보건의료원)

보건소 중 「의료법」 제3조제2항제3호가목에 따른 병원의 요건을 갖춘 보건소는 보건의료원이라는 명칭을 사용할 수 있다.

### 제13조(보건지소의 설치)

지방자치단체는 보건소의 업무수행을 위하여 필요하다고 인정하는 경우에는 대통령령으로 정하는 기준에 따라 해당 지방자치단체의 조례로 보건소의 지소 (이하 "보건지소"라 한다)를 설치할 수 있다.

### 제14조(건강생활지원센터의 설치)

지방자치단체는 보건소의 업무 중에서 특별히 지역주민의 만성질환 예방 및 건강한 생활습관 형성을 지원하는 건강생활지원센터를 대통령령으로 정하는 기준에 따라 해당 지방자치단체의 조례로 설치할 수 있다.

### 제15조(지역보건의료기관의 조직)

지역보건의료기관의 조직은 대통령령으로 정하는 사항 외에는 「지방자치법」 제125조에 따른다.

### 제16조(전문인력의 적정 배치 등)

㉠ 지역보건의료기관에는 기관의 장과 해당 기관의 기능을 수행하는 데 필요한 면허 · 자격 또는 전문지식을 가진 인력(이하 "전문인력"이라 한다)을 두어야 한다.

㉡ 시 · 도지사(특별자치시장 · 특별자치도지사를 포함한다)는 지역보건의료기관의 전문인력을 적정하게 배치하기 위하여 필요한 경우 「지방공무원법」 제30 조의2 제2항에 따라 지역보건의료기관 간에 전문인력의 교류를 할 수 있다.

ⓒ 보건복지부장관과 시 · 도지사(특별자치시장 · 특별자치도지사를 포함한다)는 지역보건의료기관의 전문인력의 자질 향상을 위하여 필요한 교육훈련을 시행하여야 한다.

ⓔ 보건복지부장관은 지역보건의료기관의 전문인력의 배치 및 운영 실태를 조사할 수 있으며, 그 배치 및 운영이 부적절하다고 판단될 때에는 그 시정을 위하여 시 · 도지사 또는 시장 · 군수 · 구청장에게 권고할 수 있다.

ⓜ ㉠에 따른 전문인력의 배치 및 임용자격 기준과 제3항에 따른 교육훈련의 대상 · 기간 · 평가 및 그 결과 처리 등에 필요한 사항은 대통령령으로 정한다.

### 제16조의2(방문건강관리 전담공무원)

㉠ 제11조 제1항 제5호 사목의 방문건강관리사업을 담당하게 하기 위하여 지역보건의료기관에 보건복지부령으로 정하는 전문인력을 방문건강관리 전담공무원으로 둘 수 있다.

㉡ 국가는 ㉠에 따른 방문건강관리 전담공무원의 배치에 필요한 비용의 전부 또는 일부를 보조할 수 있다.

### 제17조(지역보건의료기관의 시설 · 장비 등)

㉠ 지역보건의료기관은 보건복지부령으로 정하는 기준에 적합한 시설 · 장비 등을 갖추어야 한다.

㉡ 지역보건의료기관의 장은 지역주민이 지역보건의료기관을 쉽게 알아볼 수 있고 이용하기에 편리하도록 보건복지부령으로 정하는 표시를 하여야 한다.

### 제18조(시설의 이용)

지역보건의료기관은 보건의료에 관한 실험 또는 검사를 위하여 의사 · 치과의사 · 한의사 · 약사 등에게 그 시설을 이용하게 하거나, 타인의 의뢰를 받아 실험 또는 검사를 할 수 있다.

## 건강검진의 신고

제23조(건강검진 등의 신고)

㉠ 「의료법」제27조 제1항 각 호의 어느 하나에 해당하는 사람이 지역주민 다수를 대상으로 건강검진 또는 순회 진료 등 주민의 건강에 영향을 미치는 행위(이하 "건강검진 등"이라 한다)를 하려는 경우에는 보건복지부령으로 정하는 바에 따라 건강검진 등을 하려는 지역을 관할하는 보건소장에게 신고하여야 한다.

㉡ 의료기관이 「의료법」제33조 제1항 각 호의 어느 하나에 해당하는 사유로 의료기관 외의 장소에서 지역주민 다수를 대상으로 건강검진 등을 하려는 경우에도 ㉠에 따른 신고를 하여야 한다.

㉢ 보건소장은 ㉠ 및 ㉡에 따른 신고를 받은 경우에는 그 내용을 검토하여 이 법에 적합하면 신고를 수리하여야 한다.

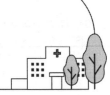

■ PART.08 보건의약관계법규

# 마약류 관리에 관한 법률

(시행 2023. 6. 11.)

## 총칙

### 1조(목적)

이 법은 마약·향정신성의약품(向精神性醫藥品)··대마(大麻) 및 원료물질의 취급·관리를 적정하게 함으로써 그 오용 또는 남용으로 인한 보건상의 위해(危害)를 방지하여 국민보건 향상에 이바지함을 목적으로 한다.

### 제2조(정의)

이 법에서 사용하는 용어의 뜻은 다음과 같다.

㉠ "마약류"란 마약·향정신성의약품 및 대마를 말한다.

㉡ "마약"이란 다음의 어느 하나에 해당하는 것을 말한다.

- 양귀비 : 양귀비과(科)의 파파베르 솜니페룸 엘(Papaver somniferum L.), 파파베르 세티게룸 디시(Papaver setigerum DC.) 또는 파파베르 브락테아툼(Papaver bracteatum)
- 아편 : 양귀비의 액즙(液汁)이 응결(凝結)된 것과 이를 가공한 것. 다만, 의약품으로 가공한 것은 제외한다.
- 코카 잎[엽] : 코카 관목[(灌木): 에리드록시론속(屬)의 모든 식물을 말한다]의 잎. 다만, 엑고닌·코카인 및 엑고닌 알칼로이드 성분이 모두 제거된 잎은 제외한다.
- 양귀비, 아편 또는 코카 잎에서 추출되는 모든 알카로이드 및 그와 동일한 화학적 합성품으로서 대통령령으로 정하는 것
- 위 규정된 것 외에 그와 동일하게 남용되거나 해독(害毒) 작용을 일으킬 우려가 있는 화학적 합성품으로서 대통령령으로 정하는 것
- 위 까지에 열거된 것을 함유하는 혼합물질 또는 혼합제제. 다만, 다른 약물이나 물질과 혼합되어 가목부터 마목까지에 열거된 것으로 다시 제조하거나 제제(製劑)할 수 없고, 그것에 의하여 신체적 또는 정신적 의존성을 일으키지 아니하는 것으로서 총리령으로 정하는 것[이하 "한외마약"(限外麻藥)이라 한다]은 제외한다.

㉢ "향정신성의약품"이란 인간의 중추신경계에 작용하는 것으로서 이를 오용하거나 남용할 경우 인체에 심각한 위해가 있다고 인정되는 다음 각 목의 어느 하나에 해당하는 것으로서 대통령령으로 정하는 것을 말한다.

- 오용하거나 남용할 우려가 심하고 의료용으로 쓰이지 아니하며 안전성이 결여되어 있는 것으로서 이를 오용하거나 남용할 경우 심한 신체적 또는 정신적 의존성을 일으키는 약물 또는 이를 함유하는 물질
- 오용하거나 남용할 우려가 심하고 매우 제한된 의료용으로만 쓰이는 것으로서 이를 오용하거나 남용할 경우 심한 신체적 또는 정신적 의존성을 일으키는 약물 또는 이를 함유하는 물질
- 위에 규정된 것보다 오용하거나 남용할 우려가 상대적으로 적고 의료용으로 쓰이는 것으로서 이를 오용하거나 남용할 경우 그리 심하지 아니한 신체적 의존성을 일으키거나 심한 정신적 의존성을 일으키는 약물 또는 이를 함유하는 물질
- 다목에 규정된 것보다 오용하거나 남용할 우려가 상대적으로 적고 의료용으로 쓰이는 것으로서 이를 오용하거나 남용할 경우 다목에 규정된 것보다 신체적 또는 정신적 의존성을 일으킬 우려가 적은 약물 또는 이를 함유하는 물질
- 위까지 열거된 것을 함유하는 혼합물질 또는 혼합제제. 다만, 다른 약물 또는 물질과 혼합되어 위까지에 열거된 것으로 다시 제조하거나 제제할 수 없고, 그것에 의하여 신체적 또는 정신적 의존성을 일으키지 아니하는 것으로서 총리령으로 정하는 것은 제외한다.

㉣ "대마"란 다음의 어느 하나에 해당하는 것을 말한다. 다만, 대마초[칸나비스 사티바 엘(Cannabis sativa L)을 말한다. 이하 같다]의 종자(種子)·뿌리 및 성숙한 대마초의 줄기와 그 제품은 제외한다.

- 대마초와 그 수지(樹脂)
- 대마초 또는 그 수지를 원료로 하여 제조된 모든 제품
- 위에 규정된 것과 동일한 화학적 합성품으로서 대통령령으로 정하는 것
- 위까지에 규정된 것을 함유하는 혼합물질 또는 혼합제제

㉤ "마약류취급자"란 마약류수출입업자, 마약류제조업자, 마약류원료사용자, 대마재배자, 마약류도매업자, 마약류관리자 어느 하나에 해당하는 자로서 이 법에 따라 허가 또는 지정을 받은 자와 마약류소매업자 및 마약류취급의료업자에 해당하는 자를 말한다.

- 마약류수출입업자 : 마약 또는 향정신성의약품의 수출입을 업(業)으로 하는 자
- 마약류제조업자 : 마약 또는 향정신성의약품의 제조[제제 및 소분(小分)을 포함한다. 이하 같다]를 업으로 하는 자
- 마약류원료사용자 : 한외마약 또는 의약품을 제조할 때 마약 또는 향정신성의약품을 원료로 사용하는 자
- 대마재배자 : 섬유 또는 종자를 채취할 목적으로 대마초를 재배하는 자

- 마약류도매업자 : 마약류소매업자, 마약류취급의료업자, 마약류관리자 또는 마약류취급학술연구자에게 마약 또는 향정신성의약품을 판매하는 것을 업으로 하는 자
- 마약류관리자 : 「의료법」에 따른 의료기관(이하 "의료기관"이라 한다)에 종사하는 약사로서 그 의료기관에서 환자에게 투약하거나 투약하기 위하여 제공하는 마약 또는 향정신성의약품을 조제 · 수수(授受)하고 관리하는 책임을 진 자
- 마약류취급학술연구자 : 학술연구를 위하여 마약 또는 향정신성의약품을 사용하거나, 대마초를 재배하거나 대마를 수입하여 사용하는 자
- 마약류소매업자 : 「약사법」에 따라 등록한 약국개설자로서 마약류취급의료업자의 처방전에 따라 마약 또는 향정신성의약품을 조제하여 판매하는 것을 업으로 하는 자
- 마약류취급의료업자 : 의료기관에서 의료에 종사하는 의사 · 치과의사 · 한의사 또는 「수의사법」에 따라 동물 진료에 종사하는 수의사로서 의료나 동물 진료를 목적으로 마약 또는 향정신성의약품을 투약하거나 투약하기 위하여 제공하거나 마약 또는 향정신성의약품을 기재한 처방전을 발급하는 자
- ㅂ "원료물질"이란 마약류가 아닌 물질 중 마약 또는 향정신성의약품의 제조에 사용되는 물질로서 대통령령으로 정하는 것을 말한다.
- ㅅ "원료물질취급자"란 원료물질의 제조 · 수출입 · 매매에 종사하거나 이를 사용하는 자를 말한다.
- ㅇ "군수용마약류"란 국방부 및 그 직할 기관과 육군 · 해군 · 공군에서 관리하는 마약류를 말한다.
- ㅈ "치료보호"란 마약류 중독자의 마약류에 대한 정신적 · 신체적 의존성을 극복시키고 재발을 예방하여 건강한 사회인으로 복귀시키기 위한 입원 치료와 통원(通院) 치료를 말한다.

제2조의2(국가 등의 책임)
- ㄱ 국가와 지방자치단체는 국민이 마약류 등을 남용하는 것을 예방하고, 마약류 중독자에 대한 치료보호와 사회복귀 촉진을 위하여 연구 · 조사 등 필요한 조치를 하여야 한다.
- ㄴ 국민은 마약류 중독자에 대하여 치료의 대상으로 인식하고 건강한 사회구성원으로 자립할 수 있도록 협조하여야 한다.

제2조의3(마약퇴치의 날)
- ㄱ 마약류 등의 오남용에 대한 사회적 경각심을 높이고 마약류에 관한 범죄를 예방하기 위하여 매년 6월 26일을 마약퇴치의 날로 정한다.
- ㄴ 국가와 지방자치단체는 마약퇴치의 날 취지에 적합한 행사와 교육 · 홍보사업을 실시할 수 있다.
- ㄷ ㄴ에 따른 마약퇴치의 날 행사 및 교육 · 홍보사업에 필요한 사항은 대통령령으로 정한다.

제3조(일반 행위의 금지)
누구든지 다음의 어느 하나에 해당하는 행위를 하여서는 아니 된다.
- ㄱ 이 법에 따르지 아니한 마약류의 사용
- ㄴ 마약의 원료가 되는 식물을 재배하거나 그 성분을 함유하는 원료 · 종자 · 종묘(種苗)를 소지, 소유, 관리, 수출입, 수수, 매매 또는 매매의 알선을 하거나 그 성분을 추출하는 행위. 다만, 대통령령으로 정하는 바에 따라 식품의약품안전처장의 승인을 받은 경우는 제외한다.
- ㄷ 헤로인, 그 염류(鹽類) 또는 이를 함유하는 것을 소지, 소유, 관리, 수입, 제조, 매매, 매매의 알선, 수수, 운반, 사용, 투약하거나 투약하기 위하여 제공하는 행위. 다만, 대통령령으로 정하는 바에 따라 식품의약품안전처장의 승인을 받은 경우는 제외한다.
- ㄹ 마약 또는 향정신성의약품을 제조할 목적으로 원료물질을 제조, 수출입, 매매, 매매의 알선, 수수, 소지, 소유 또는 사용하는 행위. 다만, 대통령령으로 정하는 바에 따라 식품의약품안전처장의 승인을 받은 경우는 제외한다.
- ㅁ 제2조 제3호 가목의 향정신성의약품 또는 이를 함유하는 향정신성의약품을 소지, 소유, 사용, 관리, 수출입, 제조, 매매, 매매의 알선 또는 수수하는 행위. 다만, 대통령령으로 정하는 바에 따라 식품의약품안전처장의 승인을 받은 경우는 제외한다.
- ㅂ 제2조 제3호 가목의 향정신성의약품의 원료가 되는 식물 또는 버섯류에서 그 성분을 추출하거나 그 식물 또는 버섯류를 수출입, 매매, 매매의 알선, 수수, 흡연 또는 섭취하거나 흡연 또는 섭취할 목적으로 그 식물 또는 버섯류를 소지 · 소유하는 행위. 다만, 대통령령으로 정하는 바에 따라 식품의약품안전처장의 승인을 받은 경우는 제외한다.
- ㅅ 대마를 수출입 · 제조 · 매매하거나 매매를 알선하는 행위. 다만, 공무, 학술연구 또는 의료 목적을 위하여 대통령령으로 정하는 바에 따라 식품의약품안전처장의 승인을 받은 경우는 제외한다.
- ㅇ 다음의 어느 하나에 해당하는 행위
  - 대마 또는 대마초 종자의 껍질을 흡연 또는 섭취하는 행위(제7호 단서에 따라 의료 목적으로 섭취하는 행위는 제외한다)
  - 위의 행위를 할 목적으로 대마, 대마초 종자 또는 대마초 종자의 껍질을 소지하는 행위
  - 위의 행위를 하려 한다는 정(情)을 알면서 대마초 종자나 대마초 종자의 껍질을 매매하거나 매매를 알선하는 행위
- ㅈ 제4조 제1항 또는 제1호부터 제10호까지의 규정에서 금지한 행위를 하기 위한 장소 · 시설 · 장비 · 자금 또는 운반 수단을 타인에게 제공하는 행위
- ㅊ 다음의 어느 하나에 해당하는 규정에서 금지하는 행위에 관한 정보를 「표시 · 광고의 공정화에 관한 법률」 제2조 제2호에서 정하는 방법으로 타인에게 널리 알리거나 제시하는 행위
  - 제1호부터 제11호까지의 규정
  - 제4조제1항 또는 제3항
  - 제5조제1항 또는 제2항
  - 제5조의2제5항

제4조(마약류취급자가 아닌 자의 마약류 취급 금지)

㉠ 마약류취급자가 아니면 다음의 어느 하나에 해당하는 행위를 하여서는 아니 된다.
- 마약 또는 향정신성의약품을 소지, 소유, 사용, 운반, 관리, 수입, 수출, 제조, 조세, 투약, 수수, 매매, 매매의 알선 또는 제공하는 행위
- 대마를 재배 · 소지 · 소유 · 수수 · 운반 · 보관 또는 사용하는 행위
- 마약 또는 향정신성의약품을 기재한 처방전을 발급하는 행위
- 한외마약을 제조하는 행위

㉡ ㉠에도 불구하고 다음의 어느 하나에 해당하는 경우에는 마약류취급자가 아닌 자도 마약류를 취급할 수 있다.
- 이 법에 따라 마약 또는 향정신성의약품을 마약류취급의료업자로부터 투약 받아 소지하는 경우
- 이 법에 따라 마약 또는 향정신성의약품을 마약류소매업자로부터 구입하거나 양수(讓受)하여 소지하는 경우
- 이 법에 따라 마약류취급자를 위하여 마약류를 운반 · 보관 · 소지 또는 관리하는 경우
- 공무상(公務上) 마약류를 압류 · 수거 또는 몰수하여 관리하는 경우
- 제13조에 따라 마약류 취급 자격 상실자 등이 마약류취급자에게 그 마약류를 인계하기 전까지 소지하는 경우
- 제3조 제7호 단서에 따라 의료 목적으로 사용하기 위하여 대마를 운반 · 보관 또는 소지하는 경우
- 그 밖에 총리령으로 정하는 바에 따라 식품의약품안전처장의 승인을 받은 경우

㉢ 마약류취급자는 이 법에 따르지 아니하고는 마약류를 취급하여서는 아니 된다. 다만, 대통령령으로 정하는 바에 따라 식품의약품안전처장의 승인을 받은 경우에는 그러하지 아니하다.

㉣ 대마를 운반 · 보관 또는 소지하려는 자는 특별자치시장 · 시장(「제주특별자치도 설치 및 국제자유도시 조성을 위한 특별법」에 따른 행정시장을 포함한다. 이하 같다) · 군수 또는 구청장(자치구의 구청장을 말한다. 이하 같다)에게 신고하여야 한다. 이 경우 특별자치시장 · 시장 · 군수 또는 구청장은 그 신고받은 내용을 검토하여 이 법에 적합하면 신고를 수리하여야 한다.

㉤ ㉣ 전단에 따른 신고 절차 및 대마의 운반 · 보관 또는 소지 방법에 관하여 필요한 사항은 총리령으로 정한다.

제5조(마약류 등의 취급 제한)

㉠ 마약류취급자는 그 업무 외의 목적을 위하여 제4조 제1항 각 호에 규정된 행위를 하여서는 아니 된다.

㉡ 이 법에 따라 마약류 또는 임시마약류를 소지 · 소유 · 운반 또는 관리하는 자는 다른 목적을 위하여 이를 사용하여서는 아니 된다.

㉢ 식품의약품안전처장은 공익을 위하여 필요하다고 인정하는 때에는 다음 각 호의 어느 하나에 해당하는 경우 마약류(대마는 제외한다) 또는 임시마약류의 수입 · 수출 · 제조 · 판매 또는 사용을 금지 또는 제한하거나 그 밖의 필요한 조치를 할 수 있다.
- 국내의 수요량 및 보유량을 고려하여 마약 또는 향정신성의약품을 제조 · 수입 또는 수출할 필요가 없다고 인정하는 경우
- 이미 제조 또는 수입된 품종 또는 품목의 마약 또는 향정신성의약품과 동일한 품종 또는 품목의 마약 또는 향정신성의약품을 국내의 수급여건 등을 고려하여 다른 제조업자 또는 수입업자가 제조 또는 수입할 필요가 없다고 인정하는 경우
- 마약류 품목허가증에 기재된 용량 이상의 마약 또는 향정신성의약품을 남용하였다고 인정하는 경우
- 마약 또는 향정신성의약품에 대한 신체적 · 정신적 의존성을 야기하게 할 염려가 있을 정도로 마약 또는 향정신성의약품을 장기 또는 계속 투약하거나 투약하기 위하여 제공하는 경우
- 그 밖에 대통령령으로 정하는 경우

제5조의2(임시마약류 지정 등)

㉠ 식품의약품안전처장은 마약류가 아닌 물질 · 약물 · 제제 · 제품 등(이하 이 조에서 "물질등"이라 한다) 중 오용 또는 남용으로 인한 보건상의 위해가 우려되어 긴급히 마약류에 준하여 취급 · 관리할 필요가 있다고 인정하는 물질등을 임시마약류로 지정할 수 있다. 이 경우 임시마약류는 다음에서 정하는 바와 같이 구분하여 지정한다.
- 1군 임시마약류 : 중추신경계에 작용하거나 마약류와 구조적 · 효과적 유사성을 지닌 물질로서 의존성을 유발하는 등 신체적 · 정신적 위해를 끼칠 가능성이 높은 물질
- 2군 임시마약류 : 의존성을 유발하는 등 신체적 · 정신적 위해를 끼칠 가능성이 있는 물질

㉡ ㉠에도 불구하고 다음의 어느 하나에 해당하는 의약품은 임시마약류의 지정 대상에서 제외한다.
- 「약사법」 제31조 제2항 및 제3항에 따라 식품의약품안전처장으로부터 의약품 품목허가를 받거나 품목신고를 한 의약품
- 「약사법」 제34조제1항에 따라 식품의약품안전처장으로부터 승인을 받은 임상시험용 의약품

㉢ 식품의약품안전처장이 임시마약류를 지정하려는 때에는 미리 대통령령으로 정하는 관계 기관과의 협의를 거쳐 다음의 사항을 1개월 이상 관보 및 인터넷 홈페이지에 예고하여야 하고, 임시마약류를 지정한 때에는 다음 임시마약류의 지정 사유, 임시마약류의 명칭, 1군 임시마약류 또는 2군 임시마약류의 구분, 임시마약류 지정 기간 등 임시마약류의 지정에 관한 사항을 관보 및 인터넷 홈페이지에 공고하여야 한다.
- 임시마약류의 지정 사유
- 임시마약류의 명칭
- 1군 임시마약류 또는 2군 임시마약류의 구분
- 임시마약류 지정의 예고 기간 등 임시마약류의 지정 예고에 관한 사항
- 임시마약류 지정 기간 등 임시마약류의 지정에 관한 사항

② ©에 따라 지정 전에 예고한 임시마약류(이하 "예고임시마약류"라 한다)에 대한 효력은 임시마약류로 예고한 날부터 임시마약류 지정 공고 전날까지로 하며, 예고임시마약류를 임시마약류로 지정하려는 때에는 3년의 범위에서 기간을 정하여 지정하여야 한다. 다만, 마약류 지정을 검토할 필요가 있는 임시마약류에 대하여는 그 지정기간이 끝나기 전에 ©에 따라 예고하여 임시마약류로 다시 지정할 수 있다.

⑩ 누구든지 예고임시마약류 또는 임시마약류에 대하여 다음의 어느 하나에 해당하는 행위를 하여서는 아니 된다.
- 재배 · 추출 · 제조 · 수출입하거나 그러할 목적으로 소지 · 소유
- 매매 · 매매의 알선 · 수수 · 제공하거나 그러할 목적으로 소지 · 소유
- 소지 · 소유 · 사용 · 운반 · 관리 · 투약 · 보관
- 1군 또는 2군 임시마약류와 관련된 금지행위를 하기 위한 장소 · 시설 · 장비 · 자금 또는 운반 수단을 타인에게 제공

⑭ ⑩에도 불구하고 다음의 어느 하나에 해당하는 경우에는 예고임시마약류 또는 임시마약류를 취급할 수 있다.
- 공무상 예고임시마약류 또는 임시마약류를 압류 · 수거 또는 몰수하여 관리하는 경우
- 그 밖에 공무상 마약류를 취급하는 공무원 또는 마약류취급학술연구자가 대통령령으로 정하는 바에 따라 식품의약품안전처장의 승인을 받아 예고임시마약류 또는 임시마약류를 취급하는 경우

제5조의3(마약류안전관리심의위원회)
① 다음의 사항을 심의하기 위하여 식품의약품안전처에 마약류안전관리심의위원회(이하 "심의위원회"라 한다)를 둔다.
- 마약류의 오남용 방지를 위한 조치기준에 관한 사항
- 마약류의 안전사용 기준에 관한 사항
- 제11조의2 제1항에 따른 마약류 통합정보의 제공 및 활용에 관한 사항
- 그 밖에 식품의약품안전처장이 필요하다고 인정하는 사항
② 심의위원회는 위원장 1명을 포함하여 30명 이내의 위원으로 구성하며, 위원장은 식품의약품안전처 차장이 된다.
③ 위원은 다음의 어느 하나에 해당하는 사람 중에서 식품의약품안전처장이 임명하거나 위촉한다.
- 마약류의 안전관리, 범죄수사 등의 업무를 담당하는 공무원
- 마약류의 오남용 방지 분야의 전문지식을 가진 사람
- 「비영리민간단체 지원법」 제2조에 따른 비영리민간단체가 추천하는 사람
- 그 밖에 마약류 안전관리 또는 관련 법률에 관한 학식과 경험이 풍부한 사람
④ 그 밖에 심의위원회의 운영 등에 필요한 사항은 대통령령으로 정한다.

## 마약류 중독자

제39조(마약 사용의 금지)
마약류취급의료업자는 마약 중독자에게 그 중독 증상을 완화시키거나 치료하기 위하여 다음 각 호의 어느 하나에 해당하는 행위를 하여서는 아니 된다. 다만, 제40조에 따른 치료보호기관에서 보건복지부장관 또는 시 · 도지사의 허가를 받은 경우에는 그러하지 아니하다.
- 마약을 투약하는 행위
- 마약을 투약하기 위하여 제공하는 행위
- 마약을 기재한 처방전을 발급하는 행위

제40조(마약류 중독자의 치료보호)
① 보건복지부장관 또는 시 · 도지사는 마약류 사용자의 마약류 중독 여부를 판별하거나 마약류 중독자로 판명된 사람을 치료보호하기 위하여 치료보호기관을 설치 · 운영하거나 지정할 수 있다.
② 보건복지부장관 또는 시 · 도지사는 마약류 사용자에 대하여 ①에 따른 치료보호기관에서 마약류 중독 여부의 판별검사를 받게 하거나 마약류 중독자로 판명된 사람에 대하여 치료보호를 받게 할 수 있다. 이 경우 판별검사 기간은 1개월 이내로 하고, 치료보호 기간은 12개월 이내로 한다.
③ 보건복지부장관 또는 시 · 도지사는 ②에 따른 판별검사 또는 치료보호를 하려면 치료보호심사위원회의 심의를 거쳐야 한다.
④ ③에 따른 판별검사 및 치료보호에 관한 사항을 심의하기 위하여 보건복지부, 특별시, 광역시, 특별자치시, 도 및 특별자치도에 치료보호심사위원회를 둔다.
⑤ ①부터 ④까지의 규정에 따른 치료보호기관의 설치 · 운영 및 지정, 판별검사 및 치료보호, 치료보호심사위원회의 구성 · 운영 · 직무 등에 관하여 필요한 사항은 대통령령으로 정한다.

제40조의2(형벌과 수강명령 등의 병과)
① 법원은 제3조, 제4조 또는 제5조를 위반하여 마약류를 투약, 흡연 또는 섭취한 사람(이하 이 조에서 "마약류사범"이라 한다)에 대하여 형의 선고를 유예하는 경우에는 1년 동안 보호관찰을 받을 것을 명할 수 있다.
② 법원은 마약류사범에 대하여 유죄판결(선고유예는 제외한다)을 선고하거나 약식명령을 고지하는 경우에는 200시간의 범위에서 재범예방에 필요한 교육의 수강명령(이하 "수강명령"이라 한다) 또는 재활교육 프로그램의 이수명령(이하 "이수명령"이라 한다)을 병과(倂科)하여야 한다. 다만, 수강명령 또는 이수명령을 부과할 수 없는 특별한 사정이 있는 경우에는 그러하지 아니하다.
③ 수강명령은 형의 집행을 유예하는 경우에 그 집행유예기간 내에서 병과하고, 이수명령은 벌금 이상의 형을 선고하거나 약식명령을 고지하는 경우에 병과한다.

ㄹ 법원이 마약류사범에 대하여 형의 집행을 유예하는 경우에는 수강명령 외에 그 집행유예기간 내에서 보호관찰 또는 사회봉사 중 하나 이상의 처분을 병과할 수 있다.

ㅁ 수강명령 또는 이수명령은 형의 집행을 유예하는 경우에는 그 집행유예기간 내에, 벌금형을 선고하거나 약식명령을 고지하는 경우에는 형 확정일부터 6개월 이내에, 징역형 이상의 실형(實刑)을 선고하는 경우에는 형기 내에 각각 집행한다.

ㅂ 수강명령 또는 이수명령이 형의 집행유예 또는 벌금형과 병과된 경우에는 보호관찰소의 장이 집행하고, 징역형 이상의 실형과 병과된 경우에는 교정시설의 장이 집행한다. 다만, 징역형 이상의 실형과 병과된 이수명령을 모두 이행하기 전에 석방 또는 가석방되거나 미결구금일수 산입 등의 사유로 형을 집행할 수 없게 된 경우에는 보호관찰소의 장이 남은 이수명령을 집행한다.

ㅅ 수강명령 또는 이수명령은 다음의 내용으로 한다.
- 마약류사범 행동의 진단 · 상담
- 마약류 폐해에 대한 이해를 위한 교육
- 그 밖에 마약류사범의 재범예방을 위하여 필요한 사항

ㅇ 보호관찰소의 장 또는 교정시설의 장은 수강명령 또는 이수명령의 집행에 관한 업무를 제51조의2에 따른 한국마약퇴치운동본부에 위탁할 수 있다.

ㅈ 형벌과 병과하는 보호관찰, 사회봉사, 수강명령 및 이수명령에 관하여 이 법에서 규정한 사항 외에는 「보호관찰 등에 관한 법률」을 준용한다.

제40조의3(판결 전 조사)

ㄱ 법원은 제3조, 제4조 또는 제5조를 위반하여 마약류를 투약, 흡연 또는 섭취한 피고인에 대하여 제40조의2에 따른 보호관찰, 사회봉사, 수강명령 또는 이수명령을 부과하기 위하여 필요하다고 인정하면 그 법원의 소재지 또는 피고인의 주거지를 관할하는 보호관찰소의 장에게 피고인의 신체적 · 심리적 특성 및 상태, 성장배경, 가정환경, 직업, 생활환경, 교우관계, 범행동기, 마약류 중독여부, 병력(病歷), 재범위험성 등 피고인에 관한 사항의 조사를 요구할 수 있다.

ㄴ ㄱ의 요구를 받은 보호관찰소의 장은 지체 없이 이를 조사하여 서면으로 해당 법원에 알려야 한다. 이 경우 필요하다고 인정하면 피고인이나 그 밖의 관계인을 소환하여 심문하거나 소속 보호관찰관에게 필요한 사항을 조사하게 할 수 있다.

ㄷ 법원은 ㄱ의 요구를 받은 보호관찰소의 장에게 조사진행상황에 관한 보고를 요구할 수 있다.

# 응급의료에 관한 법률
### (시행 2022. 12. 22.)

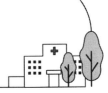

## 총칙

### 제1조(목적)
이 법은 국민들이 응급상황에서 신속하고 적절한 응급의료를 받을 수 있도록 응급의료에 관한 국민의 권리와 의무, 국가·지방자치단체의 책임, 응급의료제공자의 책임과 권리를 정하고 응급의료자원의 효율적 관리에 필요한 사항을 규정함으로써 응급환자의 생명과 건강을 보호하고 국민의료를 적정하게 함을 목적으로 한다.

### 제2조(정의)
이 법에서 사용하는 용어의 뜻은 다음과 같다.
㉠ "응급환자"란 질병, 분만, 각종 사고 및 재해로 인한 부상이나 그 밖의 위급한 상태로 인하여 즉시 필요한 응급처치를 받지 아니하면 생명을 보존할 수 없거나 심신에 중대한 위해(危害)가 발생할 가능성이 있는 환자 또는 이에 준하는 사람으로서 보건복지부령으로 정하는 사람을 말한다.
㉡ "응급의료"란 응급환자가 발생한 때부터 생명의 위험에서 회복되거나 심신상의 중대한 위해가 제거되기까지의 과정에서 응급환자를 위하여 하는 상담·구조(救助)·이송·응급처치 및 진료 등의 조치를 말한다.
㉢ "응급처치"란 응급의료행위의 하나로서 응급환자의 기도를 확보하고 심장박동의 회복, 그 밖에 생명의 위험이나 증상의 현저한 악화를 방지하기 위하여 긴급히 필요로 하는 처치를 말한다.
㉣ "응급의료종사자"란 관계 법령에서 정하는 바에 따라 취득한 면허 또는 자격의 범위에서 응급환자에 대한 응급의료를 제공하는 의료인과 응급구조사를 말한다.
㉤ "응급의료기관"이란 「의료법」 제3조에 따른 의료기관 중에서 이 법에 따라 지정된 권역응급의료센터, 전문응급의료센터, 지역응급의료센터 및 지역응급의료기관을 말한다.
㉥ "구급차등"이란 응급환자의 이송 등 응급의료의 목적에 이용되는 자동차, 선박 및 항공기 등의 이송수단을 말한다.
㉦ "응급의료기관등"이란 응급의료기관, 구급차등의 운용자 및 응급의료지원센터를 말한다.
㉧ "응급환자이송업"이란 구급차등을 이용하여 응급환자 등을 이송하는 업(業)을 말한다.

## 권리와 의무

### 제6조(응급의료의 거부금지 등)
㉠ 응급의료기관등에서 근무하는 응급의료종사자는 응급환자를 항상 진료할 수 있도록 응급의료업무에 성실히 종사하여야 한다.
㉡ 응급의료종사자는 업무 중에 응급의료를 요청받거나 응급환자를 발견하면 즉시 응급의료를 하여야 하며 정당한 사유 없이 이를 거부하거나 기피하지 못한다.

### 제7조(응급환자가 아닌 사람에 대한 조치)
㉠ 의료인은 응급환자가 아닌 사람을 응급실이 아닌 의료시설에 진료를 의뢰하거나 다른 의료기관에 이송할 수 있다.
㉡ 진료의뢰·환자이송의 기준 및 절차 등에 관하여 필요한 사항은 대통령령으로 정한다.

### 제8조(응급환자에 대한 우선 응급의료 등)
㉠ 응급의료종사자는 응급환자에 대하여는 다른 환자보다 우선하여 상담·구조 및 응급처치를 하고 진료를 위하여 필요한 최선의 조치를 하여야 한다.
㉡ 응급의료종사자는 응급환자가 2명 이상이면 의학적 판단에 따라 더 위급한 환자부터 응급의료를 실시하여야 한다.

### 제9조(응급의료의 설명·동의)
㉠ 응급의료종사자는 다음의 어느 하나에 해당하는 경우를 제외하고는 응급환자에게 응급의료에 관하여 설명하고 그 동의를 받아야 한다.
• 응급환자가 의사결정능력이 없는 경우
• 설명 및 동의 절차로 인하여 응급의료가 지체되면 환자의 생명이 위험하여지거나 심신상의 중대한 장애를 가져오는 경우
㉡ 응급의료종사자는 응급환자가 의사결정능력이 없는 경우 법정대리인이 동행하였을 때에는 그 법정대리인에게 응급의료에 관하여 설명하고 그 동의를 받아야 하며, 법정대리인이 동행하지 아니한 경우에는 동행한 사람에게 설명한 후 응급처치를 하고 의사의 의학적 판단에 따라 응급진료를 할 수 있다.
㉢ 응급의료에 관한 설명·동의의 내용 및 절차 등에 관하여 필요한 사항은 보건복지부령으로 정한다.

제10조(응급의료 중단의 금지)
응급의료종사자는 정당한 사유가 없으면 응급환자에 대한 응급의료를 중단하여서는 아니 된다.

제11조(응급환자의 이송)
㉠ 의료인은 해당 의료기관의 능력으로는 응급환자에 대하여 적절한 응급의료를 할 수 없다고 판단한 경우에는 지체 없이 그 환자를 적절한 응급의료가 가능한 다른 의료기관으로 이송하여야 한다.
㉡ 의료기관의 장은 제1항에 따라 응급환자를 이송할 때에는 응급환자의 안전한 이송에 필요한 의료기구와 인력을 제공하여야 하며, 응급환자를 이송받는 의료기관에 진료에 필요한 의무기록(醫務記錄)을 제공하여야 한다.
㉢ 의료기관의 장은 이송에 든 비용을 환자에게 청구할 수 있다.
㉣ 응급환자의 이송절차, 의무기록의 이송 및 비용의 청구 등에 필요한 사항은 보건복지부령으로 정한다.

제12조(응급의료 등의 방해 금지)
누구든지 응급의료종사자(「의료기사 등에 관한 법률」 제2조에 따른 의료기사와 「의료법」 제80조에 따른 간호조무사를 포함한다)와 구급차 등의 응급환자에 대한 구조 · 이송 · 응급처치 또는 진료를 폭행, 협박, 위계(僞計), 위력(威力), 그 밖의 방법으로 방해하거나 의료기관 등의 응급의료를 위한 의료용 시설 · 기재(機材) · 의약품 또는 그 밖의 기물(器物)을 파괴 · 손상하거나 점거하여서는 아니 된다.

## 응급의료기관

제25조(중앙응급의료센터)
㉠ 보건복지부장관은 응급의료에 관한 다음의 업무를 수행하게 하기 위하여 중앙응급의료센터를 설치 · 운영할 수 있다.
  • 응급의료기관 등에 대한 평가 및 질을 향상시키는 활동에 대한 지원
  • 응급의료종사자에 대한 교육훈련
  • 제26조에 따른 권역응급의료센터 간의 업무조정 및 지원
  • 응급의료 관련 연구
  • 국내외 재난 등의 발생 시 응급의료 관련 업무의 조정 및 그에 대한 지원
  • 응급의료 통신망 및 응급의료 전산망의 관리 · 운영과 그에 따른 업무
  • 응급처치 관련 교육 및 응급장비 관리에 관한 지원
  • 응급환자 이송체계 운영 및 관리에 관한 지원
  • 응급의료분야 의료취약지 관리 업무
  • 그 밖에 보건복지부장관이 정하는 응급의료 관련 업무
㉡ 보건복지부장관은 ㉠에 따른 중앙응급의료센터를 효율적으로 운영하기 위하여 필요하다고 인정하면 그 운영에 관한 업무를 대통령령으로 정하는 바에 따라 의료기관 · 관계전문기관 · 법인 · 단체에 위탁할 수 있다. 이 경우 예산의 범위에서 그 운영에 필요한 경비를 지원할 수 있다.
㉢ ㉠ 및 ㉡에 따른 중앙응급의료센터의 설치 · 운영 및 운영의 위탁 등에 관하여 필요한 사항은 보건복지부령으로 정한다.

제26조(권역응급의료센터의 지정)
㉠ 보건복지부장관은 응급의료에 관한 다음의 업무를 수행하게 하기 위하여 「의료법」 제3조의4에 따른 상급종합병원 또는 같은 법 제3조의3에 따른 300병상을 초과하는 종합병원 중에서 권역응급의료센터를 지정할 수 있다.
  • 중증응급환자 중심의 진료
  • 재난 대비 및 대응 등을 위한 거점병원으로서 보건복지부령으로 정하는 업무
  • 권역(圈域) 내에 있는 응급의료종사자에 대한 교육 · 훈련
  • 권역 내 다른 의료기관에서 제11조에 따라 이송되는 중증응급환자에 대한 수용
  • 그 밖에 보건복지부장관이 정하는 권역 내 응급의료 관련 업무
㉡ 권역응급의료센터의 지정 기준 · 방법 · 절차 및 업무와 중증응급환자의 기준 등은 권역 내 응급의료 수요와 공급 등을 고려하여 보건복지부령으로 정한다.

제27조(응급의료지원센터의 설치 및 운영)
㉠ 보건복지부장관은 응급의료를 효율적으로 제공할 수 있도록 응급의료자원의 분포와 주민의 생활권을 고려하여 지역별로 응급의료지원센터를 설치 · 운영한다.
㉡ 응급의료지원센터의 업무는 다음과 같다.
  • 응급의료에 관한 각종 정보의 관리 및 제공
  • 지역 내 응급의료기관 간 업무조정 및 지원
  • 지역 내 재난 등의 발생 시 응급의료 관련 업무의 조정 및 지원
  • 지역 내 응급의료종사자에 대한 교육훈련
  • 지역 내 응급의료의 질 향상 활동에 관한 지원
  • 그 밖에 보건복지부령으로 정하는 응급의료 관련 업무
㉢ 보건복지부장관은 응급의료지원센터를 효율적으로 운영하기 위하여 필요하다고 인정하면 그 운영에 관한 업무를 대통령령으로 정하는 바에 따라 관계전문기관 · 법인 · 단체에 위탁할 수 있다.
㉣ 국가 및 지방자치단체는 ㉢에 따라 응급의료지원센터의 운영에 관한 업무를 위탁한 경우에는 그 운영에 드는 비용을 지원할 수 있다.

## 제28조(응급의료지원센터에 대한 협조 등)

㉠ 응급의료지원센터의 장은 응급의료 관련 정보를 효과적으로 관리하기 위하여 응급의료정보관리체계를 구축하여야 하며, 이를 위하여 응급의료기관의 장과 구급차 등을 운용하는 자에게 응급의료에 관한 정보제공을 요청할 수 있다.

㉡ 응급의료지원센터의 장은 그 업무를 수행할 때 필요하다고 인정하면 의료기관 및 구급차등을 운용하는 자에게 응급의료에 대한 각종 정보를 제공하고, 구급차등의 출동 등 응급의료에 필요한 조치를 요청할 수 있다.

㉢ ㉠과 ㉡에 따라 응급의료에 관한 정보 제공이나 필요한 조치를 요청받은 자는 특별한 사유가 없으면 이에 따라야 한다.

㉣ 응급의료지원센터에 대한 정보제공 등에 필요한 사항은 대통령령으로 정한다.

## 제29조(전문응급의료센터의 지정)

㉠ 보건복지부장관은 소아환자, 화상환자 및 독극물중독환자 등에 대한 응급의료를 위하여 권역응급의료센터, 지역응급의료센터 중에서 분야별로 전문응급의료센터를 지정할 수 있다.

㉡ 전문응급의료센터 지정의 기준·방법 및 절차 등에 관하여 필요한 사항은 보건복지부령으로 정한다.

## 제30조(지역응급의료센터의 지정)

㉠ 시·도지사는 응급의료에 관한 다음 각 호의 업무를 수행하게 하기 위하여 「의료법」 제3조의3에 따른 종합병원(이하 "종합병원"이라 한다) 중에서 지역응급의료센터를 지정할 수 있다.

• 응급환자의 진료

• 제11조에 따라 응급환자에 대하여 적절한 응급의료를 할 수 없다고 판단한 경우 신속한 이송

㉡ 지역응급의료센터의 지정 기준·방법·절차와 업무 등에 필요한 사항은 시·도의 응급의료 수요와 공급 등을 고려하여 보건복지부령으로 정한다.

## 제30조의2(권역외상센터의 지정)

㉠ 보건복지부장관은 외상환자의 응급의료에 관한 다음 각 호의 업무를 수행하게 하기 위하여 권역응급의료센터, 전문응급의료센터 및 지역응급의료센터 중 권역외상센터를 지정할 수 있다.

• 외상환자의 진료 ・외상의료에 관한 연구 및 외상의료표준의 개발

• 외상의료를 제공하는 의료인의 교육훈련 ・대형 재해 등의 발생 시 응급의료 지원

• 그 밖에 보건복지부장관이 정하는 외상의료 관련 업무

㉡ 권역외상센터는 외상환자에 대한 효과적인 응급의료 제공을 위하여 다음의 요건을 갖추어야 한다. 이 경우 구체적인 요건은 보건복지부령으로 정한다.

• 외상환자 전용 중환자 병상 및 일반 병상 ・외상환자 전용 수술실 및 치료실

• 외상환자 전담 전문의 ・외상환자 전용 영상진단장비 및 치료장비

• 그 밖에 외상환자 진료에 필요한 인력·시설·장비

㉢ 그 밖에 권역외상센터 지정의 기준·방법 및 절차 등에 관한 구체적인 사항은 보건복지부령으로 정한다.

## 제30조의3(지역외상센터의 지정)

㉠ 시·도지사는 관할 지역의 주민에게 적절한 외상의료를 제공하기 위하여 응급의료기관 중 지역외상센터를 지정할 수 있다.

㉡ 지역외상센터 지정의 기준·방법 및 절차 등에 관한 구체적인 사항은 보건복지부령으로 정한다.

## 제30조의4(권역외상센터 및 지역외상센터에 대한 지원)

국가 및 지방자치단체는 중증 외상으로 인한 사망률을 낮추고 효과적인 외상의료체계를 구축하기 위하여 권역외상센터 및 지역외상센터에 대한 행정적·재정적 지원을 실시할 수 있다.

## 제30조의5(정신질환자응급의료센터의 지정 등)

㉠ 보건복지부장관은 정신질환자(「정신건강증진 및 정신질환자 복지서비스 지원에 관한 법률」 제3조 제1호에 따른 정신질환자를 말한다. 이하 같다)에 대한 응급의료를 위하여 응급의료기관 중 정신질환자응급의료센터를 지정할 수 있다.

㉡ 정신질환자응급의료센터의 지정 기준·방법 및 절차 등에 관한 구체적인 사항은 보건복지부령으로 정한다.

## 제31조(지역응급의료기관의 지정)

㉠ 시장·군수·구청장은 응급의료에 관한 다음의 업무를 수행하게 하기 위하여 종합병원 중에서 지역응급의료기관을 지정할 수 있다. 다만, 시·군의 경우에는 「의료법」 제3조 제2항 제3호 가목의 병원 중에서 지정할 수 있다.

• 응급환자의 진료

• 제11조에 따라 응급환자에 대하여 적절한 응급의료를 할 수 없다고 판단한 경우 신속한 이송

㉡ 지역응급의료기관의 지정 기준·방법·절차와 업무 등에 필요한 사항은 시·군·구의 응급의료 수요와 공급 등을 고려하여 보건복지부령으로 정한다.

제31조의2(응급의료기관의 운영)

㉠ 응급의료기관은 응급환자를 24시간 진료할 수 있도록 응급의료기관의 지정기준에 따라 시설, 인력 및 장비 등을 유지하여 운영하여야 한다.

㉡ ㉠에 따른 인력 및 장비에는 보안인력과 보안장비가 포함되어야 한다.

㉢ ㉡에 따른 보안인력 및 보안장비에 관한 세부적인 사항은 보건복지부령으로 정한다.

㉣ ㉠에도 불구하고 자연재해, 감염병 유행 등 「재난 및 안전관리 기본법」 제3조 제1호에 따른 재난 및 이에 준하는 상황으로 인하여 응급의료기관의 지정기준에 따라 시설, 인력 및 장비 등을 유지하여 운영하기 어려운 경우에는 보건복지부장관이 정하는 절차에 따라 그 예외를 인정할 수 있다.

제31조의3(응급의료기관의 재지정)

㉠ 보건복지부장관 및 시·도지사, 시장·군수·구청장은 3년마다 해당 지정권자가 지정한 모든 응급의료기관을 대상으로 다음의 사항을 반영하여 재지정하거나 지정을 취소할 수 있다. 다만, 제31조의2에 따른 지정기준의 준수 사항을 충족하지 못한 경우에는 지정을 취소하여야 한다.
  • 제31조의2에 따른 지정기준의 준수
  • 제17조에 따른 응급의료기관의 평가 결과
  • 그 밖에 보건복지부령으로 정하는 사항

㉡ 응급의료기관의 재지정 절차 및 방법 등은 보건복지부령으로 정한다.

제31조의4(환자의 중증도 분류 및 감염병 의심환자 등의 선별)

㉠ 응급의료기관의 장 및 구급차등의 운용자는 응급환자 등에 대한 신속하고 적절한 이송·진료와 응급실의 감염예방을 위하여 보건복지부령으로 정하는 바에 따라 응급환자 등의 중증도를 분류하고 감염병 의심환자 등을 선별하여야 한다.

㉡ 응급의료기관의 장은 제1항에 따라 선별된 감염병 의심환자 등을 격리 진료할 수 있도록 시설 등을 확보하여야 한다.

㉢ 구급차 등의 운용자는 환자의 이송 시 응급환자의 중증도와 전반적인 환자의 상태, 제13조의3 제2항 제2호에 따라 마련된 지역응급의료 이송체계 등을 종합적으로 고려하여 이송하여야 한다.

㉣ 제26조에 따라 지정된 권역응급의료센터의 장은 중증응급환자 중심의 진료를 위하여 ㉠에 따른 응급환자 등의 중증도 분류 결과 경증에 해당하는 응급환자를 다른 응급의료기관에 이송할 수 있다. 이 경우 관련 절차는 제7조 제2항을 준용한다.

㉤ ㉠의 분류·선별기준 및 ㉡의 격리 시설 기준 등에 관한 사항은 보건복지부령으로 정한다.

제31조의5(응급실 출입 제한)

㉠ 응급환자의 신속한 진료와 응급실 감염예방 등을 위하여 다음의 어느 하나에 해당하는 사람 외에는 응급실에 출입하여서는 아니 된다.
  • 응급실 환자
  • 응급의료종사자(이에 준하는 사람을 포함한다)
  • 응급실 환자의 보호자로서 진료의 보조에 필요한 사람

㉡ 응급의료기관의 장은 ㉠에 따라 응급실 출입이 제한된 사람이 응급실에 출입할 수 없도록 관리하여야 하고, 응급실에 출입하는 사람의 성명 등을 기록·관리하여야 한다.

㉢ ㉠의 응급실 출입기준 및 제2항의 출입자의 명단 기록·관리에 필요한 사항은 보건복지부령으로 정한다.

㉣ ㉠에도 불구하고 보건복지부장관, 시·도지사 또는 시장·군수·구청장은 제17조에 따른 응급의료기관 평가, 제31조의3에 따른 재지정 심사 등을 위하여 응급의료기관에 대한 지도·감독이 필요하다고 인정하는 경우 소속 공무원 및 관계 전문가로 하여금 응급실을 출입하도록 할 수 있다.

㉤ ㉣에 따라 응급실을 출입하는 자는 그 권한을 표시하는 증표를 지니고 이를 관계인에게 보여주어야 한다.

제32조(비상진료체계)

㉠ 응급의료기관은 공휴일과 야간에 당직응급의료종사자를 두고 응급환자를 언제든지 진료할 준비체계(이하 "비상진료체계"라 한다)를 갖추어야 한다.

㉡ 응급의료기관의 장으로부터 비상진료체계의 유지를 위한 근무명령을 받은 응급의료종사자는 이를 성실히 이행하여야 한다.

㉢ 응급의료기관의 장은 ㉠에 따른 당직응급의료종사자로서 제31조의2에 따른 인력기준을 유지하는 것과는 별도로 보건복지부령으로 정하는 바에 따라 당직전문의 또는 당직전문의를 갈음할 수 있는 당직의사(이하 "당직전문의 등"이라 한다)를 두어야 한다.

㉣ 응급의료기관의 장은 제31조의2에 따라 응급실에 근무하는 의사가 요청하는 경우 다음의 어느 하나에 해당하는 자가 응급환자를 직접 진료하게 하여야 한다.
  • 당직전문의 등
  • 해당 응급환자의 진료에 적합한 자로서 보건복지부령에 따라 당직전문의 등과 동등한 자격을 갖춘 것으로 인정되는 자

㉤ 비상진료체계에 관하여 필요한 사항은 보건복지부령으로 정한다.

제33조(예비병상의 확보)

㉠ 응급의료기관은 응급환자를 위한 예비병상을 확보하여야 하며 예비병상을 응급환자가 아닌 사람이 사용하게 하여서는 아니 된다.

㉡ 예비병상의 확보 및 유지에 필요한 사항은 보건복지부령으로 정한다.

제33조의2(응급실 체류 제한)
㉠ 응급의료기관의 장은 환자의 응급실 체류시간을 최소화하고 입원진료가 필요한 응급환자는 신속하게 입원되도록 조치하여야 한다.
㉡ 권역응급의료센터 및 지역응급의료센터의 장은 24시간을 초과하여 응급실에 체류하는 환자의 비율을 보건복지부령으로 정하는 기준 미만으로 유지하여야 한다.

제34조(당직의료기관의 지정)
보건복지부장관, 시·도지사 또는 시장·군수·구청장은 공휴일 또는 야간이나 그 밖에 응급환자 진료에 지장을 줄 우려가 있다고 인정할 만한 이유가 있는 경우에는 응급환자에 대한 응급의료를 위하여 보건복지부령으로 정하는 바에 따라 의료기관의 종류별·진료과목별 및 진료기간별로 당직의료기관을 지정하고 이들로 하여금 응급의료를 하게 할 수 있다.

제35조(응급의료기관의 지정 취소 등)
㉠ 응급의료기관 및 권역외상센터, 지역외상센터가 다음 각 호의 어느 하나에 해당하는 경우에는 보건복지부장관 시·도지사 또는 시장·군수·구청장 중 해당 지정권자가 그 지정을 취소할 수 있다.
• 지정기준에 미달한 경우
• 이 법에 따른 업무를 수행하지 아니한 경우
• 이 법 또는 이 법에 따른 처분이나 명령을 위반한 경우
㉡ 보건복지부장관, 시·도지사 또는 시장·군수·구청장은 응급의료기관 및 권역외상센터, 지역외상센터가 ㉠의 어느 하나에 해당하는 경우에는 일정한 기간을 정하여 위반한 사항을 시정하도록 명하여야 한다.
㉢ 보건복지부장관, 시·도지사 또는 시장·군수·구청장은 ㉡의 시정명령을 한 경우 명령의 성실한 이행을 위하여 명령이 이행될 때까지 제16조 제1항, 제17조 제4항 및 제30조의4에 따른 재정 지원의 전부 또는 일부를 중단할 수 있다.
㉣ 보건복지부장관은 응급의료기관 및 권역외상센터, 지역외상센터가 제2항에 따른 시정명령을 이행하지 아니한 경우 일정한 기간을 정하여 제23조에 따른 응급의료수가를 차감할 수 있다.

제35조의2(응급의료기관 외의 의료기관)
㉠ 이 법에 따른 응급의료기관으로 지정받지 아니한 의료기관이 응급의료시설을 설치·운영하려면 보건복지부령으로 정하는 시설·인력 등을 갖추어 시장·군수·구청장에게 신고하여야 한다. 다만, 종합병원의 경우에는 신고를 생략할 수 있다.
㉡ 시장·군수·구청장은 ㉠에 따른 신고를 받은 경우 그 내용을 검토하여 이 법에 적합하면 신고를 수리하여야 한다.

# 보건의료기본법 (시행 2021. 3. 23.)

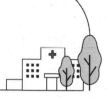

## 국민의 권리와 의무

제10조(건강권 등)
㉠ 모든 국민은 이 법 또는 다른 법률에서 정하는 바에 따라 자신과 가족의 건강에 관하여 국가의 보호를 받을 권리를 가진다.
㉡ 모든 국민은 성별, 나이, 종교, 사회적 신분 또는 경제적 사정 등을 이유로 자신과 가족의 건강에 관한 권리를 침해받지 아니한다.

제11조(보건의료에 관한 알 권리)
㉠ 모든 국민은 관계 법령에서 정하는 바에 따라 국가와 지방자치단체의 보건의료시책에 관한 내용의 공개를 청구할 권리를 가진다.
㉡ 모든 국민은 관계 법령에서 정하는 바에 따라 보건의료인이나 보건의료기관에 대하여 자신의 보건의료와 관련한 기록 등의 열람이나 사본의 교부를 요청할 수 있다. 다만, 본인이 요청할 수 없는 경우에는 그 배우자·직계존비속 또는 배우자의 직계존속이, 그 배우자·직계존비속 및 배우자의 직계존속이 없거나 질병이나 그 밖에 직접 요청을 할 수 없는 부득이한 사유가 있는 경우에는 본인이 지정하는 대리인이 기록의 열람 등을 요청할 수 있다.

제12조(보건의료서비스에 관한 자기결정권)
모든 국민은 보건의료인으로부터 자신의 질병에 대한 치료 방법, 의학적 연구 대상 여부, 장기이식(臟器移植) 여부 등에 관하여 충분한 설명을 들은 후 이에 관한 동의 여부를 결정할 권리를 가진다.

제13조(비밀 보장)
모든 국민은 보건의료와 관련하여 자신의 신체상·건강상의 비밀과 사생활의 비밀을 침해받지 아니한다.

제14조(보건의료에 관한 국민의 의무)
㉠ 모든 국민은 자신과 가족의 건강을 보호·증진하기 위하여 노력하여야 하며, 관계 법령에서 정하는 바에 따라 건강을 보호·증진하는 데에 필요한 비용을 부담하여야 한다.
㉡ 누구든지 건강에 위해한 정보를 유포·광고하거나 건강에 위해한 기구·물품을 판매·제공하는 등 다른 사람의 건강을 해치거나 해칠 우려가 있는 행위를 하여서는 아니 된다.
㉢ 모든 국민은 보건의료인의 정당한 보건의료서비스와 지도에 협조한다.

## 보건의료의 제공과 이용

제29조(보건의료의 제공 및 이용체계)
㉠ 국가와 지방자치단체는 보건의료에 관한 인력, 시설, 물자 등 보건의료자원이 지역적으로 고루 분포되어 보건의료서비스의 공급이 균형 있게 이루어지도록 노력하여야 하며, 양질의 보건의료서비스를 효율적으로 제공하기 위한 보건의료의 제공 및 이용체계를 마련하도록 노력하여야 한다.
㉡ 국가와 지방자치단체는 보건의료의 제공 및 이용체계를 구축하기 위하여 필요한 행정상·재정상의 조치와 그 밖에 필요한 지원을 할 수 있다.

제30조(응급의료체계)
국가와 지방자치단체는 모든 국민(국내에 체류하고 있는 외국인을 포함한다)이 응급 상황에서 신속하고 적절한 응급의료서비스를 받을 수 있도록 응급의료체계를 마련하여야 한다.

## 국민건강의 관리

제6조(건강친화 환경 조성 및 건강생활의 지원 등)
㉠ 국가 및 지방자치단체는 건강친화 환경을 조성하고, 국민이 건강생활을 실천할 수 있도록 지원하여야 한다.
㉡ 국가는 혼인과 가정생활을 보호하기 위하여 혼인 전에 혼인 당사자의 건강을 확인하도록 권장하여야 한다.
㉢ ㉡의 규정에 의한 건강확인의 내용 및 절차에 관하여 필요한 사항은 보건복지부령으로 정한다.

제6조의2(건강친화기업 인증)
㉠ 보건복지부장관은 건강친화 환경의 조성을 촉진하기 위하여 건강친화제도를 모범적으로 운영하고 있는 기업에 대하여 건강친화인증(이하 "인증"이라 한다)을 할 수 있다.

ⓒ 인증을 받고자 하는 자는 대통령령으로 정하는 바에 따라 보건복지부장관에게 신청하여야 한다.
ⓒ 인증을 받은 기업은 보건복지부령으로 정하는 바에 따라 인증의 표시를 할 수 있다.
ⓔ 인증을 받지 아니한 기업은 인증표시 또는 이와 유사한 표시를 하여서는 아니 된다.
ⓜ 국가 및 지방자치단체는 인증을 받은 기업에 대하여 대통령령으로 정하는 바에 따라 행정적·재정적 지원을 할 수 있다.
ⓗ 인증의 기준 및 절차는 대통령령으로 정한다.

제6조의3(인증의 유효기간)
㉠ 인증의 유효기간은 인증을 받은 날부터 3년으로 하되, 대통령령으로 정하는 바에 따라 그 기간을 연장할 수 있다.
㉡ ㉠에 따른 인증의 연장신청에 필요한 사항은 보건복지부령으로 정한다.

제6조의4(인증의 취소)
㉠ 보건복지부장관은 인증을 받은 기업이 다음의 어느 하나에 해당하면 보건복지부령으로 정하는 바에 따라 그 인증을 취소할 수 있다. 다만, 거짓이나 그 밖의 부정한 방법으로 인증을 받은 경우에는 인증을 취소하여야 한다.
  • 거짓이나 그 밖의 부정한 방법으로 인증을 받은 경우
  • 제6조의2 제6항에 따른 인증기준에 적합하지 아니하게 된 경우
㉡ 보건복지부장관은 거짓이나 그 밖의 부정한 방법으로 인증을 받은 경우에 따라 인증이 취소된 기업에 대해서는 그 취소된 날부터 3년이 지나지 아니한 경우에는 인증을 하여서는 아니 된다.
㉢ 보건복지부장관은 ㉠에 따라 인증을 취소하고자 하는 경우에는 청문을 실시하여야 한다.

제6조의5(건강도시의 조성 등)
㉠ 국가와 지방자치단체는 지역사회 구성원들의 건강을 실현하도록 시민의 건강을 증진하고 도시의 물리적·사회적 환경을 지속적으로 조성·개선하는 도시(이하 "건강도시"라 한다)를 이루도록 노력하여야 한다.
㉡ 보건복지부장관은 지방자치단체가 건강도시를 구현할 수 있도록 건강도시지표를 작성하여 보급하여야 한다.
㉢ 보건복지부장관은 건강도시 조성 활성화를 위하여 지방자치단체에 행정적·재정적 지원을 할 수 있다.
㉣ 그 밖에 건강도시지표의 작성 및 보급 등에 관하여 필요한 사항은 보건복지부령으로 정한다.

제7조(광고의 금지 등)
㉠ 보건복지부장관은 국민건강의식을 잘못 이끄는 광고를 한 자에 대하여 그 내용의 변경 등 시정을 요구하거나 금지를 명할 수 있다.
㉡ ㉠의 규정에 따라 보건복지부장관이 광고내용의 변경 또는 광고의 금지를 명할 수 있는 광고는 다음과 같다.
  • 의학 또는 과학적으로 검증되지 아니한 건강비법 또는 심령술의 광고
  • 그 밖에 건강에 관한 잘못된 정보를 전하는 광고로서 대통령령이 정하는 광고
㉢ ㉠의 규정에 의한 광고내용의 기준, 변경 또는 금지절차 기타 필요한 사항은 대통령령으로 정한다.

제8조(금연 및 절주운동 등)
㉠ 국가 및 지방자치단체는 국민에게 담배의 직접흡연 또는 간접흡연과 과다한 음주가 국민건강에 해롭다는 것을 교육·홍보하여야 한다.
㉡ 국가 및 지방자치단체는 금연 및 절주에 관한 조사·연구를 하는 법인 또는 단체를 지원할 수 있다.
㉢ 「주류 면허 등에 관한 법률」에 의하여 주류제조의 면허를 받은 자 또는 주류를 수입하여 판매하는 자는 대통령령이 정하는 주류의 판매용 용기에 과다한 음주는 건강에 해롭다는 내용과 임신 중 음주는 태아의 건강을 해칠 수 있다는 내용의 경고문구를 표기하여야 한다.
㉣ ㉢에 따른 경고문구의 표시내용, 방법 등에 관하여 필요한 사항은 보건복지부령으로 정한다.

제8조의2(주류광고의 제한·금지 특례)
㉠ 「주류 면허 등에 관한 법률」에 따라 주류 제조면허나 주류 판매업면허를 받은 자 및 주류를 수입하는 자를 제외하고는 주류에 관한 광고를 하여서는 아니 된다.
㉡ ㉠에 따른 광고 또는 그에 사용되는 광고물은 다음 각 호의 사항을 준수하여야 한다.
  • 음주자에게 주류의 품명·종류 및 특징을 알리는 것 외에 주류의 판매촉진을 위하여 경품 및 금품을 제공한다는 내용을 표시하지 아니할 것
  • 직접적 또는 간접적으로 음주를 권장 또는 유도하거나 임산부 또는 미성년자의 인물, 목소리 혹은 음주하는 행위를 묘사하지 아니할 것
  • 운전이나 작업 중에 음주하는 행위를 묘사하지 아니할 것
  • 제8조 제4항에 따른 경고문구를 광고와 주류의 용기에 표기하여 광고할 것. 다만, 경고문구가 표기되어 있지 아니한 부분을 이용하여 광고를 하고자 할 때에는 경고문구를 주류의 용기하단에 별도로 표기하여야 한다.
  • 음주가 체력 또는 운동 능력을 향상시킨다거나 질병의 치료 또는 정신건강에 도움이 된다는 표현 등 국민의 건강과 관련하여 검증되지 아니한 내용을 주류광고에 표시하지 아니할 것
  • 그 밖에 대통령령으로 정하는 광고의 기준에 관한 사항
㉢ 보건복지부장관은 「주세법」에 따른 주류의 광고가 제2항 각 호의 기준을 위반한 경우 그 내용의 변경 등 시정을 요구하거나 금지를 명할 수 있다.

제8조의3(절주문화 조성 및 알코올 남용 · 의존 관리)

㉠ 국가 및 지방자치단체는 절주문화 조성 및 알코올 남용 · 의존의 예방 및 치료를 위하여 노력하여야 하며, 이를 위한 조사 · 연구 또는 사업을 추진할 수 있다.

㉡ 다음의 사항에 대한 자문을 위하여 보건복지부장관 소속으로 음주폐해예방위원회를 두며, 그 구성 및 운영 등에 필요한 사항은 보건복지부령으로 정한다.
- 절주문화 조성을 위한 정책 수립
- 주류의 광고기준 마련에 관한 사항
- 알코올 남용 · 의존의 예방 및 관리를 위한 사항
- 그 밖에 음주폐해 감소를 위하여 필요한 사항

㉢ 보건복지부장관은 5년마다 「정신건강증진 및 정신질환자 복지서비스 지원에 관한 법률」 제10조에 따른 실태조사와 연계하여 알코올 남용 · 의존 실태조사를 실시하여야 한다.

제8조의4(금주구역 지정)

㉠ 지방자치단체는 음주폐해 예방과 주민의 건강증진을 위하여 필요하다고 인정하는 경우 조례로 다수인이 모이거나 오고가는 관할구역 안의 일정한 장소를 금주구역으로 지정할 수 있다.

㉡ ㉠에 따라 지정된 금주구역에서는 음주를 하여서는 아니 된다.

㉢ 특별자치시장 · 특별자치도지사 · 시장 · 군수 · 구청장은 제1항에 따라 지정된 금주구역을 알리는 안내표지를 설치하여야 한다. 이 경우 금주구역 안내표지의 설치 방법 등에 필요한 사항은 보건복지부령으로 정한다.

제9조(금연을 위한 조치)

㉠ 담배사업법에 의한 지정소매인 기타 담배를 판매하는 자는 대통령령이 정하는 장소 외에서 담배자동판매기를 설치하여 담배를 판매하여서는 아니 된다.

㉡ ㉠의 규정에 따라 대통령령이 정하는 장소에 담배자동판매기를 설치하여 담배를 판매하는 자는 보건복지부령이 정하는 바에 따라 성인인증장치를 부착하여야 한다.

㉢ 다음의 공중이 이용하는 시설의 소유자 · 점유자 또는 관리자는 해당 시설의 전체를 금연구역으로 지정하고 금연구역을 알리는 표지를 설치하여야 한다. 이 경우 흡연자를 위한 흡연실을 설치할 수 있으며, 금연구역을 알리는 표지와 흡연실을 설치하는 기준 · 방법 등은 보건복지부령으로 정한다.
- 국회의 청사
- 정부 및 지방자치단체의 청사
- 「법원조직법」에 따른 법원과 그 소속 기관의 청사
- 「공공기관의 운영에 관한 법률」에 따른 공공기관의 청사
- 「지방공기업법」에 따른 지방공기업의 청사
- 「유아교육법」 · 「초 · 중등교육법」에 따른 학교[교사(校舍)와 운동장 등 모든 구역을 포함한다]
- 「고등교육법」에 따른 학교의 교사
- 「의료법」에 따른 의료기관, 「지역보건법」에 따른 보건소 · 보건의료원 · 보건지소
- 「영유아보육법」에 따른 어린이집
- 「청소년활동 진흥법」에 따른 청소년수련관, 청소년수련원, 청소년문화의집, 청소년특화시설, 청소년야영장, 유스호스텔, 청소년이용시설 등 청소년활동시설
- 「도서관법」에 따른 도서관
- 「어린이놀이시설 안전관리법」에 따른 어린이놀이시설
- 「학원의 설립 · 운영 및 과외교습에 관한 법률」에 따른 학원 중 학교교과교습학원과 연면적 1천제곱미터 이상의 학원
- 공항 · 여객부두 · 철도역 · 여객자동차터미널 등 교통 관련 시설의 대기실 · 승강장, 지하보도 및 16인승 이상의 교통수단으로서 여객 또는 화물을 유상으로 운송하는 것
- 「자동차관리법」에 따른 어린이운송용 승합자동차
- 연면적 1천제곱미터 이상의 사무용건축물, 공장 및 복합용도의 건축물
- 「공연법」에 따른 공연장으로서 객석 수 300석 이상의 공연장
- 「유통산업발전법」에 따라 개설등록된 대규모점포와 같은 법에 따른 상점가 중 지하도에 있는 상점가
- 「관광진흥법」에 따른 관광숙박업소
- 「체육시설의 설치 · 이용에 관한 법률」에 따른 체육시설로서 1천명 이상의 관객을 수용할 수 있는 체육시설과 같은 법 제10조에 따른 체육시설업에 해당하는 체육시설로서 실내에 설치된 체육시설
- 「사회복지사업법」에 따른 사회복지시설
- 「공중위생관리법」에 따른 목욕장
- 「게임산업진흥에 관한 법률」에 따른 청소년게임제공업소, 일반게임제공업소, 인터넷컴퓨터게임시설제공업소 및 복합유통게임제공업소
- 「식품위생법」에 따른 식품접객업 중 영업장의 넓이가 보건복지부령으로 정하는 넓이 이상인 휴게음식점영업소, 일반음식점영업소 및 제과점영업소와 같은 법에 따른 식품소분 · 판매업 중 보건복지부령으로 정하는 넓이 이상인 실내 휴게공간을 마련하여 운영하는 식품자동판매기 영업소
- 「청소년보호법」에 따른 만화대여업소
- 그 밖에 보건복지부령으로 정하는 시설 또는 기관

ⓔ 특별자치시장·특별자치도지사·시장·군수·구청장은 「주택법」 제2조 제3호에 따른 공동주택의 거주 세대 중 2분의 1 이상이 그 공동주택의 복도, 계단, 엘리베이터 및 지하주차장의 전부 또는 일부를 금연구역으로 지정하여 줄 것을 신청하면 그 구역을 금연구역으로 지정하고, 금연구역임을 알리는 안내표지를 설치하여야 한다. 이 경우 금연구역 지정 절차 및 금연구역 안내표지 설치 방법 등은 보건복지부령으로 정한다.

ⓜ 특별자치시장·특별자치도지사·시장·군수·구청장은 흡연으로 인한 피해 방지와 주민의 건강 증진을 위하여 다음 각 호에 해당하는 장소를 금연구역으로 지정하고, 금연구역임을 알리는 안내표지를 설치하여야 한다. 이 경우 금연구역 안내표지 설치 방법 등에 필요한 사항은 보건복지부령으로 정한다.
- 「유아교육법」에 따른 유치원 시설의 경계선으로부터 10미터 이내의 구역(일반 공중의 통행·이용 등에 제공된 구역을 말한다)
- 「영유아보육법」에 따른 어린이집 시설의 경계선으로부터 10미터 이내의 구역(일반 공중의 통행·이용 등에 제공된 구역을 말한다)

ⓗ 지방자치단체는 흡연으로 인한 피해 방지와 주민의 건강 증진을 위하여 필요하다고 인정하는 경우 조례로 다수인이 모이거나 오고가는 관할 구역 안의 일정한 장소를 금연구역으로 지정할 수 있다.

ⓢ 누구든지 ⓒ부터 ⓗ까지의 규정에 따라 지정된 금연구역에서 흡연하여서는 아니 된다.

ⓞ 특별자치시장·특별자치도지사·시장·군수·구청장은 ⓒ에 따른 시설의 소유자·점유자 또는 관리자가 다음의 어느 하나에 해당하면 일정한 기간을 정하여 그 시정을 명할 수 있다.
- ⓒ의 전단을 위반하여 금연구역을 지정하지 아니하거나 금연구역을 알리는 표지를 설치하지 아니한 경우
- ⓒ의 후단에 따른 금연구역을 알리는 표지 또는 흡연실의 설치 기준·방법 등을 위반한 경우

제9조의2(담배에 관한 경고문구 등 표시)
㉠ 「담배사업법」에 따른 담배의 제조자 또는 수입판매업자(이하 "제조자 등"이라 한다)는 담배갑포장지 앞면·뒷면·옆면 및 대통령령으로 정하는 광고(판매촉진 활동을 포함한다. 이하 같다)에 다음 각 호의 내용을 인쇄하여 표기하여야 한다. 다만, 흡연의 폐해를 나타내는 내용의 경고그림(사진을 포함한다. 이하 같다) 표기는 담배갑포장지에 한정하되 앞면과 뒷면에 하여야 한다.
- 흡연의 폐해를 나타내는 내용의 경고그림(사진을 포함한다. 이하 같다)
- 흡연이 폐암 등 질병의 원인이 될 수 있다는 내용 및 다른 사람의 건강을 위협할 수 있다는 내용의 경고문구
- 타르 흡입량은 흡연자의 흡연습관에 따라 다르다는 내용의 경고문구
- 담배에 포함된 다음의 발암성물질
  - 나프틸아민          - 니켈
  - 벤젠               - 비닐 크롤라이드
  - 비소               - 카드뮴
- 보건복지부령으로 정하는 금연상담전화의 전화번호

㉡ ㉠에 따른 경고그림과 경고문구는 담배갑포장지의 경우 그 넓이의 100분의 50 이상에 해당하는 크기로 표기하여야 한다. 이 경우 경고그림은 담배갑포장지 앞면, 뒷면 각각의 넓이의 100분의 30 이상에 해당하는 크기로 하여야 한다.

㉢ ㉠ 및 ㉡에서 정한 사항 외의 경고그림 및 경고문구 등의 내용과 표기 방법·형태 등의 구체적인 사항은 대통령령으로 정한다. 다만, 경고그림은 사실적 근거를 바탕으로 하고, 지나치게 혐오감을 주지 아니하여야 한다.

㉣ ㉠부터 ㉢까지의 규정에도 불구하고 전자담배 등 대통령령으로 정하는 담배에 제조자등이 표기하여야 할 경고그림 및 경고문구 등의 내용과 그 표기 방법·형태 등은 대통령령으로 따로 정한다.

제9조의3(가향물질 함유 표시 제한)
제조자 등은 담배에 연초 외의 식품이나 향기가 나는 물질(이하 "가향물질"이라 한다)을 포함하는 경우 이를 표시하는 문구나 그림·사진을 제품의 포장이나 광고에 사용하여서는 아니 된다.

제9조의4(담배에 관한 광고의 금지 또는 제한)
㉠ 담배에 관한 광고는 다음의 방법에 한하여 할 수 있다.
- 지정소매인의 영업소 내부에서 보건복지부령으로 정하는 광고물을 전시(展示) 또는 부착하는 행위. 다만, 영업소 외부에 그 광고내용이 보이게 전시 또는 부착하는 경우에는 그러하지 아니하다.
- 품종군별로 연간 10회 이내(1회당 2쪽 이내)에서 잡지[「잡지 등 정기간행물의 진흥에 관한 법률」에 따라 등록 또는 신고되어 주 1회 이하 정기적으로 발행되는 제책(製冊)된 정기간행물 및 「신문 등의 진흥에 관한 법률」에 따라 등록된 주 1회 이하 정기적으로 발행되는 신문과 「출판문화산업 진흥법」에 따른 외국간행물로서 동일한 제호로 연 1회 이상 정기적으로 발행되는 것(이하 "외국정기간행물"이라 한다)을 말하며, 여성 또는 청소년을 대상으로 하는 것은 제외한다]에 광고를 게재하는 행위. 다만, 보건복지부령으로 정하는 판매부수 이하로 국내에서 판매되는 외국정기간행물로서 외국문자로만 쓰여 있는 잡지인 경우에는 광고게재의 제한을 받지 아니한다.
- 사회·문화·음악·체육 등의 행사(여성 또는 청소년을 대상으로 하는 행사는 제외한다)를 후원하는 행위. 이 경우 후원하는 자의 명칭을 사용하는 외에 제품광고를 하여서는 아니 된다.
- 국제선의 항공기 및 여객선, 그 밖에 보건복지부령으로 정하는 장소 안에서 하는 광고

㉡ 제조자 등은 ㉠에 따른 광고를 「담배사업법」에 따른 도매업자 또는 지정소매인으로 하여금 하게 할 수 있다. 이 경우 도매업자 또는 지정소매인이 한 광고는 제조자등이 한 광고로 본다.

© ㉠에 따른 광고 또는 그에 사용되는 광고물은 다음의 사항을 준수하여야 한다.
- 흡연자에게 담배의 품명 · 종류 및 특징을 알리는 정도를 넘지 아니할 것
- 비흡연자에게 직접적 또는 간접적으로 흡연을 권장 또는 유도하거나 여성 또는 청소년의 인물을 묘사하지 아니할 것
- 제9조의2에 따라 표기하는 흡연 경고문구의 내용 및 취지에 반하는 내용 또는 형태가 아닐 것
- 국민의 건강과 관련하여 검증되지 아니한 내용을 표시하지 아니할 것. 이 경우 광고내용의 사실 여부에 대한 검증 방법 · 절차 등 필요한 사항은 대통령령으로 정한다.
- 제조자 등은 담배에 관한 광고가 ㉠ 및 ©에 위배되지 아니하도록 자율적으로 규제하여야 한다.
㉤ 보건복지부장관은 문화체육관광부장관에게 ㉠ 또는 ©을 위반한 광고가 게재된 외국정기간행물의 수입업자에 대하여 시정조치 등을 할 것을 요청할 수 있다.

제9조의5(금연지도원)
㉠ 시 · 도지사 또는 시장 · 군수 · 구청장은 금연을 위한 조치를 위하여 대통령령으로 정하는 자격이 있는 사람 중에서 금연지도원을 위촉할 수 있다.
© 금연지도원의 직무는 다음과 같다.
- 금연구역의 시설기준 이행 상태 점검
- 금연구역에서의 흡연행위 감시 및 계도
- 금연을 위한 조치를 위반한 경우 관할 행정관청에 신고하거나 그에 관한 자료 제공
- 그 밖에 금연 환경 조성에 관한 사항으로서 대통령령으로 정하는 사항
© 금연지도원은 ©의 직무를 단독으로 수행하려면 미리 시 · 도지사 또는 시장 · 군수 · 구청장의 승인을 받아야 하며, 시 · 도지사 또는 시장 · 군수 · 구청장은 승인서를 교부하여야 한다.
㉣ 금연지도원이 ©에 따른 직무를 단독으로 수행하는 때에는 승인서와 신분을 표시하는 증표를 지니고 이를 관계인에게 내보여야 한다.
㉤ ㉠에 따라 금연지도원을 위촉한 시 · 도지사 또는 시장 · 군수 · 구청장은 금연지도원이 그 직무를 수행하기 전에 직무 수행에 필요한 교육을 실시하여야 한다.
㉥ 금연지도원은 ©에 따른 직무를 수행하는 경우 그 권한을 남용하여서는 아니 된다.
㉦ 시 · 도지사 또는 시장 · 군수 · 구청장은 금연지도원이 다음의 어느 하나에 해당하면 그 금연지도원을 해촉하여야 한다.
- ㉠에 따라 대통령령으로 정한 자격을 상실한 경우
- ©에 따른 직무와 관련하여 부정한 행위를 하거나 그 권한을 남용한 경우
- 그 밖에 개인사정, 질병이나 부상 등의 사유로 직무 수행이 어렵게 된 경우
㉧ 금연지도원의 직무범위 및 교육, 그 밖에 필요한 사항은 대통령령으로 정한다.

제10조(건강생활실천협의회)
㉠ 시 · 도지사 및 시장 · 군수 · 구청장은 건강생활의 실천운동을 추진하기 위하여 지역사회의 주민 · 단체 또는 공공기관이 참여하는 건강생활실천협의회를 구성하여야 한다.
© ㉠의 규정에 의한 건강생활실천협의회의 조직 및 운영에 관하여 필요한 사항은 지방자치단체의 조례로 정한다.

제11조(보건교육의 관장)
보건복지부장관은 국민의 보건교육에 관하여 관계중앙행정기관의 장과 협의하여 이를 총괄한다.

제12조(보건교육의 실시 등)
㉠ 국가 및 지방자치단체는 모든 국민이 올바른 보건의료의 이용과 건강한 생활습관을 실천할 수 있도록 그 대상이 되는 개인 또는 집단의 특성 · 건강상태 · 건강의식 수준 등에 따라 적절한 보건교육을 실시한다.
© 국가 또는 지방자치단체는 국민건강증진사업관련 법인 또는 단체 등이 보건교육을 실시할 경우 이에 필요한 지원을 할 수 있다.
© 보건복지부장관, 시 · 도지사 및 시장 · 군수 · 구청장은 제2항의 규정에 의하여 보건교육을 실시하는 국민건강증진사업관련 법인 또는 단체 등에 대하여 보건교육의 계획 및 그 결과에 관한 자료를 요청할 수 있다.
㉣ ㉠의 규정에 의한 보건교육의 내용은 대통령령으로 정한다.

제12조의2(보건교육사자격증의 교부 등)
㉠ 보건복지부장관은 국민건강증진 및 보건교육에 관한 전문지식을 가진 자에게 보건교육사의 자격증을 교부할 수 있다.
© 다음에 해당하는 자는 보건교육사가 될 수 없다.
- 피성년후견인
- 금고 이상의 실형의 선고를 받고 그 집행이 종료되지 아니하거나 그 집행을 받지 아니하기로 확정되지 아니한 자
- 법률 또는 법원의 판결에 의하여 자격이 상실 또는 정지된 자
© ㉠의 규정에 의한 보건교육사의 등급은 1급 내지 3급으로 하고, 등급별 자격기준 및 자격증의 교부절차 등에 관하여 필요한 사항은 대통령령으로 정한다.

ⓔ 보건교육사 1급의 자격증을 교부받고자 하는 자는 국가시험에 합격하여야 한다.
ⓜ 보건복지부장관은 ⓙ의 규정에 의하여 보건교육사의 자격증을 교부하는 때에는 보건복지부령이 정하는 바에 의하여 수수료를 징수할 수 있다.
ⓗ ⓙ에 따라 자격증을 교부받은 사람은 다른 사람에게 그 자격증을 빌려주어서는 아니 되고, 누구든지 그 자격증을 빌려서는 아니 된다.
ⓢ 누구든지 제6항에 따라 금지된 행위를 알선하여서는 아니 된다.

제12조의3(국가시험)
ⓙ 제12조의2제4항의 규정에 의한 국가시험은 보건복지부장관이 시행한다. 다만, 보건복지부장관은 국가시험의 관리를 대통령령이 정하는 바에 의하여 「한국보건의료인국가시험원법」에 따른 한국보건의료인국가시험원에 위탁할 수 있다.
ⓛ 보건복지부장관은 ⓙ의 단서 규정에 의하여 국가시험의 관리를 위탁한 때에는 그에 소요되는 비용을 예산의 범위 안에서 보조할 수 있다.
ⓒ 보건복지부장관(ⓙ의 단서 규정에 의하여 국가시험의 관리를 위탁받은 기관을 포함한다)은 보건복지부령이 정하는 금액을 응시수수료로 징수할 수 있다.
ⓔ 시험과목·응시자격 등 자격시험의 실시에 관하여 필요한 사항은 대통령령으로 정한다.

제12조의4(보건교육사의 채용)
국가 및 지방자치단체는 대통령령이 정하는 국민건강증진사업관련 법인 또는 단체 등에 대하여 보건교육사를 그 종사자로 채용하도록 권장하여야 한다.

제12조의5(보건교육사의 자격취소)
보건복지부장관은 보건교육사가 제12조의2 제6항을 위반하여 다른 사람에게 자격증을 빌려준 경우에는 그 자격을 취소하여야 한다.

제12조의6(청문)
보건복지부장관은 제12조의5에 따라 자격을 취소하려는 경우에는 청문을 하여야 한다.

제13조(보건교육의 평가)
ⓙ 보건복지부장관은 정기적으로 국민의 보건교육의 성과에 관하여 평가를 하여야 한다.
ⓛ ⓙ의 규정에 의한 평가의 방법 및 내용은 보건복지부령으로 정한다.

제14조(보건교육의 개발 등)
보건복지부장관은 정부출연연구기관 등의설립·운영및육성에관한법률에 의한 한국보건사회연구원으로 하여금 보건교육에 관한 정보·자료의 수집·개발 및 조사, 그 교육의 평가 기타 필요한 업무를 행하게 할 수 있다.

제15조(영양개선)
ⓙ 국가 및 지방자치단체는 국민의 영양상태를 조사하여 국민의 영양개선방안을 강구하고 영양에 관한 지도를 실시하여야 한다.
ⓛ 국가 및 지방자치단체는 국민의 영양개선을 위하여 다음의 사업을 행한다. 〈
  • 영양교육사업
  • 영양개선에 관한 조사·연구사업
  • 기타 영양개선에 관하여 보건복지부령이 정하는 사업

제16조(국민영양조사 등)
ⓙ 질병관리청장은 보건복지부장관과 협의하여 국민의 건강상태·식품섭취·식생활조사 등 국민의 영양에 관한 조사(이하 "국민영양조사"라 한다)를 정기적으로 실시한다.
ⓛ 특별시·광역시 및 도에는 국민영양조사와 영양에 관한 지도업무를 행하게 하기 위한 공무원을 두어야 한다.
ⓒ 국민영양조사를 행하는 공무원은 그 권한을 나타내는 증표를 관계인에게 내보여야 한다.
ⓔ 국민영양조사의 내용 및 방법 기타 국민영양조사와 영양에 관한 지도에 관하여 필요한 사항은 대통령령으로 정한다.

제16조의2(신체활동장려사업의 계획 수립·시행)
국가 및 지방자치단체는 신체활동장려에 관한 사업 계획을 수립·시행하여야 한다.

제16조의3(신체활동장려사업)
ⓙ 국가 및 지방자치단체는 국민의 건강증진을 위하여 신체활동을 장려할 수 있도록 다음의 사업을 한다.
  • 신체활동장려에 관한 교육사업
  • 신체활동장려에 관한 조사·연구사업
  • 그 밖에 신체활동장려를 위하여 대통령령으로 정하는 사업
ⓛ ⓙ의 사업 내용·기준 및 방법은 보건복지부령으로 정한다.

제17조(구강건강사업의 계획수립 · 시행)
국가 및 지방자치단체는 구강건강에 관한 사업의 계획을 수립 · 시행하여야 한다.

제18조(구강건강사업)
㉠ 국가 및 지방자치단체는 국민의 구강질환의 예방과 구강건강의 증진을 위하여 다음의 사업을 행한다.
- 구강건강에 관한 교육사업
- 수돗물불소농도조정사업
- 구강건강에 관한 조사 · 연구사업
- 기타 구강건강의 증진을 위하여 대통령령이 정하는 사업
㉡ ㉠의 사업내용 · 기준 및 방법은 보건복지부령으로 정한다. 〈

제19조(건강증진사업 등)
㉠ 국가 및 지방자치단체는 국민건강증진사업에 필요한 요원 및 시설을 확보하고, 그 시설의 이용에 필요한 시책을 강구하여야 한다.
㉡ 특별자치시장 · 특별자치도지사 · 시장 · 군수 · 구청장은 지역주민의 건강증진을 위하여 보건복지부령이 정하는 바에 의하여 보건소장으로 하여금 다음의 사업을 하게 할 수 있다.
- 보건교육 및 건강상담
- 영양관리
- 신체활동장려
- 구강건강의 관리
- 질병의 조기발견을 위한 검진 및 처방
- 지역사회의 보건문제에 관한 조사 · 연구
- 기타 건강교실의 운영 등 건강증진사업에 관한 사항
㉢ 보건소장이 ㉡의 규정에 의하여 제2항 제1호 내지 제5호의 업무를 행한 때에는 이용자의 개인별 건강상태를 기록하여 유지 · 관리하여야 한다.
㉣ 건강증진사업에 필요한 시설 · 운영에 관하여는 보건복지부령으로 정한다.

제19조의2(시 · 도건강증진사업지원단 설치 및 운영 등)
㉠ 시 · 도지사는 실행계획의 수립 및 제19조에 따른 건강증진사업의 효율적인 업무 수행을 지원하기 위하여 시 · 도건강증진사업지원단(이하 "지원단"이라 한다)을 설치 · 운영할 수 있다.
㉡ 시 · 도지사는 ㉠에 따른 지원단 운영을 건강증진사업에 관한 전문성이 있다고 인정하는 법인 또는 단체에 위탁할 수 있다. 이 경우 시 · 도지사는 그 운영에 필요한 경비의 전부 또는 일부를 지원할 수 있다.
㉢ ㉠및 ㉡에서 규정한 사항 외에 지원단의 설치 · 운영 및 위탁 등에 관하여 필요한 사항은 보건복지부령으로 정한다.

제20조(검진)
국가는 건강증진을 위하여 필요한 경우에 보건복지부령이 정하는 바에 의하여 국민에 대하여 건강검진을 실시할 수 있다.

제21조(검진결과의 공개금지)
제20조의 규정에 의하여 건강검진을 한 자 또는 검진기관에 근무하는 자는 국민의 건강증진사업의 수행을 위하여 불가피한 경우를 제외하고는 정당한 사유 없이 검진결과를 공개하여서는 아니 된다.

# 혈액관리법 (시행 2023. 6. 22.)

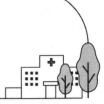

## 혈액매매행위 등 금지

제3조(혈액 매매행위 등의 금지)

㉠ 누구든지 금전, 재산상의 이익 또는 그 밖의 대가적 급부(給付)를 받거나 받기로 하고 자신의 혈액(제14조에 따른 헌혈증서를 포함한다)을 제공하거나 제공할 것을 약속하여서는 아니 된다.

㉡ 누구든지 금전, 재산상의 이익 또는 그 밖의 대가적 급부를 주거나 주기로 하고 다른 사람의 혈액(제14조에 따른 헌혈증서를 포함한다)을 제공받거나 제공받을 것을 약속하여서는 아니 된다.

㉢ 누구든지 ㉠ 및 ㉡에 위반되는 행위를 교사(敎唆)·방조 또는 알선하여서는 아니 된다.

㉣ 누구든지 ㉠ 및 ㉡에 위반되는 행위가 있음을 알았을 때에는 그 행위와 관련되는 혈액을 채혈하거나 수혈하여서는 아니 된다.

## 헌혈자 건강진단

제7조(헌혈자의 신원 확인 및 건강진단 등)

㉠ 혈액원은 보건복지부령으로 정하는 바에 따라 채혈 전에 헌혈자에 대하여 신원 확인 및 건강진단을 하여야 한다.

㉡ 혈액원은 보건복지부령으로 정하는 감염병 환자 및 건강기준에 미달하는 사람으로부터 채혈을 하여서는 아니 된다.

㉢ 혈액원은 신원이 확실하지 아니하거나 신원 확인에 필요한 요구에 따르지 아니하는 사람으로부터 채혈을 하여서는 아니 된다.

㉣ 보건복지부장관은 혈액제제의 안전성을 확보하기 위하여 필요하다고 인정할 때에는 관계 중앙행정기관의 장 또는 공공기관의 장으로 하여금 감염병 환자 또는 약물복용 환자 등의 관련 정보를 혈액원 등에 제공하도록 요청할 수 있다. 이 경우 관계 중앙행정기관의 장 또는 공공기관의 장은 정당한 사유가 없으면 그 요청에 따라야 한다.

㉤ 혈액원은 보건복지부령으로 정하는 바에 따라 헌혈자로부터 채혈하기 전에 채혈금지대상 여부 및 과거 헌혈경력과 그 검사 결과를 조회하여야 한다. 다만, 천재지변, 긴급 수혈 등 보건복지부령으로 정하는 경우에는 그러하지 아니하다.

㉥ ㉣과 ㉤에 따른 정보제공의 범위 및 조회 등에 관한 구체적인 사항은 보건복지부령으로 정한다.

## 혈액의 안전성 확보

제8조(혈액 등의 안전성 확보)

㉠ 혈액원은 다음의 방법으로 혈액 및 혈액제제의 적격 여부를 검사하고 그 결과를 확인하여야 한다.

• 헌혈자로부터 채혈

• 보건복지부령으로 정하는 헌혈금지약물의 복용 여부 확인

㉡ 혈액원 등 혈액관리업무를 하는 자(이하 "혈액원 등"이라 한다)는 ㉠에 따른 검사 결과 부적격혈액을 발견하였을 때에는 보건복지부령으로 정하는 바에 따라 이를 폐기처분하고 그 결과를 보건복지부장관에게 보고하여야 한다. 다만, 부적격혈액을 예방접종약의 원료로 사용하는 등 대통령령으로 정하는 경우에는 그러하지 아니하다.

㉢ ㉠에 따른 혈액 및 혈액제제의 적격 여부에 관한 판정기준은 보건복지부령으로 정한다.

㉣ 혈액원은 보건복지부령으로 정하는 헌혈금지약물의 복용 여부 확인 결과 부적격혈액을 발견하였으나 그 혈액이 이미 의료기관으로 출고된 경우에는 해당 의료기관에 부적격혈액에 대한 사항을 즉시 알리고, 부적격혈액을 폐기처분하도록 조치를 하여야 한다.

㉤ 혈액원은 부적격혈액의 수혈 등으로 사고가 발생할 위험이 있거나 사고가 발생하였을 때에는 이를 그 혈액을 수혈 받은 사람에게 알려야 한다.

㉥ 혈액원은 헌혈자 및 그의 혈액검사에 관한 정보를 보건복지부령으로 정하는 바에 따라 보건복지부장관에게 보고하여야 한다.

㉦ 보건복지부장관은 ㉥에 따라 보고받은 헌혈자 및 그의 혈액검사에 관한 정보를 적절히 유지·관리하여야 한다.

㉧ ㉠에 따른 혈액 및 혈액제제의 적격 여부 검사와 그 밖에 ㉣ 및 ㉤의 부적격혈액 발생 시의 조치에 필요한 사항은 보건복지부령으로 정한다.

## 특정수혈부작용

제10조(특정수혈부작용에 대한 조치)

㉠ 의료기관의 장은 특정수혈부작용이 발생한 경우에는 보건복지부령으로 정하는 바에 따라 그 사실을 시·도지사에게 신고하여야 한다.

㉡ 시·도지사는 ㉠에 따른 특정수혈부작용의 발생 신고를 받은 때에는 이를 보건복지부장관에게 통보하여야 한다.

㉢ 보건복지부장관은 제2항에 따라 특정수혈부작용의 발생 신고를 통보받으면 그 발생 원인의 파악 등을 위한 실태조사를 하여야 한다. 이 경우 특정수혈부작용과 관련된 의료기관의 장과 혈액원등은 실태조사에 협조하여야 한다.

제10조의2(특정수혈부작용 및 채혈부작용의 보상)

㉠ 혈액원은 다음의 어느 하나에 해당하는 사람에 대하여 특정수혈부작용 및 채혈부작용에 대한 보상금(이하 "보상금"이라 한다)을 지급할 수 있다.

- 헌혈이 직접적인 원인이 되어 질병이 발생하거나 사망한 채혈부작용자
- 혈액원이 공급한 혈액이 직접적인 원인이 되어 질병이 발생하거나 사망한 특정수혈부작용자

㉡ ㉠에 따른 보상금은 위원회의 심의에 따라 결정되며, 보상금이 결정된 때에는 위원장은 그 심의 결과를 지체 없이 혈액원에 통보하여야 한다.

㉢ ㉠에도 불구하고 다음의 어느 하나에 해당하는 경우에는 보상금을 지급하지 아니할 수 있다.

- 채혈부작용이 헌혈자 본인의 고의 또는 중대한 과실로 인하여 발생한 경우
- 채혈부작용이라고 결정된 사람 또는 그 가족이 손해배상청구소송 등을 제기한 경우 또는 소송제기 의사를 표시한 경우

㉣ ㉠에 따라 지급할 수 있는 보상금의 범위는 다음 각 호와 같다. 다만, 혈액의 공급과정에서 혈액원의 과실이 없는 경우에는 위자료만 지급할 수 있다.

- 진료비
- 장애인이 된 자에 대한 일시보상금
- 사망한 자에 대한 일시보상금
- 장제비
- 일실(逸失)소득
- 위자료

㉤ 그 밖에 보상금의 산정 및 지급 등에 필요한 사항은 보건복지부령으로 정한다.

■ PART.08 보건의약관계법규

# 호스피스·완화의료 및 임종과정에 있는 환자의 연명의료결정에 관한 법률
(시행 2022. 3. 22.)

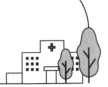

## 총칙

### 제1조(목적)
이 법은 호스피스·완화의료와 임종과정에 있는 환자의 연명의료와 연명의료중단 등 결정 및 그 이행에 필요한 사항을 규정함으로써 환자의 최선의 이익을 보장하고 자기결정을 존중하여 인간으로서의 존엄과 가치를 보호하는 것을 목적으로 한다.

### 제2조(정의)
이 법에서 사용하는 용어의 뜻은 다음과 같다.
㉠ "임종과정"이란 회생의 가능성이 없고, 치료에도 불구하고 회복되지 아니하며, 급속도로 증상이 악화되어 사망에 임박한 상태를 말한다.
㉡ "임종과정에 있는 환자"란 제16조에 따라 담당의사와 해당 분야의 전문의 1명으로부터 임종과정에 있다는 의학적 판단을 받은 자를 말한다.
㉢ "말기환자(末期患者)"란 적극적인 치료에도 불구하고 근원적인 회복의 가능성이 없고 점차 증상이 악화되어 보건복지부령으로 정하는 절차와 기준에 따라 담당의사와 해당 분야의 전문의 1명으로부터 수개월 이내에 사망할 것으로 예상되는 진단을 받은 환자를 말한다.
㉣ "연명의료"란 임종과정에 있는 환자에게 하는 심폐소생술, 혈액 투석, 항암제 투여, 인공호흡기 착용 및 그 밖에 대통령령으로 정하는 의학적 시술로서 치료효과 없이 임종과정의 기간만을 연장하는 것을 말한다.
㉤ "연명의료중단 등 결정"이란 임종과정에 있는 환자에 대한 연명의료를 시행하지 아니하거나 중단하기로 하는 결정을 말한다.
㉥ "호스피스·완화의료"(이하 "호스피스"라 한다)란 다음 각 목의 어느 하나에 해당하는 질환으로 말기환자로 진단을 받은 환자 또는 임종과정에 있는 환자(이하 "호스피스대상환자"라 한다)와 그 가족에게 통증과 증상의 완화 등을 포함한 신체적, 심리사회적, 영적 영역에 대한 종합적인 평가와 치료를 목적으로 하는 의료를 말한다.
- 암 ・ 후천성면역결핍증
- 만성 폐쇄성 호흡기질환 ・ 만성 간경화
- 그 밖에 보건복지부령으로 정하는 질환
㉦ "담당의사"란 「의료법」에 따른 의사로서 말기환자 또는 임종과정에 있는 환자(이하 "말기환자 등"이라 한다)를 직접 진료하는 의사를 말한다.
㉧ "연명의료계획서"란 말기환자 등의 의사에 따라 담당의사가 환자에 대한 연명의료중단 등 결정 및 호스피스에 관한 사항을 계획하여 문서(전자문서를 포함한다)로 작성한 것을 말한다.
㉨ "사전연명의료의향서"란 19세 이상인 사람이 자신의 연명의료중단 등 결정 및 호스피스에 관한 의사를 직접 문서(전자문서를 포함한다)로 작성한 것을 말한다.

### 제3조(기본 원칙)
㉠ 호스피스와 연명의료 및 연명의료중단 등 결정에 관한 모든 행위는 환자의 인간으로서의 존엄과 가치를 침해하여서는 아니 된다.
㉡ 모든 환자는 최선의 치료를 받으며, 자신이 앓고 있는 상병(傷病)의 상태와 예후 및 향후 본인에게 시행될 의료행위에 대하여 분명히 알고 스스로 결정할 권리가 있다.
㉢ 「의료법」에 따른 의료인(이하 "의료인"이라 한다)은 환자에게 최선의 치료를 제공하고, 호스피스와 연명의료 및 연명의료중단 등 결정에 관하여 정확하고 자세하게 설명하며, 그에 따른 환자의 결정을 존중하여야 한다.

### 제4조(다른 법률과의 관계)
이 법은 호스피스와 연명의료, 연명의료중단 등 결정 및 그 이행에 관하여 다른 법률에 우선하여 적용한다.

### 제5조(국가 및 지방자치단체의 책무)
㉠ 국가와 지방자치단체는 환자의 인간으로서의 존엄과 가치를 보호하는 사회적·문화적 토대를 구축하기 위하여 노력하여야 한다.
㉡ 국가와 지방자치단체는 환자의 최선의 이익을 보장하기 위하여 호스피스 이용의 기반 조성에 필요한 시책을 우선적으로 마련하여야 한다.

### 제6조(호스피스의 날 지정)
㉠ 삶과 죽음의 의미와 가치를 널리 알리고 범국민적 공감대를 형성하며 호스피스를 적극적으로 이용하고 연명의료에 관한 환자의 의사를 존중하는 사회 분위기를 조성하기 위하여 매년 10월 둘째 주 토요일을 "호스피스의 날"로 한다.
㉡ 국가와 지방자치단체는 호스피스의 날의 취지에 부합하는 행사와 교육·홍보를 실시하도록 노력하여야 한다.

제7조(종합계획의 시행·수립)

㉠ 보건복지부장관은 호스피스와 연명의료 및 연명의료중단 등 결정의 제도적 확립을 위하여 관계 중앙행정기관의 장과 협의하고, 제8조에 따른 국가호스피스연명의료위원회의 심의를 거쳐 호스피스와 연명의료 및 연명의료중단 등 결정에 관한 종합계획(이하 "종합계획"이라 한다)을 5년마다 수립·추진하여야 한다.

㉡ 종합계획에는 다음의 사항이 포함되어야 한다.
- 호스피스와 연명의료 및 연명의료중단 등 결정의 제도적 확립을 위한 추진방향 및 기반조성
- 호스피스와 연명의료 및 연명의료중단 등 결정 관련 정보제공 및 교육의 시행·지원
- 제14조에 따른 의료기관윤리위원회의 설치·운영에 필요한 지원
- 말기환자 등과 그 가족의 삶의 질 향상을 위한 교육프로그램 및 지침의 개발·보급
- 제25조에 따른 호스피스전문기관의 육성 및 전문 인력의 양성
- 다양한 호스피스 사업의 개발
- 호스피스와 연명의료 및 연명의료중단 등 결정에 관한 조사·연구에 관한 사항
- 그 밖에 호스피스와 연명의료 및 연명의료중단 등 결정의 제도적 확립을 위하여 필요한 사항

㉢ 보건복지부장관은 종합계획을 수립할 때 생명윤리 및 안전에 관하여 사회적으로 심각한 영향을 미칠 수 있는 사항에 대하여는 미리 「생명윤리 및 안전에 관한 법률」 제7조에 따른 국가생명윤리심의위원회와 협의하여야 한다.

㉣ 보건복지부장관은 종합계획에 따라 매년 시행계획을 수립·시행하고 그 추진실적을 평가하여야 한다.

㉤ 보건복지부장관은 종합계획을 수립하거나 주요 사항을 변경한 경우 지체 없이 국회에 보고하여야 한다.

제8조(국가호스피스연명의료위원회)

㉠ 보건복지부는 종합계획 및 시행계획을 심의하기 위하여 보건복지부장관 소속으로 국가호스피스연명의료위원회(이하 "위원회"라 한다)를 둔다.

㉡ 위원회는 위원장을 포함한 15인 이내의 위원으로 구성한다.

㉢ 위원장은 보건복지부차관이 된다.

㉣ 위원은 말기환자 진료, 호스피스 및 임종과정에 관한 학식과 경험이 풍부한 다양한 분야의 전문가들 중에서 보건복지부장관이 임명 또는 위촉한다.

㉤ 그 밖에 위원회의 조직 및 운영에 필요한 사항은 대통령령으로 정한다.

## 호스피스·완화의료

제21조(호스피스사업)

㉠ 보건복지부장관은 호스피스를 위하여 다음 각 호의 사업을 실시하여야 한다.
- 말기환자 등의 적정한 통증관리 등 증상 조절을 위한 지침 개발 및 보급
- 입원형, 자문형, 가정형 호스피스의 설치 및 운영, 그 밖에 다양한 호스피스 유형의 정책개발 및 보급
- 호스피스의 발전을 위한 연구·개발 사업
- 제25조에 따른 호스피스전문기관의 육성 및 호스피스 전문 인력의 양성
- 말기환자 등과 그 가족을 위한 호스피스 교육프로그램의 개발 및 보급
- 호스피스 이용 환자의 경제적 부담능력 등을 고려한 의료비 지원사업
- 말기환자, 호스피스의 현황과 관리실태에 관한 자료를 지속적이고 체계적으로 수집·분석하여 통계를 산출하기 위한 등록·관리·조사 사업(이하 "등록통계사업"이라 한다)
- 호스피스에 관한 홍보
- 그 밖에 보건복지부장관이 필요하다고 인정하는 사업

㉡ 보건복지부장관은 ㉠에 따른 사업을 대통령령으로 정하는 바에 따라 관계 전문기관 및 단체에 위탁할 수 있다.

제22조(자료제공의 협조 등)

보건복지부장관은 제21조 제1항 제7호에 따른 등록통계사업에 필요한 경우 관계 기관 또는 단체에 자료의 제출이나 의견의 진술 등을 요구할 수 있다. 이 경우 자료의 제출 등을 요구받은 자는 정당한 사유가 없으면 이에 따라야 한다.

제23조(중앙호스피스센터의 지정 등)

㉠ 보건복지부장관은 다음 각 호의 업무를 수행하게 하기 위하여 보건복지부령으로 정하는 기준을 충족하는 「의료법」 제3조 제2항 제3호 마목에 따른 종합병원(이하 "종합병원"이라 한다)을 중앙호스피스센터(이하 "중앙센터"라 한다)로 지정할 수 있다. 이 경우 국공립 의료기관을 우선하여 지정한다.
- 말기환자의 현황 및 진단·치료·관리 등에 관한 연구
- 호스피스사업에 대한 정보·통계의 수집·분석 및 제공
- 호스피스사업 계획의 작성
- 호스피스에 관한 신기술의 개발 및 보급
- 호스피스대상환자에 대한 호스피스 제공
- 호스피스사업 결과의 평가 및 활용
- 그 밖에 말기환자 관리에 필요한 사업으로서 보건복지부령으로 정하는 사업

㉡ 보건복지부장관은 중앙센터가 ㉠의 사업을 하지 아니하거나 잘못 수행한 경우에는 시정을 명할 수 있다.

ⓒ 보건복지부장관은 중앙센터가 다음의 어느 하나에 해당하는 경우에는 그 지정을 취소할 수 있다.
- ㉠에 따른 지정 기준에 미달한 경우
- ㉠의 사업을 하지 아니하거나 잘못 수행한 경우
- ⓒ에 따른 시정명령을 따르지 아니한 경우
ⓔ ㉠ 및 ⓒ에 따른 중앙센터 지정 및 지정취소의 기준·방법·절차 및 운영에 관하여 필요한 사항은 보건복지령으로 정한다.

제24조(권역별호스피스센터의 지정 등)
㉠ 보건복지부장관은 다음의 업무를 수행하게 하기 위하여 보건복지령으로 정하는 기준을 충족하는 종합병원을 권역별호스피스센터(이하 "권역별센터"라 한다)로 지정할 수 있다. 이 경우 국공립 의료기관을 우선하여 지정한다.
- 말기환자의 현황 및 진단·치료·관리 등에 관한 연구
- 해당 권역의 호스피스사업의 지원
- 해당 권역의 호스피스전문기관들에 관한 의료 지원 및 평가
- 호스피스대상환자의 호스피스 제공
- 해당 권역의 호스피스사업에 관련된 교육·훈련 및 지원 업무
- 해당 권역의 호스피스에 관한 홍보
- 말기환자 등록통계자료의 수집·분석 및 제공
- 그 밖에 말기환자 관리에 필요한 사업으로서 보건복지령으로 정하는 사업
ⓒ 보건복지부장관은 권역별센터가 ㉠의 사업을 하지 아니하거나 잘못 수행한 경우에는 시정을 명할 수 있다.
ⓒ 보건복지부장관은 권역별센터가 다음의 어느 하나에 해당하는 경우에는 그 지정을 취소할 수 있다.
- ㉠에 따른 지정 기준에 미달한 경우
- ㉠ 의 사업을 하지 아니하거나 잘못 수행한 경우
- ⓒ에 따른 시정명령을 따르지 아니한 경우
ⓔ ㉠ 및 ⓒ에 따른 권역별센터 지정 및 지정취소의 기준·방법·절차 및 운영에 관하여 필요한 사항은 보건복지령으로 정한다.

제25조(호스피스전문기관의 지정 등)
㉠ 보건복지부장관은 호스피스대상환자를 대상으로 호스피스전문기관을 설치·운영하려는 의료기관 중 보건복지령으로 정하는 시설·인력·장비 등의 기준을 충족하는 의료기관을 입원형, 자문형, 가정형으로 구분하여 호스피스전문기관으로 지정할 수 있다.
ⓒ ㉠에 따라 지정을 받으려는 의료기관은 보건복지령으로 정하는 바에 따라 보건복지부장관에게 신청하여야 한다.
ⓒ 보건복지부장관은 ㉠에 따라 지정받은 호스피스전문기관(이하 "호스피스전문기관"이라 한다)에 대하여 제29조에 따른 평가결과를 반영하여 호스피스사업에 드는 비용의 전부 또는 일부를 차등 지원할 수 있다.
ⓔ ㉠ 및 ⓒ에서 규정한 사항 외에 호스피스전문기관의 지정에 필요한 사항은 보건복지령으로 정한다.

제26조(변경·폐업 등 신고)
㉠ 호스피스전문기관의 장은 보건복지령으로 정하는 인력·시설·장비 등 중요한 사항을 변경하려는 경우 보건복지부장관에게 그 변경사항을 신고하여야 한다.
ⓒ 호스피스전문기관의 장은 호스피스사업을 폐업 또는 휴업하려는 경우 보건복지부장관에게 미리 신고하여야 한다.
ⓒ ㉠ 및 ⓒ에 따른 신고의 절차 등에 필요한 사항은 보건복지령으로 정한다.

제27조(의료인의 설명의무)
㉠ 호스피스전문기관의 의료인은 호스피스대상환자나 그 가족 등에게 호스피스의 선택과 이용 절차에 관하여 설명하여야 한다.
ⓒ 호스피스전문기관의 의사 또는 한의사는 호스피스를 시행하기 전에 치료 방침을 호스피스대상환자나 그 가족에게 설명하여야 하며, 호스피스대상환자나 그 가족이 질병의 상태에 대하여 알고자 할 때에는 이를 설명하여야 한다.

제28조(호스피스의 신청)
㉠ 호스피스대상환자가 호스피스전문기관에서 호스피스를 이용하려는 경우에는 호스피스 이용동의서(전자문서로 된 동의서를 포함한다)와 의사가 발급하는 호스피스대상환자임을 나타내는 의사소견서(전자문서로 된 소견서를 포함한다)를 첨부하여 호스피스전문기관에 신청하여야 한다.
ⓒ 호스피스대상환자가 의사결정능력이 없을 때에는 미리 지정한 지정대리인이 신청할 수 있고 지정대리인이 없을 때에는 제17조 제1항 제3호 각 목의 순서대로 신청할 수 있다.
ⓒ 호스피스대상환자는 언제든지 직접 또는 대리인을 통하여 호스피스의 신청을 철회할 수 있다.
ⓔ 호스피스의 신청 및 철회 등에 필요한 사항은 보건복지령으로 정한다.

제29조(호스피스전문기관의 평가)

㉠ 보건복지부장관은 호스피스의 질을 향상시키기 위하여 호스피스전문기관에 대하여 다음의 사항을 평가할 수 있다.
- 시설·인력 및 장비 등의 질과 수준
- 호스피스 질 관리 현황
- 그 밖에 보건복지부령으로 정하는 사항

㉡ 호스피스전문기관의 평가 시기·범위·방법·절차 등에 필요한 사항은 보건복지부령으로 정한다.

㉢ 보건복지부장관은 제1항에 따른 평가결과를 보건복지부령으로 정하는 바에 따라 공개할 수 있으며, 지원 및 감독에 반영할 수 있다.

㉣ 보건복지부장관은 제1항에 따른 평가업무를 대통령령으로 정하는 바에 따라 관계 전문기관 또는 단체에 위탁할 수 있다.

제30조(호스피스전문기관의 지정 취소 등)

㉠ 보건복지부장관은 호스피스전문기관이 다음의 어느 하나에 해당하는 경우 그 지정을 취소하거나, 6개월 이내의 기간을 정하여 호스피스 업무의 정지를 명할 수 있다. 다만, 거짓이나 그 밖의 부정한 방법으로 지정을 받은 경우에는 그 지정을 취소하여야 한다.
- 거짓이나 그 밖의 부정한 방법으로 지정을 받은 경우
- 제25조 제1항에 따른 지정 기준에 미달한 경우
- 정당한 사유 없이 제29조에 따른 평가를 거부한 경우

㉡ ㉠에 따른 호스피스전문기관 지정 취소의 기준·방법·절차 및 운영에 필요한 사항은 보건복지부령으로 정한다.

㉢ ㉠에 따라 지정이 취소된 호스피스전문기관은 지정이 취소된 날부터 2년 이내에는 호스피스전문기관으로 지정받을 수 없다.

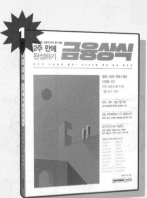
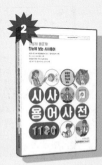
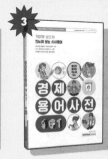
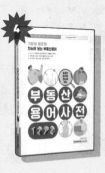

# 자격증 별로 정리된 기출문제로 깔끔하게 합격하자!

## 기출문제 총집합! 자격증 - 기출

### 서원각에서 출간된 자격증 기출 시리즈

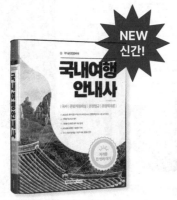

**NEW 신간!**

국내여행안내사
기출문제 정복하기

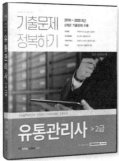

유통관리사 2급
기출문제 정복하기

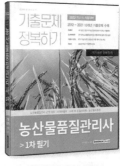

농산물품질관리사 1차 필기
기출문제 정복하기

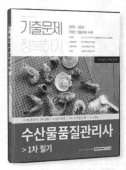

수산물품질관리사 1차 필기
기출문제 정복하기

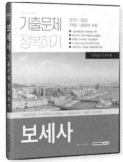

보세사
기출문제 정복하기

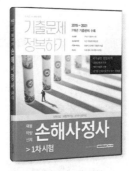

손해사정사 1차 시험
기출문제 정복하기

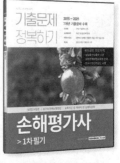

손해평가사 1차 시험
기출문제 정복하기

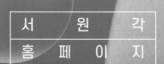

**서 원 각 홈 페 이 지**

✎ 상식톡톡으로 포인트 상식 찾아가기!
✎ 블로그와 카페로 한번에 접속하기!
✎ 학습자료실에서 유익한 자료집 다운 받기!

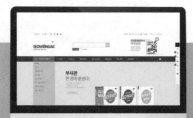

교재 정오사항은 서원각 홈페이지 도서정오표 게시판에서 확인하실 수 있습니다.